医学真菌检验与图解

（第二版）

主　审

廖万清　章强强

主　编

卢洪洲　徐和平　冯长海

副主编

沈银忠　胡龙华　陈杏春

上海科学技术出版社

图书在版编目（CIP）数据

医学真菌检验与图解 / 卢洪洲，徐和平，冯长海主编. -- 2版. -- 上海 : 上海科学技术出版社，2023.1（2024.4重印）
ISBN 978-7-5478-5879-0

Ⅰ. ①医… Ⅱ. ①卢… ②徐… ③冯… Ⅲ. ①真菌病—医学检验—图解 Ⅳ. ①R446.5-64

中国版本图书馆CIP数据核字(2022)第171540号

医学真菌检验与图解(第二版)
主编　卢洪洲　徐和平　冯长海

上海世纪出版(集团)有限公司
上　海　科　学　技　术　出　版　社　出版、发行
(上海市闵行区号景路159弄A座9F-10F)
邮政编码 201101　www.sstp.cn
苏州工业园区美柯乐制版印务有限公司印刷
开本 889×1194　1/16　印张 43
字数：944千字
2018年1月第1版
2023年1月第2版　2024年4月第2次印刷
ISBN 978-7-5478-5879-0/R·2609
定价：398.00元

内容提要

本书为2018年第一版的修订版，文字、图片皆有较大幅度更新和增补，新菌种增加数十种，新的真菌检验技术如T2MR、下一代宏基因测序、免疫层析、血清学检测等，在书中均有详细介绍，对提高国内各级医疗机构检验人员的真菌检测水平、辅助临床诊治大有裨益。

全书共15章，以临床真菌检验工作流程为主线，前四章概括介绍医学真菌相关知识，第五章至第十二章对常见真菌的培养、镜检、形态学鉴定、分子检测、血清学检验技术作了系统介绍，第十三章至第十五章对常用抗真菌菌药物及其耐药机制、药敏试验、常见真菌病诊治举例等内容作了详细介绍。此外，文末附录部分可方便读者查找国内外真菌相关图书资料和深入钻研真菌检测领域知识。

超量的图片是本书最大亮点，1600余幅图片，显示不同培养基、不同培养时间、不同放大倍数下的菌落特征和镜检特征，为实验室难以鉴定的真菌，特别是丝状真菌的鉴定提供了充分的依据。

编委会

主　审

廖万清
海军军医大学附属长征医院

章强强
复旦大学附属华山医院

主　编

卢洪洲
南方科技大学第二附属医院/深圳市第三人民医院

徐和平
厦门大学附属第一医院/厦门大学公共卫生学院

冯长海
上海皓信生物科技有限公司

副主编

沈银忠
上海市(复旦大学附属)公共卫生临床中心

胡龙华
南昌大学第二附属医院

陈杏春
广西壮族自治区人民医院

编 委

(按姓氏拼音为序)

白雅红
西安区域医学检验中心

陈婉南
福建医科大学基础医学院

范齐文
上海嘉会国际医院

郭 建
同济大学附属东方医院

洪国粦
厦门大学附属第一医院

胡柳杨
广西壮族自治区人民医院

李 姝
河南省沁阳市人民医院

李向宇
复旦大学附属华山医院宝山院区

李晓琴
长沙市第一医院

刘 红
复旦大学附属华山医院

刘敏雪
广西壮族自治区妇幼保健院

鹿秀海
山东第一医科大学附属眼科医院

逄 艳
上海闸新中西医结合医院

钱雪琴
上海市(复旦大学附属)公共卫生临床中心

乔 丹
上海交通大学医学院附属瑞金医院

曲久鑫
南方科技大学第二附属医院/深圳市第三人民医院

帅丽华
九江学院附属医院

王 澎
中国医学科学院北京协和医院

徐春晖
中国医学科学院血液病医院

徐玉敏
上海交通大学医学院附属瑞金医院

占 萍
江西中医药大学附属医院

郑燕青
厦门大学附属第一医院

周 密
苏州大学附属儿童医院

邹明祥
中南大学湘雅医院

左大鹏
首都医科大学北京安贞医院

主编简介

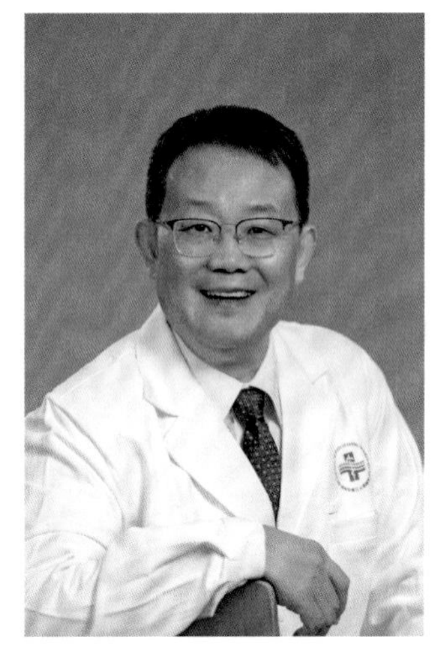

卢洪洲，1966年生，主任医师、二级教授、内科学博士、留美博士后；内科学博士生导师、护理学博士生导师、公共卫生管理博士生导师博士后流动站站长。入选教育部长江学者、国家百千万人才工程、享受国务院特殊津贴专家、有突出贡献中青年专家、深圳市国家级领军人才、美国微生物科学院院士、美国管理技术大学特聘教授、美国斯坦福大学2021全球前2%顶尖科学家榜单(World's Top2% Scientists 2021)及《终身科学影响力排行榜》。现任深圳市第三人民医院院长、深圳市疫情防控公共卫生专家组组长，曾任复旦大学附属华山医院感染病科副主任、复旦大学附属眼耳鼻喉科医院院长助理、上海市(复旦大学附属)公共卫生临床中心副主任兼感染科主任、上海市(复旦大学附属)公共卫生临床中心党委书记、复旦大学附属华山医院院长助理。

曾任和兼任世界卫生组织新发传染病临床诊治、培训、研究合作中心共同主任，世界卫生组织临床专家组专家、国家卫生健康委疾病预防控制专家委员会及医疗机构感染防控专家委员会委员、国家新冠病毒病救治专家组与境外抗疫专家组后方支持团队成员、国家卫生健康委感染病质量控制中心专家组成员、中华医学会热带病与寄生虫病学分会前任主任委员兼艾滋病学组组长、中华医学会感染病学分会艾滋病专业学组副组长、中国医院协会传染病医院分会副主任委员；全国艾滋病临床试验联盟与全国公共卫生临床联盟召集人、国家抗艾滋病病毒药物工程技术研究中心委员、长江三角洲传染病防治医联体与艾滋病诊治创新联盟召集人；上海市医学会感染病学分会主任委员、上海市医师协会感染病学分会副主任委员、上海市微生物学会医学真菌专业委员会副主任委员、上海市新发与再现传染病研究所副所长、上海市艾滋病诊疗中心主任、上海市艾滋病治疗专家组组长等；担任*Drug Discoveries & Therapeutics*杂志国际领域首席编辑和执行编辑、《AIDS(中文版)》主编、《中国真菌学杂志》等7本杂志副主编、《中国抗感染与化疗杂志》《中华传染病杂志》等11本杂志的编委、*The Lancet*等英文期刊审稿人。

先后承担各类国内外重大专项、省部级课题54项，负责中国药物临床试验机构(艾滋病专业组与I期)的研究项目；负责科技部抗疫专项(评估不同技术路线新型冠状病毒疫苗序贯或同源加强免疫的安全性及有效性的前瞻性、单中心、随机对照、开放标签、盲终点评价的临床试验)；负责工信部课题1项；负责深圳市科创委抗疫专项(2022018新冠病毒"物传人"传播特性及规律研究等2项课题)等。在国内外发表各类论文480篇，其中SCI论著198篇；主编专业参考书14部。已获国家科学技术特等奖、法国国家医学科学院"夏·杜奖"；以第一完成人获得上海科技成果一等奖、上海科技成果二等奖、上海医学科技一等奖等10余项科技成果奖；获专利12项。入选全国道德模范与身边好人(中国好医生)、科学中国人(2016)年度人物，先后荣获全国医药卫生系统先进个人、上海市五一劳动奖章、上海市卫生系统“银蛇奖”、美国肝病学会-亚太肝病学会奖、2021年药明康德生命化学研究奖等。

参加南方科技大学、复旦大学、同济大学、温州大学、蚌埠医学院、华东政法大学、深圳大学的教学工作。承担中国疾病预防与控制中心省级艾滋病师资培训班、国家级继续教育项目。

业务擅长：发热待查；抗菌药物合理应用；中枢神经系统感染、呼吸系统感染；结核病、肝炎、艾滋病、寄生虫等感染性疾病的诊治。

主要研究方向：感染性疾病的诊治与发病机制研究。

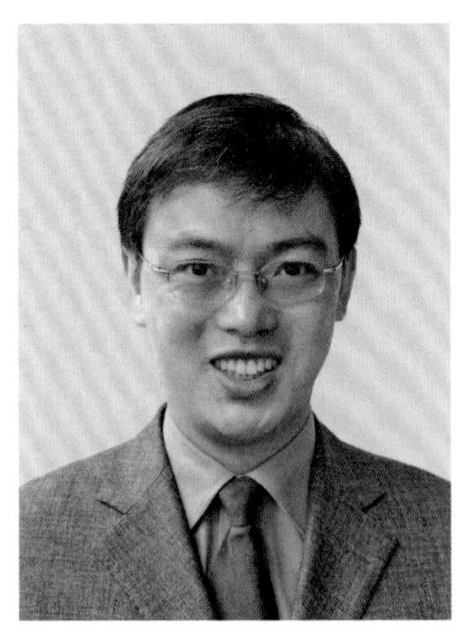

徐和平，1972年生，主任技师、厦门大学公共卫生学院副教授，就职于厦门大学附属第一医院。从事临床微生物工作近30年，近几年主要从事真菌病的实验室检测和医学真菌形态学研究。先后在北京、上海多家知名医院进修学习细菌、真菌相关检测。

兼任国家卫生健康委全国真菌病监测网专家委员会委员、中国中西医结合学会检验医学分会感染性疾病实验室诊断学术委员会常务委员、中国微生物学会真菌学会委员等十余项学术任职。担任《医学参考报(微生物与感染频道)》《中国抗生素杂志》《中国热带医学》《中国真菌学杂志》及*Mycopathologia*等多本杂志常务编委或审稿专家。主编或参编多部医学专著。主持和参与省市科研项目多项。在核心期刊发表一作或通讯作者论文30余篇，其中SCI论文20余篇。

擅长深部真菌和浅部真菌形态学鉴定。曾多次应邀在国内学术会议上讲授医学真菌相关课程。为临床微生物大讲堂真菌微信群的群主，热心为大家解答真菌日常检测中的疑问。

主要研究方向：真菌形态学研究和细菌耐药机制研究。

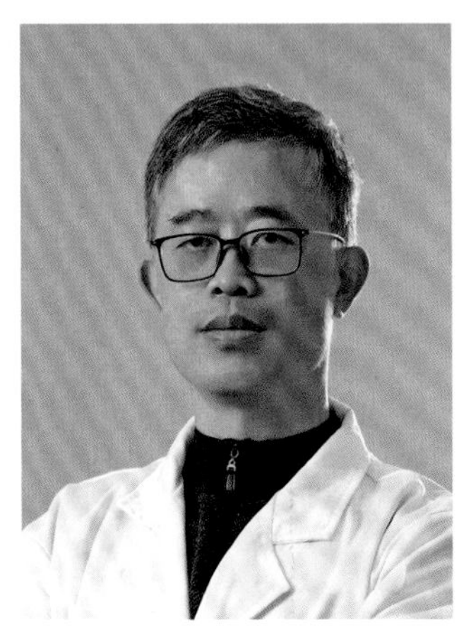

冯长海，1970年生，副主任技师，病原生物学硕士，上海皓信微生物研发部经理。从事微生物检验30余年，参与了十三五国家科技重大专项项目《艾滋病和病毒性肝炎等重大传染病防治》的子课题《肺结核合并真菌感染的分子生物学鉴定以及形态学识别研究》。兼任中国医药质量管理协会医学检验质量管理专业委员会临床微生物检验质量管理学组第一届委员会常务委员。发表文章10余篇，参编专业著作3部，以第一发明身份人获发明专利2项、实用新型专利1项。

研究方向：真菌形态学。

第二版序

自然界中存在着各种各样的真菌，保守估计地球上真菌有超过200万种，大部分真菌对人类直接或间接有益。随着化疗药物、广谱抗生素、糖皮质激素和免疫抑制剂等药物在临床的广泛使用，近年来不断发现原本认为"不致病"的真菌菌种有可能引起严重疾病，特别是能够危及生命的侵袭性真菌病。提高临床诊断水平是改善这类疾病预后的关键所在。实验室能及时、准确鉴定出真菌病原体，对患者诊断和治疗至关重要。目前丝状真菌鉴定主要依据菌落和镜检特征，形态学的知识仅靠文字描述很难掌握，对实验室人员而言存在一定难度，因此编写一本图文并茂、包含丰富的真菌种类的实验室检测专书非常有必要。

本书的编写是由深圳市第三人民医院卢洪洲教授、厦门大学附属第一医院徐和平教授及上海皓信冯长海教授主要负责，组织国内一批真菌检验方面专家和骨干共同完成。卢洪洲教授是一位入选国家百千万人才工程、享受国务院特殊津贴、有突出贡献中青年专家，在感染性疾病的诊断和治疗方面有很深的造诣。徐和平教授是真菌鉴定领域造诣颇深的专家，主要从事真菌病的实验室检测和医学真菌形态学研究，特别擅长于深部真菌和浅部真菌形态学鉴定。冯长海教授多年从事真菌等微生物鉴定工作，经验非常丰富。参与该书编写的其他作者大部分来自真菌检验工作一线，拥有丰富的真菌检测经验和专业知识。相信这本医学真菌检验专著会对我们的真菌实验室检测进步发挥巨大的推进作用。

全书共15章，约94.4万字，以图文并茂的方式，多角度、多层次介绍了真菌检测技术。从标本采集、直接镜检、培养、病原学鉴定、分子鉴定、血清学鉴定到药物敏感性试验等方面进行了详细阐述。丰富的图片是本书最大亮点，全书共1600余幅真菌菌落和镜检图片，包括不同培养基、不同培养时间的真菌菌落图片和不同放大倍数下镜检特征，为实验室难以鉴定的真菌，特别是丝状真菌的鉴定提供了形象化的依据。

本书有较强的实用性、操作性和指导性，是一部难得的非常实用的医学真菌鉴定参考书。适合各级医疗机构真菌实验室人员、临床医生、真菌病研究人员、医学院校检验系专业师生阅读参考，从而可以使读者更全面、更系统地了解和掌握真菌病及实验室诊断技术。

廖万清

中国工程院院士

海军军医大学皮肤性病与真菌病研究所所长

上海市医学真菌研究所所长

2022年8月

第一版序

随着恶性肿瘤的高发、艾滋病的流行,化疗药物、广谱抗生素、糖皮质激素和免疫抑制剂等药物在临床的广泛使用,以及人工导管等侵入性操作技术、器官移植等有创诊疗技术的应用,由真菌所引起的感染,特别是危及生命的侵袭性真菌病已日渐成为临床各科室面临的巨大挑战,提高临床诊断水平是改善这类疾病预后的关键所在。由于侵袭性真菌病常常涉及多个系统,临床表现复杂,感染顽固难愈,易导致误诊误治,因此临床工作中加强实验室对真菌病原体的检测至关重要。

该书的编写是由上海市(复旦大学附属)公共卫生临床中心卢洪洲教授主要负责,组织国内一批真菌检验方面专家和骨干共同完成。卢洪洲教授是一位入选国家百千万人才工程、享受国务院特殊津贴、有突出贡献的中青年专家,特别在感染性疾病的诊断和治疗方面有很深的造诣,对中枢神经系统感染、呼吸系统感染、肝炎、艾滋病、寄生虫、真菌等感染性疾病的诊治都有自己独特的经验。参与该书编写的其他作者皆来自国内著名大学的附属医院或相关医疗机构,长期从事真菌检验工作,拥有丰富的真菌检测经验和专业知识。

该书内容丰富,图文并茂,十分实用,是一部难得的医学真菌鉴定参考书。全书共分 15 章,约 40 万字。分别从真菌标本采集、直接镜检、培养、病原学鉴定、分子鉴定、血清学鉴定、药物敏感性、所致疾病、常用参考书和网站介绍、检测中常见问题解答等方面进行阐述。

超量的图片是该书最大亮点,相比国内外其他真菌书籍,该书收集病原菌图片更为全面,全书共 1000 多幅真菌菌落和镜检图片,包括不同培养基、不同培养时间、不同放大倍数下真菌的菌落特征和镜检特征,为实验室难以鉴定的真菌,特别是丝状真菌的鉴定提供了充分的依据。

医学真菌学是切实关系到人类健康的一门学科,认真做好真菌检验与研究,提高真菌感染的诊治水平,对于从事真菌检验的工作者,既是一份职责,又是艰巨的挑战。相信以卢洪洲教授为首的专家团队倾力奉献的这本医学真菌检验专著,会对我们的工作发挥巨大的推进作用。

北京大学真菌和真菌病研究中心
北京大学第一医院皮肤科真菌室
2017 年春于北京

前言

近年来，流感、COVID－19等疫情在全球反复多次的暴发流行，伴随各种相关病毒感染后继发的真菌感染高达20%以上，且一旦发生真菌感染，可使病程延长，患者的病死率增加，给治疗带来困难。加上广谱抗菌素、抗肿瘤药物、免疫抑制药物和甾体类激素的普遍使用，器官移植、导管插管等侵入性操作在各个临床科室的开展，条件致病真菌引起的感染越来越普遍。

随着全球化步伐加快，人员流动和交流变得更为频繁，过去一些地域性真菌病逐步在世界各地出现。特别是近年来随着真菌检验技术和手段的快速发展和临床广泛应用，人们抗真菌感染意识增强，真菌病在临床逐渐成为常见病。因此，有关医学真菌的最新研究成果也越来越受到临床欢迎。

《医学真菌检验与图解》第一版自2018年面世以来，受到了感染、呼吸、血液、ICU等众多临床科室和检验人员的热烈欢迎。为适应现代医学真菌临床、科研发展水平和满足临床日益增长的工作要求，我们在第一版成功的基础上，再次组织全国30位医学真菌中青年专家，涵盖了感染、呼吸、ICU、皮肤等科临床医生和检验、药学等多学科专家精心编写《医学真菌检验与图解》第二版。相对于第一版，第二版文字部分更新70%，图片更新95%。特别是为体现最新的医学研究成果，书中收集的新菌种增加了数十种之多，对于近年来新发和临床重点关注的菌种，如耳念珠菌、伊蒙菌、端梗孢等均有详细的介绍。最新的真菌检验技术，如T2MR、下一代宏基因测序、免疫层析、血清学检测等在临床的应用，本书中均有详细介绍。

随着系统进化学和多位点系统分类学在真菌分类研究领域的深入，真菌分类学出现了重大变化，为适应分类学快速变化，同时又避免因分类与命名新旧体系变化导致临床工作混乱，本书编排原则是以最新的分类学为基准，兼顾临床需要，同时标注新旧分类与命名。

本书的另一亮点是每一个菌种都给出了抗真菌药物敏感性内容和临床意义，这对于临床经验用药提供了十分重要的参考价值。加上第十五章中不同侵袭性真菌病案例分析，给临床成功治疗真菌病感染提供提示与帮助。

本书邀请了海军军医大学廖万清院士、复旦大学附属华山医院章强强教授担任主审，廖万清院士在百忙中作序推荐，特此表示感谢！

本书在编写过程中还得到众多专家教授的帮助，特别是荷兰奈梅亨大学医学中心（Radboud University Medical Center）Sybren de Hoog教授、北京医院陈东科教授、中国医学科学院皮肤病研究所梅嬛教授等赠送菌株或真菌图片，也得到了北京大学第一医院李若瑜教授、复旦大学附属华山医院和胡付品教授、同济大学附属东方医院吴文娟教授、广西医科大学附属第一医院曹存巍教授、海军军医大学附属长征医院陈敏教授、江西省皮肤病医院金云老师等人直接或间接的帮助，也感谢厦门大学附属第一医院黄江山、马晓波、朱波、房丽丽等老师的帮助，对以上所有给予我们帮助的老师和同道，致以深深的谢意！

因真菌知识不断更新与发展和我们学识所限,书中难免有遗漏和不足,恳请专家学者或读者同道给予批评指正,深表感谢。

2022 年 8 月

目　录

第一章
真 菌 概 述

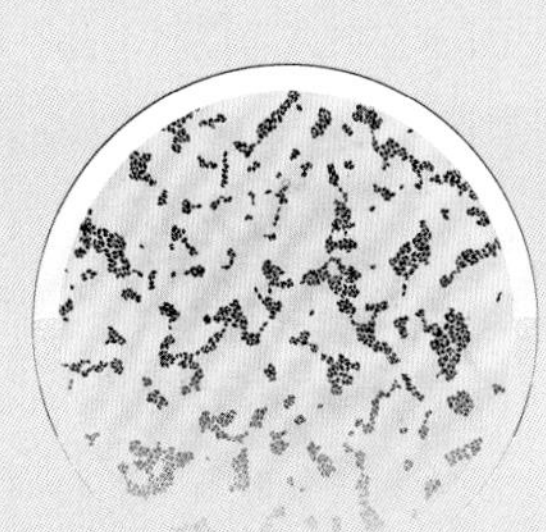

一、真菌概论

真菌是一种真核生物，为自然生物界三域六界中独立的一界：真菌界。与其他真核生物一样，真菌具有真正的细胞核和分化精密的细胞器。细胞核高度分化，具有核膜、核仁；胞质内含有完整的细胞器，如线粒体、高尔基复合体。但真菌细胞壁含有的是几丁质和 β 葡聚糖，不具有叶绿素，不能进行光合作用，只能从外界获取碳源，属于异养微生物，以寄生或腐生菌的形式存在于自然界。

二、真菌分类

真菌是自然界的一大类群，分布广泛，种类繁多。自分子生物学方法用于鉴定菌种以来，真菌分类学经历了很大的改变，过于基于形态和性别繁殖鉴定真菌导致的一种真菌多种命名的混乱局面得到控制。近 10 多年来，真菌鉴定从单基因鉴定转向多基因鉴定，使得一些错误分类的真菌被重新划分。如“马尔尼菲青霉”被纠正为“马尔尼菲篮状菌”，“多育赛多孢霉”被纠正为“多育节荚孢霉”。

最新的真菌界分为 9 个亚界 18 个门，分别为后孢菌门(Opisthosporidia)、壶菌门(Chytridiomycota)、瘤胃真菌门(Neocallimastigomycota)、芽枝菌门(Blastocladiomycota)、捕虫霉门(Zoopagomycota)、毛霉门(Mucoromycota)、球囊菌门(Glomeromycota)、担子菌门(Basidiomycota)、子囊菌门(Ascomycota)、微孢子菌门(Microsporidia)等。目前地球上到底有多少种真菌尚不清楚，但已经有近 10 万种被命名，保守估计地球上有真菌超过 200 万种，每年发现的新种有 1 000～1 500 种，大多对人类无致病作用，其中有 625 种被报道引起脊椎动物感染，200 种引起人类相关感染，但能感染正常人体的不足 50 种。与临床关系较为密切的真菌有担子菌门、子囊菌门、捕虫霉门和毛霉门。

真菌分类层级统一为：真菌界(fungi)-门(phylum，-cota)-纲(class，-cetes)-目(order，-cales)-科(family，-caceae)-属(genus)-种(species)等层级排列。比如白念珠菌在分类上属于：真菌界、子囊菌门(Ascomycota)、酵母纲(Saccharomycetes)、酵母目(Saccharomycetales)、酵母科(Saccharomycetaceae)、念珠菌属(*Candida*)。

三、真菌的形态概述

真菌可以是单细胞或多细胞，基于真菌的菌落形态可简单分为酵母菌、酵母样菌、丝状真菌和双相真菌。酵母型菌通常为单细胞，圆形或卵圆形，以母细胞产生芽孢而繁殖，产生芽生孢子，在某些情况下，母细胞在出芽前不断延伸产生一串细长的细胞，称为假菌丝。酵母菌是一个既非天然也非正规的分类群，而是在许多真菌中都会出现的一种生长方式。酵母菌有时也会形成真菌丝。部分酵母样菌有性期可产生有性孢子,菌落为乳酪样,临床上常见的有隐球菌属。酵母样菌似酵母,以出芽的方式繁殖,但无子囊,可有真、假菌丝,念珠菌即属于此群。丝状真菌为多细胞,可产生分枝的菌丝,菌丝交错而形成浓密丝状团,成为菌丝体,菌落呈棉花状、绒毛状或粉末状,这种丝状的真菌可具有营养菌丝和气生菌丝,营养菌丝可伸入培养基中吸收养分,气生菌丝向上生长产生孢子,曲霉属于此群。双相真菌既能以酵母相又能以菌丝相存在,35～37℃培养或宿主组织内为酵母相,而菌丝相见于25～28℃培养物内,马尔尼菲篮状菌、粗球孢子菌、副球孢子菌、组织胞浆菌、申克孢子丝菌即属于此群。很多真菌能产生多种颜色的色素,使菌落表面和背面呈现不同的颜色,有的分泌可溶性色素还可以渗入培养基中。部分真菌培养一定时间还可以产生黏液珠、菌核等特殊结构。真菌菌落形态、色素、特殊结构对丝状真菌的鉴定很重要。

真菌的基本结构为菌丝和孢子。菌丝为微细的管状结构,有隔或无隔,分枝或不分枝,透明或暗色。菌丝可分为真菌丝和假菌丝。真菌丝两边平行,粗细均匀;假菌丝为一系列芽孢连接成菌丝状,连接处有凹痕,假菌丝其实是酵母孢子出芽后形成的管状结构,不是真正的菌丝,主要见于单细胞的酵母菌。丝状真菌常见菌丝有气生菌丝、营养菌丝、生殖菌丝和匍匐菌丝。露出培养基表面的菌丝称为气生菌丝,伸入培养基的菌丝为营养菌丝,产生孢子的菌丝为生殖菌丝,沿着培养基表面生长的菌丝为匍匐菌丝。孢子是真菌繁殖的最小单位,也是抵抗不良环境的结构,类似植物的种子。真菌的孢子分为有性孢子和无性孢子,不同性别细胞或性器官接合后产生的孢子称有性孢子。真菌的有性孢子有卵孢子、子囊孢子、接合孢子和担孢子四种。不经过两性细胞的结合而形成的孢子为无性孢子。常见的无性孢子有四种:芽生孢子、分生孢子、厚壁孢子、关节孢子。单细胞的分生孢子称为小分生孢子,圆形、梨形和卵圆形等,表面光滑或粗糙;多细胞的分生孢子称为大分生孢子,有镰刀形、纺锤形、棒形等。真菌的菌丝和孢子均为真菌形态学分类鉴定的主要依据。

四、真菌的营养需求

真菌生长需要一定的营养、温度、湿度和pH。真菌的营养要求不高,在一般的细菌培养基上能生长。最常用的真菌培养基为沙氏培养基(SDA),临床上还用念珠菌科玛嘉显色平板、马铃薯葡萄糖琼脂(PDA)、察氏培养基(CZA)、脑心浸液琼脂、玉米-吐温琼脂、皮肤癣菌培养基、尿素琼脂等不同的培养基来分离或鉴别不同的真菌。由于细菌或污染真菌生长迅速而影响病原真菌的检出,常在分离真菌的培养基中加入一定量的氯霉素和放线菌酮,前者抑制细菌生长,后者抑制污染真菌生长。一般非致病性真菌营养要求较低,致病性真菌营养要求比较严格,如组织胞浆菌初代培养在脑心浸液琼脂上生长比较好。部分真菌还需要添加一些特殊的物质才能促进其生长或有典型形态表现,如断发毛癣菌和紫色毛癣菌需要B族维生素。浅部真菌最适生长温度为27～30℃,深部真菌为37℃;一般致病性真菌能在37℃生长良好,而污染真菌在37℃生长不良。真菌生长对湿度要求不高,但部分真菌需要长时间培养后才能肉眼可见其生长,为防止培养基干燥开裂而影响其生长,因此有必要保持培养基一定的湿度。真菌生长最适宜pH为4.0～6.0,需要保持较高浓度的氧气环境。

五、真菌的性别繁殖

真菌的繁殖方式分为无性繁殖和有性繁殖。无性繁殖没有经过两性细胞的结合,而直接由营养体转变为繁殖体的繁殖方式,可通过菌丝断裂成关节孢子、单细胞的直接分裂、细胞的芽殖、产生孢囊孢子等方式产生无性孢子或无性子实体。有性繁殖是经过两性细胞结合的繁殖方式,经过质配、核配和减数分裂三个过程产生有性孢子。

酵母或酵母样真菌的检验主要通过生化反应(同化试验和发酵试验)进行鉴定,而丝状真菌主要从菌落的生长速度、质地、高度、边缘形态、正反面的颜色和色素、渗出液和气味,镜下菌丝的颜色、隔的有无、菌丝形态(球拍、螺旋、鹿角、关节、匍匐)、附着结构(假根、附着孢),产孢方式、孢子的形态、大小、颜色、聚集方式、厚壁孢子等方面来鉴定丝状真菌。但有些真菌由于在机体的免疫系统或抗真菌药物的作用下发生形态学变异,或由于培养条件的不适而不表现出典型的产孢结构,致使传统的形态学对丝状真菌难于鉴定。有的真菌生长缓慢,也不能适应临床的需要,因此各种分子生物学的技术开始应用于真菌的鉴定。

真菌的性别繁殖曾经被用作为真菌分类的重要参考,比如皮肤癣菌的有性菌株被命名为"节皮菌",但是现在的分类体系不再使用性别作为参考,皮肤癣菌中的"节皮菌"不再表示有性繁殖特征,而是成为一个独立的属"节皮菌属"。

六、真菌病的分类

由真菌引起的疾病称真菌病,能引起人类感染的真菌分为三类,一类是亲人型的,包括念珠菌、马拉色菌、亲人皮肤癣菌等;另一类是亲自然的,或可称为室外真菌,平时远离人类,寄生在植物和腐败有机物上,只是偶尔侵入人体,造成宿主危害,如双相真菌、毛霉目菌和暗色真菌等;第三类为中间类,或可称为室内真菌,人抵抗力低下时可能感染此类真菌,如曲霉、青霉等,有时可致过敏。按发生频率:亲人真菌＞室内真菌＞室外真菌;按治疗难易:室外真菌＞室内真菌＞亲人真菌;按药物敏感性:亲人真菌＞室内真菌＞室外真菌;按遗传易感性:亲人真菌＞室内真菌＞室外真菌;按复发频率:亲人真菌＞室内真菌＞室外真菌。

按照致病菌的毒力情况,可以分为原发致病真菌和机会性致病真菌。原发致病真菌指具有感染免疫正常宿主的真菌,比如皮肤癣菌、马拉色菌等,但是在免疫受损个体该类真菌致病更严重。条件致病真菌指一般情况下不致病、侵犯免疫受损个体的真菌,侵袭性真菌病多属于此类。

根据真菌感染的部位,通常分为四类,分别为浅表真菌病、皮肤真菌病、皮下组织真菌病和侵袭性真菌病。另外,也有浅部真菌病和深部真菌病之分。浅部真菌病主要侵犯体表的皮肤、黏膜、毛发、毛囊和指甲,主要包括角质层真菌感染(仅感染角质层)的浅部真菌病和皮肤真菌病(可感染表皮全层);深部真菌病主要指侵袭性感染深部的组织和内脏,甚至引起全身性播散感染的皮下组织真菌病和侵袭性真菌病。引起深部感染的主要真菌有念珠菌、隐球菌、曲霉、毛霉菌、双相真菌等。

近年来,随着我国老龄化的到来,恶性肿瘤的高发、艾滋病的流行、化疗药物、广谱抗生素、糖皮质激素和免疫抑制剂等药物在临床的广泛使用,以及人工导管等侵入性操作技术、器官移植等有创诊疗技术的应用,使得真菌病的发生在临床上越来越多。人员流动的扩大与频繁,使得过去一些在南方流行的真菌病开始在北方出现,过去只有国外流行的真菌病也开始在我国出现。并且真菌病常常涉及多个科室,临床表现复杂,真菌病感染顽固难愈,易导致误诊误治,因此临床工作中加强真菌病的检测愈显重要。

(陈婉南　徐和平　占　萍)

参考文献

1. Deacon JW. Fungal Biology [M]. 4th Edition. New Jersey: wiley-Blackwell pulishing, 2013.
2. Naranjo-Ortiz MA, Gabaldón T. Fungal evolution: diversity, taxonomy and phylogeny of the Fungi [J]. Biol Rev Camb Philos Soc, 2019,94(6):2101 - 2137. doi:10.1111/brv.12550. PMID:31659870; PMCID: PMC6899921.
3. Blackwell, M. The Fungi: 1,2,3... 5.1 million species? [J]. American Journal of Botany, 2011,98(3):426 - 438.
4. Hawksworth DL. The magnitude of fungal diversity: the 1.5 million species estimate revisited [J]. Mycol Res, 2001, 105(12):1422 - 1432.
5. Fisher MC, Gurr SJ, Cuomo CA, et al. Threats Posed by the Fungal Kingdom to Humans, Wildlife, and Agriculture [J]. mBio, 2020,11(3):e00449 - 20.

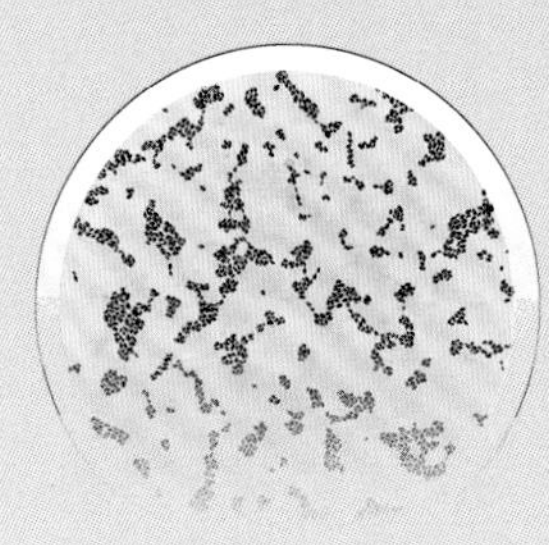

第二章

真菌实验室安全防护

一个合格的真菌实验室需要符合生物安全要求，同时也要符合医院感染防控的要求。

由于真菌实验室的标本和菌种具有不同程度的感染性，真菌孢子很容易通过空气传播，从而污染实验室环境和感染工作人员，为了确保实验室工作人员的安全，需采取的防护措施如下。

1. 真菌实验室应是独立实验室，不应与其他微生物实验室共用。实验室应配备生物安全柜。

2. 所有的操作尽量减少气溶胶和液滴的产生，必要时用生物安全柜。

3. 丝状真菌的操作必须在生物安全柜内进行，不得在安全柜外其他地方开启丝状真菌培养阳性管或培养皿。

4. 对于丝状真菌生长的平板，需用封口膜或透明胶带密封。

5. 工作环境应定期消毒，一般紫外线不能杀灭真菌，应用40%甲醛(可于每 4 m^2 空间内，用 35 mL 40%甲醛加 18 g 高锰酸钾，在密闭情况下熏蒸 24 h)，或用环氧乙烷进行消毒，每 2～4 周进行 1 次。

6. 每日工作前与工作后，均要用5%石炭酸或 0.5%过氧乙酸对操作台进行擦拭。

7. 如遇操作台被真菌或标本污染，要立刻覆盖纸巾，倒上 5%石炭酸消毒 20 min，并立即覆盖周围区域；使用消毒剂时，从溢出区域的外围开始，朝向中心进行处理；作用适当时间后(至少 20 min)，将所处理物质清理掉：用镊子捡起一些尖锐的物品放入一个锐器盒内，用消毒剂浸泡；较小片的玻璃可以用镊子收集在棉花或纸巾上，再放入一个锐器盒内；如果溢出物中无尖锐物则可将这些溢出物丢弃在高压灭菌袋中；对溢出区域再次清洁并消毒(如有必要，再次重复上述操作)。

8. 凡有被潜在病原微生物污染的医疗废弃物，对其处理的原则均要先消毒然后处理。在丢弃培养物及真菌污染的物质前，必须高压灭菌或焚毁；用过的载玻片、盖玻片、刀剪等，应放于 5%石炭酸中浸泡 30 min 后或高压灭菌后再用。

9. 不可试着嗅培养基特殊气味，不可对粗球孢子菌或荚膜组织胞浆菌进行小培养，因为这些真菌的孢子具有高度感染性，且能随空气播散。

10. 真菌检验人员必须熟悉包括粗球孢子菌、荚膜组织胞浆菌、皮炎芽生菌、新型隐球菌和斑替枝孢瓶霉等这些致病性真菌的菌落形态。

11. 污染的接种针等应当从火焰根部加热，再逐步移向火焰之顶。

12. 工作人员工作时应穿戴隔离衣、口罩、帽子和鞋。禁止穿着工作服外出参加其他活动。

13. 实验操作结束后严格手卫生(六步洗手法)。

14. 真菌实验室禁止吸烟，不得在半污染区及污染区饮食等。

15. 真菌实验室不得养植花草。

16. 有肺部疾患、肝肾功能不全者和孕妇等不宜在真菌实验室工作。

17. 为确保实验室工作人员的安全，建议临床真菌实验室每年度都进行至少一次的针对实验室区域工作人员的生物安全及院感防控培训、考核，并要求考核通过。

(卢洪洲　徐玉敏)

第三章

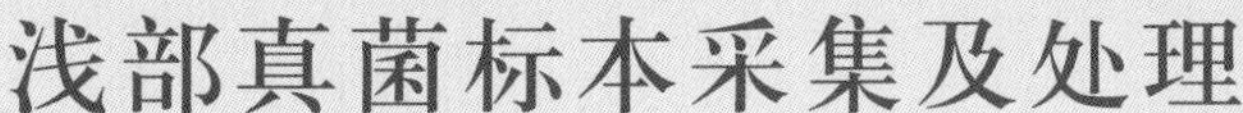

浅部真菌标本采集及处理

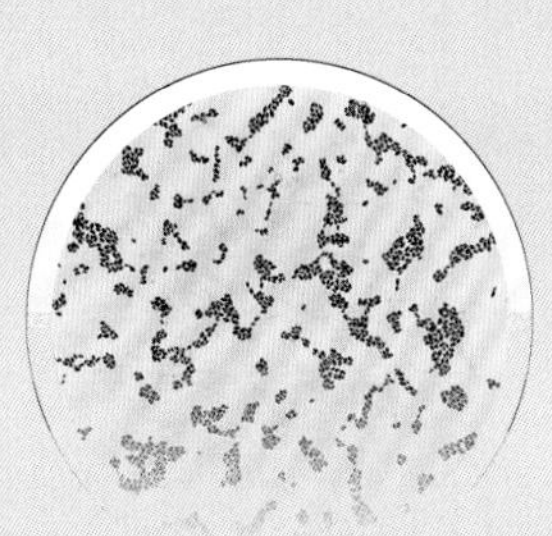

浅部真菌(superficial fungi),存在于人体皮肤、毛发和指(趾)甲,可寄生或腐生于人体表皮、黏膜层、毛发或甲板的角质层中,主要引起人体浅表部位的感染,有些菌株也可侵袭皮下组织及内脏器官。浅部真菌中主要是皮肤癣菌(*Dermatophyte*)、马拉色菌等。皮肤癣菌包括毛癣菌属(*Trichophyton*)、表皮癣菌属(*Epidermophyton*)、小孢子菌属(*Microsporum*)、节皮菌属(*Arthroderma*)、奈尼兹皮菌属(*Naninizzia*)、冠癣菌属(*Lophophyton*)、帕氏杆菌属(*Paraphyton*)。另外,念珠菌属也可引起人体浅表部位感染。

浅部真菌中的皮肤癣菌引起的常见疾病有体癣、股癣、足癣、头癣、甲癣等;马拉色菌引起花斑糠疹(俗称汗斑、花斑癣);念珠菌属可引起皮肤念珠菌病和黏膜白斑。浅部真菌虽然不会引起患者死亡,但在人类感染中非常普遍,可引起患者的瘙痒而极度不适,或留有永久性瘢痕而影响容颜。

第一节　检验的材料和试剂

一、工具与材料

常用的真菌检查工具有光学显微镜、酒精灯、连柄手术刀、镊子、剪刀、锉刀、刮刀、指甲钳、甲钻、透明胶带、载玻片、盖玻片、试管、加样器、离心机等(图 3-1-1)。

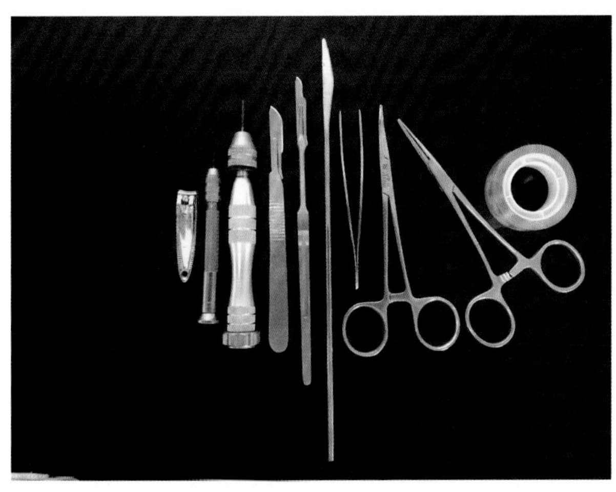

图 3-1-1　真菌常用采样工具

二、试剂

1. KOH液:最常用于皮肤、甲屑、痰液等标本的消化处理,观察真菌菌丝。该类标本经KOH处理后,菌丝更易于观察。一般常用浓度为10%,若用于检查角质层较厚的指甲或痂皮,可以将其浓度提高到20%～40%,或者加用等体积的二甲亚砜溶液。

2. 钙荧光白染液:可与真菌几丁质结合,在340～380 nm荧光波长的显微镜下呈亮蓝色,观察标本中真菌菌丝和孢子。

3. 乳酸酚棉蓝染液:是真菌镜检最常用的染液。棉蓝能使真菌染成蓝色,乳酸苯酚对真菌有杀灭作用,甘油有保湿的作用,使标本能保存相当长的时间。

4. 派克墨水染液:由20% KOH和派克墨水按1∶1混合而成。为马拉色菌染色常用的方法。KOH溶解角质层,如果纯培养的菌可以蒸馏水代替KOH液。染色时间至少10 min。

5. 墨汁染液:采用国产优质墨汁,用于检测隐球菌感染。

6. 革兰染色液:细菌常用的染色方法,真菌革兰染色可观察菌丝有无分隔、分枝角度等。

三、培养基

1. 沙氏葡萄糖琼脂(Sabouraud dextrose agar, SDA):常用于浅部和深部真菌的培养。若用于分离培养马拉色菌,可添加橄榄油或吐温40(1%～2%)。若用于分离皮肤癣菌,可添加放线菌酮(500 μg/L)来抑制一些非致病性霉菌的生长。

2. 马铃薯葡萄糖琼脂(potato dextrose agar, PDA):属于天然培养基,在临床实验室广泛使用,大多数真菌在该培养基上生长良好,产孢丰富。多用于曲霉、毛霉、暗色真菌、皮肤癣菌等菌的培养鉴定。有文献表明,用蔗糖替代葡萄糖更有利于真菌产孢。

3. 脑心浸液琼脂(brain heart infusion, BHI):多用于深部真菌感染病原菌的分离培养。也可用于双相真菌皮炎芽生菌等从菌丝相向酵母相转变。

4. 科玛嘉(CHROMagar)念珠菌显色培养基:主要用于念珠菌的显色培养。在35℃培养48～72 h,观察颜色变化而鉴定菌株。结果判读:翠绿色—白念珠菌(深绿色—都柏林念珠菌);蓝灰色—热带念珠菌;粉红色干燥扁平菌落—库德里阿兹威毕赤酵母;中央紫红色或蓝紫色的光滑菌落—光滑念珠菌。

5. 特殊培养基:为有利于马拉色菌的生长,在SDA和PDA里添加吐温或橄榄油(0.5%)等脂类;为促进断发毛癣菌和紫色毛癣菌生长,添加了维生素B_1(1 g/L)的SDA和PDA;为鉴定红色毛癣菌和须癣毛癣菌产色素,在玉米培养基中添加1%葡萄糖;为促进疣状毛癣菌的生长,在SDA和PDA培养基中添加了肌醇和维生素B_1;为提高皮肤癣菌的检出率和产孢能力,在培养基中添加了放线菌酮、抗生素和酚红的皮肤癣菌试验培养基。

(徐和平　刘敏雪)

第二节　标本的采集与送检

一、标本的采集

(一) 皮屑和甲屑

首先用无菌生理盐水或75%酒精清洁病灶表面,以减少细菌污染的机会,真菌培养检查时建议使用无菌生理盐水进行清洁，以免影响真菌生长，取样完成后用 0.5%碘伏消毒采样部位。

1. 皮屑：以无菌的手术刀或刮刀刮取病灶边缘红肿且白屑较多部位，或明显新发皮损部位的皮层和部分角质层接种于培养基中进行真菌培养，或置于载玻片上进行真菌镜检，亦可用透明胶带粘取皮屑直接染色镜检(图 3-2-1)。

2. 毛囊炎皮损及渗液：首先用 75%酒精清洁病灶，用手术刀刮取或透明胶带蘸取脓点处脓液或渗液，涂片或压片直接镜检或培养。建议多点采样，如果量少可以床旁接种，减少标本的浪费和污染。

3. 甲屑：感染的甲板可取病甲与正常甲板交界处的病甲碎屑，多量的标本可提高镜检和培养的阳性率，必要时可以拔取整个指甲送检。

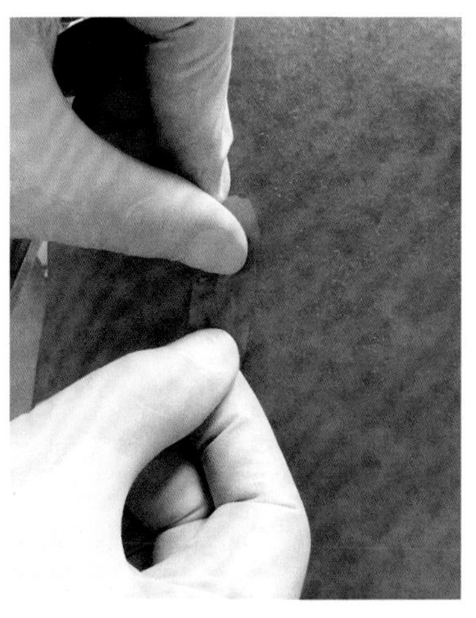

图 3-2-1　透明胶带粘取皮屑组织

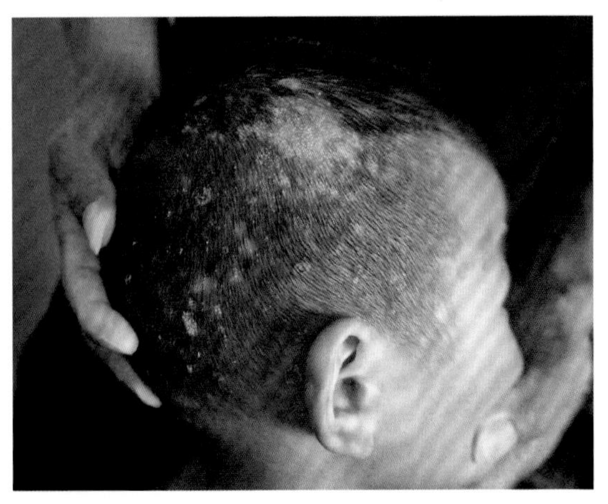

图 3-2-2　伍德灯下呈现蓝色荧光的真菌

（二）毛发

在选择毛发做检查时，由于某些病原真菌会使感染的毛发在紫外灯照射下产生荧光，故可以在伍德(WOOD'S)灯下观察头部，断发残根应以镊子夹取，病灶中不发光毛发亦可送检。拔取毛发 5～10 根为宜，宜选择失去光泽的毛发或脓肿顶部的断发桩(图 3-2-2)。

（三）皮肤脓肿

在无菌操作的条件下，先用 75%酒精表面消毒，可用无菌手术刀尖挑破脓头，直接刮取脓液、瘘道壁及其周围的组织。若为封闭式的脓肿，应以无菌注射器穿刺抽吸脓液，必要时可以无菌生理盐水冲洗以作直接镜检和真菌培养。若为开放式脓肿(头部除外)应先清创，清除表面的脓液，尽可能地采集新鲜肉芽组织处的标本。若脓液中见各种颗粒状物质，应尽可能地全部采集送检。

二、标本送检

采集的甲屑或毛发置于无菌培养皿或信封中送至实验室，如需短时存放，需保湿但无须冷藏，以免个别真菌遇冷死亡。采集的脓液标本应立即送检，在 2 h 内处理完毕。不能立即送检或需要长距离运送标本，应取材后用无菌容器盛装立即冷藏后保湿运送，但一般不超过 8 h，以防标本变质污染，影响检验结果。

从艾滋病、梅毒、肝炎和其他传染性疾病患者处采取的标本，应注意生物安全，做好标识和个人防护，防止交叉感染。

（徐和平　帅丽华）

第三节　标本的处理

一、标本的镜检处理

1. 10% KOH 溶液：常用于处理感染的头发、皮屑和甲屑，其能使角质层细胞变得透明，并且使真菌孢子或菌丝更易于辨认。其操作步骤如下。

(1) 将标本置于载玻片上,滴加 1～2 滴 10%～20% KOH 溶液。在 20% KOH 溶液中添加等体积的二甲亚砜溶液可使角质层更透明。

(2) 覆上盖玻片,在酒精灯上微微加热,不可使其沸腾,可加快角质层的溶解透明。

(3) 将载玻片静置 10 min,再轻轻挤压上层的盖玻片,使标本摊平均匀,更利于镜检。

2. 生理盐水:可直接观察来自黏膜、皮屑、甲屑和阴道分泌物等标本,缺点是易干燥,无法消化厚的角质层。先在载玻片上滴加 1～2 滴生理盐水,夹取少量的标本于盐水中,加盖玻片,轻压摊平镜检。

3. 革兰染色:浅部真菌通常染成蓝黑色。

4. 墨汁染色:若怀疑隐球菌引起的皮肤软组织感染,可行墨汁染色。

5. 棉蓝染液或派克墨水染色:若怀疑是花斑糠疹标本,使用棉蓝染液或派克墨水染色更利于观察:夹取少量皮屑于载玻片上,滴加 1～2 滴乳酸酚棉蓝或派克墨水,覆上盖玻片,显微镜下观察查找孢子和菌丝。

6. 亚甲蓝染色:同时和 KOH 合并使用,可用于皮肤标本的检查。

7. 抗酸染色:用于检查标本中的分枝杆菌。

8. 荧光白染色:是近年来临床新引进的用于检测真菌的方法。该染料是一种非特异的染色,可与真菌细胞壁的纤维素和几丁质通过 β-糖苷酶非特异性结合,数分钟内在波长 340～380 nm 的荧光显微镜下呈现浅蓝或绿色。见图 3-3-1 至图 3-3-4。

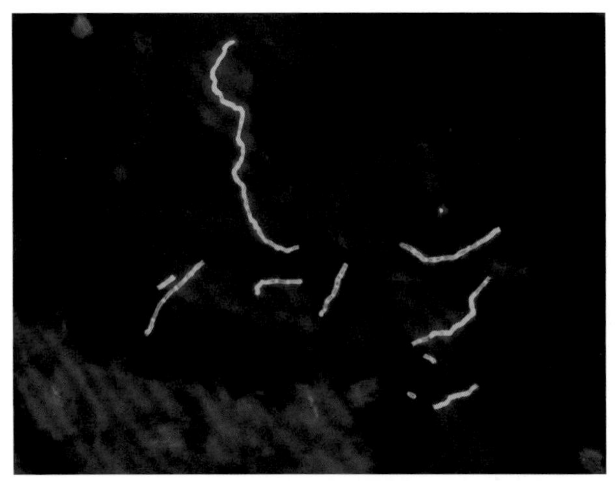

图 3-3-1 皮肤组织中的真菌菌丝:荧光染色,×400

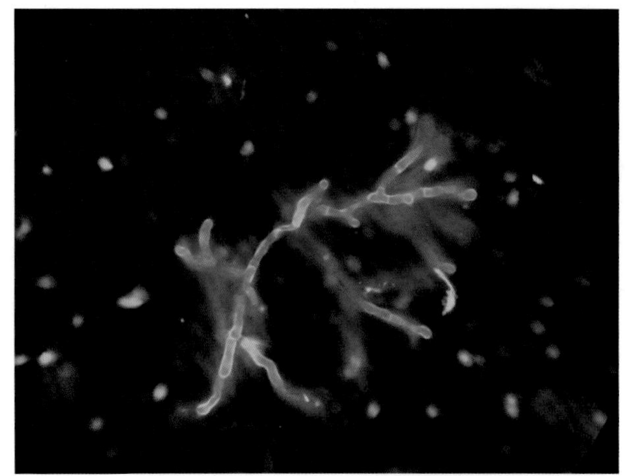

图 3-3-2 肺泡灌洗液中烟曲霉菌丝:荧光染色,×400

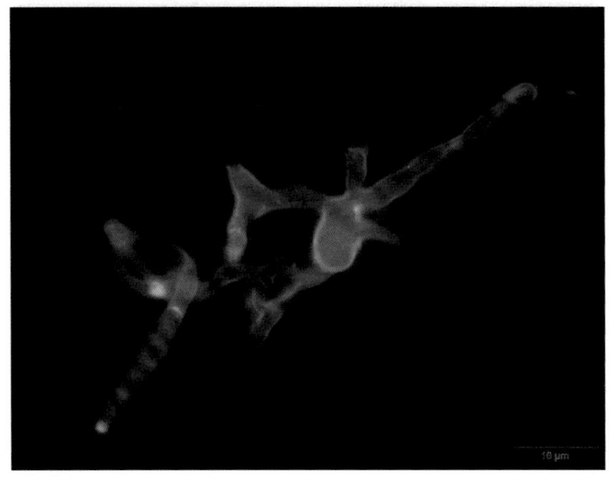

图 3-3-3 鼻腔组织中根霉菌丝:荧光染色,×400

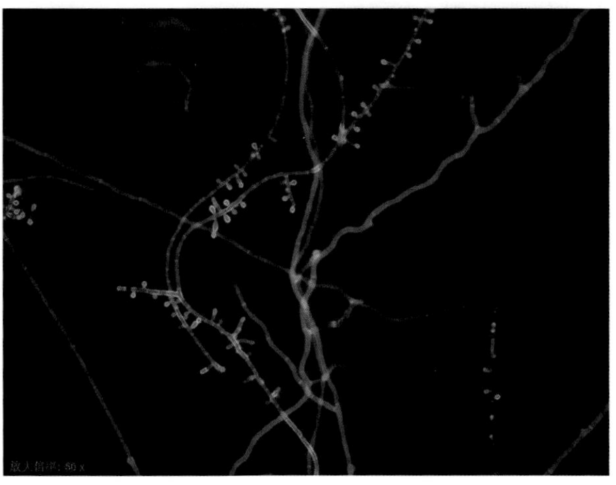

图 3-3-4 红色毛癣菌:27℃,7 d,荧光染色,×400

二、标本的接种处理

若标本体积太大，实验室工作人员可以再行剪碎，大小以半个米粒大小为宜。用无菌镊子夹取标本点种于（半埋半种）两个 SDA 平板或斜面上，每个平板接种 3～5 个点，分别置于 35 ℃和 27 ℃（25～28 ℃）培养。组织标本采用组织研磨器制成匀浆后接种可提高阳性率，但应特别注意，若怀疑毛霉目真菌感染，严禁研磨标本，可以采取剪碎的方法接种。

（徐和平　帅丽华）

第四节　标 本 的 镜 检

一、皮屑和甲屑标本

KOH 透明处理后可见分枝、分隔的菌丝，无色，有时成段或见到关节孢子，一般为皮肤癣菌（图 3-4-1、图 3-4-2）。若见到圆形或卵圆形直径为 2～6 μm 的出芽细胞，或呈树枝状且顶端有小孢子，常为念珠菌（图 3-4-3）。墨汁染色看到厚厚的荚膜，常为隐球菌（图 3-4-4）。若皮屑内见到暗色分枝、分隔菌丝，多为

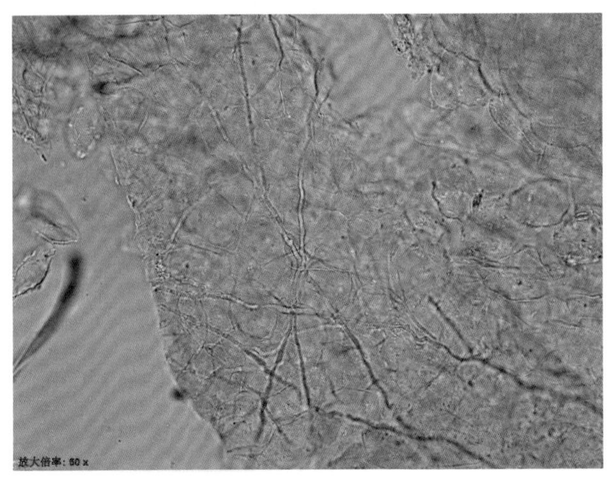

图 3-4-1　红色毛癣菌菌丝：皮屑组织，KOH 消化，×400

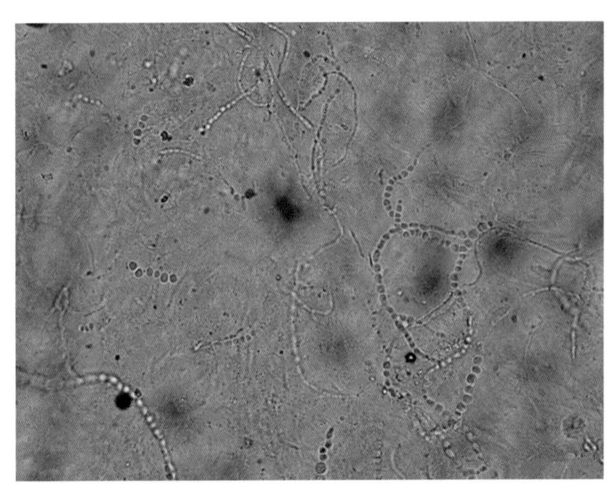

图 3-4-2　须癣毛癣菌菌丝：皮肤组织，KOH 消化，×400

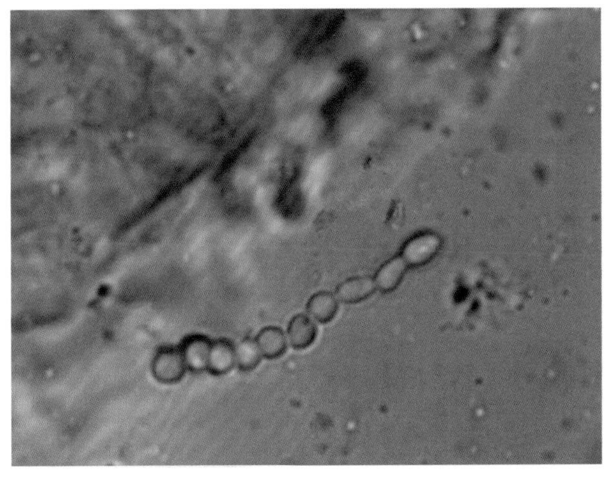

图 3-4-3　白念珠菌：指甲组织，KOH 消化，×400

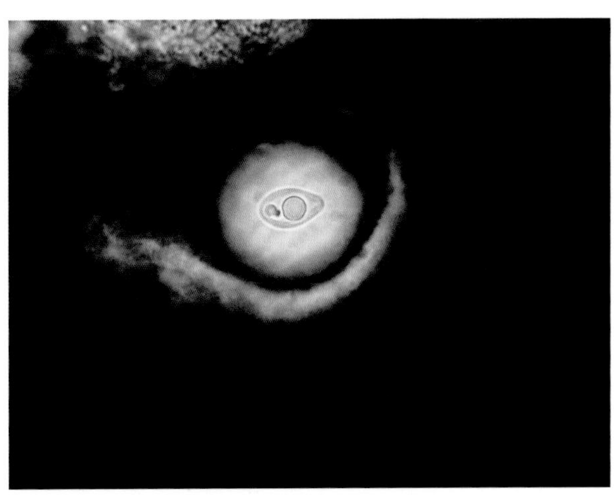

图 3-4-4　格特隐球菌：痰，墨汁染色，×1 000

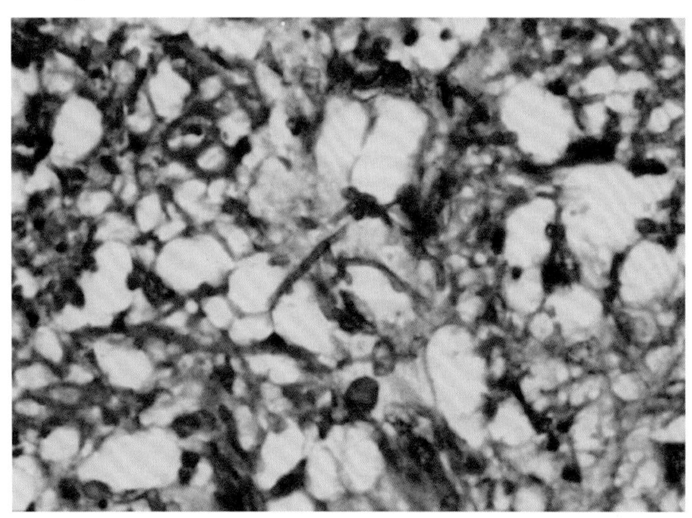
图 3-4-5　着色霉:皮肤组织,PAS 染色,×400

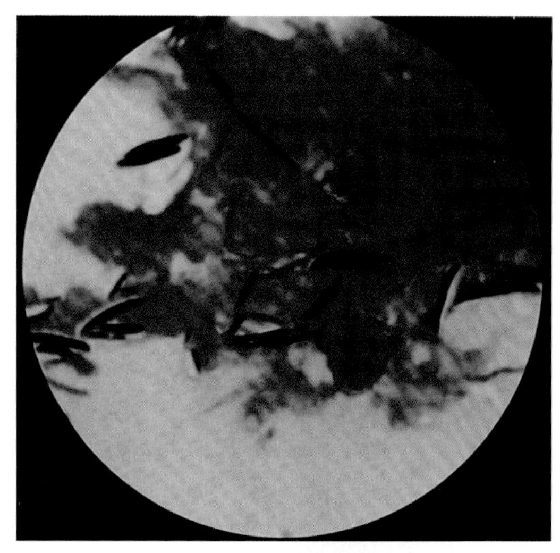
图 3-4-6　镰刀菌:脓液,革兰染色,×1 000

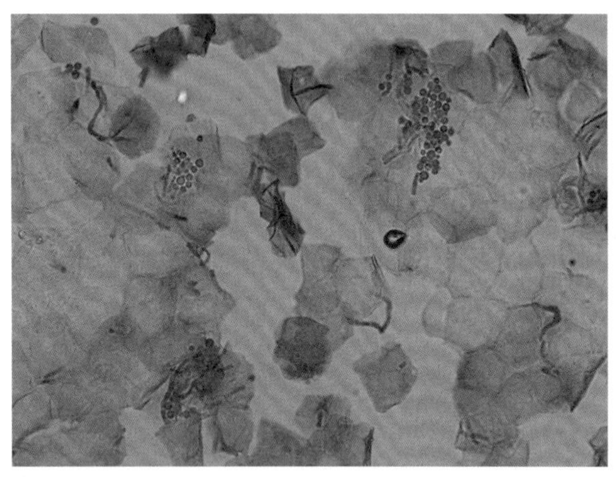
图 3-4-7　马拉色菌:皮屑组织,乳酸酚棉蓝染色,×400

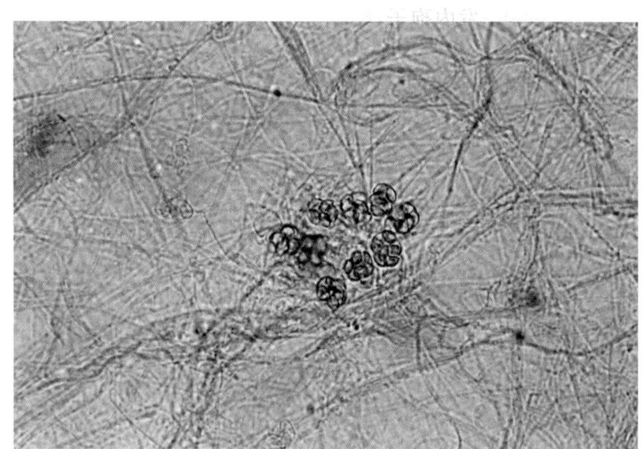
图 3-4-8　裴氏着色霉:硬壳小体,乳酸酚棉蓝染色,×400

暗色真菌感染(图 3-4-5)。若见到镰刀状的分生孢子多为镰刀菌感染(图 3-4-6)。若皮屑内见到成簇的圆形或卵圆形孢子,并且见到短的、直形、S 形、腊肠样的菌丝,则为马拉色菌感染(图 3-4-7)。

痂皮或皮肤肿物切除物中,见到单个或成堆圆形、厚壁、暗棕色、直径为 6～12 μm 的分裂体,称为硬壳小体(sclerotic bodies),多为着色真菌感染(图 3-4-8)。

二、毛发标本

KOH 透明处理后见发外型孢子、发内型孢子以及发内型鹿角样菌丝,一般为白癣、黑癣及黄癣(下页图 3-4-9 至图 3-4-12)。发外或胡须上有淡棕色较软的结节,镜下结节为长方形细胞,有芽生孢子,病原菌为白吉利毛孢子菌。

三、分泌物与脓液

镜检如见到假菌丝或芽生孢子,则为念珠菌感染。若见到硫磺样颗粒,行弱抗酸染色为阳性则高度怀疑诺卡菌感染(下页图 3-4-13)。

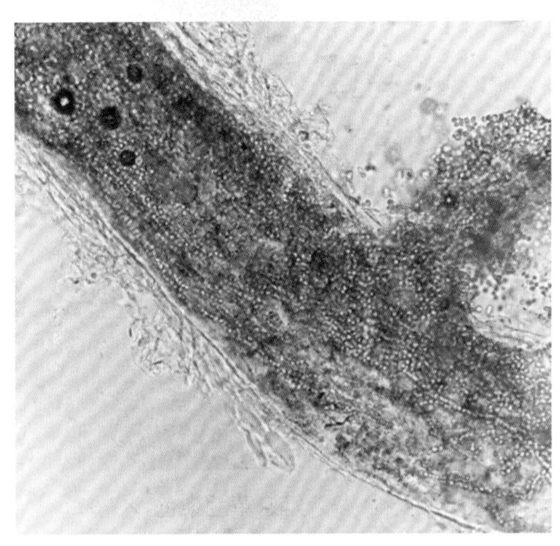

图 3-4-9　发内孢子：KOH 消化，×400

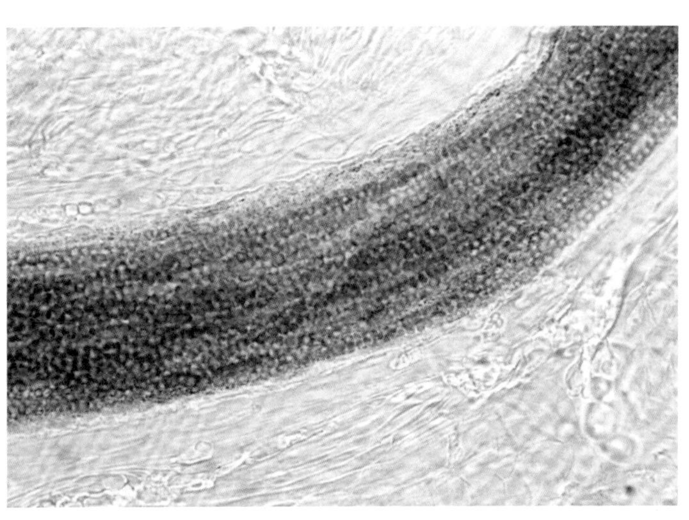

图 3-4-10　发内孢子：乳酸酚棉蓝染色，×400

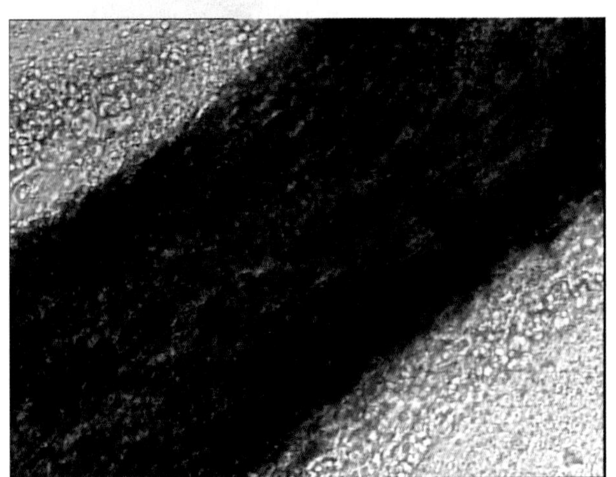

图 3-4-11　发外孢子：KOH 消化，×400

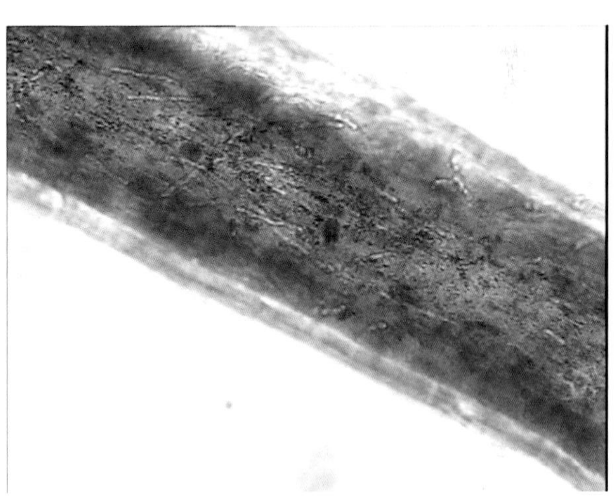

图 3-4-12　发内菌丝：KOH 消化，×400

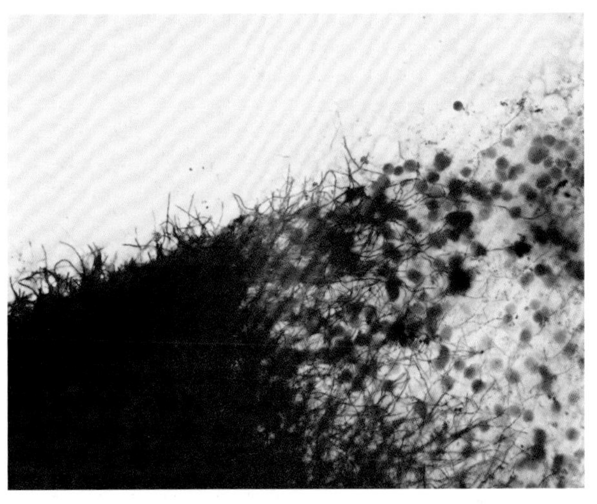

图 3-4-13　诺卡菌：脓液，弱抗酸染色，×1 000

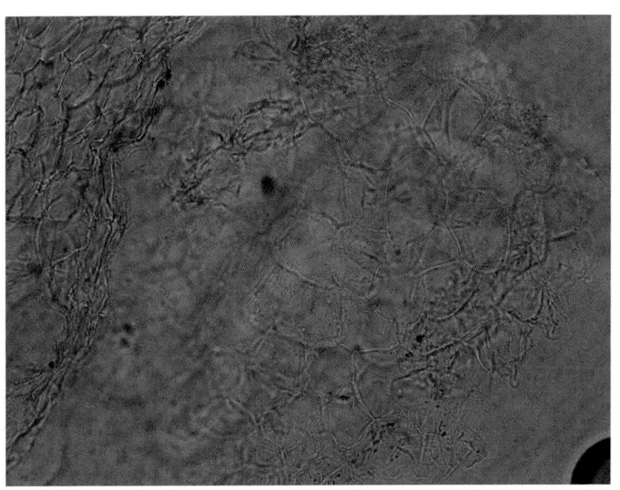

图 3-4-14　上皮细胞边缘：未染色，×400

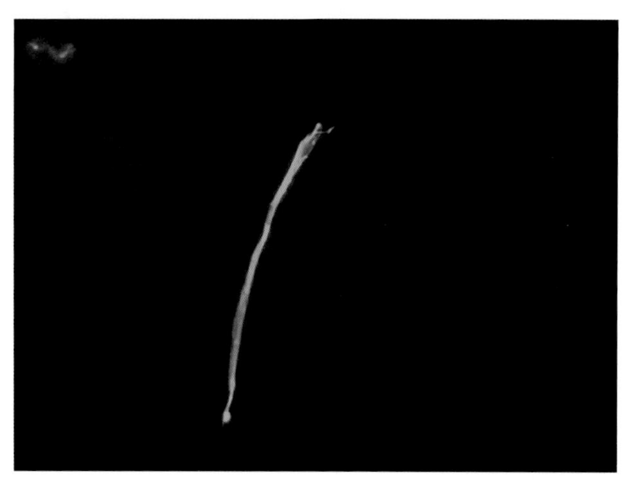

图 3-4-15 植物纤维:钙荧光白染色,400 倍

鉴别要点:

毛发内的菌丝应与毛干的长轴平行,孢子大小基本一致,形态有圆形、卵圆形,且立体感强,而油滴、异物无此特点。

皮屑标本中的菌丝有明显的折光性,其立体感强,圆形,饱满,粗细均匀,弯曲自然,两端钝圆或呈切面状。而上皮细胞边缘、纤维等异物无此特点(图 3-4-14、图 3-4-15)。皮屑中的孢子一般圆形或卵圆形,有明显折光性,有立体感,大小均匀一致并有一定的排列规则,而气泡、粉尘、脂肪滴无此特点。

(徐和平)

第五节 报告与解释

根据镜下观察结果,进行报告。如阳性报告有"标本经墨汁染色,可见厚荚膜的真菌,疑似隐球菌""标本经 KOH 处理后可见有隔的真菌菌丝和卵圆形真菌孢子""标本经革兰染色可见圆形的真菌孢子和假菌丝,疑似念珠菌样真菌""标本经乳酸酚棉蓝染色可见圆形的真菌孢子和短粗菌丝,疑似马拉色菌",阴性报告有"未找到真菌菌丝和孢子"。

培养报告:尽量报告到菌种,不好区分的可报告到属。根据菌落形态、正面与背(反)面的颜色、生长速度、不同温度生长情况、生长是否需要特殊营养、有无色素、质地、纹路等特征,并用黏菌或小培养方法经染色后观察镜下菌丝是否分隔、分枝角度,产孢特征及孢子形态、排列、颜色等特征,综合分析后给出形态学鉴定。实验室有条件的可用时间飞行质谱(MALDI - TOF MS)鉴定菌种,但用 MALDI - TOF MS 来鉴定浅部丝状真菌对真菌蛋白的提取和仪器菌种库有一定要求。少见菌亦可用 ITS 测序鉴定。

(徐和平 洪国粦 刘敏雪)

第四章

侵袭性深部真菌标本采集及处理

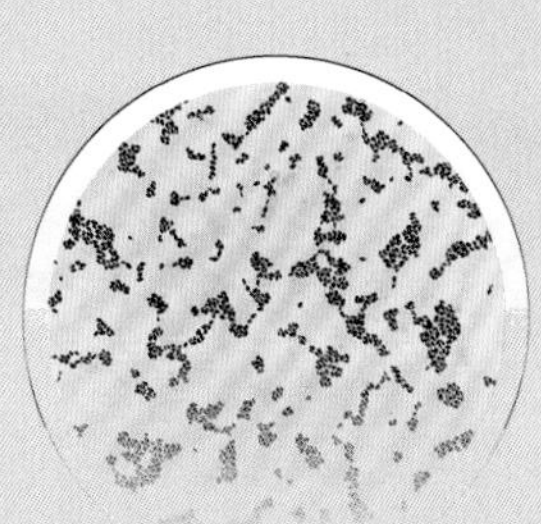

第一节　深部标本采集与处理

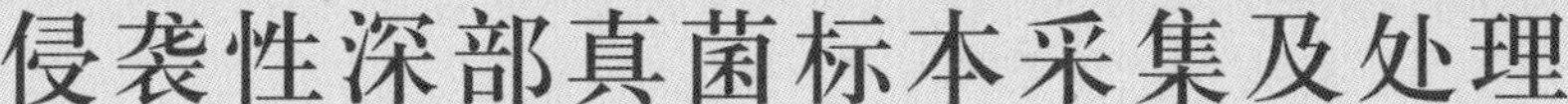

由于临床标本正确采集与处理，对真菌的镜检、分离、鉴定和诊断具有决定性意义，临床标本采集是否得当直接关系到检验结果的可靠性。在采集及处理中应注意以下几点。

1. 保质：标本应由医生或检验人员，最好是经过培训的专业技术人员采集。采集时应在有充足自然光线的条件下，根据疾病的临床特点及病理改变采集适宜的标本。

2. 保量：足够量的标本有助于临床的诊断和治疗，也有利于工作人员业务水平的提高和进行科学研究。如标本数量过少，也会影响检验结果。骨髓、血液、脑脊液标本不得少于 2 mL；体腔液不得少于 20 mL。除非特殊情况，由于采集标本量有限，一般不应使用拭子采集标本。

3. 保鲜：深部真菌病标本如痰、脓、血、脑脊液、体腔液等应在无菌条件下收集标本，并立即送检，2 h 内处理完毕。无条件立即送检或需要较长时间运送标本，应取材后立即放入冰箱保存或冷藏运送，一般不超过 8 h，以防止标本变质污染，影响检验结果。

一、呼吸道标本(痰、支气管灌洗液、支气管抽吸液、气管吸出液、洗胃液)标本

(一) 晨痰

取痰前应先用凉开水漱口或刷牙，用力咳出肺部深处的痰，采集 5～10 mL，尽可能立即送检，因为组织胞浆菌在室温下会很快死亡。若痰液过稠可以灭菌生理盐水稀释并以灭菌玻璃球打散。推荐采集至少 3 份痰液送检，可以提高阳性率。

(二) 高渗盐水雾化引痰

适用于咳痰困难患者，雾化开始前，患者先刷牙(口腔黏膜、舌头和牙龈)，勿用牙膏，再用无菌水或生理盐水漱口。

用超声雾化器，让患者吸入 3% NaCl，雾化吸入后不足 5 min 咳出的痰均弃去；雾化吸入后超过 5 min 指导患者有效咳嗽，将痰液咳至准备好的无菌痰杯中 3～10 mL。

上述标本用 L-型接种针或无菌棉签挑取脓样、血样、黄色黏稠部分，接种于含氯霉素的沙氏琼脂斜面(SDA)或沙氏平板。另外用 L-型接种针取绿豆大小标本，置于 10% KOH 中，进行湿片镜检。

(三) 胃液

对婴儿、儿童和一些轻微患者，空腹时抽取胃液或洗胃液(特别是儿童)5～10 mL，置无菌瓶中送检。

(四) 支气管灌洗液、抽吸液

数次痰检阴性时可进行支气管灌洗或纤支镜刷检，可在支气管镜检时进行，最少需要 5 mL。送检量一般需要 10～20 mL(≥5 mL)，贴好标本信息标签，应在室温 2 h 内送至微生物实验室，若延迟送检，可将标本放置于 2～8 ℃环境中保存。支气管肺泡灌洗液对于非艾滋病患者检测耶氏肺孢子菌是最佳标本，对于艾滋病患者诱导痰或常规痰标本具有与支气管肺泡灌洗液相同的敏感性。

(五) 口腔及口咽部标本

采用无菌生理盐水湿润的拭子轻轻刮取黏膜损害表面，作 KOH 或钙荧光白染色涂片，同时种于含氯霉素的 SDA 或念珠菌 CHROMagar 显色培养基。口咽部感染最常见的真菌为念珠菌。不推荐采用鼻腔拭子，可以采用鼻腔组织及鼻窦冲洗液标本。

上述标本若黏稠，可考虑液化后离心，弃上清，取沉淀物 0.5 mL 接种含氯霉素的 SDA 斜面和另取 1 滴或 50 μL 标本做 10% KOH 湿片和真菌荧光直接镜检。

二、尿液标本

皮肤消毒后，留取新鲜中段尿或清洁尿、耻骨上联合穿刺尿、导管尿液 20～30 mL，取材后应立即送检。4 ℃下保存不应长于 12～15 h，储尿袋内尿液不宜取用。

离心 2 000 g，10 min，弃上清并充分混合沉淀物，以无菌吸管取底部沉淀物，接种于沙氏琼脂斜面 2 管，每管约 0.5 mL，其中一管不加抗生素，放置 35～37 ℃；加抗生素管，放置 25～30 ℃环境中。另取一滴做湿片镜检。尿液真菌培养一般不建议做定量检测菌落计数，因其与疾病的严重程度的相关性差。

三、脑脊液

常规腰椎穿刺，抽取 3～5 mL 脑脊液，立即送检。离心 2000 g 约 10 min，弃上清并充分混合沉渣，以无菌吸管吸取标本，分别接种二支 SDA(分别置 25 ℃和 35 ℃)或脑心浸液血琼脂斜面培养管，置 35 ℃环境中；每支培养管接种 0.3～0.5 mL，剩余标本接种脑心浸液肉汤中，培养 2～4 周。并取一滴于载玻片上做墨汁染色或真菌荧光染色。

四、腹腔、胸腔及关节腔液标本

以消毒注射器在无菌操作下直接吸取并置于灭菌容器内，立即送至实验室，如需保存，可于常温保存，但不能超过 12 h。采取标本容量至少 5 mL，胸腔液则至少 20 mL，与肝素 1∶1 000 抗凝，离心 2 000 g 持续 10 min，弃上清并充分混合沉渣，以无菌吸管吸取标本，分别接种 SDA 斜面或含 10%血脑心浸液培养基斜面培养管，每支培养管接种 0.3～0.5 mL，平行接种两管，分别置 27 ℃和 37 ℃环境中培养。另取标本 1 滴做真菌钙荧光白或革兰染色镜检。

五、组织标本

如不能立即检查应置于 4 ℃环境中，但不宜超过 8～10 h。

将组织置于无菌培养皿中，以无菌剪刀剪碎，加入少量无菌生理盐水(具体为组织的 1～2 倍)在组织研磨器中制成混悬液，再以无菌吸管吸取，接种 0.3～0.5 mL 标本于 SDA 斜面或含 10%血脑心浸液培养基斜面上，亦可直接注入真菌培养瓶，另取标本 1 滴做湿片或革兰染色镜检。

六、脓液或溃疡、窦道、瘘管部位的标本

以75%酒精消毒病变表面，可直接刮取脓液，窦道壁及其周围组织，以尽量深取为原则，如脓肿尚未破溃，以无菌注射器抽吸，将标本置于无菌试管中2h内常温送检。应寻找脓液中或敷料中的颗粒做检查，必要时可以用1～2mL无菌生理盐水冲洗做直接镜检及培养，以无菌棉签或无菌吸管取标本，接种于两管SDA斜面：一管为含氯霉素，置25℃环境中；另一管不含氯霉素，置35℃环境中，培养4周。另取标本做真菌钙荧光白或革兰染色镜检查找真菌孢子、菌丝。较浓稠的标本可以使用消化液处理。

七、血液、骨髓

采集前充分消毒皮肤，成人抽取5mL血液，婴幼儿抽取1～2mL血液。以无菌技术直接注入分枝杆菌/真菌(如BD公司的Myco F/Lytic)培养瓶中，放置于全自动血液培养仪中培养。标本报阳后，转种SDA斜面并做镜检，仪器培养42d未报阳者作阴性处理。骨髓标本0.5～1mL，直接注入上述血培养瓶，后续处理同血培养。若怀疑组织胞浆菌感染，骨髓涂片非常重要，需做吉姆萨或瑞氏染色镜检。播散性的念珠菌、隐球菌及马尔尼菲篮状菌感染都可能累及骨髓。

无真菌血培养仪的实验室，可考虑将血或骨髓按1∶10注入脑心浸液肉汤，置35℃环境中培养4～6周，若出现溶血或有菌团出现，可挑取镜检并转种SDA培养基。

八、粪便

于无菌容器中留取带有黏液脓血的粪便，2h内送检。接种含氯霉素的SDA斜面，另取标本绿豆大小做湿片或革兰染色镜检。

九、生殖道标本

阴道分泌物由妇产科医生从阴道及宫颈部后穹隆处取白色假膜、豆渣样凝块，立即送检；男性标本以无菌湿棉拭子深入尿道2.5cm深处，停留2～3min，旋转取出。接种于含氯霉素的SDA斜面，另外行湿片或革兰染色镜检。标本量少，应防止干燥，以免影响致病菌的存活率。行阴道分泌物取材前避免性生活及阴道冲洗与用药。

十、眼(角膜刮片、玻璃体液等)

此类标本一般由临床医生操作并立即完成床旁接种。角膜刮片直接接种至不含抑制剂的血平板和/或SDA，采用X或C型涂菌方式；玻璃体液等若量多时也可离心后取沉淀物接种。眼内标本一般量较少，操作时须严格无菌，防止污染。接种标本的同时床旁涂抹2～3张玻片，进行真菌钙荧光白或革兰染色镜检。

十一、注意事项

避免在潮湿的琼脂表面接种标本或传代培养真菌，干燥的琼脂表面较适宜气生菌丝和孢子产生，并可避免污染菌的扩散。

试管培养基的缺点为快速生长微生物如细菌和酵母菌将过度生长,而阻止缓慢生长的病原性真菌生长。

如果以平板培养基接种标本,必须将平板培养基密封(用无菌塑料带),以免发生危险。平板培养基(10 mm×100 mm)必须含 30 mL 的水,并保持培养箱 60%以上的湿度(可在培养箱底部放置一盘水),同时增加琼脂的浓度至 2%,以免脱水。

最常用于分离丝状真菌或酵母菌的培养基为脑心浸液琼脂(含或不含抗生素),而皮肤丝状真菌培养最常用 SDA,每种标本要接种两套分离平板,一套培养在 37 ℃环境中,一套培养在 26～28 ℃环境中。

标本的直接镜检,除了湿片做墨汁染色、盐水镜检、10% KOH 镜检外,应当把真菌的荧光检测作为实验室必备的检查手段,因为真菌荧光染色除了具有操作简单的特点外,还对真菌检测具有敏感性和特异性强的诸多优势。

(钱雪琴　卢洪洲　徐和平)

第二节　侵袭性真菌病诊断方法的研究进展

侵袭性真菌病(invasive fungal disease, IFD)常发生在免疫功能低下人群中。随着医疗条件的快速发展,各种治疗手段,如广谱抗生素、激素、免疫抑制剂、放化疗及有创治疗手段等,它们在治疗患者、延长患者寿命的同时,也带来一系列的问题,如长的住院时间,继发真菌甚至耐药型真菌的感染。正是在这样的背景下,侵袭性真菌病的发生率及死亡率每年都在不断增加,严重威胁人类的健康。早期对病原体的准确识别对于侵袭性真菌病的治疗及预后的改善极为重要。目前,侵袭性真菌病的实验室诊断技术较多,包括普通镜检法、真菌培养法、血清学及分子生物学等方法,检测标本一般来自呼吸道、组织、血液、脑脊液和粪便等。每种检测方法各有优缺点,并且随着诊断技术发展也在不断更新。本节着眼于当前侵袭性真菌病的主要实验室检测手段,在对其进行综述的同时总结其未来发展方向。

一、普通显微镜检查

普通显微镜检查是诊断真菌病的传统方法之一,分为直接镜检和染色镜检。直接镜检最常用的是 KOH 湿片法,可快速在普通显微镜下直接检出真菌菌丝或孢子,该方法主要用于浅部真菌感染的辅助诊断,如皮肤癣菌感染等。染色镜检是借助染色剂提高真菌检出率的一种方法,如革兰染色、荧光染色、六胺银染色(利于耶氏肺孢子菌的检出)、墨汁负染法(利于新型隐球菌的检出)等。染色镜检适用的标本类型广泛,包括呼吸道标本、血液标本、大小便标本、无菌体液标本等,是深部真菌感染极为重要的辅助诊断方法之一。普通显微镜检查法直观、快速、成本低,缺点是需要检测人员具备丰富的镜检经验,阳性率低,阴性结果不能排除相关诊断。

二、病理学检测

真菌组织病理学检测结果是侵袭性真菌病的确诊依据之一。传统真菌组织病理学检测常借助 HE 染色或特殊染色(如 PAS 染色、银染等),通过形态学特征判断真菌,尤其是丝状真菌的类型。对于单靠形态学无法辨认或区分的真菌,需借助免疫组化技术,根据真菌抗原性不同将真菌分类。目前,对于形态学或免疫组化无法辨认的真菌,还可以通过分子鉴定手段完成准确的菌种鉴定。虽然真菌的组织病理学检测是诊断侵袭性真菌病的金标准,但由于病理检测具有侵入性且阳性率极低,在可疑侵袭性真菌病病例中病理活检数极少。

三、真菌培养法

真菌培养是侵袭性真菌病实验室诊断的基石。虽然有报道称真菌培养敏感性低、耗时长，但是在2019年最新修订的欧洲癌症研究及治疗组织和真菌研究组（European Organization for Research and Treatment of Cancer and Mycoses Study Group，EORTC/MSG）对侵袭性真菌病诊断的定义中，无菌部位标本培养出真菌病原体仍是确诊部分侵袭性真菌病（如新型隐球菌及丝状真菌）的必要条件之一。在过去的5～10年里，随着飞行时间质谱技术（matrix-assisted laser desorption ionization-time of flight mass spectrometry，MALDITOF MS）及测序技术应用于临床，真菌培养法的检测时长、菌种鉴定的准确性都有了质的提升。以前对于真菌的菌种鉴定，尤其是丝状真菌的鉴定，主要依靠实验室人员丰富的形态学经验，其对于人员素质要求极高且存在较高的误判率。而现在采用质谱技术对酵母型真菌的种间鉴定准确率达到84%～96%；因缺乏质谱样本制备的标准流程和完整的丝状真菌质谱图谱库，目前质谱对于丝状真菌的种间鉴定缺乏较高准确性及特异性，但质谱在丝状真菌的种间鉴定上仍有着巨大的潜力。对于形态学和质谱均无法鉴定的丝状真菌，可采用一代测序技术实现丝状真菌菌种的准确鉴定。此外，真菌培养可获得活菌，直观且准确地提供真菌体外药敏数据，以供临床治疗参考，这是目前任何一个真菌感染检测方法所不能比拟的。因此，在讨论侵袭性真菌病诊断的未来时，培养法仍是不可或缺的。

四、血清学方法

（一）G试验

G试验检测血清或无菌体液中的1,3-β-D-葡聚糖（1,3-β-D glucan，G）。1,3-β-D-葡聚糖是真菌的细胞壁成分，真菌被吞噬后可持续释放该物质，使血液及体液中含量增高。检测血清中的1,3-β-D-葡聚糖可辅助诊断除隐球菌和毛霉目真菌之外的其他侵袭性真菌病。2019版EORTC/MSG侵袭性真菌病诊断的定义中，连续两次G试验阳性可作为疑似念珠菌感染和肺孢子菌感染的真菌学证据。

（二）GM试验

GM试验检测曲霉半乳甘露聚糖（*Aspergillus* galactomannan），半乳甘露聚糖是曲霉菌特有的细胞壁多糖成分，菌丝生长时，半乳甘露聚糖从薄弱的菌丝顶端释放，是最早释放的抗原。因此，曲霉半乳甘露聚糖检测对于侵袭性的曲霉感染早期诊断意义重大。在EORTC/MSG定义中：单次的血清或血浆GM≥1；支气管肺泡灌洗液GM≥1；单次的血清或血浆GM≥0.7且支气管肺泡灌洗液GM≥0.8；脑脊液GM≥1均可作为疑似侵袭性曲霉菌感染的真菌学证据。

（三）其他血清学检测方法

其他可用于侵袭性真菌病诊断的血清学检测方法还包括隐球菌荚膜抗原检测、荚膜组织胞浆菌（*Histoplasma*）抗原检测、芽生菌（*Blastomyces*）抗原检测及球孢子菌（*Coccidioides*）抗体检测等。其中隐球菌荚膜抗原检测是目前唯一可以确诊侵袭性真菌病的血清学方法。因此，对于隐球菌荚膜抗原的检测阳性结果必须十分谨慎，防止出现假阳性，误导临床治疗。血清学方法是除了真菌培养法外，最常用的侵袭性真菌病辅助诊断技术之一。血清学方法具有无创、快速、成本低且不受采样误差影响等优点，但部分血清学方法也存在特异性较差、假阳性、免疫抑制人群抗体检测不适用等缺点。

五、分子检测

(一)聚合酶链式反应

聚合酶链式反应(PCR)是临床最常用的分子诊断技术,具有敏感性高、特异性强和快速便捷等众多优点。目前运用于侵袭性真菌病诊断的PCR技术包括:①针对某种特定真菌设计特异性引物,通过实时荧光PCR判断是否存在该种真菌的感染,如曲霉菌属的PCR检测;②针对某一系统常见的病原体设计多对引物,采用多重PCR技术同时对可能的病原体进行检测,如BioMérieux的BioFire FilmArray脑膜炎/脑炎病原体检测板,可在1 h内完成对可能引起中枢神经系统感染的病原体,如新型隐球菌/格特隐球菌、常见细菌及病毒的检测;③针对常见的真菌耐药基因设计多对引物,同时对多种真菌耐药基因进行检测;④使用真菌通用引物检测临床标本或纯培养物中存在的"所有真菌"DNA。通用引物首选靶点是rRNA基因簇的ITS1和ITS2区域以及28S rRNA基因的D1/D2区域,扩增后的PCR产物需要借助一代测序手段对其进行分析。

(二)宏基因组测序

宏基因组测序(metagenomic sequencing, mNGS)是近几年出现的病原学检测技术,该方法快速、准确、灵敏、可对特定临床样品中的全部微生物群体(包括细菌、真菌、DNA病毒、RNA病毒及寄生虫等)的基因组进行序列测定,弥补了微生物史上难培养及不能培养病原体检测的空白,大大扩展了临床疑难感染性疾病病原体的检测和研究范围。另外,mNGS也可用于"排除"检测,即检测阴性有助于排除感染性疾病的诊断;mNGS的其他潜在应用还包括细菌真菌等病原体的耐药基因检测。尽管mNGS在临床感染性疾病病原体的检测上体现出种种优势,但目前测序成本高、测序平台构建困难及专业生物信息分析人员缺乏等原因也限制了它在临床广泛开展。在mNGS结果的临床应用上,2020年《中国宏基因组学第二代测序技术检测感染病原体的临床应用专家共识》建议:若mNGS结果符合患者的临床表现和其他实验室检查,推荐根据mNGS结果指导临床决策。若患者mNGS结果阳性且符合临床表现,但缺乏除mNGS结果外的其他实验室支持证据,应进行PCR验证(在具有合适引物的条件下),并建议临床进一步完善可获得的传统实验室检查加以验证。若患者mNGS结果阳性,但临床表现或实验室检查结果不支持该结果,则不能仅根据mNGS结果进行诊断,而应以传统实验室检查结果为首要临床参考依据。对于mNGS结果为阴性,但根据其他辅助检查结果(如培养结果)提示高度感染可能的尚不能排除感染的患者,建议必要时再次取样重复mNGS检测。

(三)全基因组测序

全基因组测序(whole genome sequencing, WGS)是对未知基因组序列的物种进行个体的基因组测序,一般使用纯化培养后的病原体。WGS技术在真菌感染诊断方面的运用主要是流行病学研究,如基于单核苷酸多态性检测(single nucleotide polymorphisms, SNPs)的真菌分型、耐药基因及耐药基因水平转移机制的研究等。目前WGS技术除了存在测序成本高的问题外,缺乏全面的参考基因组序列数据库也是将WGS技术纳入日常感染控制和疫情调查的主要挑战。

(四)T2核磁共振技术

T2磁共振(T2 magnetic resonance, T2MR)是近几年新出现的结合核磁共振和PCR技术的念珠菌检测技术。T2MR的原理是磁性纳米颗粒特异性吸附扩增后的念珠菌DNA后发生磁共振变化,该变化可被T2磁共振检测仪器检测到。目前基于T2MR技术的检测平台,仅T2念珠菌检测平台通过美国食品及药物管理局(US Food and Drug Administration, US FDA)批准直接用于检测全血中念珠菌,且无需先进行血培养纯化真菌及核酸的提取。T2 念珠菌检测平台可快速(检测时长<3 h)、准确、灵敏(1～3 CFU/mL)且特异地检测白念珠菌、热带念珠菌、近平滑念珠菌、光滑念珠菌及克柔念珠菌。第二代的 T2 耳念珠菌检测平台可在 5 h 内从全血和皮肤拭子中检测出<5 CFU/mL 的耳念珠菌。目前在国内 T2MR 技术并未开始运用于临床,但在 EORTC/MSG 侵袭性真菌病诊断定义中,全血 T2 念珠菌检测阳性可作为疑似念珠菌血流感染的真菌学证据。

六、曲霉呼气试验

曲霉呼气试验的机制是利用人体在感染曲霉菌后可能会产生提供诊断指标的挥发性有机化合物(volatile organic compounds, VOCs)。目前曲霉呼气试验尚处于研究阶段,并无相关的产品可供临床使用。曲霉呼气试验中一种很有前途的诊断标记分子是 2-戊基呋喃,研究发现人类生理状态下呼吸不会产生 2-戊基呋喃,烟曲霉定植或感染的肺部疾病患者呼吸中发现 2-戊基呋喃。另一种有潜力的诊断标记分子是柠檬烯,一项涉及 53 例慢性肺曲霉病、32 例社区获得性肺炎和 48 名健康对照的研究发现,柠檬烯区分慢性肺曲霉病组患者与社区获得性肺炎组患者的敏感性和特异性分别为 95.8%和 96.9%,区分慢性肺曲霉病组患者与健康对照组的敏感性和特异性分别为 95.8%和 97.9%。曲霉呼气试验具有无创、方便快捷的优点,虽然尚处于研究阶段,但是具备巨大的潜力成为临床曲霉菌肺部感染诊断的辅助手段。

七、总结与展望

侵袭性真菌病发病率高且预后差,早期诊断对于侵袭性真菌病的治疗及预后的改善尤为重要。临床对于侵袭性真菌病的诊断手段主要以普通镜检、真菌培养法及血清学方法为主,分子生物学检测方法为辅。但近几年随着测序技术的发展,测序成本逐年下降,mNGS 逐渐走进临床视野,尤其是在疑难感染性疾病病原体的检测上发挥着主导作用。2008 年欧洲癌症治疗研究组织和真菌研究组 EORTC/MSG 发布的侵袭性真菌病诊断标准中,真菌学证据基本来自真菌培养结果。随着血清学试验及 PCR 技术的成熟及标准化,2019 年 EORTC/MSG 修订的侵袭性真菌病诊断标准中纳入血清学及分子检测结果作为真菌学证据,如 G 试验、GM 试验、曲霉菌 PCR、测序及 T2 念珠菌检测等。相信随着高通量测序技术的成熟及新的真菌感染诊断技术的不断出现,更多敏感性及特异性俱佳的病原检测手段将用于侵袭性真菌病的诊断,以实现侵袭性真菌病早期诊断及治疗。

(卢洪洲　曲久鑫)

参考文献

1. Donnelly JP, Chen SC, Kauffman CA, et al. Revision and Update of the Consensus Definitions of Invasive Fungal Disease From the European Organization for Research and Treatment of Cancer and the Mycoses Study Group Education and Research Consortium [J]. Clin Infect Dis, 2020,71(6):1367-1376.
2. Kidd SE, Chen SC, Meyer W, et al. A New Age in Molecular Diagnostics for Invasive Fungal Disease: Are We Ready? [J]. Front Microbiol, 2019,10:2903.
3. Jenks JD, Cornely OA, Chen SC, et al. Breakthrough invasive fungal infections: Who is at risk? [J]. Mycoses, 2020, 63(10):1021-1032.
4. Becker PT, de Bel A, Martiny D, et al. Identification of filamentous fungi isolates by MALDI-TOF mass spectrometry: clinical evaluation of an extended reference spectra library [J]. Med Mycol, 2014,52(8):826-834.
5. Sanguinetti M, Posteraro B. Identification of Molds by Matrix-Assisted Laser Desorption Ionization-Time of Flight Mass Spectrometry [J]. J Clin Microbiol, 2017,55(2):369-379.
6. Dhiman N, Hall L, Wohlfiel SL, et al. Performance and cost analysis of matrix-assisted laser desorption ionization-time of flight mass spectrometry for routine identification of yeast [J]. J Clin Microbiol, 2011,49(4):1614-1616.

7. David Terrero-Salcedo, Powers-Fletchera MV. Updates in laboratory diagnostics for invasive fungal infections [J]. J Clin Microbiol 2020,58:e01487-19.
8. Pasqualotto AC, Falci DR. Has Aspergillus PCR Come to the Age of Maturity? [J]. Mycopathologia, 2016,181(9-10):623-624.
9. White T, Bruns T, Lee S, et al. Amplification and direct sequencing of fungal ribosomal RNA genes for phylogenetics. PCR protocols: a guide to methods and applications [J]. 1990,315-322.
10. Chiu CY, Miller SA. Clinical metagenomics [J]. Nature Reviews Genetics, 2019,20,341-355.
11. Miller RRMV, Gardy JL, Patrick DM, Tang P. Metagenomics for pathogen detection in public health [J]. Genome Med, 2013,5(9):81.
12. 《中华传染病杂志》编辑委员会. 中国宏基因组学第二代测序技术检测感染病原体的临床应用专家共识[J]. 中华传染病杂志,2020,38(11):681-689.
13. Litvintseva AP, Hurst S, Gade L, et al. Whole-genome analysis of Exserohilum rostratum from an outbreak of fungal meningitis and other infections [J]. J Clin Microbiol, 2014,52(9):3216-3222.
14. Lockhart SR, Etienne KA, Vallabhaneni S, et al. Simultaneous Emergence of Multidrug-Resistant Candida auris on 3 Continents Confirmed by Whole-Genome Sequencing and Epidemiological Analyses [J]. Clin Infect Dis, 2017,64(2):134-140.
15. Neely LAAM, Phung NA, Min M, et al. T2 Magnetic Resonance Enables Nanoparticle-Mediated Rapid Detection of Candidemia in Whole Blood [J]. Sci Transl Med, 2013,5(182):182ra54.
16. Mylonakis E, Clancy CJ, Ostrosky-Zeichner L, et al. T2 magnetic resonance assay for the rapid diagnosis of candidemia in whole blood: a clinical trial [J]. Clin Infect Dis, 2015,60(6):892-899.
17. Krifors A, Ullberg M, Castegren M, et al. T2Candida Assay in the Diagnosis of Intraabdominal Candidiasis: A Prospective Multicenter Study [J]. J Fungi (Basel), 2022,8(1):105.
18. Sexton DJBM, Welsh RM, Litvintseva AP. Evaluation of a new T2 Magnetic Resonance assay for rapid detection of emergent fungal pathogen Candida auris on clinical skin swab samples [J]. Mycoses, 2018,61(10):786-790.
19. Chambers ST, Bhandari S, Scott-Thomas A, et al. Novel diagnostics: progress toward a breath test for invasive Aspergillus fumigatus [J]. Med Mycol, 2011,49 (Suppl 1):S54-S61.
20. Chambers ST, Syhre M, Murdoch DR, et al. Detection of 2-pentylfuran in the breath of patients with Aspergillus fumigatus [J]. Med Mycol, 2009,47(5):468-476.
21. Li ZT, Zeng PY, Chen ZM, et al. Exhaled Volatile Organic Compounds for Identifying Patients With Chronic Pulmonary Aspergillosis [J]. Front Med (Lausanne), 2021,8:720119.

第五章

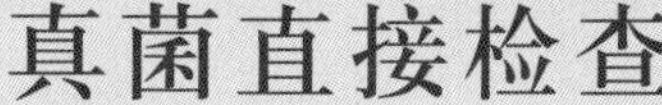

真菌直接检查

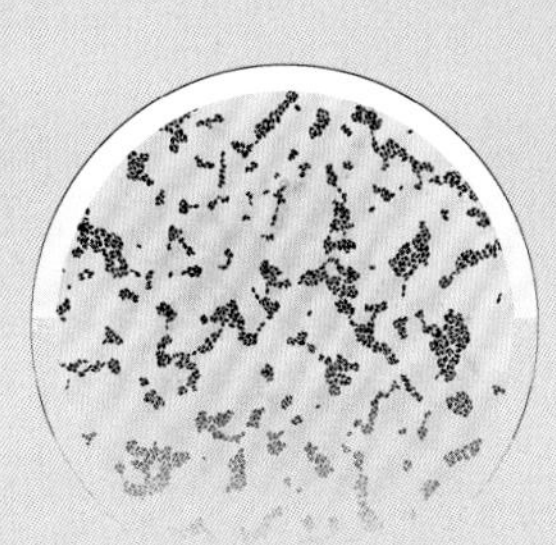

直接检查，即从人体直接采集标本，制片后在显微镜下观察，寻找真菌菌丝或孢子。它是最简单也是最实用的实验室诊断方法，相对于培养，更加直观、快速：在涂片内找到菌丝、孢子或菌体即为阳性，表示有真菌存在，可初步判断为真菌感染。当然直接镜检阴性时，也不完全除外真菌感染的存在。

一、原理

真菌感染的标本经 KOH 或染液染色处理后，仍保持在组织中的形态特征，以此作为对疾病进行诊断和治疗的依据。

二、材料

光学显微镜、荧光显微镜、离心机、染液、载玻片、盖玻片、L-型接种针、棉签、消化液、刮刀、酒精灯、试管、剪刀、连柄手术刀(以 3 号柳叶刀为好)、睫毛镊子。

三、直接检查方法

(一) 氢氧化钾/复方氢氧化钾法

用刮刀、一次性吸管或 L-型接种针取标本，涂抹在载玻片中央，滴一滴 10%～40%氢氧化钾，覆上盖玻片，用棉签或滤纸吸去多余液体。对于皮屑、甲屑、毛发、组织等稍加热时可使标本加速溶解。当标本太厚时，可以用轻压标本，促进氢氧化钾消化组织。镜检时将聚光器下调少许，先使用低倍镜检寻找疑似菌丝和孢子，再用高倍镜观察菌体确认。酵母菌呈圆形或卵圆形的孢子，可出芽或呈假菌丝；丝状真菌呈分枝状的菌丝或关节孢子。本检验方法适用范围广，适用于皮屑、甲屑、毛发、痂皮、痰、尿液、无菌体液、粪便、组织等。

(二) 胶纸粘贴法

用 1 cm 宽、1.5 cm 长的透明胶带，贴于取材部位数分钟后，自取材部位揭下，撕去上面的底板纸，贴在载物片上，使原贴在取材部位的一面暴露在上面，再进行革兰染色或过碘酸锡夫染色，或直接滴加氢氧化钾液镜检。以先低倍后高倍的顺序镜检，找到菌丝、孢子，即可签发报告。此检验法适用于花斑癣及脂溢性皮炎。在操作过程中应注意双面胶带粘贴在载物片上时不可贴反，而且要充分展平，否则影响观察。

（三）墨汁负染

主要用于隐球菌的检查。以无菌吸管吸取处理过的标本一滴置于玻片上，再加一小滴优质墨汁（墨汁只要颗粒细均可使用，如印度墨汁）混合均匀，以 40°覆上盖玻片（避免产生气泡），镜检时使用低倍镜聚焦并筛选，如有疑似透明亮点，须用高倍镜确认。低倍镜观察时，将聚光器下调少许，光线调暗，可以清楚看到荚膜和完整的细胞壁结构。染色时当墨汁过多，视野为一团漆黑时，轻压盖玻片，可用滤纸将盖玻片边缘的墨汁吸收一部分，以隐约看到墨汁本身的碳素颗粒为宜，否则易造成假阴性结果。

（四）染色检查

常见染色方法有革兰染色、六胺银染色、瑞氏染色、真菌荧光染色等。将所采集的标本均匀涂在载片上自然干燥后，火焰固定或甲醇固定，再选择适当的染色方法，染色后高倍镜或油镜观察。寻找菌丝、孢子或菌体即可签发报告单。革兰染色观察酵母菌效果好，有些丝状真菌菌丝着色不好，易被染成阴性，适用于生殖道分泌物、痰、脓、尿沉淀物及粪便。除肺孢子菌外，其他真菌感染的标本，推荐使用真菌荧光染色。对疑似肺孢子菌感染者推荐进行六胺银染色或聚合酶链式反应（PCR）。对于脑脊液，如果无条件进行隐球菌荚膜多糖抗原检测，应同时进行墨汁负染和革兰染色。对于骨髓、血液标本推荐瑞氏染色，检查有无荚膜组织胞浆菌或马尔尼菲篮状菌感染。

以上四种方法的优缺点详见表 5-0-1。

表 5-0-1　标本直接镜检真菌方法比较

方法	用途	时间（min）	优点	缺点
氢氧化钾/复方氢氧化钾法	酵母菌和丝状真菌	5	耗时短，操作方便，相比革兰染色阳性率高，适用于所有真菌的检测	背景干扰大，需要经过培训、有经验的工作人员观察结果
墨汁负染	隐球菌属	1	快速，简单、易观察，适用于有荚膜的真菌	敏感率低于 50%
真菌钙荧光白染色	所有真菌	1	快速，简单、易观察，适用于所有真菌的检测	需要配制荧光显微镜，有假阳性
革兰染色	念珠菌属、隐球菌属、地霉属、毛孢子菌属、酵母属	3	能检出大部分真菌	丝状真菌多被染成红色，易漏检。所需标本少，阳性率低
六胺银染色	肺孢子菌、真菌		对于肺孢子菌，与瑞氏染色或瑞吉染色相比，结果易观察，阳性率高	耗时长
瑞氏/瑞吉染色	血液或骨髓中组织胞浆菌、马尔尼菲篮状菌		能初步区分组织胞浆菌和马尔尼菲篮状菌	

四、标本中真菌形态

标本中常见真菌形态有：孢子（圆形或卵圆形、出芽或无）、假菌丝、真菌丝及球形体等。菌丝可分有隔或无隔，透明或暗色等。标本中的菌丝注意与弹力纤维、植物纤维和上皮细胞的边缘相鉴别。真菌菌丝一般为粗细均匀，两侧边缘平行，弯曲舒展自然，内有胞质和颗粒，折光性强；透明菌丝为草黄色，暗色菌丝为棕色或褐色。酵母为草黄色，有折光性，旋动显微镜细螺旋有荧光现象，注意与脂肪球、气泡相鉴别。脂肪球大小不均显著，折光性强，无结构及细胞壁。无绿藻注意与白细胞相鉴别，湿片镜检时无绿藻为孢囊孢子，内有多个内生孢子。白细胞内部为细颗粒状，加冰醋酸后，白细胞核型明显，为单个核或分叶核。还要注意无绿藻与球孢子菌的鉴别，球孢子菌内生孢子数目多，小（1～2 μm 直径），圆形；而无绿藻内生孢子少，大，卵圆或不规则形。

五、标本中常见真菌镜检特征

详见表 5-0-2。

表 5-0-2 标本中常见真菌直接检查形态特征

真菌在标本中的形态	真菌名称	菌体直径(μm)	形态特征
酵母样	组织胞浆菌	2～4	通常在细胞外成簇分布,圆形至卵圆形,单个细胞或有出芽
	新型隐球菌	2～20	大小不均,球形或卵圆形,单个或有出芽,有荚膜,墨汁负染阳性
	皮炎芽生菌	3～30 通常 8～15	圆形、卵圆形,有时出现厚壁孢子,单芽、芽颈宽
	巴西副球孢子菌	5～60	通常圆形或卵圆形,多芽,舵轮状,芽与母体连接结构很细
	马尔尼菲篮状菌	3	腊肠状,油镜下可见孢子中间有横隔
球形体	粗球孢子菌	10～200 内生孢子 2～5	大小不一,厚壁的孢囊,有或无内生孢子
	鼻孢子菌	100～350 内生孢子直径 1～10	大小不等、圆形厚壁的孢子囊,成熟者比粗球孢子菌大,含有无数小的圆形内生孢子
	无绿藻	2～25	圆形或卵圆形孢子囊,内生孢子大、卵圆或不规则形
	伊蒙菌属	200～400	圆形、厚壁(20～70 μm)、菌体内部中空
包囊	耶氏肺孢子菌	3～5	圆形、卵圆形,新月形,常成簇出现,孢壁上可见括弧样结构
透明有隔菌丝	曲霉属	3～12	Y 形,珊瑚状,锐角分枝,菌丝有隔
	镰刀霉属	3～12	分枝、分隔菌丝,和曲霉属不易区分
	赛多孢属	3～12	菌丝有隔,和曲霉属不易区分
	大孢酵母属	4～12	可见真菌丝和矩形关节孢子
	皮肤癣菌	3～15	透明分枝、有隔菌丝,常断裂成链状关节孢子
透明无隔菌丝	毛霉目	10～30	菌丝宽大,丝带状,不分或少分隔,扭曲折叠,分枝通常呈直角
	蛙粪霉属	8～15	单根、不规则的、分隔或不分隔的粗短菌丝
	耳霉属	8～15	薄壁、短而宽的菌丝,可分隔
暗色有隔菌丝	弯孢霉、外瓶霉、瓶霉属、离孺孢、枝孢霉属	2～6	棕色、多形态菌丝,出芽细胞,并有成链状的膨大圆形细胞
硬壳体	紧密着色真菌、裴氏着色真菌、疣状瓶霉、卡氏枝孢瓶霉	5～20	棕色、圆形,通常含有四分体细胞
孢子、假菌丝、真菌丝	念珠菌属(光滑念珠菌外)	3～4(孢子) 5～10(假菌丝)	涂片可见出芽孢子、藕节样假菌丝、珊瑚样真菌丝
	马拉色菌	3～8(孢子) 2.5～4(菌丝)	香蕉样菌丝和成簇的圆形酵母细胞

(续表)

真菌在标本中的形态	真菌名称	菌体直径(μm)	形态特征
颗粒	枝顶孢属	200～300	白色、软的颗粒
	弯孢菌属	65～160	白色、软的颗粒
	镰刀菌属	200～500	白色、软的颗粒
	新龟甲形菌	300～600	白色、软的颗粒,周围具有水泥状的组织
	构巢曲霉	500～1 000	黑色、硬的颗粒,周围具有水泥状的组织
	灰色马杜拉菌	350～500	黑色、硬的颗粒,周围具有水泥状的组织
	足菌肿马杜拉菌	200～900	黑至棕色,两种硬颗粒,周围具有水泥状的组织
	甄氏外瓶霉	200～300	黑色、软颗粒,有气泡

六、临床标本中常见的真菌

详见表 5-0-3。

表 5-0-3　临床标本中常见真菌

标本种类	菌丝	真 菌 孢 子
血液	镰刀菌、拟青霉、赛多孢	念珠菌、隐球菌、荚膜组织胞浆菌、马尔尼菲篮状菌
骨及骨髓	镰刀菌、赛多孢	隐球菌、荚膜组织胞浆菌、皮炎芽生菌、马尔尼菲篮状菌
脑脊液	曲霉、尖端赛多孢	隐球菌、念珠菌、荚膜组织胞浆菌、球孢子菌、红酵母菌、毛孢子菌
尿液	/	念珠菌、荚膜组织胞浆菌、隐球菌、马尔尼菲篮状菌
外耳道	曲霉	念珠菌
腹水	曲霉、根霉、毛霉、念珠菌假菌丝	念珠菌、隐球菌、毛孢子菌
阴道分泌物	/	念珠菌、荚膜组织胞浆菌、副球孢子菌
眼玻璃体	曲霉	念珠菌
眼角膜刮取物	曲霉、镰刀菌、枝顶孢、刺盘孢、暗色真菌	念珠菌
关节液	/	念珠菌、皮炎芽生菌、孢子丝菌、球孢子菌
呼吸道分泌物	曲霉、根霉、横梗霉、毛霉、镰刀菌、拟青霉、地霉、尖端赛多孢	隐球菌、念珠菌、荚膜组织胞浆菌、皮炎芽生菌、马尔尼菲篮状菌、副球孢子菌

七、直接检查的意义及注意事项

1. 阳性表示有真菌存在,阴性也不排除真菌感染的可能。

2. 无菌体液镜检发现真菌成分,可确立诊断;有菌部位发现真菌菌丝,并结合临床特点方可做出诊断。

3. 直接检查可以区分念珠菌属、隐球菌属、毛霉门、无绿藻、耶氏肺孢子菌的感染。

4. 棕色或褐色菌丝或孢子提示暗色丝状真菌感染。

5. 对于浅表和皮下真菌感染最有帮助。

6. 直接检查可以帮助确认单菌落生长的真菌是否为污染。

7. 灌洗液是非艾滋病患者感染肺孢子菌检测的最佳标本，对于艾滋病患者，诱导痰或常规痰可能比灌洗液具有更高敏感性。

8. 呼吸道标本，特别是耶氏肺孢子菌检测，最好液化处理，可提高镜检阳性率。

9. 液化的呼吸道标本和其他液体标本在镜检前，至少离心 10 min，离心力＞1 000 g，或使用细胞离心机处理，可浓缩标本，提高检出率。

10. 眼睫毛毛囊标本注意排查蠕形螨。

11. 皮肤癣菌最好有多张制片备用。

12. 甲癣标本制片时可在酒精灯上微加热利于软化角质层。

13. 注意详细报告菌丝和孢子的有无。

14. 推测性报告对临床诊断帮助很大。

15. 注重尿液等体液标本新鲜检测的重要性。

16. 制备的脑脊液样本用墨汁染色后，淋巴细胞有时错误地认为是新型隐球菌。

17. 脂肪滴容易与出芽酵母细胞混淆。

18. 棉签上的纤维误认为毛霉门真菌的菌丝体。

19. 可疑的发现通常需要多人审查，或用第二种方法来证实这种类型的问题，直接检查中一个错误的阳性结果要比一个错误的阴性结果危害性更大。

20. 如永久保存涂片，则以指甲油、凡士林或合成树脂涂在盖玻片四周。

（钱雪琴　卢洪洲）

参考文献

1. Versalovic J, Carroll KC, Funke G, et al. Manual of Clinical Microbiology [M]. 11th ed. Washington DC: ASM Press, 2015.
2. Larone DH. Medically Important Fungi, A Guide to Identification [M]. 5th. Washington DC: ASM Press, 2011.

第一节　念珠菌属

一、简介

念珠菌广泛分布于自然界，也是人类正常体表、上呼吸道、胃肠道和阴道的定植菌之一，当机体免疫机能低下或正常寄居部位的微生态环境失调时，可引起皮肤、黏膜乃至全身感染。

二、直接镜检

组织、痰液、肺泡灌洗液和其他临床样本可使用 KOH 制片、革兰染色、真菌荧光染色以及特殊的真菌染色方法如六胺银染色(GMS)和过碘酸希夫(PAS)染色后直接显微镜下观察菌丝。在对标本进行酵母菌的显微镜检查时，可能观察到的结构特征有助于菌种的鉴别：①酵母菌的大小和形状；②出芽位置的形态和出芽的数目；③是否存在荚膜；④细胞壁的厚度；⑤假菌丝的存在；⑥关节孢子的存在。以上鉴别需要经验。见图 5-1-1 至图 5-1-9。

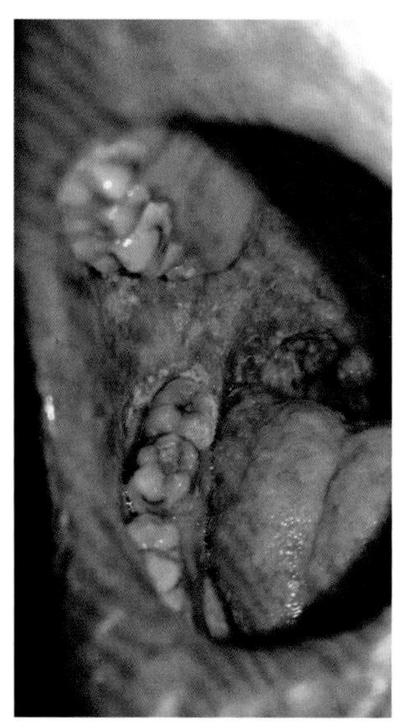

图 5-1-1　HIV 感染患者口腔牙龈感染白念珠菌

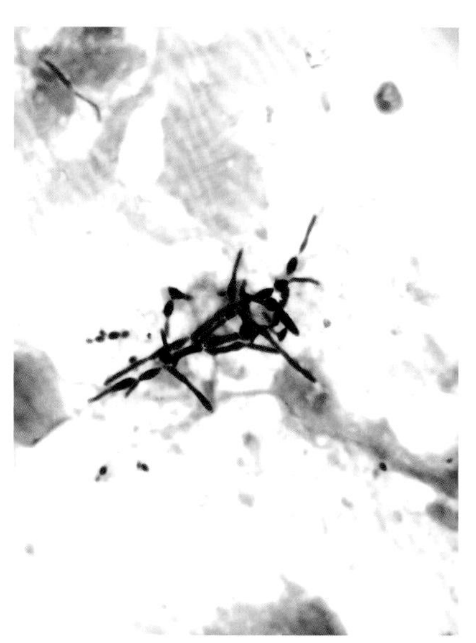

图 5-1-2　痰标本:革兰染色,×1 000

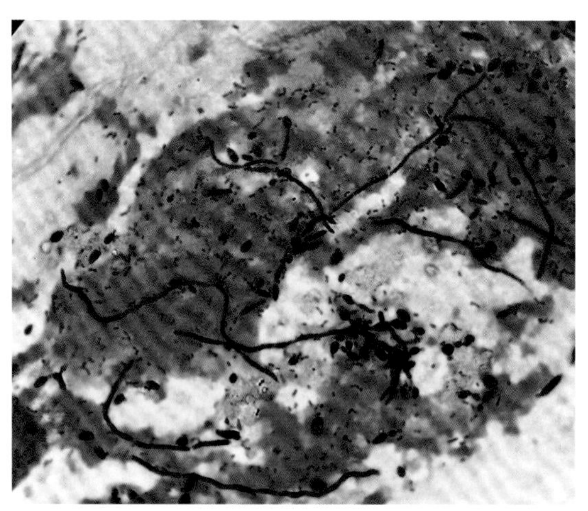

图 5-1-3　食管刷片标本:革兰染色,×1 000

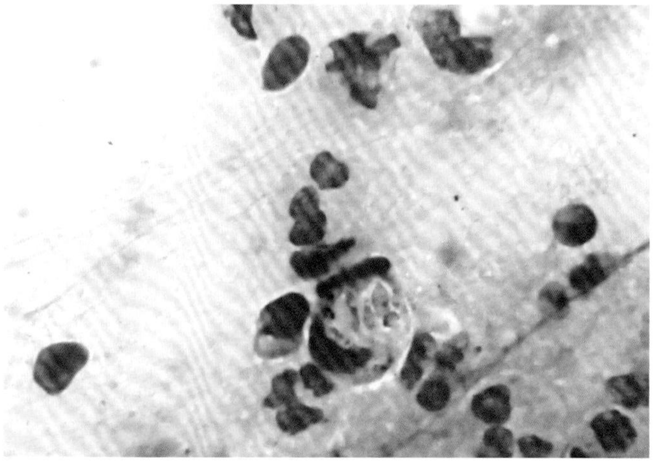

图 5-1-4　气管吸物:白细胞吞噬念珠菌孢子,革兰染色,×1 000

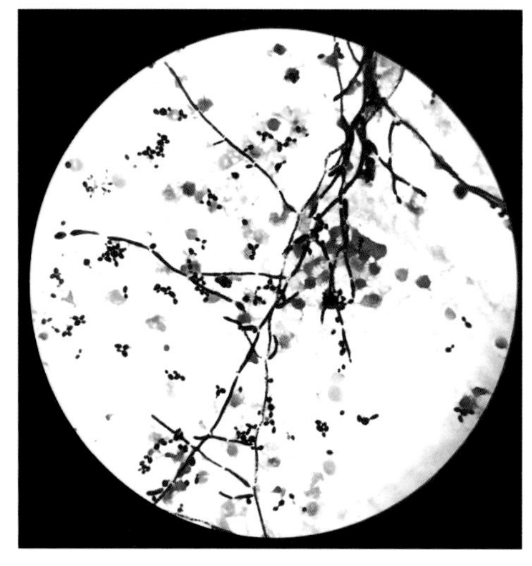

图 5-1-5　导管尿:革兰染色,×1 000

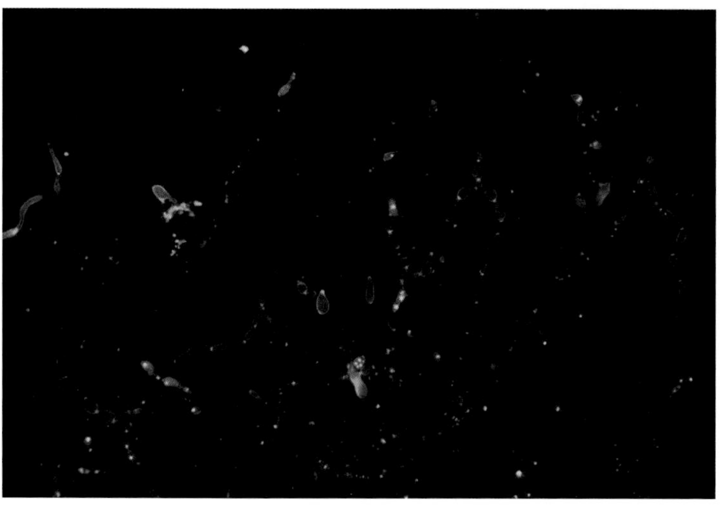

图 5-1-6　角膜刮片:荧光染色,×1 000

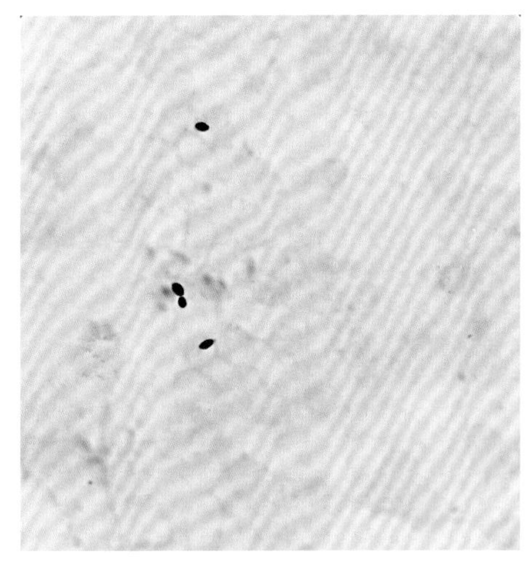

图 5-1-7 血流感染白念珠菌：革兰染色，×1 000

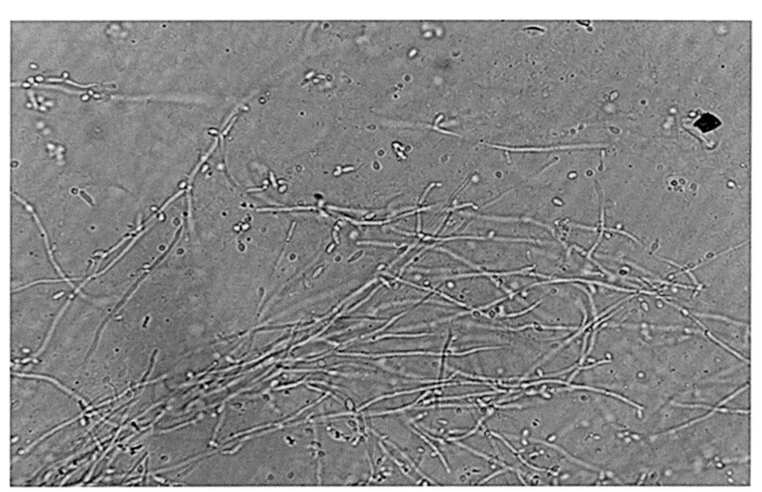

图 5-1-8 白带标本：KOH 湿片，×400

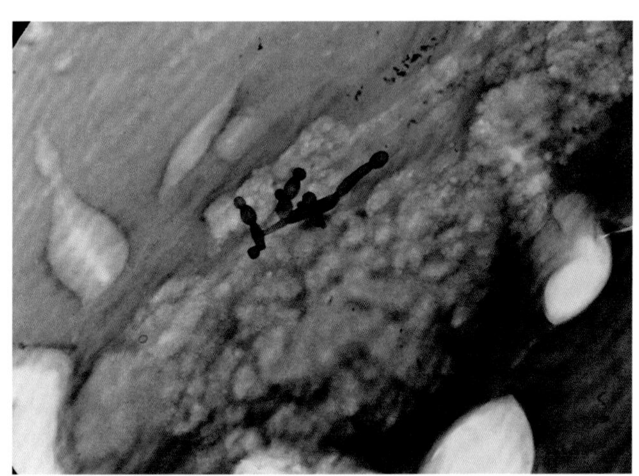

图 5-1-9 白念珠菌：六胺银染色，×1 000

三、与其他真菌的鉴别

组织中一些丝状真菌（如曲霉、毛霉、镰刀霉）菌丝在制作切片过程中被切断，有可能与不出芽的酵母细胞产生混淆。

四、临床意义

念珠菌仅根据形态通常不能确定到种水平。白念珠菌被认为是念珠菌属中毒力最强，对颊黏膜和阴道黏膜上皮细胞有较强的黏附能力，但痰、尿、大便标本直接涂片检出念珠菌孢子和假菌丝不能确定其致病性，需要结合取材和临床综合判定是否为感染。新生儿及体质虚弱儿童发生于颊、舌、软腭及口唇部的黏膜白斑，不易用棉棒或湿纱布擦掉，涂片找到念珠菌孢子及假菌丝可诊断为鹅口疮。食管黏膜白斑找到大量念珠菌孢子及假菌丝可诊断为念珠菌性食道炎。伤口标本中，白细胞内吞噬的念珠菌孢子，一般提示念珠菌的感染。

（陈杏春　胡柳杨）

第二节 曲 霉 属

一、简介

曲霉广泛存在于环境中，主要感染途径是吸入曲霉孢子，吸入的孢子可能会定植在呼吸道，也可引起过敏性或侵袭性感染，亦可直接在皮肤黏膜损伤部位繁殖，造成皮肤、黏膜、耳、眼睛等部位的感染。曲霉侵袭性感染常见于免疫力低下人群，最常侵袭肺部，也可以播散到其他几乎所有器官。

二、直接镜检

组织、痰液、肺泡灌洗液和其他临床样本可使用KOH制片、革兰染色、真菌荧光染色以及特殊的真菌染色方法如六胺银染色(GMS)和过碘酸希夫(PAS)染色后直接显微镜下观察菌丝。曲霉为透明分隔菌丝，直径为3～6 μm，呈45°分枝；发生侵袭性感染时，菌丝在体内倾向于以平行或放射状沿血液播散部位生长。在慢性病变组织中，曲霉菌丝聚集成团，扭曲的短菌丝宽约为12 μm或出现分隔缺失。患者在接受抗真菌治疗后(尤其是棘白菌素类药物)，也可出现菌丝末端膨大的现象。分生孢子头(顶囊、瓶梗和分生孢子)偶尔可生长在与空气相通的部位，比如肺空洞、鼻旁窦及外耳道或皮肤感染的部位。曲霉属直接镜检形态具体见图5-2-1至图5-2-10。

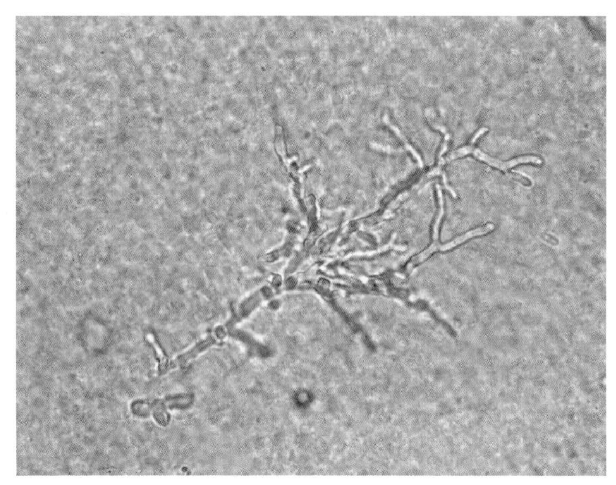

图5-2-1 烟曲霉：痰标本，10% KOH，×400

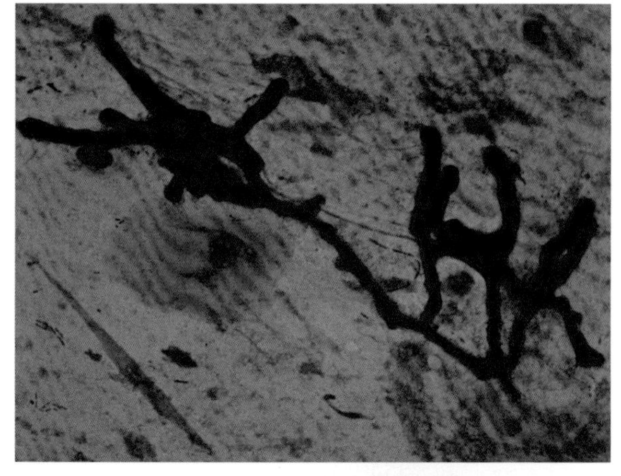

图5-2-2 烟曲霉：痰标本，革兰染色，×1 000

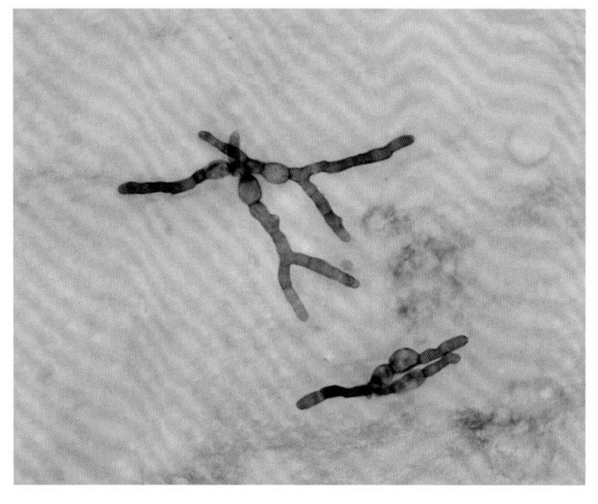

图5-2-3 烟曲霉：痰标本，六胺银染色，×400

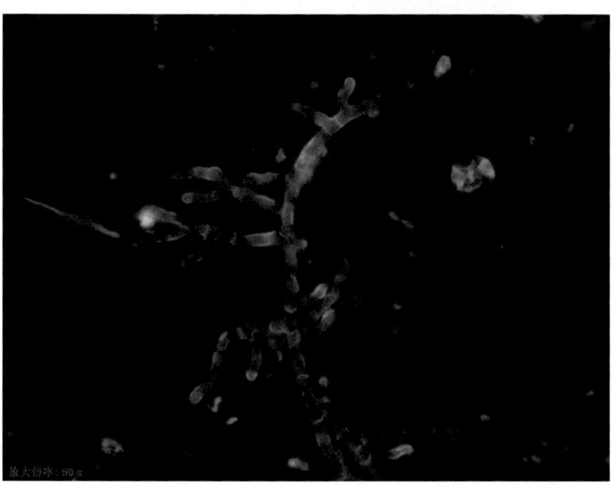

图5-2-4 烟曲霉：肺泡灌洗液，荧光染色，×400

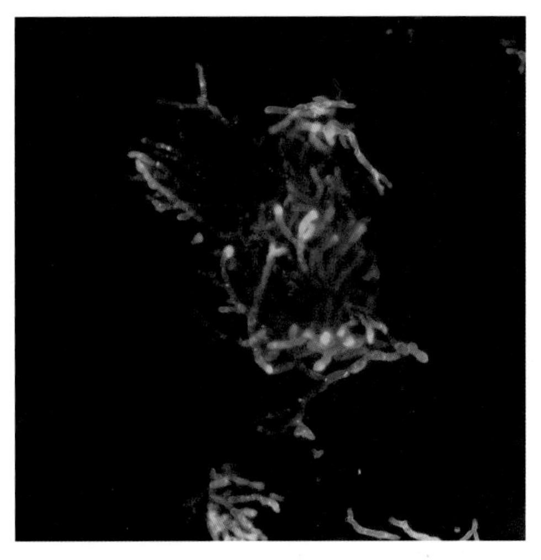

图 5-2-5　烟曲霉：角膜刮取物，荧光染色，×400

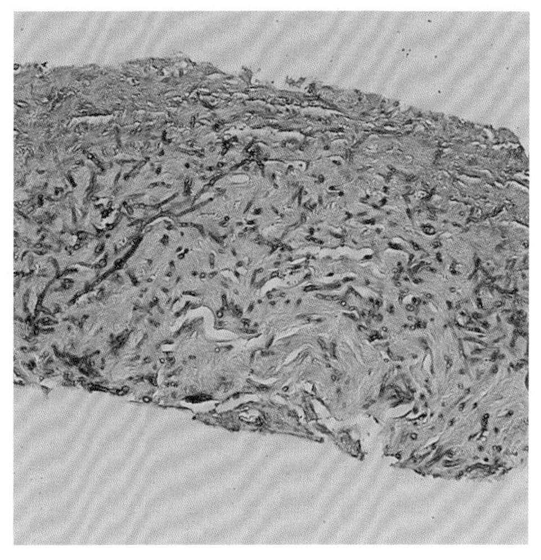

图 5-2-6　黄曲霉：角膜刮取物，PAS，×1 000

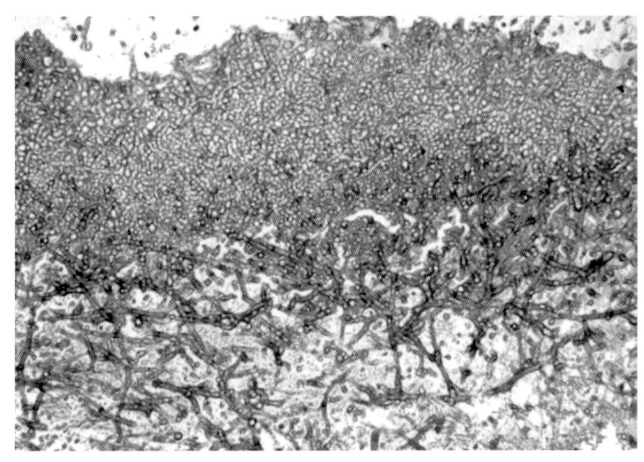

图 5-2-7　烟曲霉：肺组织，PAS，×400

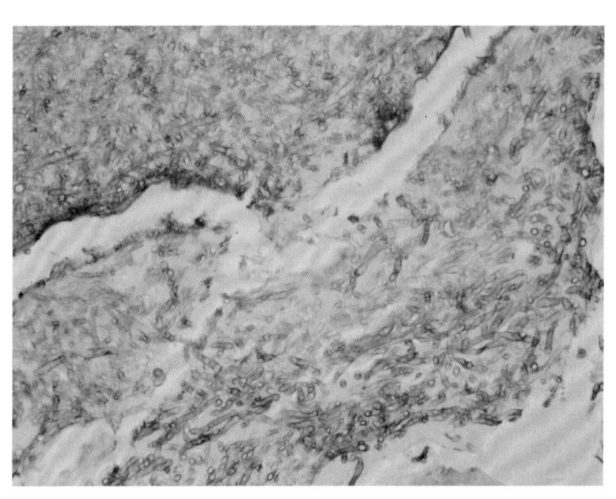

图 5-2-8　烟曲霉：肺组织，GMS，×400

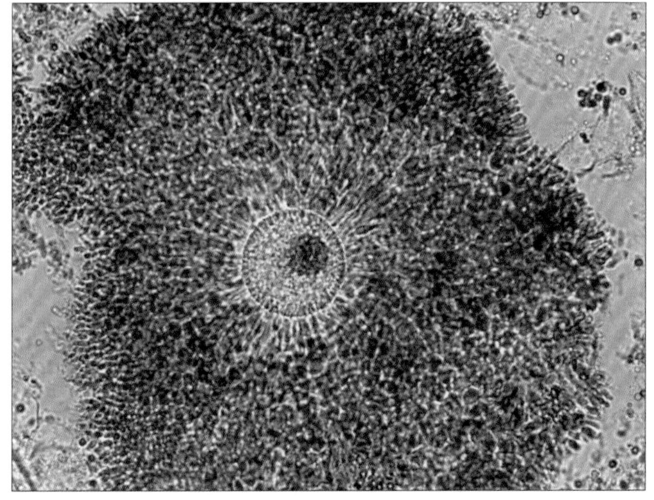

图 5-2-9　黑曲霉：耳分泌物，×400

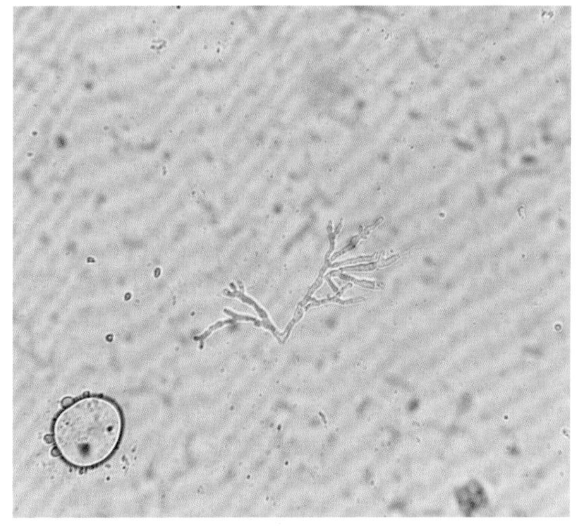

图 5-2-10　构巢曲霉：耳分泌物，10% KOH，×400

三、与其他真菌的鉴别

在组织或其他临床标本的直接涂片检查中，许多其他真菌的镜下形态都与曲霉有相似之处，然而仍有细微的差别。毛霉目真菌的菌丝少分隔或无分隔，通常更为宽大(直径可达 25 μm)，分枝看上去更加杂乱，常出现破裂和扭曲，不规则不平行，六胺银染色(GMS)比曲霉更淡。另外，也需要与念珠菌属鉴别。念珠菌属可形成假菌丝(在分隔处显示典型结构的不同)和出芽，当曲霉的菌丝在制作切片过程中被切断，就有可能与不出芽的酵母细胞产生混淆。其他机会性透明真菌如赛多孢和镰刀菌，在组织中与曲霉存在鉴别困难。

四、临床意义

痰液、肺泡灌洗液直接涂片找到曲霉菌丝时，需结合标本取材、临床表现、影像学和其他诊断结果进一步区别曲霉是定植还是感染。无菌组织标本直接镜检找到曲霉菌丝，可确诊曲霉感染。血培养报阳直接涂片看到曲霉菌丝，通常提示污染。其他标本如鼻窦分泌物、耳分泌物、脑脊液、皮肤、眼拭子等标本直接镜检找到曲霉菌丝，需要结合标本取材和临床综合判断是感染还是污染。

(陈杏春　胡柳杨　徐和平)

第三节 毛霉目

一、简介

毛霉目广泛存在于自然环境中，可通过吸入孢子或外伤植入引起肺、鼻旁窦、脑、眼、皮肤、黏膜和系统性多部位感染。

二、直接镜检

毛霉目真菌在组织内为宽大的菌丝(直径为 5～25 μm；平均为 12 μm)；菌丝无分隔或偶尔有分隔，由于毛霉目真菌的细胞壁薄和缺乏规则的分隔导致这些宽大的菌丝内部的支撑力微弱，从而引起特征性的菌丝扭曲、破裂和丝带状折叠；分枝不规则，非两分叉分枝，通常呈直角分枝。可形成厚壁孢子(直径为 15～30 μm)。见图 5-3-1 至图 5-3-3。

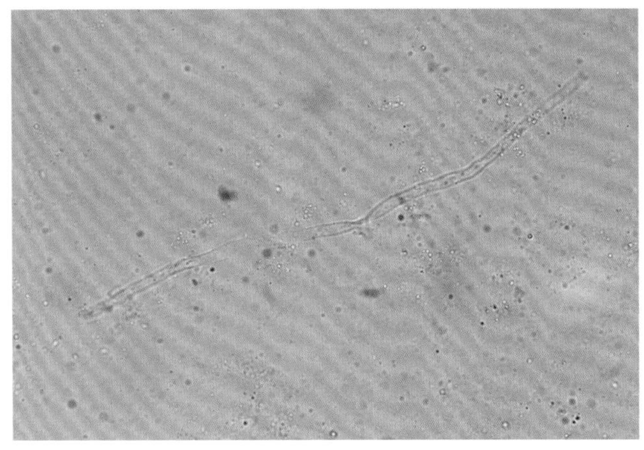

图 5-3-1　根霉：痰，10% KOH，×400

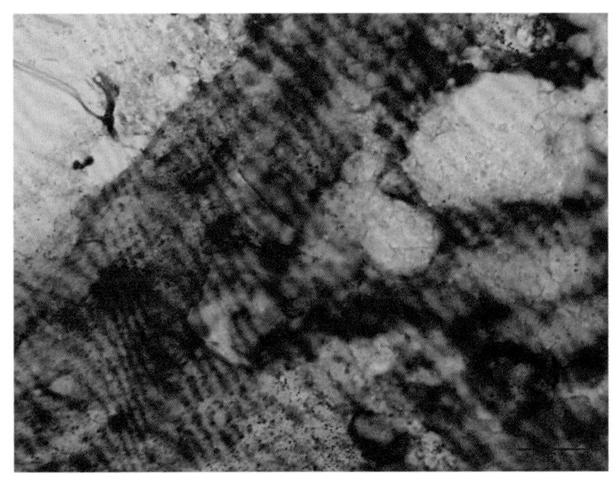

图 5-3-2　根霉：鼻腔组织，革兰染色，×1000

图 5-3-3　横梗霉：角膜刮片，10% KOH，×400

三、与其他真菌的鉴别

特殊真菌染色（GMS、PAS 和真菌钙荧光白染色）可用于鉴别毛霉目真菌和其他真菌，通常毛霉目真菌的染色较其他真菌为淡，见图 5-3-4 至图 5-3-9。

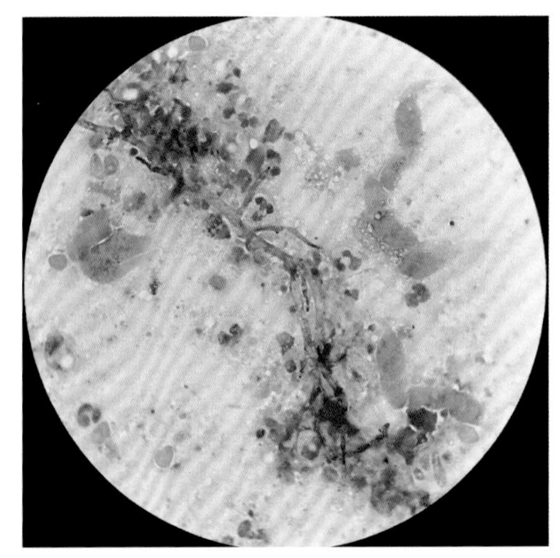

图 5-3-4　小克银汉霉：肺泡灌洗液，革兰染色，×1 000

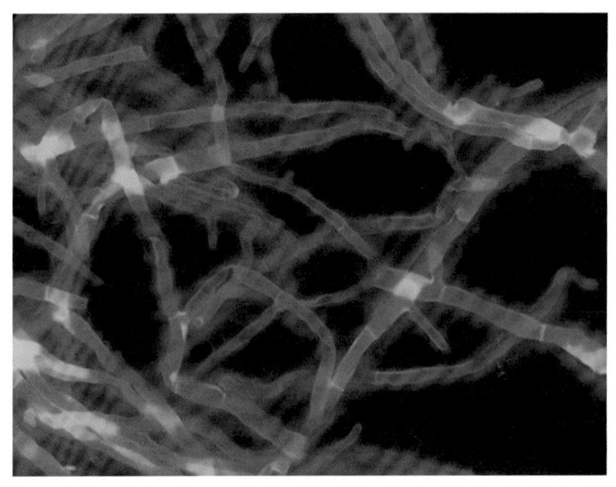

图 5-3-5　毛霉：皮下脓肿液，钙荧光白染色，×400

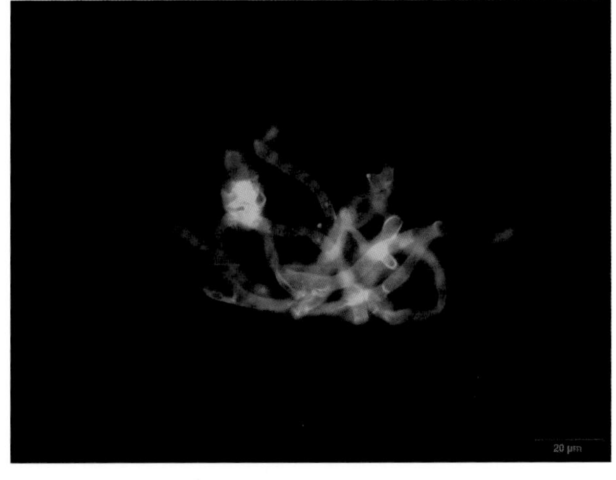

图 5-3-6　根霉：鼻腔组织，钙荧光白染色，×400

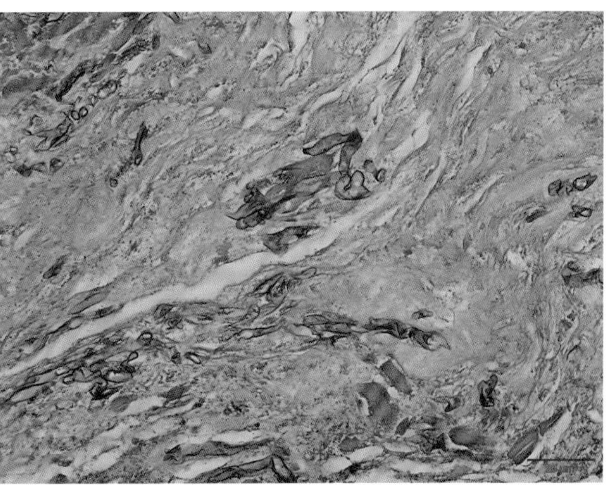

图 5-3-7　根霉：鼻腔组织，HE 染色，×400

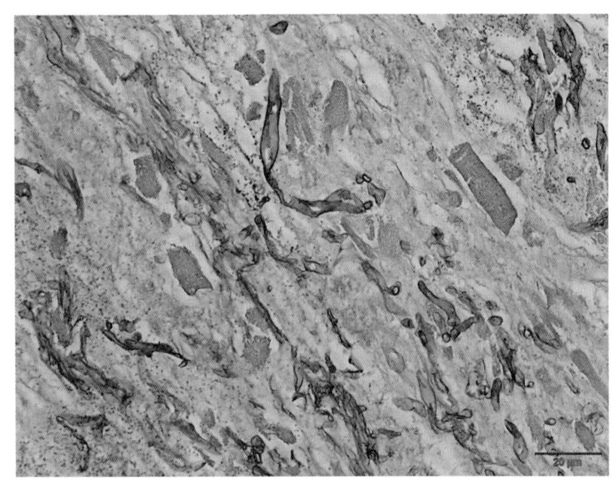

图 5-3-8 根霉:鼻腔组织,PAS染色,×400

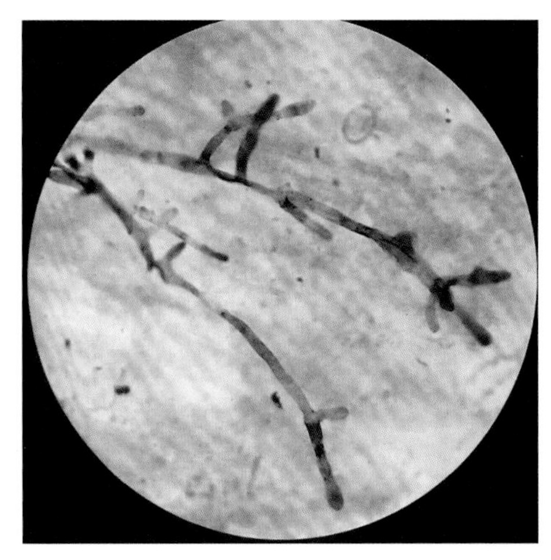

图 5-3-9 根霉:伤口组织,六胺银染色,×400

四、临床意义

痰液、肺泡灌洗液直接涂片找到疑似毛霉目真菌丝,需结合标本取材、临床表现、影像学和其他诊断结果进一步区别毛霉是定植还是感染。无菌组织标本直接镜检找到毛霉菌丝,可确诊毛霉感染。血培养报阳直接涂片看到毛霉菌丝,通常提示污染。其他标本如鼻窦分泌物、耳分泌物、脑脊液、皮肤、眼拭子等标本直接镜检找到毛霉菌丝,需要结合标本取材和临床综合判断是感染还是污染。

(徐和平 洪国粦 占 萍)

第四节 着色芽生菌病

一、简介

着色芽生菌病(Chromoblastomycosis)是由暗色真菌引起的皮肤及皮下组织的慢性肉芽肿性疾病,损害好发于四肢远端的暴露部位,常与外伤有关。典型表现为孤立斑块结节、疣状增殖、环形斑块、溃疡瘢痕、淋巴播散等损害,病程持久,迁延不愈,瘢痕挛缩可致残(图 5-4-1 至图 5-4-4)。引起人类感染的常见病原体有裴氏着色霉(*F. pedrosoi*)、单瓶着色霉(*F. monophora*)、*F. multimorphosa*、*F. nubica*、卡氏枝孢霉(*Cladophialophora crrionii*)、疣状瓶霉(*Phialophora verrucosa*)、播水喙枝孢霉(*Rhinocladiella aquarspersa*)等。

二、直接检查

着色芽生菌病感染常常引起皮肤和皮下组织的畸形生长,形成假性上皮瘤、角化增厚、角化不全,可逐渐形成疣状斑块或肉芽肿。肉芽肿炎症反应合并化脓性的感染,尤其是继发感染时,周围伴随着卫星样的脓肿。感染部位典型特点是:在皮肤角质鳞屑中可见黑色小点。

标本用10% KOH 消化透明后,查找标本内的菌丝和硬壳小体(selerotic bodies),可见单个或成簇的棕色、深褐色、圆形或多面体、厚壁的硬壳小体,直径为 4～12 μm,表面常可见横向和/或纵向分隔,形似"钱币"状。棕色、分枝、分隔的暗色菌丝。在 HE 染色下,也可见暗色菌丝和硬壳小体。见图 5-4-5 至图 5-4-13。

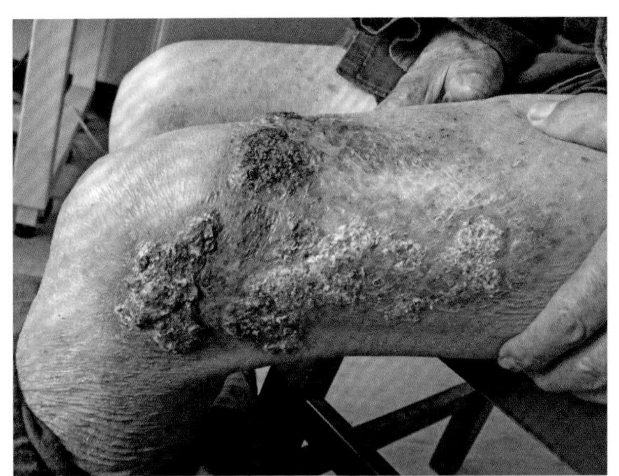
图 5-4-1　着色芽生菌病

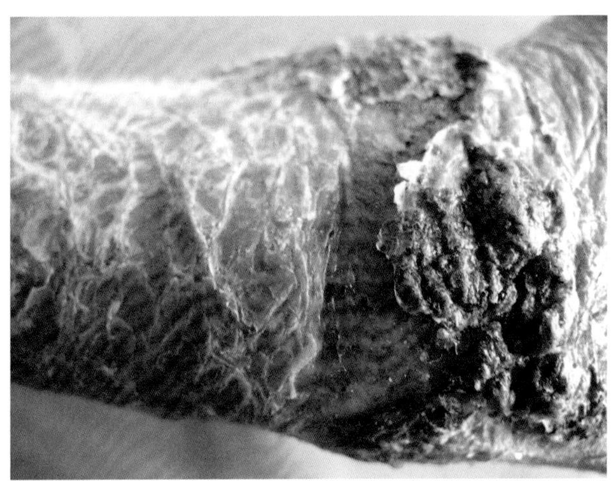
图 5-4-2　着色芽生菌病

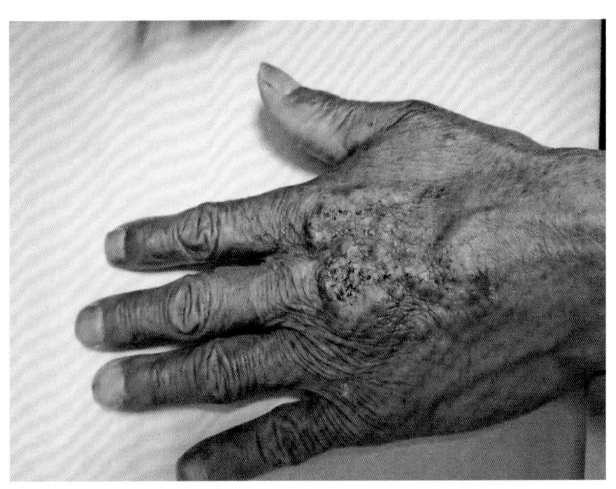
图 5-4-3　着色芽生菌病

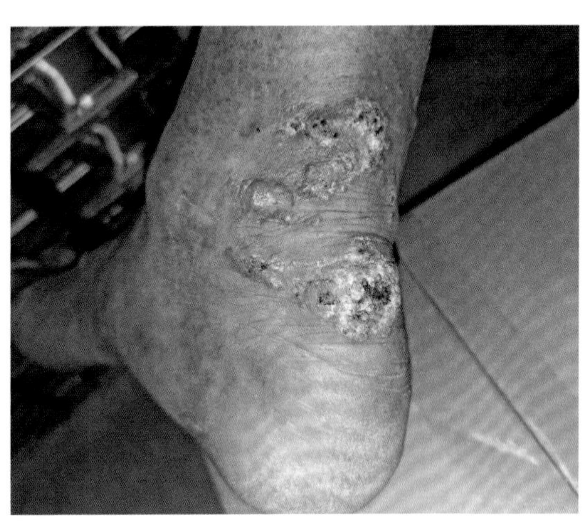
图 5-4-4　着色芽生菌病

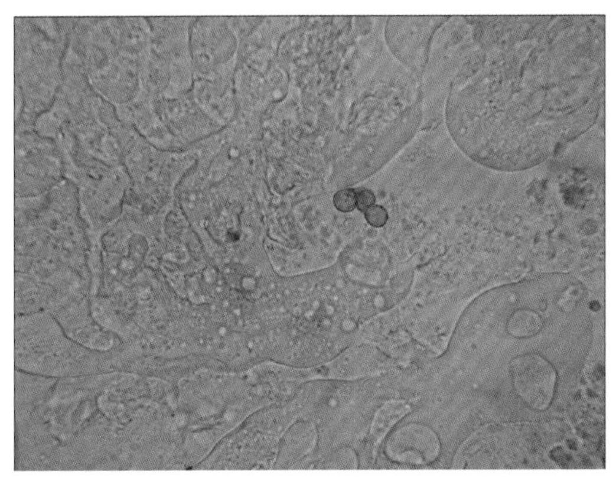
图 5-4-5　硬壳小体：10% KOH，×400

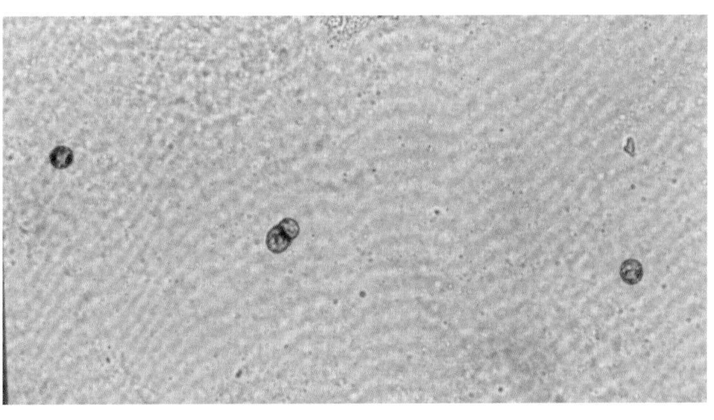
图 5-4-6　硬壳小体：10% KOH，×400

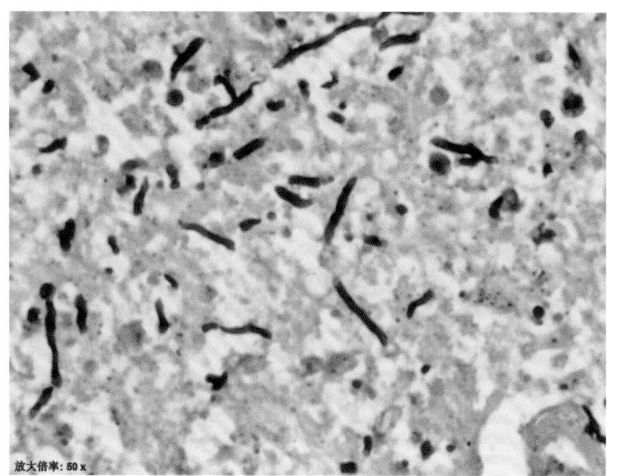

图 5-4-7 暗色菌丝:GMS 染色,×400

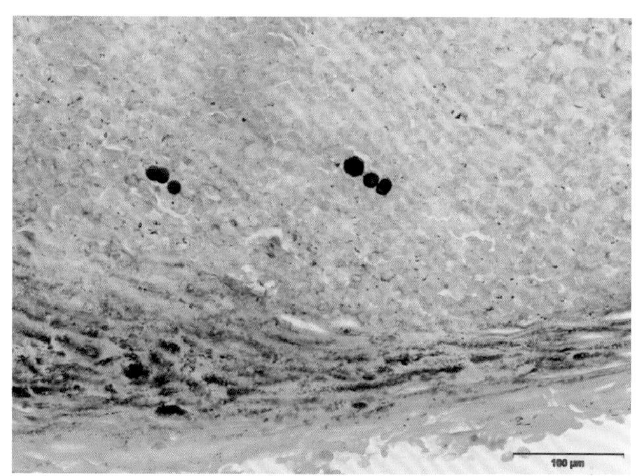

图 5-4-8 硬壳小体:GMS 染色,×400

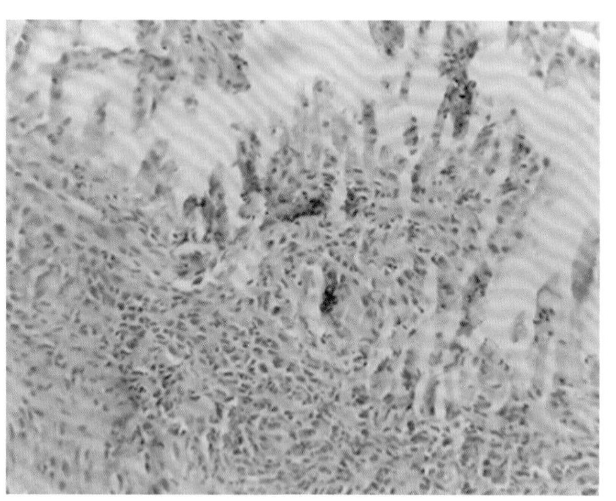

图 5-4-9 暗色孢子:PAS 染色,×400

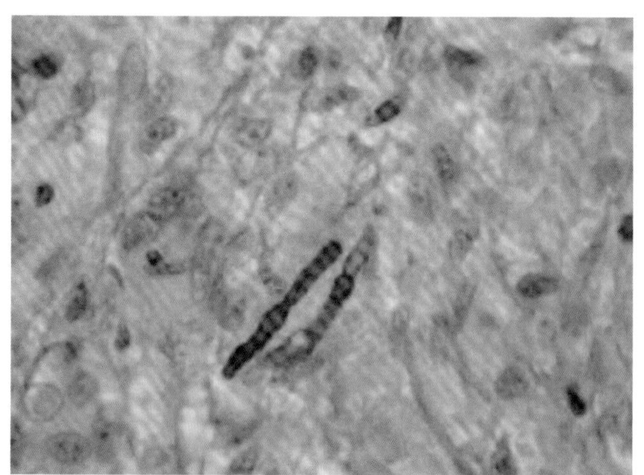

图 5-4-10 暗色菌丝:PAS 染色,×400

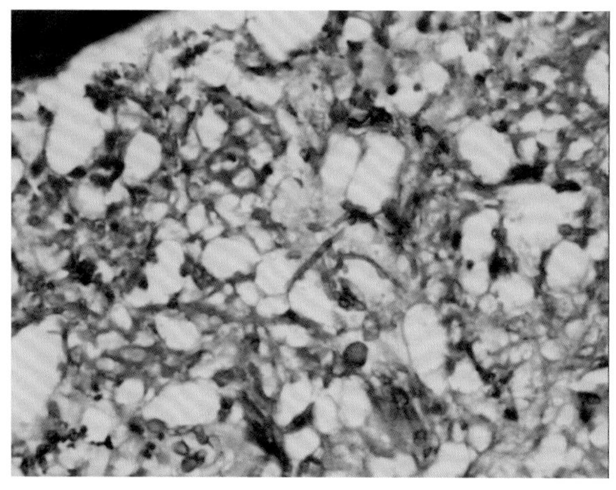

图 5-4-11 暗色菌丝:PAS 染色,×400

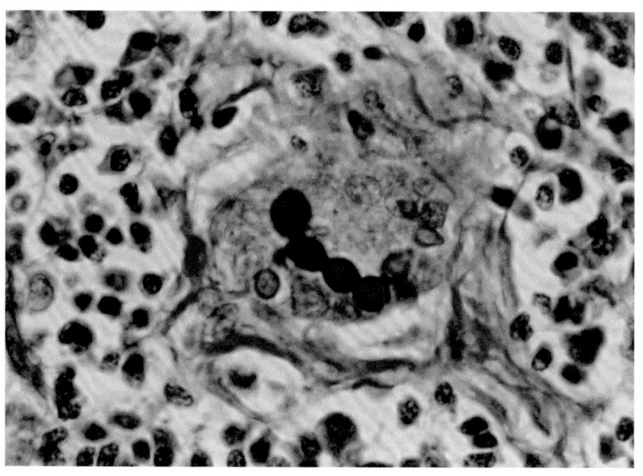

图 5-4-12 硬壳小体:HE 染色,×400

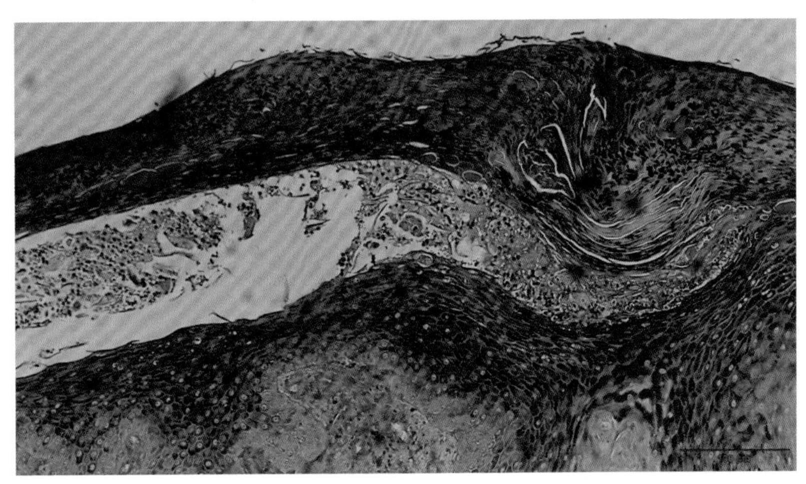

图 5-4-13 暗色菌丝：HE 染色，×400

三、与其他真菌的鉴别

着色芽生菌病主要是和暗色丝孢菌病鉴别，前者主要是组织病理片中可以看到硬壳小体，而后者主要是暗色真菌菌丝。

四、临床意义

着色芽生菌病为一种皮肤感染，受累者大多为热带和亚热带地区的免疫功能正常的人群，其特征为乳头瘤状结节形成，并有形成溃疡的倾向。临床治疗常用伊曲康唑，有时联合氟胞嘧啶，手术或冷冻治疗也是常用的治疗手段。

（徐和平　洪国粦　占　萍）

第五节　暗色丝孢菌病

一、简介

暗色丝孢菌病（phaeohyphomycosis）是一组由暗色真菌引起的以组织中有暗色菌丝为特征的皮肤、皮下组织、眼部、肌肉和骨骼的真菌感染，主要病变是在局部形成囊肿、脓肿及肉芽肿损害。有些种甚至侵犯脑、肺部和其他内脏器官，引起系统性、播散性感染，预后较差，致病途径主要是外源性感染和条件致病性感染，感染途径可能是病原菌经皮肤破损植入或吸入真菌孢子。暗色真菌指的是一大类细胞壁含有棕色或者黑色色素的真菌，一般为丝状真菌。暗色丝孢菌病病原体主要来自于土壤和植物腐生菌，常见的有甄氏外瓶霉（*Exophiala jieanselmei*）、皮炎外瓶霉（*Exophiala dermatitidis*）、疣状瓶霉（*Phialopbora verrucosa*）、斑替枝孢瓶霉（*Cladophialopbora bantiana*），以及离蠕孢属（*Bipolaris*）和链格孢属（*Alternaria*）。见图 5-5-1 至图 5-5-4。

二、直接镜检

暗色丝孢菌病的实验室诊断主要是直接镜检、组织病理、真菌培养及分子鉴定。

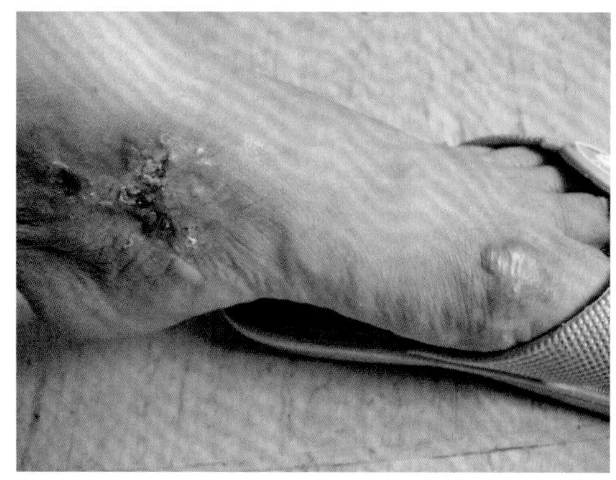

图 5-5-1 链格孢霉暗色丝孢菌病

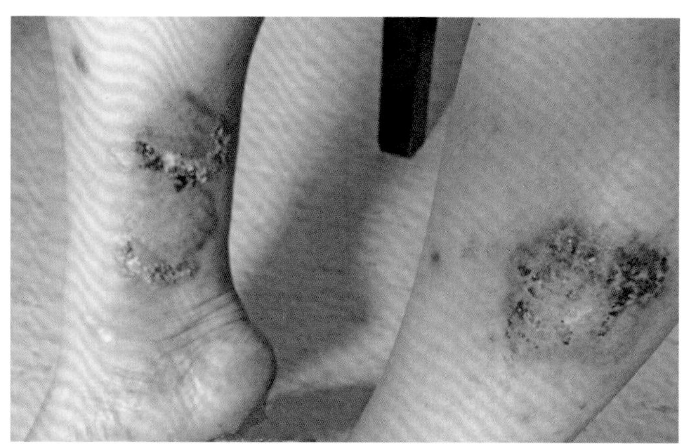

图 5-5-2 链格孢霉暗色丝孢菌病

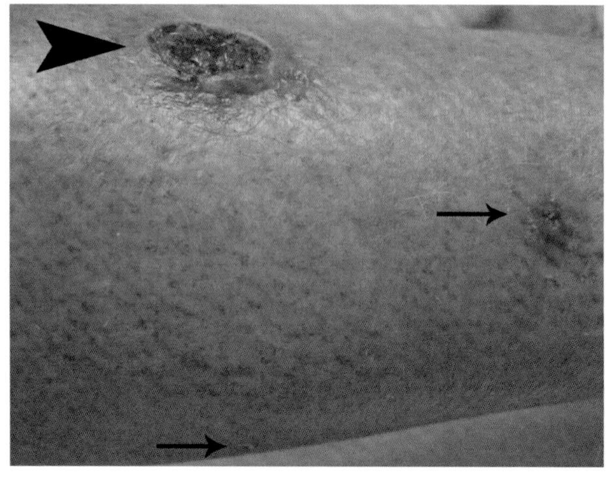

图 5-5-3 棘状外瓶霉暗色丝孢菌病

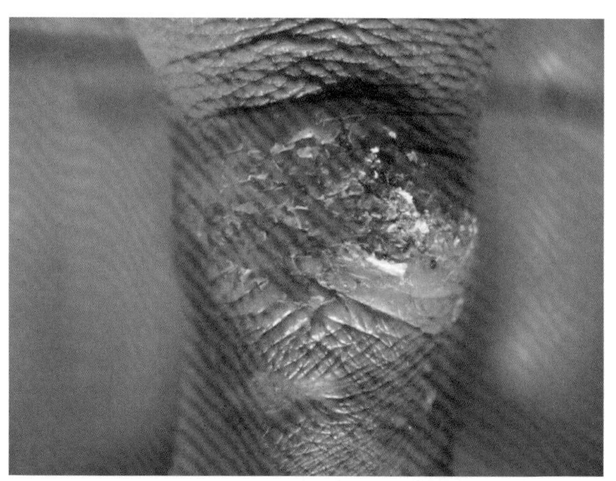

图 5-5-4 皮炎外瓶霉暗色丝孢菌病

暗色丝孢菌病主要是引起真皮和皮下组织有包膜的囊性肉芽肿，在皮肤的表皮很少发生。肉芽肿的中心常有脓性液体渗出，周围包围着颗粒性的包块，早期表现主要是多发性脓肿。不太常见的病原微生物产生一个散在的肉芽肿性炎症。在大脑感染中特征性炎症反应就是化脓性肉芽肿和脓肿形成。分泌物、脓液及活检标本中可发现暗色不规则或串珠样菌丝、出芽或不出芽的酵母样细胞。菌丝单一或聚集成团，在菌丝的顶端或中间有时可见宽大、厚壁、水泡样肿大(直径$>25\ \mu m$)、类似于厚壁孢子的结构。银染时细胞壁上可见黑色素。见图 5-5-5 至图 5-5-14。

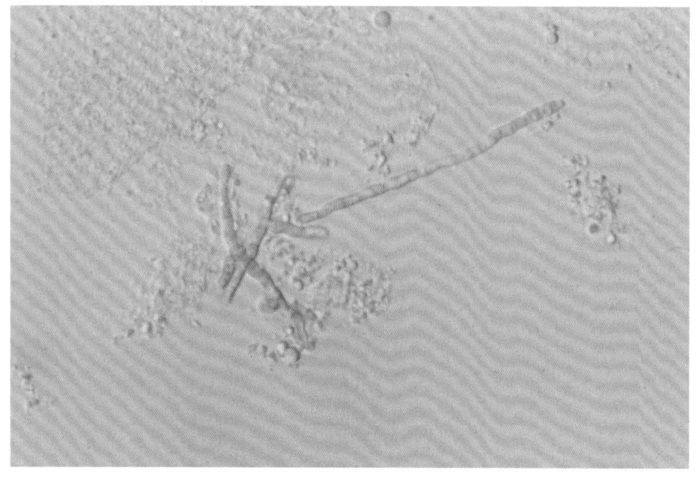

图 5-5-5 暗色分隔菌丝：皮肤组织，KOH 压片，×1000

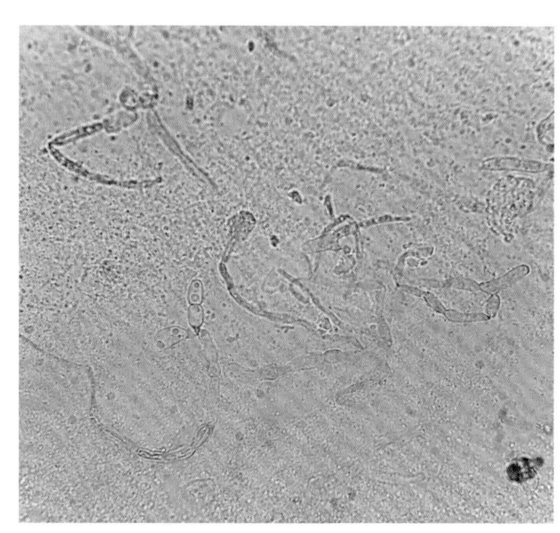

图 5-5-6 棘状外瓶霉暗色菌丝：鼻部分泌物，10% KOH，×1000

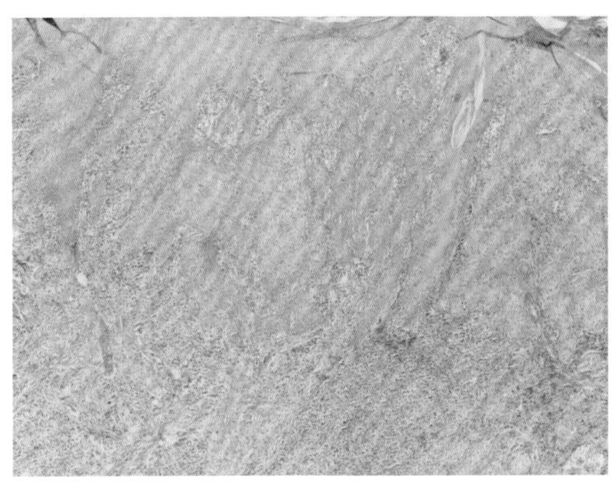
图 5-5-7　暗色分隔菌丝：皮肤组织，HE 染色，×100

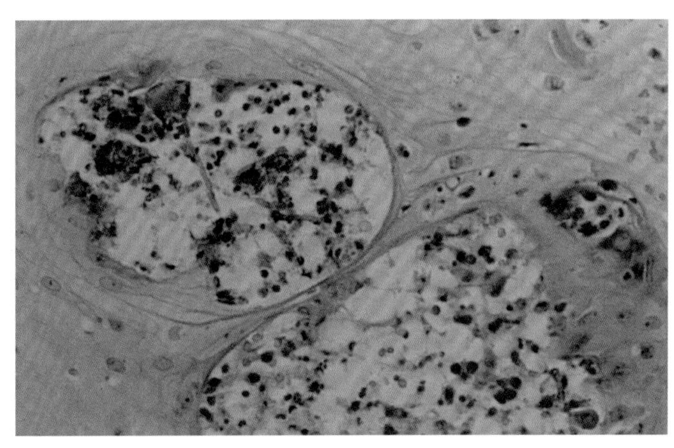
图 5-5-8　暗色分隔菌丝：皮肤组织，HE 染色，×100

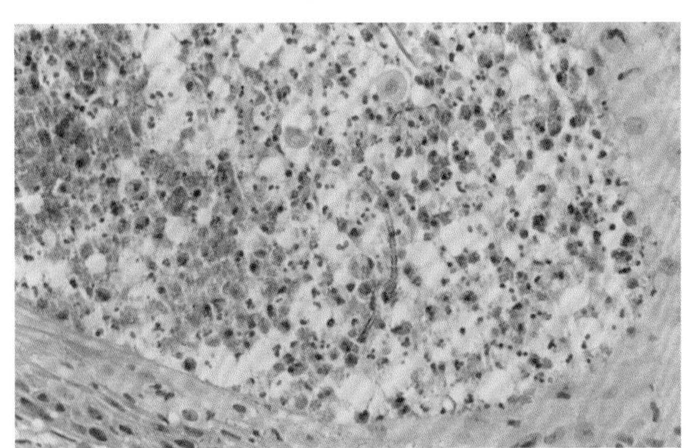
图 5-5-9　暗色分隔菌丝：皮肤组织，HE 染色，×400

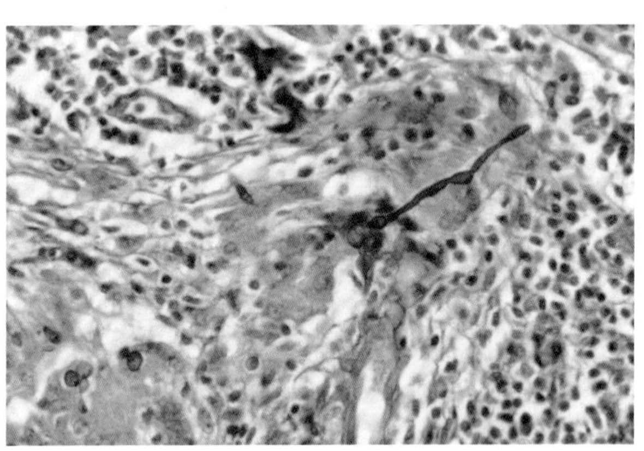
图 5-5-10　暗色菌丝：皮肤组织，PAS 染色，×400

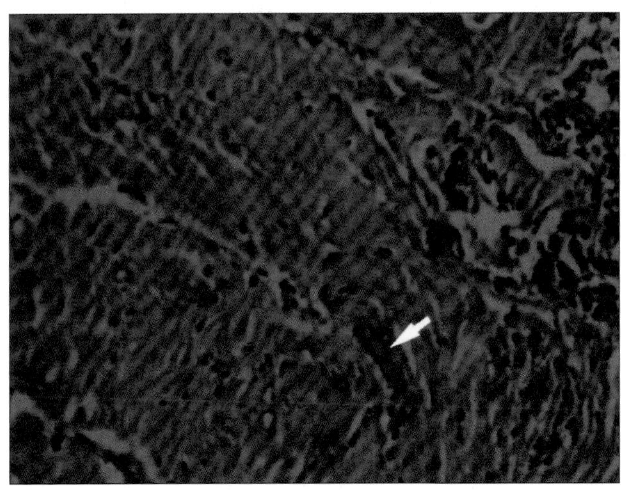
图 5-5-11　暗色菌丝：皮肤组织，HE 染色，×400

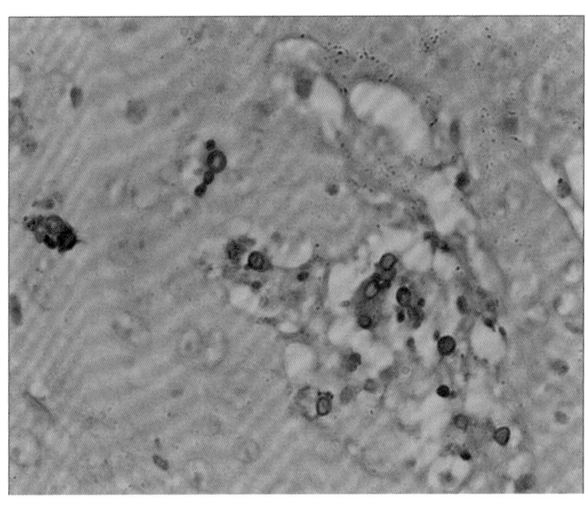
图 5-5-12　暗色菌丝：皮肤组织，PAS 染色，×400

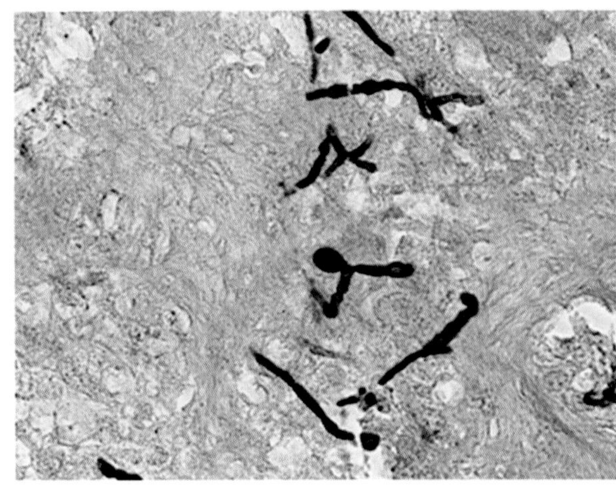

图 5-5-13 暗色菌丝:皮肤组织,GMS 染色,×400

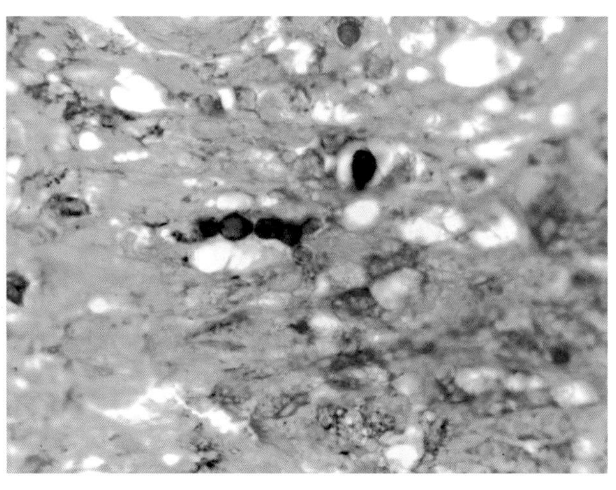

图 5-5-14 棘状外瓶霉念珠菌样暗色菌丝:皮肤组织,GMS 染色,×1 000

三、与其他真菌的鉴别

暗色丝孢菌病临床上可表现出褐黑色或疣状增生,主要是和着色芽生菌病和透明丝孢菌病做鉴别。HE 染色很易识别暗色真菌;表现为伴有横隔的褐色菌丝或酵母样细胞,这说明其黑色素含量高。与着色芽生菌病和足菌肿相比,本病缺乏特异的组织病理变化如硬壳小体。透明丝孢菌病在组织病理中表现是透明、有隔的菌丝。

四、临床意义

暗色丝孢菌病患者有 10%～30%存在感染部位外伤史,其病原体常是土壤或植物中的腐生真菌,通过外伤植入人体内,尚无人与人或人与动物之间直接接触传播的报道。

(徐和平 占 萍)

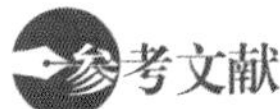

参考文献

1. Hughart R, Merrick M, Adelaja OT, et al. Cutaneous phaeohyphomycosis caused by biatriospora mackinnonii in a renal transplant recipient [J]. JAAD Case Rep, 2016,2(3):230 - 232.
2. Subramanian A, Mishra D, Singal M, et al. Subcutaneous phaeohyphomycosis of foot in an immunocompetent host [J]. J Lab Physicians, 2011,3(2):122 - 124.
3. Gomes J, Vilarinho C, Duarte MDL, et al. Cutaneous phaeohyphomycosis caused by alternaria alternate unresponsive to itraconazole treatment [J]. Case Rep Dermatol Med, 2011,2011:ID 385803.
4. Aurélien D, Bruno L, Frédérique B, et al. Subcutaneous phaeohyphomycosis due to pyrenochaeta romeroi mimicking a synovial Cyst [J]. Front Microbiol, 2016,7(8):1405.
5. Harris JE, Sutton DA, Adam R, et al. Exophiala spinifera as a cause of cutaneous phaeohyphomycosis: case study and review of the Literature [J]. Med Mycol, 2009,47(1):87 - 93.
6. Rawal YB, Kalmar JR. Intraoral phaeohyphomycosis [J]. Head & Neck Pathology, 2012,6(4):481 - 485.

第六节 副球孢子菌

一、简介

副球孢子菌是一种双相真菌,主要包括巴西副球孢子菌和卢茨副球孢子菌。该菌生长速度缓慢,室温培养可形成菌丝相，36 ℃可转化为酵母相。人体主要通过吸入分生孢子导致感染，引起副球孢子病。

二、直接镜检

可取痰液、纤支镜灌洗液、脓液、肉芽肿性损害的痂皮、黏膜溃疡刮取物、胃肠道、淋巴结、肾上腺等组织标本进行镜检。副球孢子菌标本直接涂片或 37 ℃培养镜下可见酵母细胞，卵圆形或不规则，细胞壁半透明，多极出芽，母细胞通过狭窄的颈部与子代细胞（出芽）相连，同时连接多个子代细胞时形似“方向盘”或“舵轮”。

三、临床意义

副球孢子菌最初的感染部位通常是肺，继而可通过淋巴系统抵达局部淋巴结，可致面部、口腔和鼻腔皮肤黏膜溃疡，也可累及肠道、肝脏、脾脏、肾上腺、关节、中枢神经系统以及男性泌尿生殖道，国内还未有感染此菌的病例报道。

（邹明祥）

第七节 希伯鼻孢子菌

一、简介

希伯鼻孢子菌（*Rhinosporidium seeberi*）是一种可产生内生孢子的原生生物病原体，迄今为止尚不能用培养基方法对其进行分离，动物接种也未成功。

二、直接镜检

感染组织标本经直接涂片或 KOH 处理后即可检查。希伯鼻孢子菌在感染组织中具有复杂的细胞寄生周期，镜下可见成熟和未成熟的球形孢子囊和大量内生孢子，直径 10～450 μm。根据其大小可将其分为三个不同的生长发育阶段：幼稚期，直径为 10～100 μm；中间期，直径为 100～150 μm；成熟期，直径为 150～450 μm。成熟的孢子囊中含有大量的卵圆形或球形内生孢子，直径 7～15 μm，其壁破后释放孢子，每个孢子又可在组织内形成孢子囊。在分泌物中大多只见孢子，偶见孢子囊。

三、临床意义

此菌存在于土壤、尘土和水中，主要通过皮肤和黏膜小创口进入机体导致感染，引起鼻孢子菌病（Rhinosporidiosis）。该病造成机体息肉样或菜花样损害，好侵犯于鼻、眼、喉、生殖器和直肠等黏膜部位，也可以引起多发性皮肤损害。多发于热带及亚热带地区（澳大利亚除外），主要流行于亚洲的印度和斯里兰卡，散发于其他地区，如美洲、非洲、欧洲及中东等地区，我国也有报道。

（邹明祥）

第八节　如何提高真菌镜检阳性率

真菌病学是一门发展迅速并逐渐受到国内外医学界重视的学科。由于真菌种类繁多,形态各异,如果知识不全面,检查手段单一,易导致真菌病的漏诊、误诊。真菌标本的采集与显微镜检查(即真菌直接镜检)是最基本的真菌检查项目,是最简单也是非常重要的实验室检测方法,基层医院均可开展,能为临床提供及时的检验报告和诊断依据,该项目开展只需一台显微镜、几种染色液和浮载液,无需特殊仪器设备,可帮助快速提高真菌感染性疾病的诊治水平。为提高真菌镜检阳性率,须做好以下几个方面工作。

一、取材

(一)取材部位

选好取材部位是提高直接镜检阳性率的关键,这一点对结果的准确性至关重要。真菌有扩散生长和喜湿性的特点,对于浅表和皮下真菌感染的取材,原则上要求多点取材,可取皮屑较多、颜色较红的边缘部位。对难辨认癣或可疑的病例,镜检为阴性时必须复检,这时不仅在病变边缘部位,而且在皮损中央的皮屑较多部位或脓性部位也要取样。对于体癣、股癣取材部位为颜色较红、有较多鳞屑处;手、足癣则取较潮湿部位且有较多皮屑处(注意:病损部位表面的大皮不要丢弃。对于水疱型者,还要刮取水疱中的疱液和疱壁内侧皮屑);头癣取鳞屑较多处和断发发桩或病发。如对于糠秕马拉色菌毛囊炎所致的丘疹可取小的丘疹,如果要取带脓头的丘疹,需取靠近肉芽组织的底层脓液,阳性率才会高。如图 5-8-1 至图 5-8-7。

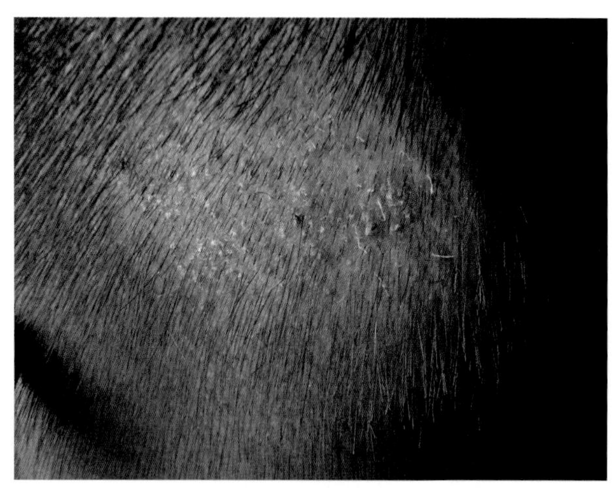

图 5-8-1　头癣患者的白色病发

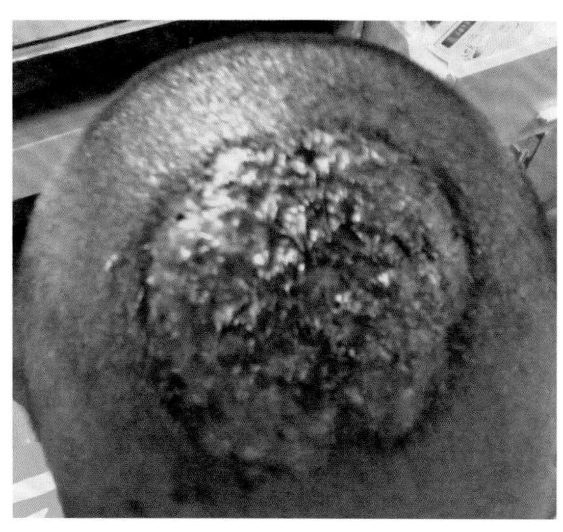

图 5-8-2　须癣所致脓癣

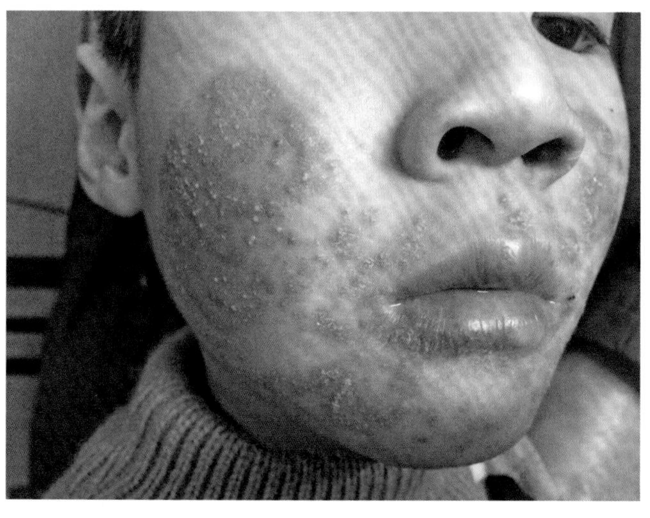

图 5-8-3　面癣

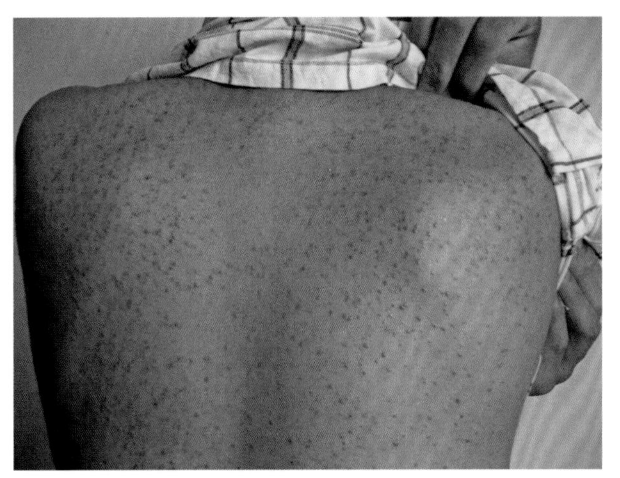

图 5-8-4 背部糠秕马拉色菌毛囊炎

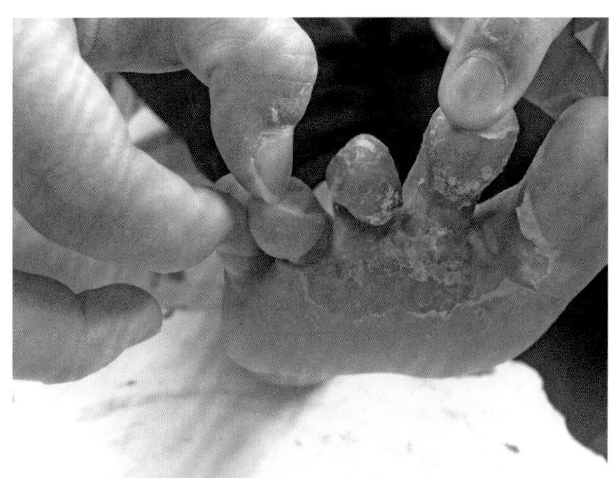

图 5-8-5 足癣

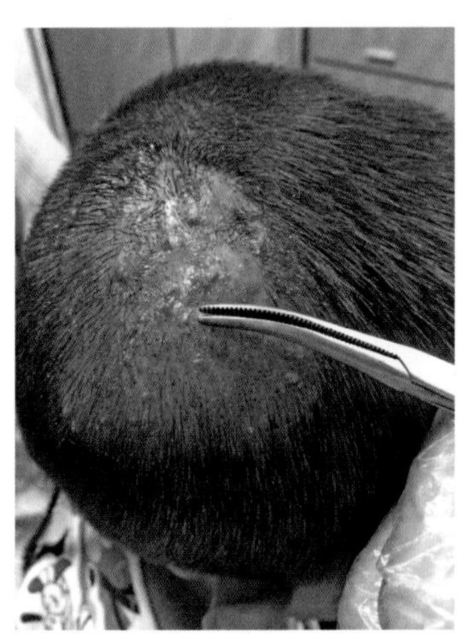

图 5-8-6 头癣标本采集

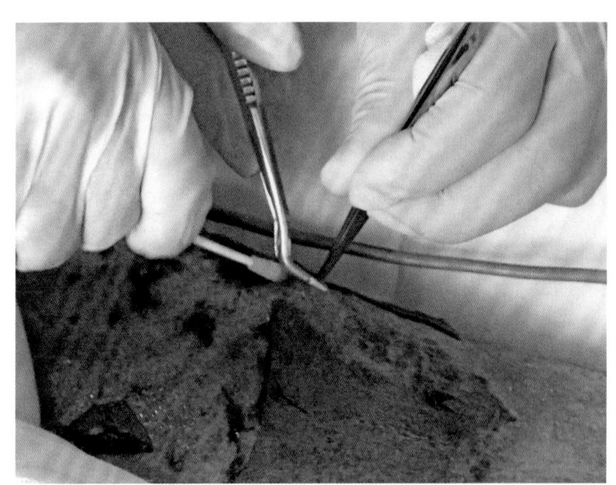

图 5-8-7 皮下组织标本采集

（二）取材方法

透明胶布粘贴法适用于新生的花斑糠疹、体癣、头癣等类型，余者以刮取法为宜。在要刮取皮屑的部位事先滴一无菌生理盐水，润湿皮屑再刮样，会比较容易刮取且皮屑碎屑不易扬起，有利于生物安全防护。

（三）取材部位的深浅

对于花斑糠疹和病程短未经抗真菌治疗的类型，取皮屑的浅层即可；反之则应加取皮屑的深层为宜，如角化过度型等。

（四）标本量

尽可能多取一些标本，如果需要可将标本分开，多盖一张盖玻片。

（五）其他

是否已经使用了抗真菌药物和用药的时间长短，都可能对镜检结果有影响。关于采样工具的选择，选择合适的采样工具，采集到所需的样本是必要的。

二、样本的前处理

（一）痰标本

需加入等体积的痰液化剂或 4% NaOH 溶液对标本进行液化处理 15～20 min，2 500 g 离心 10 min，取沉渣直接镜检。

（二）组织标本

在生物安全柜内，无菌方式将组织切成半个芝麻粒大小，也可用碾磨器将其碾碎，再接种和压片。要注意考虑毛霉目真菌感染的标本不能进行碾磨处理，只能切成小块镜检或接种。

三、制片

（一）浮载液及作用温度和时间的选择

浮载液的成分如：有 10% KOH 水溶液，但添加二甲亚砜的溶液作为浮载液镜检效果较好，可用二甲亚砜溶液加入浮载液(配制方法：二甲亚砜溶液 40 ml，甘油 10 ml，KOH 晶体 10 g，无菌蒸馏水 50 ml；也可以不加甘油，用二甲亚砜溶液 40 ml，KOH 晶体 10 g，无菌蒸馏水 60 ml)中，对真菌进行直接镜检，使镜下背景清晰，形态易于辨认。不能用过期、失效的试剂，新配制的 KOH 水溶液要盛装在塑料瓶中，并检查其有效性。合适的温度可加速浮载液溶解上皮细胞的速度，一般以 50～55 ℃为宜，温度过高易使真菌的有形成分破坏，过低又不利于上皮细胞溶解。不同的温度下，浮载液作用完全的时间是不同的，一般以 55 ℃条件下，浮载液作用 3～5 min 即可开始镜检。可以在酒精灯上将载玻片稍加热，盖上盖玻片后不要忘了将片子压薄一些，以免标本过厚，出现漏检。

（二）染色方法

染色前先用 95%酒精固定标本涂膜。①乳酸酚棉蓝或亚甲蓝染色。②墨汁染色(新型隐球菌)。③革兰染色。④吉姆萨染色(骨髓涂片中的荚膜组织胞浆菌或马尔尼菲篮状菌)。⑤PAS 染色、HE 染色(组织病理)。⑥六胺银染色(多用于耶氏肺孢子菌)。⑦钙荧光白染色。

四、阅片

认真仔细地查找全片，对可疑的、难辨认的或较严重的病损，若低倍镜下未见真菌，需要用高倍镜再浏览一遍，不要漏检真菌孢子，尤其是成串的孢子有显著的临床意义。10% KOH 水溶液作用下真菌孢子呈淡蓝色折光，须与脂肪颗粒等鉴别。对皮损表现为灰白色花斑的花斑糠疹而言，当不确定镜下形态是否为真菌孢子时，可改用染色的方法进行检查才不易漏检。糠秕马拉色菌经亚甲蓝染色后呈中央稍淡的蓝色油性折光，易于辨认。荧光染色观察真菌横隔最为清晰，可区分有隔菌丝和无隔菌丝，也可提高真菌镜检阳性率，且毛囊虫亦可显色。见图 5-8-8 至图 5-8-17。

五、显微镜的使用

遮光器调节光线的强弱，必须根据所使用的物镜调节光圈，使用低、高倍镜时必须将遮光器调到最右边，使用油镜时才将遮光器调到左边，并将聚光镜调移至最上方。另外，使用低倍镜时必须将光线亮度调到相对较暗的程度，以免折光性较弱的菌丝被漏检。

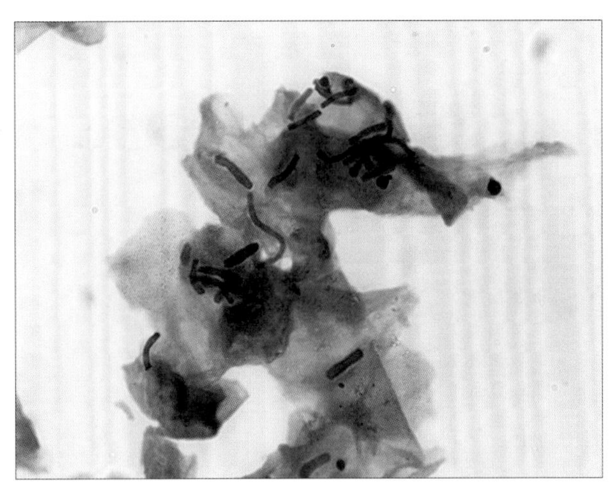

图 5-8-8　糠秕马拉色菌：皮屑，亚甲蓝染色，×1 000

图 5-8-9　糠秕马拉色菌：皮屑，乳酸酚棉蓝染色，×1 000

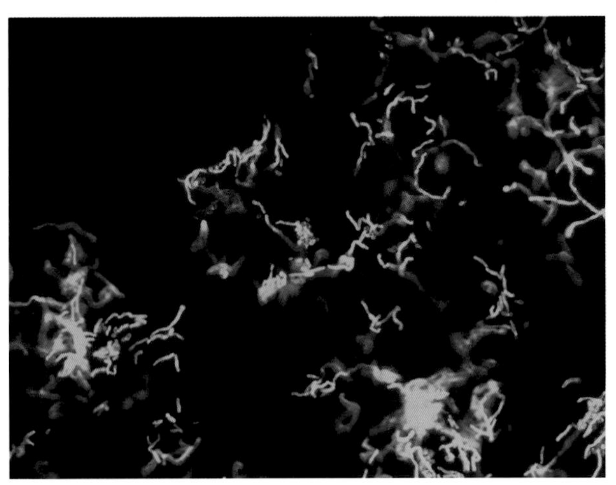

图 5-8-10　糠秕马拉色菌：皮屑，钙荧光白染色，×400

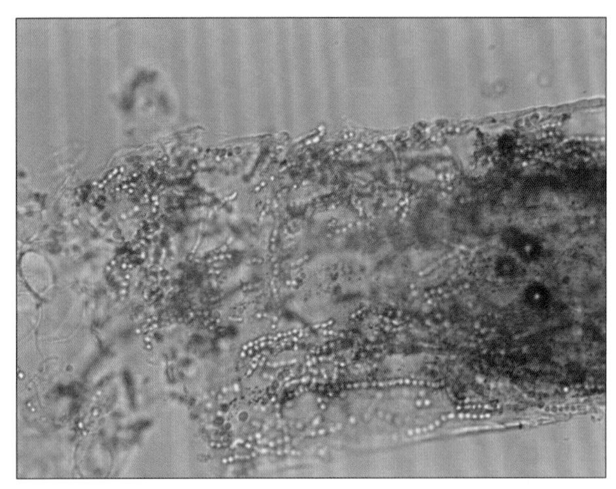

图 5-8-11　念珠菌菌丝：毛发，10% KOH，×100

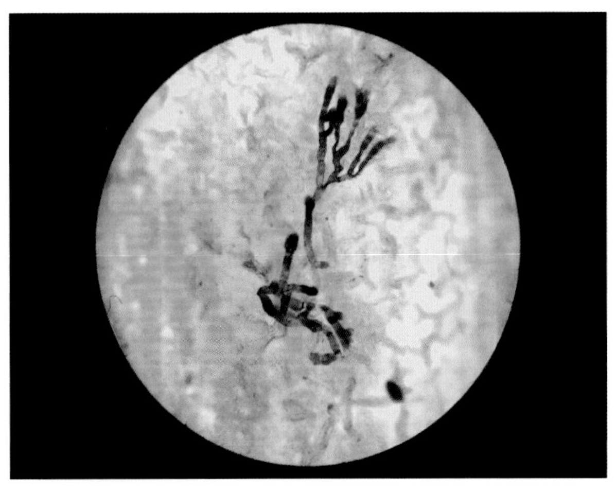

图 5-8-12　曲霉菌丝：痰，六胺银染色，×400

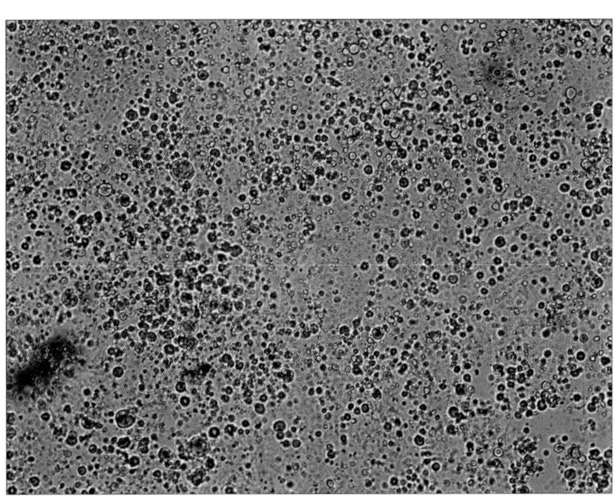

图 5-8-13　球形孢子丝菌：皮下组织，10% KOH，×400

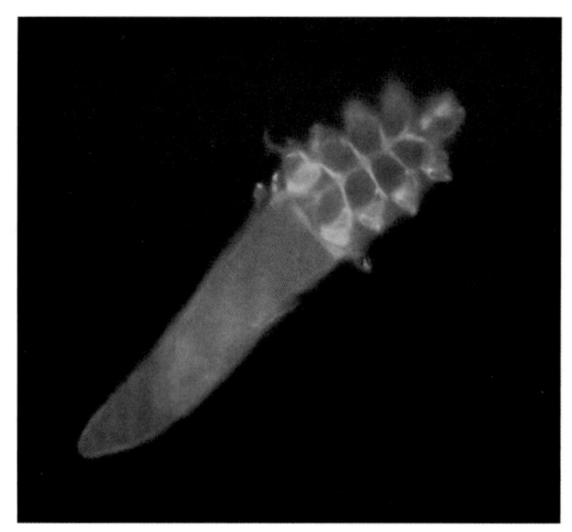

图 5-8-14 蠕形螨:鼻部挤压分泌物,钙荧光染色,×100

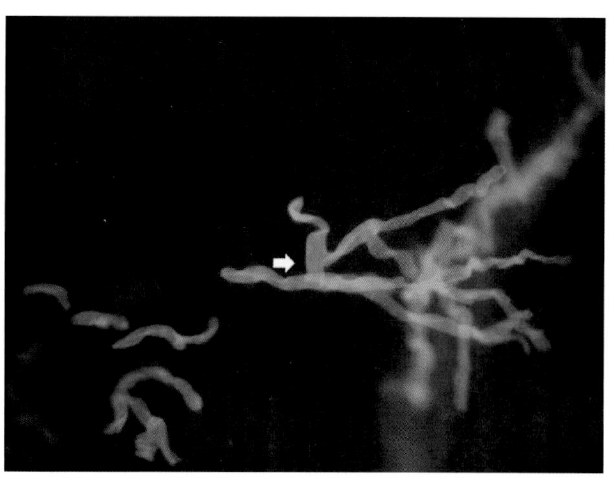

图 5-8-15 毛霉目菌丝:肺组织,钙荧光白染色,×400

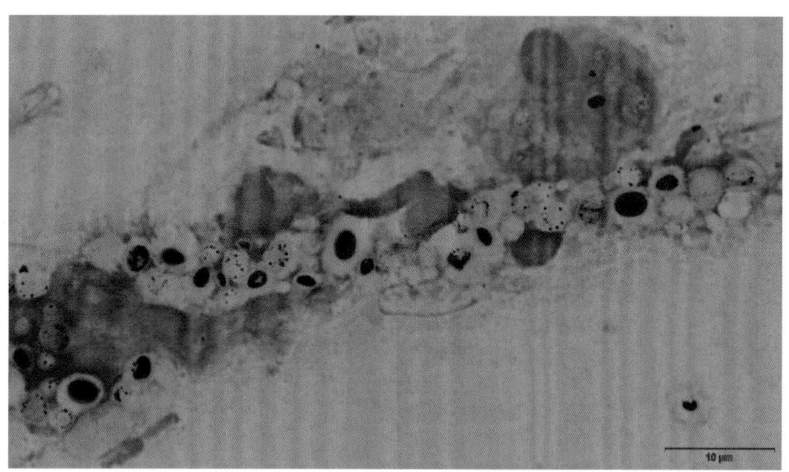

图 5-8-16 新型隐球菌:肺组织,革兰染色,×1 000

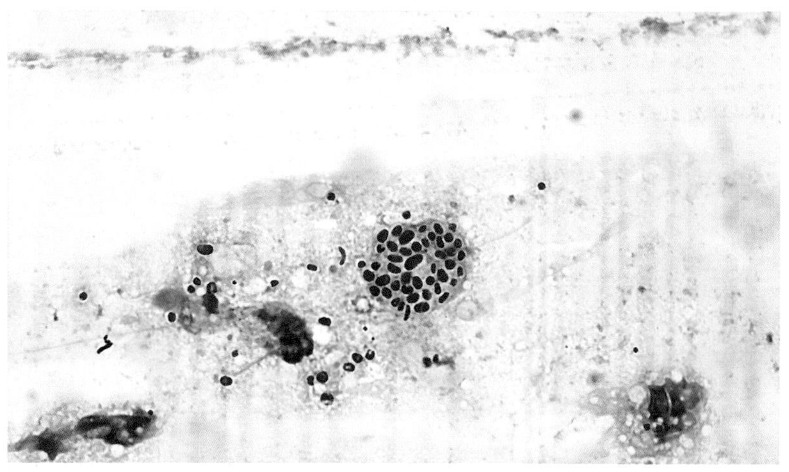

图 5-8-17 马尔尼菲篮状菌:皮肤组织,革兰染色,×1 000

六、技术人员要求

微生物技术人员要有丰富的基础知识,做事认真细致,特别要有耐心,要知识面广、考虑问题全面,要有积极进取的精神、敬业精神和团队协作精神。

七、结果判断

在临床标本中找到真菌丝(透明菌丝、着色菌丝、毛霉目菌丝),报告查见真菌菌丝,合格标本真菌直接镜检阳性结果表示真菌感染可能性大,尤其是连续二次合格标本,真菌直接镜检阳性有确诊价值。

1. 有诊断意义,如浅部真菌病、隐球菌病、皮肤黏膜念珠菌病等。

2. 代表组织相,直接镜检看到的真菌形态就是该真菌的组织形态,如念珠菌属的假菌丝、浅部真菌的厚壁孢子等;确定某些真菌属或种,如皮肤癣菌、曲霉等。

3. 判断某些真菌种的致病性,如在皮肤感染的诊断中,只有在标本直接镜检或病理切片中看到并确定曲霉菌的形态成分,才能确定皮肤曲霉菌的感染,否则不能仅凭培养生长曲霉菌就报告曲霉菌感染,这往往是污染所致,除非有直接镜检的支持。皮肤曲霉菌的感染不是没有,但确实少见。

4. 有时真菌镜检时可通过菌丝和孢子的形态特点,确定病原菌,如:

(1) 念珠菌:分枝处有缩窄的假菌丝和出芽孢子;

(2) 新型隐球菌:墨汁染色中带透亮荚膜的球形孢子;

(3) 曲霉菌:有隔的竹节状菌丝,呈45°分枝,有时可见顶囊结构;

(4) 毛霉目真菌:宽大无隔、易折叠、飘带样透明菌丝;

(5) 马拉色菌:短的腊肠样菌丝和圆形或轴形孢子;

(6) 紫色毛癣菌:毛发内串珠状菌丝或皮损内较单薄的圆形孢子;

(7) 着色真菌:金黄色或棕色的厚壁孢子。

5. 尽早确定病原菌的菌种对抗真菌药物的选择具有重要的意义,某些菌种存在天然耐药性。若在任何无菌体液或内脏组织中检出真菌,应及时以危急值形式通知临床。

八、注意事项

1. 真菌直接镜检有其局限性:采集时间、部位和质量等而有所不同。直接镜检阴性不能完全排除真菌感染的诊断,其结果需结合临床症状、培养结果、其他检查及临床用药疗效综合判断。

2. 需避免假阳性结果,如脂肪微粒与出芽孢子混淆,脑脊液中淋巴细胞当成新型隐球菌等,因此需要在工作中不断总结提高。

3. 真菌直接镜检的结果结合标本类型往往可以质证培养的菌种,强调真菌培养结果必须与标本真菌直接镜检相结合。

九、质量控制

1. 盖玻片和载玻片须经清洁干燥处理,即使使用一次性盖玻片也应过酒精灯火焰烧灼处理,以免环境中真菌污染导致假阳性。

2. 每日在制备KOH压片时,制备一张仅加10% KOH溶液的玻片镜检作为试剂的空白对照。

3. 以ATCC 90028作为阳性质控菌株,每日检查10% KOH溶液真菌镜检的有效性。

4. 每日应检查10% KOH溶液,如果形成云雾状沉淀,应更换试剂或重新制备,10% KOH溶液应盛装在塑料瓶中。

5. 染色试剂需检查其试剂质量和有效期,每日染色须设阴、阳性对照。

(帅丽华)

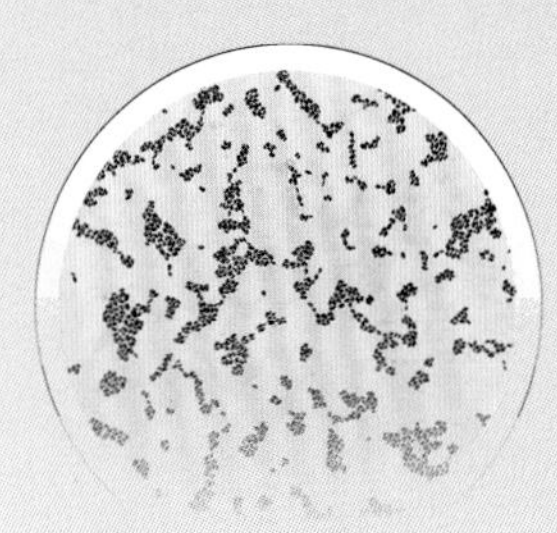

第六章 肺孢子菌检测

一、概述

肺孢子菌(*Pneumocystis*)广泛存在于自然界,动物宿主仅限于人和哺乳动物。肺孢子菌的发现非常曲折,肺孢子菌因为具有类似原虫的生活史、不能在真菌培养基上生长、对大多数抗真菌药物不敏感,但是对抗原虫药物敏感等特点,所以一度被认为这是一种原虫,人们一直称之为"肺孢子虫"。1909 年,Chagas 等在实验豚鼠肺组织中发现了含有 8 个孢子的包囊,他认为这是锥虫生活史中的变异体。1910 年,Carinii 首次对寄生于感染路氏锥虫的大白鼠肺组织中的虫体作了基本描述,为纪念 Carinii 的发现,所以该病原体被命名为"卡氏肺孢子虫"(*Pneumocystis carinii*)。到了 20 世纪 50 年代,Jirovec 首次从人类肺炎患者尸解的肺组织中分离到该病原体,并将该疾病命名为"卡氏肺孢子虫肺炎"(Pneumocystis carinii pneumonia, PCP),一直到 1988 年,16S rRNA 基因分析才强烈提示肺孢子菌是一种真菌。2001 年,在美国机会性原生生物国际研讨会上,正式将寄生于人体的肺孢子菌命名为耶氏肺孢子菌(*Pneumocystis jiroveci*)。

基于最新的研究和分类系统,肺孢子菌归类为真菌界(Fungi)、子囊菌门(Ascomycota)、外囊菌亚门(Taphrinomycotina)、肺孢子菌纲(Pneumocystidomycetes)、肺孢子菌目(Pneumocystidales)、肺孢子菌科(Pneumocystidaceae)、肺孢子菌属(*Pneumocystis*)。根据国际植物命名法规,有 5 种肺孢子菌已被正式命名:寄生于人体的耶氏肺孢子菌(*Pneumocystis jiroveci*);寄生于大鼠的卡氏肺孢子菌(*Pneumocystis carinii*)和瓦氏肺孢子菌(*Pneumocystis wakefieldiae*);寄生于小鼠的鼠肺孢子菌(*Pneumocystis murina*)和寄生于兔的兔源肺孢子菌(*Pneumocystis oryctolagi*)。

John J. Ruffolo 博士提出了假定的肺孢子菌的生命周期(图 6-1),用于肺孢子菌的各种物种。无性

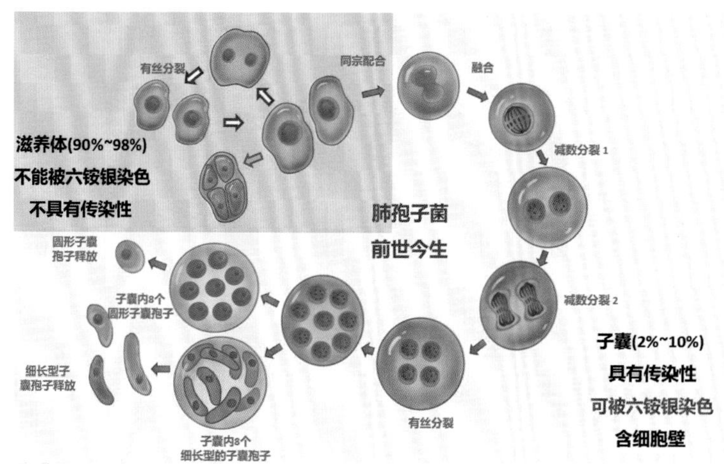

图 6-1 假定的肺孢子菌生命周期

期:滋养体通过有丝分裂复制。有性阶段:单倍体滋养体同宗配合并产生合子或孢子母细胞(包囊前体)。受精卵经历减数分裂和随后的有丝分裂以产生 8 个单倍体细胞核(包囊/子囊孢子)。子囊孢子呈现出不同的形状(例如球形和细长形)。推测释放是通过细胞壁中的裂隙发生的。释放后,空的孢子壳通常会塌陷,但会保留一些残留的细胞质。

肺孢子菌至今仍不能在哺乳动物体外进行培养,检测肺孢子菌常用的染色方法有甲苯胺蓝染色、六胺银染色、吉姆萨染色、Diff-Quik 染色、免疫荧光技术等。其中前 2 种染色方法只能检出肺孢子菌包囊,后 3 种可同时检出包囊和滋养体。甲苯胺蓝染色和 Diff-Quik 染色仅能缩短染色时间,不能提高灵敏度。免疫荧光技术快速方便,现逐渐被采用,其灵敏度高,但存在假阳性。

近年来,DNA 探针、rDNA 探针和 PCR 技术等已试用于肺孢子菌肺炎的诊断,显示出较高的敏感性和特异性,可检出 10 个拷贝的靶 DNA,对常见的呼吸道病原体无假阳性。目前采用支气管肺泡灌洗液、咳痰、诱导咳痰、口咽部冲洗液、鼻咽吸引液、血清或血液等标本,检测肺孢子菌的 DNA。分子生物学检测常用的引物主要来自 mtrRNA 基因、rRNA 内部转录间隔区(ITS)基因、二氢叶酸转移酶(DHFR)基因、胸腺嘧啶合成酶(TS)基因、18SrRNA 基因、5SRNA 基因、线粒体大亚基 rRNA 基因、主要表面糖蛋白(MSG)基因等。ITS 和 18SrRNA 的敏感性较好。ITS 的 PCR 方法特异性最高。PCR 与传统染色法和免疫荧光法比较,它的突出优点在于检测非创伤手段采集的标本,尤其是已经实施 PCP 预防性用药的病例。在检测诱导痰标本时,PCR 的敏感性较免疫荧光法高出 38%~52%;对未经治疗、标本质量较高的标本,敏感性可达 100%。用肺孢子菌热休克蛋白 70 检测艾滋病患者,实时定量 PCR 显示 98%敏感性、96%特异性,能分辨患者是否为 PCP 感染期。

耶氏肺孢子菌为真核单细胞生物,整个生活史有三种主要形态,滋养体、包囊前体和包囊。小滋养体为圆形,直径 1.2~2.0 μm,内含 1 个核;大滋养体呈多态形,2.0~5.0 μm,内含 1 个核;滋养体染色较浅或不易着色,胞质为浅蓝色,胞核为深紫色。经瑞氏染色呈现云雾状、云朵状,成簇出现,类似簇状分布的血小板,油镜下难以辨认。包囊前体为近圆形或卵圆形,大小为 3.0~5.0 μm,囊壁较薄。包囊呈圆形,直径为 4~6 μm,略小于红细胞,内含 2、4 或 8 个卵形至梭形的囊内小体,各有 1 个核。包囊与滋养体的比例为 1∶10。

血清或肺泡灌洗液中乳酸脱氢酶(LDH)水平可用来检测 PCP 的诊断和治疗,还能用于判断预后,有文献报道 100%的患者 LDH>250 U/L,但是许多患者合并其他疾病,限制了 LDH 在 PCP 中的意义。

二、标本采集和处理

病原学检查可取痰液、气管分泌物、支气管肺泡灌洗液(BALF)及肺组织活检(TBLB)等。尽管手术获取肺组织活检是金标准,但是在临床很少用到。目前应用最广泛的是经纤维支气管镜肺活检和支气管肺泡灌洗液检查,阳性率可达 70%以上。

1. 痰液检查:收集 24 h 痰液,对干咳、少痰患者可用超声雾化诱发刺激患者咳嗽来获得痰液,获取的标本可用 NaOH 处理后离心取沉渣染色镜检。痰液检查方便,且安全无损伤,易被患者接受。但检出率不是很高(30%左右)。

2. 支气管肺泡灌洗液检查

(1) 首先经活检孔通过一细硅胶管向需要灌洗的肺段注入 2%利多卡因 1~2 ml,做灌洗肺段局部麻醉。

(2) 然后将纤支镜顶端紧密楔入段或亚段支气管开口处,再经活检孔通过硅胶管注入 37 ℃灭菌生理盐水 100~300 ml,3~5 等分,每次 30~60 ml。

(3) 立即用低于 100 mmHg(1 mmHg=0.133 kPa)负压吸引回抽灌洗液。回抽过程中应对负压进行调整,以避免明显的呼吸道塌陷。回抽率(回抽的灌洗液体积与注入液体的体积之比)至少为 5%,最优回抽率>30%。如果回抽率<5%,应立即中止操作,以避免增加患者的风险。

(4) 立即用双层无菌纱布将回收液体过滤以除去黏液,并记录总量,若疑似肺孢子菌感染,不过滤。

(5) 支气管肺泡灌洗液采集与运输要求

1) 所需标本的最小体积为 5 ml,最佳的体积为 10~20 mL。

2) 应避免使用容易吸附细胞的容器,可选择硅树脂包被的玻璃容器、聚丙烯或其他塑料设计的悬浮组织培养容器等。

3) 由于生理盐水缺乏细胞新陈代谢所需的营养,不利于细胞的存活以及形态完整性的维持,因此对运输时间及运输方式有严格的要求。在营养差的介质中(如生理盐水),应在 1 h 内完成制片,不能立即进行分析的肺泡灌洗液标本应离心后,将细胞重悬于营养培养基(如 MEM+25 mol/L HEPES 或 RPMI1640+25 mol/L EPES)内,4 ℃冷藏 24 h 内完成分析,超过 24 h 的标本不建议再用于分析。

(6) 注意事项:由于灌洗液并不是机体内自然生成的,不适当的灌洗技术可能得到的是支气管的灌洗液,而不是肺泡的灌洗液样本,导致最终分析结果不可靠。通常情况下,送检标本中出现鳞状上皮细胞提示其被上呼吸道分泌物污染;若出现大量支气管纤毛上皮细胞,则提示远端气道采样可能不充分。

(7) 涂片制作:①单次离心制片:标本混匀后取 10 mL 于刻度离心管内,RCF 为 400 g 水平离心 10 min,取沉渣及絮状物制片,推片法制 6 张涂片,自然晾干。对于黏稠的标本可使用拉片法制片。②二次离心制片方法为:标本混匀后取 10 mL 于刻度离心管内,RCF 为 400 g 水平离心 10 min,取沉渣及絮状物加入至细胞离心涂片适配器中,200 g 离心 10 min,完成后取出自然晾干,可根据实际情况制作多张玻片。推荐使用二次离心的制片方法。

3. 经支气管镜取肺组织标本检查:灵敏度较高,如患者能耐受纤维支气管镜检查时,应首先考虑采用。病原学诊断应用无创伤性标本检出率低,用肺活检组织等创伤性标本虽然可提高检出率,但可产生严重并发症,不易为患者和临床医生所接受。

三、染色及镜检

(一) 吉姆萨染色

吉姆萨(Giemsa)染色是最基本的染色方法,操作简便,但灵敏度极低。囊壁不着色,胞质呈浅蓝色,核为蓝紫色。经吉姆萨染色的耶氏肺孢子菌,在油镜下像骨髓涂片瑞氏染色的“中、晚幼红细胞”。包囊分为未成熟、成熟和囊内小体逸出等 3 种类型。包囊圆形,囊壁不着色,囊内小体 4~8 个,呈紫红色,查见 8 个囊内小体的包囊为确诊的依据。吉姆萨染色的缺点是滋养体与周围组织的颜色接近,对比性差,易漏检。

注意事项:镜检时,先低倍镜寻找云雾状、蓝紫色片状或块状结构,再转换油镜观察。

(二) 甲苯胺蓝染色

经甲苯胺蓝染色后包囊壁呈蓝红色或暗紫色,囊内小体不着色,包囊周围的背景呈淡蓝色,对比性较好,易于区分,但不能辨别出滋养体。该方法操作简便、快速。

(三) 瑞-吉染色

(1) 先低倍镜扫描,寻找斑片云雾状分布的不规则团块,此团块通常是由滋养体及包囊聚集而成,呈灰蓝色或灰红色,调节小螺旋可见许多针尖样大小的紫红色或紫灰色颗粒,分布于团块之中。

(2) 用油镜进行形态学辨认鉴定,发现典型的包囊结构方可诊断。

(3) 滋养体形态呈圆、椭圆或不规则形,直径 1~5 μm,胞质呈灰蓝至蓝色,核紫红色。滋养体多呈云絮斑片状。包囊直径 5~8 μm,形态呈圆、类圆形,囊壁不着色,囊内见 4~8 个囊内小体,呈玫瑰花状或不规则排列。每个囊内小体含 1 个核,呈紫红色。囊内小体胞质染浅蓝色,不易观察。见图 6-2 至图 6-6。

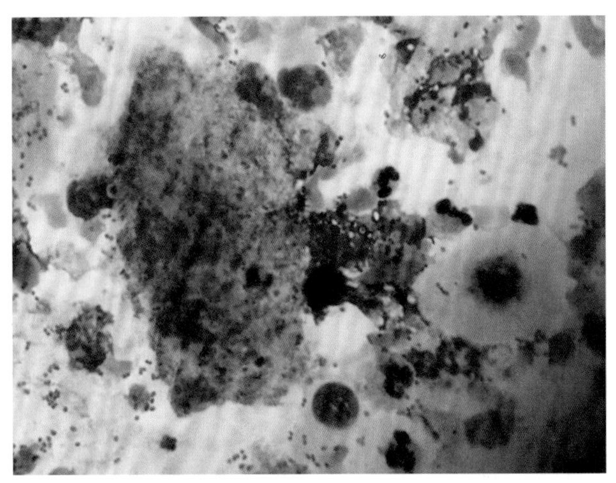

图 6-2 耶氏肺孢子菌:肺泡灌洗液,瑞氏染色,×1 000

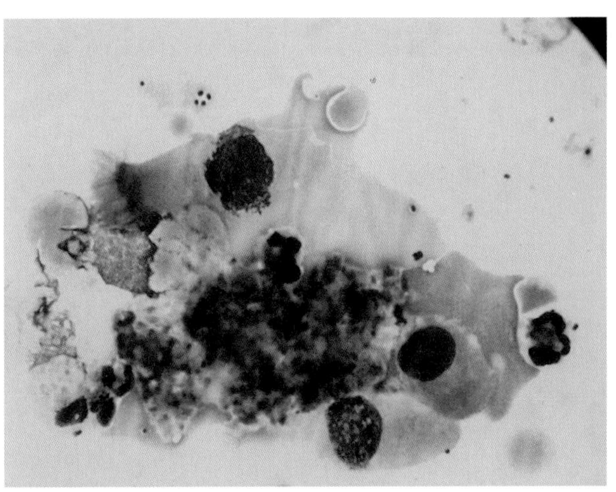

图 6-3 耶氏肺孢子菌:肺泡灌洗液,瑞氏染色,×1 000

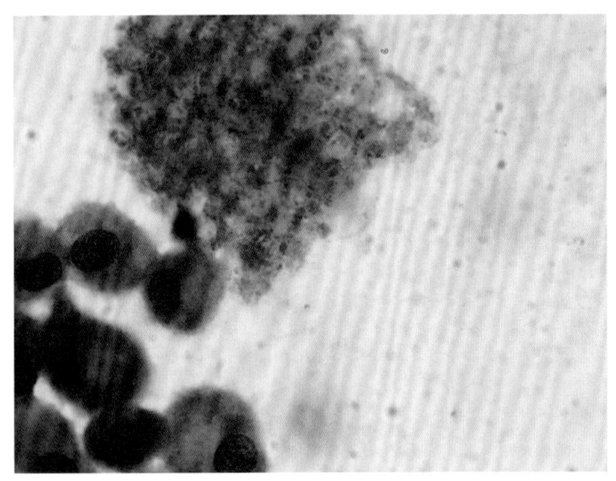

图 6-4 耶氏肺孢子菌:肺泡灌洗液,瑞氏染色,×1 000

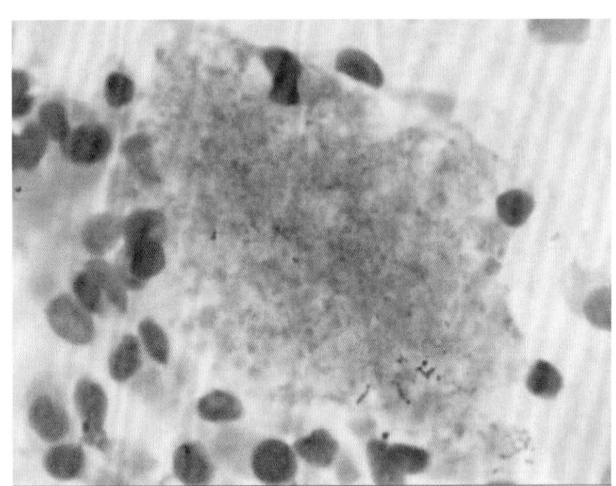

图 6-5 耶氏肺孢子菌:肺泡灌洗液,瑞氏染色,×1 000

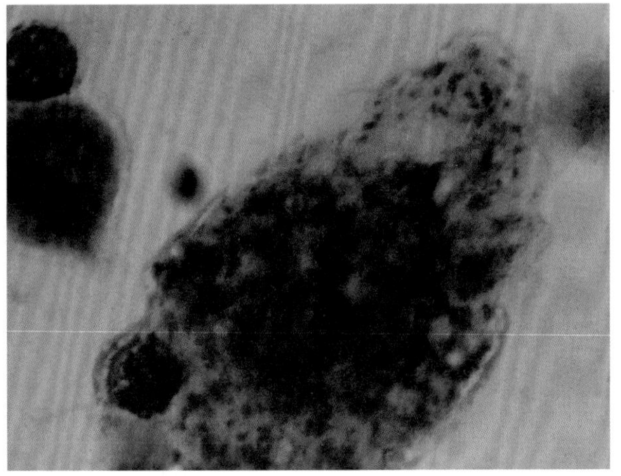

图 6-6 耶氏肺孢子菌:肺泡灌洗液,瑞氏染色,×1 000

(四) 六胺银染色

六胺银染色是检查包囊的最好方法。染色后在油镜下观察,包囊呈圆形、椭圆形或月牙形,囊壁染成褐色或黑色,多呈塌陷形空壳或乒乓球样外观。若囊内小体逸出,空囊形成括弧样结构,是囊壁局限性增厚形成的,这是肺孢子菌(PC)特征性的标志,具有诊断价值。囊内容物不着色。由于括弧样结构只出现在部分包囊,当感染度低时,以此标志作为判断标准,易导致漏检。标本经六胺银染色后,部分包囊形态不规则,可能是由于染色过程中加温导致包囊变形,或其他原因。因此,建议用恒温电热板进行加热,比在酒精灯上加热容易控制温度与时间。六胺银染色的缺点是操作复杂且费时,同时做吉姆萨染色可提高特异度。

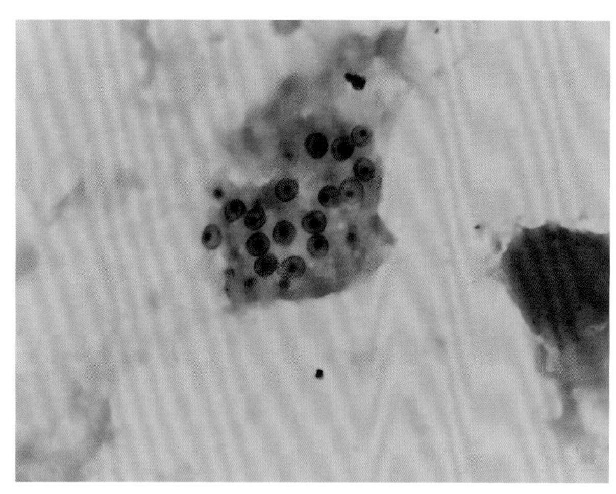

图 6-7 耶氏肺孢子菌:肺泡灌洗液,六胺银染色,×1 000

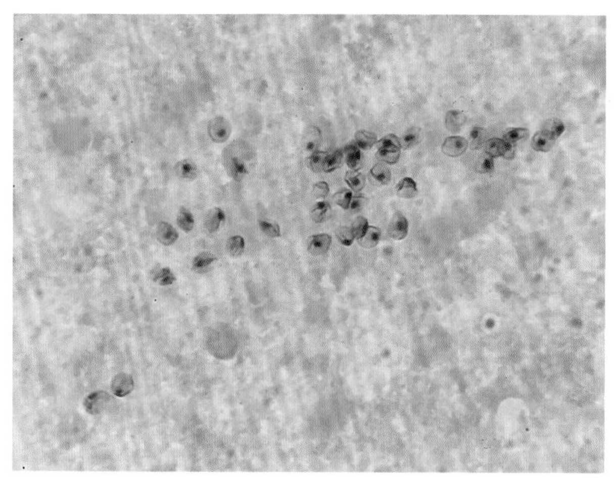

图 6-8 耶氏肺孢子菌:肺泡灌洗液,六胺银染色,×1 000

(五) 免疫荧光染色

免疫荧光染色是一种使用荧光抗体或染料来检测细胞内靶抗原的染色技术。

包囊具有明显的细胞壁,单个的呈大圆形至椭圆形的结构,也可见成簇典型的结构。一些包囊主要在外围发出荧光,而其他包囊均匀发出荧光。单个包囊通常在中间出现褶皱或折痕包囊。有时也可以看到"类括号"结构。

图 6-9 耶氏肺孢子菌:肺泡灌洗液,荧光染色,×1 000

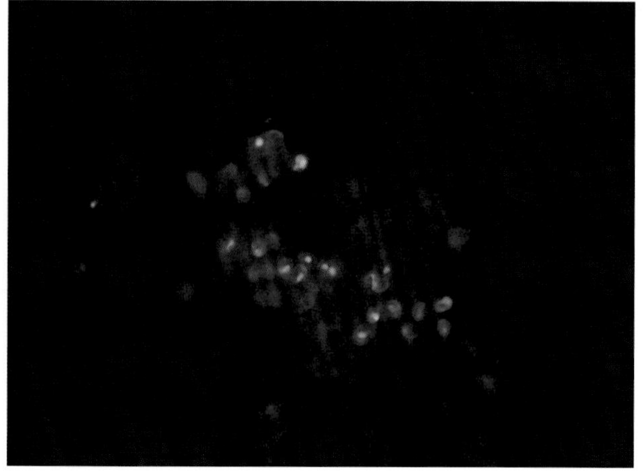

图 6-10 耶氏肺孢子菌:肺泡灌洗液,荧光染色,×1 000

四、结果报告

从患者痰液、支气管肺泡灌洗液、胸腔积液中,检出耶氏肺孢子菌的滋养体或包囊是诊断肺孢子菌肺炎的直接证据。

五、致病性

肺孢子菌可引起严重的肺孢子菌肺炎(PCP),本病多见于营养不良和身体虚弱的儿童、血液病、器官移植、抗癌化疗和先天性免疫缺陷病的患者。近年来成为艾滋病患者常见的并发症,在美国 HIV 感染/AIDS 患者 PCP 发生率高达 60%。肺孢子菌也可引起中耳炎、肝炎和结肠炎等。此外,慢性阻塞性肺病也与 PCP 有关,尤其与肺孢子菌定植有密切关系。若不治疗,PCP 的死亡率为 100%。虽然 PCP 病死率较高,但早期诊断并及时治疗 70%~77%患者可望治愈,因此 PCP 早期诊断显得尤为重要。

(李向宇　徐春晖)

参考文献

1. 刘秋颖,司小北,安春丽. 肺孢子虫(菌)的分子生物学研究进展——纪念发现百年历史[J]. 中国寄生虫学与寄生虫病杂志,2010,28(4):297-300.
2. 李小丽,肖红丽,王婧. 肺孢子菌肺炎的诊断[J]. 中国医刊,2008,43(6):9-11.
3. 陈敬捷,李勇,何晗,等. 艾滋病合并耶氏肺孢子虫(菌)肺炎的实验室诊断[J]. 中国寄生虫学与寄生虫病杂志,2011,29(3):176-178.
4. 李健健,杨绍敏. 艾滋病合并卡氏肺孢子菌肺炎的诊断方法研究进展[J]. 中国真菌学杂志,2009,4(3):186-192.
5. 翁心华,朱利平. 关于肺孢子虫的命名与分类[J]. 国外医学(微生物学分册),2003,26(3):40,43.
6. 翁心华. 卡氏肺孢子虫的重新命名与分类[J]. 中华内科杂志,2005,44(9):717.
7. 贾文祥. 医学微生物学[M]. 2 版. 北京:人民卫生出版社,2010:449-450.
8. Stringer JR, Beard CB, Miller RF, Wakefield AE. A new name (Pneumocystis jiroveci) for Pneumocystis from humans [J]. Emerg Infect Dis, 2002,8(9):891-896.
9. Meyer KC, G Raghu, RP Baughman, et al. An official American Thoracic Society clinical practice guideline: the clinical utility of bronchoalveolar lavage cellular analysis in interstitial lung disease [J]. Am J Respir Crit Care Med, 2012, 185(9):1004-1014.
10. Clinical Laboratory Standards Institute. Body fluid analysis for cellular composition; Approved guideline. CLSI document H56-A [M]. Wayne, PA: CLSI, 2006:1-112.

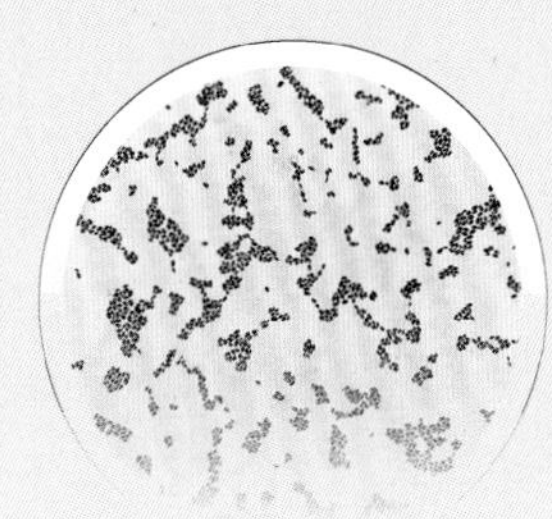

第七章 真菌培养

一、概述

一般认为除了皮肤、毛发等浅部感染的真菌外，深部组织、器官及系统性感染的真菌等都视为深部真菌，包括念珠菌、曲霉、暗色真菌、双相真菌等。深部真菌感染可呈局限性，亦可播散感染，通常较为凶险，严重者可致命。因此，深部真菌感染可称为侵袭性真菌感染。深部真菌的培养对于后续的鉴定、药敏、治疗等至关重要，当一份标本中怀疑有真菌病原菌时，应该进行培养。从标本中分离出真菌是诊断真菌感染的最直接可靠的证据，并且可以评估体外药物敏感性。当用于培养和直接显微镜检查的标本量不足时，应优先进行培养，因为培养是检测真菌更敏感的方法。标本的处理、培养基的选择、培养温度、培养时间等因素都会影响深部真菌的分离。目前，除肺孢子菌、鼻孢子菌和链状芽生菌等少数病原菌外，绝大多数的真菌都可进行体外人工培养。

随着医疗水平的提高，激素、免疫抑制剂、化疗药物的广泛使用，器官移植人群的逐渐增多，这些因素都会导致宿主免疫功能受损，以至于条件致病真菌或曾经不认为可致病的真菌都可以导致机体感染。因此，对于培养分离出的真菌都应认真对待，不可轻易视为污染菌。

二、影响真菌检出的因素

1. 培养温度：临床常见绝大多数真菌的最适生长温度为 30 ℃，如果实验室没有 30 ℃的培养箱，可将培养物放置于室温培养（25 ℃）。申克孢子丝菌复合群例外，在 27～28 ℃时生长最快，30 ℃也可良好生长。当怀疑有双相真菌感染时，需同时在 35～37 ℃培养。一些霉菌可以在较高温度下生长，如烟曲霉可耐受 55 ℃，根毛霉属可在 54～58 ℃时生长，伞状横梗霉复合群最高生长温度为 45～50 ℃，利用不同的生长温度可以实现种间的辅助鉴别。

2. 培养时间：真菌的培养时间与细菌比相对较长，可根据培养目的来决定培养时间。鹅口疮、阴道炎及中段尿分离念珠菌使用显色培养基，培养时应至少生长 48 h，不超过 72 h。对于绝大多数的真菌应在培养 4 周后无检出，方可认为培养阴性。如怀疑有双相真菌感染，应培养 8 周方可报告。培养最初的两周应每 2～3 d 观察 1 次，后每周观察。

3. 抑菌剂：为了抑制快速生长的腐生型真菌过度生长而不影响主要致病真菌的检出，可在培养基中添加放线菌酮，但同时也会抑制某些致病真菌或条件致病真菌的检出，如新型隐球菌、格特隐球菌、马尔尼菲篮状菌、烟曲霉、帚霉、波氏赛多孢、阿萨希毛孢子菌、多育节荚孢霉、一些念珠菌属及大多数的毛霉门菌属等，为避免漏检，应同时接种无放线菌酮的培养基。对于非无菌部位来源的标本，由于其中混有细菌，为了避免其污染，会向培养基中添加抗生素以实现选择性分离目的，如氯霉素、庆大霉素或其他抗生素。但需要注意的是，标本中的需氧放线菌会受到抗生素的抑制而漏检。因此，如果怀疑有诺卡菌属或其他丝状细菌感染，可考虑接种无添加抗生素的培养基进行分离。

4. 培养基：真菌常用的培养基种类众多，如沙保罗葡萄糖琼脂、马铃薯葡萄糖琼脂、察氏琼脂、抑制性霉菌琼脂、脑心浸液琼脂、念珠菌显色琼脂等。其中，国内使用最为广泛的是沙保罗葡萄糖琼脂和念珠菌显色琼脂。相对霉菌而言，分离效果最好的是抑制性霉菌琼脂，特别是对毛霉目、温度型双相真菌及暗色真菌，分离效果明显优于沙保罗葡萄糖琼脂。对生长条件较为苛刻的温度型双相真菌，推荐使用富含营养的培养基，如脑心浸液琼脂。如添加抗生素效果更好，可以消除细菌的污染而支持真菌的生长。富含血液的培养基可以促进苛养双相真菌的生长，但会抑制霉菌相的产孢。从成本角度考虑，固然是使用尽可能少的培养基而最大限度地分离标本中的致病菌。但为了不漏检可能的致病菌，无疑联合使用多种培养基的效果最为理想。这需要结合本地区的患者人群组成、真菌流行病学、经济状况等多方面因素综合考虑。

5. 样本处理：样本的处理对于后续的培养至关重要，接种是否及时、液体标本是否离心，接种量是否充足，组织标本是否研磨或剪碎等，都与阳性率有直接联系。实验室在接到真菌培养的标本后，应尽可能地快速处理并接种，因为一些真菌在离体后会快速死亡。对于脑脊液、胸腹水、关节积液等液体的标本，都应 2 000 g 离心 10 min 取沉淀接种，接种量以≥0.3 mL 为宜，如脑脊液<2 mL，可以将全部样本直接接种至培养基。如果是组织标本，应进行研磨或剪碎，特别是对细胞内的荚膜组织胞浆菌的释放起重要作用。但如果怀疑是毛霉门真菌感染，则应剪碎组织，因为研磨或匀浆处理会破坏菌丝而降低分离的阳性率。所以，对于一份组织标本，最好的方式是将样本一分为二：一份进行研磨，另一份进行剪碎，再将二者混合后进行接种，可以有效避免上述问题的发生。对于生长有特殊要求的真菌，如马拉色菌属，培养过程中需要添加终浓度为 3%的棕榈酸或 5%的橄榄油以保证菌株的成功分离(厚皮马拉色菌除外)。各种样本类型的处理要点可参见表 7－1。

表 7－1 各种类型样本的处理要点

样本类型	处理	注释
脓肿和伤口	<2 mL 直接接种	如果存在颗粒物，应进行记录颜色，从样本中挑取出颗粒物，用无菌生理盐水清洗后使用两张玻片相互碾压制片进行染色镜检。如果发现真菌成分，将颗粒物清洗碾压后进行接种
	>2 mL 离心	
	如标本有大量黏液，接种前可使用黏液溶解剂进行处理，如 N－乙酰－L－半胱氨酸、5%草酸或二硫苏糖醇	
血液	根据真菌血培养瓶操作流程	不推荐直接检查
无菌体液	<2 mL 直接接种	
	>2 mL 离心	
骨髓(吸出物)	根据真菌血培养瓶操作流程	
骨髓(活检)	剪碎，可参见“组织”	
导管	将导管在平板上滚动，确保导管所有外表面均与平板接触	不推荐直接检查
CSF	<2 mL 直接接种	直接检查可能不够敏感
	>2 mL 离心	
角膜刮片	标记好接种的位置	
耳(外部)	直接接种	
眼(外部)	直接接种	

(续 表)

样本类型	处理	注释
头发	直接接种	
医疗设施	刮擦表面,超声或涡旋震荡以获取生物膜	不推荐直接检查
指甲	剪碎,可参见"组织"	
前列腺液	标记好接种的位置	
下呼吸道支气管刷片	在小容量的无菌容器内进行涡旋震荡	
支气管灌洗液、肺泡灌洗液	直接接种血性或含脓的部位。>2 mL 需离心,如含大量黏液可使用黏液溶解剂进行处理	
痰液	直接接种血性或含脓的部位。>2 mL 需离心,如含大量黏液可使用黏液溶解剂进行处理	
口腔/上呼吸道标本	直接接种,如>2 mL 进行离心	
皮肤刮片、头皮刷片	直接接种,必要时将大块剪碎	
组织	剪碎,如怀疑组织胞浆菌感染同时进行匀浆;将剪碎和匀浆的标本共同接种	标本不推荐直接检查
尿液	如样本>2 mL 需 2000 g 进行离心 10 min,沉淀混匀后进行接种,每块平板 2~3 滴	直接检查可能对前列腺液检验有帮助
阴道/宫颈	直接接种	拭子可直接进行检查和革兰染色

6. 其他因素:适当的湿度也是真菌生长的必要条件,真菌培养箱应保持在 60%以上湿度(可在培养箱底部放置一盘水)。为避免因长时间的培养导致培养基失水干燥而影响最终的检出率,使用斜面培养基可以有效地避免此问题,如使用平板培养基,应确保培养皿(10 mm×100 mm)琼脂的量达到 40 mL,同时用透气的胶布将平板封口,一来可以防止琼脂的水分蒸发,二来可以防止无意打开平板使孢子飞散而污染实验室环境。另外,真菌标本的采集同细菌一样,应尽可能地在患者用药前采集,否则会影响后续的检出率。

综上所述,将真菌成功地从样本中分离并非只是单纯接种平板培养那般简单,需要考虑众多的影响因素。实验室应根据自身的实际情况制订一套合理的操作流程并严格遵照执行,才能最大效率地实现深部真菌的培养。

三、培养方法

根据培养介质形态的不同,真菌培养的方法大体可分为平板培养、斜面培养及玻片培养(小培养)。

1. 平板培养:使用平板培养是大多数实验室采取的方法,因平板有较大的面积,适合念珠菌等酵母样真菌的培养,通过分区划线接种有助于分离单个菌落。平板还适合霉菌的菌落观察,通过点种法培养的霉菌菌落形态清晰,便于观察。但平板培养也有一定的不足:第一,平板在长时间的培养后容易脱水变干,影响培养效率;第二,有霉菌培养出的平板在无意间打开后,大量的孢子极易飞出而污染实验室环境。特别是当怀疑粗球孢子菌等传染性强的真菌感染时禁止使用平板培养。因表面积较大,其自身也容易受到污染。所以,当使用平板培养霉菌时,应使用透气的封袋包装平板,或将平板用透气的胶布封口后进行培养,此两种方法可以有效避免上述问题。应避免使用透明胶带对平板进行封口,如此操作会造成平板内部相对缺氧,影响丝状真菌的生长,导致菌落生长缓慢,影响鉴定。

2. 斜面培养:最常用于霉菌培养,与平板培养基相比,斜面培养基的表面积相对较小,但密封性优于平板培养基,安全性能高,不易干燥,适合霉菌的长期培养。斜面培养基还适用于菌种的保藏。盛装培养基的试管直径应至少20 mm，螺口管帽、平底的试管最为理想。斜面培养基不适合菌落的观察，且不易挑取菌落。在接种液体标本时，为使所接种标本均匀分布在斜面而非积聚在管底，接种后应将试管水平放置24 h后再直立培养。如试管为螺口，避免管帽旋拧过紧，造成相对缺氧环境而影响真菌生长。

3. 玻片培养：又称小培养，是保留和观察丝状真菌真实结构最好的培养方法，主要用于丝状真菌的鉴定。此法培养出的真菌直接沿盖玻片生长，无需转移菌体，可直接进行染色后镜下观察，避免因刮取菌落时破坏菌体原有结构而不易识别形态。需要注意的是，当怀疑感染组织胞浆菌、芽生菌、球孢子菌或斑替枝瓶霉感染时禁止使用小培养。原因是这些真菌具有强烈的传染性和致病性，应尽量降低实验室污染而导致人员感染的风险。实验室常用的小培养方法有琼脂方块法和钢圈法，具体操作步骤见相关章节内容。

（范齐文）

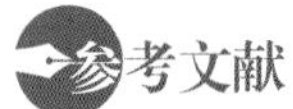

参考文献

1. Scognamiglio T, Zinchuk R, Gumpeni P, et al. Comparison of Inhibitory Mold Agar to Sabouraud Dextrose Agar as a Primary Medium for Isolation of Fungi [J]. Journal of Clinical Microbiology, 2010,48(5):1924 - 1925.
2. Kammeyer P, Al E, CLSI. Principles and Procedures for Detection of Fungi in Clinical Specimens-Direct Examination and Culture; Approved Guideline. CLSI document M54 - A [M]. Wayne, PA: Clinical and Laboratory Standards Institute, 2012.
3. Leber AL. Clinical Microbiology Procedures Handbook [M]. 4th. Chicago: ASM. 2016.

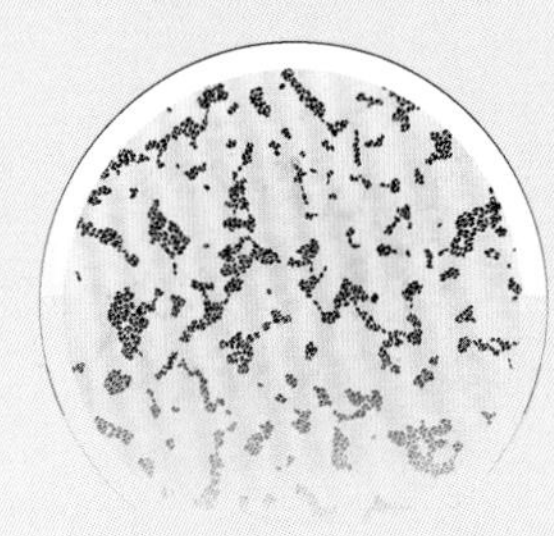

第八章

酵母及酵母样真菌鉴定

酵母菌(*Yeast*)及酵母样真菌是主要以单细胞形式存在的真核微生物，圆形、卵圆形，或在其细胞表面形成芽生孢子。菌落形态大多光滑、湿润，乳酪样或薄膜样，无明显毛样气生菌丝。酵母菌种类繁多，迄今为止已发现至少有 1 500 种，分属于约 150 个属，但能引起致病的只有 20 种左右，包括念珠菌属(*Candida*)、隐球菌属(*Cryptococcus*)、毛孢子菌属(*Trichosporon*)、马拉色菌属(*Malassezia*)、红酵母属(*Rhodotorula*)以及酵母属(*Saccharomyces*)等。其中以念珠菌属和隐球菌属最为常见。酵母菌并不是一个既定不变的而是不断发展的群组，由一群从遗传学角度来讲广泛不相关的真菌组成。酵母菌分属于子囊菌门和担子菌门，子囊菌门包括念珠菌属、酵母属和 *Saprochaete* 属等，担子菌门包括隐球菌属、马拉色菌属、*Pseudozyma* 属、红酵母菌属、掷孢子菌属及毛孢子菌属等。近年来，随着分子生物学技术的不断发展，酵母菌的分类发生了较大的变化。最新的分类学认为：①一些以前公认的酵母菌种实际上是复合群，这些复合群在形态学及生理学方面难以区分，而要借助于 DNA 测序方法对特定的靶位基因测序加以鉴别。某些复合群中的每个成员都给出了不同的名称，如近平滑念珠菌复合群包括近平滑念珠菌(*C. parapsilosis*)、拟平滑念珠菌(*C. orthopsilosis*)、似平滑念珠菌(*C. metapsilosis*)和长孢罗德酵母(*Lodderomyces elongisporus*)。而某些复合群中并没有严格的区分。②以前的分类学将同一真菌的无性繁殖期和有性繁殖期各自命名，而现代分类学建议一种真菌只应有一种名称。随着分子生物学技术的发展，借助于 DNA 测序方法将逐步结束"一种真菌两个名称"的局面。本章将在遵循最新的国际分类学原则基础上，兼顾传统分类方法进行描述。

酵母菌的繁殖方式包括无性繁殖和有性繁殖两种，以无性繁殖为主。无性繁殖主要是芽殖，部分为裂殖(如头状芽生裂殖菌)，还有少数产生无性孢子进行繁殖，如掷孢酵母产生的掷孢子，毛孢子菌产生的关节孢子，白念珠菌产生的厚壁孢子。根据酵母菌每次芽殖的部位与数量不同，芽殖可分为单极芽殖(如糠秕马拉色菌)、两端芽殖(如汉逊酵母)和多边芽殖(如念珠菌属、酵母菌属、球拟酵母属)。有些酵母菌进行芽殖时，芽细胞在与母细胞脱离之前连续芽殖，形成丝状体，这种由细胞连续芽殖而形成的菌丝称为假菌丝(*Pseudohyphae*)。有些酵母菌可由顶端细胞不断生长并产生具分隔的真菌丝。光滑念珠菌和隐球菌不产生真菌丝和假菌丝。在某些特殊条件下，酵母属的某些种能形成子囊孢子(有性状态)。红酵母菌属、球拟酵母菌属的一些种在适当的条件下可成对地结合出现类似黑粉菌的生活史，产生双倍体的冬孢子，故又称冬孢酵母。

酵母菌在自然界分布很广，可存在于土壤、水、空气、污物、植物中，定植于人体表、口腔和肠道中。酵母菌多为条件致病真菌，当机体免疫力下降时，可引起侵袭性真菌病。侵袭性真菌病(invasive fungal disease, IFD)又称为侵袭性真菌感染，指真菌侵入人体组织、血液，并在其中生长繁殖所致组织损害、器官功能障碍、炎症反应的病理改变及病理生理过程。侵袭性真菌病中以念珠菌属感染最常见，包括念珠菌性菌血症、念珠菌性心内膜炎、念珠菌性脑膜炎等系统性念珠菌病。近年来，随着广谱抗菌药物、激素及免疫抑制剂的大量应用，此类真菌感染不断增多，应引起临床的高度重视。

酵母菌的鉴定主要通过培养(如SDA平板、CHROMagar显色平板、玉米-吐温琼脂、沙氏肉汤),根据其生长情况、菌落形态和镜下特征,结合特征性的生化试验、糖同化或发酵试验等进行鉴定。商品化鉴定系统,如API、VITEK系列微生物分析系统YST卡以及MALDI-TOF MS等分子生物学技术,也对常见酵母菌具有较好的鉴定能力。本章将对念珠菌属、隐球菌属、无绿藻、地霉属、马拉色菌属、红酵母菌属、酵母属、西弗念珠菌、毛孢子菌属、黑粉菌属、大孢酵母菌属分别进行描述。无绿藻目前分类不属于真菌,但其生物学性状与酵母类真菌十分相似;地霉属虽不属于酵母菌,但其产生的关节孢子与毛孢子菌产生的关节孢子十分相似,故将其在本章中一并进行介绍。另外,双相真菌中的酵母相将在"第九章　双相真菌"进行描述介绍。

(邹明祥)

第一节　念珠菌属

一、简介

念珠菌属(*Candida*)属于子囊菌门(Ascomycota)、子囊菌纲(Ascomycetes)、酵母菌目(Saccharomycetales)、酵母菌科(Saccharomycetaceae),大约包含200个不同的种。念珠菌属还至少包含了13个有性型属。由于最终分类的不确定性,念珠菌属主要成员的无性型名称及有性型名称(已知的)列于下表8-1-0-1。根据2013年"一种真菌必须只有单一名称"的命名原则及补充修改的"选择要采用的通用名称时,遵循发表优先顺序的原则",念珠菌属通常使用无性型名称为通用名称。念珠菌属中传统分类的种被认为含有"隐匿种"或"菌种复合群",需要通过DNA序列或MALDI-TOF MS进行鉴定。常见的复合群有:白念珠菌复合群(*Candida albicans Species* Complex),非白念珠菌复合群包括近平滑念珠菌复合群(*Candida parapsilosis Species* Complex)、光滑念珠菌复合群(*Candida glabrata Species* Complex)、皱褶念珠菌复合群(*Candida rugosa Species* Complex)、季也蒙念珠菌复合群(*Candida guilliermondii Species* Complex)、希木龙念珠菌复合群(*Candida haemulonii Species* Complex)。临床最常见5种念珠菌为:白念珠菌(*C. albicans*)、热带念珠菌(*C. tropicalis*)、库德里阿兹威毕赤酵母(原名为克柔念珠菌,*C. krusei*)、光滑念珠菌(*C. glabrata*)、近平滑念珠菌(*C. parapsilosis*)。2009年首次从日本分离到的耳念珠菌(*C. auris*)近些年来在欧美等地的爆发流行及其多重耐药性引起人们极大关注。详见表8-1-0-1。

表8-1-0-1　无性型/有性型和主要致病念珠菌的曾用名对照

现用名	无性型	曾用名	有性型
白念珠菌	白念珠菌	*Oidium albicans*, *Monilia albicans*	无
耳念珠菌	耳念珠菌	无	无
布拉加念珠菌	布拉加念珠菌	无	*Nakaseomyces bracarensis*
链状念珠菌	链状念珠菌	*Candida brumptii*	*Diutina catenulata*
西弗念珠菌	西弗念珠菌	西弗射盾子囊霉	西弗毛滴虫
无名念珠菌	无名念珠菌	*Torulopsis candida*	汉森德巴利酵母菌
发酵念珠菌	发酵念珠菌	*Torula fermentati*	加勒比麦尔酵母菌
光滑念珠菌	光滑念珠菌	光滑隐球菌	*Nakaseomyces glabrata*

(续 表)

现用名	无性型	曾用名	有性型
季也蒙念珠菌	季也蒙念珠菌	季也蒙毕赤酵母	季也蒙麦尔酵母
平常念珠菌	平常念珠菌	*Torulopsis inconspicua*	*Pichia cactophila*
乳酒念珠菌	乳酒念珠菌	假热带念珠菌、马其顿念珠菌	马克思克鲁维酵母
库德里阿兹威毕赤酵母	克柔念珠菌	东方伊萨酵母	库德里阿兹威毕赤酵母
解脂念珠菌	解脂念珠菌	*Mycotorula lipolyticu*	解脂耶氏酵母
葡萄牙念珠菌	葡萄牙念珠菌	钝圆念珠菌、近平滑念珠菌钝圆变种	葡萄牙棒孢酵母
尼瓦利亚念珠菌	尼瓦利亚念珠菌	无	*Nakaseomyces nivariensis*
挪威念珠菌	挪威念珠菌	*Candida mycoderma* var. *annulata*	挪威毕赤酵母
皮托念珠菌	皮托念珠菌	*Candida slooffiae*, *Torulopsis pintolopesii*	*Kazachstania pintolopesii*
菌膜念珠菌	菌膜念珠菌	异常汉逊酵母,异常毕赤酵母	异常威克汉姆酵母
铁红念珠菌	铁红念珠菌	*Torula pulcherrima*	*Metschnikowia pulcherrima*
Candida robusta	*Candida robusta*	超过 100 种	酿酒酵母
皱褶念珠菌	皱褶念珠菌	*Mycoderma rugose*, *Torula rugose*	*Diutina rugose*
产朊念珠菌	产朊念珠菌	*Torulopsis utilis*, *Pichia jadinii*, *Hansenual jadinii*, *Lindnera jadinii*	*Cyberlindnera jadinii*
涎沫念珠菌	涎沫念珠菌	*Monilia zelanoides*	无

二、生物学特性

(一) 培养特性

念珠菌属大多数菌种需氧,在血平板或 SDA 上,多数生长迅速,3 d 内可成熟,菌落呈奶油状白色至淡黄色,光滑或扁平干燥、皱褶、膜状,因菌种不同各有所异,在 CHROMagar 念珠菌显色平板上呈现绿色、蓝色、粉色、无色等,见图 8-1-0-1 至图 8-1-0-3。

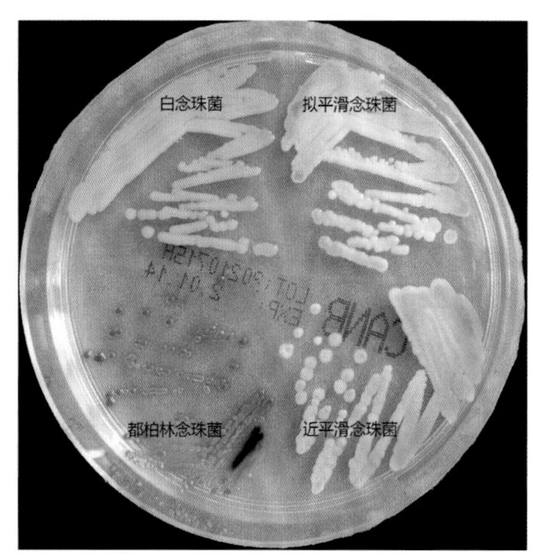

图 8-1-0-1 4 种酵母菌:CHROMagar 显色平板,35℃,2 d

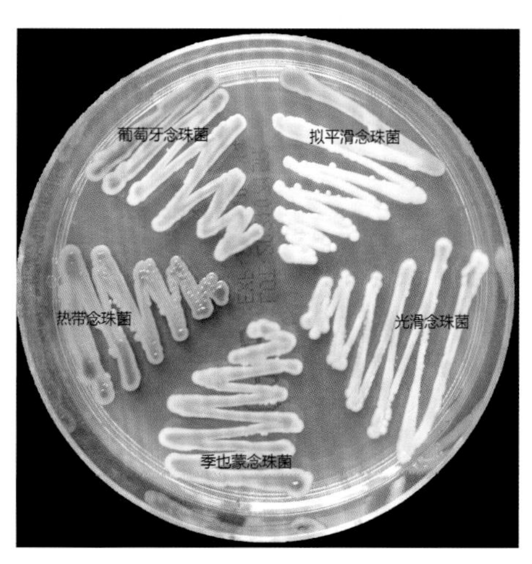

图 8-1-0-2 5 种酵母菌:CHROMagar 显色平板,35℃,2 d

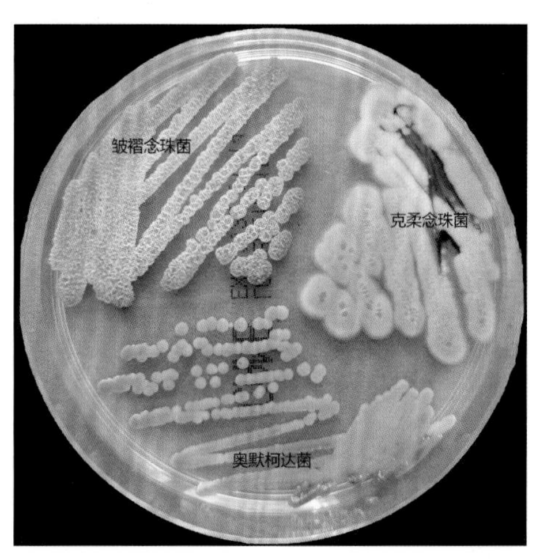

图 8-1-0-3　3 种酵母菌：CHROMagar 显色平板，35 ℃，2 d

（二）形态与染色

念珠菌属细胞呈圆形或卵圆形，直径 3～6 μm，革兰染色阳性，着色不均。以出芽方式繁殖，绝大多数可形成假菌丝，较长、分枝或弯曲。少数菌种产生真菌丝和末端生厚壁孢子。芽生孢子单个或簇状，圆形、卵圆形或长形。可否生成真/假菌丝，有/无顶端厚壁孢子，芽生孢子的形状与排列，结合其他形态学特征以及生化实验，可将念珠菌鉴定到属或种水平。

三、鉴定与鉴别

（一）属内鉴定

白念珠菌、都柏林念珠菌、热带念珠菌、近平滑念珠菌、葡萄牙念珠菌、光滑念珠菌、库德里阿兹威毕赤酵母等可通过在 CHROMagar 显色平板、芽管试验、在玉米-吐温 80 琼脂、沙氏肉汤、SDA 上的生长情况进行初步鉴定，不典型菌株可结合糖同化和糖发酵试验等进行鉴定，参见表 8-1-0-2、表 8-1-0-3。

表 8-1-0-2　临床实验室常见念珠菌属特征[a]

念珠菌属	显微镜下形态 玉米-吐温 80 琼脂 25 ℃生长	CHROMagar 念珠菌 显色平板	生长			血清 芽管 试验	脲酶 （25 ℃）
			沙氏肉汤	25 ℃ 加放线菌酮	37 ℃沙氏 葡萄糖琼脂		
白念珠菌 都柏林念珠菌	假菌丝，末端生厚壁孢子；分隔处成簇芽生孢子	绿色、暗绿色	表层不生长	+	+	+	0
热带念珠菌	沿假菌丝遍生芽生孢子，轮生、分枝或短链	铁蓝、湖蓝色	表层有薄菌膜，有气泡	0^V	+	0	0
近平滑念珠菌	沿弯曲假菌丝产生芽生孢子；多分支树样假菌丝	无色变粉色到浅紫色	表层不生长	0	+	0	0
葡萄牙念珠菌	沿弯曲假菌丝产生卵圆形芽生孢子，短链状	48 h 蓝紫色	表层不生长	0	+	0	0

(续 表)

念珠菌属	显微镜下形态 玉米-吐温 80 琼脂 25 ℃生长	CHROMagar 念珠菌 显色平板	生长			血清 芽管 试验	脲酶 (25 ℃)
			沙氏肉汤	25 ℃ 加放线菌酮	37 ℃沙氏 葡萄糖琼脂		
季也蒙念珠菌	假菌丝较短、细;分隔处芽生孢子,成簇	淡粉、淡紫	表层不生长	+	+	0	0
乳酒念珠菌	沿假菌丝产生细长芽生孢子	淡粉、淡紫	表层不生长	+	+	0	0
皱褶念珠菌	假菌丝伴随细长芽生孢子,孢子部分成链状	淡蓝	表层不生长	0	+	0	0
涎沫念珠菌	假菌丝低倍镜下呈羽毛状	淡紫	后期形成薄菌膜	+	0^{V}	0	0
光滑念珠菌	无假菌丝;菌体小;末端出芽	白色或紫红色	表层不生长	0	+	0	0
库德里阿兹威毕赤酵母	大量假菌丝,轮状分枝,芽生孢子小,橄榄状	粉红色	沿管壁形成菌膜	0	+	0	$+^{V}$
解脂念珠菌	芽生孢子,细长成短链状,沿假菌丝生长	淡紫色	后期形成薄菌膜	+	+	0	+

表 8-1-0-3 临床实验室常见念珠菌属生化特征[a]

念珠菌属	同化实验												发酵实验[b]						
	葡萄糖	麦芽糖	蔗糖	乳糖	半乳糖	密二糖	纤维二糖	肌醇	木糖	棉子糖	海藻糖	卫矛醇	葡萄糖	麦芽糖	蔗糖	乳糖	半乳糖	海藻糖	纤维二糖
白念珠菌 都柏林念珠菌	+	+	V	0	+	0	0	0	$+^{V}$ 0^{V}	0	+ 0^{V}	0	+	+	+	0	V	V	0
热带念珠菌	+	+	$+^{V}$	0	+	0	$+^{V}$	0	+	0	+	0	+	+	$+^{V}$	0	$+^{V}$	$+^{V}$	0
近平滑念珠菌复合群	+	+	+	0	+	0	0	0	+	0	+	0	+	0	+	0	V	0	0
葡萄牙念珠菌	+	+	+	0	+	0	+	0	+	0	+	0	+	0^{V}	V	0	$+^{V}$	V	+
季也蒙念珠菌复合群	+	+	+	0	+	+	+	0	+	+	+	+	+	0	$+^{W}$	0	$+^{W}$	$+^{W}$	0
乳酒念珠菌(假热带念珠菌)	+	0	+	$+^{V}$	+	0	$+^{V}$	0	$+^{V}$	+	0	0	+	0	+	$+^{V}$	+	0	0
皱褶念珠菌复合群	+	0	0	0	+	0	0	0	V	0	0	0	0	0	0	0	0	0	0
涎沫念珠菌	+	0	0	0	0^{V}	0	0^{V}	0	0	0	+	0	0^{W}	0	0	0	0	0^{V}	0
光滑念珠菌	+	0	0	0	0	0	0	0	0	0	+	0	+	0	0	0	0	$+^{V}$	0
库德里阿兹威毕赤酵母	+	0	0	0	0	0	0	0	0	0	0	0	+	0	0	0	0	0	0
解脂念珠菌	+	0	0	0	V	0	0	0	0	0	0	0	0	0	0	0	0	0	0

注:a +,阳性;0,阴性;W,弱反应;V,结果可变。b 产生气体为发酵(产酸不意味发酵)

（二）属间鉴别

念珠菌属需与临床上其他酵母样真菌如头状芽生裂殖菌属、隐球菌属、地菌属、马拉色菌属、红酵母属、酵母菌属、毛孢子菌属及无绿藻菌属等区别。根据念珠菌在玉米-吐温 80 琼脂上的形态，荚膜的产生，尿素酶活性，在含放线菌酮培养基上的生长能力，沙氏肉汤中的生长模式，对糖类的发酵同化作用，等等，可以将念珠菌属从别的酵母菌属中区别开来。见图 8-1-0-4。

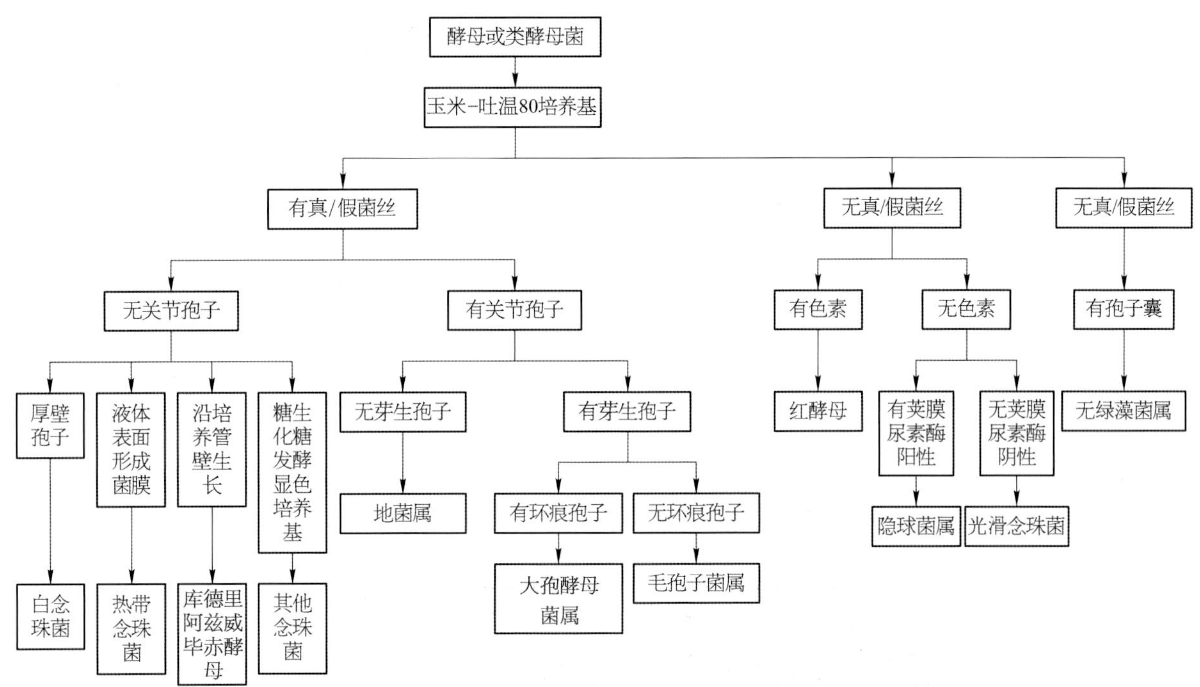

图 8-1-0-4 临床常见念珠菌属与其他酵母样真菌区别

（三）商品试剂进行种鉴别

商品试剂 API 和 VITEK 系列全自动微生物分析系统 YST 卡、MALDI - TOF MS（基质辅助激光解吸电离飞行时间质谱仪）和分子生物学方法可将念珠菌鉴定到种水平。

四、抗真菌药物敏感性

美国实验室标准化委员会（CLSI）为 7 种常见念珠菌提供肉汤微量稀释方法临床折点，包括白念珠菌、近平滑念珠菌复合群、热带念珠菌、光滑念珠菌复合群、季也蒙念珠菌、库德里阿兹威毕赤酵母和葡萄牙念珠菌，当临床折点不可用时，用流行病学 cutoff（ECV）。

念珠菌中大多数对棘白菌素类药物敏感，光滑念珠菌中有耐药报道；库德里阿兹威毕赤酵母对氟康唑天然耐药但对泊沙康唑和伏立康唑高度敏感；部分光滑念珠菌对氟康唑 MIC_S 升高；多数报道的耳念珠菌对氟康唑有很高 MIC；对两性霉素 B 耐药的菌株已有个别报道，葡萄牙念珠菌可能表现出对两性霉素 B 的继发耐药；大多数白念珠菌和近平滑念珠菌复合群对所有抗真菌药物均敏感。

五、临床意义

念珠菌广泛分布于自然界，也是人类正常体表、上呼吸道、胃肠道和阴道的定植菌之一，当机体免疫机能低下或正常寄居部位的微生态环境失调，可引起皮肤、黏膜乃至全身感染，表现为急性、亚急性或慢性感染,侵袭性念珠菌感染病死率为30%~60%,念珠菌菌血症是第三或第四位最常见的医院获得性血流感染,病死率为40%~75%。眼念珠菌病可能是播散性念珠菌病的唯一表现,可引起失明,因此所有念珠菌菌血症患者在诊断的2周内至少要进行1次眼科专科检查。美国传染病学会最新共识认为在痰标本中培养出念珠菌没有什么意义,无论是3次还是多次。如果怀疑念珠菌肺炎,应寻求组织病理学证据。另外尿中培养出念珠菌,对于无症状念珠菌尿,强烈推荐只要有可能就去除易感因素,比如膀胱内插管,不推荐使用抗真菌药物治疗,除非患者属于播散性高风险人群,如中性粒细胞减少、极低出生体重儿(<1 500 g)、将要进行尿路操作的患者。

念珠菌中引起人类感染最常见的是白念珠菌,其他常见非白念珠菌有热带念珠菌、光滑念珠菌、近平滑念珠菌、克柔念珠菌。念珠菌不同种类的毒力差异很大,近平滑念珠菌和克柔念珠菌的毒性不如白念珠菌、热带念珠菌、光滑念珠菌,热带念珠菌在白血病患者中毒力最强。

(陈杏春　胡柳杨)

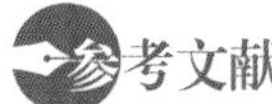

参考文献

1. Karen C. Carroll, Michael A. Pfaller. Manual of Clinical Microbiology [M]. 12th. Washington DC: ASM Press, 2019.
2. Pappas PG, Kauffman CA, Andes DR, et al. Clinical Practice Guideline for the Management of Candidiasis: 2016 Update by the Infectious Diseases Society of America [J]. Clinical Infectious Diseases, 2016,62(4):e1 - e50.
3. Pappas P, Lionakis M. ,Arendrup M, et al. Invasive candidiasis [J]. Nat Rev Dis Primers, 2018,4(3):18026.
4. Clinical and Laboratory Standards Institute. M60. Performance standards for antifungal susceptibility testing of yeasts [M]. 1st ed. Wayne PA: CLSI, 2017.
5. Clinical and Laboratory Standards Institute. M59. Epidemiological cutoff values for antifungal susceptibility testing [M]. 2nd ed. Wayne, PA: CLSI, 2018.
6. Xiao M, Chen SC, Kong F, et al. Distribution and Antifungal Susceptibility of Candida Species Causing Candidemia in China: An Update From the CHIF - NET Study [J]. J Infect Dis, 2020,221(Suppl 2):S139 - S147.

白念珠菌复合群

一、简介

白念珠菌复合群(*Candida albicans* Species complex)包括白念珠菌(*C. albicans*)、都柏林念珠菌(*C. dubliniensis*)、非洲念珠菌(*C. africana*)、朗格罗尼念珠菌(*C. langeronii*)、星型念珠菌Ⅰ型(*C. Stellatoidea* type Ⅰ)、星型念珠菌Ⅱ型(*C. Stellatoidea* type Ⅱ)。有性阶段尚未发现。白念珠菌是白念珠菌复合群(*Candida albicans* Species complex)中最重要的种。

二、生物学特性

(一) 培养特性

1. 白念珠菌复合群在SDA平板上25~37 ℃孵育生长良好,1 d可见菌落,菌落呈奶油样、光滑、柔软、有光泽,陈旧性培养物可有皱褶,42 ℃及含放线菌酮培养基上均能生长。

2. 在血平板、巧克力平板上生长良好,形成乳白色菌落,从标本中分离出来的白念珠菌在血平板、巧克力平板、麦康凯平板上的菌落常不规则,边缘生出"触角",称为"伪足样"生长,白念珠菌在5% CO_2 条件下"伪足"生长更佳。

3. 在CHROMagar念珠菌显色平板上白念珠菌呈翠绿色,都柏林念珠菌呈现暗绿色,3 d后颜色稳定。

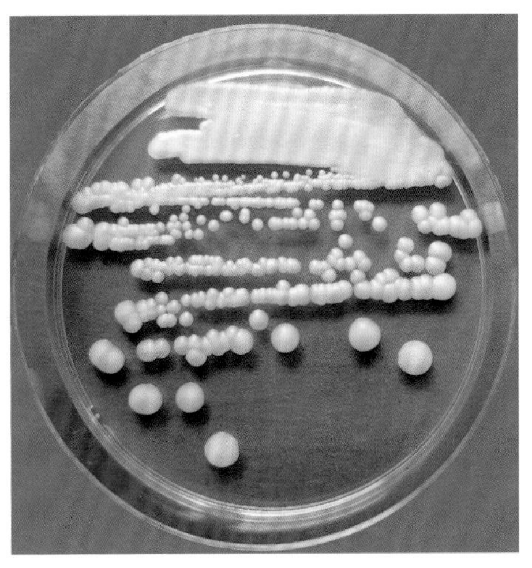

图 8-1-1-1　白念珠菌菌落：SDA，35 ℃ CO_2，3 d

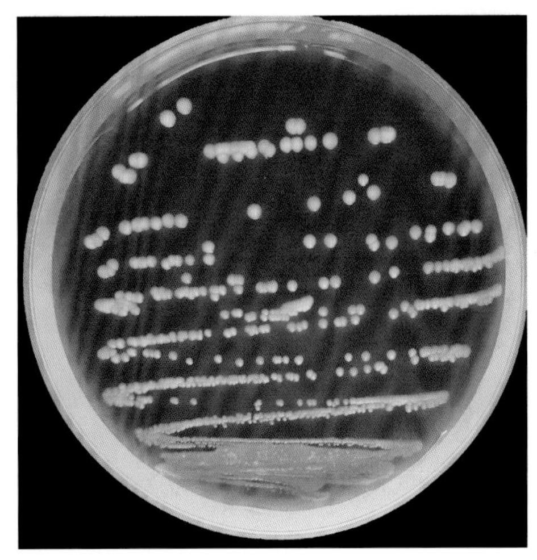

图 8-1-1-2　白念珠菌菌落：血平板，35 ℃ CO_2，3 d

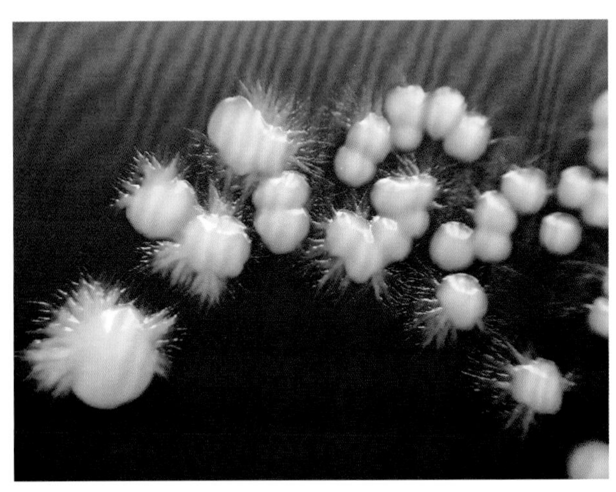

图 8-1-1-3　白念珠菌菌落：血平板，35 ℃，3 d

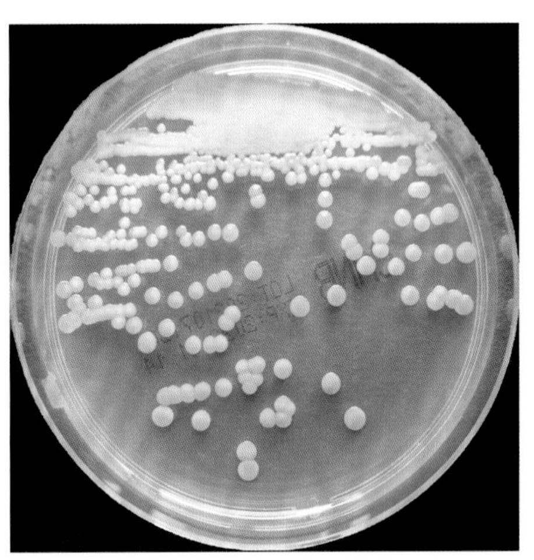

图 8-1-1-4　白念珠菌菌落：CHROMagar 显色平板上色，35 ℃，3 d

见图 8-1-1-1 至见图 8-1-1-5。

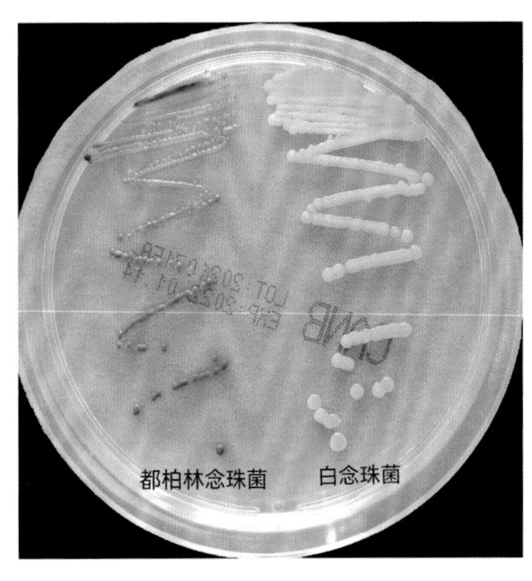

图 8-1-1-5　白念珠菌、都柏林念珠菌对比图：CHROMagar 显色平板，35 ℃，3 d

（二）形态与染色

1. SDA 平板上，白念珠菌芽生孢子呈圆至卵圆形(3.5～7)μm×(4～8)μm。

2. 动物血清中 37 ℃孵育 2～3 h，白念珠菌芽管试验阳性。

3. 玉米-吐温 80 琼脂，25 ℃生长 3～5 d(在 30 ℃以上厚壁孢子生成受到抑制)，分支的假菌丝分隔处产生丰富圆形葡萄状成簇芽生孢子，有时可产生一些真菌丝；白念珠菌生成特征性的大而壁厚，多为单个、末端生厚壁孢子，紧邻末端厚壁孢子的细胞有轻微的膨大；而都柏林念珠菌的厚壁孢子为成双或成簇。非洲念珠菌不形成厚壁孢子。

见图 8-1-1-6 至图 8-1-1-9。

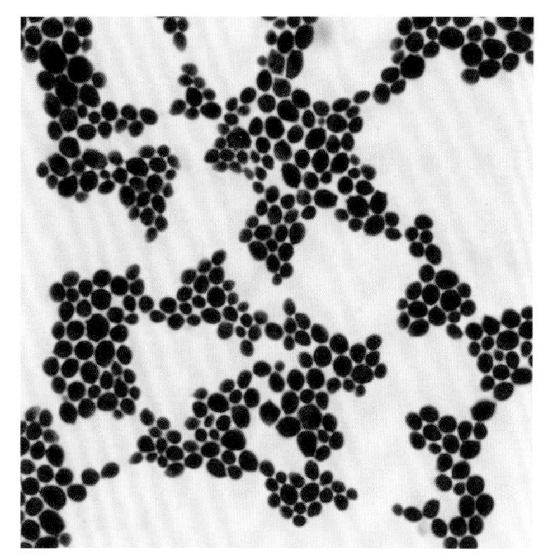
图 8-1-1-6　白念珠菌:出芽孢子,革兰染色,×1 000

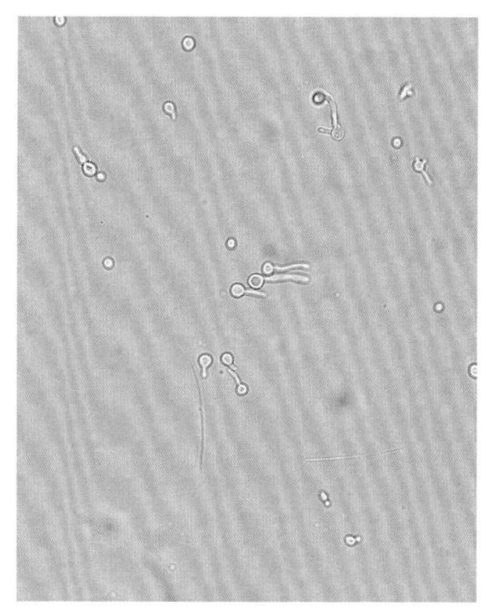
图 8-1-1-7　白念珠菌:血清芽管试验,×400

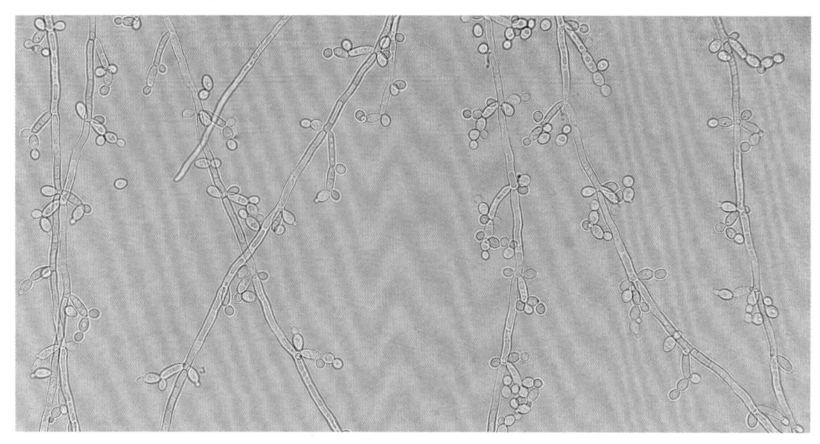
图 8-1-1-8　白念珠菌:玉米-吐温 80,25℃, 3 d,未染色,×1 000

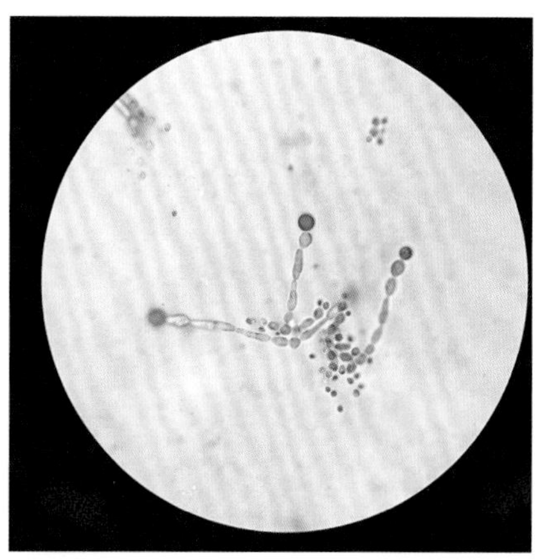
图 8-1-1-9　白念珠菌:玉米-吐温 80,25℃, 3 d,棉蓝染色,×1 000

三、鉴定与鉴别

白念珠菌复合群的 6 个菌种在表型上难以区分,白念珠菌与都柏林念珠菌可通过下表进行区分。参见表 8-1-1-1。

表 8-1-1-1　白念珠菌与都柏林念珠菌鉴别特征

菌种	感染宿主免疫状态	37℃ CHROMagar 显色平板	42～45℃生长	玉米-吐温 80 培养基(室温)	Staib 培养基 30℃	同化试验		
						XYL	MDG	TRE
白念珠菌	各种人群	浅/翠绿色	多数生长	单个末端生厚壁孢子	光滑,发亮	$+^{V}$	$+^{V}$	+
都柏林念珠菌	主要为免疫力缺陷/低下人群	暗绿色	0 或极少生长	末端生厚壁孢子,成双或小簇	菌落粗糙,边缘毛坯状	0	0	0^{V}

注:上述试验均可变异;目前没有单一的表型试验能可靠地鉴别白念珠菌和都柏林念珠菌。建议在鉴别时同时选择几种上述试验。XYL,木糖;MDG,α-甲基-D-葡糖苷;TRE,海藻糖;+,阳性;0,阴性;v,结果可变。Staib 培养基:鸟食琼脂,用于分离新型/格特隐球菌的常规培养基。

四、抗真菌药物敏感性

白念珠菌复合群多数对棘白菌素、氟康唑、两性霉素 B 敏感,但也有个别耐药菌株报道。

五、临床意义

白念珠菌在正常人群中的高流行率导致了高致病率。白念珠菌是从几乎所有形式的念珠菌病标本中分离出来的最常见物种。此外，白念珠菌具有大量的毒力因子，可促进成功寄生，包括蛋白酶、黏附素、侵袭素和表面整合素的表达，形成生物膜的能力，代谢适应性，表型转换，触变性和多种水解酶的分泌。当机体菌群失衡时，可损伤组织诱发病变。常见白念珠菌感染有：①皮肤念珠菌病，好发于皮肤潮湿、皱褶处；②黏膜念珠菌病，以鹅口疮、口角炎、外阴及阴道炎最多见，鹅口疮和阴道炎病原真菌主要为白念珠菌；③内脏念珠菌病。

非洲念珠菌在世界范围内也有广泛存在，主要从尿道口或阴道分泌物分离到，亦可引起念珠菌性阴道炎，其毒力较白念珠菌和都柏林念珠菌低。

（陈杏春 胡柳杨 鹿秀海）

参考文献

1. Kullberg BJ, Arendrup MC. Invasive Candidiasis [J]. N Engl J Med, 2015,373(8):1445 - 1456.
2. Farahyar S, Izadi S, Razmjou E, et al. Low prevalence of antifungal resistant Candida africana, in the *C. albicans* complex causing vulvovaginal candidiasis [J]. Heliyon, 2020,6(3):e03619.
3. Samaranayake YH, Samaranayake LP. Experimental oral candidiasis in animal models [J]. Clin Microbial Rev, 14(2): 389 - 429.

都柏林念珠菌

一、简介

都柏林念珠菌（*Candida dubliniensis*）归念珠菌属，是白念珠菌复合群中的重要病原体，曾被认为是白念珠菌的变种，1955 年定为新的种。通常从 HIV 感染患者口腔和食管中分离到。有性阶段尚未发现。

二、生物学特性

（一）培养特性

1. 在血平板、巧克力平板、SDA 平板上，25～37 ℃培养 2～3 d，形成奶油状，光滑菌落。临床分离菌株与白念珠菌一样，在血平板、巧克力平板菌落边缘呈“伪足样”生长，但在 5% CO_2 条件下培养“伪足”生长不佳。

2. 菌落在 CHROMagar 念珠菌显色平板上呈暗绿色，略深于白念珠菌，初次分离的菌株为暗绿色，传代或冻存后，产暗绿色素能力消失。

3. 动物血清中 37 ℃孵育 2～3 h，都柏林念珠菌芽管试验阳性。

图示见图 8-1-2-1 至图 8-1-2-3。

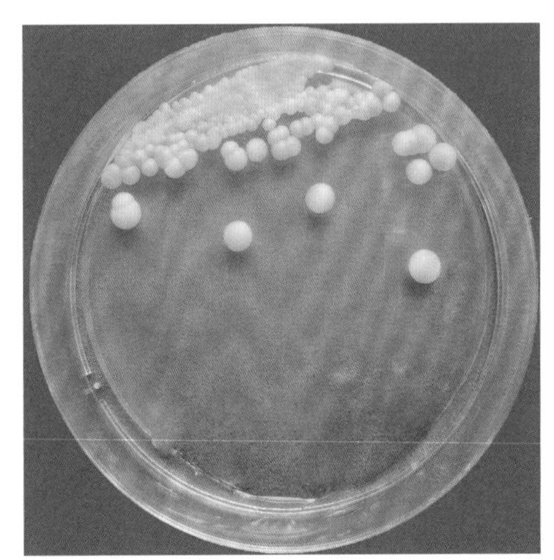

图 8-1-2-1 都柏林念珠菌菌落：SDA，35 ℃，3 d

（二）形态与染色

1. 在 SDA 培养基上，芽生孢子呈卵圆形至细长形，大小为（3～8）μm×（2～7）μm。

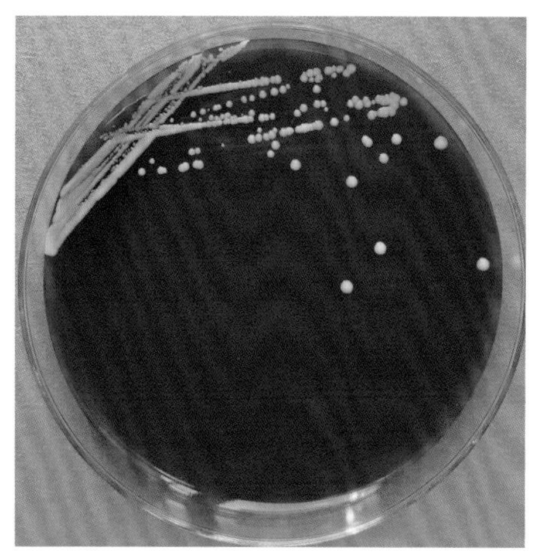

图 8-1-2-2 都柏林念珠菌菌落：血平板，35℃，3 d

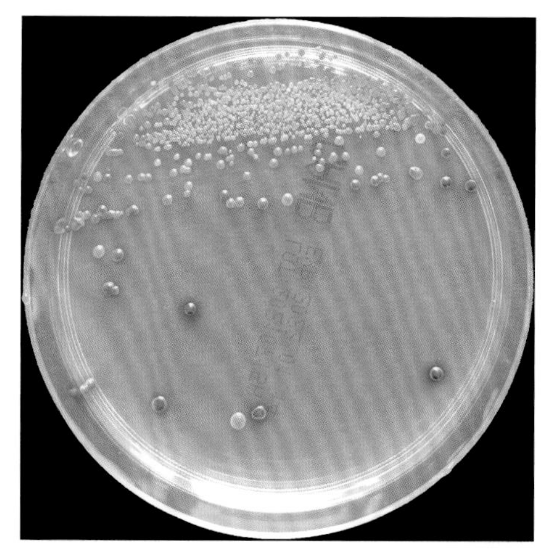

图 8-1-2-3 都柏林念珠菌菌落：CHROMagar 显色平板，35℃，3 d

2. 玉米-吐温琼脂，25℃生长 72 h，分隔处生成圆形成簇芽生孢子，形成假菌丝(以及一些真菌丝)。形成较大、厚壁的末端厚壁孢子，成双或成簇(白念珠菌常生成单个末端生厚壁孢子)。

见图 8-1-2-4 至图 8-1-2-7。

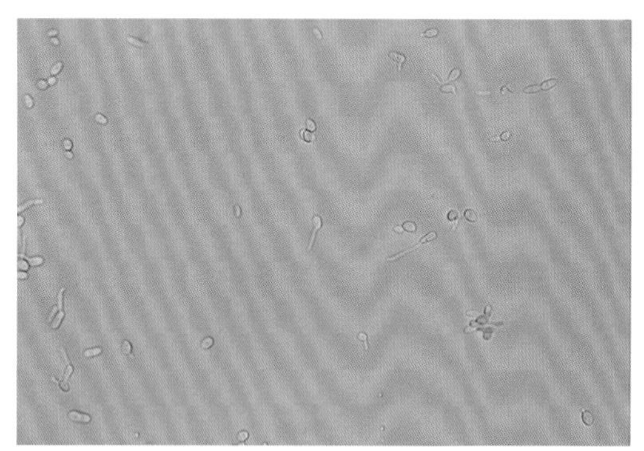

图 8-1-2-4 都柏林念珠菌：血清芽管试验，×400

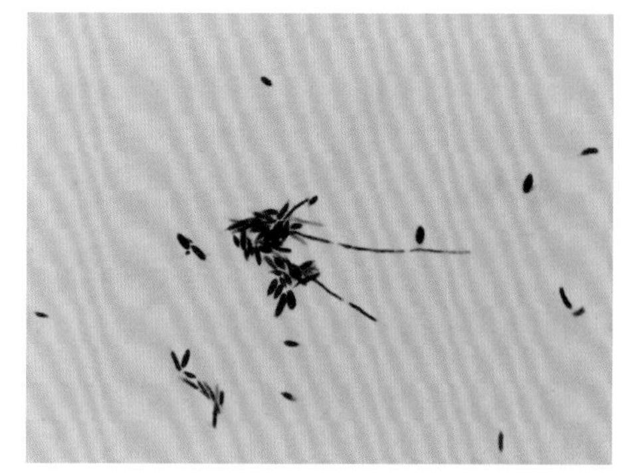

图 8-1-2-5 都柏林念珠菌：出芽孢子，革兰染色，×1 000

图 8-1-2-6 都柏林念珠菌：玉米-吐温 80，25℃，3 d，未染色，×1 000

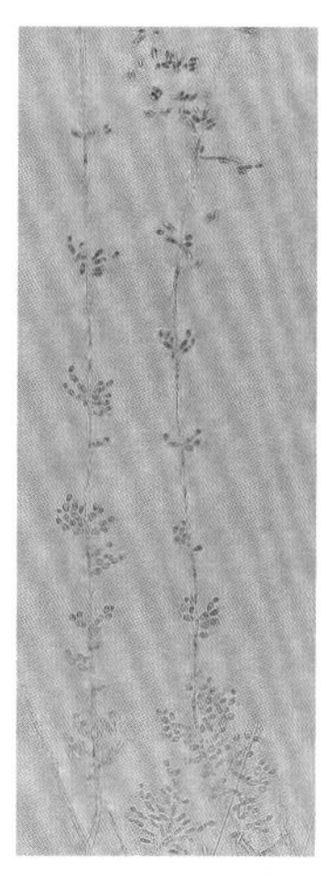

图 8-1-2-7 都柏林念珠菌：玉米-吐温 80，25℃，3 d，棉兰染色，×1 000

三、鉴定与鉴别

都柏林念珠菌与白念珠菌在许多表型和基因型上具有相似性，但在几种体内模型中表现出降低的毒力。在 CHROMagar 念珠菌显色平板上的颜色非常相近，血清芽管试验阳性，同样能产生厚壁孢子，常规的生化不能区分，应通过表 8-1-1-1 与白念珠菌区分，目前没有单一的表型试验能可靠地鉴别两者，因此建议在鉴别时同时选择几种表中试验。另外两者可用商品试剂 API 和 VITEK 系列全自动微生物分析系统 YST 卡、MALDI TOF MS 和分子生物学方法相鉴别。ITS 测序和 MALDI - TOF MS 能可靠鉴别都柏林念珠菌和白念珠菌。

四、抗真菌药物敏感性

绝大多数都柏林念珠菌临床分离株对所有用于治疗念珠菌感染的常用抗真菌药物敏感，包括唑类、多烯类和棘白菌素类。有体外研究表明，当都柏林念珠菌反复暴露于氟康唑时，敏感菌株的敏感性可很快下降或变成耐药菌株，但这种情况并不常见。

五、临床意义

都柏林念珠菌在世界范围内广泛存在，可从多种临床样本中分离，但无感染证据。几种体内模型表明，都柏林念珠菌毒力较白念珠菌低。它是 HIV 感染人群口咽部和食管感染主要病原菌，偶尔可引起身体其他部位的感染。该菌偶可致非 HIV 感染的免疫功能低下人群的血流感染或其他感染。

（陈杏春　胡柳杨）

参考文献

1. Tahir M, Peseski AM, Jordan SJ. Case Report: Candida dubliniensis as a Cause of Chronic Meningitis [J]. Front Neurol, 2020,11(60124212):1 - 5.
2. Lai CC, Tsai HY, Hsueh PR. Catheter-related fungemia caused by Candida dubliniensis [J]. J Microbiol Immunol Infect, 2013,46(4):306 - 308.

热带念珠菌

一、简介

热带念珠菌(*Candida tropicalis*)，有性阶段尚未发现。

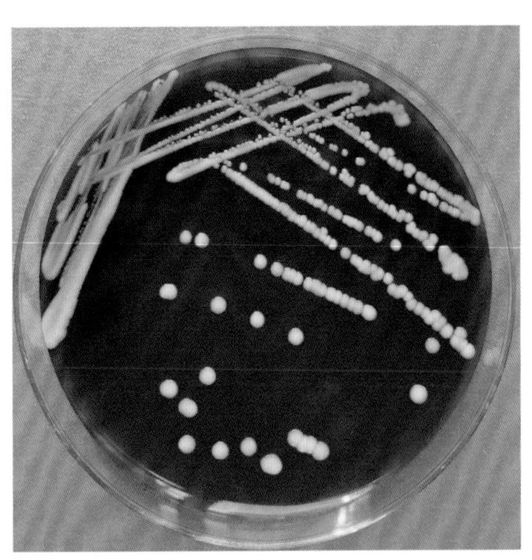

图 8-1-3-1　热带念珠菌菌落：血平板，35℃，3 d

二、生物学特性

（一）培养特性

1. 在血平板、巧克力平板、SDA 平板上 25～37℃生长良好，24 h 可见菌落，72 h 成熟。菌落呈奶油样、米色或灰白色，光滑或粗糙，边缘或有皱褶，无光泽。
2. CHROMagar 显色平板上菌落湖蓝色、蓝灰色。
3. 在沙氏肉汤管表面呈膜样生长。

见图 8-1-3-1 至图 8-1-3-5。

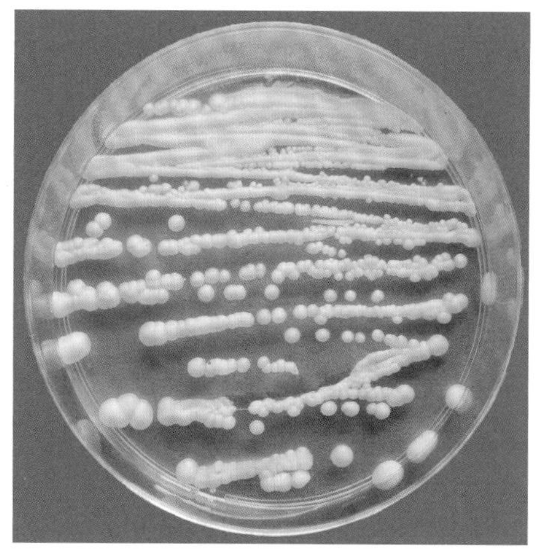

图 8-1-3-2 热带念珠菌菌落：SDA 平板，35℃，3 d

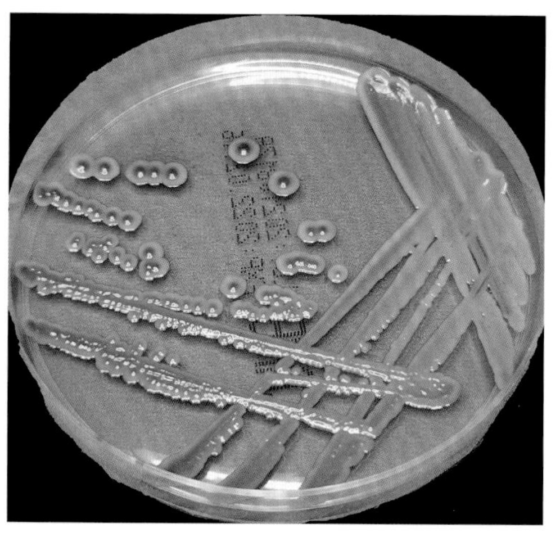

图 8-1-3-3 热带念珠菌菌落：CHROMagar 显色平板，35℃，3 d

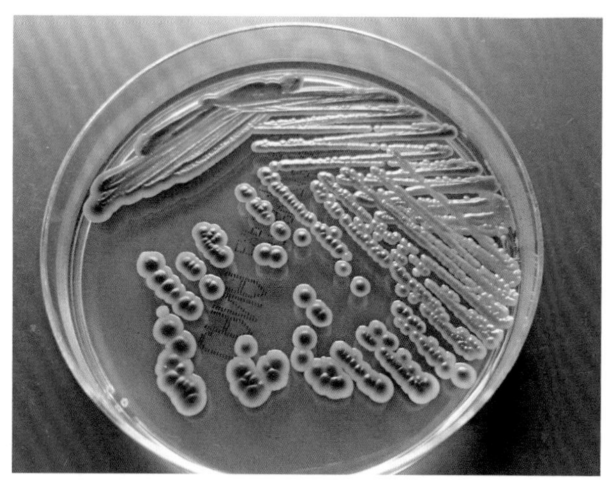

图 8-1-3-4 热带念珠菌菌落：CHROMagar 显色平板，35℃，3 d

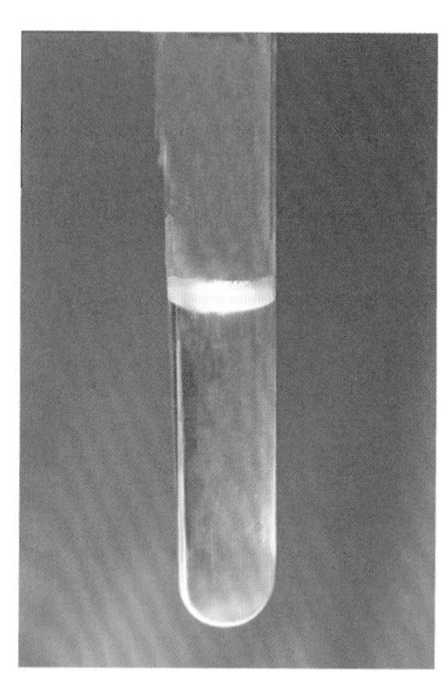

图 8-1-3-5 热带念珠菌表面膜状生长：沙保罗肉汤，35℃，3 d

（二）形态与染色

1. 在 SDA 平板上，芽生孢子呈圆至卵圆形(3.5～7)μm×(4～8)μm。见图 8-1-3-6。

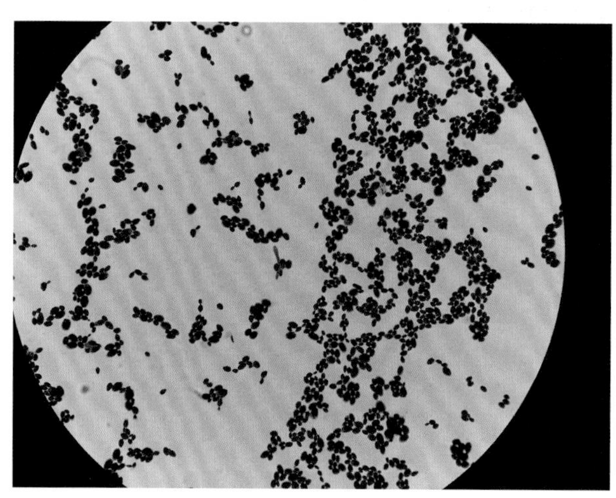

图 8-1-3-6 热带念珠菌：出芽孢子，革兰染色，×1 000

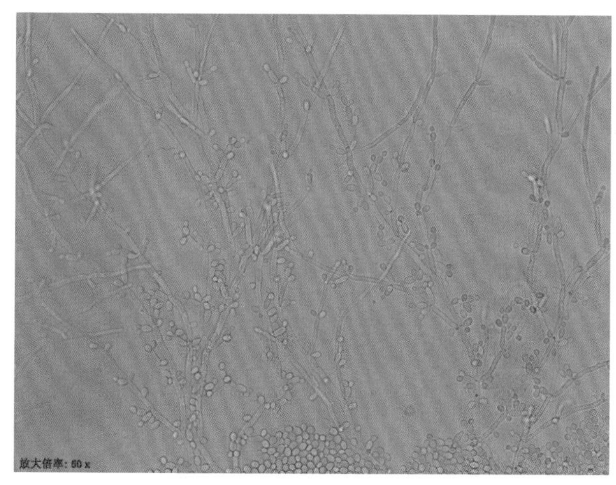

图 8-1-3-7 热带念珠菌：玉米-吐温 80，25 ℃，3 d，未染色，×400

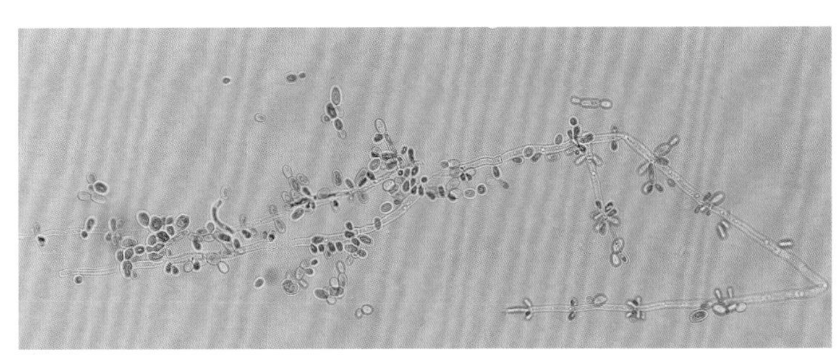
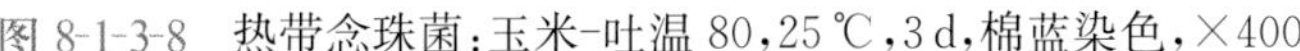

图 8-1-3-8 热带念珠菌：玉米-吐温 80，25 ℃，3 d，棉蓝染色，×400

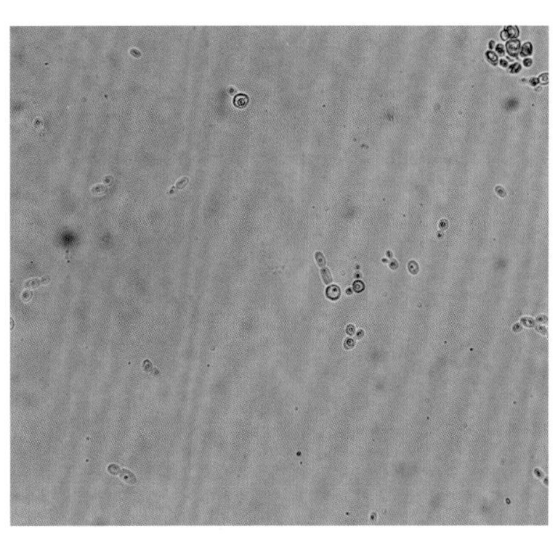

图 8-1-3-9 热带念珠菌：血清芽管试验，×400

2. 玉米-吐温 80 琼脂 25 ℃生长 72 h，热带念珠菌生成大量假菌丝，上附卵圆形芽生孢子，可沿细长的假菌丝单个生长或数个成簇生长。亦可生成真菌丝，通常不产生厚壁孢子，偶尔可见少量泪滴状厚壁孢子，见图 8-1-3-7、图 8-1-3-8。

3. 在血清中不产生典型的芽管，少数菌株圆形孢子出芽处明显狭窄，“芽管”较粗。见图 8-1-3-9。

三、鉴定与鉴别

热带念珠菌能同化葡萄糖、麦芽糖、蔗糖和海藻糖，不发酵任何糖类，不利用硝酸盐，尿素酶阴性，热带念珠菌在 CHROMagar 显色平板上菌落湖蓝色、蓝灰色，皱褶念珠菌同样显示蓝灰色，但皱褶念珠菌常呈皱褶。与其他念珠菌和酵母菌的属内鉴定和属间鉴别分别见表 8-1-0-2、表 8-1-0-3 和图 8-1-0-4。

四、抗真菌药物敏感性

热带念珠菌对棘白菌素类药物及两性霉素 B 仍然高度敏感，但耐药也偶有报道。热带念珠菌对唑类药物尤其是对氟康唑的耐药已有广泛报道，国内一项多中心调查表明过去 3 年间热带念珠菌对氟康唑的耐药率增加了两倍。

五、临床意义

热带念珠菌分布于世界各地，在热带国家，热带念珠菌是引起人类疾病的最常见定植菌和病原真菌之一，主要在人类皮肤、胃肠道和女性泌尿生殖道中存在，还可以在医护人员和患者之间传播。它是重要的念珠菌菌血症和播散性念珠菌病的病原菌，为先天免疫缺损患者的机会致病菌，亦可在新生儿及术后感染患者中发生播散性感染。热带念珠菌是第二大毒力念珠菌，在白血病或类似恶性疾病的患者中，热带念珠菌表现出很强毒力。它是造成大约一半非白念珠菌感染的原因。热带念珠菌可通过减弱的免疫系统在宿主体内播散，并可在接种后 30 min 内占据胃肠道，这些都会导致死亡率增加。

（陈杏春　鹿秀海　白雅红）

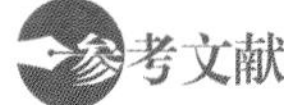

参考文献

1. Zuza-Alves DL, Silva-Rocha WP, Chaves GM. An update on Candida tropicalis based on basic and clinical approaches [J]. Frontiers in Microbiology, 2017, 8(10): 1927.

2. Xiao M, Chen SC, Kong F, et al. Distribution and antifungal susceptibility of Candida species causing Candidemia in China: An Update From the CHIF-NET Study [J]. J Infect Dis. 2020,221(Suppl 2):S139 - S147.

光滑念珠菌

一、简介

光滑念珠菌复合群(*Candida glabrata* Species complex),包括光滑念珠菌(*C. glabrata*)、布加念珠菌(*C. brancarensis*)、尼瓦利亚念珠菌(*C. nivariensis*),有性期归 *Nakaseomyces*。当前的念珠菌属名可能会导致混淆,与该属的其他念珠菌(如白念珠菌或耳念珠菌)相比,光滑念珠菌与酿酒酵母的亲缘关系更为密切。临床常见种为光滑念珠菌。

二、生物学特性

(一) 培养特性

1. 在 SDA 平板上,25～37 ℃培养 3～4 d 可成熟,灰白色或奶油色,表面光滑,有折光;在血平板上生长良好,形成乳白色菌落。见图 8-1-4-1、见图 8-1-4-2。

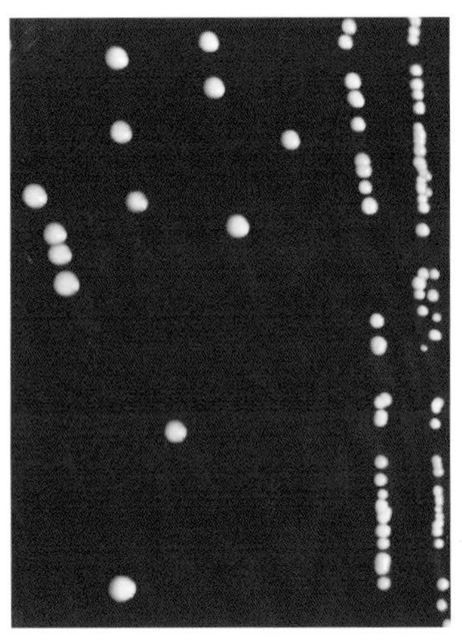

图 8-1-4-1 光滑念珠菌菌落:血平板,35 ℃,3 d

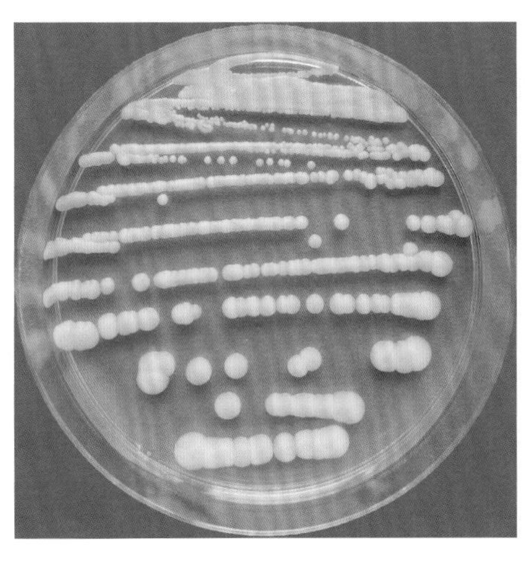

图 8-1-4-2 光滑念珠菌菌落:SDA 平板,35 ℃,3 d

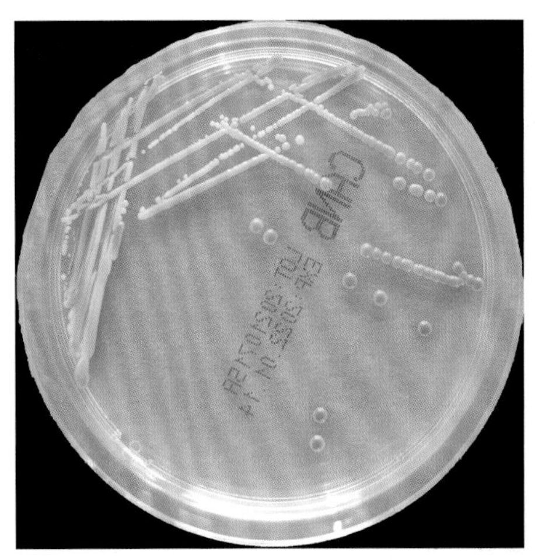

图 8-1-4-3 光滑念珠菌菌落:CHROMagar 念珠菌显色平板,35 ℃,3 d

2. CHROMagar 念珠菌显色平板上呈白色、紫色光滑菌落。42 ℃能生长,在含放线菌酮培养基上不能生长,沙氏肉汤表面不生长。有的光滑念珠菌生长依赖胆固醇,此类光滑念珠菌可在麦康凯琼脂上呈细小菌落。见图 8-1-4-3。

(二) 形态与染色

1. 在 SDA 平板上,橄榄形到椭圆形芽生孢子,见图 8-1-4-4。

2. 玉米-吐温 80 琼脂 25 ℃生长 72 h,可见较小孢子(2～3)μm×(3～4)μm、卵圆形,可见单个末端出芽。不形成真、假菌丝,偶可见少量呈短链状排列卵圆形孢子,不产生厚壁孢子。见图 8-1-4-5。

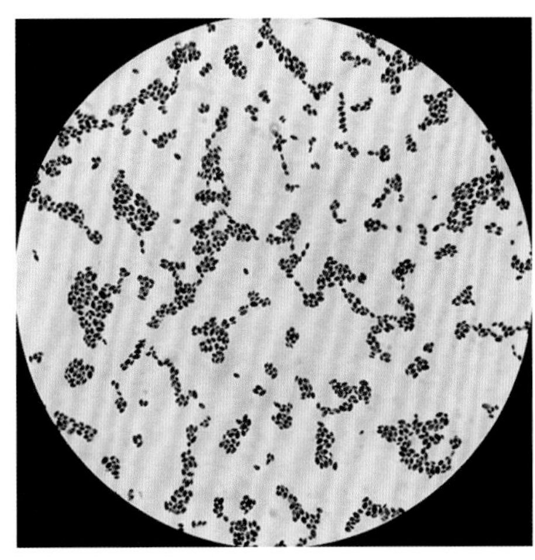

图 8-1-4-4　光滑念珠菌：出芽孢子，革兰染色，×1 000

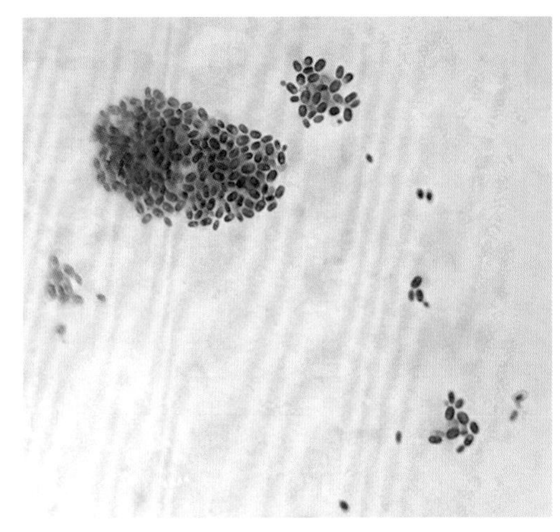

图 8-1-4-5　光滑念珠菌：玉米-吐温 80，25 ℃，3 d，棉蓝染色，×400

三、鉴定与鉴别

光滑念珠菌复合群能同化葡萄糖、麦芽糖、蔗糖、海藻糖，不发酵任何糖类，不利用硝酸盐，尿素酶阴性，血清中不产生芽管。应注意在 CHROMagar 念珠菌显色平板上，近平滑念珠菌复合群和季也蒙念珠菌复合群也显示紫色光滑菌落，但两者孢子呈卵圆形至细长形(2～5)μm×(3～7)μm，玉米-吐温 80 琼脂上近平滑念珠菌复合群和季也蒙念珠菌复合群均产生假菌丝。

光滑念珠菌复合群内 4 个种从表型上无法区分，需借助于质谱技术或分子生物学方法进行鉴别。

四、抗真菌药物敏感性

根据美国实验室标准化委员会(CLSI)规则，光滑念珠菌对氟康唑无敏感折点，而是用剂量依赖型敏感(SDD)代替。最近国内一项多中心调查表明 14.3%菌株对氟康唑耐药，11.6%菌株对氟康唑和伏立康唑具有交叉耐药性，2.3%的菌株对阿尼芬净不敏感。

五、临床意义

光滑念珠菌可定植于健康人群的胃肠道及皮肤表面，是一种条件致病菌，是念珠菌病第二或第三大病原真菌。动物念珠菌病的感染模型表明，光滑念珠菌是继白念珠菌和热带念珠菌之后第三大毒力念珠菌，在进行经验性治疗的选择上应考虑其对氟康唑的耐药性。

(陈杏春　胡柳杨)

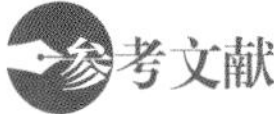

参考文献

1. Kullberg BJ, Arendrup MC. Invasive Candidiasis [J]. N Engl J Med, 2015, 373(8): 1445 - 1456.
2. Xiao M, Chen SC, Kong F, et al. Distribution and antifungal susceptibility of Candida species causing Candidemia in China: an update from the CHIF-NET study [J]. J Infect Dis, 2020, 221(Suppl 2): S139 - S147.
3. Samaranayake YH, Samaranayake LP. Experimental oral candidiasis in animal models [J]. Clin Microbial Rev, 2001, 14(2): 389 - 429.

● 库德里阿兹威毕赤酵母 ●

一、简介

库德里阿兹威毕赤酵母(*Pichia kudriavzevii*),由克柔念珠菌(*Candida krusei*)改名而来。经过基因组序列分析,发现克柔念珠菌、东方伊萨酵母、库德里阿兹威毕赤酵母具有相同序列,因此将克柔念珠菌归到毕赤酵母属(*Pichia*)。

二、生物学特性

(一) 培养特性

1. 在血平板、巧克力平板、SDA 平板 1 d 可见菌落,3 d 成熟,白色至奶油色、扁平、干燥、暗淡无光泽似毛玻璃样菌落,边缘不整齐。

2. CHROMagar 念珠菌显色平板上呈粗糙菌落,中央粉红色或淡紫色,边缘白色,42 ℃能生长,在含放线菌酮培养基上不能生长。

3. 沙氏肉汤中呈现表面生长,可附着在管壁上。

见图 8-1-5-1 至图 8-1-5-4。

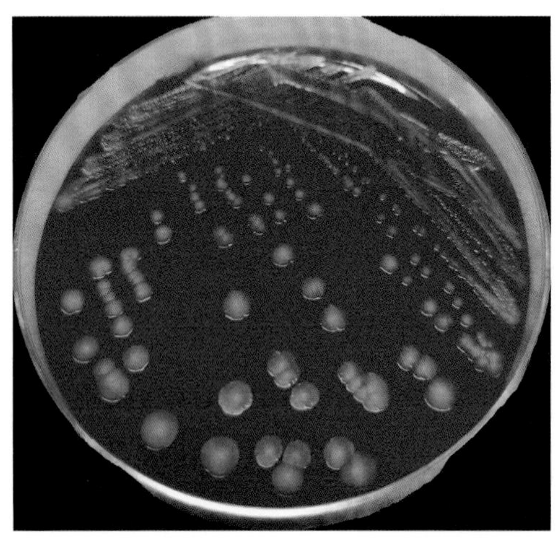

图 8-1-5-1 库德里阿兹威毕赤酵母菌落:血平板,35 ℃,3 d

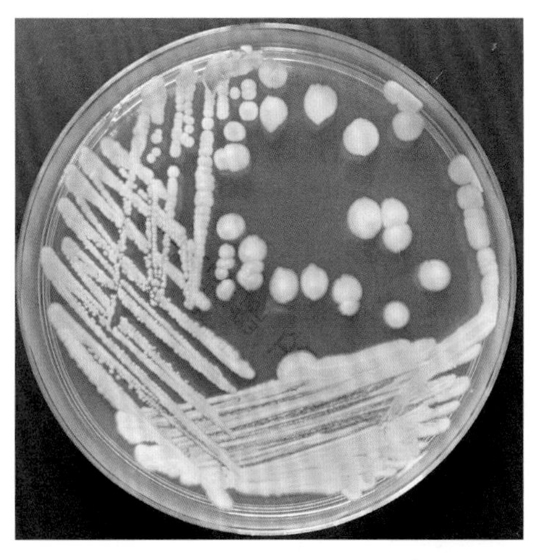

图 8-1-5-2 库德里阿兹威毕赤酵母菌落:SDA 平板,35 ℃,3 d

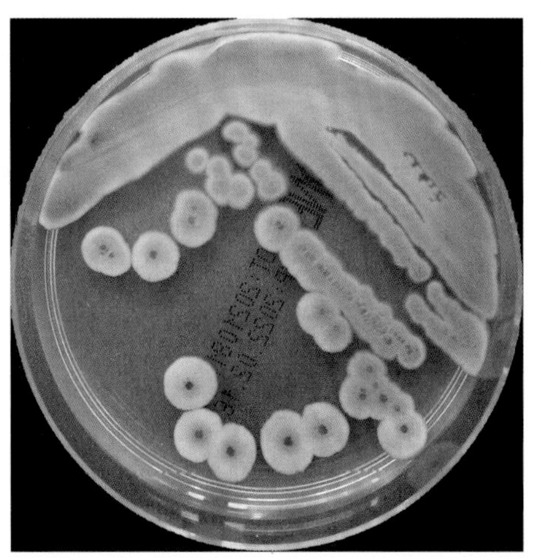

图 8-1-5-3 库德里阿兹威毕赤酵母菌落:CHROMagar 念珠菌显色平板,35 ℃,3 d

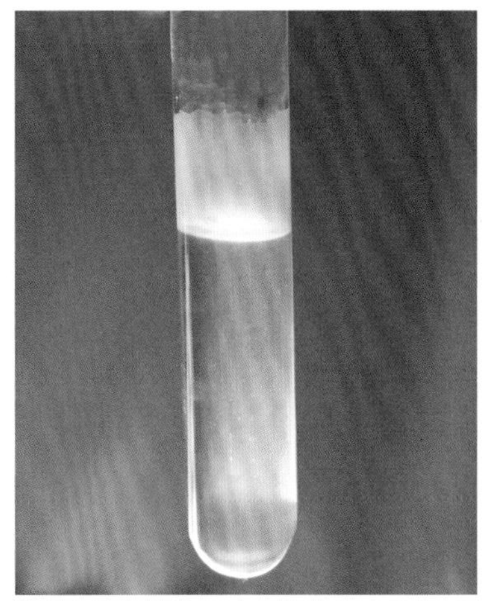

图 8-1-5-4 库德里阿兹威毕赤酵母:贴壁表面生长:沙保罗肉汤,35 ℃,3 d

（二）形态与染色

1. 在 SDA 平板上，芽生孢子较小，呈圆至卵圆形。

2. 玉米-吐温 80 琼脂 25 ℃生长 3 d，产生大量假菌丝，在轮状分枝发出橄榄形细长芽生孢子，外形与头状芽生裂殖菌的环痕梗易混淆。血清芽管试验阴性。

见图 8-1-5-5 至图 8-1-5-8。

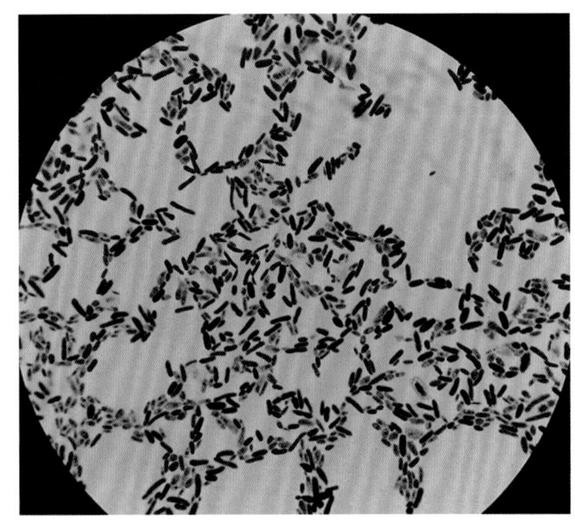

图 8-1-5-5　库德里阿兹威毕赤酵母：出芽孢子，革兰染色，×1 000

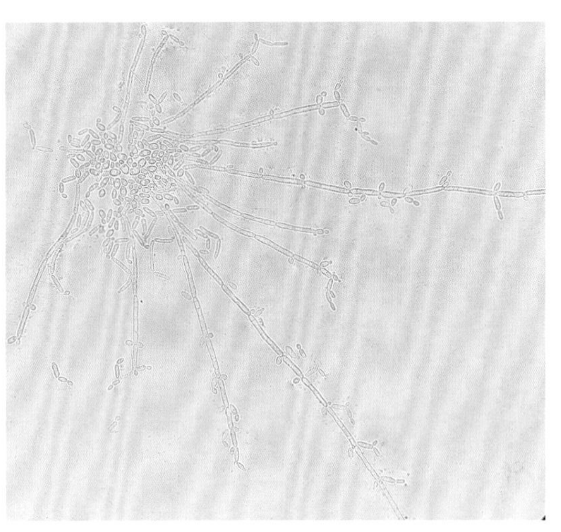

图 8-1-5-6　库德里阿兹威毕赤酵母：玉米-吐温 80，25 ℃，3 d，未染色，×400

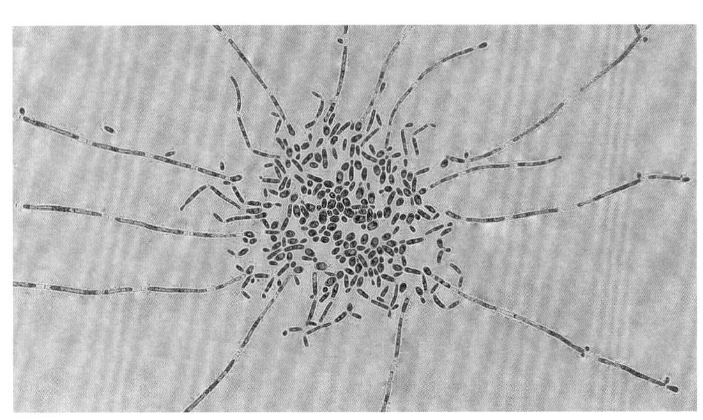

图 8-1-5-7　库德里阿兹威毕赤酵母：玉米-吐温 80，25 ℃，3 d，棉蓝染色，×400

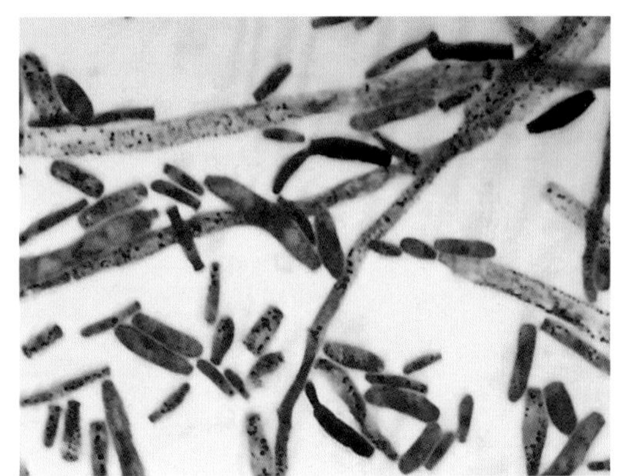

图 8-1-5-8　头状芽生裂殖菌：环痕梗，×1 000

三、鉴定与鉴别

库德里阿兹威毕赤酵母镜下形态与头状芽生裂殖菌相似，但是头状芽生裂殖菌 CHROMagar 念珠菌显色平板上的菌落突起；中央粉红色，周围白色，有同心圆，短绒状，镜下有出芽孢子、关节孢子、环痕孢子；生化反应谱与平常念珠菌、挪威念珠菌相似，3 种念珠菌均对氟康唑天然耐药。3 种念珠菌从表型和生化反应上不易区分，需借助于质谱技术或分子生物学方法进行鉴别。

四、抗真菌药物敏感性

库德里阿兹威毕赤酵母对氟康唑天然耐药,但对伏立康唑、伊曲康唑、泊沙康唑、阿尼芬净、米卡芬净、5-氟胞嘧啶和两性霉素B敏感通常敏感。

五、临床意义

库德里阿兹威毕赤酵母可定植于健康人群的胃肠道及皮肤表面,是一种条件致病菌,毒力较弱,临床感染主要见于免疫功能低下者和血液系统恶性肿瘤患者。在高危人群中使用氟康唑进行预防性治疗被认为是发展为库德里阿兹威毕赤酵母菌血症的主要原因。报道0.9%~17%的念珠菌血症病例由库德里阿兹威毕赤酵母引起。库德里阿兹威毕赤酵母菌血症死亡率很高,在常见念珠菌菌血症中90 d存活率最低。

(陈杏春 胡柳杨 白雅红)

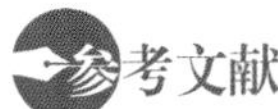
参考文献

1. Douglass AP, Offei B, Braun-Galleani S, et al. Population genomics shows no distinction between pathogenic Candida krusei and environmental Pichia kudriavzevii: one species, four names [J]. PLoS Pathog, 2018, 14(7): e1007138-e1007138.
2. Pfaller M, Neofytos D, Diekema D, et al. Epidemiology and outcomes of candidemia in 3648 patients: data from the Prospective Antifungal Therapy (PATH Alliance®) registry, 2004-2008[J]. Diagn Microbiol Infect Dis, 2012, 74(4): 323-331.
3. Gómez-Gaviria M, Mora-Montes HM. Current aspects in the Biology, Pathogeny, and treatment of Candida krusei, a neglected fungal pathogen [J]. Infect Drug Resist, 2020, 13(6): 1673-1689.

近平滑念珠菌复合群

一、简介

近平滑念珠菌复合群在临床标本中较常见,包括近平滑念珠菌(*Candida parapsilosis*)、拟平滑念珠菌(*Candida orthopsilosis*)、似平滑念珠菌(*Candida metapsilosis*)、长孢罗德酵母菌(*Lodderomyces elongisporus*)。有性阶段尚未发现。

二、生物学特性

(一) 培养特性

1. 在SDA平板上生长较快,菌落奶油色到淡黄色、柔软、光滑,有时可呈织网状外观。
2. CHROMagar念珠菌显色平板上呈白色、淡粉色、淡紫色、湖蓝色菌落。

见图8-1-6-1至图8-1-6-10。

(二) 形态与染色

临床标本中形态:小的,圆至长卵圆形的芽生孢子,也可有较大的长卵圆形孢子,可见假菌丝。

培养后镜下特点如下。

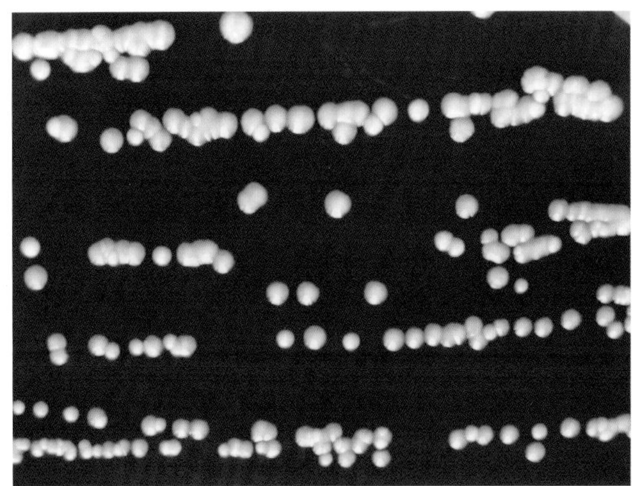

图 8-1-6-1　近平滑念珠菌菌落：血平板，35 ℃，2 d

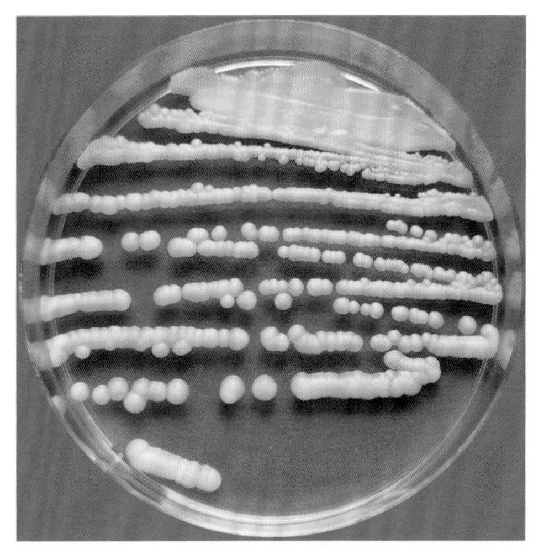

图 8-1-6-2　近平滑念珠菌菌落：SDA，35 ℃，2 d

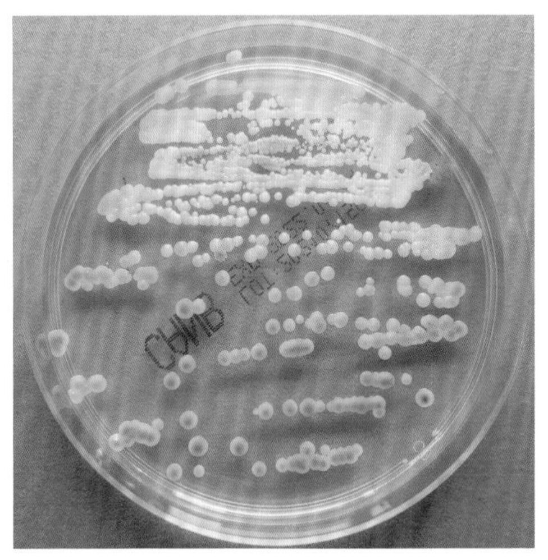

图 8-1-6-3　近平滑念珠菌菌落：CHROMagar 显色平板，35 ℃，2 d

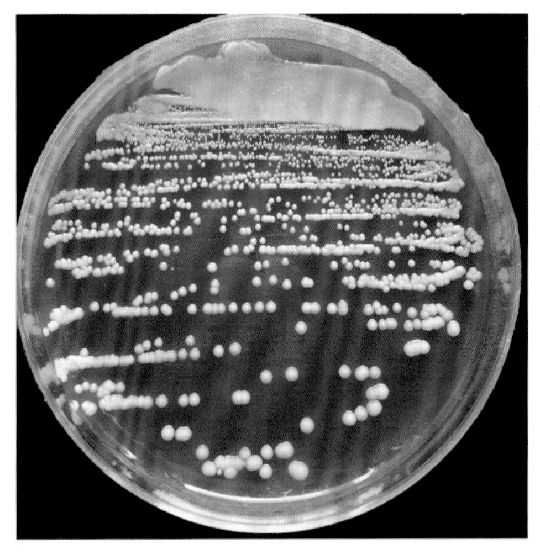

图 8-1-6-4　拟平滑念珠菌菌落：血平板，35 ℃，2 d

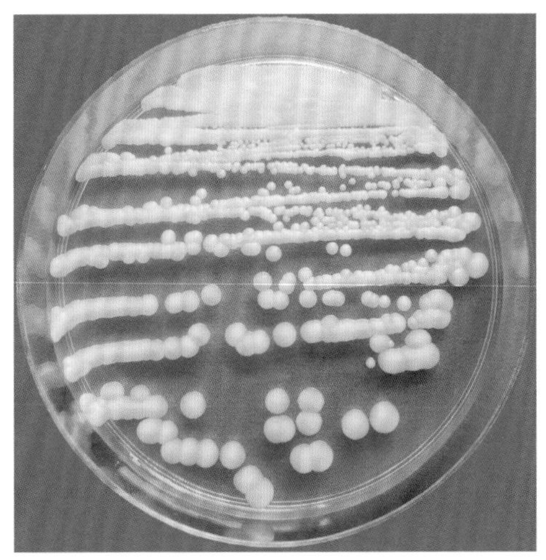

图 8-1-6-5　拟平滑念珠菌菌落：SDA，35 ℃，2 d

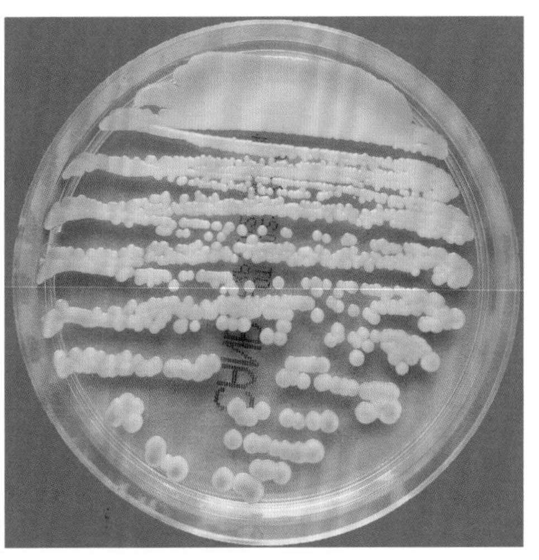

图 8-1-6-6　拟平滑念珠菌菌落：CHROMagar 显色平板，35 ℃，2 d

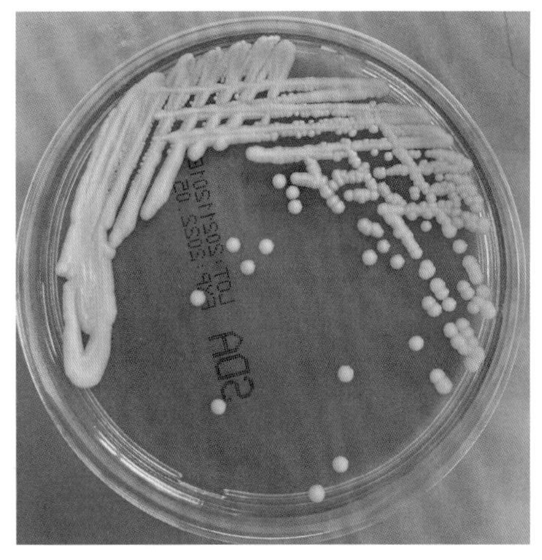

图 8-1-6-7 似平滑念珠菌菌落:SDA, 35 ℃, 3 d

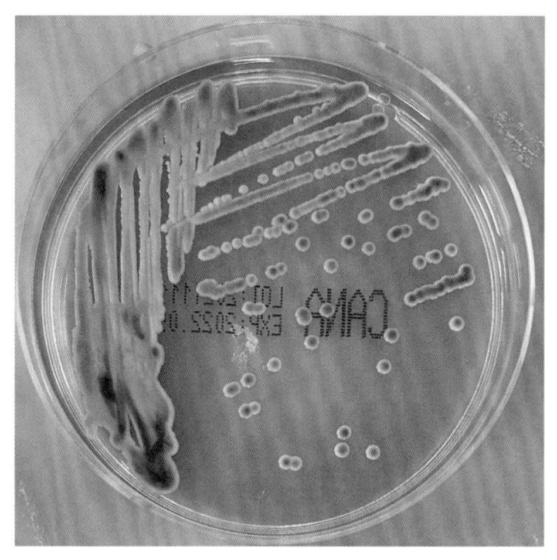

图 8-1-6-8 似平滑念珠菌菌落:CHROMagar 显色平板,35 ℃, 3 d

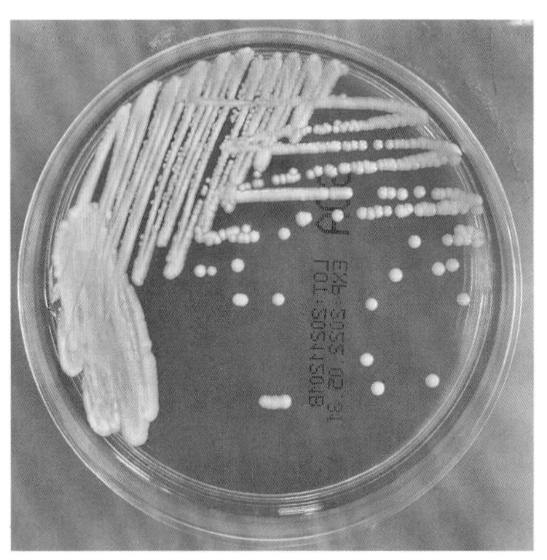

图 8-1-6-9 长孢罗德酵母菌菌落: SDA, 35 ℃,3 d

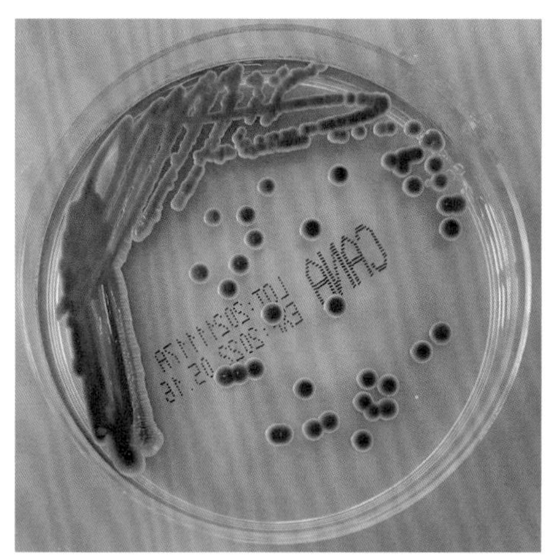

图 8-1-6-10 长孢罗德酵母菌菌落:CHROMagar 显色平板,35 ℃, 3 d

1. 在 SDA 平板上,芽生孢子较小,也可较大,呈圆至长卵圆形(2.4～4)μm×(3～8)μm,见图 8-1-6-11。

2. 玉米-吐温琼脂 25 ℃生长 1～2 d,形成细长、多分枝的假菌丝,呈精致的树状结构,沿假菌丝间隔形成 2～3 个芽生孢子。见图 8-1-6-12 至图 8-1-6-14。

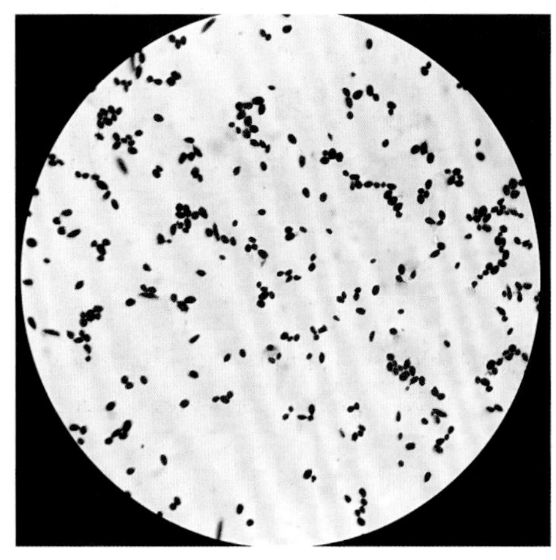

图 8-1-6-11 近平滑念珠菌:出芽孢子,革兰染色,×1000

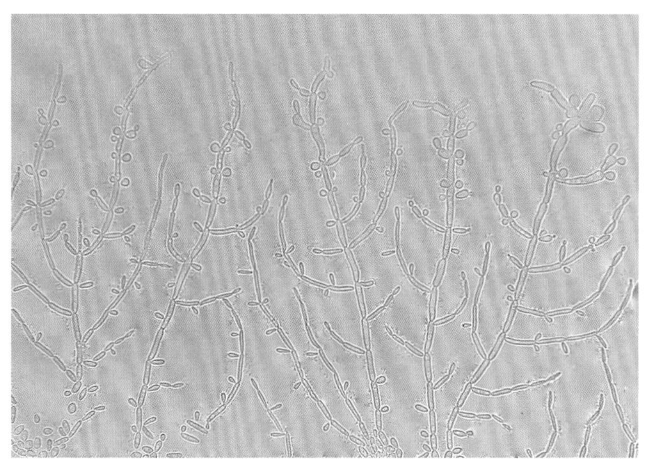

图 8-1-6-12 近平滑念珠菌:玉米-吐温琼脂,25 ℃,3 d,未染色,×400

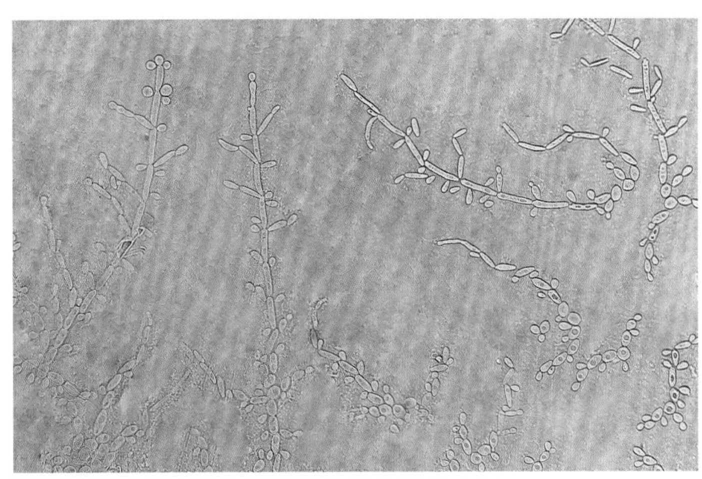

图 8-1-6-13　拟平滑念珠菌：玉米-吐温琼脂，25 ℃，3 d，未染色，×400

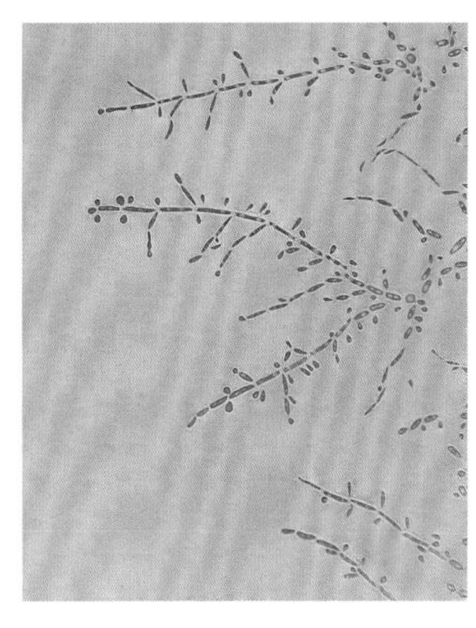

图 8-1-6-14　拟平滑念珠菌：玉米-吐温琼脂，25 ℃，3 d，棉蓝染色，×400

三、鉴定与鉴别

近平滑念珠菌复合群的四亚种间在表型上难以区分，可通过 ITS 测序或 MALDI－TOF MS 进行鉴定。与其他念珠菌和酵母菌的属内鉴定和属间鉴别分别见表 8-1-0-2、表 8-1-0-3 和图 8-1-0-3。

四、抗真菌药物敏感性

近平滑念珠菌复合群对卡泊芬净、两性霉素 B 和 5－氟胞嘧啶敏感度高，近平滑念珠菌对氟康唑的耐药率相对较高，拟平滑念珠菌和似平滑念珠菌对唑类药物敏感。

五、临床意义

近年来，非白念珠菌在侵袭性感染中分离率逐渐升高，近平滑念珠菌是第二或第三位致病真菌（第一位是白念珠菌）。近平滑念珠菌复合群是人类皮肤表面、消化道、生殖道的正常定植菌群，是一种机会致病菌，容易造成机会性自身感染，同时容易通过手部在院内传播。可以导致皮肤和指甲感染，另可引起心内膜炎、眼内炎、腹膜炎和真菌血症等，主要发生于使用广谱抗生素、免疫抑制剂（糖皮质激素、化疗药物和免疫调节剂）、中性粒细胞减少症、中心静脉置管或全胃肠外营养等侵入性操作患者。

近平滑念珠菌复合群的毒力因子有：①生物膜的形成；②胞外分泌的水解酶：包括酪蛋白酶、明胶酶、磷脂酶等。近平滑念珠菌复合群导管相关性血流感染治疗主要包括拔除中心静脉导管和抗真菌治疗。

（陈杏春　胡柳杨　徐和平）

参考文献

1. Neji S, Hadrich I, Trabelsi H, et al. Virulence factors, antifungal susceptibility and molecular mechanisms of azole resistance among Candida parapsilosis complex isolates recovered from clinical specimens [J]. J Biomed Sci, 2017, 24(1):67.
2. Khodavaisy S, Badali H, Meis JF, et al. Comparative in vitro activities of seven antifungal drugs against clinical isolates of Candida parapsilosis complex [J]. J Mycol Med, 2020, 30(3):100968.

皱褶念珠菌复合群

一、简介

皱褶念珠菌复合群(*Candida*. *rugosa* complex)包括皱褶念珠菌(*C*. *rugosa sensu stricto*)、伪皱褶念珠菌(*C*. *pseudorugosa*)、近皱褶念珠菌(*C*. *pararugosa*)和新皱褶念珠菌(*C*. *neorugosa*)。有性期归 *Diutina* 属。

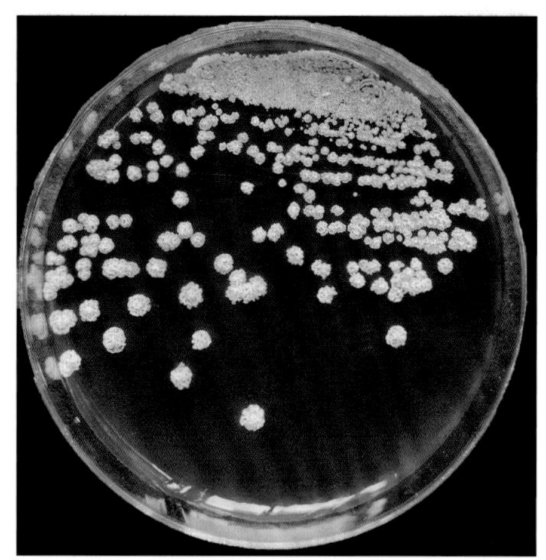

图 8-1-7-1 皱褶念珠菌菌落:血平板,35℃,3 d

二、生物学特性

(一)培养特性

1. SDA 平板上白色至奶油色,干燥菌落,皱褶念珠菌菌落常呈皱褶,边缘不整齐,伪皱褶念珠菌、新皱褶念珠菌和近皱褶念珠菌为光滑菌落。

2. CHROMagar 念珠菌显色平板上生长,呈干燥、粗糙的菌落,皱褶念珠菌呈蓝绿色,边缘颜色浅;近皱褶念珠菌呈浅紫色,伪皱褶念珠菌和新皱褶念珠菌呈深蓝色。

见图 8-1-7-1 至图 8-1-7-5。

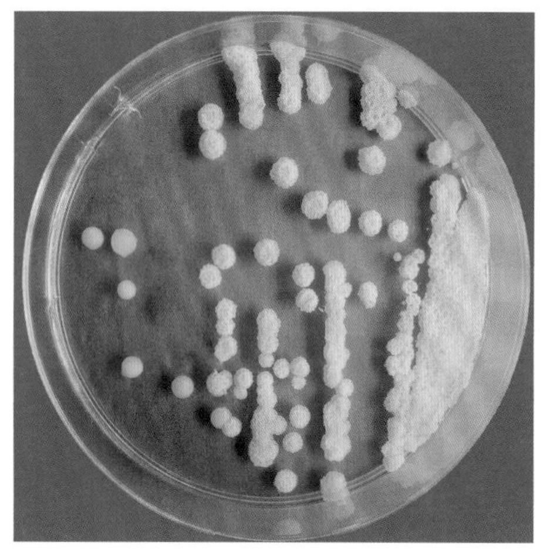

图 8-1-7-2 皱褶念珠菌菌落:SDA,35℃,3 d

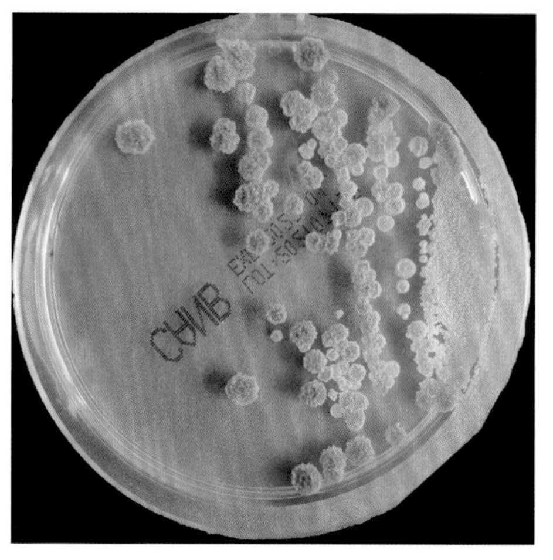

图 8-1-7-3 皱褶念珠菌菌落:CHROMagar 显色平板,35℃,3 d

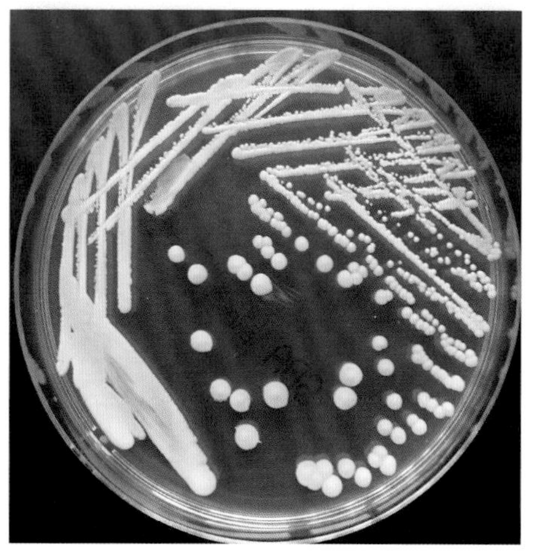

图 8-1-7-4 伪皱褶念珠菌菌落:SDA,35℃,3 d

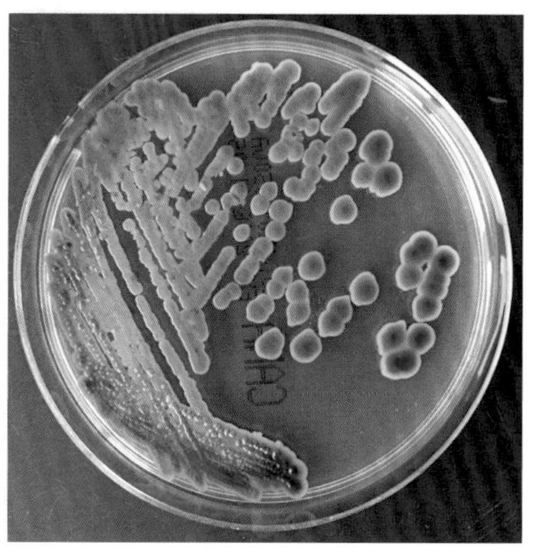

图 8-1-7-5 伪皱褶念珠菌菌落:CHROMagar 显色平板,35℃,3 d

（二）形态与染色

临床标本中形态：芽生孢子呈卵圆至圆柱形，可见假菌丝。培养后镜下特点如下。

1. 常规培养基上，芽生孢子呈卵圆至圆柱形(2.0～3.5)μm×(6～12)μm，见图 8-1-7-6。

2. 玉米-吐温琼脂 25℃培养 72h，形成假菌丝(有时较短)，芽生孢子细长，部分呈链状。见图 8-1-7-7、图 8-1-7-8。

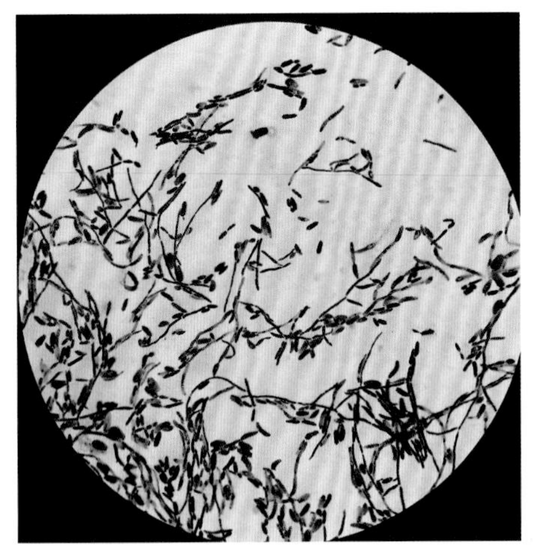

图 8-1-7-6　皱褶念珠菌：出芽孢子，革兰染色，×1000

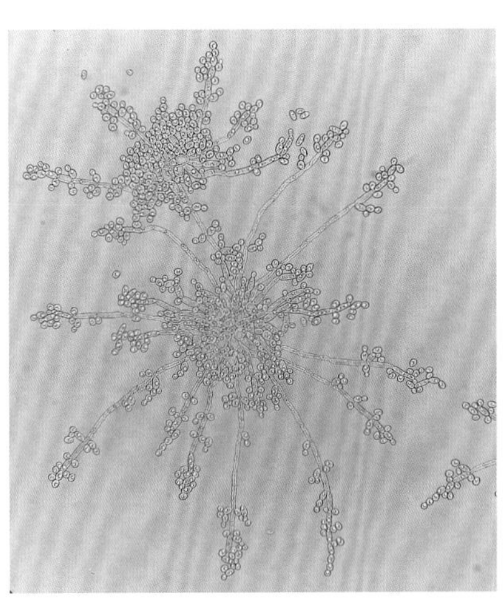

图 8-1-7-7　皱褶念珠菌：玉米-吐温琼脂，25℃，3d，未染色，×400

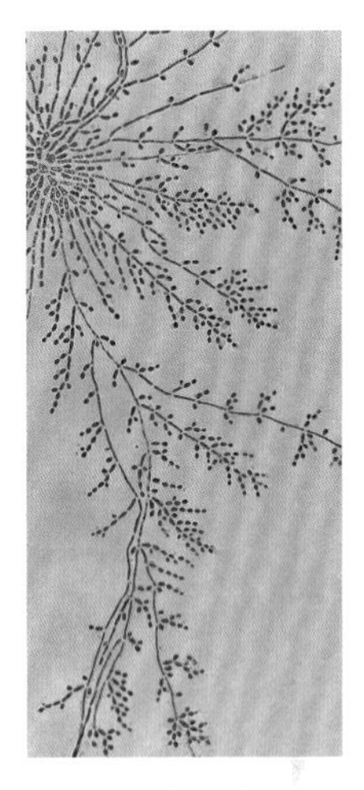

图 8-1-7-8　皱褶念珠菌：玉米-吐温琼脂，25℃，3d，棉蓝染色，×400

三、鉴定与鉴别

皱褶念珠菌复合群在菌落形态上主要与热带念珠菌相区别，在 CHROMagar 念珠菌显色平板上热带念珠菌菌落湖蓝色、蓝灰色，蓝中带紫；皱褶念珠菌复合群同样显示蓝灰色、湖蓝色，但常呈皱褶，无紫色出现。与其他念珠菌和酵母菌的属内鉴定和属间鉴别分别见表 8-1-0-2、表 8-1-0-3 及图 8-1-0-3、图 8-1-0-4。

ITS 测序和 MALDI－TOF－MS 也可用于皱褶念珠菌复合群的快速、准确鉴定。

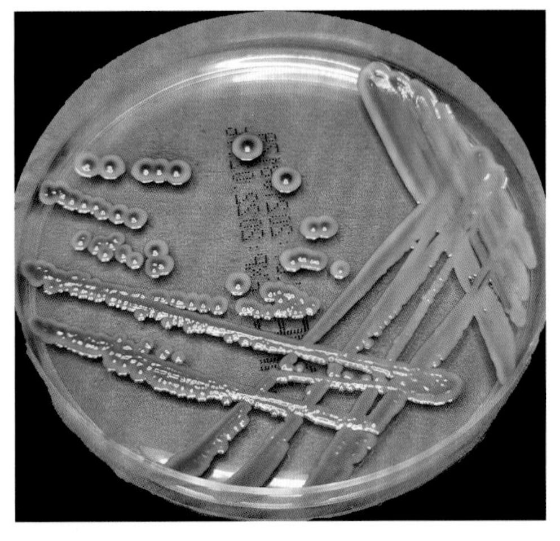

图 8-1-7-9　热带念珠菌：CHROMagar Candida 显色平板，35℃，3d

四、抗真菌药物敏感性

一些皱褶念珠菌对于氟康唑、两性霉素 B、伏立康唑及卡泊芬净的敏感度下降，但不同的研究差异很大，因此对于有临床意义的分离株，应进行抗真菌药敏试验。

五、临床意义

皱褶念珠菌复合群是一种新兴的真菌病原体，能够引起免疫功能低下患者的侵袭性感染，主要与导管的使用有关。该菌引起的念珠菌菌血症不易治疗，死亡率极高。

（陈杏春　胡柳杨）

参考文献

1. Padovan AC, Melo AS, Colombo AL. Systematic review and new insights into the molecular characterization of the Candida rugosa species complex [J]. Fungal Genet Biol, 2013,61(1):33－41.
2. Montoya AM, Luna-Rodríguez CE, Gracia-Robles G, et al. In vitro virulence determinants, comparative pathogenicity of Diutina (Candida) mesorugosa clinical isolates and literature review of the *D. rugosa* complex [J]. Mycologia, 2019, 111(3):395－407.

● 季也蒙念珠菌复合群 ●

一、简介

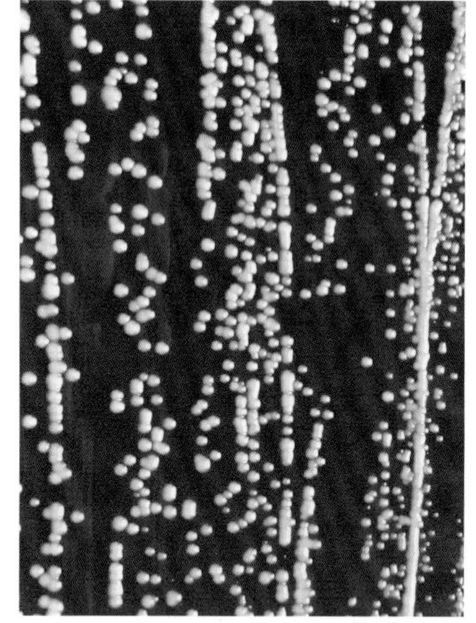

图 8-1-8-1　季也蒙念珠菌菌落:血平板,35℃, 2 d

季也蒙念珠菌复合群(*Candida guilliermondii* complex)包括季也蒙念珠菌(*Candida guilliermondii*)、发酵念珠菌(*Candida fermentati*)、赞斯托念珠菌(*Candida carpophila*),3 个菌种在表型上难以区分。有性型名称麦尔酵母菌属(*Meyerozyma*),包括季也蒙念珠菌[有性型季也蒙麦尔酵母菌(*Meyerozyma guilliermondii*)]和发酵念珠菌[有性型加勒比麦尔酵母菌(*Meyerozyma caribbica*)]。

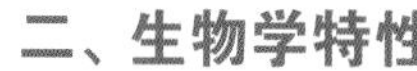

二、生物学特性

(一) 培养特性

1. 在 SDA 培养基上形成白色扁平,粗糙,边缘光滑,常为奶油色,但随着菌龄增加也可能变为黄褐色或粉红色。见图 8-1-8-1、图 8-1-8-2。

2. 在 CHROMagar 念珠菌显色平板为淡粉色、紫色菌落。见图 8-1-8-3。

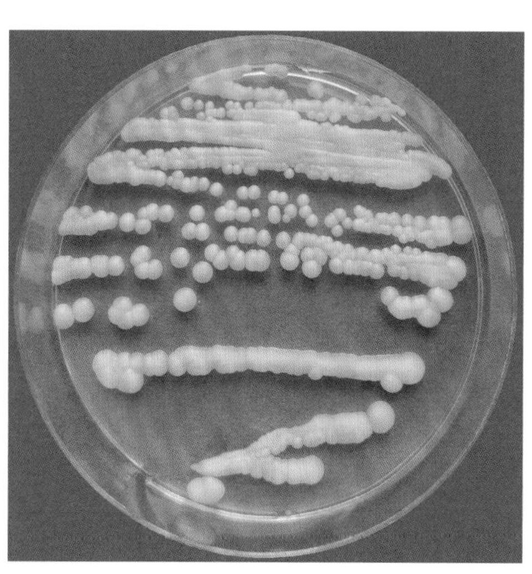

图 8-1-8-2　季也蒙念珠菌菌落:SDA, 35℃, 2 d

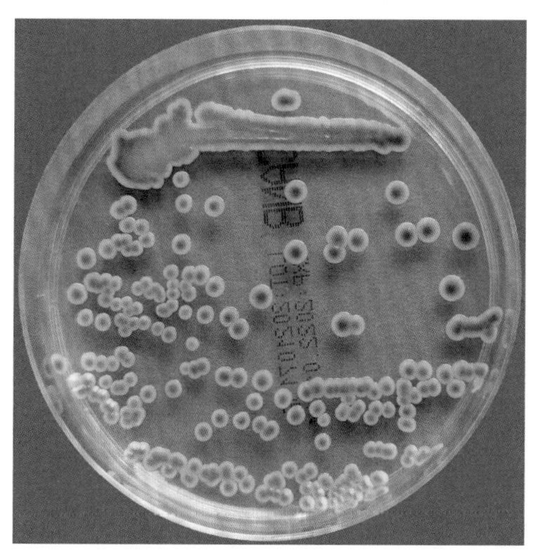

图 8-1-8-3　季也蒙念珠菌菌落:CHROMagar 显色平板,35℃, 2 d

（二）形态与染色

1. 临床标本中形态：芽生孢子卵圆形至细长形，可见假菌丝。

2. 培养后镜下特点

(1) 在 SDA 培养基上，芽生孢子呈卵圆形至细长形(2～5)μm×(3～7)μm，见图 8-1-8-4。

(2) 玉米-吐温琼脂 25 ℃生长 3 d，可成簇生成，假菌丝相对较少且短，在分隔处常形成数个芽生孢子，无真菌丝，不产生厚壁孢子，血清中不产生芽管，见图 8-1-8-5、图 8-1-8-6。

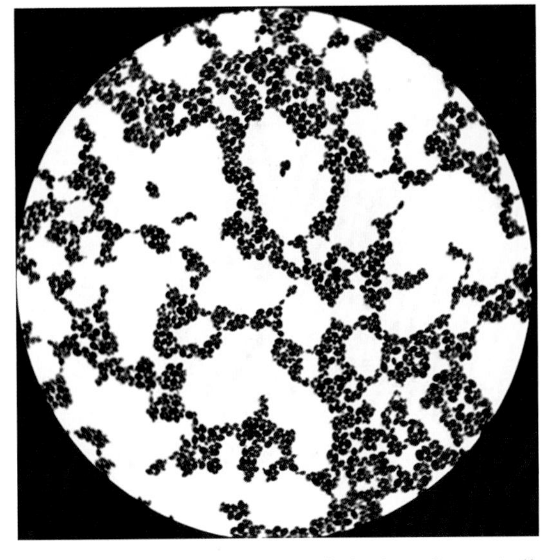

图 8-1-8-4　季也蒙念珠菌：出芽孢子，25 ℃，3 d，革兰染色，×1 000

图 8-1-8-5　季也蒙念珠菌：玉米-吐温琼脂，25 ℃，3 d，未染色，×400

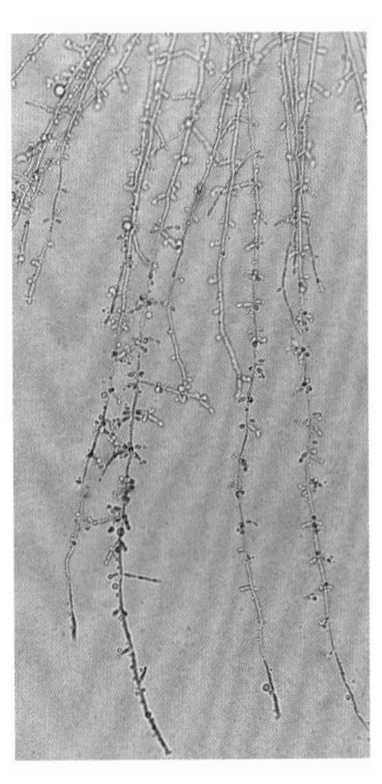

图 8-1-8-6　季也蒙念珠菌：玉米-吐温琼脂，25 ℃，3 d，棉蓝染色，×400

三、鉴定与鉴别

季也蒙念珠菌复合群的种内鉴别可通过 ITS 测序或 MALDI - TOF MS。与其他念珠菌和酵母菌的属内鉴定和属间鉴别分别见表 8-1-0-2、表 8-1-0-3 及图 8-1-0-4。

四、抗真菌药物敏感性

季也蒙念珠菌复合群对唑类(特别是氟康唑)和棘白菌素的敏感性降低。

五、临床意义

季也蒙念珠菌复合群是机会致病菌，毒力较低，主要感染免疫低下的人群，最常引起念珠菌菌血症，偶尔可引起甲真菌病、急性骨髓炎、化脓性关节炎、心内膜炎、导管相关性感染和尿路感染。

（陈杏春　胡柳杨）

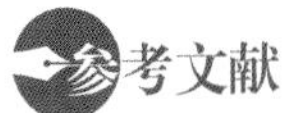

参考文献

1. Marcos-Zambrano LJ, Puig-Asensio M, Pérez-García F, et al. Candida guilliermondii Complex Is Characterized by High

Antifungal Resistance but Low Mortality in 22 Cases of Candidemia [J]. Antimicrob Agents Chemother, 2017,61(7): 1-13.

2. Taverna CG, Córdoba S, Vivot M, et al. Reidentification and antifungal susceptibility profile of Candida guilliermondii and Candida famata clinical isolates from a culture collection in Argentina [J]. Med Mycol, 2019,57(3):314-323.

3. Chaves ALS, Trilles L, Alves GM, et al. A case-series of bloodstream infections caused by the Meyerozyma guilliermondii species complex at a reference center of oncology in Brazil [J]. Med Mycol, 2021,59(3):235-243.

奥默柯达菌

一、简介

奥默柯达菌(*Kodamaea ohmeri*),曾用名奥默毕赤酵母(*Pichia ohmeri* 及 *Yamadazyma ohmeri*),属于子囊菌门(Ascomycota),子囊菌纲(Ascomycetes),酵母菌目(Saccharomycetales),酵母菌科(*Saccharomycetaceae*),柯达酵母属(*Kodamaea*),是一种产子囊孢子的酵母,季也蒙念珠菌璞膜变种(*Candida guilliermondii var. membranaefaciens*)的有性期,奥默柯达菌是一种用于食品工业发酵的酵母菌,很少在临床引起感染。柯达菌属还包含其他 4 个种(*K. anthrophila*、*K. kakaduensis*、*K. laetipori* 和 *K. nitidulidarum*),目前发现仅奥默柯达菌对人类有致病性。

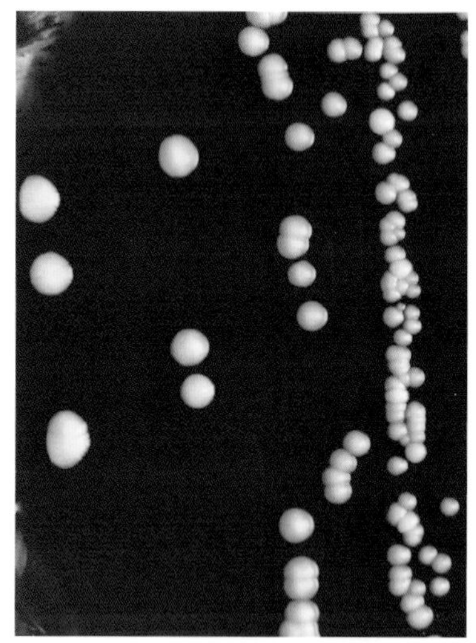

图 8-1-9-1 奥默柯达菌菌落:血平板,35℃,3 d

二、生物学特性

(一) 培养特性

1. 在血平板和沙氏平板上呈白色、干燥的菌落。见图 8-1-9-1、图 8-1-9-2。

2. CHROMagar 念珠菌显色平板上生长,干燥菌落,菌落呈从粉红色到蓝色的特征性变化,开始为粉红色,48~72 h 呈粉蓝色,7 d 后呈蓝色。见图 8-1-9-3 至图 8-1-9-5。

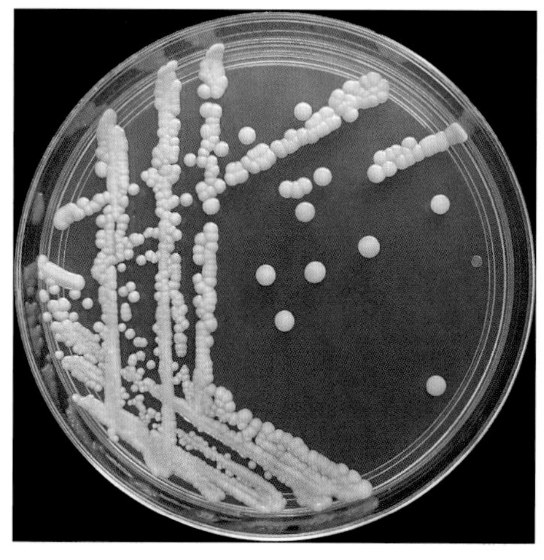

图 8-1-9-2 奥默柯达菌菌落:SDA,35℃,3 d

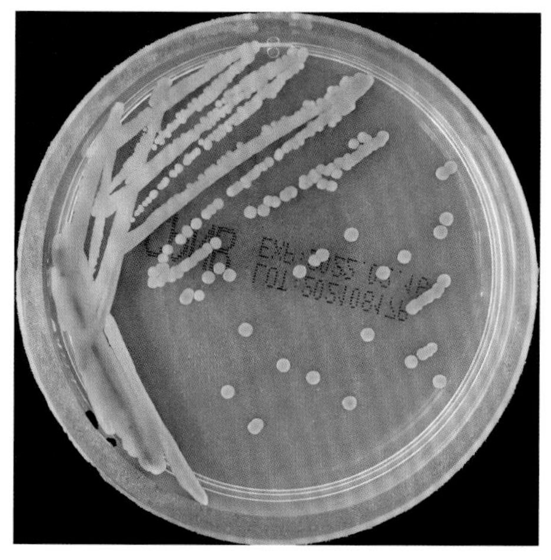

图 8-1-9-3 奥默柯达菌菌落:CHROMagar 显色平板,35℃,24 h

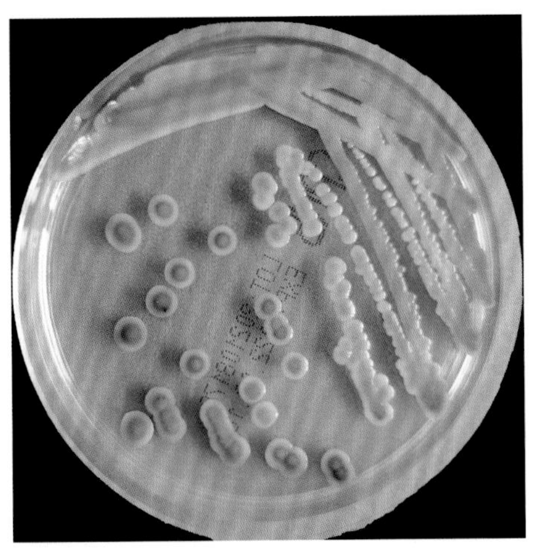

图 8-1-9-4　奥默柯达菌菌落：CHROMagar 显色平板，35℃，3 d

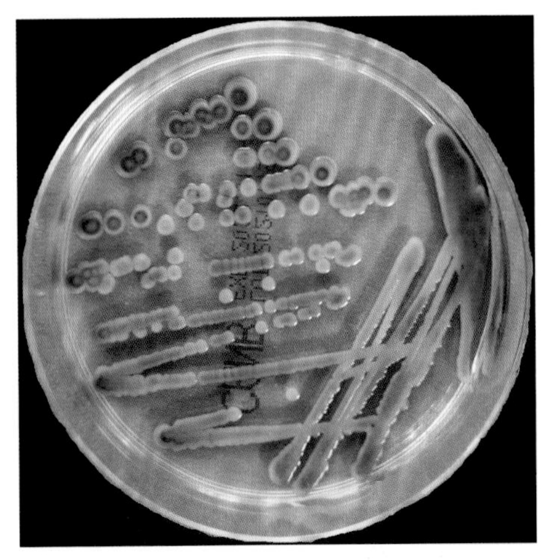

图 8-1-9-5　奥默柯达菌菌落：CHROMagar 显色平板，35℃，10 d

（二）形态与染色

1. 临床标本中形态：呈圆至卵圆形的芽生孢子，可见假菌丝。

2. 培养后镜下特点：在 SDA 平板上，芽生孢子呈圆至卵圆形，玉米-吐温琼脂上培养 3～4 d，可见卵圆形的芽生孢子，可产生假菌丝。见图 8-1-9-6 至图 8-1-9-7。

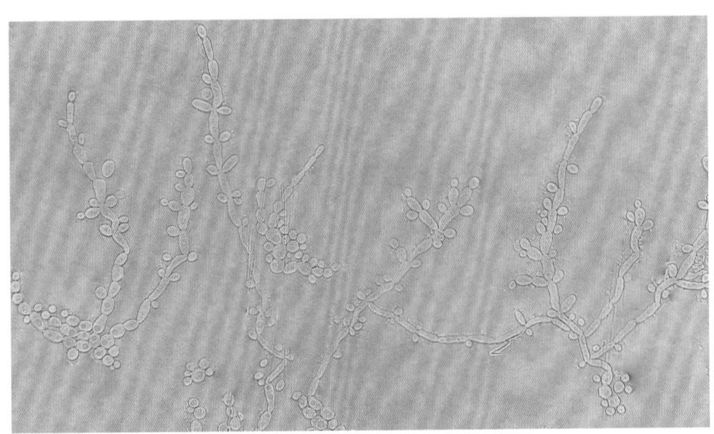

图 8-1-9-6　奥默柯达菌：玉米-吐温琼脂，25℃，3 d，未染色，×400

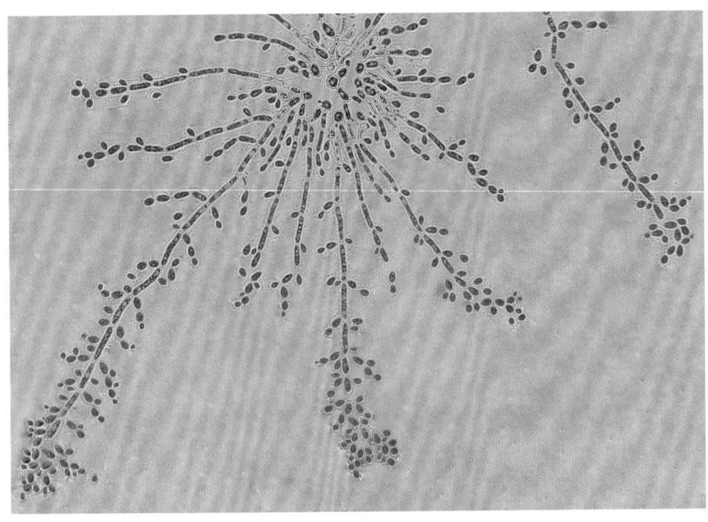

图 8-1-9-7　奥默柯达菌：玉米-吐温琼脂，25℃，3 d，棉蓝染色，×400

三、鉴定与鉴别

奥默柯达菌在 CHROMagar 念珠菌显色平板上呈现独特的颜色变化，从粉红色到蓝色，但形成粉蓝色菌落至少需要 2～3 d，一周才能形成完整的蓝色菌落，可能被错误认定为热带念珠菌、近平滑念珠菌和希木龙念珠菌。CHROMagar 念珠菌显色平板上，热带念珠菌呈湖蓝色或灰蓝色，近平滑念珠菌呈淡粉色、淡紫色菌落，希木龙念珠菌呈浅粉色菌落。

奥默柯达菌尿素酶试验阴性。ITS 测序和 MALDI - TOF MS 是鉴定奥默柯达菌的金标准。

四、抗真菌药物敏感性

EUCAST 和 CLSI 均未公布奥默柯达菌的临床折点。少量的数据表明奥默柯达菌对两性霉素 B 表现较低的 MIC，对氟康唑的 MIC 相对较高，不同菌株对棘白菌素的耐药性不同。伏立康唑和棘白菌素类药物，如卡泊芬净和米卡芬净，也表现出极低的 MIC。导管相关菌血症在移除留置导管后可发现良好的结果。

五、临床意义

奥默柯达菌是一种用于食品工业发酵的酵母菌，可以从环境中分离出来，很少在临床引起感染。1984 年，第一例奥默柯达菌临床分离株来自胸腔积液，但当时被当作污染菌。奥默柯达菌最常引起真菌血症，还可引起感染性心内膜炎、皮肤软组织感染、腹膜炎、下呼吸道感染、甲真菌病等，所致血流感染死亡率可高达 40%，但其他类型的感染死亡率很低。长期住院治疗、糖尿病、使用静脉导管、营养不良、恶性肿瘤、器官移植、使用抗生素等，被认为是导致奥默柯达菌感染的危险因素。

(陈杏春　胡柳杨)

参考文献

1. Ioannou P, Papakitsou I. Kodamaea ohmeri infections in humans: A systematic review [J]. Mycoses, 2020,63(7):636 - 643.
2. Zhou M, Yu S, Kudinha T, et al. Identification and antifungal susceptibility profiles of Kodamaea ohmeri based on a seven-year multicenter surveillance study [J]. Infection and Drug Resistance, 2019,12(1):1657 - 1664.

● 葡萄牙念珠菌 ●

一、简介

葡萄牙念珠菌(*Candida lusitaniae*)，念珠菌属中比较少见的菌种，现改名为葡萄牙棒孢酵母(*Clavispora lusitaniae*)。

二、生物学特性

(一) 培养特性

在 SDA 培养基上形成白色或奶油色，边缘光滑的菌落。

在 CHROMagar 念珠菌显色平板为边缘光滑的淡粉色或蓝色菌落，甚至两种颜色可同时存在，常被误认为是两种不同的念珠菌。

见图 8-1-10-1 至图 8-1-10-4。

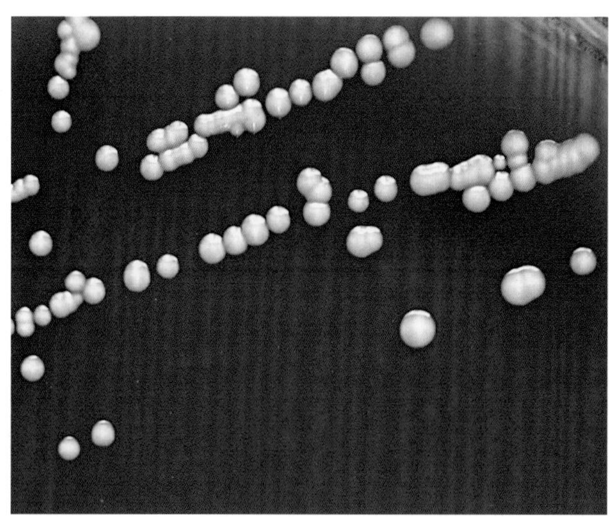

图 8-1-10-1 葡萄牙念珠菌菌落:血平板,35℃,3 d

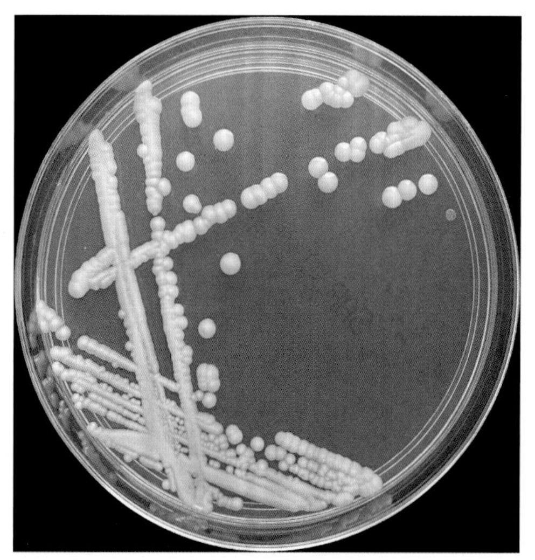

图 8-1-10-2 葡萄牙念珠菌菌落:SDA,35℃,3 d

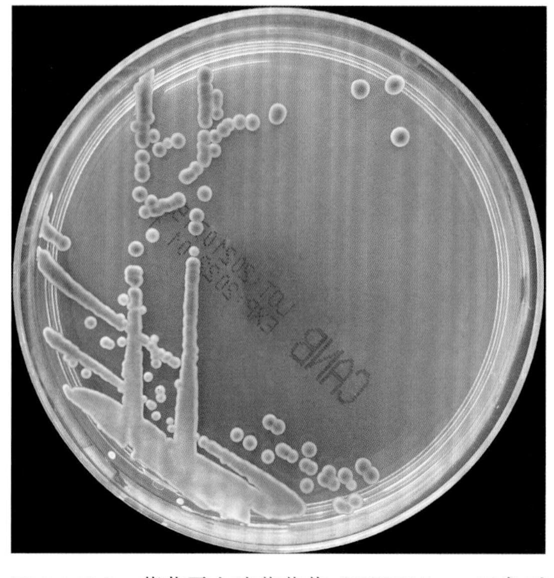

图 8-1-10-3 葡萄牙念珠菌菌落:CHROMagar 显色平板,35℃,3 d

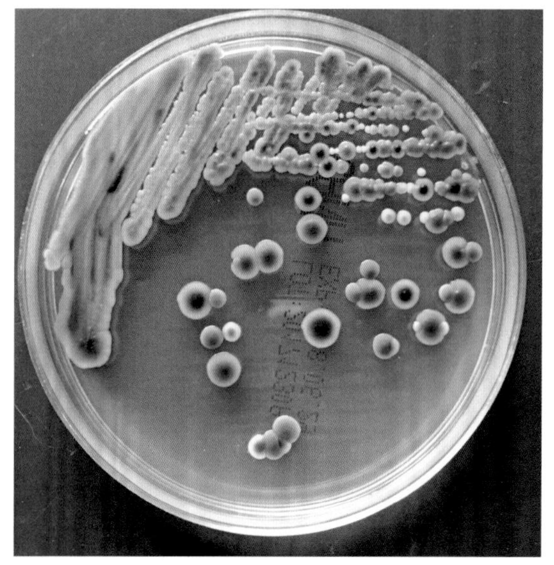

图 8-1-10-4 葡萄牙念珠菌菌落:CHROMagar 显色平板两种颜色的菌落,35℃,3 d

（二）形态与染色

临床标本中形态:芽生孢子卵圆形至亚球形,具有丰富的假菌丝。

培养后镜下特点:

在 SDA 培养基上,芽生孢子呈卵圆形至亚球形。

玉米-吐温琼脂 25℃培养 3 d,形成短小、明显弯曲的假菌丝,在隔膜上、偶尔在隔膜间生成孢子。见图 8-1-10-5 至图 8-1-10-6。

三、鉴定与鉴别

葡萄牙念珠菌生化特征与热带念珠菌相似,但是除了形态学差异外,葡萄牙念珠菌沙氏肉汤培养表面

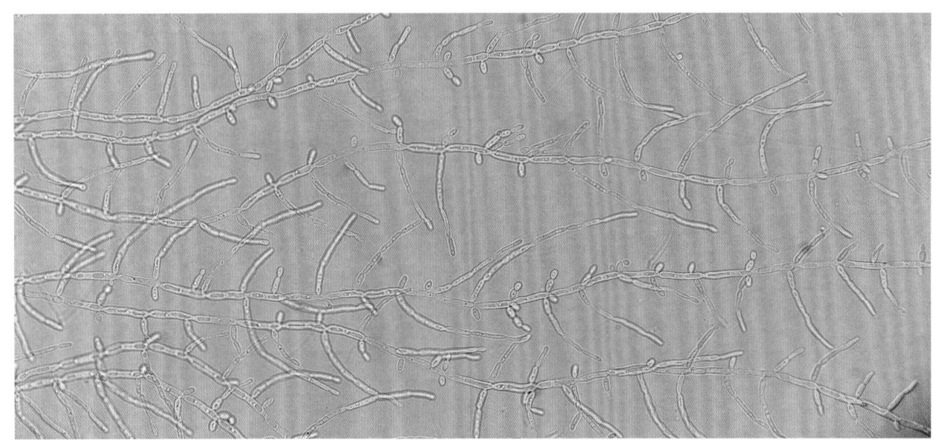

图 8-1-10-5 葡萄牙念珠菌:玉米-吐温琼脂,25℃,3 d,未染色,×400

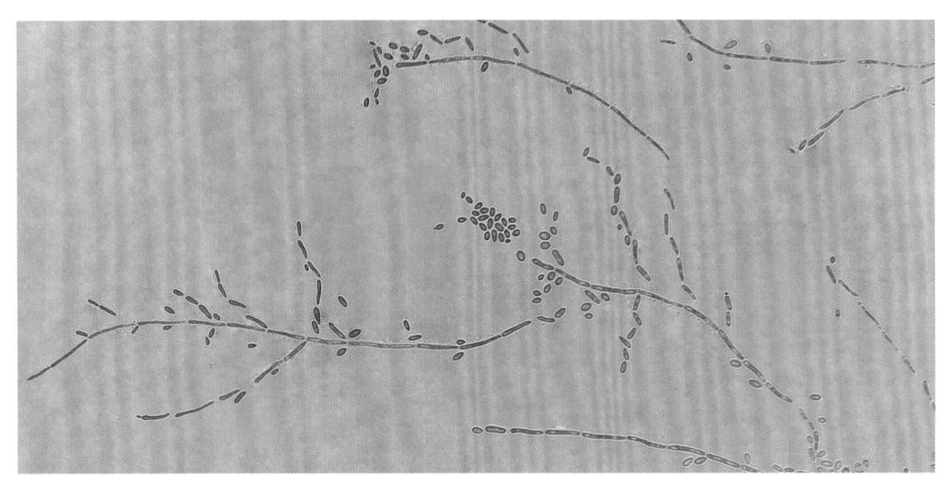

图 8-1-10-6 葡萄牙念珠菌:玉米-吐温琼脂,25℃,3 d,棉蓝染色,×400

无菌膜形成,不发酵麦芽糖,可同化鼠李糖,热带念珠菌沙氏肉汤培养表面有菌膜形成,发酵麦芽糖,通常不会同化鼠李糖。与其他念珠菌和酵母菌的属内鉴定和属间鉴别见表 8-1-0-2、表 8-1-0-3 及图 8-1-0-4。可通过 ITS 测序或 MALDI-TOF MS 进行鉴定。

四、抗真菌药物敏感性

葡萄牙念珠菌可能会对两性霉素 B 产生继发性耐药,因此尽管体外测试表明葡萄牙念珠菌对两性霉素 B 敏感,但两性霉素 B 的临床疗效较差。一些研究发现,葡萄牙念珠菌对棘白菌素的 MIC 值升高,此外,有证据表明,联合抗真菌治疗后会对唑类和棘白菌素产生交叉耐药。

五、临床意义

葡萄牙念珠菌是念珠菌属中相对少见的一个菌种,常为恒温动物胃肠道的腐生菌,于 1959 年首次从恒温动物的胃肠道中分离出来。1979 年,从急性髓系白血病患者血液中分离出葡萄牙念珠菌,首次证实了该菌可以感染人类。自此,葡萄牙念珠菌被认为是一种少见的机会致病病原体,主要导致免疫功能低下患者感染。近年来,葡萄牙念珠菌引起感染的发生率增加。在治疗葡萄牙念珠菌感染时,应重视一些菌株对两性霉素 B 的继发性耐药。

(陈杏春 胡柳杨)

参考文献

1. Asner SA, Giulieri S, Diezi M, et al. Acquired multidrug antifungal resistance in Candida lusitaniae during therapy [J]. Antimicrob Agents Chemother, 2015,59(12):7715－7722.
2. Khan Z, Ahmad S, Al-Sweih N, et al. Candida lusitaniae in Kuwait: prevalence, antifungal susceptibility and role in neonatal fungemia [J]. PLoS One, 2019,14(3):e0213532.
3. Raja A, Park J. Disseminated Candida lusitaniae: nosocomial acquisition secondary to an indwelling urinary catheter [J]. Case Rep Infect Dis, 2021,2021(1):6632730.
4. Hashemi SE, Shokohi T, Abastabar M, et al. Species distribution and susceptibility profiles of Candida species isolated from vulvovaginal candidiasis, emergence of C. lusitaniae [J]. Curr Med Mycol, 2019,5(4):26－34.

解脂念珠菌

一、简介

解脂念珠菌(*Candida lipolytica*)是念珠菌属中比较少见念珠菌,临床感染更少见。现改名为解脂耶氏酵母(*Yarrowia lipolytica*)。

二、生物学特性

(一) 培养

1. 在SDA平板上,初为光滑,随着时间的延长可出现脑回状皱褶,白色至奶油色,在血平板上,呈现白色皱褶菌落。见图8-1-11-1、图8-1-11-2。

2. 在CHROMagar念珠菌显色平板为淡粉色、紫色菌落。见图8-1-11-3、图8-1-11-4。

(二) 形态与染色

临床标本中形态:圆形、卵圆形芽生孢子,单个、成对或单个呈小簇状,可见假菌丝。培养后镜下特点如下。

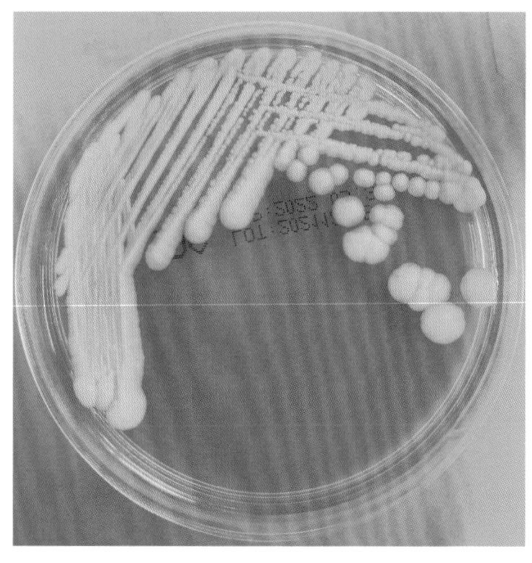

图8-1-11-1 解脂念珠菌菌落:SDA, 35 ℃, 3 d

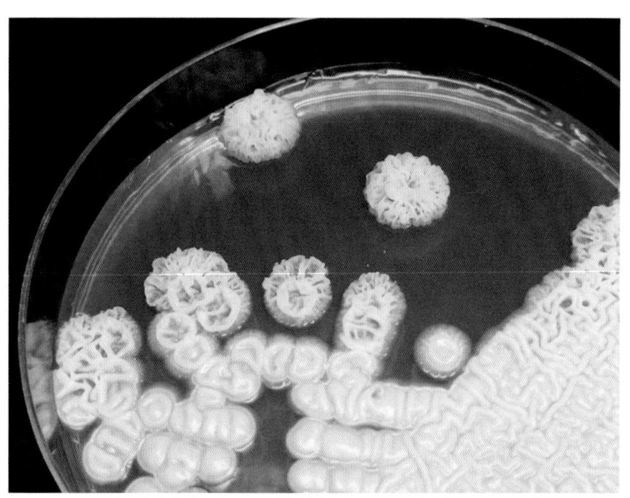

图8-1-11-2 解脂念珠菌菌落:SDA, 35 ℃, 10 d

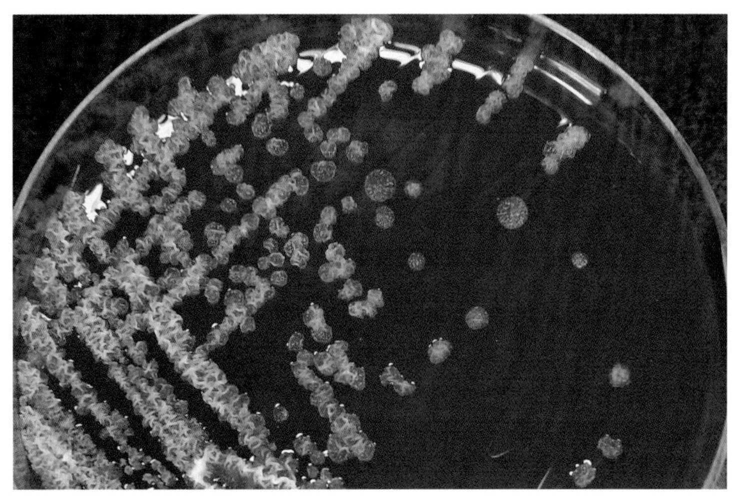

图 8-1-11-3 解脂念珠菌菌落:血平板,35 ℃, 2 d

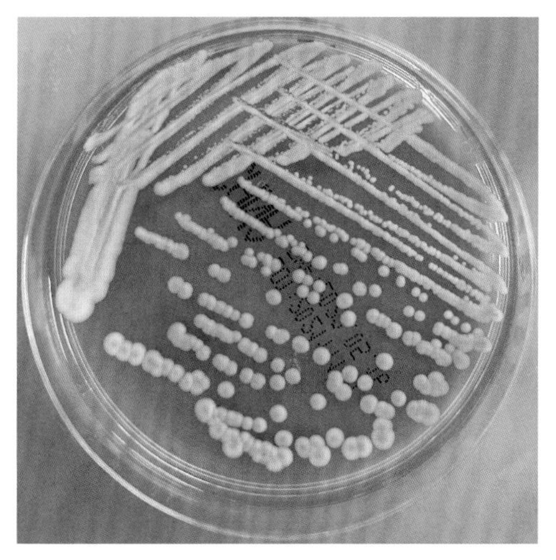

图 8-1-11-4 解脂念珠菌菌落:CHROMagar 显色平板,35 ℃, 3 d

1. 在 SDA 平板上,芽生孢子呈圆形、卵圆形、细长形(3～6)μm×(4～16)μm,培养时间延长可生成关节孢子、假菌丝,见图 8-1-11-5。

2. 玉米-吐温琼脂 25 ℃生长 3 d,形成狭窄、多分枝的真菌丝,假菌丝与真菌丝的分隔处生出细长的芽生孢子,呈短链状,光秃外形,见图 8-1-11-6。

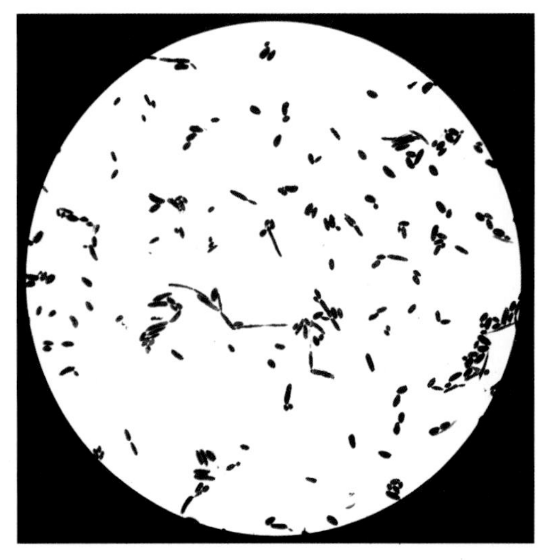

图 8-1-11-5 解脂念珠菌:芽生孢子,革兰染色,×400

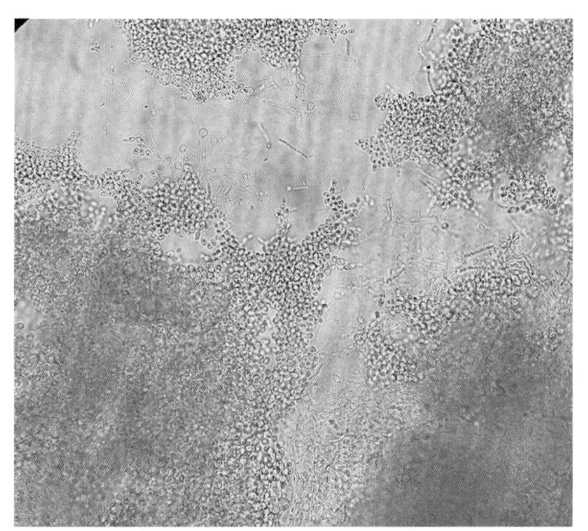

图 8-1-11-6 解脂念珠菌:玉米-吐温琼脂,25 ℃, 3 d,×400

三、鉴定与鉴别

解脂念珠菌生理性状与库德里阿兹威毕赤酵母相似,但是除了形态学差异外,该菌可在放线菌酮琼脂生长,不发酵葡萄糖,同化赤藓糖醇,最高生长温度为 33～37 ℃;库德里阿兹威毕赤酵母在放线菌酮琼脂不生长,发酵葡萄糖,不能同化赤藓糖醇,最高生长温度为 43～45 ℃。与其他念珠菌和酵母菌的属内鉴定和属间鉴别分别见表 8-1-0-2、表 8-1-0-3 及图 8-1-0-3。可通过 ITS 测序或 MALDI - TOF MS 进行鉴定。

四、抗真菌药物敏感性

解脂念珠菌对伏立康唑、棘白菌素和两性霉素 B 的 MIC 值均较低。

五、临床意义

解脂念珠菌是一种子囊酵母，广泛存在于环境和肉制品中，包括香肠和乳制品，尤其是奶酪。解脂念珠菌毒力低，临床很少有该菌感染。

（陈杏春　胡柳杨）

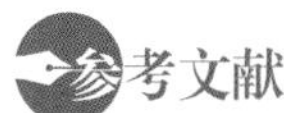

参考文献

Zhao Y, Chan JF, Tsang CC, et al. Clinical characteristics, laboratory identification, and in vitro antifungal susceptibility of yarrowia (Candida) lipolytica isolates causing fungemia: a multicenter, prospective surveillance study [J]. J Clin Microbiol, 2015,53(11):3639 - 3645.

挪威念珠菌

一、简介

挪威念珠菌（*Candida norvegensis*）是念珠菌属的一个种，现名为挪威毕赤酵母（*Pichia norvegensis*）。该菌较少引起患者感染，60 年前首次在挪威 3 名患者的痰液标本中分离获得，1990 年首次出现临床感染的病例报道。随着低免疫力人群的增多和氟康唑预防感染的广泛使用，由于挪威念珠菌对氟康唑天然耐药，近年来临床常能分离到该菌。

二、培养及镜检

（一）培养

1. 在血平板、SDA 和 PDA 上 35 ℃培养 1 d 生长的菌落为灰白色、大、扁平、干燥、表面毛玻璃样无光泽，具有明显的酿酒酵母气味；中国蓝平板上 35 ℃培养 1 d 生长的菌落小、白色、奶油样色。

2. CHROMagar 念珠菌显色平板 35 ℃培养前 2 d 的菌落为极淡粉红色，至第 7 d 菌落为粉红色。

3. 沙氏肉汤管中 35 ℃培养呈表面生长。

见图 8-1-12-1 至图 8-1-12-6。

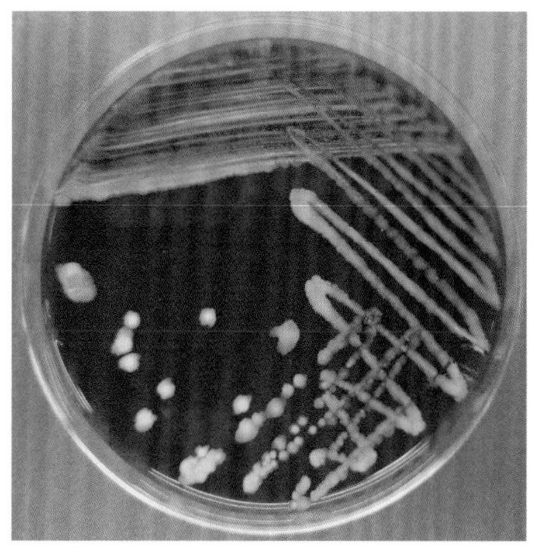

图 8-1-12-1　挪威念珠菌菌落：血平板，35 ℃，1 d

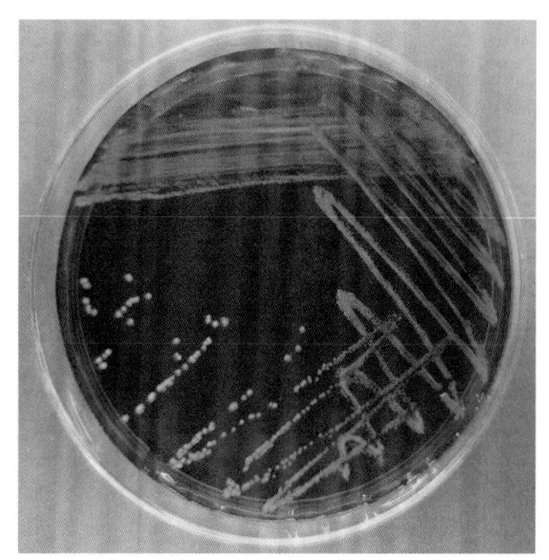

图 8-1-12-2　挪威念珠菌菌落：中国蓝平板，35 ℃，1 d

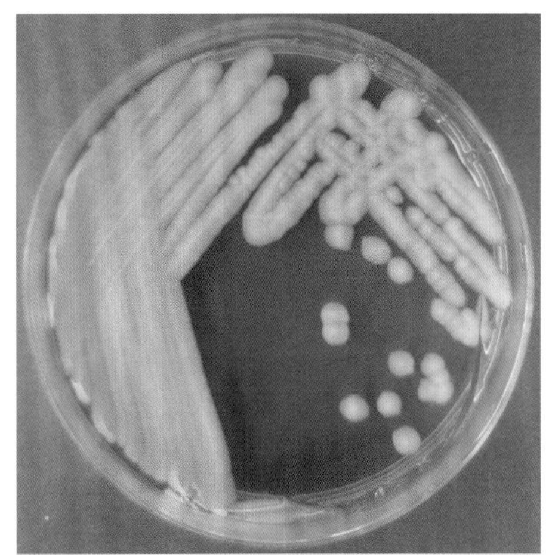

图 8-1-12-3 挪威念珠菌菌落:SDA,35 ℃,2 d

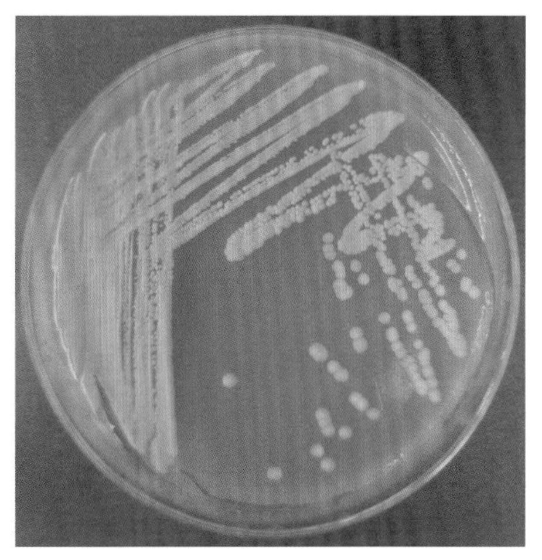

图 8-1-12-4 挪威念珠菌菌落:PDA,35 ℃,2 d

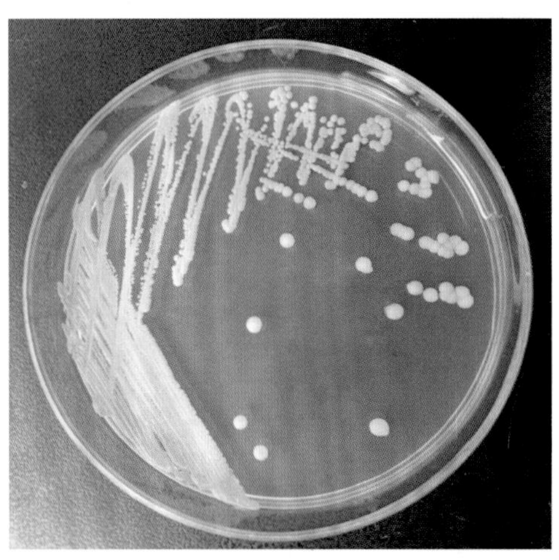

图 8-1-12-5 挪威念珠菌菌落:CHROMagar 念珠菌显色平板,35℃,3 d

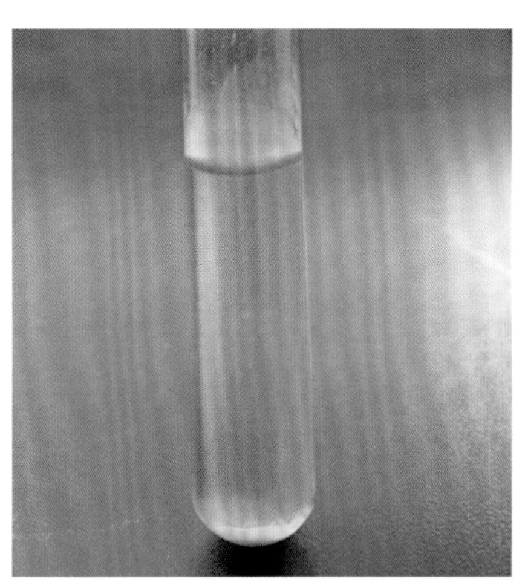

图 8-1-12-6 挪威念珠菌:沙氏肉汤管,35℃,2 d

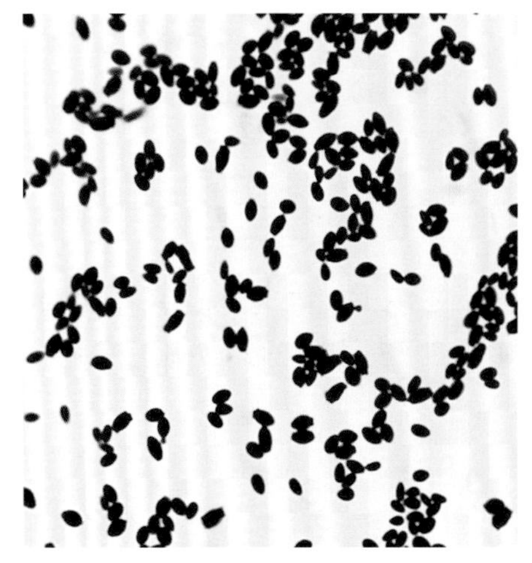

图 8-1-12-7 挪威念珠菌:革兰染色,×1 000

(二)镜下结构

SDA 平板上 35℃培养 1 d 的菌涂片革兰染色显微镜下孢子为卵圆形芽生孢子、桶状孢子,有的桶状孢子两端可有吸盘样特点。见图 8-1-12-7。

三、鉴定与鉴别

临床常见血平板上菌落为大、扁平且沙氏肉汤管中呈表面生长的念珠菌有热带念珠菌、库德里阿兹威毕赤酵母和挪威念珠菌,而库德里阿兹威毕赤酵母在肉汤管中为沿管壁生长;另这三种菌中只有热带念珠菌在血平板和中国兰平板上的菌落均为扁平的菌落,而库德里阿兹威毕赤酵母和挪威念珠菌在中国兰平板上的菌落为较小、圆形凸起的菌落;在 CHROMagar 念珠菌显色平板上热带念珠菌 35 ℃培养 1 d 菌落为紫色,2 d 后转为蓝色、铁蓝色,库德里阿兹威毕赤酵母 35 ℃培养 2 d 为明显的中央紫色、边缘白色的菌落,挪威念珠菌 35 ℃培养 2 d 在 CHROMagar 念珠菌显色平板上菌落几乎不显色，为白色菌落。见图 8-1-12-8 至图 8-1-12-9。

挪威念珠菌与平常念珠菌（*Candida inconspicua*）两者形态学相似，要准确鉴别，需借助 MALDI-TOF MS 和分子生物学技术。

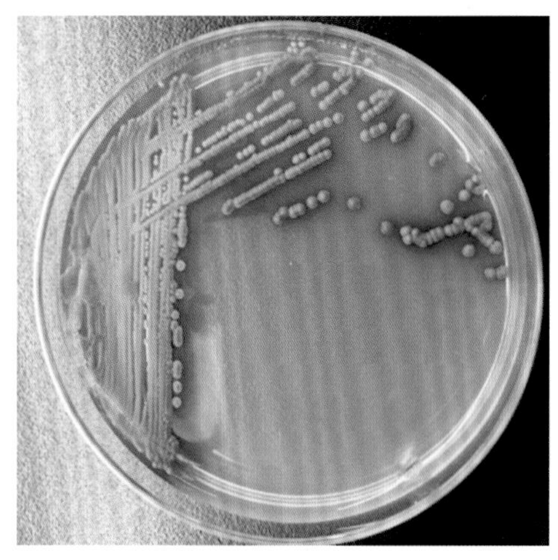

图 8-1-12-8　热带念珠菌菌落：CHROMagar 念珠菌显色平板，35℃，3 d

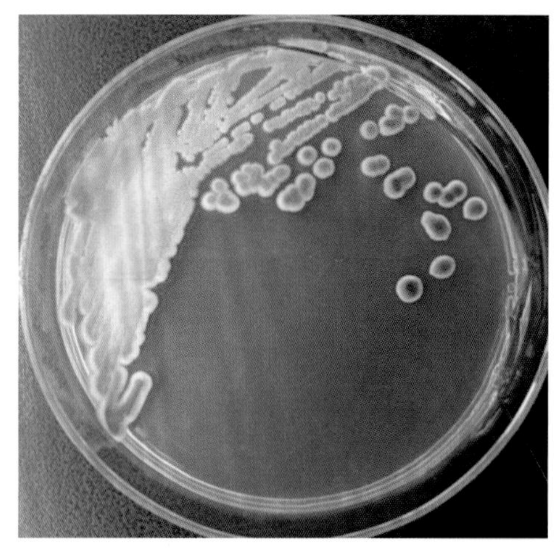

图 8-1-12-9　库德里阿兹威毕赤酵母菌落：CHROMagar 念珠菌显色平板，35℃，3 d

四、抗菌药物敏感性

挪威念珠菌对氟康唑天然耐药，对氟胞嘧啶的耐药率也高，但两性霉素 B 对其有较强的抗菌活性，其次是米康唑和酮康唑对其也有一定的抗菌活性。

五、临床意义

主要引起免疫功能受损患者的播散性真菌血症、腹腔炎、尿路感染等。

（胡龙华）

● 希木龙念珠菌复合群 ●

一、简介

希木龙念珠菌复合群（*Candida haemulonii* complex）包含希木龙念珠菌、双希木龙念珠菌、假希木龙念珠菌等，是条件致病性真菌，对唑类和两性霉素 B 耐药率高，形成生物膜的能力较强，近几年因其引起的导管相关性真菌血症呈逐年增长趋势而受到关注。

二、培养及镜检

（一）培养

1. 25℃培养，在 SDA、血平板及中国蓝平板上生长较缓慢，培养 1 d 菌落细小，第 2 d 菌落大小为 1.5～2.5 mm，呈乳白色、圆形、湿润菌落。见图 8-1-13-1 至见图 8-1-13-4。

2. CHROMagar 念珠菌显色平板：25℃孵育 3 d 仍为白色菌落，至第 6 d 为淡粉红色菌落。见图 8-1-13-5。

3. 普通肉汤管:25 ℃孵育 4 d 呈表面生长。见图 8-1-13-6。

4. 培养温度:希木龙念珠菌在 37 ℃生长明显受抑制,生长不良,40 ℃不生长。

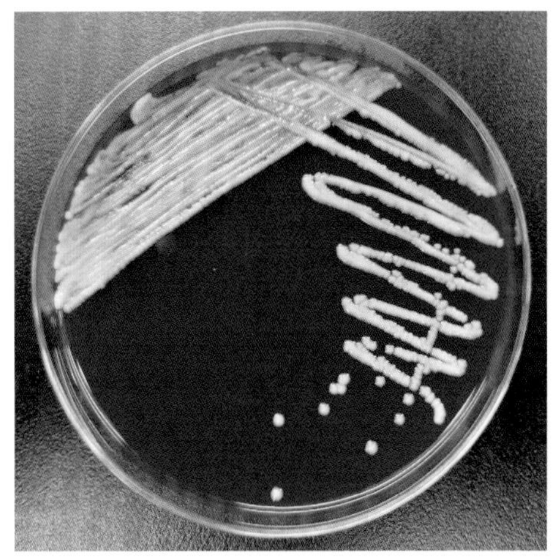

图 8-1-13-1 希木龙念珠菌菌落:血平板,25 ℃, 3 d

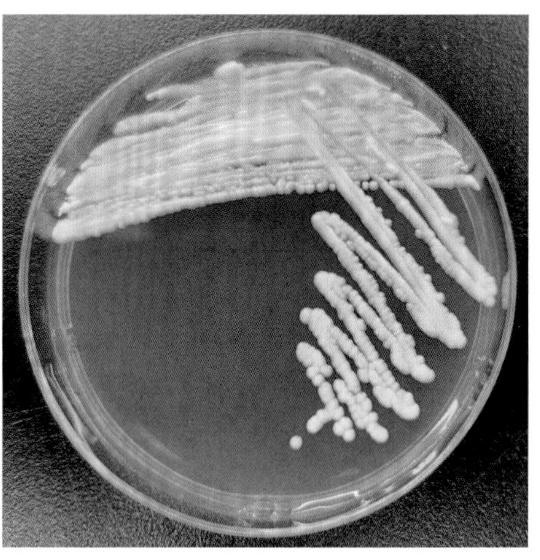

图 8-1-13-2 希木龙念珠菌菌落:SDA,25 ℃, 3 d

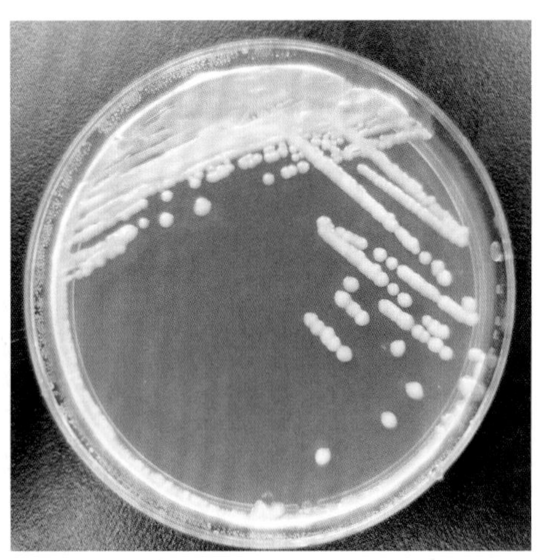

图 8-1-13-3 希木龙念珠菌菌落:PDA,25 ℃,3 d

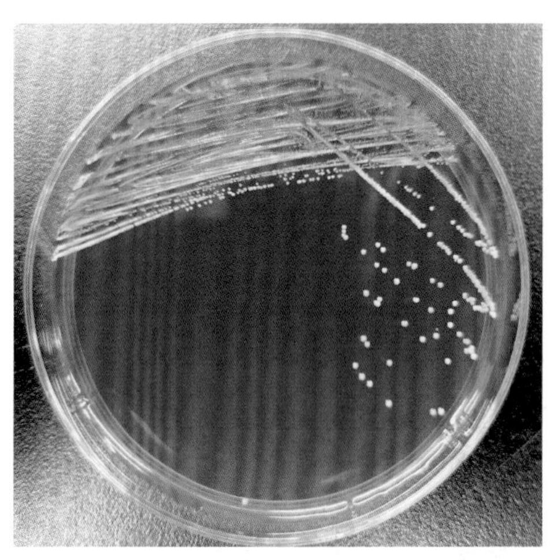

图 8-1-13-4 希木龙念珠菌菌落:中国蓝平板,25 ℃, 3 d

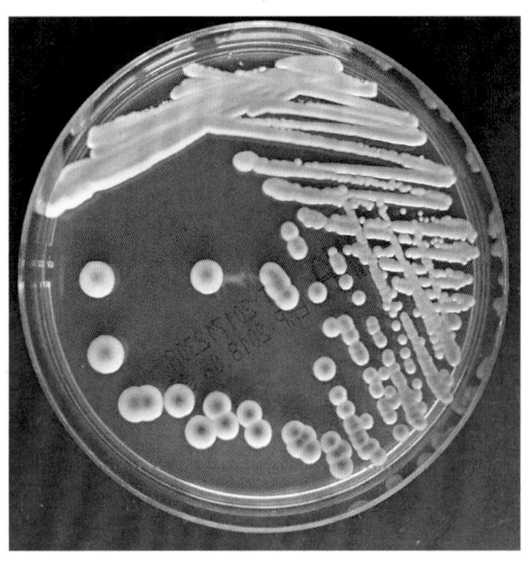

图 8-1-13-5 希木龙念珠菌菌落:CHROMagar 念珠菌显色平板,25 ℃, 10 d

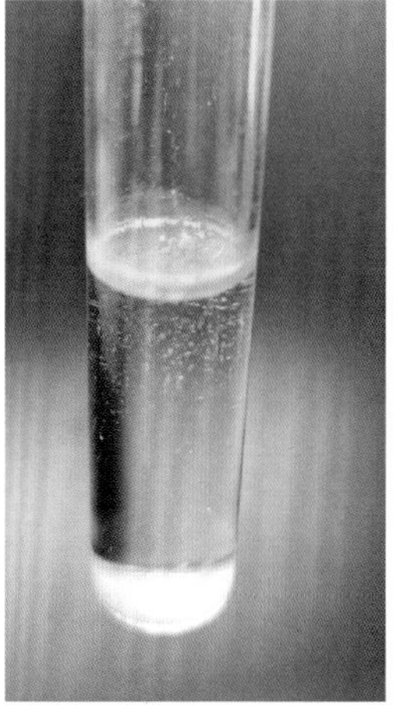

图 8-1-13-6 希木龙念珠菌:沙保罗肉汤管,25 ℃, 4 d

（二）镜下形态

镜下见革兰阳性，长卵圆形、粗杆状的芽生孢子。见图 8-1-13-7。

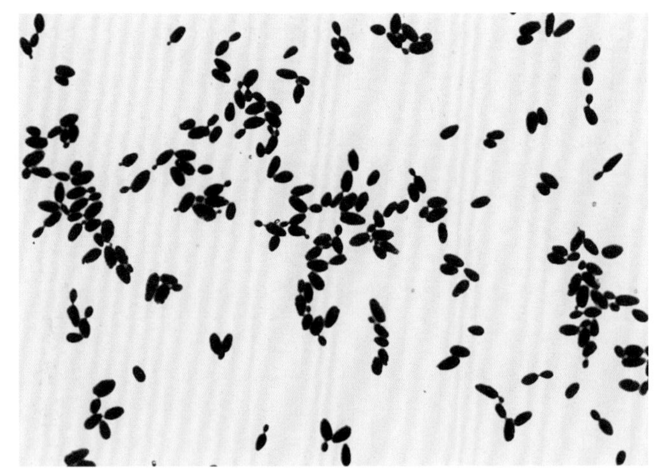

图 8-1-13-7 希木龙念珠菌镜检：SDA，25℃，2 d，革兰染色，×1 000

三、鉴定与鉴别

1. 普通肉汤管呈表面生长。
2. 37℃明显生长不良，40℃不生长。
3. CHROMagar 念珠菌显色平板上为极淡粉红色菌落。
4. 商品化鉴定系统，如 API－20C、ID32C、VITEK2 系列 YST 能鉴定到种。

四、抗菌药物敏感性

希木龙念珠菌复合群对唑类和两性霉素 B 耐药率高，而棘白菌素类不仅对希木龙念珠菌复合群有较强的抗菌活性而且能抑制其生物膜的代谢，减少生物膜的产生，其中米卡芬净和阿尼芬净对其的抗菌活性比卡泊芬净更强。

五、临床意义

条件致病性真菌，主要引起甲真菌病和导管相关性真菌血症等。

（胡龙华）

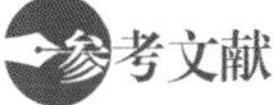参考文献

1. Lívia SR, Silva LN, Branquinha MH, et al. Susceptibility of the *Candida haemulonii* Complex to Echinocandins: Focus on Both Planktonic and Biofilm Life Styles and a Literature Review [J]. Journal of Fungi — Open Access Mycology Journal, 2020, 6(4):201.
2. Lívia SR, Thaís PM, Branquinha MH, et al. Biofilm formed by *Candida haemulonii* species complex: structural analysis and extracellular matrix composition [J]. Journal of Fungi — Open Access Mycology Journal, 2020, 6(2):46.

● 耳念珠菌 ●

一、简介

耳念珠菌(*Candida auris*)首次从一例耳乳突炎患者的外耳道分离，故名耳念珠菌，在日本、欧洲、美洲流行，全球均有感染病例报道，常导致局部爆发的院内感染。

二、生物学特性

(一) 培养

1. 在SDA和PDA平板上，光滑、突起，白色或灰白色，边缘整齐的菌落。最适生长温度为37～40℃；在42℃缓慢和弱生长，而45℃则不生长。耐受高渗(50%葡萄糖)、高盐(10%氯化钠)。

2. 在CHROMagar念珠菌显色平板为淡粉色菌落。

见图8-1-14-1至图8-1-14-4。

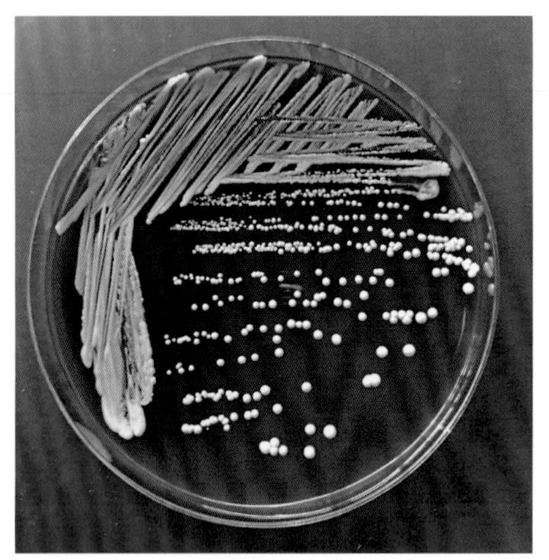

图8-1-14-1 耳念珠菌菌落：血平板，35℃，2 d

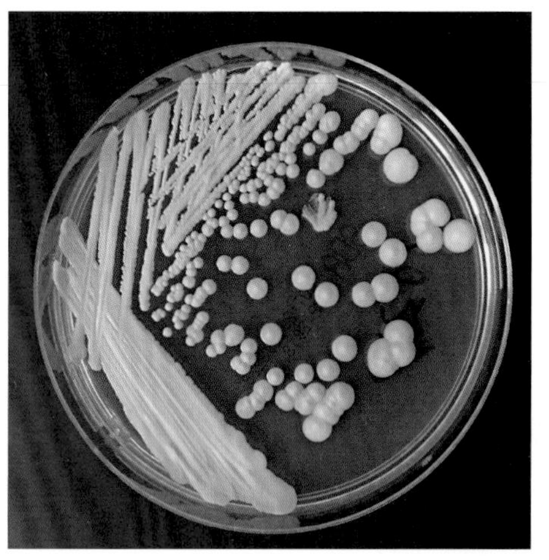

图8-1-14-2 耳念珠菌菌落：SDA，35℃，3 d

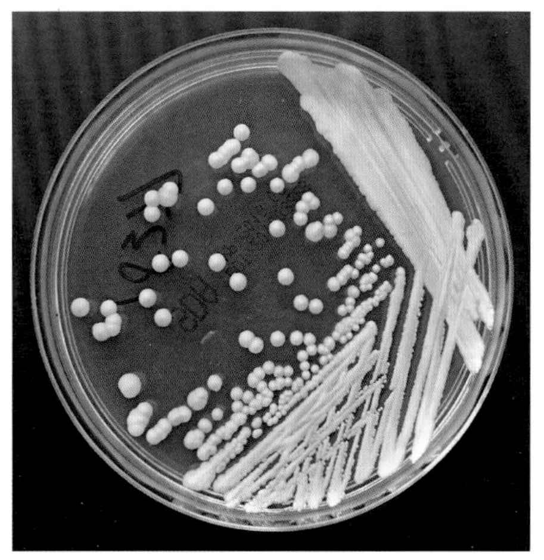

图8-1-14-3 耳念珠菌菌落：血平板 PDA，35℃，3 d

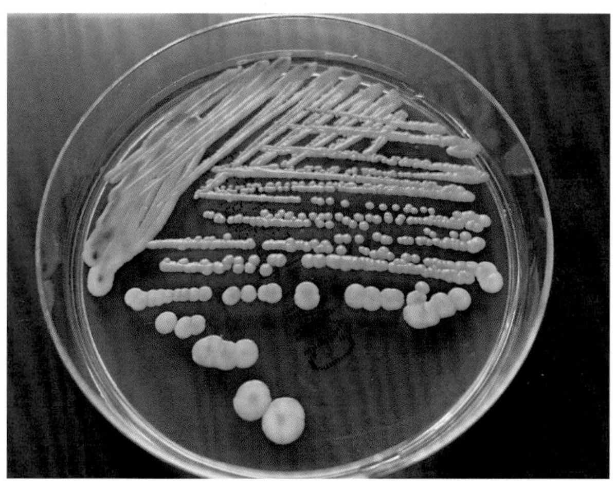

图8-1-14-4 耳念珠菌菌落：CHROMagar显色平板，35℃，3 d

（二）形态与染色

1. 圆形、卵圆形、细长形，常规培养不形成假菌丝，芽管试验阴性。

2. 玉米-吐温琼脂 25 ℃生长 3 d，形成狭窄、多分枝的真菌丝，假菌丝与真菌丝的分隔处生出细长的芽生孢子，呈短链状，光秃外形，见图 8-1-14-5。

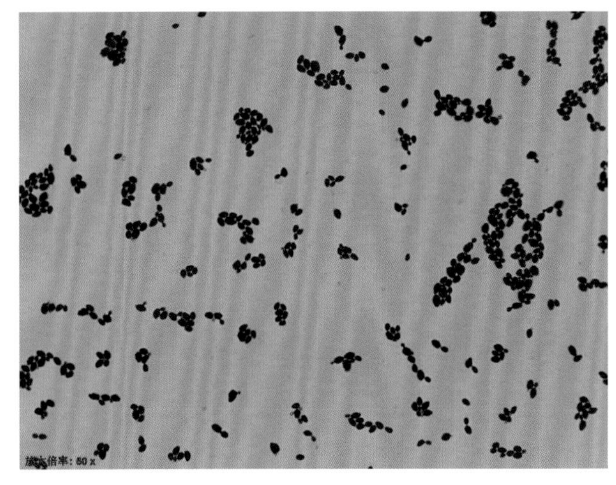

图 8-1-14-5　耳念珠菌：革兰染色，×1 000

三、鉴定与鉴别

耳念珠菌菌落与镜下形态和希木龙念珠菌、双希木龙念珠菌、酿酒酵母相似，希木龙念珠菌超过 40 ℃不生长，希木龙念珠菌、双希木龙念珠菌、酿酒酵母可形成假菌丝，酿酒酵母可形成内含 1～4 个芽生孢子的子囊。临床上常使用基因测序、MALDI－TOF MS 或扩增片段长度多态性(AFLP)来鉴别。

四、抗真菌药物敏感性

耳念珠菌对氟康唑耐药，其 MIC 值≥64 μg/mL，同时对伊曲康唑、伏立康唑存在交叉耐药，对两性霉素 B、棘白菌素类、5－氟胞嘧啶的 MIC 值较低，敏感度高，但亦有耐药株存在，所以对于耳念珠菌感染，建议进行抗真菌药敏试验。

五、临床意义

在全球范围住院患者爆发了多起耳念珠菌引起的院内感染，可引起包括心包炎、脑膜炎、骨髓炎、肺部等全身的感染。由于耳念珠菌可存在于医疗环境和器械表面导致医源感染，且对三大类抗真菌药物都有耐药性，导致感染的死亡率超过 60%，对全球健康存在严重威胁，被誉为“超级真菌”。

（陈婉南　徐和平）

● 西弗念珠菌 ●

一、简介

西弗念珠菌(*Candida ciferrii*)，曾命名西弗射盾子囊霉(*Stephanoascus ciferrii*)，有性期为西弗毛滴虫(*Trichomonascus ciferrii*)，隶属于真菌界(fungi)、子囊菌门(ascomycota)、酵母菌亚门(saccharomycotina)、酵母菌纲(saccharomycetes)、酵母菌目(saccharomycetidae)、酵母菌科(saccharomycetales)、念珠菌属(*Candida*)。

二、培养与镜检

（一）培养

菌落生长较慢，35 ℃生长速度比 28 ℃稍快，在 SDA、PDA、血平板、巧克力平板和中国蓝平板上均可生长，在科玛嘉显色平板上呈蓝绿色。菌落培养初期为酵母样，白色略带淡黄色，边缘短绒毛状。随着培养时间延长，菌落逐渐变得干燥，表面出现脑回状皱褶，或呈泡沫粒样菌落。见图 8-1-15-1 至图 8-1-15-7。

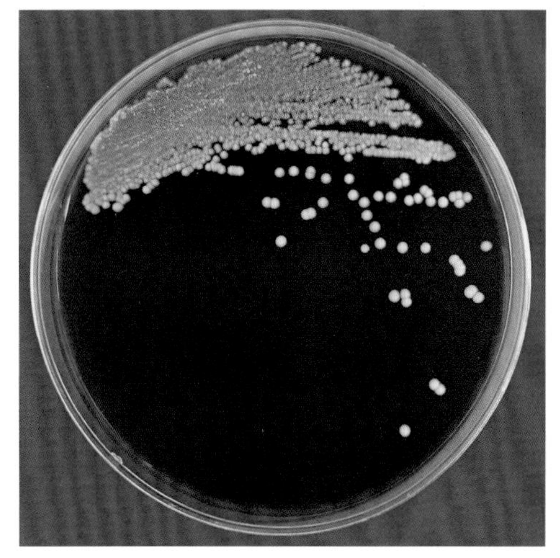

图 8-1-15-1 西弗念珠菌:血平板,35 ℃, 4 d

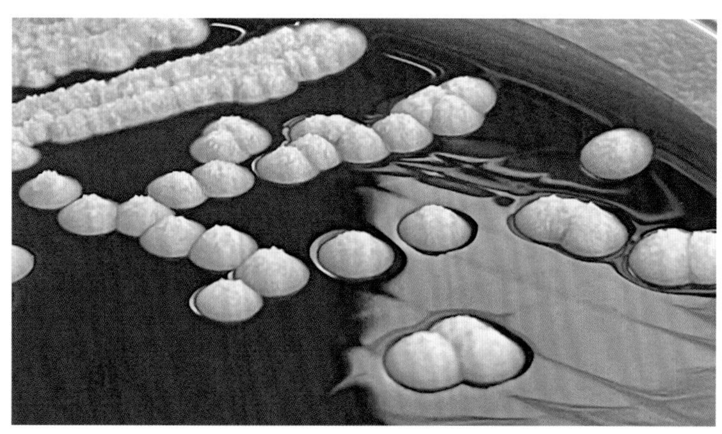

图 8-1-15-2 西弗念珠菌:血平板,35 ℃, 7 d

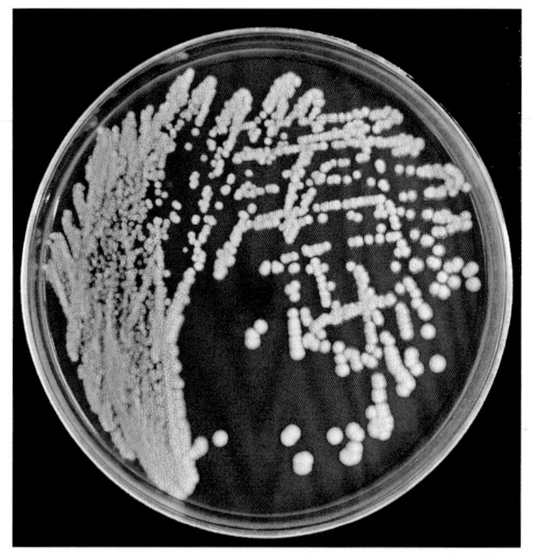

图 8-1-15-3 西弗念珠菌:巧克力平板,35 ℃, 7 d

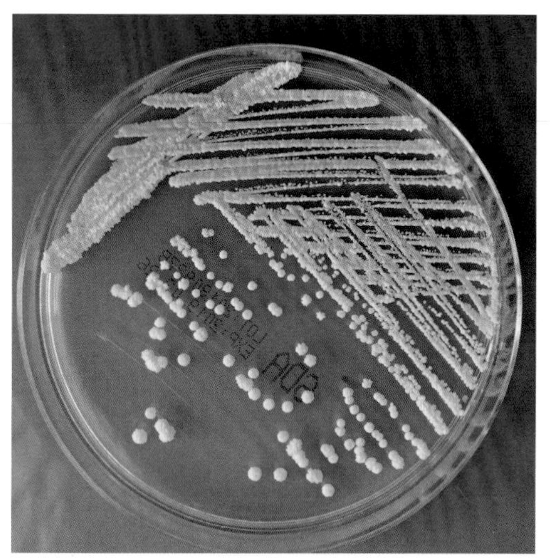

图 8-1-15-4 西弗念珠菌:SDA, 35 ℃, 7 d

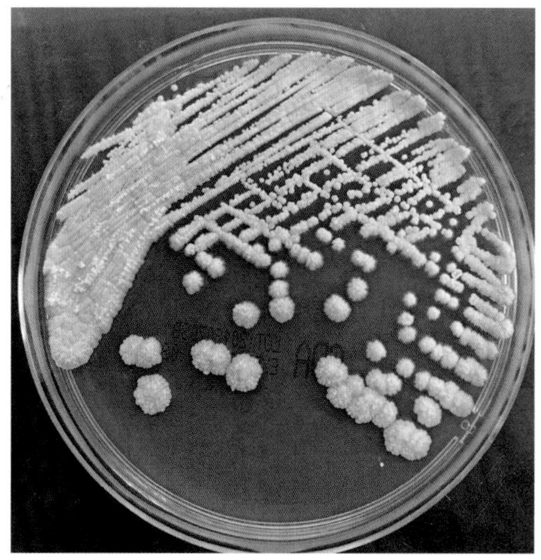

图 8-1-15-5 西弗念珠菌:SDA, 35 ℃, 12 d

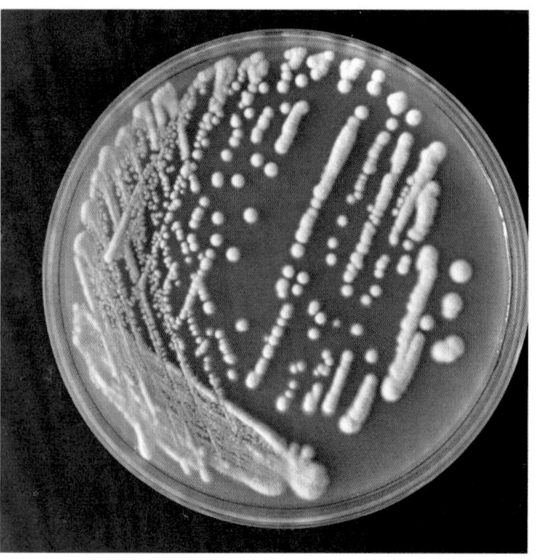

图 8-1-15-6 西弗念珠菌:PDA, 35 ℃, 7 d

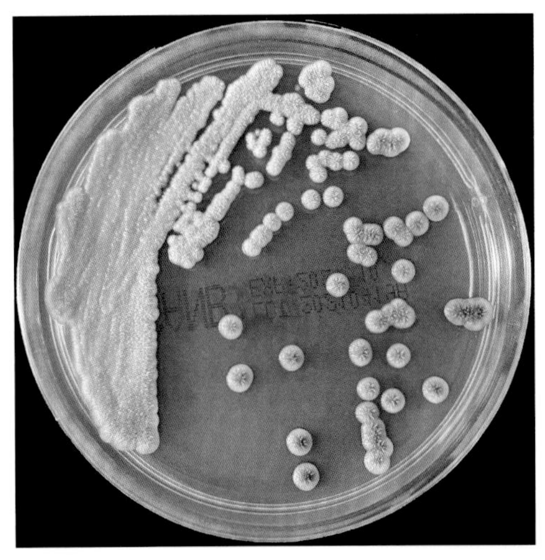

图 8-1-15-7 西弗念珠菌：科玛嘉显色平板，35 ℃，7 d

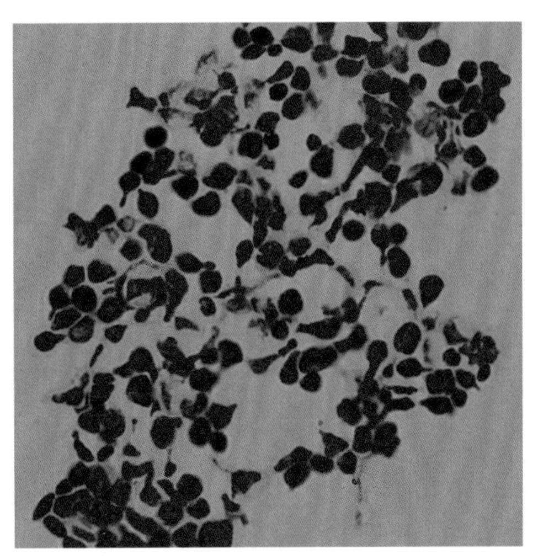

图 8-1-15-8 西弗念珠菌：35 ℃，4 d，革兰染色，×1 000

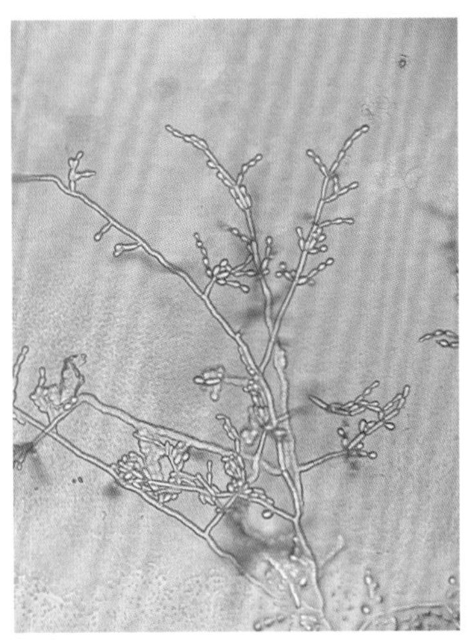

图 8-1-15-9 西弗念珠菌：28 ℃，PDA，5 d，未染色，×400

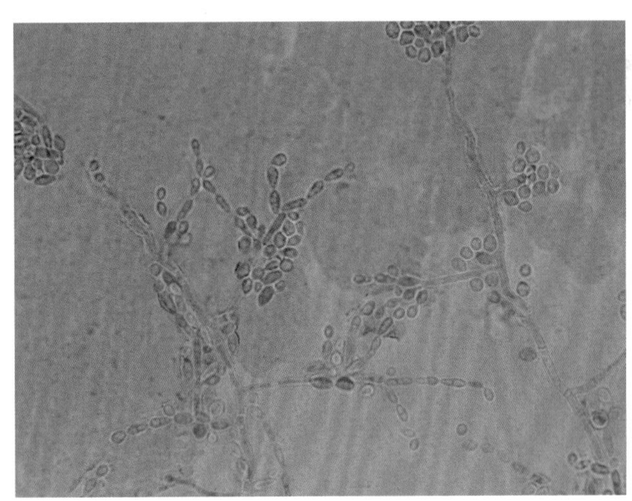

图 8-1-15-10 西弗念珠菌：28 ℃，PDA，10 d，乳酸酚棉蓝染色，×1 000

（二）镜下结构

菌丝分隔。芽生孢子呈圆形或卵圆形，部分可沿菌丝排列。革兰染色为阳性，随着培养时间延长，形态不规则，着色不均匀，出现厚壁孢子。可见假菌丝。见图 8-1-15-8 至图 8-1-15-10。

三、鉴定与鉴别

（一）鉴定要点

菌落早期呈酵母样，边缘短绒毛状，后期有脑回路状褶皱，在 37 ℃和 28 ℃生长良好。梅里埃的 VETEK compact 2 YST 卡可以鉴定。

（二）鉴别

西弗念珠菌霉需要与白念珠菌、隐球菌属、毛孢子菌属相鉴别，详见表 8-1-15-1。

表 8-1-15-1 西弗念珠菌需与白念珠菌、隐球菌属、毛孢子菌属相鉴别

	形态学特点	科玛嘉显色	墨汁染色	其他试验
西弗念珠菌	菌落早期呈短绒毛状,后期有脑回路状褶皱;镜下可见真/假菌丝,芽生孢子	蓝绿色	±	酚氧化酶试验(—)、蜜二糖(+)、棉子糖(—)、卫矛醇(—);芽管试验(—)
白念珠菌	白色酵母样菌落,在血平板和巧克力平板上"伪足样"生长;镜下可见真/假菌丝,芽生孢子,玉米-吐温培养基上产生厚壁孢子	翠绿色	—	酚氧化酶试验(—)、蜜二糖(—)、棉子糖(—)、卫矛醇(—);芽管试验(+)
隐球菌属	白色酵母样湿润、黏稠菌落;镜下无真菌丝,假菌丝罕见,大部分菌株孢子周围有荚膜	白色变淡紫色	+	酚氧化酶试验(+)、蜜二糖(—)、棉子糖(V)、卫矛醇(+);芽管试验(—)
毛孢子菌属	菌落早期呈酵母样,后期有脑回路状褶皱;镜下可见真/假菌丝,关节孢子	蓝色	—	酚氧化酶试验(—)、酚氧化酶试验(V)、棉子糖(V)、卫矛醇(V);芽管试验(—)

注:V. 不同菌株有不确定性。

四、抗真菌药物敏感性

研究数据表明,西弗念珠菌对氟康唑耐药;对其他唑类(包括伊曲康唑、泊沙康唑、艾沙康唑、伏立康唑)和两性霉素 B 体外 MIC 值低,但也曾报道过对两性霉素 B 和伏立康唑耐药的菌株;绝大部分菌株对棘白菌素类(包括阿尼芬净、卡泊芬净和米卡芬净)体外 MIC 值较低;对氟胞嘧啶的体外 MIC 值不等。

五、临床意义

西弗念珠菌可能为人体表面或肠道中的正常菌群,为少见机会性致病菌,常从人或动物耳道分离。亦可引起甲沟、腹膜、脑膜、眼等部位的感染,也是免疫缺陷患者感染侵袭性真菌病的病原菌之一。

(徐和平 刘敏雪 李晓琴)

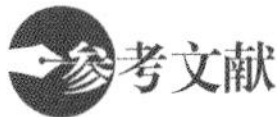参考文献

1. Karen C. Carroll, Michael A. Pfaller. Manual of Clinical Microbiology [M]. 12th. Washington DC: ASM Press, 2019.
2. Ahmad I, Owais M, Shahid M, et al. Combating fungal infections: Problems and remedy [M]. Berlin Heidelberg: Springer-Verlag, 2010.
3. Gunsilius E, Lass-Florl C, Kahler CM, et al. *Candida ciferrii*, a new fluconazole-resistant yeast causing systemic mycosis in immunocompromised patients [J]. Ann Hematol, 2001,80(3):178 - 179.
4. Danielescu C, Cantemir A, Chiselita D. Successful treatment of fungal endophthalmitis using intravitreal caspofungin [J]. Arq Bras Oftalmol, 2017,80(3):196 - 198.
5. Perez-Hansen A, Lass-Florl C, Lackner M. Antifungal susceptibility profiles of rare ascomycetous yeasts [J]. J Antimicrob Chemother, 2019,74(9):2649 - 2656.
6. Guo P, Wu Z, Liu P, et al. Identification and antifungal susceptibility analysis of *Stephanoascus ciferrii* complex species isolated from patients with chronic suppurative otitis media [J]. Front Microbiol, 2021,12(7):680060.

第二节　隐球菌属

一、简介

隐球菌属(*Cryptococcus*)1833 年由 Kuetzing 创设,1894 年首次描述,中间经历了多次命名修订。隐球菌属隶属于担子菌门(Basidiomycota)、伞菌亚门(Agaricomycotina)、银耳纲(Tremellomycetes)、银耳目(Tremellales)、隐球菌科(Cryptococcaceae)。属内曾包括约 70 多个种和变种,对人致病隐球菌主要为新型隐球菌和格特隐球菌。新型隐球菌曾包含三个变种:新型隐球菌格鲁比变种(*C. neoformans var. grubii*)、新型隐球菌新型变种(*C. neoformans var. neoformans*)、新型隐球菌格特变种(*C. neoformans var. gattii*)。之后分子生物学证实新型隐球菌格特变种为另一个种而分离出来成为格特隐球菌。在最新的分类中,原来新型隐球菌格鲁比变种保留为新型隐球菌,而新型隐球菌新型变种更名为非新型隐球菌(*C. deneoformans*);格特隐球菌证实为复合群,含 5 个种:格特隐球菌(*C. gattii*)、*C. bacillisporus*、*C. deuterogattii*、*C. tetragattii*、*C. decagattii*。

其他已报道可引起人类疾病的还有浅黄隐球菌(*C. flavescens*)、白色隐球菌(*C. albidus*)、罗伦隐球菌(*C. laurentii*)、弯曲隐球菌(*C. curvatus*)、阿德利隐球菌(*C. adeliensis*)、地生隐球菌(*C. terreus*)和指甲隐球菌(*C. uniguttulatus*)等。2015 年 Liu 等人根据七种不同基因的 DNA 测序,对包括隐球菌属在内的银耳菌纲进行了重新分类,罗伦隐球菌现在是 *Papiliotrema laurentii*,其他一些具有医学意义的非新型/格特隐球菌包括在 *Naganishia* 属中。

二、生物学特性

(一) 培养特性

隐球菌属培养在普通的真菌和细菌培养基上均能生长,培养 2～5 d 后形成酵母型菌落,菌落白色至奶油色,产荚膜菌株菌落湿润黏稠,不透明,边缘光滑,1 周后转淡黄色或棕黄。在 CHROMagar 念珠菌显色平板上可呈现淡紫色和淡粉色,有些种还可出现蓝紫色、绿色、棕黑色等。37 ℃时,绝大多数病原性隐球菌均可生长,而非病原性隐球菌不生长。见图 8-2-0-1 和图 8-2-0-2。

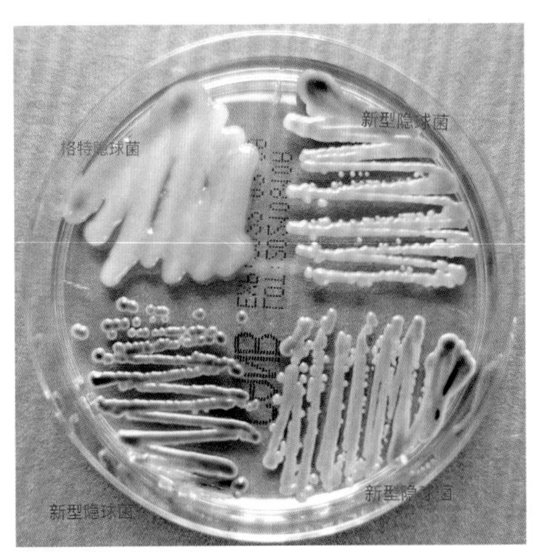

图 8-2-0-1　新型隐球菌和格特隐球菌菌落:CHROMagar 念珠菌显色平板,35 ℃,6 d

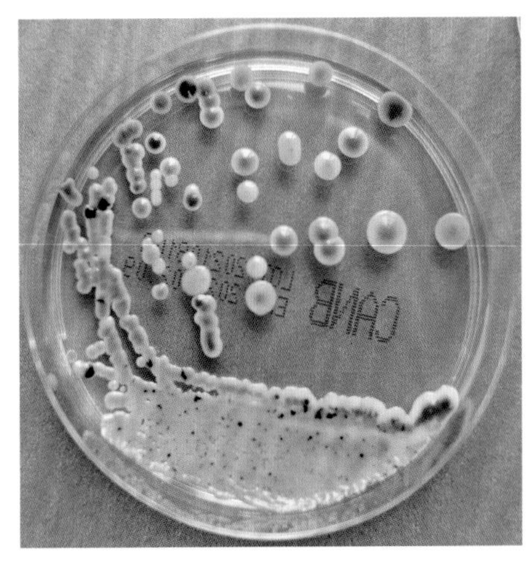

图 8-2-0-2　新型隐球菌菌落:CHROMagar 念珠菌显色平板,35 ℃,6 d

(二)形态与染色

在脑脊液、组织切片、下呼吸道标本等临床标本中,隐球菌表现为酵母细胞,多为圆形或椭圆形,少数为瓜子形或棍棒形,单极或多极出芽,最重要的特征是产生大小不一多糖荚膜,见图 8-2-0-3 至图 8-2-0-12。

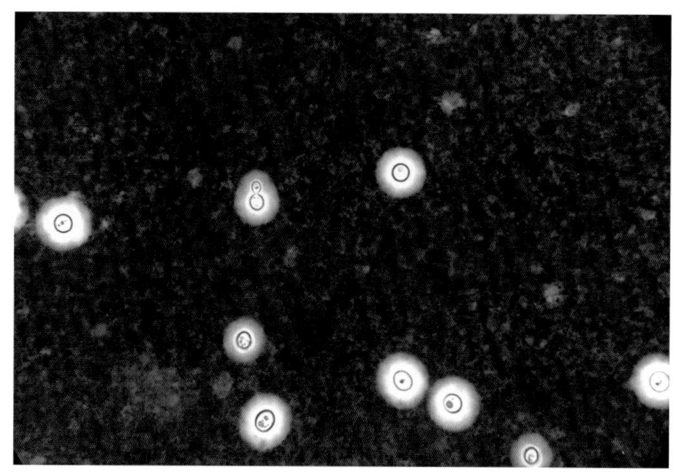

图 8-2-0-3 新型隐球菌:脑脊液标本,墨汁染色,×400

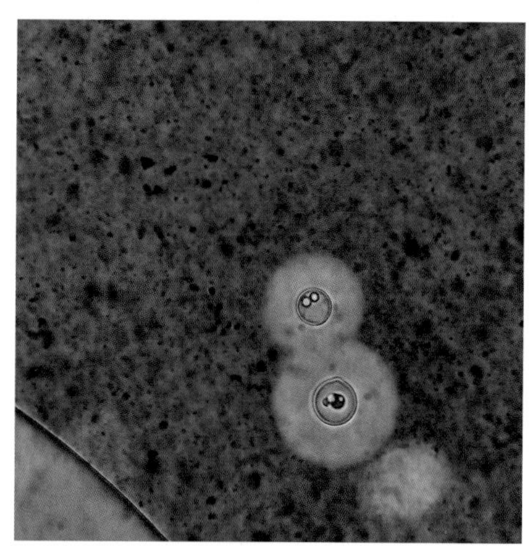

图 8-2-0-4 新型隐球菌:脑脊液标本,墨汁染色,×1 000

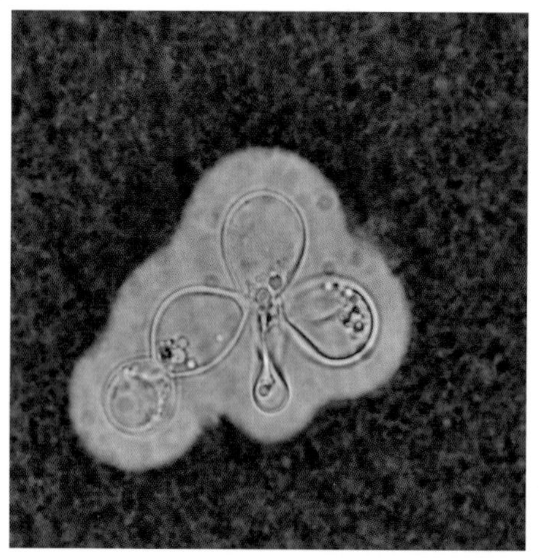

图 8-2-0-5 新型隐球菌:脑脊液标本,墨汁染色,×1 000

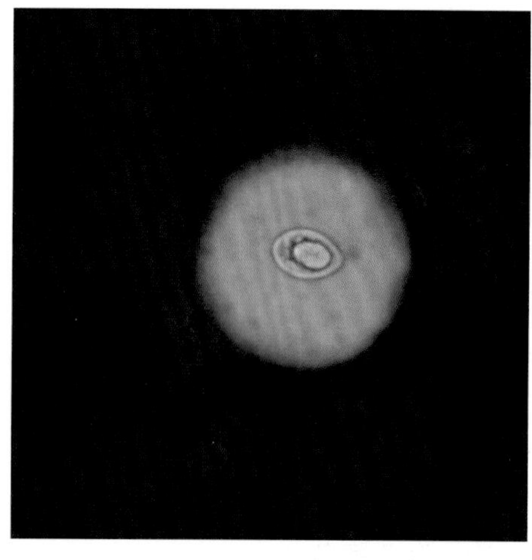

图 8-2-0-6 格特隐球菌:痰标本,墨汁染色,×1 000

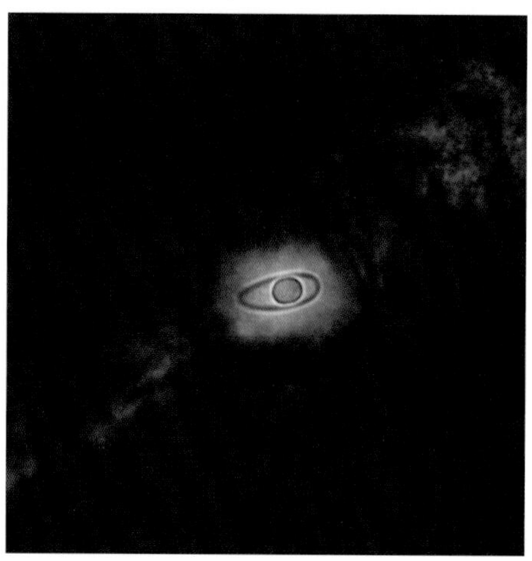

图 8-2-0-7 格特隐球菌:痰标本,墨汁染色,×1 000

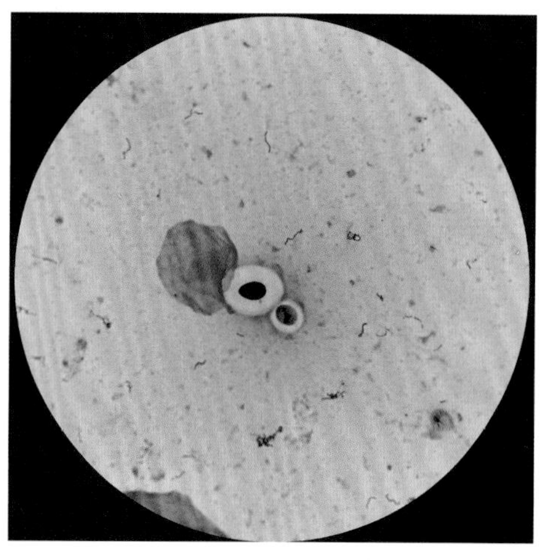

图 8-2-0-8 格特隐球菌:痰标本,革兰染色,×1 000

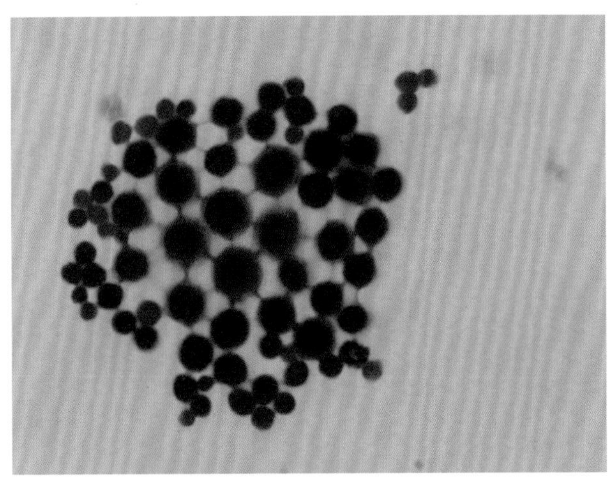

图 8-2-0-9 新型隐球菌：尿液标本，革兰染色，×1 000

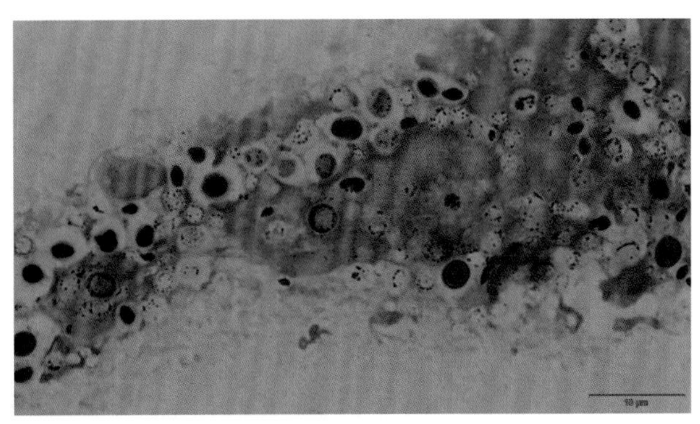

图 8-2-0-10 新型隐球菌：肺组织标本，革兰染色，×1 000

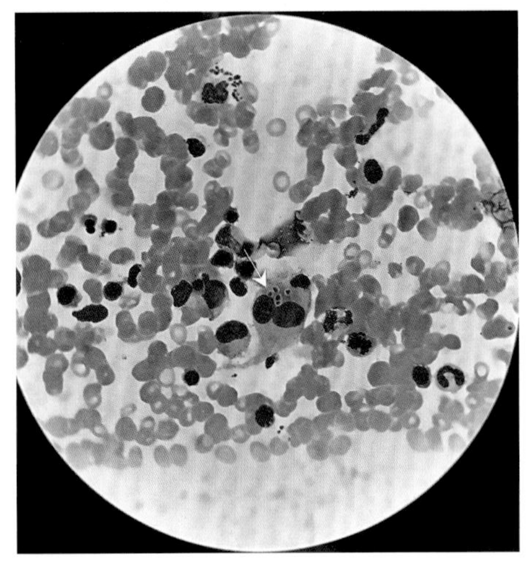

图 8-2-0-11 新型隐球菌：骨髓标本，瑞氏染色，×1 000

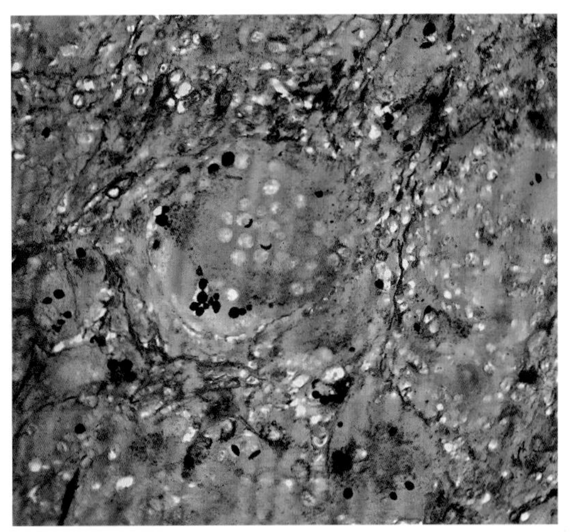

图 8-2-0-12 新型隐球菌：淋巴结穿刺，六胺银染色，×400

培养后镜下特点：

孢子呈圆形或卵圆形，偶有伸长形或多样形，单极发芽为主，偶见各种各样出芽，母体与子体细胞连接间有细颈，菌丝或假菌丝只能在特定菌株中见到，培养后菌株多数荚膜消失。

（三）分型

隐球菌有性期有两种不同的交配型，即 MATα 型和 MATa 型，在环境和临床标本种，前者占主导地位。两种不同的交配型菌株在合适条件下通过锁状联合产生菌丝并形成担子和担孢子。新型隐球菌的有性期称新型线黑粉菌（*Filobasidiella neoformans*），格特隐球菌有性期称杆孢线黑粉菌（*Filobasidiella bacillispora*）。

按照荚膜多糖抗原的不同，将新型/格特隐球菌分为 A、B、C、D 四种血清型，此外有少数为 AD、DB、AB 等杂合子。

从基因异质性进行分型，有基于 DNA 杂交技术的 DNA 指纹分析技术（DNA fingerprinting）、PCR 指纹图、扩增片断长度多态性分型、多位点测序分型（multilocus sequence typing，MLST）等。

隐球菌血清型与基因分型对应关系见表 8-2-0-1。

表 8-2-0-1 隐球菌血清型与基因分型对应关系

有性期名称	复合群	曾用名(无性期)	现名(无性期)	血清型	PCR 指纹	AFLP 分型
新型线黑粉菌	新型隐球菌复合群	新型隐球菌格鲁比变种	新型隐球菌	A	VNI/VNII/VNB	AFLP1, AFLP1A, AFLP1B, VNB
		新型隐球菌新型变种	非新型隐球菌	D	VNIV	AFLP2
			新型隐球菌×非新型隐球菌[#]	AD 杂合子	VNIII	AFLP3
杆孢线黑粉菌	格特隐球菌复合群	格特隐球菌	格特隐球菌	B/C	VGI	AFLP4
			C. deuterogattii	B/C	VGII	AFLP6
			C. bacillisporus	B/C	VGIII	AFLP5
			C. tetragattii	B/C	VGIV	AFLP7
			C. decagattii	B/C	VGIV/VGIIIC	AFLP10
			非新型隐球菌×格特隐球菌[#]	DB 杂合子		AFLP8
			新型隐球菌×格特隐球菌[#]	AB 杂合子		AFLP9
			新型隐球菌×*C. deuterogattii*[#]	AB 杂合子		AFLP11

注：[#]表示杂交

三、鉴定与鉴别

目前，按照荚膜多糖抗原的不同将新型/格特隐球菌分为 A、B、C、D 和 AD 五个血清型，此外有少量为不确定型。新型隐球菌对应血清型 A 型；*C. deneoformans* 对应血清型 D 型；格特隐球菌对应血清型 B、C 型；AD 血清型是 A 血清型及 D 血清型菌株的杂合子，比较少见。

商品化鉴定系统如 API－20C、VITEK2 系列有时不能将隐球菌鉴定到种水平，推荐通过分子测序或 MALDI－TOF MS 进行鉴定。

四、抗真菌药物敏感性

隐球菌对所有的棘白菌素药物天然耐药。美国实验室标准化委员会(CLSI)为新型/格特隐球菌提供 5 种抗真菌药物肉汤微量稀释方法流行病学界值(epidemiological cutoff value, ECV)，但无临床折点，药物包括两性霉素 B、氟康唑、氟胞嘧啶、伊曲康唑、泊沙康唑。

目前隐球菌对抗真菌药物获得性耐药不多，虽然阿根廷一组数据显示新型隐球菌约 1/3 的菌株为非野生型，但多数数据显示新型/格特隐球菌对常用抗真菌药物多无耐药性，为野生型，且无种间差异。

五、临床意义

隐球菌于环境中大量存在，新型隐球菌菌株通常不是在新鲜鸟类粪便中发现，而是存在于窗棣上、空置的建筑物或其他栖息地上长期累积的鸟类粪便中。格特隐球菌的环境栖息地主要是亚热带地区和温带地区的桉树。感染途径是将隐球菌孢子吸入肺中，引起一过性或严重肺部感染，后可通过血流传到大脑和脑膜、皮肤等，骨关节处可有症状，HIV 感染患者较易在尿中分离到隐球菌。感染常见于进展期 HIV 感染患者及非 HIV 感染患者如红斑狼疮、结节病、淋巴瘤、白血病和库欣综合征、肾功能不全、器官移植和接受肿瘤坏死因子抑制剂等免疫低下人群，但现在发现在中国更多感染者来自无明显免疫抑制人群。1999 年以来，格特隐球菌复合群菌在加拿大兴起，进而向美国西北部太平洋沿岸蔓延，2004～2010 年数据显示死亡率高达 25%，且多为免疫健全的患者，引起全球关注。

有医学意义的非新型/格特隐球菌临床表现类似于新型/格特隐球菌，有真菌血症（占 39%）和中枢神经系统受累（占 32%），也有肺、胃肠、眼和皮肤病变。大多数患者都有中性粒细胞减少、恶性肿瘤、既往器官移植或近期使用皮质类固醇导致免疫力受损的历史，感染的另一个危险因素是使用侵入性血管装置。

（陈杏春　郑燕青）

参考文献

1. Versalovic J, Carroll KC, Funke G, et al. Manual of clinical microbiology [M]. 12th ed. Washington DC: ASM Press, 2019.
2. Darise H. Larone. Medically important fungi: a guide to identification [M]. 11th ed. Washington, DC: ASM Press., 2011.
3. Sugita T, Cho O, Takashima M. Current status of taxonomy of pathogenic yeasts [M]. Med Mycol J, 2017,58(3): J77 - J81.
4. Theill L, Frola C, Leonardelli F, et al. Antifungal susceptibility of *cryptococcus neoformans* clinical isolates from different cities of Argentina [J]. International Journal of Infectious Diseases, 2018,73(1):275.
5. 郑冬燕，曹存巍，李秀楹，等. 广西地区隐球菌感染的临床特征、菌种鉴定及体外抗真菌药物敏感性[J]. 中国真菌学杂志，2022，17(3)：188 - 194. DOI：10. 3969/j. issn. 1673 - 3827. 2022. 03. 003.
6. Wei F, Fa Z, Liao W. Epidemiology of Cryptococcus and cryptococcosis in China [J]. Fungal Genetics & Biology Fg & B, 2015,78(5):7 - 15.
7. DeBess E. Emergence of *Cryptococcus gattii*-Pacific Northwest, 2004 - 2010[J]. MMWR Morb Mortal Wkly Rep, 2010,59(28):865 - 868.
8. Liu XZ, Wang QM, Göker M, et al. Towards an integrated phylogenetic classification of the Tremellomycetes [J]. Stud Mycol, 2015,81(6):85 - 147.
9. Danesi P, Falcaro C, Schmertmann LJ, et al. Cryptococcus in Wildlife and Free-Living Mammals [J]. J Fungi (Basel), 2021,7(1):29.

新型隐球菌

一、简介

新型隐球菌（*Cryptococcus neoformans*），1935 年分为 2 个变种，即新型隐球菌格鲁比变种（*C. neoformans var. grubii*）和新型隐球菌新型变种（*C. neoformans var. neoformans*）。1970 年发现除了圆形之外，伸长的、椭圆的、杆状的隐球菌，命名为新型隐球菌格特变种（*C. neoformans var. gattii*）。之后经 11 个基因位点的系统发育分析和多个基因分型研究的结果揭示了新型隐球菌的遗传多样性，3 个变种分别为单独的种，原来新型隐球菌格鲁比变种保留为新型隐球菌（*C. neoformans*），新型隐球菌新型变种更名为非新型隐球菌（*C. deneoformans*），新型隐球菌格特变种包含 5 个隐匿种称为格特隐球菌复合群（*Cryptococcus gattii* species complex）。新型隐球菌是临床最常见种。

二、生物学特性

(一)培养特性

新型隐球菌在SDA、血、巧克力平板上,25 ℃和37 ℃均能生长,2～5 d有菌落生长,少数2～3周才看见菌落,应每日观察。菌落因产生荚膜呈黏液状,奶油色,光滑,随着培养时间的延长可出现棕黄色、褐色。治疗后患者中分离到的部分菌株不产荚膜或荚膜窄小,菌落与念珠菌菌落相似。在CHROMagar念珠菌显色平板上,最初为无色黏液状或奶油状,随着培养时间延长出现淡紫色,有些种还可出现蓝紫色、绿色、棕黑色等。在含咖啡酸培养基如Bird seed琼脂上形成棕黑色菌落。40 ℃及在含放线菌酮的培养基上不生长。见图8-2-1-1至图8-2-1-3。

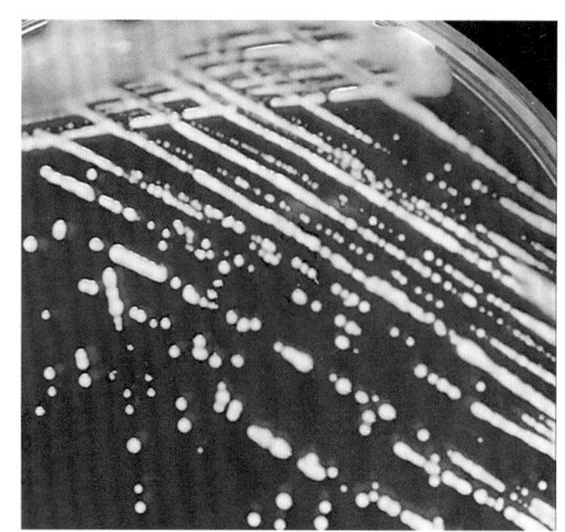

图8-2-1-1 新型隐球菌黏液状菌落:SDA,35 ℃,2 d

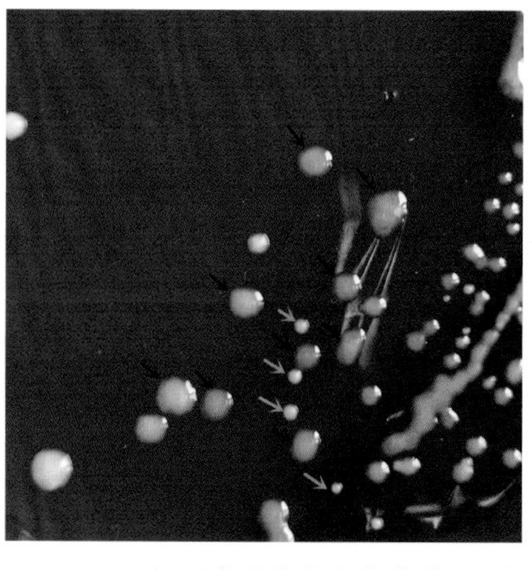

图8-2-1-2 新型隐球菌黏液状菌落(黑色箭头所示)与念珠菌状菌落(蓝色箭头所示):血平板,35 ℃,6 d

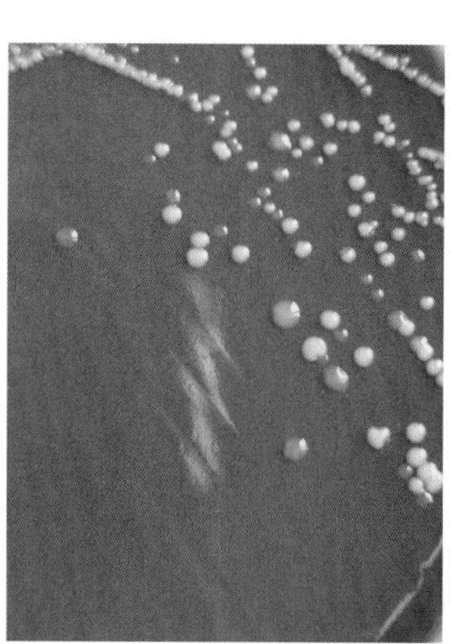

图8-2-1-3 新型隐球菌黏液状与念珠菌状菌落:巧克力平板,35 ℃,6 d

(二)形态与染色

在脑脊液、组织切片、下呼吸道标本等临床标本中,新型隐球菌表现为酵母样细胞,多为圆形或椭圆形,单极或多极出芽,多数能产生大小不一荚膜,经过治疗后荚膜变小或消失。

培养后镜下可见球形或椭圆形酵母细胞,细胞之间可见细颈相连,有些特定菌种能产生真/假菌丝,不产生厚壁孢子,见图8-2-1-4和图8-2-1-5。

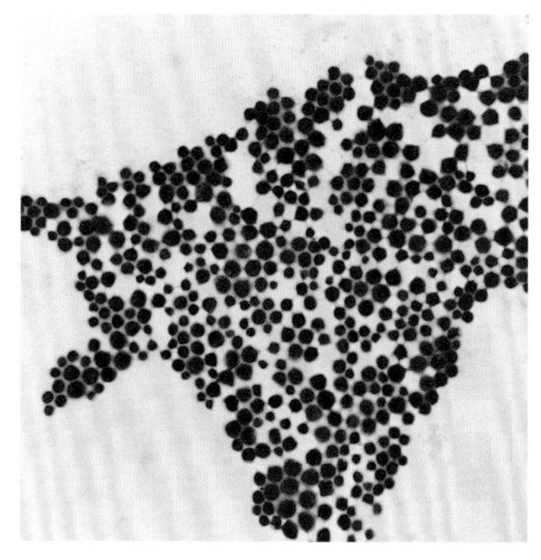

图8-2-1-4 新型隐球菌:SDA,35 ℃,3 d,革兰染色,×1 000

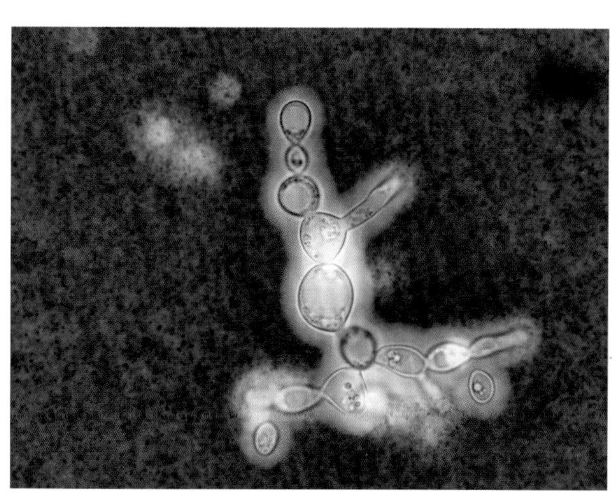

图8-2-1-5 新型隐球菌:增菌后显示类似假菌丝,脑脊液标本,墨汁染色,×1 000

三、鉴定与鉴别

新型隐球菌在一般生化反应上不能与格特隐球菌区分，需要用血清学、分子生物学、MALDI - TOF MS 方法进一步鉴定。MALDI - TOF MS 可将此 7 种隐球菌鉴定到种水平。

隐球菌荚膜抗原(GXM)检测具有很高敏感度和特异度，脑脊液中检测到可达到确诊隐球菌感染水平，对直接镜检和分离培养阴性者更有诊断价值，但不能区分新型/格特隐球菌。刀豆氨酸-甘氨酸-溴麝香草酚蓝(Canavanine-glycine-bromthymol, CGB)培养基来可用于区分新型隐球菌与格特隐球菌复合群，原理为：格特隐球菌复合群可耐受刀豆氨酸并可利用甘氨酸为碳源而生长，使培养基 pH 升高，溴麝香草酚蓝由黄色变为蓝色，新型隐球菌不能使培养基颜色发生变化，培养基保持黄色。

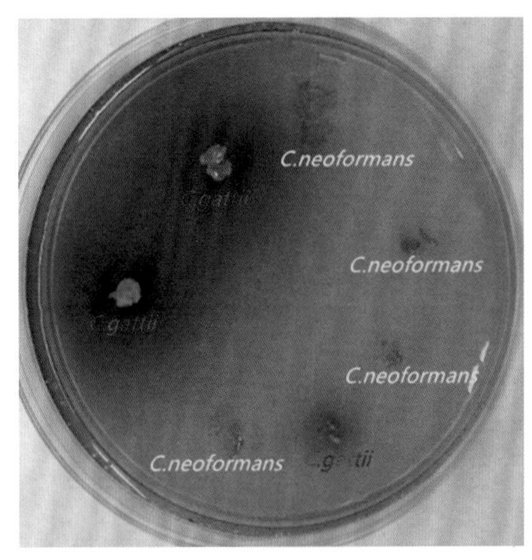

图 8-2-1-6 隐球菌：CGB 平板，35 ℃，3 d

四、抗真菌药物敏感性

根据美国实验室标准化委员会(CLSI)为新型隐球菌提供的抗真菌药物肉汤微量稀释方法 ECV，目前新型隐球菌多数仍为野生型菌株，但也有报道 HIV 感染患者的长期氟康唑维持治疗导致一些非野生型菌株出现。

五、临床意义

新型隐球菌是引起隐球菌病的最重要病原菌，全球均有流行，而非新型隐球菌主要分布在欧洲和南美洲，均可引起免疫力正常或缺陷人群患隐球菌病。

（陈杏春 徐和平）

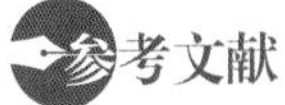参考文献

1. 廖万清，温海. 临床隐球菌病学[M]. 北京：人民卫生出版社，2013.
2. Ferry Hagen, Kantarawee Khayhan, Bart Theelen et al. Recognition of seven species in the *Cryptococcus gattii*/ *Cryptococcus neoformans* species complex [J]. Fungal Genetics and Biology, 2015,78(5):16 - 48.
3. Regina Selb, Vidmante Fuchs, Barbara Graf, et al. Molecular typing and in vitro resistance of *Cryptococcus neoformans* clinical isolates obtained in Germany between 2011 and 2017[J]. Int J Med Microbiol, 2019,309(6):151336.
4. Theill L, Frola C, Leonardelli F, et al. Antifungal susceptibility of cryptococcus neoformans clinical isolates from different cities of Argentina [J]. International Journal of Infectious Diseases, 2018,73(S3):275.
5. 郑冬燕，曹存巍，李秀楹，等. 广西地区隐球菌感染的临床特征、菌种鉴定及体外抗真菌药物敏感性[J]. 中国真菌学杂志，2022,17(3):188 - 194.

格特隐球菌

一、简介

格特隐球菌(*Cryptococcus gattii*)，曾用名为新型隐球菌格特变种(*C. neoformans var. gattii*)。有

性期为银耳纲的棒孢线黑粉菌 *Filobasidiella bacillispora*。最新的研究结果显示格特隐球菌复合群(*Cryptococcus gattii* species complex)包含 5 个隐匿种，分别是：格特隐球菌(*C. gattii*)、*C. bacillisporus*、*C. deuterogattii*、*C. tetragattii*、*C. decagattii*。

二、生物学特性

(一) 培养特性

格特隐球菌生长速度及菌落形态均与新型隐球菌相似，在 SDA、血、巧克力平板上，25 ℃和 37 ℃均能生长，2～5 d 菌落成熟。菌落因产生荚膜呈黏液状，奶油色，光滑，随着培养时间的延长，血平板上可出现棕黄色、褐色，CHROMagar 念珠菌显色平板上，淡紫色。见图 8-2-2-1、图 8-2-2-2。

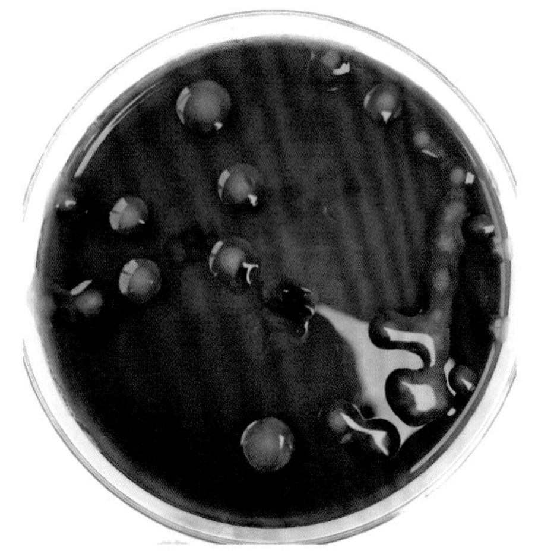

图 8-2-2-1 格特隐球菌：血平板，35 ℃，3 d

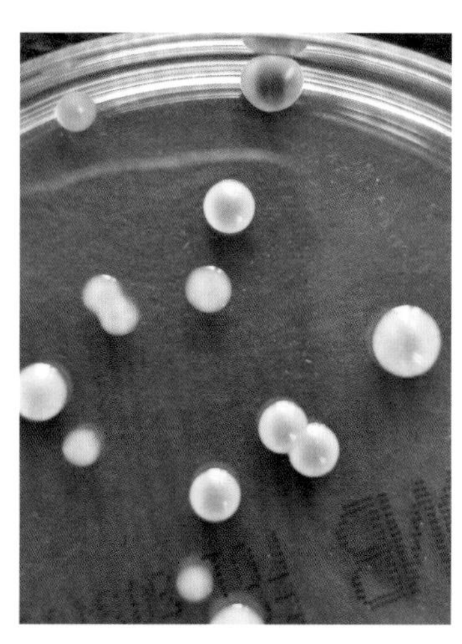

图 8-2-2-2 格特隐球菌：科玛嘉显色，35 ℃，3 d

(二) 形态与染色

在脑脊液、组织切片、下呼吸道标本等临床标本中，格特隐球菌多表现为圆形或椭圆形酵母样细胞，有少部分菌株为长椭圆形或棒状，多数能产生大小不一荚膜，经过治疗后荚膜变小或消失。格特隐球菌在常规培养后均为球形或椭圆形酵母细胞，细胞之间可细颈相连。见图 8-2-2-3 至图 8-2-2-5。

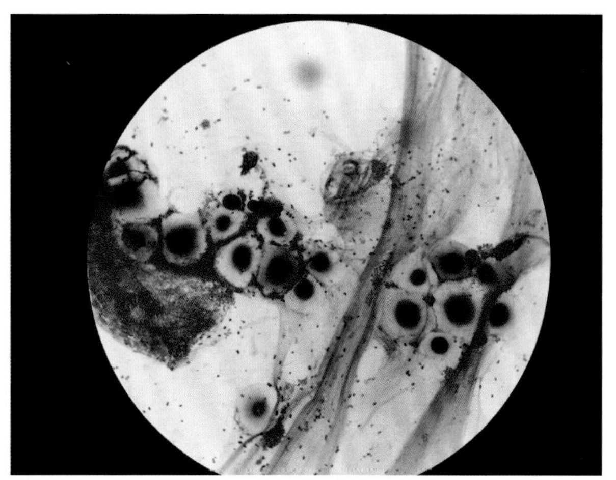

图 8-2-2-3 格特隐球菌：痰液，革兰染色，×1 000

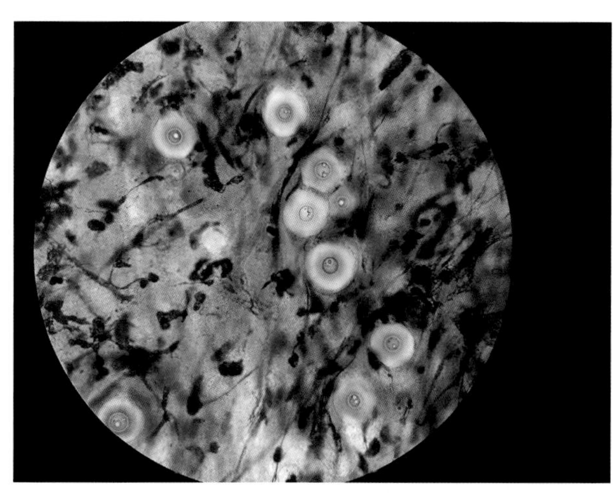

图 8-2-2-4 格特隐球菌：痰液，抗酸染色，×1 000

三、鉴定与鉴别

格特隐球菌在一般生化反应上不能与新型格特隐球菌区分，需要用血清学、分子生物学、MALDI - TOF MS 方法进一步鉴定。扩大菌库的 MALDI - TOF MS 可将格特隐球菌复合群鉴定到种水平。

隐球菌荚膜抗原(GXM)不能区分新型/格特隐球菌。CGB 培养基可用于区分格特隐球菌复合群与新型隐球菌，见图 8-2-2-5 与图 8-2-1-6。

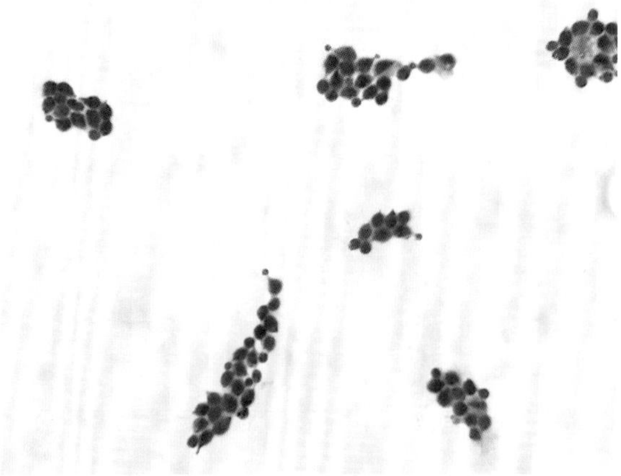

图 8-2-2-5 格特隐球菌：SDA，35 ℃，3 d，亚甲蓝染色，×1 000

四、抗真菌药物敏感性

根据美国实验室标准化委员会(CLSI)为格特隐球菌提供的抗真菌药物肉汤微量稀释方法得出的 ECV，多数文献认为目前格特隐球菌绝大多数仍为野生型菌株，且与新型隐球菌在抗真菌药物敏感度方面没有差别。但来自巴西的文献报道，与新型隐球菌相比，氟康唑、伏立康唑、两性霉素 B 及氟胞嘧啶对格特隐球菌的 MIC 几何均数显著更高。西班牙的一项研究表明，氟康唑、伏立康唑和泊沙康唑对格特隐球菌的 MIC 显著高于对新型隐球菌的 MIC。格特隐球菌感染目前最佳治疗方案未确定，在大多数情况下，建议使用两性霉素 B 和 5 -氟胞嘧啶进行初始治疗。

五、临床意义

格特隐球菌可导致肺隐球菌病、基底脑膜炎和脑隐球菌病等人类疾病，有时也可导致皮肤、软组织、淋巴结、骨骼和关节感染。另外，该菌可以感染狗、考拉和海豚等动物。与新型隐球菌多数感染免疫力低下人群不同，格特隐球菌多感染免疫力正常人群，可能是因为它能够在白细胞内快速生长。感染多形成肉芽肿病变，需要较长的治疗周期。该菌主要分布于热带、亚热带地区，一直以来只占临床株的少数。然而，从 1999 到 2007 年，温带地区的加拿大温哥华岛及周边地区曾暴发格特隐球菌病的流行。该菌适宜的生长环境是世界各地各种大树的表面和腐烂的树洞，木制品、土壤、水、空气、多种哺乳动物及其他来源也可检出。

（陈杏春　徐和平）

参考文献

1. 廖万清，温海. 临床隐球菌病学[M]. 北京：人民卫生出版社，2013：1.
2. Ferry Hagen, Kantarawee Khayhan, Bart Theelen, et al. Recognition of seven species in the *Cryptococcus gattii*/*Cryptococcus neoformans* species complex [J]. Fungal Genetics and Biology, 2015,78(5):16 - 48.
3. 郑冬燕，曹存巍，李秀楹，等. 广西地区隐球菌感染的临床特征、菌种鉴定及体外抗真菌药物敏感性[J]. 中国真菌学杂志，2022,17(3):188 - 194. DOI:10.3969/j.issn.1673-3827.2022.03.003.
4. Chen SC, Meyer W, Sorrell TC. *Cryptococcus gattii* infections [J]. Clin Microbiol Rev, 2014,27(4):980 - 1024.
5. Trilles L, Fernández-Torres B, Lazéra Mdos S, et al. In vitro antifungal susceptibility of *Cryptococcus gattii* [J]. J Clin Microbiol, 2004,42(3):4815.
6. Torres-Rodríguez JM, Alvarado-Ramírez E, Murciano F, et al. MICs and minimum fungicidal concentrations of posaconazole, voriconazole and fluconazole for *Cryptococcus neoformans* and *Cryptococcus gattii* [J]. J Antimicrob Chemother, 2008,62:205.
7. Ma H, Hagen F, Stekel DJ, Johnston SA, et al. The fatal fungal outbreak on Vancouver Island is characterized by

enhanced intracellular parasitism driven by mitochondrial regulation [J]. Proc Natl Acad Sci USA, 2009,106(31):12980-12985.

第三节 无 绿 藻

一、简介

无绿藻(*Prototheca*)是一种酵母样、缺乏叶绿素的微藻,在环境和动物肠道中广泛存在。可从皮肤组织、脑脊液、腹水、脓液、渗出液、血液和水源性污物等中分离。由于缺乏叶绿素,无绿藻是一种专性异养生物,是脊椎动物的机会性病原体。作为环境病原体可引起奶牛严重的乳腺炎,以及人类和动物的局部或全身感染,对大多数抗微生物药物具有耐药性,造成了动物和人类感染治疗的严重问题。尽管尚不清楚这是由于发病率确实增加还是正确诊断增加所致,目前报道的感染病例在过去二十年中显著增加。我国无绿藻临床分离菌株和肠道定植菌,广泛分布于上海、北京、江苏、浙江、四川、山东、江西、福建、广西、广东、云南、重庆、河南等省市。

2018 年,已有报告人类首次爆发无绿藻血症和败血症。中型无绿藻(*Prototheca zopfii*)和小型无绿藻(*Prototheca wickerhamii*),分别是牛和人类感染的主要病原体。小型无绿藻曾翻译为威克海姆无绿藻、中型无绿藻曾翻译为祖菲无绿藻,对于无绿藻的中文名称也有学者建议翻译为原藻。按照最新的无绿藻质谱鉴定数据库,本书统一翻译为无绿藻。

按照 Prototheca-ID 数据库(https://prototheca-id.org/database/)最新分类,无绿藻种的数量已增加到 15 个,之前的中型无绿藻(*Prototheca zopfii*)基因 1 型和基因 2 型分别被确定为单独的种,分别为 *Prototheca ciferrii* 和 *Prototheca bovis*。无绿藻也有感染猫、狗、水牛、马和山羊等动物的报道。除了目前在非洲的牛以外,全部有永久定居人类的大陆都报告有人和牛的感染病例。

无绿藻一直备受忽视,基因水平的研究严重缺乏。迄今为止,已在 4 个种中尝试全基因组测序,即 *Prototheca ciferrii*、*Prototheca bovis*、*Prototheca cutis* 和 *Prototheca stagnora*,结果仅以草图的形式发布。2021 年 3 月,Zofia Bakuła 等首次报告了小型无绿藻(*P. wickerhamii*)标准菌株 ATCC 16529 的全基因组、细胞器基因组和转录组,最终组装的小型无绿藻全基因组大小为 16.7 Mbp。全基因组的总 GC 含量为 64.5%,具有 2.2%的低重复序列。90.6%的预测基因在 RNA 测序分析中得到了相应的转录本的证实。23.3%的基因被注释了可能与适应人类宿主环境有关的酶活性。小型无绿藻基因组编码了多种可能的毒力因子,包括已经在两种模式的机会性真菌病原体(白念珠菌和红色毛癣菌)中鉴定出的毒力因子,并被认为与宿主入侵或引发适应性应激反应有关。

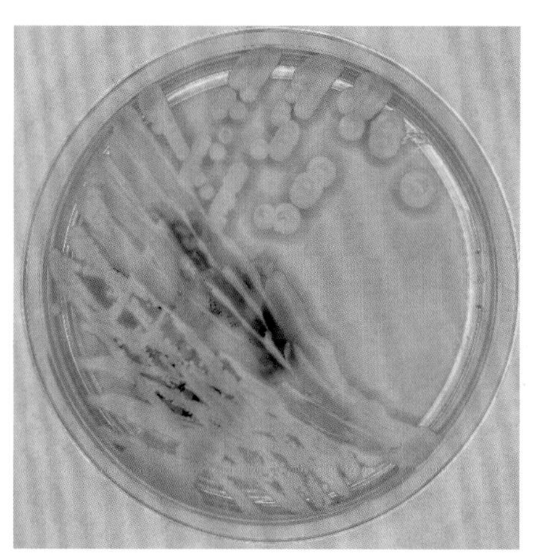

图 8-3-1 小型无绿藻菌落(粗糙型):SDA,35℃,5 d

二、培养及镜检

(一) 培养

该菌可在血平板、SDA 等平板上生长,生长快速,35 ℃和 28 ℃均可生长,放线菌酮抑制该菌生长。菌落表面光滑,白色或奶油色,培养时间延长可变得有褶皱、粗糙型菌落,国内也有发现黏液型菌落。易被误认为是念珠菌或其他酵母样真菌。见图 8-3-1 至图 8-3-3。

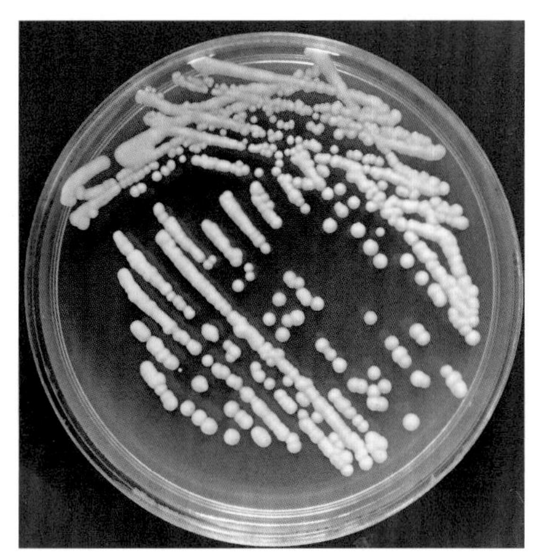

图 8-3-2　小型无绿藻菌落(黏液型):SDA，35℃，5 d

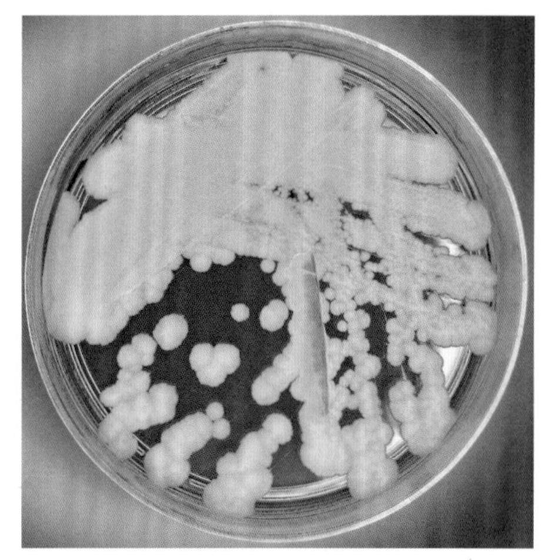

图 8-3-3　中型无绿藻菌落(黏液型):SDA，35℃，5 d

（二）镜下结构

孢子囊呈圆形或卵圆形,革兰染色为阳性,形似酵母样孢子,但无真假菌丝和芽生孢子。孢子囊内含2～16 个或更多的内生孢子,通过孢子囊壁的裂开而释放。见图 8-3-4 至图 8-3-9。

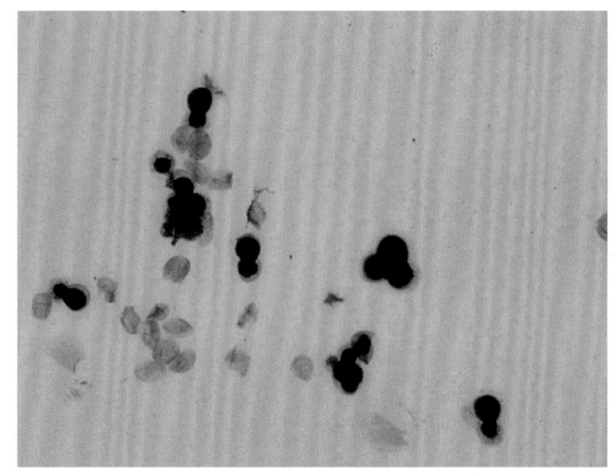

图 8-3-4　小型无绿藻镜检:SDA，35℃，5 d,革兰染色，×1 000

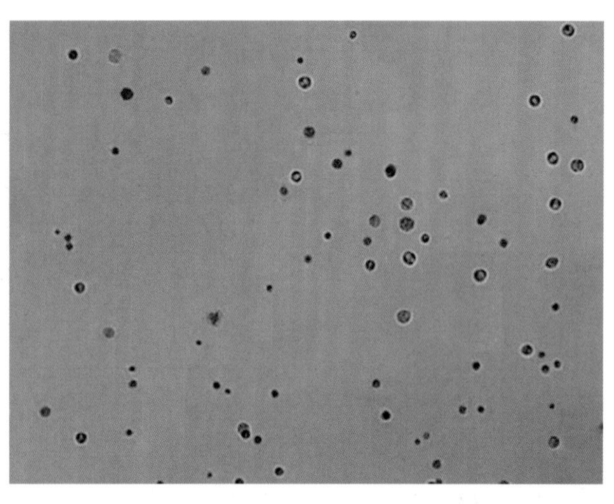

图 8-3-5　小型无绿藻镜检:SDA，35℃，5 d,乳酸酚棉蓝染色,×400

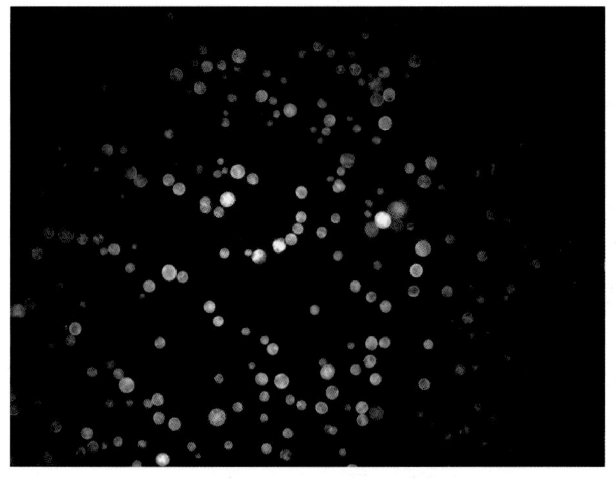

图 8-3-6　小型无绿藻镜检:SDA，35℃，5 d,荧光染色,×400

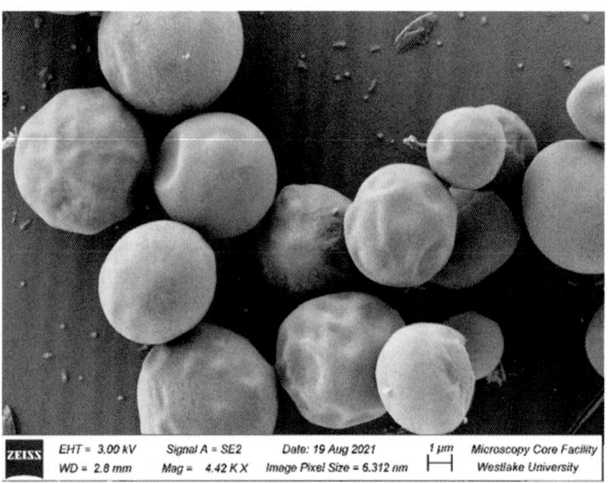

图 8-3-7　小型无绿藻镜检:SDA，35℃，5 d,电镜图

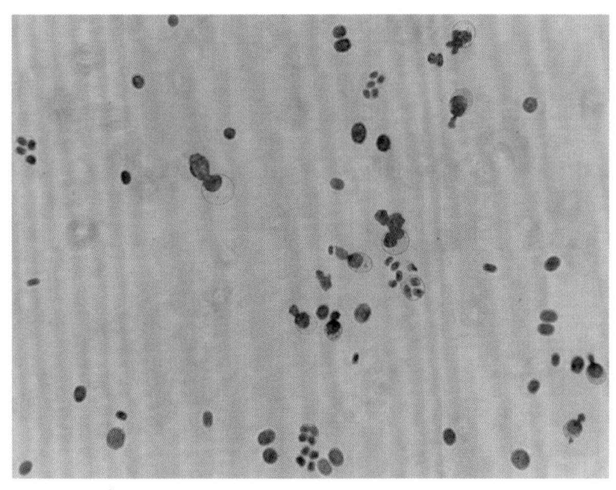

图 8-3-8 中型无绿藻镜检：SDA，35 ℃，5 d，乳酸酚棉蓝染色，×1 000

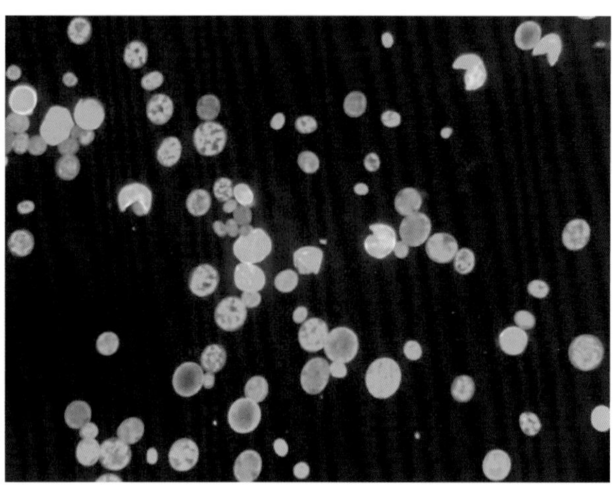

图 8-3-9 中型无绿藻镜检：SDA，35 ℃，5 d，荧光染色，×400

三、鉴定与鉴别

1. 鉴定要点：酵母样菌落，内生孢子，无真假菌丝，无芽生孢子。

2. 应与新型隐球菌、组织胞浆菌、念珠菌、皮炎芽生菌区别，这些菌都有芽生孢子，而无绿藻无芽生孢子。粗球孢子无芽生孢子，有内生孢子，但其数目多、小(1～2 μm)、圆形，为双相真菌；而无绿藻内生孢子少、大、卵圆或不规则，35 ℃和 28 ℃形态相似。中型无绿藻、小型无绿藻之间的区别见表 8-3-1。

表 8-3-1 无绿藻不同菌种之间的鉴别

	中型无绿藻	小型无绿藻		中型无绿藻	小型无绿藻
37 ℃生长	V	V	硝酸盐	－	－
放线菌酮上生长	－	－	子细胞直径>8.5 μm	＋	－
海藻糖	－	＋	子细胞直径<8.5 μm	－	＋

四、致病性

偶可引起人类皮肤、皮下组织和全身的感染。皮肤、皮下感染表现为红斑、丘疹、结节、斑块、浅部溃疡、疣状增生、多发生于暴露部位，可在外伤后引起无绿藻鹰嘴滑膜炎，无自然消退倾向；系统性感染多继发于糖尿病、慢性肾功能衰竭、长期应用激素、艾滋病、恶性肿瘤等免疫低下患者。同时，也可引起奶牛的乳腺炎。

(郭 建 乔 丹)

第四节 地 霉 属

一、简介

地霉属(*Geotrichum*)隶属于子囊菌门(ascomycota)、酵母亚门(Saccharomycotina)、酵母纲(Saccharomycetes)、酵母亚纲(Saccharomycetidae)、酵母目(Saccharomycetales)、双足囊菌科

(Dipodascaceae)。属内模式种为白地霉(*G. candidum*,曾用名念珠地丝菌),原来的头状地霉(*G. capitatum*)现名为头状大孢酵母菌(*Magnusiomyces. capitatus*)。

本菌广泛存在于土壤、水、空气、污物等,是一种腐生性真菌,可自蔬菜、青草、肥料、污物、粮谷和乳制品中分离出,亦可在人的皮肤、黏膜、消化道、痰及粪便中检出,作为正常菌群存在。

二、培养及镜检

(一)培养

在PDA和SDA上:菌落生长快速。菌落为白色乳酪色,粉状或毛状,湿润或稍干燥,膜状有黏性,有同心圈,边缘呈放射状,中心有点状凸起,反面无色至浅黄色。见图8-4-1至图8-4-4。

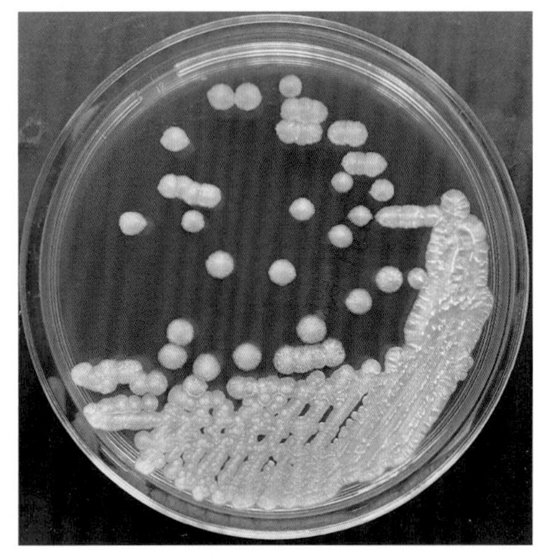

图8-4-1 白地霉菌菌落:SDA,35℃,2d

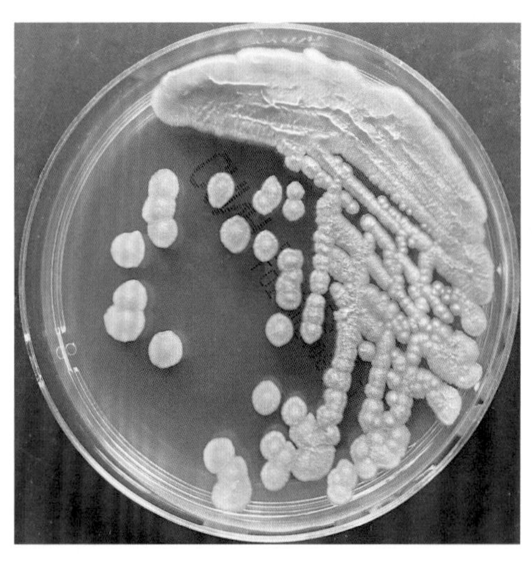

图8-4-2 白地霉菌菌落:科玛嘉显色平板,35℃,2d

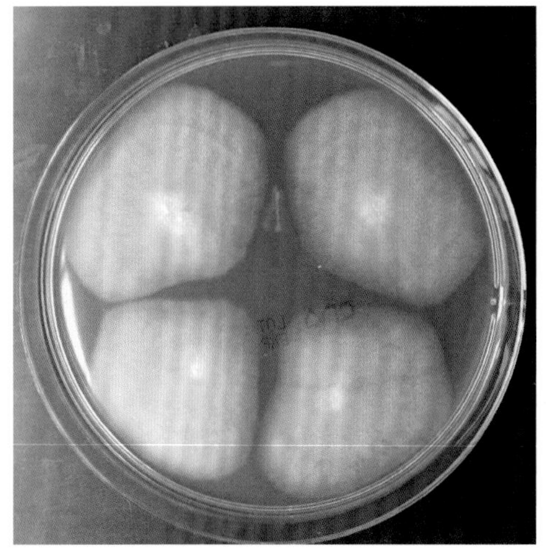

图8-4-3 白地霉菌菌落:SDA,25℃,7d

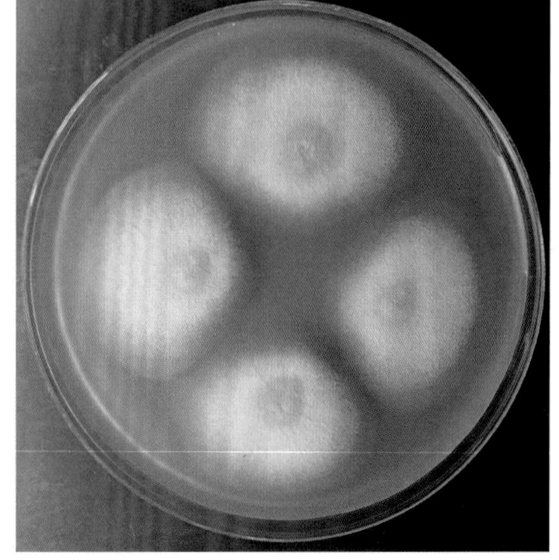

图8-4-4 白地霉菌菌落:PDA,35℃,7d

(二)镜下结构

菌丝透明,分隔,可育菌丝不分化或轻微分化,呈锐角分枝,常为镰刀状或叉状;分生孢子关节状(长方形、方形),合轴生或顶生,关节孢子彼此相连,中间无空细胞,且无荚膜、无假菌丝,无芽生孢子,无环痕孢子。具体见图8-4-5至图8-4-7。

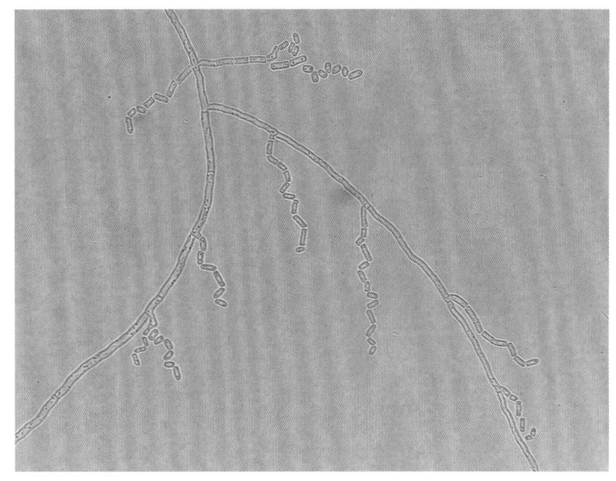
图 8-4-5 白地霉镜检:PDA, 27℃, 3 d,未染色,×400

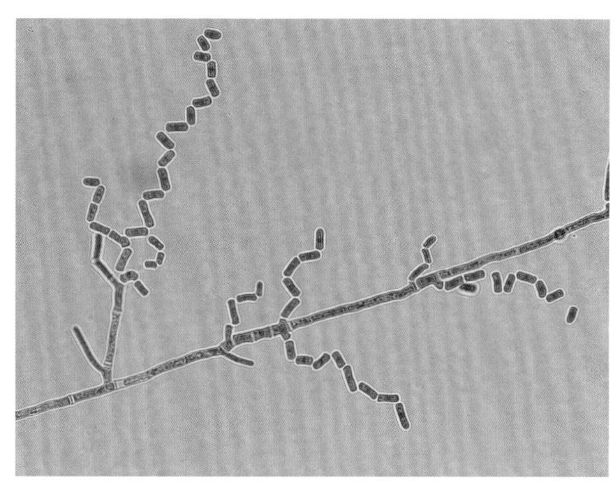
图 8-4-6 白地霉菌镜检:PDA, 27 ℃, 3 d,乳酸酚棉蓝染色,×400

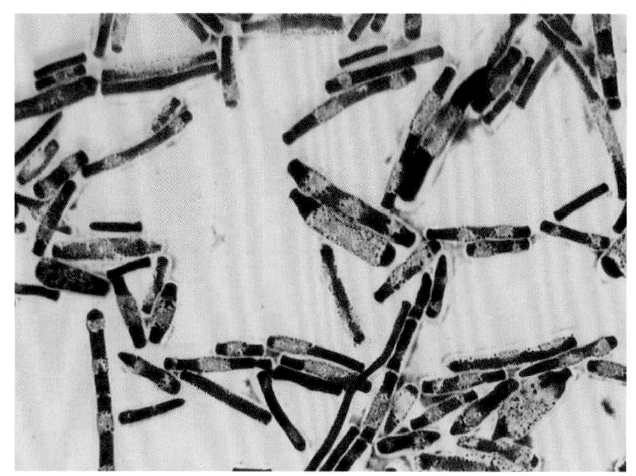
图 8-4-7 白地霉菌镜检:PDA, 27℃, 3 d,革兰染色,×1 000

三、鉴定与鉴别

(一) 鉴定要点

关节孢子彼此相连,中间无空细胞,且无荚膜、无假菌丝,无芽生孢子,无环痕孢子是白地霉的主要鉴定特征。商品化鉴定系统,如 API - 20C、ID32C、VITEK2 系列 YST 能鉴定到白地霉种。

(二) 属间鉴别

1. 与毛孢子菌(*Trichosporon*)相鉴别:地霉的关节孢子比毛孢子菌的体形大很多,且地霉无假菌丝,无芽生孢子,脲酶阴性;毛孢子菌有假菌丝、芽生孢子,脲酶阳性。

2. 与粗球孢子菌(*Coccidioides immitis*)相鉴别:粗球孢子菌关节孢子膨胀呈桶状,相邻关节孢子间有空细胞隔开。

3. 与畸枝霉相鉴别(*Malbrancheae*):畸枝霉关节孢子不肿胀、壁薄,相邻关节孢子间有空细胞隔开。

四、抗菌药物敏感性

两性霉素 B 单用或与氟胞嘧啶联用为治疗白地霉侵袭性感染的首选用药,伏立康唑体外对白地霉抗菌活性好，棘白菌素类药物和氟康唑对白地霉抗菌活性差（高 MIC 值）。

五、临床意义

地霉属可引起免疫功能低下患者机会性感染，例如糖尿病、白血病、结核病、肿瘤患者等慢性病患者及长期服用激素、免疫抑制剂和广谱抗生素者。其传染途径可以是内源性的，如消化道、呼吸道，以支气管和肺部感染最为多见；亦可以是外源性的，如从皮肤、黏膜破损处侵入。地霉菌侵犯皮肤黏膜和内脏，可引起口腔黏膜白斑；病变也可波及咽喉及扁桃体，还可引起肠道、呼吸道、尿路等感染，罕见入血，所致疾病称作地霉菌病（Geotrichosis）。

（白雅红　冯长海）

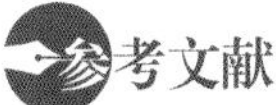

1. Kandi V, Vaish R, Gurrapu P, et al. Geotrichosis Presenting As Funguria and Asymptomatic Urinary Tract Infection in a Patient with Renal Cyst [J]. Cureus, 2020,12(4):e7616. Published 2020 Apr 10. doi:10.7759/cureus.7616.
2. Arendrup MC, Boekhout T, Akova M, et al. ESCMID and ECMM joint clinical guidelines for the diagnosis and management of rare invasive yeast infections [J]. Clin Microbiol Infect, 2014,20(Suppl 3):76 - 98. doi:10.1111/1469-0691.12360. PMID:24102785.
3. 马扬，石鑫，孙恩华，等. 溺水导致急性侵袭性肺地霉属感染个案报道并文献复习[J]. 临床肺科杂志，2017,22(6):1156 - 1158.

第五节　马拉色菌属

一、简介

马拉色菌属（*Malassezia*）隶属于真菌界（Fungi）、担子菌门（Basidiomycota）、外担菌纲（Exobasidiomycetes）、马拉色菌目（Malasseziales）、马拉色菌科（Malasseziaceae）。属内主要包括糠秕马拉色菌（*M. furfur*）、球形马拉色菌（*M. globosa*）、合轴马拉色菌（*M. sympodialis*）、厚皮马拉色菌（*M. pachydermatis*）、钝形马拉色菌（*M. obtusa*）、限制马拉色菌（*M. restricta*）、斯托非马拉色菌（*M. slooffiae*）、山羊马拉色菌（*M. caprae*）、串孔马拉色菌（*M. cuniculi*）、*M. dermatis*、山茶马拉色菌（*M. japonica*）、娜娜马拉色菌（*M. nana*）、*M. yamatoensis*、*M. equina* 等。除厚皮马拉色菌外，其余的菌种均具有嗜脂性特征，故常从人体的皮肤表面、外耳道、呼吸道，以及动物体表（马、狗、猪等）分离到，其中糠秕马拉色菌（*M. furfur*）是本属中最常见的导致人类感染的病原菌。

二、生物学特性

（一）培养特性

本属除厚皮马拉色菌外，其余种在培养基上都需要脂类才可以生长，所以培养基中需添加橄榄油、吐温等脂类以促进生长。在 35℃生长比 28℃快，酵母样菌落，在 SDA 和 PDA 上奶油色到浅黄色，在含吐温的科玛嘉显色培养基上呈粉红色。菌落图见图 8-5-1、图 8-5-2。

（二）形态与染色

1. 临床标本中形态：马拉色菌在标本直接涂片中为粗短、香蕉形、腊肠样菌丝，球形的真菌孢子，见图

8-5-3 至图 8-5-6。

2. 培养后镜下特点:油镜下可见球形、卵圆形或圆柱形厚壁孢子,可见出芽生长。

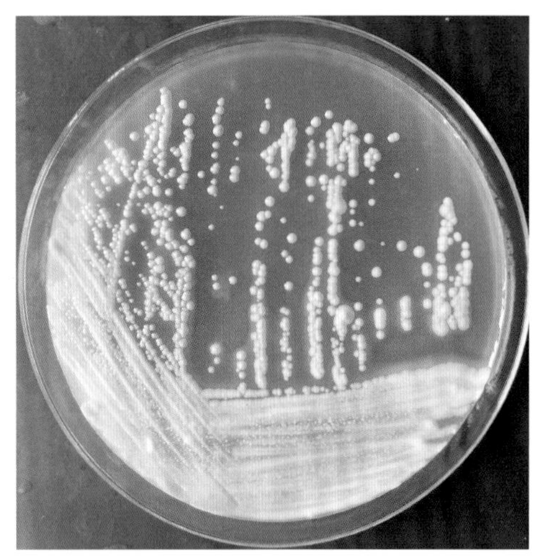

图 8-5-1 马拉色菌菌落:含 2%吐温的 PDA,35℃,4 d

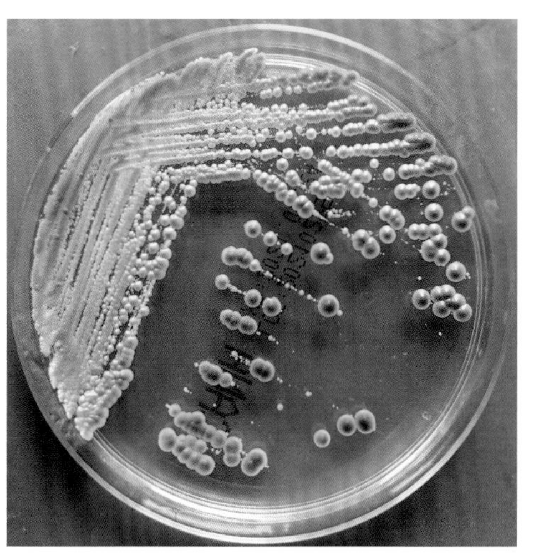

图 8-5-2 马拉色菌菌落:含吐温科玛嘉显色培养基,35℃,4 d

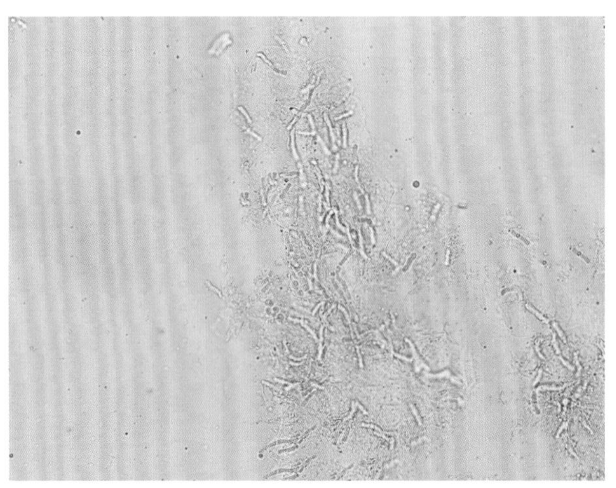

图 8-5-3 马拉色菌:皮肤组织,未染色,×400

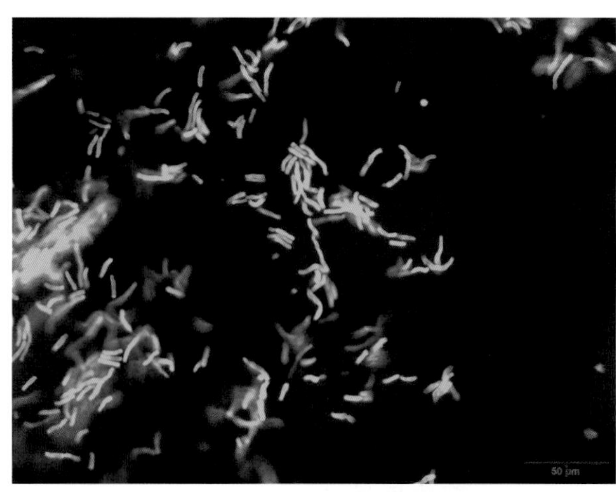

图 8-5-4 马拉色菌:皮肤组织,荧光染色,×400

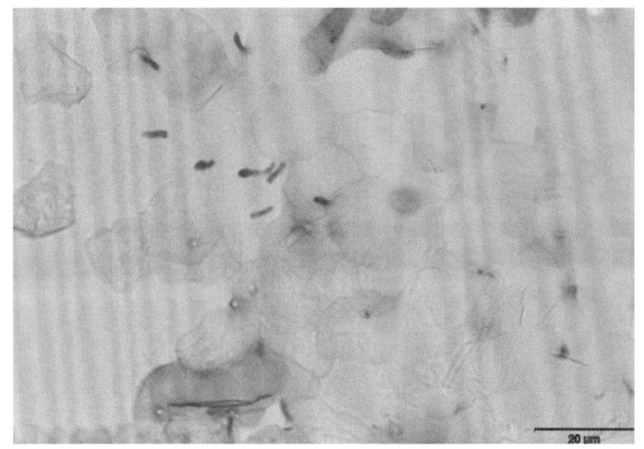

图 8-5-5 马拉色菌:皮肤组织,乳酸酚棉蓝染色,×400

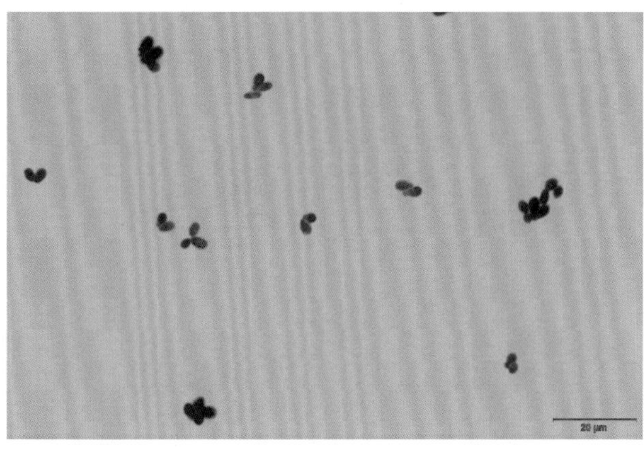

图 8-5-6 马拉色菌:35℃,PDA,革兰染色,×1000

三、鉴定与鉴别

根据标本来源、菌体形态、菌落特征、生长的嗜脂性特点可以鉴定马拉色菌。属内鉴定，可以根据嗜脂性、吐温试验、过氧化氢酶、七叶苷水解试验、37 ℃生长、细胞形态和出芽方式进行属内鉴定。马拉色菌属内菌种特征见表 8-5-1。

表 8-5-1　马拉色菌属内菌种特性

种	细胞形态	油脂需求	吐温20	吐温40	吐温60	吐温80	氢化蓖麻油	过氧化氢酶	37 ℃生长	出芽形式
M. caprae	圆形/卵圆形	+	−	+	+	V	−	+	W	窄基
M. cuniculi	圆形	+	−	−	−	−	−	+	+	窄基
M. dermatis	卵圆形/圆形	+	+	+	+	+	W	+	+	ND
M. equina	卵圆形	+	W	+	+	+	−	+	W	窄基
M. furfur	卵圆形/圆形	+	+	+	V	+	V	+	+	宽基
M. globosa	圆形	+	−	−	−	−	−	+	W	窄基
M. japonica	圆形/卵圆形	+	−	V	+	−	ND	+	+	合轴
M. nana	卵圆形	+	V	+	+	V	−	+	+	窄基
M. obtusa	卵圆形/圆形	+	−	−	−	−	−	+	W	宽基
M. pachydermatis	卵圆形	−	+	+	+	+	V	V	+	宽基
M. restricta	圆形/卵圆形	+	−	−	−	−	−	−	W	窄基
M. slooffiae	卵圆形/圆形	+	V	+	+	W	−	+	+	宽基
M. sympodialis	卵圆形	+	W	+	+	+	W	+	+	合轴
M. yamatoensis	卵圆形	+	+	+	+	+	ND	+	+	窄基

四、抗真菌药物敏感性

有证据表明，马拉色菌属内不同菌种对唑类、两性霉素 B 和特比萘芬的抗真菌药敏谱不同，合轴马拉色菌和厚皮马拉色菌最敏感，而糠秕马拉色菌和球形马拉色菌最不敏感。有报道伊曲康唑和酮康唑对所有马拉色菌属表现出有活性，伏立康唑和两性霉素 B 则活性较低。糠秕马拉色菌、合轴马拉色菌和球形马拉色菌的 MIC 值范围较宽，其对氟康唑和两性霉素 B 敏感性差异较大。血源性感染的患者分离到的糠秕马拉色菌对氟康唑和伊曲康唑 MIC 值高于从患者皮肤中分离到的糠秕马拉色菌的 MIC 值，马拉色菌属的 MIC 值如下表 8-5-2。

表 8-5-2　马拉色菌属 MIC 值范围

种	宿主/感染部位	氟康唑	酮康唑	伊曲康唑	特比萘芬	泊沙康唑	两性霉素 B
M. furfur	人/皮肤	≤0.125～>128	≤0.03～1	≤0.03～16	0.03～32	0.03～32	0.125～16
M. furfur	人/血流	0.5～>128	ND	0.03～8	ND	0.016～8	0.25～16
M. sympodialis	人/皮肤	≤0.125～16	0.015～4	≤0.03～1	0.05～0.8	0.03～0.6	0.125～4

(续 表)

种	宿主/感染部位	氟康唑	酮康唑	伊曲康唑	特比萘芬	泊沙康唑	两性霉素 B
M. globosa	人/皮肤	≤0.125～32	0.015～8	0.015～8	0.03～16	0.03～0.06	0.1～4
M. pachydermatis	狗/皮肤	1～>64	<0.008～4	0.03～4	0.063～2	0.008～4	0.06～0.5

五、临床意义

嗜脂性真菌,可在正常人表面寄生。但它侵犯皮肤角质层可导致马拉色菌毛囊炎(图 8-5-7)、花斑糠疹(图 8-5-8)、脂溢性皮炎、异位皮炎、银屑病、皮肤垢着症等。还可以侵入深部组织,如血液、下呼吸道导致的感染。在免疫功能低下的患者或早产儿中,使用导管进行肠内营养可导致马拉色菌引起的血流感染。虽然常从肺泡灌洗液、气管抽取物等下呼吸道标本中分离出马拉色菌,但其致病性尚不明确,往往是由操作者不慎、消毒液浓度不够,把皮肤或口腔中一些正常定植的马拉色菌带入。

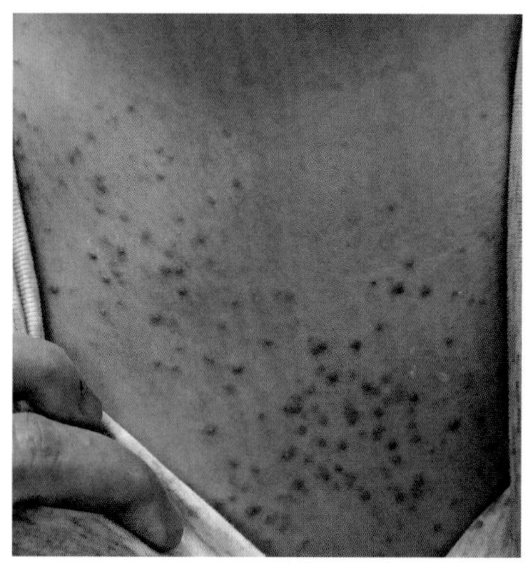

图 8-5-7 毛囊炎

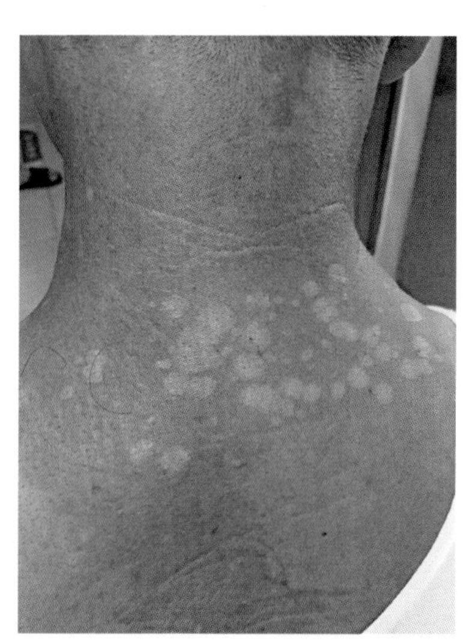

图 8-5-8 花斑糠疹

(徐和平 郑燕青)

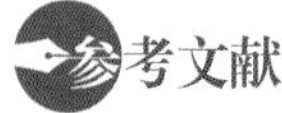

参考文献

1. Theelen Bart, Cafarchia Claudia, Gaitanis Georgios, et al. Malassezia ecology, pathophysiology, and treatment [J]. Med Mycol, 2018,57(3):e2.
2. Ditte ML Saunte, George Gaitanis, Roderick James Hay. Malassezia-associated skin diseases, the use of diagnostics and treatment [J]. Frontiers in Cellular and Infection Microbiology, 2020,10(3):112.

第六节 红酵母菌属

一、简介

红酵母菌属(*Rhodotorula*)隶属于真菌界(Fungi)、担子菌门(Basidiomycota)、柄锈菌亚门

(Pucciniomycotina)、微球黑粉菌纲(Microbotryomycetes)、锁掷酵母目(Sporidiobolales)、锁掷酵母科(Sporidiobolaceae),其有性生殖期为红冬孢酵母(*Rhodosporidium*),常在土壤、水、空气和植物中被发现,也被频繁地从人体和动物的皮肤、尿液、粪便和呼吸道标本中分离到。胶红酵母(*R. mucilaginosa*)常见,黏红酵母(*R. glutinis*)偶然见到,而小红酵母(*R. minuta*)则十分罕见。

二、生物学特性

(一) 培养特性

生长速度快,4 d 即可成熟。在 SDA、PDA、血平板、巧克力平板、中国蓝等平板上均可生长。酵母样菌落,光滑、湿润,随着培养时间延长,出现脑回状皱褶。菌落颜色为桃红色、珊瑚红、浅橙色,部分菌株呈黏液状菌落。见图 8-6-1 至图 8-6-6。

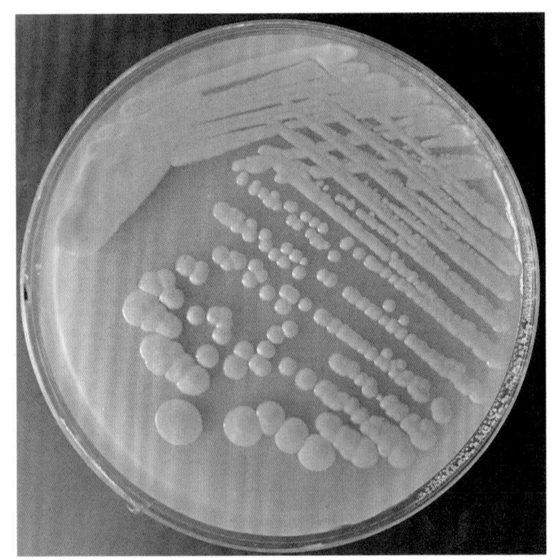

图 8-6-1　胶红酵母菌落:SDA, 25℃, 4 d

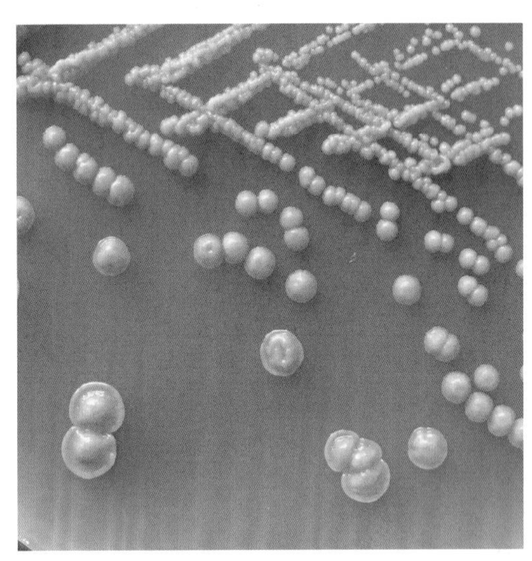

图 8-6-2　胶红酵母菌落:PDA, 25℃, 4 d

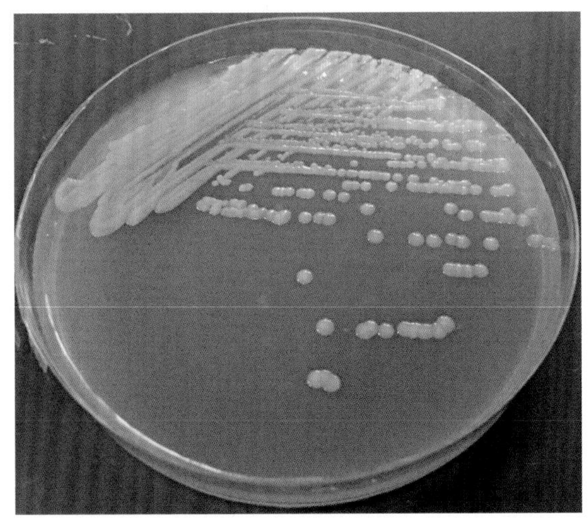

图 8-6-3　小红酵母菌落:PDA, 25℃, 4 d

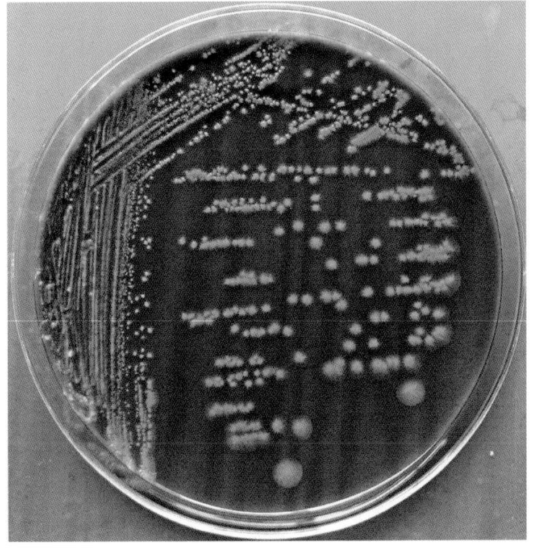

图 8-6-4　小红酵母菌落:巧克力, 25℃, 4 d

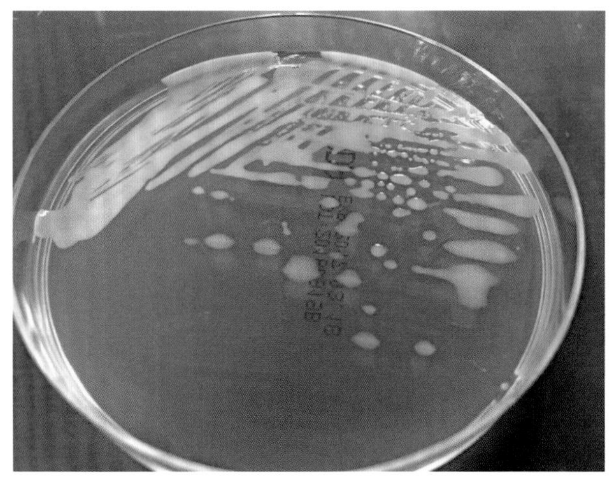

图 8-6-5 黏红酵母菌落:SDA, 25 ℃, 4 d

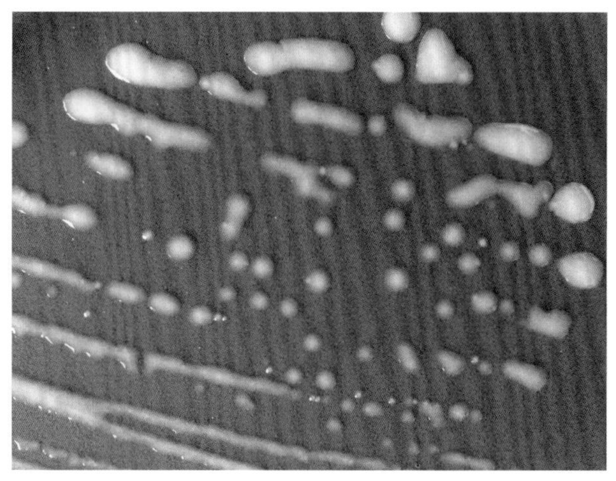

图 8-6-6 黏红酵母菌落:巧克力,25 ℃, 4 d

(二)形态与染色

孢子为椭圆形,延长成芽生孢子。在燕麦-吐温 80 琼脂上 25 ℃培养 72 h 偶尔可见囊胚腔(blastoconidia),假菌丝和真菌丝罕见,见图 8-6-7、图 8-6-8。

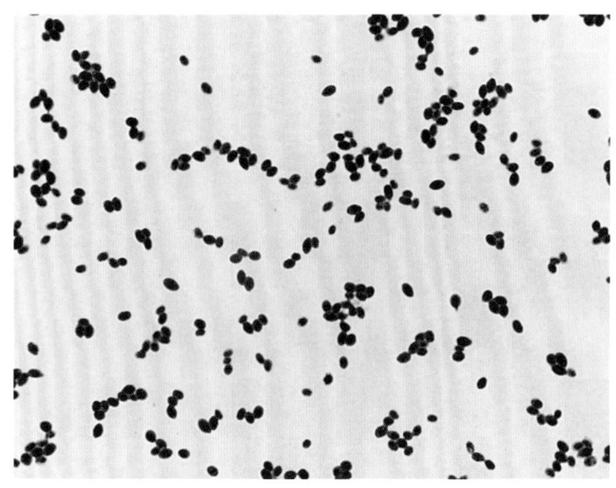

图 8-6-7 胶红酵母:革兰染色,SDA, 25 ℃, 3 d, ×1 000

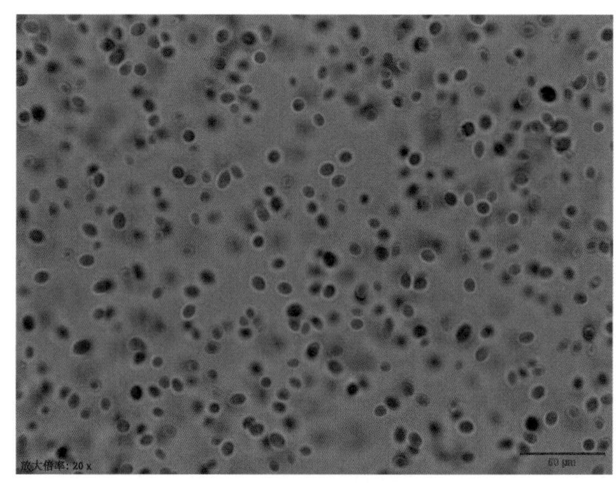

图 8-6-8 胶红酵母:乳酸酚棉蓝染色,SDA, 25 ℃, 3 d, ×1 000

三、鉴定与鉴别

属间鉴定生化见酵母属相关表格,属内鉴别见酵母属内鉴别表 8-6-1。商品化鉴定系统如 API - 20C、ID32C、VITEK2 系列 YST 能鉴定到种。

表 8-6-1 红酵母属内鉴别

	黏红酵母	小红酵母	胶红酵母		黏红酵母	小红酵母	胶红酵母
37 ℃生长	+-	+-	+-	棉子糖生长	+	-	+
放线菌酮生长	+-	+-	+-	硝酸盐生长	+	-	-
纤维糖生长	-	-	-	尿素	+	+	+

与念珠菌的区别是:红酵母多产生色素、尿素酶阳性、没有真假菌丝、无厚壁孢子。与隐球菌区别是:

红酵母在 SDA 上产生红色色素，不同化肌醇。

鉴定要点：酵母样菌落，珊瑚红颜色，尿素全部为阳性。

四、抗真菌药物敏感性

有研究表明，卢立康唑（Luliconazole）对红酵母属具有非常高的最小抑制浓度（MIC：1～8 μg/mL），红酵母菌属对卡泊芬净的耐药率为 100%，对氟康唑的耐药率为 94.7%，伏立康唑 74.4%。与卡泊芬净和其他唑类药物相比，两性霉素 B 是该属的最佳抗菌药物。

五、临床意义

红酵母属常被认为是污染菌。有真菌血症、导管相关性感染、腹膜炎、脑膜炎、眼内炎相关感染病例报道。

（徐和平　李晓琴）

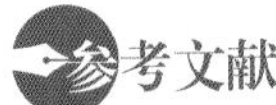参考文献

Gharaghani M, Taghipour S, Zarei Mahmoudabadi A. Molecular identification, biofilm formation and antifungal susceptibility of Rhodotorula spp [J]. Mol Biol Rep, 2020, 47(11): 8903 - 8909. doi: 10.1007/s11033-020-05942-1. Epub 2020 Nov 1. PMID: 33130966.

第七节　酵　母　属

酵母属（*Saccharomyces*）隶属于子囊菌门（ascomycota）、酵母纲（Saccharomycetes）、酵母目（Saccharomycetales）、酵母科（Sacchromycetaceae），主要用于酿酒工业。与医学相关的有酿酒酵母（*Saccharomyces cerevisiae*）、埃皮斯克勒克酵母菌和铁艾酵母菌。其具有多边芽殖的酵母样细胞，圆形到卵圆形。并且可有短的、发育不成熟的假菌丝（有时候可以发育得很好）。在 Fowell's acetate 琼脂上，室温培养 2～5 d，较容易产生子囊孢子（Ascospore）。每个子囊可以产生 1～4 个圆形光滑的子囊孢子。

酿酒酵母菌

一、简介

酿酒酵母菌（*Saccharomyces cerevisiae*）隶属于子囊菌门（ascomycota）、酵母纲（Saccharomycetes）、酵母目（Saccharomycetales）、酵母科（Sacchromycetaceae）、酵母属（*Saccharomyces*），主要用于酿酒工业。以前较少认为能致病，现发现该菌可引起人类多部位侵袭性感染。

二、培养及镜检

（一）培养

1. 沙氏琼脂培养基：35 ℃培养菌落呈白色、奶油色、湿润、光滑，相同培养时间 SDA 上的菌落比血平板上大，中国蓝平板上不生长或明显生长不良。

2. 马铃薯葡萄糖琼脂培养基:与 SDA 平板上菌落类似。

3. CHROMagar 念珠菌显色平板:菌落为紫色,中心色深,边缘色淡。

见图 8-7-1-1 至图 8-7-1-4。

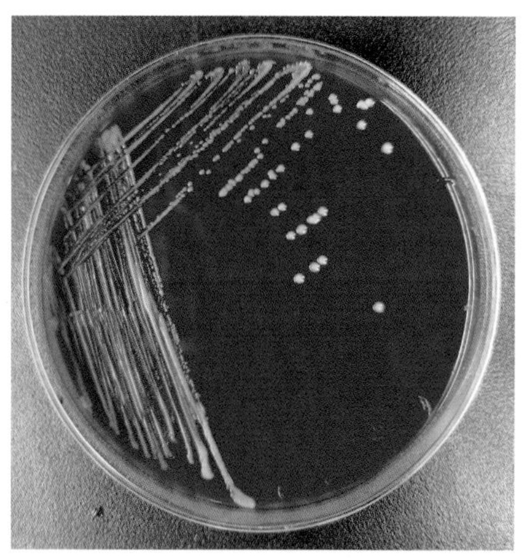

图 8-7-1-1 酿酒酵母菌落:血平板,35 ℃, 2 d

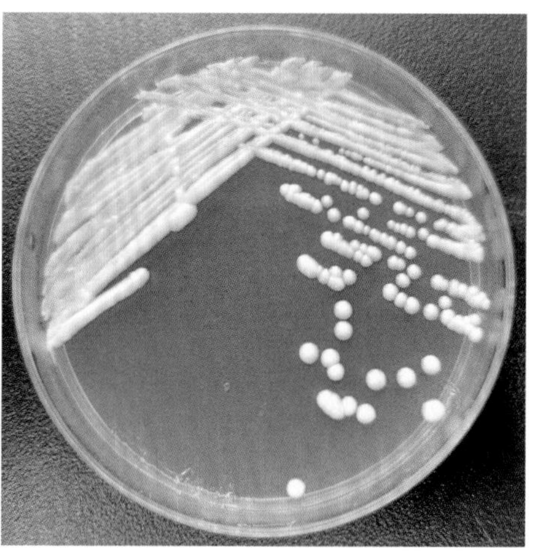

图 8-7-1-2 酿酒酵母菌落:SDA, 35 ℃, 2 d

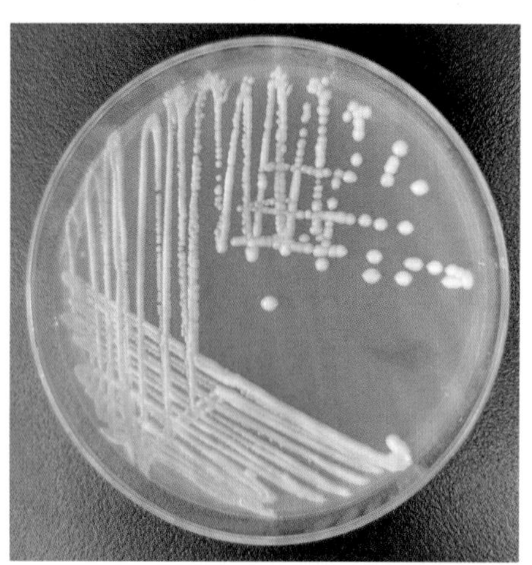

图 8-7-1-3 酿酒酵母菌落:PDA, 35 ℃, 2 d

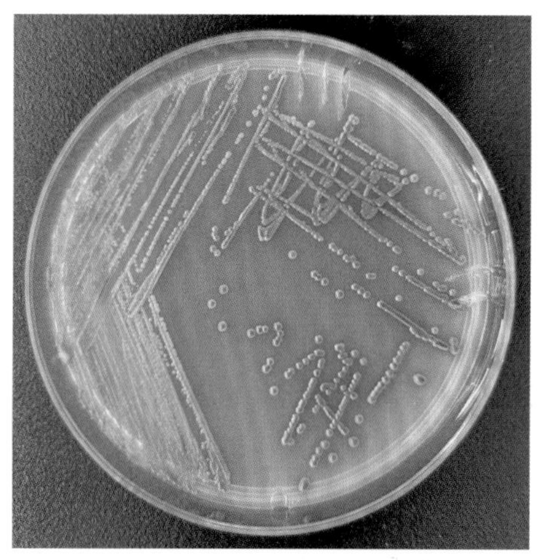

图 8-7-1-4 酿酒酵母菌落:CHROMagar 念珠菌显色平板,35 ℃, 3 d

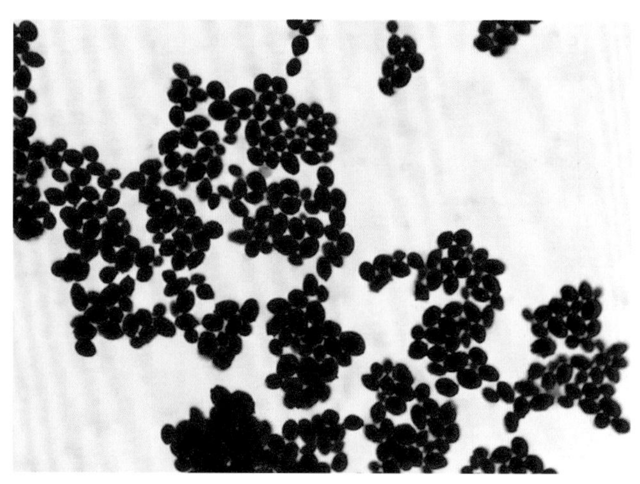

图 8-7-1-5 酿酒酵母镜检:血平板,35 ℃, 2 d,革兰染色,×1 000

(二) 镜下结构

孢子革兰染色阳性,卵圆形至椭圆形,(3.0～10.0)μm×(4.5～21.0)μm,无荚膜。在玉米-吐温 80 琼脂上可见卵圆形至椭圆形孢子,伴多边出芽。通常无假菌丝,偶尔可形成少量非常短的假菌丝;在 Fowell's acetate 琼脂上可形成子囊,每个子囊常含 1～4 个子囊孢子,子囊孢子为球形至椭圆形,壁光滑,子囊孢子革兰染色阴性,而酵母细胞为革兰阳性。痰标本涂片中酿酒酵母孢子为球形或近球形。见图 8-7-1-5 至图 8-7-1-7。

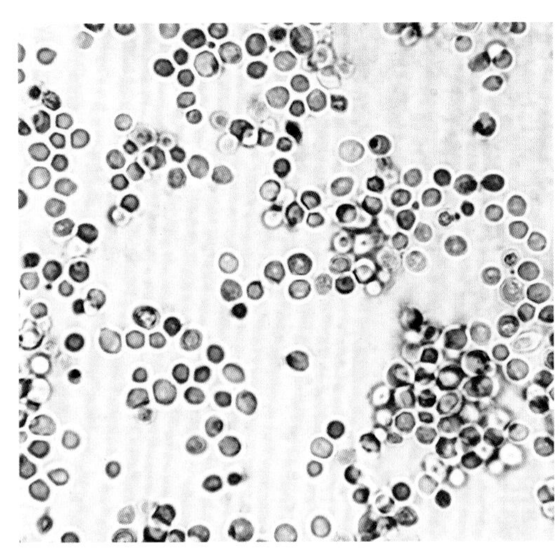

图 8-7-1-6 酿酒酵母镜检：血平板，35 ℃，2 d，乳酸酚棉蓝染色，×1 000

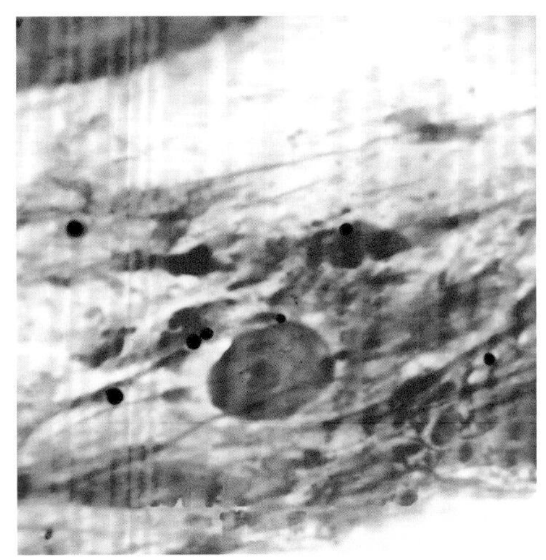

图 8-7-1-7 酿酒酵母，痰涂片，革兰染色，×1 000

三、鉴定与鉴别

（一）鉴定要点

1. 孢子形态为卵圆形或近球形；
2. CHROMagar 念珠菌显色平板上菌落为紫色；
3. 玉米-吐温 80 琼脂上无假菌丝或可形成少许非常短的假菌丝；
4. 尿素试验阴性。

（二）属间鉴别

1. 与新型隐球菌的鉴别：两者孢子均为球形或近球形，但新型隐球菌的孢子通常大小不一致，相差悬殊，且有明显荚膜，尿素试验阳性；而酿酒酵母的孢子大小较一致，无荚膜，尿素试验阴性。

2. 与无名念珠菌的鉴别：两者的孢子革兰染色形态相似，但酿酒酵母在 CHROMagar 念珠菌显色平板上的菌落为紫色，而无名念珠菌在 CHROMagar 念珠菌显色平板的菌落为白色或极淡粉红色。

3. 与无绿藻菌属的鉴别：两者的孢子革兰染色形态相似，但无绿藻菌用乳酸酚棉蓝染色可见明显的内生孢子，而酿酒酵母无内生孢子。

四、抗菌药物敏感性

两性霉素 B 和酮康唑对酿酒酵母具有较强的体外抗菌活性。

五、临床意义

通常是食品和环境中的腐生真菌，可致免疫功能低下人群真菌血症、败血症、心内膜炎、腹膜炎及播散性感染等。

（胡龙华）

克勒克酵母菌

一、简介

克勒克酵母属(*Kloeckera*)隶属于子囊菌门(Ascomycota)、酵母纲(Saccharomycetes)、酵母目(Saccharomycetales)、酵母科(Saccharomycetaceae)。属内有 19 个种及变种,埃皮斯克勒克酵母(*K. apis*)是最常见的一个种。

二、培养与镜检

(一) 培养

1. 在 PDA、SDA、血平板、巧克力平板上,埃皮斯克勒克酵母 35℃培养呈乳白色、有光泽、圆形、凸起、边缘整齐的菌落。
2. CHROMagar 念珠菌显色平板:呈紫色皱褶菌落。
3. 中国蓝平板:在中国蓝平板上明显生长不良或不生长。

图示见图 8-7-2-1 至图 8-7-2-6。

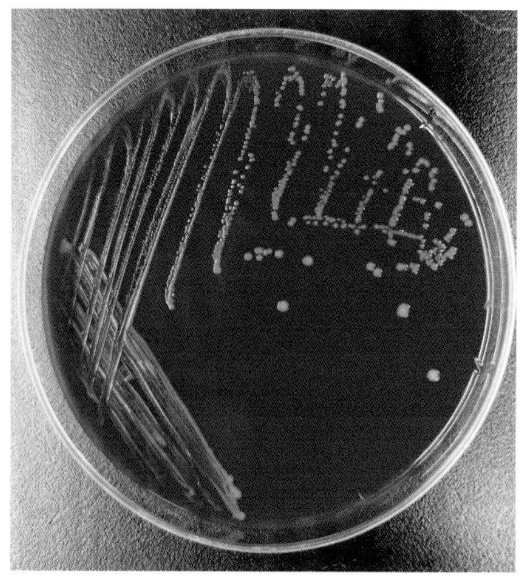

图 8-7-2-1 埃皮斯克勒克酵母菌落:血平板,35℃,2 d

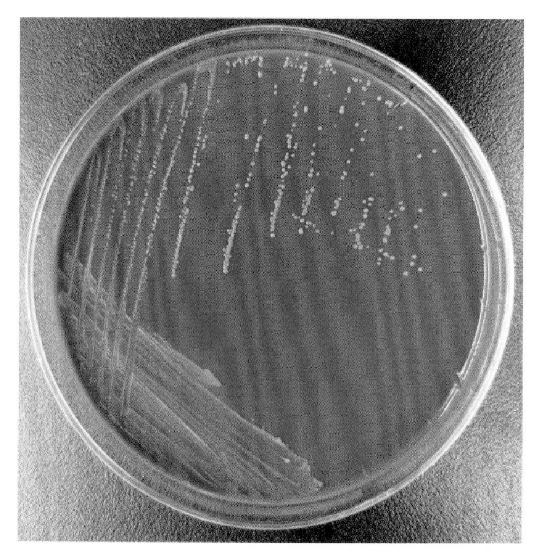

图 8-7-2-2 埃皮斯克勒克酵母菌落:巧克力平板,35℃,2 d

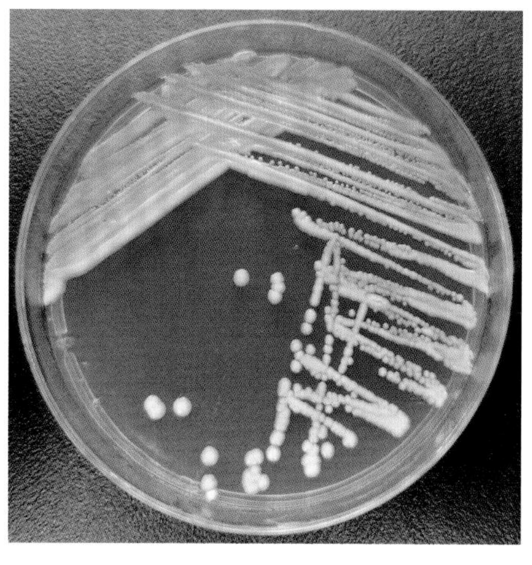

图 8-7-2-3 埃皮斯克勒克酵母菌落:SDA,35℃,2 d

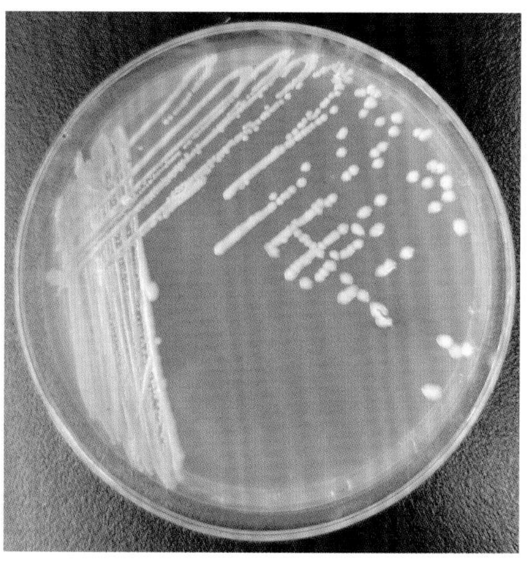

图 8-7-2-4 埃皮斯克勒克酵母菌落:PDA,35℃,2 d

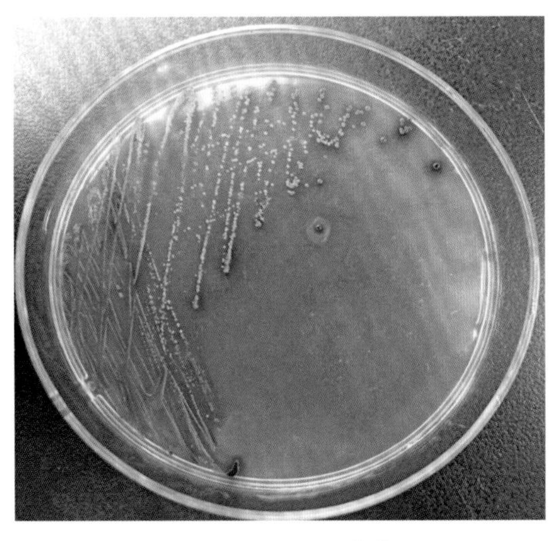

图 8-7-2-5　埃皮斯克勒克酵母菌落：CHROMagar 念珠菌显色平板，35℃，2 d

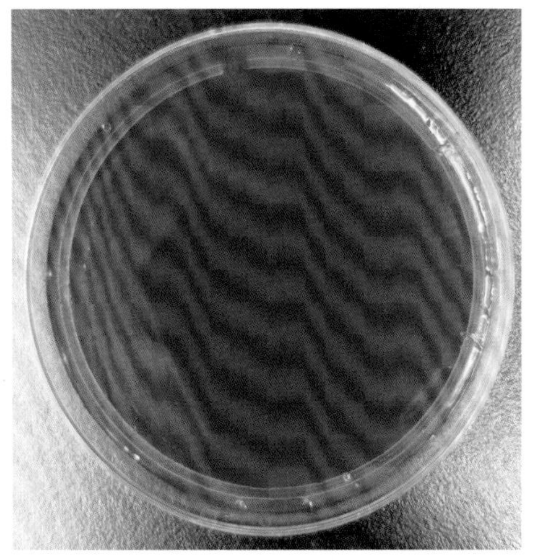

图 8-7-2-6　埃皮斯克勒克酵母菌落：中国蓝平板，35℃，2 d

（二）镜下结构

孢子革兰阳性，呈卵圆形、纺锤形、梭形等。见图 8-7-2-7。

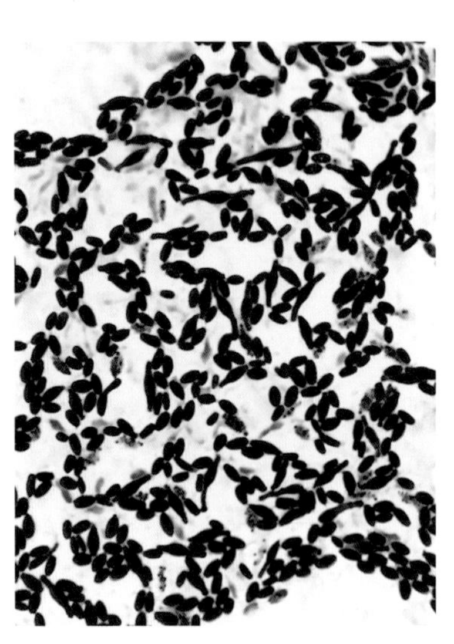

图 8-7-2-7　埃皮斯克勒克酵母镜检：SDA，2 d，革兰染色，×1 000

三、鉴定与鉴别

CHROMagar 念珠菌显色平板上紫色菌落；梭形和纺锤形孢子是埃皮斯克勒克酵母的显著特征，也是与其他相似菌的重要鉴别依据。商品化鉴定系统如 API - 20C，ID32C，VITEK2 系列 YST 能鉴定到种。

四、抗菌药物敏感性

目前较少见有关抗真菌药物对埃皮斯克勒克酵母抗菌活性的文献，如临床分离鉴定到此菌种，需做真菌药物敏感试验，依据药物敏感试验结果合理选用抗真菌药物。

五、临床意义

埃皮斯克勒克酵母是腐生性真菌，可引起植物果实腐烂；在人类的尿液、痰液以及女性泌尿生殖道等标本中常能分离到该菌，其致病性尚不清楚。

（胡龙华）

铁艾酵母菌

一、简介

铁艾酵母属（*Tilletiopsisspp*）隶属于担子菌门（Basidiomycota）、黑粉菌亚门（Ustilaginomycotina）、外担子菌纲（Exobasidiomycetes）、外担子菌亚纲（Exobasidiomycetidae）。该菌属又称腥掷孢酵母属，广泛分

布于自然界,主要引起植物果实致病,如苹果、豌豆等,较少引起人类感染,与人类感染有关的主要是 *Tilletiopsis minor*。

二、培养及镜检

(一) 培养

在 PDA、SDA 上:营养要求不高,在 SDA 平板上生长良好,4~25℃可生长,30℃以上不生长。25℃培养,菌落呈白色粉末样,随培养时间延长,菌落表面皱褶、有沟纹、中央常有凸起,菌落周围可见卫星样小菌落,平皿盖上可见薄层粉末样菌,菌落反面淡黄色。见图 8-7-3-1 至图 8-7-3-3。

CHROMagar 念珠菌显色平板:25℃培养菌落为灰蓝色至深蓝色。见图 8-7-3-4。

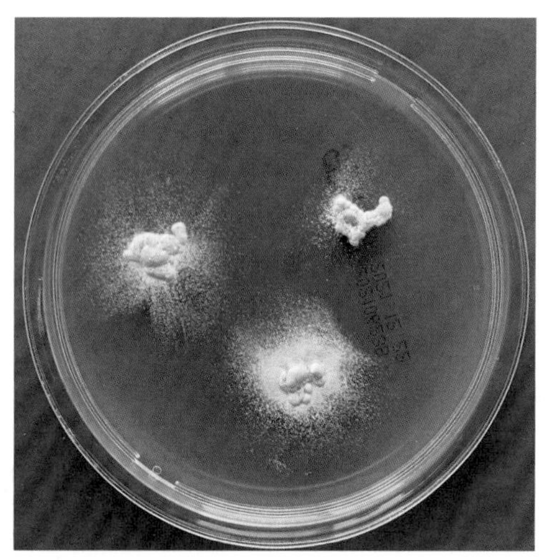

图 8-7-3-1 铁艾酵母菌落:SDA,25℃,4 d

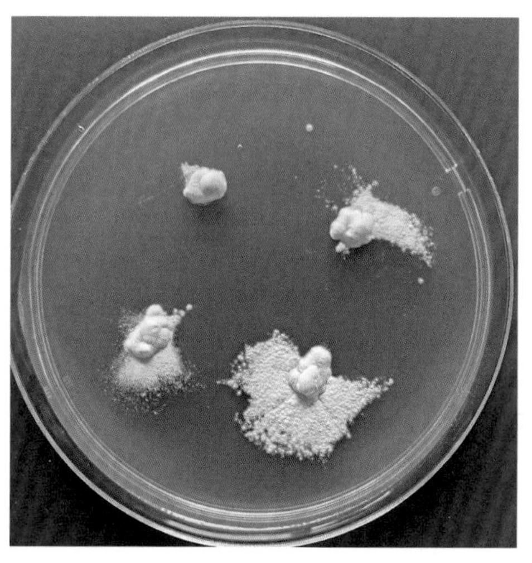

图 8-7-3-2 铁艾酵母菌落:PDA,25℃,4 d

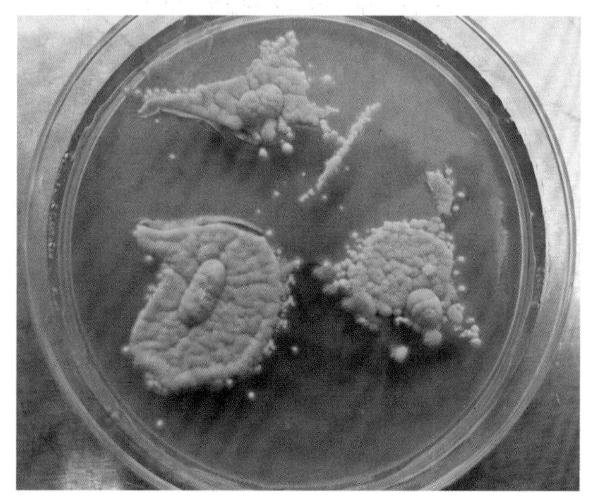

图 8-7-3-3 铁艾酵母菌落:SDA,25℃,10 d

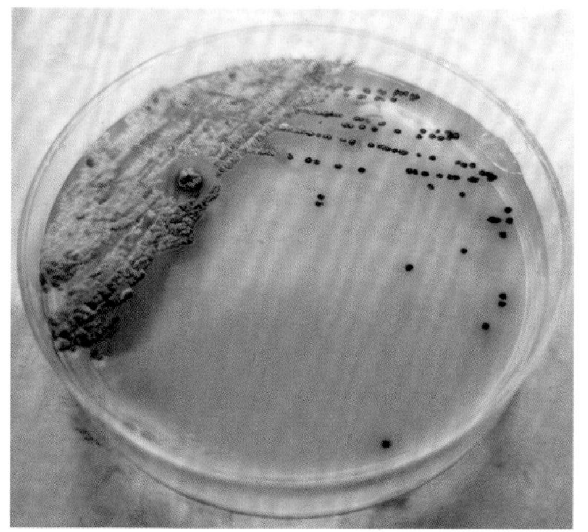

图 8-7-3-4 铁艾酵母菌落:CHROMagar 念珠菌显色平板,25℃,7 d

(二) 镜下结构

菌丝规则分枝、分隔、分隔处缩窄,菌丝纤细成簇,在显微镜下常见部分溶解的菌丝,见图 8-7-3-5;分生孢子可由菌丝萌发,也可由孢子萌发,不分隔,形似镰刀、茄子、香蕉或圆柱形,见图 8-7-3-6、图 8-7-3-7。钢圈法小培养通常只见分枝分隔的菌丝,无分生孢子。在酵母汁甘露醇琼脂(YMA)平板上培养常可见顶生或间生的厚壁孢子，单个或链状排列，厚壁孢子近球形、椭圆形、柱形，壁稍厚，厚壁孢子大小为(13～20)μm×(5～15)μm。

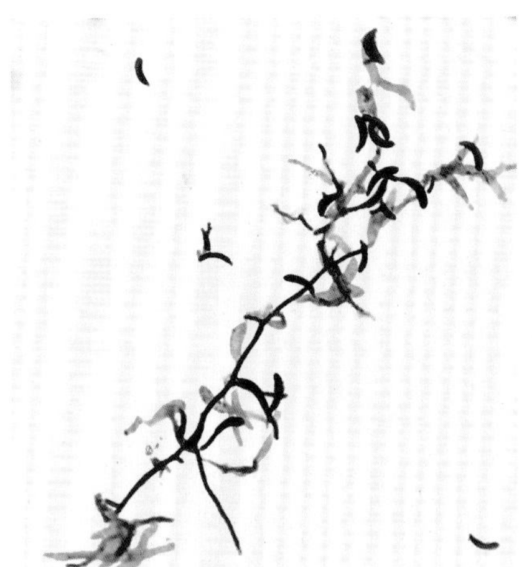

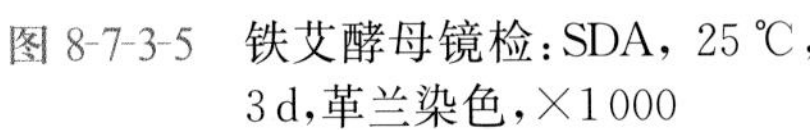

图 8-7-3-5　铁艾酵母镜检：SDA，25℃，3 d，革兰染色，×1000

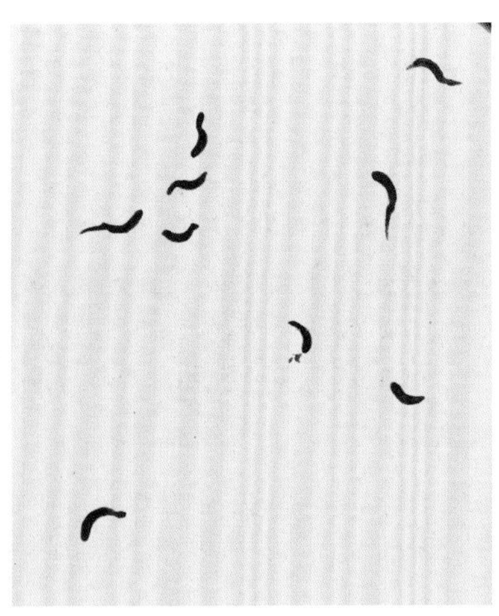

图 8-7-3-6　铁艾酵母镜检：SDA，25℃，3 d，革兰染色，×1000

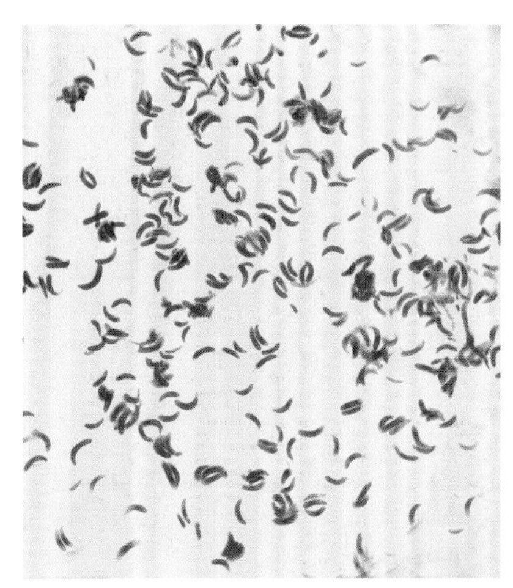

图 8-7-3-7　铁艾酵母菌镜检：SDA，25℃，3 d 乳酸酚棉蓝染色，×1000

三、鉴定与鉴别

菌落呈白色粉末状，周围可见卫星样菌落；培养基平皿盖上有一薄层粉末状菌；分生孢子弯曲，镰刀形、茄子形、香蕉形。

(一) 属间鉴别

1. 与有卫星样菌落真菌的鉴别：耳霉和蛙粪霉有卫星样菌落，但它们均为虫霉亚门，菌丝不分隔或罕见分隔，菌落均有明显蜡质感，不易刮起。耳霉的分生孢子为球形或近球形，有乳状凸起，分生孢子像"吸耳球"或"乳茄"样，见图 8-7-3-8；而蛙粪霉常见圆形、有喙的接合孢子，见图 8-7-3-9。

2. 与不分隔镰刀形、茄子形分生孢子真菌的鉴别：刺盘孢属和轴毛小鬼伞菌的分生孢子也是不分隔镰刀形或香蕉形。刺盘孢属菌落中央可见黑色颗粒，镜下可见附着胞和刚毛结构，见图 8-7-3-10；轴毛小鬼伞菌的分生孢子为单细胞，两端钝圆的 S 形或 C 形，簇生在分生孢子梗周围，形似假头状，见图 8-7-3-11。

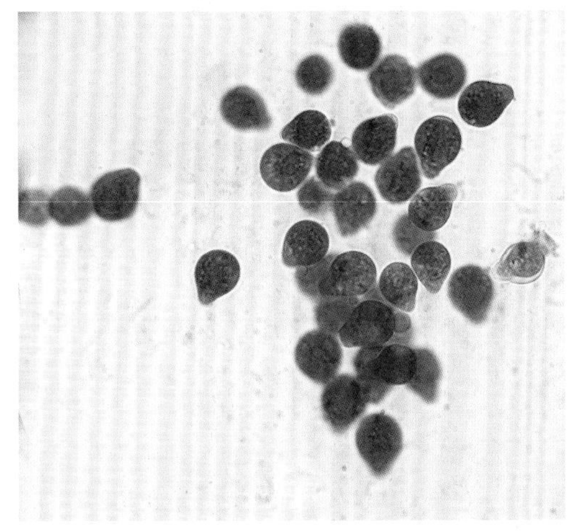

图 8-7-3-8　耳霉镜检：SDA，25℃，5 d，乳酸酚棉蓝染色，×1000

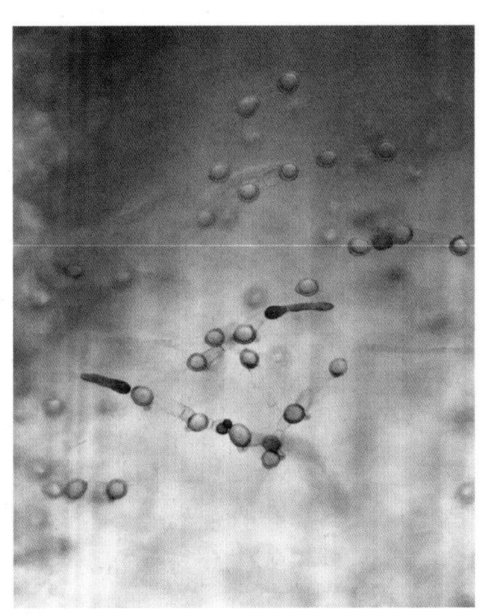

图 8-7-3-9　蛙粪霉镜检：SDA，25℃，5 d，乳酸酚棉蓝染色，×1000

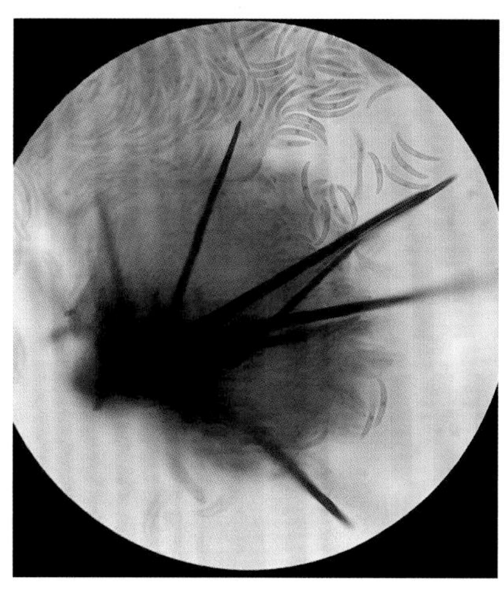
图 8-7-3-10 刺盘孢镜检:SDA,25℃,5 d,乳酸酚棉蓝染色,×1 000

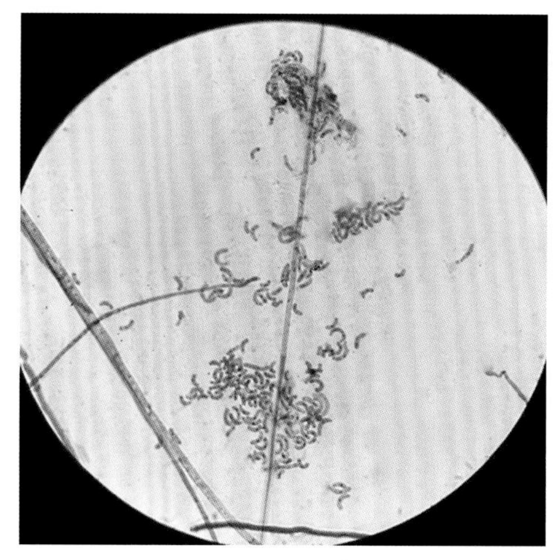
图 8-7-3-11 轴毛小鬼伞菌镜检:SDA,25℃,5 d,乳酸酚棉蓝染色,×1 000

（二）属内鉴别

属内种间形态相似度高,形态学难以鉴定到种水平,需借助分子生物学方法进行种的鉴定。

四、抗菌药物敏感性

氟康唑、伊曲康唑和伏立康唑对 *Tilletiopsis minor* 有很强的体外抗菌活性,制霉菌素对 *Tilletiopsis minor* 有较强的体外抗菌活性。

五、临床意义

该菌属罕见对人类致病,仅 *Tilletiopsis minor* 引起人类感染的报道,可致角膜感染,免疫功能低下患者皮肤感染以及引起儿童重症肺炎伴大量胸腔积液。

（胡龙华　徐和平）

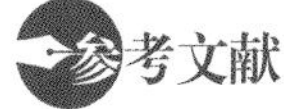
参考文献

1. Godfrey KJ, McConville TH, Miko BA, Kazim M. Sino-orbital fungal infection by *Tilletiopsis minor*, a rare human pathogen, diagnosed by internal transcribed spacer sequencing [J]. Ophthalmic Plast Reconstr Surg, 2018,34(5):162 - 164.
2. Ramani R, Kahn BT, Chaturvedi V. *Tilletiopsis minor*: a new etiologic agent of human subcutaneous mycosis in an immunocompromised host [J]. J Clin Microbiol, 1997,35(11):2992 - 2995.
3. Al-Zaydani IA, P MR, Suheel AM, et al. Severe pneumonia with a massive pleural effusion in a child caused by *Tilletiopsis minor*: the first case from Saudi Arabia [J]. Ann Saudi Med, 2015,35(6):475 - 478.

第八节　大孢酵母菌属

一、简介

大孢酵母菌属(*Magnusiomyces*)隶属于子囊菌门(Ascomycota)、酵母菌纲(Saccharomycetes)、酵母

菌目(Saccharomycetales)、双足囊菌科(Dipodascaceae)。

属内临床常见的是头状大孢酵母菌(*M. capitatus*),无性型为头状螺旋地霉(*Saprochaete capitate*),曾用名头状芽生裂殖菌(*Blastoschizomyces capitatum*)、头状地霉(*Geotrichum capitatum*)、头状毛孢子菌(*Trichosporon captiatum*)等,有性型曾用名为头状双足囊菌(*Dipodascus capitatus*)。

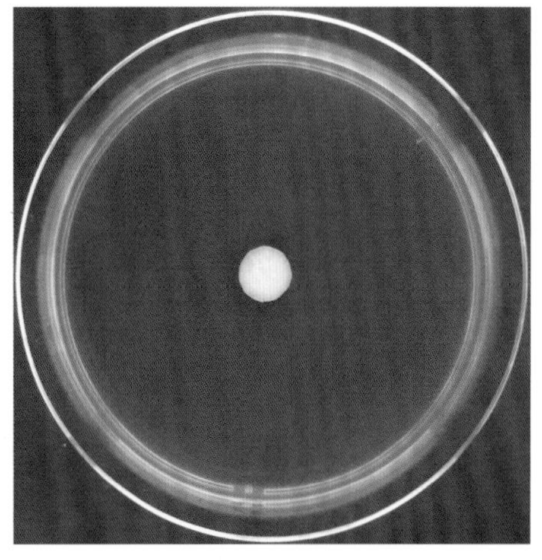

图 8-8-1 头状大孢酵母菌菌落:SDA,25 ℃,7 d

二、培养与镜检

(一) 培养

在 SDA、PDA 和血平板培养基上,25 ℃及 35 ℃均可生长,25 ℃生长较慢,35 ℃生长略快。菌落为白色至奶油色,湿润或稍干燥,中央点状凸起,有同心圆纹路,边缘不规则呈放射状,膜状有黏性,挑取菌落时较黏,易拉丝,不易挑起。科玛嘉显色平板上为粉色或浅玫瑰红色。见图 8-8-1 至图 8-8-7。

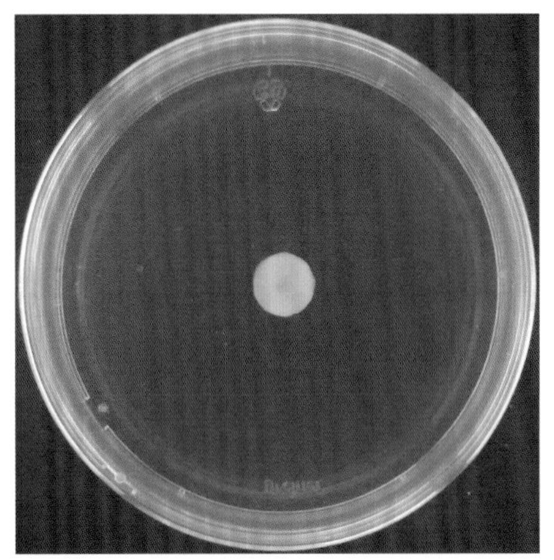

图 8-8-2 头状大孢酵母菌菌落(反面):SDA,25 ℃,7 d

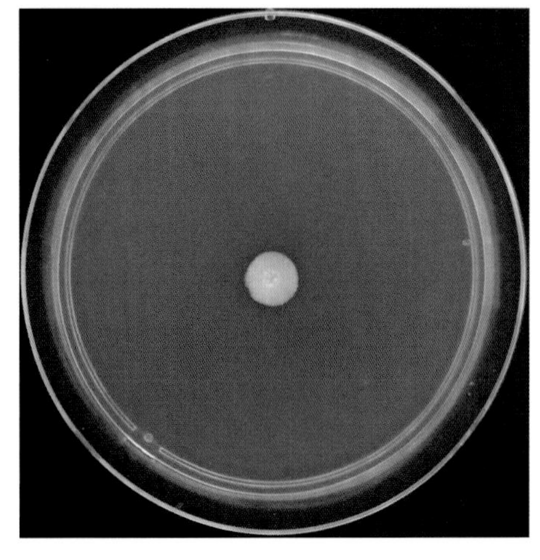

图 8-8-3 头状大孢酵母菌菌落:PDA,25 ℃,7 d

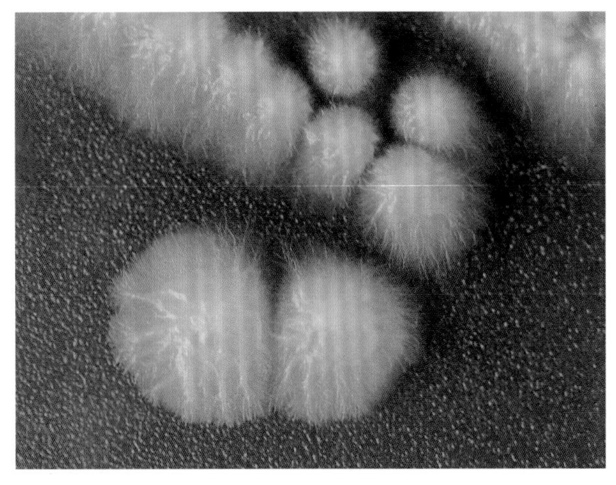

图 8-8-4 头状大孢酵母菌菌落:SDA,25 ℃,7 d

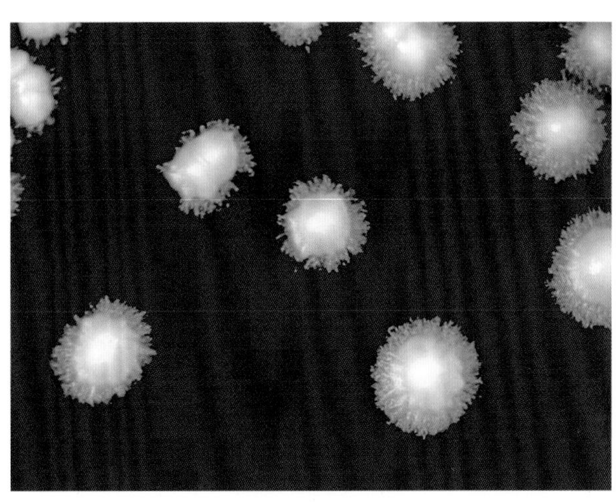

图 8-8-5 头状大孢酵母菌菌落:血平板,25 ℃,7 d

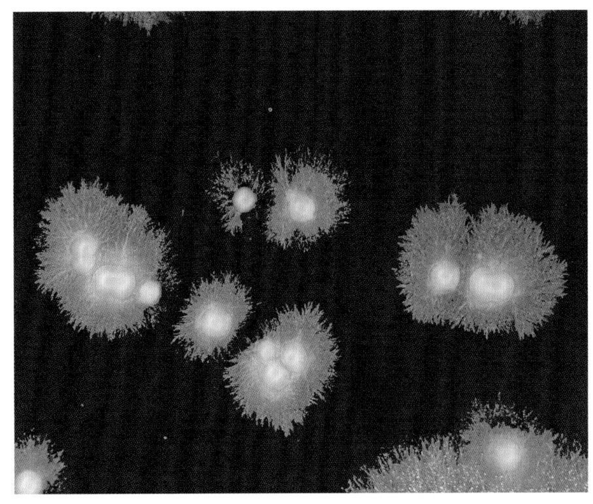
图 8-8-6 头状大孢酵母菌菌落:血平板,25℃,9 d

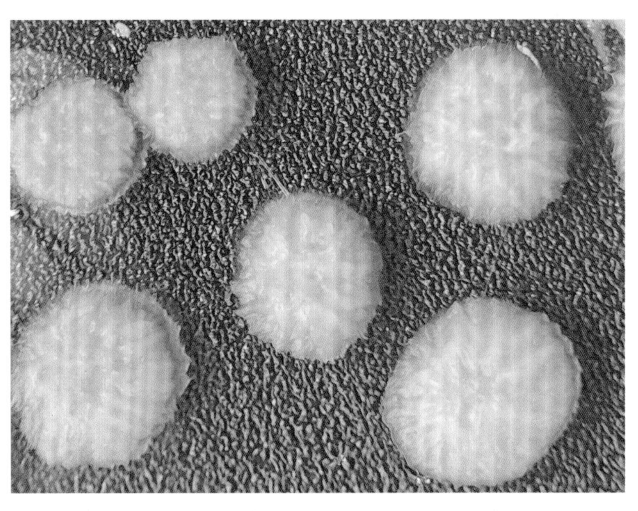
图 8-8-7 头状大孢酵母菌:科玛嘉显色平板,25℃,7 d

（二）镜下结构

头状大孢酵母菌菌丝有隔。环痕孢子梗近直立,位于菌丝体或菌丝分枝末端;环痕孢子顶生或侧生,可成簇;似关节分生孢子的环痕孢子呈长条形或长卵圆形,一端有环痕,像“吸盘”。革兰染色一般为阳性。见图 8-8-8 至图 8-8-14。

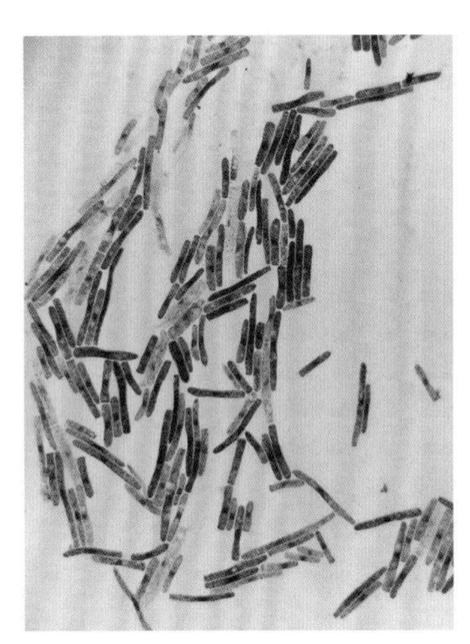
图 8-8-8 头状大孢酵母菌:PDA, 25℃, 5 d,革兰染色,×1000

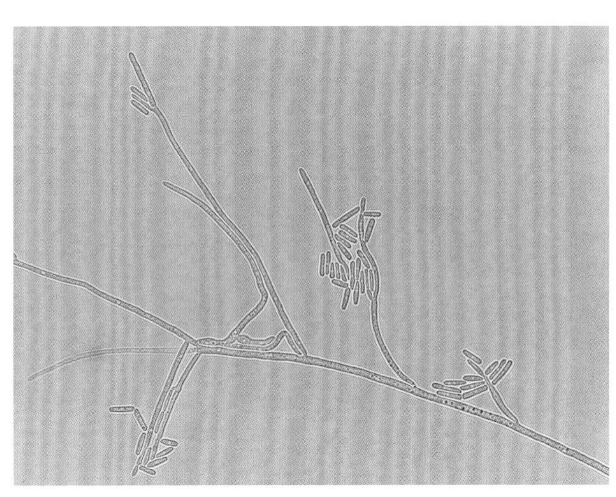
图 8-8-9 头状大孢酵母菌:PDA, 25℃, 5 d,未染色,×400

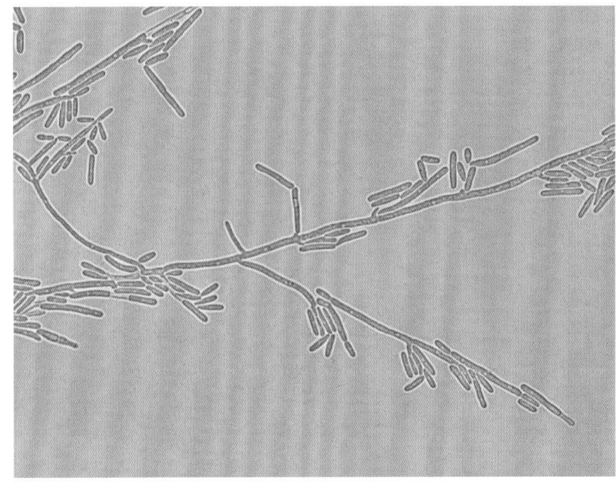
图 8-8-10 头状大孢酵母菌:PDA, 25℃, 5 d,未染色,×400

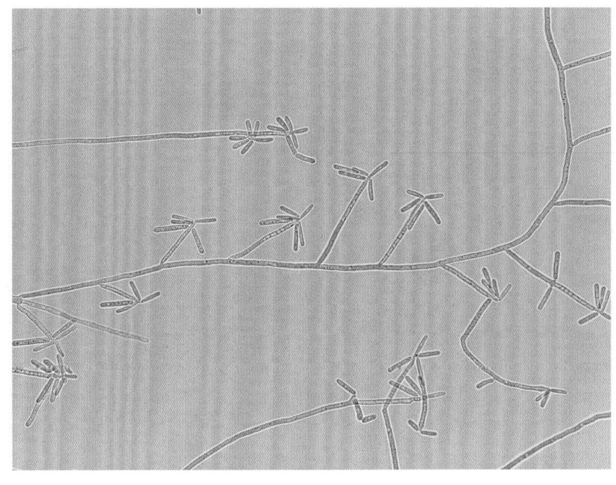
图 8-8-11 头状大孢酵母菌:PDA, 25℃, 5 d,未染色,×400

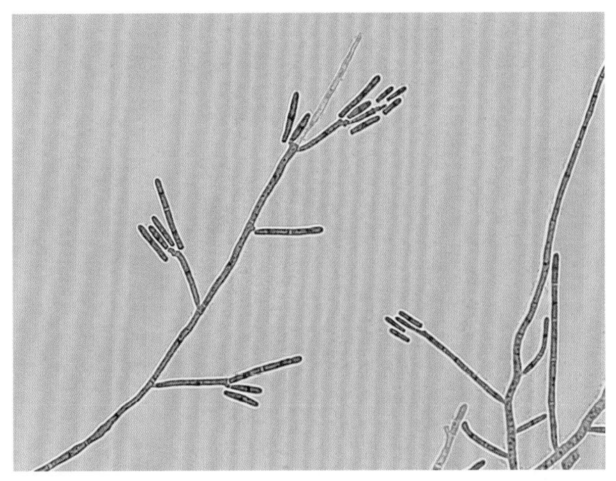
图 8-8-12　头状大孢酵母菌：PDA，25 ℃，5 d，乳酸酚棉蓝染色，×400

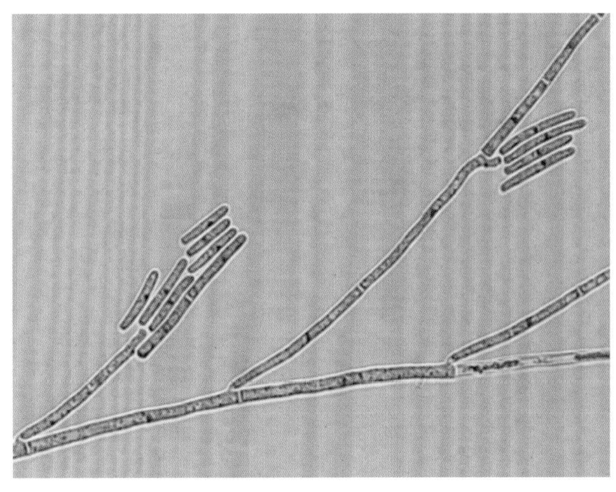
图 8-8-13　头状大孢酵母菌：PDA，25 ℃，5 d，乳酸酚棉蓝染色，×400

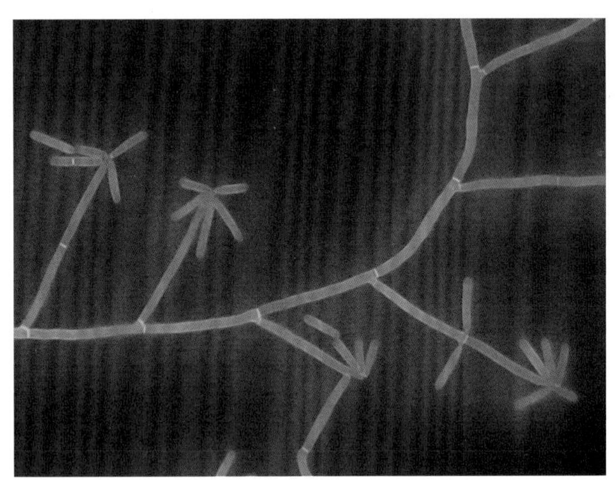
图 8-8-14　头状大孢酵母菌：PDA，25 ℃，5 d，荧光染色，×400

三、鉴定与鉴别

（一）鉴定要点

主要根据菌落特征、生长温度及镜下形态鉴定，尿素酶试验及科玛嘉显色可辅助鉴别。

（二）属间鉴别

详见表 8-8-1。

表 8-8-1　头状大孢酵母菌、毛孢子菌属、地霉属的鉴别

菌名	尿素酶	45 ℃生长	镜下形态	科玛嘉显色平板
头状大孢酵母菌	－	生长	有真/假菌丝、芽生孢子、关节孢子和环痕孢子	粉色
毛孢子菌属	＋	生长抑制	有真/假菌丝、关节孢子、芽生孢子，无环痕孢子	蓝灰色
念珠状地丝菌（原地霉属）	－	生长	可见真菌丝，关节孢子，无假菌丝，无芽生孢子，无环痕孢子	铁蓝色

四、抗真菌药物敏感性

头状大孢酵母菌对棘白菌素有较高 MIC 值，对 5-氟胞嘧啶体外药敏结果不等，大部分菌株对两性霉素 B 敏感，对伊曲康唑和伏立康唑体外 MIC 值较低，对氟康唑体外 MIC 虽然不低，但氟康唑抗菌活性是两性霉素 B 的 4～8 倍，临床上用氟康唑和/或两性霉素 B 治疗头状大孢酵母菌感染取得良好疗效，用伊曲康唑或伏立康唑治疗效果也不错。

五、临床意义

头状大孢酵母菌为腐生菌，环境中常见，可从污物、粮谷和乳制品等分离出，亦可在人皮肤、黏膜、消化道和粪便中检出。为条件性致病菌，可致角膜炎、眼内炎、肺炎、胸膜感染、腹膜炎、胃肠道感染、尿路感染、皮肤感染、侵袭性播散性感染和血流感染等。

(刘敏雪　冯长海)

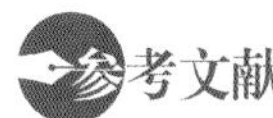
参考文献

1. Tanabe MB, Patel SA. *Blastoschizomyces capitatus* pulmonary infections in immunocompetent patients: case report, case series and literature review [J]. Epidemiology and Infection, 2017,146(1):1-7.
2. 李平，卜书红，陈峰，等. 对一例罕见头状地霉肺炎的治疗和体会[J]. 药学服务与研究，2018,18(02):96-100,116.
3. 单武林，戴春阳，尹美玲，阚劲松，李明. 再生障碍性贫血患者头状地霉血流感染 1 例[J]. 中国感染与化疗杂志，2018,18(03):319-321.
4. Brunetti G, Visconti V, Ghezzi MC, et al. Management and treatment of *Magnusiomyces capitatus* (*Geotrichum capitatum*) pleural infection in a non-neutropenic patient with posaconazole. a new therapeutic opportunity? [J]. New Microbiol, 2016,39(4):307-309.
5. 高广勋，张璇，冯娟，杨岚，陈协群. 急性淋巴细胞白血病患者侵袭性头状地霉感染 1 例及文献回顾[J]. 现代生物医学进展，2015,15(14):2714-2717,2722.
6. DAssumpcao C, Lee B, Heidari A. A case of *Magnusiomyces capitatus* peritonitis without underlying malignancies [J]. J Investig Med High Impact Case Rep, 2018,1(6):2324709618795268.
7. Rota N, Danese C, Menchini F, et al. Fungal endogenous endophthalmitis secondary to magnusiomyces capitatus [J]. Case Rep Ophthalmol, 2019,10(2):292-298.

第九节　毛孢子菌属

毛孢子菌属(*Trichosporon*)是一种在自然界和人体表面、呼吸道、胃肠道广泛存在，隶属于真菌界(Fungi)、担子菌门(Basidiomycota)、伞菌亚门(Agaricomycotina)、银耳纲(Tremellomycetes)、毛孢子菌目(Trichosporonales)、毛孢子菌科(Trichosporonaceae)。本属通过最新的分子生物学分类方法，将毛孢子菌分为 139 种，临床常见的有阿萨希毛孢子菌(*T. asahii*)、皮瘤毛孢子菌(*T. inkin*)、星状毛孢子菌(*T. asteroides*)、粪毛孢子菌(*T. faecale*)、日本毛孢子菌(*T. japonicum*)、卵形毛孢子菌(*T. ovoides*)。

皮肤毛孢子菌属(*Cutaneotrichosporon*)是一个新种，把一部分毛孢子菌属和一部分隐球菌属中的种归入本属中，黏性毛孢子菌(*T. mucoides*)改为黏性皮肤毛孢子菌(*C. mucoides*)、皮肤毛孢子菌(*T. cutaneum*)改为皮肤毛孢子菌(*C. cutaneum*)。本属还包括 *C. curvatum*、*C. cyanovorans*、真皮皮肤毛孢子菌(*C. dermatis*)、耶氏皮肤毛孢子菌(*C. jirovecii*)等。

毛孢子菌属和皮肤毛孢子菌属曾被统称为丝孢酵母，但现在通过系统分类，丝孢酵母分为两个属，故不再使用丝孢酵母这一旧名了。由于毛孢子菌属和皮肤毛孢子菌属菌落与镜下形态及致病性相似，故暂时把这两属仍然放在一起一并介绍。

阿萨希毛孢子菌

一、简介

阿萨希毛孢子菌(*T. asahii*)是毛孢子菌属中临床最常见的致病菌,在免疫功能低下的宿主中可导致致命的系统感染。

二、培养及镜检

(一) 培养

该菌在血平板、巧克力平板、中国蓝平板、SDA 和 PDA 平板上均能生长,生长速度快,早期为类酵母样菌落,乳白色、圆润、中央突起菌落,随着培养时间延长,表面逐渐出现放射状或脑回状皱褶,出现颗粒状或粉末状,有些质地较硬不易乳化,可见细微的气生菌丝。菌落堆积。颜色逐渐变为淡黄色。在科玛嘉显色培养基上呈绿色、蓝绿色。见图 8-9-1-1 至图 8-9-1-8。

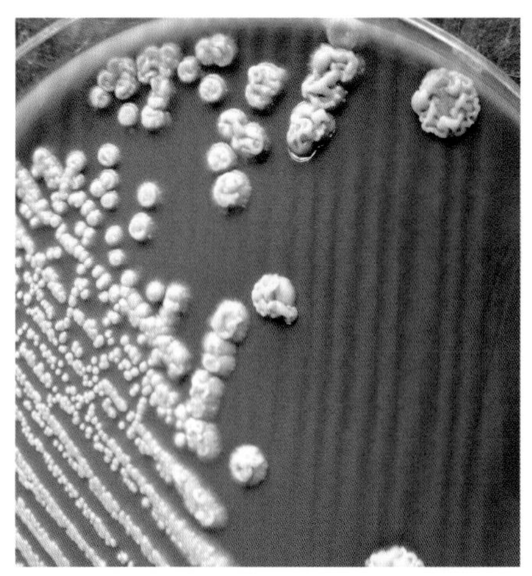

图 8-9-1-1 阿萨希毛孢子菌菌落:血平板,35 ℃,4 d

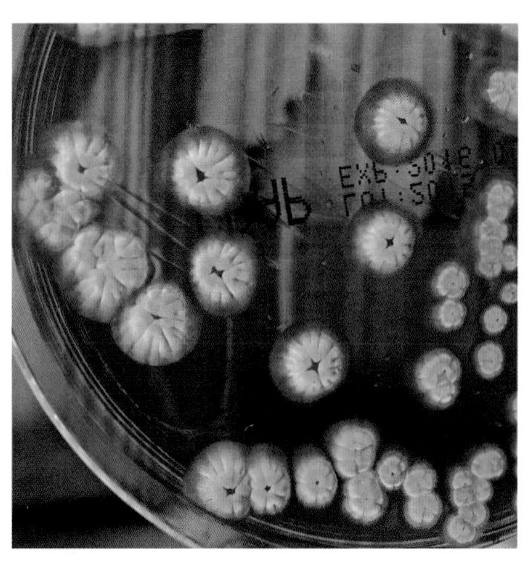

图 8-9-1-2 阿萨希毛孢子菌菌落:中国蓝,35 ℃,4 d

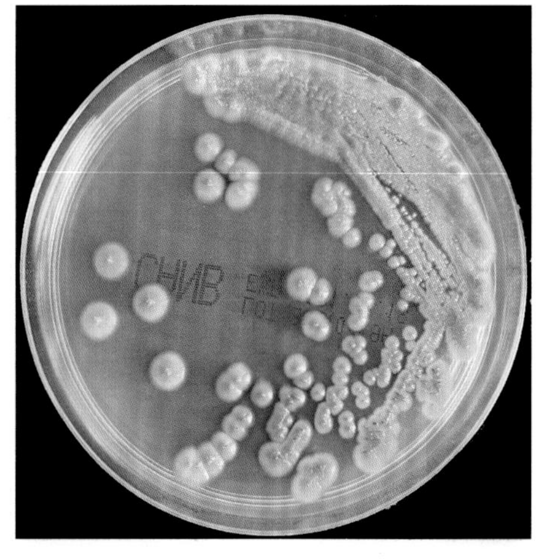

图 8-9-1-3 阿萨希毛孢子菌菌落:科玛嘉显色平板,35 ℃,4 d

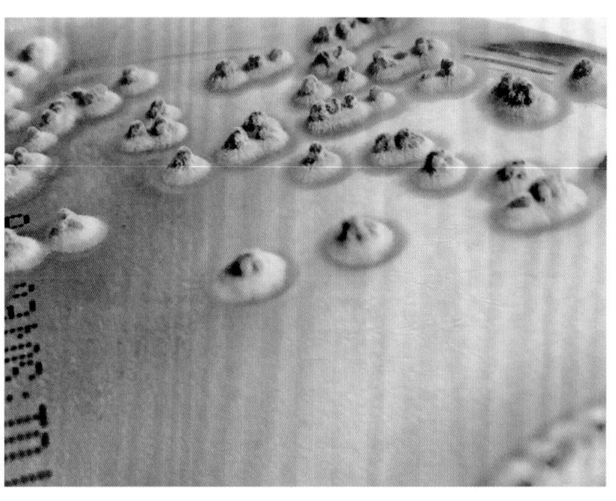

图 8-9-1-4 阿萨希毛孢子菌菌落:科玛嘉显色平板,35 ℃,4 d

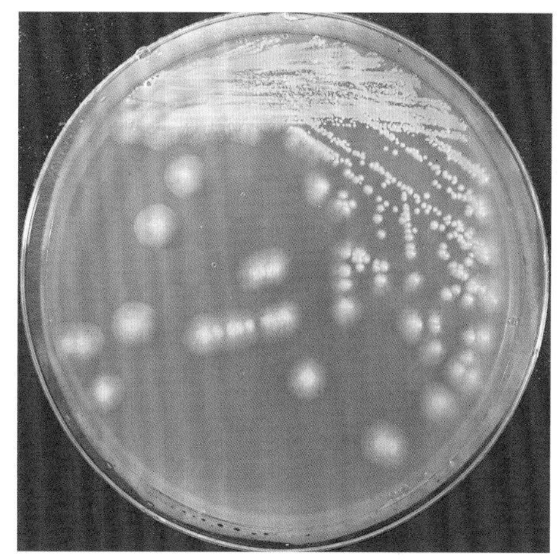

图 8-9-1-5 阿萨希毛孢子菌菌落：PDA，28℃，4 d

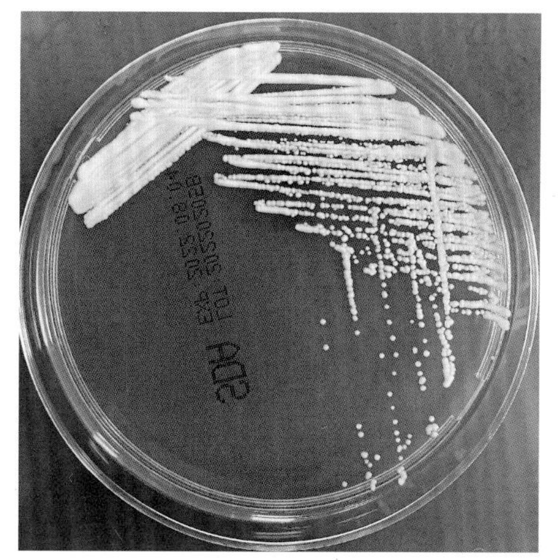

图 8-9-1-6 阿萨希毛孢子菌菌落：SDA，35℃，2 d

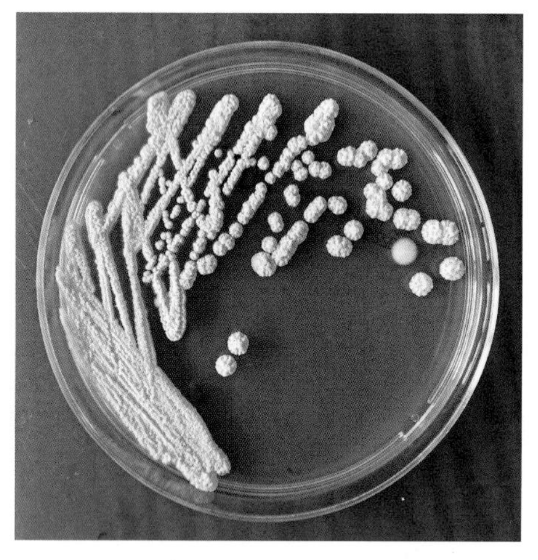

图 8-9-1-7 阿萨希毛孢子菌菌落：PDA，28℃，7 d

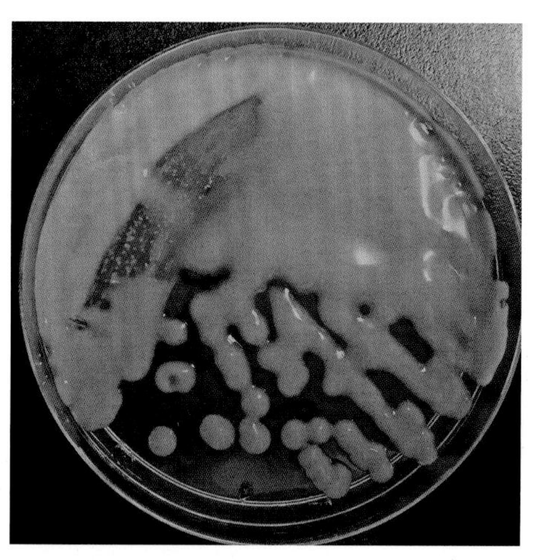

图 8-9-1-8 卵形毛孢子菌菌落：PDA，35℃，7 d

（二）镜下结构

革兰染色呈阳性，孢子呈椭圆形或腊肠形，有出芽生长，在玉米-吐温 80 培养基上可见真菌丝、假菌丝、芽生孢子和关节孢子。有些种可见特征性结构：附着胞(appresoria)。见图 8-9-1-9 至图 8-9-1-13。

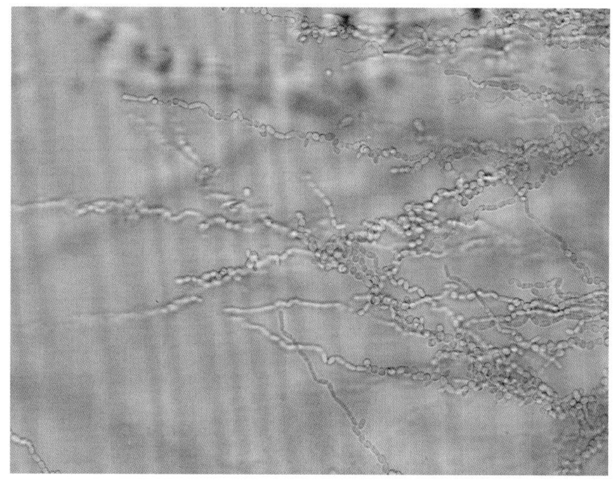

图 8-9-1-9 阿萨希毛孢子菌：PDA，35 ℃，2 d，未染色，×400

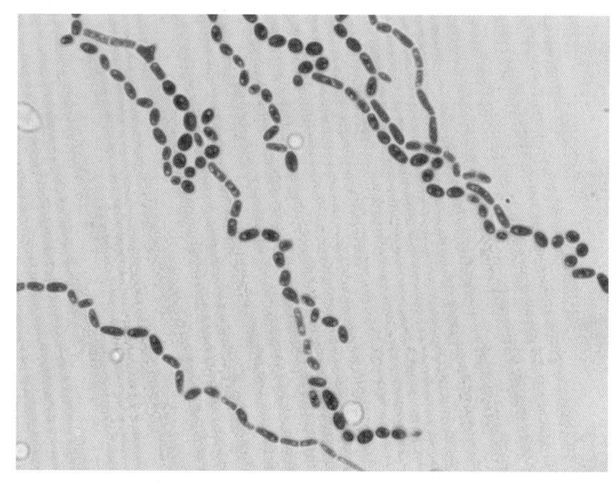

图 8-9-1-10 阿萨希毛孢子菌：PDA，35℃，4 d，乳酸酚棉蓝染色，×1 000

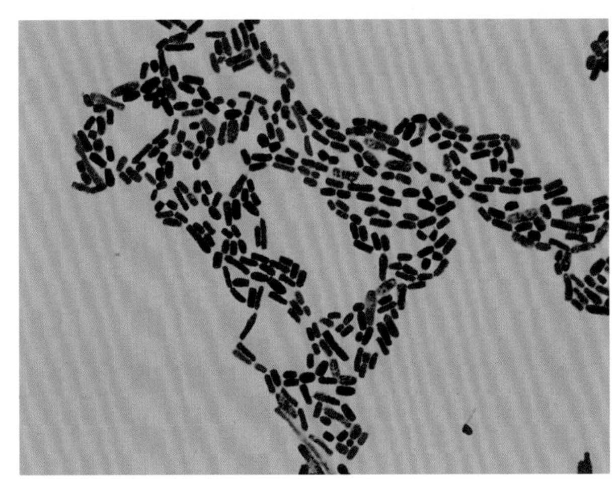

图 8-9-1-11　阿萨希毛孢子菌：PDA，35 ℃，4 d，革兰染色，×1 000

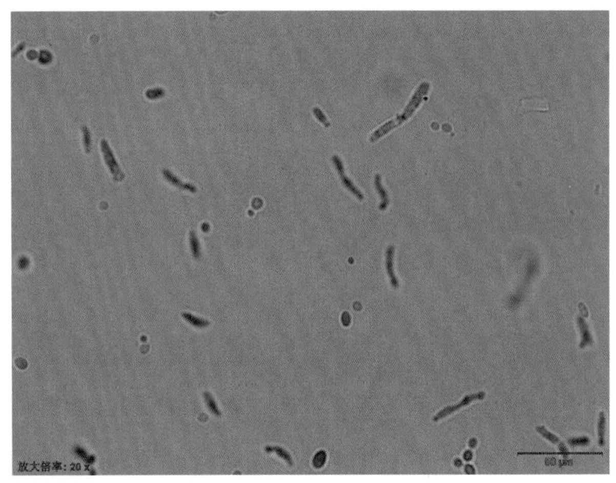

图 8-9-1-12　阿萨希毛孢子菌：PDA，35 ℃，4 d，乳酸酚棉蓝染色，×1 000

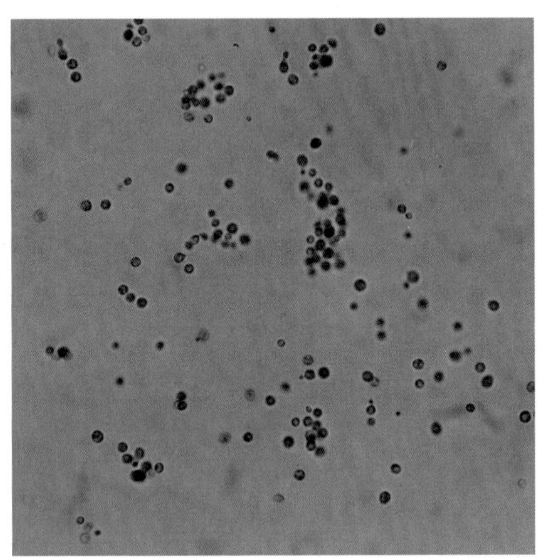

图 8-9-1-13　卵形毛孢子菌：PDA，35 ℃，7 d，乳酸酚棉蓝染色，×1 000

三、鉴定与鉴别

1. 鉴定要点：类酵母样菌落，延长培养出现不规则的皱褶、芽生孢子、关节孢子，可见真、假菌丝，无厚壁孢子，不发酵各种糖，尿素阳性，45 ℃不生长。

2. 毛孢子菌应与新生隐球菌、念珠菌、地霉相鉴别：可通过尿素酶试验与念珠菌、地霉相区别，毛孢子菌尿素酶为阳性，而念珠菌和地霉的尿素酶试验为阴性；可通过墨汁染色，真、假菌丝和新生隐球菌相区别，毛孢子菌的墨汁染色阴性，有真、假菌丝，而新生隐球菌墨汁染色可见厚荚膜，无真、假菌丝。

阿萨希毛孢子菌与皮瘤毛孢子菌、卵形毛孢子菌、星状毛孢子菌、黏性皮肤毛孢子菌、皮肤毛孢子菌的鉴别见表 8-9-1-1 和图 8-9-1-14。

表 8-9-1-1　毛孢子菌不同菌种之间的鉴别

种	尿素酶	37 ℃生长	肌醇同化	阿拉伯醇同化	山梨醇同化	蜜二糖同化
阿萨希毛孢子菌	+	+	−	+	−	−
皮瘤毛孢子菌	+	+	+	−	−	−

(续 表)

种	尿素酶	37℃生长	肌醇同化	阿拉伯醇同化	山梨醇同化	蜜二糖同化
卵形毛孢子菌	+	V	−	V	−	−
星状毛孢子菌	+	V	−	+	V	−
日本毛孢子菌	+	V	−	+	V	V
黏性皮肤毛孢子菌	+	+	+	+	+	+
皮肤毛孢子菌	+	−	+	+	+	+

注:+:阳性;−:阴性;V:部分菌株可变。

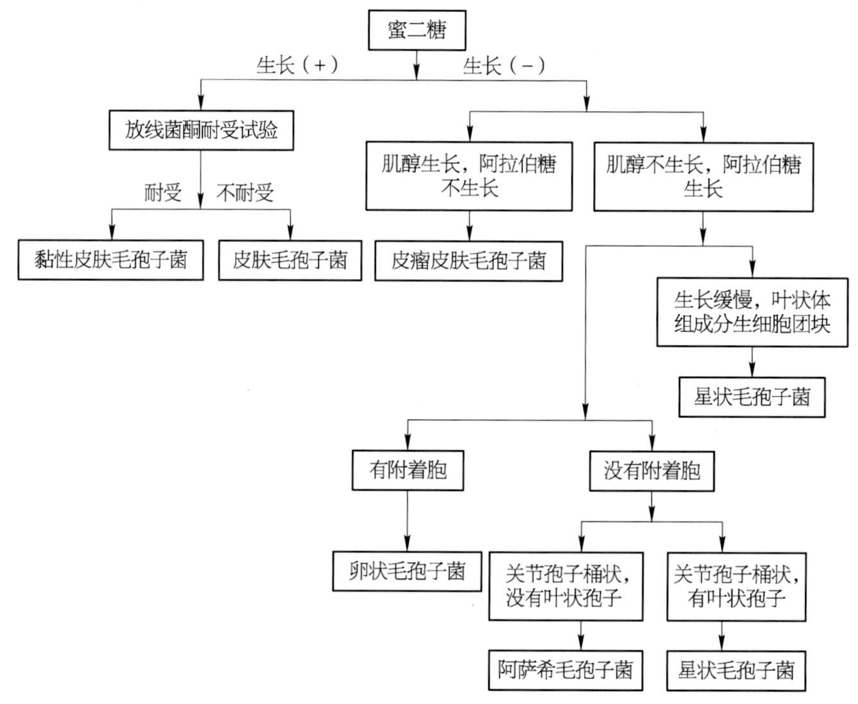

图 8-9-1-14 毛孢子菌鉴定程序图

皮肤毛孢子菌曾用名吉利毛孢子菌(*T. beigelii*)，有丰富的假菌丝，部分真菌丝可分隔呈关节孢子，可见圆形或卵圆形的出芽孢子。该菌可引起须发毛干的结节，以及免疫低下患者的各种机会感染。

星状毛孢子菌和阿萨希毛孢子菌很相似，从生理学上很难区分，但星状毛孢子菌能形成假菌丝，菌丝膨胀，产生大量多分隔细胞，分隔细胞可断裂呈小细胞的包裹团。该菌可引起皮肤和免疫低下患者的系统性感染。

四、抗菌药物的敏感性

阿萨希毛孢子菌对两性霉素 B 的 MIC 值偏高，特别是当 MIC≥0.5 μg/mL 时，应视为耐药。氟康唑对阿萨希毛孢子菌 MIC 值相对较高，伊曲康唑、泊沙康唑和伏立康唑 MIC 值较低。特比萘芬单独或与唑类药物联合在体外均表现较好的抗毛孢子菌活性。卡泊芬净和阿尼芬净的 MIC 值始终很高，提示此类药物对毛孢子菌无活性。

五、致病性

该菌为人体皮肤、指甲、口腔、胃肠道正常菌群。可引起毛发、指(趾)甲、皮肤等浅部感染,但在患者免疫力低下时,可引起肺部、肝脏、淋巴结、泌尿道、生殖道、血流和中枢神经系统的感染,也是引起导管相关性感染的常见病原菌,新冠病毒感染后有继发阿萨希毛孢子菌感染的病例报道。播散性阿萨希毛孢子菌感染的危险因素包括恶性肿瘤、粒细胞减少、慢性活动性肝炎、囊性纤维化、接受免疫抑制剂药物治疗、广谱抗菌药物的使用以及皮肤、胃肠道黏膜的损伤。感染途径多来自呼吸道、消化道、中央静脉置管以及外周静脉置管等侵入性操作。引起的血液播散性感染患者,均疗效欠佳,死亡率极高,播散性毛孢子菌病是一种致命性的机会性感染,对免疫力低下的患者可以迅速导致呼吸衰竭、肾功能衰竭及播散性血管内凝血。该菌的感染患者容易伴发皮损,有文献报道紫红色皮损为毛孢子菌特征性皮损。要注意的是环境分离株与临床分离株在随机扩增多态性(RAPD)和生物学性状上均有差异。

(邹明祥　陈皖南)

参考文献

1. Toriumi Y, Sugita T, Nakajima M, et al. Antifungal pharmacodynamic characteristics of amphotericin B against *Trichosporon asahii*, using time-kill methodology [J]. Microbiol Immunol, 2002,46(2):89 - 93.
2. 郑岳臣,陶娟,冯爱平,等. 播散性阿萨希毛孢子菌病一例[J]. 中华皮肤科杂志. 2008,41(1):36 - 39.
3. Jia Chen, Feng Chen, Ying Wang, et al. Use of combination therapy to successfully treat breakthrough *Trichosporon asahii infection* in an acute leukemia patient receiving voriconazole [J]. Med Mycol Case Rep, 2014,6(3):55 - 57.
4. 郭莉娜,于淑颖,王贺,等. Sensititre YeastOne 显色药敏板与微量肉汤稀释法检测阿萨希毛孢子菌体外药物敏感性比较研究。中国真菌学杂志,2017,12(4):198 - 202.
5. 徐春晖,林青松,宿扬,等. 血液病患者合并阿萨希毛孢子菌菌血症 3 例并文献回顾[J]. 中国真菌学杂志,2019,13(2):104 - 106.

● 日本毛孢子菌 ●

一、简介

日本毛孢子菌(*Trichosporon japonicum*)在自然界广泛存在,因首次从日本一名患有超敏性肺炎的患者家里收集的空气中分离出来而命名。

二、培养及镜检

(一) 培养

日本毛孢子菌在血平板、巧克力平板、SDA 和 PDA 平板上均能快速生长,早期为酵母样乳白色、光滑表面的菌落。随着培养时间的延长,菌落逐渐变为表面皱褶样,部分菌株的菌落表面可见细微的气生菌丝。在科玛嘉显色培养基上呈现翠绿色。见图 8-9-2-1 至图 8-9-2-5。

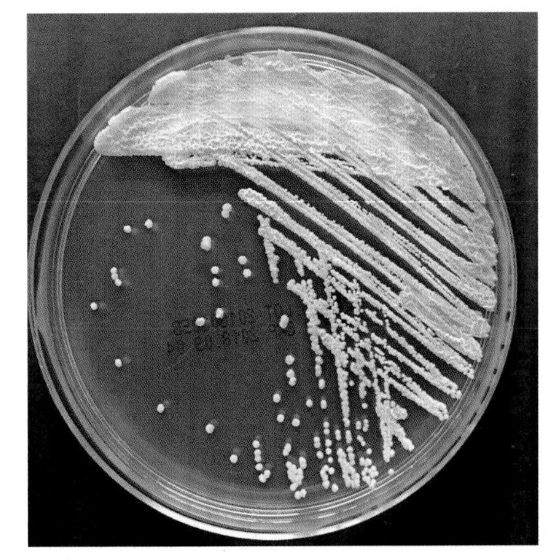

图 8-9-2-1　日本毛孢子菌菌落:SDA,35℃,4d

(二) 镜下结构

革兰染色呈阳性,孢子呈卵圆形或椭圆形,大小为(4.5～9.6)μm×(5.8～9.7)μm,单个或成对存在,有出芽生长,可见真/假菌丝。见图 8-9-2-6。

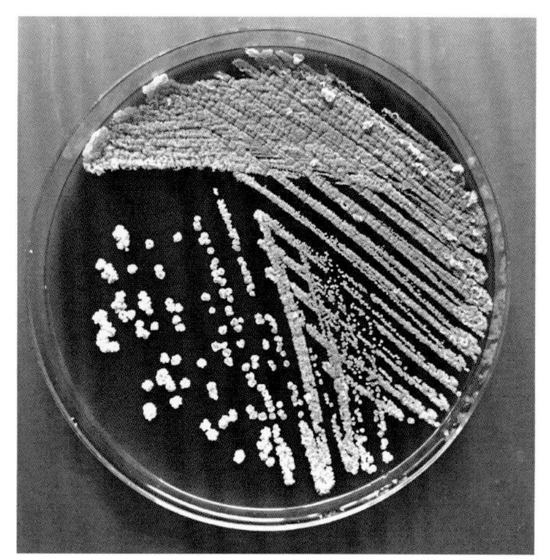

图 8-9-2-2 日本毛孢子菌菌落:血平板,35℃,4 d

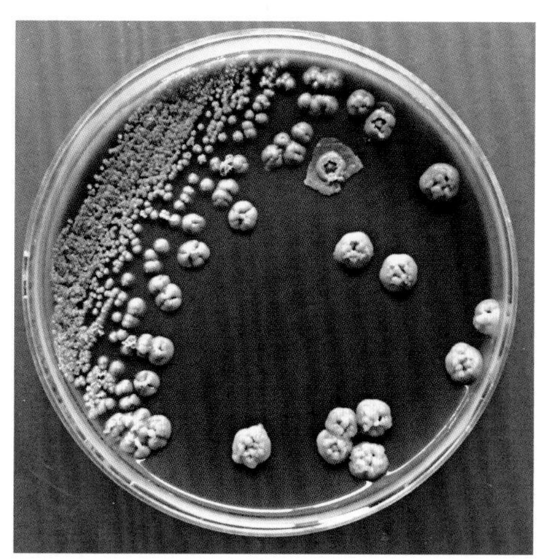

图 8-9-2-3 日本毛孢子菌菌落:巧克力,35℃,4 d

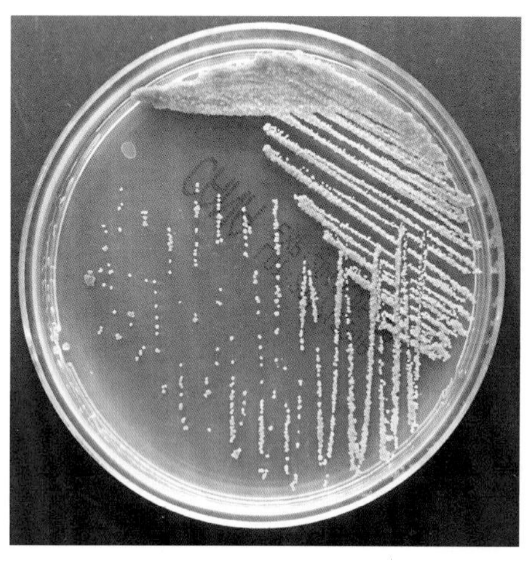

图 8-9-2-4 日本毛孢子菌菌落:科玛嘉显色,35℃,3 d

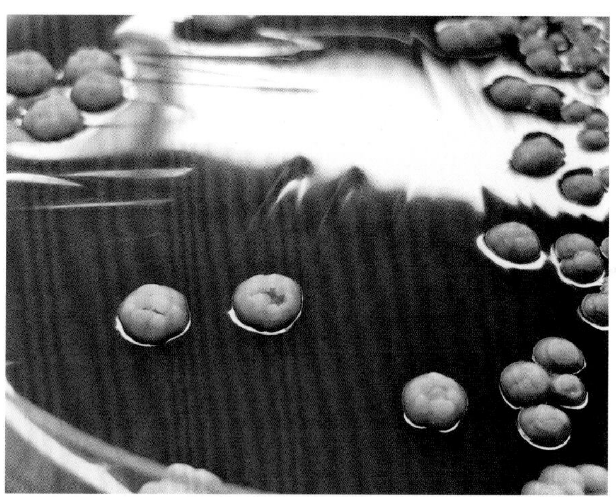

图 8-9-2-5 日本毛孢子菌菌落:血平板,35℃,7 d

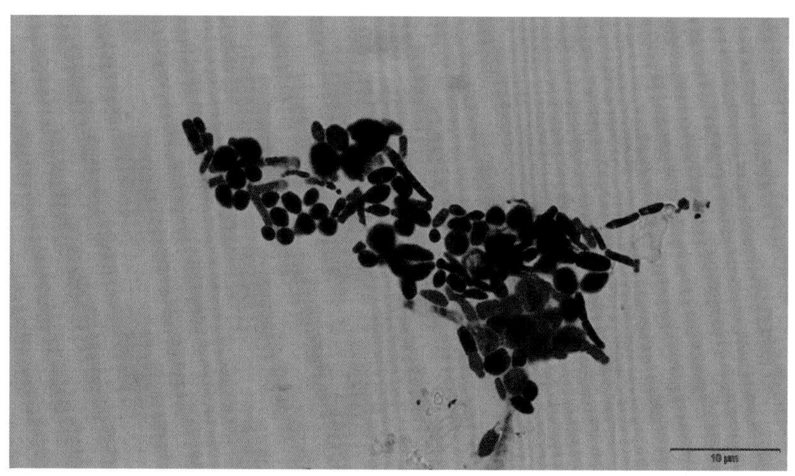

图 8-9-2-6 日本毛孢子菌:SDA,35℃,3 d,革兰染色,×1000

三、鉴定与鉴别

鉴定要点:酵母样乳白色菌落,延长培养呈现皱褶样,芽生孢子,可见真/假菌丝。

四、抗菌药物的敏感性

日本毛孢子菌对棘白菌素类抗真菌药物天然耐药,唑类药物被认为是治疗的首选药物。该菌对两性霉素 B、5-氟胞嘧啶、氟康唑和伊曲康唑体外药敏试验表现出了不同的敏感性,对伊曲康唑、伏立康唑、泊沙康唑等相对敏感,但是已有报道发现了对氟康唑耐药的临床分离菌株。见表 8-9-2-1。

表 8-9-2-1 日本毛孢子菌体外抗真菌药敏试验 MIC 的分布情况(μg/mL)

菌株编号	抗真菌药物 MIC,μg/ml							药敏方法
	两性霉素 B (AMB)	5-氟胞嘧啶 (5-FC)	氟康唑 (FCZ)	伊曲康唑 (ITZ)	伏立康唑 (VCZ)	卡泊芬净 (CPF)	米卡芬净 (MCF)	
1	0.5	>16	>128	>4	>8	ND	ND	ATB
2	0.094	ND	>256	0.38	2	>32	ND	E-test
3	1	ND	0.032	0.75	0.032	ND	ND	E-test
4	0.25	4	0.12	0.5	0.015	ND	ND	EUCAST
5	1	32	1	0.5	0.03	ND	ND	CLSI
6	2	ND	2	0.094	0.047	>32	ND	E-test
7	12	ND	6	0.125	0.064	>32	ND	E-test
8	4	ND	4	0.125	0.063	ND	ND	CLSI
9	1	8	1	0.125	0.06	ND	>4	EUCAST
10	1	8	2	0.5	0.06	ND	0.5	ASTY colorimetric

注:ND 为未进行药敏试验。

五、致病性

日本毛孢子菌在自然环境中广泛存在,可定植于皮肤、指甲、呼吸道等。该菌能够引起呼吸道感染和尿路感染,也有报道可以导致血流感染。已有报道日本毛孢子菌可引起肾移植、心脏移植等免疫力低下患者的严重感染。

(郭 建 乔 丹)

黏性皮肤毛孢子菌

一、简介

黏性皮肤毛孢子菌(*C. mucoides*)在自然界和人体皮肤、指甲表面、呼吸道、胃肠道广泛存在。

二、培养及镜检

(一) 培养

该菌在血平板、巧克力平板、中国蓝平板、SDA 和 PDA 平板上均能生长,生长速度快,早期为类酵母样菌落,乳白色、透明或不透明、光滑表面,随着培养时间延长,逐渐变为黏液状有光泽的菌落,表面出现纵向皱褶,部分菌株菌落表面还可见细微的气生菌丝。在科玛嘉显色培养基上呈现翠绿色。见图 8-9-3-1 至图 8-9-3-4。

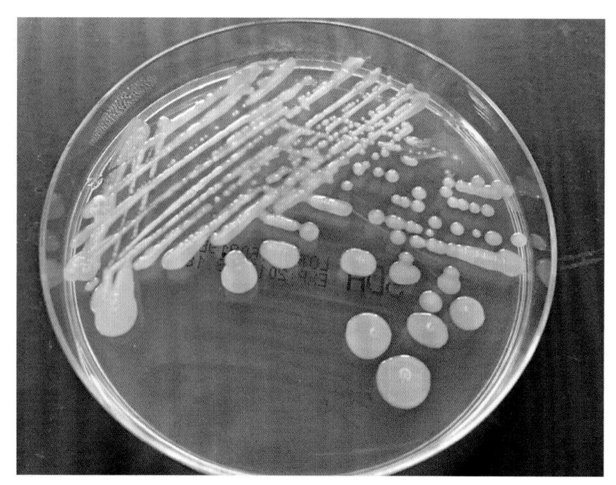

图 8-9-3-1 黏性皮肤毛孢子菌:SDA,35℃,3 d

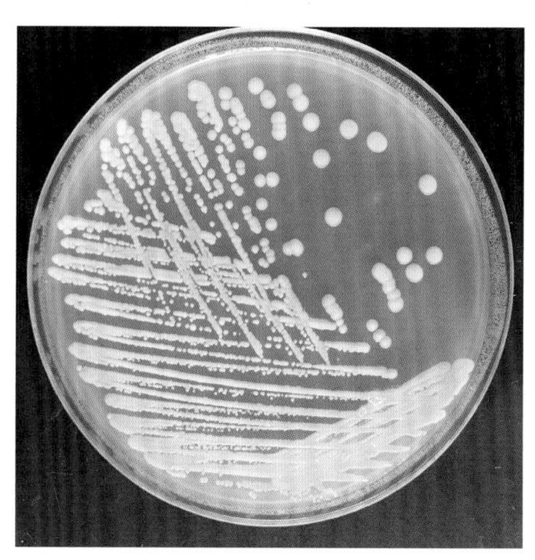

图 8-9-3-2 黏性皮肤毛孢子菌:PDA,35℃,3 d

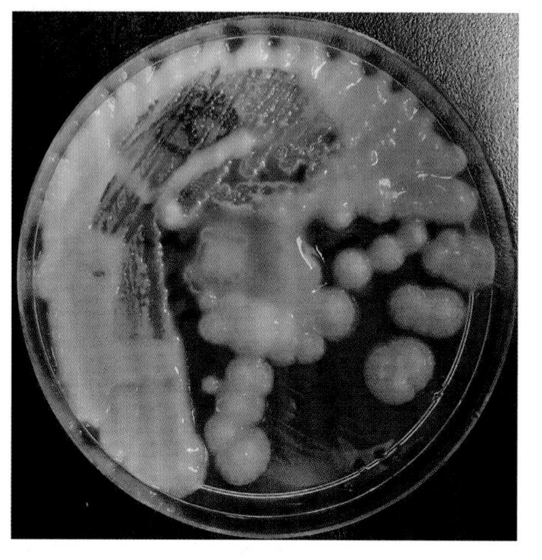

图 8-9-3-3 黏性皮肤毛孢子菌:PDA,35℃,7 d

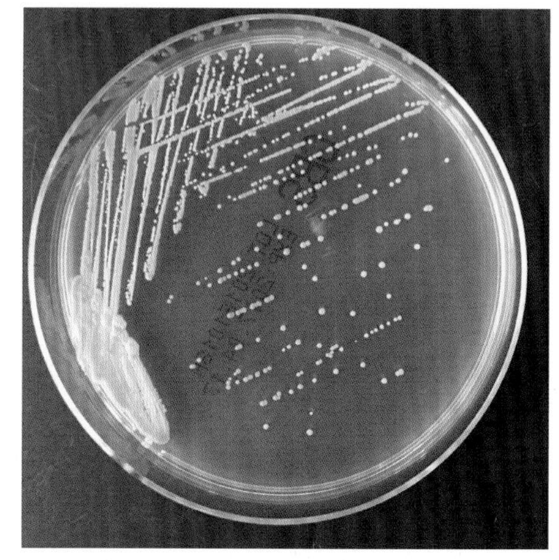

图 8-9-3-4 黏性皮肤毛孢子菌:科玛嘉显色培养基,35℃,2 d

(二) 镜下结构

革兰染色呈阳性,孢子呈椭圆形或腊肠形,宽棒状,两端尖细,顶生或侧生出芽生长,成熟后可见厚壁孢子,关节孢子桶状。在玉米-吐温 80 培养基上可见真、假菌丝。见图 8-9-3-5 至图 8-9-3-7。

三、鉴定与鉴别

鉴定要点:类酵母样菌落,延长培养呈现黏液型,芽生孢子,可见真、假菌丝。

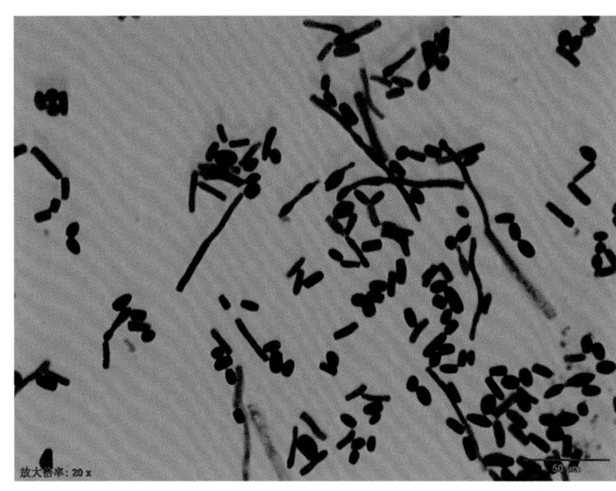

图 8-9-3-5 黏性皮肤毛孢子菌：SDA，35 ℃，3 d，革兰染色，×1 000

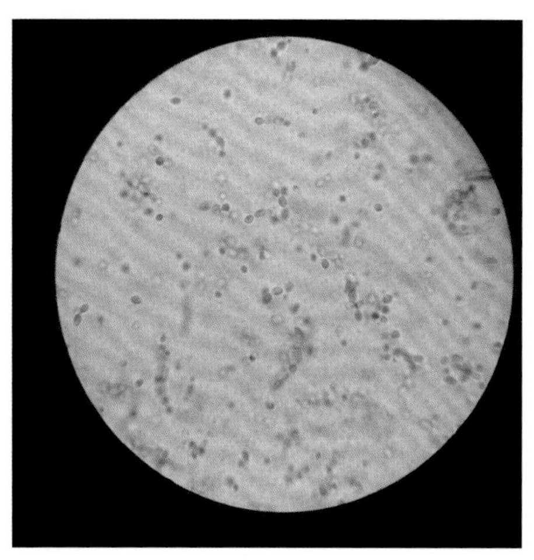

图 8-9-3-6 黏性皮肤毛孢子菌：SDA，35 ℃，3 d，乳酸酚棉蓝染色，×1 000

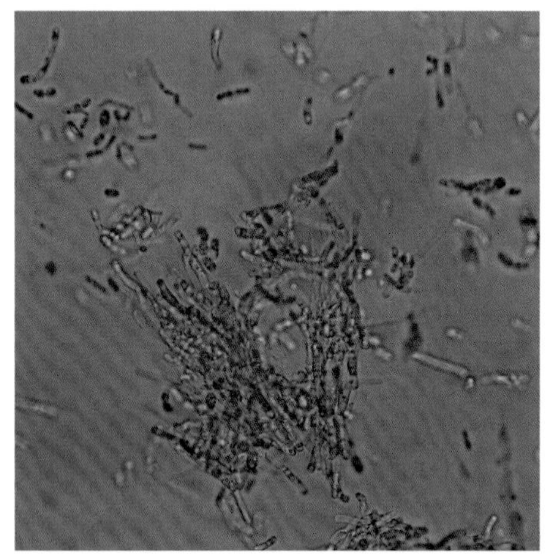

图 8-9-3-7 黏性皮肤毛孢子菌：SDA，35 ℃，3 d，盐水直接涂片未染色，×1 000

四、抗菌药物敏感性

黏性皮肤毛孢子菌对两性霉素 B 是天然耐药。对氟康唑和 5 -氟胞嘧啶的 MIC 值相对较高，伊曲康唑、酮康唑和伏立康唑 MIC 值较低。卡泊芬净和阿尼芬净对黏性皮肤毛孢子菌无活性。

皮肤毛孢子菌对两性霉素 B 的 MIC 值较低(0.012 μg/mL)，对伊曲康唑、酮康唑敏感，氟康唑的 MIC 较高(≥4 μg/mL)。

真皮皮肤毛孢子菌对 5 -氟胞嘧啶和氟康唑的 MIC 较高(≥16 μg/mL)，对两性霉素 B、伊曲康唑和伏立康唑的 MIC 分布不定，0.06～16 μg/mL，所以真皮皮肤毛孢子菌感染的患者，有必要进行药敏试验。

五、临床意义

该菌为人体皮肤、指甲、口腔、胃肠道正常菌群，亦可引起毛发的白结节病、指甲的感染，主要是引起皮肤的浅表感染，患者免疫力低下时可引起中枢神经系统或播散性感染。

（陈婉南　徐和平）

第十节 莫氏黑粉菌属

一、简介

莫氏黑粉菌属(*Moesziomyces*)隶属于担子菌门(Basdiomycota)、黑粉菌亚门(Ustilaginomycotina)、黑粉菌纲(Ustilaginomycetes)、黑粉菌目(Ustilaginales)、黑粉菌科(Ustilaginaceae)。该菌属广泛分布于自然界,能引起多种植物黑粉病。黑粉菌每年给世界粮食生长造成巨大经济损失,是经济上重要的植物病原菌,也可致人类感染。

二、培养及镜检

(一) 培养

1. 血平板及巧克力平板:25 ℃培养生长速度较慢,为灰白色、圆形、扁平、干燥的菌落。见图 8-10-1、图 8-10-2。

2. 中国蓝平板:因分解乳糖产酸,菌落为扁平灰蓝色、蓝色、深蓝色,平板琼脂成深蓝色。见图 8-10-3。

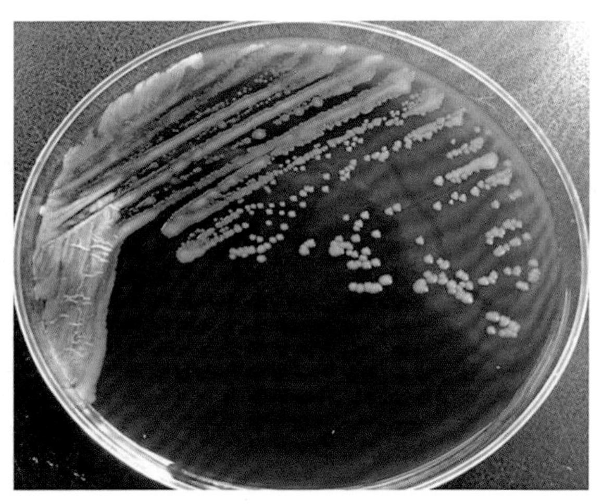

图 8-10-1 莫氏黑粉菌菌落:血平板,25 ℃,4 d

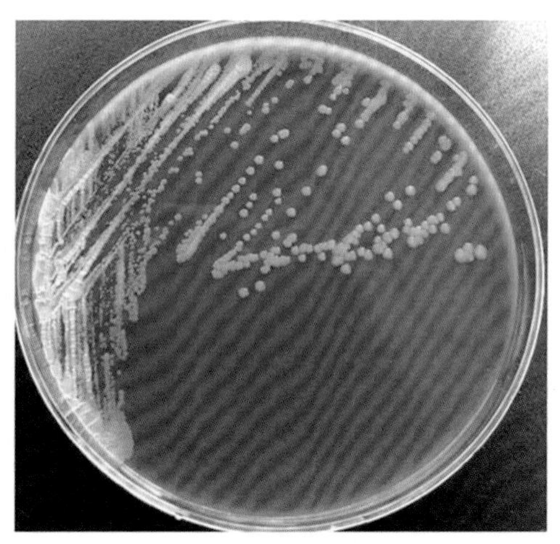

图 8-10-2 莫氏黑粉菌菌落:巧克力平板,25 ℃,4 d

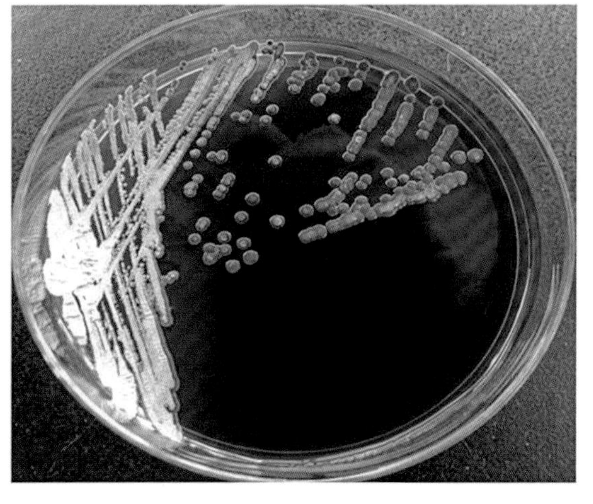

图 8-10-3 莫氏黑粉菌菌落:中国蓝平板,25 ℃,4 d

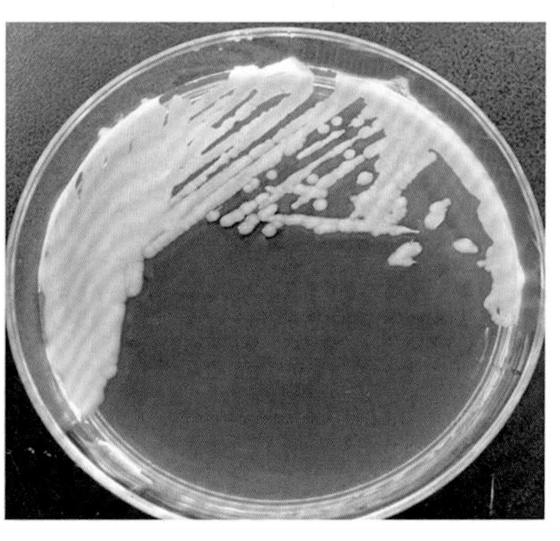

图 8-10-4 莫氏黑粉菌菌落:SDA,25 ℃,4 d

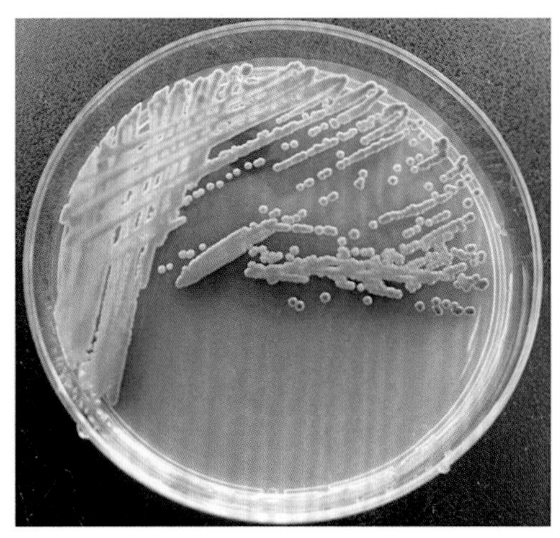
图 8-10-5　莫氏黑粉菌菌落：CHROMagar 念珠菌显色平板，25 ℃，4 d

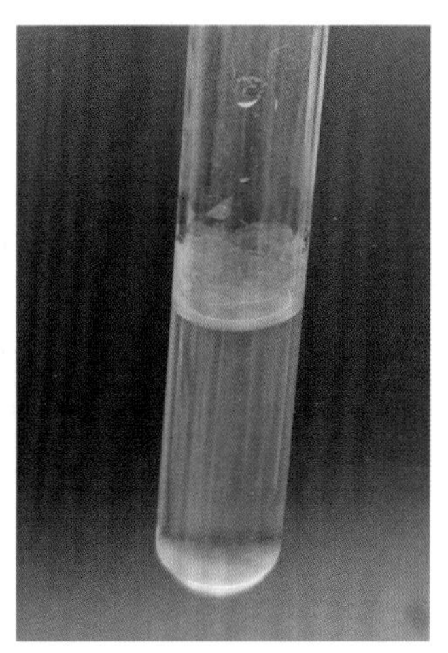
图 8-10-6　莫氏黑粉菌：普通肉汤管，25 ℃，3 d

3. 沙氏琼脂培养基：25 ℃培养呈乳白色、圆形、湿润的酵母样菌落。见图 8-10-4。

4. 马铃薯葡萄糖琼脂培养基：与 SDA 平板上菌落类似。

5. CHROMagar 念珠菌显色平板：菌落为灰蓝色至蓝色。见图 8-10-5。

6. 普通肉汤：呈表面生长。见图 8-10-6。

（二）镜下形态

不同培养基及不同培养时间菌体细胞形态略有不同。血平板上室温培养 3 d 菌落涂片，革兰染色为革兰阳性着色不均，细胞形态为较典型的豆荚样；乳酸酚棉蓝染色为镰刀形、梭形；SDA 平板室温培养 3 d 菌落涂片，为革兰阳性粗杆状；SDA 平板 35 ℃培养 4 d，由于莫氏黑粉菌在 35 ℃生长明显抑制，菌体形态发生明显变化，可见较多顶生或间生的厚壁孢子及分枝分隔的假菌丝，见图 8-10-7 至图 8-10-11。

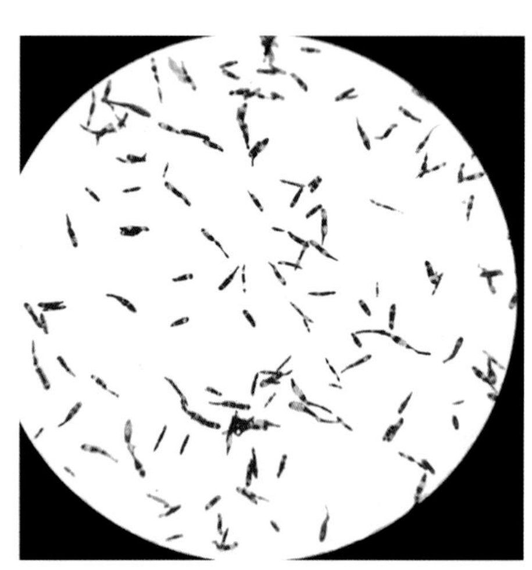
图 8-10-7　莫氏黑粉菌镜检：血平板，25 ℃，3 d，革兰染色，×1000

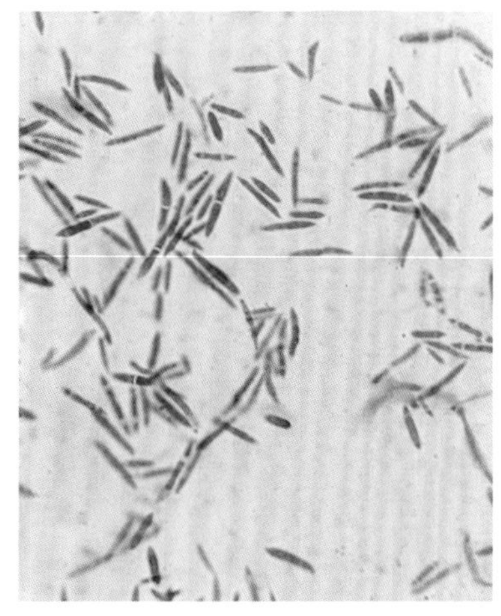
图 8-10-8　莫氏黑粉菌镜检：血平板，25 ℃，3 d，乳酸酚棉蓝染色，×1000

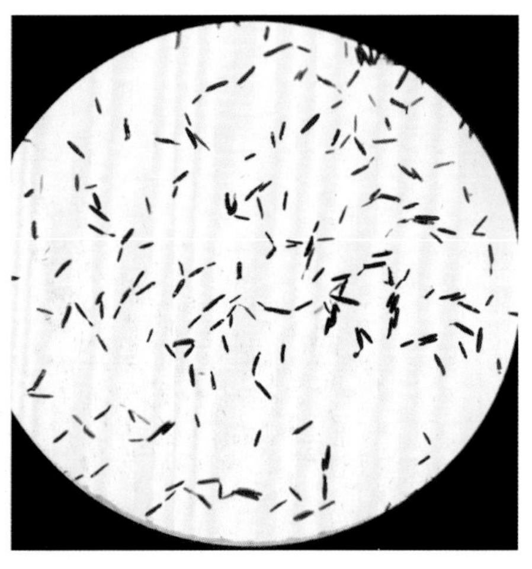
图 8-10-9　莫氏黑粉菌镜检：SDA，25 ℃，3 d，革兰染色，×1000

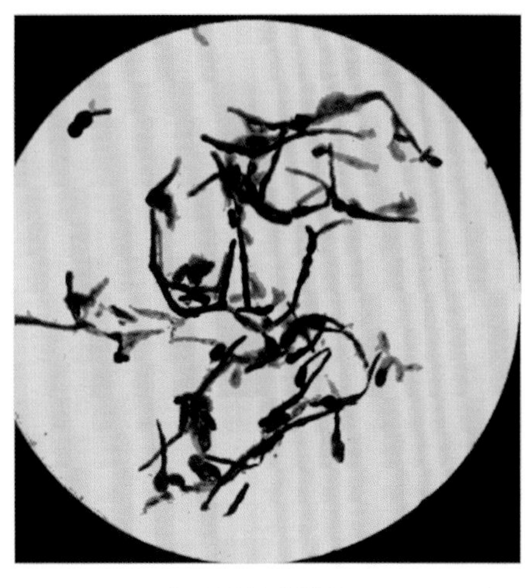

图 8-10-10 莫氏黑粉菌镜检：SDA，35 ℃，3 d，革兰染色，×1 000

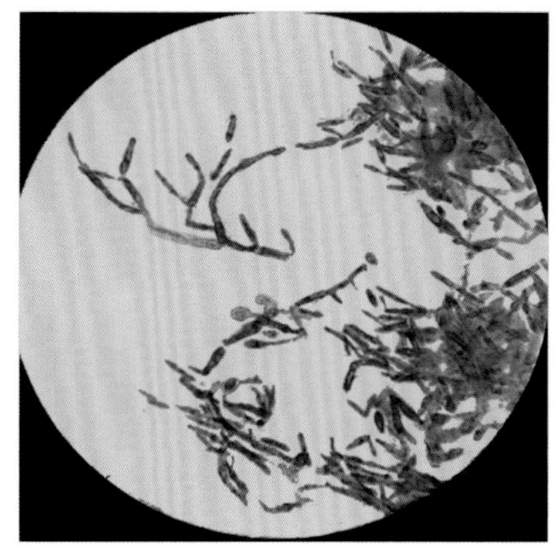

图 8-10-11 莫氏黑粉菌镜检：SDA，35 ℃，3 d，乳酸酚棉蓝染色，×1 000

三、鉴定与鉴别

1. 细胞形态为革兰阳性豆荚样，乳酸酚棉蓝染色形态为镰刀形、梭形。
2. 肉汤管中呈表面生长。
3. CHROMagar 念珠菌显色平板为灰蓝色至蓝色菌落。
4. 37 ℃培养明显生长不良或不生长。

四、抗菌药物敏感性

两性霉素 B 对莫氏黑粉菌有较强的体外抗菌活性，氟胞嘧啶、氟康唑、伏立康唑和伊曲康唑对该菌的体外抗菌活性低或耐药。

五、临床意义

主要引起免疫低下患者出现真菌血症等。

（胡龙华）

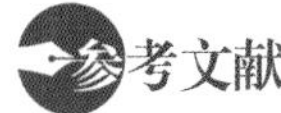

参考文献

Yuan Liu, Ziying Zou, Zonghai Hu, et al. Morphology and molecular analysis of *Moesziomyces antarcticus* isolated from the blood samples of a Chinese patient [J]. Front Microbiol, 2019, 15(10): 254.

第九章
双相真菌鉴定

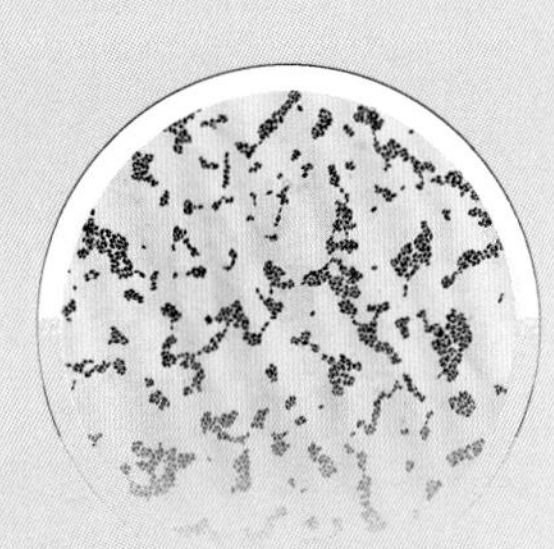

一、简介

双相真菌(*Dimorphic fungi*)是指既能以酵母细胞(*Yeast*)方式独立生存，又能以菌丝(hyphal/mold)方式独立生存的真菌。主要存在于子囊菌门(Ascomycota)、担子菌门(Basisiomycota)、毛霉菌门(Mucoromycota)中。其主要特征是酵母相和菌丝相能够相互转化。

酵母相和菌丝相的转换与温度、营养、O_2 和 CO_2 浓度等有关。根据相位转换与温度的关系，将双相真菌分为温度诱导型双相真菌(*Thermally dimorphic fungi*)和非温度诱导型双相真菌(*Non-thermally dimorphic fungi*)，见表 9-0-1。其中，温度诱导型双相真菌能够在土壤或室温培养环境中以菌丝方式生长，并产生感染性孢子；在宿主体内或 37 ℃培养环境中则转换成酵母细胞。

本书所述主要是温度诱导型双相真菌，即马尔尼菲篮状菌(*Talaromyces marneffei*，曾用名马尔尼菲青霉菌 *Penicillium marneffei*)、荚膜组织胞浆菌(*Histoplasma capsulati*)、申克孢子丝菌复合体(*Sporothrix schenckii* complex)、皮炎芽生菌(*Blastomyces dermatitidis*)、粗球孢子菌(*Coccidioides immitis*)、副球孢子菌属(*Paracoccidiodes spp.*)和伊蒙菌(*Emmonsia*)。

表 9-0-1　病原性双相真菌

真菌名称	真菌分类	所致疾病	相位转换主要刺激
皮炎芽生菌	子囊菌门	芽生菌病	温度
荚膜组织胞浆菌	子囊菌门	组织胞浆菌病	温度
粗/波萨球孢子菌	子囊菌门	球孢子病	温度
巴西/lutzii 副球孢子菌	子囊菌门	副球孢子菌病	温度
申克孢子丝菌复合体	子囊菌门	孢子丝菌病	温度
马尔尼菲篮状菌	子囊菌门	篮状菌病	温度
伊蒙菌	子囊菌门	不育大孢子菌病	温度
新伊蒙菌 *Emergomyces*	子囊菌门	新伊蒙菌病 Emergomycosis	温度
糠秕马拉色菌	担子菌门	花斑癣	L-DOPA*
毛霉	毛霉菌门	毛霉菌病	O_2 和 CO_2 浓度**
屈弯科克霉(*Cokerornyces recurvatus*)	毛霉菌门	毛霉菌病	温度、营养、O_2 和 CO_2 浓度

注：* L-DOPA 即 L-3,4-dihydroxyphenylalanine，L-3,4 二羟基苯丙氨酸。** 毛霉厌氧环境中呈酵母相，有氧环境中呈菌丝相。

二、培养及镜检

(一) 培养

双相真菌菌丝相菌落在揭开培养皿盖子后,常释放出大量菌丝和/或孢子,操作必须十分小心,在生物安全柜中完成。平板培养需胶带密封。

双相真菌在常规真菌培养基(如 SDA)上室温培养呈菌丝相;37 ℃培养呈酵母相[球孢子菌需特殊培养基,且表现为小球体(spherules)或内生孢子(endospores)]。

(二) 镜下特征

菌丝相镜检可见双相真菌的菌丝及孢子,球孢子菌可见关节孢子,荚膜组织胞浆菌可见大、小两种分生孢子。酵母相镜检可见不同真菌的酵母细胞形态不相同,见图 9-0-1。

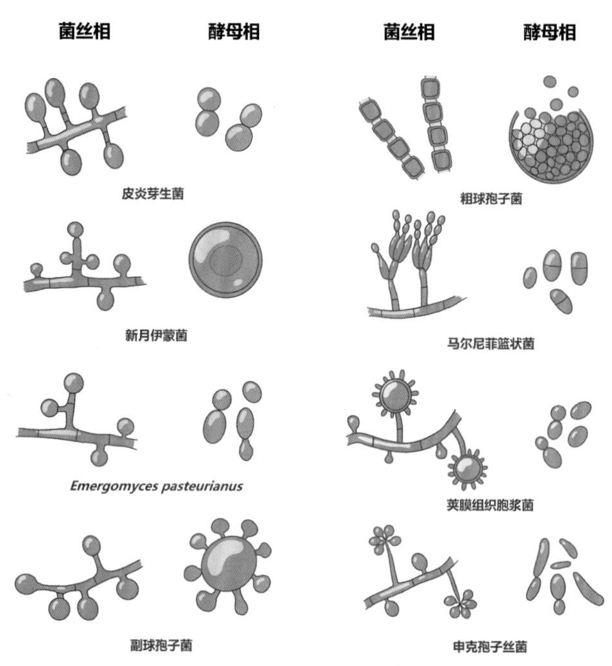

图 9-0-1 双相真菌镜下简图

三、鉴定与鉴别

菌种鉴定主要依据菌落和镜下特征,最后确证依靠菌落形态转换试验。霉菌相转换为酵母相试验中,只要出现酵母样细胞,不管数量多少,均判为试验阳性。有些菌株霉菌相转换酵母相极为困难,可采用动物接种,动物接种是判断双相真菌是与否的最有效最可靠方法。

免疫学检测及分子生物学技术也可用于辅助分析。对于组织胞浆菌属、芽生菌属、球孢子菌属、副球孢子菌属均需要快速鉴定(24 h),可将初代菌丝相培养物做外抗原试验,目前特异性鉴定探针已经商品化,AccuProbe 试验对于确定双相真菌已经取代了外抗原试验。

四、临床意义

双相真菌为自然界的腐生菌,孢子丝菌病多为皮肤外伤植入病原菌感染,其他主要由呼吸道吸入病原菌感染，但绝大多数感染者无症状，为自限性疾病，少数患者可发展为严重的系统性疾病，多发生在美洲和非洲，我国除孢子丝菌病和马尔尼菲篮状菌病外，其他双相真菌感染较少见。在我国，粗球孢子菌、马皮疽组织胞浆菌、荚膜组织胞浆菌、巴西副球孢子菌需要在生物安全三级实验室进行操作，其余双相真菌均可在生物安全2级实验室操作。

（冯长海）

参考文献

1. Gauthier GM. Dimorphism in fungal pathogens of mammals, plants, and insects [J]. PLoS Pathog. 2015, 11(2): e1004608.
2. Youngchim S, Nosanchuk JD, Pornsuwan S, et al. The role of L-DOPA on melanization and mycelial production in *Malassezia furfur* [J]. PLoS One, 2013, 8(6): e63764.
3. Sil A, Andrianopoulos A. Thermally dimorphic human fungal pathogens-polyphyletic pathogens with a convergent pathogenicity trait [J]. Cold Spring Harb Perspect Med, 2014, 5(8): a019794. doi: 10.1101/cshperspect. a019794. PMID: 25384771; PMCID: PMC4526722.
4. Van Dyke MCC, Teixeira MM, Barker BM. Fantastic yeasts and where to find them: the hidden diversity of dimorphic fungal pathogens [J]. Curr Opin Microbiol, 2019, 52(12): 55 - 63. doi: 10.1016/j. mib. 2019. 05. 002. Epub 2019 Jun 7. PMID: 31181385.

马尔尼菲篮状菌

一、简介

马尔尼菲篮状菌(*Talaromyces marneffei*)，曾用名马尔尼菲青霉菌(*Penicillium marneffei*)。隶属子囊菌门(Ascomycota)、盘菌亚门(Pezizomycotina)、散囊菌纲(Eurotiomycetes)、散囊菌目(Eurotiales)、发菌科(Trichocomaceae)、篮状菌属(*Talaromyces*)。马尔尼菲篮状菌是篮状菌属中温度依赖型双相真菌，为致病真菌。马尔尼菲篮状菌于1956年由Cappori首次从越南中华竹鼠肝脏中发现，1959年Segretain命名为马尔尼菲青霉菌(*Penicillium marneffei*)。1973年首次报道人体自然感染病例，1988年发现首例HIV合并马尔尼菲青霉菌感染。2011年，Samson等根据分子生物学特性将菌种更名为马尔尼菲篮状菌(*Talaromyces marneffei*)。

二、培养与镜检

马尔尼菲篮状菌的形态根据温度转换，25 ℃为丝状真菌相，37 ℃在宿主体内为酵母相。银星竹鼠是马尔尼菲篮状菌的自然携带者。马尔尼菲篮状菌感染常引起疣状突起，多分布于面部和上肢，中间有破溃，似火山口样，见图9-1-1。

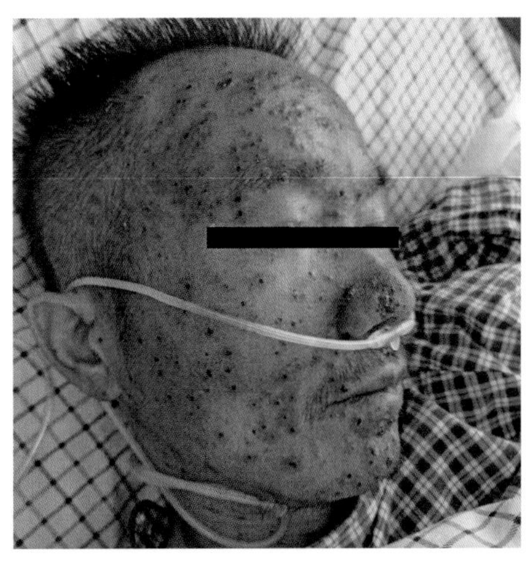

图9-1-1　马尔尼菲篮状菌感染患者

（一）组织标本镜检

不同染色镜下马尔尼菲篮状菌形态特点：

骨髓片瑞-吉染色显示巨噬细胞吞噬大量马尔尼菲篮状菌孢子后细胞破裂溶解。孢子呈腊肠样，中间有横隔，孢子着色不均，一端或两端浓染。骨髓片糖原染色显示典型腊肠型孢子，有的孢子变长，繁殖方式为裂殖。痰、疱疹液、脓液、皮肤溃疡等组织标本中巨噬细胞吞噬大量马尔尼菲篮状菌孢子，有时横隔不易看到,革兰染色常为阴性,使用荧光染色可见到典型中央分隔的腊肠样孢子。疱疹液、脓液等体液标本若放置 24 h 后,马尔尼菲篮状菌孢子开始萌发菌丝。见图 9-1-2 至图 9-1-10。图 9-1-10 血培养阳性标本直接涂片,革兰染色,可见到如假菌丝样排列的马尔尼菲篮状菌孢子。

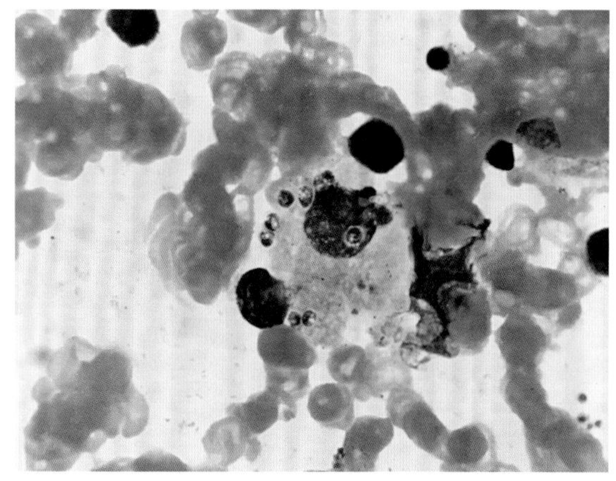
图 9-1-2 马尔尼菲篮状菌:骨髓,瑞-吉染色,×1 000

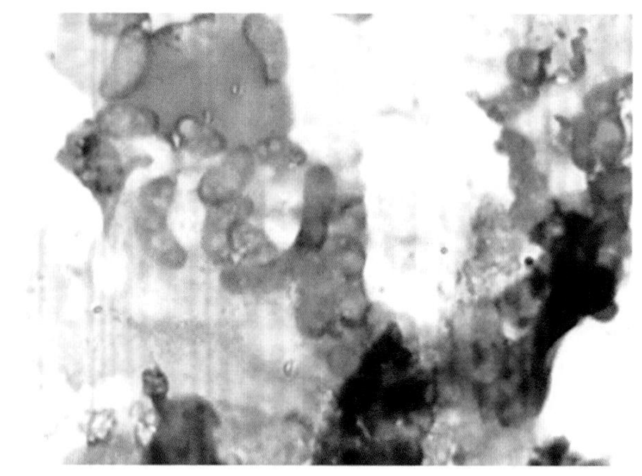
图 9-1-3 马尔尼菲篮状菌:腊肠型孢子,骨髓,PAS,×1 000

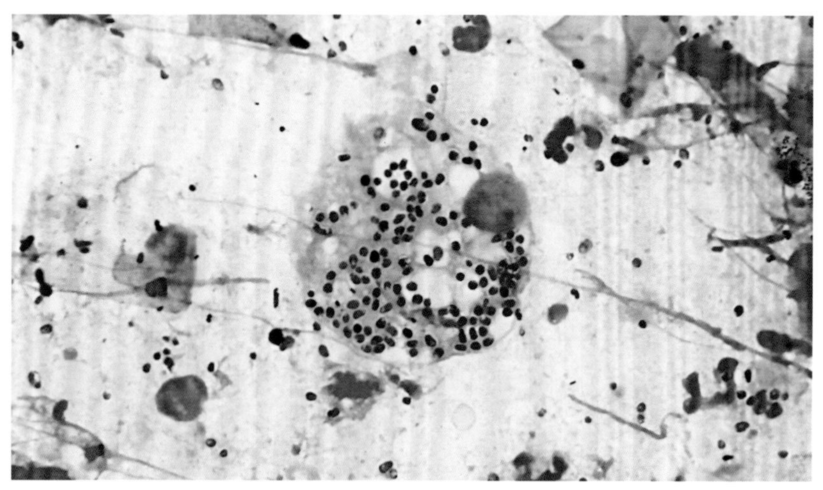
图 9-1-4 马尔尼菲篮状菌:皮肤表面疣状溃疡组织,革兰染色,×1 000

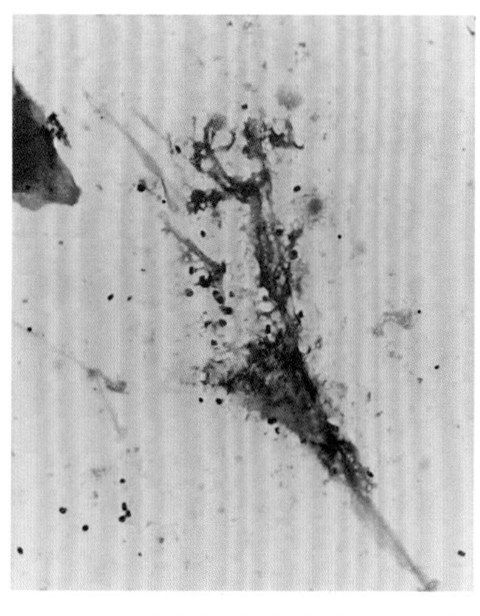
图 9-1-5 马尔尼菲篮状菌:疱疹液,革兰染色,×1 000

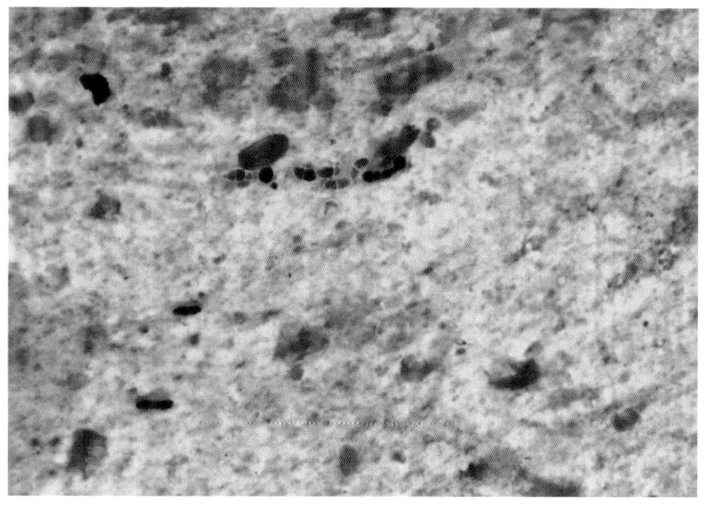
图 9-1-6 马尔尼菲篮状菌:淋巴结穿刺组织,革兰染色,×1 000

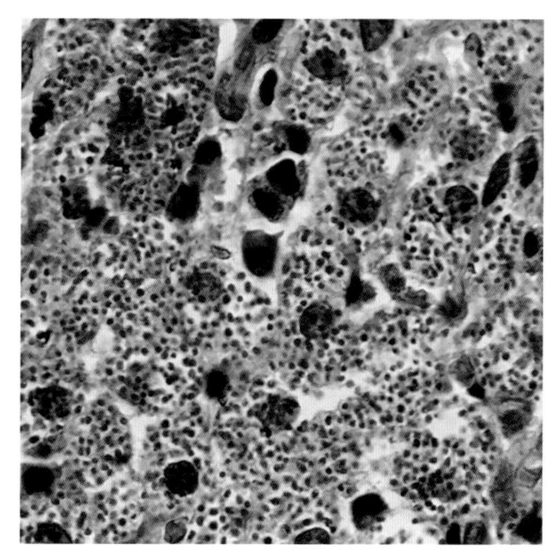
图 9-1-7 马尔尼菲篮状菌:肠道组织,HE 染色,×1 000

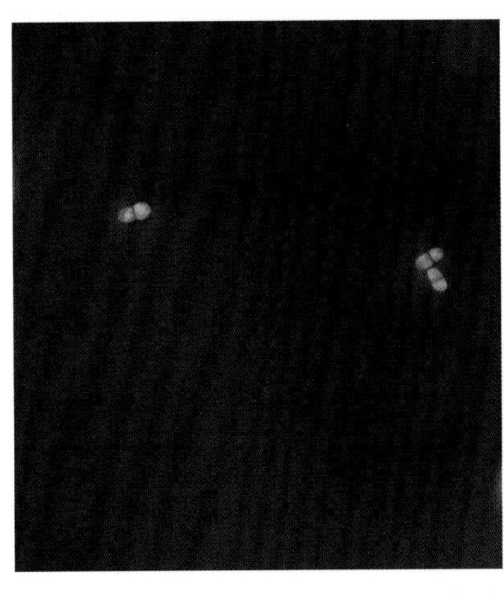

图 9-1-8　马尔尼菲篮状菌：肺泡灌洗液，荧光染色，×1000

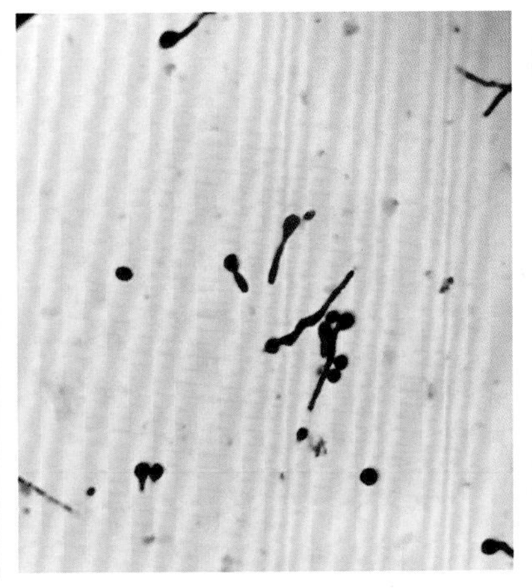

图 9-1-9　马尔尼菲篮状菌：菌丝，疱疹液，革兰染色，×1000

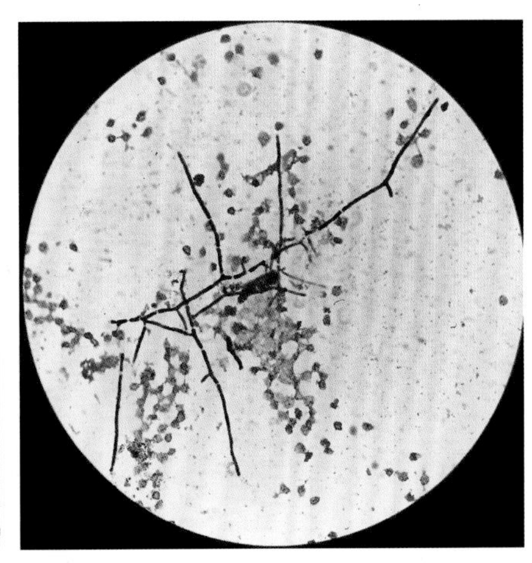

图 9-1-10　马尔尼菲篮状菌：血培养，革兰染色，×1000

（二）培养

1. 在 SDA 上 25 ℃时，一般生长快速，偶有生长较慢，质地呈山羊皮状到绒毛状，白色、分生孢子头呈黄绿色，延长培养可能会变成淡灰色至棕色，大部分菌株产生可扩散的酒红色色素，少部分菌株不产生红色色素。

2. 在 PDA 上 25 ℃培养，菌落生长速度及产孢速度较在 SDA 上稍快，菌落形态特征、色素产生与 SDA 相似。

3. 在 BHI(脑心浸液琼脂)或 SDA、PDA 上 35 ℃培养，约 48 h 菌落大小为 1～2 mm，呈灰白色，表面光滑。72 h 菌落明显增大，扁平膜样。约 2 周后菌落表面膜样，有脑回状皱褶，菌落呈棕褐至玫瑰色，无色素产生。

4. 在察氏培养基上生长不良。

见图 9-1-11 至图 9-1-17。

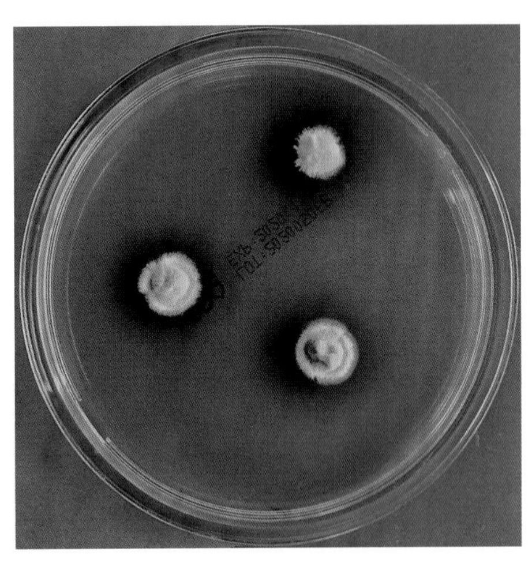

图 9-1-11　马尔尼菲篮状菌菌落：SDA，28℃，5 d

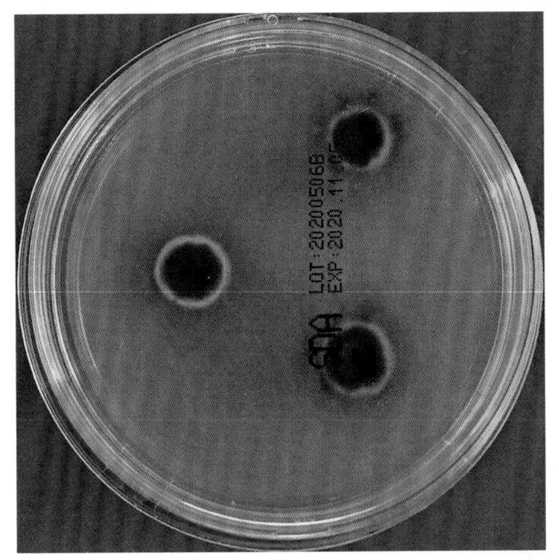

图 9-1-12　马尔尼菲篮状菌菌落（背面）：SDA，28℃，5 d

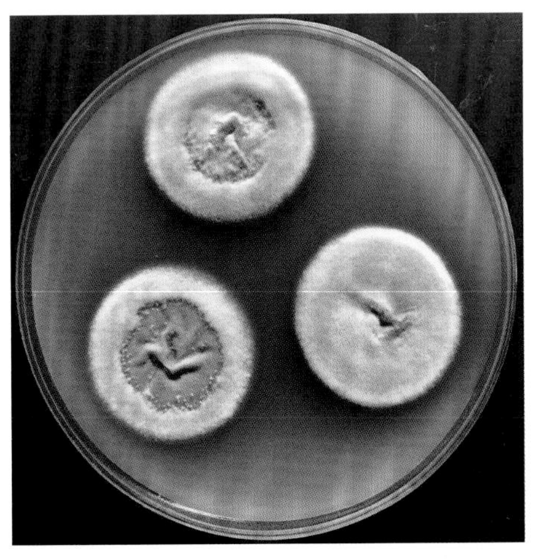

图 9-1-13　马尔尼菲篮状菌菌落：不产色素，PDA，28℃，5 d

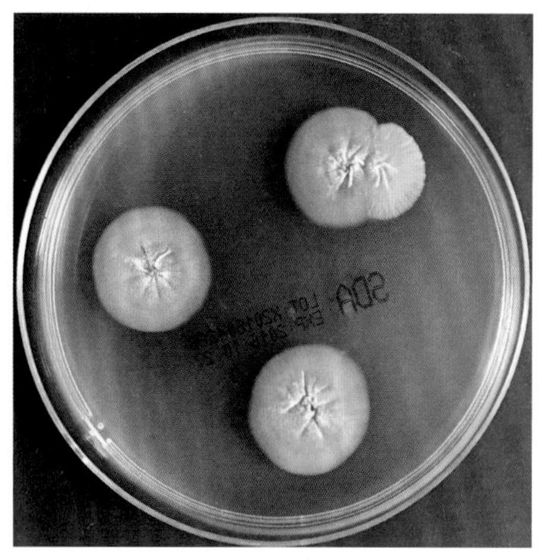

图 9-1-14 马尔尼菲篮状菌菌落:不产色素, SDA, 28℃, 5 d

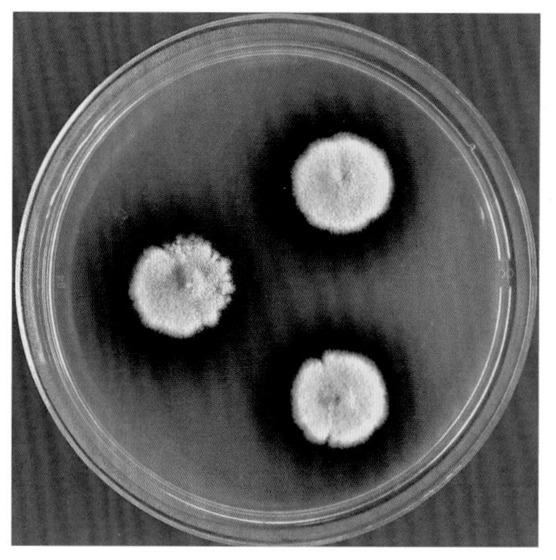

图 9-1-15 马尔尼菲篮状菌菌落: PDA, 28℃, 5 d

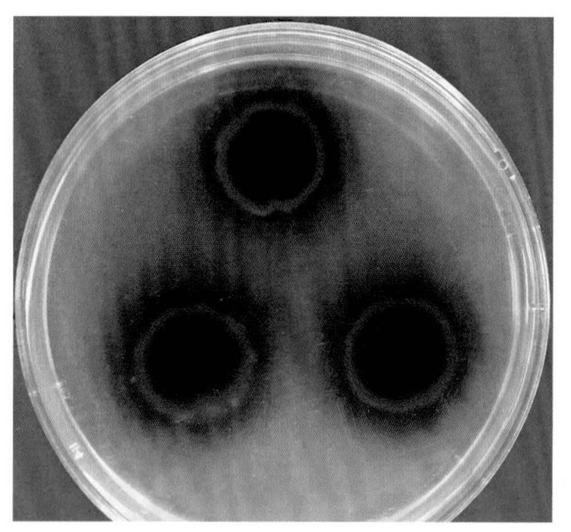

图 9-1-16 马尔尼菲篮状菌菌落(背面): PDA, 28℃, 5 d

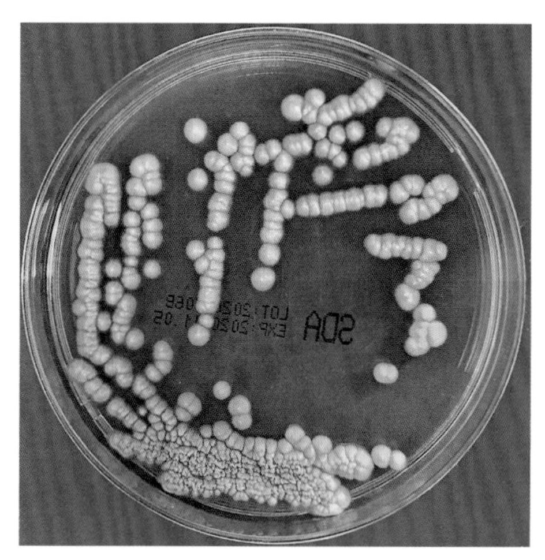

图 9-1-17 马尔尼菲篮状菌菌落: SDA, 35℃, 5 d

(三) 镜下结构

1. 分生孢子梗:25℃时分生孢子梗无色透明、光滑而无顶囊。

2. 梗基和瓶梗:分生孢子梗有末端生、直立的 2～7 个梗基,帚状分散,双轮生,少数为单轮生,对称或不对称,每个梗基上带 2～6 个瓶梗,顶端狭窄,顶端有单链分生孢子,散乱。

3. 分生孢子:球形或椭圆形,直径 2～3 μm,细胞壁光滑,并且从瓶梗的基部连续产生,链状排列,有明显的孢间连体,微弯。

4. 37℃培养菌体镜下形态:酵母样细胞圆形、椭圆形及两端钝圆有分隔的长形孢子,直径 2～6 μm,增殖方式为裂殖,与病理组织中所见相同;也可见短的菌丝形成。

见图 9-1-18 至图 9-1-23。

三、鉴定与鉴别

鉴定要点:马尔尼菲篮状菌常可从典型的皮肤损伤、血液、骨髓中分离到,根据其形态特点,可做出假定诊断,有时易与荚膜组织胞浆菌相混淆,但组织中马尔尼菲篮状菌的酵母样孢子偶尔可看到中间有分隔,两者也可通过培养区别:马尔尼菲篮状菌室温时在 SDA 和 PDA 培养基上产生扩散到琼脂中的棕红或

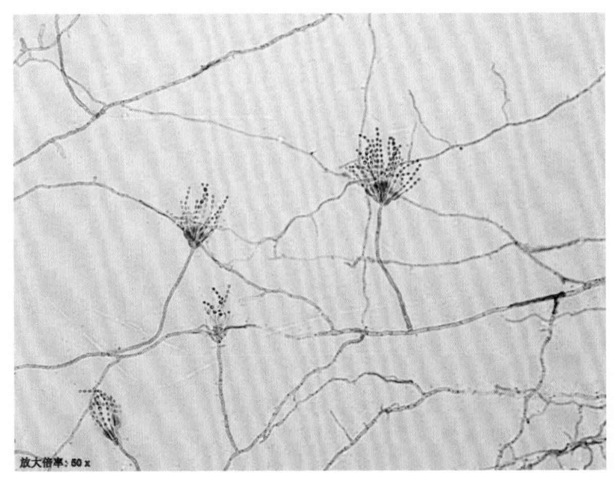

图 9-1-18　马尔尼菲篮状菌：PDA，26 ℃，4 d，乳酸酚棉蓝染色，×400

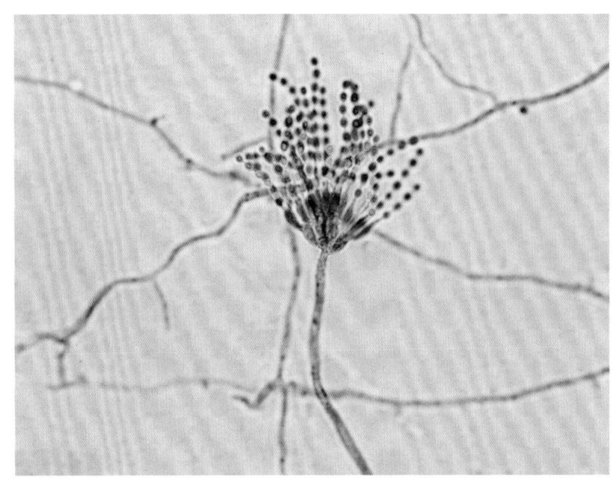

图 9-1-19　马尔尼菲篮状菌：PDA，26 ℃，4 d，乳酸酚棉蓝染色，×1 000

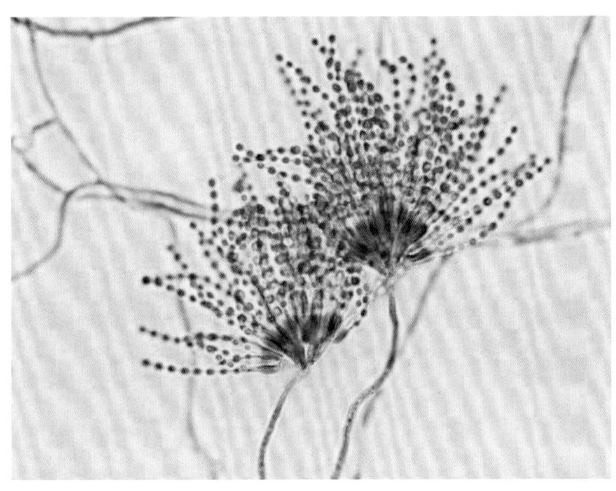

图 9-1-20　马尔尼菲篮状菌：PDA，26 ℃，4 d，乳酸酚棉蓝染色，×1 000

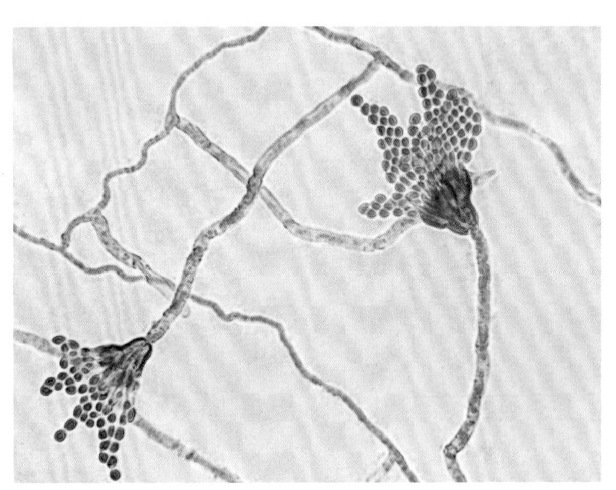

图 9-1-21　马尔尼菲篮状菌：PDA，26 ℃，4 d，乳酸酚棉蓝染色，×1 000

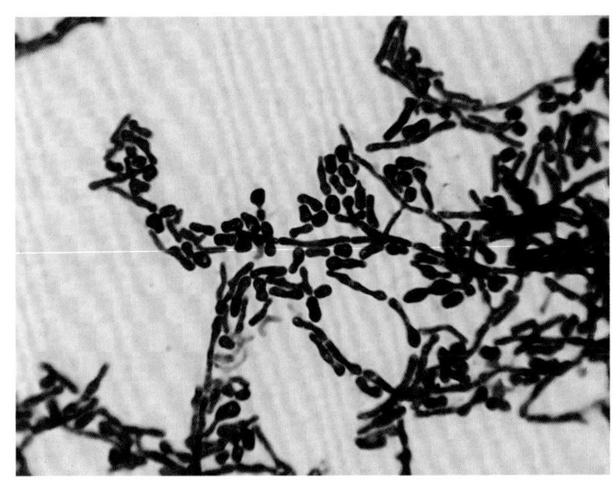

图 9-1-22　马尔尼菲篮状菌：SDA，35 ℃，7 d，革兰染色，×1 000

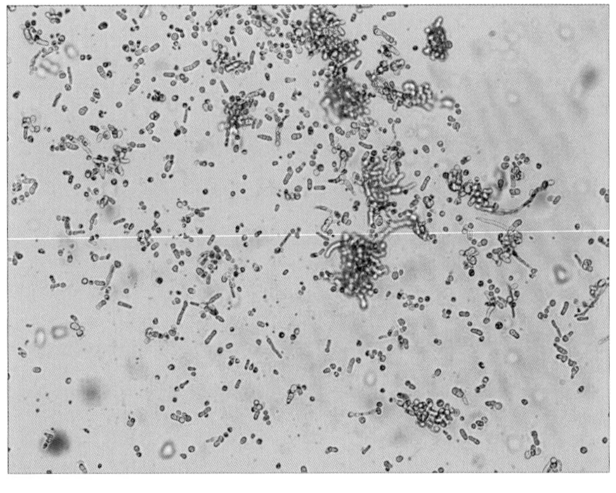

图 9-1-23　马尔尼菲篮状菌：PDA，35 ℃，7 d，乳酸酚棉蓝染色，×400

酒红色色素，荚膜组织胞浆菌生长慢且不产生色素。另外，荚膜组织包浆菌镜下可见齿轮状大分生孢子，可与马尔尼菲篮状菌相鉴别。

四、抗真菌药物敏感性

目前缺乏马尔尼菲篮状菌的体外药敏试验指南，但体外敏感性试验有助于治疗的指导。体外研究结果表明，马尔尼菲篮状菌对伊曲康唑、伏立康唑、酮康唑、泊沙康唑和氟胞嘧啶较为敏感，对两性霉素 B 敏感性不够，棘白菌素类中度耐药，对氟康唑敏感性最低。

两性霉素 B 的结果较难评估，但两性霉素 B 去氧胆酸是治疗篮状菌病的一线药物，国际指南推荐治疗 HIV 感染患者的篮状菌病，首先用两性霉素 B 去氧胆酸治疗 2 周，再用伊曲康唑续贯治疗 10 周，最后用小剂量伊曲康唑再次预防用药至少半年，直到 $CD4^+$ T 细胞计数>100 cells/mL。两性霉素 B 脂质体比两性霉素 B 去氧胆酸的疗效好，且副作用小。伏立康唑是治疗播散性篮状菌病的有效药物，特别是在初始使用两性霉素 B 治疗无效的情况下，并且伏立康唑可以口服，用药方式较其他推荐的抗真菌药物更为方便。

五、临床意义

马尔尼菲篮状菌是一种致病性真菌，生物危害等级三级，可造成免疫低下或缺陷患者播散型及慢性局灶型感染，引起篮状菌病，是引起 HIV 感染患者机会感染排名第三位的病原菌。患者从吸入孢子到感染，肺泡的巨噬细胞是宿主最初防御细胞，真菌孢子在巨噬细胞内增生，有免疫能力者引起肉芽肿，在 $CD4^+$ T 细胞计数<50 cells/ml 的 HIV 感染患者中引起全身播散性感染。播散性马尔尼菲篮状菌病起病急剧，主要累及网状内皮系统，引起寒战、发热、咳嗽、腹泻、白细胞增多、浅表淋巴结肿大、贫血、肝脾肿大、体重下降、皮肤脓肿等，最后可衰竭死亡。疾病过程中有些患者临床表现脸部、躯干和四肢出现粉刺样皮肤丘疹。慢性局灶型多见于青壮年患者，体内菌数量少，主要分布于单核巨噬细胞系统，特点为反复出现的皮肤以及皮下组织、淋巴结或肺脓肿；患者同时可伴有单发或多发溶骨性骨病变。马尔尼菲篮状菌病发病有明显区域性，主要流行于东南亚地区，我国主要发生在华南(含香港、台湾地区)，但目前全国各省份已都有散发病例。

(陈杏春　刘敏雪　郑燕青)

参考文献

1. Hyde KD, Al-Hatmi AMS, Andersen B, et al. The world's ten most feared fungi [J]. Fungal Diversity, 2018,93(1): 161-194.
2. Cao C, Xi L, Chaturvedi V. Talaromycosis (penicilliosis) due to talaromyces (Penicillium) marneffei: insights into the clinical trends of a major fungal disease 60 years after the discovery of the pathogen [J]. Mycopathologia, 2019,184(6): 709-720.
3. Karen C. Carroll, Michael A. Pfaller, et al. Manual of Clinical Microbiology [M]. 12th ed. Washington DC: ASM Press, 2019.
4. Kaplan JE, Benson C, Holmes KK, et al. Guidelines for prevention and treatment of opportunistic infections in HIV-infected adults and adolescents: recommendations from CDC, the National Institutes of Health, and the HIV Medicine Association of the Infectious Diseases Society of America [J]. MMWR Recomm Rep, 2009,58(RR-4):1-207, E1-E4.

组织胞浆菌

一、简介

组织胞浆菌复合群(*Histoplasma* complex)属隶属于子囊菌门(Ascomycota)、盘菌亚门

(Pezizomycotina)、散囊菌纲(Eurotiomycetes)、散囊菌目(Onygenales)、阿耶罗菌科(Ajellomycetaceae)、组织胞浆菌属(*Histoplasma*)。该复合群包含四个成员,分别为荚膜组织胞浆菌(*H. capsulatum*)、密西西比组织胞浆菌(*H. mississippiense*),南美组织胞浆菌(*H. suramericanum*)以及 *H. ohiense*。组织胞浆菌复合群感染可以导致组织胞浆菌病,是一种单核-巨噬细胞系统细胞内感染的真菌病,当组织胞浆菌被单核细胞或巨噬细胞吞噬后,可在细胞内部大量增殖,并可以通过淋巴系统或造血系统进行播散转移。

荚膜组织胞浆菌包含 3 个变种,分别为荚膜组织胞浆菌荚膜变种(*H. capsulatum var. capsulatum*)、荚膜组织胞浆菌杜波变种(*H. capsulatum var. duboisii*)和荚膜组织胞浆菌皮疽变种(*H. capsulatum var. farciminosum*)。荚膜变种是主要的人类致病菌,自然栖息地为富含鸟和蝙蝠排泄物的土壤,洞穴是重要疫源地,尤其在热带地区,在北美中部、中美和南美更为多见,其他流行区有非洲、澳大利亚和东亚部分地区,尤其是印度和马来西亚。我国组织胞浆菌病主要集中在长江流域。杜波变种主要分布在非洲,培养条件同荚膜变种,其菌丝相形态与荚膜变种类似,酵母相杜波变种孢子更大,可达 15 μm,壁厚。与荚膜变种不同,杜波变种尿素试验为阴性。该菌可通过呼吸道和皮肤接种感染,但尚未见到该菌引起的原发性肺部感染报道。除了人以外,狒狒和猴也能感染该病。皮疽变种主要是引起骡子和马的皮肤损害,主要分布在北非部分地区和中东。最近的系统化研究发现组织胞浆菌属至少包含 8 个不同的种,分别来源于不同的地域和人群。

以组织胞浆菌多糖抗原为靶点的抗原检测可用于组织胞浆菌病的诊断。患者尿液和血清均可作为检测样本。尿抗原检测的敏感性高于血清。本节仅介绍荚膜组织胞浆菌荚膜变种。

二、培养及镜检

(一)培养

播散性感染患者骨髓培养的阳性率可高达 50%,血液裂解离心后取沉淀用于培养,可提高培养阳性率。该菌生长缓慢,90%的阳性样本室温(24～30 ℃)培养,需 1 周左右才可见肉眼菌落,少数情况下需要将培养时间延长至 3～6 周。室温培养时,可呈白色棉花样菌落,培养后期菌落变为黄褐色。白色菌落时真菌生长快速,但产孢较少,而黄褐色菌落产孢则较多。

1. 在 SDA 上 25 ℃培养,菌落生长缓慢,初始呈白色,后逐渐变为棕褐色,质地呈颗粒状至絮状。菌落反面为浅黄棕色。也有产红色色素的菌株(Rippon, 1988)。见图 9-2-1、图 9-2-2。
2. 血琼脂:37 ℃培养,菌落呈奶油状,随着培养时间的延长可逐渐变为灰色。
3. 脑心血葡萄糖琼脂:37 ℃培养,菌落为粉红色至黄褐色酵母样,表面有膜样皱襞。见图 9-2-3、图 9-2-4。

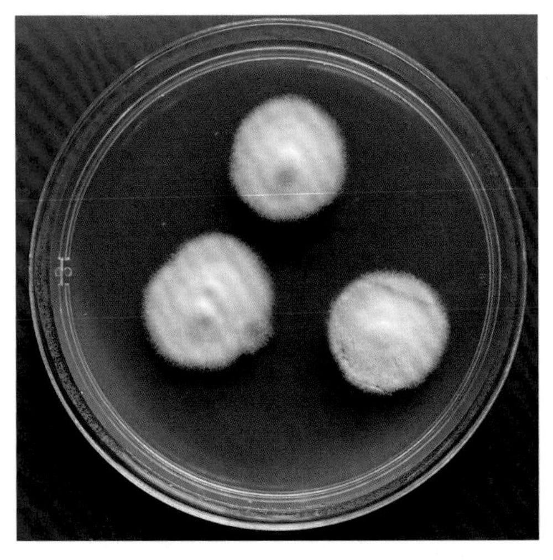

图 9-2-1 荚膜组织胞浆菌菌落:SDA, 26 ℃, 27 d

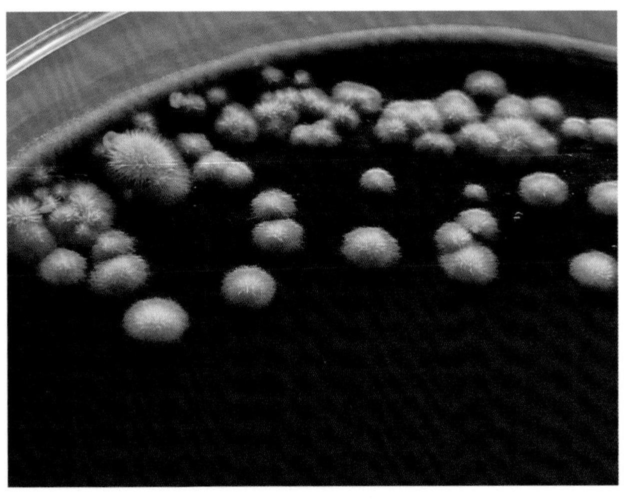

图 9-2-2 荚膜组织胞浆菌菌落:CBA, 35 ℃, 27 d

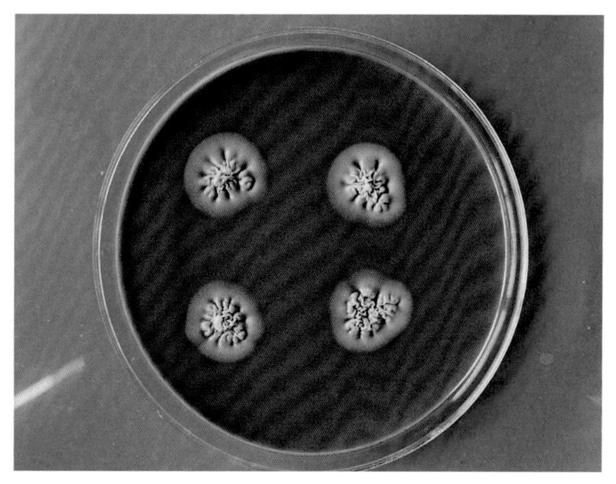

图 9-2-3　荚膜组织胞浆菌菌落:巧克力平板,35 ℃, 21 d

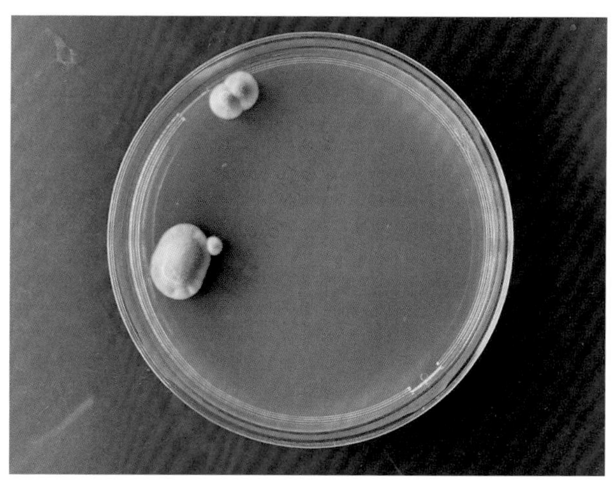

图 9-2-4　荚膜组织胞浆菌菌落:SDA, 35 ℃, 21 d

(二) 镜下结构(见图 9-2-5 至图 9-2-11)

37 ℃培养镜下可以观察到有大量、卵圆形、出芽的酵母样细胞。菌丝相有两种形态的孢子存在:大分生孢子(macroconidia)和小分生孢子(microconidia)。

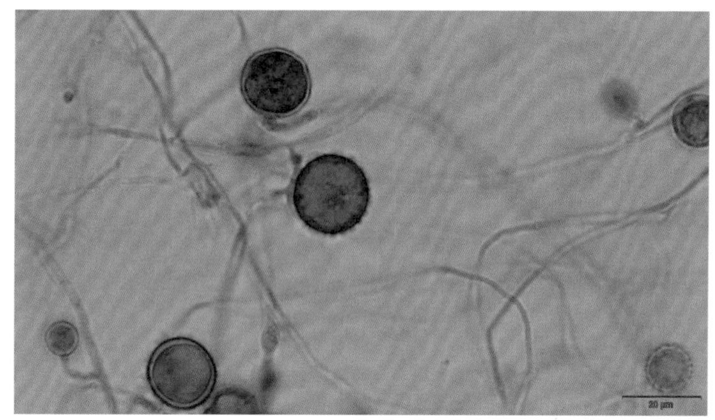

图 9-2-5　组织胞浆菌镜检:26 ℃, 31 d,乳酸酚棉蓝染色,×1 000

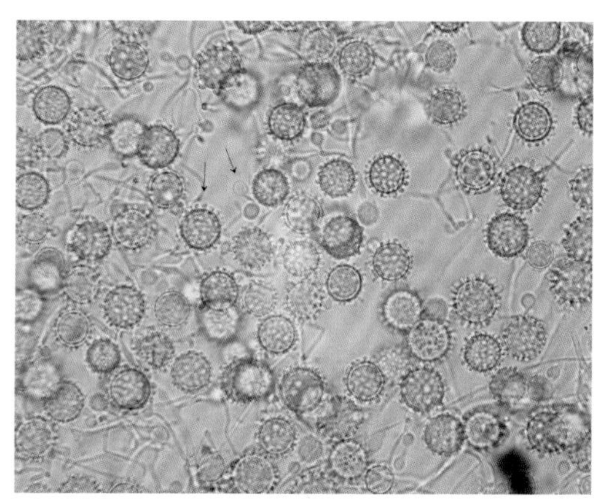

图 9-2-6　组织胞浆菌镜检:26 ℃, 31 d,乳酸酚棉蓝染色,×1 000

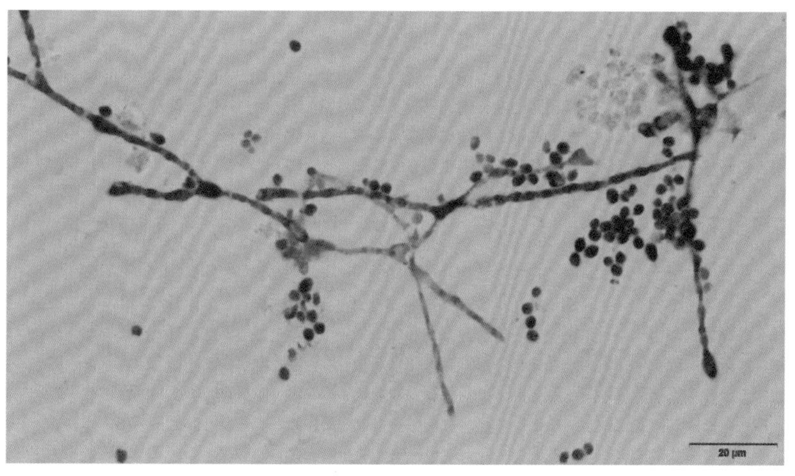

图 9-2-7　荚膜组织胞浆菌镜检:革兰染色,35 ℃, 21 d

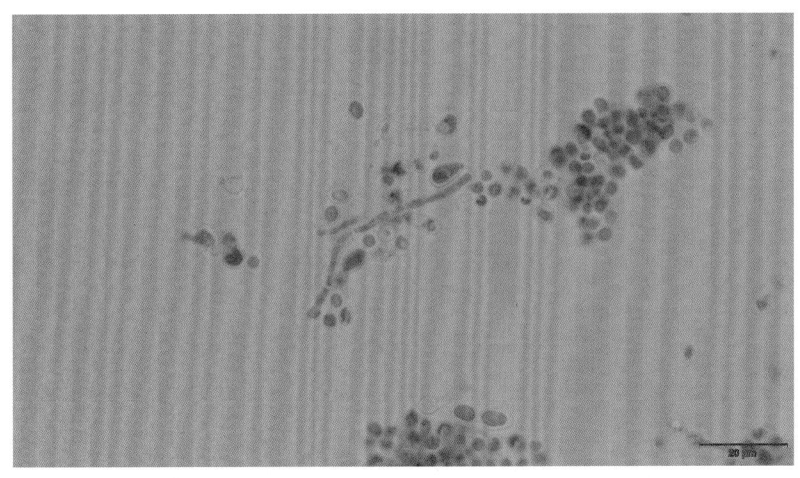

图 9-2-8　组织胞浆菌镜检：乳酸酚棉蓝染色，35 ℃，21 d

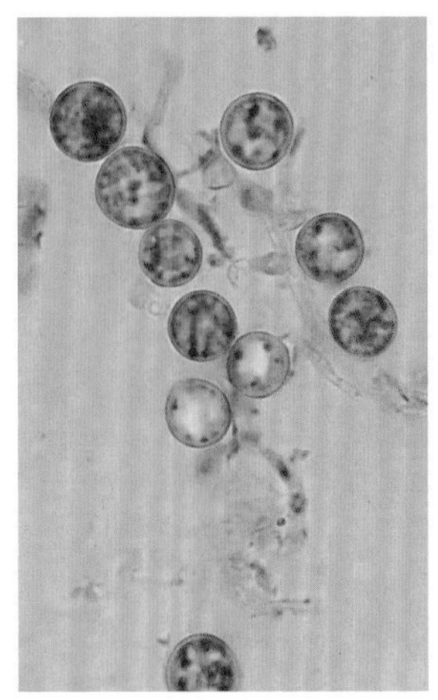

图 9-2-9　组织胞浆菌镜检：HE 染色，×1 000

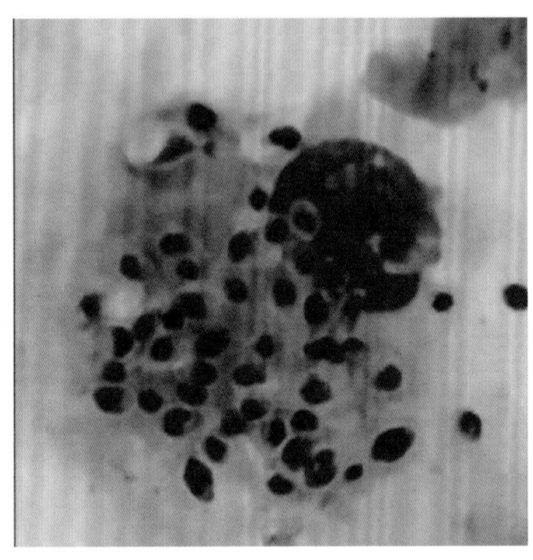

图 9-2-10　骨髓标本：PAS 染色，×1 000

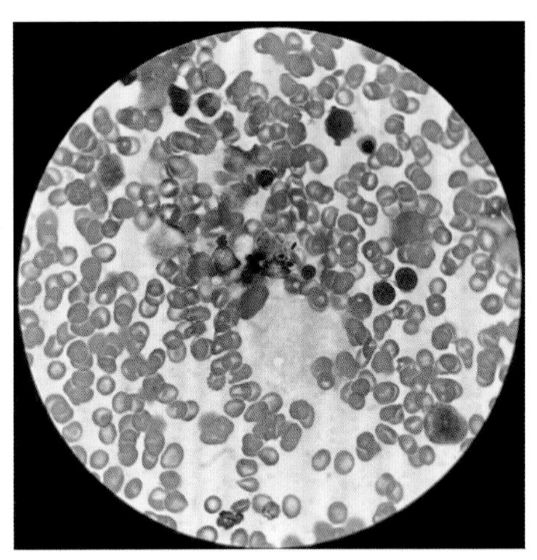

图 9-2-11　骨髓标本：瑞氏染色，×1 000

1. 大分生孢子：厚壁、齿轮状，直径 8～15 μm，其上布满小刺。着生在短的、透明的不易辨别的分生孢子梗上。也可见大分生孢子着生在短的分枝上或直接长在菌丝的侧面。是组织胞浆菌最重要的形态学特征，有极其重要的诊断价值。

2. 小分生孢子：2～4 μm，表面光滑，无棘突，圆形或梨形。

三、鉴定与鉴别

本菌鉴定要点：可根据室温和 37 ℃不同培养条件下的形态转变及齿轮状大分生孢子，对该菌进行鉴定。建议乳酸酚棉蓝染色后，观察有无齿轮状大分生孢子；若不染色镜检，不易发现大分生孢子上齿轮状结构。

（一）属间鉴别

瘤孢菌属（*Sepedonium*）相关菌种也可产生类似形态的棘突齿轮状孢子，但两者菌落形态有较大区别。瘤孢菌属 37 ℃培养仍为丝状真菌。

在骨髓中或组织切片中注意与马尔尼菲篮状菌鉴别。马尔尼菲篮状菌是裂殖，可见关节孢子甚至是腊肠样细胞，而组织胞浆菌是芽殖，外面有宽阔的晕。两者菌落特点差异明显，马尔尼菲篮状菌菌丝相对生长快，3 d 左右成熟，产生明显酒红色色素，而组织胞浆菌生长慢，无酒红色色素产生。

（二）属内鉴定

组织胞浆菌荚膜变种与杜波变种间区别在于：前者菌体较小且尿素试验阳性，而杜波变种菌体较大、尿素试验阴性。

真菌核糖体基因内间隔转录区（internal transcribed spacer. ITS）测序可用于明确鉴定。荚膜变种和杜波变种在该段序列上存在的数个位点核苷酸差异，这可用于区分这两种变种。

四、抗真菌药物敏感性

两性霉素 B 相关制剂及伊曲康唑推荐用于组织胞浆菌病的治疗。氟康唑疗效不如伊曲康唑，仅作为组织胞浆菌病二线治疗方案。有报道称，伏立康唑和泊沙康唑对组织胞浆菌病治疗有效，但仅用于该病的补救治疗，尚缺乏临床试验数据。荚膜组织胞浆菌对制霉菌素敏感。见表 9-2-1。

表 9-2-1 抗真菌药物敏感性(μg/mL)

抗真菌药物	MIC 范围	GM(MICs/MECs)	MIC50	MIC90
两性霉素 B(酵母)	0.03～0.5	0.13	0.125	0.25
两性霉素 B(菌丝)	0.03～0.25	0.11	0.125	0.25
卡泊芬净(酵母)	0.03～1	0.17	0.25	0.5
卡泊芬净(菌丝)	0.015～0.5	0.097	0.125	0.25
氟康唑(酵母)	2～8	4.56	4	8
氟康唑(菌丝)	2～32	64	32	>64
5-氟胞嘧啶(酵母)	8～64	48.2	16	64
5-氟胞嘧啶(菌丝)	8～>64	64	32	>64
艾沙康唑(酵母)	0.015～0.125	0.04	0.06	0.125
艾沙康唑(菌丝)	0.015～0.25	0.055	0.125	0.25
伊曲康唑(酵母)	0.03～0.25	0.051	0.06	0.125
伊曲康唑(菌丝)	0.03～0.25	0.11	0.125	0.25
泊沙康唑(酵母)	0.03～0.5	0.085	0.06	0.25
泊沙康唑(菌丝)	0.015～0.25	0.05	0.06	0.125
氟康唑(酵母)	0.03～0.5	0.17	0.25	0.5
氟康唑(菌丝)	<0.03～0.25	0.102	0.125	0.25

五、临床意义

组织胞浆菌病主要通过呼吸道吸入感染，感染后一般可出现以下五种形式。

1. 无症状感染：超过 99%的暴露患者为此种类型，仅出现阳性的皮肤反应和血清学的转归。

2. 急性肺炎：可以是流行性，或为内源性复发导致。通常流行性的患者有去过天然山洞的经历，一般 2 周内会出现发热及胸痛的症状，痊愈后肺部会出现钙化灶；急性复发感染是由于曾经有组织胞浆菌的暴露感染史，5～10 d 内肺部双侧可形成渗出性病灶，区域性淋巴结通常会出现增大及感染组织胞浆菌，这类情况多见于艾滋病患者。

3. 慢性肺炎：这类患者常为吸烟的男性，大多数有肺部的疾病，初起患者出现发热和咳嗽，随后患者会出现体重减轻和乏力，进一步发展双侧肺部可出现纤维化和空洞，然后表现出单一或多处硬币样的损蚀，这类损蚀类似肿瘤，但有钙化。

4. 播散性组织胞浆菌病：多见于免疫抑制人群，急性淋巴系统播散可发生于初始的局部肺段感染灶的转移，可播散至骨髓、肝脏和脾脏，有时甚至可累及胃肠道。患者可出现发热、体重减轻和贫血。在慢性进展的病例中，可出现口腔溃疡。艾滋病患者可出现中枢神经系统的侵犯。

5. 原发性皮肤组织胞浆菌病：绝大多数为实验室获得性感染，感染一般局限，出现自限性溃疡，可累及一处或多处相邻的淋巴结。

（范齐文　卢洪洲　徐和平）

参考文献

1. Kasuga T, White TJ, Koenig G, et al. Phylogeography of the fungal pathogen Histoplasma capsulatum [J]. Molecular ecology, 2003,12(12):3383 - 3401.
2. Pan B, Chen M, Pan W, Liao W. Histoplasmosis: a new endemic fungal infection in China review and analysis of cases [J]. Mycoses, 2013,56(3):212 - 221.
3. 廖万清，吴绍熙. 现代真菌病学[M]. 上海：复旦大学出版社，2017.
4. Kathuria S. Singh PK. Meis JF, et al. In vitro antifungal susceptibility profile and correlation of mycelial and yeast forms of molecularly characterized Histoplasma capsulatum strains from India [J]. Antimicrobial Agents and Chemotherapy, 2014,58(9):5613 - 5616.
5. de Hoog GS, Guarro J, Gene J, et al. Atlas of clinical fungi: the ultimate benchtool for diagnostics [M]. 4th ed. Washington DC: ASM, 2021.

孢子丝菌

一、简介

孢子丝菌属（*Sporothrix*）隶属于子囊菌门、盘菌亚门（Pezizomycotina）、粪壳菌纲（Sordariomycetes）、粪壳菌亚纲（Sordariomycetidae）、长喙壳菌目（Ophiostomatales）和长喙壳菌科（Ophiostomataceae）。该菌属世界范围分布，尤其是热带及亚热带地区，是一种双相真菌。

能够引起孢子丝菌病的菌种有巴西孢子丝菌（*S. brasiliensis*）、墨西哥孢子丝菌（*S. Mexicana*）、球孢子丝菌（*S. globosa*）、申克孢子丝菌（*S. schenckii sensu stricto*）、卢里孢子丝菌（*S. luriei*）、白色孢子丝菌（*S. albicans*，曾用名 *S. pallida*）和智利孢子丝菌（*S. chilensis*）。基于生理特性以及分子分类，申克孢子丝菌复合体由球孢子丝菌、申克孢子丝菌、巴西孢子丝菌、卢里孢子丝菌组成。

二、培养及镜检

（一）直接检查

通常标本直接镜检不易找到此种真菌，但组织培养阳性率高。标本用革兰染色或其他特殊染色方法可以见到有或无荚膜的梭形或长圆形的单个或出芽孢子。见图 9-3-1 至图 9-3-2。

（二）培养

1. 在 SDA 上 25 ℃培养，生长缓慢，菌落开始白色或淡褐色，继续培养，菌落皮革状或绒毛状，表面潮

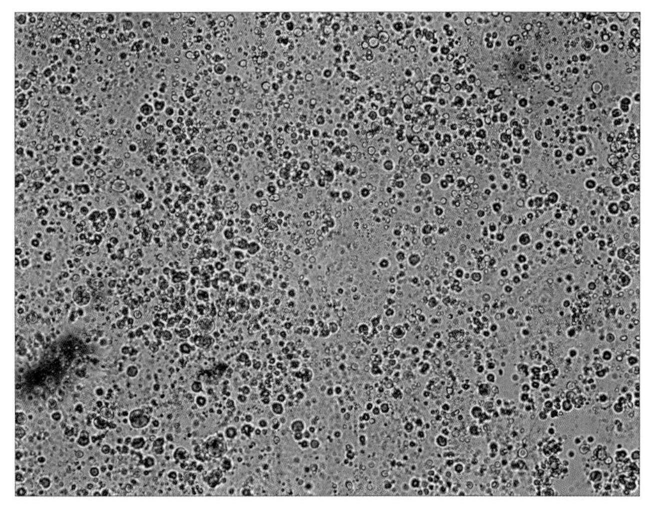

图 9-3-1 申克孢子丝菌复合群:脓液标本,10% KOH 压片,×400

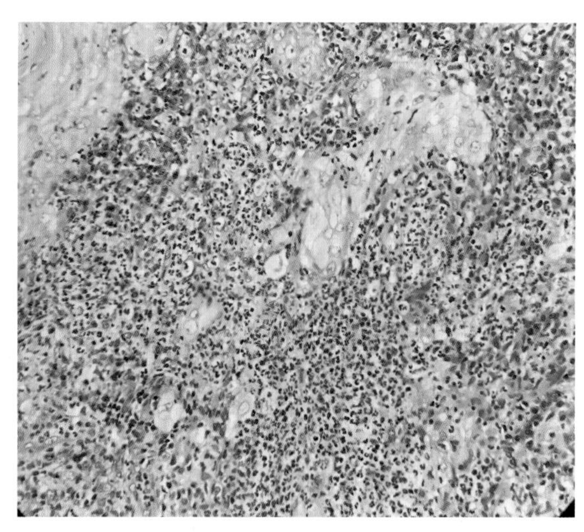

图 9-3-2 申克孢子丝菌复合群:组织标本,PAS 染色,×400

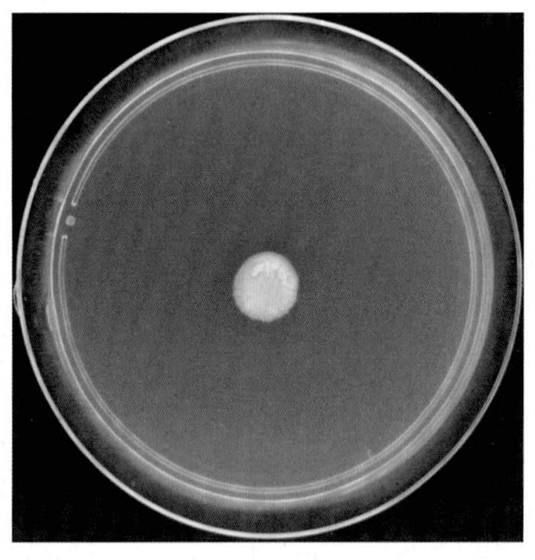

图 9-3-3 申克孢子丝菌复合群菌落:SDA,25℃,7 d

湿、光滑,有皱褶或折叠。颜色多变,从白色到奶油色到黑色渐变。在含血的脑心浸液琼脂上,37℃培养,菌落无气生菌丝,白色到灰黄色,酵母样。有球形或卵圆形的出芽的酵母样细胞。

2. PDA 上菌落与 SDA 上相似,只是菌落色素较深。培养 21 d 后的菌落呈浅橘色到灰橘色。

3. CMA 和燕麦培养基(OA):呈褐色到黑褐色,在 CMA 上的产孢最好,推荐使用 CMA 观察显微镜特征。

4. 菌落相转化:菌株在 28℃的 SDA 上生长呈丝状,将其反复转移到脑心浸液琼脂上在 35℃环境中培养 10 d,经 5 次重复后,菌丝相可转化为酵母相。

见图 9-3-3 至图 9-3-9。

(三) 镜下结构

室温培养,菌丝纤细直径 1～2 μm,分枝分隔,松散或束状排

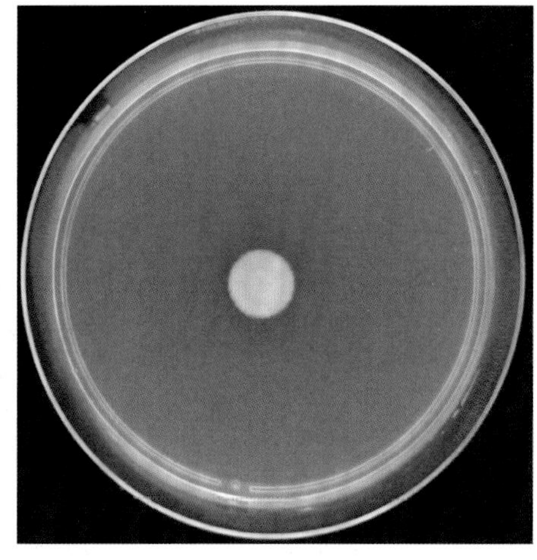

图 9-3-4 申克孢子丝菌复合群菌落:PDA,25℃,7 d

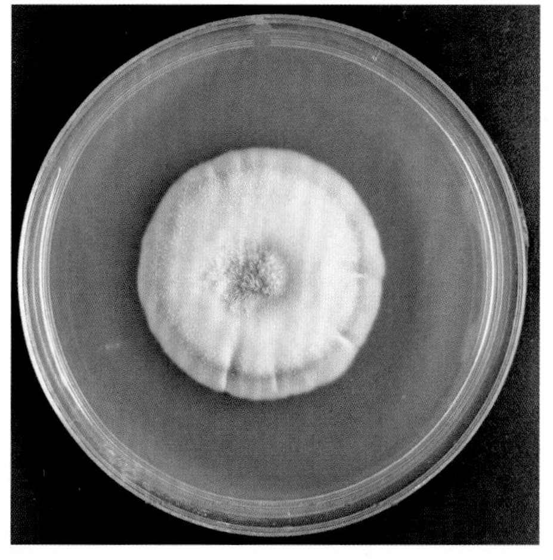

图 9-3-5 申克孢子丝菌复合群菌落:SDA,28℃,21 d

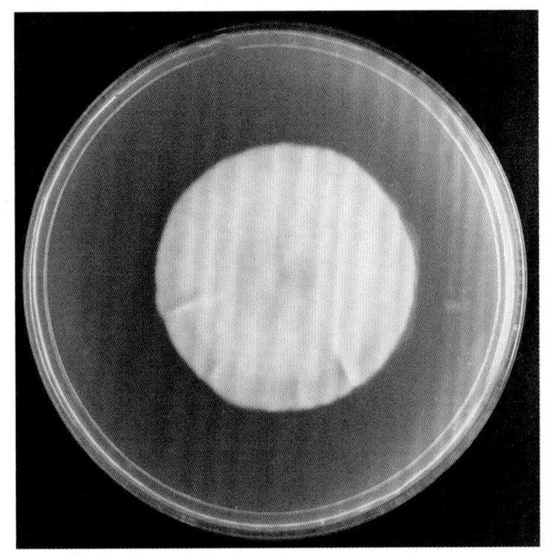

图 9-3-6 申克孢子丝菌复合群菌落(背面):SDA,28℃,21 d

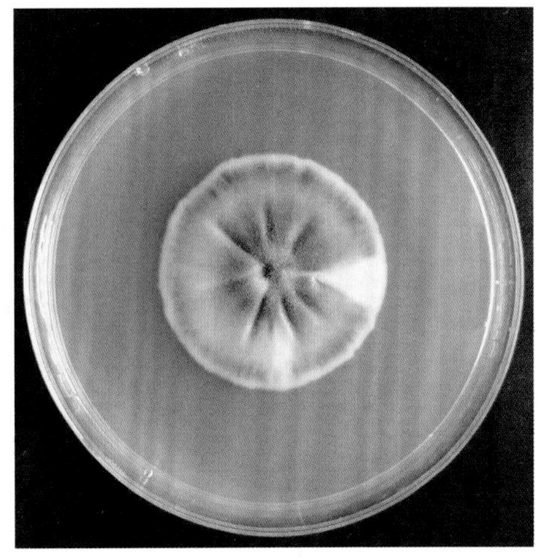

图 9-3-7 申克孢子丝菌复合群菌落:PDA,28℃,21 d

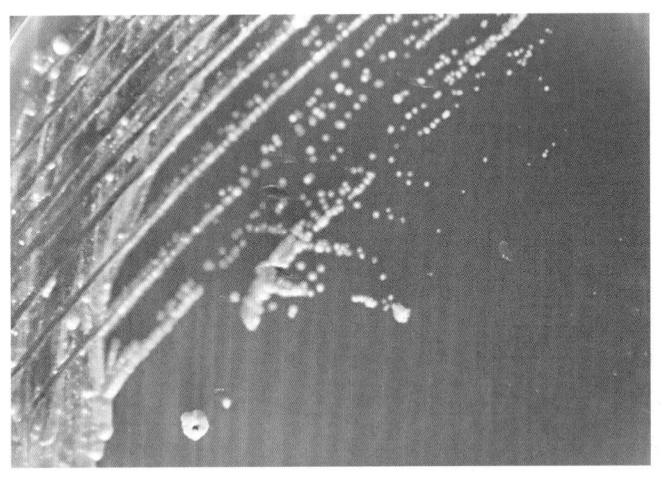

图 9-3-8 申克孢子丝菌复合群菌落:PDA,35℃,7 d

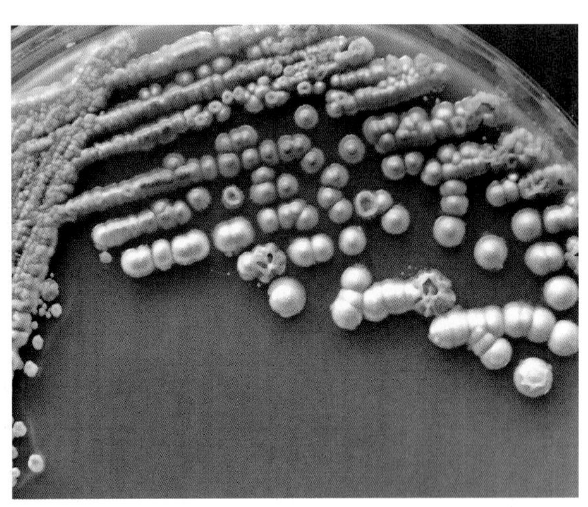

图 9-3-9 申克孢子丝菌复合群菌落:PDA,35℃,14 d

列;分生孢子梗直立,顶端轻微膨大;分生孢子水滴形或卵圆形,(2～3)μm×(3～6)μm,透明至棕色,可花朵样排列在孢子梗顶端,也可套袖样附着于菌丝两侧。37℃培养,酵母孢子圆形、卵圆、梭形至雪茄形,(1～3)μm×(3～10)μm,单个细胞可产生一个或多个芽。见图 9-3-10 至图 9-3-15。

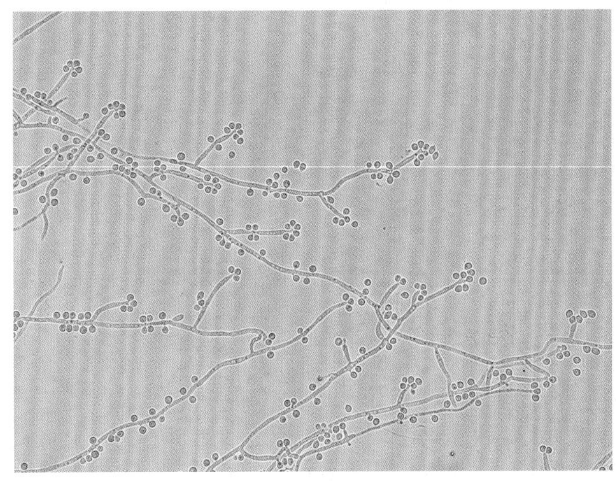

图 9-3-10 申克孢子丝菌复合群镜检:SDA,25℃,9 d,未染色,×400

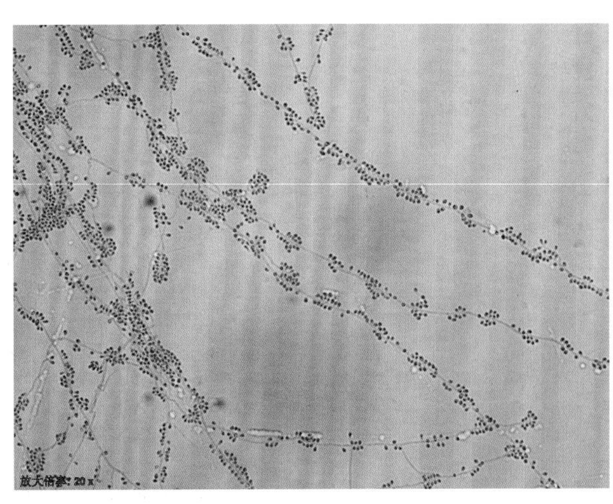

图 9-3-11 申克孢子丝菌复合群镜检:SDA,25℃,9 d,乳酸酚棉蓝染色,×100

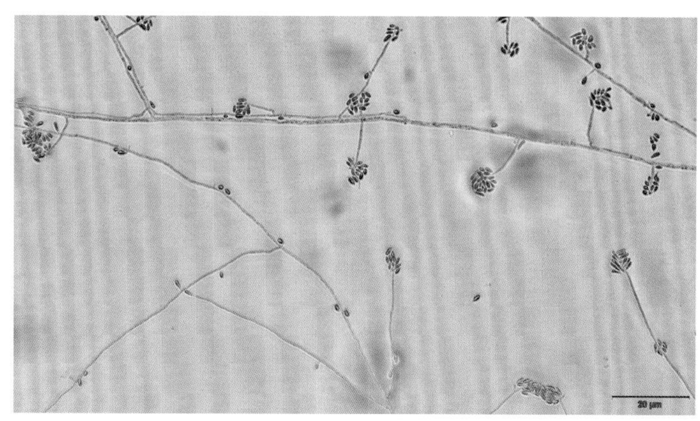

图 9-3-12 申克孢子丝菌复合群镜检:SDA,25℃,9 d,乳酸酚棉蓝染色,×400

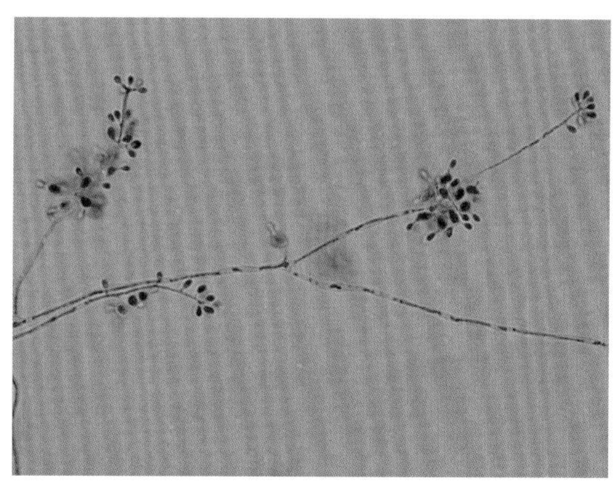

图 9-3-13 申克孢子丝菌复合群镜检:SDA,25℃,14 d,乳酸酚棉蓝染色,×400

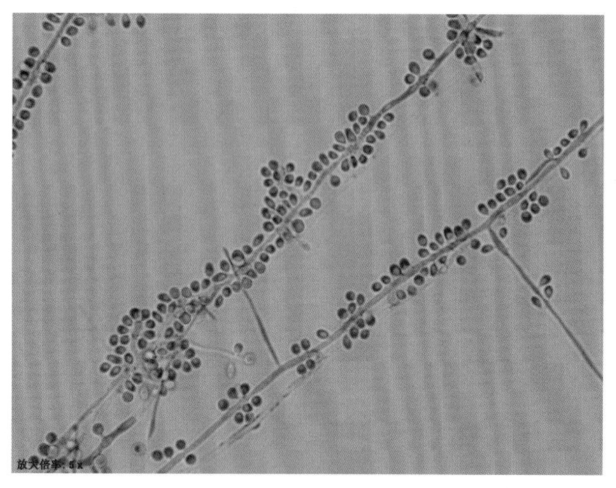

图 9-3-14 申克孢子丝菌复合群镜检:SDA,25℃,9 d,乳酸酚棉蓝染色,×1 000

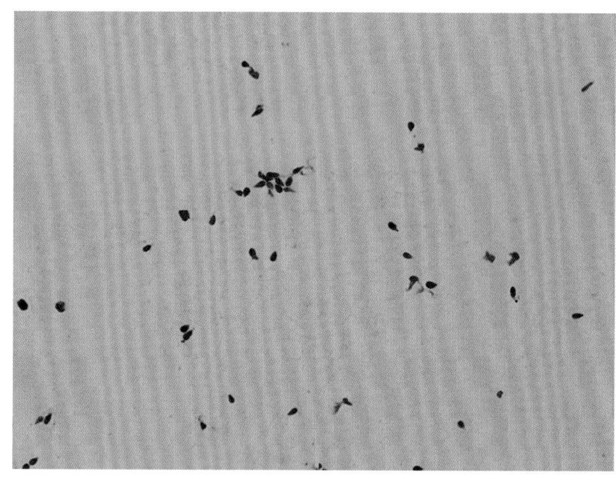

图 9-3-15 申克孢子丝菌复合群镜检:SDA,37℃,7 d,乳酸酚棉蓝染色,×1 000

三、鉴定与鉴别

(一)鉴定要点

霉菌相转换成酵母相是鉴定申克孢子丝菌复合体的关键性试验之一。该菌室温培养分生孢子梗直立,分生孢子花朵样或套袖样排列;35~37℃培养可见卵圆形至雪茄形酵母样孢子。

(二)属内鉴别

部分致病性孢子丝菌的表型鉴别法(表 9-3-1),但表型鉴定容易导致错误结果。

表 9-3-1 部分致病性孢子丝菌鉴别

菌名	CMA 培养出现无柄有色分生孢子	SDA 30℃生长 21 d 直径>50 mm	SDA 37℃生长情况	同化试验结果	
				蔗糖	棉子糖
白色孢子丝菌	否	是	是	+	−
巴西孢子丝菌	是	否	是	−	−
球形孢子丝菌	是	否	否	+	−

（续　表）

菌名	CMA 培养出现无柄有色分生孢子	SDA 30 ℃生长 21 d 直径>50 mm	SDA 37 ℃生长情况	同化试验结果	
				蔗糖	棉子糖
墨西哥孢子丝菌	是	是	是	+	+
申克孢子丝菌	是	否	是	+	+

注：CMA：玉米琼脂，cornmeal agar。

四、抗真菌药物敏感性

酵母相和霉菌相孢子丝菌药敏结果可出现明显差异，申克孢子丝菌菌丝相对两性霉素 B、伊曲康唑、特比萘芬的 MIC 值高于酵母相的 MIC 值，对氟康唑、伏立康唑和 5 -氟胞嘧啶的 MIC 值，两者无差异。

五、临床意义

孢子丝菌病可有各种表现，可分为固定型孢子丝菌病、淋巴管型孢子丝菌病、播散型孢子丝菌病以及非皮肤孢子丝菌病。孢子丝菌常由外伤破损的皮肤侵入机体，然后沿淋巴管扩散，引起亚急性或慢性肉芽肿，皮损多局限于暴露部位，形成结节、化脓、溃烂等；罕见情况下也可经口进入肠道或经呼吸道进入肺，随后经血行播散至其他器官，引起中枢神经系统、肺和消化道的感染。近年来，多有孢子丝菌病暴发流行的报告，在不同的人群中，如园丁、农民工、猎犰狳的人，以及与家猫接触的人。

申克孢子丝菌和球形孢子丝菌在热带和亚热带潮湿地区流行，以美洲、非洲、澳大利亚和亚洲为高发地区；巴西孢子丝菌主要分布在巴西，具有较高的毒力；卢里孢子丝菌仅有散发病例报道。我国作为孢子丝菌病的高发地区，尤其是东北地区，2018 年前报道从孢子丝菌病患者分离出的病原菌几乎全是球形孢子丝菌，申克孢子丝菌仅 4 例；值得注意的是 2019 年江西省患者分离出的 33 株孢子丝菌中申克孢子丝菌有 20 例，球形孢子丝菌仅 13 例。

（冯长海　胡龙华　徐和平）

参考文献

1. Li J, Zhan P, Jiang Q, et al. Prevalence and antifungal susceptibility of *Sporothrix* species in Jiangxi, central China [J]. Med Mycol, 2019,57(8):954 - 961. doi:10.1093/mmy/myy163. PMID:30657948.
2. 郭亚南，俞梦微，刘慧瑜. 孢子丝菌病原学的研究进展[J]. 临床与病理杂志，2019,39(5):1074 - 1079.
3. 张明瑞，杨鑫，赵飞，吕莎，龚杰，周盈，李福秋. 孢子丝菌复合体分子分型研究进展[J]. 菌物学报，2019,38(8):1235 - 1244.
4. Marimon R, Gene J, Cano J, Guarro J. *Sporothrix luriei*: a rare fungus from clinical origin [J]. Med Mycol, 2008, 46(10):621 - 625.

皮炎芽生菌

一、简介

皮炎芽生菌（*Blastomyces dermatitidis*）属于芽生酵母属，为双相真菌。皮炎芽生菌病是典型的地方性真菌病，主要流行于美国东部、南美洲和非洲，流行地区以外的病例罕见。

二、培养及镜检

(一)培养

1. 沙氏琼脂培养基:皮炎芽生菌为双相真菌,菌落形态与培养温度有关。室温下生长慢,开始为酵母样菌落,薄膜蜡状,随培养时间延长,菌落表面逐渐产生白色绒毛样菌丝,菌落呈黄褐色、褐色至棕色,反面为黄褐色;35~37 ℃培养为酵母样菌落,表面皱褶、堆积、蜡样,奶油样色或棕褐色。

2. PDA 与 SDA 平板上菌落类似。

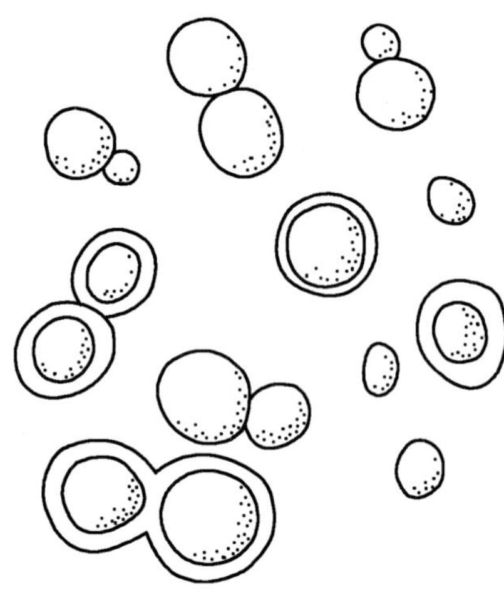

图 9-4-1 皮炎芽生菌酵母相

(二)镜下形态

1. 菌丝相:室温培养呈菌丝相,菌丝分隔,分生孢子梗顶端产孢或直接在菌丝两侧产孢,分生孢子单个、梨形,陈旧培养基中可产生厚壁孢子。

2. 酵母相:35~37 ℃培养呈酵母相,酵母样细胞个头大,壁厚、光滑,近球形,在宽基部出芽,通常子细胞长到与母细胞同样大小才脱离母细胞,脱离前可见厚壁的双轮廓样芽生孢子。见图 9-4-1。

三、鉴定与鉴别

(一)鉴定要点

1. 双相型真菌,室温为菌丝相,35~37 ℃为酵母相;

2. 生长速度慢;

3. 菌丝相时分生孢子为梨形,梨形的孢子和分生孢子梗像棒棒糖样或菌丝两侧排列的梨形、球形孢子;

4. 酵母相时呈双轮廓的厚壁芽生孢子。

(二)鉴别

与金孢霉属和赛多孢属的鉴别:后两者不是双相真菌,在 37 ℃不能转换成酵母相。

四、抗菌药物敏感性

伊曲康唑对皮炎芽生菌有很强的体外抗菌活性,酮康唑有较强的体外抗菌活性,氟康唑对皮炎芽生菌体外抗菌活性低。

五、临床意义

皮炎芽生菌为芽生菌病的病原体。经创伤接种感染或机体吸入孢子播散至其他脏器,主要侵及皮肤和骨骼,也可播散至泌尿生殖道及神经系统等。皮炎芽生菌为生物安全等级三级,在操作皮炎芽生菌培养物时应在生物安全柜中进行。

(胡龙华)

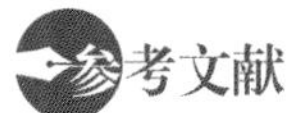

参考文献

Chapman SW, Rogers PD, Rinaldi MG, et al. Susceptibilities of clinical and laboratory isolates of *Blastomyces dermatitidis* to Ketoconazole, Itraconazole, and Fluconazole [J]. Antimicrob Agents Chemother, 1998,42(4):978 - 980.

● 粗球孢子菌 ●

一、简介

粗球孢子菌隶属于子囊菌门、盘菌亚门、散囊菌纲、爪甲团囊菌目(Onygenales)、爪甲团囊菌科(Onygenaceae)、球孢子菌属,同源分析证实最初认为属内的唯一种粗球孢子菌实际为粗球孢子菌(*C. immitis*)和波萨球孢子菌(*C. posadasii*)2 个种。此 2 个菌种形态学一致,只能通过基因分析和在高盐浓度存在时有不同的生长率(波萨球孢子菌生长更慢)来区别。粗球孢子菌分布仅限于墨西哥西北部、加利福尼亚和华盛顿;波萨球孢子菌则广泛分布在美洲,从索诺拉沙漠(Sonoradesert)和奇瓦瓦沙漠(Chihuahua deserts)(包括亚利桑那州、得克萨斯州、新墨西哥州和墨西哥州东北部)到中美洲和南美洲。

粗球孢子菌为双相型真菌,有独特的腐生和寄生生活周期:在无生命的有机物中呈菌丝相腐生生活,在宿主体内呈酵母样小球体寄生生活。当关节孢子被易感宿主吸入或接种于特殊培养基培养后,可转化为产内生孢子(endospores)的小球体;小球体体积较大、壁厚、不出芽;内生孢子可充满小球体,或者小球体中央有一个空泡,内生孢子排列在小球体内壁;小球体成熟后破壁释出内生孢子,后者可入侵周围组织,形成小球体-内生孢子循环;此过程为寄生周期。当小球体或内生孢子在自然环境中或转入室温进行培养时,孢子萌发,形成菌丝、关节孢子,此过程为腐生周期,见图 9-5-1。小球体内的内生孢子可在宿主体内播散,但不会在宿主间播散。

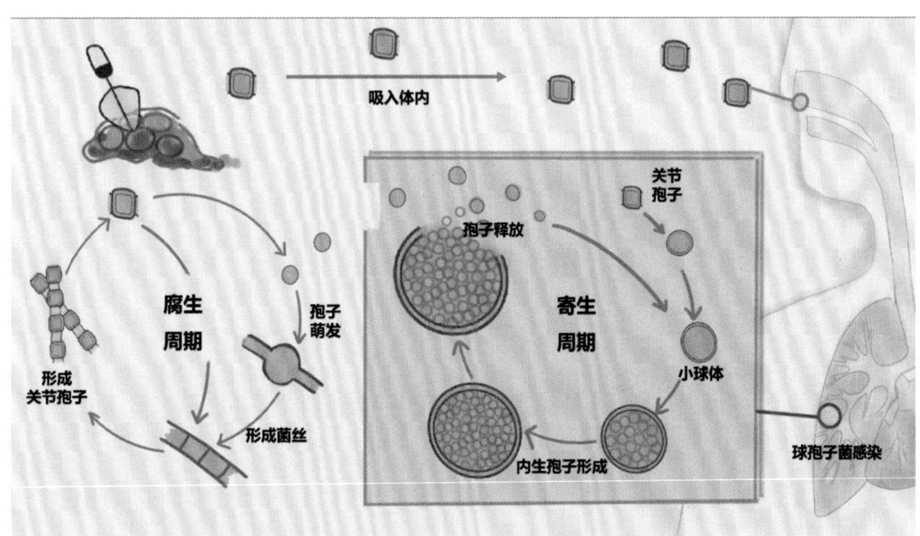

图 9-5-1 球孢子菌的生命周期。①腐生阶段(左):菌体丝状生长,形成关节孢子。②无性的分生孢子可被易感宿主吸入,会经历形态转换,形成小球体,进入寄生周期(右):小球体结构成熟后含有内生孢子,可传播到宿主的其他身体部位,包括皮肤、骨骼或中枢神经系统

本菌的危害程度在我国归为第二类,培养及鉴定必须十分小心。最好采用试管法进行培养。为避免接种时传播,可在试管内加入灭菌生理盐水,然后在生物安全柜内操作。菌落需用 1%甲醛处理数小时后才可镜检,防止吸入。

二、培养及镜检

（一）培养

沙氏琼脂培养基上，25 ℃培养，菌落生长中速，光滑或毡状，颜色由白色逐渐演变为灰色，最后变为棕色。反面呈奶油色至棕色；血平板和中国蓝平板上也能生长良好，科玛嘉显色平板反面呈蓝色，见图 9-5-2 至图 9-5-7。与常见的温度双相型真菌不同，本菌 37 ℃环境培养，常规培养基上无酵母样菌落出现。在 20% CO_2 环境、37～40 ℃特殊培养基(如鸡胚)上，可转化为酵母样或组织型生长。

（二）镜下结构

25 ℃培养，菌丝直角分枝、有隔，关节孢子透明，单细胞，短柱状或桶状，(3～12)μm×(3～4.5)μm，壁光滑，厚度为(3～8)μm×(3.5～4.5)μm，相邻关节孢子间有一个中空孢间连体(disjunctor cell，孢间连体细胞)，偶尔也会出现连续数个孢子后空一个孢间连体；乳酸酚棉蓝染色时更加明显，具特征性。球拍样菌丝在幼稚型菌落上常见，组织或体液镜检，可见球形体(成熟的球形体直径为 20～60 μm)，内含内生孢子(直径 2～5 μm)，见图 9-5-8 至图 9-5-11。

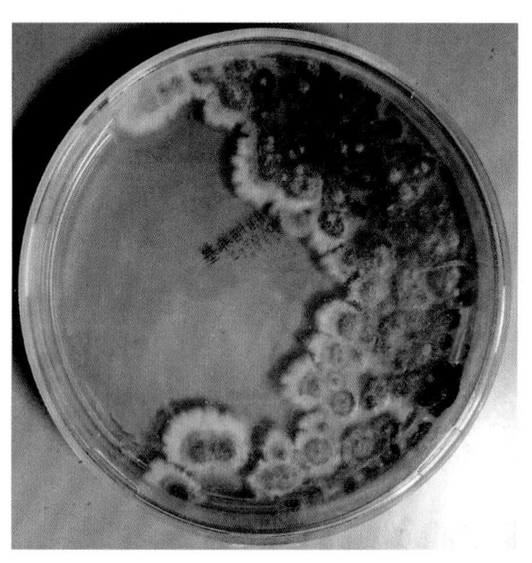

图 9-5-2 球孢子菌菌落：SDA，28 ℃，6 d

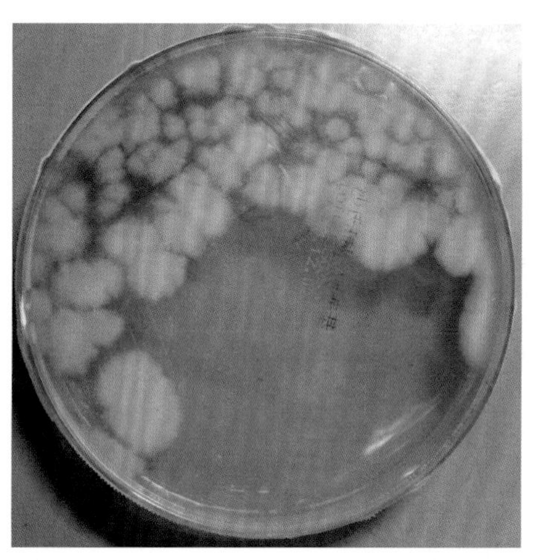

图 9-5-3 球孢子菌菌落(背面)：SDA，28 ℃，6 d

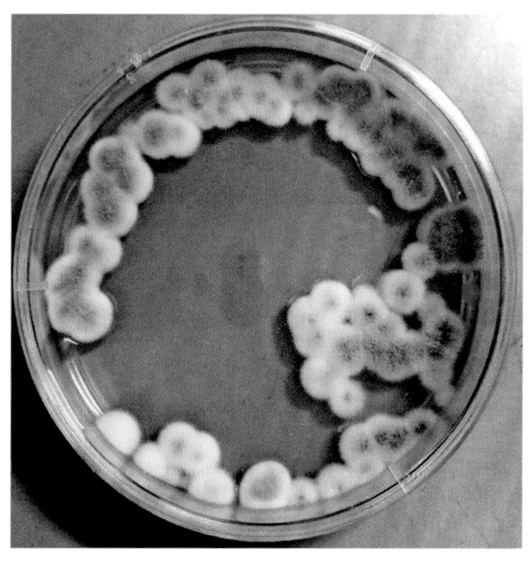

图 9-5-4 球孢子菌菌落：科玛嘉显色平板，28 ℃，6 d

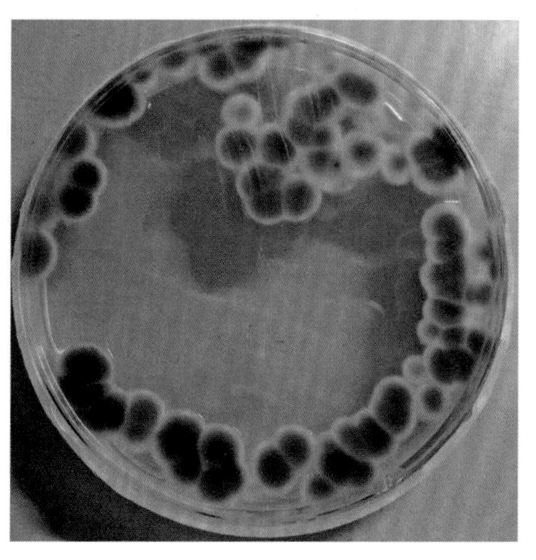

图 9-5-5 球孢子菌菌落(背面)：科玛嘉显色平板，28 ℃，6 d

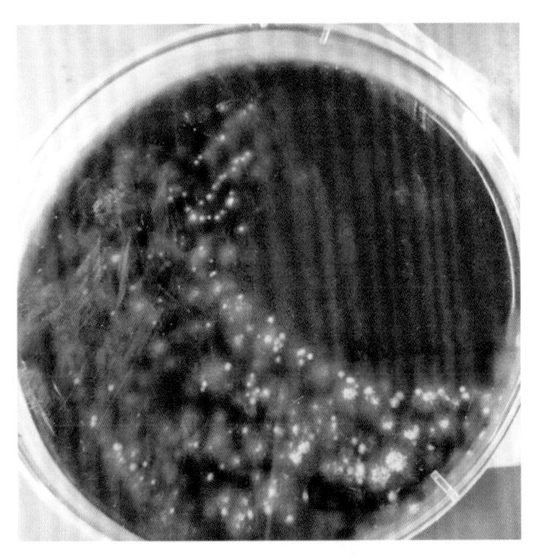

图 9-5-6　球孢子菌菌落：血平板，35 ℃，2 d

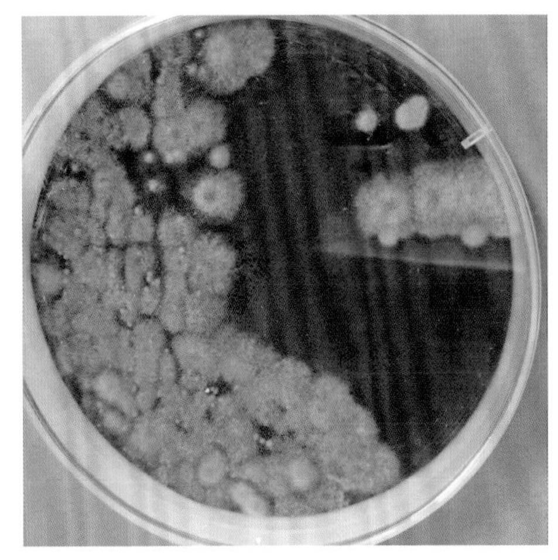

图 9-5-7　球孢子菌菌落：中国蓝平板，35 ℃，2 d

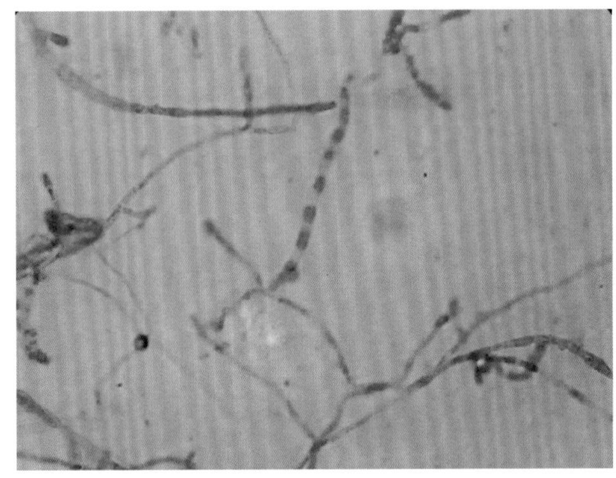

图 9-5-8　球孢子菌镜检：SDA，35 ℃，6 d，乳酸酚棉蓝染色，×1 000

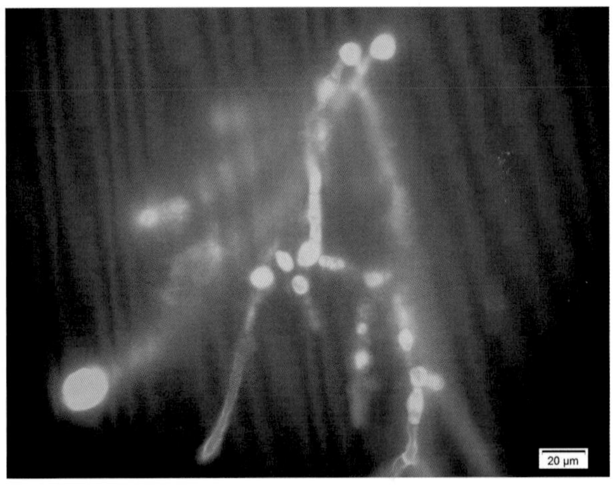

图 9-5-9　球孢子菌镜检：SDA，35 ℃，6 d，荧光染色，×1 000

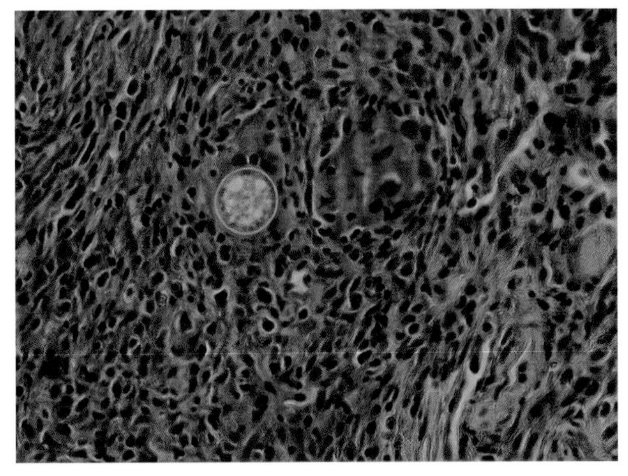

图 9-5-10　球孢子菌镜检：肺泡灌洗液，HE 染色，×400

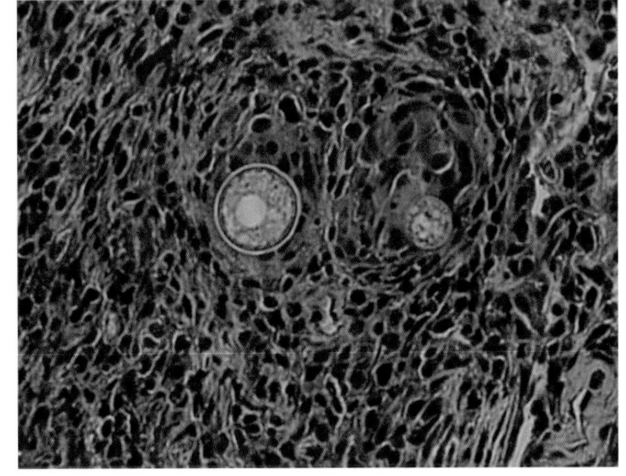

图 9-5-11　球孢子菌镜检：肺泡灌洗液，HE 染色，×400

三、鉴定与鉴别

（一）鉴定要点

粗球孢子菌的鉴定依据：直接涂片或特殊培养找到含内生孢子的小球体；室温培养可找到长方形的节

孢子及孢间连体;将本菌悬液接种于小白鼠腹腔内或豚鼠睾丸中,可找到具特征性的小球体。

(二) 属间鉴定

1. 与地丝霉(*Geomyces*)鉴别:地丝霉无孢间连体,粗球孢子菌有。

2. 与畸枝霉(*Malbranchea*)鉴别:粗球孢子菌菌丝分枝近直角,可见桶状关节孢子;畸枝霉菌丝锐角分枝,有或无桶状关节孢子。

(三) 属内鉴定

球孢子菌属内粗球孢子菌和波萨球孢子菌,在腐生周期出现菌丝,在寄生周期出现小球体。二者形态学和致病性十分相似,但在基因组和转录组水平上有差异,属内鉴别需用分子生物学方法。

四、抗真菌药物敏感性

球孢子菌是双相真菌,其酵母相和菌丝相可能具有显著不同的敏感性,且用于酵母菌药敏试验方法(M27 - A4)不足以测试双相真菌病原体的酵母相细胞,故 CLSI 未提供球孢子菌体外药敏试验的参考方法。参见表 9-5-1。球孢子菌危害强度大,在我国,二级实验室禁止进行药物敏感实验。

表 9-5-1 球孢子菌菌丝相的体外药敏试验(μg/mL)

	多黏菌素 B	酮康唑	氟康唑	伊曲康唑	伏立康唑	泊沙康唑	米卡芬净	卡泊芬净
菌丝	0.25～2.0	—	—	<0.03～0.50	<0.03～2.0	—	—	—
酵母	0.03～0.50	0.03～0.16	2.0～64	0.03～1.0	0.03～1.0	0.06～1.0	0.02	8～64

注:—表示无数据。

五、临床意义

粗球孢子菌可致球孢子菌病(Coccidioidomycosis),常分布在美国的圣华金山谷且伴有发热,故又称山谷热(San Joaquin fever);也可出现在沙漠地带,称作沙漠风湿热(Desert rheumatism),我国少见。粗球孢子菌主要经呼吸道吸入感染,50%～60%患者无症状,10%患者最后发展为肺炎。可分为原发性肺部球孢子菌病、慢性进行性肺部球孢子菌病和播散性球孢子菌病三种类型。多数原发性粗球孢子菌感染局限于肺脏,表现为轻度自限性呼吸道感染,少数可致播散性致死性全身感染,可在皮肤、皮下组织、淋巴结、骨骼、肝脏、肾脏、脑膜或其他组织形成局灶性病变。

(冯长海 刘红)

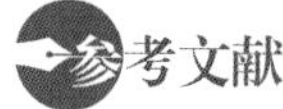
参考文献

1. Gnat Sebastian, Łagowski Dominik, Nowakiewicz Aneta, Dyląg Mariusz. A global view on fungal infections in humans and animals: Infections caused by dimorphic fungi and dermatophytoses. [J]. Journal of applied microbiology, 2021, 131(6):2688 - 2704. doi:10.1111/jam.15084. Epub 2021 Apr 13.

2. Kirkland, Fierer. *Coccidioides immitis* and *posadasii*; A review of their biology, genomics, pathogenesis, and host immunity [J]. Virulence, 2018, 9 (1): 1426 - 1435. doi: 10.1080/21505594.2018.1509667. PMID: 30179067; PMCID: PMC6141143.

3. Emily Whiston, Hua Zhang Wise, Thomas J Sharpton, Ginger Jui, Garry T Cole, John W Taylor. Comparative transcriptomics of the saprobic and parasitic growth phases in *Coccidioides spp*. [J]. PLoS ONE, 2017,7(7):e41034.

doi:10.1371/journal.pone.0041034. Epub 2012 Jul 20. PMID:22911737; PMCID: PMC3401177.

4. Daniel RK, Karis JM, Bridget MB. The mysterious desert dwellers: *Coccidioides immitis* and *Coccidioides posadasii*, causative fungal agents of *coccidioidomycosis* [J]. Taylor & Francis, 2019, 10(1): 222 - 233. doi: 10.1080/21505594.2019.1589363. PMID:30898028; PMCID: PMC6527015.

5. Kristie DG, Chad A. Rappleye antifungal therapeutics for dimorphic fungal pathogens [J], Virulence, 2017, 8(2): 211 - 221, DOI:10.1080/21505594.2016.1235653.

6. Van Dyke MCC, Teixeira MM, Barker BM. Fantastic yeasts and where to find them: the hidden diversity of dimorphic fungal pathogens [J]. Curr Opin Microbiol, 2019, 52(12):55 - 63. doi:10.1016/j.mib.2019.05.002. Epub 2019 Jun 7. PMID:31181385.

● 副球孢子菌 ●

一、简介

副球孢子菌属隶属于子囊菌门、盘菌亚门、散囊菌纲、爪甲团囊菌目、阿耶罗菌科(Ajellomycetaceae)。属内有5个种:巴西副球孢子菌(*P. brasiliensis sensu stricto*)、*P. americana*、*P. restrepiensis*、*P. venezuelensis*、卢氏副球孢子菌(*P. lutzii*),是双相型真菌,其中巴西副球孢子菌和卢氏副球孢子菌可致副球孢子菌病。巴西副球孢子菌为代表株,主要在亚热带雨林,多发生于中美洲和南美洲,尤其以巴西常见;其危害程度在我国归为第二类,培养及鉴定必须十分小心,需在生物安全柜内操作。卢氏副球孢子菌仅局限于巴西中部、中西部和北部、厄瓜多尔和委内瑞拉。

二、培养及镜检

(一)培养

1. 在SDA上,25～30℃培养呈菌丝相,菌落生长缓慢,2～3周后开始生长,皮革状,平坦至有皱纹,渐至毡状,最大直径不超过1.5 cm,颜色由白色逐渐演变为略带黄色,边缘整齐,背面呈棕色。

2. 在BHI上,35～37℃培养呈酵母相,菌落生长慢,奶油状或脑回状,表面光滑或有皱褶。

(二)镜下结构

1. 25～30℃培养,菌丝分枝,有隔;小分生孢子梨形,少量,侧生于菌丝上。培养过久可见厚壁孢子(间生或顶生)、关节孢子。

2. 35～37℃培养,脑心浸液琼脂上可见圆形、厚壁的酵母细胞(直径5～50 μm),上连有单个或多个芽生孢子(直径2～10 μm),典型时,酵母细胞外围生出许多芽生孢子,芽颈细,中截面形似"舵轮(steering wheel)",具特征性;有时可见芽体离开母细胞前萌发子细胞,形成的短链状酵母细胞。见图9-6-1。

三、鉴定与鉴别

(一)鉴定要点

直接镜检或组织病理见到典型的舵轮样酵母。

(二)属间鉴别

1. 与皮炎芽生菌鉴别:巴西副球孢子菌有典型的舵轮样细胞结构,芽颈细;皮炎芽生菌芽生孢子单

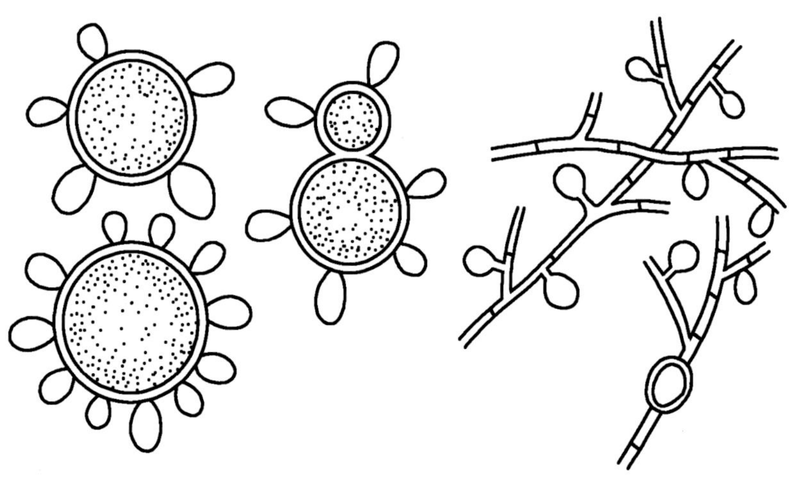

图 9-6-1 左:37℃培养镜检示意图;右:25℃培养或组织直接镜检示意图

生,芽颈粗,无舵轮样细胞结构。

2. 与新型隐球菌鉴别:巴西副球孢子菌黏蛋白卡红染色阴性,新型隐球菌黏蛋白卡红染色阳性。

(三)属内鉴定

属内巴西副球孢子菌应注意与卢氏副球孢子菌相区别,二者遗传学和流行病学上存在明显差异。前者孢子短圆,后者孢子细长;卢氏副球孢子菌可导致重症进展性腹膜炎(Intense progressive peritonitis),巴西副球孢子不会导致此疾病。属内鉴别也可用分子生物学方法。

四、抗真菌药物敏感性

副球孢子菌是双相真菌,其酵母相和菌丝相可能具有显著不同的敏感性,且用于酵母菌药敏试验方法(M27－A4)不足以测试双相真菌病原体的酵母相细胞,故 CLSI 未提供副球孢子菌体外药敏试验的参考方法。

文献报道多集中在副球孢子菌菌丝相的体外药敏试验:两性霉素 B 为 0.06～2.0 μg/mL,酮康唑<0.01～0.03 μg/mL,氟康唑 0.13～0.50 μg/mL,伊曲康唑<0.01～0.06 μg/mL,米卡芬净>64 μg/mL;有限数据报道副球孢子酵母相对米卡芬净的体外 MIC 为 4～6 μg/mL。

副球孢子菌危害强度大,在我国,二级实验室禁止进行药物敏感实验。

五、临床意义

副球孢子菌可致副球孢子菌病(Paracoccidioidomycosis),患者多在从事农业活动中吸入土壤中的副球孢子菌菌丝相的孢子或繁殖体,在肺泡沉积、转化为酵母相,然后,病原菌随血源和/或淋巴管扩散到感染宿主的任何部位致病。免疫低下者和免疫健全者均可感染。男女感染者的比例为 13∶1。多数正常人感染后不产生任何症状和体征,儿童和青少年有时会表现为急性播散性感染,主要以浅表和内脏淋巴结增大为特征,多数患者表现为慢性进行性感染,主要是由陈旧的静止性损害再活动所致。一些病例感染仅限于肺部,另一些感染可播散到黏膜、皮肤或其他器官,可致皮肤、肝、脾、肠、肾上腺损害,骨髓炎、关节炎、局限性脑肉芽肿或脑膜脑炎等。

(冯长海 刘 红)

参考文献

1. Teixeira MM, Theodoro RC, Nino-Vega G, et al. Paracoccidioides species complex: ecology, phylogeny, sexual reproduction, and virule [J]. PLoS Pathog, 2014,10(10):e1004397. Published online 2014 Oct 30. doi:10.1371/journal. ppat. 1004397.
2. Teixeiral MM, Theodoro R, Oliveira FFM, et al. Paracoccidioides lutzii sp. nov.: biological and clinical implications [J]. Medical Mycology, 2014,52(1):19 - 28.
3. Emidio Elúzia CP, Martha EUJ, Silva BR, et al. Melanin as a virulence factor in different species of Genus Paracoccidioides [J]. Journal of fungi (Basel, Switzerland), 2020, 6(4): 291. doi: 10.3390/jof6040291. PMID: 33213028; PMCID: PMC7712084.
4. Flavio Queiroz-Telles, Ahmed Hassan Fahal, Diego R Falci, et al. Neglected endemic mycoses [J]. The Lancet Infectious Diseases, 2017,17(11):e367 - e377. doi:10.1016/S1473-3099(17)30306-7. Epub 2017 Jul 31. PMID: 28774696.
5. Ashraf Nida, Kubat Ryan C, Poplin Victoria, et al. Redrawing the maps for endemic mycoses. [J]. Mycopathologia, 2020, 185 (5): 843 - 865. doi: 10.1007/s11046-020-00431-2. Epub 2020 Feb 10. PMID: 32040709; PMCID: PMC7416457.
6. Kristie DG, Chad A. Rappleye antifungal therapeutics for dimorphic fungal pathogens [J]. Virulence, 2017,8(2): 211 - 221, DOI:10.1080/21505594.2016.1235653.

● 伊蒙菌属和新伊蒙菌属 ●

一、分类与命名

伊蒙菌属(*Emmonsia*)归属于子囊菌门(Ascomycota)、子囊菌亚门(Pezizomycotina)、散囊菌纲(Eurotiomycetes)、散囊菌亚纲(Eurotiomycetidae)、爪甲团囊菌目(Onygenales)、阿耶洛菌科(Ajellomycetaceae)。该属的临床致病菌最常见的是新月伊蒙菌(*Emmonsia crescens*),主要感染哺乳动物尤其是啮齿动物,近年来也有少量人类感染的报道,所引起的疾病称为不育大孢子菌病(adiaspiromycosis),或称伊蒙菌病(Emmonsiosis)。主要感染途径是吸入伊蒙菌孢子,可导致播散性感染。原先的矮小伊蒙菌(*Emmonsia Parva*)划分到芽生菌属(*Blastomyces parvus*)。

新伊蒙菌属(*Emergomyces*)与伊蒙菌在分类学和形态学上很接近,主要是从伊蒙菌属中分离出来的一些种属,包括巴斯德新伊蒙菌[*Es. pasteurianus*,原名巴斯德伊蒙菌(*Em. pasteurianus*)]、非洲新伊蒙菌[*Es. africanus*,原名非洲伊蒙菌(*Em. africanus*)]、东方新伊蒙菌[*Es. orientalis*,原名东方伊蒙菌(*Em. orientalis*)]、加拿大新伊蒙菌[*Es. canadensis*,原名加拿大伊蒙菌(*Em. canadensis*)]、欧洲新伊蒙菌[*Es. europaeus*,原名欧洲伊蒙菌(*Em. europaeus*)]等菌种。由新伊蒙菌属引起的疾病叫新伊蒙菌病(*Emergomycosis*)。

本书介绍最常见的临床致病菌种新月伊蒙菌。

二、生物学特性

(一) 培养特性

新月伊蒙菌 26 ℃在 SDA 培养基上生长速度较慢,开始为白色至淡褐色菌落,渐渐转变为黄色、暗红色絮状物菌落。背面成灰褐色到红棕色 37 ℃在 BHI 培养基上呈酵母样菌落,奶油样,表面皱褶,可形成不育大孢子。

巴斯德新伊蒙菌在 SDA 上,26 ℃培养是生长速度中等,菌落白色、表面光滑或微绒毛,背面褐色。37 ℃在 BHI 培养基呈奶油状。

见图 9-7-1 至图 9-7-7。

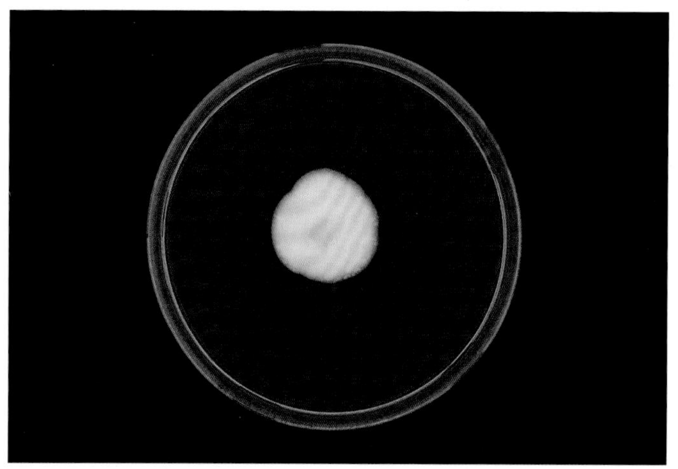

图 9-7-1 新月伊蒙菌:MEA, 26 ℃, 14 d

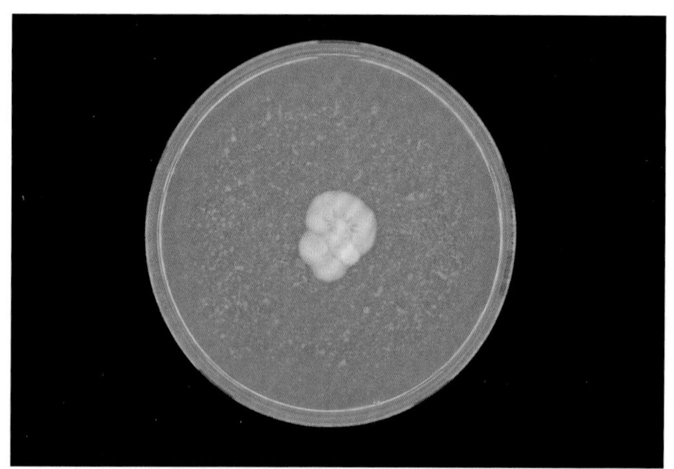

图 9-7-2 新月伊蒙菌:PDA, 36 ℃, 21 d

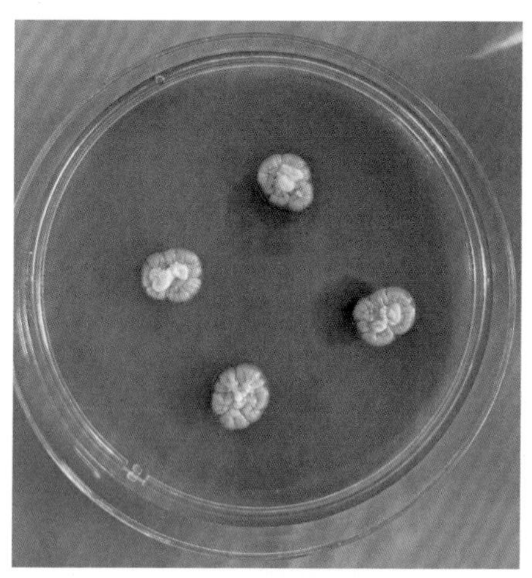

图 9-7-3 巴斯德新伊蒙菌:PDA, 26 ℃, 11 d

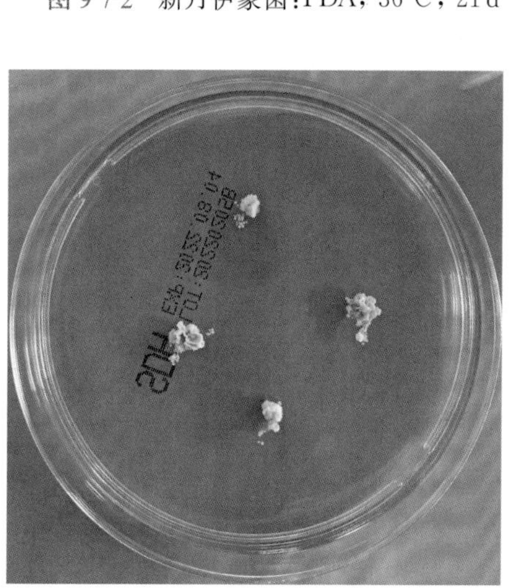

图 9-7-4 巴斯德新伊蒙菌:SDA, 26 ℃, 11 d

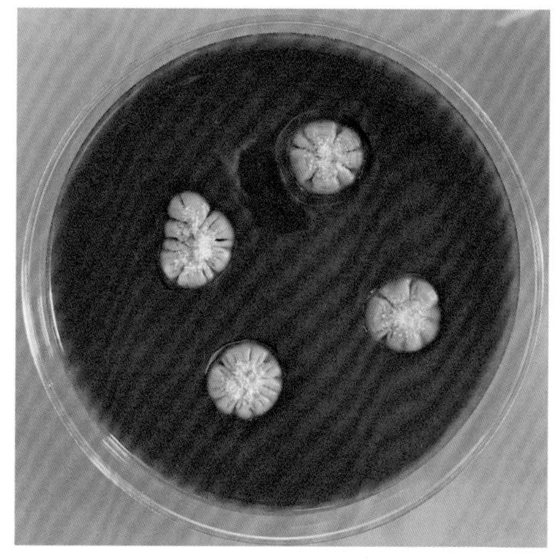

图 9-7-5 巴斯德新伊蒙菌:BA, 26 ℃, 11 d

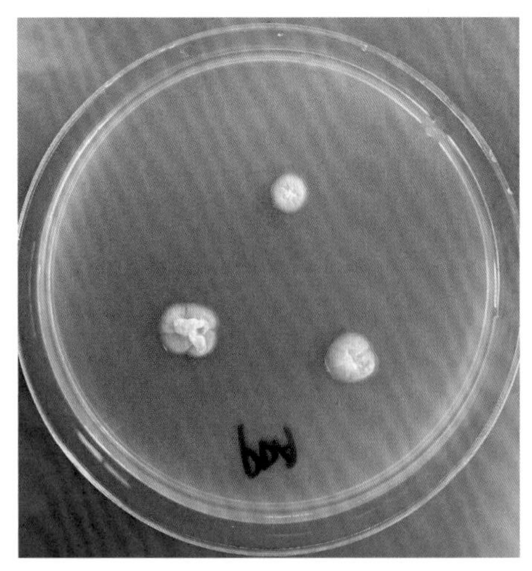

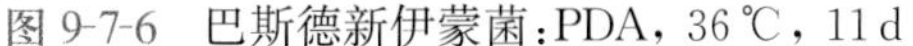

图 9-7-6　巴斯德新伊蒙菌:PDA，36℃，11 d

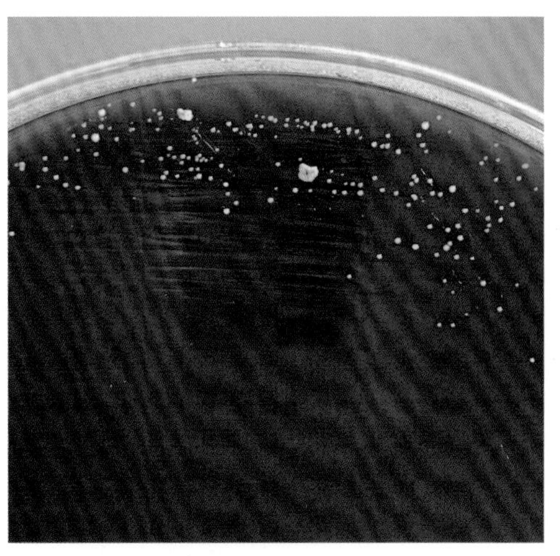

图 9-7-7　巴斯德新伊蒙菌:BA，36℃，11 d

（二）镜下形态

临床标本中的特点:新月伊蒙菌在肺部感染时，为胞内感染，可见组织细胞内的吞噬孢子，形成不育大孢子，不育大孢子形态很大，壁厚，其内不产生内生孢子，在体内不能繁殖，最终死亡，PAS 染色阳性。感染皮肤或者播散性感染累及皮肤时，呈溃疡样损害，取溃疡镜检可见到菌丝和孢子结构，如图 9-7-8 和图 9-7-9。

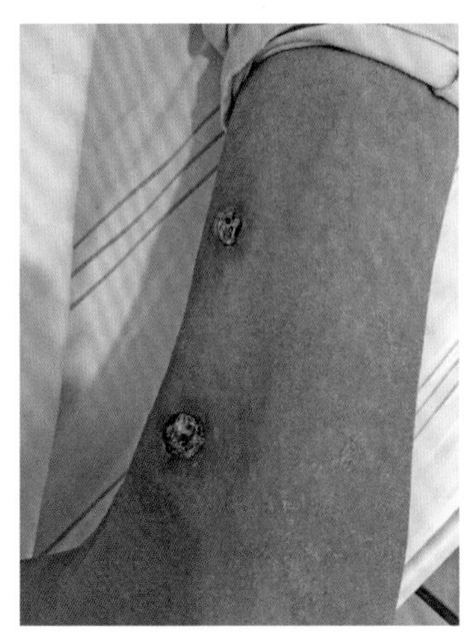

图 9-7-8　新月伊蒙菌:溃疡皮损

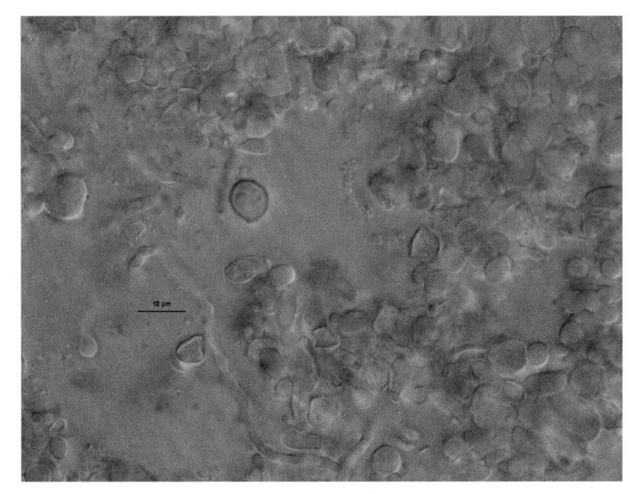

图 9-7-9　巴西伊蒙菌:溃疡皮损中的形态，未染色，×400

培养后镜下特点:新月伊蒙菌菌丝纤细，菌丝短而分枝。分生孢子无柄，发生于菌丝上，或者位于菌丝末端行成膨大。半透明，薄壁，单细胞，球形或者卵圆形，(2～5)μm×(2～4)μm，基底有一个窄窄的痕。37℃在 BHI 培养基上，呈酵母相生长。可见出芽孢子，部分孢子可以肿胀成椭圆形，体外生长直径最大可以达到 300 μm，而肺内感染态可以达到 500 μm，称为不育大孢子(adiaspore)，这是该菌与矮小伊蒙菌鉴别之处，后者孢子较小。

巴斯德新伊蒙菌 26℃培养时，分生孢子生长于纤细的菌柄上，或在膨大细胞上簇生，近透明，微疣状，薄壁，单细胞，球形。另可见无梗、宽基、疣状分生孢子。在 37℃下，BHI 酵母细胞呈椭球状在较窄的基部出芽，在较大的酵母细胞宽基出芽。

见图 9-7-10 至图 9-7-13。

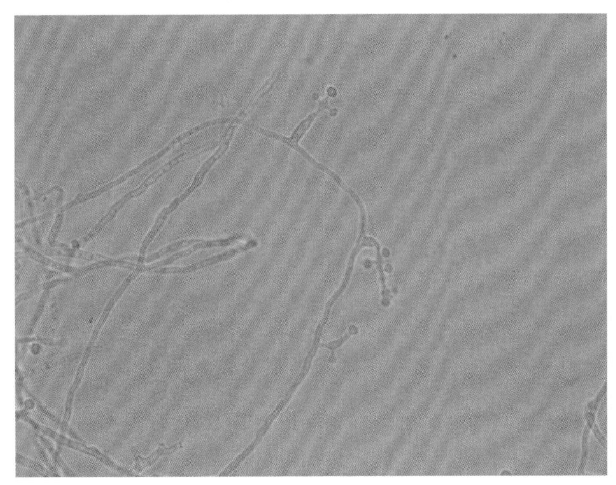

图 9-7-10 新月伊蒙菌镜检：PDA，26 ℃，14 d，未染色，×400

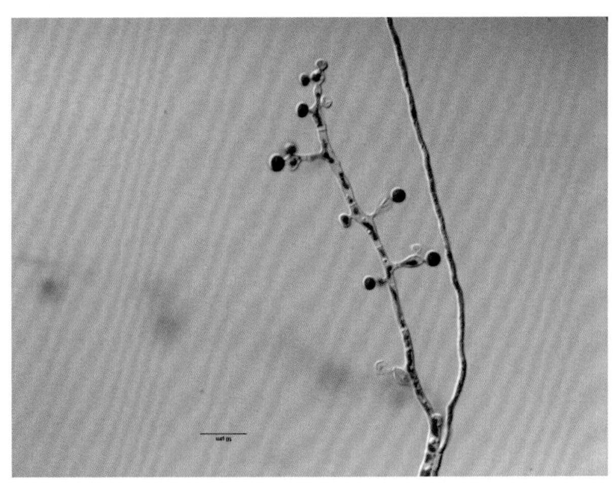

图 9-7-11 新月伊蒙菌镜检：PDA，26 ℃，14 d，乳酸酚棉蓝染色，×400

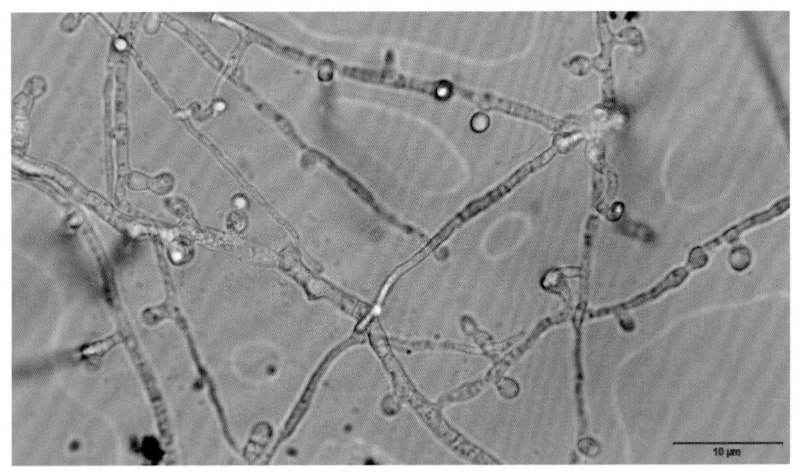

图 9-7-12 巴斯德新伊蒙菌镜检：PDA，26 ℃，14 d，未染色，×400

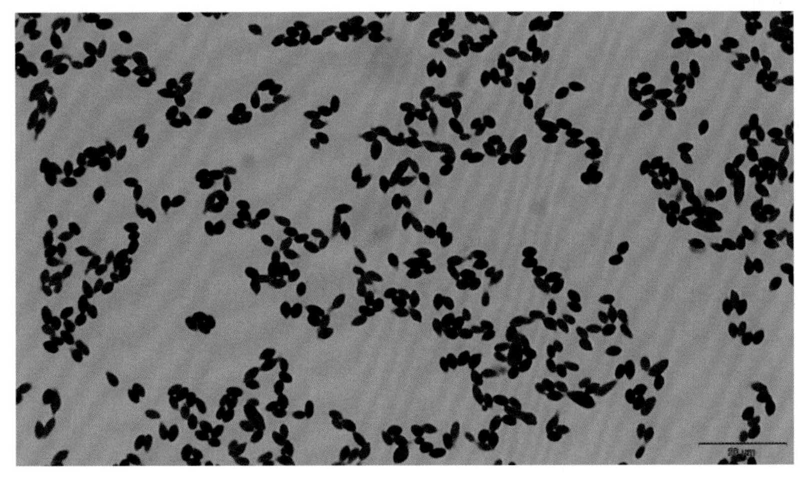

图 9-7-13 巴斯德新伊蒙菌镜检：PDA，36 ℃，14 d，革兰染色，×1 000

新伊蒙菌属在受感染的组织中或在 35～37 ℃温度下培养为酵母相。新伊蒙菌属组织内不能形成不育大孢子，但在体外 37 ℃营养丰富的培养基上可以发育成类似芽生酵母样细胞，窄基出芽，菌落酵母样，小，奶油色到灰褐色。37 ℃在 BHI 培养基上不会形成不育大孢子。在低于 30 ℃的体外环境中，呈菌丝相，在室温（24～27 ℃）培养时，生长缓慢，菌落为米黄色，分生孢子梗短而不分枝，与菌丝呈直角。

三、鉴定与鉴别

注意与阿耶洛菌科内其他几种双相真菌相鉴别，包括组织胞浆菌、副球孢子菌、粗球孢子菌、芽生菌和新伊蒙菌。区别见表 9-7-1。

表 9-7-1　临床常见阿耶罗科真菌区别

	伊蒙菌	新伊蒙菌	组织胞浆菌	副球孢子菌	粗球孢子菌	皮炎芽生菌
特征性结构	小分生孢子单细胞，不育大孢子直径可达≥500 μm	小分生孢子单细胞，近球形，直接产生于分生孢子梗上	齿轮状大分生孢子，8～14 μm。组织图片中可见芽殖孢子，外面有宽阔的晕	外围有许多芽生孢子的车轮状酵母细胞	关节孢子、孢间连体细胞和含内生孢子的球形体	宽基出芽孢子，子细胞和母孢细胞大小类似，不分离

四、抗真菌药物敏感性

临床治疗数据不多，体外药敏数据表明该属对两性霉素 B、伊曲康唑、伏立康唑、泊沙康唑、艾莎康唑的 MICs 均较低，对氟康唑 MIC 值高，对棘白菌素的结果则存在差异。

五、临床意义

伊蒙菌属于 BSL－2、RG－2 级菌。主要感染哺乳动物尤其是啮齿动物，少见也有感染食虫动物和肉食动物，少见感染人类。分生孢子来自于周围环境的土壤中，被吸入后，增大为不育大孢子，存留于肺泡。一般情况下，该不育大孢子静止不再移动，也不分裂繁殖，不引起临床症状或者仅仅有轻微呼吸道感染症状。病理上形成小的肉芽肿性改变，后期纤维化、慢慢吸收。在免疫缺陷人群，伊蒙菌可以引起症状明显或者播散性感染。南非首先报道了爆发伊蒙菌感染，均发生于 HIV 感染患者。

新伊蒙菌病（emergomycosis）主要发生于免疫低下的患者，最常见的是由 HIV 感染引起的细胞介导免疫缺陷患者，感染途径可能吸入空气中新伊蒙菌孢子后感染，主要的表现为广泛的皮肤损害。

【致谢】该节图片来自于中山大学附属第三医院皮肤科冯佩英教授馈赠，特此致谢！

（占　萍　徐和平）

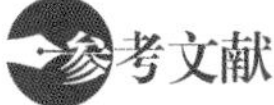参考文献

1. Dukik K, et al. Novel taxa of thermally dimorphic systemic pathogens in the Ajellomycetaceae (Onygenales) [J]. Mycoses, 2017, 60(5): 296－309.
2. Maphanga TG, et al. In vitro antifungal susceptibility of yeast and mold phases of isolates of dimorphic fungal pathogen emergomycesafricanus (Formerly Emmonsia sp.) from HIV-infected South African patients [J]. J Clin Microbiol, 2017, 55(6): 1812－1820.
3. Dukik K, et al. Antifungal susceptibility of emerging dimorphic pathogens in the family Ajellomycetaceae [J]. Antimicrob Agents Chemother, 2017, 62(1): 1－6.
4. Schwartz IS, et al. 50 years of emmonsia disease in humans: the dramatic emergence of a cluster of novel fungal pathogens [J]. PLoS Pathog, 2015, 11(11): 1－8.
5. de Hoog GS, Guarro J, Gené J, et al. Atlas of Clinical Fungi [M]. 4th edition. Washington DC: ASM, 2020.
6. Moukarbel GV, Wald DS. An emmonsia species causing disseminated infection in South Africa [J]. N Engl J, 2014, 370(3): 283－284.

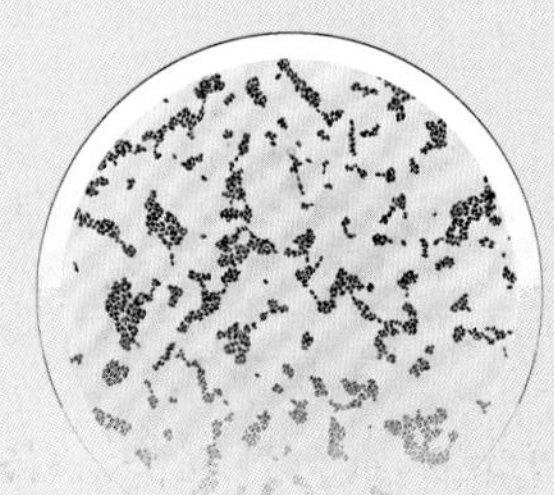

第十章

丝状真菌形态学鉴定

一、概述

一般丝状真菌的形态学鉴定主要以菌落形态和镜检特征为重要依据。通过观察培养生长的真菌菌落生长速度、颜色、大小、质地、形态等，再挑取菌落进行镜下形态观察，根据菌落和镜下特征，确定菌种。如果已分离出的菌株在镜下无可供鉴定的特征结构，应采用特殊培养基来促进孢子的形成。若形态的特征不明显，可进行玻片培养技术染色镜检后，再根据显微镜下未受干扰的真菌形态鉴定菌种。对于不熟悉的真菌鉴定，可查询相关真菌参考书。个别丝状真菌，需要增加特殊试验，进行鉴定。

曲霉属形态学主要依据镜检找到分生孢子头，观察顶囊形状、梗基，再根据菌落生长速度、颜色等鉴定到种。毛霉目真菌形态学主要依据镜下孢子囊形状、假根着生位置等鉴定到种。青霉属的鉴定主要依据菌落颜色和镜下帚状枝等。暗色真菌菌落形态相似，无特异性，主要依据镜下形态，重点观察分生孢子梗和分生孢子。双相真菌鉴别试验有体外双相形态转换试验、放线菌酮耐受试验、37 ℃生长试验和动物接种。皮肤癣菌的鉴定主要根据菌落的形态和镜下形态特征，大多数的皮肤癣菌通过表型可以鉴定到种，其中大分生孢子的特征尤为重要。毛癣菌属的大分生孢子呈圆柱状，壁光滑；表皮癣菌属的大分生孢子呈杵状，壁稍粗糙，无小分生孢子；小孢子菌属的大分生孢子呈梭状，壁粗糙。皮肤癣菌的鉴定困难在于：①虽为同一个种，但菌株之间菌落的形态差异甚大；②培养基的种类、培养温度和时间的长短都会影响菌落的形态、质地、颜色和大、小分生孢子的形成；③皮肤癣菌形态容易变异，甚至在鉴定过程中发生，以致失去特征性鉴定的依据。必要时还应辅以必需的鉴别试验。常用的鉴定试验有米饭培养基试验、玉米-吐温琼脂、DTM 试验、皮肤癣菌营养试验、尿素酶试验、配对试验、体外毛发穿孔试验及伍德灯检查等。

二、菌落形态

包括生长速度、菌丝高度、颜色、渗出物、气味和质地等。

（一）生长速度

1. 48～72 h 生长为快速。
2. 4～6 d 为较快。
3. 7～10 d 为中速。
4. 10 d 以上为较慢。
5. 3 周仅有少许生长为慢速。

（二）外观

扁平、疣状、折叠规则或不规则、缠结或垫状和其他。

（三）大小

菌落大小用 cm 来表示，菌落大小与生长速度和培养时间有关，一般在 14 d 左右测量菌落直径（个别曲霉和毛霉除外）。

（四）质地

平滑状、粉状、粒状、棉花状、粗毛状、皮革状、蜡状、黏液状和膜状等。

（五）颜色

菌落表面的颜色主要取决于孢子的颜色，而培养基背面的颜色来源于真菌所产生的可溶性色素及营养菌丝的颜色。不同的菌种表现出不同的颜色，菌落的颜色与培养基的种类、培养温度、培养时间、移种代数等因素有关。不同真菌可有相近颜色。

菌落表面的颜色有：①白色、乳白色；②粉红色，紫色；③灰色；④浅黄色、橘黄色、黄棕色；⑤绿色，蓝绿色；⑥褐色、棕色、棕黑色、灰黑色、黑色；⑦具多种颜色。

菌落反面颜色有：①奶酪色；②红褐色；③粉红色到深红色；④橘黄色；⑤褐色到黑色；⑥黄色到绿色；⑦其他。

（六）菌落的边缘

有些菌落的边缘整齐，有些不整齐。

（七）菌落的高度和下沉现象

有些菌落下沉现象明显，如黄癣菌、絮状表皮癣菌等，更有甚者菌落有时为之裂开。

（八）渗出物

一些真菌如青霉、曲霉的菌落表面会出现液滴。

（九）变异

有些真菌的菌落培养时间过长或多次传代培养而发生变异，菌落颜色减退或消失，表面气生菌丝增多，如絮状表皮癣菌在 2～3 周后便发生变异。

三、镜下形态

将试管或平皿培养基上生长的丝状真菌菌落，制片显微镜检查，或进行小培养，置普通光学显微镜下观察，寻找特征性结构，常见真菌特征性结构具体如表 10-0-1。结合菌落特点对丝状真菌进行鉴定。镜检前取菌落时间和方法特别关键，首选方法为透明胶带粘取法，其次是 L-型接种针刮取，以及小培养法。

对于镜下无特征性结构时，要想办法促使其特征性结构形成，常用的方法有：①延长培养时间，重新取菌落镜检；②转种 PDA，促进产孢，形成典型结构；③转种中国蓝培养基促进产孢，缩短菌落成熟时间，形成典型结构；④对于 PDA 上不产孢真菌，可考虑转种胡萝卜汁培养基促进产孢。

表 10-0-1 常见真菌特征性结构

菌属名	特征性结构
小孢子菌属	纺锤形大分生孢子
须癣(石膏样)毛癣菌	螺旋菌丝及未成熟葡萄状排列的小分子孢子
毛癣菌	大分生孢子棒形
表皮癣菌	杵状大分生孢子
孢子丝菌	袖套状菌丝及顶端着生的小分生孢子呈花瓣样排列
镰刀菌属	镰刀形大分生孢子
组织胞浆菌	齿轮样大分生孢子
毛霉目	球形或梨形孢子囊
曲霉属	分生孢子头
青霉属	帚状枝

四、常见真菌菌落成熟时间

详见表 10-0-2。

表 10-0-2 常见真菌菌落成熟所需时间

病原菌	菌落成熟所需时间(d)	病原菌	菌落成熟所需时间(d)
烟曲霉	3	组织胞浆菌属	15～20
黑曲霉	3	皮炎芽生菌属	<14
黄曲霉	3	粗球孢子菌属	7～14
土曲霉	3	副球孢子菌属	<21
构巢曲霉	3	申克孢子菌丝	<5
杂色曲霉	4	马尔尼菲篮状菌	<3
聚多曲霉	4	小孢子菌属	7～10
焦曲霉	3	毛癣菌属	6～14
亮白曲霉	7～14	表皮癣菌	<10
棒曲霉	3	紧密着色真菌	28
灰绿曲霉	7～21	裴氏着色真菌	14
根霉属	<4	威尼克外瓶霉	<21
毛霉属	<4	甄氏外瓶霉	<14
横梗霉属	<4	皮炎外瓶霉	<25
根毛霉	<4	疣状瓶霉	7～12
小克银汉霉属	<4	烂木瓶霉	6～10
共头霉属	<3	镰刀霉属	<4
冠状耳霉	<5	粉红单端孢	<4

（续　表）

病原菌	菌落成熟所需时间(d)	病原菌	菌落成熟所需时间(d)
蛙粪霉属	<5	瘤孢属	<7
青霉属	<4	附球菌属	<7
拟青霉属	<3	匐柄霉属	<5
短帚霉属	<5	链格孢属	<5
粘帚霉属	<4	皮司霉属	<5
木霉属	<5	单格孢属	<5
枝顶孢霉	5～7	烧瓶状霉	<7
尖端赛多孢	7	金孢子菌属	<6
多育节荚孢	<5	茎点霉属	<5
斑替枝孢瓶霉	<15	毛壳菌属	<5
卡氏枝孢霉	<18	轮枝孢	<4
枝孢属	<7	白僵菌属	<4
长蠕孢属	<5	奔马疣霉	<5
离蠕孢属	<5	双间新柱顶孢	<3
明脐霉属	<5	出芽短梗霉	3～5
弯孢属	<5	葡萄穗霉	<7

五、丝状真菌鉴定试验

（一）皮肤癣菌常用的鉴定试验

1. 米饭培养基试验

(1) 用途：用于鉴别奥杜盎小孢子菌和犬小孢子菌，还能促进许多皮肤癣菌产生孢子，有助于鉴定。

(2) 试验方法：将待鉴定菌接种于米饭培养基上，置25℃培养8～10 d后观察菌落形态和镜下特征，奥杜盎小孢子菌在米饭培养基上不生长或仅在接种处有棕色产生。犬小孢子菌则生长快而茂盛，产生淡黄色色素，有典型的大分生孢子产生。

2. 玉米-吐温琼脂试验

(1) 用途：含0.2%葡萄糖玉米-吐温琼脂的培养基能促进不典型的红色毛癣菌产生深红色色素，而其他常见的皮肤癣菌则无这种现象(土生性毛癣菌在此培养基上也会产生红色色素，应注意鉴别)，用于红色毛癣菌的鉴别。玉米-吐温琼脂如不加葡萄糖可用作念珠菌鉴定的小培养，以促进白念珠菌假菌丝和厚壁孢子的形成，也可促进暗色真菌孢子的形成。

(2) 试验方法：将待鉴定菌接种于玉米-吐温琼脂斜面上，置25℃培养。每周观察结果，连续培养4周。菌落有深红色色素产生判为阳性，表示待鉴定菌种为红色毛癣菌。若4周后仍为无色或仅为淡黄色及棕色，判为阴性。

3. DTM试验

(1) 用途：用于筛选皮肤癣菌，98%的皮肤癣菌能使DTM由酸变碱，培养基1周内由黄色变为红色。枝顶孢、皮炎芽生菌、甄氏外瓶霉、裴氏着色霉、荚膜组织胞浆菌、波氏赛多孢、疣状瓶霉、共头霉、金孢子菌、申克孢子丝菌、轮枝孢等1周内也有可能引起DTM的颜色改变，其他真菌不变色。DTM试验必须在

1周内观察颜色的改变，因为绝大多数能在DTM培养基上生长的真菌最终都能使DTM变成红色。

(2) 方法：将待鉴定菌接种于DTM斜面上，另接1管沙氏琼脂作为对照，置室温培养1周。1周内DTM斜面上有菌落生长，且菌落周围变红色为DTM试验阳性，表示待鉴定菌种有98%可能为皮肤癣菌。DTM斜面和沙氏琼脂斜面都有菌落生长，如果DTM斜面无颜色改变，待鉴定菌种不是皮肤癣菌。若只有沙氏琼脂斜面上有菌落生长，也表明待鉴定菌种不是皮肤癣菌。

4. 皮肤癣菌营养试验

(1) 用途：一些皮肤癣菌在生长过程中需要特别的营养，这种特性可用于一些菌种的鉴定。

(2) 试验方法：将待鉴定菌接种于毛癣菌营养琼脂培养基上，每管的接种量应尽可能相等，另外接种1管沙氏琼脂作为对照；全部斜面置25℃培养2周，若仍无结果可继续培养2周，或培养至沙氏琼脂培养基对照管的菌落生长良好为止，最多6周。以沙氏琼脂培养基作对照，检查菌落生长情况，比较菌落的大小。无生长为阴性，其他以1+～4+表示。

5. 尿素酶试验：用于鉴别石膏样小孢子菌和红色毛癣菌，98.2%的石膏样小孢子菌能在7 d内使尿素琼脂由黄变红，红色毛癣菌则无此现象。培养基使用葡萄糖浓度5%的尿素琼脂，接种后置25℃培养，另接1管石膏样毛癣菌作为阳性对照。

6. 配对试验

(1) 用途：配对试验最为可靠，但只适用于少数已发现有有性期的皮肤癣菌。

(2) 方法：是将已知的阳性、阴性菌株分别接种于平皿的半侧，另侧接种待鉴定菌株，用胶带将平皿封闭后置25℃培养4周。若为同一菌种，菌落交界处出现闭囊壳，外有包被菌丝和附属器，内有子囊含8个子囊孢子。用这种方法鉴定菌种最为准确，但只适用于已发现有性期的皮肤癣菌。

7. 体外毛发穿孔试验：在头发上形成楔形缺损为阳性。须癣毛癣菌可引起毛发穿孔，而红色毛癣菌则不能。方法如下。

(1) 在一个培养皿或试管内放一段1 cm长的健康人毛发，于121℃高压蒸汽灭菌10 min。使用不超过12岁儿童的浅色毛发可获得最清晰、最快速的结果。使用未经过定形、染发和烫发成年人的毛发也可以获得正确的结果。

(2) 在一个50 ml带有螺旋盖的无菌试管内放入8～10根无菌毛发片段，加入20～25 ml无菌蒸馏水和0.1 ml经过滤除菌的10%酵母提取物。

(3) 在试管中加入一块真菌培养物。

(4) 在室温下孵育4周或直至观察到阳性反应(平均8～10 d)。每周对其进行检查，取出1～2根培养的毛发，置于加1滴乳酸酚棉兰的载玻片上，盖好盖玻片。观察菌丝垂直穿透毛发引起的楔形穿孔。

8. 伍德灯检查：又称滤过性紫外线检查。在伍德灯下，一些皮肤癣菌感染的毛发会产生不同颜色的荧光，可辅助菌种的鉴定。凡士林、水杨酸等一些有机和无机物在伍德灯下也会产生荧光，注意鉴别。如果未发现荧光，也不能完全排除真菌感染的可能。检查前1周局部应停止使用外用药物，以免造成假阳性。

(1) 毛发呈亮绿色荧光：为羊毛状小孢子菌、奥杜盎小孢子菌、歪斜小孢子菌、铁锈色小孢子菌、石膏样小孢子菌。

(2) 毛发呈暗绿色荧光：为黄癣菌、腋毛癣菌。

(3) 皮屑金黄色荧光：为花斑癣菌。

(4) 皮屑呈鲜明红珊瑚色荧光：为红癣菌。

(5) 其他皮肤癣菌感染无荧光。

（二）双相真菌鉴定试验

1. 霉菌相转化为酵母相试验

(1) 材料：待鉴定菌种，需新鲜培养物。培养基：①SDA培养基；②BHIA培养基；③球囊培养基。

（2）方法

1）将待鉴定菌分别接种于 BHIA 斜面或球囊培养基（用于粗球孢子菌）及 SDA 葡萄糖蛋白胨琼脂培养基上。

2）将上述接种管置 37℃温箱中培养或置含 10% CO_2 的培养箱中培养（粗球孢子菌置含 20% CO_2 的培养箱中 40℃培养），SDA 管置室温培养，共观察 4 周，每周观察菌落和镜下形态。注意检查粗球孢子菌时必须先将菌处死，高压灭菌或福尔马林熏死，确保菌株已死之后方可检查。

3）若 37℃（粗球孢子菌 40℃）培养为酵母相，室温培养为霉菌相，酵母相又可恢复为霉菌相，可确定待鉴定菌为双相型真菌。

4）若经多次转换不成功（如荚膜组织胞浆菌转换困难），但高度怀疑为双相菌的菌株应进行动物接种，最后确定。

2．酵母相转化为霉菌相试验

（1）材料：待鉴定菌（需新鲜培养）。培养基：SDA 培养基。

（2）方法

1）将待鉴定菌接种于 SDA 斜面共两管。

2）将接种有待鉴定的 SDA 管置室温培养至菌落形成，2 周左右，检查菌落形态和镜下形态，如两管同时为霉菌相生长，即转移成功。

3．放线菌酮抑制试验：不同的真菌对放线菌酮的耐受性不同，有些菌生长被抑制，而有些菌却能耐受并生长，双相真菌室温时均能耐受放线菌酮，37℃时大部分菌能耐受，荚膜组织胞浆菌和皮炎芽生菌则被放线菌酮抑制，故本试验是对荚膜组织胞浆菌和皮炎芽生菌的一个辅助鉴定。

（1）材料：含放线菌酮（0.5 mg/mL）的 SDA 培养基为试验管，SDA 培养基为对照管，待鉴定菌种（必须新鲜培养）。

（2）方法

1）将待鉴定菌分别接种于上述两种培养基上各两管，取其中各 1 管分别置 25℃和 37℃培养至对照管生长。

2）若在两种培养基上 25℃和 37℃均有菌生长，说明待鉴定菌能耐放线菌酮，若试验管比对照管生长差，甚至无生长，说明放线菌酮对待鉴定菌部分抑制或完全抑制。

4．通过动物体内转相试验：有些菌种（如荚膜组织胞浆菌）霉菌相不易转换成酵母相，可采取动物接种，再取动物病变组织作直接镜检或病理检查可观察其酵母相。因此，动物接种方法也是判定真菌是否为双相性的一种可靠有效的方法。

（三）其他丝状真菌鉴定试验

1．37℃生长试验：有些真菌 37℃条件下不生长。

2．温度耐受试验：确定微生物的生长温度时，确保一致的接种量很重要。最好的方法是：在无菌生理盐水中配制均匀分散的菌悬液，将等量菌悬液加入每个斜面培养基或平板培养基，并在不同温度下孵育。必须在最适温度（通常为 30℃）下放置一个培养基作为质量控制。

3．芽管生成试验：用于鉴别一些暗色真菌如离蠕孢属（*Bipolaris*）、德氏霉属（*Drecbslera*）和凸脐孢属（*Exserobihum*）。

（1）在载玻片上加 1 滴水。

（2）挑取少量生长活跃的真菌置于水滴中，镜下观察以确认是否存在分生孢子。在菌悬液上盖 1 张盖玻片。

（3）室温下湿盒中孵育 8～24 h。

（4）显微镜下观察芽管的发生和部位。

4. 孢子诱导法:用于鉴定临床标本中分离到的所有不产孢的毛霉目真菌。经 25 ℃ SDA 培养的菌落由宽大、无隔至少隔、分枝、不形成孢子囊的透明菌丝构成。必须在生物安全柜内进行操作。

(1) 分离株在 SDA 平板上于 25 ℃培养 1 周。

(2) 切下一块 1 cm^2 布满菌丝生长的琼脂块。

(3) 将琼脂块转移至一个含有 20 ml 无菌蒸馏水和 0.2 ml 经过滤除菌的 10%酵母提取物的培养皿中,用收缩密封条密封以防止溢出。

(4) 将琼脂块在上述水溶液中 35～37 ℃孵育(较低温度会导致孢子囊产生更少或不产孢子囊)。孵育 5 d 后,水面可出现一层薄的菌膜。

(5) 孵有 5 d、10 d 和 15 d 时,分别取部分菌膜制备湿片(乳酸酚棉蓝染色),在显微镜下查找孢子囊。

六、真菌鉴定流程

操作建议:将生长在斜面上的丝状真菌,单点或三点接种于沙氏琼脂平板或马铃薯葡萄糖琼脂平板,观察菌落开始生长时间、生长速度、颜色变化、成熟及衰老时期形态及镜下典型形态拍照保存;对有丝状真菌生长的原始标本,进行 10% KOH 湿片镜检并拍照,可提高真菌鉴定能力和标本湿片法真菌镜检能力。培养基使用前一定要用常见曲霉验证培养基的质量,防止由于培养基原因造成的菌落颜色未显现而无法鉴定。见图 10-0-1。

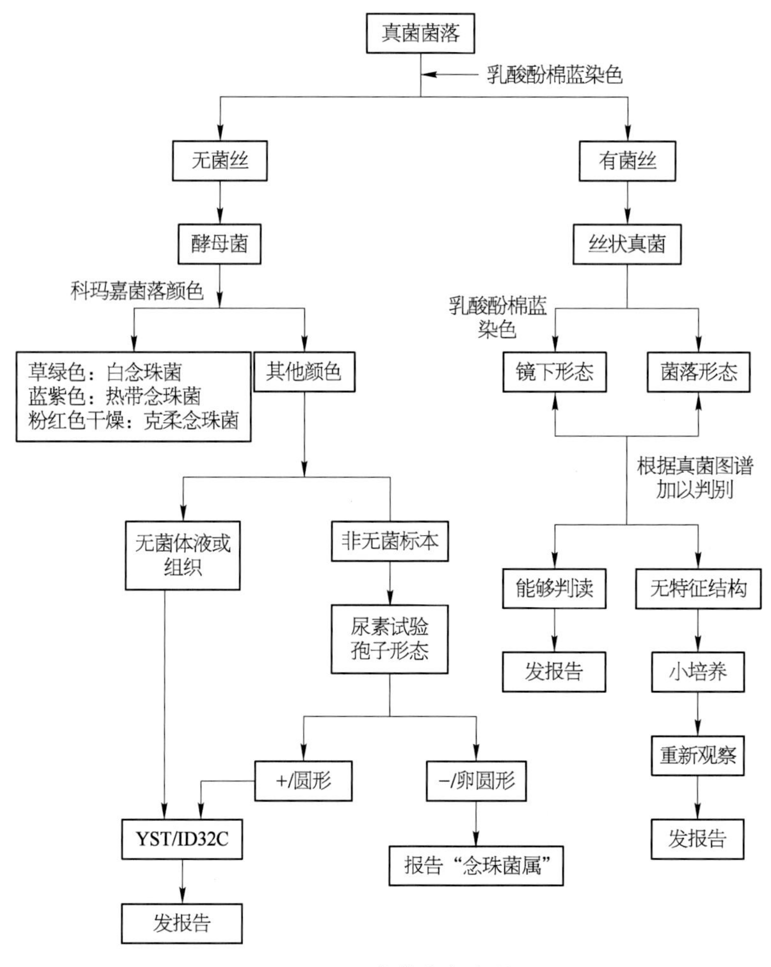

图 10-0-1 真菌鉴定流程

(钱雪琴 卢洪洲)

参考文献

1. 王家俊.临床真菌检验[M].上海:上海医科大学出版社,1995.
2. 吴绍熙.现代医学真菌检验手册[M].2版.北京:中国协和医科大学出版社,2005.
3. Versalovic J, Carroll KC, Funke G, et al. Manual of Clinical Microbiology [M]. 11th ed. Washington DC: ASM, 2015.
4. Davise H. Larone. Medically Important Fungi, A Guide to Identification [M]. 5th ed. Washington DC: ASM, 2011.

第一节　镜检制片方法

一、L-型接种针刮取法

1. 加一滴 10% KOH 或乳酸酚棉蓝染液于载玻片上。
2. 以 L-型接种针针尖处,紧贴培养基刮取真菌菌落,以不刮破培养基力度为准。
3. 置于上述溶液中,并小心分开菌丝部分。
4. 覆上盖玻片并避免气泡的产生,低倍镜寻找,高倍镜确认。

该方法非常快速,适用于实验室常见曲霉属、青霉属、毛霉目真菌及皮肤癣菌的镜检。缺点是镜下真菌分布不均匀,易聚集成堆,真菌结构不完整;L-型接种针若太细、太软时,不易刮取菌落,以 1 000～1 500 瓦的电阻丝做 L-型接种针为宜。

二、透明胶带法

(一) 旗帜法(有菌面朝下)

1. 取 1～2 cm 长的透明胶带,胶带的宽度要小于培养管口。
2. 粘在长度为 15 cm 左右的竹签顶端,像旗帜样。
3. 将胶带粘面压在菌落表面,竹签反转压在胶带上,小心拉离菌落表面。
4. 在竹签顶部加一滴 75%的酒精,目的是使胶带易于与竹签分开。
5. 将胶带粘在含有一滴乳酸酚棉蓝染液的载玻片上。
6. 在胶带上方再滴加一滴乳酸酚棉蓝染液,覆上盖玻片镜检。
7. 先低倍镜观察,然后高倍镜或油镜确认。

此法适于斜面和平板培养基上丝状菌落的取材。优点是真菌结构保持比较完整,镜下易于找到典型结构,取材多样性方面不如手指胶带法。胶带长度宜短不宜长。

(二) 旗帜法(有菌面朝上)

1. 取 1～2 cm 左右的透明胶带。
2. 粘在长度为 15 cm 左右的竹签顶端,像旗帜样。
3. 将胶带粘面压在菌落表面,竹签反转压在胶带上,小心拉离菌落表面。
4. 在竹签顶端加一滴 75%的酒精,目的是使胶带易于与竹签分开。
5. 将胶带带菌面朝上,铺在载玻片上。
6. 将 95%的酒精滴在粘有菌的部分。
7. 加一滴乳酸酚棉蓝染液。
8. 覆上盖玻片镜检。

9. 特点：含菌部分加 95%酒精后，菌体分布均匀，棉兰染色比较清晰，不易形成黑头现象。如果没有 95%酒精，用 75%的酒精也可代替。见图 10-1-1、图 10-1-2。此法适用于斜面和平板培养基上丝状菌落的取材，PDA 上菌落比 SDA 上菌落镜下形态更典型。

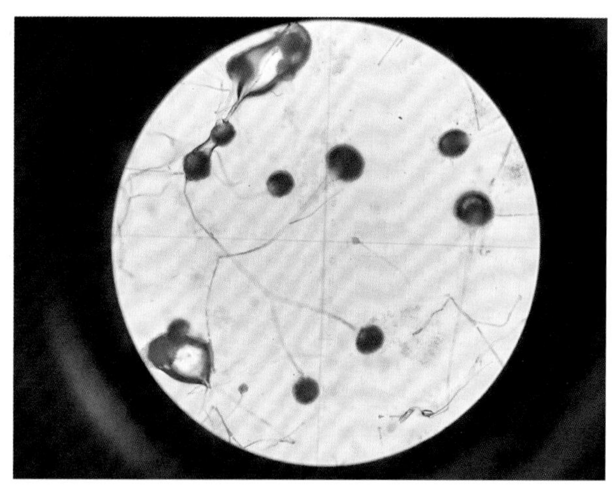

图 10-1-1 烟曲霉：PDA，28℃，4 d，乳酸酚棉蓝染色，胶带法，未加酒精，×400

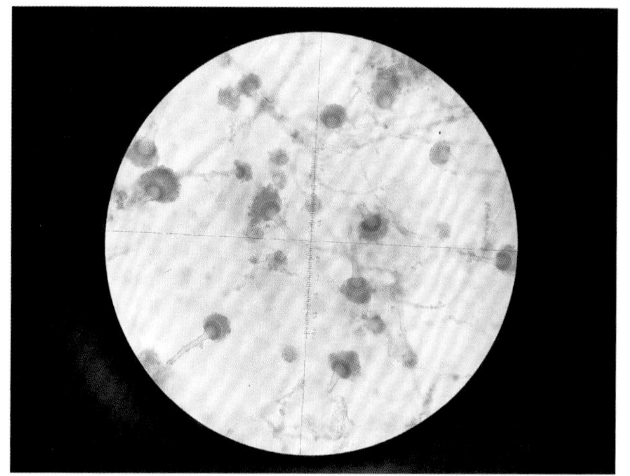

图 10-1-2 烟曲霉：PDA，28℃，4 d，乳酸酚棉蓝染色，胶带法，加 75%酒精，×400

（三）手指胶带法

1. 加一滴乳酸酚棉兰染液于载玻片上，再加一滴 95%的酒精于棉蓝染液上。
2. 取约 4 cm 长的透明胶带。
3. 使其粘于拇指和食指之间，形成弧形，使粘的一面朝外。
4. 紧压菌落表面，小心拉离菌落表面。
5. 紧贴玻片，两手指向反方向分开，将胶带粘在滴有染液的载玻片上。
6. 先低倍镜观察，然后高倍镜或油镜确认。
7. 注意事项：此方法适用于平板培养基上丝状真菌菌落的粘取，取材多、全，保留了孢子和菌丝原来连接的完整性，接近小培养的特点。

(1) 加一滴 95%的酒精于乳酸酚棉蓝染液上，有利于消除镜检时出现黑头现象，菌体形态更清晰。
(2) 气生菌丝短、膜状、皮革样丝状真菌推荐小培养方法镜检。
(3) 对以上四种取菌落方法，新鲜菌落取中心部分镜检，衰老菌落取菌落边缘至颜色过渡区菌落。
(4) 最好选用稍厚实一点的胶带，太软时向下粘菌落的力度不够，粘的菌量少。
(5) 胶带的宽度稍小于载玻片的宽度。

三、小培养

小培养是用于丝状真菌鉴定的一种培养方法，因其具有不破坏菌株自然生长状态下，可以连续观察其生长状况、产孢方式、孢子排列特点、拍摄的图片精美等优点，广泛用于丝状真菌的鉴定。

临床上常用的小培养有钢圈法(铜圈法)和琼脂切块法。钢圈法因其使用特制的小钢圈，形成封闭的培养环境，减少了对实验室环境的污染，被实验室广泛使用。

（一）玻片法

1. 取无菌平皿倒入约 15 ml 熔化的 PDA 培养基。

2. 待凝固后用无菌小铲或手术刀划成 1 cm 大小的小块。

3. 取一小块移至无菌载玻片上。

4. 在琼脂块四个侧面或四个侧棱或最上面四个边上接种待鉴定菌株，覆上消毒的盖玻片。

5. 放入无菌平皿中的 V 形玻棒上，底部铺上无菌滤纸，并加入少量无菌蒸馏水，室温孵育。

6. 待菌落生长后直接将载玻片置显微镜下观察。

7. 见到典型形态时，取下盖玻片，菌面朝下，放在事先加有一滴乳酸酚棉蓝和一滴 95%酒精的载玻片上。（或者菌面朝上，放在载玻片上，加一滴 95%酒精，再加一滴乳酸酚棉蓝，再盖一张盖玻片，镜检）

8. 先低倍镜寻找有形结构，然后高倍镜或油镜确认。

9. 缺点是培养基易缺水，操作时注意保湿，适用于生长快速的丝状真菌。

10. 注意事项：①曲霉属和青霉属的某些种在玻片培养的条件下，不会产生典型的分生孢子结构。②加一滴 95%酒精目的是消除镜检黑头，让菌均匀铺开，更利于观察典型结构。

（二）钢圈法

1. 工具与材料：小钢圈、载玻片、盖玻片、工业石蜡、镊子、接种针、注射器、湿盒等（图 10-1-3）。

小钢圈需要定制，其大小尺寸为：内径 15 mm、厚度 2 mm、高度 5 mm，材质为不锈钢或纯铜。在钢圈的侧面需要打一小孔，或切割一楔形缺口，以用作注入培养基和接种菌株（图 10-1-4）。为便于培养后的标本制片封蜡长久保存，盖玻片宜选用大小为 20 mm×20 mm（图 10-1-5）。

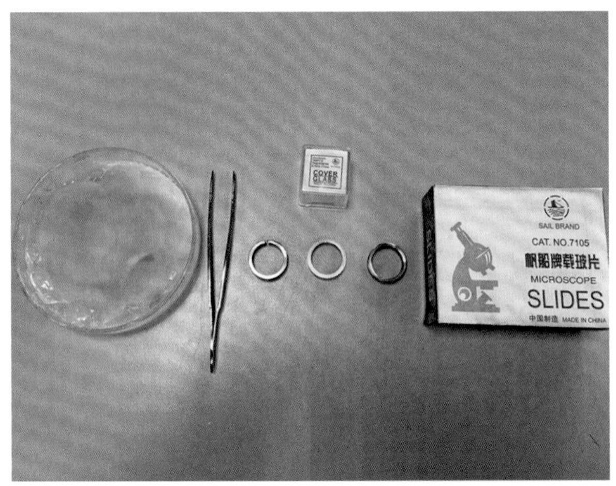

图 10-1-3　钢圈法小培养主要材料

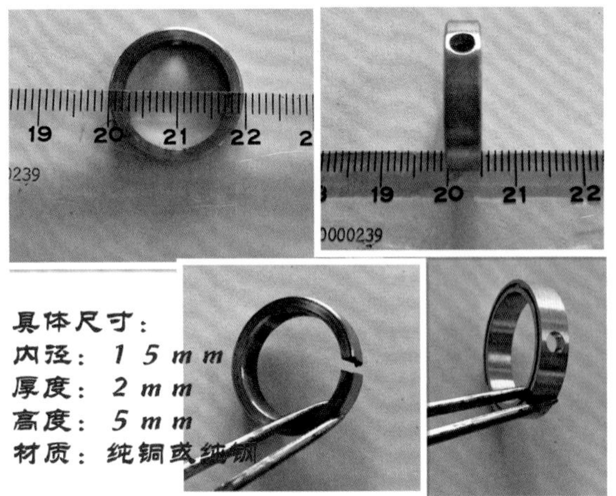

图 10-1-4　钢圈的尺寸和材质

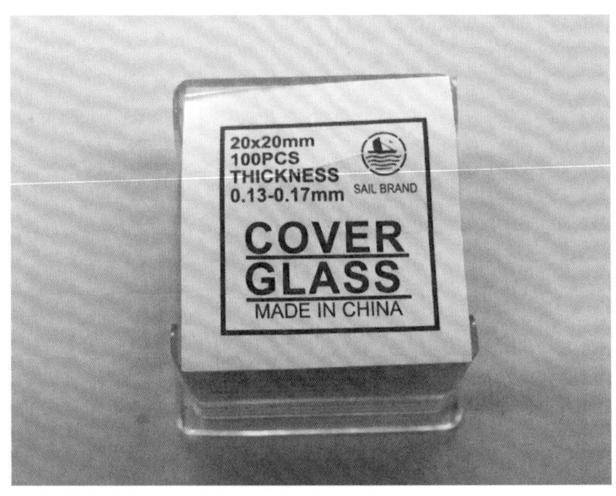

图 10-1-5　盖玻片

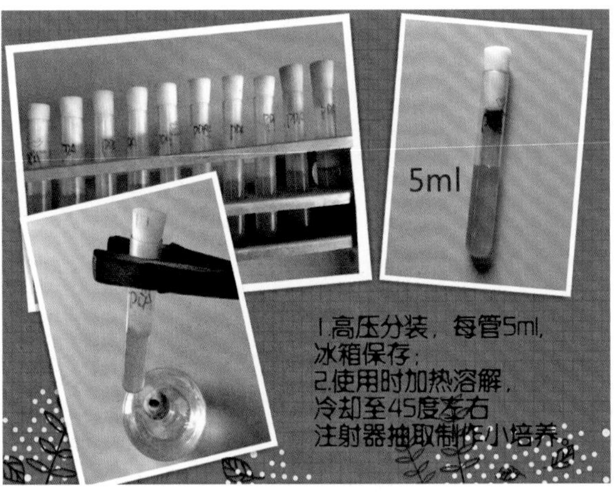

图 10-1-6　培养基

工业石蜡可以选用日常照明蜡烛,蜡烛在酒精上加热融化于玻璃培养皿中即可。

2. 培养基:常用的培养基为马铃薯葡萄糖琼脂培养基(PDA)和沙氏培养基(SDA),如果培养一些特殊菌属,也可以使用添加了特殊成分的培养基,如添加了维生素 B_1 的 PDA 用于紫色毛癣菌的培养。

为免于每次制作钢圈法小培养时都需要高压灭菌培养基,培养基灭菌后封装于灭菌试管中,每个试管 5 mL 左右,需要时加热溶解即可使用。5 mL 的培养基可配置 12～15 个钢圈小培养(图 10-1-6)。

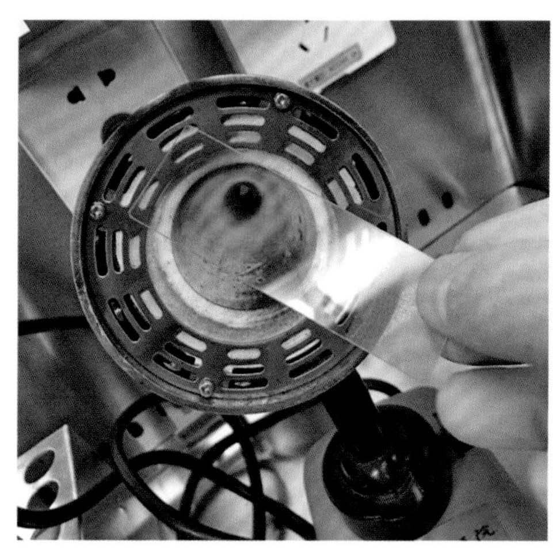

图 10-1-7 玻片过火灭菌

3. 方法

(1) 制作钢圈小室:方法如下。

1) 载玻片在火焰上加热灭菌 5～8 s(图 10-1-7)。

2) 灼烧小钢圈 10～15 s(图 10-1-8)。

3) 趁热,小钢圈在石蜡里翻滚两次,粘取石蜡(图 10-1-9)。

4) 迅速把已粘有石蜡的小钢圈转移到载玻片正中央,小钢圈的小孔(楔形缺口)朝上,一次到位,严禁挪动(图 10-1-10)。

5) 夹取一张盖玻片,在火焰上轻轻过火 1～2 s,时间不宜太长,不然盖玻片会过热崩裂或融化(图 10-1-11)。

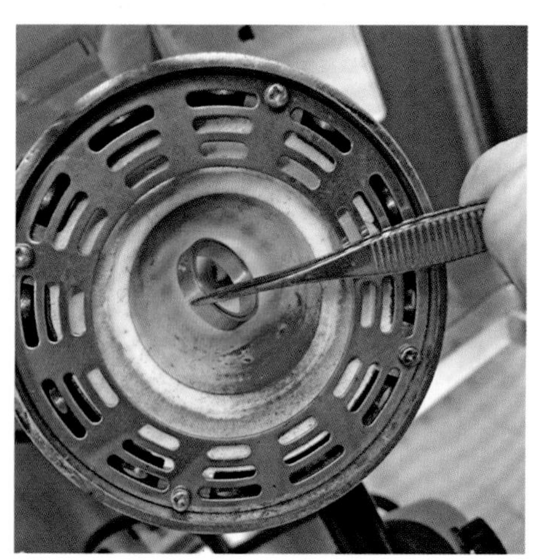

图 10-1-8 灼烧钢圈

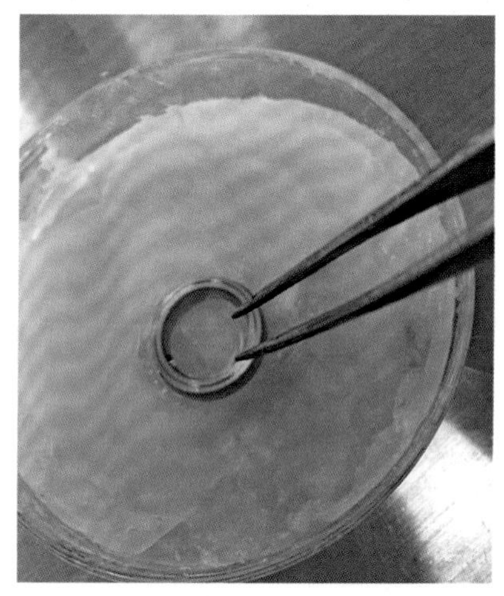

图 10-1-9 小钢圈粘蜡

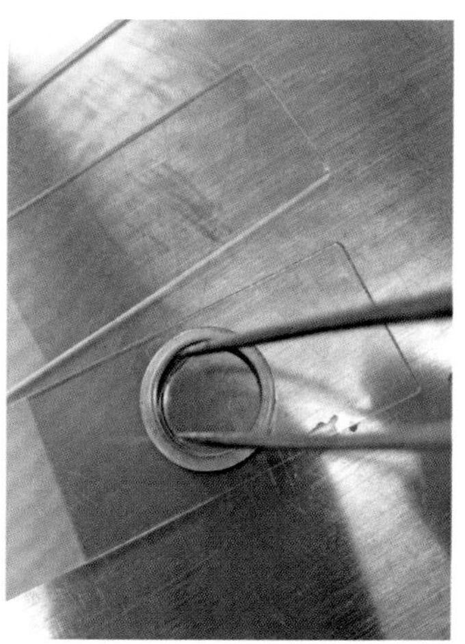

图 10-1-10 转移钢圈到玻片上

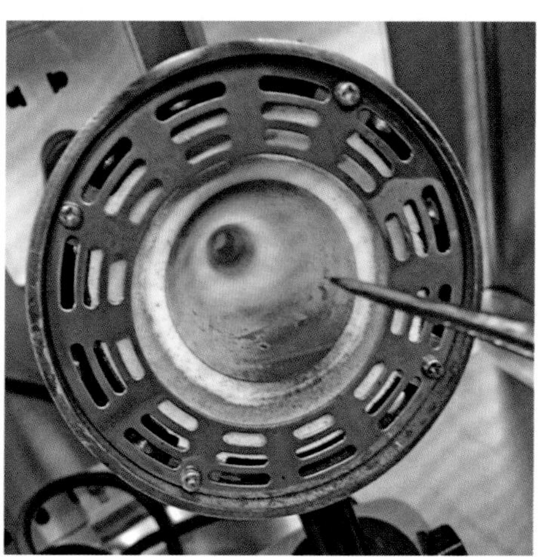

图 10-1-11 加热盖玻片

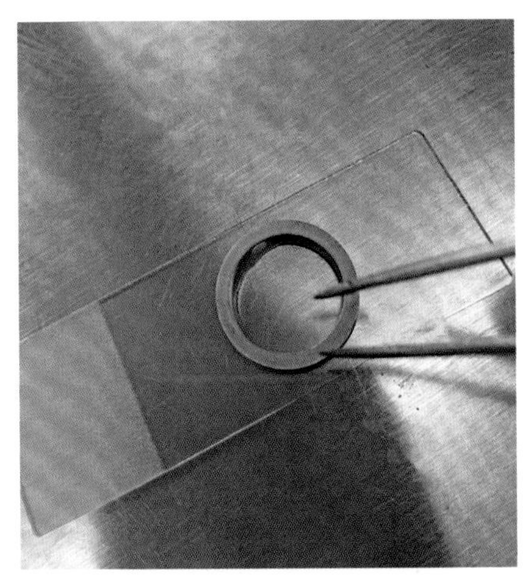
图 10-1-12　盖玻片覆盖于钢圈上

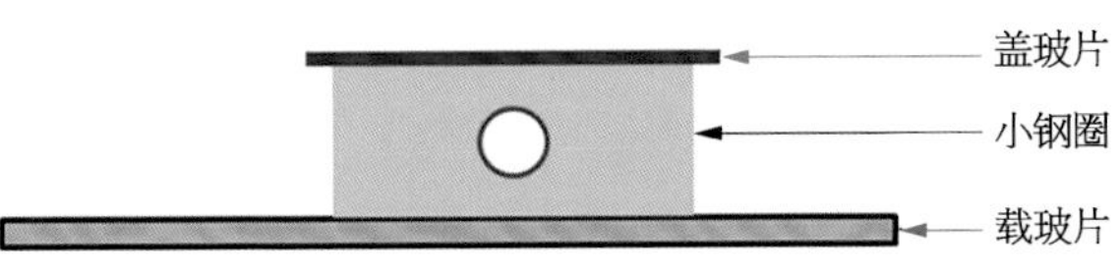

图 10-1-13　钢圈法小培养示意图

6）趁热，迅速把盖玻片转移到钢圈上面，利用石蜡的黏性把盖玻片粘在钢圈上，不要留有空隙(图 10-1-12)。这样就形成了盖玻片-小钢圈-载玻片三者围成的空腔小室，待冷(图 10-1-13)。

(2) 注入培养基：方法如下。

1）用注射器抽取已冷却到 50 ℃左右的培养基(图 10-1-14)。

2）通过钢圈上方的小孔(或楔形缺口)，注射器穿入钢圈内，注入培养基，占钢圈内体积的 1/3～1/2，不要形成气泡。待冷却(图 10-1-15)。

3）接种菌株：用接种针挑起丝状真菌，通过钢圈上方的小孔(或楔形缺口)，紧靠盖玻片内侧，点种在培养基表面，一个点即可(图 10-1-16)。

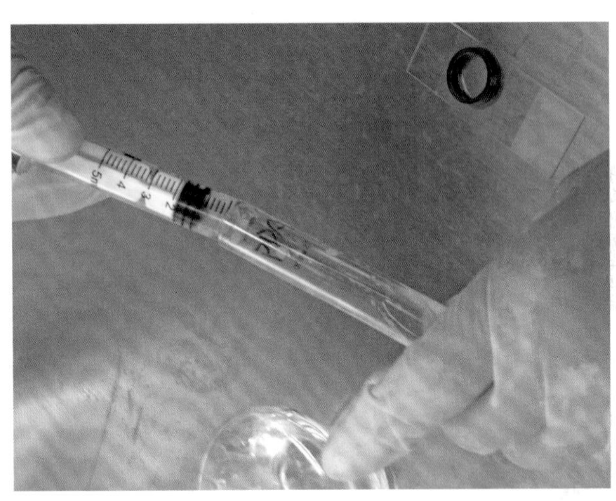
图 10-1-14　抽取培养基

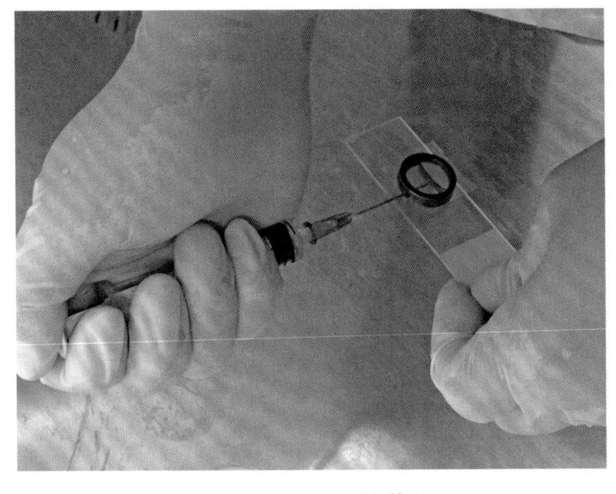
图 10-1-15　注入培养基

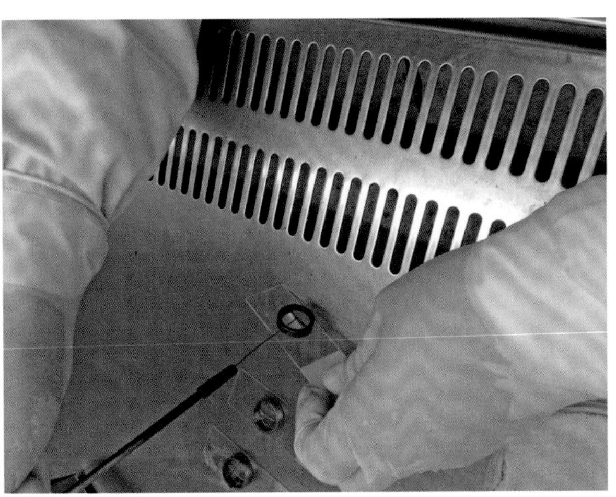
图 10-1-16　接种菌株

(3) 孵育、观察：写上姓名、接种日期等标识，放入湿盒内，25～28 ℃培养。每天可以取出钢圈小培养置于显微镜下观察生长状况(图 10-1-17 至图 10-1-19)。

(4) 揭片染色：若观察到真菌生长成熟，典型形态已经出现，可以揭片染色。

1）另拿一张新载玻片，在玻片中央滴加一滴乳酸酚棉蓝染色液，再加一滴 95%的酒精于棉蓝染液上（图 10-1-20）。

2）捏住盖玻片的边缘，迅速而又果断的揭起盖玻片，平稳转移到新载玻片上，染色镜检（图 10-1-21 至图 10-1-23）。

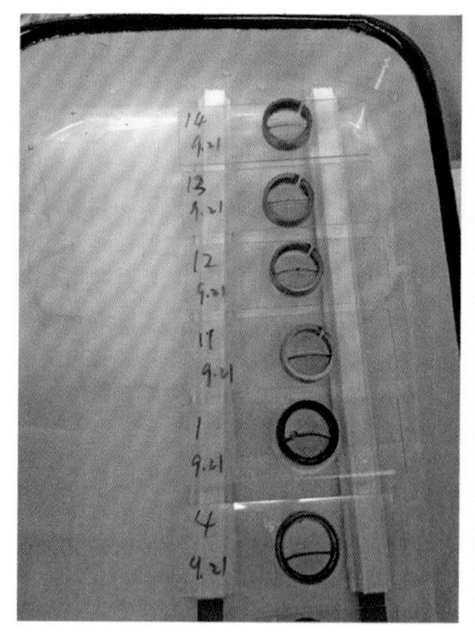

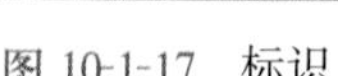

图 10-1-17　标识

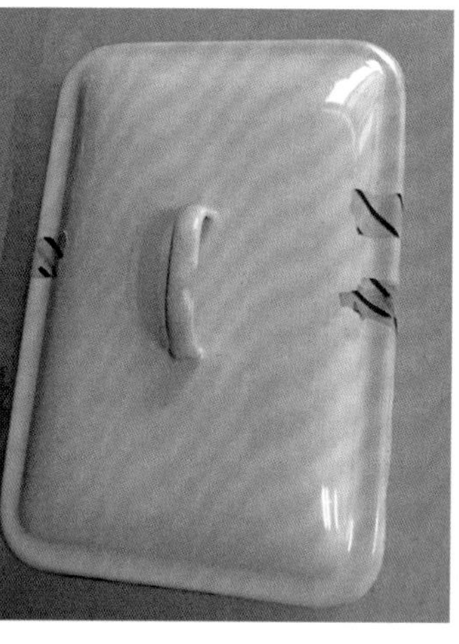

图 10-1-18　培养

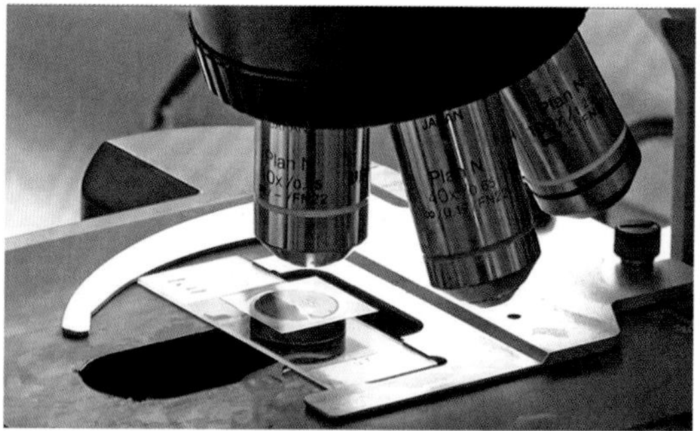

图 10-1-19　观察生长情况

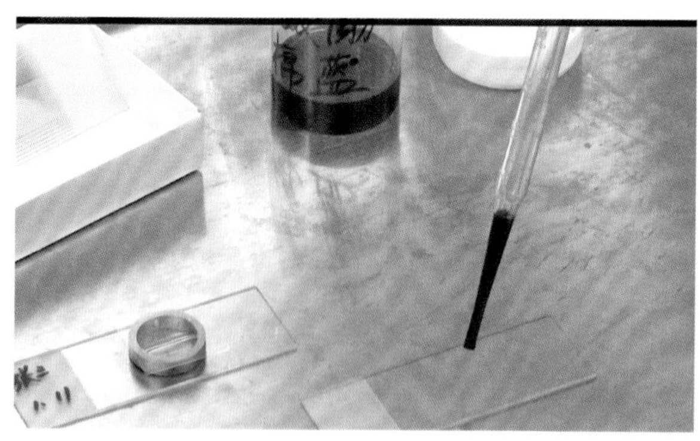

图 10-1-20　滴加乳酸酚棉蓝染液

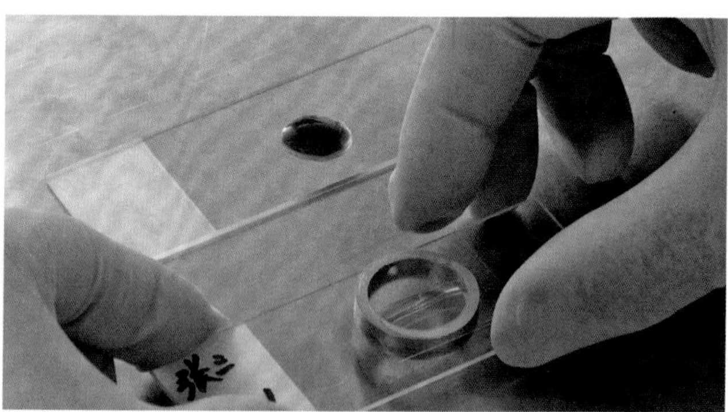

图 10-1-21　揭片

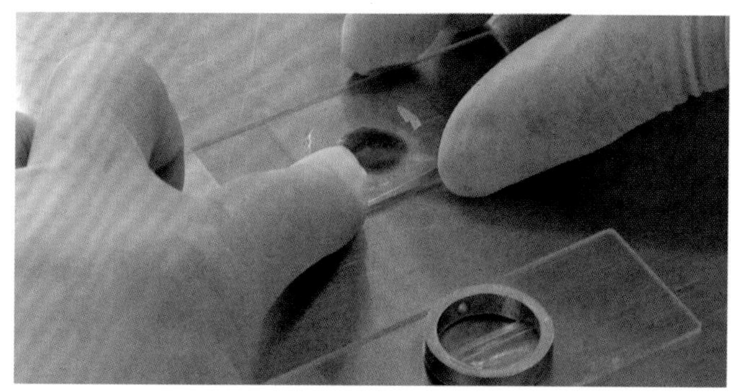

图 10-1-22　转移到新玻片上，染色

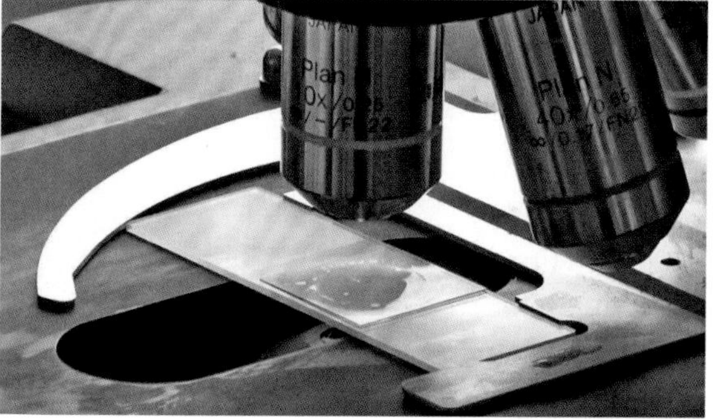

图 10-1-23　镜检记录

（三）琼脂切块法

如果实验室没有特制的小钢圈，可以用琼脂切块法来做小培养，但该方法因不能形成相对封闭的培养环境，易造成实验室的污染，不得用来培养危害程度一类、二类的病原菌，对于孢子容易飞散的曲霉，尽量减少该方法的使用。全程必须在生物安全柜内操作。

1. 工具与材料：无菌刀片、盖玻片、镊子、载玻片、接种针等。

2. 培养基：常用的培养基为马铃薯葡萄糖琼脂培养基(PDA)和沙氏培养基(SDA)，如果培养一些特殊菌属，也可以使用添加了特殊成分的培养基。

3. 方法

(1) 挑选一块 9 cm 的培养基，用无菌刀片挖起 4 个 10 mm×10 mm 左右的琼脂方块。琼脂方块叠加在平皿琼脂上，如图所示(图 10-1-24)。

(2) 用接种针在琼脂四个侧面或四个侧棱或最上面四个边上接种待鉴定菌株。

(3) 取 75%酒精浸泡消毒后的盖玻片，过火，冷却，覆盖于琼脂方块的上面，轻压紧贴琼脂方块(图 10-1-25、图 10-1-26)。

(4) 平板置于湿盒中 25～28 ℃培养，注意与空气接通，不得严密封死隔绝空气，以免影响真菌生长。

(5) 2～3 d 后取出平皿置于显微镜下观察生长状况(图 10-1-27、图 10-1-28)。

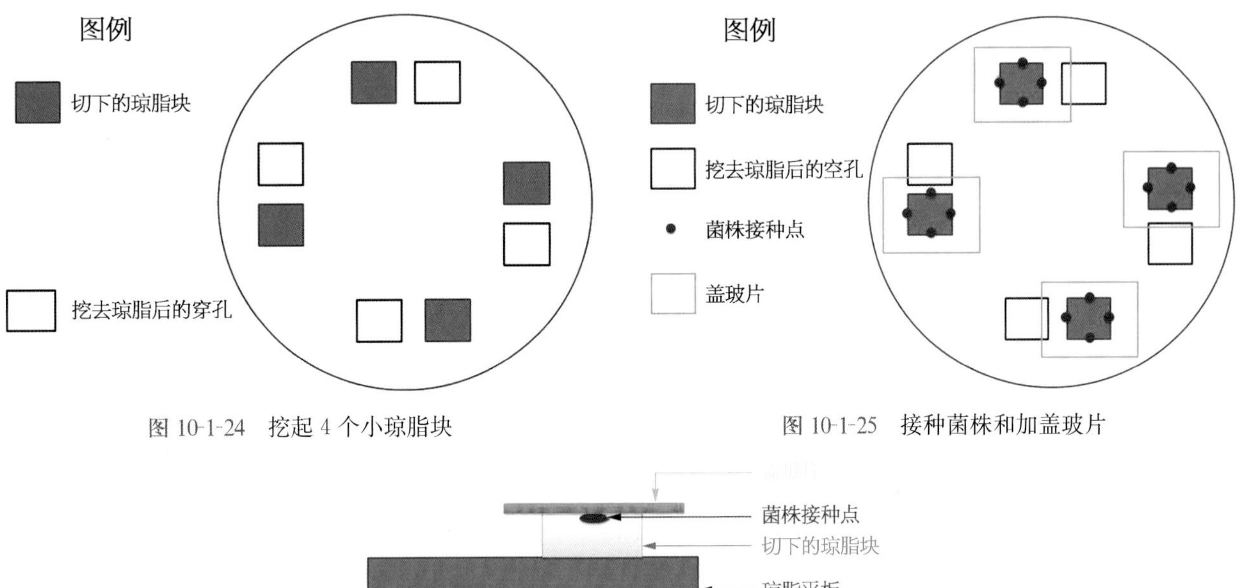

图 10-1-24　挖起 4 个小琼脂块

图 10-1-25　接种菌株和加盖玻片

图 10-1-26　接种菌株和加盖玻片侧面示意图

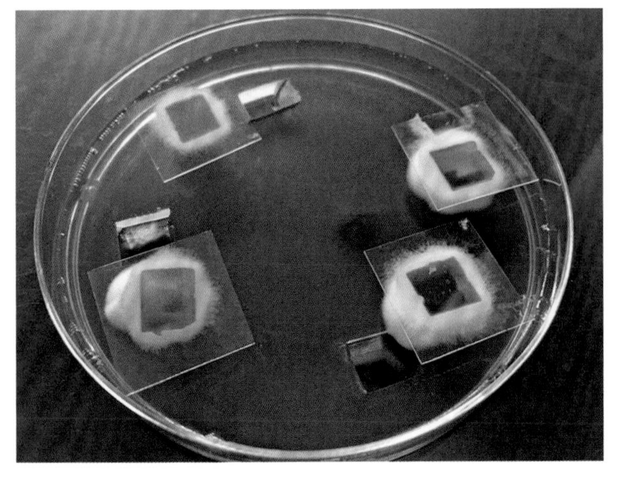

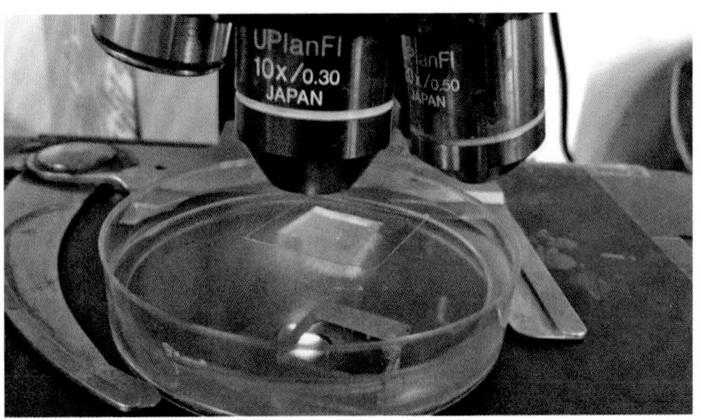

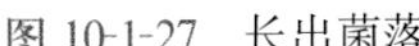

图 10-1-27　长出菌落

图 10-1-28　显微镜观察

(6) 若观察到真菌生长成熟，典型形态已经出现，可以揭片染色。在一张新载玻片上滴加一滴乳酸酚棉蓝染液，再加一滴 95%酒精于棉蓝染液上，用镊子夹取盖玻片，菌面朝下盖在染液上(或者菌面朝上，放在载玻片上，加一滴 95%酒精，再加一滴乳酸酚棉蓝染液，再盖一张盖玻片，镜检)。为防止污染，可以在盖玻片上再加盖一张稍大的新无菌盖玻片。若培养的盖玻片上含有大量水汽,将影响染色镜检,可将平皿先置于生物安全柜内抽风 30 min,待水分减少后再行揭片染色。

若怀疑为以下真菌时,如芽生菌属、球孢子菌属、组织胞浆菌、副球孢子菌属、斑替枝孢瓶霉,请勿做小培养,因为这些真菌可导致严重实验室感染。

(钱雪琴 徐和平 鹿秀海)

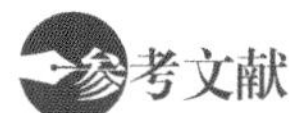

参考文献

1. 王端礼. 医学真菌学:实验室检验指南[M]. 北京:人民卫生出版社,2005.
2. Davise H. Larone. Medically Important Fungi, A Guide to Identification [M]. 5th ed. Washington DC: ASM, 2011.
3. 蔡文城. 实用临床微生物诊断学[M]. 南京:东南大学出版社,1998.

第二节 腐 霉 属

一、简介

腐霉属(*Pythium*)隶属于藻物界(Chromista)、卵菌门(Oomycota)、卵菌纲(Oomycetes)、腐霉目(Pythiales)、腐霉科(Pythiaceae),为原生生物,其中谲诈腐霉菌(*P. insidiosum*)是该属中唯一可以引起哺乳动物(包括人类)发生疾病的菌种。

二、培养及镜检

(一) 培养

白色至黄白色菌落,凹陷生长,波纹状或放射状,很少有气生菌丝,反面无色,在血平板和马铃薯葡萄糖培养基上生长迅速,尤其在血平板上生长更为迅速,常被误认为污染菌,37 ℃比 28 ℃更适宜生长,在 SDA 培养基上生长不良或不生长。见图 10-2-1、图 10-2-2。

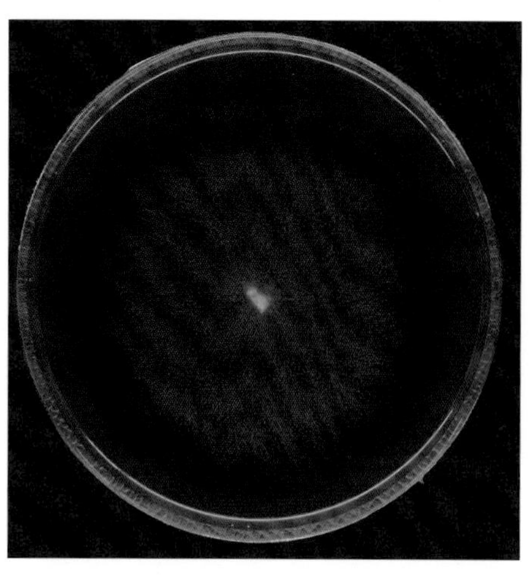

图 10-2-1 谲诈腐霉菌:SBA, 37 ℃, 3 d

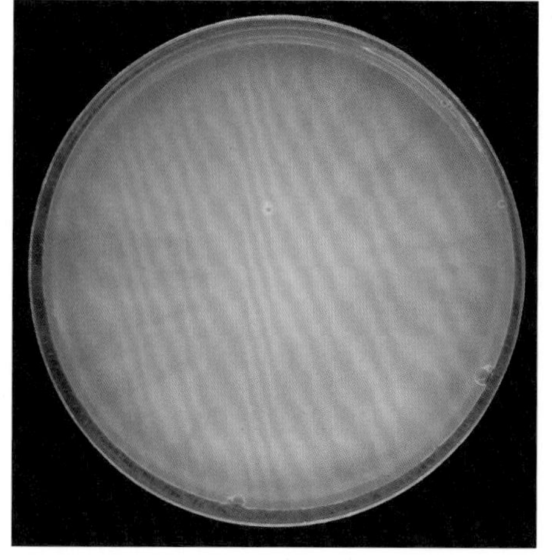

图 10-2-2 谲诈腐霉菌:PDA, 37 ℃, 10 d

(二) 镜下形态

临床标本中形态:谲诈腐霉菌在组织中表现为透明的稀疏有隔的菌丝,4~10 μm,菌丝可呈 90°分枝,菌丝粗细不均,壁薄,绶带样,易折叠,可有局部膨大,分隔处易断。HE 和 PAS 染色均较浅。见图 10-2-3、图 10-2-4。

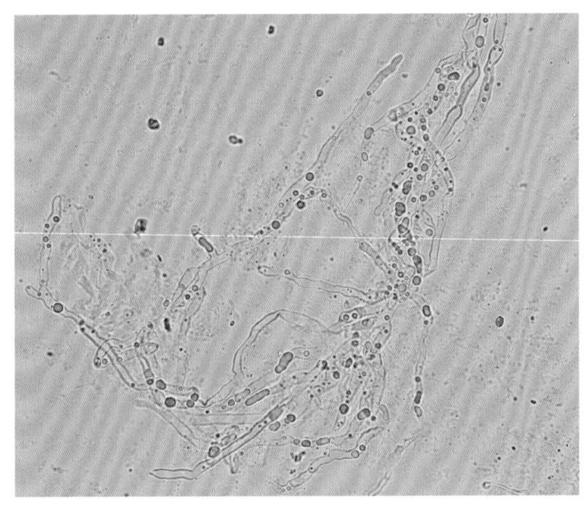

图 10-2-3　谲诈腐霉菌：角膜组织，10%KOH 涂片，×400

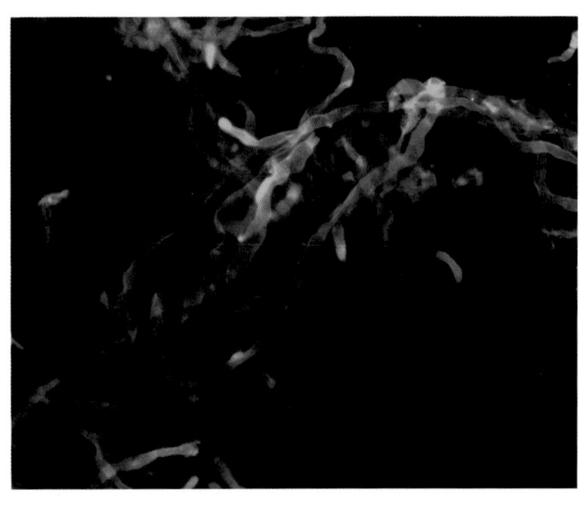

图 10-2-4　谲诈腐霉菌：角膜组织，荧光染色，×400

培养后镜下特点：谲诈腐霉菌培养后可见稀疏有隔菌丝，菌丝可呈 90°分枝，常规固态培养基上无子实体。在包含多种离子（包括钙离子）的水中培养，毛发诱导培养基或水草培养基中可见圆形至椭圆形的游动孢子。见图 10-2-5 至图 10-2-8。

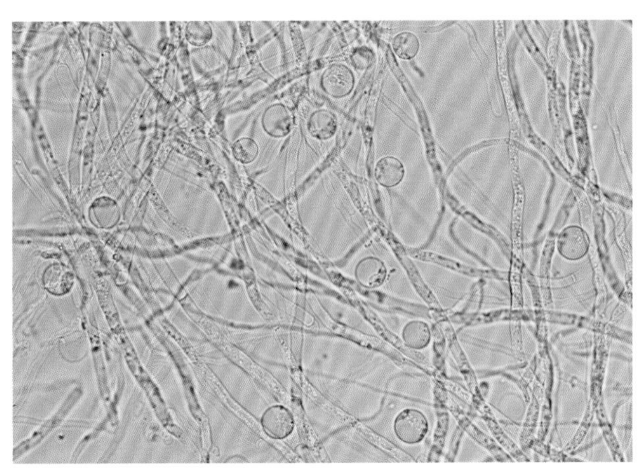

图 10-2-5　谲诈腐霉菌：游动孢子囊，×400

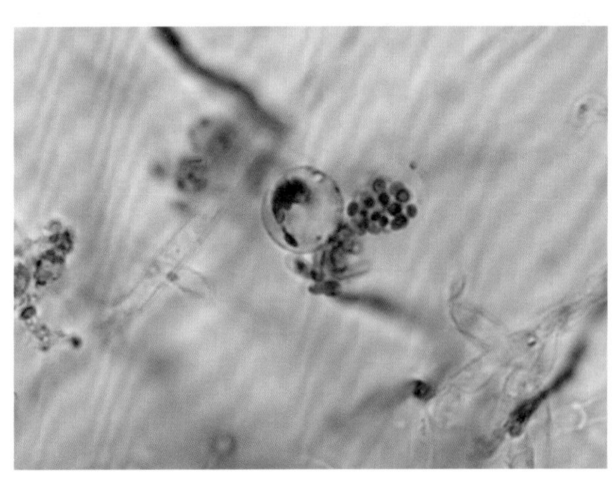

图 10-2-6　谲诈腐霉菌：游动孢子，棉蓝染色，×1000

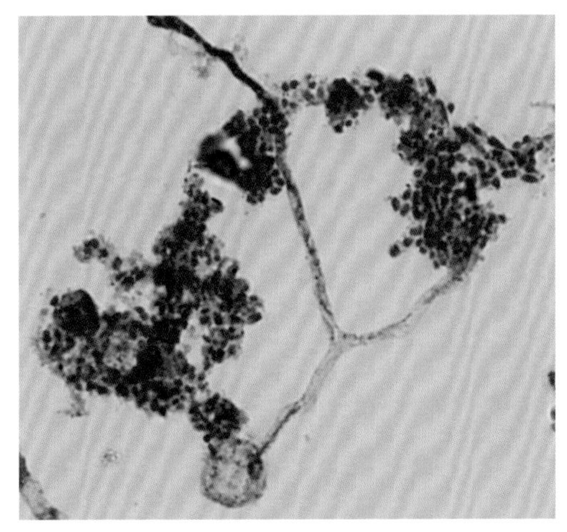

图 10-2-7　谲诈腐霉菌：游动孢子，革兰染色，×1000

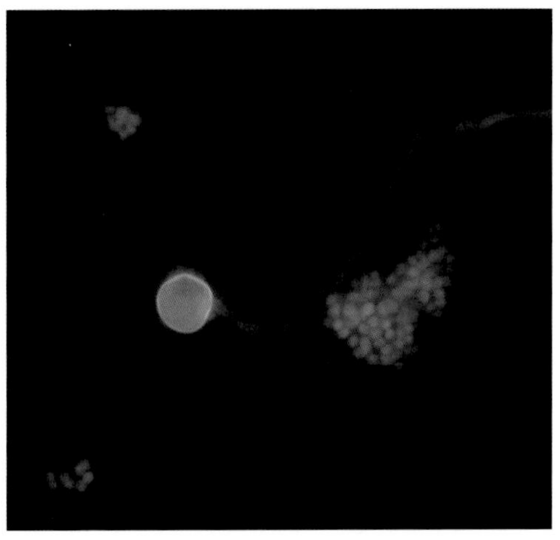

图 10-2-8　谲诈腐霉菌：游动孢子，荧光白染色，×1000

三、鉴定与鉴别

本菌鉴定要点：菌丝稀疏分隔，粗细不均，壁薄，易折叠，部分菌丝内原生质丰富；在血平板上生长迅速，菌落凹陷生长，气生菌丝缺如或稀少，在固态培养基上不生长子实体，在水培养基、毛发诱导培养基或水草培养基中可产生游动孢子。

（一）属间鉴别

注意与链壶菌区别，链壶菌在 SDA 培养基上生长为黄白色，光滑型菌落，37 ℃生长良好，25 ℃下生长缓慢，有短链菌丝连接的大球形结构。该菌菌落形态与林蛙粪霉和冠状耳霉也容易混淆，但是后两者可产生特殊的孢子。

（二）属内鉴定

谲诈腐霉菌目前被认为是卵菌纲中唯一能对哺乳类动物宿主致病的病原菌。

四、抗真菌药物敏感性

谲诈腐霉菌细胞膜缺少麦角固醇，故以麦角固醇为作用靶点的抗真菌药物均无效，例如唑类、多烯类等。该菌的体外药敏数据较少，有报道指出该菌对特比萘芬和伊曲康唑有较低的 MIC 值。亦有研究指出特比萘芬加氟康唑或酮康唑，或者特比萘芬加两性霉素 B，可大幅降低谲诈腐霉菌的体外生长。

五、临床意义

谲诈腐霉菌主要分布在热带和亚热带地区，全球均有其引起感染的报道，该菌可导致健康的人类、马、狗及其他动物的感染，可以引起极具破坏力的腐霉病，死亡率较高。人类腐霉病的临床表现主要有四种：皮肤皮下、血管损伤、眼部和全身系统性感染。

（鹿秀海）

参考文献

1. Calvano TP, Blatz PJ, Vento TJ, et al. Pythium aphanidermatum infection following combat trauma [J]. J Clin Microbiol, 2011,49(10):3710－3713.
2. Mar Htun Z, Laikul A, Pathomsakulwong W, et al. Identification and biotyping of Pythium insidiosum isolated from urban and rural areas of Thailand by multiplex PCR, DNA barcode, and proteomic analyses [J]. J Fungi, 2021,7(3):242. https://doi.org/10.3390/jof7040242.
3. Chitasombat MN, Jongkhajornpong P, Lekhanont K, Krajaejun T. Recent update in diagnosis and treatment of human pythiosis [J]. PeerJ, 2020,8(e8555):1－30.
4. Hong H, Liu H, Chen X, et al. Diagnosis and treatment of Pythium insidiosum corneal ulcer in a Chinese child: a case report and literature review [J]. American Journal of Case Reports, 2016,17(1):982－988.

第三节　毛　霉　目

一、简介

毛霉目（Mucorales）隶属于毛霉门（Mucoromycota）、毛霉亚门（Mucoromycotina）、毛霉纲（Mucoromycetes），原隶属于接合菌门（Zygomycota）、接合菌纲（Zygomycetes），由于分类学改变，接合菌门和接合菌纲已撤销。本目真菌菌丝发达，大多数腐生，少数可寄生于人、种子植物或其他真菌上，某些真菌为实验室污染菌。

本目真菌有无性生殖和有性生殖两种生殖方式。无性生殖产生不能游动的孢子囊孢子，孢子囊分大小两型，前者含孢子量多、基部常有球形或梨形的囊轴（columella），后者含孢子量少，甚至仅含一个孢子；有性生殖形成由配子囊融合产生的厚壁接合孢子。

毛霉目真菌中毛霉属（*Mucor*）、根霉属（*Rhizopus*）、根毛霉属（*Rhizomucor*）、横梗霉属（*Lichtheimia*）、鳞质霉属（*Apophysomyces*）、小克银汉霉属（*Cunninghamellaceae*）、共头霉属（*Syncephalastrum*）、壶霉属（*Saksenaea*）、科克霉属（*Cokeromyces*）等约 11 个属、27 个种可致人毛霉病，其中少根根霉呈全球分布，是最常见的毛霉病的致病菌，其次是小孢根霉、横梗霉属、鳞质霉属、根毛霉属、毛霉属、小克银汉霉属等。毛霉目的分类如图 10-3-0-1。

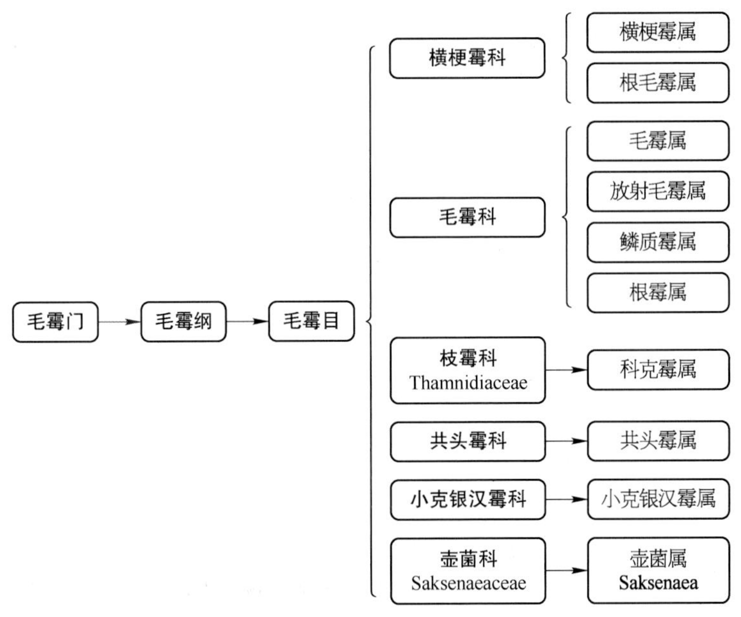

图 10-3-0-1　毛霉目真菌分类索引表

二、培养及镜检

（一）培养

初代培养用沙氏琼脂培养基，次代可用马铃薯葡萄糖培养基、合成毛霉琼脂等，但壶霉需用察氏培养基；对放线菌酮敏感，研磨损伤菌丝不利真菌生长，培养时应注意。室温、37 ℃均生长良好，菌落生长快速，棉花状或绒毛状，开始为白色，稍久呈暗色、灰色或黑色，上缀灰色或黑色孢子囊颗粒。

(二) 镜下形态

菌丝壁薄,宽大,不分隔或极少分隔,扭曲折叠状;孢子囊内可有囊轴、囊托,有些菌株可有囊领;成熟孢子囊囊壁消融或破裂后一般释放出较多孢子囊孢子。只含一个或数个孢子囊孢子的孢子囊称为小型孢子囊(sporangiolum),此类孢子囊内无囊轴,小克银汉霉孢子囊中只含 1 个孢子囊孢子;共头霉孢子囊为柱状,含数个(1 串)孢子囊孢子,又称柱孢囊(meosporangia)。

三、毛霉目特征性结构

1. 假根(Rhizoid):与根类似的短分枝菌丝。
2. 匍匐菌丝(Stolon):在培养基表面匍行或水平的菌丝。
3. 孢子囊(Sporangium):内部可分裂产生孢子的囊状结构。

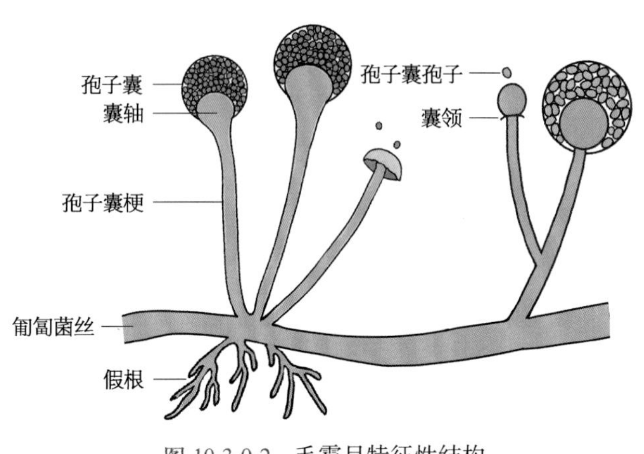

图 10-3-0-2 毛霉目特征性结构

4. 囊轴(Columella):孢囊梗顶端的圆屋顶状结构。
5. 囊托(Apophysis):囊轴和孢子囊梗间的膨胀结构。
6. 囊领(Collar, Collarette):孢囊梗顶端孢囊壁残余的环状结构。
7. 孢囊梗(Sporophore):一种特化的菌丝,其上面形成孢子囊。
8. 孢子囊孢子(Sporangiospore):孢子囊内产生的无性孢子。

毛霉目特征性结构见图 10-3-0-2。

四、鉴定与鉴别

菌种鉴定主要依据菌落和镜下特征,必要时可利用生理、生化试验及分子生物学技术辅助分析。菌落和镜下特征依据如下。

1. 菌落颜色、菌丝高度;
2. 最高生长温度(maximum temperature growth, MTG);
3. 有无接合孢子,同宗配合或异宗配合,接合孢子特点;
4. 孢囊梗长度,成束或单枝,有无分枝及分枝方式;有无假根和匍匐菌丝及其颜色,假根与孢囊梗位置对应关系;
5. 孢子囊形状、大小、颜色,囊壁是否光滑、易消融;
6. 有无囊轴,囊轴形状、大小、颜色、有无凸起;
7. 有无囊托,囊托形状、大小;
8. 有无囊领;
9. 孢子囊孢子形状、大小、颜色,表面是否光滑,有无纹饰;
10. 有无厚壁孢子。

五、临床意义

毛霉目真菌是条件致病性真菌,其感染所致疾病称为毛霉病,人类主要通过吸入孢子囊孢子获得感染，偶尔也可通过摄入受污染的食物或创伤导致感染。多见于重症糖尿病、烧伤及器官移植患者，可以在局部传播，也可以通过血液传播，导致鼻、脑、肺、胃肠道、脾脏、心脏和皮肤等器官的被侵袭和难以治疗的感染。

（冯长海）

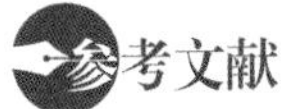

参考文献

1. Sun S, Hoy MJ, Heitman J. Fungal pathogens [J]. Current Biology, 2020,19(30): R1163 - R1169. https://doi.org/10.1016/j.cub.2020.07.032.
2. Hariprasath P, Arunaloke C. Global epidemiology of mucormycosis [J]. Journal of fungi (Basel, Switzerland), 2019,5(1):26. doi:10.3390/jof5010026. PMID:30901907; PMCID: PMC6462913.

毛霉属

一、简介

毛霉属隶属于毛霉门、毛霉亚门、毛霉纲、毛霉目、毛霉科（Mucoraceae）。无性期产生孢子囊和孢子囊孢子，有性期可见接合孢子。

该菌属世界范围分布。与医学有关的有总状毛霉（*M. racemosus*）、卷枝毛霉（*M. circinelloides*）、不规则毛霉（*M. irregularis*，曾用名多变根毛霉 *R. variabilis*）、印度毛霉（*M. indicus*）等。

二、培养及镜检

（一）培养

SDA 培养基上，25～30 ℃培养生长非常快速，大多数菌种 37 ℃生长不良，通常 4 d 可发育成熟。菌落开始为白色绒毛状，继续培养，可呈浅灰色、深灰色或褐色棉絮状，其间缀有灰色、黑色的孢子囊颗粒；菌丝向上生长可触及培养皿盖。陈旧培养菌落表面可见黏液珠，某些菌种还可见黑色颗粒状接合孢子。菌落反面无色或浅黄色。

PDA 上，毛霉生长同 SDA 上相似，只是菌落生长速度不同，菌丝纹路较清晰，孢子囊颗粒较明显，见图 10-3-1-1 至图 10-3-1-5。

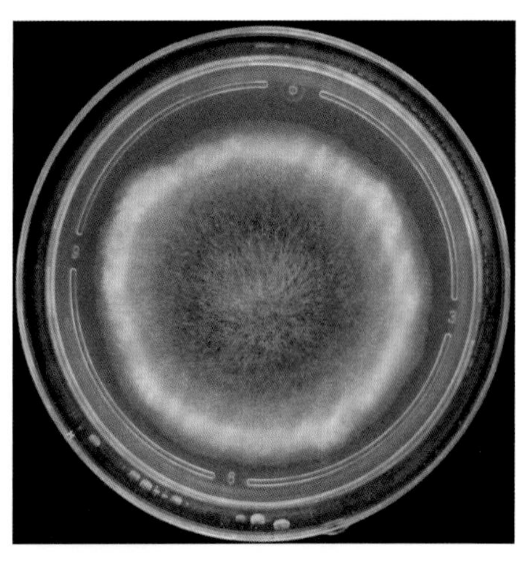

图 10-3-1-1　毛霉菌落：SDA，25 ℃，3 d

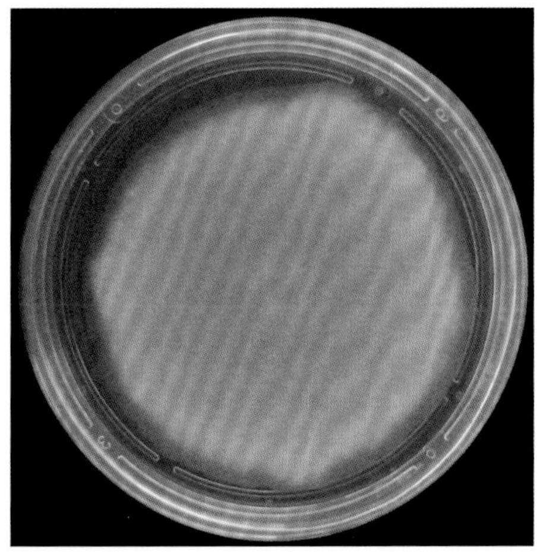

图 10-3-1-2　毛霉菌落（反面）：SDA，25 ℃，3 d

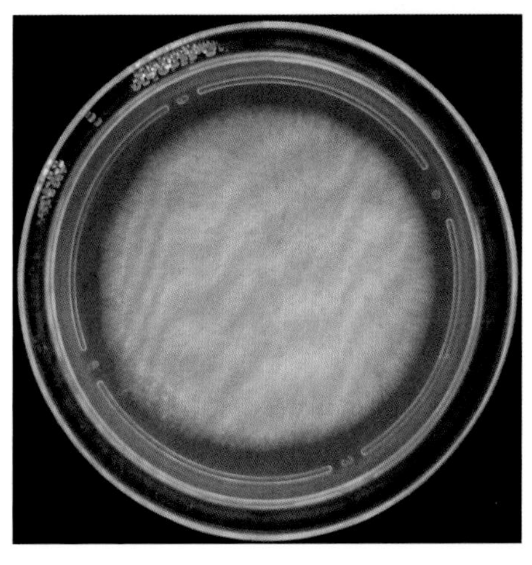

图 10-3-1-3　毛霉菌落：PDA，25 ℃，3 d

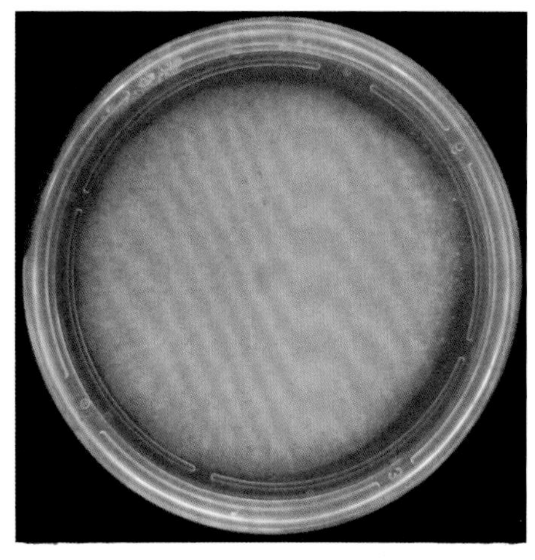
图 10-3-1-4 毛霉菌落(反面):PDA, 25℃, 3 d

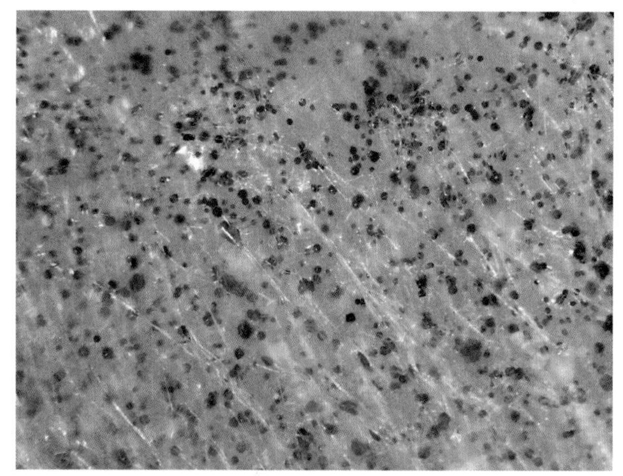
图 10-3-1-5 毛霉菌落:黑色颗粒为接合孢子,SDA, 25℃, 21 d, ×100

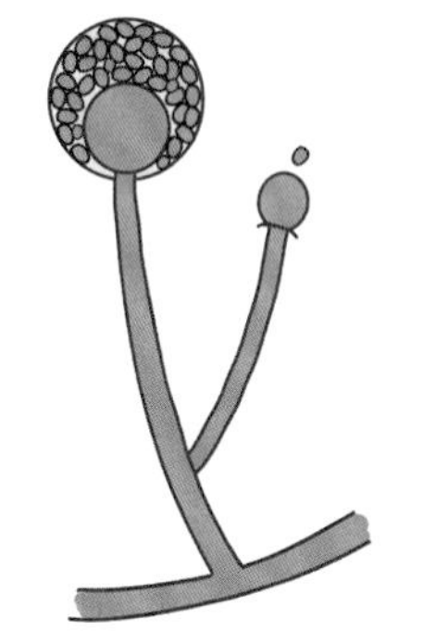
图 10-3-1-6 毛霉菌镜下示意图

(二) 镜下形态

菌丝宽大,扭曲折叠状,无隔或极少分隔,可分枝;孢囊梗直立,单生、不成束,单轴分枝或假单轴样分枝;孢子囊较大、球形,顶生,内含孢子囊孢子量多,囊壁易消融;囊轴形态多样,无色、灰色、灰褐色或橘红色等;囊托无;囊领可有可无。孢子囊孢子球形、椭圆形或不规则形,壁薄光滑;假根罕见,但个别菌种可见(如不规则毛霉和椭圆毛霉)。厚壁孢子顶生或侧生,光滑无色,个别种可大量出现(如总状毛霉和椭圆毛霉)。接合孢子光滑或疣状,配囊柄单生、对生或分枝,无附属丝,同宗或异宗配合。具体见图 10-3-1-6 至图 10-3-1-16。

三、鉴定与鉴别

(一) 鉴定要点

孢子囊球形、无囊托、一般假根无或少见及菌落特点可作鉴定。

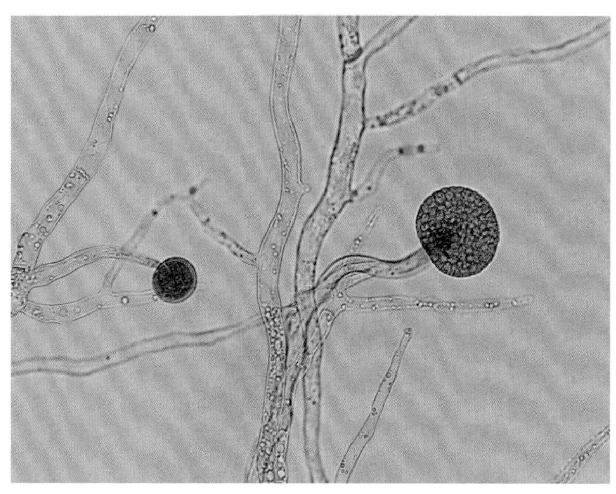
图 10-3-1-7 毛霉镜检:成熟和未成熟孢子囊,SDA, 25℃, 3 d,乳酸酚棉蓝染色,×400

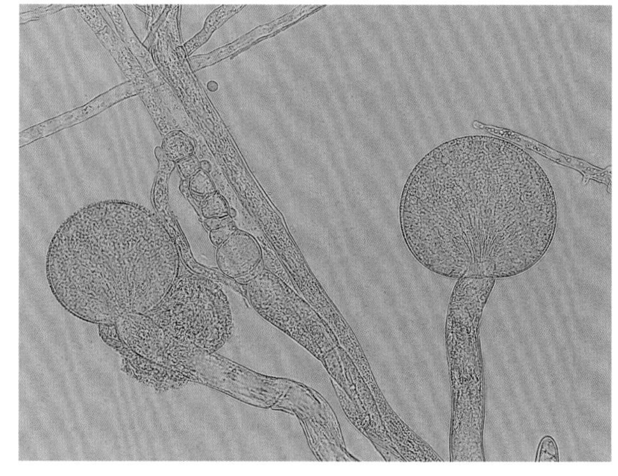
图 10-3-1-8 毛霉镜检:未成熟孢子囊,SDA, 25℃, 3 d,未染色,×400

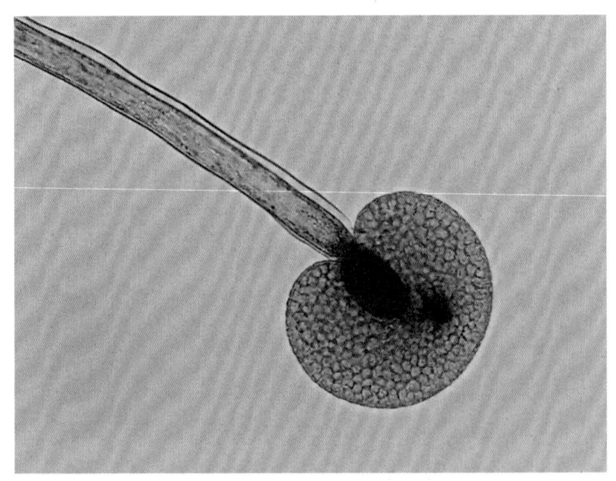
图 10-3-1-9　毛霉镜检：成熟孢子囊（未破），SDA，25 ℃，3 d，乳酸酚棉蓝染色，×400

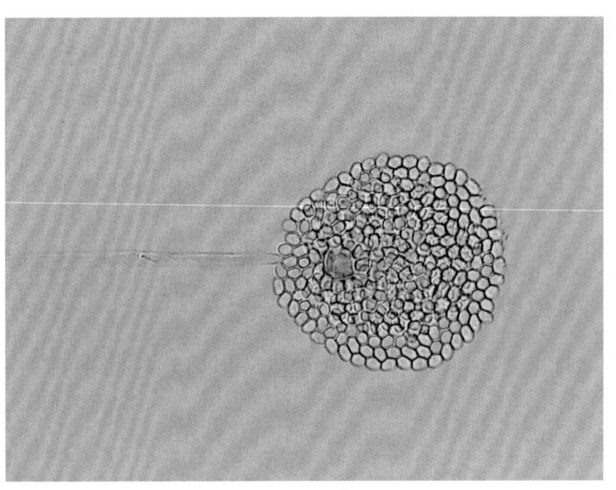
图 10-3-1-10　毛霉镜检：成熟孢子囊（已破），SDA，25 ℃，3 d，乳酸酚棉蓝染色，×1 000

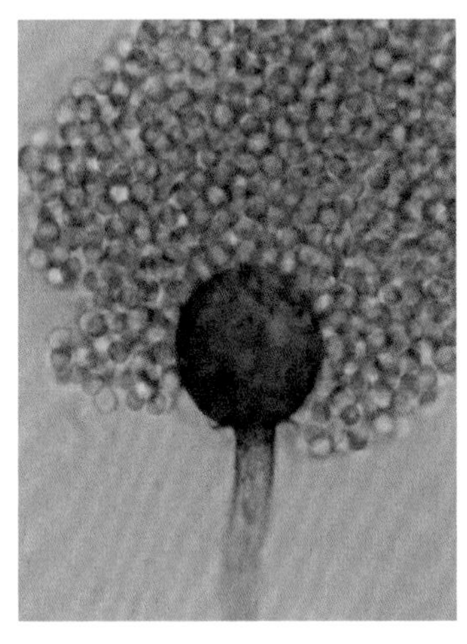
图 10-3-1-11　毛霉镜检：成熟孢子囊（已破，见囊领），SDA，25 ℃，3 d，透明胶带法，乳酸酚棉蓝染色，×400

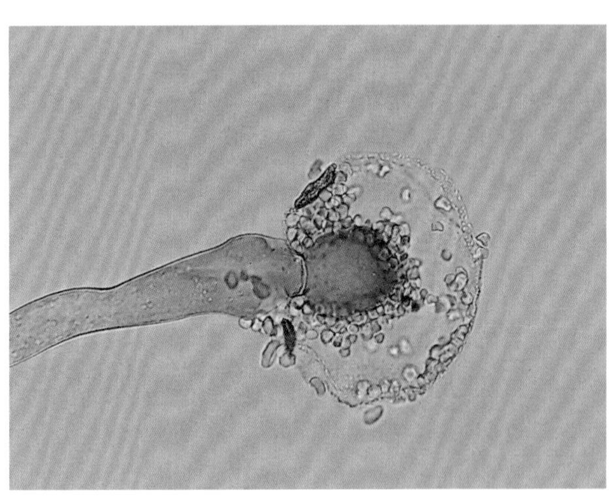
图 10-3-1-12　毛霉镜检：成熟孢子囊（已破，见残囊壁）SDA，25 ℃，3 d，透明胶带法，乳酸酚棉蓝染色，×400

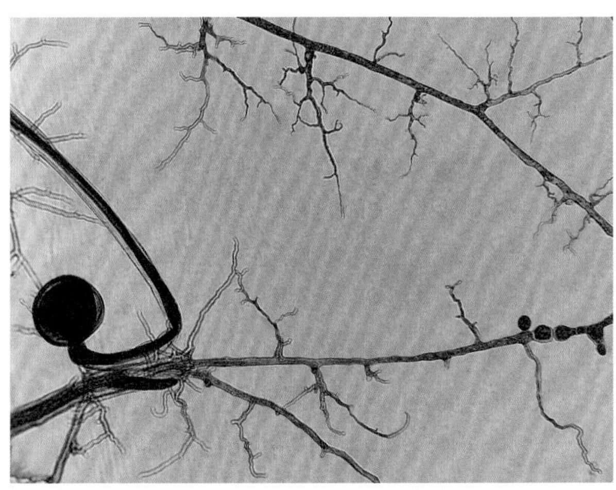
图 10-3-1-13　毛霉镜检：营养菌丝和厚壁孢子，SDA，25 ℃，3 d，乳酸酚棉蓝染色，×400

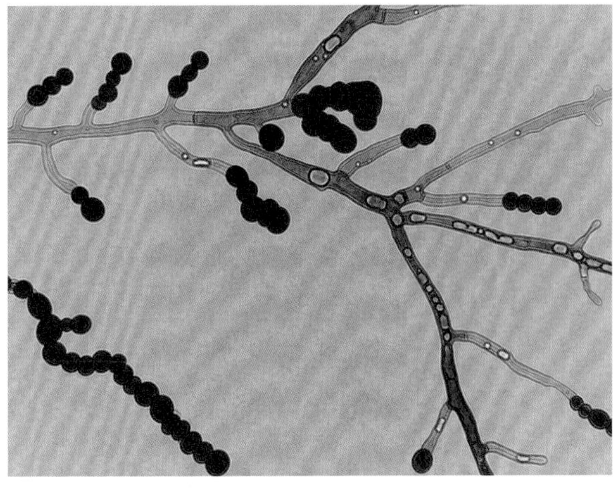
图 10-3-1-14　毛霉镜检：厚壁孢子，SDA，25 ℃，3 d，乳酸酚棉蓝染色，×400

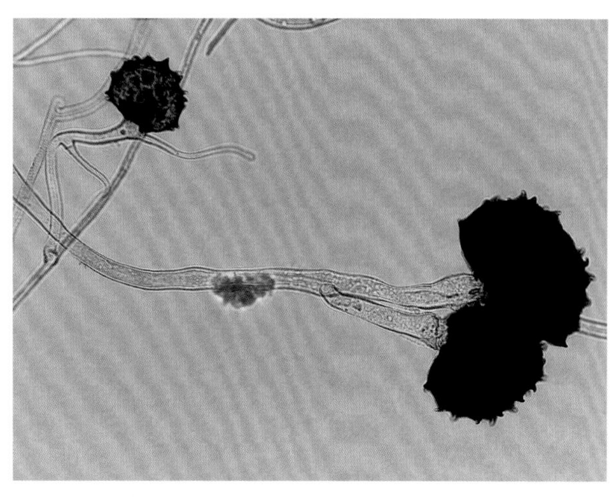
图 10-3-1-15 毛霉镜检:接合孢子,SDA,25℃,14 d,乳酸酚棉蓝染色,×400

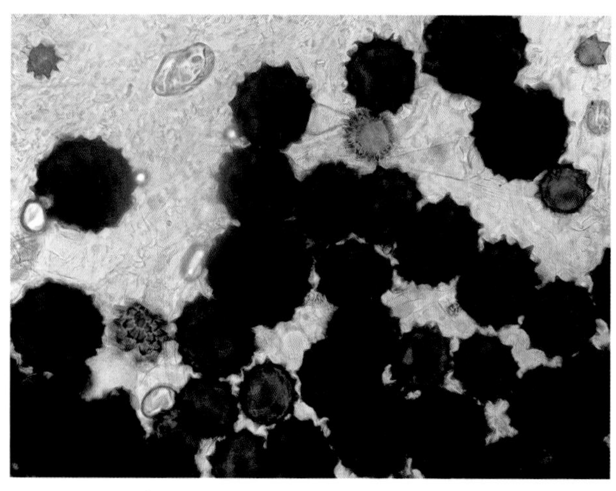
图 10-3-1-16 毛霉镜检:接合孢子,SDA,25℃,7 d,透明胶带法,乳酸酚棉蓝染色,×1 000

（二）属间鉴定

本属真菌无假根和匍匐菌丝或罕见假根可与根霉属、横梗霉属、根毛霉属相鉴别,详见表 10-3-1-1。

表 10-3-1-1 毛霉属与相关菌属鉴别依据

依据	毛霉属	根霉属	根毛霉属	横梗霉属	鳞质霉属
孢子囊	大球形	球形	球形	梨形或球形	梨形
囊轴	多形态	近球形	球形或卵形	近球形或圆锥形	半球形
囊托	无	有,不明显	无或少数菌种有	有,明显,漏斗形	明显,钟形
孢子囊孢子	卵形或椭圆形	近球形或不规则形,表面有条纹	球形或卵形,较小,表面光滑	球形或卵形,多数光滑	椭圆形,表面光滑
孢囊梗	直立,单轴分枝或假单轴分枝,常透明	单枝或成串,常不分枝,常棕色	总状分枝或假单轴状分枝,暗棕色	伞状分枝,常透明	常单生,不分枝
假根	无,少数菌种罕见	孢囊梗与假根对生	孢囊梗立于气生菌丝或节间枝间,不与假根对生	孢囊梗立于匍匐菌丝间,不与假根对生	有,位于匍匐菌丝间或与假根对生
最高生长温度	<37℃	<45℃	<54℃	<45℃	≥42℃

（三）属内鉴定

总状毛霉最显著的特征是在孢囊梗及其分枝上形成大量厚壁孢子,孢子囊孢子卵形或近球形。卷枝毛霉孢囊梗假轴样分枝,不形成厚壁孢子,孢子囊孢子卵形、椭圆形。分子生物学技术有助于种的鉴定。

四、抗真菌药物敏感性

伏立康唑、氟康唑以及包括卡泊芬净、米卡芬净和阿尼芬净在内的棘白菌素类全部耐药,两性霉素 B、泊沙康唑活性最高。

五、临床意义

毛霉为人类条件致病菌，易侵袭血管，并可穿透血管壁，形成血管栓塞，所致疾病称为毛霉病，可感染鼻、脑、肺、皮肤、胃肠等。

（冯长海）

参考文献

1. Yang M, Lee JH, Kin YK, et al. Identification of mucorales from clinical specimens: a 4-year experience in a single institution [J]. Ann Lab Med, 2016,36(1):60 - 63.
2. 吕雪莲. 毛霉与毛霉病的研究进展[J]. 皮肤科学通报，2017,34(5):589 - 593,597.
3. Morin-Sardin S, Nodet P, Coton E, et al. Mucor: a Janus-faced fungal genus with human health impact and industrial applications [J]. Fungal Biology Reviews, 2017,33(1):12 - 32.

印度毛霉

一、简介

印度毛霉(*Mucor indicus*)是毛霉属中最重要菌种之一，广泛存在于自然界，主要用于工业和食品生产，近年来随着免疫低下人群的增多，已有由印度毛霉引起人类感染的报道。

二、培养及镜检

（一）培养

沙氏琼脂培养基：25 ℃培养生长快速，第 1 d 为白色扁平菌落，第 2 d 可见菌落中央明显变黄，至第 7 d 为黄色绒毛样或粉末样菌落，至第 12 d 菌落仍为黄色，但气生菌丝更长，见图 10-3-2-1 和图 10-3-2-2。

马铃薯葡萄糖培养基：25～35 ℃培养生长速度均非常快速，气生菌丝丰富，白色疏松棉絮样菌丝；随着培养时间延长，菌落仍为棉絮样，但菌落颜色为浅黄色，见图 10-3-2-3 和图 10-3-2-4。

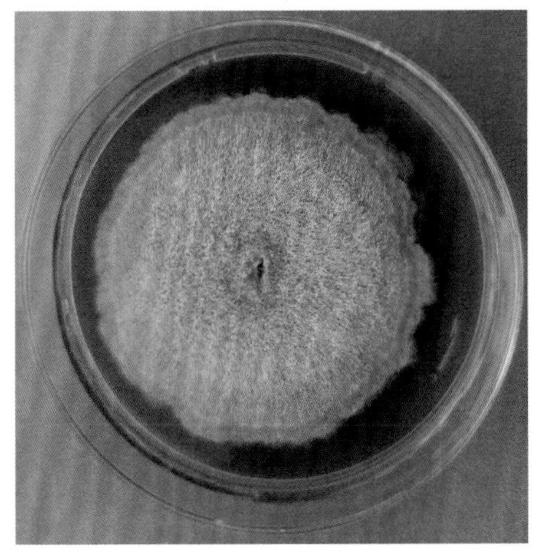

图 10-3-2-1　印度毛霉菌落：SDA，25 ℃，7 d

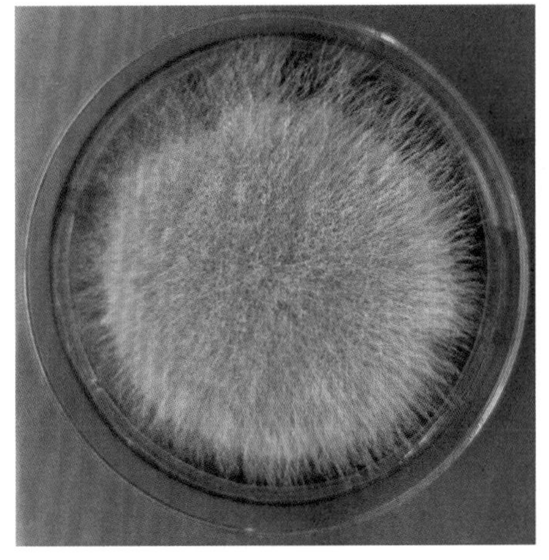

图 10-3-2-2　印度毛霉菌落：SDA，25 ℃，12 d

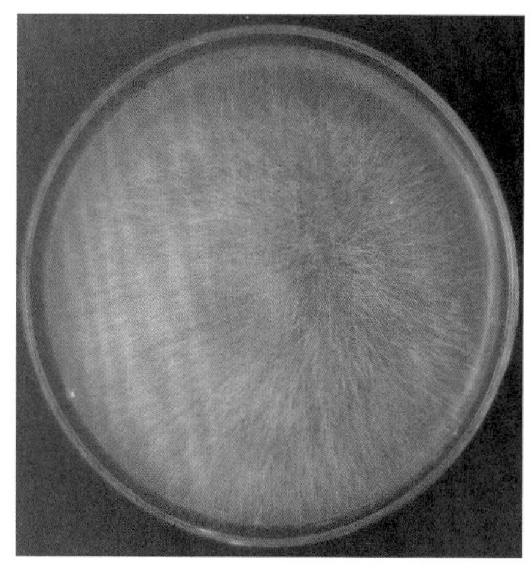

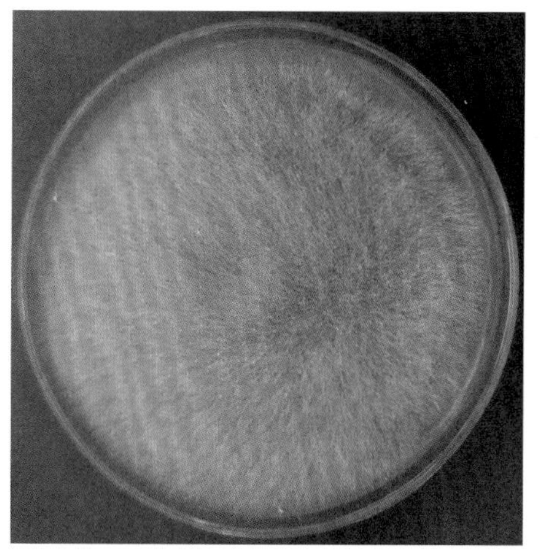

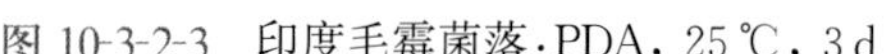

图 10-3-2-3 印度毛霉菌落:PDA, 25 ℃, 3 d

图 10-3-2-4 印度毛霉菌落:PDA, 25 ℃, 7 d

（二）镜下形态

SDA 平板上室温培养第 1 d 用透明胶带几乎粘不到菌丝;第 2 d 显微镜下就能看到典型的毛霉菌属的无隔有分枝的菌丝以及球形或近球菌的孢子囊,孢子囊内充满大量肾形或卵圆形的孢子囊孢子,无囊托,囊轴球形或近球形;培养第 4 d 后镜下形态发生明显改变,可见大量厚壁孢子,厚壁孢子间生或顶生,以链状排列为主,也可见单个厚壁孢子。见图 10-3-2-5 和图 10-3-2-6。

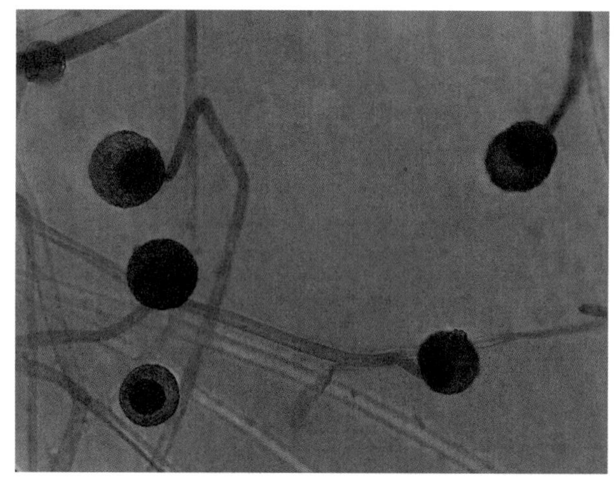

图 10-3-2-5 印度毛霉镜检:SDA, 25 ℃, 2 d,乳酸酚棉蓝染色,×1 000

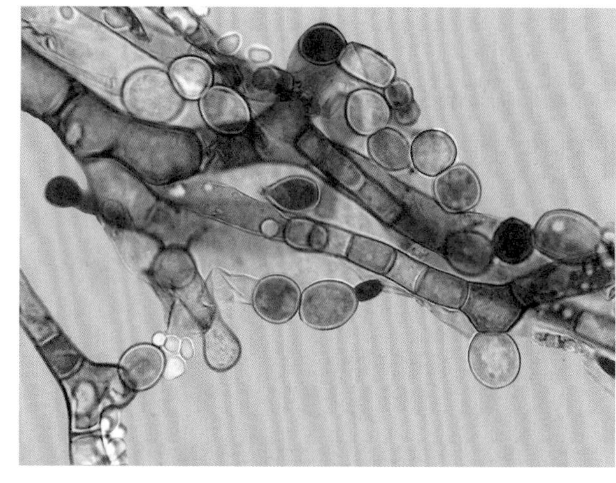

图 10-3-2-6 印度毛霉镜检:SDA, 25 ℃, 4 d,乳酸酚棉蓝染色,×1 000

三、鉴定与鉴别

（一）属内鉴定

印度毛霉镜下形态随培养时间有较大变化(透明胶带粘菌法),故形态学鉴定时需每天观察镜下形态变化。

鉴定要点:①25 ℃在 SDA 平板上菌落黄色;②培养第 2 d 显微镜下能看到典型球形或近球菌的孢子囊,培养第 4 d 显微镜下能看到大量呈链状排列的厚壁孢子。

（二）属间鉴定

与属间其他菌相比较,印度毛霉在 SDA 平板上室温生长速度较慢,菌落黄色,大量呈链状排列的厚壁孢子是印度毛霉与属间其他菌种的鉴别要点。

四、抗真菌药物敏感性

两性霉素 B 对印度毛霉有较强的体外抗菌活性，泊沙康唑和伊曲康唑的体外抗菌活性较低。

五、临床意义

印度毛霉可引起免疫功能低下患者皮肤软组织、下呼吸道感染和胃溃疡等。

（胡龙华）

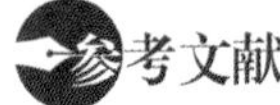

参考文献

1. Tomohisa Uchida, Momoko Okamoto, Keita Fujikawa, et al. Gastric mucormycosis complicated by a gastropleural fistula: a case report and review of the literature [J]. Medicine (Baltimore), 2019, 98(48): 18142.
2. Luo YJ, Zeng FQ, Huang XW, et al. Successful treatment of a necrotizing fasciitis patient caused by *Mucor indicus* with amphotericin B and skin grafting [J]. Mycopathologia, 2014, 177(3): 187 - 192.

● 椭圆毛霉 ●

一、简介

椭圆毛霉（*Mucor ellipsoideus*）是毛霉属的一个新种，广泛存在于自然界，罕见人类致病，于 2011 年首次报道临床相关感染而受到关注。椭圆毛霉虽为毛霉属，但显微镜下形态结构与常见的毛霉菌有较大区别，具有独特的形态学特征。

二、培养及镜检

（一）培养

沙氏琼脂培养基：该菌最低生长温度为 7 ℃，37 ℃也能生长，但 42 ℃不生长，25 ℃生长最佳，中等速度生长，菌落绒毛样、棉絮样，开始为灰白色，继续培养，菌落中央颜色略深。

马铃薯葡萄糖琼脂培养基：与 SDA 上菌落相似，见图 10-3-3-1 和图 10-3-3-2。

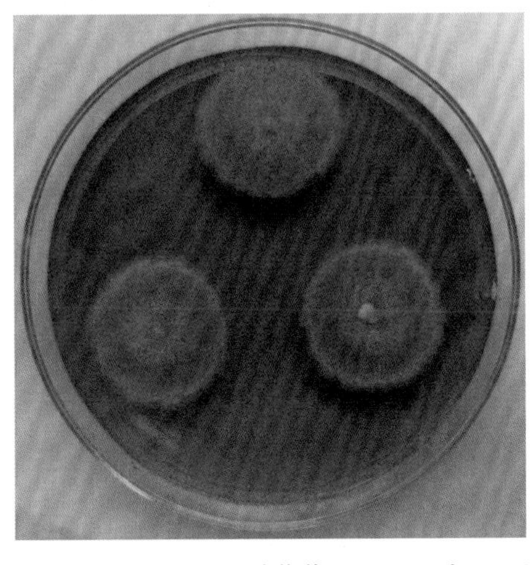

图 10-3-3-1 椭圆毛霉菌落：SDA，25 ℃，4 d

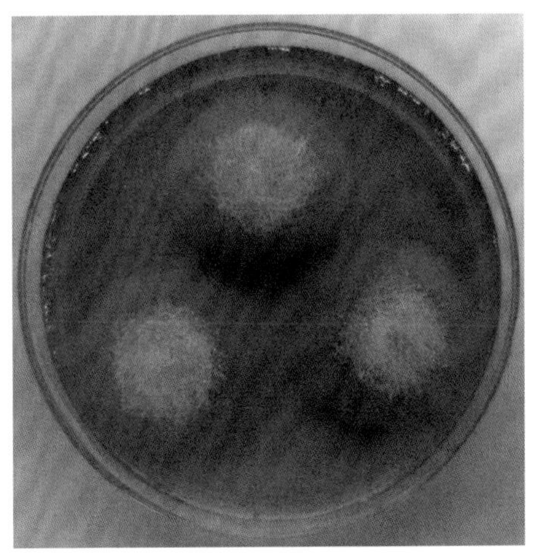

图 10-3-3-2 椭圆毛霉菌落：PDA，25 ℃，4 d

（二）镜下形态

临床通常采用透明胶带粘菌落的方法观察真菌形态变化。25℃在SDA或PDA平板上培养1d,镜下可见典型毛霉菌的形态,孢子囊球形或近球菌,无囊托,孢子囊内充满肾形至卵圆形的孢子囊孢子,囊轴球形或近球形,囊轴与孢囊梗形成鼓槌状;培养第2d,镜下形态明显变化,开始出现大量链状排列的厚壁孢子和丰富假根,假根可由菌丝不同部位产生;培养第4d,典型的毛霉菌的孢子囊结构难见,代替的是大量散在和/或链状排列的厚壁孢子和分枝分隔的菌丝;有时可见接合孢子,见图10-3-3-3至图10-3-3-12。

三、鉴定与鉴别

（一）属内鉴定

椭圆毛霉镜下形态随培养时间不同有较大变化(透明胶带粘菌法),故以形态学鉴定需每天观察镜下形态;椭圆毛霉最显著的特征是大量链状排列的厚壁孢子和明显的假根,菌丝有分隔。准确鉴定到种需借助分子生物学方法。

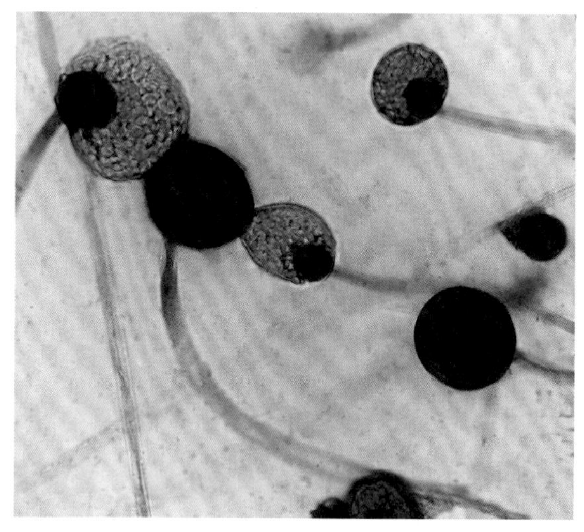

图10-3-3-3 椭圆毛霉镜检:PDA,25℃,1d,乳酸酚棉蓝染色,×1000

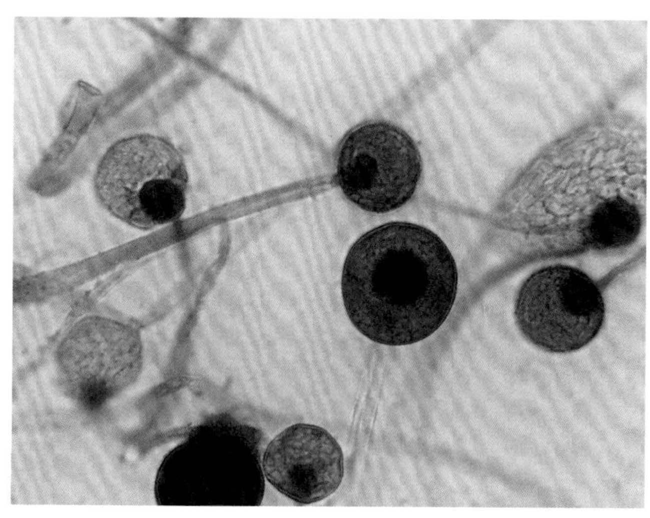

图10-3-3-4 椭圆毛霉镜检:PDA,25℃,1d,乳酸酚棉蓝染色,×1000

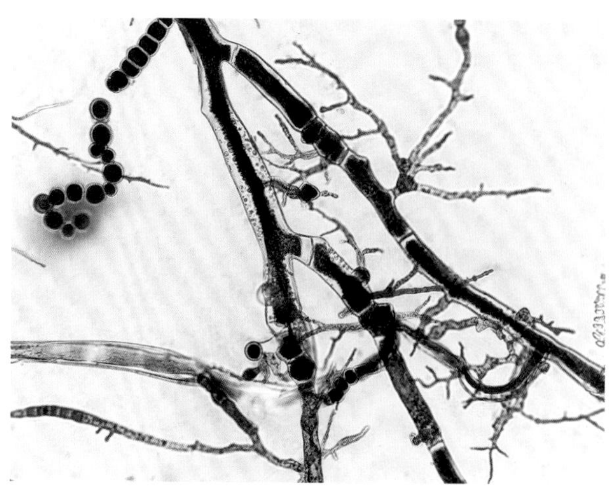

图10-3-3-5 椭圆毛霉镜检:PDA,25℃,2d,乳酸酚棉蓝染色,×1000

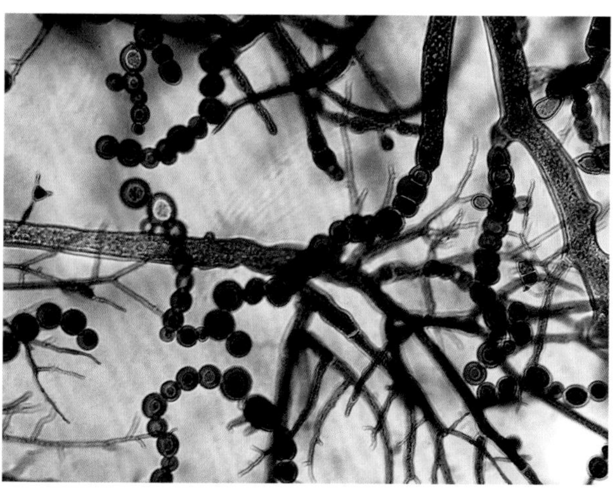

图10-3-3-6 椭圆毛霉镜检:PDA,25℃,2d,乳酸酚棉蓝染色,×1000

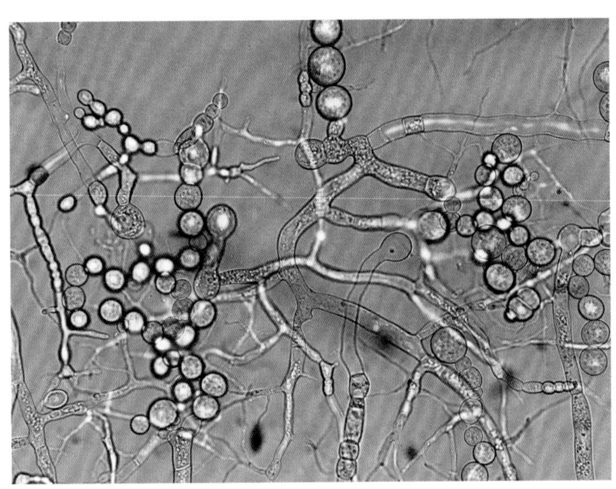
图 10-3-3-7　椭圆毛霉镜检：PDA，25 ℃，2 d，未染色，×1 000

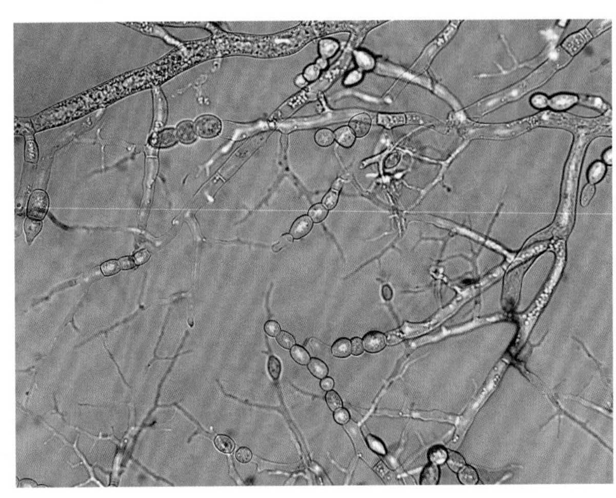
图 10-3-3-8　椭圆毛霉镜检：PDA，25 ℃，2 d，未染色，×1 000

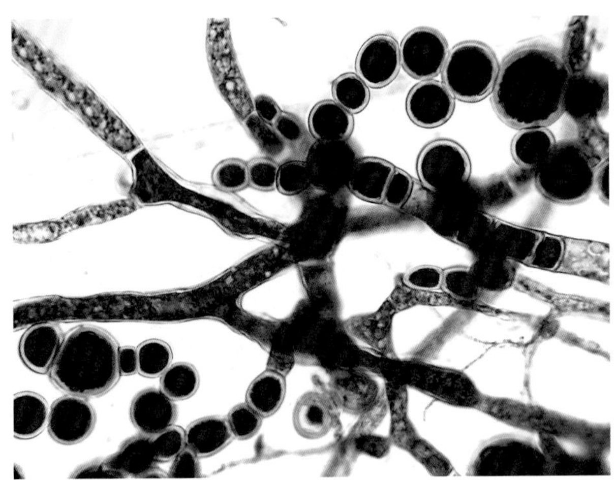
图 10-3-3-9　椭圆毛霉镜检：PDA，25℃，3 d，乳酸酚棉蓝染色，×1 000

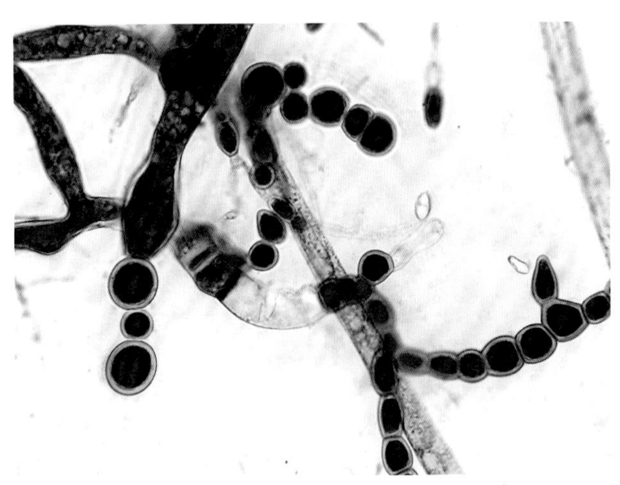
图 10-3-3-10　椭圆毛霉镜检：PDA，25℃，3 d，乳酸酚棉蓝染色，×1 000

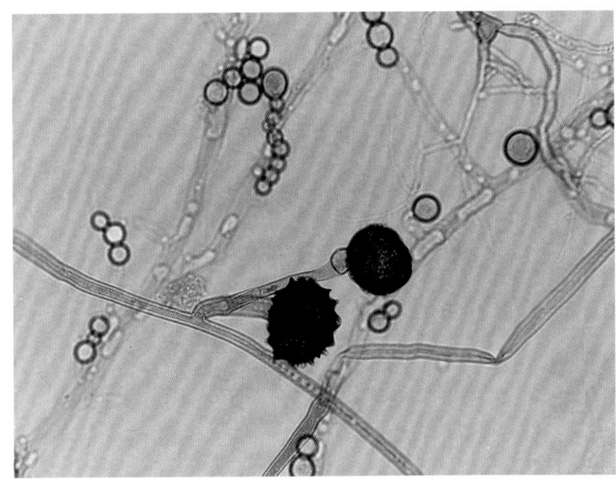
图 10-3-3-11　椭圆毛霉镜检：PDA，25℃，5 d，乳酸酚棉蓝染色，×1 000

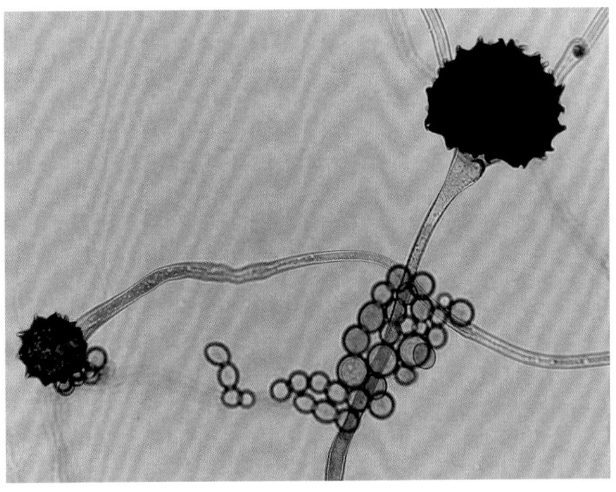
图 10-3-3-12　椭圆毛霉镜检：PDA，25℃，5 d，乳酸酚棉蓝染色，×1 000

(二) 属间鉴定

与属间其他菌相比较,椭圆毛霉生长速度较慢;大量链状排列的厚壁孢子和分枝分隔的菌丝及较多的假根是椭圆毛霉与属间其他菌的鉴别要点。

四、抗真菌药物敏感性

两性霉素 B 对椭圆毛霉有较强的体外抗菌活性,泊沙康唑和伊曲康唑体外抗菌活性较低。

五、临床意义

罕见人类致病,目前仅有皮肤感染和肛周脓肿的报道。

(胡龙华 冯长海 徐春晖)

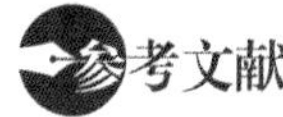

参考文献

Alvarez E, Cano J, Stchigel AM, et al. Two new species of *Mucor* from clinical samples [J]. Med Mycol, 2011,49(1): 62-72.

● 根 霉 属 ●

一、简介

根霉属隶属于毛霉门、毛霉亚门、毛霉纲、毛霉目、毛霉科。有性期接合孢子除有性根霉[*R. sexualis* (*Smith*) *Callen*]为同宗配合外,其他菌种均异宗配合;配囊柄不弯曲,无附属物。该菌属世界范围分布。属内米根霉(*R. arrhizus*,又名少根根霉)为毛霉菌病最常见真菌,小孢根霉(*R. microspores*)、匍枝根霉(*R. stolonifer*)、*R. homothallicus* 等也可对人致病。

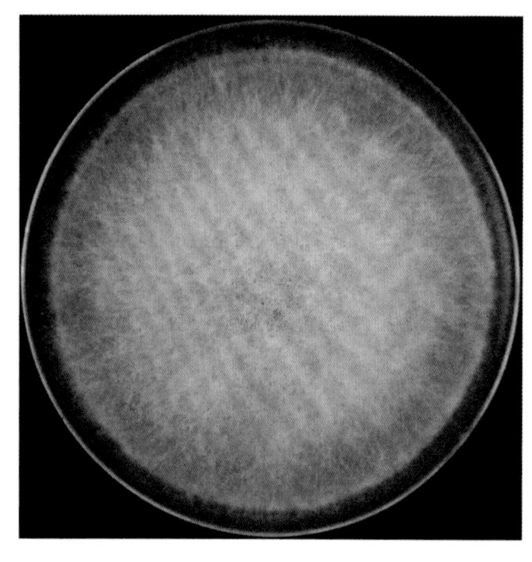

图 10-3-4-1 米根霉菌落:SDA,28℃,3 d

二、培养及镜检

(一) 培养

SDA 根霉 25～30℃培养生长非常快速,4 d 可发育成熟。菌落为绒毛样或棉絮状,开始为白色,继续培养,可呈灰色或棕黑色,其间缀有灰色、黑色的孢子囊颗粒,部分菌种假根裸眼可见。菌落反面白色至苍白色。

在 PDA 上,根霉菌落生长非常快速,与沙氏琼脂培养基上形态相似。见图 10-3-4-1 至图 10-3-4-3。

(二) 镜下形态

菌丝直径 6～15 μm,无隔或极少有隔,光滑、无色或浅灰色;假根形成于匍匐菌丝下;孢囊梗可长达 4 mm,与假根对生,直立,单生或丛生,分枝或不分枝;孢子囊直径 40～350 μm、顶生,球形;囊壁表面光滑或有针状结晶、成熟后易消融或破裂;初为白色,后变为黑色。囊轴圆锥形或近球形,基部囊托发达,无囊领。孢子囊孢子直径 4～11 μm,球形、椭圆形或不规则形,表面光滑,无色或浅褐色至蓝灰色。见图 10-3-4-4 至图 10-3-4-10。

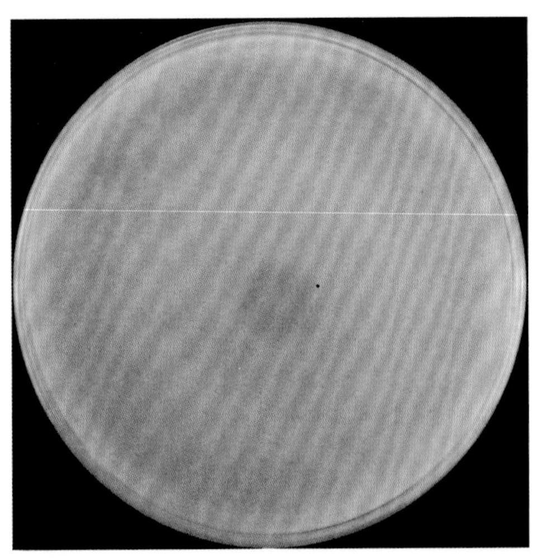

图 10-3-4-2　米根霉菌落(反面):SDA, 28℃, 3 d

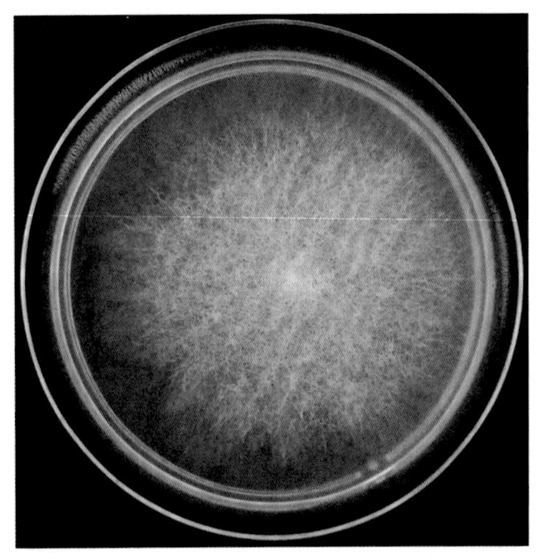

图 10-3-4-3　米根霉菌落:PDA, 28℃, 3 d

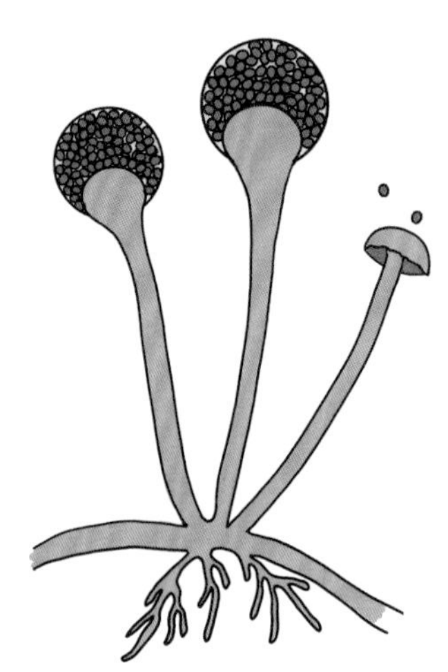

图 10-3-4-4　米根霉镜下示意图

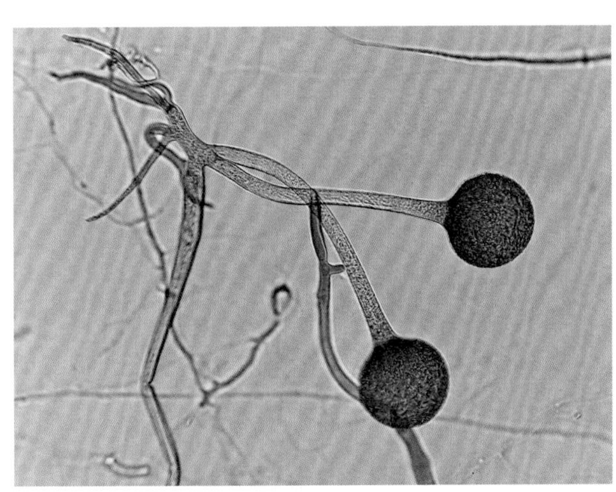

图 10-3-4-5　米根霉镜检:未成熟孢子囊与假根对生,PDA, 25℃, 3 d,乳酸酚棉蓝染色,×400

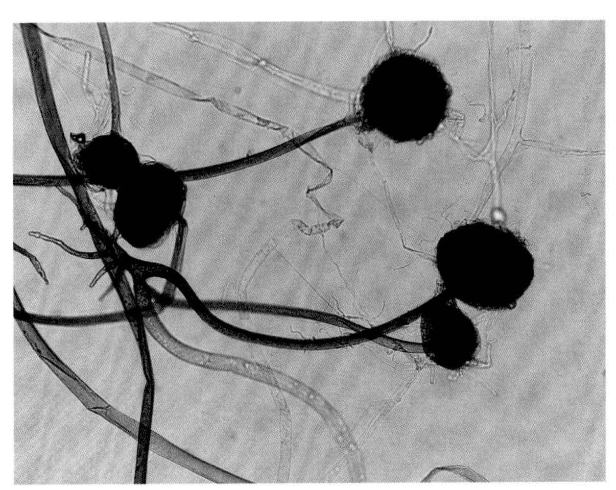

图 10-3-4-6　米根霉镜检:成熟孢子囊与假根对生,PDA, 25℃, 3 d,胶带粘取,乳酸酚棉蓝染色,×400

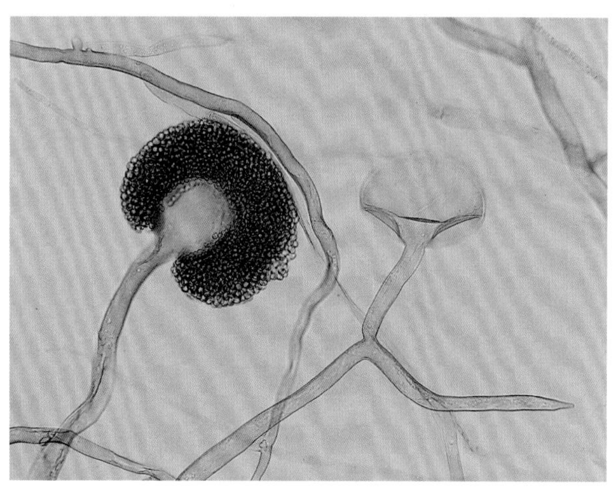

图 10-3-4-7 米根霉镜检：成熟和未成熟孢子囊，PDA，25 ℃，3 d，乳酸酚棉蓝染色，×400

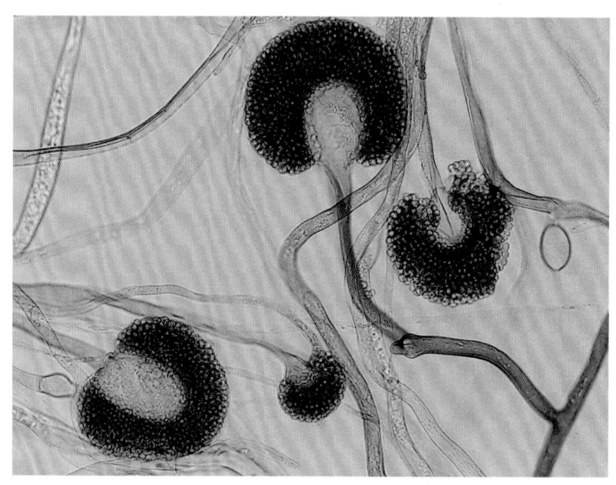

图 10-3-4-8 米根霉镜检：孢子囊和厚垣孢子，PDA，25 ℃，3 d，乳酸酚棉蓝染色，×400

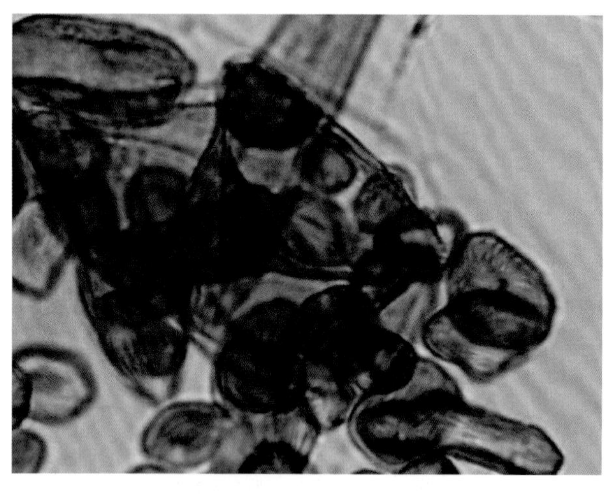

图 10-3-4-9 米根霉镜检：孢子囊孢子，PDA，25 ℃，3 d，透明胶带粘取，盐水湿片法，×1 000

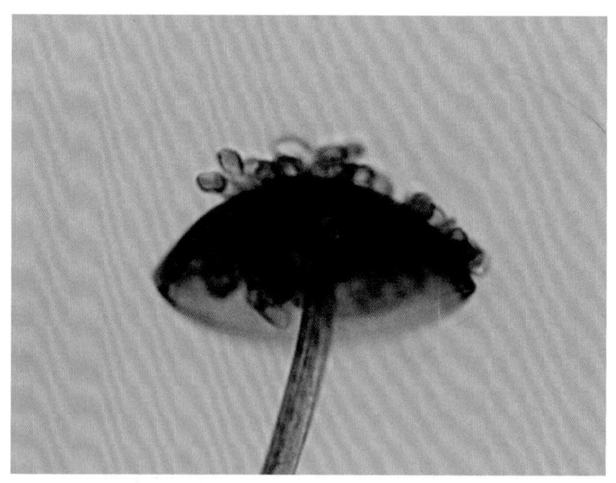

图 10-3-4-10 米根霉镜检：囊托，PDA，25℃，3 d，透明胶带粘取，盐水湿片法，×1 000

三、鉴定与鉴别

（一）鉴定要点

真菌最高生长温度，孢子囊、假根和厚壁孢子的形态，囊轴的曲度、孢囊梗的颜色、形状、大小，孢子囊的直径及菌落特征等。

（二）属间鉴定

根霉应注意与毛霉、根毛霉、横梗霉相鉴别。具体见前文表 10-3-1-1。

（三）属内鉴定

米根霉假根长 150～300 μm，不发达或无，囊轴近圆形，最高生长温度为 40～46 ℃，厚壁孢子常见；匍枝根霉假根长 300～350 μm，囊轴近圆形，最高生长温度为 30～32 ℃，厚壁孢子无；小孢根霉假根长 100～120 μm，囊轴椭圆形，囊托明显，最高生长温度为 50～52 ℃。形态学鉴定和分子鉴定有时可能不一致。

四、抗真菌药物敏感性

两性霉素 B、艾沙康唑、泊沙康唑对根霉体外抗菌活性高，氟康唑对根霉体外抗菌活性低，伏立康唑对根霉体外抗菌活性不定。

五、临床意义

根霉为人类条件致病菌，易侵袭血管、导致毛霉菌病。可感染鼻、脑、肺、皮肤、胃肠等。

（冯长海　徐和平）

参考文献

1. Miller RP, Farrugia L, Leask J, et al. Successful treatment of *Rhizopus arrhizus* rhino-orbital-cerebral mucormycosis with isavuconazole salvage therapy following extensive debridement [J]. Med Mycol Case Rep, 2021,17(3):32,39 - 42. doi:10.1016/j.mmcr.2021.03.005. PMID:33816097; PMCID: PMC8010354.
2. Prakash H, Chakrabarti A. Global epidemiology of mucormycosis [J]. J Fungi (Basel), 2019,5(1):26. Published 2019 Mar 21. doi:10.3390/jof5010026.
3. Gryganskyi AP, Golan J, Dolatabadi S, et al. Phylogenetic and phylogenomic definition of *Rhizopus Species* [J]. G3 (Bethesda), 2018,8(6):2007 - 2018. doi:10.1534/g3.118.200235. Erratum in: G3 (Bethesda). 2019 Aug 8;9(8):2789. PMID:29674435; PMCID: PMC5982828.

横梗霉属

一、简介

横梗霉属隶属于毛霉门、毛霉亚门、毛霉纲、毛霉目、横梗霉科(Lichtheimiaceae)。有性期接合孢子同宗或异宗配合。

该菌属世界范围分布。属内伞枝横梗霉(*L. corymbifera*，曾用名伞枝梨头霉 *Absidia corymbifera*；透孢横梗霉 *L. ornat*)、多枝横梗霉(*L. ramosa*，曾用名多枝梨头霉 *A. ramosa*)可对人类致病。

二、培养及镜检

(一) 培养

SDA 上，伞枝横梗霉 25～30 ℃培养生长良好，4 d 可发育成熟。菌落绒毛样或棉絮状，开始为白色、浅黄色，继续培养，菌落可呈浅灰色、深灰色至褐色；向上生长的菌丝可触及培养皿盖。菌落反面白色、灰色或黄绿色。

在 PDA 上，伞枝横梗霉菌落开始为白色绒毛状，2～3 d 内可见菌丝星芒状放射生长。与 SDA 上生长相比，菌落生长速度稍慢，颜色较淡。见图 10-3-5-1 至图 10-3-5-3。

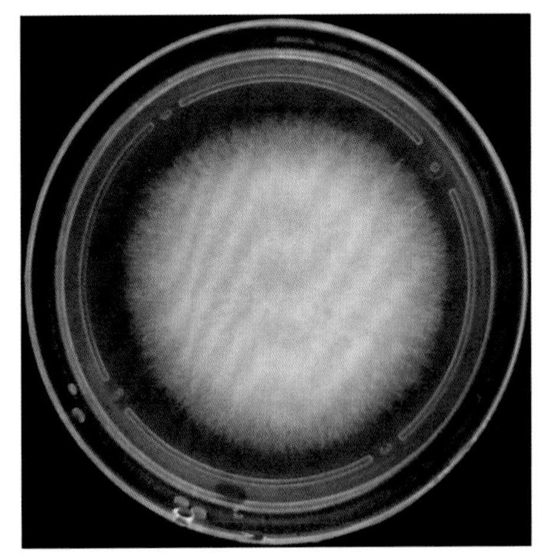

图 10-3-5-1　伞枝横梗霉菌落：SDA，25 ℃，3 d

(二) 镜下形态

菌丝无隔或罕见有隔；孢囊梗直立或微弯曲，无隔或罕见有隔，光滑、无色或浅灰色；孢子囊顶生，球形

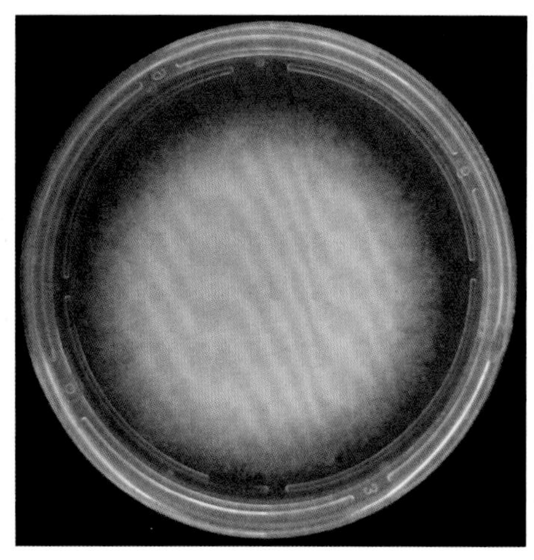

图 10-3-5-2 伞枝横梗霉菌落(反面):SDA，25℃，3 d

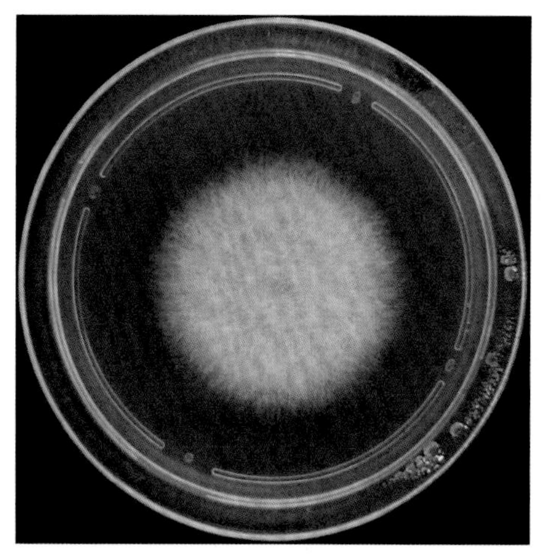

图 10-3-5-3 伞枝横梗霉菌落:PDA，25℃，3 d

或近梨形，无色、浅蓝色至浅褐色，囊壁薄，成熟后易消融；囊轴球形或近球形；囊托漏斗状；囊领可见。孢子囊孢子球形、椭圆形或不规则形，光滑，多无色、无条纹；假根和弧形匍匐菌丝可见；巨细胞有或无。接合孢子球形至卵圆形，外壁光滑或有少量饰纹(赤道环)，深棕色；配囊柄无附属丝。见图 10-3-5-4 至图 10-3-5-8。

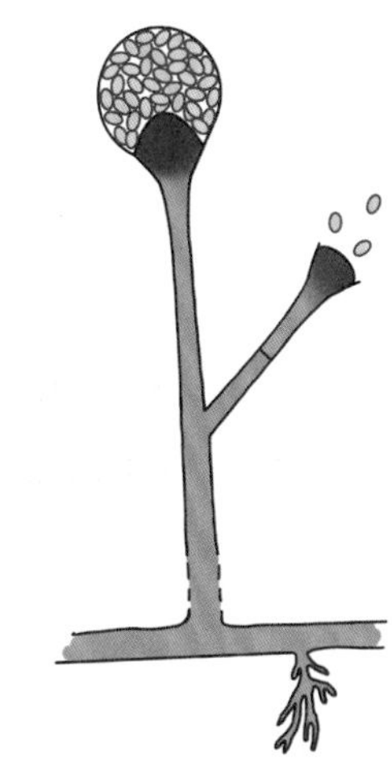

图 10-3-5-4 伞枝横梗霉镜下示意图

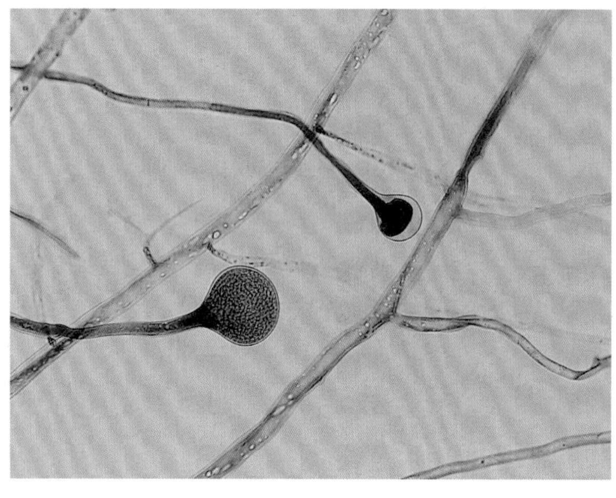

图 10-3-5-5 伞枝横梗霉镜检:未成熟孢子囊，PDA，25℃，3 d

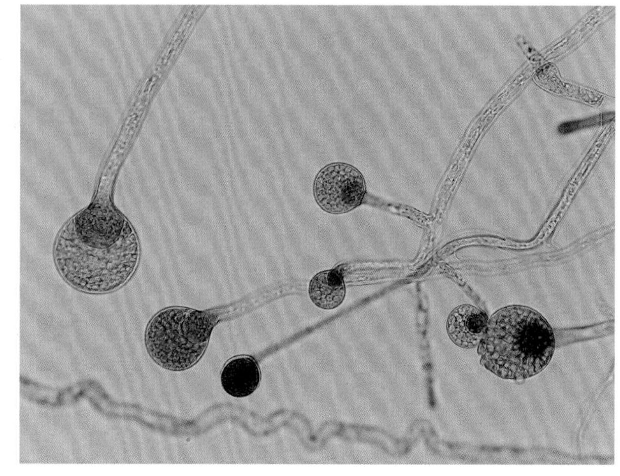

图 10-3-5-6 伞枝横梗霉镜检:成熟孢子囊，PDA，25℃，3 d

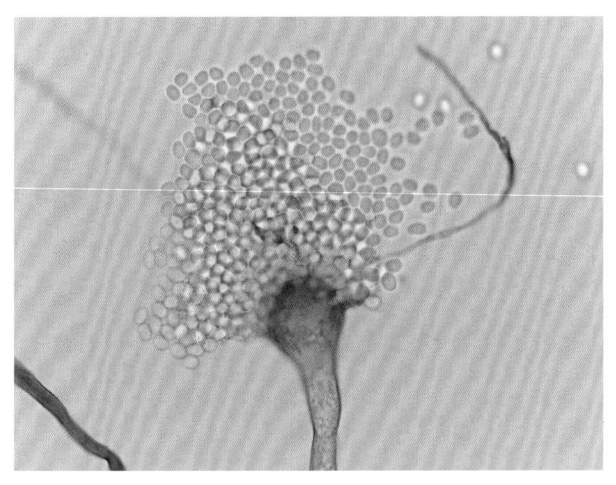

图 10-3-5-7　伞枝横梗霉镜检：孢子囊壁已消融，PDA，25 ℃，3 d

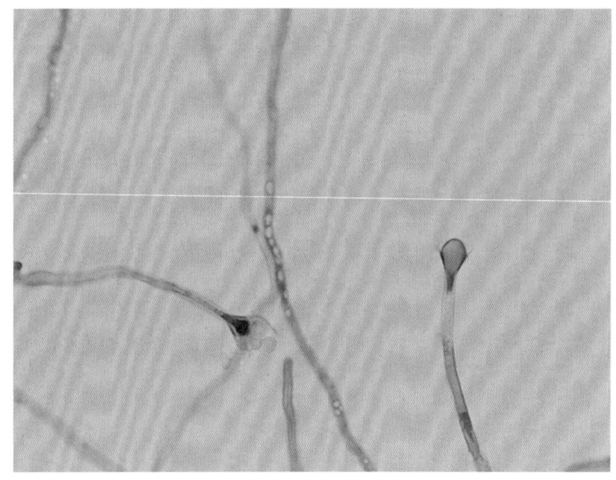

图 10-3-5-8　伞枝横梗霉镜检：孢子囊壁已消融，囊领可见，PDA，25 ℃，3 d

三、鉴定与鉴别

（一）鉴定要点

孢囊梗螺旋状（某些菌种不明显），孢子囊下无隔或少见隔，孢子囊顶生，耐热，37 ℃生长良好，接合孢子异宗配合，上有赤道环，配囊柄上无附属丝及菌落形态可鉴定。

（二）属间鉴定

横梗霉可在人体温度（37 ℃）生长良好，且接合孢子的配囊柄周无附属丝；梨头霉 30 ℃以上生长不良，40 ℃不生长，且接合孢子的配囊柄周有附属丝包裹接合孢子。属间鉴别详见表 10-3-1-1。

（三）属内鉴定

多枝横梗霉 43 ℃生长菌落直径＞40 mm，孢子囊孢子椭圆或柱状；伞枝横梗霉 42 ℃生长直径＜27 mm，孢子囊孢子非椭圆或柱状。

四、抗真菌药物敏感性

两性霉素 B、泊沙康唑对横梗霉具有很强的体外抗菌活性，伏立康唑和氟康唑对横梗霉的体外抗菌活性低，两性霉素 B 和伊曲康唑或泊沙康唑联合使用具有协同作用。

五、临床意义

横梗霉为人类条件致病菌，易侵袭血管，形成血管栓塞；所致疾病称为毛霉病。可感染鼻、脑、肺、皮肤、胃肠、肾等。

（冯长海　胡龙华）

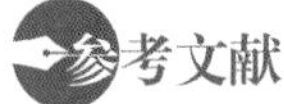

参考文献

1. 曾雪花，高旭龙，王吟方亭，等. 黑熊皮肤横梗霉菌株的分离和鉴定[J]. 野生动物学报，2018，39(3)：660－664.

2. 鹿秀海,于艳梅,张莉,等. 多分枝横梗霉致角膜炎一例[J]. 中华眼科杂志,2017,53(9):707－709.

3. Alastruey-Izquierdo A, Hoffmann K, de Hoog GS, et al. Species recognition and clinical relevance of the zygomycetous genus *Lichtheimia* (syn. *Absidia pro parte*, *Mycocladus*)[J]. J Clin Microbiol, 2010,48(6):2154－2170. doi:10.1128/JCM.01744-09

根毛霉属

一、简介

主要包括微小根毛霉(*R. pusillus*)和曼赫根毛霉(*R. miehei*),是根毛霉属中常见的条件致病菌。

二、培养及镜检

(一) 培养

25～45℃均可生长,最适温度为37℃,生长非常快,开始呈白色,随着孢子囊的形成变成黑灰色。羊毛状,菌落高达2～3 mm。不同于根霉属和横梗霉属菌落,其菌落虽然呈扩散生长,但生长相对局限。见图10-3-6-1和图10-3-6-2。

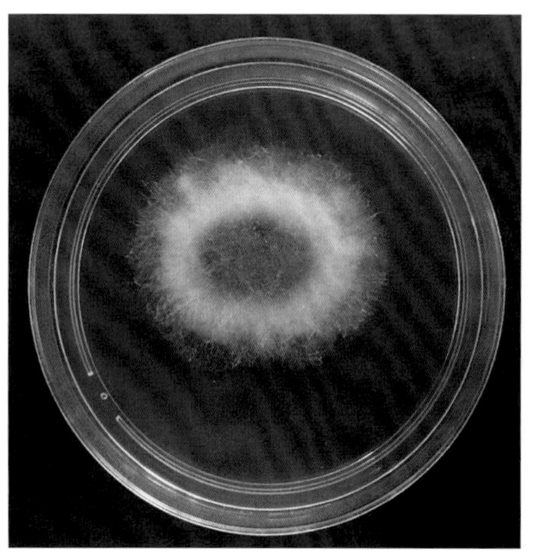

图10-3-6-1 微小根毛霉菌落:SDA, 28℃, 48 h

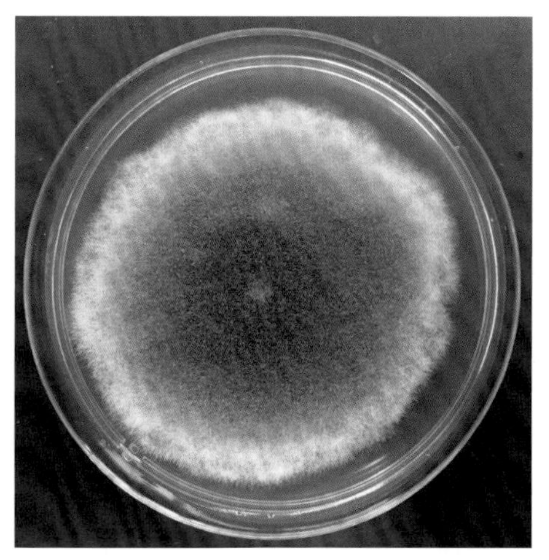

图10-3-6-2 微小根毛霉菌落:SDA, 28℃, 5 d

(二) 镜下形态

根毛霉属有发达的假根,不同于根霉属的是根毛霉的假根不与孢囊梗对生,而是着生于匍匐菌丝上。孢囊梗直立、单一或分支,末端有球形孢子囊。当孢子囊孢子释放后,在囊轴的基部可见明显的囊领。孢子囊孢子透明,灰色或棕色,球形到椭圆形,细胞壁光滑或有细小纹饰。某些菌株中可见厚壁孢子和接合孢子。见图10-3-6-3至图10-3-6-5。

三、鉴定与鉴别

(一) 鉴定要点

快速生长的菌落特点,镜下无隔较粗的菌丝,假根发达等镜下特点且孢子囊较大,球形、无囊托。

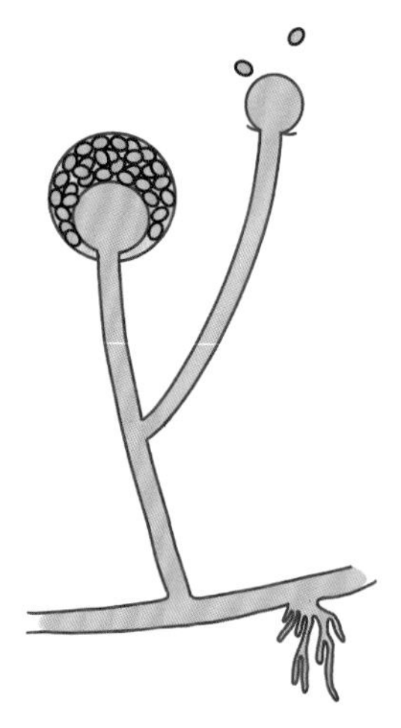

图 10-3-6-3　根毛霉镜下示意图

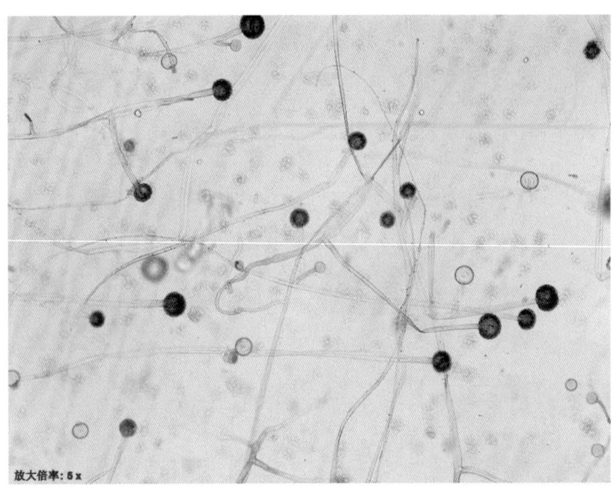

图 10-3-6-4　微小根毛霉镜检：PDA，28℃，3d，乳酸酚棉蓝染色，×100

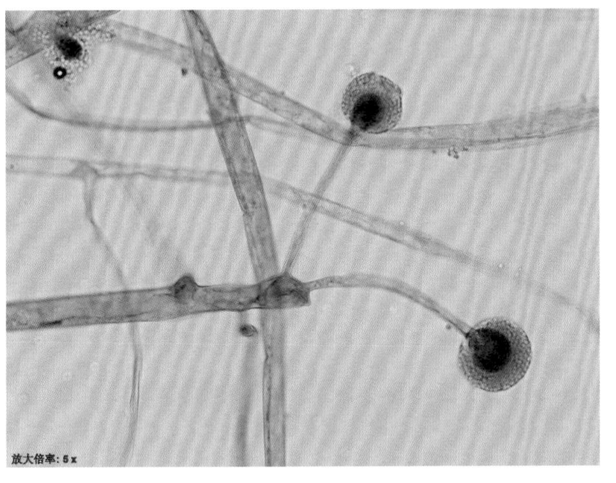

图 10-3-6-5　微小根毛霉镜检：PDA，28℃，3d，乳酸酚棉蓝染色，×400

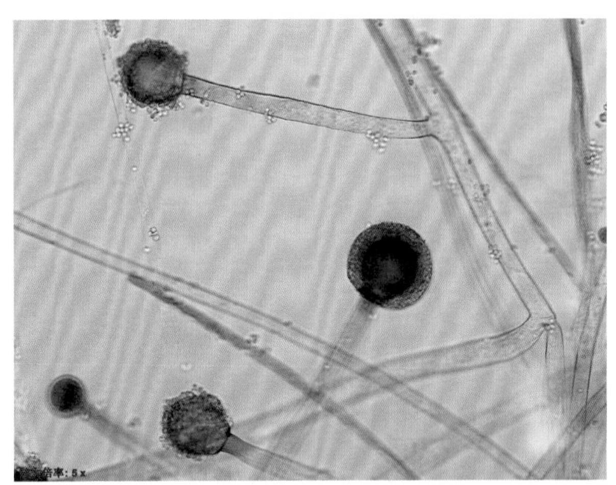

图 10-3-6-6　微小根毛霉镜检：PDA，28℃，3d，乳酸酚棉蓝染色，×400

（二）属间鉴别

绝大多数毛霉目的鉴定是基于孢子囊的形态。例如孢子囊内孢子的颜色和形状，排列和数量。另外有无囊领或囊托，孢子囊柄上有无分枝以及有无假根。在鉴定根霉属、根毛霉属和横梗霉属时温度生长试验也很有帮助。毛霉属无明显假根，从而与横梗霉属、根毛霉属、根霉属区别开。

（三）属内鉴定

通过嗜温性将该属分为 2 个种：曼赫根毛霉（*R. miehei*）、微小根毛霉（*R. pusillus*）。曼赫根毛霉的孢子囊比微小根毛霉小（包囊 60～100 μm 直径）且不同化蔗糖。生长需要硫胺素（Thiamine）。

四、抗真菌药物敏感性

两性霉素 B 脂质体是治疗本病首选药物。

五、临床意义

该菌常在人类免疫缺陷患者、移植手术或基础疾病患者中发现，主要侵入动物体血管，导致血栓形成、周边组织梗死和坏死,属于血管侵入性感染,可引起皮肤根毛霉病,也有暴发流行的报告。可在呼吸道标本、皮肤组织、脓液、肺组织、鼻窦组织、脑组织、腹水和粪便等标本中检出。

(王 澎 徐和平 帅丽华)

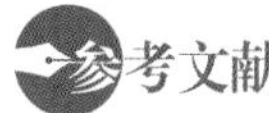

参考文献

1. Hoffmann K, Pawlowska J, Walther G, et al. The family structure of the Mucorales: a synoptic revision based on comprehensive multigene genealogies [J]. Persoonia, 2013,30(1):57-76.
2. Gomes MZ, Lewis RE, Kontoyiannis DP. Mucormycosis caused by unusual mucormycetes, non Rhizopus, Mucor, and Lichtheimia species [J]. Clinical microbiology reviews, 2011,24(2):411-445.
3. 陈世平,冯家熙,王苗,李树林,孙鹤龄.我国首例肺微小根毛霉病及其致病菌的分离和培养[J].真菌学报,1990(3):226-231,252.

小克银汉霉属

一、简介

小克银汉霉属(*Cunninghamella*)隶属于真菌界、毛霉菌门、毛霉菌亚门、毛霉菌纲、毛霉目、小克银汉霉科(Cunninghamellaceae)。属内有 31 个种,最常见菌种有灰小克银汉霉(*C. bertholletiae*)、雅致小克银汉霉(*C. elegans*)和刺孢小克银汉霉(*C. echinulata*)、短刺小克银汉霉(*C. blakesleeana*),其中灰小克银汉霉是已知对人类和动物的致病菌。

二、培养与镜检

(一) 培养

小克银汉霉属最适生长温度为 25～30℃,最高承受温度可达 50℃,从平板正面观菌落质地呈棉絮样,白色到淡褐色,背面观灰白色,见图 10-3-7-1 和图 10-3-7-2。雅致小克银汉霉为灰色菌落。灰小克银汉霉在 45℃可生长。

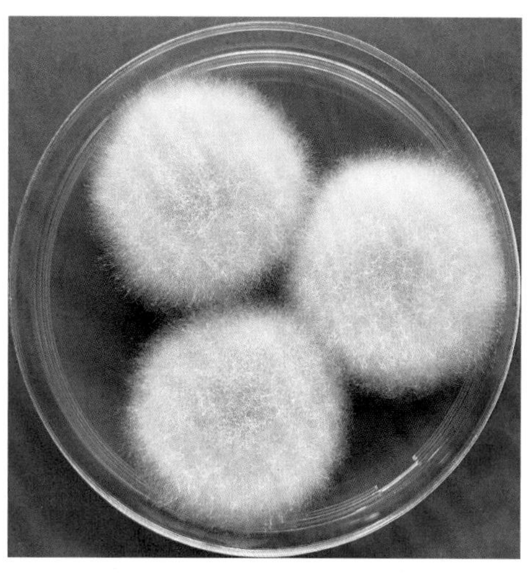

图 10-3-7-1 灰小克银汉霉菌落:SDA,28℃,32 h

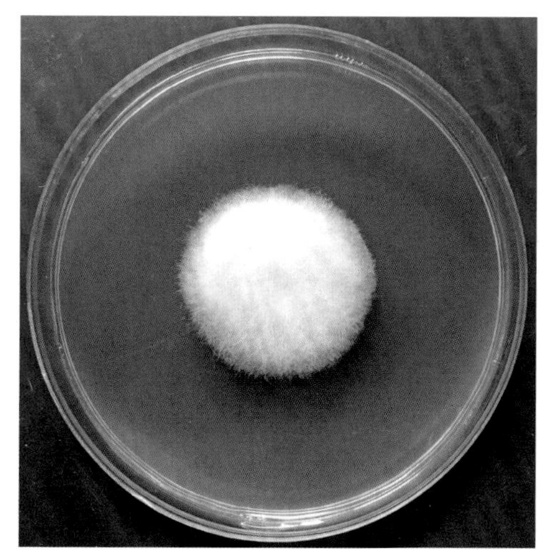

图 10-3-7-2 灰小克银汉霉菌落:PDA,28℃,32 h

（二）镜下形态

具有无隔或稀疏分隔的宽菌丝，孢囊梗由营养菌丝产生，直立，可有短的侧生分枝，每个分枝顶端形成膨大泡囊（直径 30～65 μm），泡囊表面布满齿状突起的小梗，梗端为具小刺的小型孢子囊，大小为（5～8）μm×（6～14）μm，圆形到椭圆形。孢子囊孢子是单一细胞，球形到卵圆形。有时可见到厚壁孢子。小克银汉霉镜下形态特征，见图 10-3-7-3 至图 10-3-7-5。

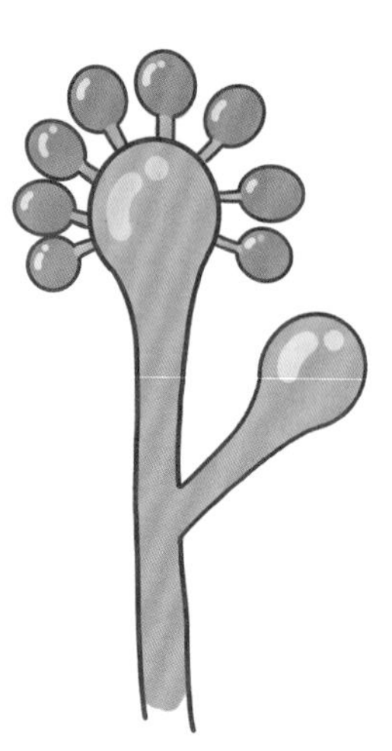

图 10-3-7-3　小克银汉霉镜下形态特征示意图

三、鉴定与鉴别

（一）鉴定要点

泡囊表面布满齿状突起的小梗，梗端为具小刺的小型孢子囊。

（二）属间鉴别

无假根和匍匐菌丝可与根霉和根毛霉相鉴别。与其他相似菌属鉴别，见表 10-3-1-1。

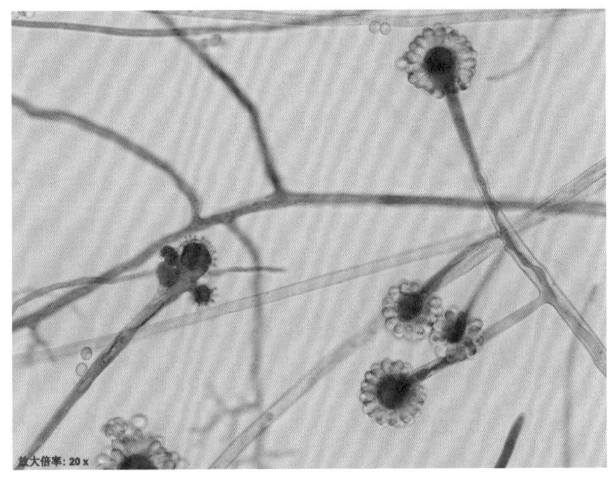

图 10-3-7-4　灰小克银汉霉镜检：SDA，28 ℃，32 h，乳酸酚棉蓝染色，×400

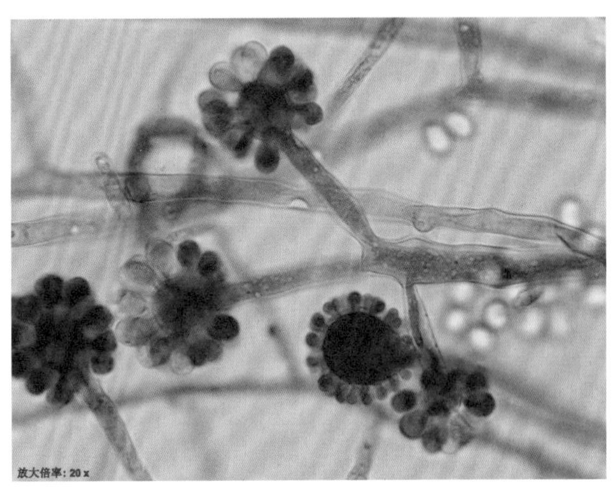

图 10-3-7-5　灰小克银汉霉镜检：SDA，28 ℃，32 h，乳酸酚棉蓝染色，×1 000

（三）属内鉴定

灰小克银汉霉在 42 ℃（含）以下的温度均可生长，刺孢小克银汉霉在 37 ℃可生长，但 42 ℃以上温度不生长。雅致小克银汉霉在超过（含）37 ℃以上温度不生长。

ITS 序列可用于小克银汉霉属菌种分子生物学鉴定。

四、抗真菌药物敏感性

到目前为止，有关小克银汉霉药物敏感性方面资料有限，也无标准的药敏试验方法。有体外研究表明，两性霉素 B、卡泊芬净、米卡芬净、5-氟胞嘧啶、酮康唑、伏立康唑对灰小克银汉霉的 MIC 偏高（常≥4 μg/mL），但临床病例显示，两性霉素 B 脂质体对于小克银汉霉引起感染的治疗有一定的疗效。对伊曲康唑药敏的 MIC 不同文献数据不定，有数据为≥4 μg/mL，也有数据显示常为 0.25 μg/mL，各实验室最好进行药敏实验明确。对泊沙康唑的 MIC 一般为 0.5～1 μg/mL，实验室最好同时测定患者的血药浓度，以确定伊曲康唑药物浓度是否达标。对特比萘芬的体外 MIC 值在 0.5 μg/mL 左右，有限的治疗成功病例显示，特比萘芬可能对小克银汉霉感染有效。

五、临床意义

小克银汉霉是一种存在于土壤和植物体的丝状真菌，尤其在地中海沿岸和亚热带地区，温带地区少见，也是实验室污染菌之一。小克银汉霉是一种机会致病菌，在外伤或免疫力低下人群，引起的感染称为接合菌病。由于各种原因(血液肿瘤、器官移植、AIDS)易致外伤、糖尿病和免疫抑制患者感染。有报道患者在接受伊曲康唑抗真菌预防治疗后发生小克银汉霉感染。

(徐和平　郑燕青)

共头霉属

一、简介

共头霉属(*Syncephalastrum*)隶属于毛霉门、毛霉亚门、毛霉纲、毛霉目、共头霉科(Syncephalastraceae)。分布于热带和亚热带地区，存在于泥土和粪便中，属内常见的致病菌有总状共头霉(*Syncephalastrum racemosum*)。

二、培养与镜检

(一) 培养

菌落生长快，3 d 内成熟。开始为白色，成熟时菌落呈灰色、深灰色或接近黑色。气生菌丝棉花样，很快充满斜面或平皿，菌落外观似根霉，反面为白色，见图 10-3-8-1 至图 10-3-8-4。

(二) 镜下形态

1. 菌丝：宽大，直径 4～10 μm，无色分枝，几乎无分隔。
2. 孢囊梗：短，自菌丝长出，直立或倒伏如匍匐菌丝样。

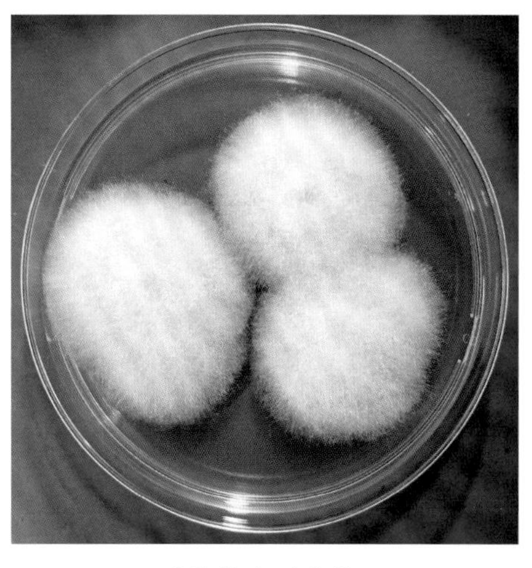

图 10-3-8-1　总状共头霉菌落：SDA，26 ℃，2 d

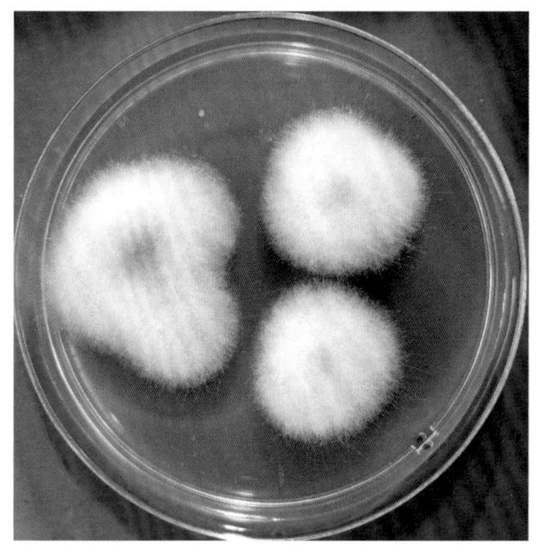

图 10-3-8-2　总状共头霉菌落：PDA，26 ℃，2 d

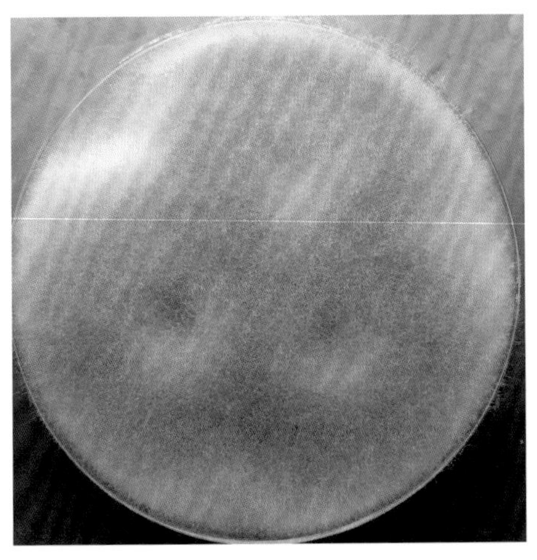

图 10-3-8-3　总状共头霉菌落：SDA，26 ℃，5 d

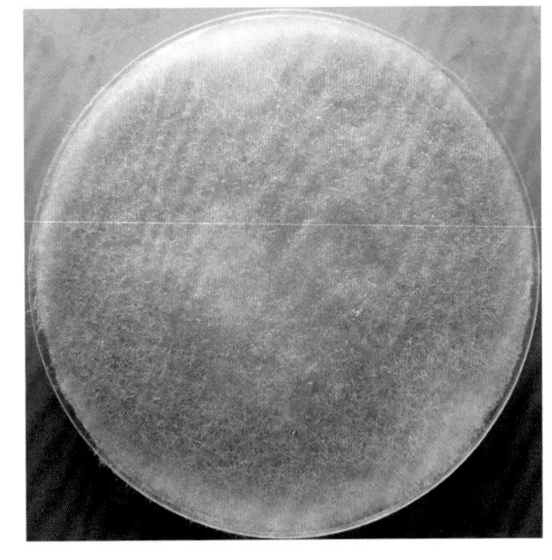

图 10-3-8-4　总状共头霉菌落：PDA，26 ℃，5 d

3. 孢囊梗顶端形成卵圆形或球形泡囊，泡囊表面分布着放射状排列，手指样柱孢子囊。

4. 每个柱孢子囊内，含有 3～18 个孢子囊孢子，呈单行排列。

5. 孢子囊孢子：球形或卵圆形或两面凹形状，链状排列。

见图 10-3-8-5 至图 10-3-8-8。

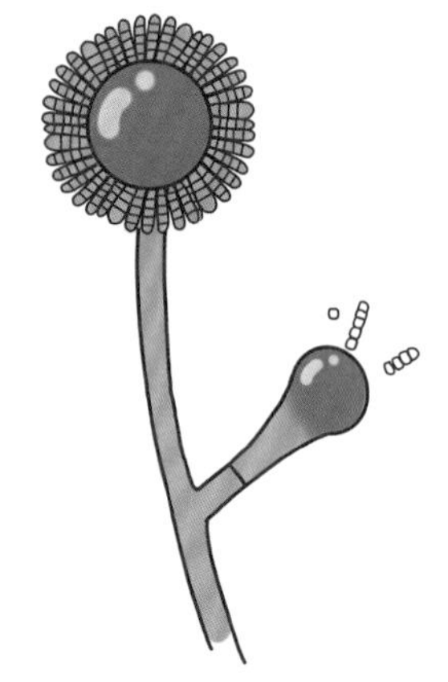

图 10-3-8-5　总状共头霉镜下示意图

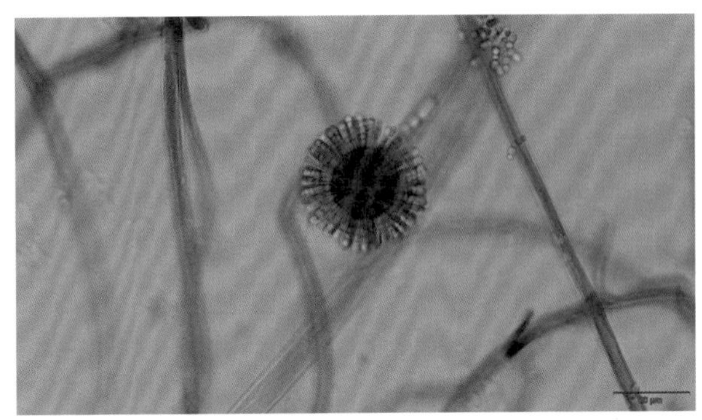

图 10-3-8-6　共头霉镜检：SDA，26 ℃，2 d，透明胶带粘取，乳酸酚棉蓝染色，×400

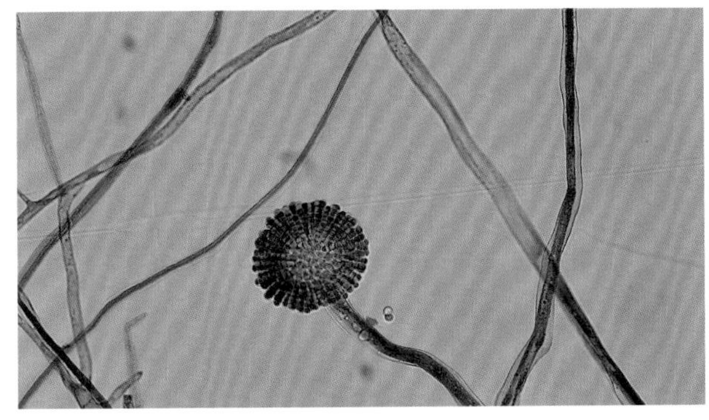

图 10-3-8-7　共头霉镜检：PDA，26 ℃，2 d，乳酸酚棉蓝染色，×400

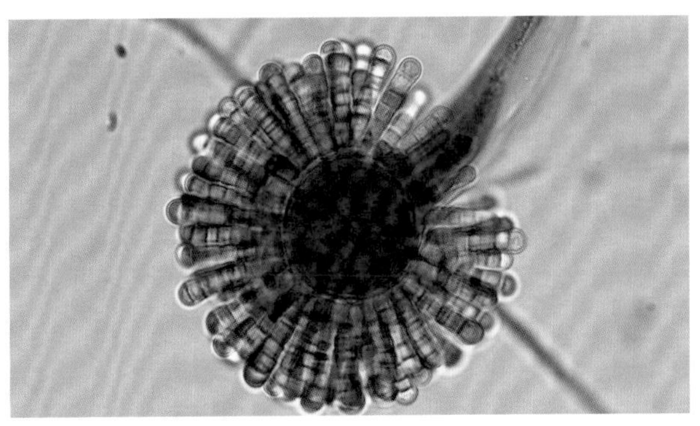

图 10-3-8-8　共头霉镜检：SDA，26 ℃，2 d，透明胶带粘取，乳酸酚棉蓝染色，×1 000

三、鉴定与鉴别

1. 要点:根霉样菌落,孢囊整个表面上生长手指样柱孢子囊。

2. 低倍镜下注意与黑曲霉区分,高倍镜和油镜下可清楚观察到共头霉有指状柱孢子囊,黑曲霉有梗基和瓶梗。

四、抗真菌药物敏感性

文献报道,伊曲康唑对总状共头霉表现出较低的体外 MIC 值,提示伊曲康唑对总状共头霉感染可能有一定的疗效。特比萘芬在不同毛霉目种属间存在较大敏感性差异,总状共头霉对其较敏感。毛霉目种属间比较一致的结果是对伏立康唑、氟康唑以及包括卡泊芬净、米卡芬净和阿尼芬净在内的棘白菌素类全部耐药。

五、临床意义

通常为污染菌,很少导致感染,大多数病例报告发生在免疫功能低下的个体中,例如长期使用类固醇的患者、糖尿病控制不佳的患者或恶性肿瘤患者,可引起人类皮肤和消化系统感染。也有文献报道,共头霉属可引起侵袭性肺部感染的罕见真菌感染病例。

(徐和平　李晓琴)

参考文献

1. Borman AM, Fraser M, Patterson Z, et al. In vitro antifungal drug resistance profiles of clinically relevant members of the Mucorales (Mucoromycota) especially with the newer triazoles [J]. Journal of Fungi — Open Access Mycology Journal, 2021,7:271.
2. Irshad M, Nasir N, Hashmi UH, et al. Invasive pulmonary infection by Syncephalastrum species: two case reports and review of literature [J]. IDCases, 2020,21:e00913. doi:10.1016/j.idcr.2020.e00913. PMID:32775204; PMCID: PMC7398934.

壶霉属

一、简介

壶霉属(*Saksenaea*)隶属于真菌界、毛霉门、毛霉亚门、毛霉纲、毛霉目、壶霉科(Saksenaeaceae)。包括管形壶霉(*S. vasiformis*)、红孢壶霉(*S. erythrospora*)与椭圆孢壶霉(*S. oblongispora*)等。可引起损伤后皮肤或皮下感染。

二、培养与镜检

菌落生长快速,白色绒毛状,背面无色,菌丝宽大无隔,是典型的毛霉样真菌。孢子囊呈典型烧瓶状,有着明显的球形腹部及长颈,单个或成双的孢子囊从二分叉分枝的暗色假根上长出。囊轴突出呈圆顶状。孢子囊孢子小,椭圆形[直径(1～2)μm×(3～4)μm],孢子在孢子囊顶部黏液栓溶解后释放出来,见图10-3-9-1至图10-3-9-3。

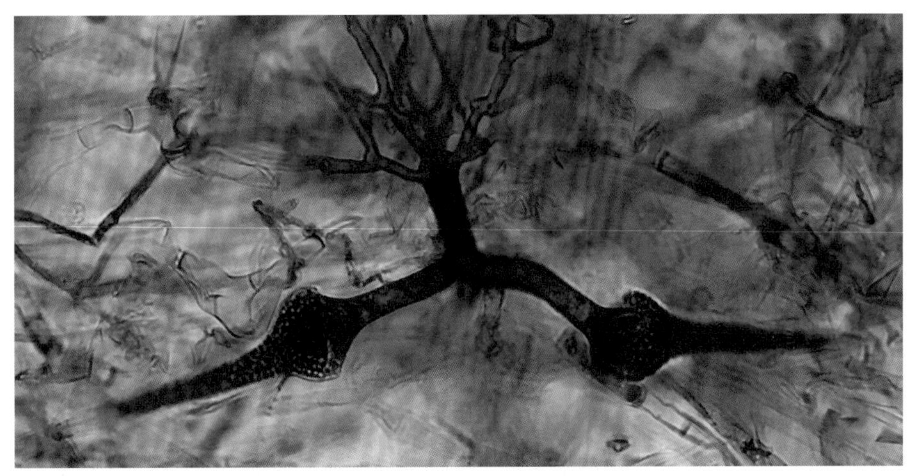

图 10-3-9-1 管形壶霉：28 ℃琼脂块法，乳酸酚棉蓝染色，×1 000

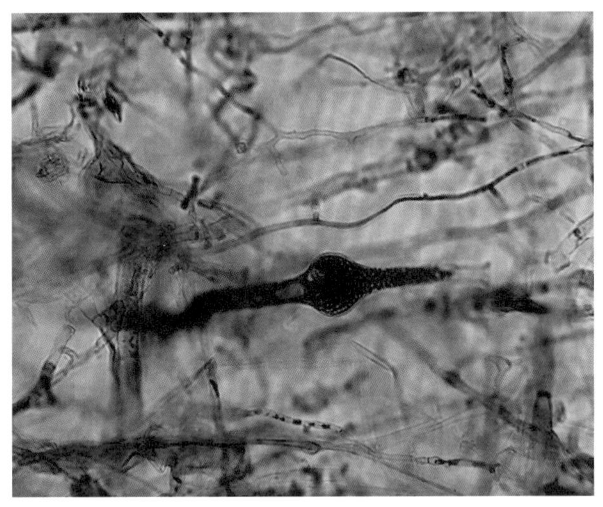

图 10-3-9-2 管形壶霉：28 ℃琼脂块法，乳酸酚棉蓝染色，×1 000

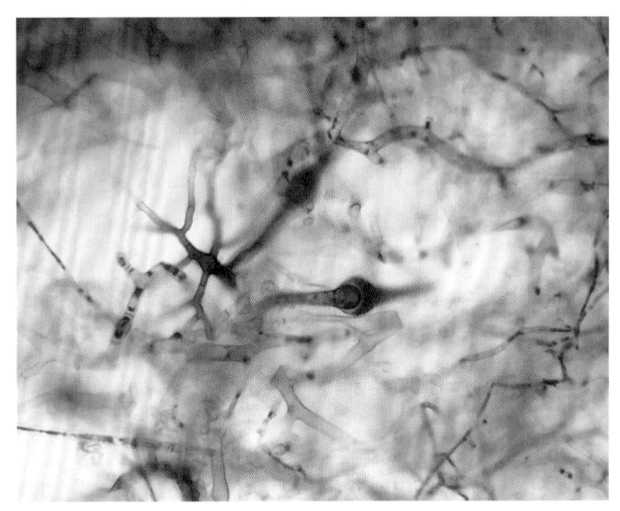

图 10-3-9-3 管形壶霉：28 ℃琼脂块法，乳酸酚棉蓝染色，×1 000

该菌最初分离培养或传代至 PDA 培养不产孢，使用琼脂块法培养可刺激产孢（琼脂块法诱导产孢：切一小块长好菌的 PDA 琼脂，置于含有 1%琼脂蒸馏水的培养皿中。26 ℃孵育 21 d 后，在培养皿的外周观察孢子囊）。

三、抗真菌药物敏感性

由于产孢量少，所以目前体外药敏试验数据不多，伊曲康唑和泊沙康唑对其活性较强，部分菌株对两性霉素 B 和伏立康唑体外 MIC 值较高。

（刘敏雪 徐和平 冯长海）

鳞质霉属

一、简介

鳞质霉属（*Apophysomyces*）隶属于真菌界、毛霉门、毛霉亚门、毛霉纲、毛霉目（Mucorales）、毛霉科

(Mucoraceae)。包括雅致鳞质霉(*A. elegans*)、梯形鳞质霉(*A. trapeziformis*)、骨状鳞质霉(*A. ossiformis*)和多变鳞质霉(*A. variabilis*)等。主要分布在热带和亚热带地区的土壤真菌,为免疫功能正常人创伤后感染的重要病原菌之一。

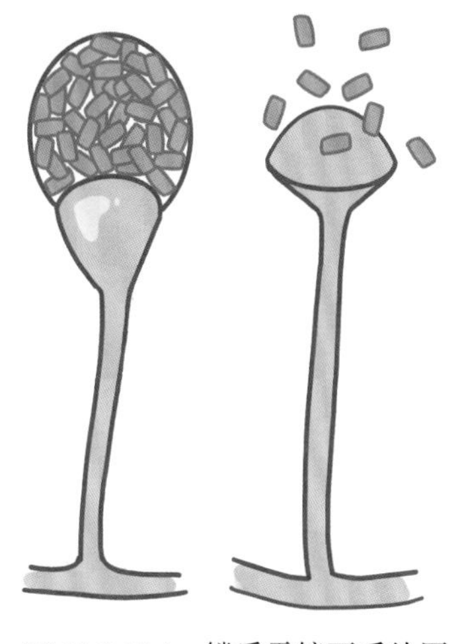

图 10-3-10-1 鳞质霉镜下手绘图

二、培养与镜检

菌落生长迅速,早期为白色,延长培养时间后呈棕灰色,质地为绒毛状,背面无色。菌丝宽大、无隔或少隔。孢囊梗直立、不分枝,顶端逐渐变细。孢囊梗在囊托下方增厚并有色素沉着,与气生菌丝成直角,通常在基部有隔膜,形成"足细胞"。孢子囊呈梨形,囊轴半球形,囊托呈钟状或漏斗状。孢子囊孢子壁光滑,梨形至圆柱形。假根壁薄,近透明,基本无分枝。初代分离或传代至 PDA 培养不产孢,利用营养缺乏的培养基,例如水-酵母提取物培养基、察氏培养基或琼脂块法培养可刺激产孢。最适生长温度为 42℃,50℃不生长。见图 10-3-10-1。

三、鉴定与鉴别

鳞质霉与横梗霉的鉴别要点如下:鳞质霉有特征性钟形或漏斗状囊托和半球形囊轴,其孢子囊囊腔在囊托下有收缩并具有"足细胞";而横梗霉囊托漏斗状,囊轴球形或近球形,没有"足细胞"。另外,鳞质霉原代分离培养不产孢,要在营养缺乏的培养基上刺激产孢。

四、抗真菌药物敏感性

多变鳞质霉和骨状鳞质霉基本上对两性霉素 B 耐药。且多变鳞质霉对伏立康唑耐药,对伊曲康唑体外 MIC 值比较分散,从 0.25 μg/mL 到 2 μg/mL 不等,但对泊沙康唑体外 MIC 值较低。而雅致鳞质霉对两性霉素 B 和泊沙康唑体外药敏试验结果不等,部分菌株表现出耐药。

五、临床意义

对于这些体外药敏 MIC 值很高的菌种,治疗失败的概率很高。所以临床治疗上,必要时应做体外药敏试验,根据药敏试验结果用药。

(刘敏雪 徐和平 冯长海)

● 蒲头霉属 ●

一、简介

蒲头霉属(*Mycotypha*)隶属于真菌界、毛霉门、毛霉亚门、毛霉纲、毛霉目、蒲头霉科(Mycotyphaceae)。包括小孢蒲头霉(*M. microspora*)、非洲蒲头霉(*M. africana*)和印度蒲头霉(*M. indica*)等。该菌世界性分布,通常存在于土壤和粪便中,室内外环境中都可分离到。蒲头霉可引起植物白粉病,很少引起人类感染。但近年来有蒲头霉引起致命性毛霉病的相关报道。

二、培养与镜检

蒲头霉为双相真菌。在增加 CO_2、缺氧、提高温度、pH 为 5.8～6.5 以及在培养基里添加 10%(w/v)的葡萄糖、增添呼吸链或线粒体蛋白合成抑制剂可促进酵母相的产生。在需氧条件、温度 20 ℃左右、pH <4.5 或者>7.4 可促进霉菌相的产生。空气环境培养，常可见到酵母相与霉菌相混合菌落。蒲头霉为同宗配合，3 d 可产生大量接合孢子(小孢蒲头霉除外)。

酵母相：白色酵母样菌落，表面有颗粒感，边缘不齐。镜下孢子圆形、壁厚，大小不一。可见芽生孢子，新生的孢子多极出芽，花冠样围在初级孢子周围。成熟的孢子因胞质收缩而出现胞壁分离的现象。见图 10-3-11-1 至图 10-3-11-5。

霉菌相(见图 10-3-11-6 至图 10-3-11-17)：在 SDA 和 PDA 上生长快速，开始为白色绒毛状，延长培养逐渐变为浅紫色至蓝紫色、浅灰色至蓝灰色或鼠灰色，质地致密。菌丝呈飘带样、少隔或无隔、透明、分枝。可在孢囊梗之间形成假根。底层菌丝可形成出芽孢子和厚壁孢子。孢囊梗直立、有分隔，开始为单枝，后期可有分枝。孢囊梗顶端形成孢囊，卵圆形至长圆柱形，表面呈细颗粒状，孢囊和孢囊梗均有蓝紫色金属光泽。孢囊成熟后形成两种孢子：内层为球形孢子，脱落后无茎残留；外层为卵圆形孢子(小孢蒲头霉)或圆柱形孢子(非洲蒲头霉)，小孢蒲头霉外层孢子脱落后有牙齿般的茎残留在孢子上。但印度蒲头霉通常只有一层孢子。孢囊孢子壁薄、光滑，最初透明，逐渐变为灰色至灰褐色。

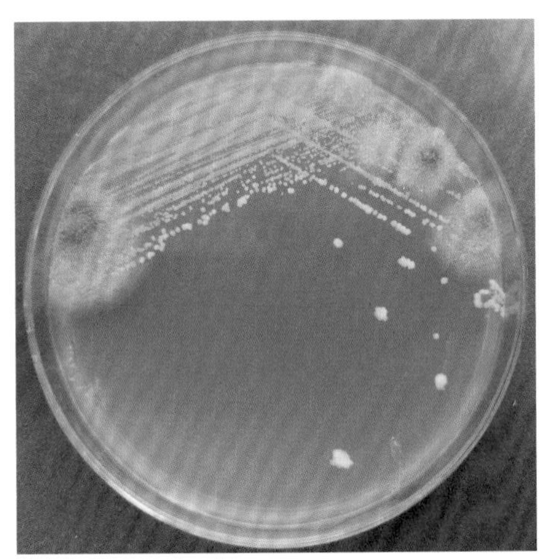

图 10-3-11-1　蒲头霉菌落：酵母相，5% CO_2，PDA，35 ℃，3 d

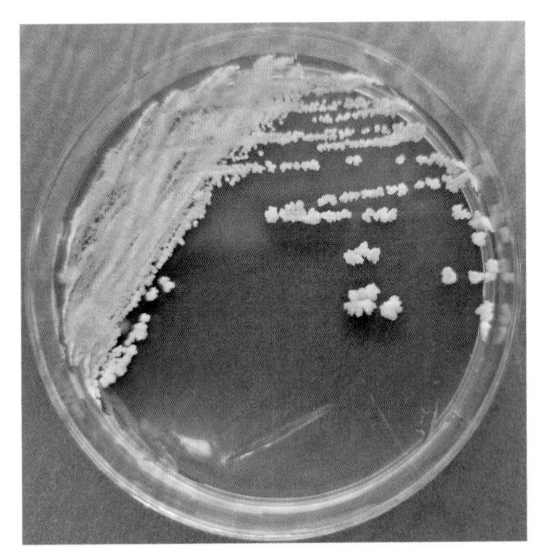

图 10-3-11-2　蒲头霉：酵母相，5% CO_2，SDA，35 ℃，3 d

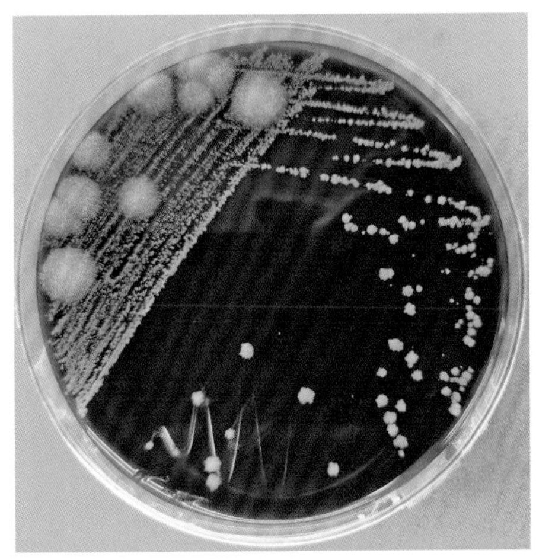

图 10-3-11-3　蒲头霉：酵母相，5% CO_2，血平板，35 ℃，3 d

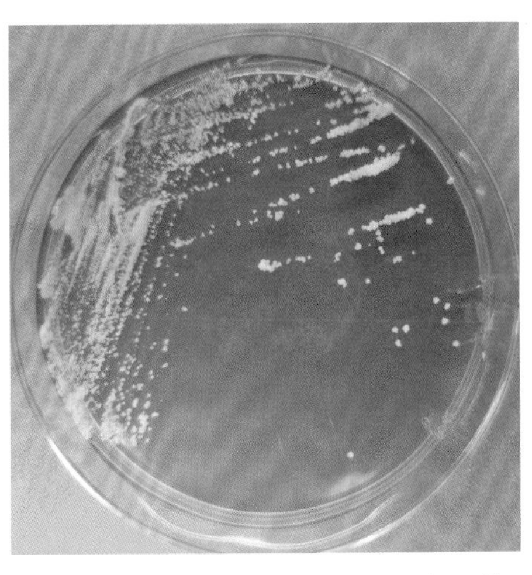

图 10-3-11-4　蒲头霉：酵母相，厌氧环境，SDA，35 ℃，6 d

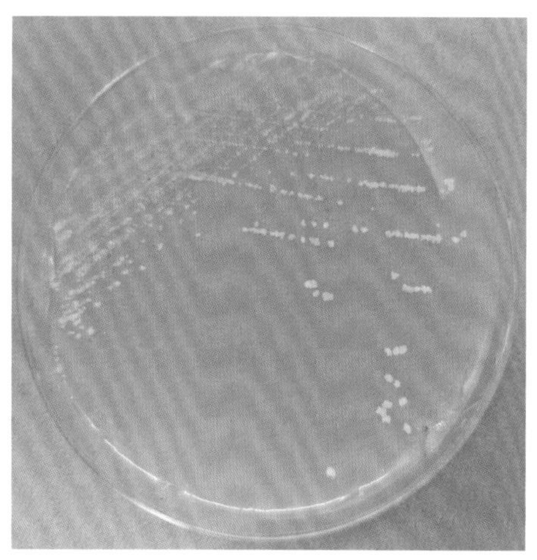

图 10-3-11-5 蒲头霉:酵母相,厌氧环境,PDA,35℃,6 d

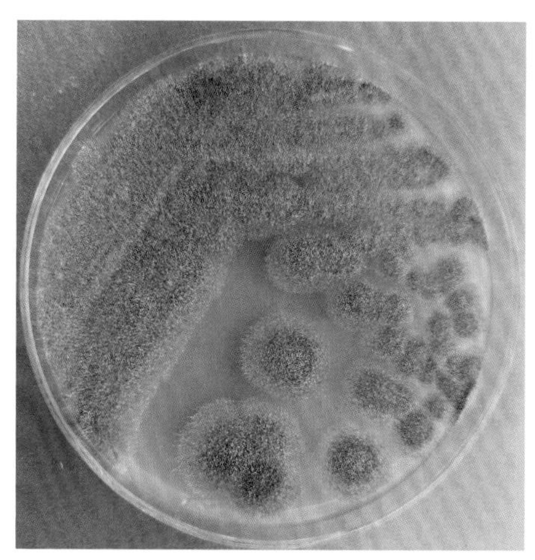

图 10-3-11-6 蒲头霉:霉菌相,空气环境,PDA,37℃,3 d

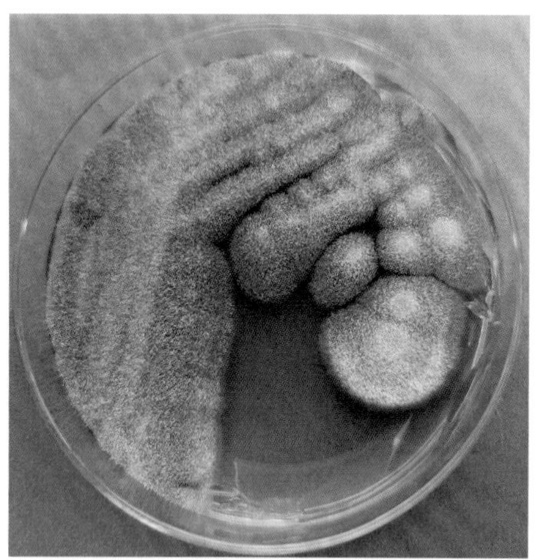

图 10-3-11-7 蒲头霉:霉菌相,空气环境,SDA,37℃,3 d

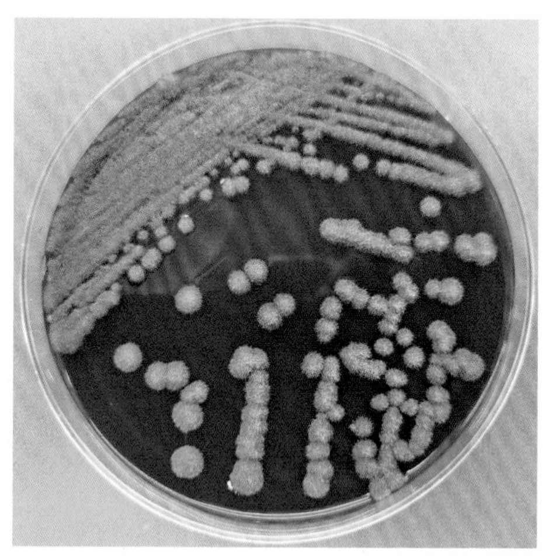

图 10-3-11-8 蒲头霉:霉菌相,空气环境,血平板,37℃,3 d

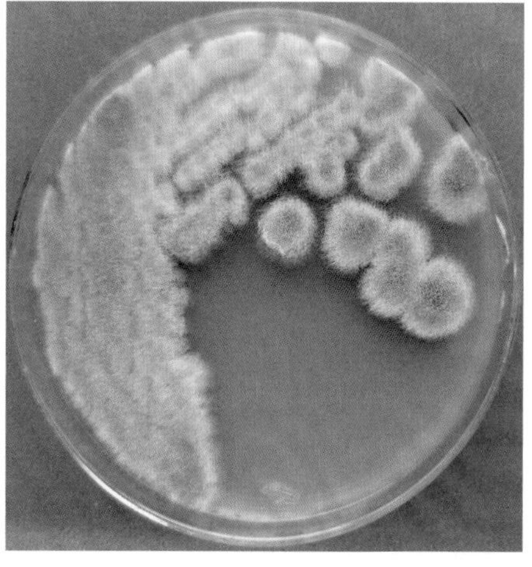

图 10-3-11-9 蒲头霉:霉菌相,空气环境,PDA,25℃,3 d

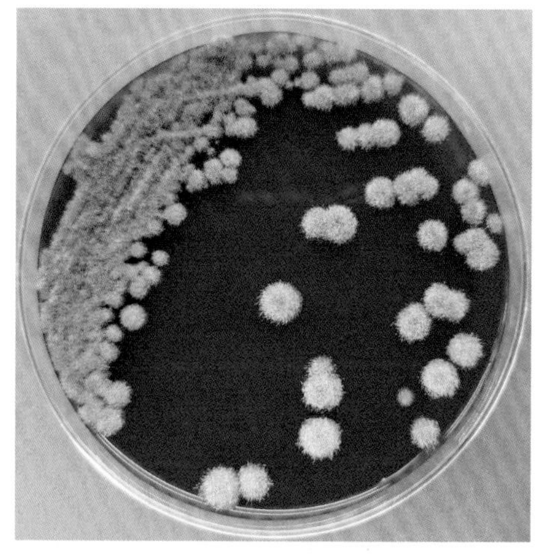

图 10-3-11-10 蒲头霉:霉菌相,空气环境,血平板,25℃,3 d

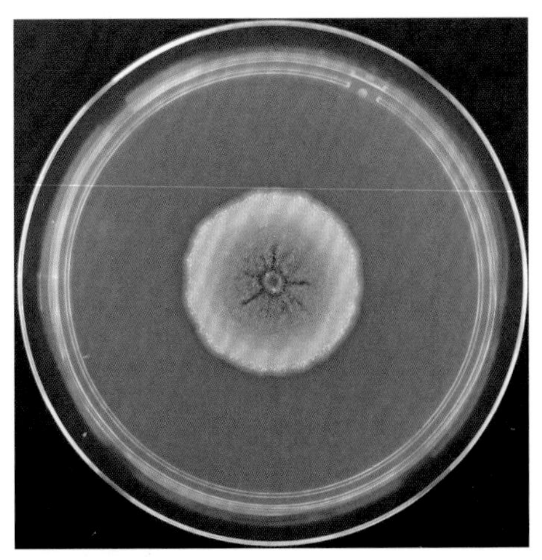
图 10-3-11-11 蒲头霉:霉菌相,空气环境,PDA,25℃,7 d

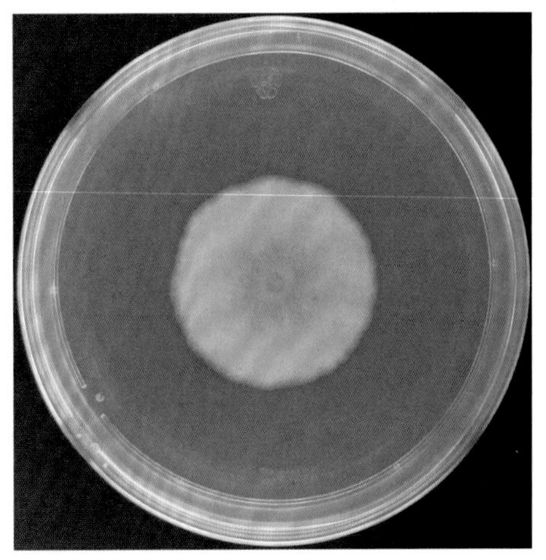
图 10-3-11-12 蒲头霉菌落(背面):霉菌相,空气环境,SDA,25℃,7 d

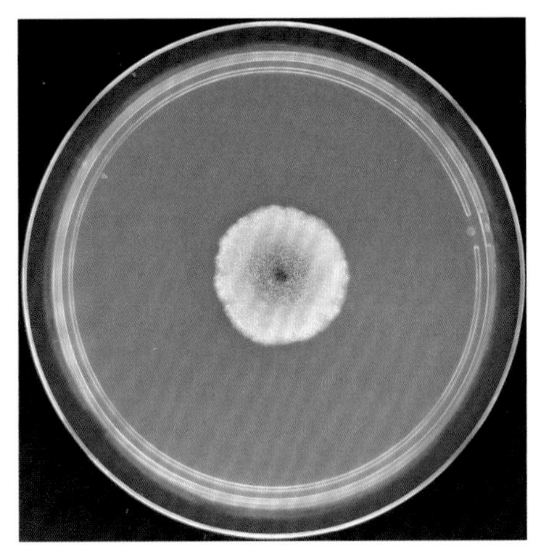
图 10-3-11-13 蒲头霉:霉菌相,空气环境,PDA,25℃,7 d

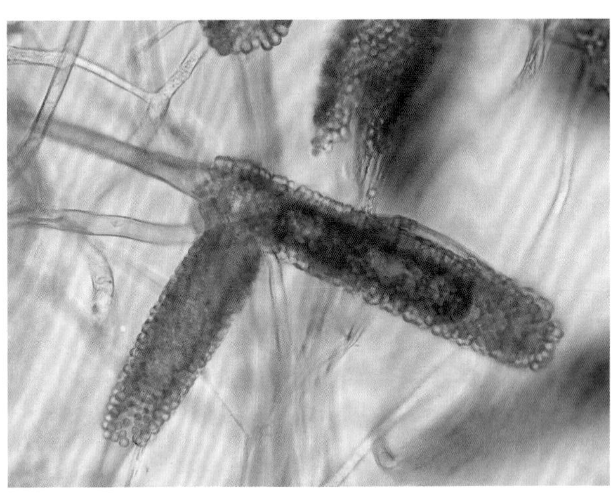
图 10-3-11-14 蒲头霉镜检:SDA,25℃,4 d,未染色,×200

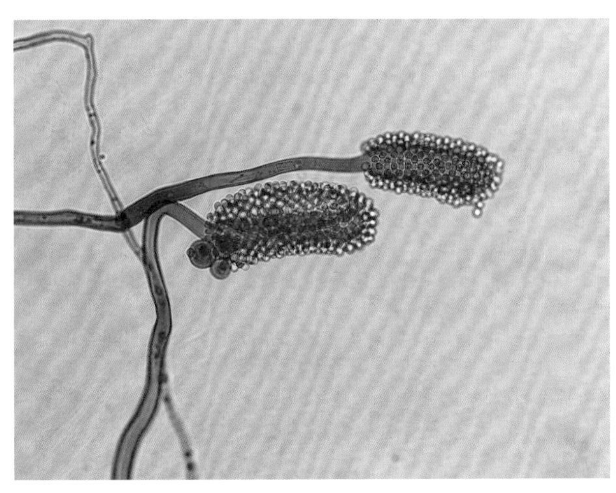
图 10-3-11-15 蒲头霉镜检:SDA,25℃,4 d,乳酸酚棉蓝染色,×400

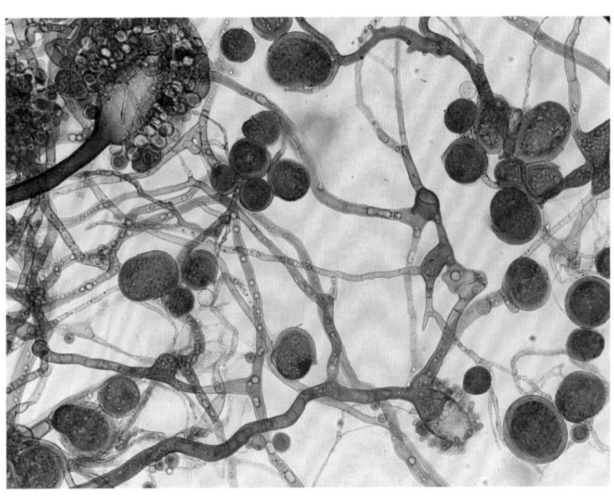
图 10-3-11-16 蒲头霉厚壁孢子:SDA,25℃,4 d,乳酸酚棉蓝染色,×400

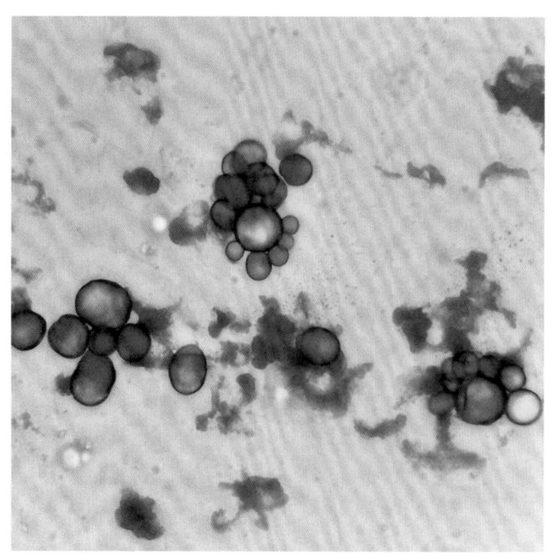

图 10-3-11-17　蒲头霉镜检：SDA，35℃，5 d，乳酸酚棉蓝染色，×400

三、鉴定与鉴别

霉菌相应注意与棒曲霉相鉴别，棒曲霉菌落开始为白色，后菌落中央出现暗绿色颗粒，为棒曲霉的分生孢子；棒曲霉镜下菌丝分隔，顶囊棒状，单层小梗，瓶梗产孢。

（刘敏雪　徐和平　冯长海）

科克霉属

一、简介

科克霉属（*Cokeromyces*）隶属于真菌界、毛霉门、毛霉亚门、毛霉纲、毛霉目、枝霉科（Thamnidiaceae）。主要从北美洲土壤和一些啮齿类或爬行动物的粪便中分离，文献报道了多例人类感染屈弯科克霉（*C. recurvatus*）的病例，其中女性阴道和子宫颈是最常见的分离部位，免疫抑制与侵袭性感染风险相关。

二、培养与镜检

科克霉为双相真菌。在体内 37 ℃、5% CO_2 环境或富营养培养基（例如脑心浸液或酵母膏蛋白胨）中培养可形成酵母相。酵母样细胞呈球形，壁薄，单个或多出芽，似“舵轮”样，酵母相需要与巴西副球孢子菌相鉴别，但二者的霉菌相特点不同。SDA 或 PDA 25 ℃培养可形成霉菌相，菌落生长缓慢，灰色到褐色。

镜下特征结构：不分枝的孢囊梗末端形成顶囊，从顶囊上产生数个长而下弯且扭曲的茎，茎的末端为球形孢子囊，每个孢子囊内含有数个孢子囊孢子。为同宗配合，可产生柠檬形接合孢子。见图 10-3-12-1 至图 10-3-12-5。

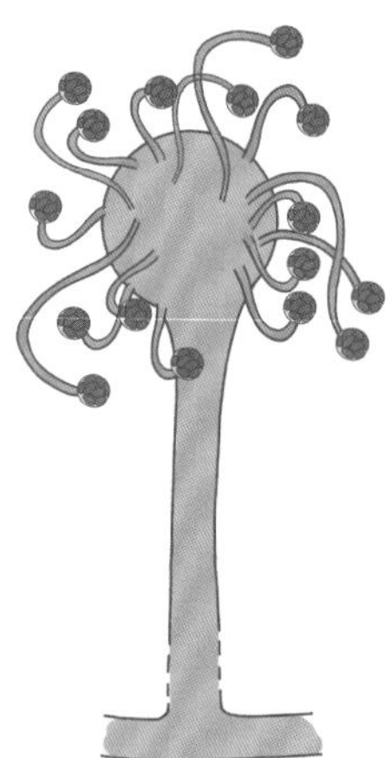

图 10-3-12-1　科克霉:霉菌相,镜下手绘图

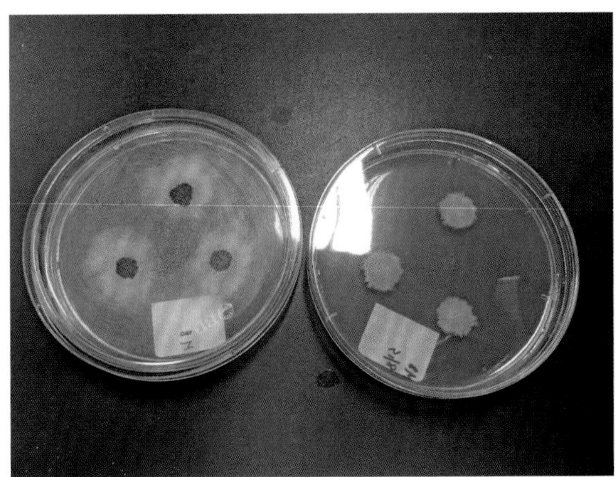

图 10-3-12-2　屈弯科克霉菌落:PDA(左)和 SDA(右),25℃,5 d

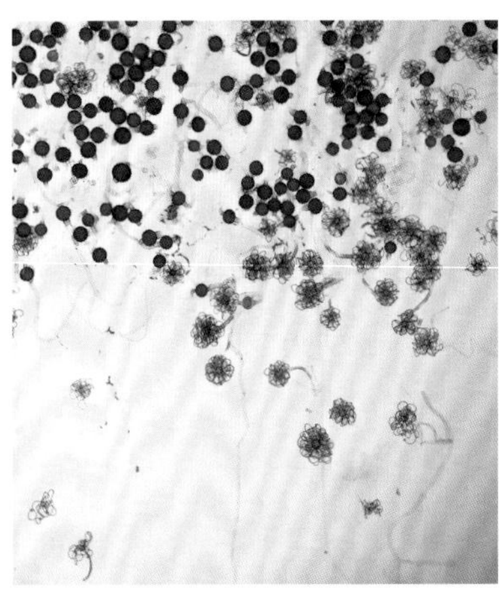

图 10-3-12-3　屈弯科克霉镜检:SDA,25℃,5 d,乳酸酚棉蓝染色,×100

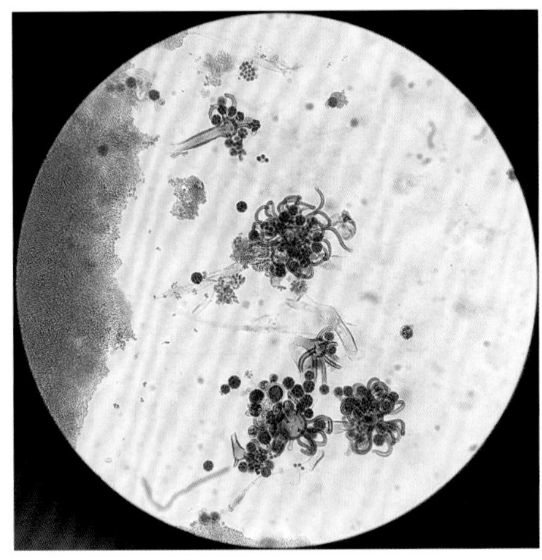

图 10-3-12-4　屈弯科克霉镜检:SDA,25℃,5 d,乳酸酚棉蓝染色,×400

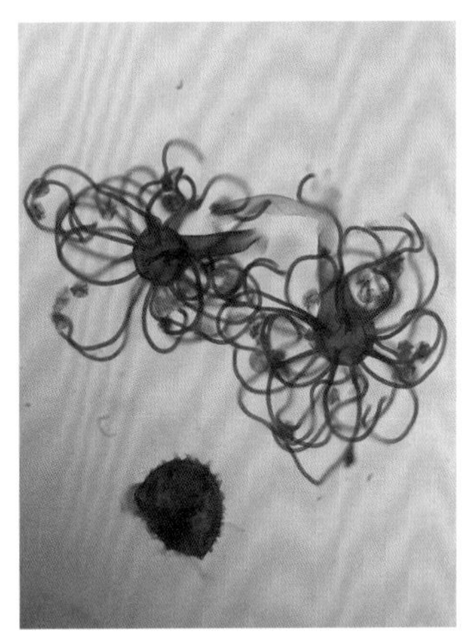

图 10-3-12-5　屈弯科克霉镜检:SDA,25℃,5 d,乳酸酚棉蓝染色,×1 000

(刘敏雪　徐和平　冯长海)

参考文献

1. Karen C. Carroll, Michael A. Pfaller, et al. Manual of Clinical Microbiology [M]. 12th ed. Washington DC: ASM, 2021.
2. Lee SH, Nguyen TTT, Lee HB. Isolation and characterization of two rare *Mucoralean* species with specific habitats [J]. Mycobiology, 2018,46(3):205-214.
3. Trachuk P, Szymczak WA, Muscarella P, et al. A case of invasive gastrointestinal *Mycotypha* infection in a patient with neutropenia [J]. Case Rep Infect Dis, 2018,2018:5864175.
4. Backus RONP. A new species of *Mycotypha* with a zygosporic stage [J]. Mycologia, 1963,55(6):790-798.
5. Schulz BE, Kraepelin G, Hinkelmann W. Factors affecting dimorphism in *Mycotypha* (*Mucorales*): a correlation with the fermentation/respiration equilibrium [J]. Journal of General Microbiology, 1974,82(1):1-13.
6. Sharma N, Schwartzman JD, Gutmann EJ, et al. *Cokeromyces recurvatus* in a papanicolaou test: an exceedingly rare finding that can be mistaken for *Paracoccidioides brasiliensis* [J]. Cytojournal, 2018,15(1):5.
7. Paquette C, Slater SE, Mcmahon MD, et al. *Cokeromyces recurvatus* in a cervical papanicolaou test: a case report of a rare fungus with a brief review of the literature. [J]. Diagnostic Cytopathology, 2016,44(5):419-421.

第四节 虫 霉 目

虫霉病(Entomophthoramycosis)主要见于非洲地区的热带和亚热带,印度和拉丁美洲。虫霉目其下包括 3 个纲:蛙粪霉纲(Basidiobolomycetes)、Neozygitomycetes 和虫霉纲(Entomophthoromycetes)。共 6 个科:蛙粪科(Basidiobolaceae)、Neozygitaceae、Ancylistaceae、Completoriaceae、虫霉科(Entomophthoraceae)和 Meristracraceae。

林蛙粪霉

一、简介

林蛙粪霉(*Basidiobolus ranarum*)隶属于虫霉门(Entomophthoromycota)、蛙粪霉纲(Basidiobolomycetes)、蛙粪霉目(Basidiobolales)、蛙粪霉科(Basidiobolaceae)、蛙粪霉属(*Basidiobolus*)。引起人蛙粪霉病的只有一个种,即林蛙粪霉(*Basidiobolus ranarum*),又称固孢蛙粪霉或裂孢蛙粪霉。

二、培养与镜检

(一) 培养

中等速度生长(在 30℃比 37℃生长快),质地蜡样,灰黄色到奶油至灰色,弹射出的孢子可形成卫星状菌落。表面颜色淡黄色到淡灰色,平坦,光滑,有放射状沟纹,其上覆盖有细的粉末,表面带有白色的、短的、气生的菌丝。背面呈苍白色。注意:常通过从原始的菌落里射出带有芽管的分生孢子,形成卫星状菌落,见图 10-4-1-1 至图 10-4-1-4。

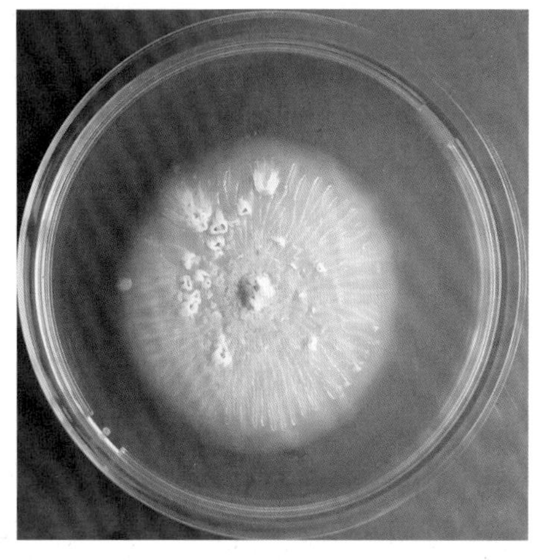

图 10-4-1-1 林蛙粪霉菌落:SDA,26℃,3 d

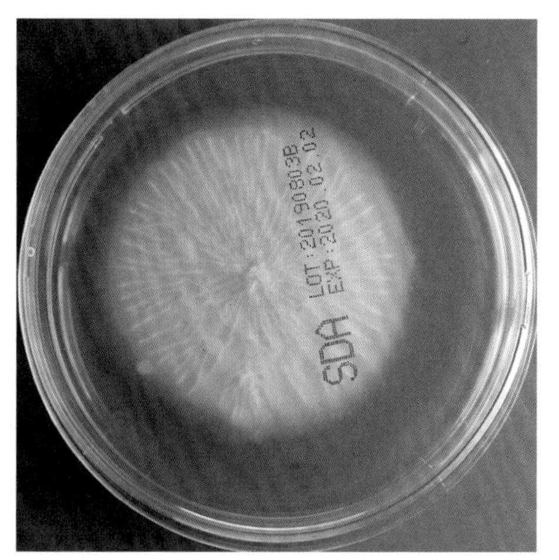

图 10-4-1-2 林蛙粪霉菌落:SDA 反面,26℃,3 d

(二) 镜下形态

菌丝较宽,直径 8～20 μm,有或无隔膜。孢囊梗末端膨胀,产生被动释放的单孢子小孢子囊。接合孢子带有接合管喙。镜下通常可见较粗大的菌丝(直径 8～20 μm),产生大量圆形(直径 20～50 μm)光滑厚壁的接合孢子，接合孢子外有两个紧贴孢子的喙样附着体。蛙粪霉有两种无性繁殖的分生孢子，某些分离株在转种时会失去产孢能力。当使用含有氨基葡萄糖盐酸盐和酪蛋白专用培养基时可促进产孢。起初分生孢子是孤立的球形单细胞，成熟后从孢子囊梗上用力弹出，见图 10-4-1-5 至图 10-4-1-8。

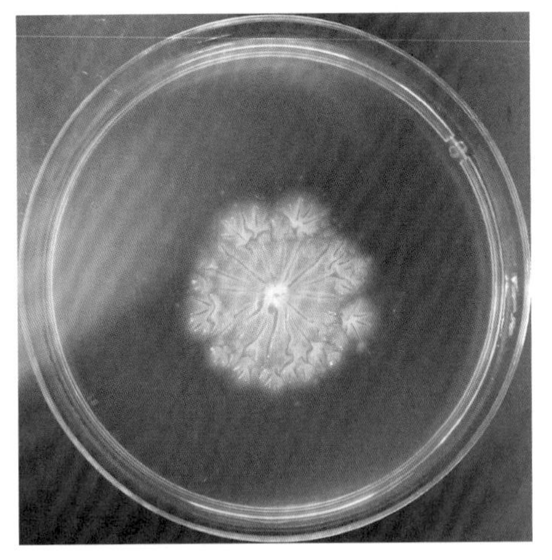

图 10-4-1-3　林蛙粪霉菌落：PDA，26 ℃，3 d

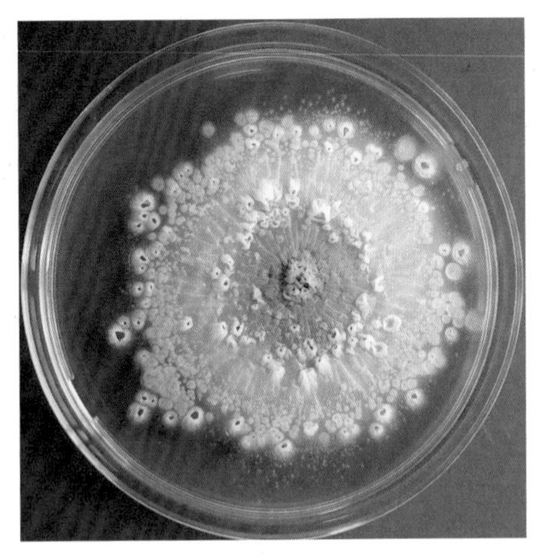

图 10-4-1-4　林蛙粪霉菌落：SDA，26 ℃，7 d

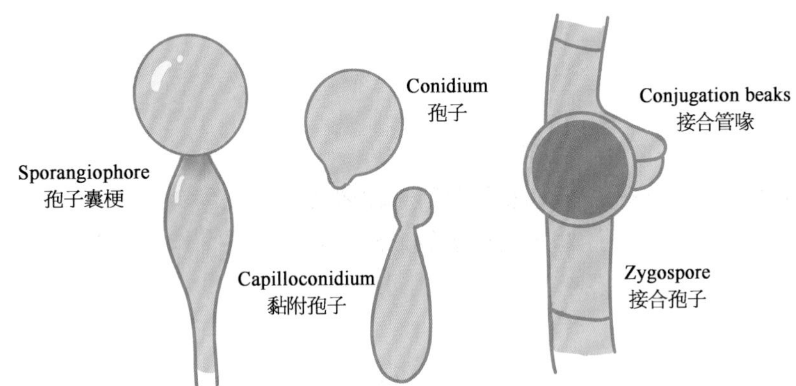

图 10-4-1-5　林蛙粪霉镜下示意图

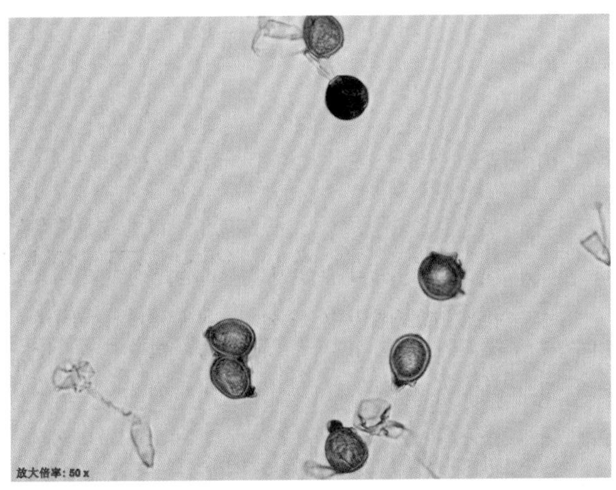

图 10-4-1-6　林蛙粪霉镜检：PDA，26 ℃，2 d，乳酸酚棉蓝染色，×400

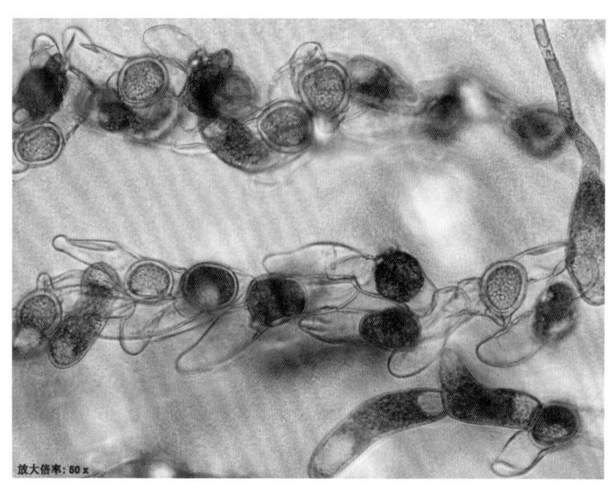

图 10-4-1-7 林蛙粪霉镜检:PDA,26 ℃,2 d,未染色,×1 000

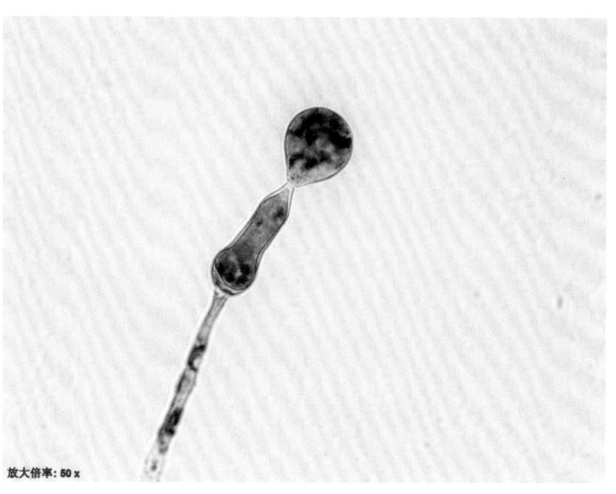

图 10-4-1-8 林蛙粪霉镜检:PDA,26℃,2 d,乳酸酚棉蓝染色,×1 000

三、鉴定与鉴别

蛙粪霉的接合孢子有接合管喙,可与耳霉(*Conidiobolus*)区别。它弹射出的小孢子囊一旦释放,在其基部可残留一尖端。

四、抗真菌药物敏感性

缺乏体外系统的药敏数据,有文献报道伊曲康唑和酮康唑对该菌表现出有活性。

五、临床意义

蛙粪霉通常存在于腐烂的水果和蔬菜中。在两栖类和爬行动物的消化道内为共生菌。导致皮下虫霉病或者消化道虫霉病。林蛙粪霉是已知的唯一的致病菌,生物危害等级列为二类菌。有文献报道了一个罕见的由林蛙粪霉引起的眼部感染病例,此病具有地域性,最终确诊依赖直接镜检出特征性的宽大的厚壁的菌丝体。组织学常可以见到 Splendore Hoeppli 现象,但是没有坏死也不侵袭血管。这一点与毛霉目的其他真菌不同。一旦确认是蛙粪霉病,可先开始抗真菌治疗。体外药敏试验的结果对治疗的意义不大。

(徐和平)

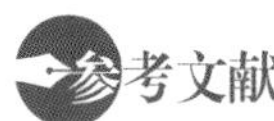
参考文献

Baradkar V, Chatterjee N, Shastri JS, Vedpathak MU. Ocular basidiobolomycosis-rare presentation: a case report [J]. Indian J Pathol Microbiol, 2020,63(2):270-272. doi:10.4103/IJPM.IJPM_687_19. PMID:32317530.

耳霉属

一、简介

耳霉属(*Conidiobolus*)原先归属于接合菌门(Zygomycota)、接合菌目(Zygomycetes),现在分类上重新定义，隶属于真菌界(Fungi)、虫霉门(Entomophthoromycota)、虫霉亚门(Entomophthoromycotina)、虫霉目(Entomophthorales)、新月霉科(Anylistaceae)、耳霉属(*Conidiobolus*)，该属有 27 个种，其中冠状耳霉(*C. coonatus*)、差异耳霉(*C. incongruous*)、发光耳霉(*C. lamprauges*)是本属中可以导致人类感染的病原菌。

二、培养与检验

（一）培养

生长迅速，早期为蜡样扁平菌落，当菌丝体形成后转变为黄白色粉末状，随着培养时间延长，菌落的颜色可能会变成褐色到棕色，随着孢子的弹射状释放，可见一圈卫星状菌落，甚至在平皿盖上都可见弹射出的粉末状分生孢子，见图 10-4-2-1 至图 10-4-2-4。

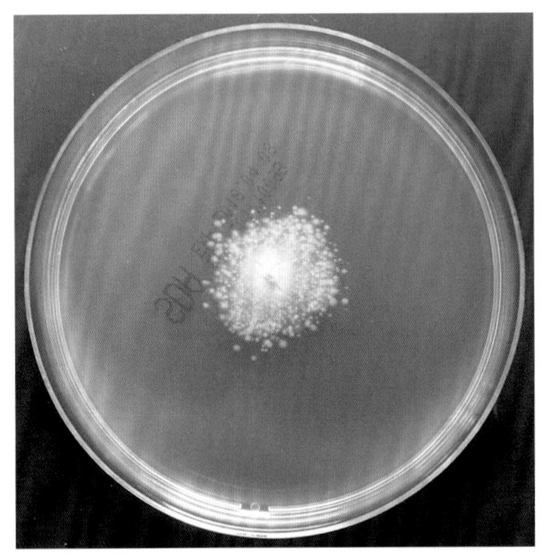

图 10-4-2-1 冠状耳霉菌落：SDA，28℃，2 d

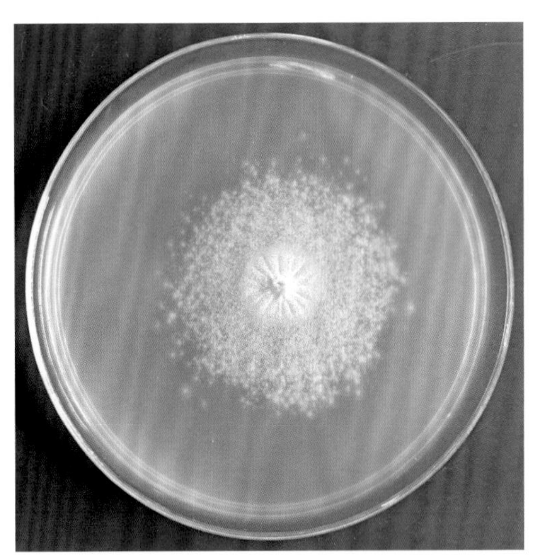

图 10-4-2-2 冠状耳霉菌落：PDA，28℃，2 d

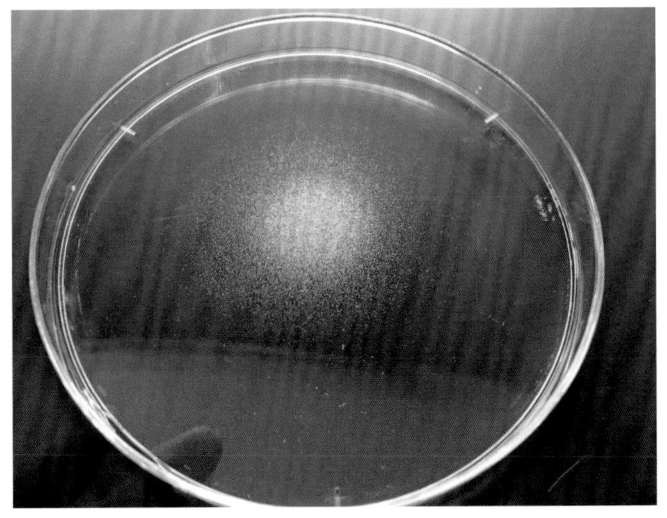

图 10-4-2-3 冠状耳霉培养皿盖上弹射孢子：PDA，28℃，2 d

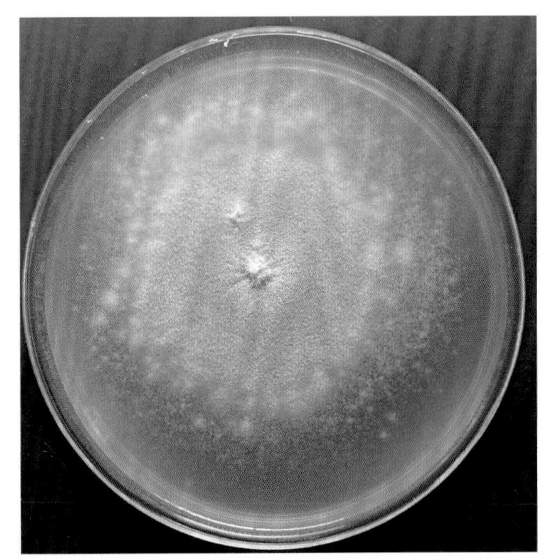

图 10-4-2-4 冠状耳霉菌落：PDA，28℃，3 d

（二）镜下形态

临床标本中的形态：可见宽大无隔、飘带样、易折叠的透明菌丝。见图 10-4-2-5 至图 10-4-2-8。

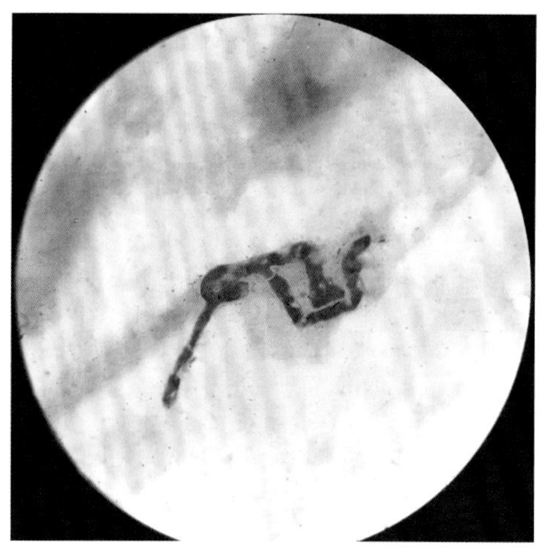
图 10-4-2-5 冠状耳霉:鼻窦组织,革兰染色,×1 000

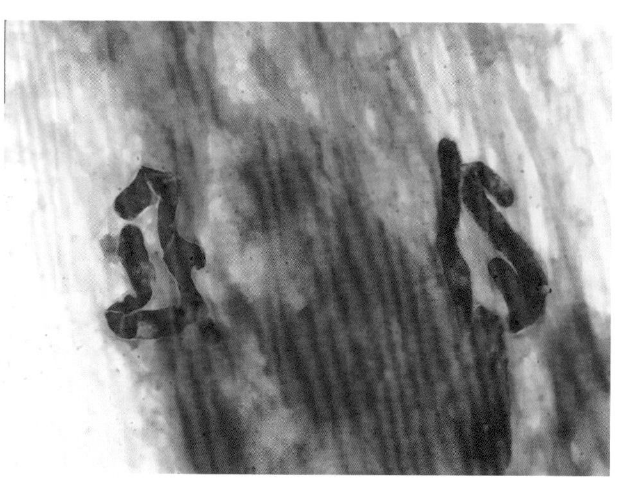
图 10-4-2-6 冠状耳霉:鼻窦组织,革兰染色,×1 000

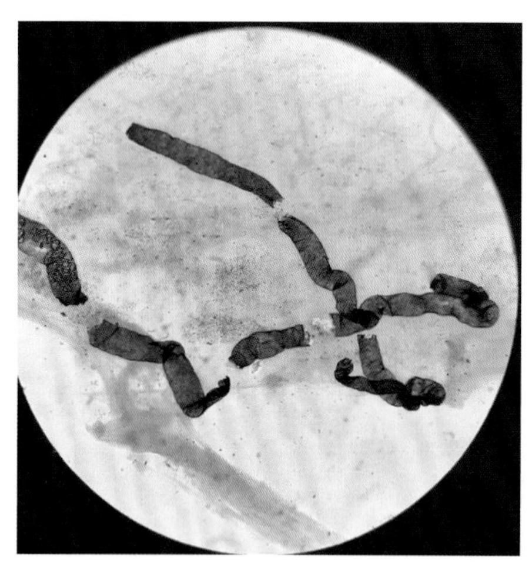
图 10-4-2-7 冠状耳霉:鼻窦组织,六胺银染色,×1 000

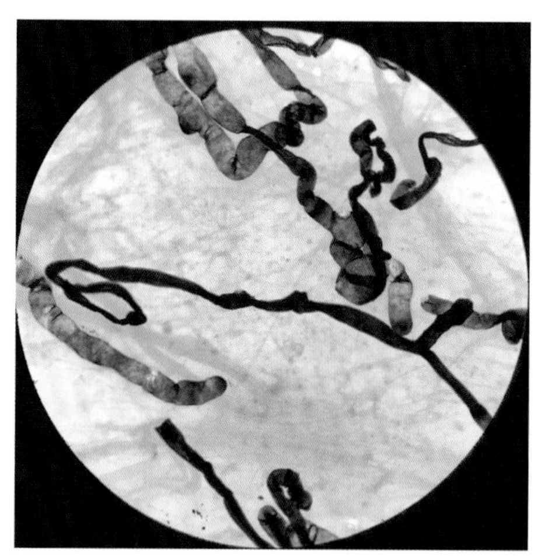
图 10-4-2-8 冠状耳霉:鼻窦组织,六胺银染色,×1 000

耳霉属在体外培养后,菌丝宽大,无隔或偶有分隔,孢子囊梗不分枝,球形孢子末端单生,初代分生孢子多核,可出芽形成孢子囊梗,每个孢子囊梗繁殖又形成次级分生孢子,分生孢子还可产生毛发状的附属物,孢子被动释放,遗留一个或多个乳突状产孢痕,接合孢子间生,壁厚,(半)透明,由相邻细胞结合后产生,无喙。见图 10-4-2-9 至图 10-4-2-13。

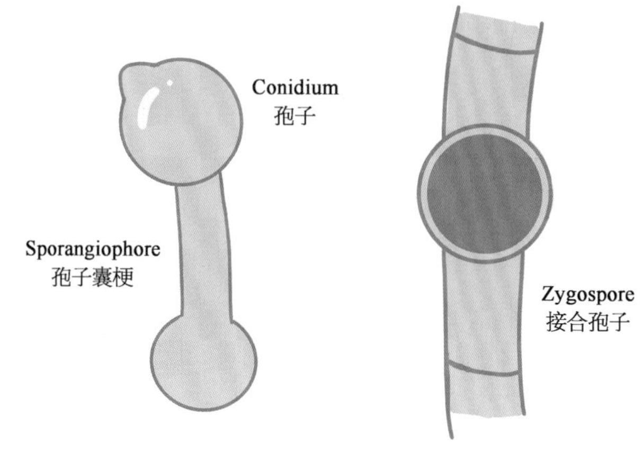

图 10-4-2-9 冠状耳霉镜下示意图

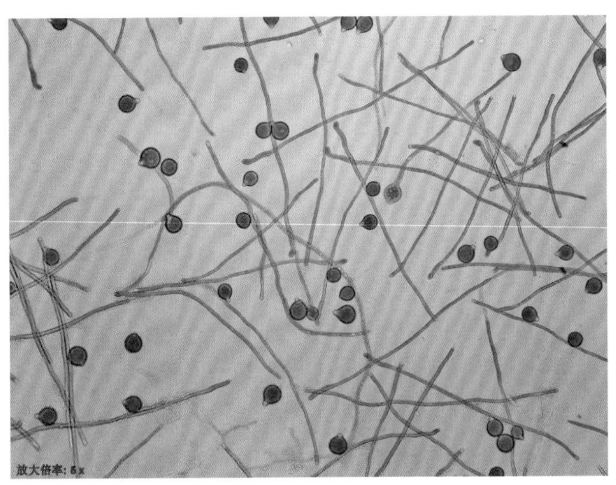

图 10-4-2-10 冠状耳霉镜检：28 ℃，3 d，乳酸酚棉蓝染色，×100

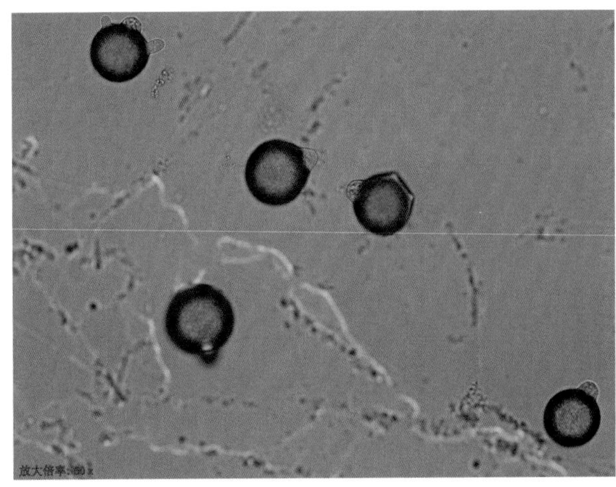

图 10-4-2-11 冠状耳霉镜检：28°，3 d，未染色，×400

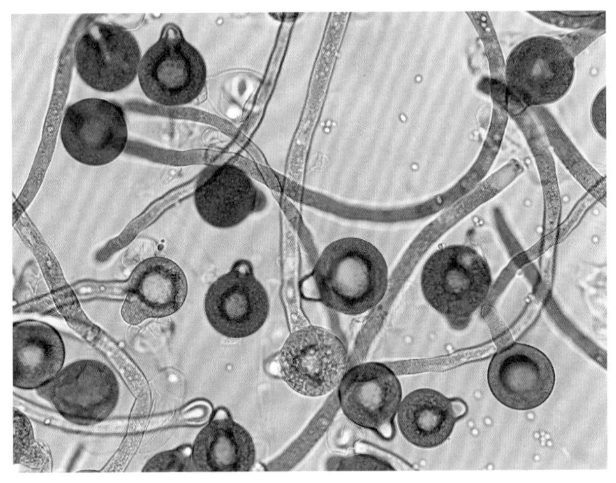

图 10-4-2-12 冠状耳霉镜检：28 ℃，3 d，乳酸酚棉蓝染色，×400

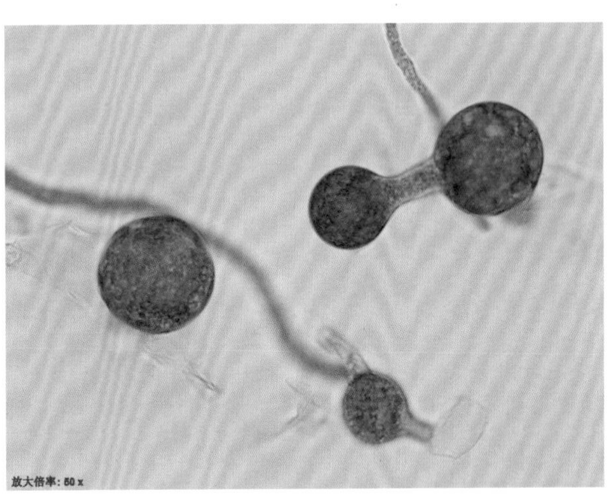

图 10-4-2-13 冠状耳霉镜检：28 ℃，3 d，乳酸酚棉蓝染色，×400

三、鉴定与鉴别

（一）属间鉴别

注意与蛙粪霉区别，耳霉有孢子囊梗，有肿胀的尖端和小孢子囊，弹射的孢子有一乳突。

（二）属内鉴定

耳霉属内区别见表 10-4-2-1。

表 10-4-2-1 临床导致人类感染的耳霉区别

区别	冠状耳霉	差异耳霉	发光耳霉
菌落大小(3 dPDA)	≥40 mm	20～30 mm	10～20 mm
次生孢子	多个	多个	无
乳突	顶圆	顶尖	顶圆
接合孢子	不形成	球形、长椭圆形，厚壁	球形，厚壁，近中心处有一巨大油滴

(续 表)

区别	冠状耳霉	差异耳霉	发光耳霉
短发状附着物	有,绒毛状	无	无
孢子囊梗	顶端稍变尖	菌丝状,无顶端膨大	菌丝样,不规则,顶端无膨大

四、抗真菌药物敏感性

体外药敏数据有限,与体内的一致性不好。缺乏体外系统的药敏数据,少量的数据表明该属对 5 -氟胞嘧啶、唑类耐药,对两性霉素 B 表现较高的 MIC 值。有报道特比萘芬对该菌表现出有活性。

五、临床意义

冠状耳霉通常存在于土壤和腐烂的叶子中,该菌在世界范围内分布广泛,特别是在非洲的热带雨林,我国的南部省份热带地区室外工作的健康人群中也有发病,是人类和其他较高等哺乳动物鼻部肉芽肿病原菌,人类感染通常仅局限于鼻面部,致面部皮下组织和鼻旁窦受累,导致鼻塞,最后形成坚实的皮下结节。然而,偶尔也有其他部位感染。

差异耳霉可致患者皮下、眶周、脑部感染,也可致肾移植、无基础疾病患者致死性播散性感染,也可致粒细胞减少症患者的肺和腹膜、通过吸入导致系统性真菌病等感染病例的报道。

(徐和平　洪国粦)

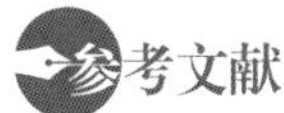

考文献

1. Levente Deak, Savitha Mudalagiriyappa, Annelyse Ballin et al. A Rhinofacial *Conidiobolus coronatus* fungal infection presenting as an intranasal tumour [J]. Sultan Qaboos Univ Med J, 2018,18(4):e549 - e552.
2. Pestana J, Carmo A, Ribeiro JC, et al. Chronic invasive rhinosinusitis by *Conidiobolus coronatus*, an emerging microorganism [J]. J Mycol Med, 2019,29(1):67 - 70.

第五节　曲　霉　属

一、简介

曲霉菌属(*Aspergillus*)隶属于真菌界(Fungi)、子囊菌门(Ascomycota)、散囊菌纲(Eurotiomycetes)、散囊菌目(Eurotiales)、曲霉科(Aspergillaceae)。意大利的牧师及生物学家皮埃尔·安东尼奥·米切利(Pier Antonio Micheli)在显微镜下观察曲霉时,发现其很像天主教中洒圣水的洒水器(aspergillum)的形状,引自拉丁语 spargere,语义为洒,并据此以 *Aspergillus* 命名曲霉。已知自然界至少有 600 多种曲霉,现发现至少 48 种对人类具有致病性,其中临床常见的曲霉为烟曲霉、黄曲霉、黑曲霉、土曲霉、构巢曲霉和杂色曲霉。

曲霉属分类于 8 个亚属:曲霉亚属(*Aspergillus*)、烟色亚属(*Fumigati*)、环绕亚属(*Circumdati*)、亮白亚属(*Candidi*)、土生亚属(*Terrei*)、巢状亚属(*Nidulantes*)、*Warcupi* 亚属、华丽亚属(*Ornati*),这些亚属可再分为组或复合群。

二、培养及镜检

（一）培养

初代培养用沙氏琼脂培养基，鉴定以察氏培养基(CZA)、5%蔗糖培养作为标准。培养温度一般为28～30℃，曲霉通常生长快速，3 d之内成熟，如烟曲霉、黑曲霉、黄曲霉；黄柄曲霉和焦曲霉生长速度中等；聚多曲霉、杂色曲霉和亮白曲霉等生长较慢。少数能产生闭囊壳的曲霉需培养3周或更长时间。

（二）镜下形态

具体见图10-5-0-1至图10-5-0-3。

1. 菌丝：有隔，直径2.5～8.0 μm。

2. 足细胞：特化的厚壁膨大的菌丝细胞，分生孢子梗茎基部的倒T字形部分。

3. 分生孢子梗：无分枝，自足细胞长出，颜色通常不明显，除无色透明者之外，可在全部或局部显现绿色或棕色等。分生孢子梗长短、粗细、颜色、表面光滑或粗糙为鉴定依据之一。构巢曲霉、焦曲霉和黄柄曲霉成熟分生孢子梗为棕色。

4. 顶囊：分生孢子梗顶部的可孕性膨大，有烧瓶形、球形、半球形、棒形等。顶囊的形态、大小、颜色、小梗占顶囊的面积等可作为系群的分类依据。

5. 小梗：曲霉属产孢结构。着生于顶囊，分单层或双层，或单、双层均有。单层小梗仅有瓶梗，双层小梗包括楔形梗基和瓶梗。小梗单、双层区分在油镜下观察更清晰。鉴定菌种时要注意小梗的大小、着生方式是单层还是双层等。

6. 梗基：由顶囊表面生出一层上大下小的楔形细胞，称为梗基。

7. 瓶梗：由梗基或顶囊产生，成熟时顶端变窄，呈安瓿状，在其上生出分生孢子，为产孢细胞。

8. 分生孢子：瓶梗成熟后在其顶端形成分生孢子并逐个外推，最后形成不分枝的分生孢子链。分生孢子的大小、形状、颜色、表面是否有刺等为鉴定依据。

9. 分生孢子头：由顶囊、小梗、分生孢子链组成，其形状与顶囊和产孢细胞方式有关，分生孢子头的形状有球形、圆柱形、棒形等，它的颜色和形状为鉴别到组及至种的依据。

10. 闭囊壳：有性生殖的曲霉产生，具有外层细胞，由交错的菌丝和内部充满的子囊和子囊孢子组成。闭囊壳壁薄，由一层或数层多角形细胞构成，具或不具疏松的不育性菌丝所形成的包被。大多数为球形或近球形，具不同的颜色，不同的种其形状和颜色不同。

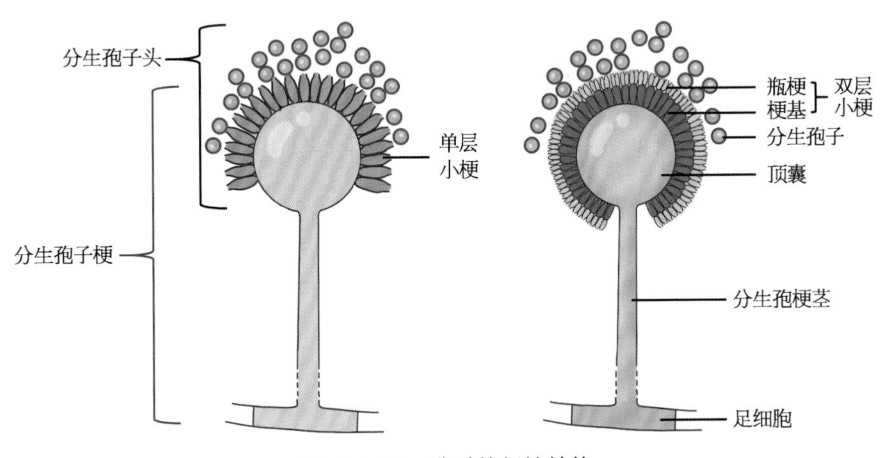

图10-5-0-1 曲霉特征性结构

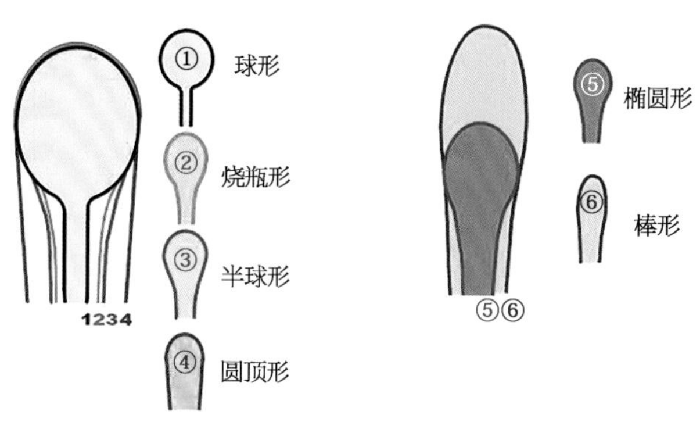

图 10-5-0-2 曲霉顶囊示意图

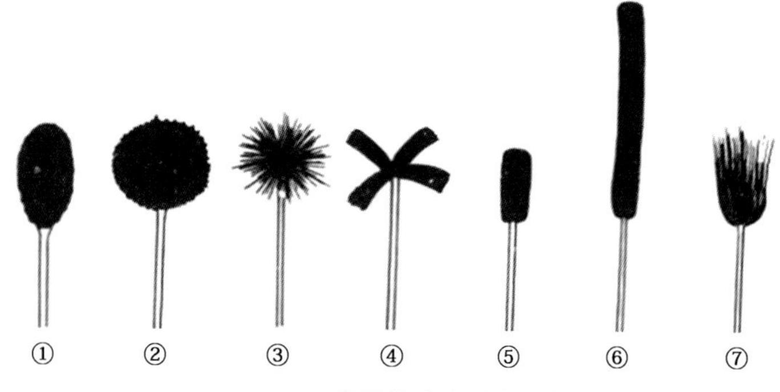

图 10-5-0-3 曲霉分生孢子头示意图

注:①棒形;②球形;③辐射形;④分叉柱形;⑤短柱形;⑥直柱形;⑦疏松柱形
引自参考文献 2

11. 壳细胞:特化的厚壁囊状细胞,形态各异,有球形、长形、弯曲或其他不规则形状,常生于菌落中央,埋入营养菌丝中,有的种则伴随闭囊壳产生,其存在可由渗出的液滴指示。有些曲霉正常产生壳细胞(如构巢曲霉)。

12. 子囊和子囊孢子:大小、形状、颜色、数目和胞壁特征是区分曲霉属种有性型的重要特征。

三、鉴定与鉴别

(一) 形态学鉴定

1. 属内鉴定:主要根据察氏培养基上菌落形态与镜下形态进行属内鉴定,常见曲霉沙氏培养基和察氏培养基上菌落形态,具体见图 10-5-0-4 至图 10-5-0-7。要注意区分杂色曲霉和聚多曲霉、土曲霉和黄柄曲霉,具体内容见各章节描述。

2. 属间鉴别:该属镜下形态应与共头霉属、小克银汉霉属和壶霉属(*Saksenaea*)相鉴别。曲霉为顶囊着生楔形梗基,梗基上为瓶梗,或顶囊上仅生长有瓶梗。共头霉属为泡囊上生长有柱孢子囊,柱孢子囊孢子如手指关节样排列,见图 10-5-0-8,小克银汉霉属为泡囊表面着生齿状突起的小梗,每个小梗上生一个分生孢子,具体见图 10-5-0-9。壶霉属为少见的长颈瓶形,基部呈柄状,腹部球形,上有长颈,顶端较宽。

(二) 分子鉴定

ITS(真菌内转录间隔区)测序仅可鉴定到曲霉复合群水平。明确鉴定到种需要对 β - tubulin(微管蛋白)、calmodulin(钙调蛋白)和 actin(肌动蛋白)进行基因分析。

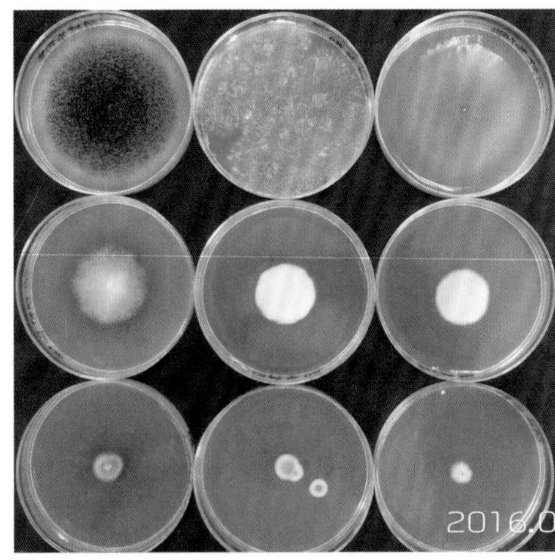

图 10-5-0-4　察氏琼脂：28℃，6 d，从左至右为黑曲霉、黄曲霉、烟曲霉、土曲霉、焦曲霉、黄柄曲霉、聚多曲霉、杂色曲霉、亮白曲霉

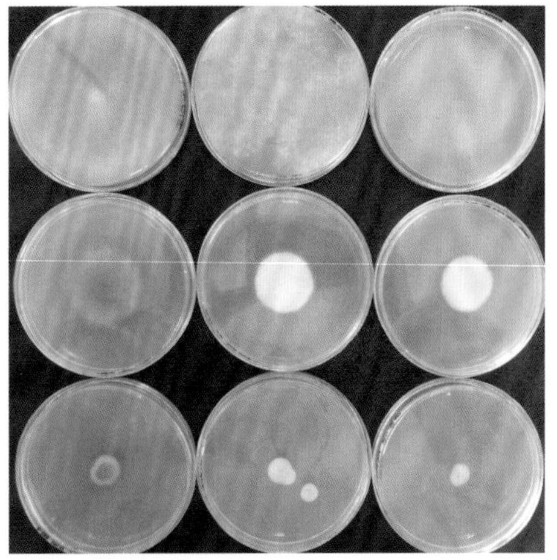

图 10-5-0-5　察氏琼脂（反面）：28℃，6 d，从左至右为黑曲霉、黄曲霉、烟曲霉、土曲霉、焦曲霉、黄柄曲霉、聚多曲霉、杂色曲霉、亮白曲霉

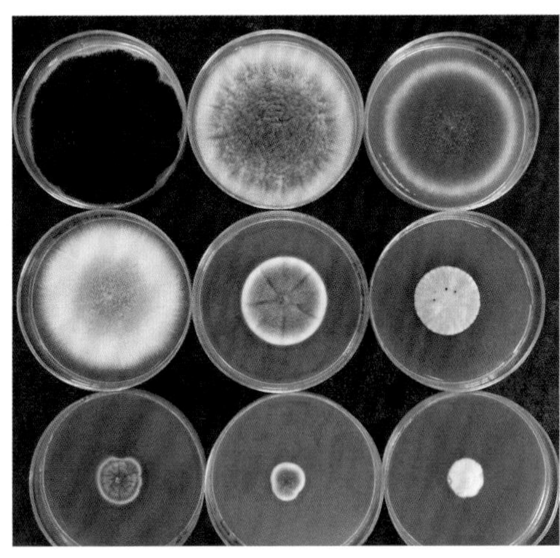

图 10-5-0-6　SDA，28℃，6 d，从左至右为黑曲霉、黄曲霉、烟曲霉、土曲霉、焦曲霉、黄柄曲霉、聚多曲霉、杂色曲霉、亮白曲霉

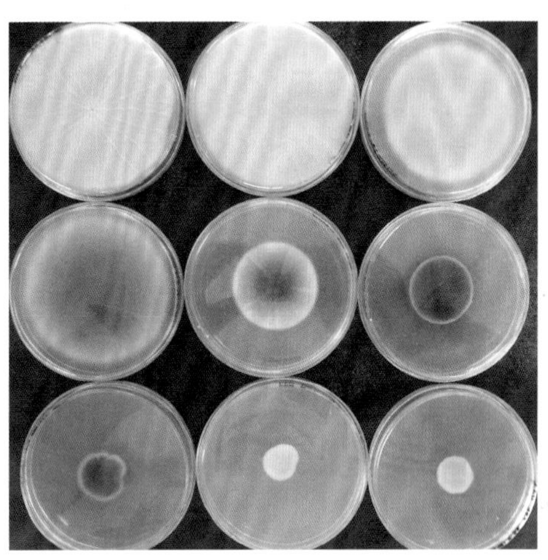

图 10-5-0-7　SDA 反面，28℃，6 d，从左至右为黑曲霉、黄曲霉、烟曲霉、土曲霉、焦曲霉、黄柄曲霉、聚多曲霉、杂色曲霉、亮白曲霉

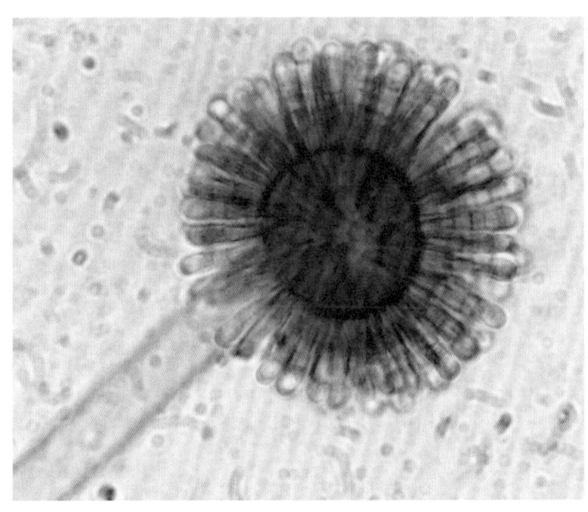

图 10-5-0-8　总状共头霉属：乳酸酚棉蓝染色，×1000

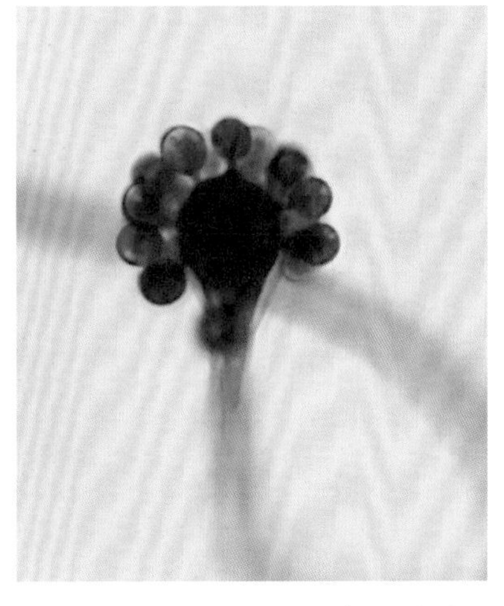

图 10-5-0-9　灰小克银汉霉属：乳酸酚棉蓝染色，×1000

（三）MALDI - TOF MS

拥有全面的“内部”参考光谱的数据库可对不同种的曲霉准确鉴定，甚至复合群内也可区分，例如 *A. fumigatus sensu stricto* 与迟缓曲霉。

四、抗真菌药物敏感性

抗真菌药物可选用两性霉素 B、两性霉素 B 脂质体、伊曲康唑、伏立康唑、泊沙康唑、阿尼芬净、卡泊芬净等静注或口服。不同的种对于不同抗真菌药物敏感度不同。例如土曲霉对于两性霉素 B 具有较高的耐药性；焦曲霉对唑类药物不敏感；迟缓曲霉和洋葱石座菌（*Petromyces alliaceus*）体外对于很多抗真菌药物如两性霉素 B、唑类及棘白菌素类敏感度较低。

五、临床意义

曲霉在自然界广泛存在，土壤、植物、腐败的有机物等几乎一切类型的基质上都能出现。人类的痰液、粪便、外耳道、甲板表面、指缝间、皮肤表面、口腔、鼻腔、阴道等许多部位都能分离出曲霉。曲霉属为条件致病菌，绝大多数为空气中的污染菌。对单纯培养阳性的结果要慎重分析。对曲霉病的确诊，要将直接检查、真菌培养、组织病理、临床症状等结合起来综合分析。人体对曲霉有较强的免疫力，只有当人体免疫功能下降或者受到抑制时，才有可能发病。常引起干细胞移植、实体器官移植和大剂量化疗者感染。主要侵犯支气管和肺，还可感染皮肤、脑、胃肠道、骨骼、耳和眼等器官，引起急性炎症和慢性肉芽肿改变，严重者可发生曲霉败血症，甚至导致死亡。曲霉引起的角膜感染约占真菌所致角膜溃疡的 60%，患者常有外伤史。曲霉感染占外耳道真菌病的 80%以上，主要致病菌是黑曲霉。一些曲霉毒素可引起急性中毒和致癌，或者吸入曲霉的孢子引起过敏反应。曲霉所致的感染已成为仅次于念珠菌感染的深部真菌病。引起侵袭性曲霉病的常见曲霉为烟曲霉，其次是黄曲霉、黑曲霉、土曲霉和构巢曲霉，其他较少见。深部感染中，曲霉病菌常较难于发病前检出，血清免疫诊断可作为辅助方法。

（卢洪洲　钱雪琴　徐春晖）

参考文献

1. 孙鹤龄. 医学真菌鉴定初编[M]. 北京：科学出版社，1987.
2. 齐祖同. 曲霉属及其相关有性型属[M]. 北京：科学出版社，1997.
3. 王端礼. 医学真菌学——实验室检验指南[M]. 北京：人民卫生出版社，2005.
4. Versalovic J, Carroll KC, Funke G, et al. Manual of Clinical Microbiology [M]. 11th ed. Washington DC: ASM, 2015.
5. Davise H. Larone. Medically Important Fungi, A Guide to Identification [M]. 5th. ed. Washington DC: ASM, 2011.
6. 廖万清，吴绍熙. 现代真菌病学[M]. 上海：复旦大学出版社，2017.

烟曲霉

一、简介

烟曲霉（*A. fumigatus*）隶属于烟色亚属（*A. subgen. Fumigati*）、烟色组（*Section Fumigati*）、烟色系列（*Series Fumigati*），同系列的还有刺孢曲霉（*A. spinosus*）、迟缓曲霉（*A. lentulus*）、费舍尔曲霉（*A. fifischeri*），似烟曲霉（*A. fumigatiaffifinis*）、烟束曲霉（*A. novofumigatus*）等；同组的还有绿垂系列[*Series virdinutantes*，系列内有绿垂曲霉（*A. virdinutans*）、宇田川曲霉（*A. udagawae*）等]、*Series*

Thermomutati（系列内有 *A. thermomutatus*，*A. tatenoi*）、*Series Brevipedes*、*Series Fennelliarum*、*Series Neoglabri*、*Series Spathulati* 等。该菌世界范围分布。

二、培养及镜检

（一）培养

沙氏琼脂培养基上，室温培养、37 ℃甚至 45 ℃培养均能生长良好，3 d 内成熟。开始菌落为白色绒毛样或棉花样丝状，3～4 d 菌落中心变为灰绿色或蓝绿色微细粉末状或绒毛样外观；反面无色或带黄褐色。马铃薯葡萄糖培养基上，菌落生长中速，开始为白色绒毛状，2～3 d 内变为烟绿色或蓝绿色，与SDA 相比，颗粒比较粗大，菌落颜色较深，反面灰绿色。察氏培养基上，菌落生长中速，为稀疏绒毛状，开始为白色，逐渐变为微带黄色或灰绿色，反面无色。与沙氏培养基相比，菌落颜色淡，菌苔薄，见图 10-5-1-1 至图 10-5-1-5。

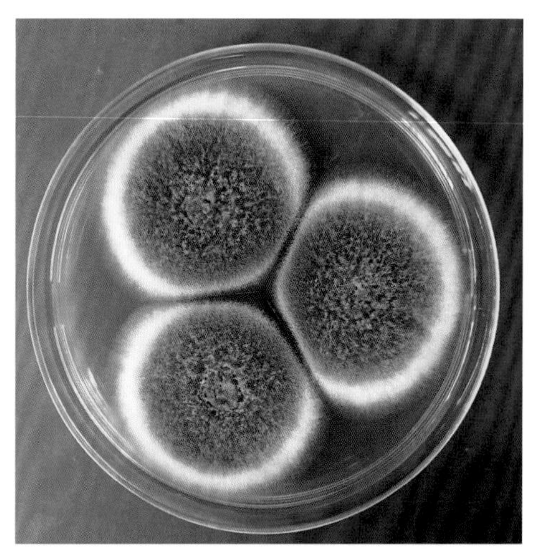

图 10-5-1-1　烟曲霉菌落：SDA，28 ℃，3 d

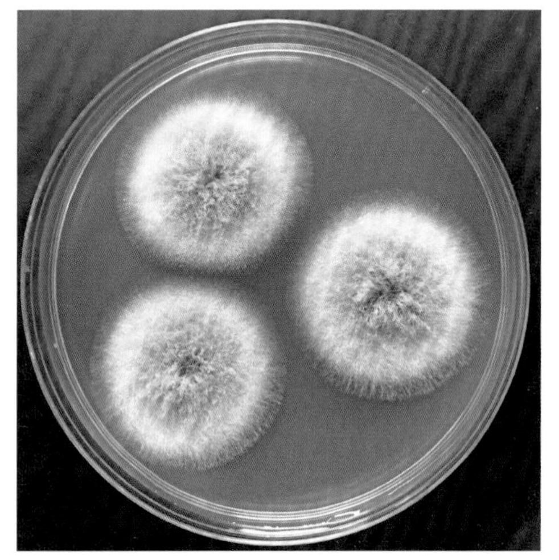

图 10-5-1-2　烟曲霉菌落：PDA，35 ℃，2 d

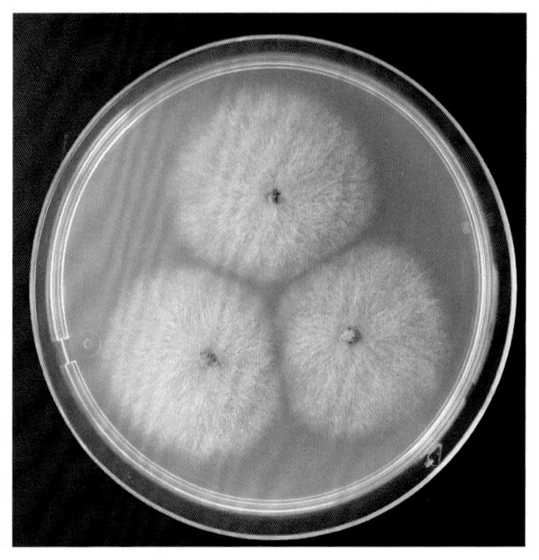

图 10-5-1-3　烟曲霉菌落：CZA，28 ℃，4 d

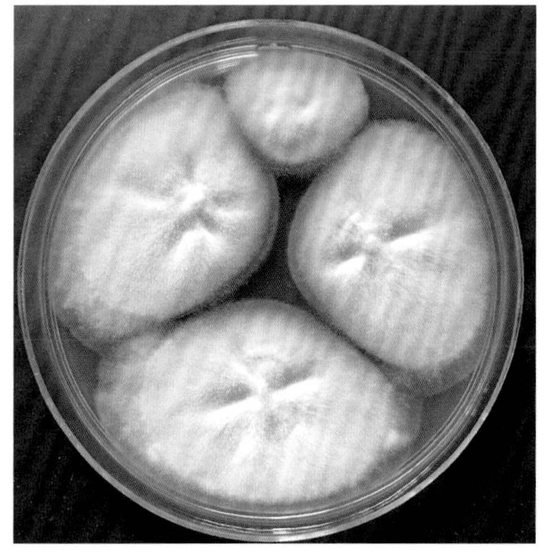

图 10-5-1-4　白色烟曲霉菌落：SDA，28 ℃，14 d

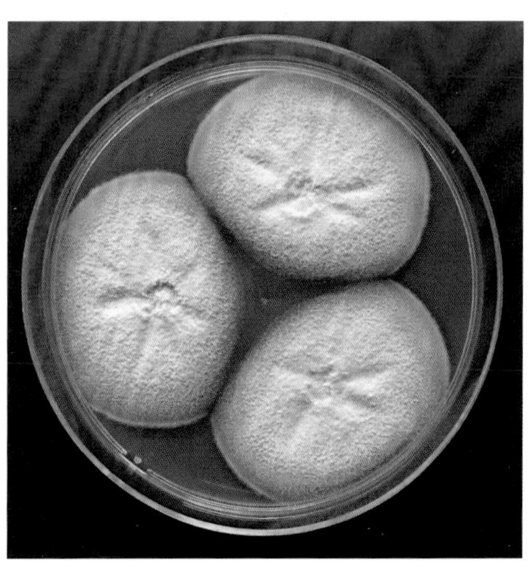

图 10-5-1-5　迟缓曲霉菌落：SDA，28 ℃，14 d

（二）镜下形态

临床标本中的形态：可见分枝分隔菌丝，分枝夹角多呈锐角，典型的完整菌丝末端可呈鹿角状。见图10-5-1-6、图10-5-1-7。

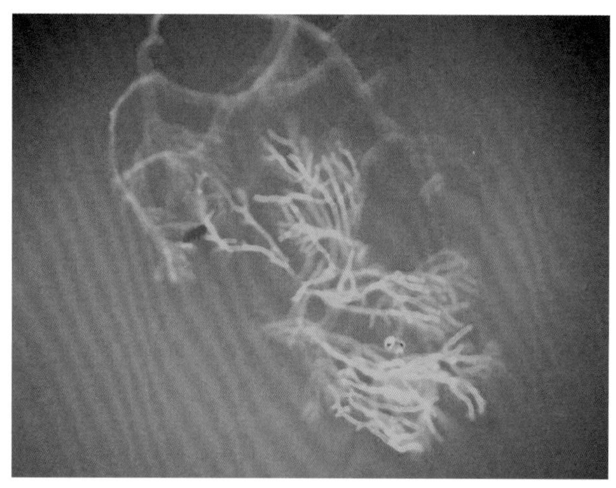

图 10-5-1-6 肺泡灌洗液中烟曲霉菌丝：荧光白染色，×400

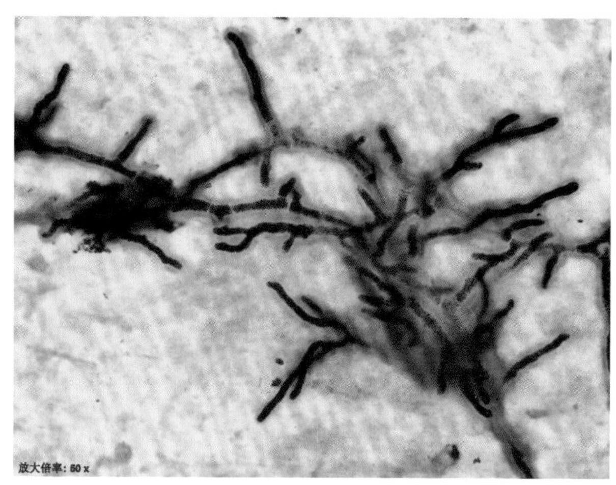

图 10-5-1-7 痰液中烟曲霉菌丝：革兰染色，×1000

培养后镜下特点：

1. 分生孢子梗：近顶囊端常带绿色，壁光滑、300～500 μm，直径 5～8 μm。
2. 顶囊：呈烧瓶状或近似棒状，直径 20～30 μm。
3. 小梗：单层，紧密相挤，多分布在顶囊的上部。
4. 分生孢子：球形或近球形，蓝绿色至浅绿色，光滑或表面有细刺。
5. 分生孢子头：柱状，长短不一。
6. 某些菌株自然条件下罕见有性型(异宗配合)：闭囊壳(Cleistothecia)浅黄色，单生或束生；子囊内含耐热子囊孢子(8 个)；子囊孢子黄白色或绿白色，有两条赤道脊(equatorial crests)，形似透镜，曾用名烟色新萨托菌(*Neosartorya fumigata*)。

镜下形态见图 10-5-1-8 至图 10-5-1-12。

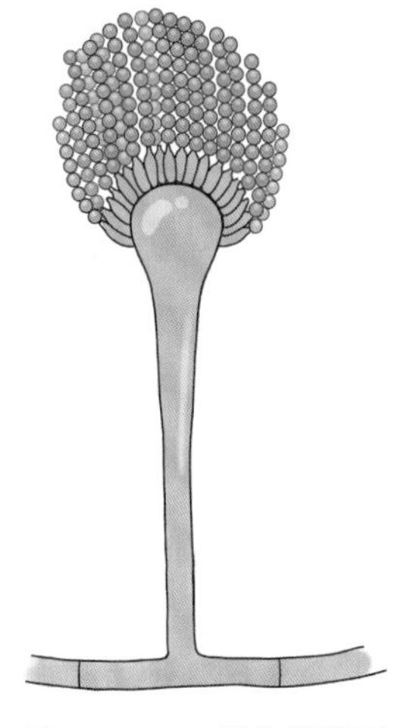

图 10-5-1-8 烟曲霉镜下示意图

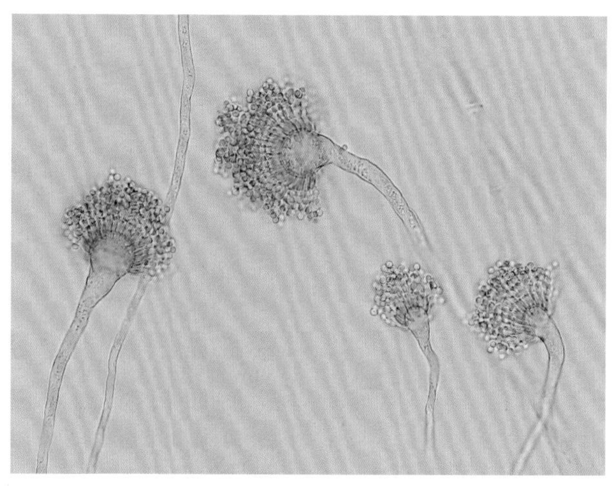

图 10-5-1-9 烟曲霉镜检：PDA，3 d，乳酸酚棉蓝染色，×400

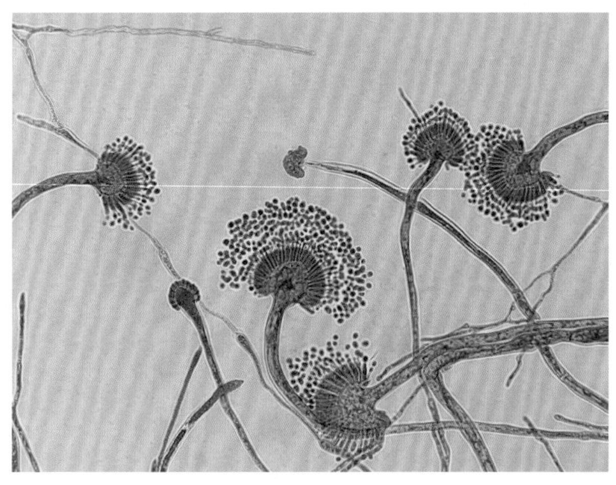

图 10-5-1-10　烟曲霉镜检：PDA，3 d，乳酸酚棉蓝染色，×400

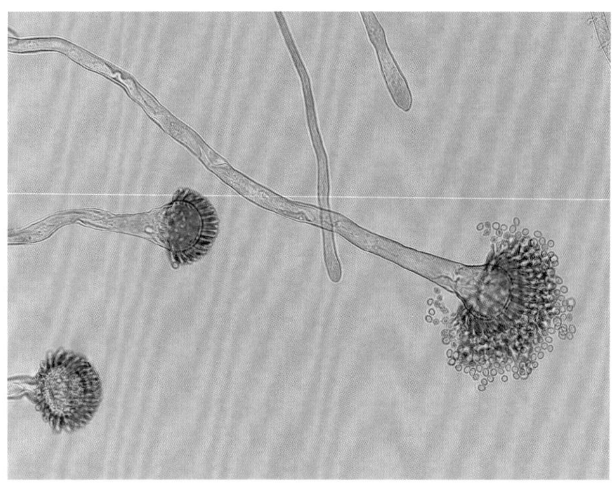

图 10-5-1-11　烟曲霉镜检：PDA，3 d，乳酸酚棉蓝染色，×400

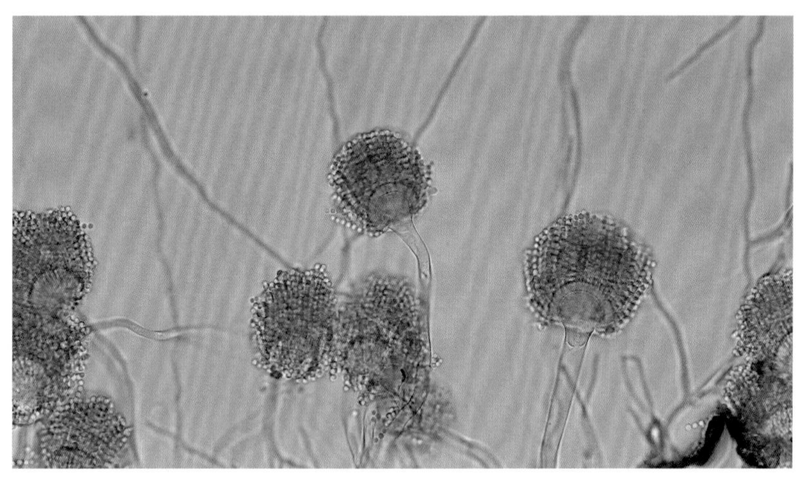

图 10-5-1-12　烟曲霉镜检：PDA，3 d，乳酸酚棉蓝染色，×400

三、鉴定与鉴别

（一）鉴定要点

分生孢子头柱状；小梗单层，多局限于顶囊上部，两侧梗壁近似平行；菌落烟绿色或蓝绿色，变种白色到黄白色。

（二）属内鉴别

1. 分生孢子头的颜色可区分属内部分曲霉：烟曲霉的分生孢子头蓝绿色，黄曲霉的分生孢子黄绿色，土曲霉的分生孢子肉桂色，构巢曲霉的分生孢子深绿色，黑曲霉的分生孢子黑色。

2. 生长温度可区分烟色曲霉组内烟曲霉与非烟曲霉：烟曲霉 50 ℃生长，10 ℃不生长，组内其他曲霉则相反。

形态学鉴定结果有时会出现错误，选择 ITS、BenA、rodlet A、CaM 位点测序可对菌种进行精确鉴定。

四、抗真菌药物敏感性

米卡芬净、阿尼芬净、伊曲康唑、泊沙康唑体外对烟曲霉抗菌活性好,但也存在高 MIC 值的现象;伏立康唑、两性霉素 B 体外对烟曲霉抗菌活性不定。

五、临床意义

烟曲霉为侵袭性曲霉病最常见分离菌,也是曲霉属中致病性最强的菌种,90%以上的侵袭性曲霉病是由烟曲霉引起的,可侵袭患者心血管、消化、生殖、肌肉骨骼、神经和泌尿系统等,还可引起慢性肺曲霉病(含曲霉肿)、过敏性支气管肺曲霉病等。

(冯长海　徐和平　钱雪琴)

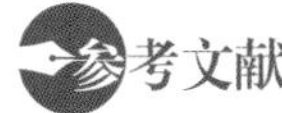

参考文献

1. J. Houbraken S, Kocsubé CM. Visagie, et al. Classification of *Aspergillus*, *Penicillium*, *Talaromyces* and related genera (*Eurotiales*): an overview of families, genera, subgenera, sections, series and species [J]. Studies in Mycology, 2020,95(3):5 - 169.
2. Latgé JP, Chamilos G. Aspergillus fumigatus and Aspergillosis in 2019[J]. Clin Microbiol Rev, 2019,33(1):e00140 - 18. Published 2019 Nov 13. doi:10. 1128/CMR. 00140-18.
3. Sugui JA, Kwon-Chung KJ, Juvvadi PR, et al. *Aspergillus fumigatus* and related species [J]. Cold Spring Harb Perspect Med, 2014,5(2):a019786. Published 2014 Nov 6. doi:10. 1101/cshperspect. a019786.

黄曲霉

一、简介

黄曲霉(*A. flavus*)隶属于子囊菌门、散囊菌纲、散囊菌目、曲霉科。在系统进化关系上,黄曲霉属于黄色组。在自然界广泛分布,可存在于土壤、空气、水、粮食、腐败的有机物以及各种食品中,是人和动物的重要病原菌。

二、培养及镜检

(一) 培养

28℃条件下,在 SDA 培养基上,菌落生长迅速,3 d 内成熟。质地羊毛状或棉毛状,菌落表面开始呈黄色,渐变为黄绿色或棕绿色,可能有白边,延长培养时间,部分菌株可产生菌核,反面无色或带褐色,传代培养为黄绿色或棕绿色。菌落在 37℃较 28℃更适宜生长。见图 10-5-2-1 至图 10-5-2-4。

28℃条件下,在 PDA 培养基上,菌落生长迅速,菌落特点类似 SDA,菌落表面粉状颗粒较粗大。见图 10-5-2-5、图 10-5-2-6。

(二) 镜下形态

临床标本中的形态:可见分枝分隔菌丝,分枝夹角多呈锐角,典型的完整菌丝末端可呈鹿角状。见图 10-5-2-7、图 10-5-2-8。

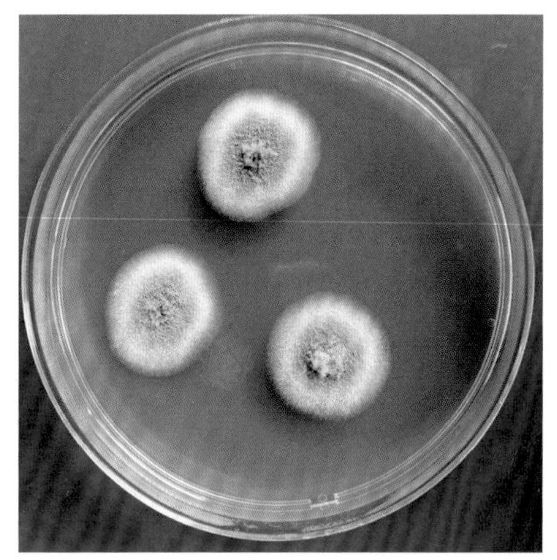

图 10-5-2-1　黄曲霉菌落（正面）：28 ℃，SDA，3 d

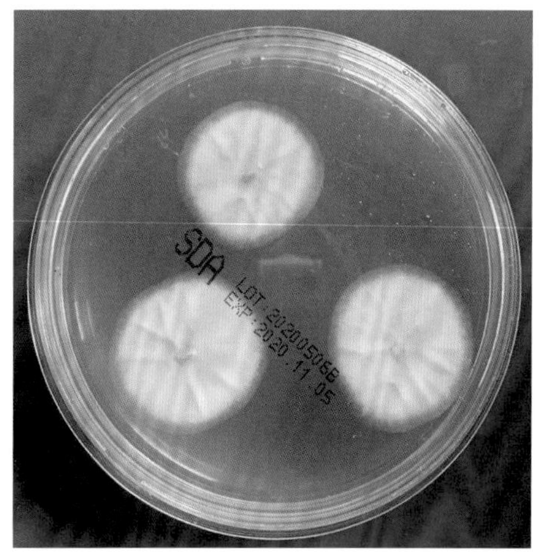

图 10-5-2-2　黄曲霉菌落（背面）：28 ℃，SDA，3 d

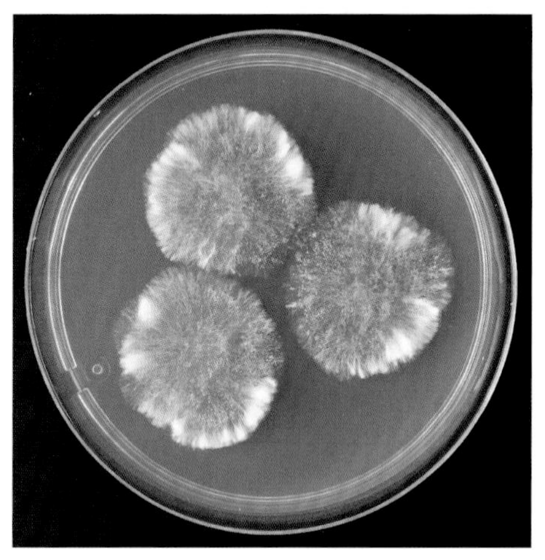

图 10-5-2-3　黄曲霉菌落：28 ℃，CZA，4 d

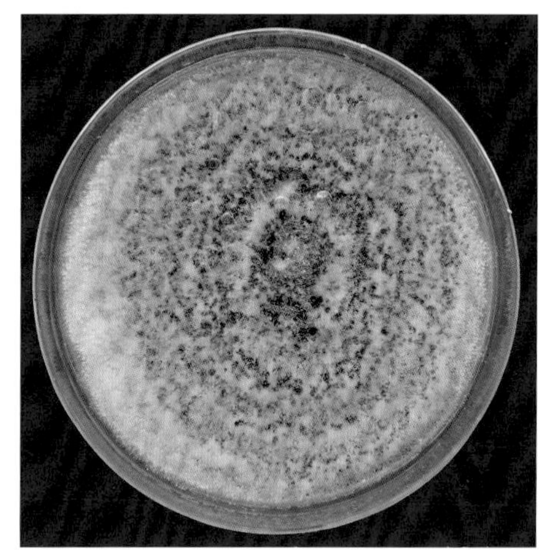

图 10-5-2-4　黄曲霉菌落：28 ℃，SDA，7 d，可见菌核

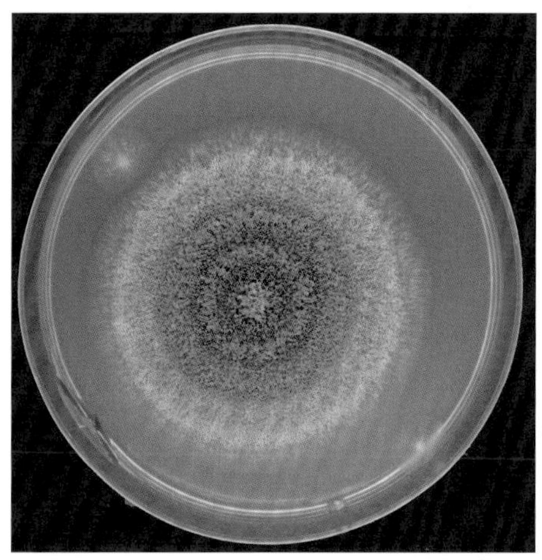

图 10-5-2-5　黄曲霉菌落：28 ℃，PDA，5 d

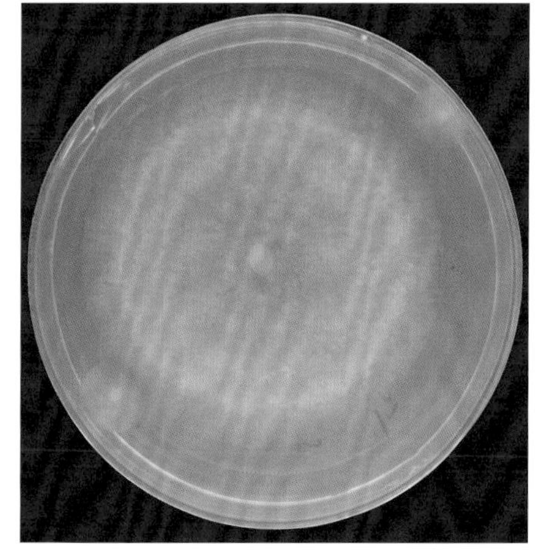

图 10-5-2-6　黄曲霉菌落（背面）：28 ℃，PDA，5 d

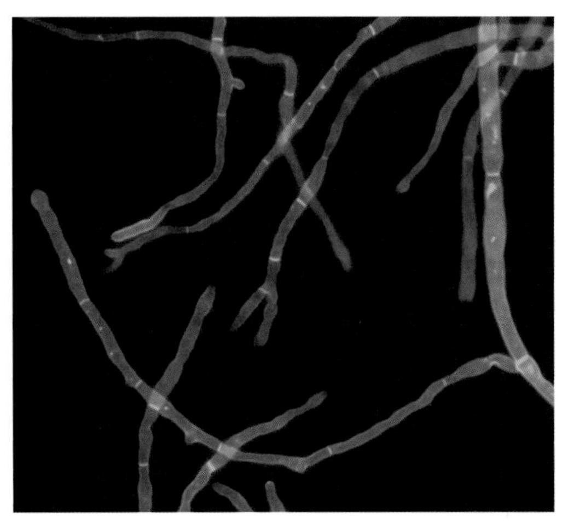

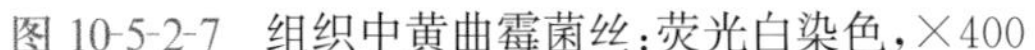

图 10-5-2-7 组织中黄曲霉菌丝:荧光白染色,×400

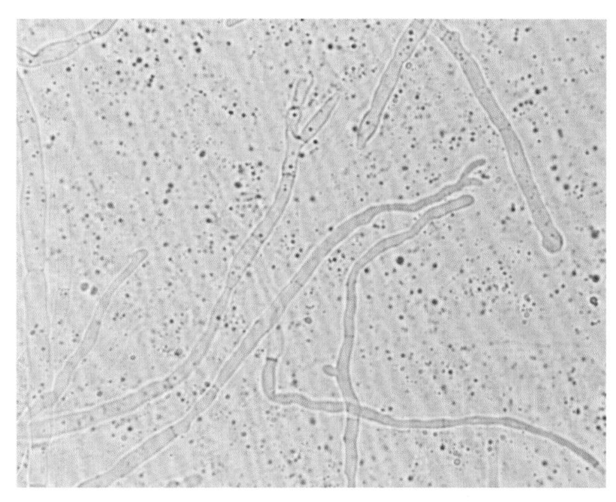

图 10-5-2-8 组织中黄曲霉菌丝:10% KOH 涂片,×400

培养后镜下特点:

1. 分生孢子梗:梗壁粗糙,尤其是靠近顶囊部位,无色,长 400~1 000 μm,宽 10~20 μm。
2. 顶囊:呈球形、近球形、烧瓶形。
3. 小梗:单层、双层或同时并存于一个顶囊上,但以双层者居多,布满顶囊表面。
4. 分生孢子:球形,表面粗糙,链状排列。
5. 分生孢子头:呈疏松放射状。见图 10-5-2-9 至图 10-5-2-12。

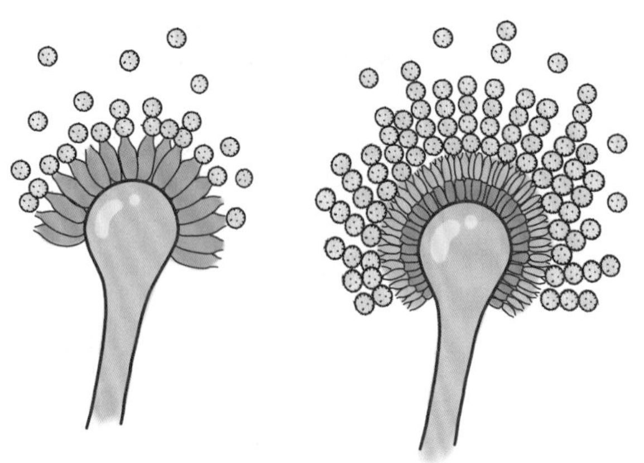

图 10-5-2-9 黄曲霉镜下示意图

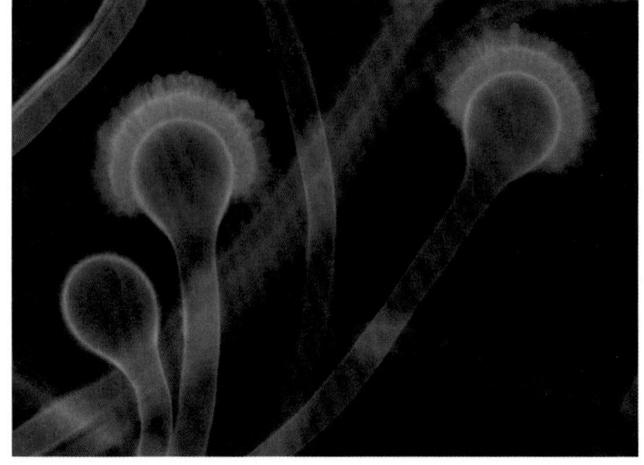

图 10-5-2-10 黄曲霉镜检:SDA, 28 ℃, 3 d,荧光白染色,×400

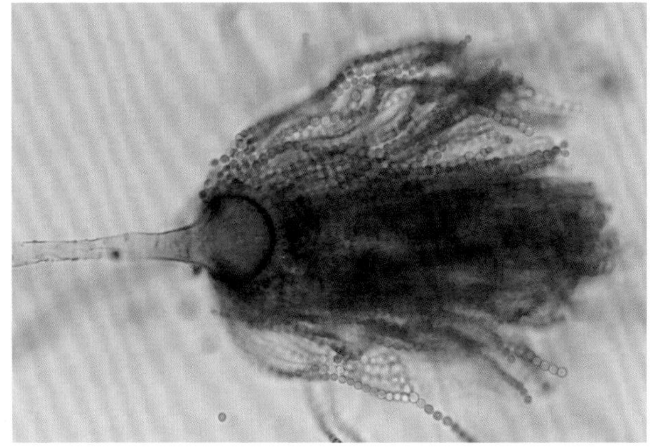

图 10-5-2-11 黄曲霉镜检:SDA, 28℃, 3 d,棉蓝染色,×400

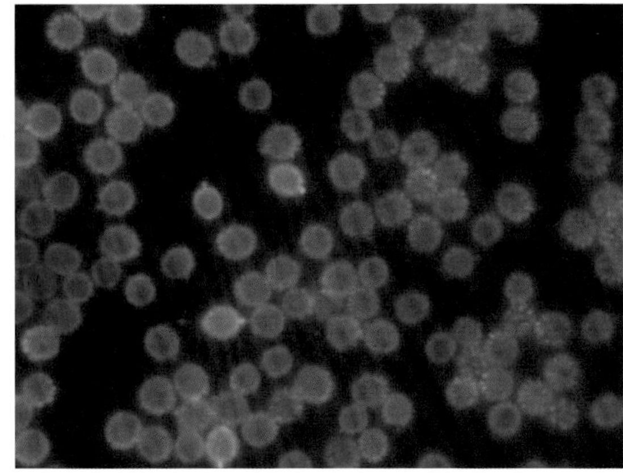

图 10-5-2-12 黄曲霉镜检:SDA, 28 ℃, 3 d,荧光白染色,可见孢子上的小棘,×1 000

三、鉴定与鉴别

本菌鉴定要点：生长快，培养 1～3 d 即可鉴定，初代培养为黄色，日久或传代培养变为黄绿色菌落，单、双层小梗，分生孢子梗壁粗糙，与其他曲霉易区分。

四、抗真菌药物敏感性

黄曲霉对两性霉素 B、伏立康唑、泊沙康唑、艾莎康唑、伊曲康唑和棘白菌素类表现出较低的 MIC 值，但是也有黄曲霉对唑类耐药的少量报道。

五、临床意义

为侵袭性曲霉病的第二位常见病原菌。它可引起免疫功能低下患者肺部或全身播散性感染，可导致角膜炎、外耳道真菌病、皮肤感染、鼻窦炎和心肌炎等。多数菌株产生黄曲霉毒素，产生的黄曲霉毒素可致肝癌、胃癌等上消化道癌症。

（钱雪琴　鹿秀海）

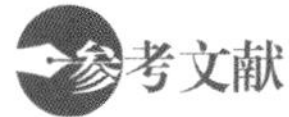
参考文献

Ullmann AJ, Aguado JM, Arikan-Akdagli S, et al. Diagnosis and management of Aspergillus diseases: executive summary of the 2017 ESCMID-ECMM-ERS guideline [J]. Clin Microbiol Infect, 2018,24(suppl 1):e1 - e38.

黑 曲 霉

一、简介

黑曲霉(*A. niger*)隶属于子囊菌门、散囊菌纲、散囊菌目、曲霉科、曲霉属。从系统进化关系上区分，黑曲霉属于黑色组。

二、培养及镜检

（一）培养

28 ℃条件下，在 SDA 培养基上，菌落生长迅速，3 d 内成熟。开始为白色绒毛状，逐渐菌落中央出现很淡的黄色，最后变为粗绒状黑色或黑褐色，背面无色或淡黄色。在 PDA 培养基上，菌落生长迅速，菌落特点类似 SDA，菌落表面粉状颗粒较粗大。见图 10-5-3-1 至图 10-5-3-4。

（二）镜下形态

临床标本中的形态：可见分枝分隔菌丝，分枝夹角多呈锐角，典型的完整菌丝末端可呈鹿角状。见图 10-5-3-5、图 10-5-3-6。

培养后镜下特点：

1. 分生孢子梗：长 400～3 000 μm，宽 15～20 μm，壁光滑，较厚。
2. 顶囊：球形或近球形，直径 30～75 μm。

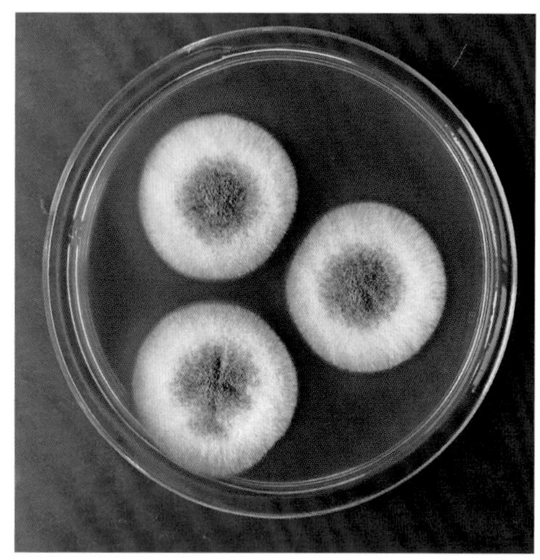

图 10-5-3-1 黑曲霉菌落:28℃,PDA,2 d

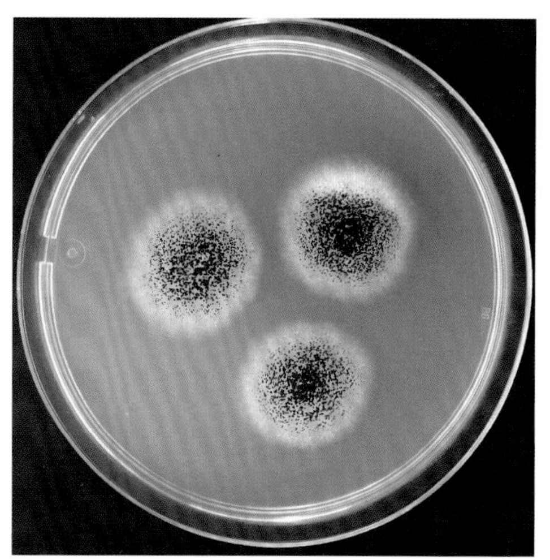

图 10-5-3-2 黑曲霉菌落:28℃,CZA,3 d

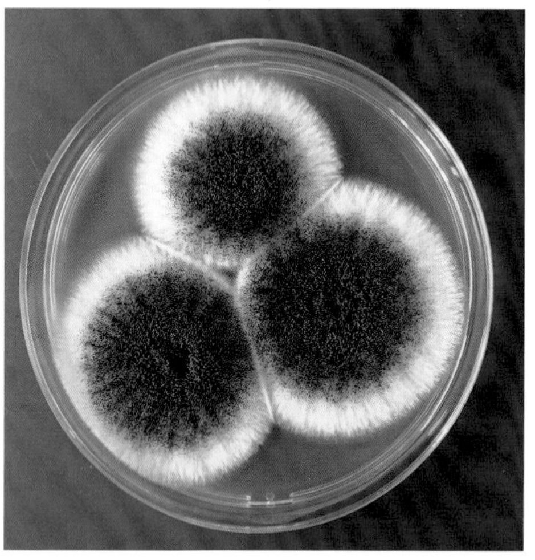

图 10-5-3-3 黑曲霉菌落:28℃,SDA,3 d

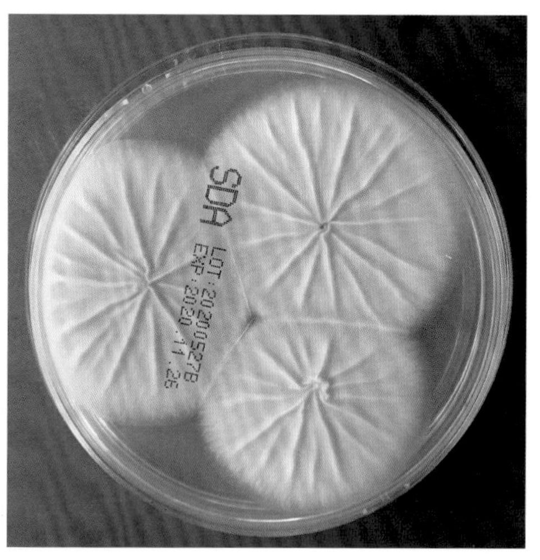

图 10-5-3-4 黑曲霉菌落(背面):28℃,SDA,3 d

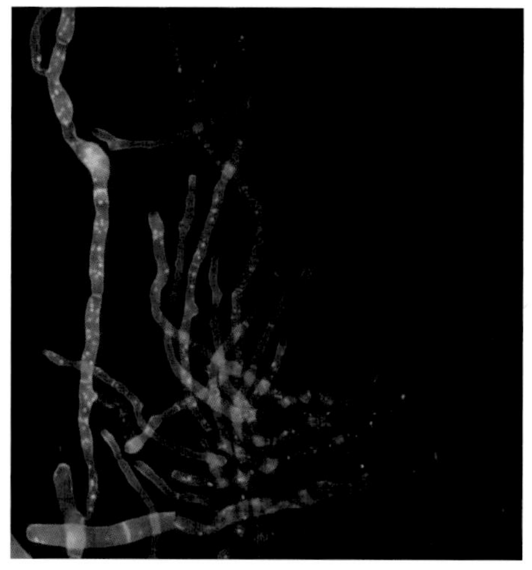

图 10-5-3-5 组织中黑曲霉菌丝:荧光白染色,×400

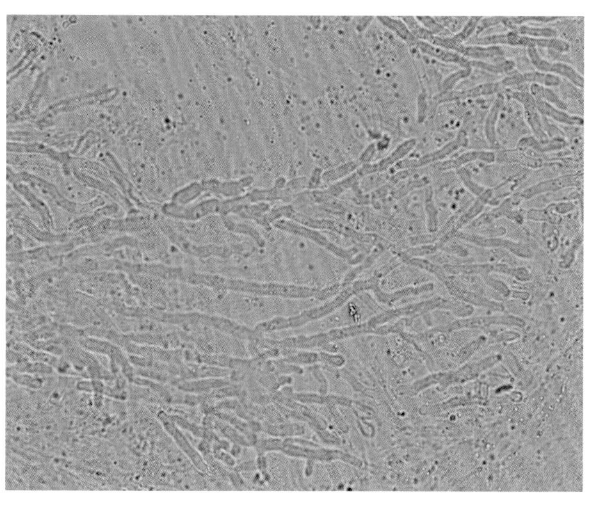

图 10-5-3-6 组织中黑曲霉菌丝:10% KOH 涂片,×400

3. 小梗：双层，密生于顶囊全部表面，梗基长，瓶梗短。

4. 分生孢子：棕黑色，球形或近球形，厚壁，明显粗糙。

5. 分生孢子头：初为球形至辐射形，老后分裂成几个圆柱状结构。见图 10-5-3-7 至图 10-5-3-9。

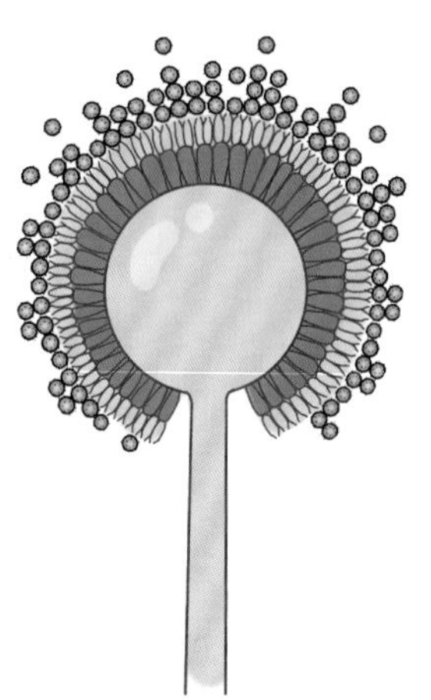

图 10-5-3-7　黑曲霉镜下示意图

三、鉴定与鉴别

根据培养与镜检，菌落生长快，黑色或黑褐色，1～4 d 即可进行鉴定。顶囊球形或近球形，小梗双层、密生于顶囊全部表面。镜检时注意与亮白曲霉进行区分，后者菌落颜色为白色，生长慢。幼龄时黄色菌落注意与黄曲霉相区分：前者菌落表面黄色颗粒稀疏、为淡黄色，后者黄色颗粒较粗、密，为金黄色，两者镜下差异显著。

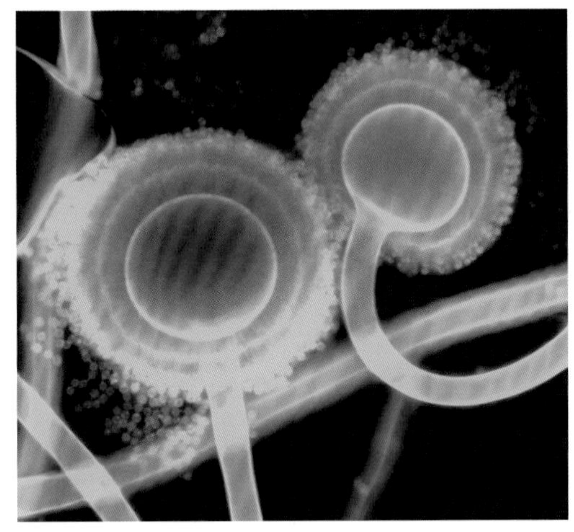

图 10-5-3-8　黑曲霉镜检：SDA，28 ℃，3 d，荧光白染色，×400

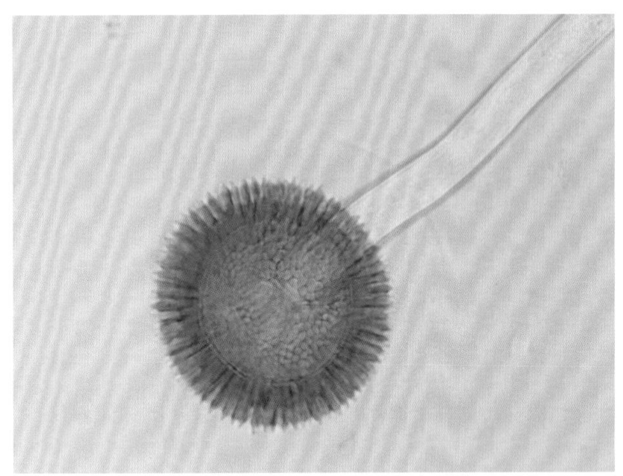

图 10-5-3-9　黑曲霉镜检：SDA，28 ℃，3 d，棉蓝染色，×400

四、抗真菌药物敏感性

黑曲霉对两性霉素 B、伊曲康唑、泊沙康唑、伏立康唑和卡泊芬净表现出高度的敏感性，对氟康唑和 5 -氟胞嘧啶耐药。

五、临床意义

在自然界普遍存在，为实验室常见的污染菌，偶尔会引起播散性疾病。黑曲霉是免疫正常人耳真菌病中最常见分离菌，还可引起免疫低下患者深部真菌感染，可导致真菌性角膜炎等。

（钱雪琴　鹿秀海）

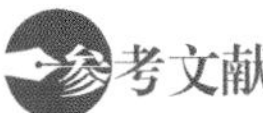

参考文献

1. Carrara B, Richards R, Imbert S, et al. Species distribution and comparison between EUCAST and gradient concentration strips methods for antifungal susceptibility testing of 112 aspergillus section nigri isolates [J]. Antimicrobial Agents and Chemotherapy, 2020, 64(7): e02510 - e02519.
2. Meletiadis J, Curfs-Breuker I, Meis JF, et al. In vitro antifungal susceptibility testing of candida isolates with the

EUCAST methodology, a new method for ECOFF determination [J]. Antimicrob Agents Chemother, 2017, 61(4): 02372 - 16.

3. Borman AM. Fraser M, Palmer MD, et al. MIC distributions and evaluation of fungicidal activity for amphotericin b, itraconazole, voriconazole, posaconazole and caspofungin and 20 species of pathogenic filamentous fungi determined using the CLSI broth microdilution method [J]. Journal of Fungi, 2017, 3(2): 27; doi: 10. 3390/jof3020027.

构巢曲霉

一、简介

构巢曲霉(*A. nidulans*)隶属于巢状亚属(*A. subgen. Nidulantes*)、巢状组(*Section Nidulantes*)、巢状系列(*Series Nidulantes*),是巢状亚属、巢状组、巢状系列的模式种,有性型曾用名为构巢裸胞壳(*Emericella nidulans*)。同系列的还有四种曲霉[*A. quadrilineatus*,曾用名 *A. tetrazonus*;褶皱曲霉(*A. rugulosus*),分类学曾用名 *A. ruguovalvus*]、*A. sublatus*、*A. foveolatus* 等菌种;同组的还有杂色系列(*Series Versicolores*)、*Series Unguium*[系列内有爪甲曲霉(*A. unguis*)、*A. israelensis* 等菌种]、*Series Multicolores*、*Series Stellati* 等。

该菌世界范围分布。

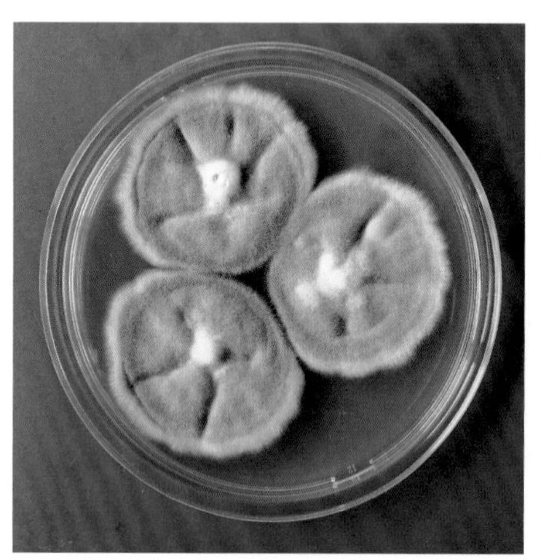

图 10-5-4-1 构巢曲霉菌落:SDA, 28 ℃, 5 d

二、培养与镜检

(一) 培养

沙氏琼脂培养基上生长快速,橄榄绿色,成熟后中心出现土黄色颗粒,四周光滑绒毛状,边缘为白色,反面为黄棕色。马铃薯葡萄糖琼脂培养基上菌落翠绿色,绒毛状,边缘白色,反面为土黄色。察氏琼脂培养基上菌落生长快速,室温培养 2 周,分生孢子头密集处可呈深水芹绿色(dark cress green, R., Plate XXX),闭囊壳密集处呈奶油黄色或蜂蜜黄色(cream-buff to honey yellow, R., Plate XXX),反面深红色至紫红色。见图 10-5-4-1 至图 10-5-4-9。

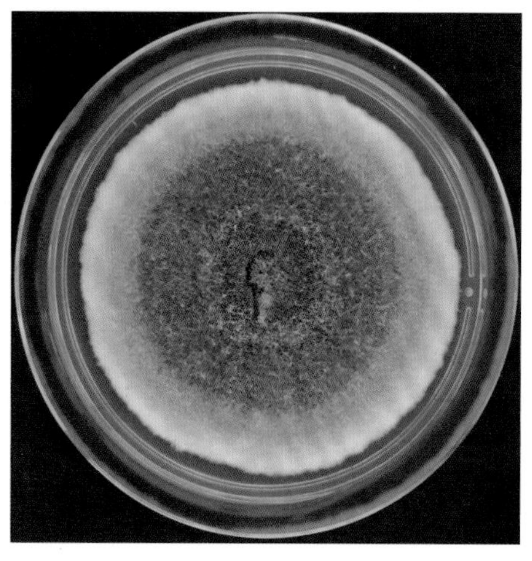

图 10-5-4-2 构巢曲霉菌落:SDA, 25 ℃, 7 d

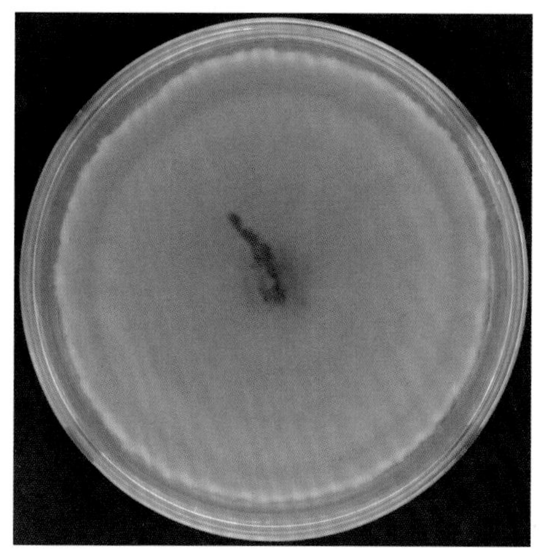

图 10-5-4-3 构巢曲霉菌落(反面):SDA, 25 ℃, 7 d

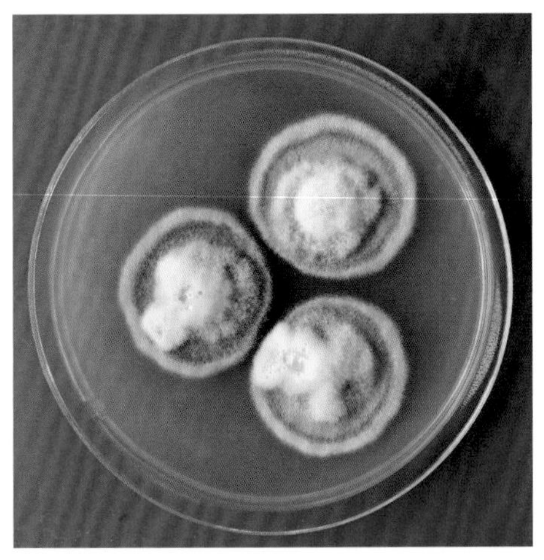

图 10-5-4-4　构巢曲霉菌落:PDA，28 ℃，5 d

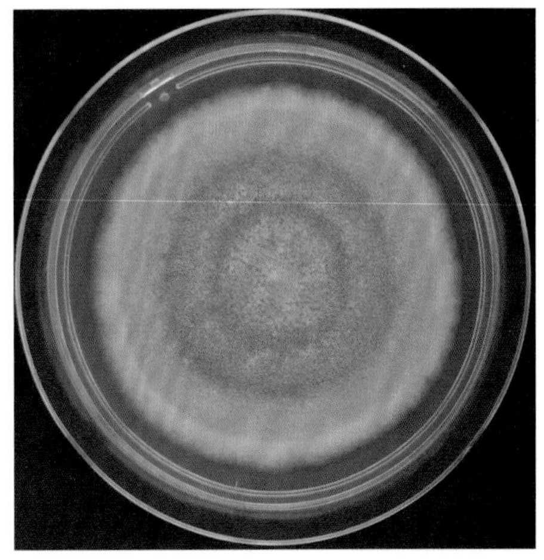

图 10-5-4-5　构巢曲霉菌落:PDA，25 ℃，7 d

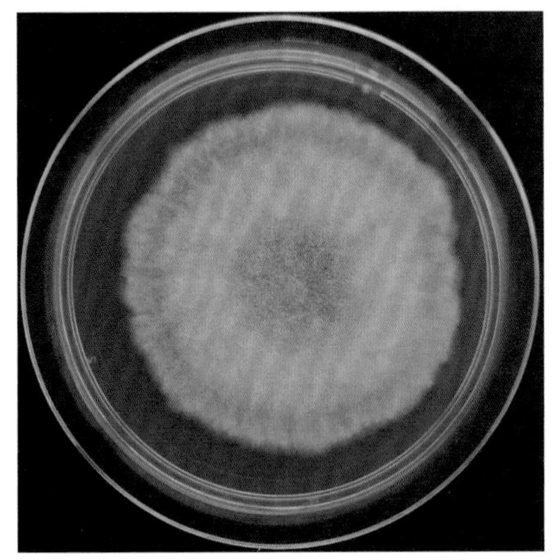

图 10-5-4-6　构巢曲霉菌落:CZA，25 ℃，7 d

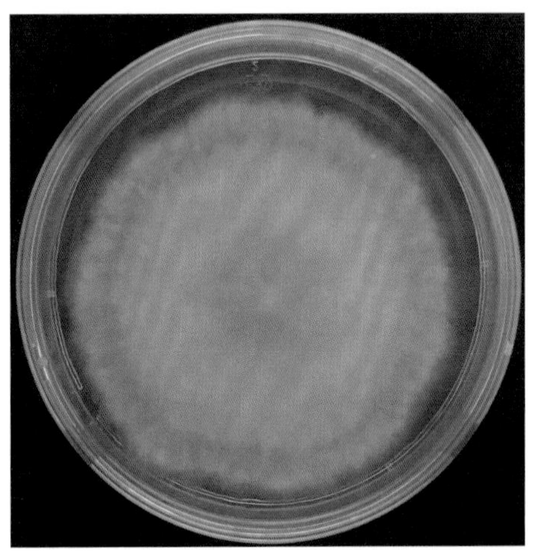

图 10-5-4-7　构巢曲霉菌落(反面):CZA，25 ℃，7 d

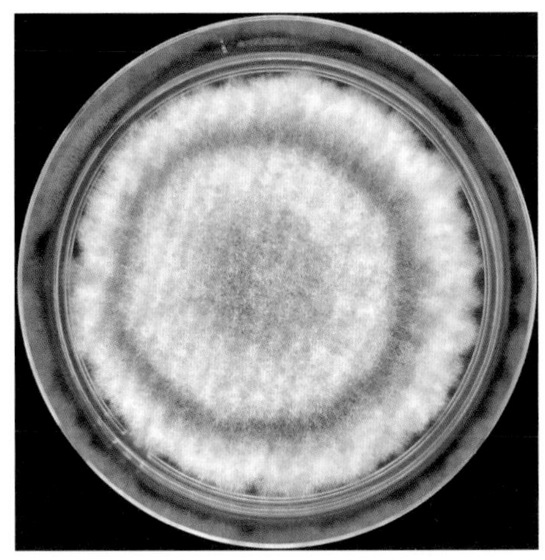

图 10-5-4-8　构巢曲霉菌落:CZA，25 ℃，14 d

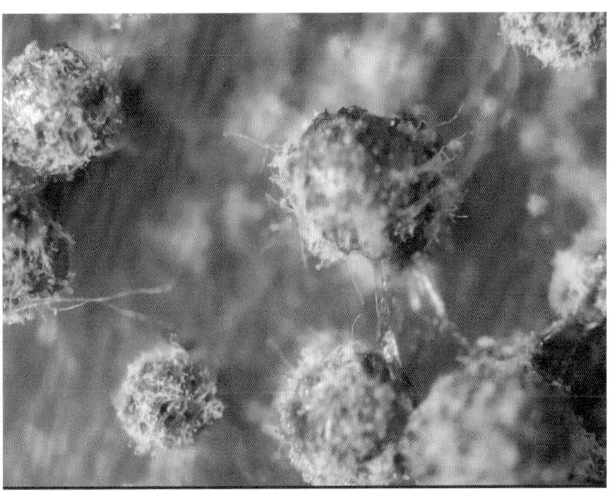

图 10-5-4-9　构巢曲霉菌落:CZA，25 ℃，14 d，×40

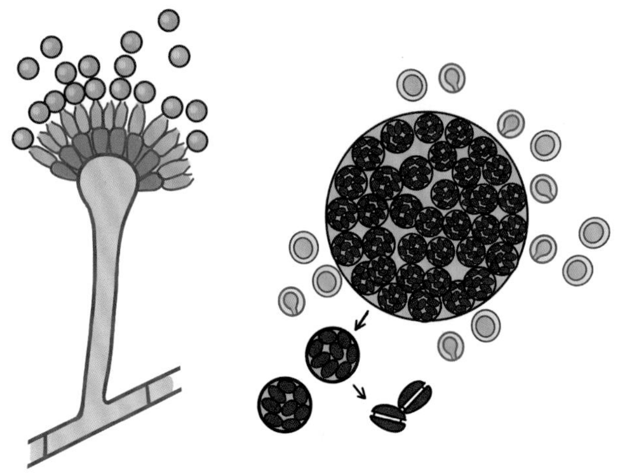

图 10-5-4-10 构巢曲霉镜下形态示意图

（二）镜下形态

1. 分生孢子梗:壁光滑,棕色,常有肘状弯曲。

2. 顶囊:呈半球形或烧瓶形,直径 8～12 μm。

3. 小梗:双层小梗,分布于顶囊上半部。

4. 分生孢子:绿色,球形,表面粗糙,有小刺或小皱褶。

5. 分生孢子头:呈短圆柱形。

6. 闭囊壳:单生,球形至近球形,壁薄,红棕色。子囊内含 8 个子囊孢子;子囊孢子双凸镜形,紫红色,壁光滑;赤道脊(equatorial crests)两条,有褶纹。

7. 壳细胞:球形,壁厚。赤道壳两条,有帚状枝。见图 10-5-4-10 至图 10-5-4-18。

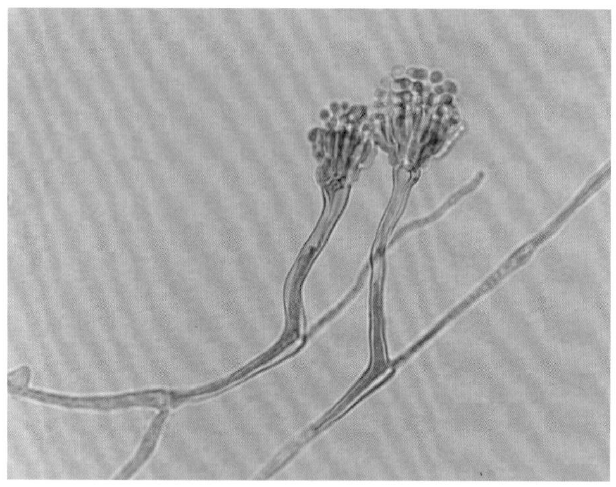

图 10-5-4-11 构巢霉镜检:PDA, 25 ℃, 5 d,乳酸酚棉蓝染色,×400

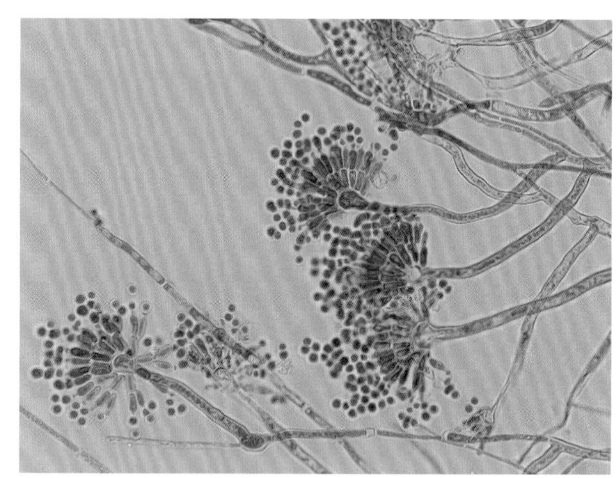

图 10-5-4-12 构巢曲霉镜检:PDA, 25 ℃, 5 d,乳酸酚棉蓝染色,×400

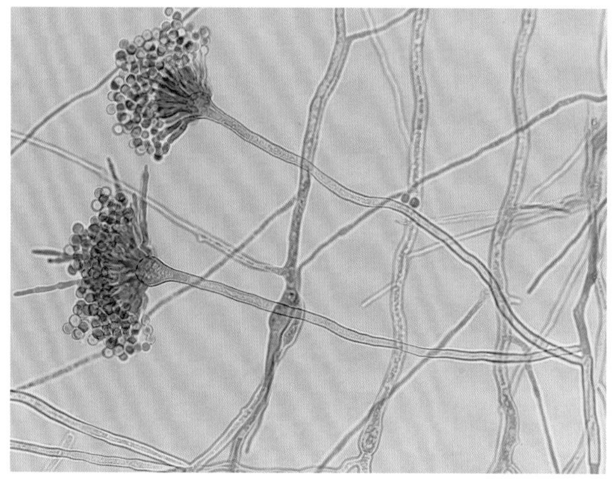

图 10-5-4-13 构巢曲霉镜检:PDA, 25 ℃, 5 d,乳酸酚棉蓝染色,×400

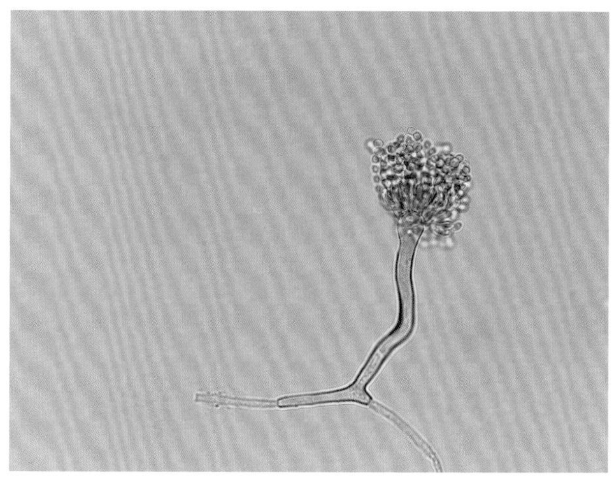

图 10-5-4-14 构巢曲霉镜检:SDA, 25℃, 5 d,胶带粘取,乳酸酚棉蓝染色,×400

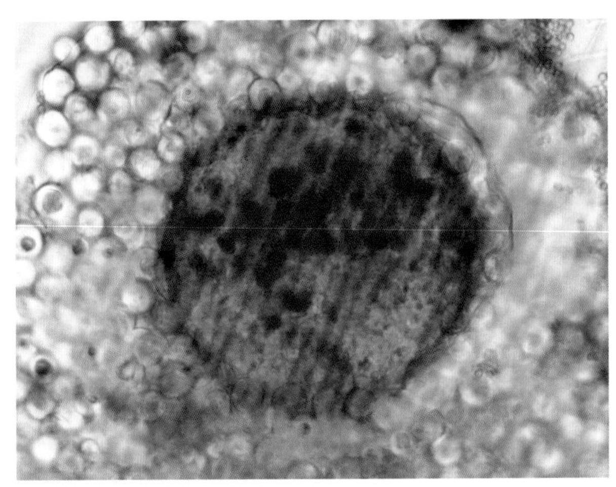
图 10-5-4-15　构巢曲霉镜检：闭囊壳和壳细胞，SDA，25 ℃，6 d，乳酸酚棉蓝染色，×1 000

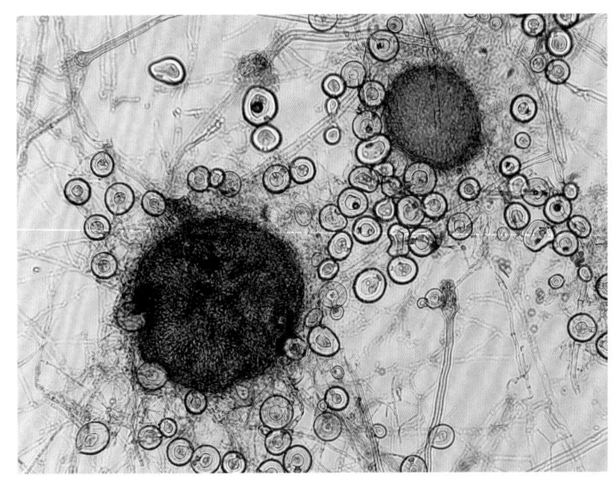
图 10-5-4-16　构巢曲霉镜检：闭囊壳和壳细胞，SDA，25 ℃，16 d，乳酸酚棉蓝染色，×400

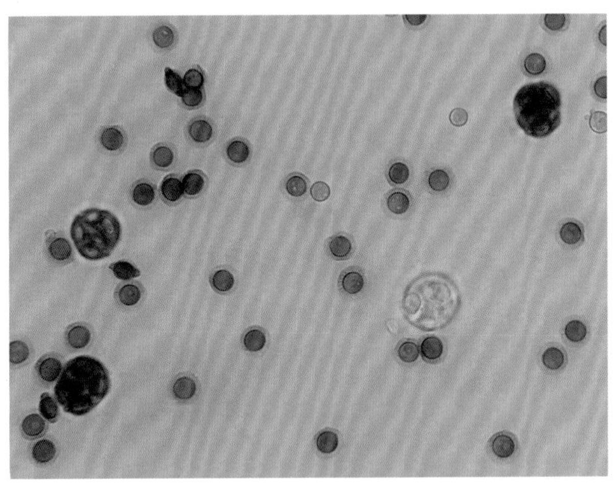
图 10-5-4-17　构巢曲霉镜检：子囊和子囊孢子（赤道脊），SDA，25 ℃，16 d，乳酸酚棉蓝染色，×1 000

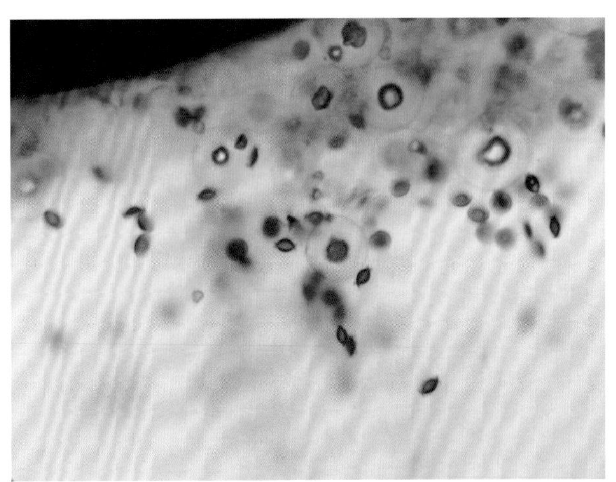
图 10-5-4-18　构巢曲霉镜检：子囊孢子（赤道脊）和闭囊壳，SDA，25 ℃，16 d，乳酸酚棉蓝染色，×1 000

三、鉴定与鉴别

1. 鉴定要点：CZA 和 PDA 上菌落颜色为绿色或暗绿色；镜下分生孢子梗短，褐色，常有波状或肘状弯曲，小梗双层。

2. 属内鉴别：与土曲霉相鉴别，后者镜下分生孢子梗微弯曲，无色，易被乳酸酚棉兰染成蓝色，小梗较前者细密。

四、抗真菌药物敏感性

阿尼芬净、米卡芬净、卡泊芬净、泊沙康唑、伏立康唑、伊曲康唑体外对构巢曲霉抗菌活性好（低 MIC 值），两性霉素 B 体外对构巢曲霉抗菌活性较差（高 MIC 值）。

五、临床意义

可导致肺、脑、骨、眼睛、鼻窦及皮肤等各多部位及全身播散性感染。常是外耳道、甲癣、咽喉的致病菌,偶尔引起免疫缺陷患者肺部感染或播散性感染。相比其他曲霉,构巢曲霉更易导致慢性肉芽肿患者致命性感染。

(钱雪琴　冯长海　白雅红)

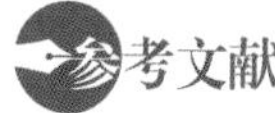

参考文献

1. Houbraken J, Kocsubé S, Visagie CM, et al. Classification of *Aspergillus*, *Penicillium*, *Talaromyces* and related genera (*Eurotiales*): an overview of families, genera, subgenera, sections, series and species [J]. Studies in Mycology, 2020,95(3):5 - 169.
2. Ying Li, He Wang, Yu-Pei Zhao, et al. Antifungal susceptibility of clinical isolates of 25 genetically confirmed *Aspergillus* species collected from Taiwan and Mainland China [J]. Journal of Microbiology Immunology and Infection, 2020,53(1):125 - 132.

杂色曲霉

一、简介

杂色曲霉(*A. versicolor*)隶属于巢状亚属(*A. subgen. Nidulantes*)、巢状组(*Section Nidulantes*)、杂色系列(*Series Versicolores*),俗名花斑曲霉。同系列的还有聚多曲霉(*A. sydowii*)、*A. fructus* 等菌种。

该菌世界范围分布,分布甚广,空气、土壤、粮食和腐败的植物体内均能分离出,不同株杂色曲霉菌落颜色有差异。

二、培养与镜检

(一) 培养

沙氏琼脂培养基上:菌落生长中速,30 ℃培养 7 d,直径为 20 mm;绒状或絮状,颜色有绿色、黄色、浅棕色和粉色,菌株间颜色差异很大;反面浅灰黄色至红色。马铃薯葡萄糖琼脂培养基上绒状或絮状,颜色为暗绿色,可观察到暗绿色液滴。察氏琼脂培养基上菌落生长中速,绒毛状或絮状,颜色常呈数环,每一环一种颜色,可呈淡绿、灰绿、淡黄、甚至粉红色镶嵌,体现杂色,但菌株间颜色有差异;反面为黄橙色、红色、紫玫瑰色;个别菌种有无色或紫红色液滴。见图 10-5-5-1 至图 10-5-5-8。

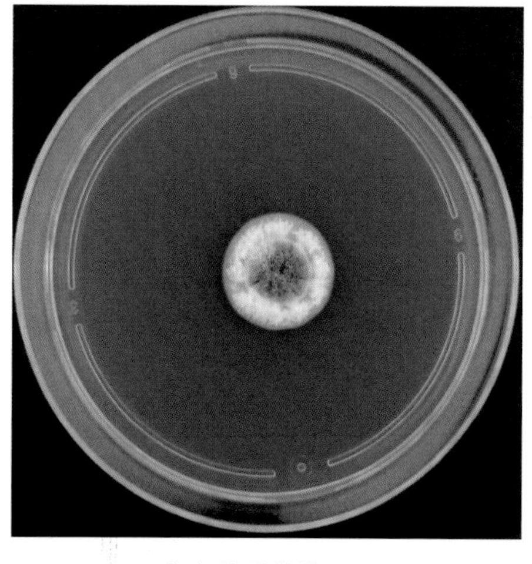

图 10-5-5-1　杂色曲霉菌落:SDA, 25 ℃, 7 d

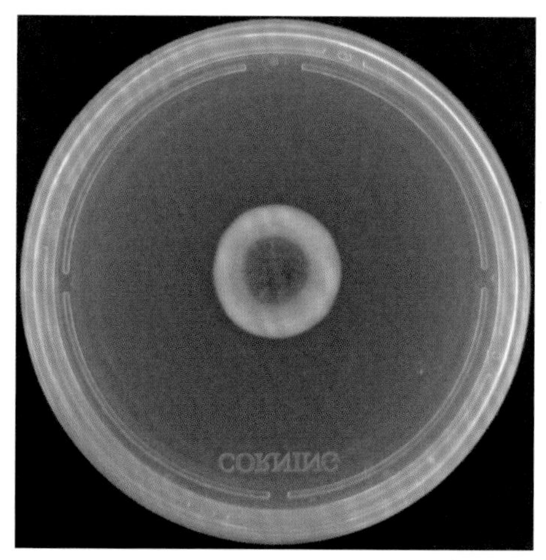

图 10-5-5-2　杂色曲霉菌落(反面):SDA, 25 ℃, 7 d

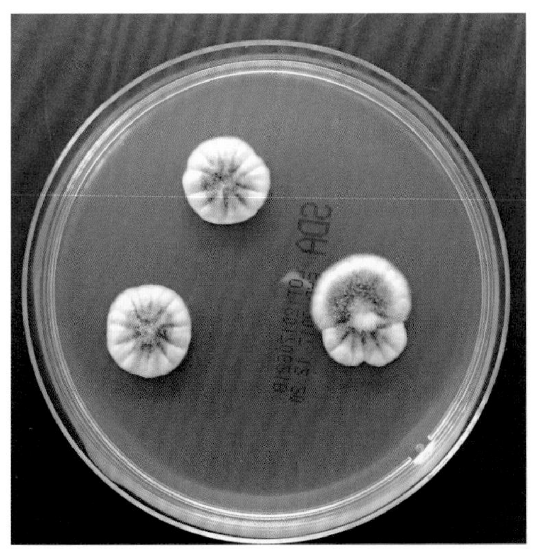

图 10-5-5-3　杂色曲霉菌落：SDA，25℃，7 d

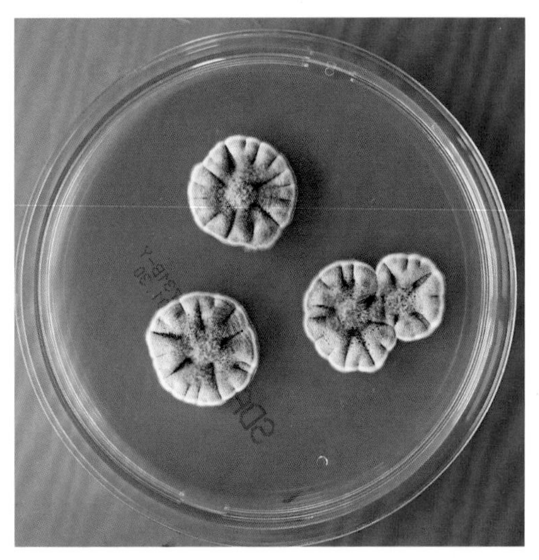

图 10-5-5-4　杂色曲霉菌落：SDA，25℃，7 d

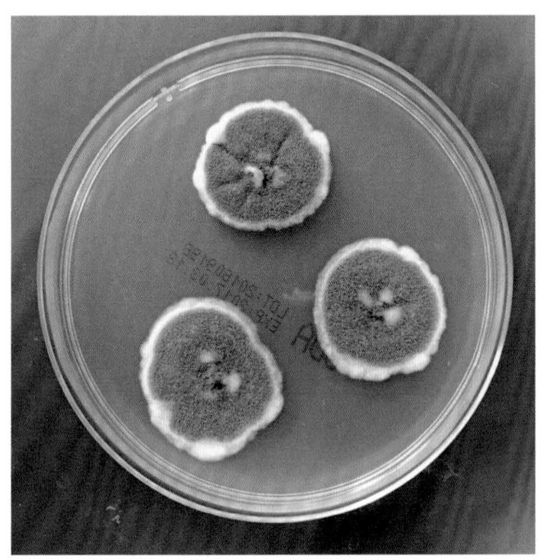

图 10-5-5-5　杂色曲霉菌落：SDA，25℃，7 d

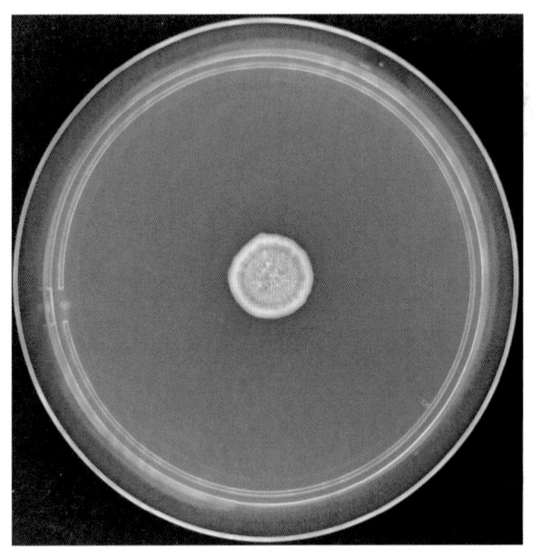

图 10-5-5-6　杂色曲霉菌：PDA，25℃，7 d

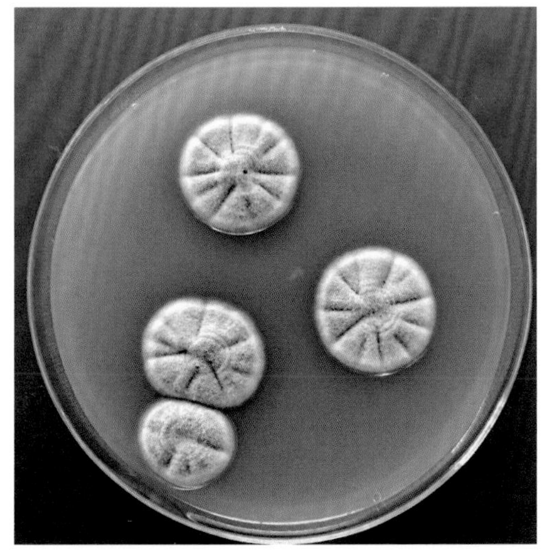

图 10-5-5-7　杂色曲霉菌：PDA，28℃，7 d

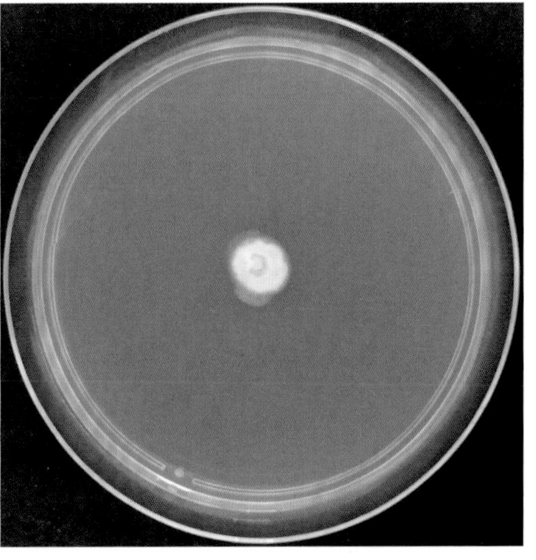

图 10-5-5-8　杂色曲霉菌落：CZA，25℃，7 d

(二) 镜下形态

1. 分生孢子梗:光滑,无色或微黄,长 500～700 μm,宽 5 μm。
2. 顶囊:卵形至椭圆形,直径 9～16 μm。
3. 小梗:双层,梗基和瓶梗长度相近,着生于顶囊 1/2 至全部。
4. 分生孢子:球形,有小棘,直径 2.5～3 μm。
5. 分生孢子头:球形、半球形,呈疏松辐射状。小分生孢子头类似青霉。
6. 壳细胞:球形,个别菌种可见。

见图 10-5-5-9 至图 10-5-5-16。

三、鉴定与鉴别

(一) 鉴定要点

菌落生长中速,沙氏琼脂上菌落颜色多呈绿色;镜下小梗二层,分生孢子梗无色,常见青霉样帚状枝。

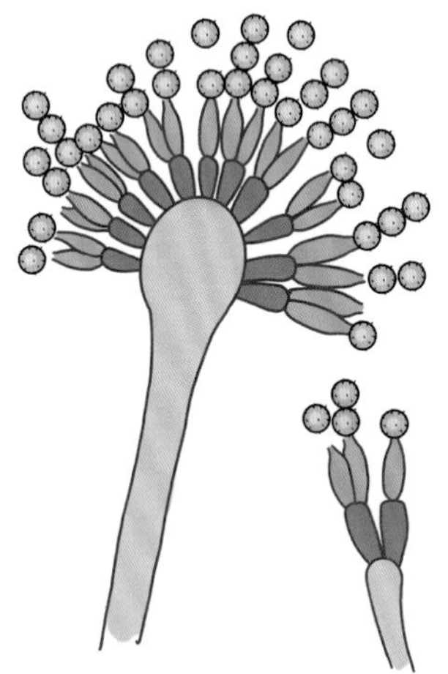

图 10-5-5-9 杂色曲霉镜下形态示意图

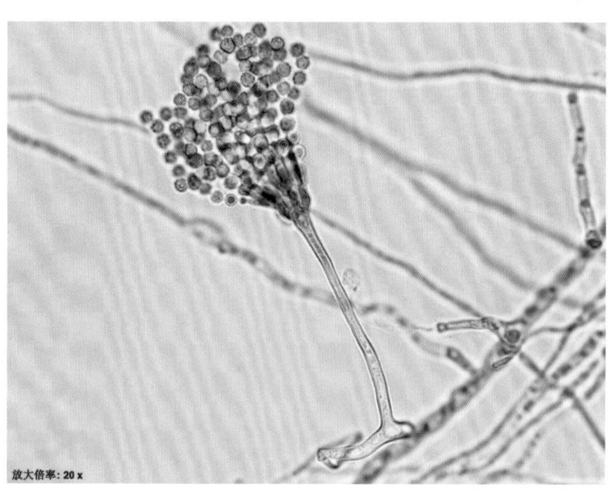

图 10-5-5-10 杂色曲霉镜检:典型形态,PDA,28℃,3 d,乳酸酚棉蓝染色,×400

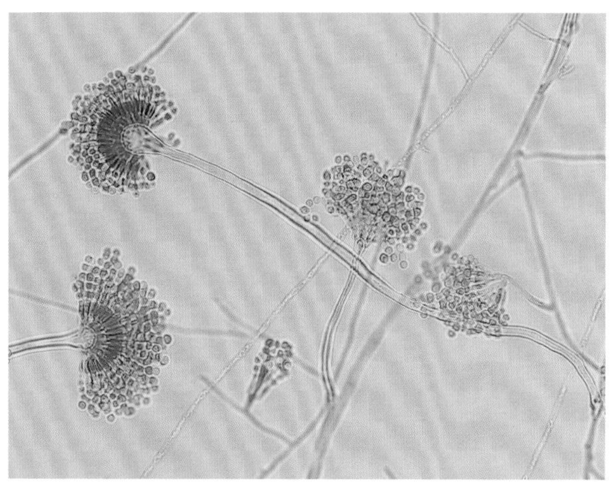

图 10-5-5-11 杂色曲霉镜检:大、小顶囊,PDA,25℃,7 d,乳酸酚棉蓝染色,×400

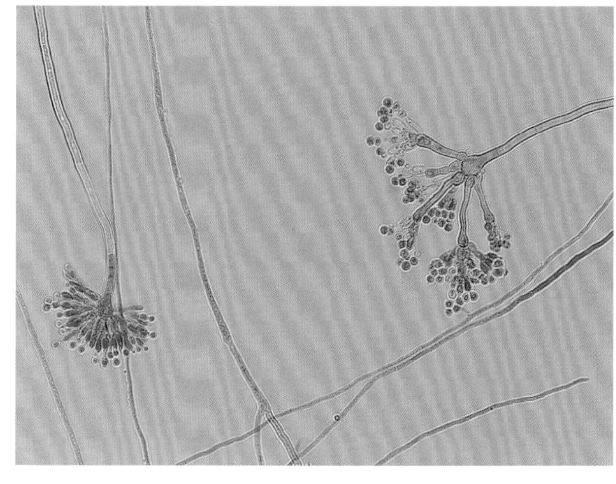

图 10-5-5-12 杂色曲霉镜检:正常完全产孢和异常产孢,PDA,25℃,7 d,乳酸酚棉蓝染色,×400

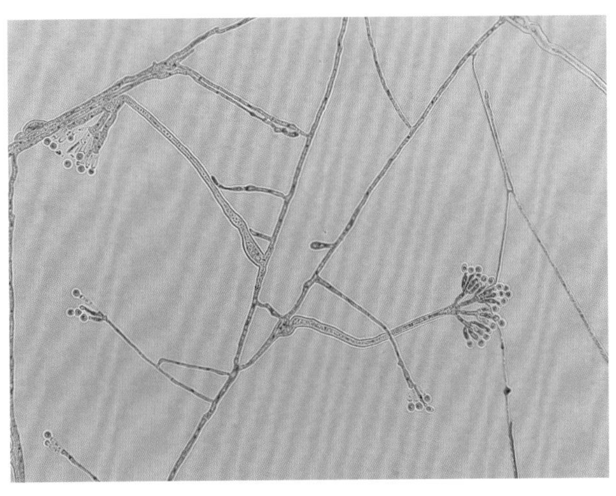

图 10-5-5-13 杂色曲霉镜检：不完全产孢和异形产孢，PDA，25℃，7 d，乳酸酚棉蓝染色，×400

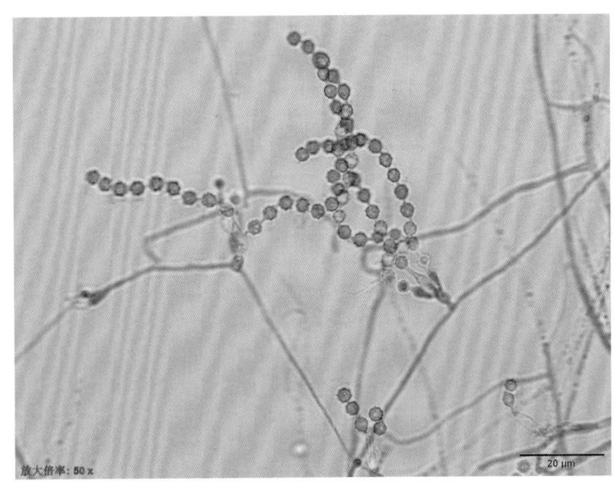

图 10-5-5-14 杂色曲霉镜检：不完全产孢，SDA，28℃，13 d，乳酸酚棉蓝染色，×400

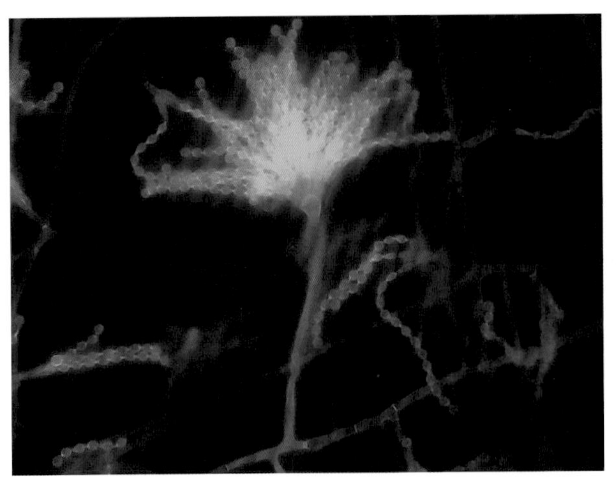

图 10-5-5-15 杂色曲霉镜检：完全产孢和未完全产孢，PDA，25℃，7 d，荧光染色，×400

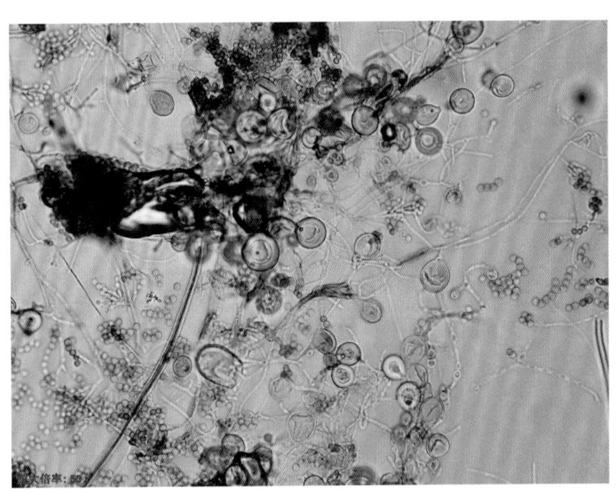

图 10-5-5-16 杂色曲霉镜检：壳细胞，28℃，14 d，SDA，乳酸酚棉蓝染色，×1 000

（二）属内鉴别

与聚多曲霉相鉴别：聚多曲霉菌落为暗蓝色，杂色曲霉菌落颜色常呈数环，每一环一种颜色且颜色不一，主要是淡绿色、碧绿色或带黄褐色至粉红色。见图 10-5-5-17。

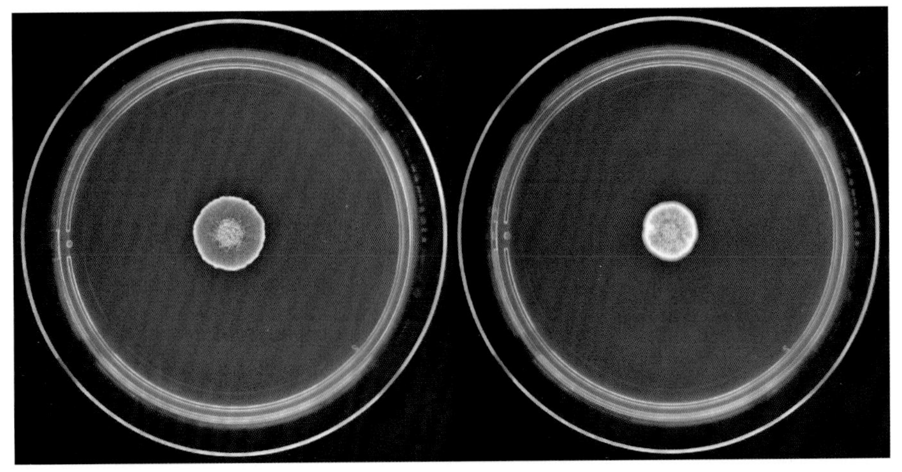

图 10-5-5-17 从左至右分别为聚多曲霉和杂色曲霉：PDA，25℃，7 d

四、抗真菌药物敏感性

阿尼芬净、米卡芬净、卡泊芬净、泊沙康唑、伏立康唑、伊曲康唑体外对杂色曲霉抗菌活性好(低 MIC 值),灰黄霉素、两性霉素 B 体外对杂色曲霉抗菌活性差。

五、临床意义

引起人类疾病少见,可致肺部感染、甲真菌病、眼内炎、骨髓炎等。

(钱雪琴　卢洪洲　徐和平)

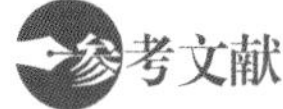

1. Houbraken J, Kocsubé S, Visagie CM, et al. Classification of *Aspergillus*, *Penicillium*, *Talaromyces* and related genera (*Eurotiales*): an overview of families, genera, subgenera, sections, series and species [J]. Studies in Mycology, 2020,95(3):5 - 169.
2. Ying Li, He Wang, Yu-Pei Zhao, et al. Antifungal susceptibility of clinical isolates of 25 genetically confirmed *Aspergillus* species collected from Taiwan and Mainland China [J]. Journal of Microbiology Immunology and Infection, 2020,53(1):125 - 132.
3. Veraldi S, Chiaratti A, Harak H. Onychomycosis caused by *Aspergillus versicolor* [J]. Mycoses, 2010,53(4):363 - 365. doi:10.1111/j.1439-0507.2009.01720.x. Epub 2009 May 5. PMID:19422523.

聚多曲霉

一、简介

聚多曲霉(*A. sydowii*)隶属于巢状亚属(*A. subgen. Nidulantes*)、巢状组(*Section Nidulantes*)、杂色系列(*Series Versicolores*)。该菌世界范围分布。

二、培养与镜检

(一) 培养

在马铃薯葡萄糖琼脂和沙氏琼脂培养基上:菌落生长中速,幼龄时茸毛样,中央为蓝色,边缘为白色,有放射状沟纹。30 ℃培养 2 周左右,菌落变为暗蓝色,或有暗褐色渗出液,反面为暗红色。察氏琼脂培养基上生长中速,表面为茸毛状或棉花状,呈蓝灰色至暗蓝色,初期稍淡,随着培养时间延长颜色渐深,成熟后背面为红色。见图 10-5-6-1 至图 10-5-6-6。

(二) 镜下形态

1. 分生孢子梗:长 150～350 μm,宽 3～8 μm,壁较厚,光滑、无色。
2. 顶囊:球形,匙形到近棍棒状或稍呈椭圆形,几乎整个表面可育。
3. 小梗:双层,梗基稍短。
4. 分生孢子:球形或近球形,壁明显粗糙,有小刺。
5. 分生孢子头:球形至辐射形,小分生孢子头似青霉状,呈疏松柱形或散乱。
6. 壳细胞:球形,有些菌株偶尔可见。

图 10-5-6-7 至图 10-5-6-11。

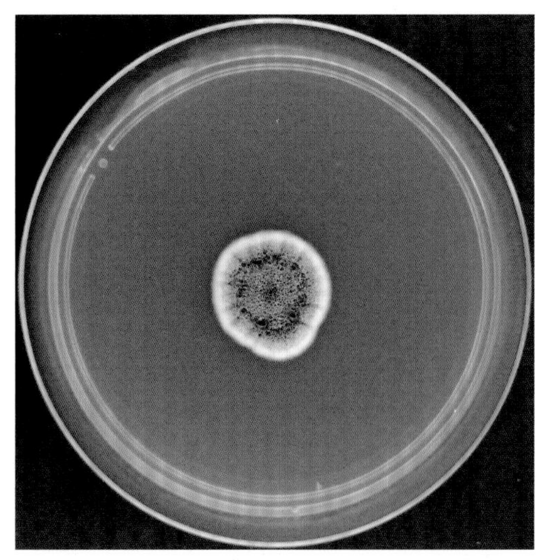

图 10-5-6-1　聚多曲霉菌落：SDA，25℃，7 d

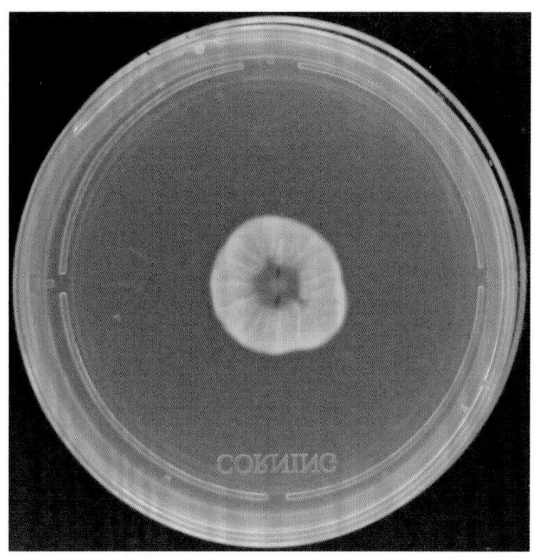

图 10-5-6-2　聚多曲霉菌落(反面)：SDA，25℃，7 d

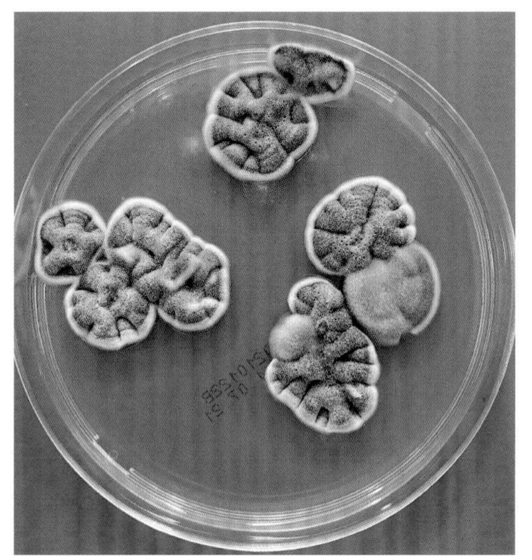

图 10-5-6-3　聚多曲霉菌落：SDA，25℃，9 d

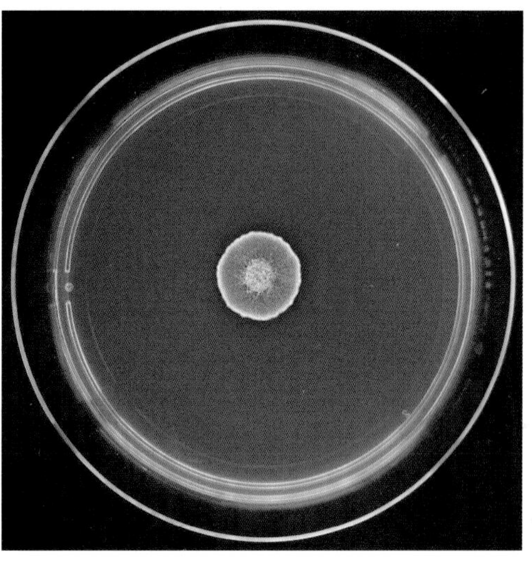

图 10-5-6-4　聚多曲霉菌落：PDA，25℃，7 d

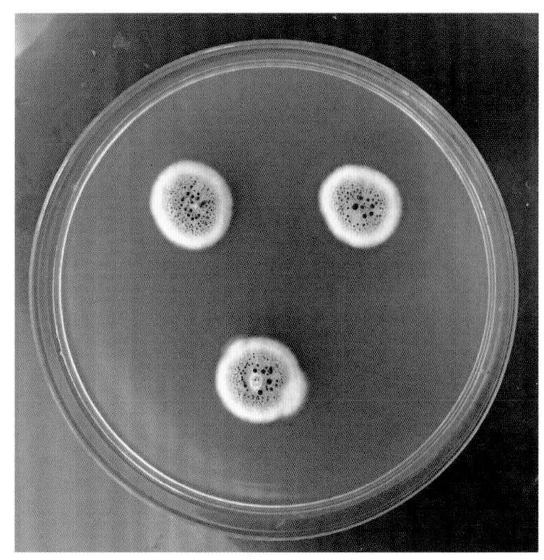

图 10-5-6-5　聚多曲霉菌落：PDA，25℃，9 d

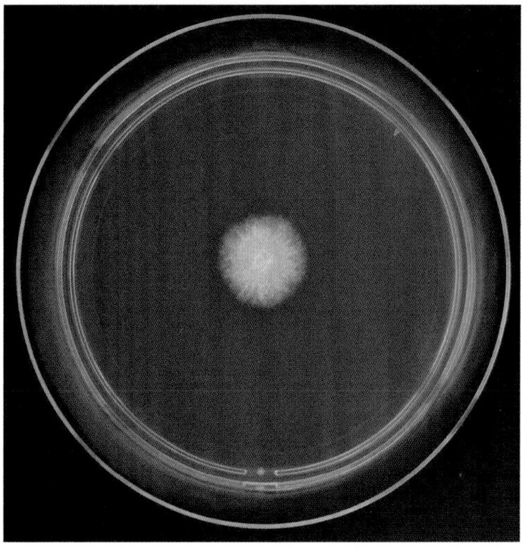

图 10-5-6-6　聚多曲霉菌落：CZA，25℃，7 d

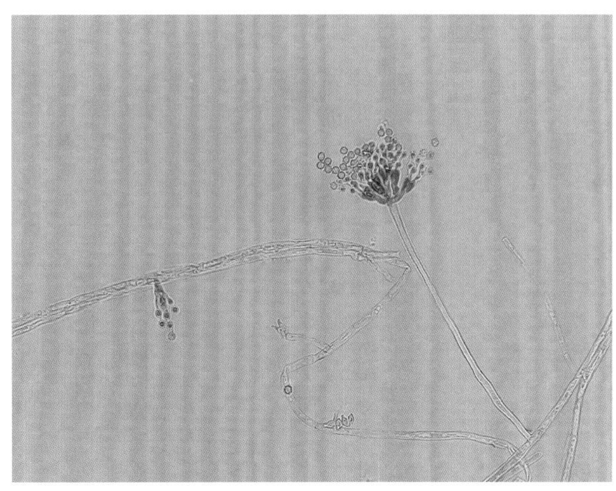

图 10-5-6-7　聚多曲霉镜检:PDA，28℃，5 d,乳酸酚棉蓝染色,×1 000

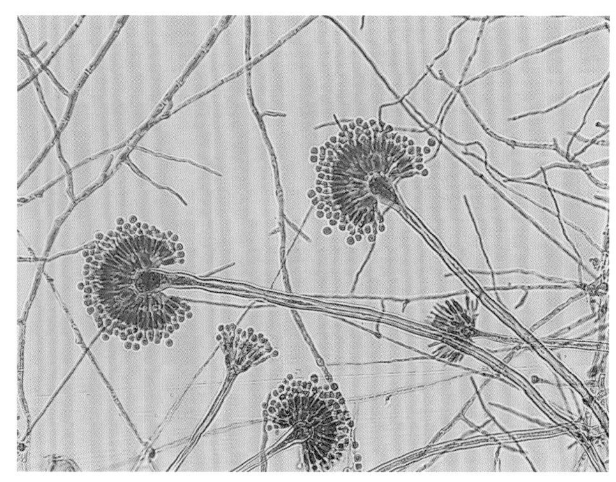

图 10-5-6-8　聚多曲霉镜检:PDA，25 ℃，5 d,乳酸酚棉蓝染色,×400

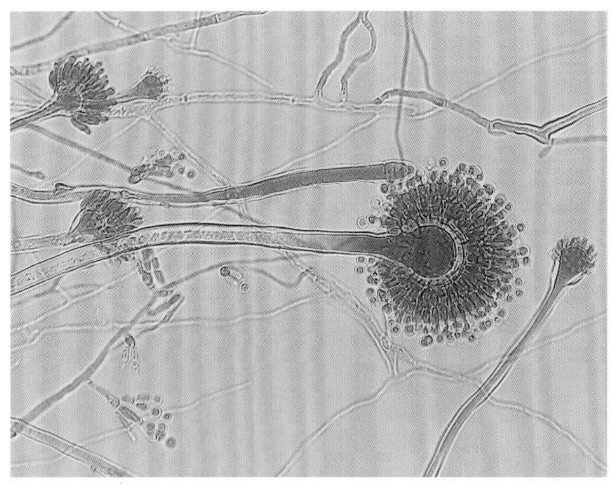

图 10-5-6-9　聚多曲霉镜检:PDA，25℃，5 d,乳酸酚棉蓝染色,×400

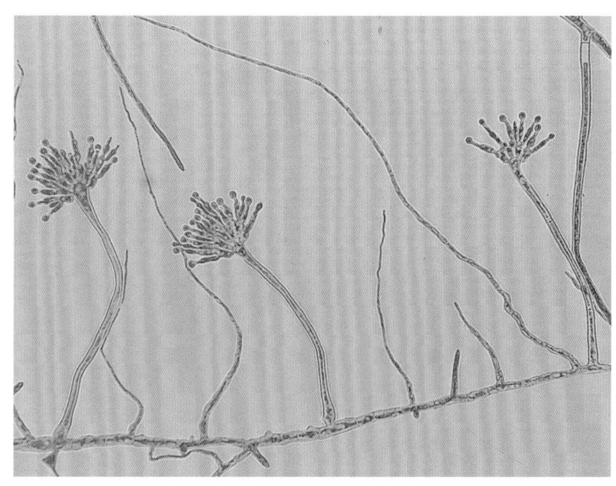

图 10-5-6-10　聚多曲霉镜检:PDA，25 ℃，5 d,乳酸酚棉蓝染色,×400

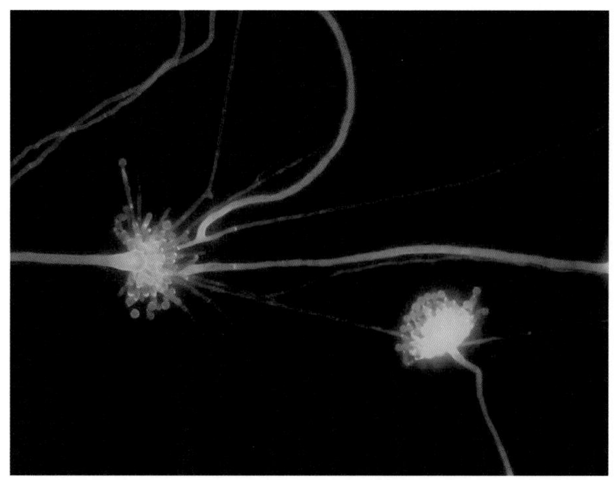

图 10-5-6-11　聚多曲霉镜检:PDA，25 ℃，5 d,荧光染色,×400

三、鉴定与鉴别

（一）鉴定要点

菌落生长中速，蓝绿色，小梗双层。

（二）属内鉴别

与杂色曲霉相鉴别：聚多曲霉菌落暗蓝色，杂色曲霉菌落非暗蓝色。

四、抗真菌药物敏感性

阿尼芬净、米卡芬净、卡泊芬净、泊沙康唑、伏立康唑、伊曲康唑体外对聚多曲霉抗菌活性好（低 MIC 值），两性霉素 B 体外对聚多曲霉抗菌活性不定（MIC 值范围：0.5～4 μg/mL，MIC_{50}：4 μg/mL）。

五、临床意义

聚多曲霉经常引起侵入性曲霉病，还可致甲真菌病、真菌性角膜炎、腹膜炎。

（卢洪洲　冯长海　徐和平）

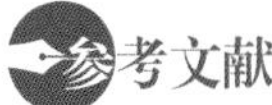参考文献

1. Houbraken J, Kocsubé S, Visagie CM, et al. Classification of *Aspergillus*, *Penicillium*, *Talaromyces* and related genera (*Eurotiales*): an overview of families, genera, subgenera, sections, series and species [J]. Studies in Mycology, 2020,95(3):5-169.
2. Ying Li, He Wang, Yu-Pei Zhao, et al. Antifungal susceptibility of clinical isolates of 25 genetically confirmed *Aspergillus* species collected from Taiwan and Mainland China [J]. Journal of Microbiology Immunology and Infection, 2020,53(1):125-132.
3. Borgohain P, Barua P, Dutta PJ, et al. Onychomycosis Associated with Superficial Skin Infection Due to *Aspergillus sydowii* in an Immunocompromised Patient [J]. Mycopathologia, 2019,184(5):683-689. doi:10.1007/s11046-019-00383-2. Epub 2019 Sep 9. PMID:31502093.
4. Chiu YL, Liaw SJ, Wu VC, Hsueh PR. Peritonitis caused by *Aspergillus sydowii* in a patient undergoing continuous ambulatory peritoneal dialysis [J]. J Infect, 2005,51(3):e159-e161. doi:10.1016/j.jinf.2004.12.008. Epub 2005 Jan 28. PMID:16230197.

● 土 曲 霉 ●

一、简介

土曲霉（*A. terreus*）隶属于巢状亚属（*A. subgen. Nidulantes*）、巢状组（*Section Terrei*）、巢状系列（*Series Terrei*），同系列的还有 *A. subaureoterreus*、*A. foneoafricanus*、*A. hortae* 等；同组的还有 *Series Nivei*、*Series Ambigui*。

二、培养与镜检

（一）培养

沙氏琼脂培养基上：菌落生长快速，3 d 内成熟，绒毛状，开始为白色，边缘为稀疏淡黄色，反面为黄褐色；

30 ℃培养 7 d,菌落直径 9 cm 左右,中央为黄褐色,边缘为白色,有浅放射状沟纹,并有淡黄褐色液滴产生。马铃薯葡萄糖琼脂培养基上菌落生长稍慢,30 ℃培养 7 d,菌落直径为 3 cm 左右,絮状,黄褐色。察氏琼脂培养基上菌落生长快速,绒状,表面肉桂色,沙褐色,培养基可呈污褐色,反面黄至深污褐色,见图 10-5-7-1 至图 10-5-7-6。

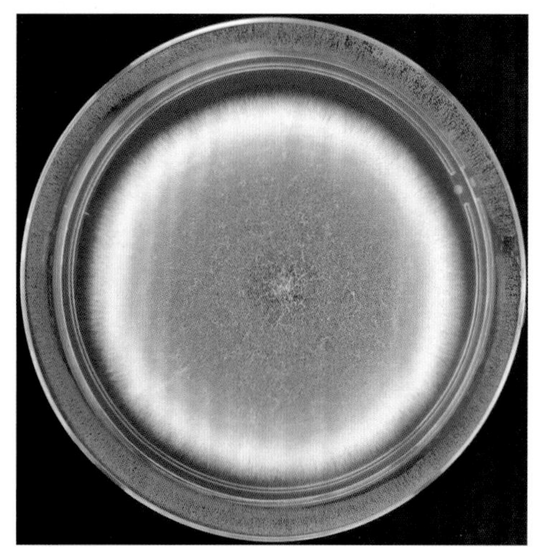
图 10-5-7-1 土曲霉菌落:SDA,25 ℃,7 d

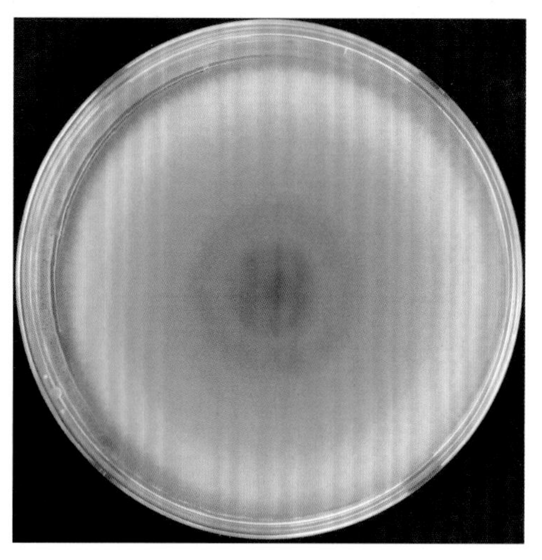
图 10-5-7-2 土曲霉菌落(反面):SDA,25 ℃,7 d

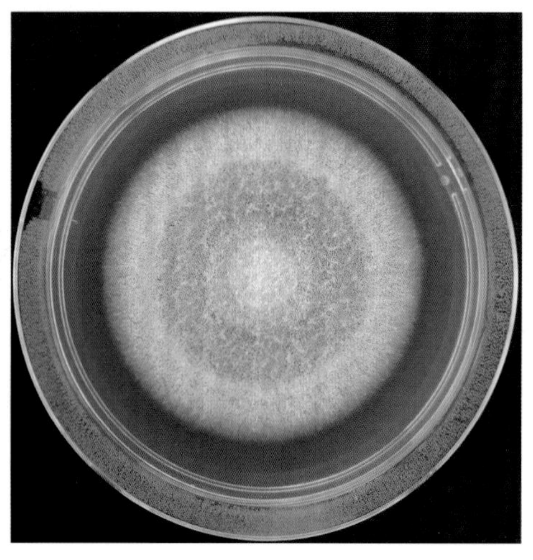
图 10-5-7-3 土曲霉菌落:PDA,25 ℃,7 d

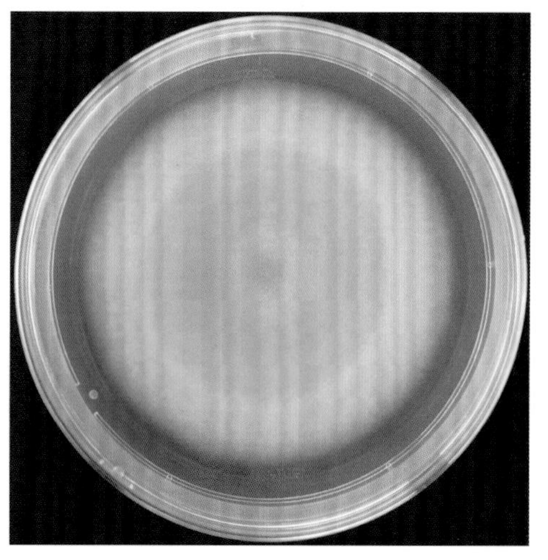
图 10-5-7-4 土曲霉菌落(反面):PDA,25 ℃,7 d

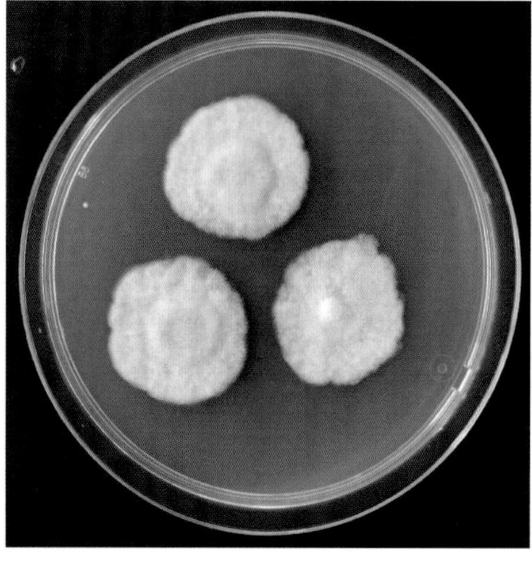
图 10-5-7-5 土曲霉菌落:CZA,25 ℃,7 d

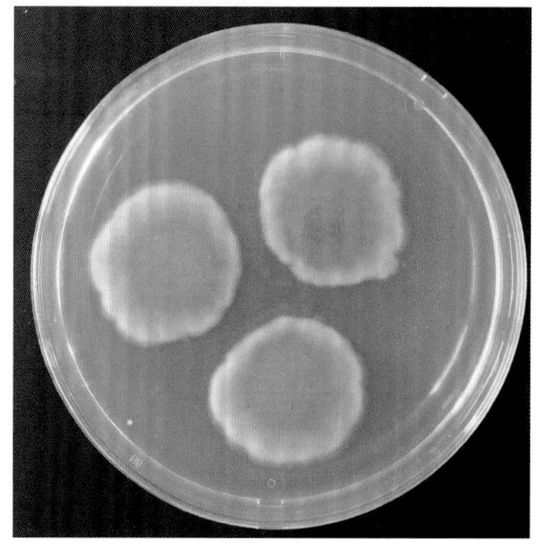
图 10-5-7-6 土曲霉菌落(反面):CZA,25 ℃,7 d

（二）镜下形态

具体见图 10-5-7-7 至图 10-5-7-12。

1. 分生孢子梗：长 100～250 μm，宽 4.5～6 μm，无色、光滑，微弯曲，近顶囊处稍膨大。
2. 顶囊：半球形，直径 10～20 μm。
3. 小梗：双层，平行密生于顶囊表面的 2/3 处，梗基与瓶梗等长。
4. 分生孢子：呈球形、近球形，棕色，光滑呈链状。
5. 分生孢子头：呈长而紧密的直柱状。
6. 粉孢子：部分菌株在菌丝上可见粉孢子，呈圆形或卵圆形。

三、鉴定与鉴别

（一）鉴定要点

主要根据培养和镜检形态来鉴定。

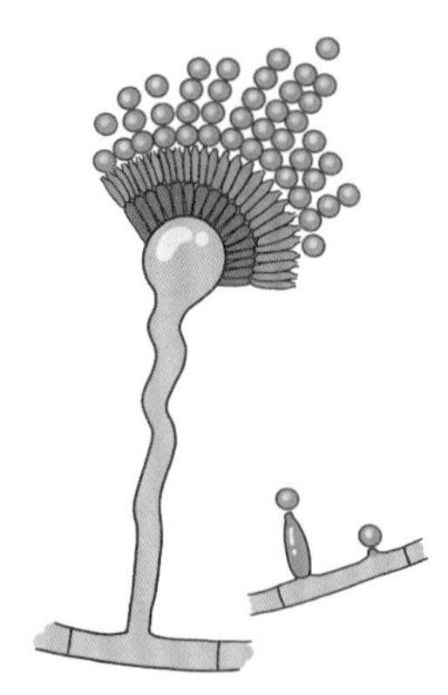

图 10-5-7-7　土曲霉镜下示意图

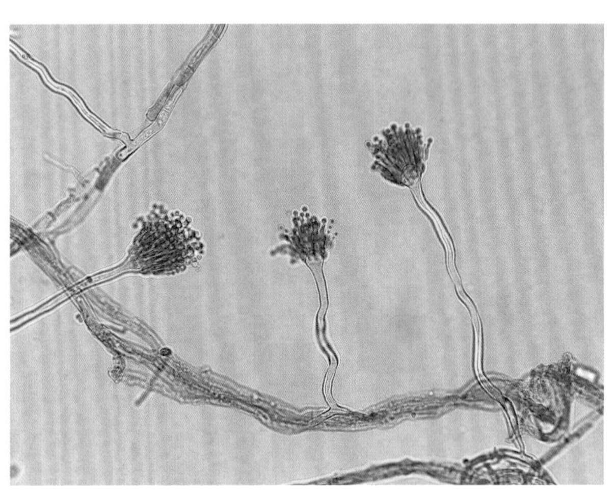

图 10-5-7-8　土曲霉镜检：PDA，25℃，10 d，胶带粘取，乳酸酚棉蓝染色，×400

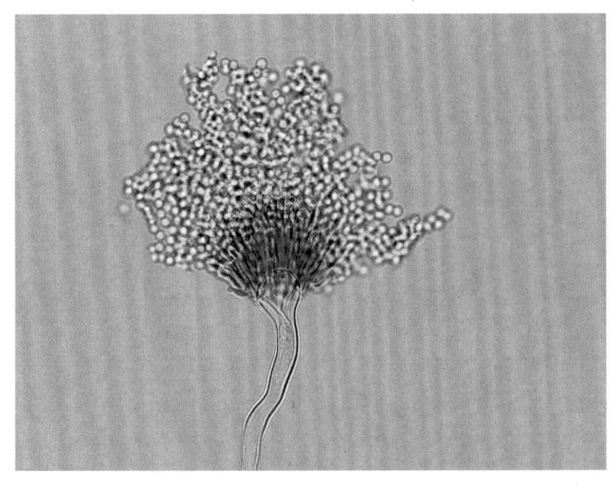

图 10-5-7-9　土曲霉镜检：PDA，25℃，7 d，胶带粘取，乳酸酚棉蓝染色，×400

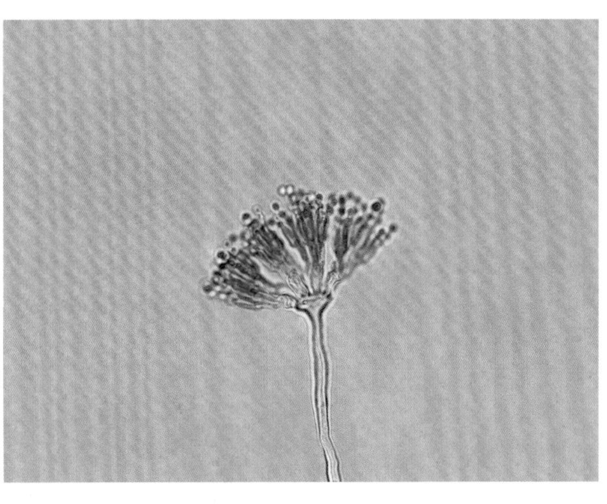

图 10-5-7-10　土曲霉镜检：PDA，25℃，7 d，胶带粘取，乳酸酚棉蓝染色，×400

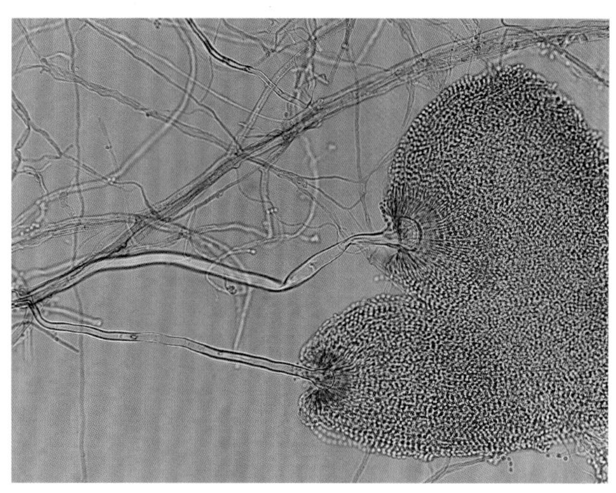
图 10-5-7-11 土曲霉镜检:PDA,25℃,7 d,胶带粘取,乳酸酚棉蓝染色,×400

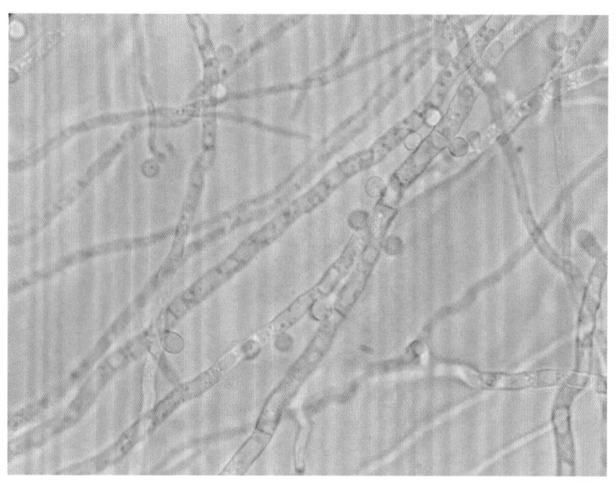
图 10-5-7-12 土曲霉镜检:粉孢子,PDA,25℃,5 d,未染色,×1 000

(二)属内鉴别

与黄柄曲霉相鉴别:黄柄曲霉生长速度较土曲霉慢,培养基反面颜色不同。

与构巢曲霉相鉴别:两者分生孢子梗均有弯曲,前者无色,后者为褐色;前者小梗细密,后者相对粗、疏;前者有粉孢子,后者无。具体见构巢曲霉章节。

四、抗真菌药物敏感性

土曲霉对两性霉素 B 天然耐药。阿尼芬净、米卡芬净、卡泊芬净、泊沙康唑、伏立康唑、伊曲康唑体外对土曲霉抗菌活性好(低 MIC 值)。

五、临床意义

该菌世界范围分布,常见于热带和亚热带地区,可从大气、土壤、谷类、皮革制品中分离出;可致肺曲霉病、腹膜炎、椎间盘炎、外耳道真菌病、眼内炎、慢性脑膜脑炎、假指关节感染。

(卢洪洲 冯长海)

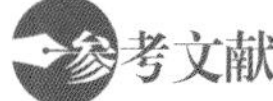
参考文献

1. Houbraken J, Kocsubé S, Visagie CM, et al. Classification of *Aspergillus*, *Penicillium*, *Talaromyces* and related genera (*Eurotiales*): An overview of families, genera, subgenera, sections, series and species [J]. Studies in Mycology, 2020,95(3):5-169.
2. Ying Li, He Wang, Yu-Pei Zhao, et al. Antifungal susceptibility of clinical isolates of 25 genetically confirmed *Aspergillus* species collected from Taiwan and Mainland China [J]. Journal of Microbiology Immunology and Infection, 2020,53(1):125-132.
3. Vahedi Shahandashti R, Lass-Flörl C. Antifungal resistance in *Aspergillus terreus*: a current scenario [J]. Fungal Genet Biol, 2019,131(9):103247. doi:10.1016/j.fgb.2019.103247. Epub 2019 Jun 25. PMID:31247322.
4. Dotis J, Kondou A, Koukloumperi E, et al. *Aspergillus* peritonitis in peritoneal dialysis patients: a systematic review [J]. J Mycol Med, 2020,30(4):101037. doi:10.1016/j.mycmed.2020.101037. Epub 2020 Aug 20. PMID:32893119.
5. Takagi Y, Yamada H, Ebara H, et al. *Aspergillus terreus* spondylodiscitis following an abdominal stab wound: a case report [J]. J Med Case Rep, 2019, 13(1): 172. doi: 10.1186/s13256-019-2109-5. PMID: 31164170; PMCID: PMC6549268.

6. Puah SH, Ng J, Ang B, et al. Recurrent *Aspergillus terreus* Endophthalmitis from Focal Bronchiectasis [J]. Ocul Immunol Inflamm, 2018, 26(3): 358－361. doi: 10.1080/09273948.2016.1199710. Epub 2016 Aug 11. PMID: 27715366.
7. Sangrador-Deitos MV, Olvera JAG, Espinal HA, et al. Fungal mycotic aneurysm in a patient with *Aspergillus terreus* chronic meningoencephalitis [J]. Surg Neurol Int, 2020, 11(6): 139. doi: 10.25259/SNI_506_2019. PMID: 32547826; PMCID: PMC7294177.
8. Kobayashi T, Lawler E, Samra H, et al. Prosthetic finger joint infection due to *Aspergillus terreus*. [J] Open Forum Infect Dis, 2020, 8(1): 614. doi: 10.1093/ofid/ofaa614. PMID: 33511236; PMCID: PMC7813175.

焦曲霉

一、简介

焦曲霉(*A. ustus*)隶属于巢状亚属(*A. subgen. Nidulantes*)、焦色组(*Section Usti*)、焦色系列(*Series Usti*),同系列的还有粒落曲霉(*A. granulosus*)、*A. baeticus*、*A. porphyreostipitatus*、假焦曲霉(*A. pseudoustus*)等;同组的还有 *Series Calidousti*[系列内有 *A. calidoustus*、伪弯头曲霉(*A. pseudodeflectus*)等菌种]、*Series Monodiorum*、*Series Deflecti*[系列内有弯头曲霉(*A. deflectus*)、*A. lucknowensis* 等菌种]。

该菌世界范围分布,主要存在于热带和温带,土壤、粮食、臭面粉、羊油、鱼粉、药材、皮革、疥虫壳、牛粪中也可分离出。

二、培养与镜检

(一) 培养

不同菌株的菌落外观,特别是菌落的质地差异较大,从纯丝绒状、厚絮状到呈现环纹不等,但菌落颜色在茶褐色范围之内。在马铃薯葡萄糖琼脂和沙氏琼脂培养基上生长快速,3 d 内成熟。菌落颜色开始为白色,逐渐变为茶褐色,边缘白色,絮状;陈旧菌落颜色为淡棕色,丝绒状,铺满平板;反面开始为黄色,陈旧培养为黄褐色。在察氏琼脂培养基上菌落生长速度中等,25 ℃ 7 d,直径 25～40 mm,质地大多为絮状,少数丝绒状;颜色开始为白色,逐渐变为不同程度的茶褐色或橄榄灰色(olive-gray: R., Plate XLV),边缘为白色;渗出液有或无;反面无色或不均匀的黄褐色至暗褐色。本菌 37 ℃不生长,或微弱生长。见图 10-5-8-1 至图 10-5-8-8。

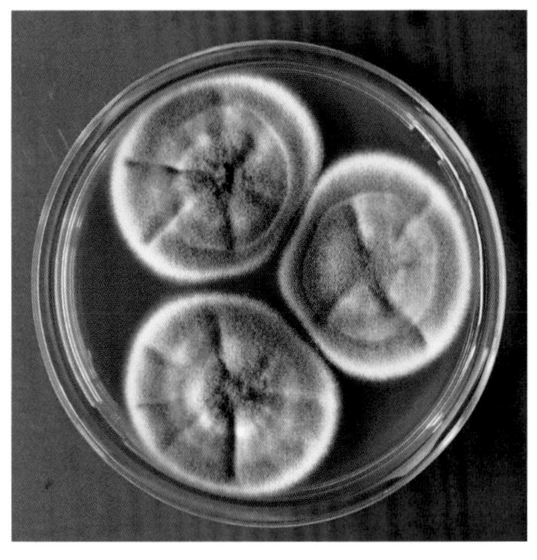

图 10-5-8-1　焦曲霉菌落:SDA, 28 ℃, 5 d

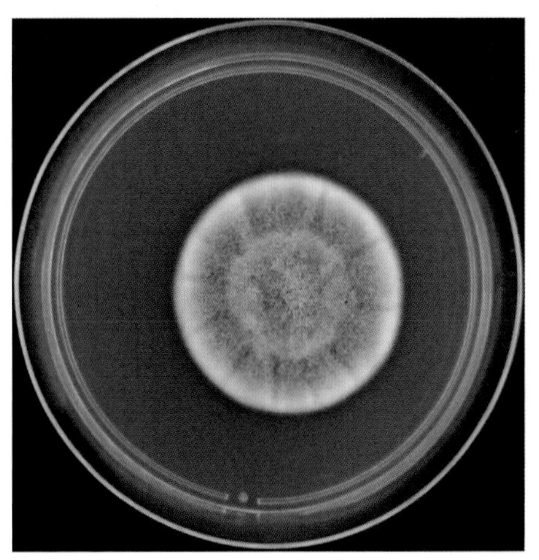

图 10-5-8-2　焦曲霉菌落:SDA, 25 ℃, 7 d

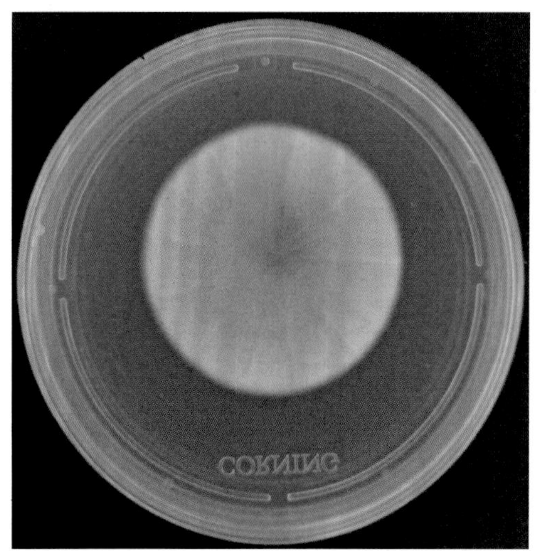

图 10-5-8-3　焦曲霉菌落反面:SDA，25℃，7 d

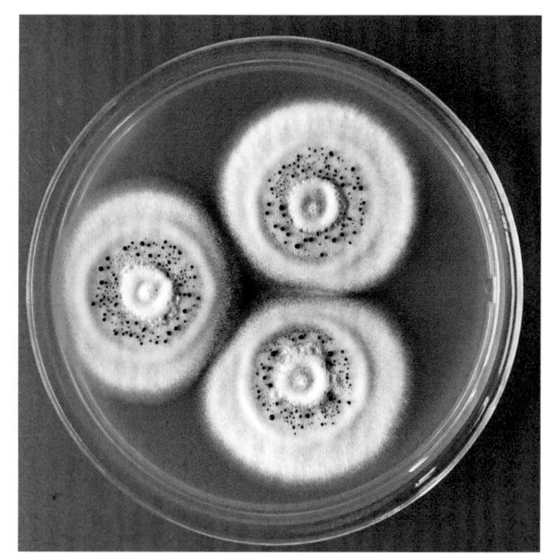

图 10-5-8-4　焦曲霉菌落:PDA，28℃，5 d

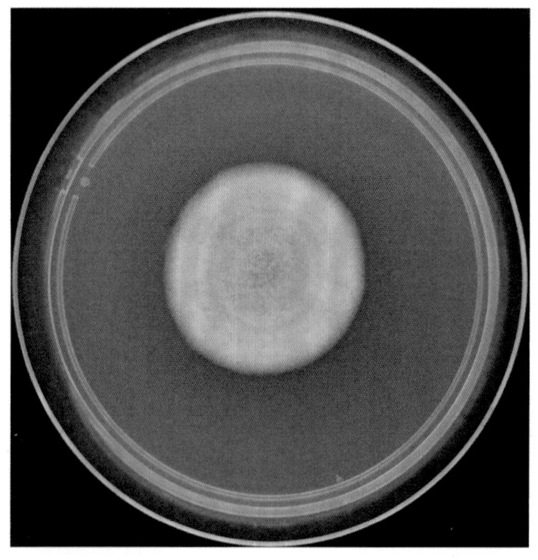

图 10-5-8-5　焦曲霉菌落:PDA，25℃，7 d

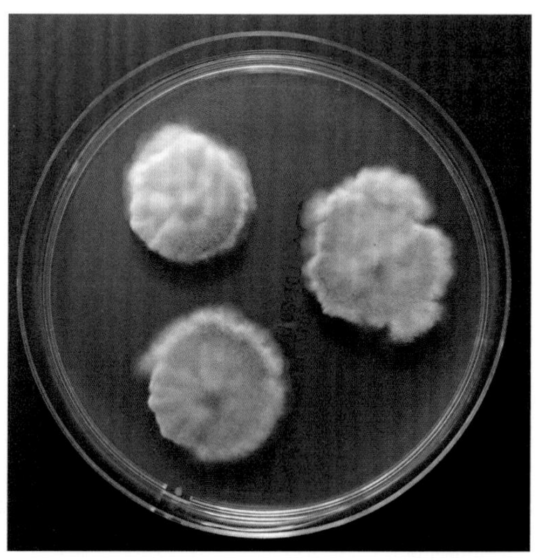

图 10-5-8-6　焦曲霉菌落:CZA，28℃，5 d

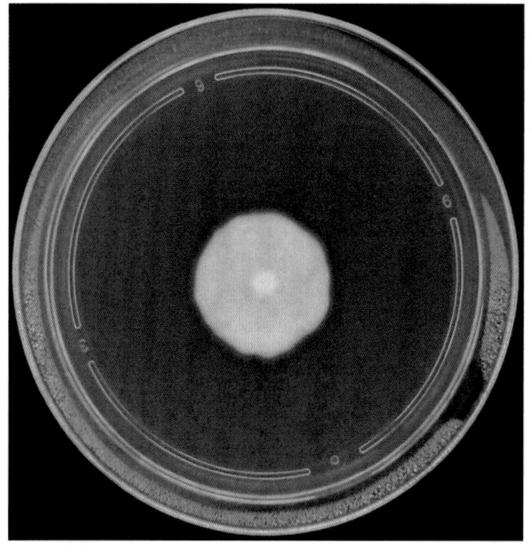

图 10-5-8-7　焦曲霉菌落:CZA，25℃，7 d

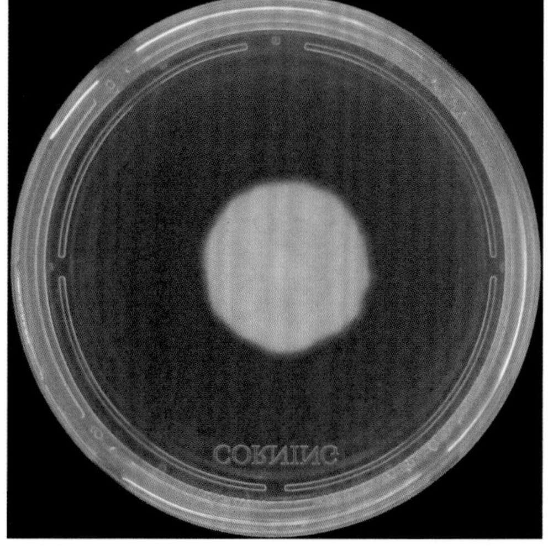

图 10-5-8-8　焦曲霉菌落反面:CZA，25℃，7 d

（二）镜下形态

1. 分生孢子梗：孢梗长 75～400 μm，宽 4～7 μm，光滑，棕色。

2. 顶囊：球形或近球形，直径 7～16 μm。

3. 小梗：双层，梗基稍短于瓶梗，松散着生于顶囊上部 2/3 表面。

4. 分生孢子：深棕色，球形或近球形，明显粗糙，具刺或小突起。

5. 分生孢子头：放射状至松散柱状。

6. 壳细胞：蛇形至蜗牛壳状（serpentine to helicoid），仅限于某些菌株。

见图 10-5-8-9 至图 10-5-8-13。

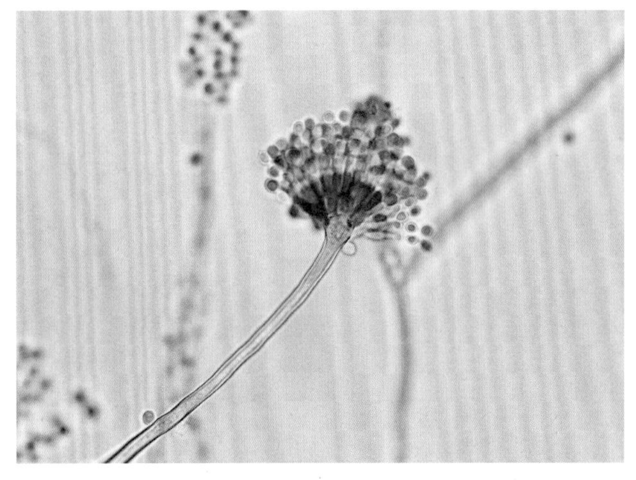

图 10-5-8-9　焦曲霉镜检：PDA，28 ℃，3 d，乳酸酚棉蓝染色，×1 000

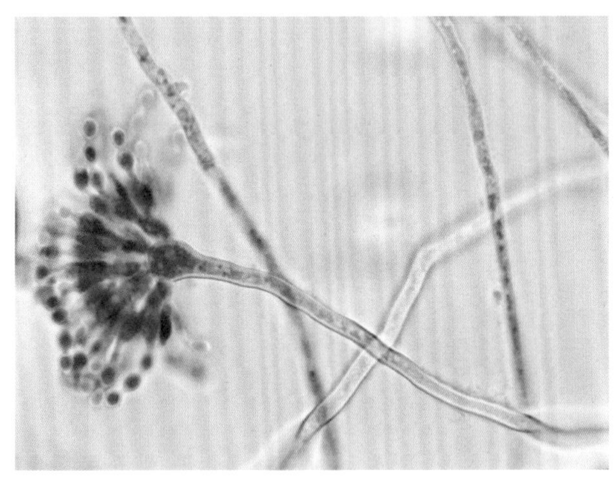

图 10-5-8-10　焦曲霉镜检：PDA，28 ℃，3 d，乳酸酚棉蓝染色，×1 000

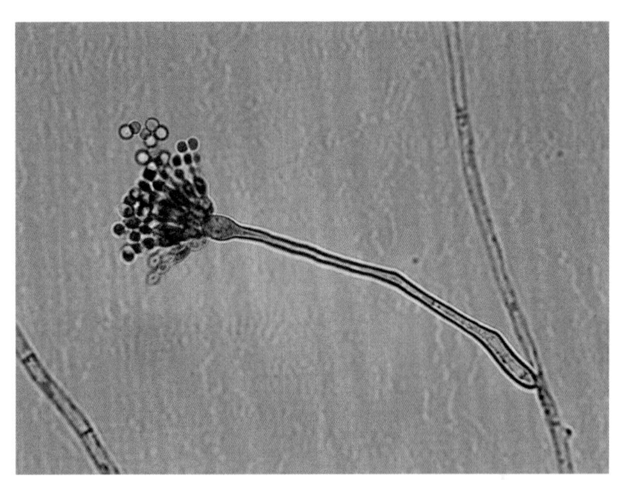

图 10-5-8-11　焦曲霉镜检：PDA，28 ℃，5 d，乳酸酚棉蓝染色，×1 000

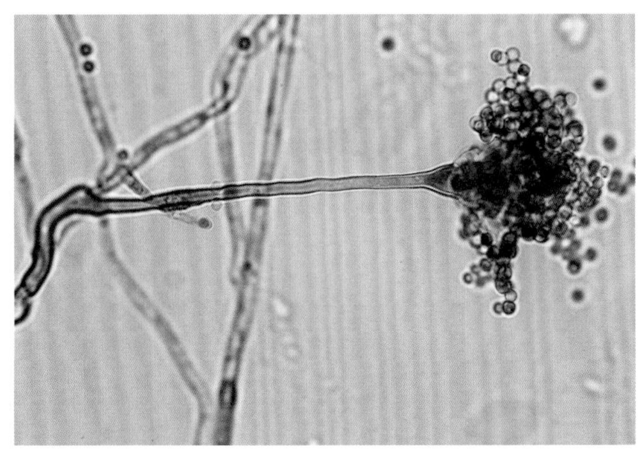

图 10-5-8-12　焦曲霉镜检：PDA，28 ℃，5 d，乳酸酚棉蓝染色，×1 000

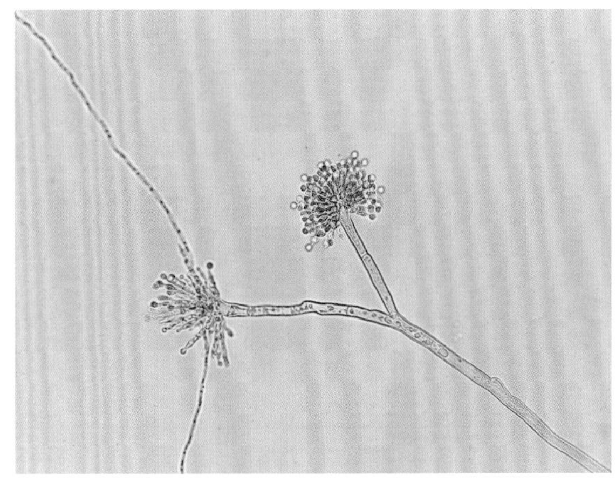

图 10-5-8-13　焦曲霉镜检：PDA，28 ℃，5 d，乳酸酚棉蓝染色，×400

三、鉴定与鉴别

(一) 鉴定要点

菌落在 SDA、PDA 和 CZA 上,均为不同程度的茶褐色,小梗双层。

(二) 属内鉴别

与构巢曲霉相鉴别:焦曲霉 PDA 上为茶褐色菌落,构巢曲霉 PDA 上为绿色菌落。

四、抗真菌药物敏感性

文献报道针对焦曲霉体外活性最强的抗真菌药物是两性霉素 B 脂质体,常用于侵袭性焦曲霉重症感染的病例。伏立康唑或艾沙康唑单用或联合特比萘芬,可用于局部、轻症感染,或不耐受两性霉 B 毒副作用时选用。泊沙康唑对焦曲霉的活性缺乏体外药敏试验数据。棘白菌素类抗真菌药物对焦曲霉感染的疗效也不确定,可用作辅助治疗。

五、临床意义

焦曲霉偶尔可引起身体不同部位感染,如心脏、肺部、耳、烧伤组织和皮肤的感染。

(卢洪洲　冯长海　徐和平)

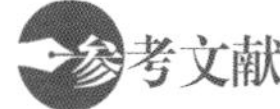参考文献

1. Houbraken J, Kocsubé S, Visagie CM, et al. Classification of *Aspergillus*, *Penicillium*, *Talaromyces* and related genera (*Eurotiales*): an overview of families, genera, subgenera, sections, series and species [J]. Studies in Mycology, 2020,95(3):5 - 169.

2. Ying Li, He Wang, Yu-Pei Zhao, et al. Antifungal susceptibility of clinical isolates of 25 genetically confirmed *Aspergillus* species collected from Taiwan and Mainland China [J]. Journal of Microbiology Immunology and Infection, 2020,53(1):125 - 132.

黄柄曲霉

一、简介

黄柄曲霉(*A. flavipedes*)隶属于环绕亚属(*Aspergillus Subgen. Circumdati*),黄柄组(*Section Flavipedes*)。该菌世界范围分布。

二、培养与镜检

(一) 培养

在马铃薯葡萄糖和沙氏琼脂上 25 ℃培养,菌落生长中速,菌落为绒毛状、絮状,具辐射状沟纹,颜色为黄棕色,边缘米白色,可见黏液株;陈旧培养后菌落颜色加深,肉桂色,反面为深棕色,沟纹明显。在察氏琼脂上 25 ℃培养菌落生长中速,质地丝绒状至絮状,较厚,具或不具辐射状沟纹,颜色初为浅黄褐色。37 ℃生长或微弱生长。见图 10-5-9-1 至图 10-5-9-7。

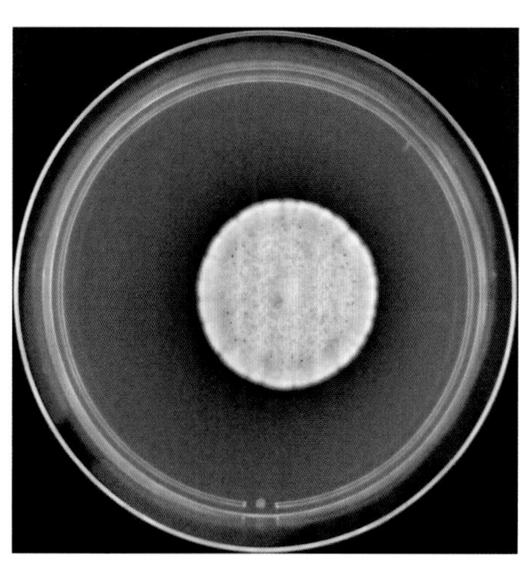

图 10-5-9-1　黄柄曲霉菌落:SDA, 25 ℃, 7 d

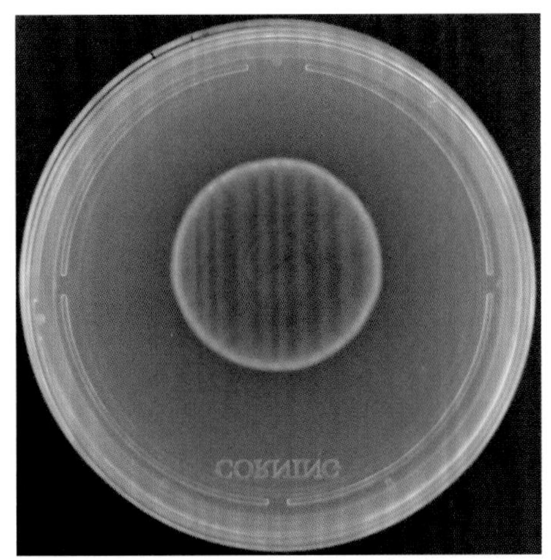
图 10-5-9-2　黄柄曲霉菌落(反面):SDA，25℃，7 d

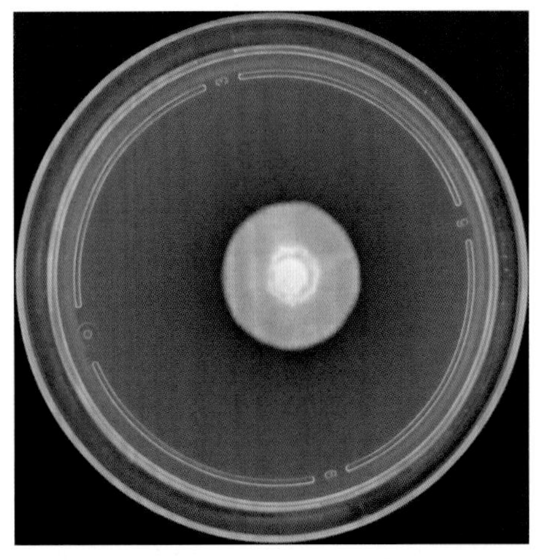
图 10-5-9-3　黄柄曲霉菌落:PDA，25℃，7 d

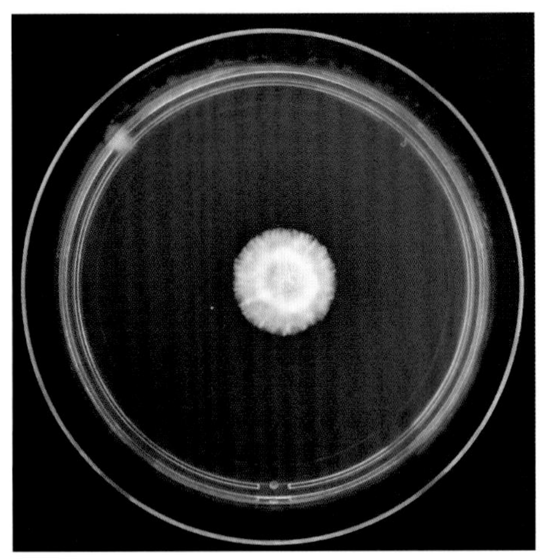
图 10-5-9-4　黄柄曲霉菌落:CZA，25℃，7 d

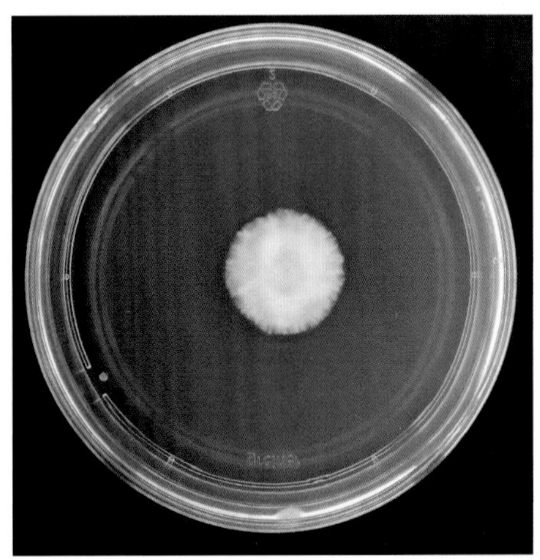
图 10-5-9-5　黄柄曲霉菌落(反面):CZA，25℃，7 d

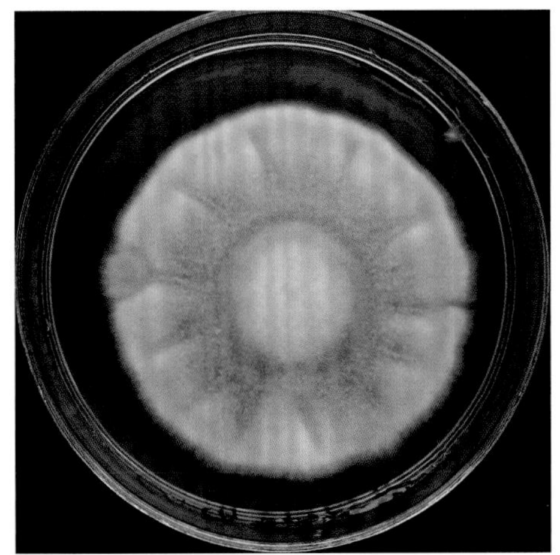
图 10-5-9-6　黄柄曲霉菌落:CZA，25℃，14 d

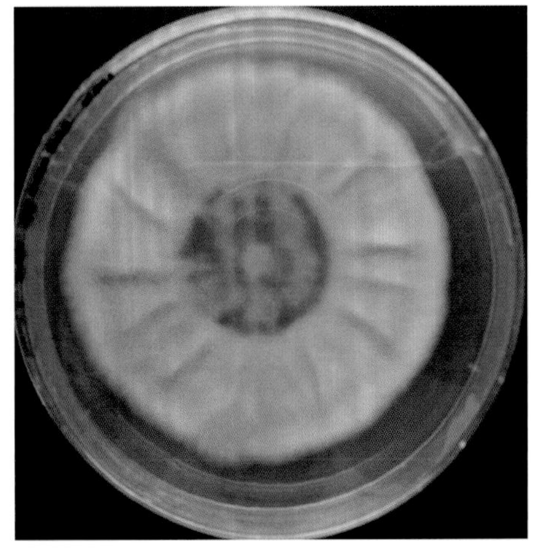
图 10-5-9-7　黄柄曲霉菌落(反面):CZA，25℃，14 d

（二）镜下形态

1. 分生孢子梗：生自基质或气生菌丝，细长，150～400 μm，宽 2.4～3.2 μm，黄色至浅棕色，壁光滑。

2. 顶囊：小，近球形或近于卵形。

3. 小梗：双层，有的菌株有多育现象，小梗多着生于顶囊上 1/3 处，有些菌株还可见单层小梗。

4. 分生孢子：球形或近球形，直径 2～3 μm，壁光滑，白色至浅棕色。

5. 分生孢子头：初为辐射形，后呈疏松柱形。

6. 有的菌株可产生壳细胞（长形、弯曲或呈分叉状）、子囊（近球形或梨形）、子囊孢子（球形或卵形，壁薄且光滑，透明至浅黄色）。

7. 有的菌株可产生粉孢子，球形或近球形、偶见椭圆形或倒棒状，无柄或有柄 1～4 个着生于孢子梗上。

图见具体见图 10-5-9-8 至图 10-5-9-13。

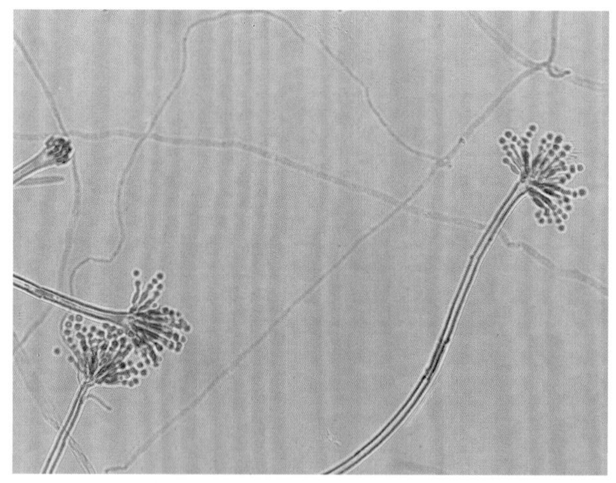

图 10-5-9-8　黄柄曲霉镜检：双层小梗，PDA，25℃，7 d，胶带粘取，乳酸酚棉蓝染色，×400

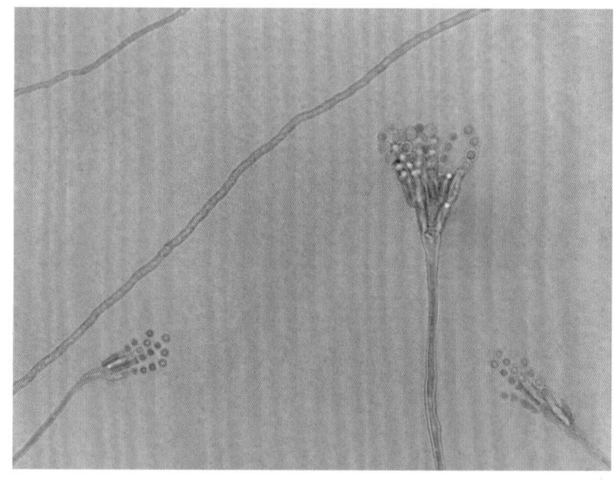

图 10-5-9-9　黄柄曲霉镜检：单、双层小梗，PDA，25℃，4 d，乳酸酚棉蓝染色，×400

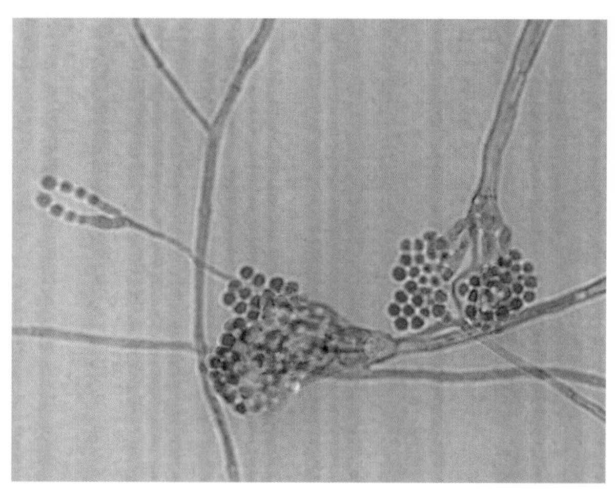

图 10-5-9-10　黄柄曲霉镜检：不完全产孢，PDA，25℃，4 d，乳酸酚棉蓝染色，×400

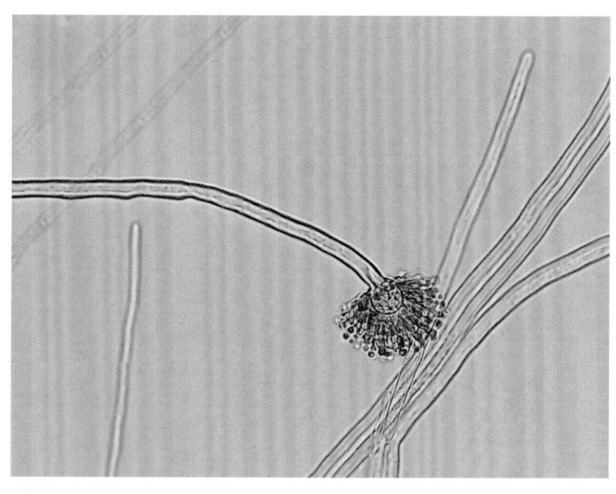

图 10-5-9-11　黄柄曲霉镜检：球状分生孢子头，PDA，25℃，4 d，乳酸酚棉蓝染色，×400

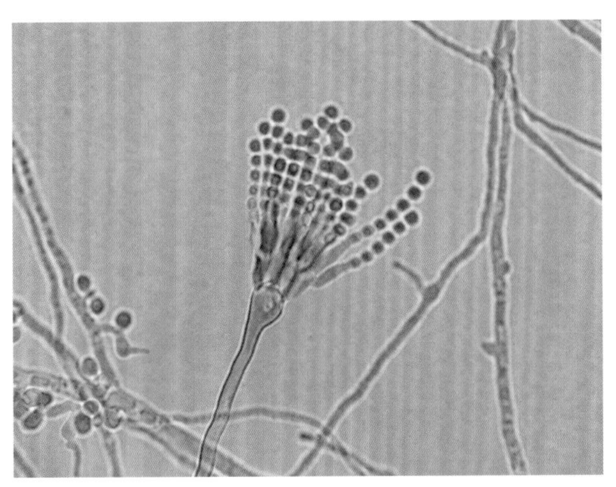

图 10-5-9-12　黄柄曲霉镜检：双层小梗与粉孢子，PDA，25℃，4 d，乳酸酚棉蓝染色，×400

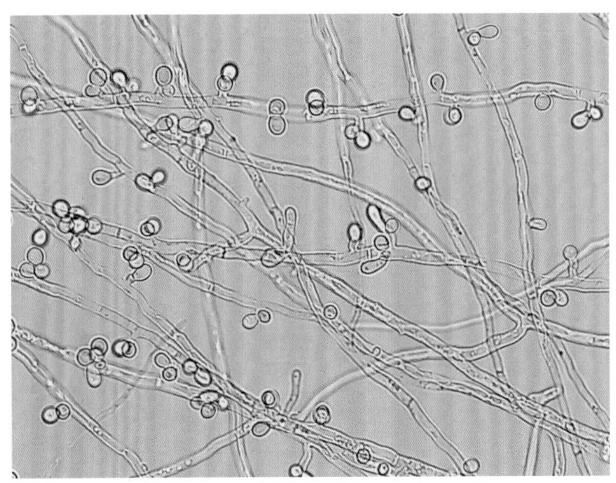

图 10-5-9-13　黄柄曲霉镜检：粉孢子，PDA，25℃，4 d，未染色，×400

三、鉴定与鉴别

（一）鉴定要点

菌落生长快速，黄褐色；镜下分生孢子梗细长，棕色；小梗双层。

（二）属内鉴别

1. 与土曲霉鉴别：黄柄曲霉分生孢子头松散柱状，分生孢子白色至淡褐色，分生孢子梗棕色、黄色至无色；土曲霉分生孢子头紧密柱状，分生孢子黄棕色、橘黄色至米黄色，分生孢子梗无色。见图 10-5-9-14。

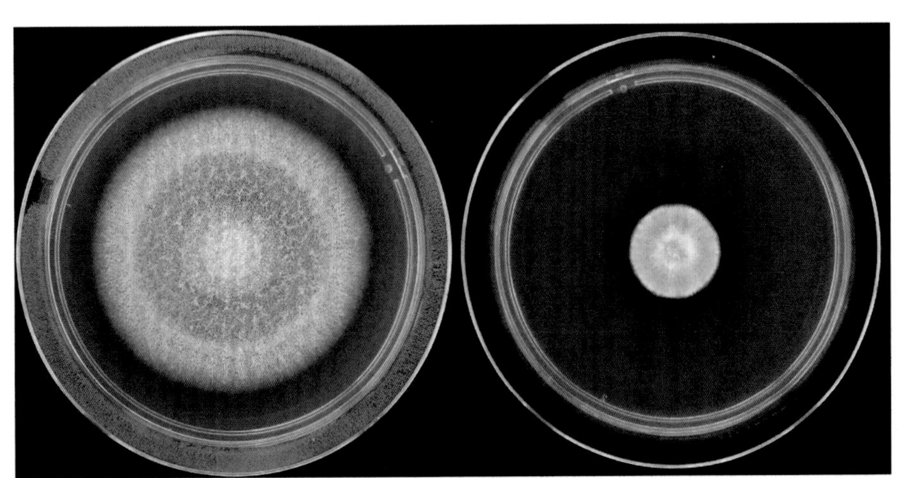

图 10-5-9-14　从左至右分别为土曲霉和黄柄曲霉：PDA，25℃，7 d

2. 与非土曲霉的其他有临床意义曲霉的鉴别：黄柄曲霉可产生粉孢子。

四、抗真菌药物敏感性

有限文献提示两性霉素 B 可取得较好的治疗效果。

五、致病性

可导致免疫功能不全儿童皮肤曲霉病、骨髓炎、肺部感染等。

(卢洪洲　冯长海)

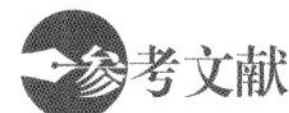

参考文献

1. Houbraken J, Kocsubé S, Visagie CM, et al. Classification of *Aspergillus*, *Penicillium*, *Talaromyces* and related genera (*Eurotiales*): an overview of families, genera, subgenera, sections, series and species [J]. Studies in Mycology, 2020,95(3):5-169.
2. 冯长海.改良小培养技术在黄柄曲霉形态学观察中的应用[J].检验医学,2021,36(3):330-331.

亮白曲霉

一、简介

亮白曲霉(*A. candidus*)隶属于环绕亚属(*A. subgen. Circumdati*)、亮白组(*Section Candidi*)、亮白系列(*Series Candidi*),同系列的还有小麦曲霉(*A. tritici*)、*A. taichungensis*、*A. campestris* 等。

该菌主要分布于热带和亚热带地区,是粮食的重要贮藏真菌,可引起谷物丧失活力。大部分菌株在普通培养基上生长缓慢,在高浓度(20%)蔗糖培养基上生长较迅速。不同菌株菌落质地、顶囊和梗基的大小都有较大差异,但分生孢子头持久白色或奶油色且呈球状至辐射状、梗基偶尔膨大等特征相同。

二、培养与镜检

(一)培养

在马铃薯葡萄糖琼脂和沙氏琼脂培养基和察氏琼脂培养基上菌落生长缓慢,30℃培养1周,直径为20 mm,质地粉末状、颗粒状到絮状,有的菌株有放射状沟纹,颜色为白色到淡黄色,陈旧培养可见菌核;反面淡黄色。本菌37℃可生长。图见图10-5-10-1至图10-5-10-6。

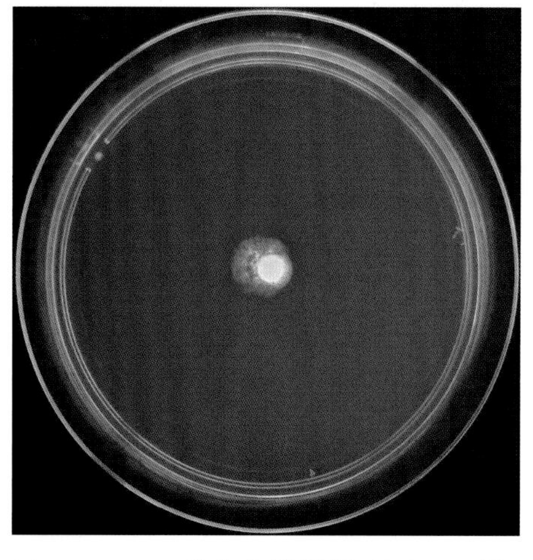

图10-5-10-1　亮白曲霉菌落:SDA,25℃,7 d

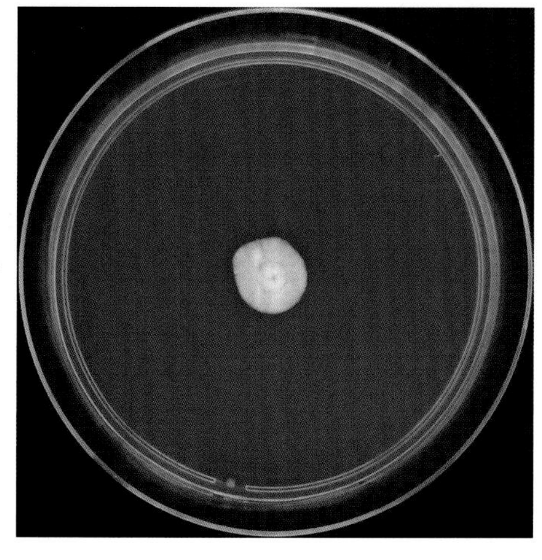

图10-5-10-2　亮白曲霉菌落:PDA,25℃,7 d

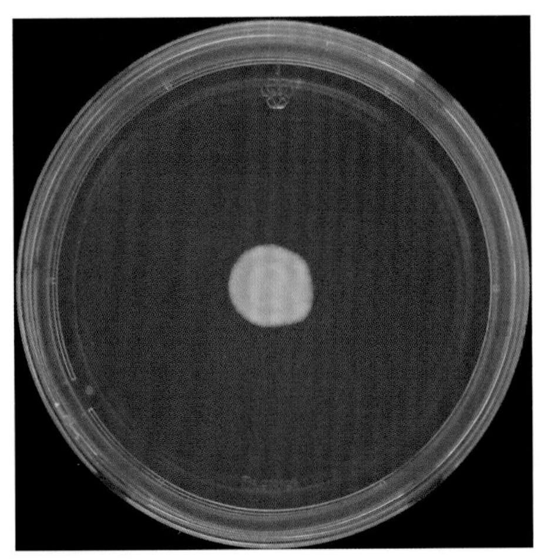

图 10-5-10-3　亮白曲霉菌落(反面):PDA，25℃，7 d

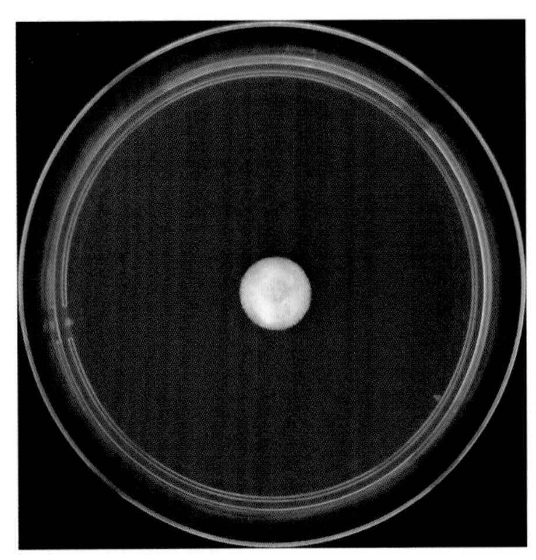

图 10-5-10-4　亮白曲霉菌落:CZA，25 ℃，7 d

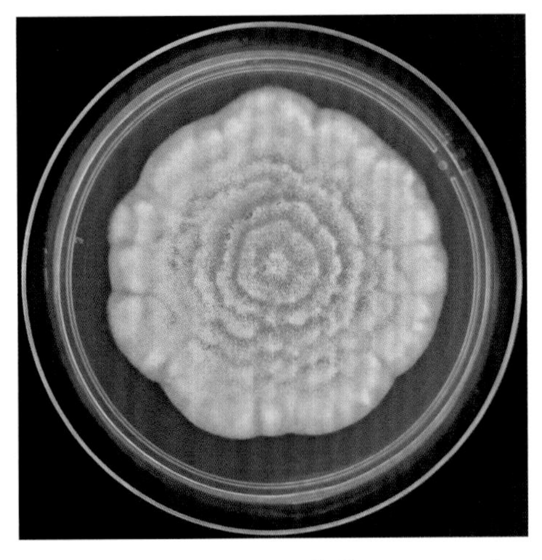

图 10-5-10-5　亮白曲霉菌落:CZA，25 ℃，29 d

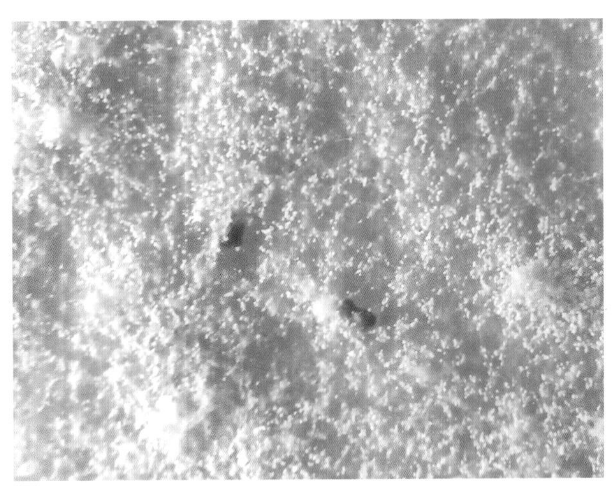

图 10-5-10-6　亮白曲霉菌落(表面):CZA，25℃，29 d，局部放大，×6.7

（二）镜下形态

1. 分生孢子梗:无色至浅黄色，光滑，长 200～500 μm，宽 7～10 μm。

2. 顶囊:球形或近球形，较大者，直径 20～50 μm，全部表面可育;较小者直径只有 5～15 μm，仅顶部表面可育，类似青霉。

3. 小梗:大型分生孢子头为双层，小型分生孢子头偶见单层;梗基较粗大，瓶梗较细。

4. 分生孢子:球形到卵圆形，壁薄，光滑。

5. 分生孢子头:白色至奶油色;有大小两种，大者呈球形，小者近柱形。分生孢子头幼时近球形，老时大型分生孢子头分裂成几个疏松的柱状体，直径可达 600 μm 以上，小型分生孢子头疏松而不规则地叉开。

6. 菌核:初始为白色，渐变为粉红至黑色。

见图 10-5-10-7 至图 10-5-10-13。

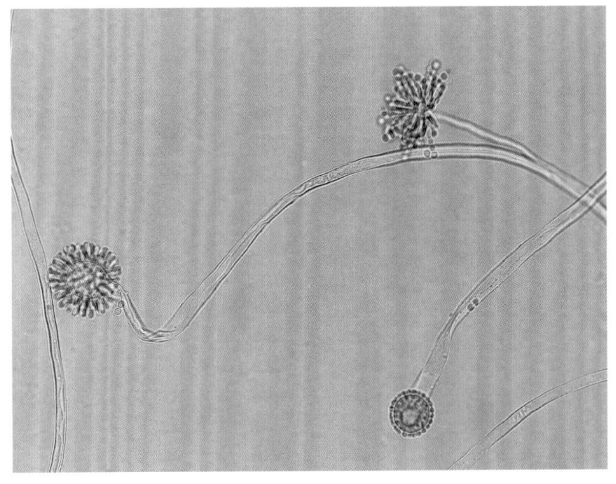

图 10-5-10-7　亮白曲霉镜检:大、小型分生孢子头，PDA，25℃，7 d，胶带粘取，乳酸酚棉蓝染色，×400

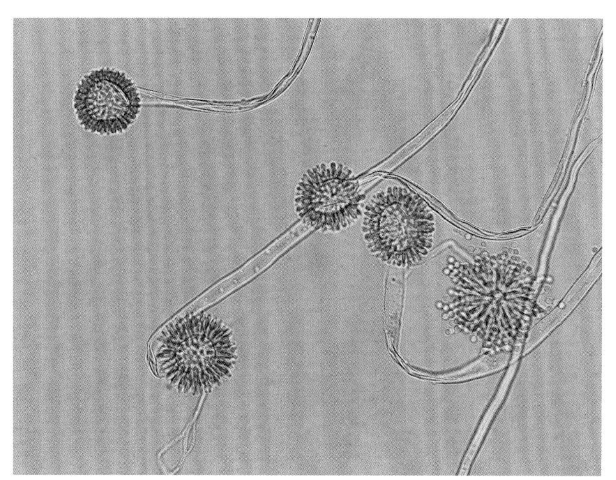
图 10-5-10-8 亮白曲霉镜检:大、小型分生孢子头,PDA,25℃,7 d,胶带粘取,乳酸酚棉蓝染色,×400

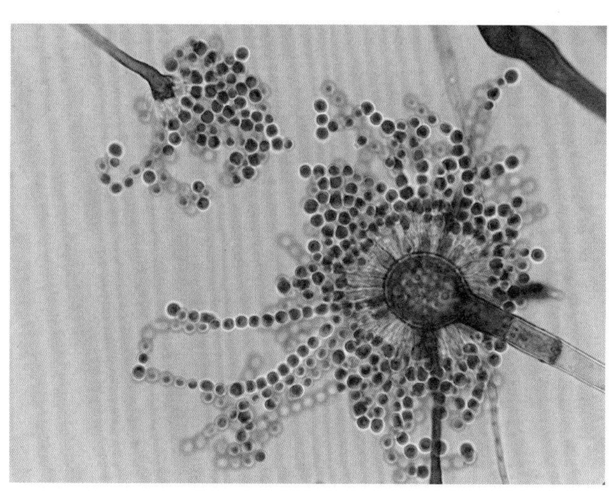
图 10-5-10-9 亮白曲霉镜检:放射状、柱状分生孢子头,PDA,25℃,7 d,乳酸酚棉蓝染色,×400

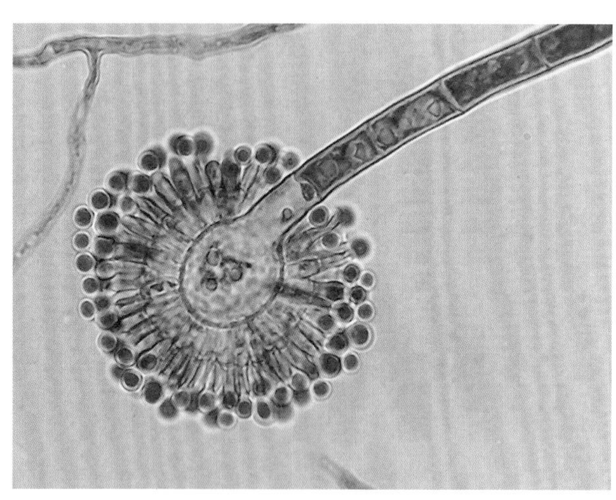
图 10-5-10-10 亮白曲霉镜检:双层小梗,PDA,25℃,5 d,乳酸酚棉蓝染色,×1 000

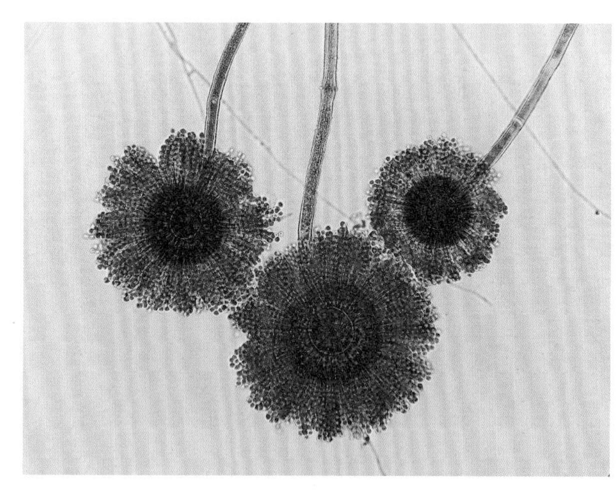
图 10-5-10-11 亮白曲霉镜检:双层小梗,PDA,25℃,9 d,乳酸酚棉蓝染色,×400

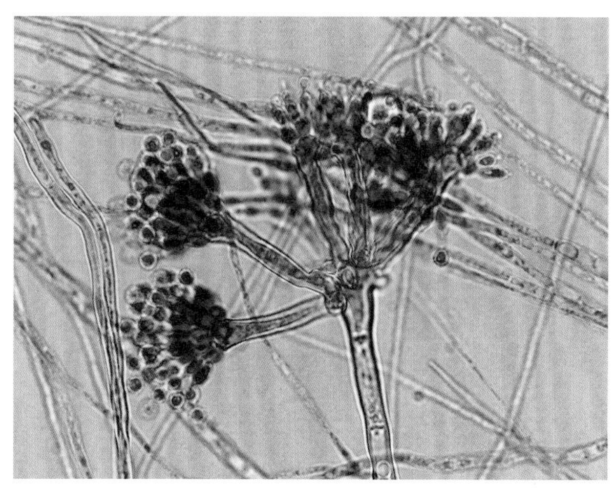
图 10-5-10-12 亮白曲霉镜检:异型分生孢子头,PDA,25℃,5 d,乳酸酚棉蓝染色,×400

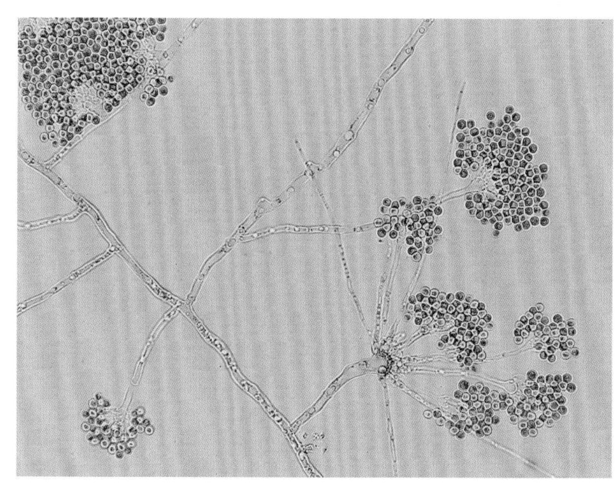
图 10-5-10-13 亮白曲霉镜检:异型分生孢子头,PDA,25℃,5 d,乳酸酚棉蓝染色,×400

三、鉴定与鉴别

（一）鉴定要点

SDA、PDA、CZA 上菌落生长缓慢，白色；培养 1 周内镜检可见较小顶囊，培养 2 周左右镜检可见典型圆球形大型分生孢子头。

（二）属内鉴别

与同组同系列菌种的鉴别见表 10-5-10-1。

表 10-5-10-1　亮白组亮白系列四种曲霉的鉴别

形态学特征	*A. candidus*	*A. tritici*	*A. taichungensis*	*A. campestris*
菌落颜色	白色	淡奶油色	淡奶油色	硫黄色
菌落反面颜色	无色至黄色	浅棕色	无色	无色
分生孢子头	球形	放射状	放射状	放射状
分生孢子梗	光滑，500～1 000 μm	有隔，130～700 μm	光滑，300～400 μm	光滑，400～800 μm
顶囊	球形，40 μm	长方形，5～11 μm	半球形，5～20 μm	球形，25～40 μm
分生孢子纹饰	光滑，500～1 000 μm	稍粗糙	有小棘	光滑
分生孢子形状	（半）球形	（半）球形	（半）球形	椭圆形
分生孢子大小	2.5～3.5 μm	2.7～3.5 μm	3～5 μm	(3～4) μm×(2.3～3) μm
37 ℃生长	－	＋	＋	－
菌核	紫色至黑色	紫色至黑色	深棕色	－

四、抗真菌药物敏感性

伏立康唑、伊曲康唑、卡泊芬净体外对亮白曲霉抗菌活性很好，两性霉素 B 体外对亮白曲霉抗菌活性稍差。

五、临床意义

亮白曲霉可引起侵袭性曲霉病、肺曲霉菌病、曲霉肿、耳真菌病、甲真菌病、足菌肿、脑肉芽肿等。

（冯长海　卢洪洲　钱雪琴）

参考文献

1. Houbraken J, Kocsubé S, Visagie CM, et al. Classification of *Aspergillus*, *Penicillium*, *Talaromyces* and related genera (*Eurotiales*): an overview of families, genera, subgenera, sections, series and species [J]. Studies in Mycology, 2020, 95(3): 5-169.
2. Kaur M, Singla N, Bhalla M, et al. *Aspergillus candidus* eumycetoma with review of literature [J]. J Mycol Med, 2021, 31(3): 101135. doi: 10.1016/j.mycmed.2021.101135. Epub 2021 Apr 3. PMID: 33873148.
3. Varga J, Frisvad JC, Samson RA. Polyphasic taxonomy of *Aspergillus section Candidi* based on molecular, morphological and physiological data [J]. Studies in Mycology, 2007, 59(1): 75-88.

棒 曲 霉

一、简介

棒曲霉(*A. clavatus*)隶属于烟曲亚属(*Aspergillus Subgen. Fumigati*)、棒状组(*Section Clavati*),同系列的还有矮棒曲霉(*A. clavatonanicus*)、*A. posadasensis* 等菌种。该菌世界范围分布,尤其在热带、亚热带、地中海地区,土壤、腐败有机物内均可发现。

二、培养及镜检

(一) 培养

在马铃薯葡萄糖培养基和沙氏琼脂培养基上,室温或 37 ℃培养均能生长良好,且发育很快,3 d 内成熟。室温培养菌落开始为白色丝绒状,3~4 d 内,中心出现白色至浅绿色至深绿色或蓝绿色棒槌状颗粒,致密,呈同心环状排列;反面无色或黄褐色,有辐射状条纹。37℃培养与室温相比,菌落较大。在察氏培养基(CZA)上,菌落生长很快,丝绒状或絮状至粉粒状、有环形及辐射形沟纹;菌丝体白色,分生孢子结构呈暗蓝绿色,有时分生孢子区中心部分现土黄色,可见渗出液。有性型常规培养难见,一旦出现则为异宗配合、新萨托菌样。见图 10-5-11-1 至图 10-5-11-4。

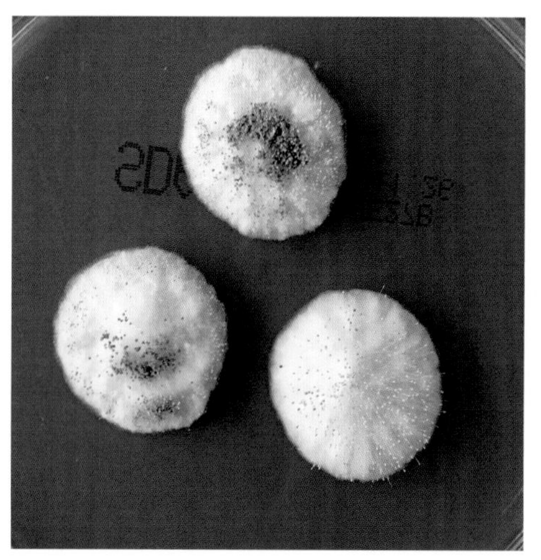

图 10-5-11-1 棒曲霉菌落:SDA,28 ℃,3 d

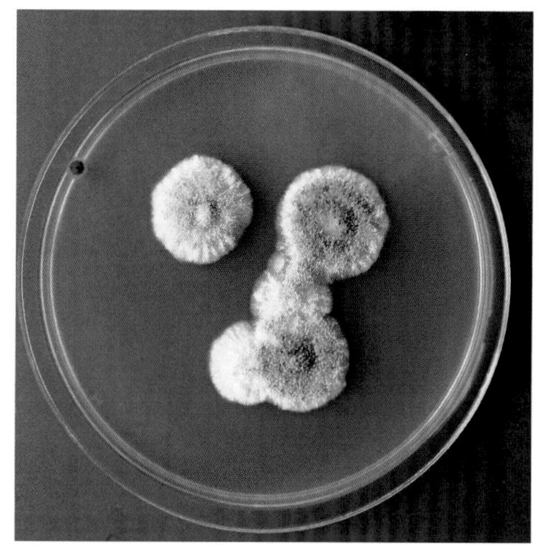

图 10-5-11-2 棒曲霉菌落:PDA,28 ℃,3 d

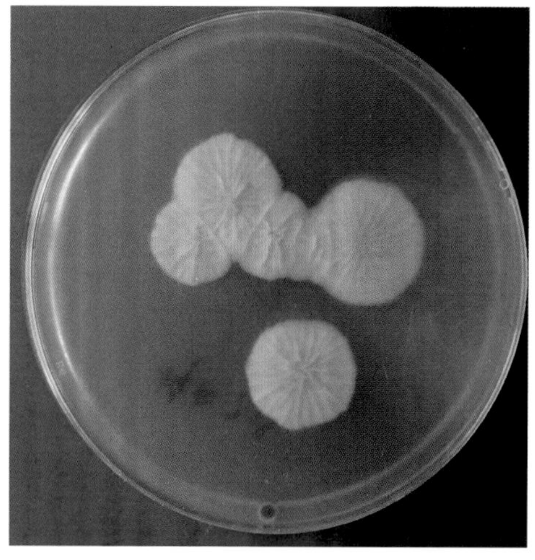

图 10-5-11-3 棒曲霉菌落(背面):PDA,28 ℃,3 d

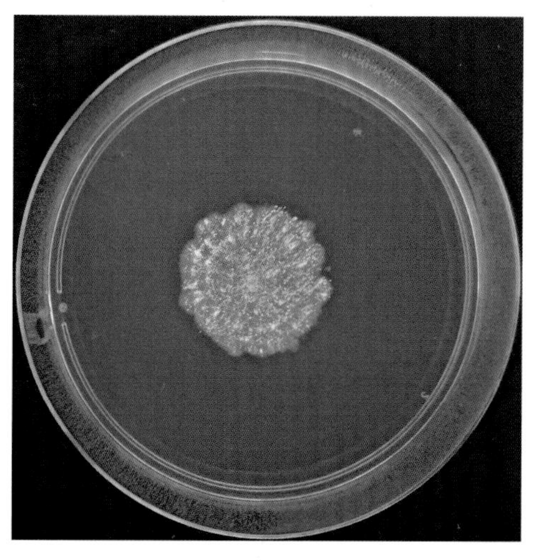

图 10-5-11-4 棒曲霉菌落:CZA,25 ℃,7 d

（二）镜下形态

1. 分生孢子梗：梗壁较薄，光滑无色；梗茎长短不一，短者 300～400 μm，长者可达 3 000 μm，直径 20～50 μm 大小。

2. 顶囊：呈棒状，直径 50～100 μm。

3. 小梗：单层，紧密相挤，分布在顶囊的全部表面。

4. 分生孢子：椭圆形，(3.4～4.5)μm×(2.5～3)μm，表面光滑，可呈绿色。

5. 分生孢子头：棒状、火柴头状、蝴蝶结状。

具体见图 10-5-11-5 至图 10-5-11-10。

三、抗真菌药物敏感性

临床数据较少，有报道棒曲霉对多数抗真菌药物耐受，对泊沙康唑、伏立康唑、两性霉素 B、特比奈芬、益康唑、咪康唑的 MIC 分别为 1、2、4、4、4 和 16 μg/mL，但对伊曲康唑、拉诺康唑（lanoconazole）敏感。

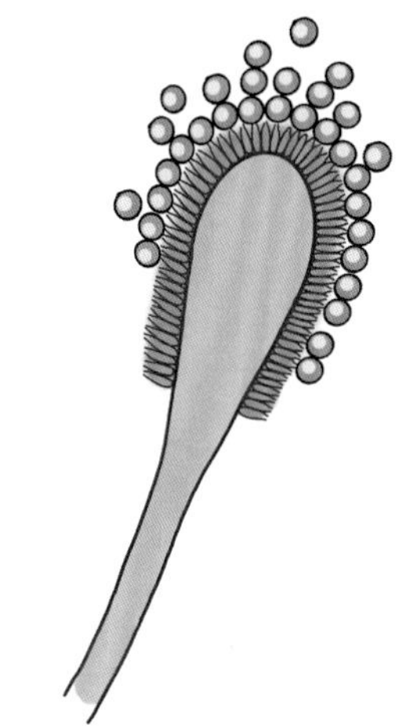

图 10-5-11-5　棒曲霉镜下示意图

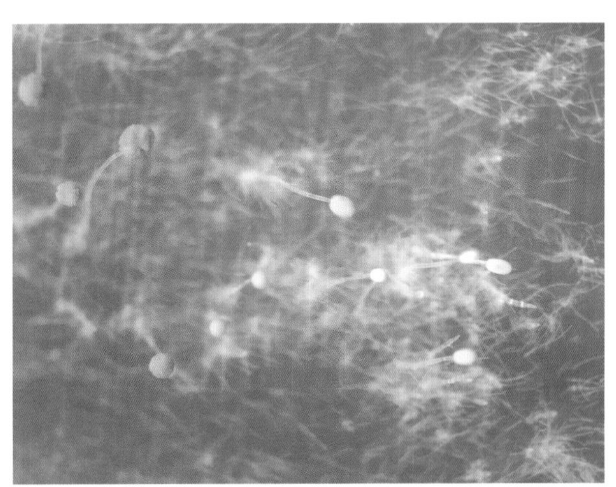

图 10-5-11-6　棒曲霉：PDA，25℃，7 d，×40

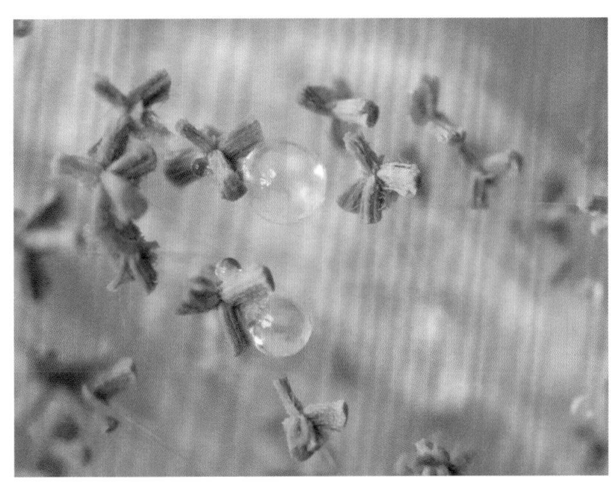

图 10-5-11-7　棒曲霉，PDA，25℃，30 d，×40

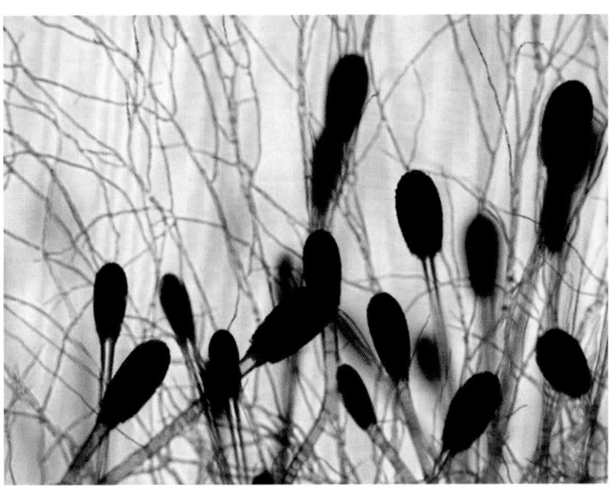

图 10-5-11-8　棒曲霉镜检：PDA，25℃，5 d，未染色，×100

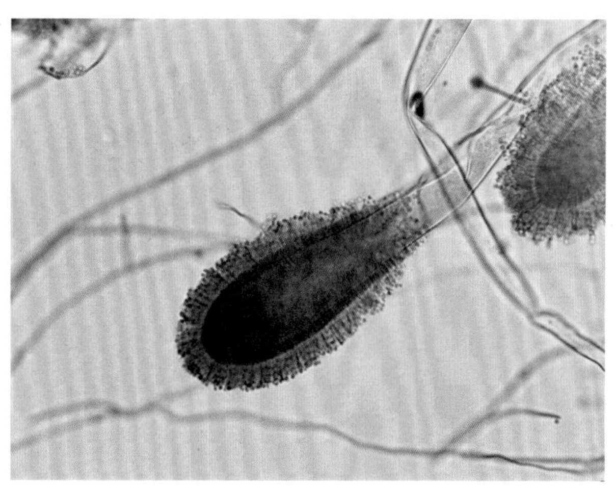

图 10-5-11-9 棒曲霉:PDA, 28 ℃, 5 d,乳酸酚棉蓝染色, ×400

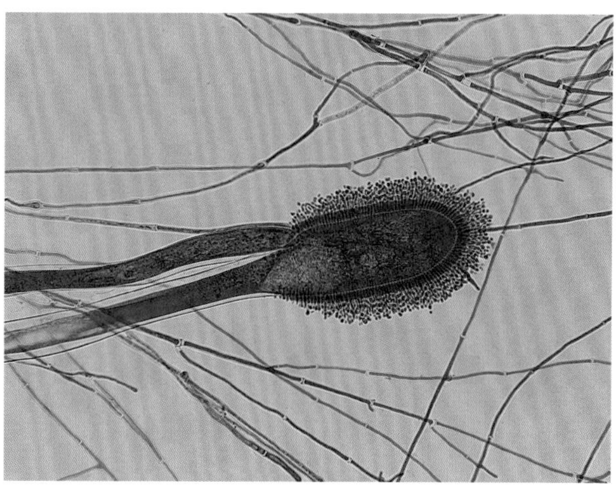

图 10-5-11-10 棒曲霉:PDA, 28 ℃, 5 d,乳酸酚棉蓝染色, ×400

四、鉴定与鉴别

(一) 鉴定要点

主要根据培养物形态及镜检所见,菌落生长迅速,顶囊棒状、小梗单层。

(二) 属内鉴别

与同为烟曲霉亚属的烟曲霉的鉴别:棒曲霉顶囊棒状,37 ℃生长受限;烟曲霉顶囊烧瓶状,可在 37~50 ℃生长。

五、临床意义

棒曲霉为实验室常见的污染菌,也是条件致病性真菌,可致心内膜炎、外源性过敏性肺泡炎、耳曲霉菌病、甲真菌病及包括神经系统疾病在内的各种毒性综合征。

(冯长海 钱雪琴 徐和平)

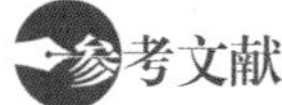

参考文献

1. Houbraken J, Kocsubé S, Visagie CM, et al. Classification of *Aspergillus*, *Penicillium*, *Talaromyces* and related genera (*Eurotiales*): An overview of families, genera, subgenera, sections, series and species [J]. Studies in Mycology, 2020,95(3):5 - 169.
2. Falahati M, A Ggihiggu M, Abastabar, et al. The first case of total dystrophic onychomycosis caused by *Aspergillus clavatus* resistant to antifungal drugs [J]. Mycopathologia. 2016,181(3 - 4):273 - 277.
3. Varga J, Due M, Frisvad JC, et al. Taxonomic revision of *Aspergillus section Clavati* based on molecular, morphological and physiological data [J]. Stud Mycol, 2007,59(1):89 - 106. doi:10.3114/sim.2007.59.11. PMID: 18490946; PMCID: PMC2275193.

● 灰绿曲霉群 ●

一、简介

灰绿曲霉(*A. glaucus*)隶属于曲霉亚属(*A. subgen. Aspergillus*)、曲霉组(*Section Aspergillus*)、曲

霉系列（*Series Aspergillus*），是曲霉亚属、曲霉组、曲霉系列的模式种，曾用名蜡叶散囊菌（*Eurotium herbariorum*）。同组的还有 *Series Chevalierorum*［系列内有谢瓦曲霉（*A. Chevalieri*）、冠突曲霉（*A. cristatus*）］、*Series. Rubri*［系列内有赤曲霉（*A. ruber*），现名赤散囊菌（*Eurotium rubrum*），分类学曾用名匍匐散囊菌（*Eurotium repens*）、*A. Zutongqii* 等］、*Series Leucocarpi* 等。

曲霉组真菌耐高渗、耐氧或耐盐，世界范围分布，室内空气、灰尘、谷物和含水量低的食品中均可分离出。

二、培养与镜检

（一）培养

在马铃薯葡萄糖琼脂、沙氏琼脂和察氏琼脂培养基 28 ℃生长速度中速，7～21 d 成熟。初为羊毛状至粗绒缎状，深绿色夹杂有亮黄细小闭囊壳颗粒；反面无色或浅黄色，可见放射状褶脊。见图 10-5-12-1 至图 10-5-12-6。

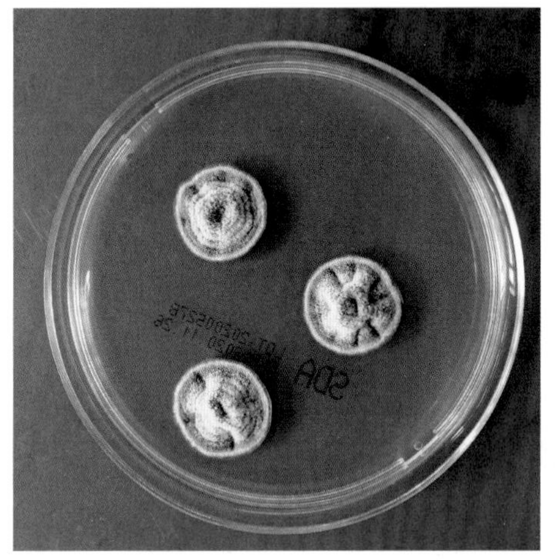

图 10-5-12-1　灰绿曲霉菌落：SDA，28 ℃，7 d

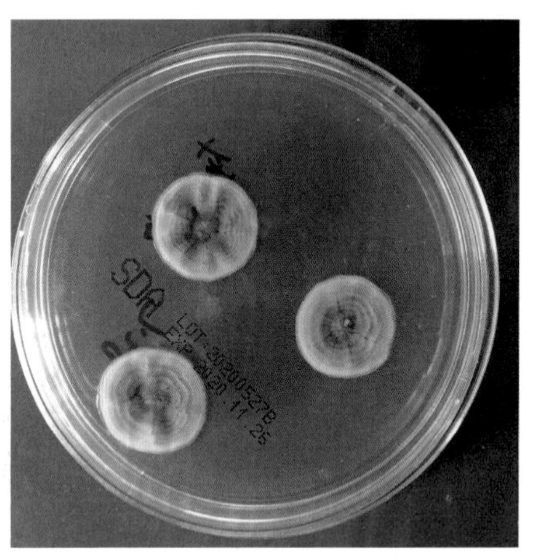

图 10-5-12-2　灰绿曲霉菌落（背面）：SDA，28℃，7 d

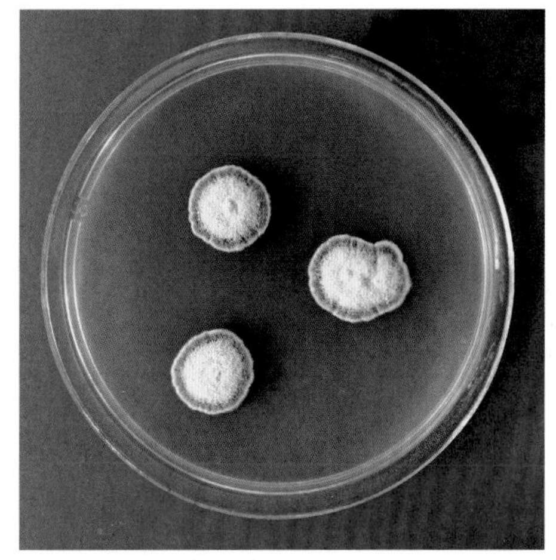

图 10-5-12-3　灰绿曲霉菌落：PDA，28 ℃，7 d

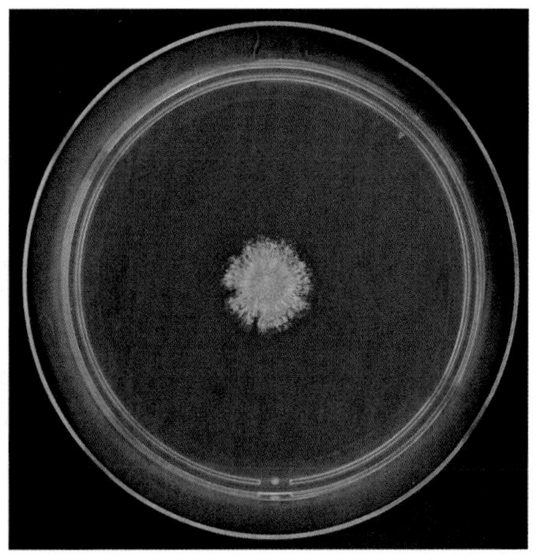

图 10-5-12-4　灰绿曲霉菌落：CZA，28 ℃，7 d

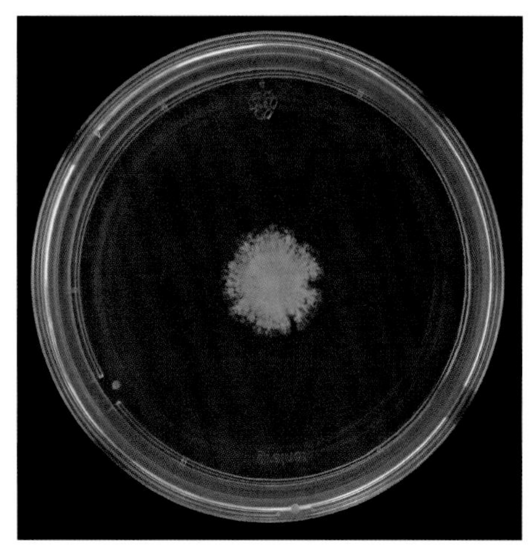

图 10-5-12-5 灰绿曲霉菌落(正面):CZA,28℃,7 d

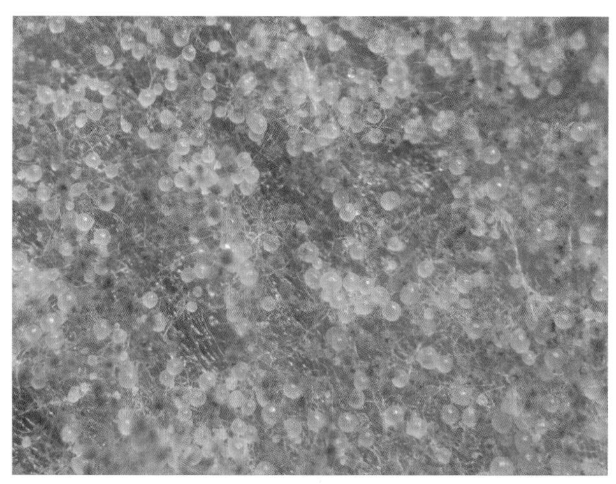

图 10-5-12-6 灰绿曲霉菌落(表面):CZA,25℃,7 d,×40

(二)镜下形态

1. 分生孢子梗:(700～800)μm×(2～3)μm,透明,壁光滑。
2. 顶囊:球形,直径 15～30 μm。
3. 小梗:单层。
4. 分生孢子:卵形,透明,有细刺。
5. 分生孢子头:松散放射状,浅蓝绿色。
6. 闭囊壳:球形至近球形,壁薄,黄色。子囊内含子囊孢子(8 个);子囊孢子双凸镜形,透明或半透明,壁光滑或偶有小棘,赤道脊明显。

见图 10-5-12-7 至图 10-5-12-12。

三、鉴定与鉴别

(一)鉴定要点

菌落绿色(分生孢子头)和黄色(闭囊壳)及镜检子囊孢子透镜状,小梗单层特征可供鉴定。

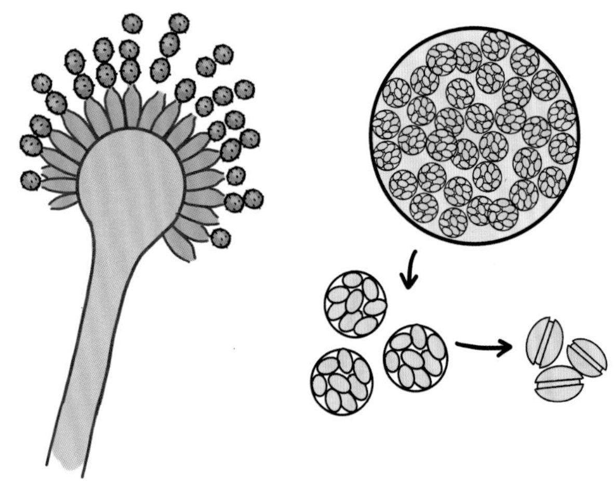

图 10-5-12-7 灰绿曲霉镜下示意图

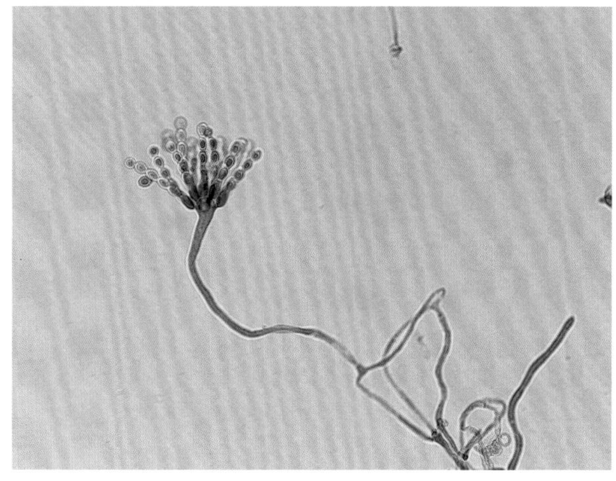

图 10-5-12-8 灰绿曲霉镜检:分生孢子头,PDA,28℃,7 d,乳酸酚棉蓝染色,×400

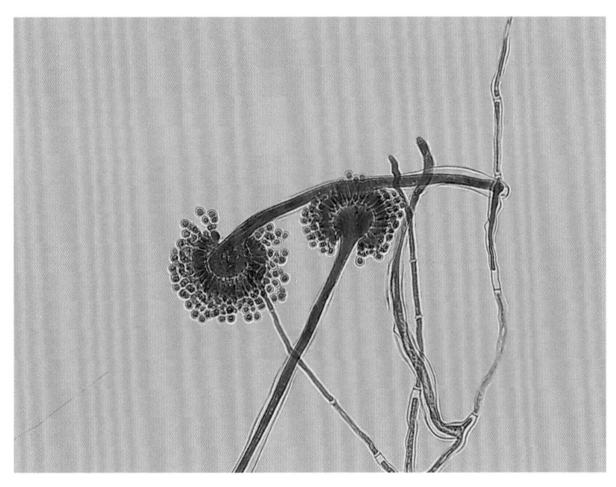

图 10-5-12-9 灰绿曲霉镜检：分生孢子头，PDA，28℃，7 d，乳酸酚棉蓝染色，×400

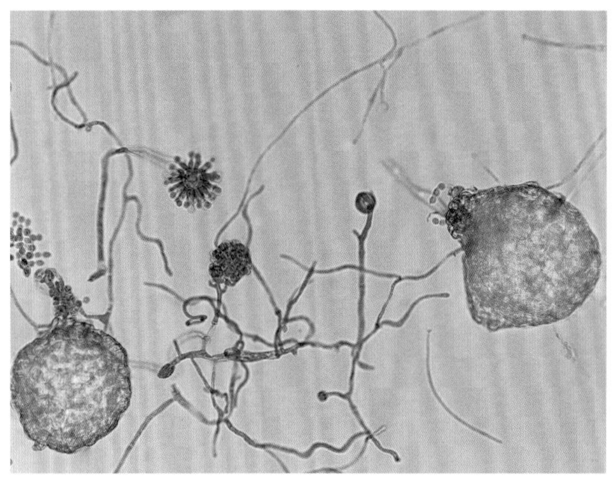

图 10-5-12-10 灰绿曲霉镜检：闭囊壳和分生孢子头，PDA，28℃，7 d，乳酸酚棉蓝染色，×400

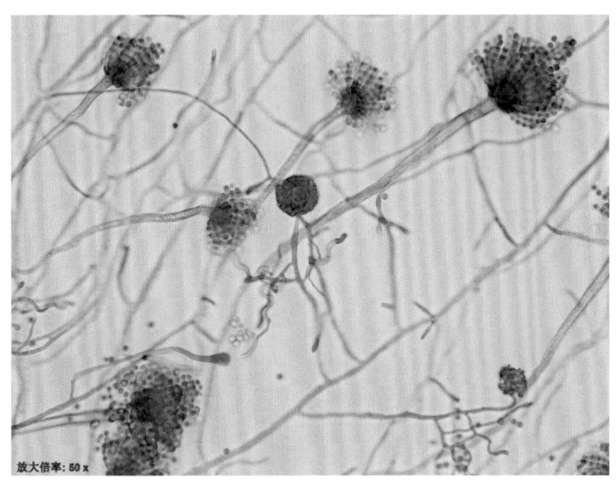

图 10-5-12-11 灰绿曲霉镜检：闭囊壳和分生孢子头，PDA，28℃，7 d，乳酸酚棉蓝染色，×400

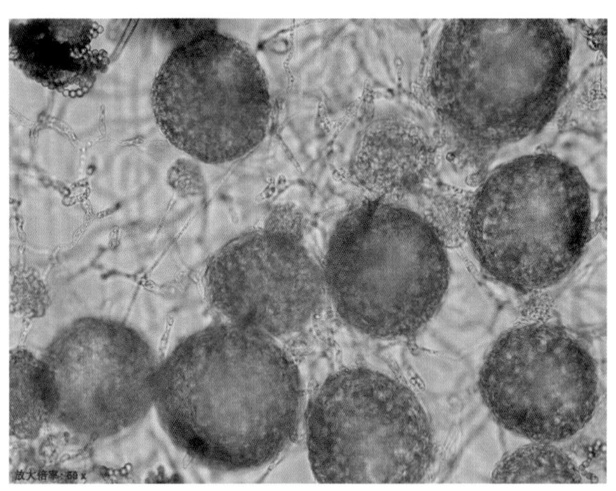

图 10-5-12-12 灰绿曲霉镜检：闭囊壳，PDA，25℃，7 d，乳酸酚棉蓝染色，×1 000

（二）属内鉴别

1. 与谢瓦那曲霉（*A. chevalieri*）相区别：灰绿曲霉 PDA 上呈亮黄色菌落，CZA 上浅黄色菌落；谢瓦曲霉 PDA 上呈浅绿色，CZA 上褐色。

2. 与赤曲霉（*A. ruber*）相区别：灰绿曲霉亮黄色菌落，赤曲霉红棕色菌落。

四、抗真菌药物敏感性

伏立康唑、伊曲康唑体外对灰绿曲霉抗菌活性好（低 MIC 值），两性霉素 B 对灰绿曲霉似乎敏感（目前没有此菌的抗真菌药物的药敏结果判读折点）。

五、临床意义

临床标本中很少分离到灰绿曲霉，偶尔有引起甲真菌病，耳、口面部、脑部、肺部和心血管感染的报道。

（钱雪琴　冯长海　徐春晖　徐和平）

参考文献

1. Houbraken J, Kocsubé S, Visagie CM, et al. Classification of *Aspergillus*, *Penicillium*, *Talaromyces* and related genera (*Eurotiales*): an overview of families, genera, subgenera, sections, series and species [J]. Studies in Mycology, 2020,95(3):5-169.
2. Traboulsi RS, Kattar MM, Dbouni O, Araj GF, Kanj SS. Fatal brain infection caused by *Aspergillus glaucus* in an immunocompetent patient identified by sequencing of the ribosomal 18S-28S internal transcribed spacer [J]. Eur J Clin Microbiol Infect Dis, 2007,26(10):747-50. doi:10.1007/s10096-007-0361-x. PMID:17665232.
3. 陈勇强,魏国美,宋帆,等.茯砖茶中几种常见散囊菌与曲霉的对比研究[J].福建分析测试,2014,23(2):9-13.

米曲霉

一、简介

米曲霉(*A. oryzae*)隶属于巢状亚属(*A. subgen. Nidulantes*)、黄绿组(*Section Flavi*)、黄绿系列(*Series Flavi*),同系列的还有黄曲霉、寄生曲霉(*A. parasiticus*)等;同组的还有 *Series Kitamyces*[系列内有溜曲霉(*A. tamarii*)、假溜曲霉(*A. pseudotamarii*)等菌种]、*Series Nomiarum*(系列内有 *A. nomiae*、*A. pseudonomiae* 等菌种)、*Series Alliacei*[系列内有洋葱曲霉(*A. alliaceus*)、新洋葱曲霉(*A. neoalliaceus*)等菌种]、*Series Leporum* 等。

该菌很少从其他自然基物中分离到,最初分离自日本制造清酒用的酒曲,该菌不产生有性型,长期以来被用于酿酒和制酱。

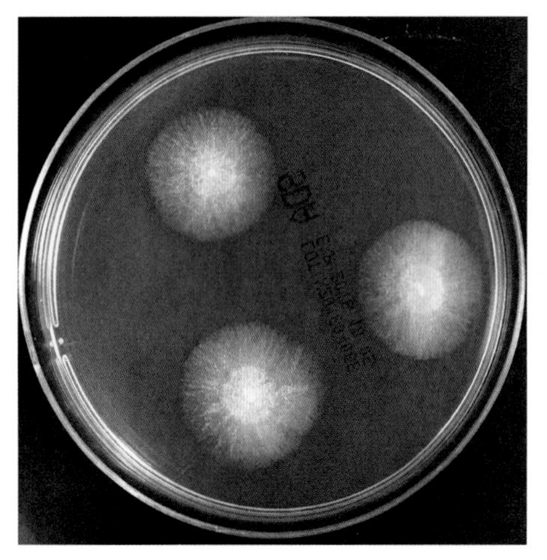

图 10-5-13-1 米曲霉菌落:SDA,28 ℃,2 d

二、培养与镜检

(一)培养

在马铃薯葡萄糖琼脂、沙保罗琼脂、血液琼脂和巧克力培养基上菌落生长快速,开始为白色,逐渐呈稀疏的黄色,类似黑曲霉早期菌落,成熟后菌落中心为淡黄绿色,边缘为白色,与黄曲霉相比,颜色浅,菌落稀疏。察氏琼脂培养基上生长快速,25 ℃培养7 d,直径45~55 mm;质地丝绒状,中央为絮状或全部呈絮状;颜色初为浅黄绿色、橄榄黄至黄绿色,反面无色或呈淡粉红色至淡褐色。血平板上开始为白色,绒毛状,成熟后为淡黄棕色,菌落中央凸起。见图 10-5-13-1 至图 10-5-13-5。

(二)镜下形态

1. 分生孢子梗:生自基质或气生菌丝 500~3 000 μm 或更长,生于气生菌丝者较短,壁通常粗糙。
2. 顶囊:近球形或烧瓶形,全面或 3/4 的表面可育。
3. 小梗:单层或双层,甚至同一顶囊上两种情况兼有。
4. 分生孢子:球形或近球形,壁光滑或稍粗糙,绿色至褐色。
5. 分生孢子头:辐射状至疏松柱状。
6. 菌核:暗色,罕见。

见图 10-5-13-6 至图 10-5-13-9。

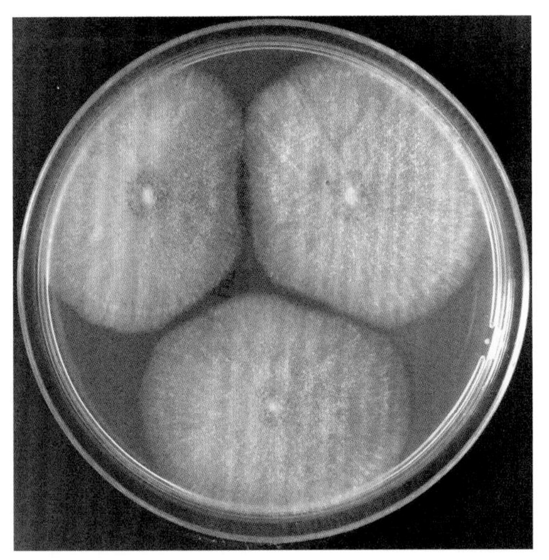

图 10-5-13-2　米曲霉菌落：SDA，28℃，3 d

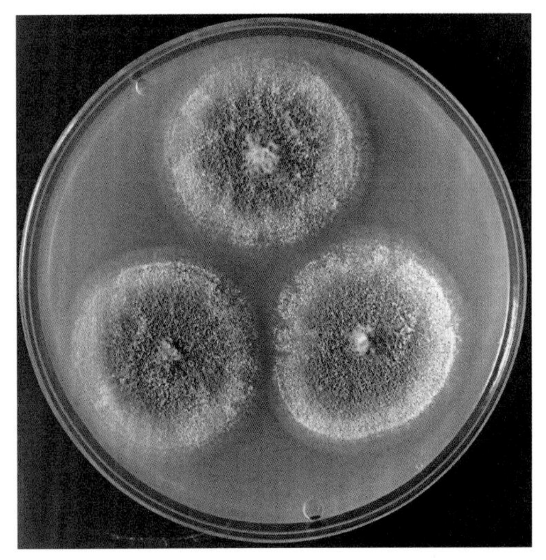

图 10-5-13-3　米曲霉菌落：PDA，28℃，3 d

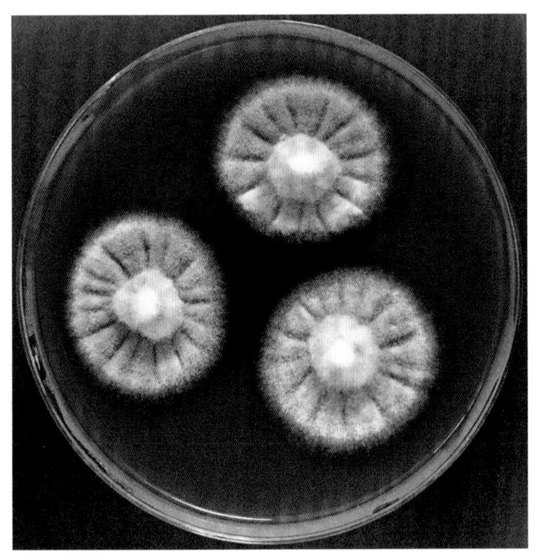

图 10-5-13-4　米曲霉菌落：血平板，28℃，3 d

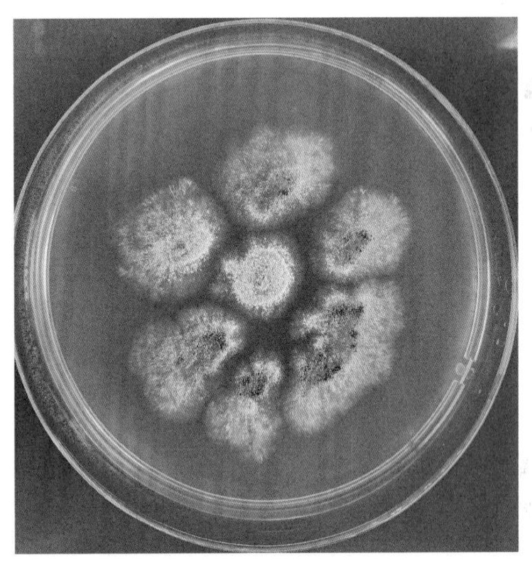

图 10-5-13-5　米曲霉菌落：CZA，28℃，3 d

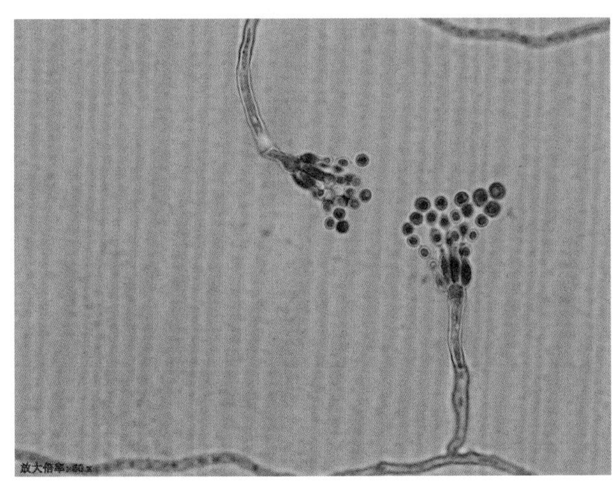

图 10-5-13-6　米曲霉镜检：PDA，28℃，2 d，乳酸酚棉蓝染色，×400

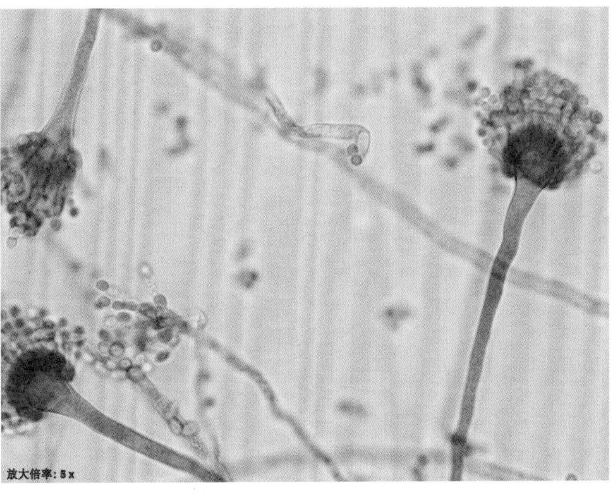

图 10-5-13-7　米曲霉镜检：PDA，28℃，2 d，乳酸酚棉蓝染色，×1 000

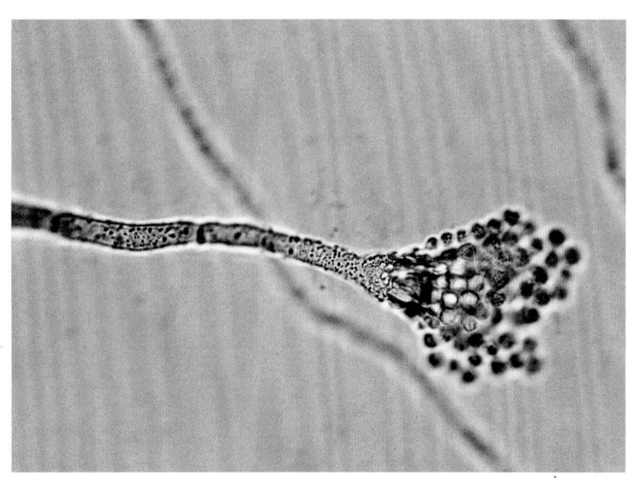

图 10-5-13-8 米曲霉镜检:PDA,28℃,3 d,未染色,×400

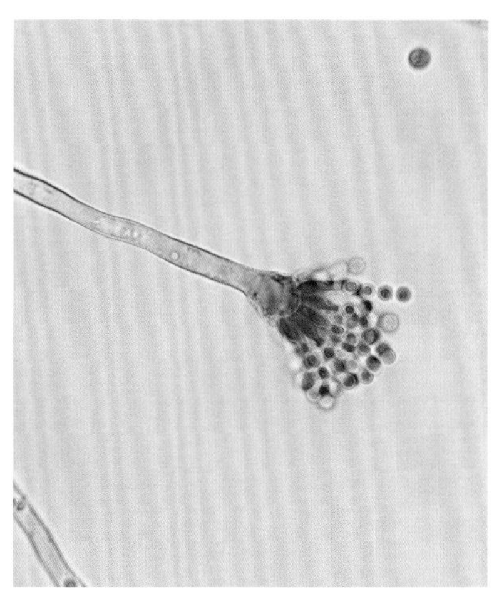

图 10-5-13-9 米曲霉镜检:PDA,28℃,3 d,乳酸酚棉蓝染色,×400

三、鉴定与鉴别

(一)鉴定要点

菌落形态和镜下特征。

(二)属内鉴别

与黄曲霉相鉴别:黄曲霉初代培养一般开始为油菜花样黄色,逐渐变为黄绿色,米曲霉日久以棕色为主,菌落表面稀疏;黄曲霉分生孢子壁厚,粗糙有刺,米曲霉分生孢子壁稍粗糙有小刺,建议分子测序进行区分。

四、抗真菌药物敏感性

阿尼芬净、米卡芬净、卡泊芬净、泊沙康唑、伊曲康唑体外对米曲霉抗菌活性好(低 MIC 值),伏立康唑、两性霉素 B 体外对米曲霉抗菌活性稍差,大部分菌株对氟康唑表现出耐药。

五、临床意义

米曲霉可引起脑膜炎、大脑炎、肺部感染、巩膜炎、角膜炎、甲真菌病、副鼻窦感染、心内膜炎等。

(钱雪琴 徐和平 刘敏雪)

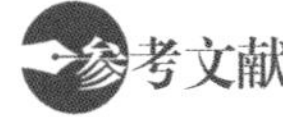

参考文献

1. Houbraken J, Kocsubé S, Visagie CM, et al. Classification of *Aspergillus*, *Penicillium*, *Talaromyces* and related genera (*Eurotiales*): an overview of families, genera, subgenera, sections, series and species [J]. Studies in Mycology, 2020,95(3):5-169.
2. Ying Li, He Wang, Yupei Zhao, et al. Antifungal susceptibility of clinical isolates of 25 genetically confirmed *Aspergillus* species collected from Taiwan and Mainland China [J]. Journal of Microbiology, Immunology and Infection, 2020,53(1):125-132.
3. Mazza A, Luciani N, Luciani M, et al. Fungal Endocarditis Due to *Aspergillus oryzae*: The First Case Reported in the Literature [J]. J Heart Valve Dis, 2017,26(2):205-207. PMID:28820551.
4. Schwetz I, Horina J, Buzina W, et al. *Aspergillus oryzae* peritonitis in CAPD: case report and review of the literature [J]. Am J Kidney Dis, 2007,49(5):701-704. doi:10.1053/j.ajkd.2007.02.260. PMID:17472853.

浅蓝灰曲霉

一、简介

浅蓝灰曲霉（*Aspergillus caesiellus*）隶属于曲霉亚属（*A. subgen. Aspergillus*）、局限组（*Section Restricti*）、局限系列（*Series Restricti*），同系列的还有厚茎曲霉（*A. pachycaulis*）、局限曲霉（*A. restrictus*）、圆锥曲霉（*A. conicus*）等菌种，同组的还有帚状系列[*Series Penicillioides*，系列内有帚状曲霉（*A. penicillioides*）、加拿大曲霉（*A. canadensis*）等菌种]、*Series Halophilici* 等。在系统进化关系上，浅蓝灰曲霉属于局限组。本种为罕见菌，37 ℃不生长。

二、培养及镜检

（一）培养

1. 菌落在察氏琼脂上生长非常缓慢，25 ℃培养 14 d，直径 10～14 mm，边缘薄，中心稍凸起或具少量不规则的条纹，质地丝绒状到絮状；菌落为带淡灰的橄榄色或白色，点缀着绿色斑点。无渗出液，反面灰色到灰绿色，中心橙黄色。

2. 菌落在沙氏琼脂上，生长缓慢，培养 15 d，直径 3～5 mm，质地絮状，菌落颜色为淡橄榄色，反面为灰绿色。见图 10-5-14-1 至图 10-5-14-2。

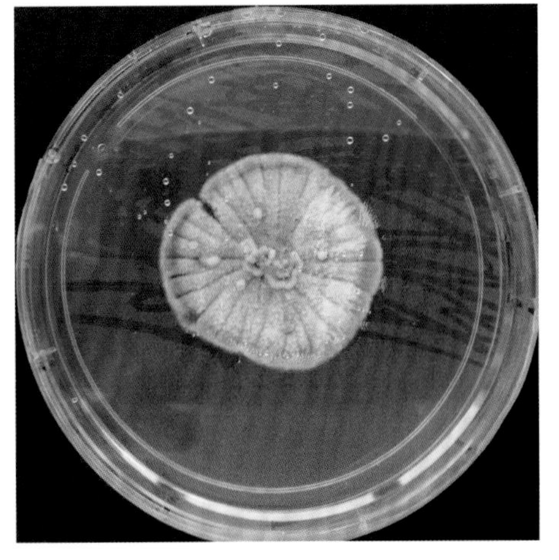

图 10-5-14-1　浅蓝灰曲霉菌落：SDA，28 ℃，10 d

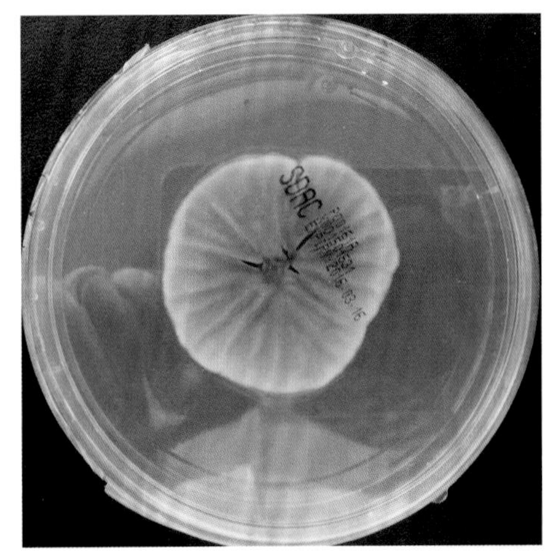

图 10-5-14-2　浅蓝灰曲霉菌落（反面）：SDA，28 ℃，10 d

（二）镜下形态

1. 分生孢子梗：壁光滑，50～100 μm，无色至轻微的绿色。

2. 顶囊：小，棒状至鼓槌状，顶部可育。

3. 小梗：稀疏，单层，长柱状。

4. 分生孢子头：柱状，常扭曲。

5. 分生孢子：粗糙，球形、卵圆形、梨形等，呈长链排列。

见图 10-5-14-3 至图 10-5-14-5。

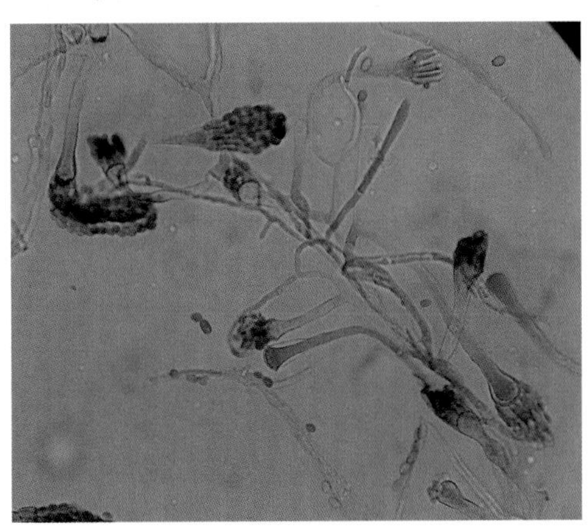

图 10-5-14-3　浅蓝灰曲霉镜检：SDA，28 ℃，10 d，胶带粘取，乳酸酚棉蓝染色，×400

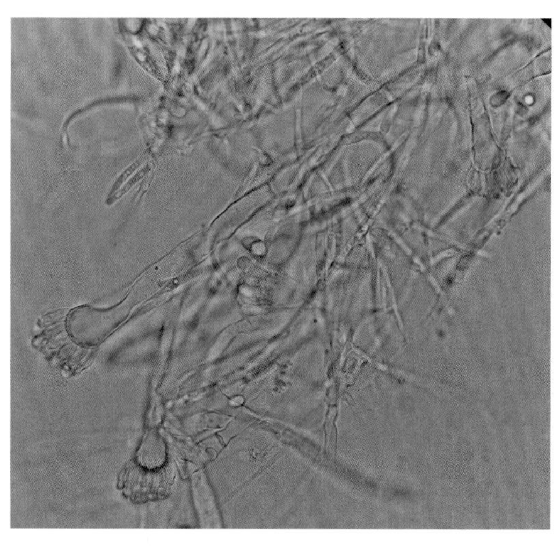

图 10-5-14-4 浅蓝灰曲霉镜检：SDA，28 ℃，10 d，胶带粘取，生理盐水，×1 000

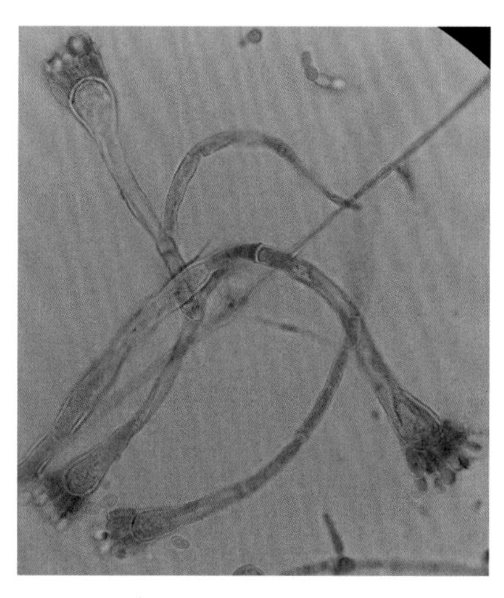

图 10-5-14-5 浅蓝灰曲霉镜检征：SDA，28 ℃，10 d，胶带粘取，乳酸酚棉蓝染色，×1 000

三、鉴定与鉴别

浅蓝灰曲霉与局限组内的局限曲霉和帚状曲霉相比，浅蓝灰曲霉在察氏琼脂上相对于后者稍快，但仍然是生长迟缓，在非高渗高糖的培养基上，浅蓝灰曲霉能呈现出典型绒毛状曲霉菌落，而局限曲霉和帚状曲霉却是颗粒状菌落。

四、抗真菌药物敏感性

本菌数据缺乏。

五、致病性

可导致肺曲霉肿。

(徐和平　钱雪琴)

● 局限曲霉 ●

一、简介

局限曲霉(*Aspergillus restrictus*)属于曲霉亚属局限组，本组曲霉有嗜高渗透压特性，故在一般的培养基上生长缓慢，在分离时容易漏检。局限组曲霉除局限曲霉外，常见的还有帚状曲霉(*Aspergillus penicillioides*)和浅蓝灰曲霉(*Aspergillus caesiellus*)。

二、培养及镜检

(一) 培养

由于本菌有嗜高渗透压特点，在普通的 SDA 和 PDA 上生长缓慢，菌落形态变异，浅白色或米黄色菌落，边缘不整，表面微绒毛，随着培养时间延长，菌落出现脑回状皱褶，或呈泡沫粒样菌落。在察氏培养基上生长非常缓慢，菌落颜色呈现深浅不一的绿色。若把 PDA 或 SDA 中的葡萄糖(或蔗糖)含量提高到

20%，局限曲霉生长速度明显加快，并表现出典型的曲霉属菌落特征，质地绒毛状或絮状，中央凸起颜色较深，橄榄绿色或烟绿色，边缘丝绒状颜色较浅，有一白色或浅白色的缘，背面微黄绿色或近白色。随着培养时间延长，菌落颜色逐渐加深并多变。该菌在 37 ℃不生长。见图 10-5-15-1 至图 10-5-15-6。

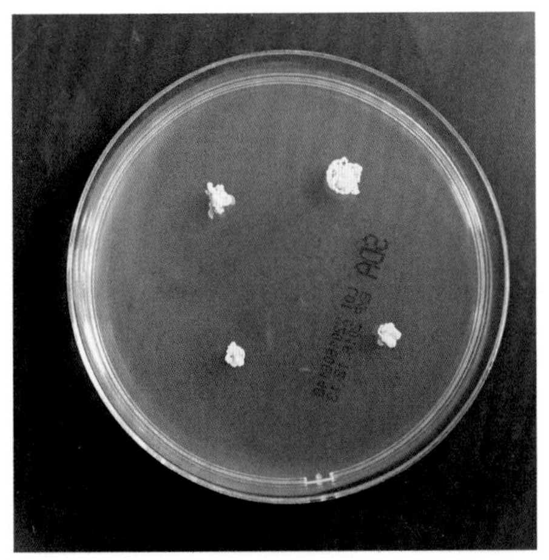

图 10-5-15-1　局限曲霉：SDA，28 ℃，6 d

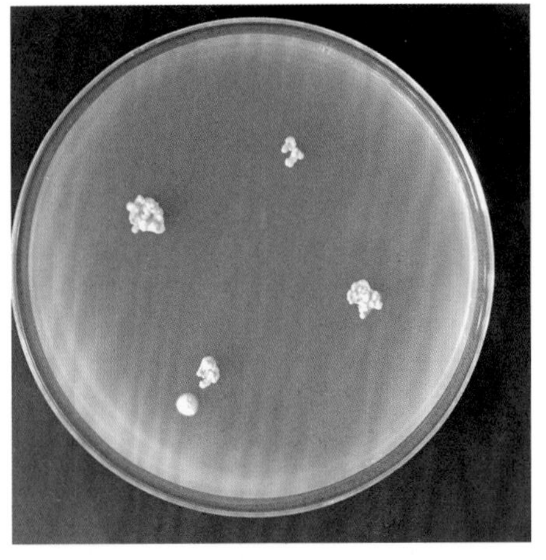

图 10-5-15-2　局限曲霉：PDA，28 ℃，6 d

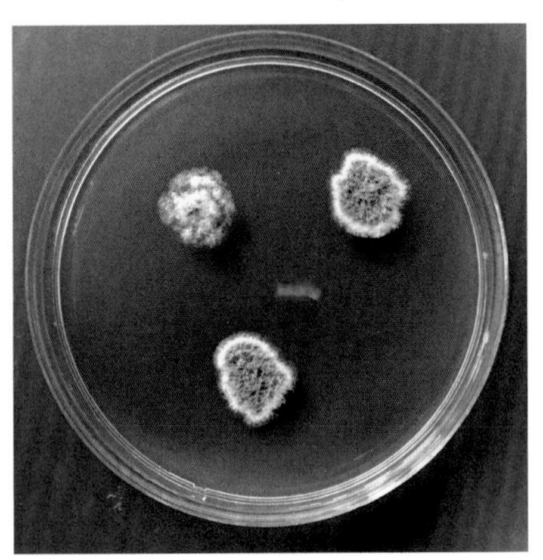

图 10-5-15-3　局限曲霉：含 20% 葡萄糖的 SDA，28 ℃，7 d

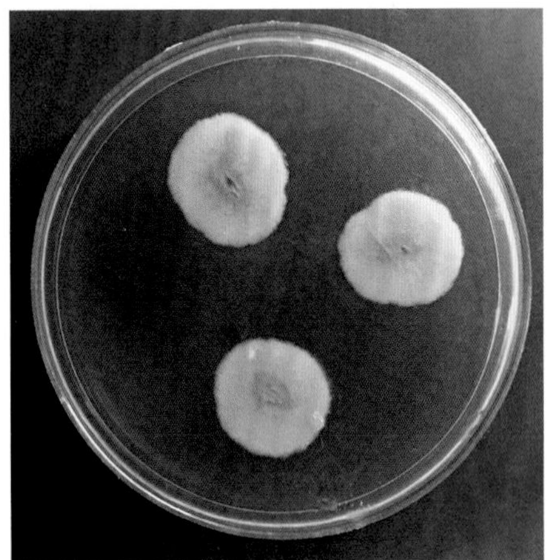

图 10-5-15-4　局限曲霉菌落（背面）：含 20% 葡萄糖的 PDA，28 ℃，7 d

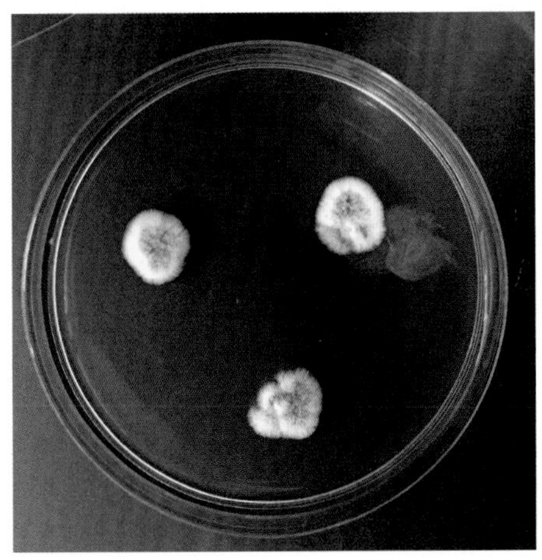

图 10-5-15-5　局限曲霉：含 20% 葡萄糖的 PDA，28 ℃，6 d

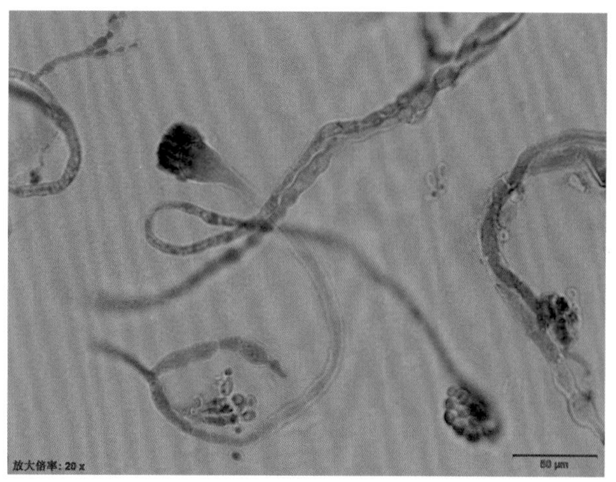

图 10-5-15-6 局限曲霉:PDA, 28 ℃, 14 d,乳酸酚棉蓝染色,×1 000

（二）镜下形态

在高渗透压的培养基上,局限曲霉的典型镜下特征是顶囊球形、半球形或烧瓶状,瓶梗只占顶囊的 1/2 左右,单层柱状,排列紧密。分生孢子椭圆形或圆形,着生于瓶梗上,呈长链状排列,表面有微小棘,淡黄色或黄绿色。分生孢子梗光滑无色,有时可见分隔。在普通的 SDA 和 PDA 平板上,局限曲霉生长有限,有时难以见到典型的顶囊,只可见菌丝和少量孢子,顶囊发育不良,瓶梗稀疏,产生的分生孢子量少。见图 10-5-15-7 至图 10-5-15-10。

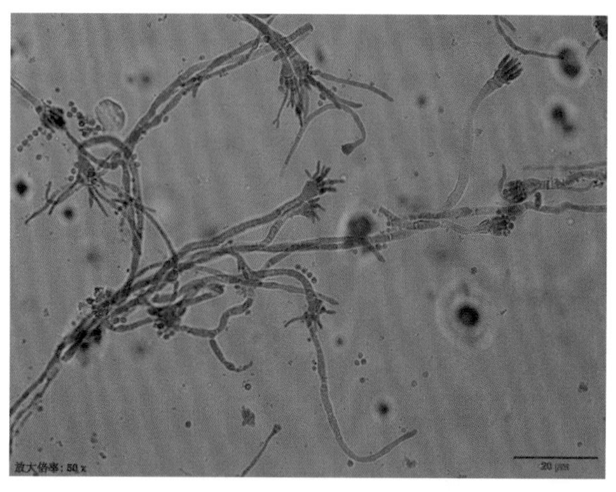

图 10-5-15-7 局限曲霉:PDA, 28 ℃, 14 d,乳酸酚棉蓝染色,×400

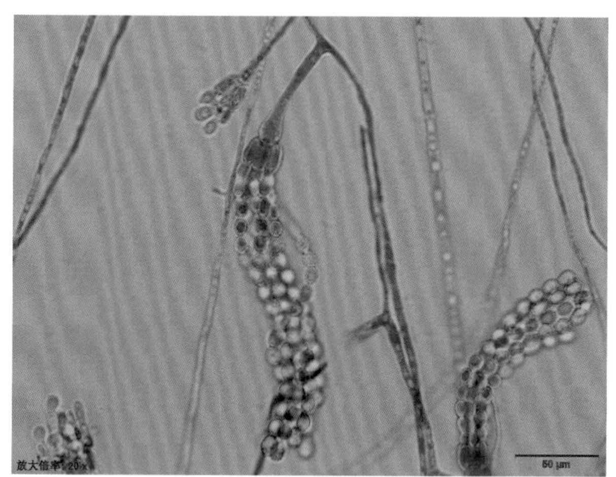

图 10-5-15-8 局限曲霉:PDA, 28 ℃, 14 d,乳酸酚棉蓝染色,×1 000

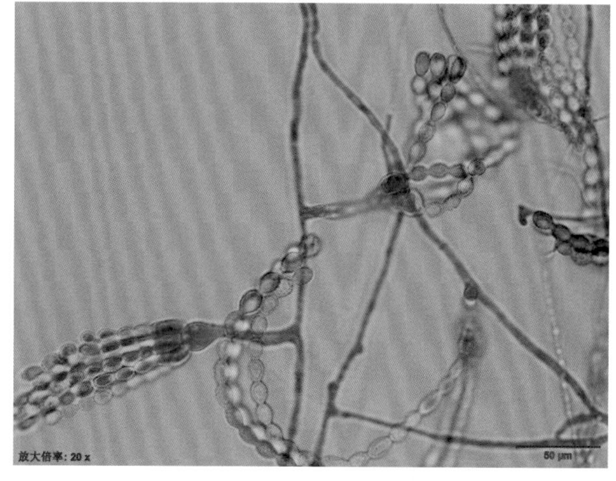

图 10-5-15-9 局限曲霉,含 20%葡萄糖的 PDA, 28 ℃, 6 d,乳酸酚棉蓝染色,×1 000

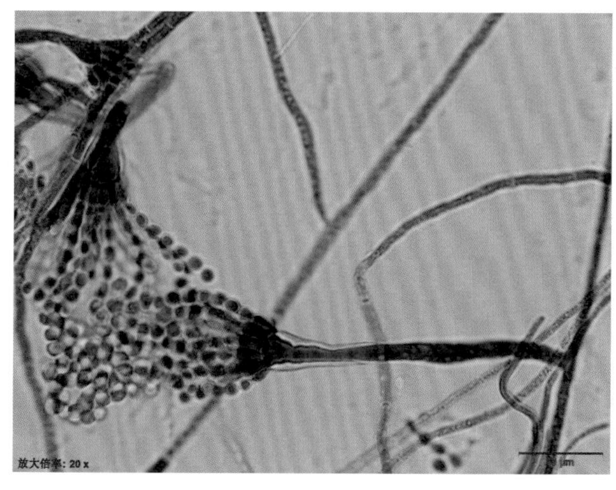

图 10-5-15-10 局限曲霉,含 20%葡萄糖的 PDA, 28 ℃, 6 d,乳酸酚棉蓝染色,×1 000

三、鉴定与鉴别

1. 鉴定要点:嗜高渗透压培养特性,瓶梗单层,占顶囊一半,橄榄绿色或烟绿色菌落,37 ℃不生长。

2. 鉴别要点:局限曲霉需与本组同样具有嗜高渗透压培养特性帚状曲霉和浅蓝灰曲霉相区别。帚状曲霉的分生孢子头初为放射形,后疏松到有些不规则的圆柱状;分生孢子成熟时为球形、近球形,很少数呈椭圆形;浅蓝灰曲霉分生孢子头呈典型而又紧密的圆柱状,分生孢子成熟时为圆桶形、椭圆形或梨形,很少近球形,在察氏琼脂平板上生长较快。局限曲霉在察氏琼脂平板上生长缓慢。

四、抗真菌药物敏感性

该菌资料尚缺。

五、致病性

本菌主要引起谷物、食品和织物的霉变,引起人类感染病例少见。据有关的文献报道,可引起人体的过敏、呼吸道、皮肤软组织的感染。

（徐和平）

● 菌核曲霉 ●

一、简介

菌核曲霉(*Aspergillus sclerotiorum*)隶属于子囊菌门、散囊菌纲、散囊菌目、曲霉科。在系统进化关系上,菌核曲霉属于环绕组。其主要分布在土壤和有机物品上,是引起多种物质霉腐的主要曲霉菌种之一。曲霉属的某些种能产生菌核结构,如黄曲霉、米曲霉等,菌核是真菌生长到一定阶段,菌丝体不断地分化,相互纠结在一起形成的颜色较深而坚硬的菌丝体组织颗粒,同时它又是糖类和脂类等营养物质的储藏体。菌核形态多样,色泽和大小差异也很大,而同一菌株的菌核在不同培养基上大小也不完成相同,本节以黄曲霉菌核曲霉为例介绍其特性,在现代生产、科研和致霉变方面受到重视。

二、培养及镜检

(一) 培养

在沙氏琼脂(SDA)、马铃薯葡萄糖琼脂(PDA)及察氏琼脂(CZA)和血平板、巧克力及中国蓝平板均能生长,但生长缓慢,表面为浅黄色。第 4 d 时 PDA 培养基上菌落中部顶端可见较多大小不一“露珠”样渗出液,菌落絮状菌丝中可见白色小球—未成熟菌核,放大后呈白色丝绒状物。PDA 上菌落自 28 ℃培养第 6 d 开始,菌落逐渐变黄,至培养 14 d 时菌落直径 55～65 mm,并全面产生大量菌核,成熟菌核较硬,将成熟菌核放大后看似金色珍珠,菌落边缘为白色菌丝。培养基背面平坦呈淡黄色并逐渐加深至培养 14 d 时呈淡肉桂色,菌落边缘可见少量白色斑点。用钩针刮取培养 14 d 的菌落,菌落易刮下,刮后可见 PDA 平皿平坦,无沟纹。而中国蓝和血平皿上生长相对较慢,质地丝绒状,渗出液较少。见图 10-5-16-1 至图 10-5-16-8。

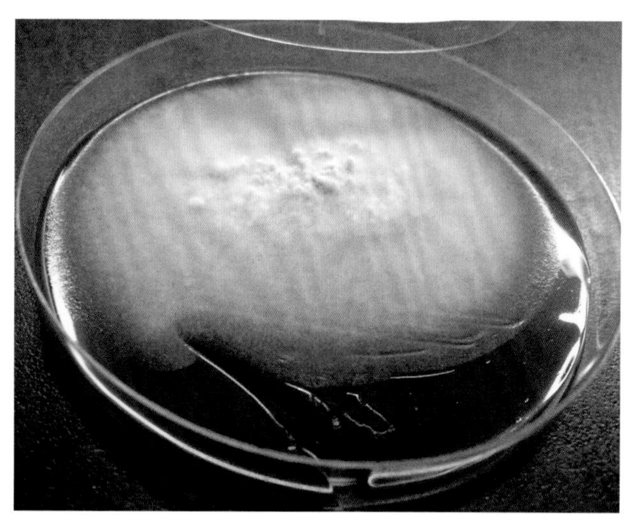

图 10-5-16-1　菌核曲霉菌落:28℃，6 d,血平板

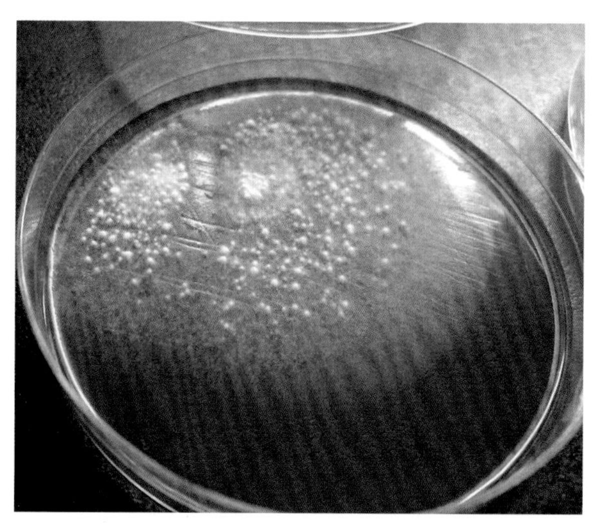

图 10-5-16-2　菌核曲霉菌落:28℃，9 d,中国蓝

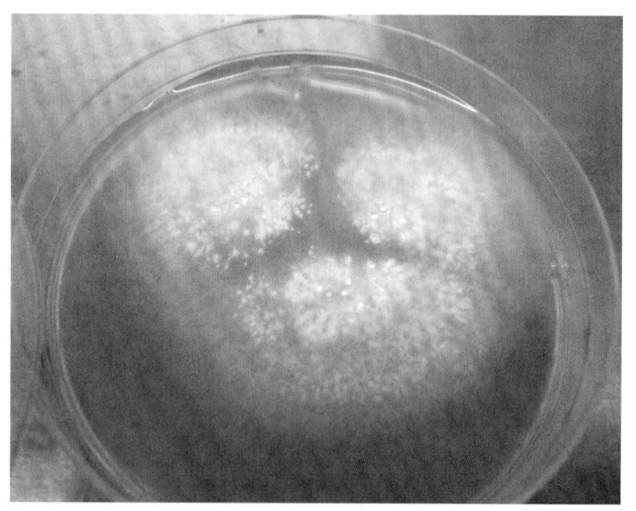

图 10-5-16-3　菌核曲霉菌落:28℃，9 d，SDA

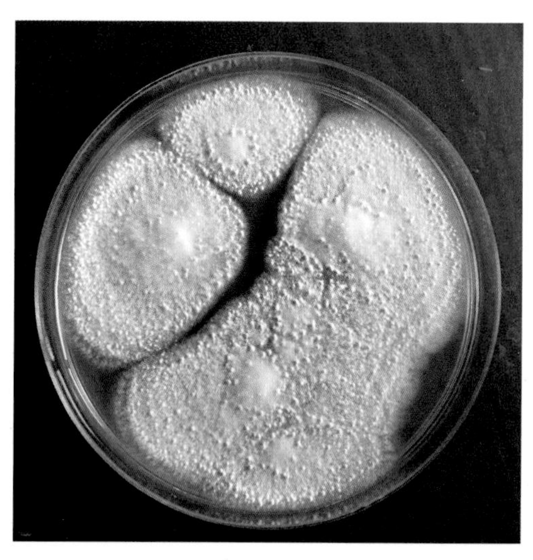

图 10-5-16-4　菌核曲霉菌落:28℃，4 d，PDA

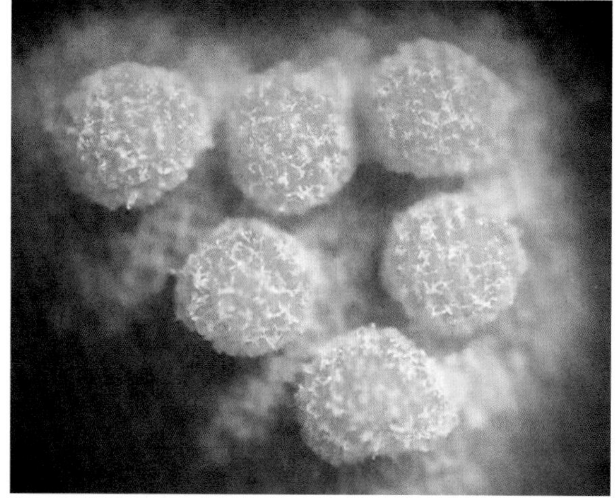

图 10-5-16-5　菌核曲霉菌落:菌核放大图:28℃，4 d，PDA

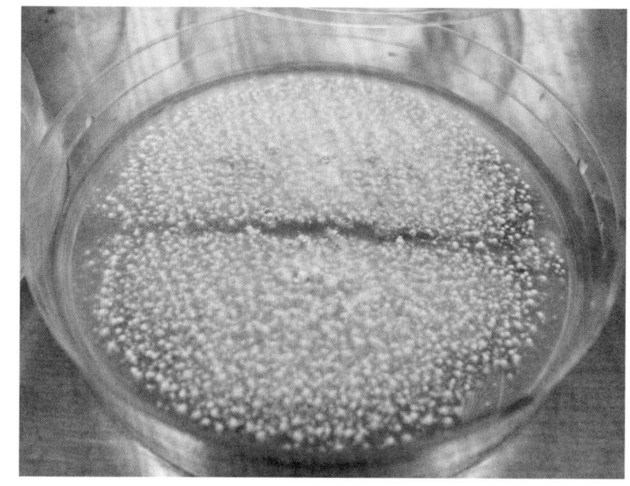

图 10-5-16-6　菌核曲霉菌落:28℃，14 d，PDA

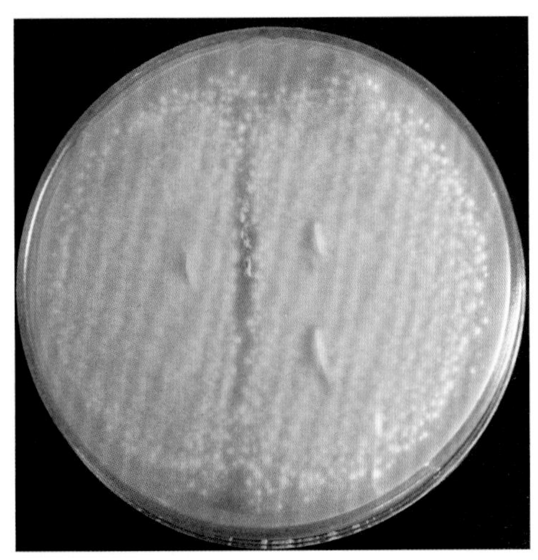
图 10-5-16-7　菌核曲霉菌落（背面）：28 ℃，14 d，PDA

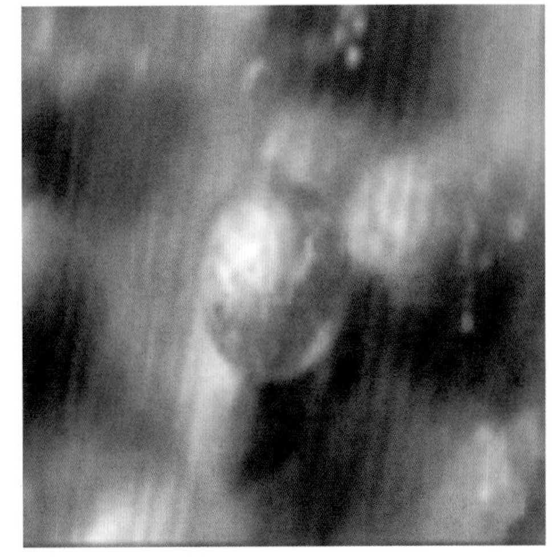
图 10-5-16-8　菌核曲霉成熟菌核：放大后似金色珍珠

（二）镜下形态

标本直接镜检：眼外伤后分泌物直接镜检可见较大量透明菌丝，呈 45°分枝分隔，见图 10-5-16-9。

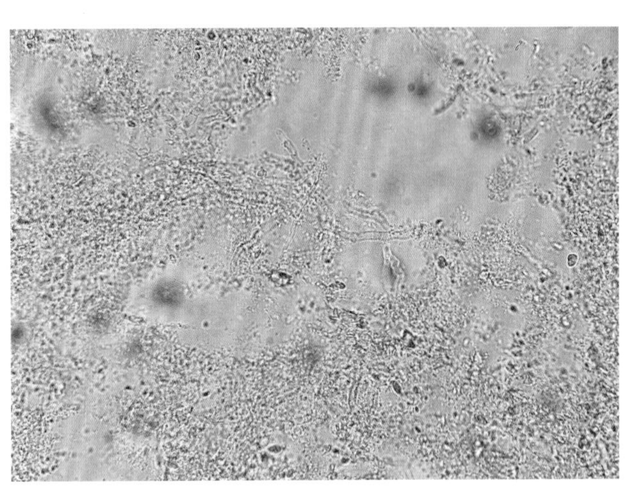
图 10-5-16-9　菌核曲霉直接镜检：10% KOH 溶液，可见菌丝呈 45°分枝分隔，×400

分生孢子头放射状，偶尔可见分裂成两个或多个。分生孢子梗细长，淡黄色，厚壁且表面有棘刺。顶囊球形，直径 17～35 μm。产孢细胞双层，覆盖整个顶囊表面。分生孢子壁光滑或略细微粗糙，球形，直径 2.0～3.5 μm。菌核球形到近球形，直径 1.0～1.5 mm，白色到奶油色。成熟菌核压碎后仅看到透明菌丝和脂质物。见图 10-5-16-10 至图 10-5-16-13。

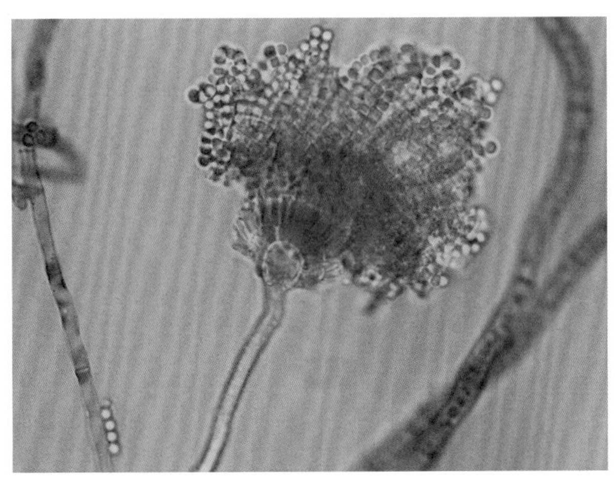
图 10-5-16-10　菌核曲霉：28 ℃，4 d，PDA，乳酸酚棉蓝染色，×400

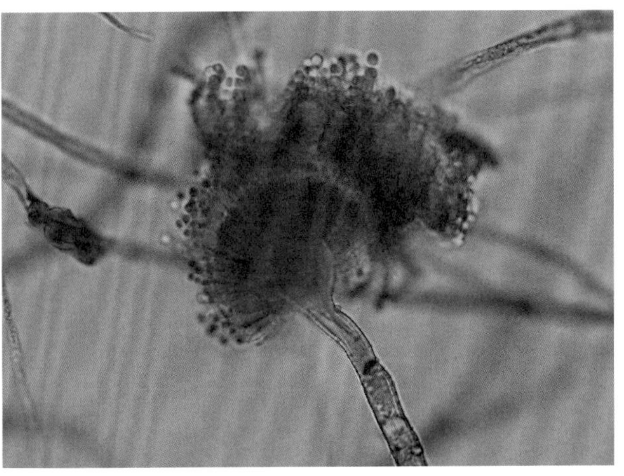
图 10-5-16-11　菌核曲霉：28 ℃，4 d，PDA，乳酸酚棉蓝染色，×400

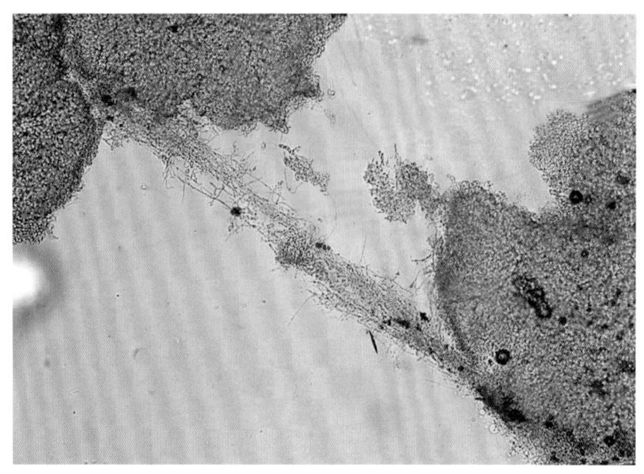

图 10-5-16-12 菌核曲霉的菌核:压碎后菌丝连接,×100

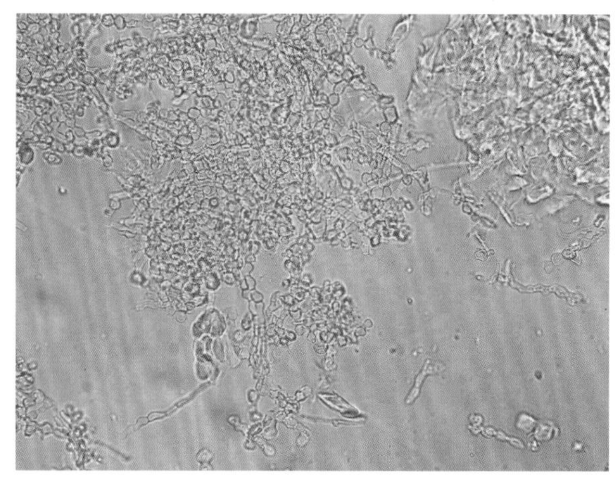

图 10-5-16-13 菌核曲霉的菌核:压碎后见菌丝和脂质物,×400

三、鉴定与鉴别

(一)鉴定要点

菌落生长缓慢,培养早期为白色丝状菌落,培养 7 d 后菌落表面可见未成熟菌核,随后菌落和菌核颜色逐渐加深,菌核逐渐成熟变硬。

(二)属间鉴别

菌落生长速度和其特有的菌核易进行区分。

(三)属内鉴定

通过菌核进行鉴定。

四、抗真菌药物敏感性

该菌对氟康唑、伊曲康唑、伏立康唑、卡泊芬净均耐药,仅对两性霉素 B 敏感。需要更多菌株数据支持。

五、临床意义

菌核曲霉可引起植物霉变,对人类的致病罕见。从人体皮肤表面或指甲等分离到该菌常作为污染菌考虑,在土壤中也可分离到,该菌致病须有标本真菌镜检或病理检查支持。

(帅丽华 徐和平)

参考文献

1. Baker RR. Smoke generation inside a burning cigarette: Modifying combustion to develop cigarettes that may be less hazardous to health [J]. Progress in Energy and Combustion Science, 2006,32(4):373 - 385.
2. 赵晓丹,史宏志,钱华,等.不同类型烟草常规化学成分与中性致香物质含量分析[J].华北农学报,2012,27(3):234 - 238.
3. 付荣荣,龙丹丹,韩建荣.一株产菌核曲霉的生物学特性研究[J].山西农业科学,2015,43(11):1416 - 1420.

4. 宁露娟，韩建荣，敖新宇. 一株产菌核曲霉的分离鉴定及生物学特性研究[J]. 山西农业科学，2017，45(3)：365－370，378.

● 赭　曲　霉 ●

一、简介

赭曲霉（*A. ochraceus*）隶属于环绕亚属（*Aspergillus Subgen. Circumdati*）、环绕组（*Section Circumdati*）、环绕系列（*Series Circumdati*）。该菌世界范围分布，常在工业上用于类固醇、生物碱或非那嗪的生化转化。

二、培养基镜检

（一）培养

生长中速，35 ℃，沙氏培养基培养 5 d，菌落直径 25～40 mm，质地丝绒状，中心为絮状，颜色初为浅黄色，生长时间延长后中心区颜色加深呈明亮的黄色或黄褐色，有不太明显的辐射状沟纹，边缘白色丝绒状。菌落反面无色或呈淡褐色，稍具霉味。37 ℃不生长或微弱生长。图 10-5-17-1 至图 10-5-17-6。

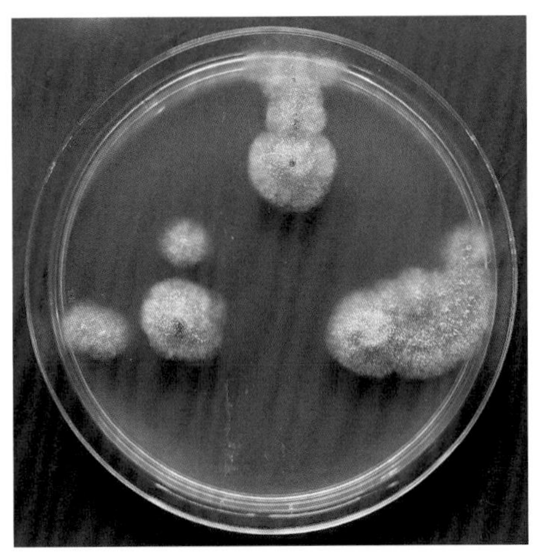

图 10-5-17-1　赭曲霉：CZA，26 ℃，3 d

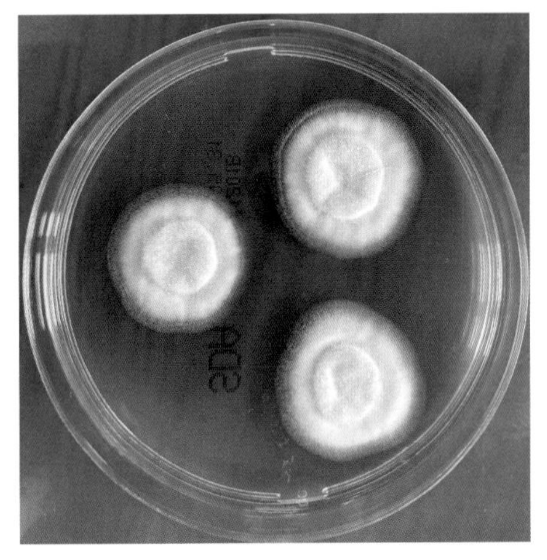

图 10-5-17-2　赭曲霉：SDA，26 ℃，3 d

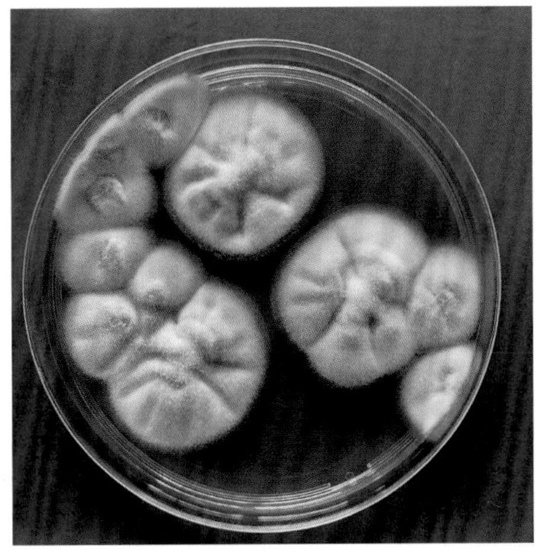

图 10-5-17-3　赭曲霉：SDA，26 ℃，7 d

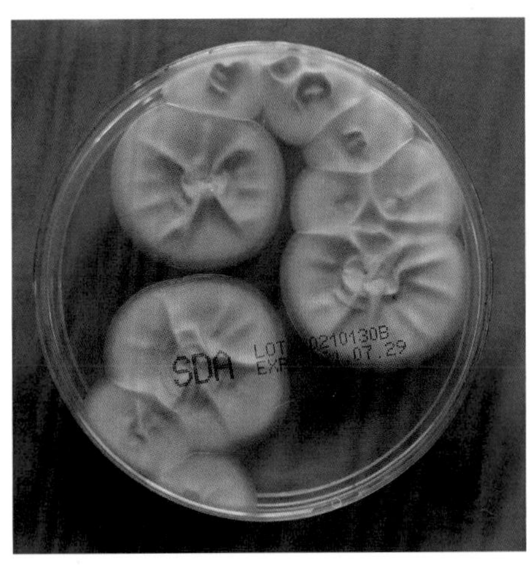

图 10-5-17-4　赭曲霉菌落（反面）：SDA，26 ℃，7 d

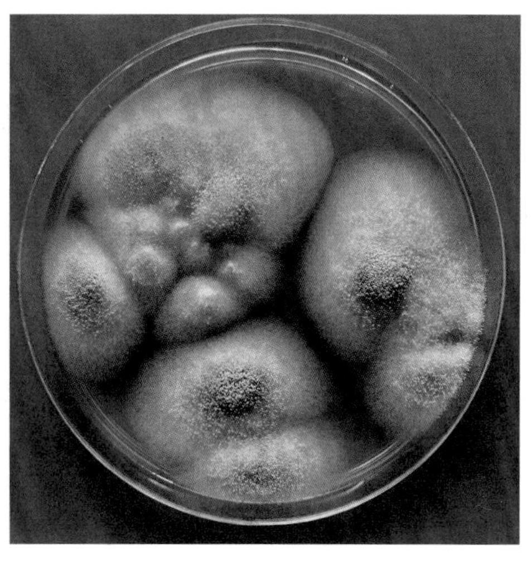

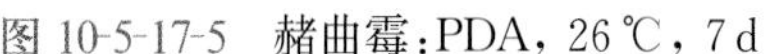

图 10-5-17-5　赭曲霉:PDA，26℃，7 d

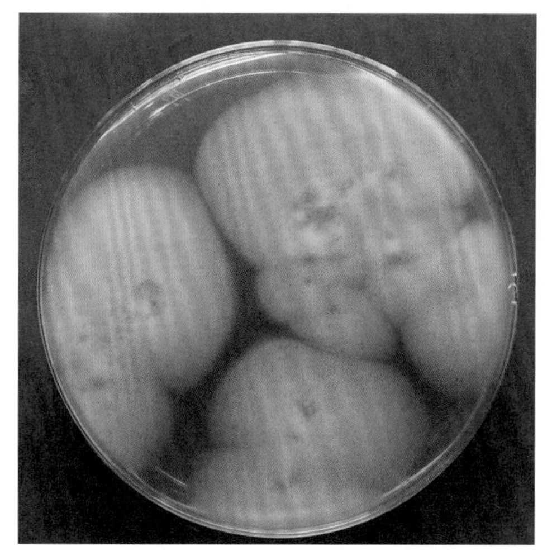

图 10-5-17-6　赭曲霉菌落(反面):PDA，26℃，7 d

（二）形态与染色

1. 分生孢子梗:孢梗茎长 300～800 μm，宽 6～10 μm，细长、柔软易折曲，初期透明，后多呈黄褐色，壁厚，近顶囊处略粗糙。

2. 顶囊:球形或近球形，直径 30～50 μm。

3. 小梗:双层，密生于顶囊全部表面，梗基大，瓶梗小，小梗随着培养时间延长，容易成束散落，出现扇形或帚枝样结构。

4. 分生孢子:球形至宽椭圆形，稍粗糙。

5. 分生孢子头:幼时为球形，老后至辐射形，易散落。

6. 菌核粉色至紫棕色。

显微镜下乳酸酚棉蓝染色形态:见图 10-5-17-7 至图 10-5-17-10。

三、鉴定与鉴别

（一）鉴定要点

分生孢子头放射状，顶囊球形，小梗两层，分生孢子梗棕色，菌核粉色至紫棕色为赭曲霉的结构特征。

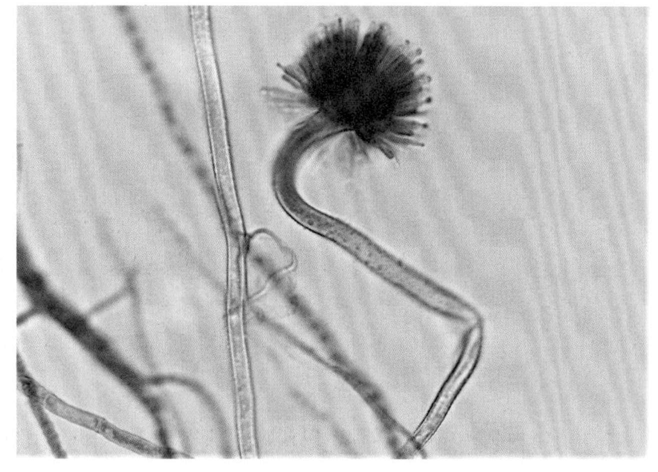

图 10-5-17-7　赭曲霉:26℃，48 h，乳酸酚棉蓝染色，×400

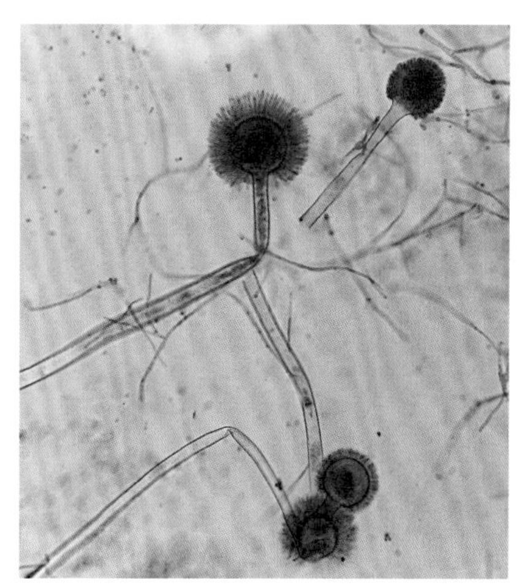

图 10-5-17-8　赭曲霉:26℃，48 h，乳酸酚棉蓝染色，×400

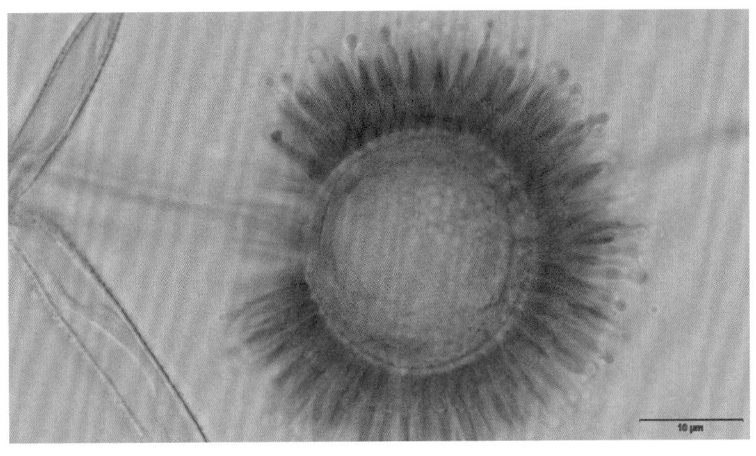

图 10-5-17-9　赭曲霉:26℃，3 d,乳酸酚棉蓝染色,×400

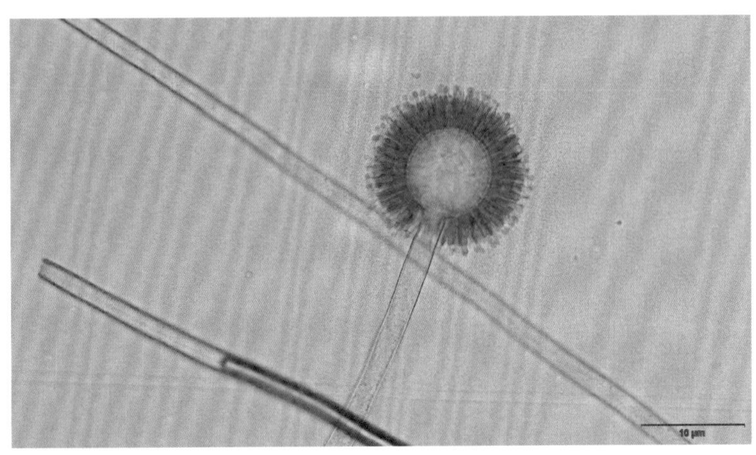

图 10-5-17-10　赭曲霉:26℃，3 d,乳酸酚棉蓝染色,×1 000

（二）属内鉴别

1. 与黄曲霉、米曲霉相鉴别:黄曲霉初代培养一般开始为油菜花样的黄色,逐渐变为黄绿色,颜色较深,菌落厚重有立体感;米曲霉日久以黄绿色为主,但颜色浅,菌落稀疏,较伏贴培养基。赭曲霉的菌落是明亮的黄色,颜色略深,立体感强,边缘白色。

2. 与环绕组其他曲霉相鉴别:赭曲霉的菌核为粉色至紫棕色。

3. 属内组间菌种形态学相似度较高,ITS、*BenA* 和 *CaM* 等位点分子测序方法可准确鉴定到种。

四、抗真菌药物敏感性

有限数据报道赭曲霉对两性霉素 B 耐药,泊沙康唑、卡泊芬净对赭曲霉体外抗菌活性良好(低 MIC 值)、伊曲康唑对赭曲霉体外抗菌活性不定,但目前没有赭曲霉体外药敏试验的结果判读标准。

五、临床意义

赭曲霉极少致人疾病,偶可致变应性支气管肺曲菌病、慢性肺曲霉病、跟骨骨髓炎、antromycosis 等疾病,其产生的赭曲霉素 A 对人类具有神经毒素作用,可致癌。

（白雅红　冯长海　徐和平）

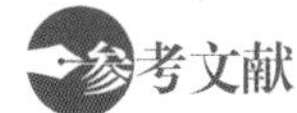

参考文献

1. Houbraken J, Kocsubé S, Visagie CM, et al. Classification of *Aspergillus*, *Penicillium*, *Talaromyces* and related genera (*Eurotiales*): An overview of families, genera, subgenera, sections, series and species [J]. Studies in Mycology, 2020,95(3):5－169.
2. Xu X, Naseri A, Houbraken J, et al. Identification and in vitro antifungal susceptibility of causative agents of onychomycosis due to *Aspergillus* species in Mashhad, Iran [J]. Sci Rep, 2021,11(1):6808. Published 2021 Mar 24. doi:10.1038/s41598-021-86038-z.
3. Moazam S, Denning DW. Aspergillus nodules in chronic granulomatous disease attributable to *Aspergillus ochraceus* [J]. Med Mycol Case Rep, 2017, 17(1): 31－33. doi: 10.1016/j.mmcr.2017.06.004. PMID: 28702318; PMCID: PMC5491460.
4. Visagie CM, Varga J, Houbraken J, et al. Ochratoxin production and taxonomy of the yellow aspergilli (*Aspergillus* section *Circumdati*)[J]. Stud Mycol, 2014,78(6):1－61. doi:10.1016/j.simyco.2014.07.001.
5. Babamahmoodi F, Shokohi T, Ahangarkani F, et al. Rare Case of *Aspergillus ochraceus* Osteomyelitis of Calcaneus Bone in a Patient with Diabetic Foot Ulcers [J]. Case Rep Med, 2015,2015:509827. doi:10.1155/2015/509827.

第六节　青霉属与篮状菌属

根据 Houbraken 和 Samson(2011)和 Visagie 等人(2014b)的研究，青霉属的概念现在得到了明确的定义。青霉分生孢子梗结构呈帚状，帚状枝可以是单轮、双轮、三轮或四轮。Houbraken 和 Samson(2011)将 *Torulomyces* 和 *Thysanophora* 作为青霉属同名；前有性型正青霉(*Eupenicillium*)、*Chromocleista* 和 *Hemicarpenteles* 也被认为是青霉属同名。Visagie 等人(2014b)推荐了青霉菌的鉴定方法，为该属的稳定分类奠定了基础。Houbraken 等人(2020)采用 9 个遗传位点对散囊菌目真菌进行种系分析，将青霉属分为 *Aspergilloides* 和 *Penicillium* 2 个亚属(Subgenera)、32 个组(Sections)、89 个系列(Series)。

原马尔尼菲青霉菌(*Penicillium marneffei*)现归入篮状菌属，名为马尔尼菲篮状菌(*Talaromyces marneffei*)；原赭褐青霉菌(*Penicillium argillaceum*)现归入罗萨姆森属，现名为赭褐罗萨姆森(*Rasamsonia argillacea*)。

● 青　霉　属 ●

一、简介

青霉属(*Penicillium*)隶属于子囊菌门、盘菌亚门、散囊菌纲、散囊菌目、曲霉菌科(Aspergillaceae)。该属真菌世界范围分布，土壤、空气、各种食品等中均可发现。临床上常见的有灰黄青霉(*P. griseofulvum*)、橘青霉(*P. citrinum*)、扩展青霉(*P. expansum*)、短密青霉(*P. brevicompactum*)、草酸青霉(*P. oxalicum*)、小刺青霉(*P. spinulosum*)、变紫青霉(*P. purpurescens*)、局限青霉(*P. restrictum*)、胶囊青霉(*P. capsulatum*)、斜卧青霉(*P. decumbens*)、橘灰青霉(*P. aurantiogriseum*)、犬属青霉(*P. canis*)、产黄青霉(*P. chrysogenum*)、普通青霉(*P. commune*)、指状青霉(*P. digitatum*)、娄地青霉(*P. roqueforti*)、意大利青霉(*P. italicum*)等。

二、培养与镜检

(一) 培养

菌落生长快速，4 d 成熟，通常在 37 ℃不生长或生长不良；菌落粉状，初为白色，渐变为蓝绿色、黄绿绿、青色、棕青色等，边缘白色，不常见的菌种可有颜色差别；菌落反面白色，也可是红色或棕色。见图10-6-1-1至10-6-1-6。

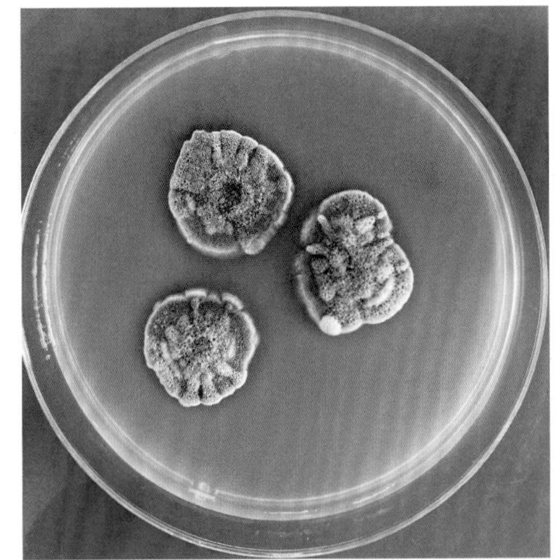

图 10-6-1-1　灰绿青霉菌落：PDA，27℃，7 d

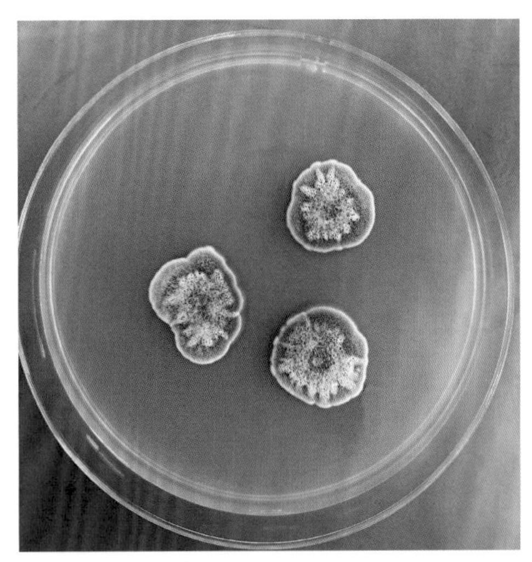

图 10-6-1-2　橘青霉菌落：PDA，27℃，7 d

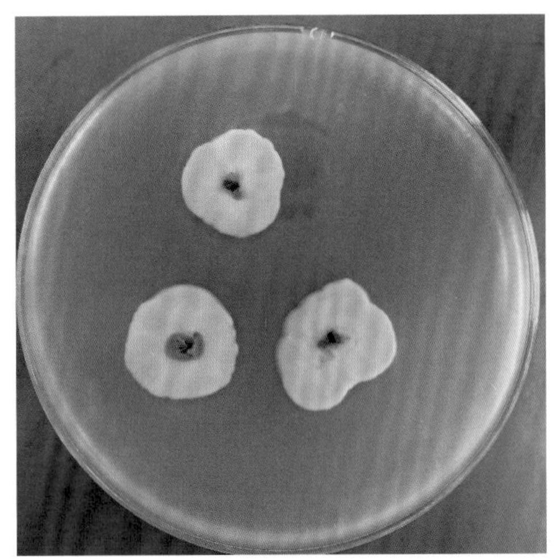

图 10-6-1-3　橘青霉菌落（背面）：PDA，27℃，7 d

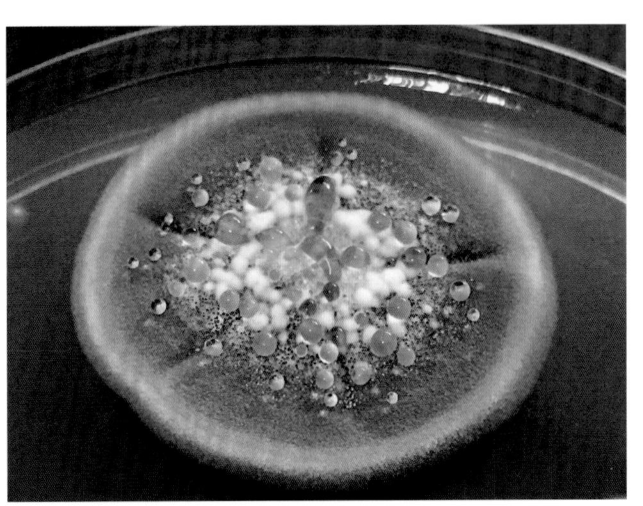

图 10-6-1-4　橘青霉菌落：PDA，27℃，14 d

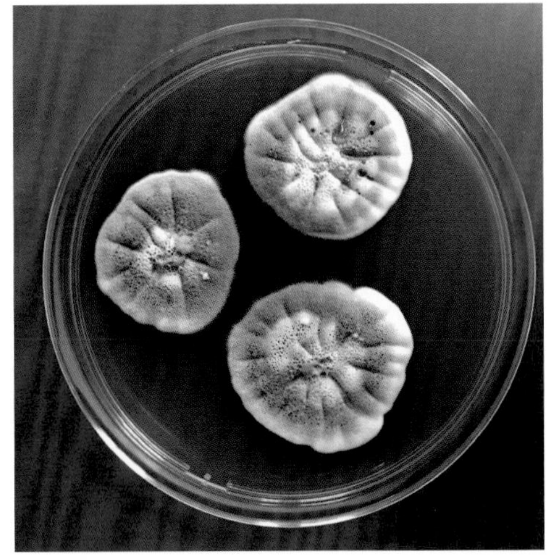

图 10-6-1-5　短密青霉菌落：PDA，27℃，7 d

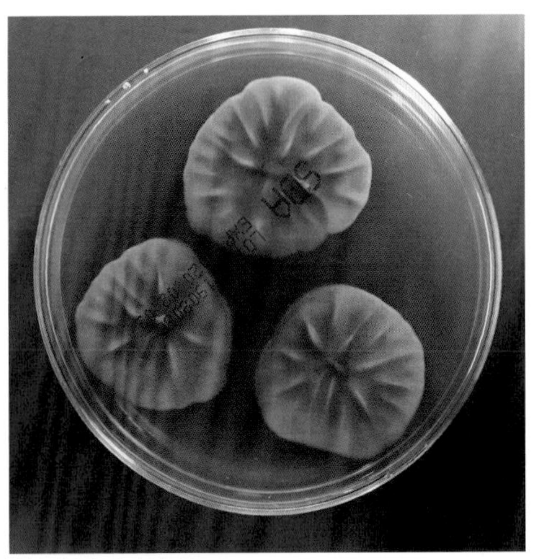

图 10-6-1-6　短密青霉菌落（背面）：PDA，27℃，7 d

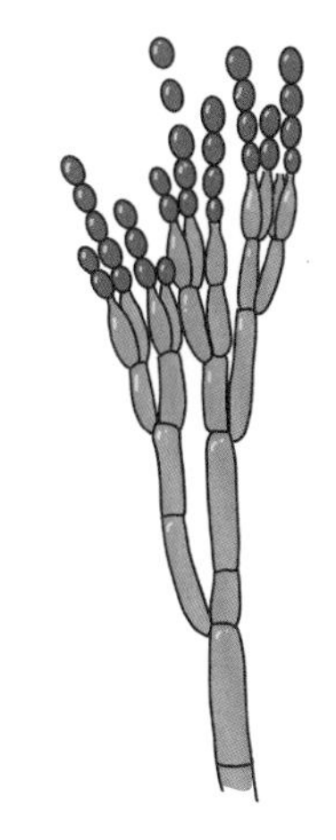

图 10-6-1-7 青霉镜下形态示意图

（二）镜下形态

菌丝有隔；分生孢子梗有隔，光滑或粗糙，可多次分枝，产生 1～4 轮对称或不对称的小梗，形如扫帚，称为帚状枝。分生孢子球形、椭圆形或短柱形，光滑或粗糙，大部分生长时呈蓝绿色。少数种可产生闭囊壳(内含子囊和子囊孢子)或产生菌核。见图 10-6-1-7 至图 10-6-1-9。

三、鉴定与鉴别

（一）鉴定要点

菌丝透明，帚状枝上瓶梗花瓶状是青霉的鉴别特征。

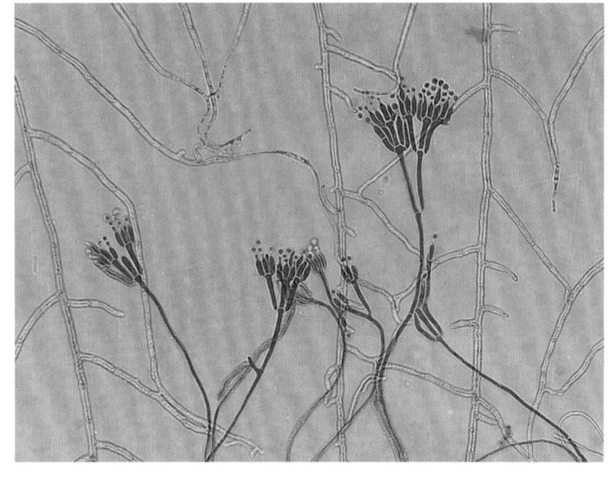

图 10-6-1-8 橘青霉镜检：SDA，28 ℃，5 d，乳酸酚棉蓝染色，×400

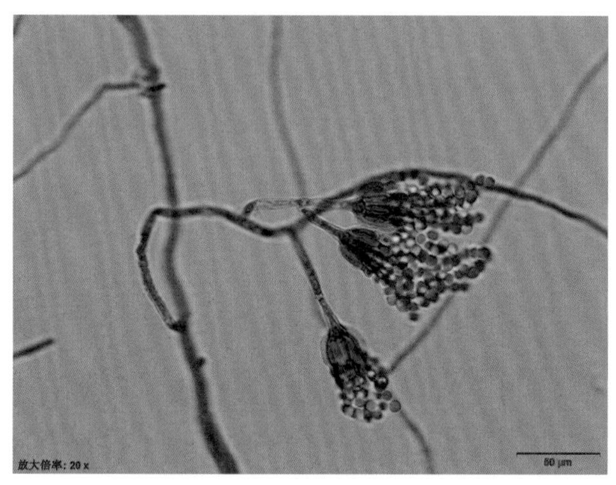

图 10-6-1-9 橘青霉镜检：PDA，25 ℃，46 d，乳酸酚棉蓝染色，×400

（二）属间鉴定

与曲霉菌相鉴别：青霉分生孢子梗呈帚状，基部无足细胞，顶端不形成膨大的顶囊；曲霉完全产孢态分生孢子梗基部有足细胞，顶部有顶囊。

四、抗真菌药物敏感性

特比萘芬和棘白菌素在体外对青霉具有较强的抑制活性，但是其抗真菌药物并没有被广泛用于治疗青霉导致的侵袭性感染。两性霉素 B 在体外对青霉具有中等抗真菌活性，唑类在体外对青霉的抗菌活性可变。

五、临床意义

青霉常作为环境中污染菌，多不具有临床意义。但是对于免疫抑制人群，如血液系统恶性肿瘤患者，特别是强化化疗导致骨髓抑制的急性白血病患者，青霉是一种罕见但越来越被认可的机会性病原体，可致肺部感染、播散性感染、皮肤感染、角膜炎、骨髓炎、心内膜炎等。

（冯长海 徐和平）

参考文献

1. Houbraken J, Kocsubé S, Visagie CM, et al. Classification of *Aspergillus*, *Penicillium*, *Talaromyces* and related genera (*Eurotiales*): an overview of families, genera, subgenera, sections, series and species [J]. Studies in Mycology, 2020,95(3):5－169.
2. Mehta D, Hofacker SA, Villalba JA, et al. First reported case of invasive cutaneous *Penicillium cluniae* infection in a patient with acute myelogenous leukemia: a case report and literature review [J]. Open Forum Infect Dis, 2021,8(7): ofab265. doi:10.1093/ofid/ofab265. PMID:34258314; PMCID: PMC8271139.

● 篮状菌属 ●

一、简介

篮状菌属(*Talaromyces*)隶属于子囊菌门、盘菌亚门、散囊菌纲、散囊菌目、发菌科(Trichocomaceae),属下有 *Bacillispori*、*Helici*、*Islandici*、*Purpurei*、*Subinflflati*、*Talaromyces*、*Trachyspermi* 等 7 个组(section),模式种为 *T. vermiculatus*。该种属虽然形态学上和青霉种属极其相似,但在系统发育上与青霉菌不同。篮状菌包括几百个物种,它们通常是耐热的,菌落背面为红色或黄色,而青霉菌的菌落几乎总是绿色。马尔尼菲篮状菌(*T. marneffei*)是属内的一种最常见的临床重要条件致病菌,在双相菌中已有介绍。非马尔尼菲篮状菌中,*T. amestolkiae*、金黄篮状菌(*T. aurantiaces*)、绳状篮状菌(*T. funiculosus*)、*T. helicus*、*T. indigoticus*、*T. piceus*、产紫篮状菌(*T. purpurogenus*)、放射篮状菌(*T. radicus*)、红色篮状菌(*T. ruber*)、皱褶篮状菌(*T. rugulosus*)、*T. stollii*、疣状篮状菌(*T. verruculosus*)等,也可致人发病,本节主要描述非马尔尼菲篮状菌。

篮状菌属世界范围分布,是潜在的霉菌毒素生产者。

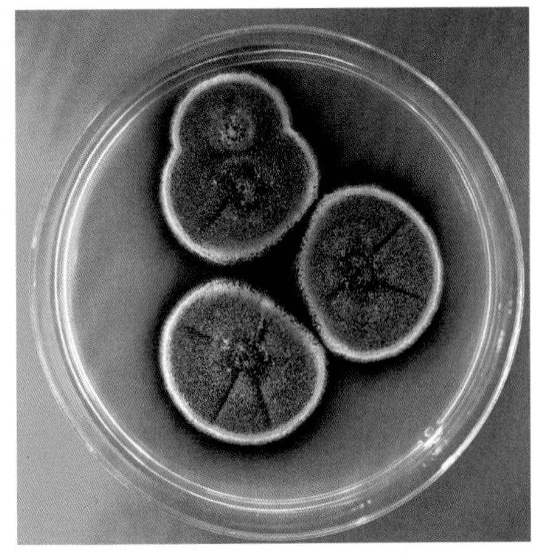

图 10-6-2-1　产紫篮状菌菌落:PDA, 26℃, 5 d

二、培养与镜检

(一) 培养

菌落生长较快或局限,菌落为絮状,有白色、淡黄色、蓝色、青色到淡红色,中间略微凸起,边缘平整,菌落通常产生黄色或红色的可溶性色素。见图 10-6-2-1 至图 10-6-2-7。

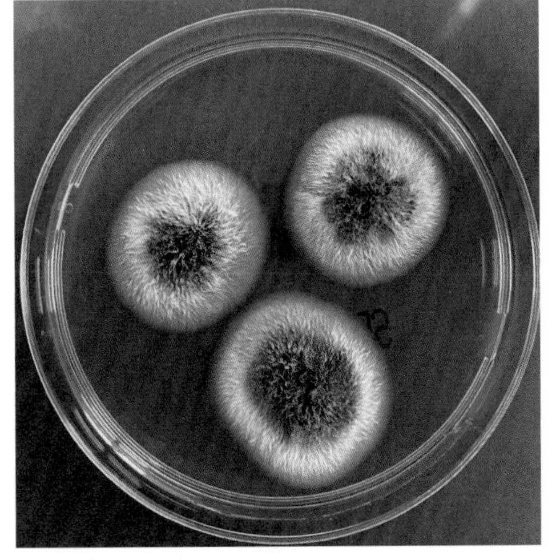

图 10-6-2-2　红色篮状菌菌落:SDA, 26℃, 5 d

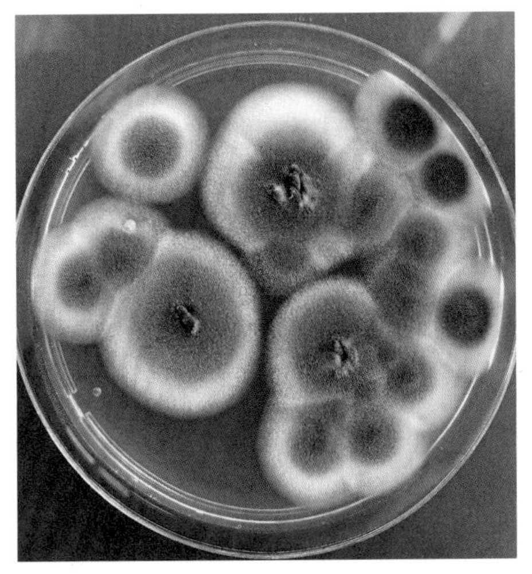

图 10-6-2-3　疣状篮状菌菌落:PDA, 26℃, 5 d

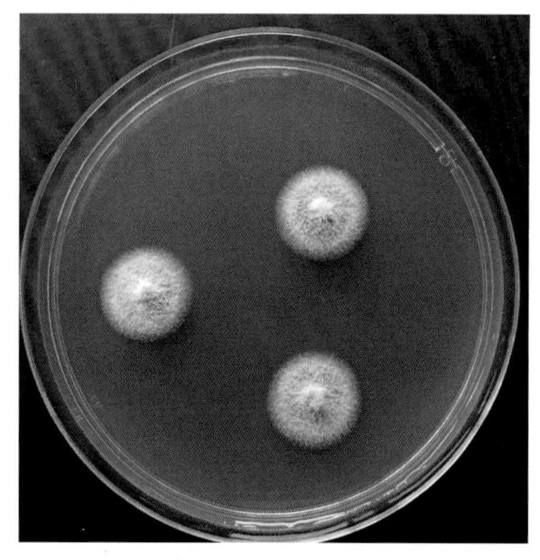

图 10-6-2-4 绳状篮状菌菌落:PDA，26℃，4 d

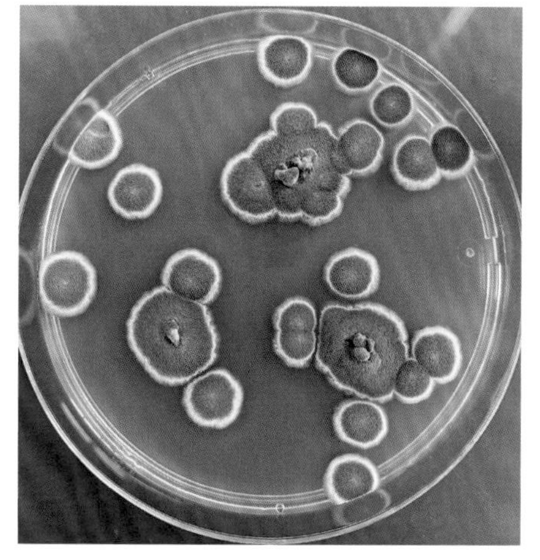

图 10-6-2-5 放射篮状菌菌落:PDA，26℃，4 d

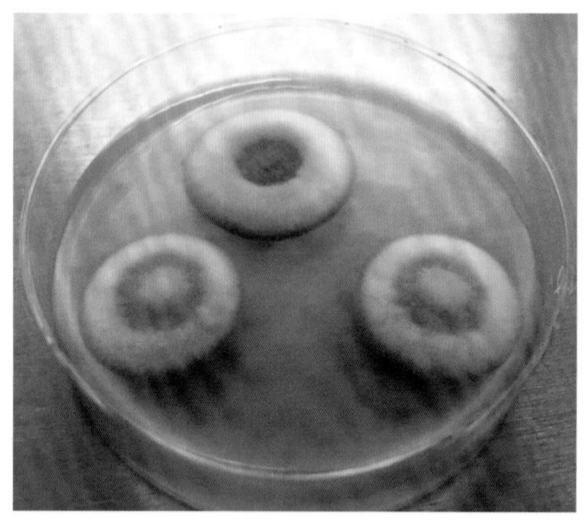

图 10-6-2-6 黄篮状菌菌落:PDA，26℃，5 d

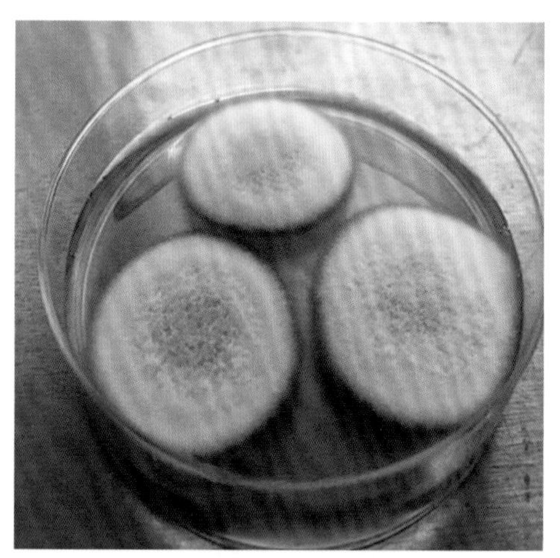

图 10-6-2-7 金黄篮状菌菌落:PDA，26℃，8 d

(二) 镜下形态

菌丝有隔,分枝;分生孢子梗直立,壁粗糙或光滑,对称双轮生,偶有单轮生或单独瓶梗,呈帚状;分生孢子光滑或稍粗糙,圆形至卵形,瓶梗产孢,但瓶梗针尖状,很少瓶形的,梗基与瓶梗几乎等长。分生孢子单生,大部分绿色,链状排列,通常椭圆形到纺锤形,很少(近)球形。子囊果球形至近球形,质软,排列稀疏至紧密;子囊内含 4、6 或 8 个子囊孢子;子囊孢子球形至近球形或轻度椭圆形,链状排列,表面有纹饰,黄色,极少红色。图 10-6-2-8 至图 10-6-2-13。

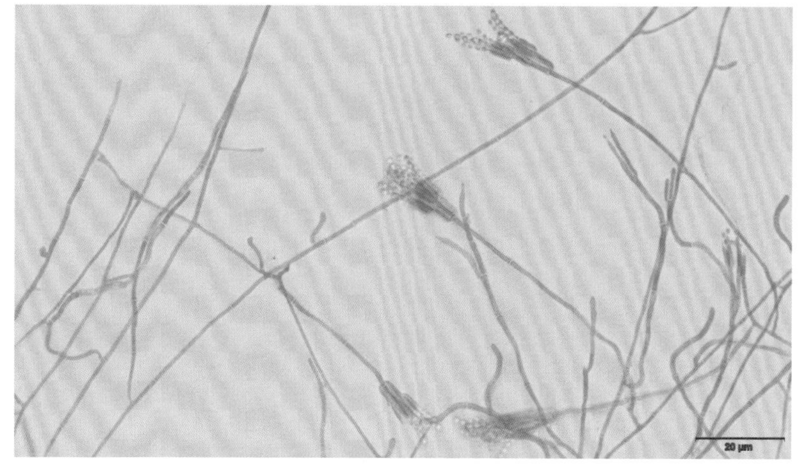

图 10-6-2-8 产紫篮状菌镜检:PDA，25℃，4 d,乳酸酚棉蓝染色,×400

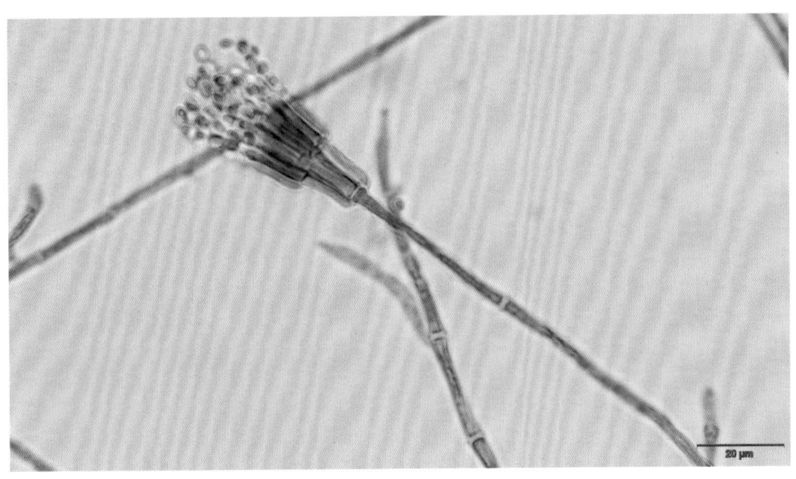

图 10-6-2-9　产紫篮状菌镜检：PDA，25 ℃，4 d，乳酸酚棉蓝染色，×1 000

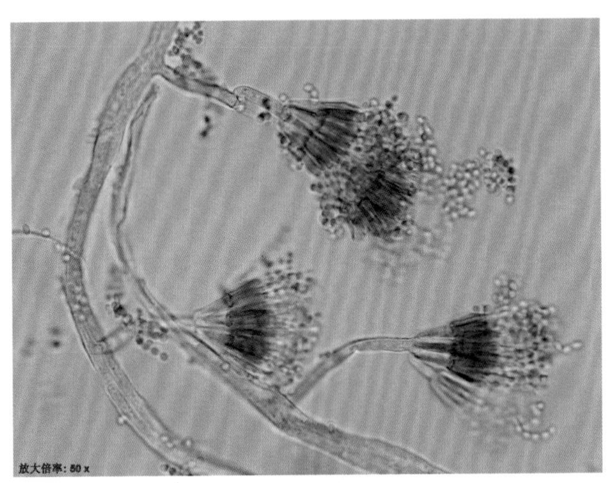

图 10-6-2-10　绳状篮状菌镜检：PDA，25 ℃，4 d，乳酸酚棉蓝染色，×1 000

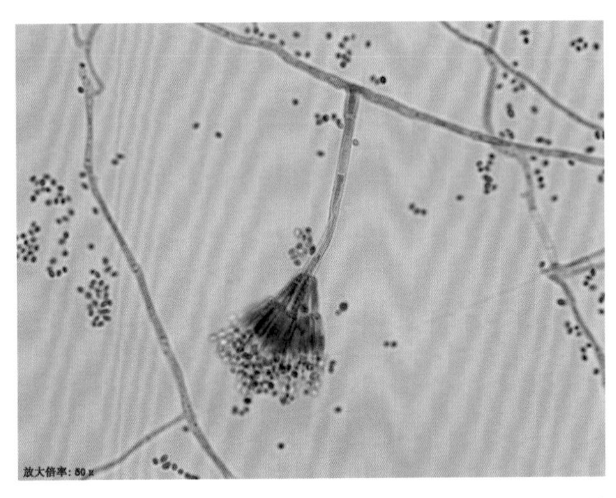

图 10-6-2-11　绳状篮状菌镜检：PDA，25 ℃，4 d，乳酸酚棉蓝染色，×1 000

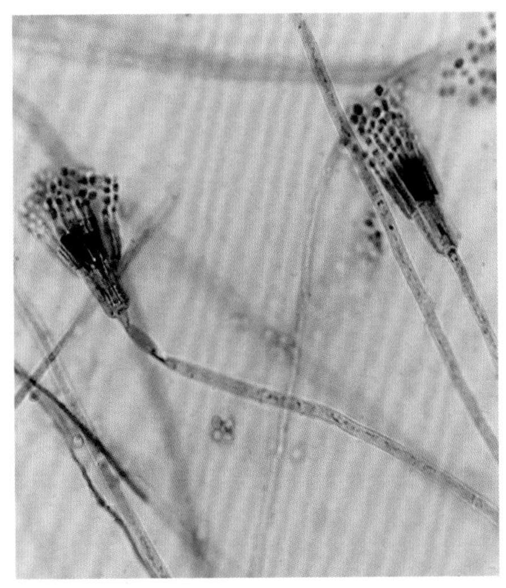

图 10-6-2-12　黄篮状菌镜检：PDA，25 ℃，4 d，乳酸酚棉蓝染色，×1 000

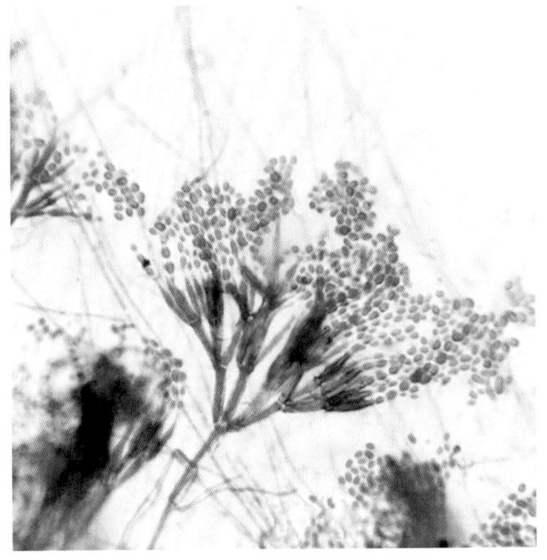

图 10-6-2-13　金黄篮状菌镜检：PDA，25 ℃，4 d，乳酸酚棉蓝染色，×1 000

三、鉴定与鉴别

(一) 鉴定要点

篮状菌分生孢子梗帚状枝为双轮,但也可见单轮或三轮帚状枝,瓶梗瓶形或细长。

(二) 属间/内鉴定

篮状菌与有帚状枝样结构真菌(如青霉)形态学不易鉴定,ITS 和 β-tubulin 位点测序可准确鉴定到种水平。

四、抗菌药物敏感性

特比萘芬、棘白菌素体外对篮状菌具有很好的抗菌活性,两性霉素 B 体外对篮状菌抗菌活性中等,唑类药物体外对篮状菌抗菌活性差(高 MIC 值)。

五、临床意义

篮状菌是条件致病菌,很少致人疾病,但可致人浅表性感染(如皮炎、甲真菌病等)、急性白血病患者肺部感染、过敏性疾病(如哮喘和过敏性肺炎)等。非马尔尼菲篮状菌越来越被认为是引起全球侵袭性真菌感染的新发机会致病菌,可致肺部感染、脑部感染等,免疫缺陷人群和免疫正常人群均可被感染。

(冯长海 徐和平 胡龙华)

参考文献

1. Guevara-Suarez M, Sutton DA, Cano-Lira JF, et al. Identification and antifungal susceptibility of Penicillium-like fungi from clinical samples in the United States [J]. J Clin Microbiol, 2016,54(8):2155-2161. doi:10.1128/JCM.00960-16. Epub 2016 Jun 8. PMID:27280422; PMCID: PMC4963513.
2. Chuah CH, Ong YC, Kong BH, et al. *Talaromyces* (*Penicillium*) species infection in the central nervous system [J]. J R Coll Physicians Edinb, 2020,50(2):138-140. doi:10.4997/JRCPE.2020.211. PMID:32568283.

● 罗萨姆森属 ●

一、简介

罗萨姆森菌属(*Rasamsonia*)隶属于子囊菌门(Ascomycota)、盘菌亚门(Pezizomycotina)、散囊菌纲(Eurotiomycetes)、散囊菌目(Eurotiales)、发菌科(Trichocomaceae),该属有六个种:*R. aegroticola*, *R. argillacea*, *R. eburnea*, *R. brevistipitata*, *R. cylindrospora*, *R. piperina*。*Rasamsonia argillacea* 基名为 *Penicillium argillaceum*。其中,赭褐罗萨姆森菌(*Rasamsonia argillacea*)是本属中可以导致人类感染的病原菌。

二、培养与镜检

(一) 培养

生长迅速,在 SDA 上初为白色菌落,随着时间的延长逐渐产生有色菌落,弱绒毛状,呈浅棕色、奶油色至浅黄,菌落中心白色棉絮状突起,中间浅棕色,边缘绒毛状白色,菌落扁平,无沟纹,培养基反面浅黄棕色。见图 10-6-3-1 至图 10-6-3-4。

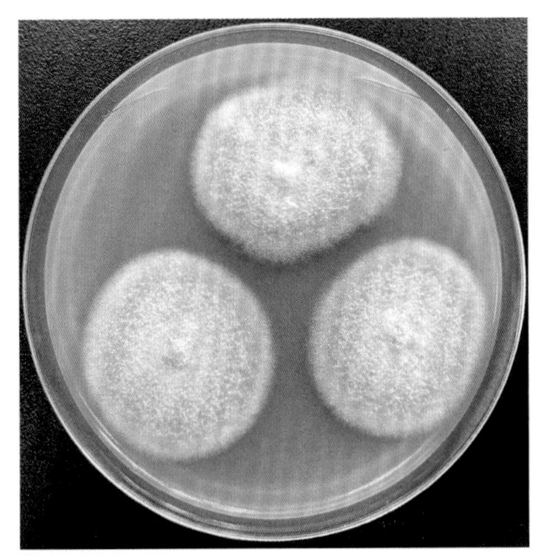

图 10-6-3-1　赭褐罗萨姆森菌落：SDA，35℃，5 d

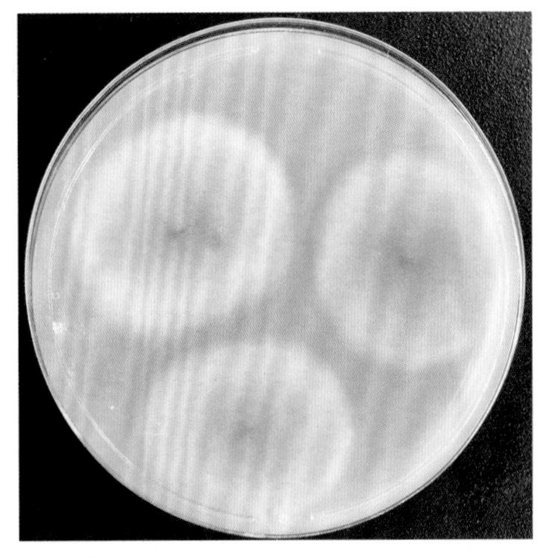

图 10-6-3-2　赭褐罗萨姆森菌落（反面）：SDA，35℃，5 d

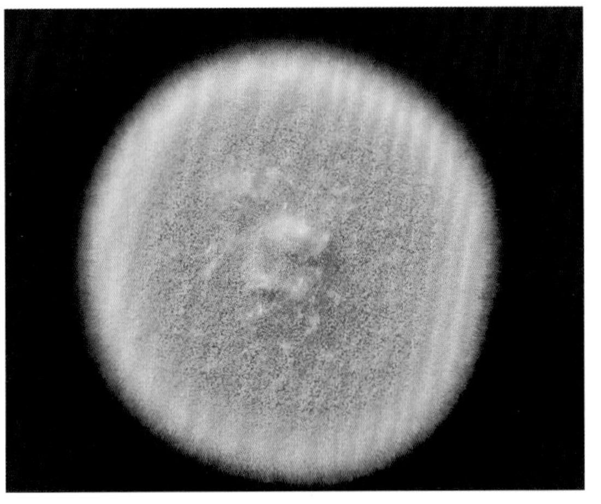

图 10-6-3-3　赭褐罗萨姆森菌落：SDA，35℃，5 d

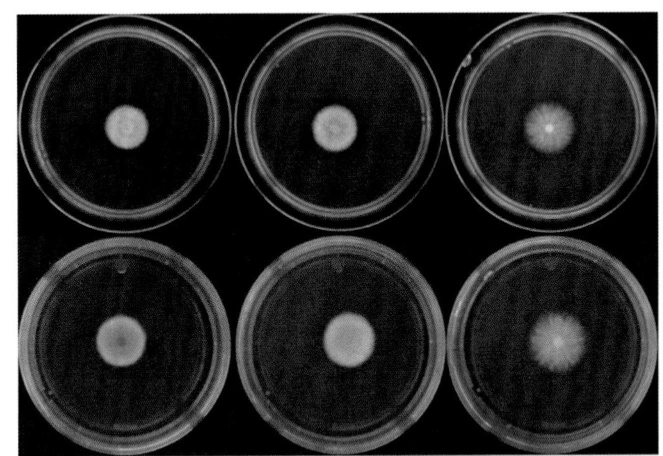

图 10-6-3-4　赭褐罗萨姆森菌落：SDA，PDA，CZA，25℃，7 d

（二）镜下形态

菌丝有分隔，分生孢子梗大多从基质上长出，每个梗基上簇生 6～10 个小梗，形成特征性的帚状枝，分生孢子呈光滑透明或粗糙的圆柱形，或椭圆形，分生孢子呈链状排列。镜下形态见图 10-6-3-5、图 10-6-3-6。

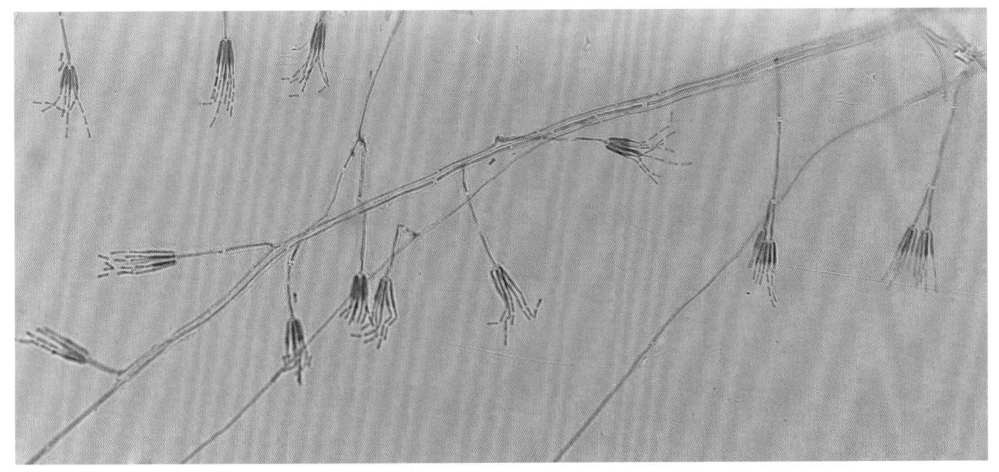

图 10-6-3-5　赭褐罗萨姆森菌镜检：SDA，35℃，5 d，乳酸酚棉蓝染色，×1 000

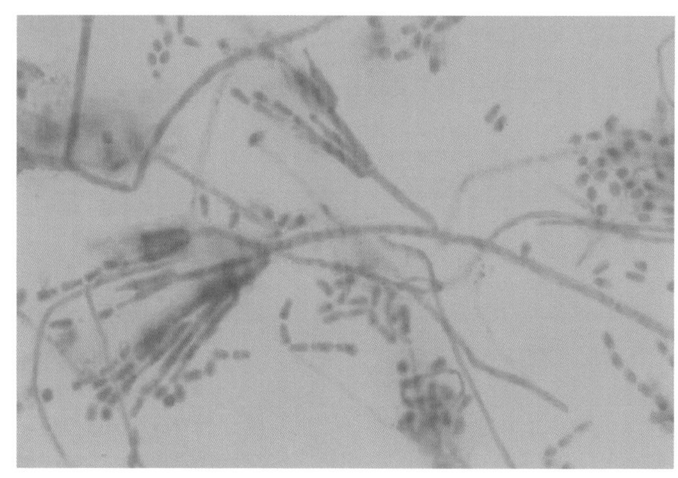

图 10-6-3-6 赭褐罗萨姆森菌镜检:SDA, 35℃, 5 d,乳酸酚棉蓝染色,×1 000

三、鉴定与鉴别

(一)鉴定要点

孢子梗可似帚状枝,单轮,双轮或三轮生长,颈部至顶端常较长,分生孢子呈柱状,菌落颜色通常呈浅棕色。

(二)属间鉴别

1. 与青霉的鉴别:罗萨姆森菌的分生孢子是柱状的,菌落不会是绿色,无沟纹。

2. 与淡紫紫孢霉的鉴别:淡紫紫孢霉菌落是淡紫色的,37℃抑制生长。

3. 与宛氏拟青霉的鉴别:宛氏拟青霉分生孢子近球形至梭状,可在高达 50~60℃环境中生长(多数种超过 40℃不长)。

4. 与帚霉的鉴别:罗萨姆森菌的是瓶梗产孢,帚霉是环痕产孢。

(三)属内鉴定

详见表 10-6-3-1。

表 10-6-3-1 罗萨姆森属内鉴定见

种类	菌落直径(mm),在 CYA 上生长(7 d, 37℃)	分生孢子的形状和大小(μm)	分生孢子的长/宽比	反面的颜色在 MEA 上
R. aegroticola	25~40,生长良好	圆柱形或椭圆形,2.5~3.5,1.8~2.5	(1.3~1.6):1	灰褐色
R. argillacea	30~40,生长良好	圆柱形或椭圆形,3.5~4.5,1.5~2.0	(1.8~2.3):1	浅棕色
R. brevistipitata	11~17,生长良好	椭圆形,2.5~3.0,1.7~2.1	(1.3~1.5):1	浅棕色
R. cylindrospora	5~10,生长良好	圆柱形,4.0~5.0,1.6~2.1	(2.1~2.5):1	黑褐色
R. eburnea	30~40,生长良好	圆柱形或椭圆形,2.5~3.5,1.8~2.5	(1.1~1.4):1	深褐色或灰褐色
R. piperina	15~25,适度生长	椭圆形,2.0~3.5,1.7~2.5	(1.3~1.7):1	棕色或灰褐色

注:CYA:酵母琼脂培养基 MEA:麦芽糖琼脂培养基。

四、抗真菌药物敏感性

缺乏体外系统的药敏数据，少量的数据表明该属对棘白菌素类和泊沙康唑，具有良好的体外活性，对两性霉素 B 和伊曲康唑次之，对伏立康唑广泛耐药。

五、临床意义

罗萨姆森菌，可以从呼吸道分泌物、空气、土壤、水果、树木、动物等提取到。目前报道的有从血液病、心脏移植、肺部和主动脉移植、腹膜炎、囊性纤维变性患者身上检出罗萨姆森菌。

（逄 艳 冯长海）

参考文献

1. Houbraken J, Spierenburg H, Frisvad JC. *Rasamsonia*, a new genus comprising thermotolerant and thermophilic *Talaromyces* and *Geosmithia* species [J]. Antonie Van Leeuwenhoek International Journal of General and Molecular Microbiology, 2012, 101(2): 403 - 421.
2. Babiker A, Gupta N, Gibas CFC, et al. *Rasamsonia sp*: an emerging infection amongst chronic granulomatous disease patients, a case of disseminated infection by a putatively novel *Rasamsonia argillacea species complex* involving the heart [J]. Med Mycol Case Rep, 2019, 16(24): 54 - 57. doi: 10.1016/j.mmcr.2019.04.002. PMID: 31032179; PMCID: PMC6479014.
3. Stemler J, Salmanton-García J, Seidel D, et al. Risk factors and mortality in invasive *Rasamsonia spp.* infection: Analysis of cases in the FungiScope® registry and from the literature [J]. Mycoses, 2020, 63(3): 265 - 274. doi: 10.1111/myc.13039. Epub 2019 Dec 10. PMID: 31769549.
4. Houbraken J, Giraud S, Meijer M, et al. Taxonomy and antifungal susceptibility of clinically important *Rasamsonia species* [J]. J Clin Microbiol, 2013, 51(1): 22 - 30. doi: 10.1128/JCM.02147-12. Epub 2012 Oct 17. PMID: 23077129; PMCID: PMC3536228.

第七节 拟青霉属与紫孢霉属

拟青霉属(*Paecilomyces spp*)隶属于子囊菌门、盘菌亚门、散囊菌纲、散囊菌亚纲(Eurotiomycetidae)、散囊菌目(Eurotiales)、嗜热子囊科(Thermoascaceae)。该菌属分成两个组(*Section*): *Section Paecilomyces* 和 *Section Isarioidea*。但 18S rDNA 种源分析显示其横跨两个亚纲：粪壳菌亚纲(Sordariomycetidae)和散囊菌亚纲，散囊菌目下的拟青霉属的有性型菌种归入丝衣霉属(*Byssochlamys*)。属内的一些种具有临床重要性，可致免疫功能低下和免疫功能正常患者的感染，其中模式株宛氏拟青霉是最常见与人类和动物疾病有关的病原菌。

宛氏拟青霉

一、简介

宛氏拟青霉(*P. variotii*)世界范围分布，生活在土壤、腐烂的植物、木材和一些食品中，耐高温，可在高达 50～60 ℃的环境条件下生长。有性型为 *B. spectabilis*，与 *P. divaricatus*, *P. formosus*, *P. brunneolus*, *P. dactylethromorphus* 一起组成宛氏拟青霉复合群(*P. variotii species* complex)。

二、培养及镜检

（一）培养

菌落生长快速。粉状或小山羊皮样，老后绳索样或短绒状，黄棕色或沙黄色，反面藏黄色或淡褐色，见图 10-7-1-1 至图 10-7-1-6。

（二）镜下形态

菌丝有隔。分生孢子梗直立，瓶梗单生或轮生（可似帚状），柱状或椭圆形，基部膨大、顶部渐尖、颈部至顶端常较长。分生孢子近球形至梭状，透明或略带黄色，壁光滑，链状排列。可见厚壁孢子，单个或呈短链，棕色，亚球形或梨形，细胞壁粗糙或稍有疣状突起。具体见图 10-7-1-7 至图 10-7-1-11。

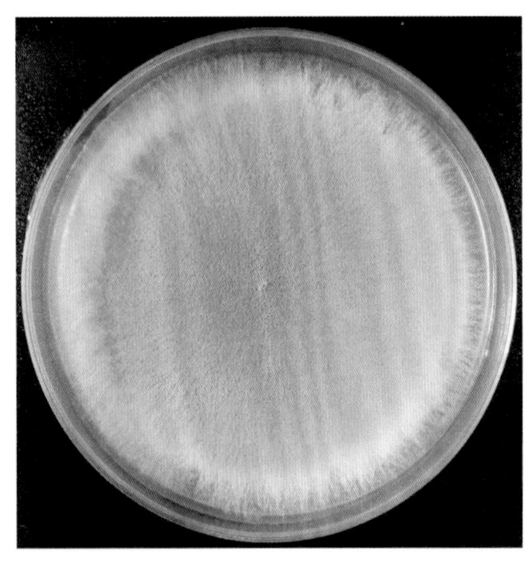

图 10-7-1-1 宛氏拟青霉菌落：SDA，25 ℃，4 d

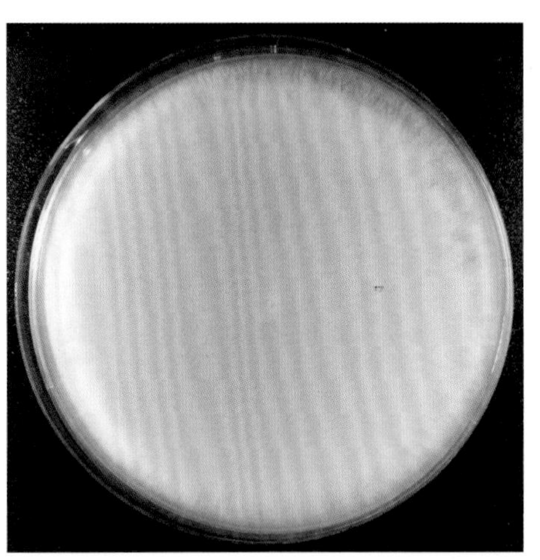

图 10-7-1-2 宛氏拟青霉菌落（背面）：SDA，25℃，4 d

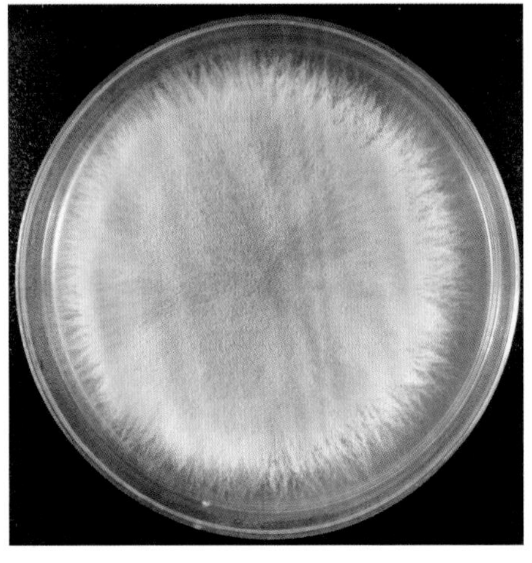

图 10-7-1-3 宛氏拟青霉菌落：PDA，25 ℃，4 d

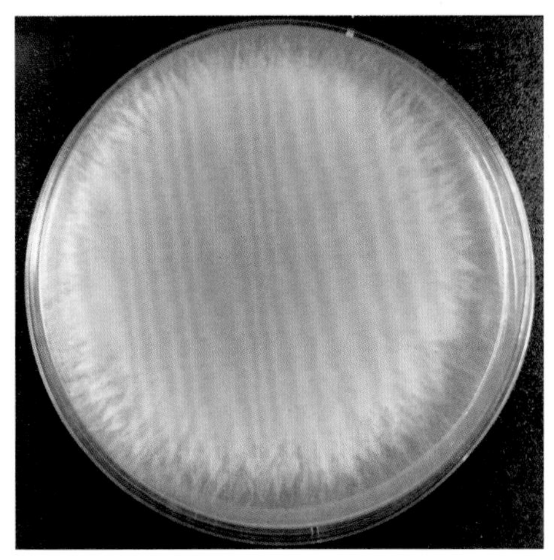

图 10-7-1-4 宛氏拟青霉菌落（背面）：PDA，25℃，4 d

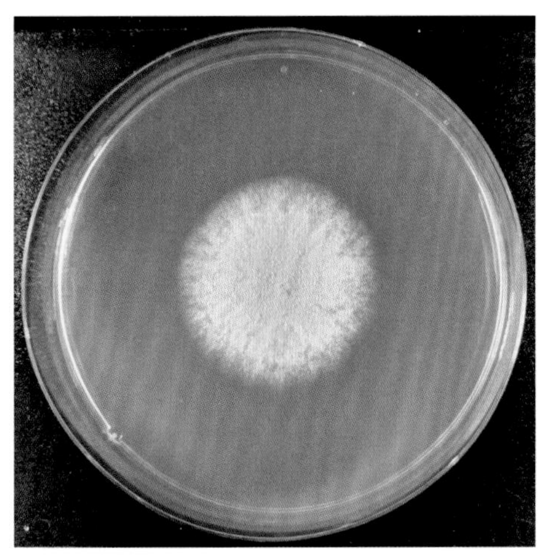

图 10-7-1-5　宛氏拟青霉菌落：CZA，25 ℃，4 d

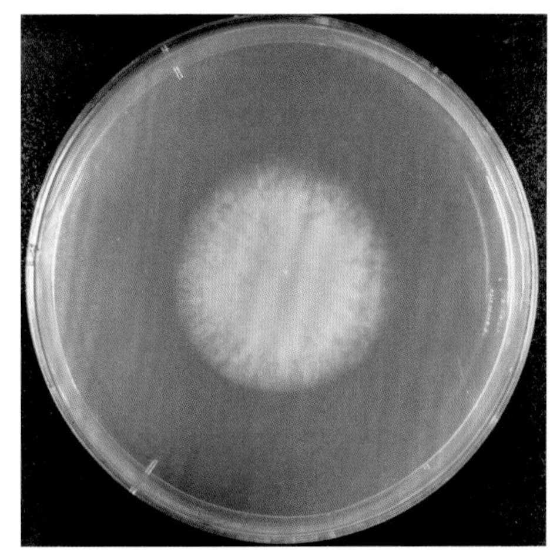

图 10-7-1-6　宛氏拟青霉菌落（背面）：CZA，25 ℃，4 d

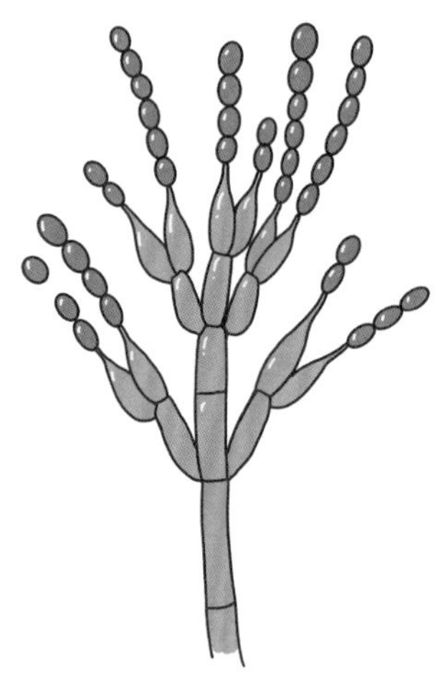

图 10-7-1-7　拟青霉示意图

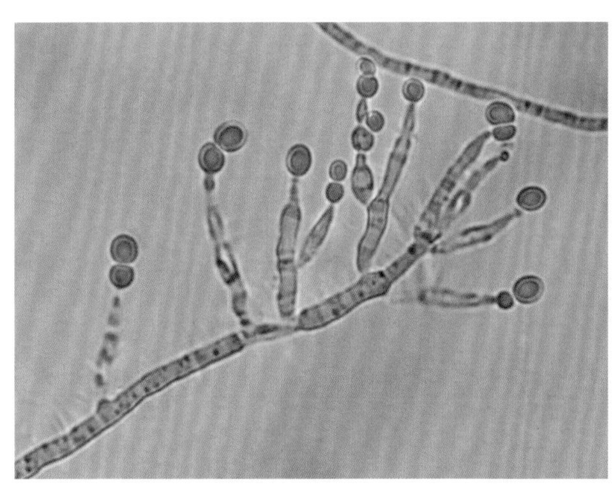

图 10-7-1-8　宛氏拟青霉镜检：PDA，25 ℃，未染色，×1 000

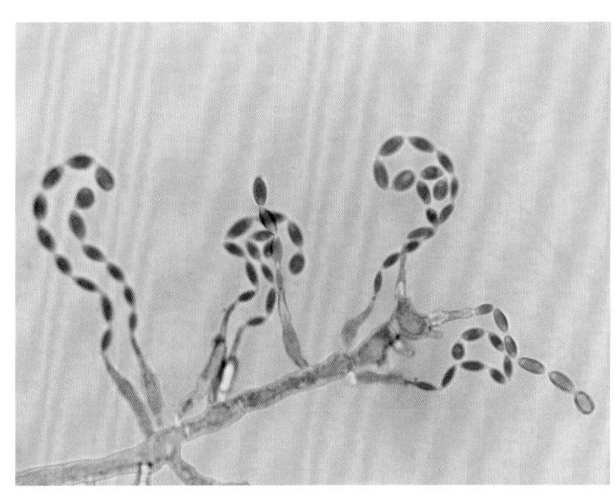

图 10-7-1-9　宛氏拟青霉镜检：PDA，25 ℃，乳酸酚棉蓝染色，×1 000

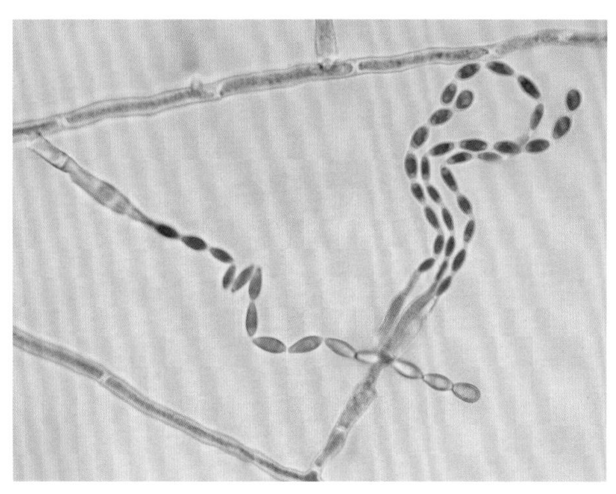
图 10-7-1-10 宛氏拟青霉镜检:PDA, 25 ℃,乳酸酚棉蓝染色,×1 000

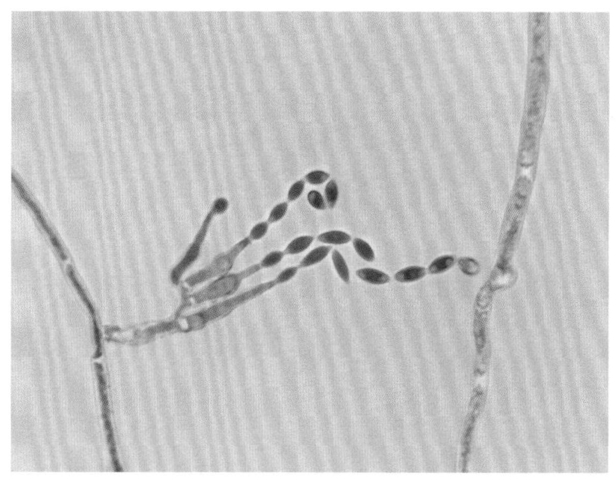
图 10-7-1-11 宛氏拟青霉镜检:PDA, 25 ℃,乳酸酚棉蓝染色,×1 000

三、鉴定与鉴别

(一) 鉴定要点

孢子梗可似帚状枝,瓶梗基部膨大,顶部渐尖、颈部至顶端常较长。

(二) 属间鉴别

1. 与青霉的鉴别:宛氏拟青霉的帚状枝似张开的手指,菌落不会是绿色;青霉的帚状枝似并拢的手指。

2. 与淡紫紫孢霉的鉴别:宛氏拟青霉菌落黄棕色,分生孢子梗壁光滑,可产生厚壁孢子,可在高达50～60 ℃环境中生长(多数种超过 40 ℃不长);淡紫紫孢霉菌落粉色、淡紫色或灰红色,分生孢子梗壁粗糙,不产厚壁孢子,37 ℃抑制生长。

3. 与帚霉的鉴别:宛氏拟青霉是瓶梗产孢,帚霉是环痕产孢。

(三) 属内鉴别

拟青霉组真菌嗜常温至高温,菌落浅棕色至棕色;*Isarioidea* 组嗜常温,菌落白色至苍白色。

四、抗真菌药物敏感性

宛氏拟青霉通常对大多数抗真菌药物敏感,但伏立康唑和拉福康唑除外,泊沙康唑或两性霉素 B 是治疗这种感染的常用药物。

五、临床意义

宛氏拟青霉是一种罕见但越来越常见的机会感染致病菌,多感染免疫功能低下的个体、创伤或人工晶状体植入等手术后,可引起心内膜炎、腹膜炎、肾盂肾炎、鼻窦炎、肺炎、骨髓炎、眼内炎、皮肤和软组织感染和真菌血症。

(冯长海)

参考文献

1. Marques DP, Carvalho J, Rocha S, et al. A Case of Pulmonary Mycetoma Caused by *Paecilomyces variotii* [J]. Eur J Case Rep Intern Med, 2019,6(2):001040. doi:10. 12890/2019_001040.
2. Moreira DC, Oliveira MME, Borba CM. Human pathogenic *Paecilomyces* from food [J]. Microorganisms. , 2018, 6(3):64. doi:10. 3390/microorganisms6030064.
3. Batarseh RY, Shehata M, Becker MD, et al. *Paecilomyces* in an immune competent host [J]. IDCases, 2020,21(5): e00885. doi:10. 1016/j. idcr. 2020. e00885. eCollection 2020.
4. Samson RA, Houbraken J, Varga J, et al. Polyphasic taxonomy of the heat resistant ascomycete genus Byssochlamys and its Paecilomyces anamorphs. [J]. Persoonia, 2009,22(5):14－27.
5. Reza Heidarian, Khalil-Berdi Fotouhifar, Alfons JM, et al. Phylogeny of Paecilomyces, the causal agent of pistachio and some other trees dieback disease in Iran [J]. PLOS ONE, 2018,13(7):e0200794. https://doi. org/10. 1371/journal. pone. 0200794.

淡紫紫孢霉

一、分类与命名

紫孢霉属（*Purpureocillium*）隶属于子囊菌门（Ascomycota）、粪壳菌纲（Sordariomycete）、肉座菌目（Hypocreales）、线虫草科（Ophiocordycipitaceae）。该属是于2011年提出的淡紫拟青霉（*Paecilomyces lilacinus*）的一个新属，原来的淡紫拟青霉由发菌科（Trichocomaceae）、拟青霉属（*Paecilomyces*）划入该属，改名为淡紫紫孢霉（*Purpureocillium lilacinum*）。该菌菌落呈典型的淡紫色，比宛氏拟青霉生长更慢，最适生长温度为25～33 ℃，厚壁孢子常缺如。

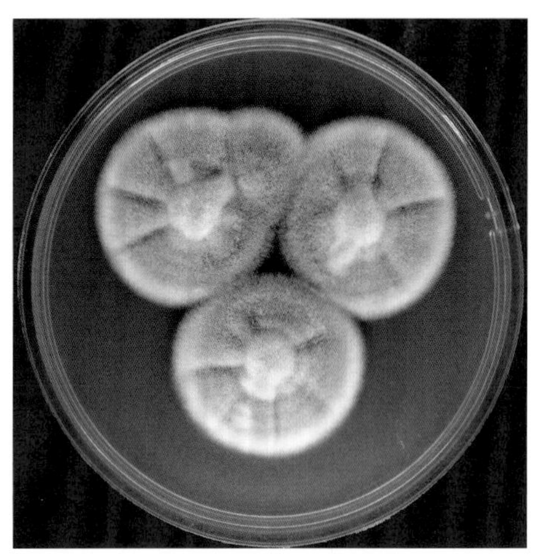

图 10-7-2-1 淡紫紫单孢菌菌落：28 ℃，SDA，7 d

二、生物学特性

（一）培养特性

菌落生长中速，小山羊皮样或羊毛状，初期白色，后逐渐变为葡萄酒色或紫色，反面淡黄色或无色。见图 10-7-2-1 至图 10-7-2-5。

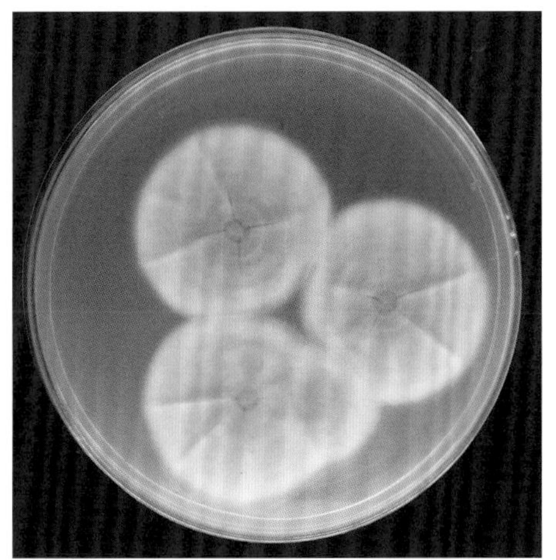

图 10-7-2-2 淡紫紫单孢菌菌落（反面）：28 ℃，SDA，7 d

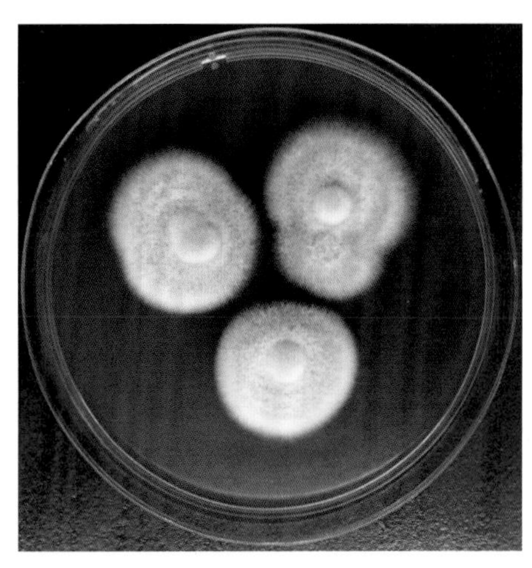

图 10-7-2-3 淡紫紫单孢菌菌落：28 ℃，PDA，7 d

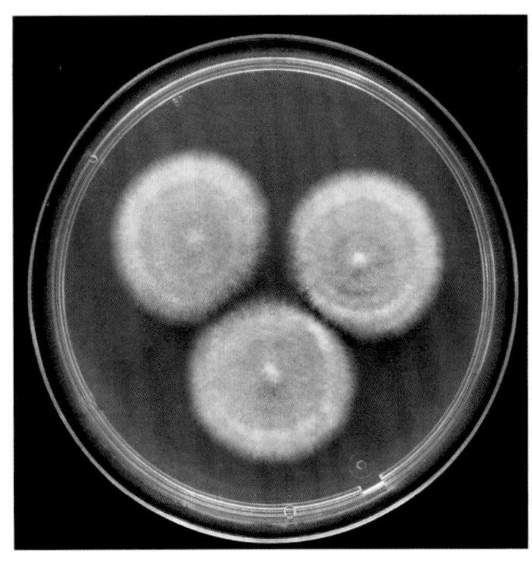

图 10-7-2-4 淡紫紫单孢菌菌落：28 ℃，CZA，7 d

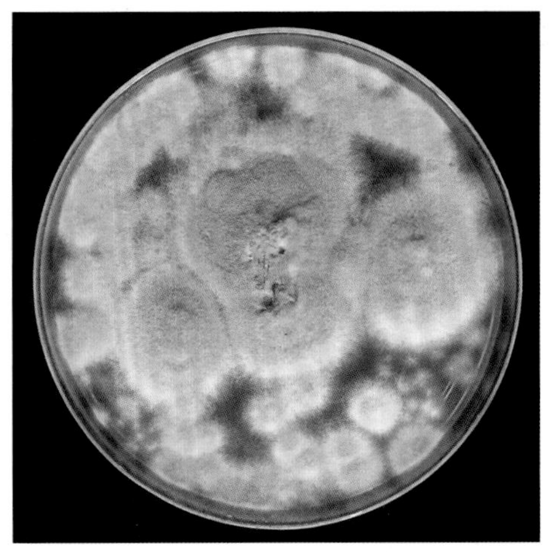

图 10-7-2-5 淡紫紫单孢菌菌落：28 ℃，SDA，10 d

（二）形态与染色

临床标本中的形态：可见分枝分隔的透明菌丝，多数菌丝内可见较多的原生质颗粒，常可见较多的圆形、椭圆形分生孢子。见图 10-7-2-6 至图 10-7-2-9。

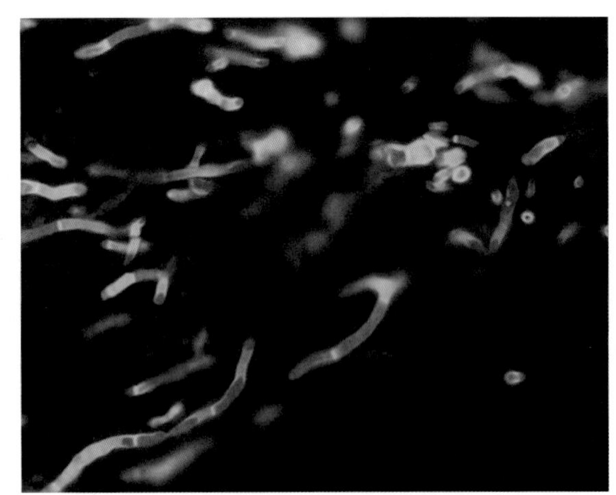

图 10-7-2-6 角膜组织中菌丝：荧光白染色，×400

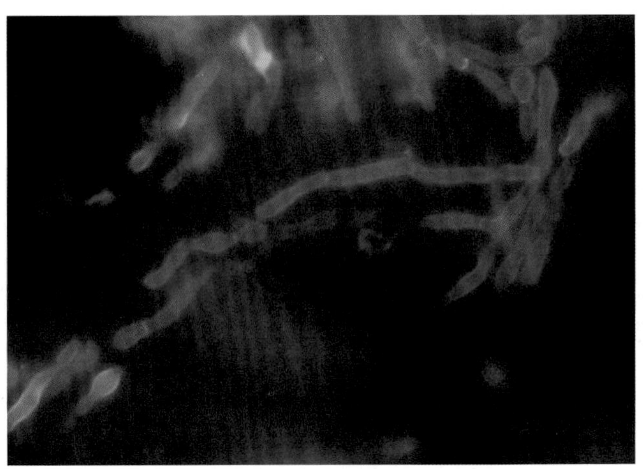

图 10-7-2-7 组织中菌丝：荧光白染色，×400

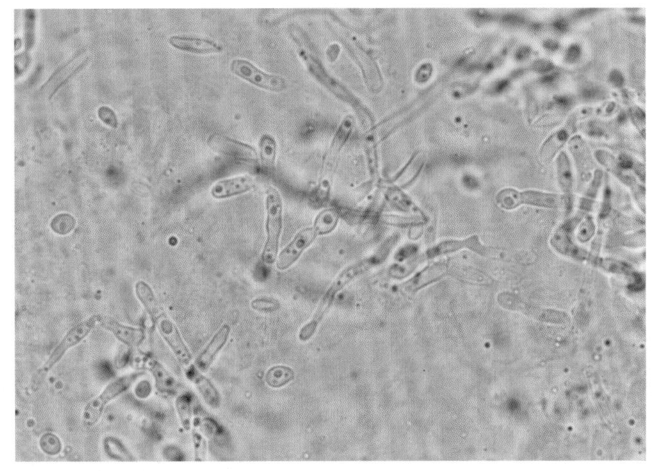

图 10-7-2-8 组织中菌丝：10% KOH 涂片，×400

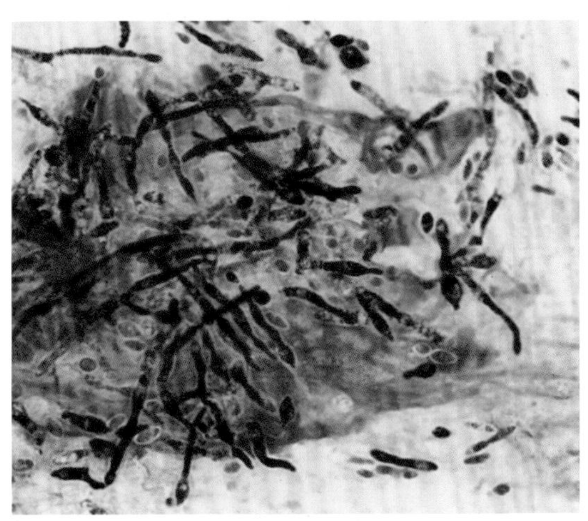

图 10-7-2-9 组织中菌丝：革兰染色，×1 000

培养后镜下特点：孢子梗直立，长 400～600 μm，宽 3～4 μm。有两种生长方式，一种为排列密集的帚状枝，瓶梗基部膨大，由基部到顶端逐渐变尖形成纤细的颈(管状体)。分生孢子椭圆到梭形，细胞壁光滑或稍粗糙，透明或略带紫色，(2.5～3)μm×(2～2.2)μm，分别形成长链。另一种为枝顶孢样分生孢子梗，分生孢子圆形到椭圆形，在瓶梗顶端假头状排列。近琼脂部位可产生柱状分生孢子、无厚壁孢子。见图 10-7-2-10 至图 10-7-2-14。

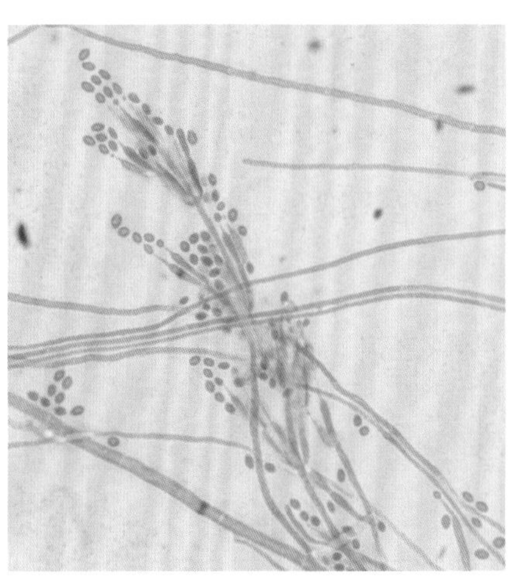

图 10-7-2-10 淡紫紫孢霉镜检：SDA，28℃，3 d，棉蓝染色，帚状枝分生孢子梗，×400

三、鉴定与鉴别

菌落带有淡紫色，绝不是典型的青霉菌样的绿色。瓶梗基部膨大，孢子梗的柄着色且细胞壁粗糙，缺乏厚壁孢子可与宛氏拟青霉鉴别。应注意淡紫紫孢霉与马昆德拟青霉的鉴别，两者菌落和镜下孢子形态非常相似，前者的分生孢子梗着色，而后者的分生孢子梗透明，且菌落背面为典型的黄色。

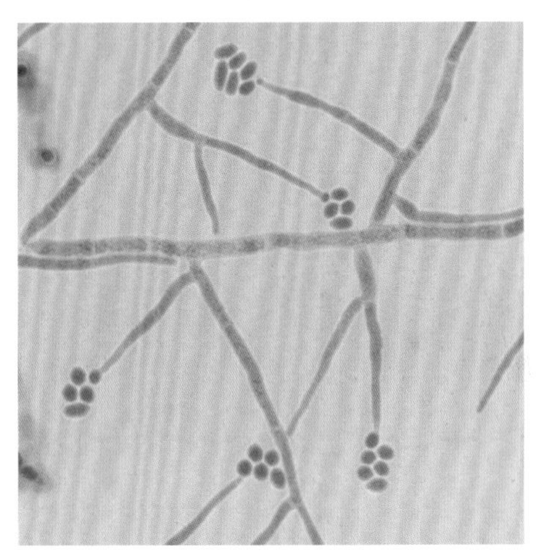

图 10-7-2-11 淡紫紫孢霉镜检：SDA，28℃，3 d，棉蓝染色，×1 000

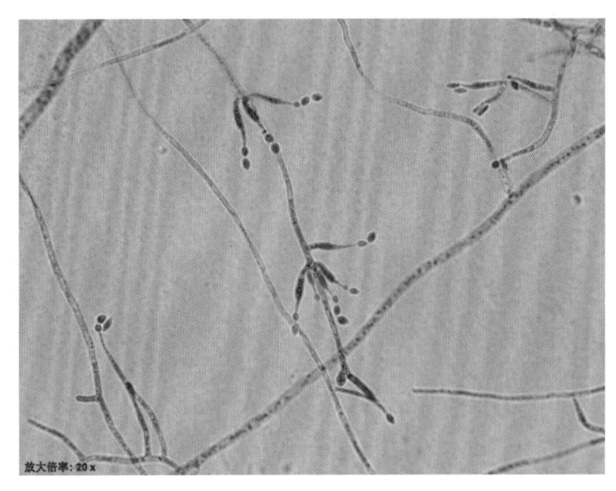

图 10-7-2-12 淡紫紫孢霉镜检：SDA，28℃，3 d，棉蓝染色，柱状分生孢子，×1 000

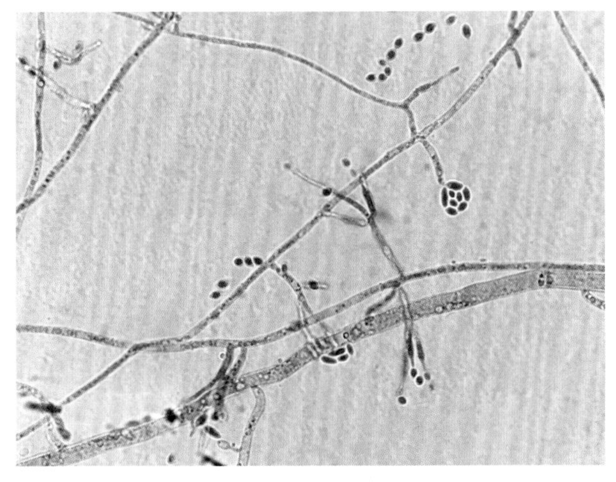

图 10-7-2-13 淡紫紫孢霉镜检：SDA，28 ℃，3 d，棉蓝染色，×400

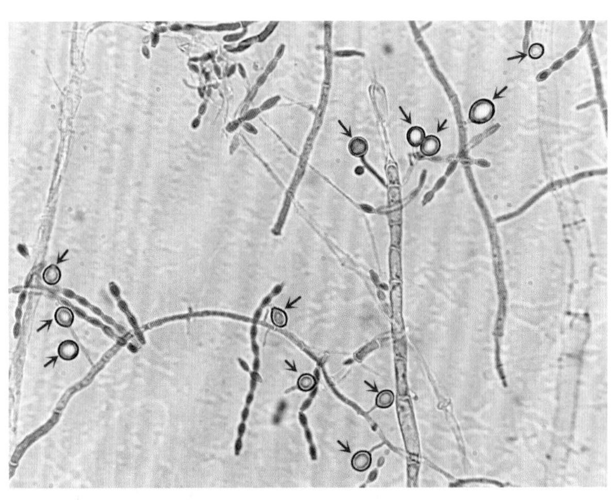

图 10-7-2-14 淡紫紫孢霉镜检：巨细胞，SDA，28℃，7 d，棉蓝染色，×400

四、抗菌药物敏感性

对两性霉素 B 和氟胞嘧啶天然耐药,对伏立康唑、特比萘芬、雷夫康唑和泊沙康唑表现出较高的活性,其中泊沙康唑是体外活性最好的药物,但也有研究表明,特比萘芬联合伏立康唑和雷夫康唑的体外活性最好。对伊曲康唑存在菌株依赖性,即有的菌株敏感,有的菌株耐药。

五、临床意义

淡紫紫孢霉是一种自然界中普遍存在的腐生真菌,在土壤、腐烂的植物、昆虫、线虫以及实验室的空气中常分离到。它也是人类和脊椎动物的条件致病菌,最常见的感染是角膜炎,也可以引起肝、肾、骨髓、心脏等器官移植患者的感染。

(鹿秀海　徐和平)

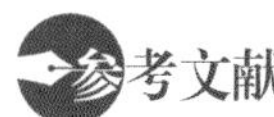

1. Jennifer LA, Jos H, Tineke VD, et al. Purpureocillium, a new genus for the medically important Paecilomyces lilacinus [J]. Fems Microbiology Letters, 2011,321(2):141-149.
2. Swoboda-Kope E. First report of a case of ocular infection caused by Purpureocillium lilacinum in Poland [J]. Pathogens, 2021,10(8):1046.
3. Walther G, Zimmermann A, Theuersbacher J, et al. Eye infections caused by filamentous fungi: spectrum and antifungal susceptibility of the prevailing agents in Germany [J]. Journal of Fungi — Open Access Mycology Journal, 2021,7(7):511.

第八节　镰 刀 菌 属

一、分类与命名

镰刀菌属(*Fusarium*)隶属于真菌界(Fungi)、子囊菌门(Ascomycota)、粪壳菌纲(Sordariomycetes)、肉座菌目(Hypocreales)、丛赤壳科(Nectriaceae)。有性型为赤霉菌属(*Giberella*)、丛赤壳属(*Nectria*)、新赤壳属(*Neocosmospora*)和其他菌属。属内目前已经鉴定的有 400 多个种,临床上最常见的种复合群有茄病镰刀复合群(*Fusarium solani* species complex, FSSC)、藤仓镰刀复合群(*Fusarium fujikuroi* species complex, FFSC)、尖孢镰刀复合群(*Fusarium oxysporum* species complex, FOSC)、双孢镰刀复合群(*Fusarium dimerum* species complex, FDSC)、厚孢镰刀复合群(*Fusarium chlamydosporum* species complex, FCSC)、肉色镰刀菌-木贼镰刀复合群(*Fusarium incarnatum-equiseti* species complex, FIESC)等。基于分子生物学的系统发育研究,最新的分类将茄病镰刀菌复合群划入新赤壳属(*Neocosmospora*),将双孢镰刀菌复合群划入了 *Bisfusarium* 属。

镰刀菌几个重要的结构,见图 10-8-0-1。

1. 大分生孢子(Macroconidium):生于气生菌丝上或分生孢子座或黏孢团上;具分隔,纺锤状,镰刀状至线状,直或多呈不同程度地弯曲;顶细胞或短而钝或缢缩成喙状至乳头状,或逐渐尖细呈锥状至针状,或急剧窄细并伸长成线状至鞭状;基细胞一般呈足状或踵状,少数楔状,乳头状或梗状。

2. 小分生孢子(Microconidium):多生于气生菌丝上;多数无隔,少数 1～3 个隔,卵形、椭圆形、棒状或球形,梨形至柠檬形,个别为纺锤形;多数在产孢细胞顶端聚成假头状或连成串珠状,少数散生。

3. 厚壁孢子(Chlamydospores):多数镰刀菌在菌丝上或大型分生孢子上产生厚壁孢子。厚壁孢子的

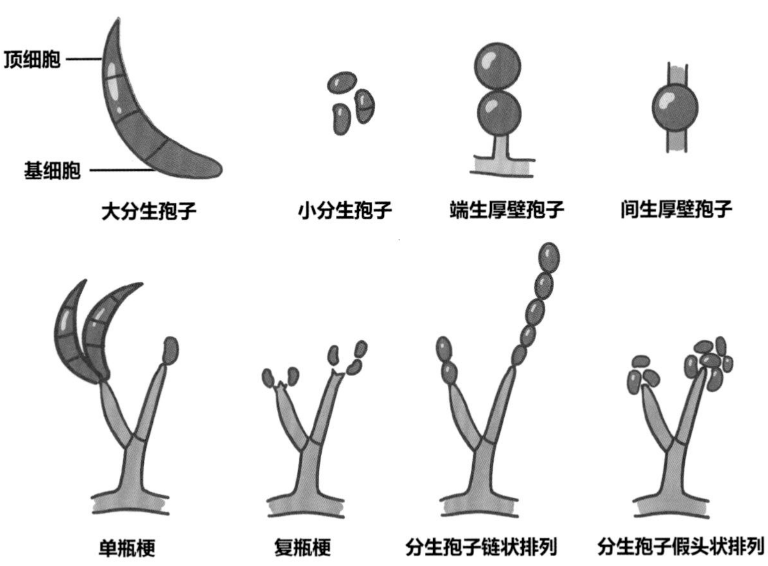

图 10-8-0-1　镰刀菌重要结构形态示意图

有无及其在菌丝上的着生方式对分类具有一定参考价值。生于菌丝中间的称为间生厚壁孢子，生于菌丝顶端的称为顶生厚壁孢子。

4. 分生孢子梗(Conidiophores)：生于气生菌丝、分生孢子座或黏孢团内，不分枝、弱分枝或具密集的不规则至轮状分枝，等宽于或略宽于营养菌丝。

5. 产孢细胞(Conidiogenous cell)：分为两种类型。

6. 单瓶梗(Monophialide)：在瓶梗顶端只有一个产孢孔口。

7. 复瓶梗(Polyphialides)：在同一个产孢瓶梗上具有两个或多个产孢孔口，相继或同时形成，通常呈V形或合轴分枝状。

8. 分生孢子座(Sporodochium)：由具多分枝的分生孢子梗紧密聚集而成的一团疣状或瘤状隆起的垫状结构，具有一定界限，其上产生大型分生孢子。分生孢子座在培养中可生于气生菌丝上，培养基表面或底部。表面黏质状，具多种颜色。

9. 黏分生孢子团(Pionnotes)：简称黏孢团，在培养基表面形成的一层无明显界限的黏质或胶质的分生孢子，其中分生孢子梗分枝稀疏，结合不紧密。

10. 假头(False Heads)：从产孢细胞产出的小分生孢子在黏液的作用下，于分生孢子梗顶端聚集成团，犹如头部。假头状着生是镰刀菌一个重要的鉴别点。

11. 菌核(Sclerotium)：许多镰刀菌在培养中可形成菌核，在琼脂培养基上菌核往往产生不良，在土豆块及米饭培养基上较易形成。镰刀菌的菌核一般为球形，独生或集合成群，颜色多为浅色，少数为蓝色等较深或较鲜艳的颜色。

12. 色素(Pigment)：许多镰刀菌在培养中可产生大量颜色不同的色素，如蓝色、紫色、洋红色色素等。色素的产生在镰刀菌的鉴定上是一项很有用的特征。

二、生物学特性

(一) 培养特性

在 PDA 和 SDA 上，菌落生长快，4 d 内成熟，表面呈絮状、绒状或粉状。气生菌丝发达，有些种的气生菌丝稀疏或缺如，而由基质菌丝直接生出黏孢团。菌落颜色呈白色、粉色、粉红色、黄色和紫色等。背面颜色与正面颜色基本相同，但常较深。

(二)表型特征(表 10-8-0-1)

表 10-8-0-1 临床重要的镰刀菌属关键的表型特征

复合体	菌落形态	特征				
		分生孢子座	分生孢子梗	大分生孢子	小分生孢子	厚壁孢子
茄病镰刀菌复合群(FSSC)						
茄病镰刀菌(FSSC 5)	白色至奶油色;背面通常无色;生长迅速	存在分生孢子座时呈白色至乳白色	长,单瓶梗,从气生菌丝的侧边伸出,多数具有相当明显的羽状突起	中等弯曲,具短、钝的顶端和不明显的具有花梗的基底细胞,多数 3~5 隔	丰富,卵圆形,椭圆形,肾形和梭形,0~1 隔	有,单一或成对;端生或间生
枯萎镰刀菌(FSSC 1),*F. keratoplasticum*(FSSC 2),和一些未命名的菌种	大部分呈奶油色,偶见淡蓝绿色,淡红色或淡紫色;絮状;快速生长	融合的黏分生孢子团呈奶油色	长,单瓶梗	直,孢子背面和腹侧面几乎平行;多分隔;丰富;粗壮;厚壁;	丰富的;大部分 0~1 隔;假头呈椭圆形到肾形	有,单一或成对
镰状镰刀菌 *F. falciforme*(FSSC 3+4,原名镰状枝顶孢霉 *Acremonium falciforme*)	奶油色到淡褐色,光滑到柔软;生长缓慢;SDA 上背面呈淡紫色	PDA 上少见	长,单瓶梗	极少产孢;多数无足细胞	1~3 个细胞	有,通常呈淡褐色
苔藓镰刀菌(原名苔藓柱孢霉 *Cylindrocarpon lichenicola*)	最初白色,随后浅黄到浅棕色,絮状,快生长	极少见	长,单瓶梗	直,多分隔,顶端圆形,基底细胞截平	无	短链和簇状,棕色,粗糙
F. neocosmosporiellum(原名侵管新赤壳 *Neocosmospora vasinfecta*)	扁平,薄,几乎透明,产生橙色至浅褐色子囊壳时变成点状	无	长,单瓶梗	在 PDA 上不产生	与枯萎镰刀菌相似	同枯萎镰刀菌
尖孢镰刀菌复合群(FOSC)						
尖孢镰刀菌	白色至淡紫色,浅橙色,背面淡紫色,絮状,生长快速	橙色,裂出	短,单瓶梗	多分隔;轻微镰刀形,薄壁,纤细	大多不分隔,椭圆形至肾形,只出现在假头上	有,丰富,单个或成对
藤仓镰刀复合群(FFSC)						
轮枝镰刀菌(原名串珠镰刀菌 *F. moniliforme*)	白色至淡紫色,背面淡紫色,絮状,生长快速	通常在 PDA 上缺乏,CLA 上黄褐色至橙色	长度中等,单瓶梗	多分隔,几乎是直的	0~1 隔,椭圆形至棒状,短截,假头状生和链状排列	无

（续　表）

复合体	菌落形态	特征				
		分生孢子座	分生孢子梗	大分生孢子	小分生孢子	厚壁孢子
F. thapsinum	除了PDA上产生黄色色素外，形态上与轮枝镰刀菌无区别（并不是所有菌株都产生色素）	同轮枝镰刀菌	同轮枝镰刀菌	同轮枝镰刀菌	同轮枝镰刀菌	同轮枝镰刀菌
芜菁状镰刀菌	白色至淡紫色，背面淡紫色	通常PDA上缺乏，CLA上黄褐色	中长，单瓶梗	多分隔；镰刀形或几乎笔直	0～1隔，卵圆形、梨形至芜菁状（甜菜状），假头，短链	少，短链或簇状
层生镰刀菌	白色至淡紫色，背面淡紫色；絮状；生长快速	PDA上可能缺乏，CLA上黄褐色	单瓶梗和多瓶梗	多分隔；镰刀形几乎笔直	椭圆形至梨形；截平；见于假头	无
金合欢镰刀菌	白色至淡紫色，背面淡紫色；絮状；生长快速；中心可见橙色到紫罗兰色的孢子团	CLA上橙色	单瓶梗和复瓶梗；但是复瓶梗的产生是可变的	多分隔；镰刀形几乎笔直；薄壁	椭圆形至棒状；多数无隔，假头状着生，短链状（相当于20个分生孢子的长度）	少至丰富；单独，链状，成串；光滑或粗糙，透明至黄色
厚孢镰刀菌复合群（FCSC）						
厚孢镰刀菌	白色、粉色到深红色，厚壁孢子的产生使中心呈褐色；絮状；生长快速	PDA罕见；CLA上黄褐色至橙色	短的单瓶梗；复瓶梗短，通常有3个产孢口	罕见，除了在分生孢子座上外	0～2隔，梭形，顶端尖；某些菌株的小分生孢子在PDA上缓慢形成	丰富，棕色，粗糙，链状，成串
双孢镰刀菌复合群（FDSC）						
双孢镰刀菌 *F. dimerum*	黏液状，由于分子孢子团而呈酵母样，气生菌丝稀疏；橙红色至淡橙色，背面橙色或浅黄色；生长缓慢	橙色，在CLA上生长良好	单瓶梗；分生孢子出现在琼脂表面，从侧边瓶梗的钩产生	丰富，0～1隔，有中间隔，弯曲	椭圆形至卵形至弯曲；大部分是单细胞	来源于大分生孢子，菌丝上厚壁孢子罕见或无
鹰嘴豆枯萎镰刀菌（胶孢镰刀菌） *F. delphinoides*	与双孢镰刀菌相似，但背面可能会有红褐色色素团	形态同双孢镰刀菌	形态同双孢镰刀菌	可有2隔；如果是1隔时，隔偏离中心	形态同双孢镰刀菌	形态同双孢镰刀菌
肉色镰刀菌-木贼镰刀菌复合群（FIESC）						
肉色镰刀菌	浅黄至浅棕色，背面橙红色；絮状；生长快速	橙色，一些菌株在CLA上可产生	单瓶梗和复瓶梗	气生菌丝所产生的大分生孢子基本都是笔直的；黏分生孢子团或分生孢子座产生的大分生孢子是弯曲的	不分隔；稀疏或无	稀疏，间生，单细胞或链状

三、抗菌药物敏感性

镰刀菌对大多数的抗真菌药物相对耐药,对棘白菌素类药物天然耐药,对伏立康唑、泊沙康唑、伊曲康唑和雷夫康唑的体外抗菌活性不一,也可无活性。茄病镰刀菌复合群和尖孢镰刀菌复合群对两性霉素B、特比萘芬和伊曲康唑有较高的MIC值。体外研究表明,藤仓镰刀菌复合群、厚孢镰刀菌复合群和肉色-木贼镰刀菌复合群(除外肉色镰刀菌)对特比萘芬最为敏感。

四、临床意义

镰刀菌属在自然界广泛分布,种类繁多,是土壤、植物、工业材料上常见的腐生菌,可以引起水稻、小麦、蔬菜、甘蔗等植物病害,也可以引起人和动物的感染。镰刀菌可以引起由于创伤、隐形眼镜污染引起的角膜炎、甲真菌病、糖尿病足、外科伤口感染、导管相关性感染、肺炎、鼻窦炎、关节炎、静脉炎、心内膜炎和骨髓炎等。对于免疫抑制患者,可引起真菌血症、脑脓肿和全身播散性感染。对于某些基因位点缺陷患者,镰刀菌可以引起致死性感染。某些种还与大骨节病、食管癌和克山病有关。

(鹿秀海 徐和平 徐春晖)

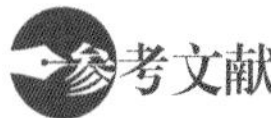
参考文献

1. Crous PW, Lombard L, Sandoval-Denis M, et al. Fusarium: more than a node or a foot-shaped basal cell [J]. Studies in Mycology, 2021,98(8):100116.
2. Diepeningen A, Al-Hatmi A, Brankovics B, et al. Taxonomy and clinical spectra of Fusarium species: Where Do We Stand in 2014? [J]. Current Clinical Microbiology Reports, 2014,1(8):10 - 18.
3. Park JH, Oh J, Song JS, et al. Bisifusarium delphinoides, an emerging opportunistic pathogen in a burn patient with diabetes mellitus [J]. Mycobiology, 2019,47(3):340 - 345.

茄病镰刀菌复合群

一、分类与命名

茄病镰刀菌复合群(*Fusarium solani* species complex, FSSC),以前被认为茄病镰刀菌,通过分子进化树的研究,目前包括60多个种,并可分为三个主要的进化枝,与人类关系密切的菌株属于第三分枝。第三进化枝又与四个主要的种水平遗传谱系相关,大多数人类分离株多归类于第一和第二种遗传谱系。随后,很多研究又在FSSC的第三进化枝中发现34个新的种。目前,FSSC中还包括了枯萎镰刀菌(*Fusarium keratoplasticum*, FSSC 2),镰状镰刀菌[*Fusarium falciforme* (FSSC 3+4)]、苔藓镰刀菌(*Fusarium lichenicola*)和 *Fusarium neocosmosporiellum*(原名为 *Neocosmospora vasinfecta*)、*Fusarium eumartii*、*Fusarium metavorans*、*Fusarium pseudensiforme* 等。本菌群是镰刀菌属中最重要的致病镰刀菌,常引起真菌性角膜炎、眼内炎、肺部感染、骨关节感染甚至真菌血症。

二、生物学及特性

（一）培养特性

茄病镰刀菌（*Fusarium solani*）在 PDA 上生长速度较快，28 ℃下培养 4 d 菌落直径 3～4 cm。气生菌丝稀疏或丰富，灰白色，羽毛状或絮状，分生孢子座形成快，数量多，奶油色，蓝色或蓝绿色，菌落背面颜色为奶油色，棕黄色或蓝绿色。见图 10-8-1-1 至图 10-8-1-5。

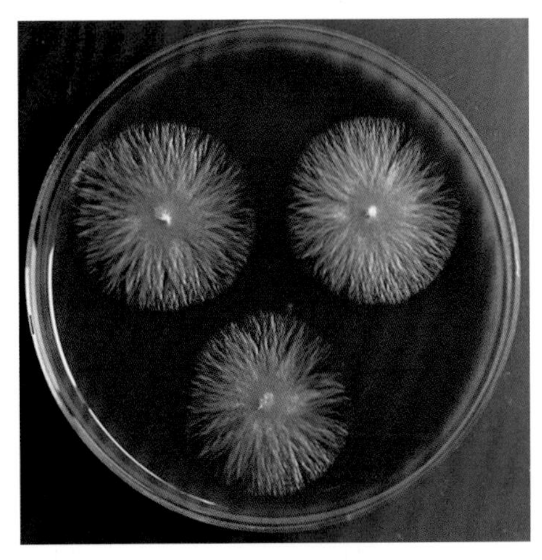

图 10-8-1-1　茄病镰刀菌菌落：血平板，28 ℃，4 d

（二）形态与染色

临床标本中的形态：可见分枝分隔透明菌丝，常可见小分生孢子。见图 10-8-1-6、图 10-8-1-7。

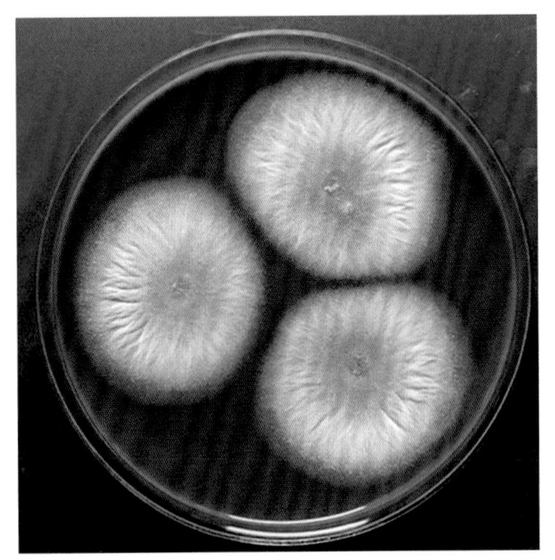

图 10-8-1-2　茄病镰刀菌菌落：巧克力平板，28 ℃，4 d

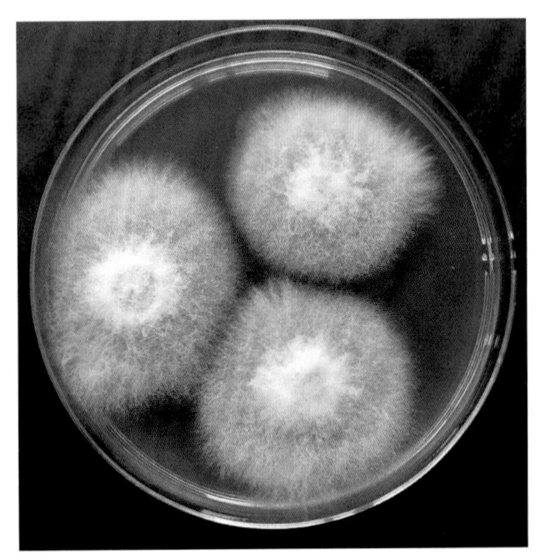

图 10-8-1-3　茄病镰刀菌菌落：SDA，28 ℃，4 d

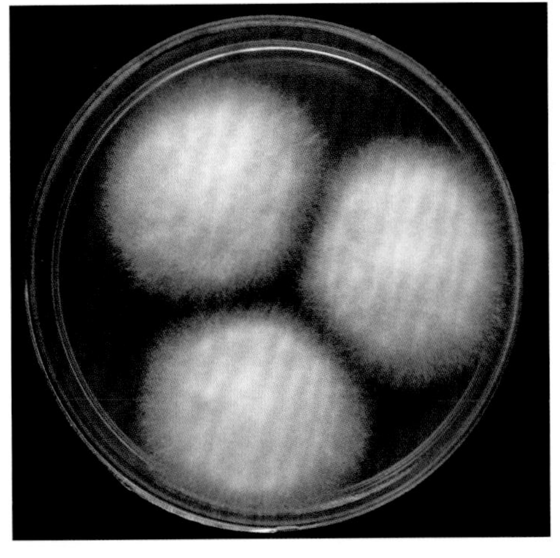

图 10-8-1-4　茄病镰刀菌菌落：PDA，28 ℃，4 d

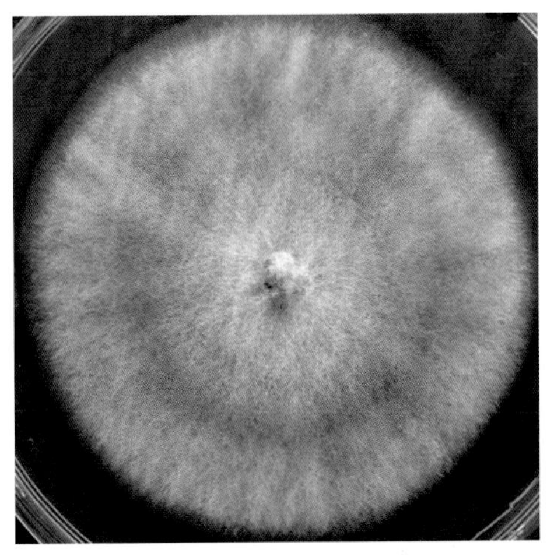

图 10-8-1-5　苔藓镰刀菌菌落：PDA，28 ℃，4 d

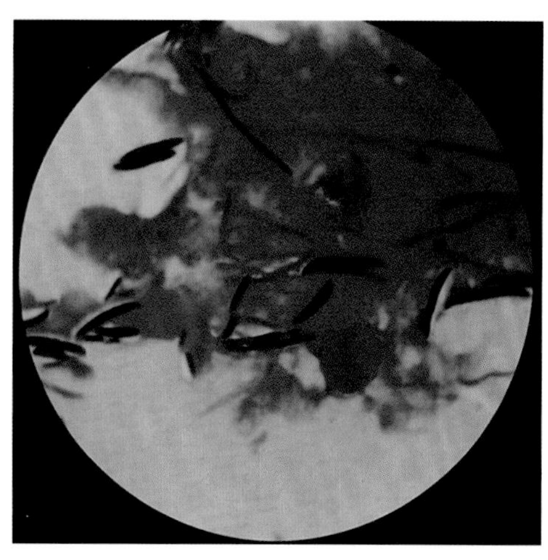

图 10-8-1-6 伤口组织中茄病镰刀菌菌丝和孢子:革兰染色,×400

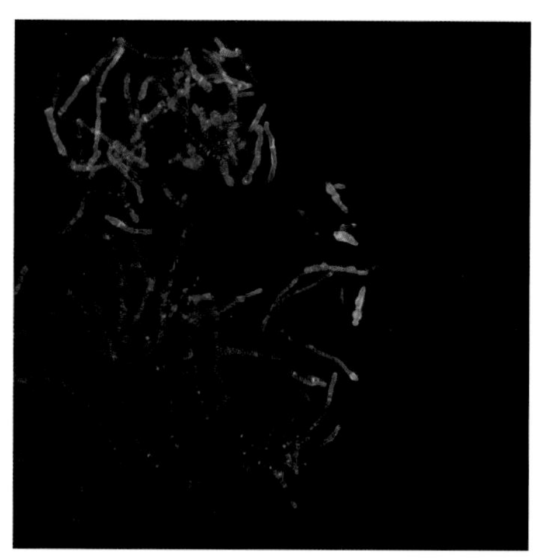

图 10-8-1-7 眼角膜组织中茄病镰刀菌菌丝:钙荧光白染色,×400

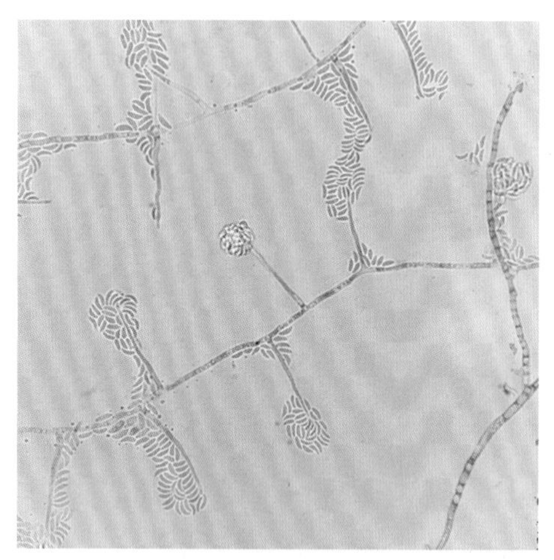

图 10-8-1-8 茄病镰刀菌镜检:PDA,28℃,4 d,乳酸酚棉蓝染色,×400

该菌产孢细胞为单瓶梗,瓶梗较长,小分生孢子的产孢细胞生于气生菌丝上,细长,柱状。大分生孢子的产孢细胞生于气生菌丝上或分生孢子座内,相对较短,近柱状。产生大量小分生孢子,卵形,椭圆形或肾形,0~1 隔,假头状着生。大分生孢子直或轻微弯曲,近柱状或腊肠状,多在上半部较宽,顶细胞缢缩成喙状,基细胞呈明显或不明显的足状,大多数 3~5 隔(通常为 3 个隔)。可见大量厚壁孢子,一般顶生,偶有间生,多数单生或成对,细胞壁光滑或粗糙。见图 10-8-1-8 至图 10-8-1-12。

三、鉴定与鉴别

茄病镰刀菌的鉴别特征为在细长的单瓶梗上产生大量呈假头状着生的卵形或椭圆形小型分生孢子,大分生孢子近柱状或腊肠状,两端轻微弯曲而中间较直,产生大量顶生的单个或成对的厚壁孢子。

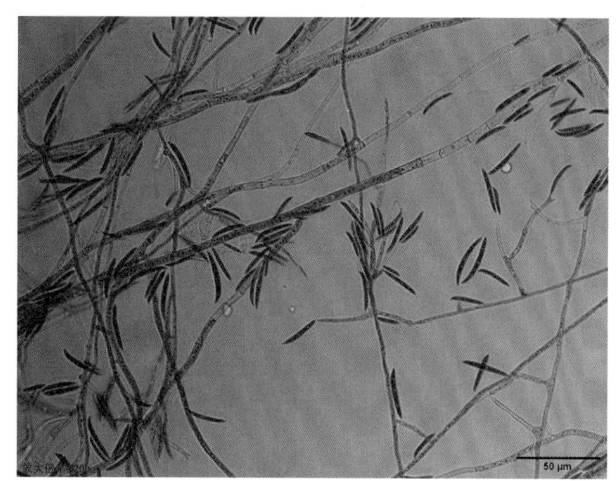

图 10-8-1-9 茄病镰刀菌镜检:PDA,28℃,4 d,乳酸酚棉蓝染色,×400

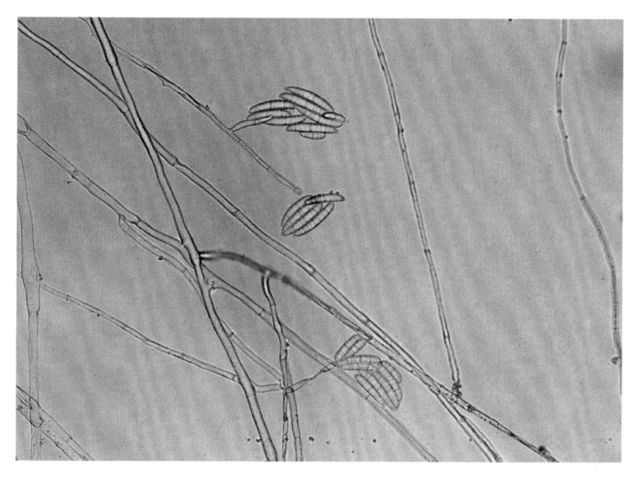

图 10-8-1-10 茄病镰刀菌镜检:PDA,28℃,7 d,未染色染色,×1000

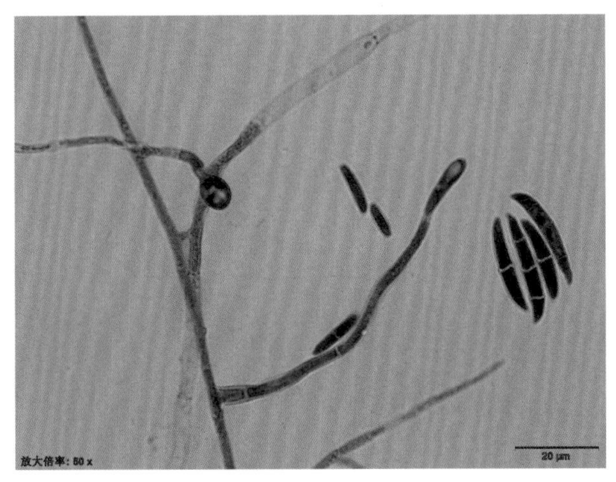

图 10-8-1-11　茄病镰刀菌镜检：PDA，28 ℃，7 d，乳酸酚棉蓝染色，×1 000

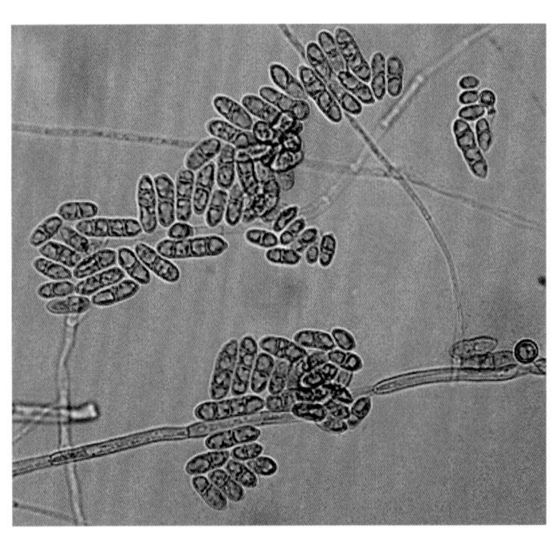
图 10-8-1-12　苔藓镰刀菌镜检：PDA，28 ℃，4 d，乳酸酚棉蓝染色，×400

四、抗菌药物敏感性

茄病镰刀菌复合群对抗真菌药物的 MIC 值普遍较高，对氟康唑、棘白菌素类药物天然耐药，对伏立康唑、泊沙康唑、伊曲康唑和雷夫康唑的体外抗菌活性不一，建议进行体外药敏试验。

五、临床意义

本菌可以引起植物和人类的感染。对于免疫正常患者，主要是局部感染，其中最常见角膜感染。还可导致眼内炎、皮下感染、甲真菌病、足菌肿、鼻窦炎、肺部感染、导管相关性感染、腹膜炎等部位的感染。

食用被镰刀菌毒素污染的粮食可以引起中毒性感染，与镰刀菌接触引起侵袭性感染是主要的途径，免疫低下患者的播散性感染也可继发于甲癣、蜂窝织炎，糖尿病患者是引起镰刀菌感染的危险因素，医院内感染还可见于供水系统，或吸入气生孢子。

中性粒细胞缺乏的白血病、干细胞移植和实体器官移植术后患者发生镰刀菌播散性感染越来越多，尤其是持续的中性粒细胞减少和皮质醇激素的使用是播散性感染预后不良的最重要因素。

（洪国粦　徐和平）

● 藤仓镰刀复合群 ●

一、分类与命名

藤仓镰刀菌复合群（*Fusarium fujikuroi* species complex，FFSC）包括轮枝镰刀菌（*F. verticillioides*）、层生镰刀菌（*F. proliferatum*）、芜菁状镰刀菌（*F. napiforme*）、金合欢镰刀菌（*F. nygamai*）、*F. acutatum*、*F. andiyazi*、*F. anthophilum*、*F. mundagurra*、*F. musae*、*F. sacchari*、*F. subglutinans*、*F. volatile*、*F. udum* 等 70 多个种。串珠镰刀菌（*Fusarium moniliforme*）现改名为轮枝镰刀菌。临床中最常见的致病菌种是轮枝镰刀菌和层生镰刀菌。

二、生物学特性

(一) 培养特性

1. 轮枝镰刀菌:在 SDA 和 PDA 上,28 ℃生长较快,气生菌丝丰富,棉絮状,10 d 后长满平板,菌落浅紫色、橙红色、淡粉色或白色,背面淡黄色或蓝紫色,以紫色为多。菌落中央常因小分生孢子而呈粉末状,菌落周边锐利。新分离的菌株可产生橙色或棕黄色分生孢子座,传代菌株往往失去产生分生孢子座的能力。见图 10-8-2-1 至图 10-8-2-4。

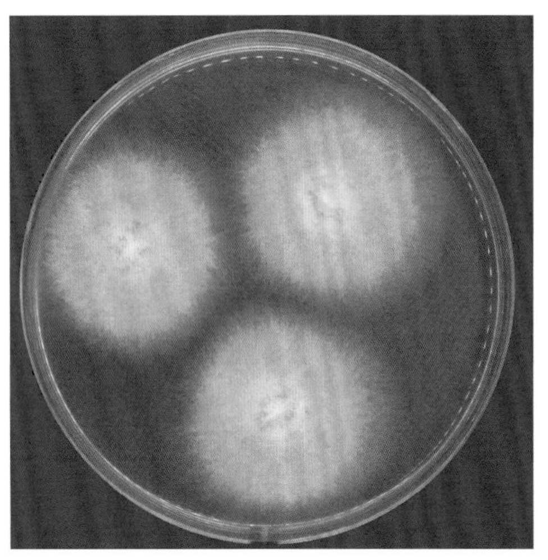

图 10-8-2-1 轮枝镰刀菌菌落:28 ℃,SDA,3 d

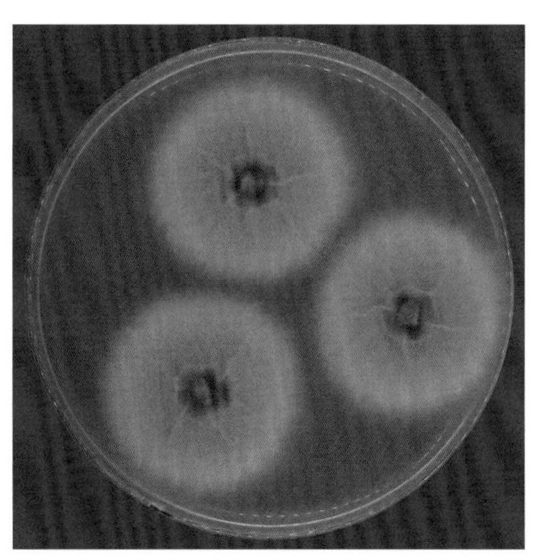

图 10-8-2-2 轮枝镰刀菌菌落(背面):28 ℃,SDA,3 d

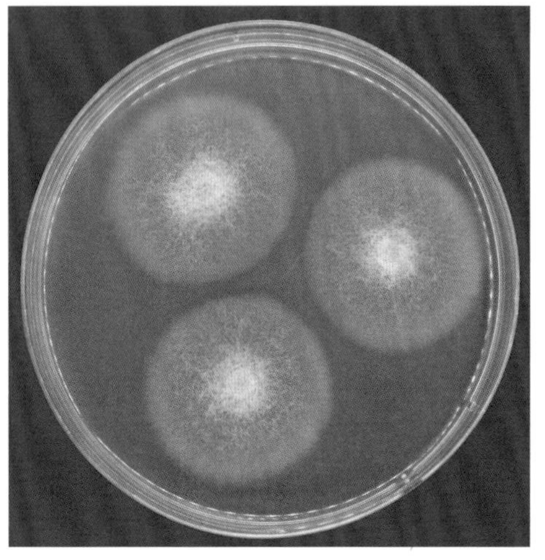

图 10-8-2-3 轮枝镰刀菌菌落:28 ℃,PDA,3 d

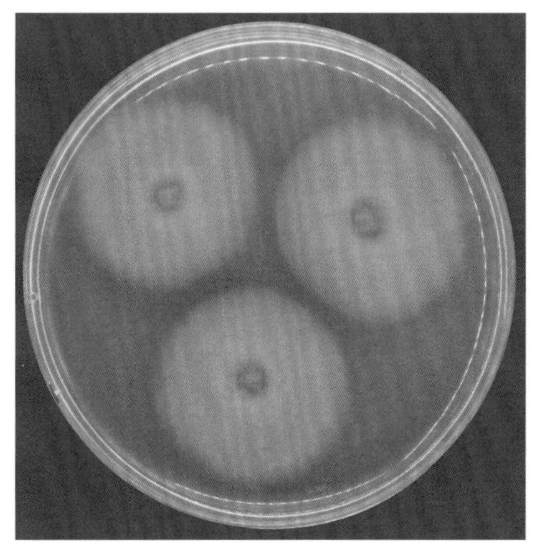

图 10-8-2-4 轮枝镰刀菌菌落(背面):28 ℃,PDA,3 d

2. 层生镰刀菌:在 SDA 和 PDA 上,28 ℃生长较快,气生菌丝丰富,羊毛状,白色至桃红色或橙红色,逐渐变成淡紫色,背面浅紫色或淡黄色。见图 10-8-2-5 至图 10-8-2-8。

(二) 形态与染色

临床标本中的形态:可见分枝分隔透明菌丝,常可见小分生孢子。见图 10-8-2-9、图 10-8-2-10。

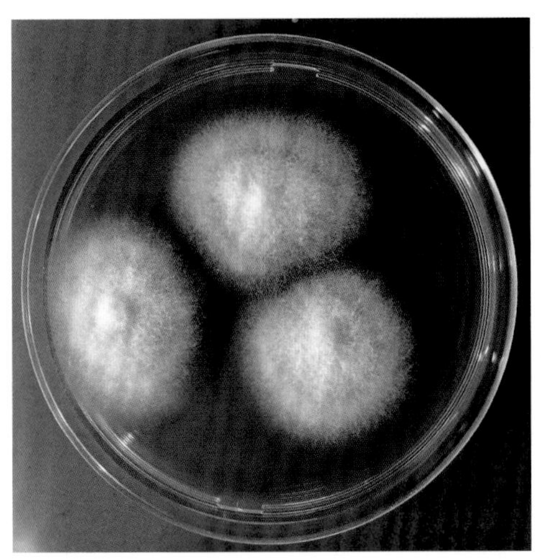

图 10-8-2-5　层生镰刀菌菌落：28 ℃，SDA，3 d

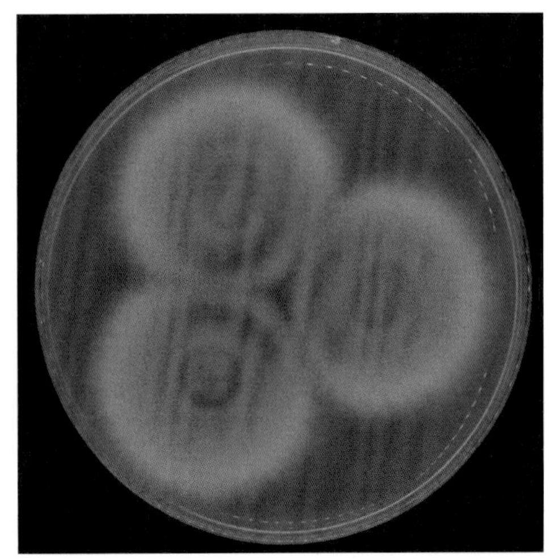

图 10-8-2-6　层生镰刀菌菌落(背面)：28 ℃，SDA，3 d

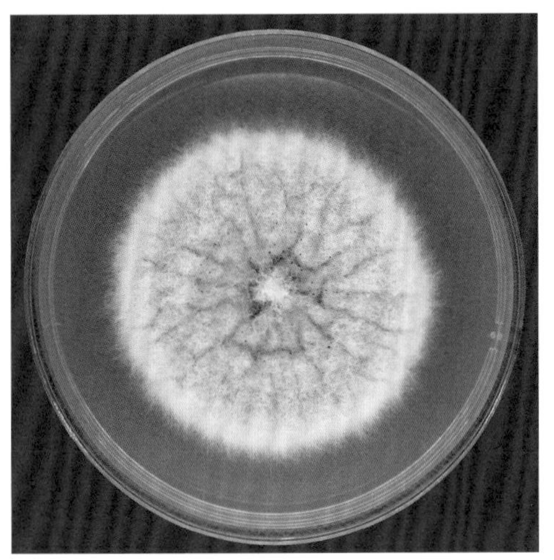

图 10-8-2-7　层生镰刀菌菌落：28 ℃，SDA，5 d

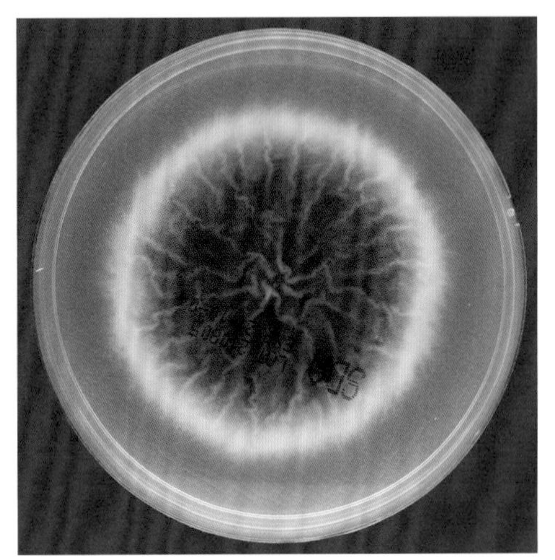

图 10-8-2-8　层生镰刀菌菌落(背面)：28 ℃，SDA，5 d

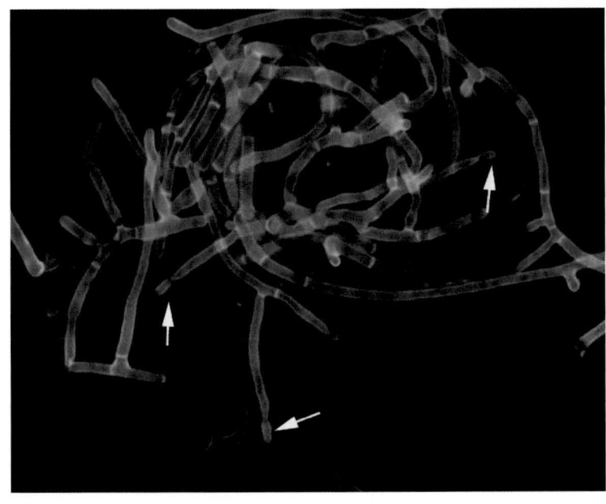

图 10-8-2-9　组织中轮枝镰刀菌菌丝：荧光白染色，×400

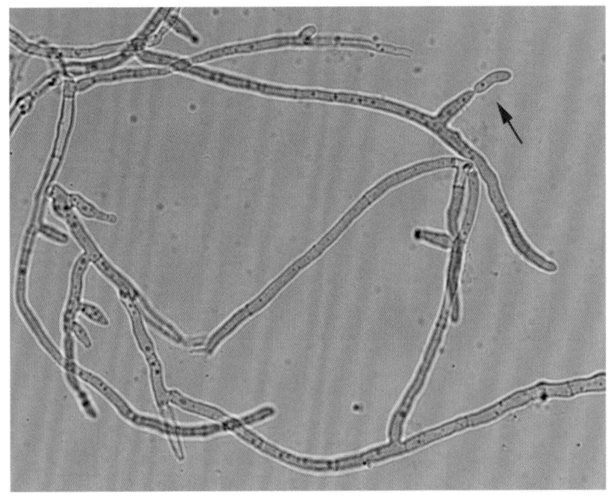

图 10-8-2-10　组织中轮枝镰刀菌菌丝：10% KOH 湿片，×400

培养后镜下特点：

1. 轮枝镰刀菌：可见产孢细胞为单瓶梗，小分生孢子产孢细胞生于气生菌丝上，细长，柱状；大分生孢子产孢细胞生于琼脂表面菌丝上或典型地生于分生孢子座内，柱状。小分生孢子较多，椭圆形或短棒形，多数无隔，个别 1 隔，基部较平，典型地在产孢细胞顶端呈串状着生，有时也存在假头状着生。大分生孢子镰刀状至线状，细长，直或轻微弯曲，顶细胞渐尖，弯曲成喙状，基细胞呈足状，多数 3～4 隔，少数 1～2 隔或 5 隔，大分生孢子较少，披针形，多次传代可不生长。不产生厚壁孢子。见图 10-8-2-11 至图 10-8-2-13。

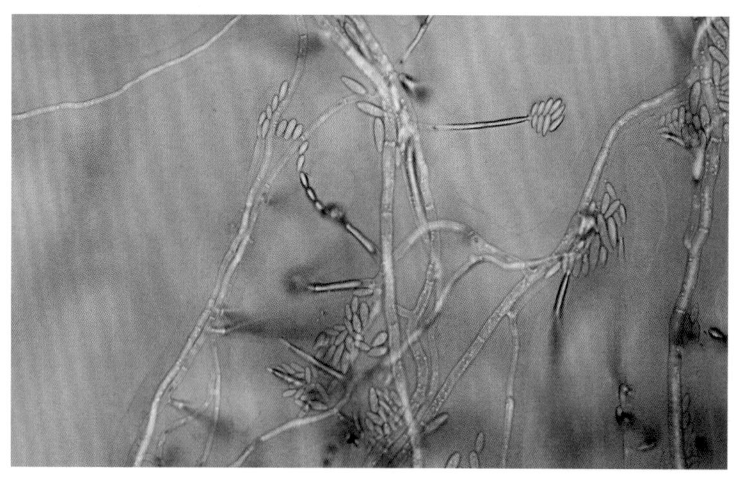

图 10-8-2-11 轮枝镰刀菌镜检：PDA，28℃，2 d，未染色，×400

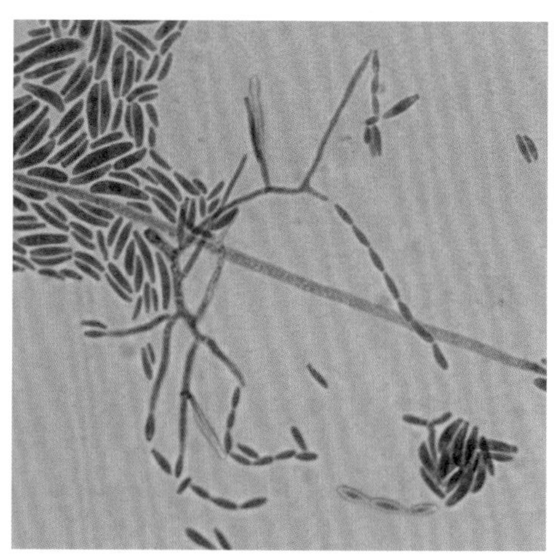

图 10-8-2-12 轮枝镰刀菌镜检：SDA，28℃，3 d，乳酸酚棉蓝染色，×400

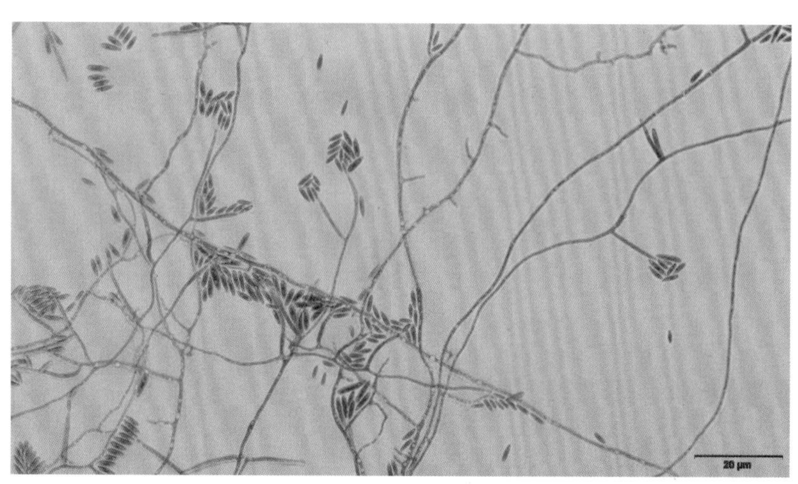

图 10-8-2-13 轮枝镰刀菌镜检：PDA，28℃，3 d，乳酸酚棉蓝染色，×400

2. 层生镰刀菌：分生孢子梗短、可产生复瓶梗；产生大量小分生孢子，卵圆形、棍棒形，(7～10)μm×(2.5～3.2)μm，有时形成链状排列；有时可形成大分生孢子，3～7 个隔，(31～58)μm×(2.7～3.6)μm，两端轻度弯曲，常见鼠尾样大分生孢子。见图 10-8-2-14 至图 10-8-2-17。

三、鉴定与鉴别

层生镰刀菌和轮枝镰刀菌为临床常见菌种，两者的小分生孢子皆可假头状排列，但是后者小分生孢子多呈长链状着生，而前者多呈短链状着生。层生镰刀菌与轮枝镰刀菌镜下形态很近似，其区别在于层生镰刀菌产生复瓶梗，有时产生梨形分生孢子，从菌落形态看，前者菌落多呈白色，背面淡紫色，而后者菌落多

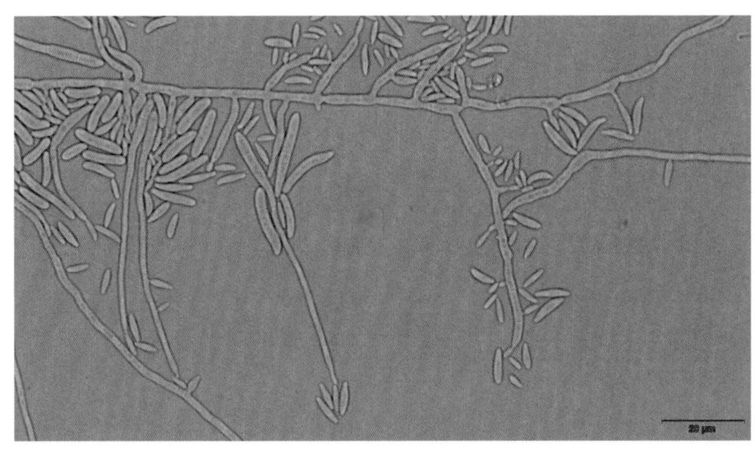

图 10-8-2-14 层生镰刀菌镜检：SDA，28℃，2 d，未染色，×1 000

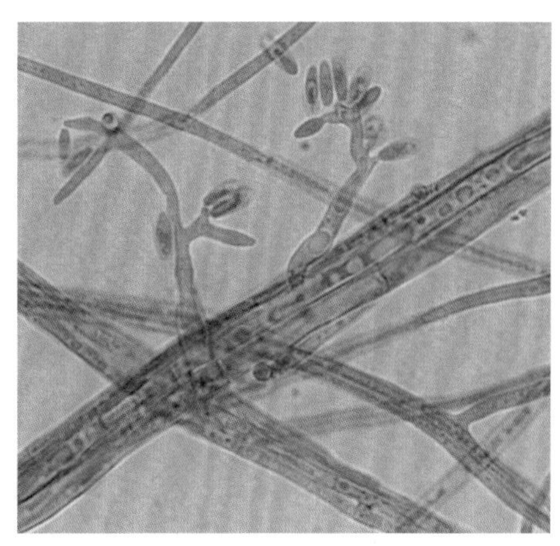

图 10-8-2-15 层生镰刀菌镜检：可见复瓶梗，SDA，28℃，3 d，乳酸酚棉蓝染色，×400

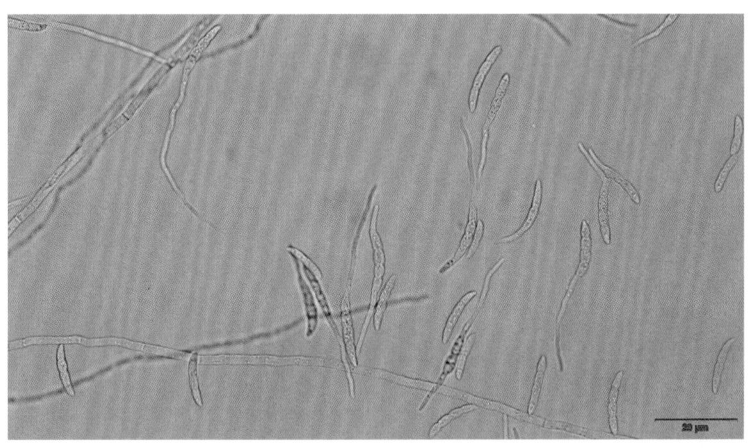

图 10-8-2-16 层生镰刀菌：鼠尾样大分生孢子，SDA，28℃，2 d，未染色，×400

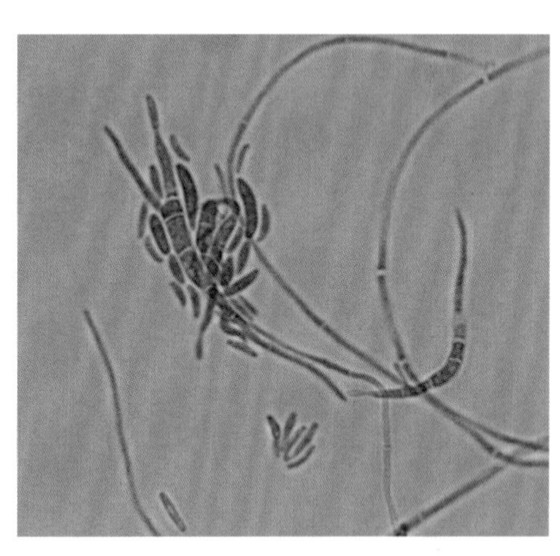

图 10-8-2-17 层生镰刀菌：鼠尾样大分生孢子，SDA，28℃，3 d，乳酸酚棉蓝染色，×400

呈橙红色，背面淡紫或浅黄色。金合欢镰刀菌是介于轮枝镰刀菌和尖孢镰刀菌之间的种，与前者的区别：产生厚壁孢子；与后者的区别：小分生孢子串生。

四、抗菌药物敏感性

藤仓镰刀菌复合群对两性霉素 B、伏立康唑、泊沙康唑、艾莎康唑和那他霉素表现出较高的敏感性，其中对两性霉素 B 的敏感性最好；复合群内不同的种间耐药性不同，轮枝镰刀菌的 MIC 值最低，而金合欢镰刀菌表现出最高的 MIC 值。但皆对氟康唑、伊曲康唑和米卡芬净均表现出较差的敏感性。

五、临床意义

可引起白血病患者、实体器官移植受者和异体骨髓移植或干细胞移植患者等高危人群播散性感染。对免疫功能正常的人，多引起由于外伤导致的角膜炎。

（徐和平　鹿秀海）

参考文献

1. Abdullah MS, Al-Hatmi, Anne D, et al. Specific antifungal susceptibility profiles of opportunists in the *Fusarium fujikuroi* complex [J]. Journal of Antimicrobial Chemotherapy, 2015,70(4):1068 - 1071. https://doi.org/10.1093/jac/dku505.
2. Crous PW, Lombard L, Sandoval-Denis M, et al. Fusarium: more than a node or a foot-shaped basal cell [J]. Studies in Mycology, 2021,98(8):100116.
3. Diepeningen A, Al-Hatmi A, Brankovics B, et al. Taxonomy and clinical spectra of fusarium species: where do we stand in 2014? [J]. Current Clinical Microbiology Reports, 2014,1(8):10 - 18.

● 尖孢镰刀菌复合群 ●

一、分类与命名

尖孢镰刀菌复合群(*Fusarium oxysporum* species complex, FOSC)系统发育多样化，包括 *Fusarium petroliphilum*、*Fusarium oxysporum*、*Fusarium inflexum* 等 20 多个与真菌病相关的菌种。

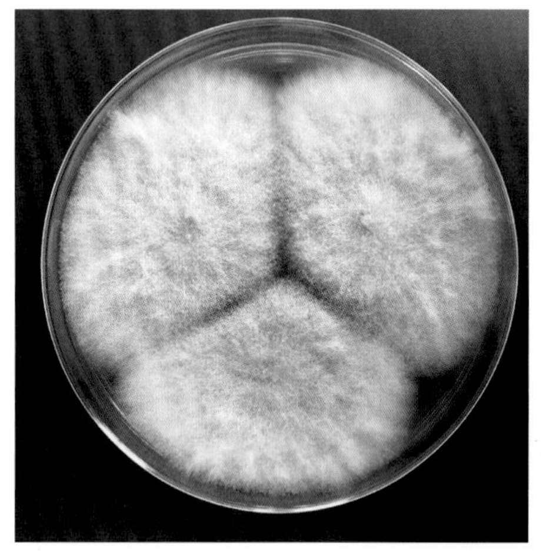

图 10-8-3-1 尖孢镰刀菌菌落：SDA，28℃，5 d

二、生物学特性

(一) 培养特性

菌落生长快速，4 d 后达 4.5 cm，质地棉絮状，表面白色、淡紫色、气生菌丝丰富，絮状或羽毛状，白色，灰色，逐渐变紫。有些菌株气生菌丝稀少，蛛丝状，一般新分离的菌株产生分生孢子座，聚集于菌落中央或分散于气生菌丝及琼脂表面上，有时呈黏孢团状，奶油色或淡橙色，常产生浅褐色或深蓝色菌核。背面除少数不产生色素外，通常都产生深蓝色或淡紫色色素。有的菌可有丁香气味。见图 10-8-3-1 至图 10-8-3-3。

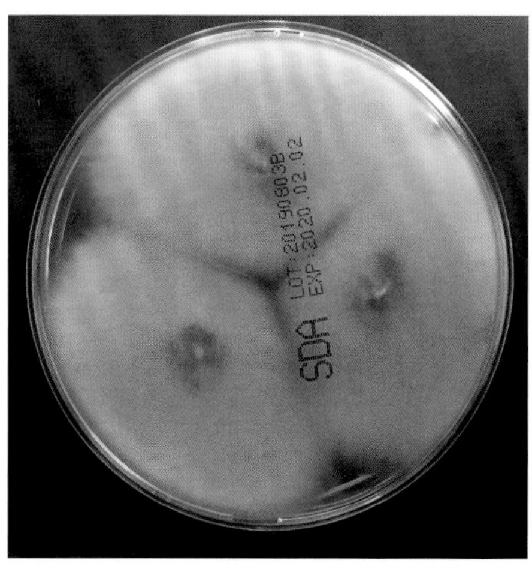

图 10-8-3-2 尖孢镰刀菌菌落(背面)：SDA，28℃，5 d

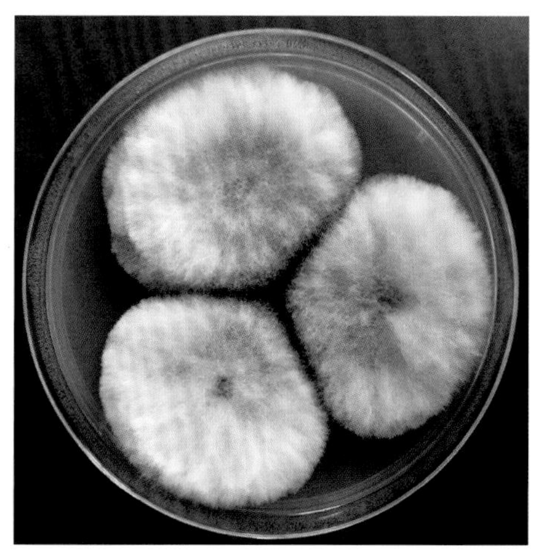

图 10-8-3-3 尖孢镰刀菌菌落：PDA，28℃，5 d

（二）形态与染色

分生孢子梗较短，在气生菌丝上侧生单个小分生孢子产孢瓶梗，瓶梗较短，柱状不分隔；分生孢子座内产生密集的大分生孢子产孢细胞，单瓶梗，较粗，倒棒状或桶状，大分生孢子细长呈镰刀形轻度弯曲，顶部有锐利的角似喙状，大多数分三隔，基部细胞有蒂，足状；小分生孢子不分隔，卵形、肾形、近柱状，不呈链状，个别新月形或腊肠形，假头状着生；厚壁孢子丰富，顶生或间生，孤立或成对，孢子透明，细胞壁光滑或粗糙。见图 10-8-3-4 至图 10-8-3-6。

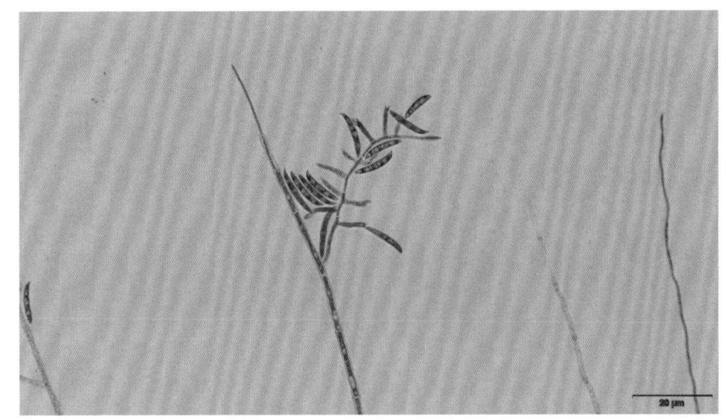

图 10-8-3-4　尖孢镰刀菌镜检：PDA，28 ℃，4 d，乳酸酚棉蓝染色，×400

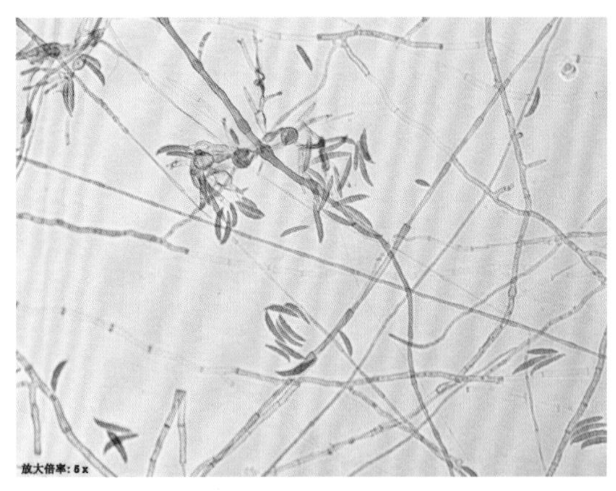

图 10-8-3-5　尖孢镰刀菌镜检：PDA，28 ℃，4 d，乳酸酚棉蓝染色，×400

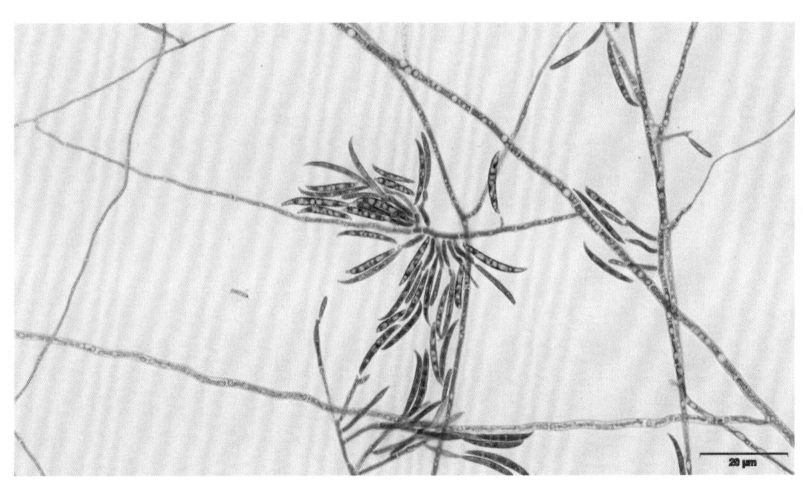

图 10-8-3-6　尖孢镰刀菌镜检：PDA，28 ℃，4 d，乳酸酚棉蓝染色，×1 000

三、鉴定与鉴别

尖孢镰刀菌的鉴别特征为生产大量厚壁孢子，在较短的单瓶梗上产生呈假头状着生的小分生孢子，菌落常产紫色色素。

四、抗菌药物敏感性

尖孢镰刀菌复合群体外抗真菌药敏值普遍较高，对氟康唑、棘白菌素类天然耐药。对两性霉素 B、伏立康唑、泊沙康唑、艾莎康唑、特比萘芬和那他霉素表现出 MIC 不定，但其值都相对较高，建议做药敏试验。

五、临床意义

该复合群是一种植物病原体,也与其他镰刀菌属一样是真菌性角膜炎的重要病原菌之一。可引起免疫抑制人群的机会性感染,如眼内炎、肺部感染,皮肤或皮下、导管相关性、烧伤患者的真菌感染等;可通过医院供水系统导致院内感染。

(洪国粦　徐和平)

厚孢镰刀菌复合群

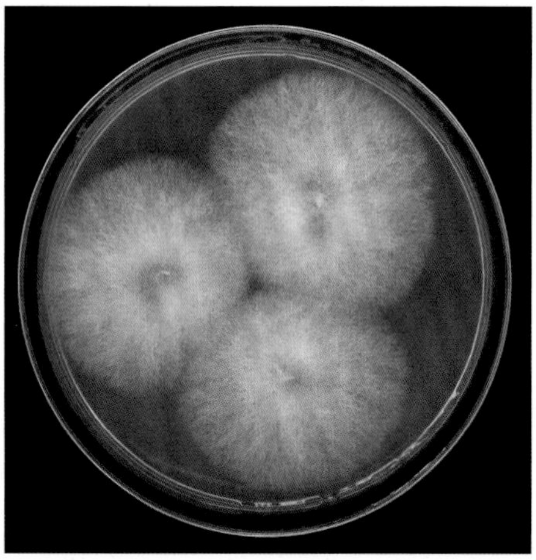

一、分类与命名

厚孢镰刀菌复合群(*Fusarium chlamydosporum* species complex, FCSC)目前包含 9 个系统发育的种。厚孢镰刀菌(*F. chlamydosporum*)是临床最常见的种。

二、生物学特性

(一) 培养特性

在 PDA 和 SDA 上生长速度快,28 ℃下培养 4 d 菌落直径可>5 cm。气生菌丝丰富,较密,絮状或羽毛状,白色,粉红色或桃红色,表面因分生孢子的形成而呈白色粉末状。一般不产生可见的分生孢子座或黏孢团,菌落背面不产色素或常产绛红色至紫红色色素。见图 10-8-4-1 至图 10-8-4-3。

图 10-8-4-1　厚孢镰刀菌:28 ℃,SDA, 3 d

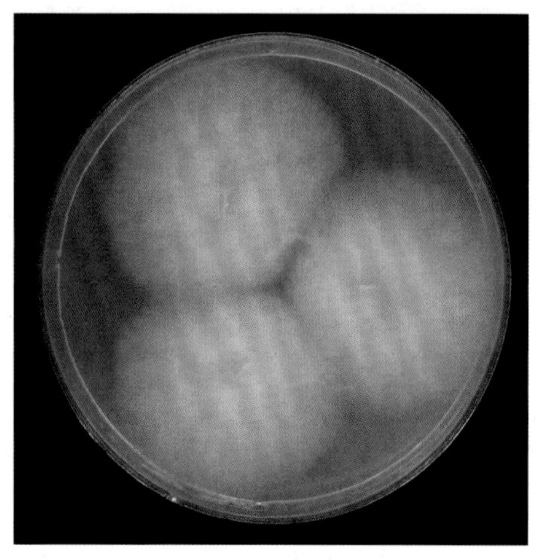

图 10-8-4-2　厚孢镰刀菌(背面):28 ℃, SDA, 3 d

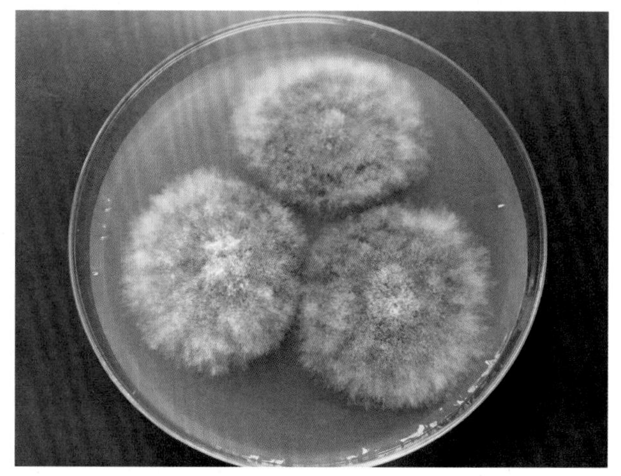

图 10-8-4-3　厚孢镰刀菌:28 ℃, PDA, 6 d

(二) 形态与染色

临床标本中的形态:可见分枝分隔透明菌丝,常见菌丝局部膨大和厚壁孢子。见图 10-8-4-4 至图 10-8-4-5。

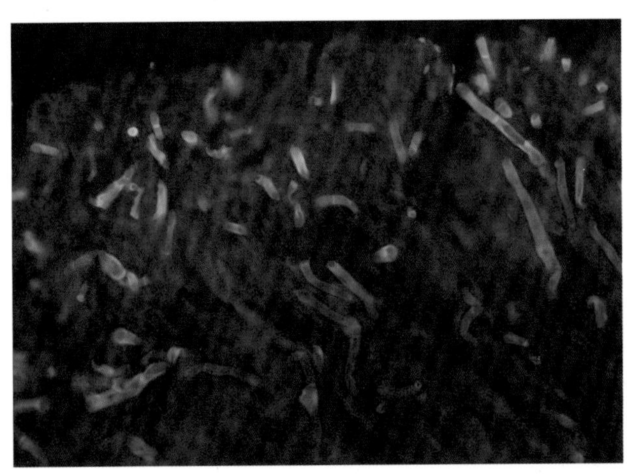

图 10-8-4-4 组织病理切片中厚孢镰刀菌菌丝：荧光白染色，×400

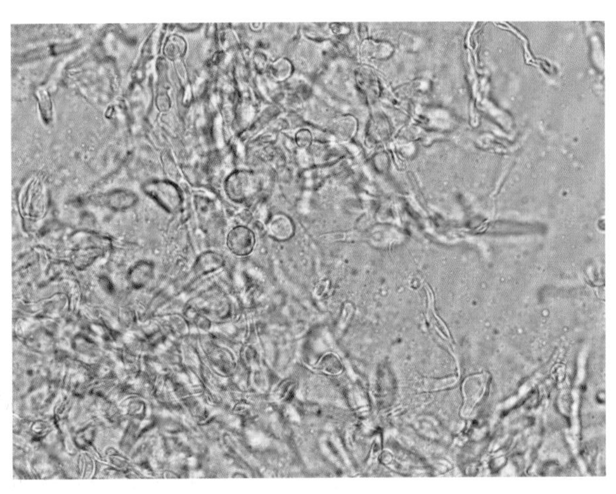

图 10-8-4-5 组织中厚孢镰刀菌菌丝：10% KOH 湿片，×400

培养后镜下特点：

产孢细胞为单瓶梗或复瓶梗，复瓶梗有多至 5～9 个产孢位点，形状不规则。小分生孢子丰富，多为纺锤形或长卵形，0～1 隔。大分生孢子镰刀状或纺锤状，轻度弯曲或直，顶细胞多弯曲成喙状，基细胞足状或楔状，多数大分生孢子 3 隔，少数 2 隔或 4～5 隔，个别可达 6～7 隔。厚壁孢子大量，顶生或间生，单生或成对，多数成链或成团块，细胞壁多数光滑，偶尔具疣状凸起。见图 10-8-4-6 至图 10-8-4-8。

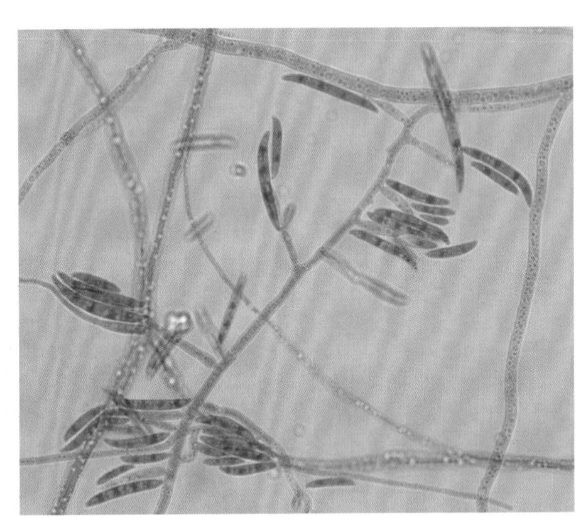

图 10-8-4-6 厚孢镰刀菌镜检：SDA，28 ℃，5 d，棉蓝染色，×400

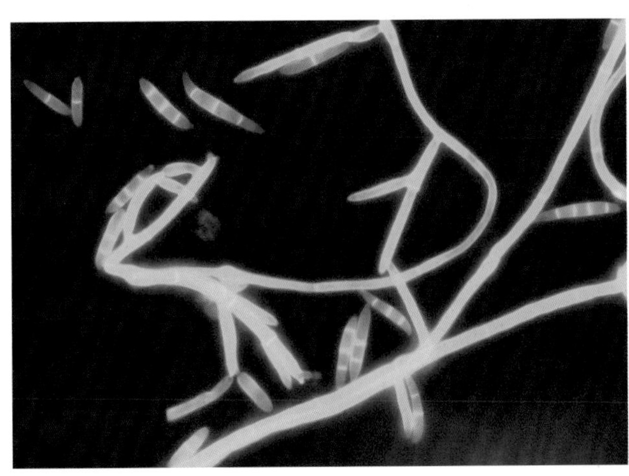

图 10-8-4-7 厚孢镰刀菌镜检：可见复瓶梗，SDA，28 ℃，5 d，荧光染色，×400

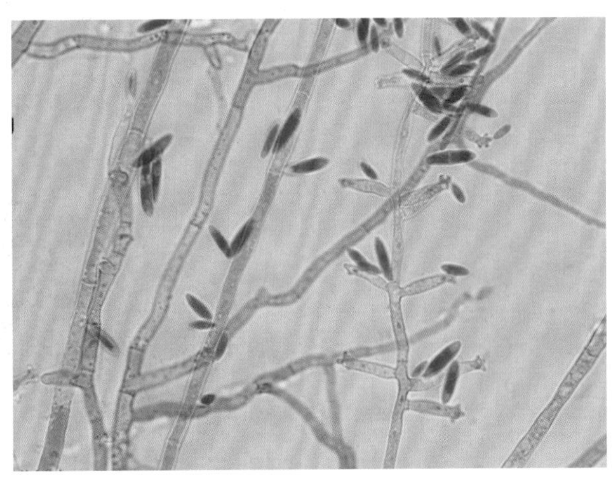

图 10-8-4-8 厚孢镰刀菌镜检：可见复瓶梗，PDA，28 ℃，5 d，乳酸酚棉蓝染色，×400

三、鉴定与鉴别

厚孢镰刀菌其鉴别特征为产生复瓶梗的产孢细胞,小分生孢子纺锤形或长卵形,不具有球形或梨形小分生孢子。

四、抗菌药物敏感性

缺乏大样本体外药敏数据,少量药敏数据显示该菌对两性霉素、泊沙康唑和伏立康唑的敏感性较好,对伊曲康唑敏感性差,对氟康唑和棘白菌素天然耐药。

五、临床意义

该菌在环境中分布广泛,是常见的土壤腐生菌,可引起人类的浅表感染如角膜炎、指甲和皮肤的感染以及深部定植,也可引起血液肿瘤患者的播散性感染。

(徐和平　鹿秀海)

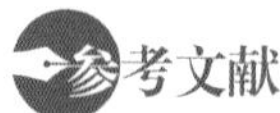
参考文献

1. Lombard L, Van Doorn R, Crous PW. Neo typification of Fusarium chlamydosporum — a reappraisal of a clinically important species complex [J]. Fungal Systematics and Evolution, 2019,4(1):18.
2. Lazarotto M, Mezzomo R, Maciel CG, et al. Mycelia growth and sporulation of Fusarium chlamydosporum species complex under different culture conditions [J]. Revista de Ciências Agrarias — Amazon Journal of Agricultural and Environmental Sciences, 2014,57(1):35-40.
3. Segal BH, Walsh TJ, Liu JM, et al. Invasive infection with Fusarium chlamydosporum in a patient with aplastic anemia [J]. Journal of Clinical Microbiology, 1998,36(6):1772-1776.
4. Diepeningen A, Al-Hatmi A, Brankovics B, et al. Taxonomy and clinical spectra of fusarium species: where do we stand in 2014? [J]. Current Clinical Microbiology Reports, 2014,1(8):10-18.

双孢镰刀菌复合群

一、分类与命名

双孢镰刀菌复合群(*Fusarium dimerum* species complex, FDSC)目前包含至少有 12 个种。其中至少有 3 个种与人类感染相关,分别是双孢镰刀菌(*F. dimerum sensu stricto*,或译为单隔镰刀菌)、鹰嘴豆枯萎镰刀菌(*F. delphinoides*)、*F. lunatum* 和彭齐吉镰刀菌(*F. penzigii*),而前两者在临床中最常见。从最新的基于多基因系统发育分析的分类学上认为,本菌被划入了新的菌属 *Bisifusarium* 属。

二、生物学特性

(一) 培养特性

不同于上述的几种复合群,它们通常生长缓慢,气生菌丝缺乏或稀疏生长,28 ℃培养 1 周菌落直径可达 20～40 mm,菌落表面生有橙色黏孢团或分生孢子座,可呈黏滑样,表面苍白或浅的棕黄色,背面黄色,浅橘色,棕橙色或红棕色。如果产生紫色的厚壁孢子或硬壳小体菌落变成暗紫色或深红色。见图 10-8-5-1 至图 10-8-5-5。

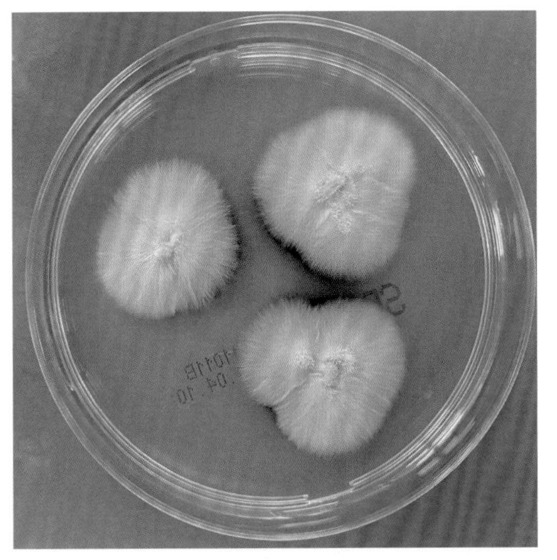

图 10-8-5-1　双孢镰刀菌:28℃,SDA，3 d

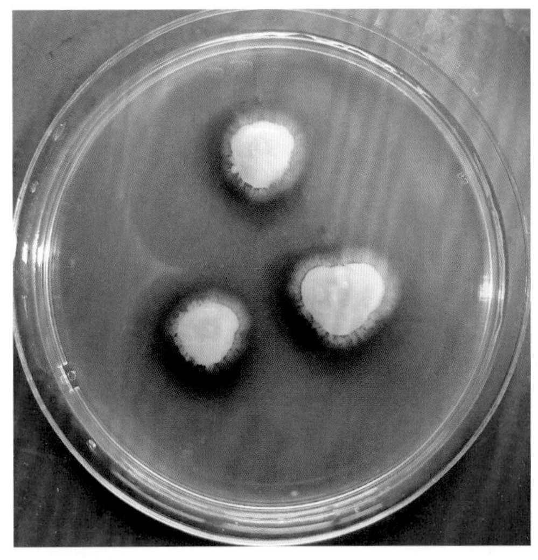

图 10-8-5-2　双孢镰刀菌:28℃,PDA，3 d

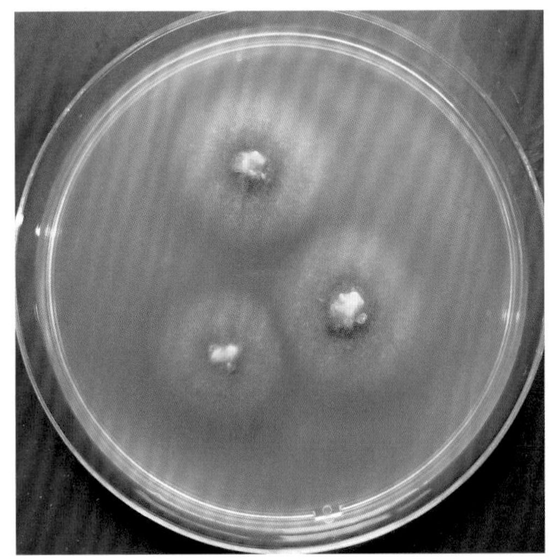

图 10-8-5-3　双孢镰刀菌:28℃,CZA，3 d

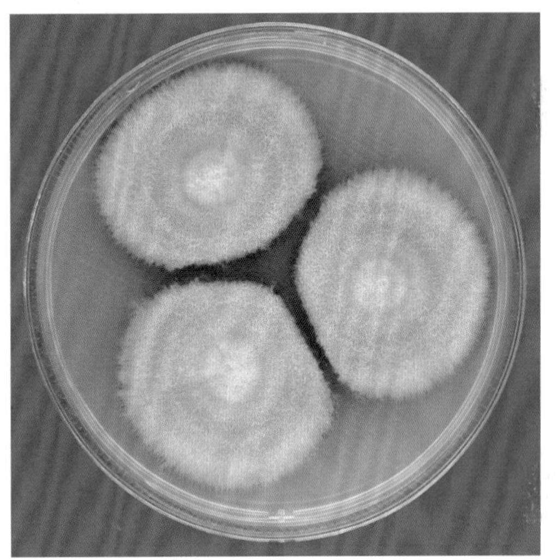

图 10-8-5-4　双孢镰刀菌:28℃,SDA，5 d

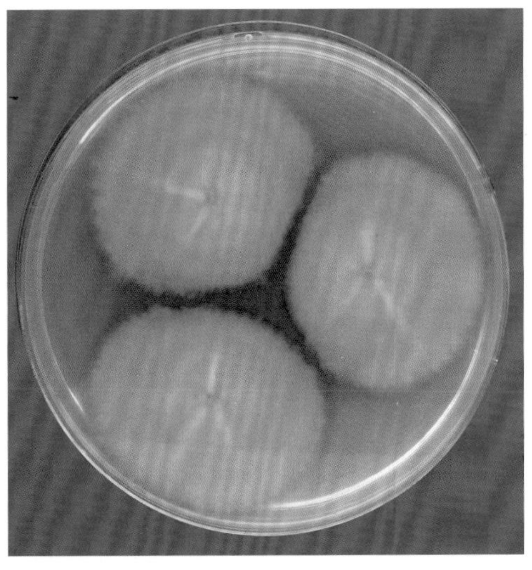

图 10-8-5-5　双孢镰刀菌(背面):28℃,SDA，5 d

（二）形态与染色

临床标本中的形态：可见分枝分隔透明菌丝，在组织中常可见小分生孢子。见图 10-8-5-6、图 10-8-5-7。

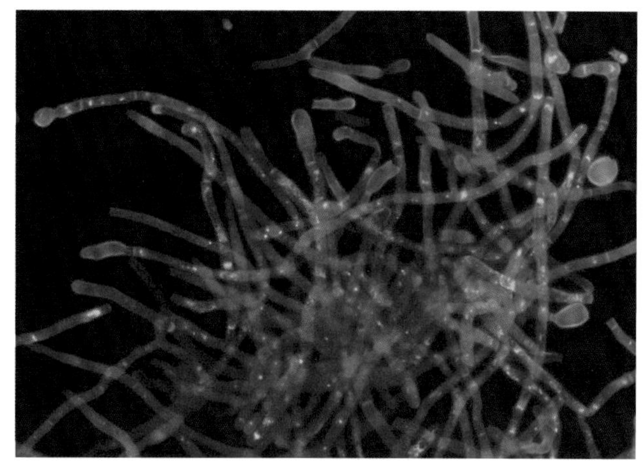

图 10-8-5-6 组织中双孢镰刀菌菌丝：荧光白染色，×400

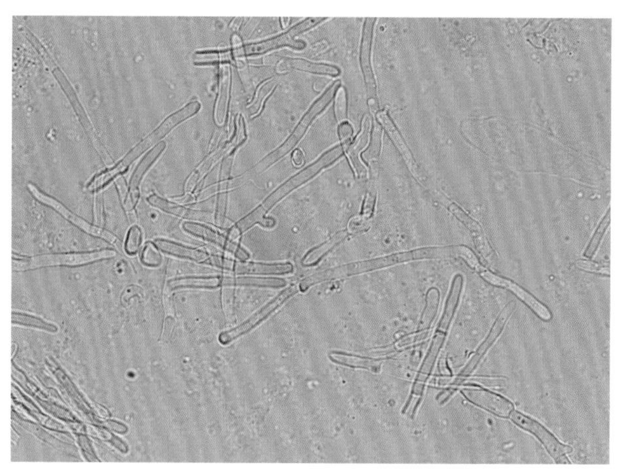

图 10-8-5-7 组织中双孢镰刀菌菌丝：10% KOH 湿片，×400

培养后镜下特点：

产孢细胞为单瓶梗，偶尔可见复瓶梗、产孢细胞短，多为桶状，少数近球状。大分生孢子多为新月状或镰刀状，大多数 1 隔，少数无隔或 2 隔，个别菌株可产生无隔卵形孢子或比例相当于 2 隔孢子，偶而可见 3 隔孢子；小分生孢子椭圆形、卵圆形至弧形，大部分是单细胞。厚壁孢子球形、卵圆形、宽椭圆形，顶生或间生，单个、成对或短链状，有时聚集成堆形成大的菌核，个别着生在短的侧枝的末端。见图 10-8-5-8 至图 10-8-5-12。

三、鉴定与鉴别

双孢镰刀菌其鉴别特征为生长缓慢，黏液样菌落，特征性橙色菌落，单瓶梗，大分生孢子足细胞不明显。

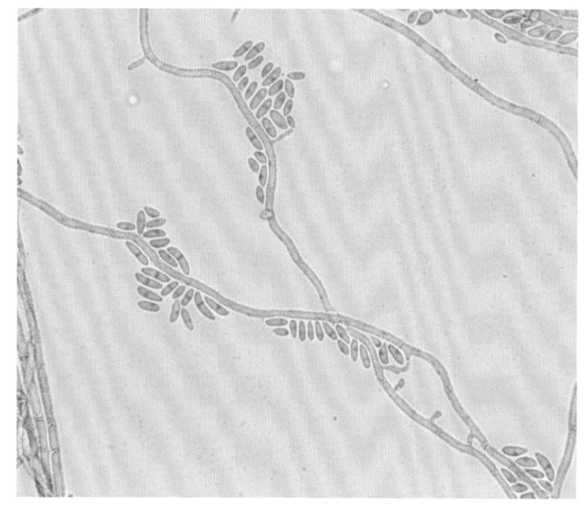

图 10-8-5-8 双孢镰刀菌镜检：SDA，28℃，5 d，棉蓝染色，×400

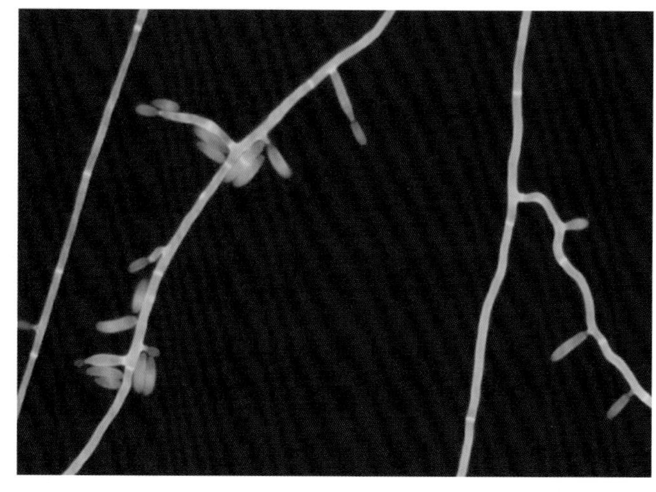

图 10-8-5-9 双孢镰刀菌镜检：SDA，28℃，5 d，荧光染色，×400

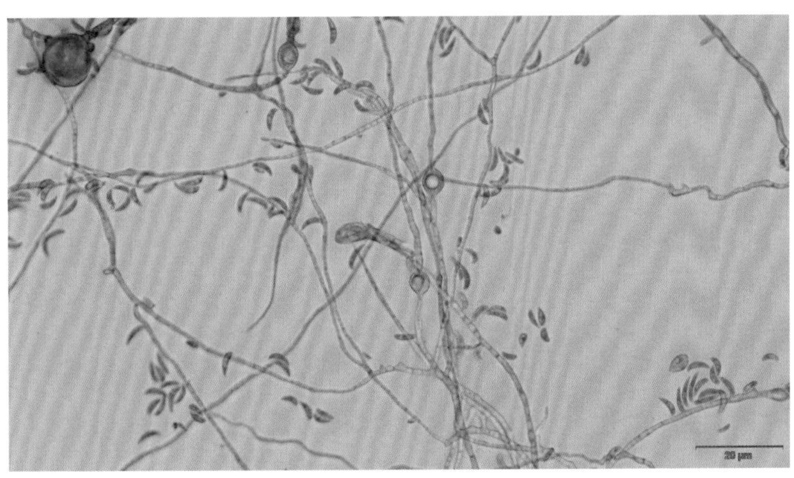

图 10-8-5-10 双孢镰刀菌镜检：SDA，28 ℃，7 d，棉蓝染色，×400

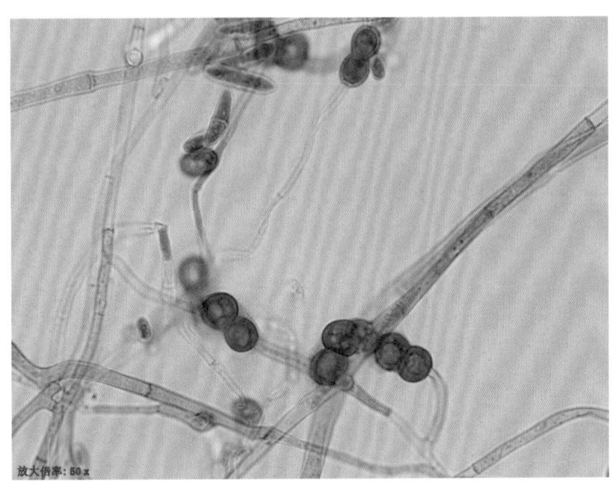

图 10-8-5-11 双孢镰刀菌镜检：可见小分生孢子和厚壁孢子，SDA，28 ℃，7 d，棉蓝染色，×1 000

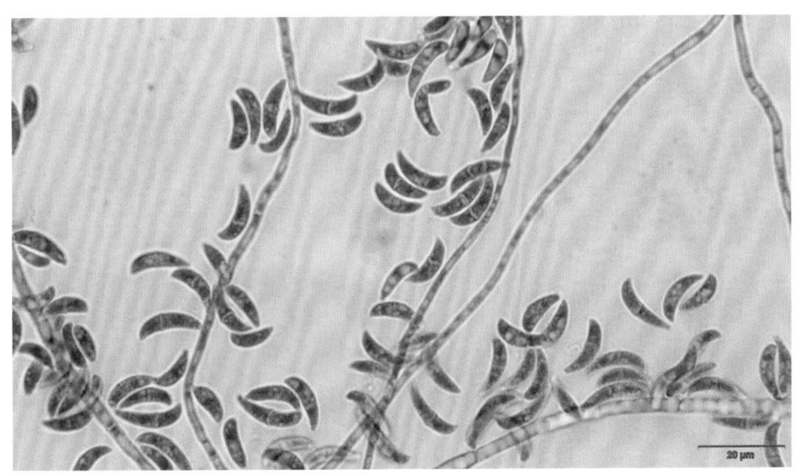

图 10-8-5-12 双孢镰刀菌镜检：可见弧形小分生孢子，SDA，28 ℃，7 d，棉蓝染色，×1 000

四、抗菌药物敏感性

缺乏大样本体外药敏数据，少量药敏数据显示该菌对伏立康唑和两性霉素敏感，对伊曲康唑、氟康唑、酮康唑和 5-氟胞嘧啶耐药。

五、临床意义

可引起甲真菌病、皮肤感染、眼部感染和其他部位的局部感染,亦可导致血液肿瘤患者的全身播散性感染。

(徐和平　鹿秀海)

参考文献

1. Park JH, Oh J, Song JS, et al. Bisifusarium delphinoides, an emerging opportunistic pathogen in a burn patient with diabetes mellitus [J]. Mycobiology, 2019,47(3):340-345.
2. Diepeningen A, Al-Hatmi A, Brankovics B, et al. Taxonomy and clinical spectra of Fusarium species: where do we stand in 2014? [J]. Current Clinical Microbiology Reports, 2014,1(8):10-18.
3. Schroers HJ, O'Donnell K, Lamprecht SC, et al. Taxonomy and phylogeny of the Fusarium dimerum species group [J]. Mycologia, 2009,101(1):44-70. doi:10.3852/08-002.

肉色镰刀菌-木贼镰刀菌复合群

一、分类与命名

肉色-木贼镰刀菌复合群(*Fusarium incarnatum-equiseti* species complex, FIESC)目前包含 38 个已知的种,而临床中常见的种有肉色镰刀菌(*Fusarium incarnatum*)、木贼镰刀菌(*Fusarium equiseti*)、*F. pallidoroseum* 和 *F. lacertarum*。经系统发育研究发现半裸镰刀菌(*Fusarium semitectum*)就是肉色镰刀菌。

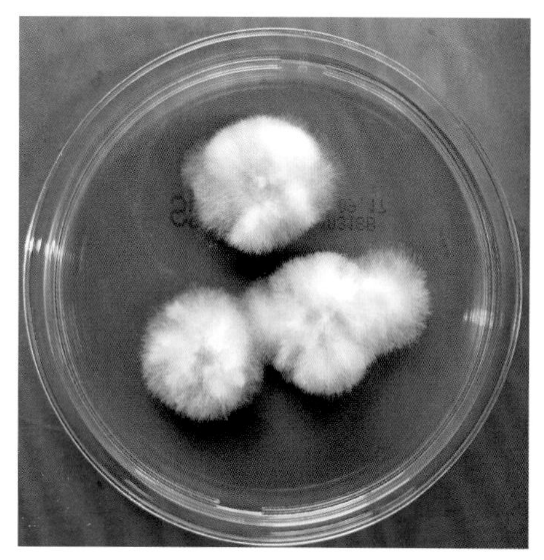

图 10-8-6-1　肉色镰刀菌菌落:SDA,28℃,2 d

二、生物学特性

(一)培养特性

1. 肉色镰刀菌:菌落生长速度很快,在 SDA 和 PDA 上 28℃下培养 4 d 菌落直径可超过 6 cm。气生菌丝丰富,絮状,白色、肉色、淡粉红色、橙色、黄棕色至褐色。表面多呈粉末状,分生孢子座橙色,菌落底部颜色为淡橙色至褐色。见图 10-8-6-1 至图 10-8-6-5。

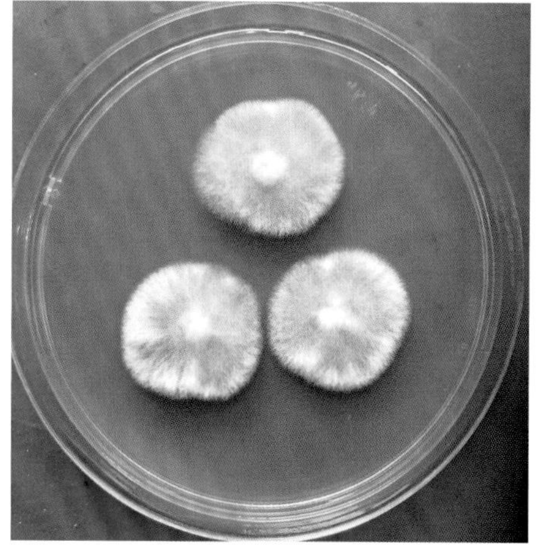

图 10-8-6-2　肉色镰刀菌菌落:PDA,28℃,2 d

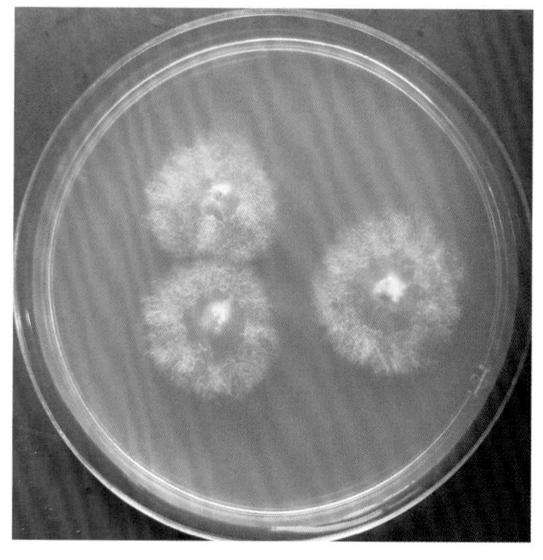

图 10-8-6-3　肉色镰刀菌菌落:CZA,28℃,2 d

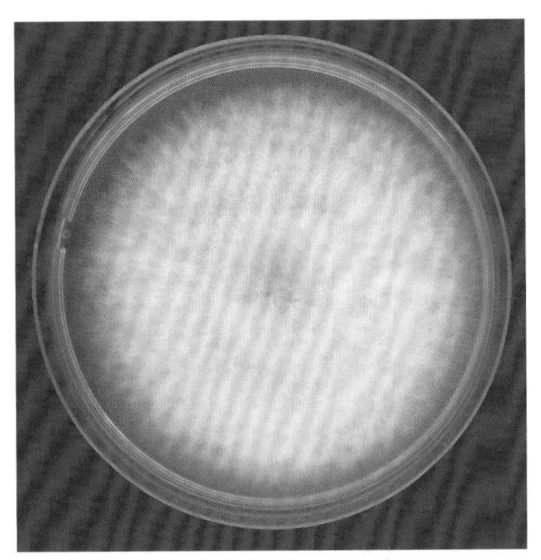
图 10-8-6-4　肉色镰刀菌菌落：SDA，28 ℃ 5 d

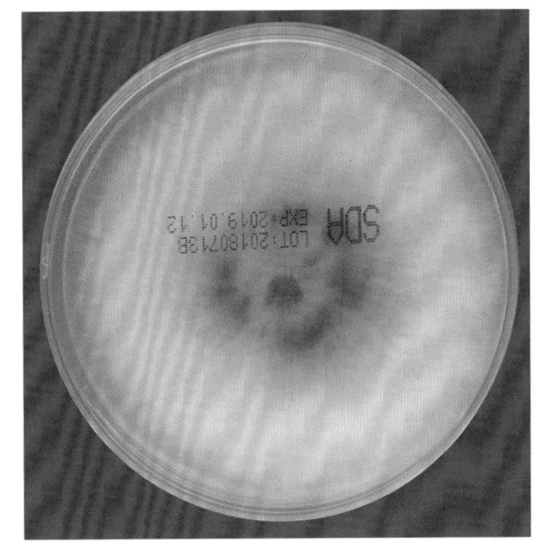

图 10-8-6-5　肉色镰刀菌菌落(背面)：SDA，28℃，5 d

2. 木贼镰刀菌：生长速度快，在 SDA 和 PDA 上 28 ℃培养 4 d 菌落直径可达 5 cm 以上，气生菌丝丰富，絮状，有时稀少，羽毛状，灰白色，污黄色，黄褐色至深褐色。分生孢子座淡棕黄色，黄褐色至深褐色。菌落背面颜色为污黄色，黄褐色至深褐色。见图 10-8-6-6。

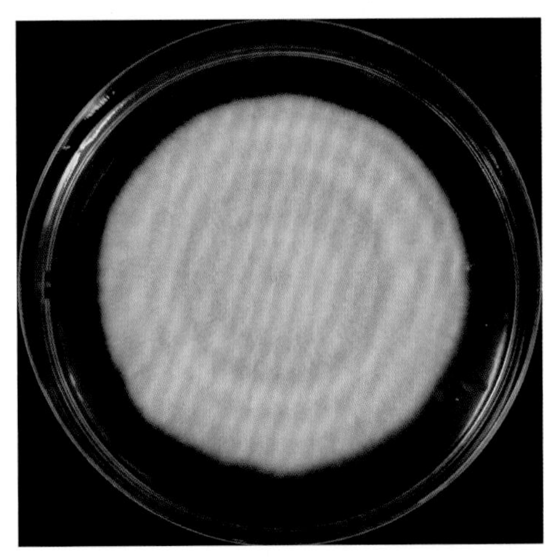
图 10-8-6-6　木贼镰刀菌：PDA，28℃，7 d

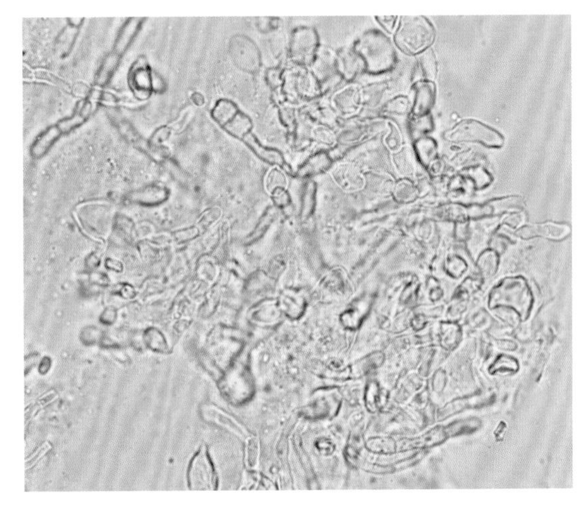
图 10-8-6-7　组织中肉色镰刀菌菌丝：10% KOH 湿片，×400

（二）形态与染色

临床标本中的形态：可见分枝分隔透明菌丝，常可见较多的厚壁孢子。见图 10-8-6-7。

培养后镜下特点：

1. 肉色镰刀菌：气生菌丝上产生单瓶梗和复瓶梗两种类型的产孢细胞，每个复瓶梗具有 2～5 个产孢位点。分生孢子座内的产孢细胞都为单瓶梗。没有典型的小分生孢子，只产生大分生孢子，有两种类型：一类产生于气生菌丝上，多为纺锤形，直或轻微弯曲，基细胞楔状，多数 3 隔，少数 1～2 隔或 4 隔，极少 5 隔。另一类大分生孢子产生于分生孢子座内，镰刀形，轻度弯曲，顶细胞喙状，基细胞足状，3～5 隔。厚壁孢子存在，间生或顶生，单生，成短链或成团块状，细胞壁光滑。见图 10-8-6-8 至图 10-8-6-11。

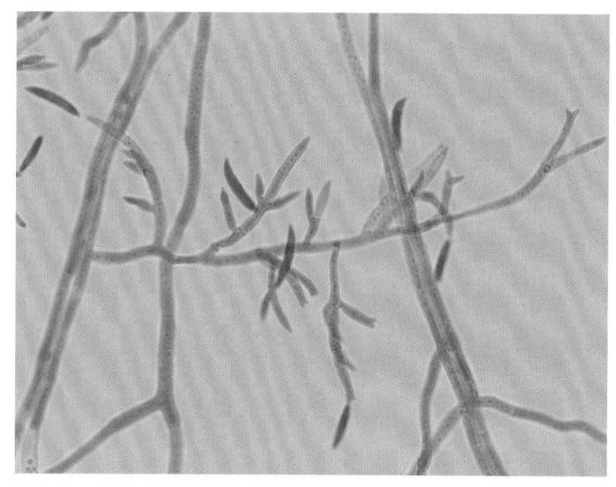

图 10-8-6-8 肉色镰刀菌镜检:SDA, 28℃, 3 d,棉蓝染色,×400

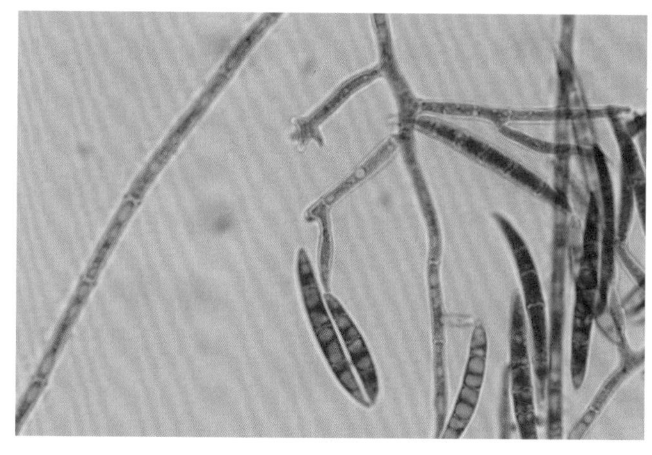

图 10-8-6-9 肉色镰刀菌镜检:复瓶梗,PDA, 28℃, 3 d,棉蓝染色,×1 000

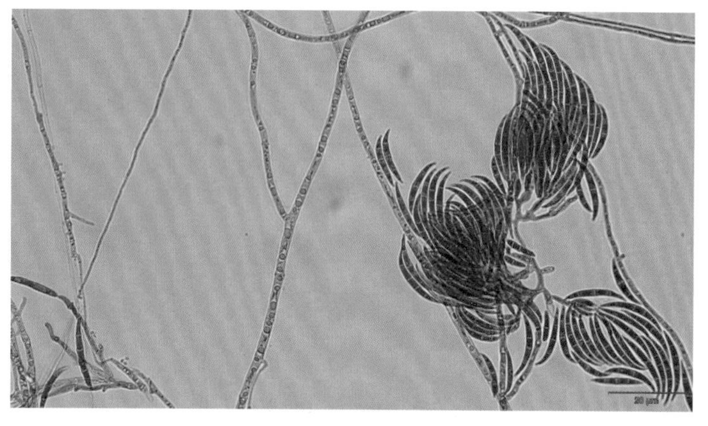

图 10-8-6-10 肉色镰刀菌镜检:分生孢子座,PDA, 28℃, 3 d,棉蓝染色,×1 000

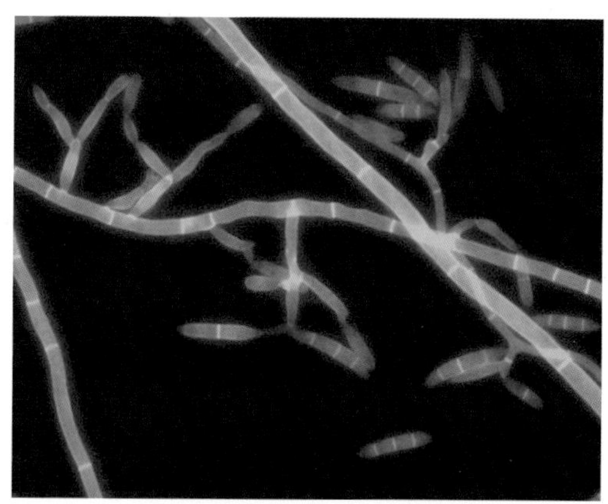

图 10-8-6-11 肉色镰刀菌镜检:SDA, 28℃, 5 d,荧光染色,×400

2. 木贼镰刀菌:产孢细胞为单瓶梗,密集于分生孢子座内,短柱形或近桶形。没有典型的小分生孢子,只产生大型分生孢子,大分生孢子大小及形状较一致,镰刀形,双曲线或抛物线形弯曲,顶细胞通常过度伸长成鞭状,基细胞呈非常明显的足状或鞭状,多数 5 隔,少数 3～4 隔或 6 隔。厚壁孢子丰富,通常间生,形成链状或聚成团块状,淡褐色,细胞壁光滑或粗糙,具疣状突起,直径 8～13 μm。见图 10-8-6-12、图 10-8-6-13。

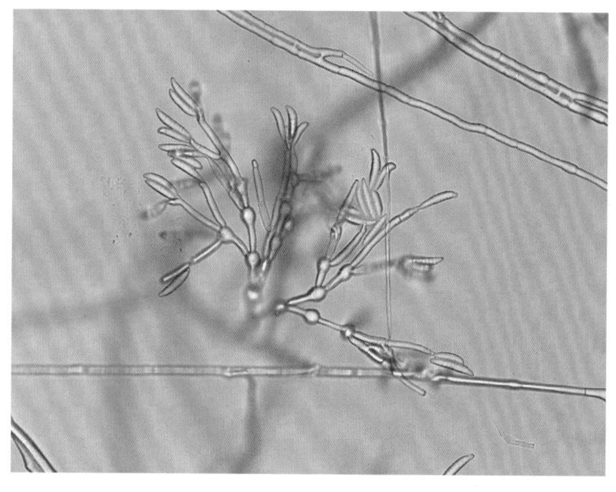

图 10-8-6-12 木贼镰刀菌镜检:PDA, 28℃, 3 d,未染色,×400

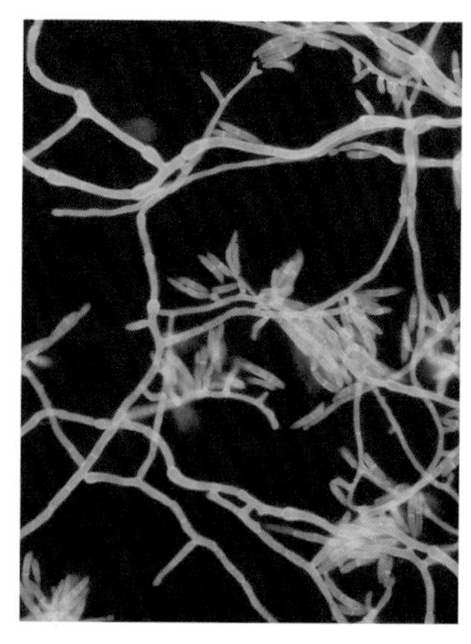

图 10-8-6-13 木贼镰刀菌镜检:PDA, 28℃, 2 d,荧光染色,×400

三、鉴定与鉴别

肉色镰刀菌的鉴别特征为具有复瓶梗，在气生菌丝上产生纺锤形的大分生孢子。菌落多为淡橙、粉红色至褐色，褐色菌株的外部特征与木贼镰刀菌（*F. equiseti*）相似，但两者的产孢细胞与大型分生孢子显著不同。

木贼镰刀菌的鉴别特征为大分生孢子顶细胞急剧狭细并伸长成鞭状，菌落呈黄褐色至深褐色，产生大量呈串状或团块状的淡褐色厚壁孢子。

四、抗菌药物敏感性

缺乏大样本体外药敏数据，少量药敏数据显示该菌对氟康唑、棘白菌素、5-氟胞嘧啶和伊曲康唑耐药，对两性霉素 B 和伏立康唑敏感性好，肉色镰刀菌对两性霉素 B 尤为敏感。

五、临床意义

该菌在环境中分布广泛，是常见的土壤腐生菌，植物病原菌和内生真菌，可引起人类的浅表感染如角膜炎、指甲和皮肤的感染，也可引起高死亡率的深部侵入性感染和血液播散性感染。

（徐和平　鹿秀海）

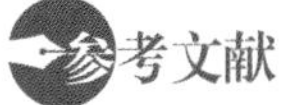
参考文献

1. Ramdial H, Latchoo RK, Hosein FN, et al. Phylogeny and haplotype analysis of fungi within the Fusarium incarnatum-equiseti species complex [J]. Phytopathology, 2017,107(1):109.
2. Jedidi Ines, Jurado Miguel, Cruz Alejandra, et al. Phylogenetic analysis and growth profiles of Fusarium incarnatum-equiseti species complex strains isolated from Tunisian cereals [J]. Int J Food Microbiol, 2021,353(9):109297.

第九节　枝 顶 孢 属

一、简介

枝顶孢属（*Acremonium*）曾用名头孢霉属（*Cephalosporium*），分类学上属于真菌界（Fungi）、双核亚界（Dikarya）、子囊菌门（Ascomycota）、盘菌亚门（Pezizomycotina）、粪壳菌纲（Sordariomycetes）、肉座菌亚纲（Hypocreomycetidae）、肉座菌目（Hypocreales）、肉座菌科（Hypocreaceae）。常见的临床菌株有阿拉巴马枝顶孢（*A. alabamense*）、产菌核枝顶孢（*A. sclerotigenum*）、埃及枝顶孢（*A. egyptiacum*）等。最近基于对枝顶孢属和相关分类群的系统发育研究，一些机会性致病菌的枝顶孢样“种”已经划分到别的属，如帚枝霉属，基利帚枝霉（*Sarocladium kiliense*）原名为基利枝顶孢（*A. kiliense*）、紧密帚枝霉（*Sarocladium strictum*）原名为紧密枝顶孢（*A. strictum*）、*Sarocladium bacillisporum* 原名为（*A. bacillisporum*）；镰刀菌属镰状镰刀菌（*Fusarium falciforme*）原名为镰状枝顶孢（*A. falciforme*）、*Gliomastic roseogriseum* 原名为 *A. roseogriseum*。枝顶孢属呈世界性分布。大约 150 种，绝大多数为腐生真菌。

二、生物学特性

(一)培养特性

菌落一般生长缓慢(通常 10 d<3 cm),初期紧致湿润,随着时间延长开始变为粉末状,小山羊皮状或羊毛状,可呈白、灰、粉、玫瑰或橙色,反面无色、淡黄色或粉色。见图 10-9-1 至图 10-9-4。

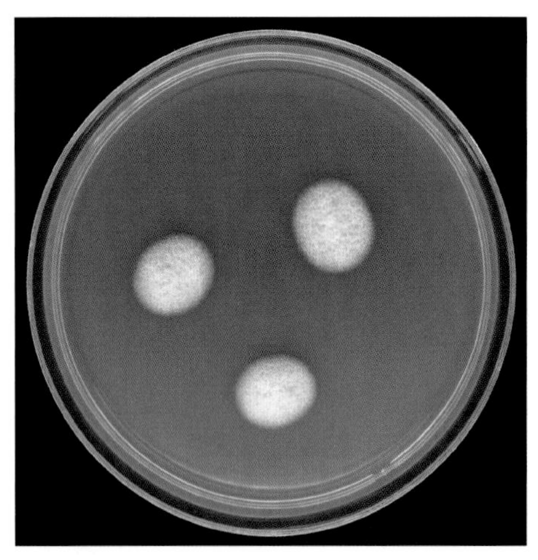

图 10-9-1 枝顶孢属菌落:SDA,28℃,6 d

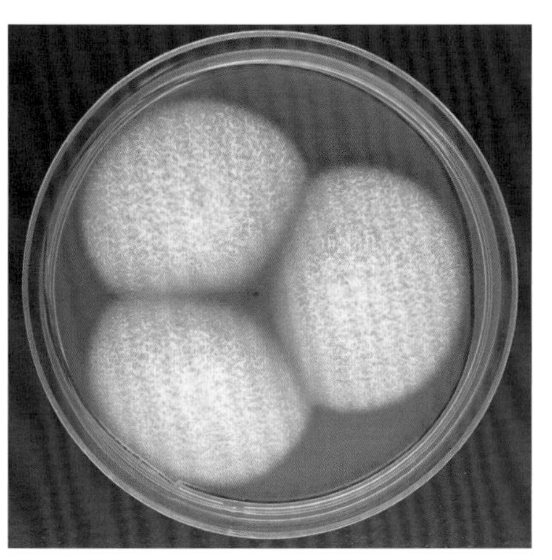

图 10-9-2 枝顶孢属菌落:SDA,28℃,11 d

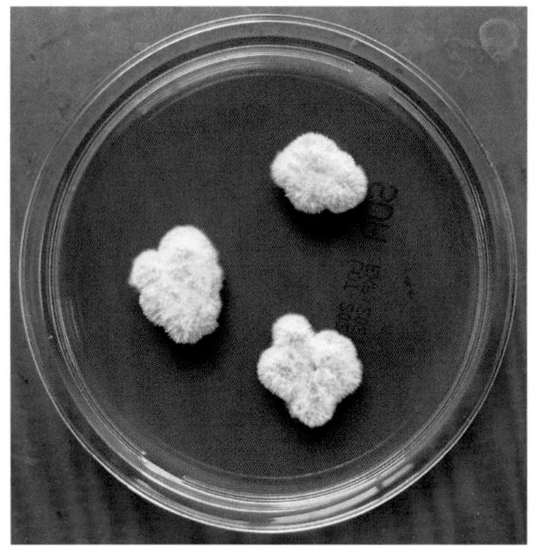

图 10-9-3 枝顶孢属菌落:SDA,28℃,11 d

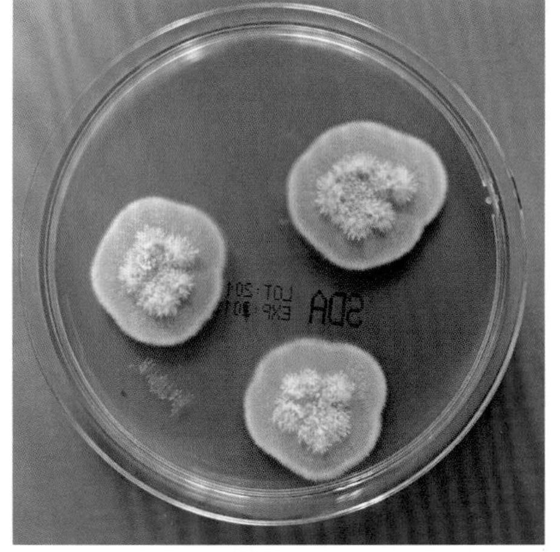

图 10-9-4 枝顶孢属菌落:SDA,28℃,9 d

(二)形态与染色

临床标本中的形态:可见有隔菌丝。见图 10-9-5、图 10-9-6。

培养后镜下特点:

1. 菌丝:菌丝透明纤细,分隔,宽 2~4 μm,常扭结成绳状或孢梗束,少数由于产生厚壁孢子而呈暗色。

2. 瓶梗:大多数产生锥形瓶梗,无色、细长(2 μm 宽)、直立、无隔、无分枝,瓶领不明显。大多数瓶梗(并非全部)底部有隔,将其与菌丝分隔。顶端有直的、有时略弯曲的单细胞分生孢子。

3. 分生孢子:孢子为单细胞,透明,极少数有色素,球形或椭圆形,常在渐尖的瓶梗顶端黏结成团,聚集成假头状。可存在厚壁孢子。

见图 10-9-7 至图 10-9-10。

图 10-9-5　角膜组织中的枝顶孢菌丝：荧光白染色，×400

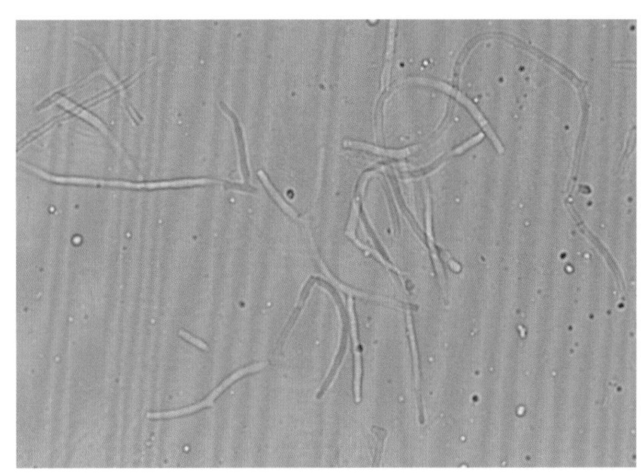

图 10-9-6　角膜组织中的枝顶孢菌丝：10% KOH 湿片，×400

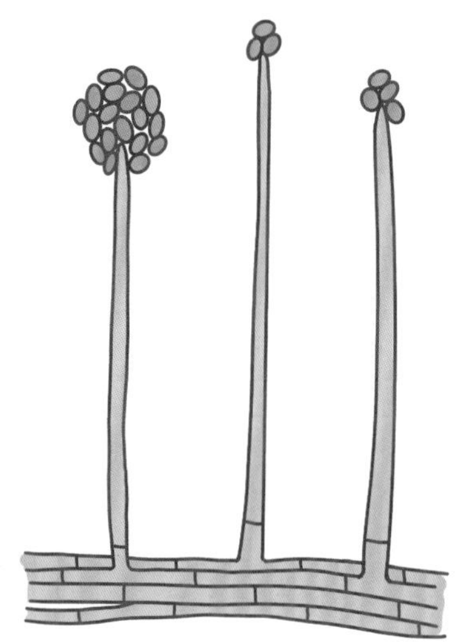

图 10-9-7　枝顶孢属镜下形态示意图

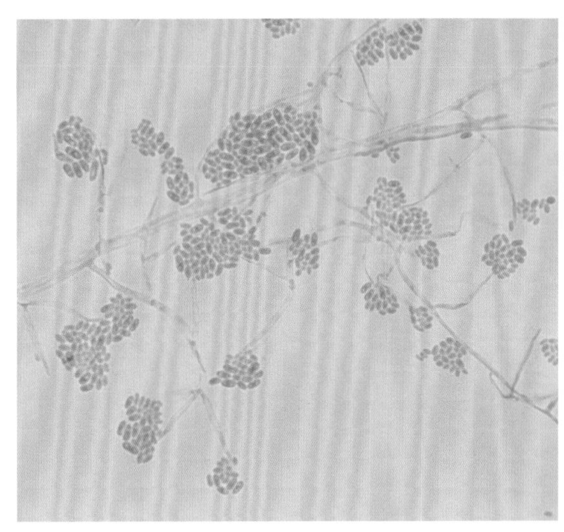

图 10-9-8　枝顶孢属镜检：SDA，28 ℃，4 d，乳酸酚棉蓝染色，×400

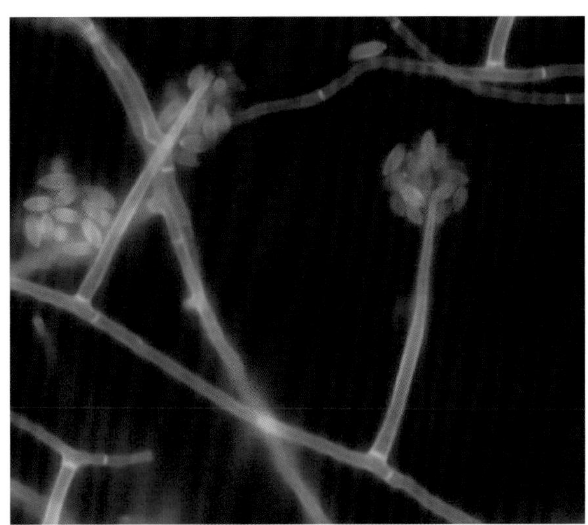

图 10-9-9　枝顶孢属镜检：SDA，28 ℃，4 d，钙荧光白染色，×1 000

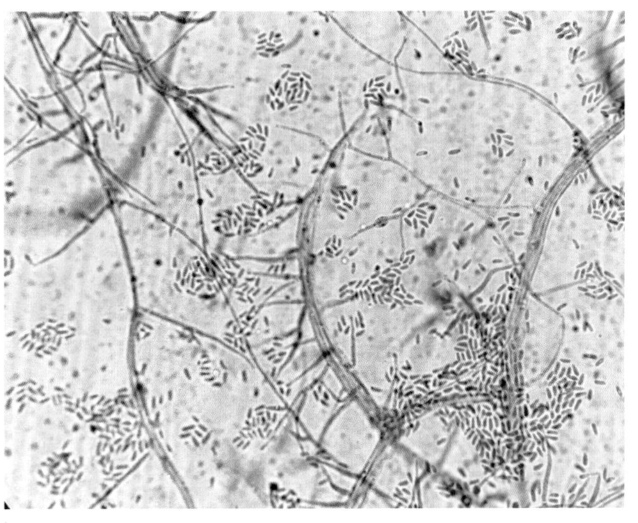

图 10-9-10　枝顶孢属镜检：SDA，28 ℃，7 d，乳酸酚棉蓝染色，×1 000

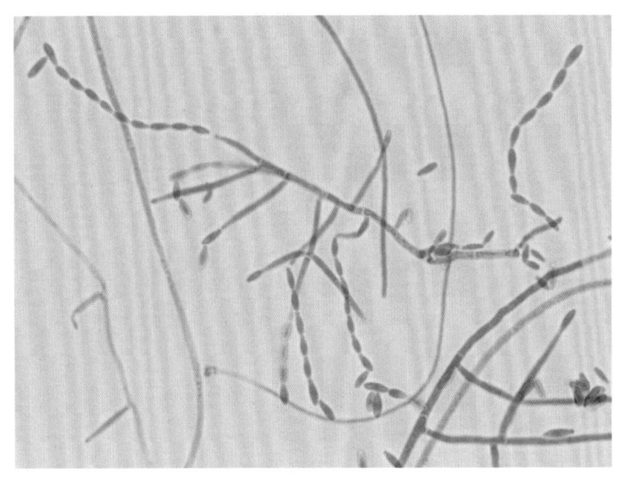

图 10-9-11 轮枝镰刀菌镜检:乳酸酚棉蓝染色,×400

三、鉴定与鉴别

枝顶孢属须与一些产生假头状小分生孢子的镰刀菌属相鉴别。但镰刀菌生长更为快速(4 d 内成熟),菌落外观特征蓬松。枝顶孢不产生大分生孢子,仅有假头状结构。轮枝镰刀菌的小分生孢子可呈链状排列,枝顶孢不链生,见图 10-9-11。

枝顶孢属与单孢瓶霉属(*Phialemonium*)的鉴别:单孢瓶霉属瓶梗呈短枝状,较粗短,尖端细,大多数无基部分隔。见图 10-9-12。

枝顶孢属与帚枝霉属(*Sarocladium*)的鉴别:帚枝霉属分生孢子梗细长,直立于菌丝,单生、偶有分枝,产生丰富的短枝状瓶梗(adelophialides,短小且底部有分隔的瓶梗)。枝顶孢属分生孢子梗不分枝,分生孢子的形状更易变化(近球形、倒卵形、椭圆形),并且通常不存在短枝状瓶梗。见图 10-9-13。

枝顶孢属与烧瓶状霉属(*Lecythophora*,曾用名子囊壳属 *Coniochaeta*)的鉴别:后者的瓶梗粗短,无基部分隔,特征为菌丝上直接产生的固着的瓶梗领。

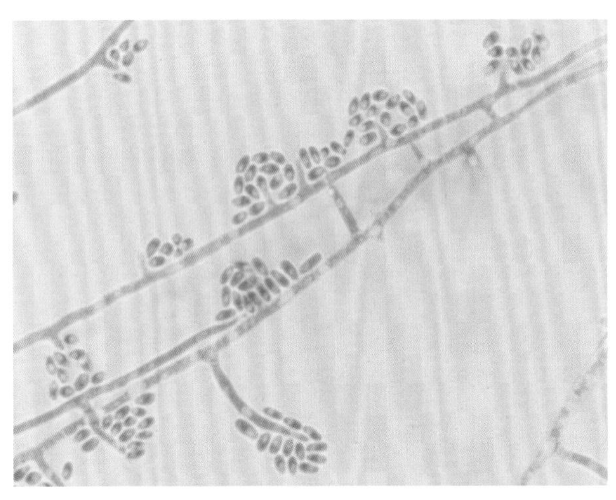

图 10-9-12 单孢瓶霉镜检:PDA,28℃,7 d,乳酸酚棉蓝染色,×1 000

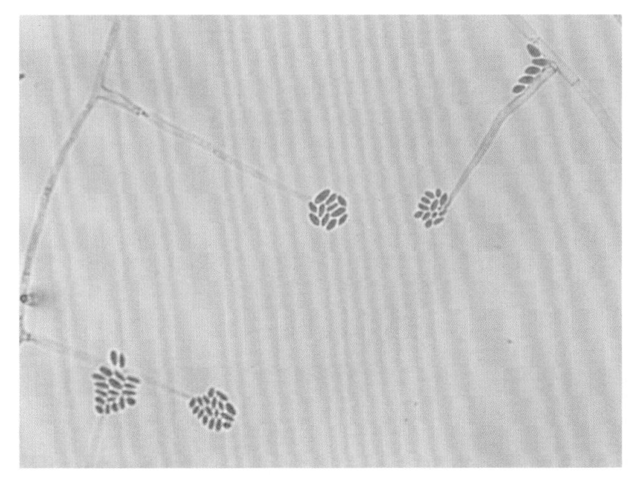

图 10-9-13 玉米帚枝霉镜检:PDA,28℃,7 d,乳酸酚棉蓝染色,×400

四、抗真菌药物敏感性

除特比萘芬外,枝顶孢属对所有抗真菌药物的体外 MIC 均较高。目前的欧洲真菌病医学联合会指南推荐使用伏立康唑、两性霉素 B 和泊沙康唑并联合去除导管(如有指征)治疗。氟胞嘧啶、棘白菌素和氟康唑对其无效。

五、临床意义

枝顶孢属在环境中普遍存在,可从土壤和盆栽植物中分离到,通常为污染菌。临床应用广泛的头孢菌素是一类β-内酰胺类抗生素，来源于枝顶孢属，1948 年，意大利药理学家 Giuseppe Brotzu 首次将其作为抗生素分离出来。枝顶孢属是一种条件致病菌，在免疫功能正常的宿主中，枝顶孢属可引起皮肤和皮下感染，例如外伤后引起浅表皮肤感染、甲真菌病、足菌肿、眼内炎和角膜炎。另一方面，在免疫功能低下的个体中，主要引起侵袭性感染，表现为真菌血症、骨髓炎、关节炎、肺炎、腹膜炎或播散性感染，影响多个器官系统。播散的枝顶孢感染患者常见皮肤病变，表现为疼痛的红斑性丘疹，可伴有中央坏死，播散的枝顶孢感染血培养经常是阳性的，因为其在宿主组织中有产孢的能力。播散性枝顶孢感染的死亡率很高，这可能是因为枝顶孢对抗真菌药物的高 MIC 值和患者严重的免疫功能低下。

（鹿秀海　陈杏春　胡柳杨）

参考文献

1. Jacobs SE, Wengenack NL, Walsh TJ, et al. Non-aspergillus hyaline molds: emerging causes of sino-pulmonary fungal infections and other invasive mycoses [J]. Semin Respir Crit Care Med, 2020,41(1):115 - 130.
2. Anis A, Sameeullah F, Bhatti JM. A rare case of brain abscesses caused by Acremonium species [J]. Cureus, 2021,13(4):e14396.

第十节　帚 枝 霉 属

一、分类与命名

帚枝霉属(*Sarocladium*)隶属于真菌界(Fungi)、双核亚界(Dikarya)、子囊菌门(Ascomycota)、盘菌亚门(Pezizomycotina)、粪壳菌纲(Sordariomycetes)、肉座菌亚纲(Hypocreomycetidae)、肉座菌目(Hypocreales)、帚枝霉科(Sarocladiaceae)。最近基于对枝顶孢属和相关分类群的系统发育研究，将枝顶孢属中一些机会性致病菌划分到帚枝霉属中，如基利帚枝霉(*S. kiliense*，曾用名 *A. kiliense*)、紧密帚枝霉(*S. strictum*，曾用名 *A. strictum*)、纠缠帚枝霉(*S. implicatum*，曾用名 *A. implicatum*)、陆生帚枝霉(*S. terricola*，曾用名 *A. terricola*)和 *S. bacillisporum*(曾用名 *A. bacillisporum*)。该属目前包括 10 个种，其中基利帚枝霉是临床样本中最常见的种。该属的模式种为稻帚枝霉(*S. oryzae*)。

二、生物学特性

（一）培养特性

菌落生长迅速，羊毛状，湿润至黏稠，可呈白、粉红色、橙色、黄色、土棕色；反面无色、淡黄色或粉色。见图 10-10-1 至图 10-10-7。

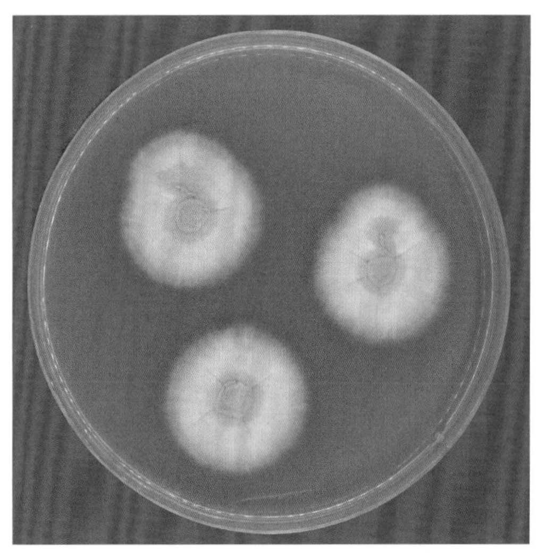

图 10-10-1　基利帚枝霉菌落：SDA，28℃，5 d

（二）形态与染色

临床标本中的形态：可见纤细的有隔菌丝，菌丝宽度一般为 2～3 μm，常可见分生孢子。见图 10-10-8 至图 10-10-9。

培养后镜下特点：

1. 菌丝：菌丝透明纤细，分隔，常扭结成绳状或平行的孢梗束，少数由于产生厚壁孢子而呈暗色。

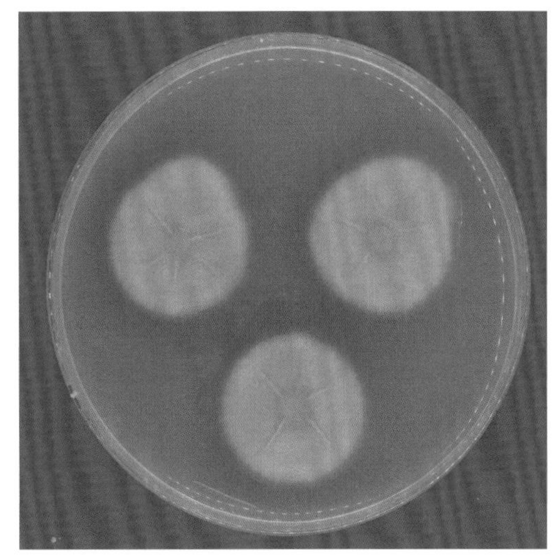

图 10-10-2　基利帚枝霉菌落(背面):SDA，28℃，5 d

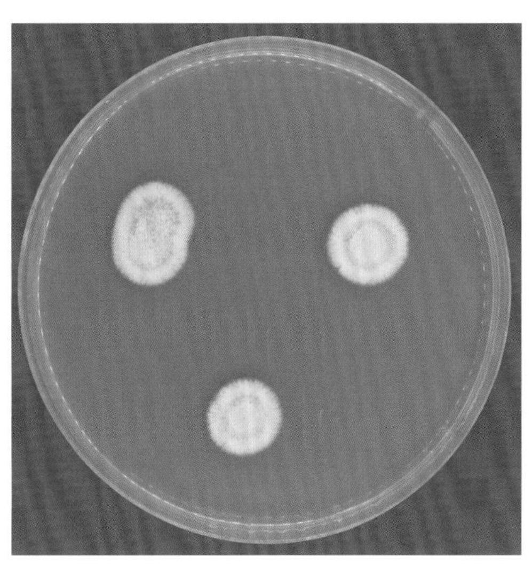

图 10-10-3　玉米帚枝霉菌落:SDA，28℃，5 d

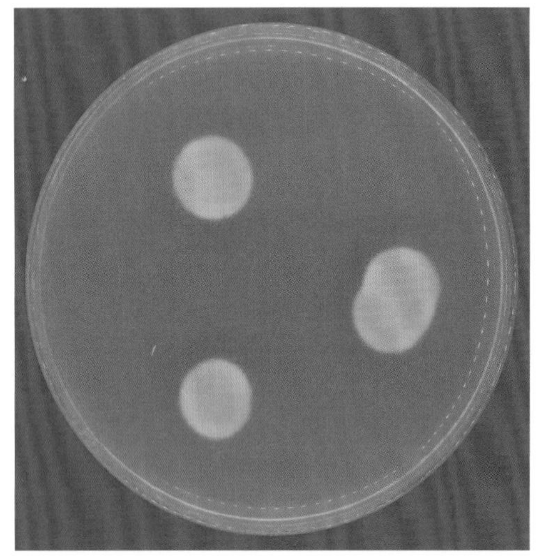

图 10-10-4　玉米帚枝霉菌落(背面):SDA，28℃，5 d

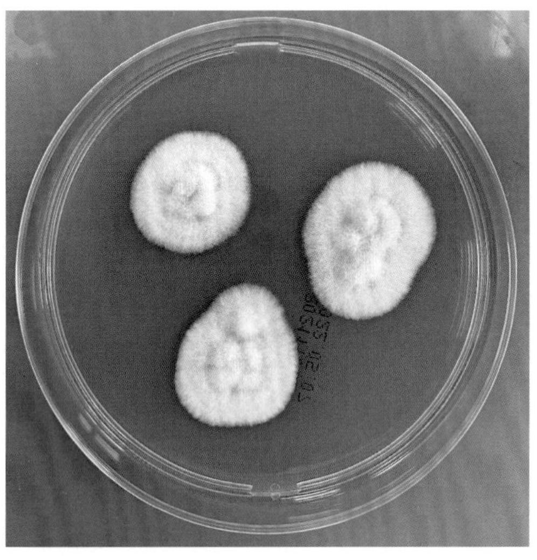

图 10-10-5　稻帚枝霉菌落:SDA，28℃，6 d

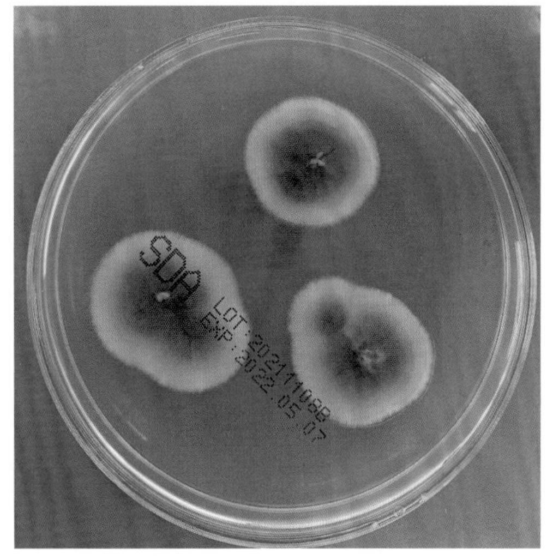

图 10-10-6　稻帚枝霉菌落(背面):SDA，28℃，6 d

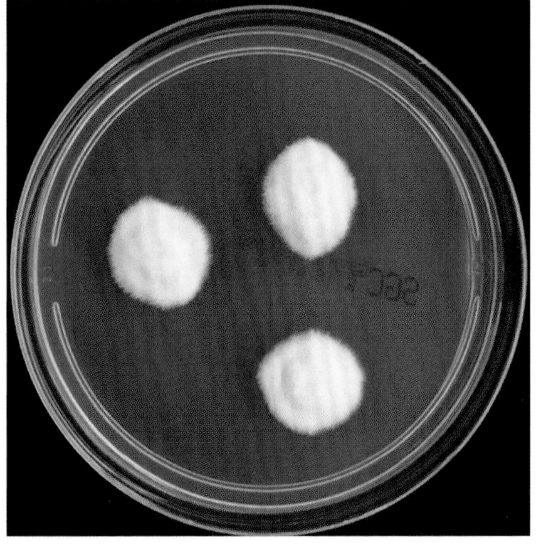

图 10-10-7　陆生帚枝霉菌落:SDA，28℃，7 d

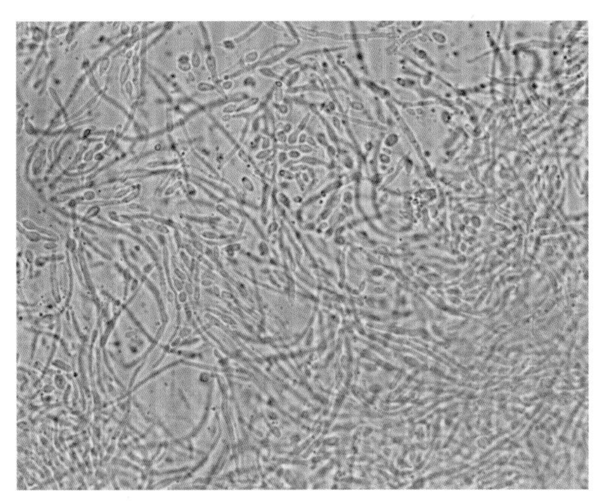

图 10-10-8 帚枝霉：在角膜刮取物中，10% KOH 湿片，×400

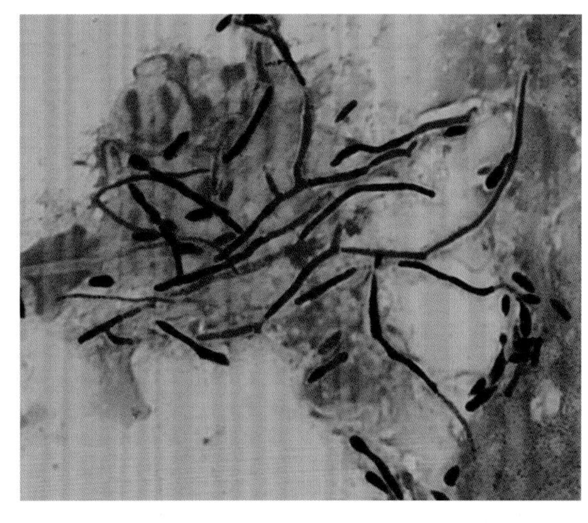

图 10-10-9 帚枝霉：在角膜刮取物中，革兰染色，×1 000

2. 分生孢子梗、瓶梗：分生孢子梗单生，偶有分枝，直立或稍弯曲；瓶梗可从营养菌丝或分生孢子梗上长出，多数瓶梗锥形、单生，无色、细长，也可形成短枝状瓶梗(adelophialides)，即基部无隔的短粗瓶梗。顶端有直的、有时略弯曲的单细胞分生孢子。

3. 分生孢子：孢子为单细胞，透明，圆柱形、椭圆形或纺锤形，常在渐尖的瓶梗顶端黏结成团，聚集成假头状，有些种的分生孢子呈链状排列。可存在厚壁孢子。

见图 10-10-10 至图 10-10-12。

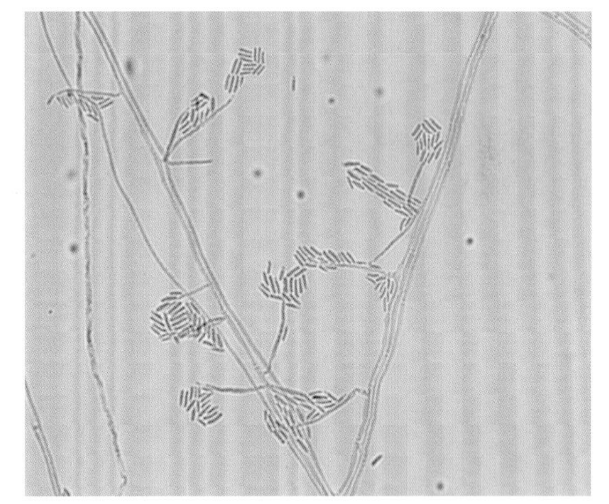

图 10-10-10 基利帚枝霉镜检：SDA，28 ℃，4 d，×400

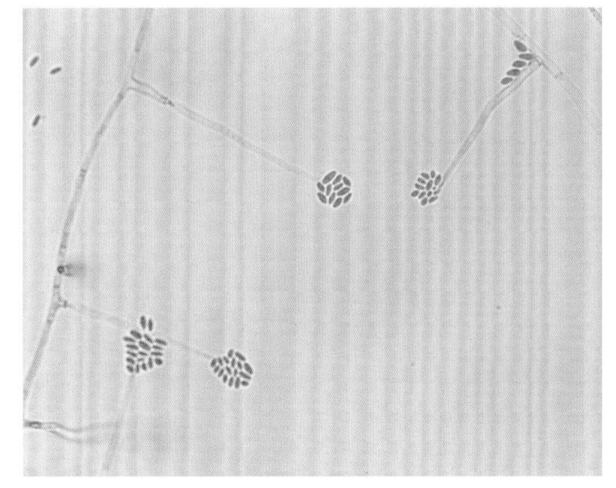

图 10-10-11 玉米帚枝霉镜检：PDA，28 ℃，7 d，×400

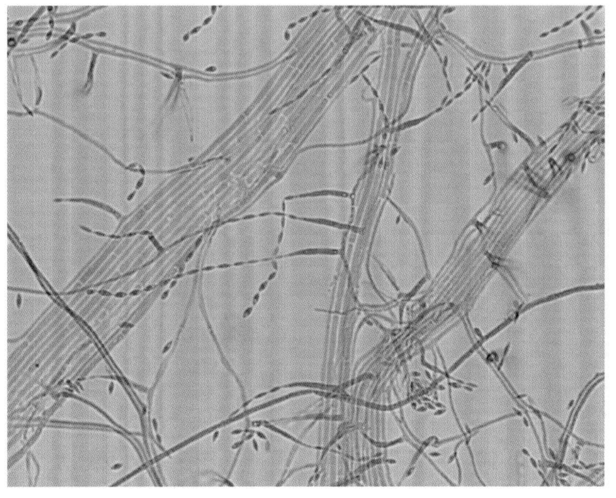

图 10-10-12 陆生帚枝霉镜检：SDA，28 ℃，3 d，×400

三、鉴定与鉴别

帚枝霉属应与枝顶孢属鉴别。帚枝霉属分生孢子梗单生，偶有分枝，产生丰富的短枝状瓶梗(adelophialides)，分生孢子梗直立于菌丝生长，细长，顶端渐细。枝顶孢属分生孢子梗不分枝，分生孢子的形状更易变化(近球形、倒卵形、椭圆形),并且通常不存在短枝状瓶梗。

四、抗真菌药物敏感性

体外系统的药敏数据较少,相关报道表明使用伏立康唑、两性霉素 B 联合必要的外科清创术和去除导管(如有指征)治疗效果良好。

五、临床意义

帚枝霉属是一种在世界范围内分布的腐生真菌,近年来作为一种新兴的机会性病原体,能够引起广泛的人类感染。在免疫功能正常的宿主中,引起局部感染,例如足菌肿、角膜炎或甲真菌病,在免疫功能低下的个体中,主要引起侵袭性感染,表现为真菌血症、骨髓炎、关节炎、肺炎、腹膜炎或播散性感染,影响多个器官系统。帚枝霉属引起的真菌血症和播散性感染死亡率高。

(鹿秀海　陈杏春　胡柳杨)

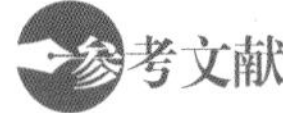

参考文献

1. Giraldo A, Gené J, Sutton DA, et al. Phylogeny of Sarocladium (Hypocreales)[J]. Persoonia, 2015,34(1):10－24.
2. Pérez-Cantero A, Guarro J. Sarocladium and Acremonium infections: new faces of an old opportunistic fungus [J]. Mycoses, 2020,63(11):1203－1214.

第十一节　刺盘孢属

一、简介

刺盘孢属(*Colletotrichum*),亦称炭疽菌,曾用名 *Vermicularia*,隶属于子囊菌门(Ascomycota)、盘菌亚门(Pezizomycotina)、粪壳菌纲(Sordariomycetes)、肉座菌亚纲(Hypocreomycetidae)、小丛壳目(Glomerellales)、小丛壳科(Glomerellaceae)。该属目前有 248 个种,14 个种复合群。有性期为小丛壳属(*Glomerella*)。约有 30 个种在陈旧的培养物中出现有性期。虽然刺盘孢属于 1831 年首次提出,但其确切定义和属内菌种一直在变化。最近最大的转变是从基于形态学的定义到基于形态学和分子系统发育学组合的定义。随着更多信息的出现,该属内的种复合群和种类将继续重新定义和重组。是重要的植物病原体,也可引起人类角膜炎目前报道与人类角膜炎相关的菌种包括胶孢刺盘孢(*C. gloeosporioides*)、平头刺盘孢(*C. truncatum*)、球形刺盘孢(*C. coccodes*)、束状刺盘孢(*C. dematium*)、禾生刺盘孢(*C. graminicola*)、壳皮刺盘孢(*C. crassipes*)等。

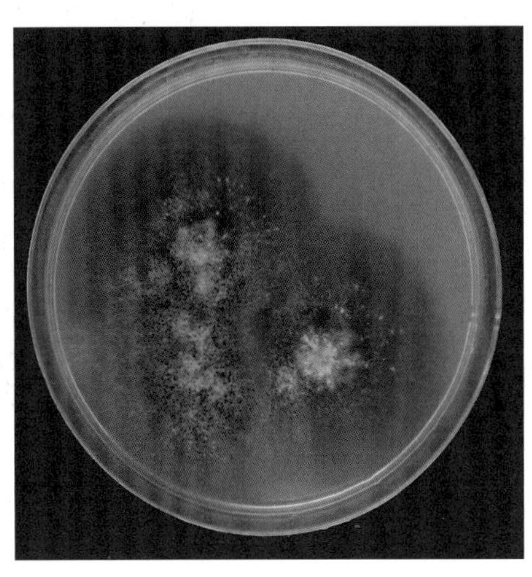

图 10-11-1　平头刺盘孢菌落:SDA, 28℃, 4 d

二、生物学特性

(一) 培养特性

25℃条件下菌落生长迅速,绒毛状至羊毛状,初期多为白色,后期黄褐色至棕灰色,有时呈绿色或淡紫色,有些种培养 3 d 后出现黑色菌核或黄色分生孢子团,背面为深棕色。37℃生长不良。见图 10-11-1 至图 10-11-3。

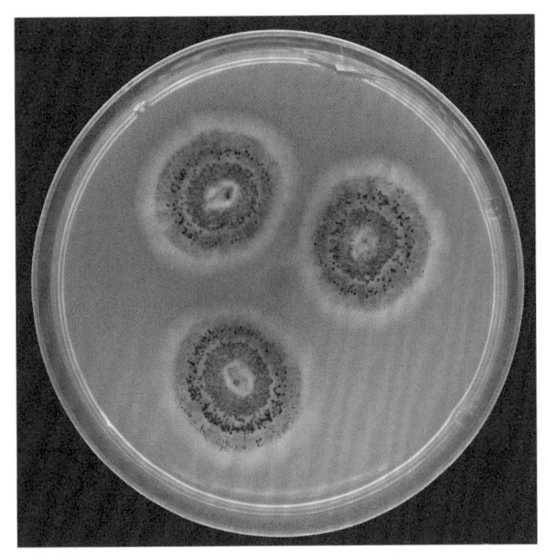

图 10-11-2　平头刺盘孢菌落：PDA，28 ℃，5 d

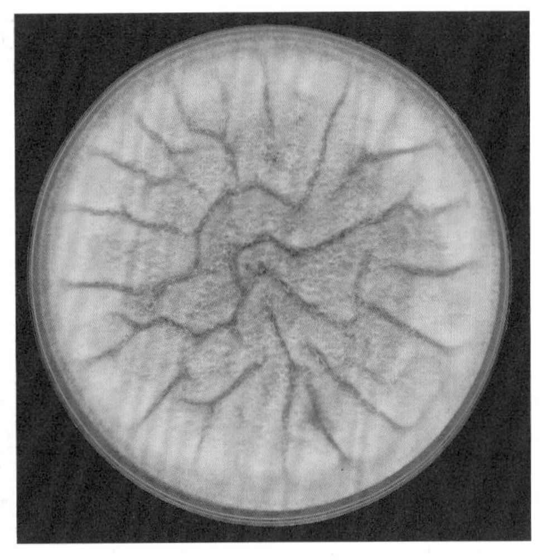

图 10-11-3　胶孢刺盘孢菌落：SDA，28 ℃，9 d

（二）形态与染色

临床标本中的形态：可见分枝分隔菌丝，菌丝末端钝圆，内有较多粗大、圆形的原生质颗粒。见图 10-11-4、图 10-11-5。

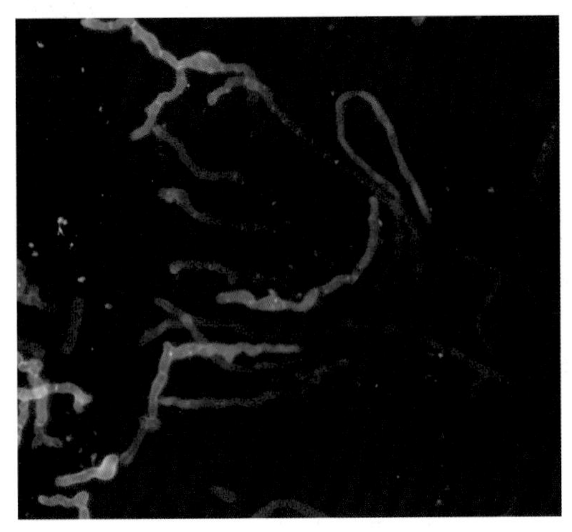

图 10-11-4　刺盘孢：角膜刮片，荧光白染色，×400

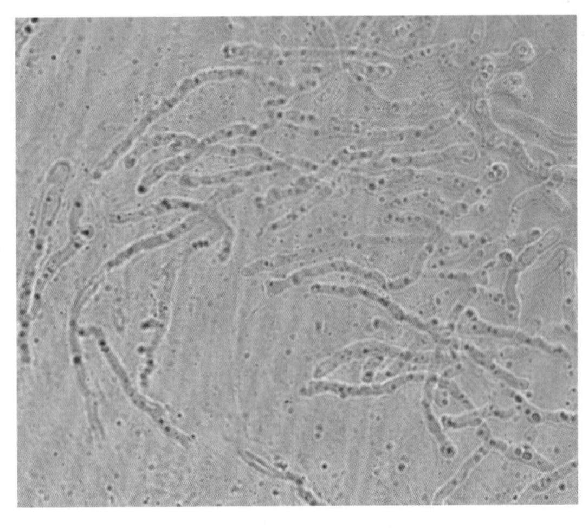

图 10-11-5　刺盘孢：角膜刮片，10% KOH 涂片，×400

培养后镜下特点：常可见棕色、形态可变的特征性结构—附着胞（appressoria）；分生孢子单细胞（16～22）μm×（3～4）μm，透明无隔膜，新月形或胶囊形，多从分生孢子座（acervular）产孢，也可从瓶梗产孢，多数菌种可见刚毛。部分菌种在陈旧的培养物上可见有性期的子囊果，子囊棍棒形，大小为（50～80）μm×（8.7～15.2）μm，内含 8 个子囊孢子，子囊壁可消解释放出子囊孢子；子囊孢子单细胞，无色，稍弯曲，大小为（12.2～22.8）μm×（3.5～5.1）μm。见图 10-11-6 至图 10-11-10。

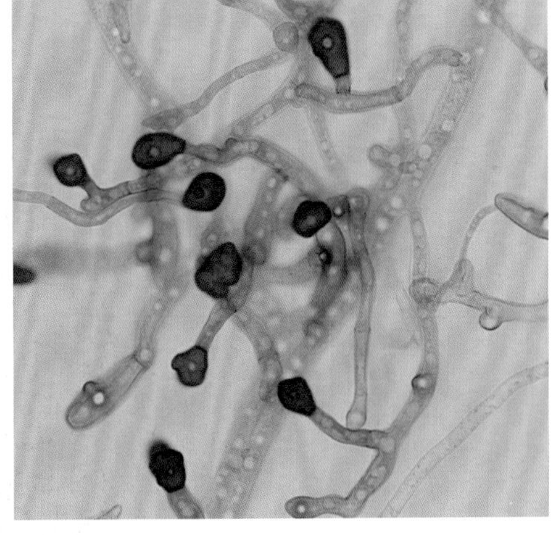

图 10-11-6　刺盘孢菌丝附着胞：SDA，28℃，4 d，乳酸酚棉蓝染色，×1000

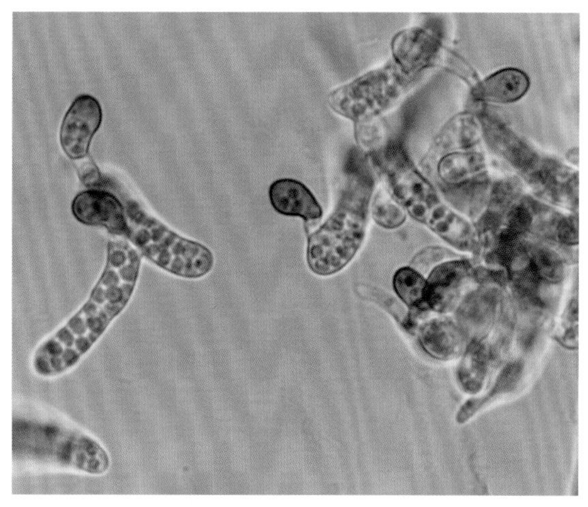

图 10-11-7 刺盘孢孢子附着胞:SDA, 28℃, 4 d,未染色,×1 000

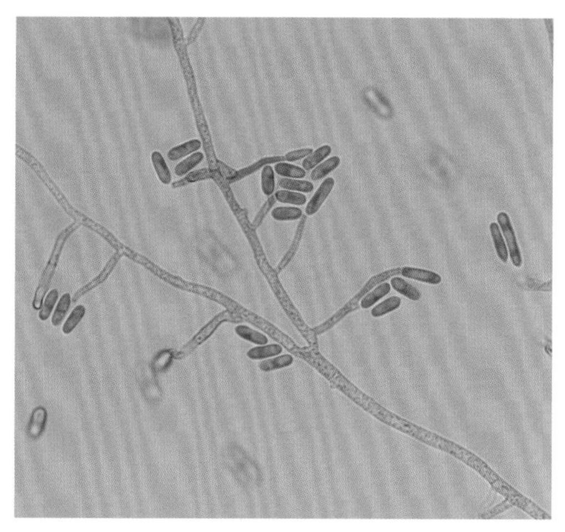

图 10-11-8 刺盘孢圆柱形分生孢子:SDA, 28℃, 4 d, ×400

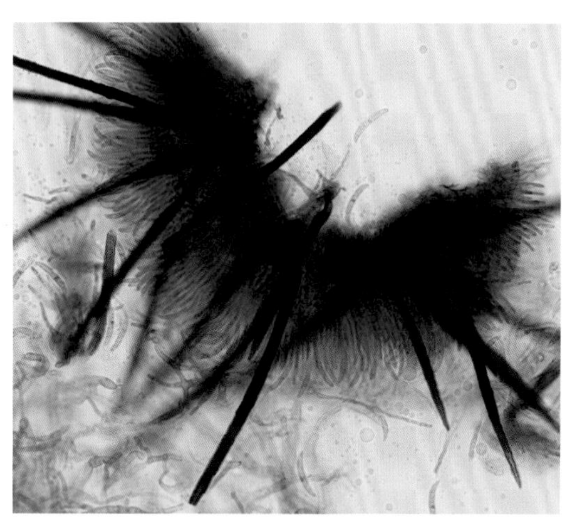

图 10-11-9 刺盘孢镰刀形分生孢子:SDA, 28℃, 6 d, ×400

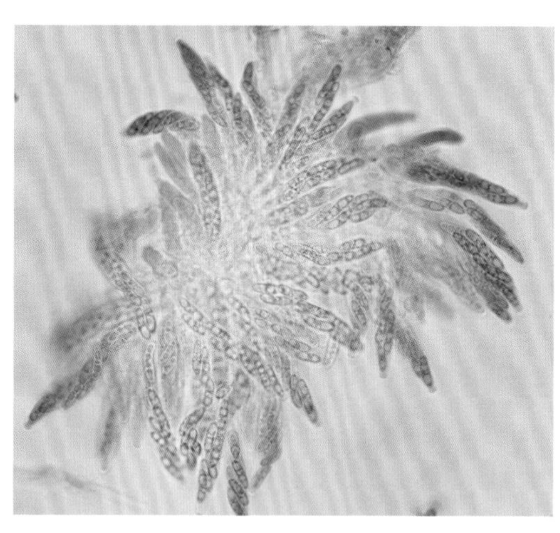

图 10-11-10 刺盘孢子囊果和子囊孢子:SDA, 28℃, 10 d,乳酸酚棉蓝染色,×400

三、鉴定与鉴别

刺盘孢的镰刀形孢子与镰刀菌的大分生孢子相似,故两者容易混淆,需根据菌落生长速度、颜色、形态,以及附着胞、刚毛、菌核的有无等特征加以区分。刺盘孢属应与镰刀菌属相鉴别,鉴别要点见表10-11-1。

表 10-11-1 刺盘孢属于镰刀菌属鉴别要点

区别	刺盘孢属	镰刀菌属
培养特性	生长迅速,羊毛状,白色、黄褐色、深棕色	生长迅速,质地棉絮状或羽毛状,白色、浅黄色、淡蓝色、淡紫色等
产孢结构	瓶梗(少)、分生孢子盘(多)	瓶梗、分生孢子盘
分生孢子	新月形、胶囊形,单细胞	多为镰刀形、纺锤形,有大分生孢子和小分生孢子
厚壁孢子	有	有
附着胞、刚毛	有	无

四、抗真菌药物敏感性

目前缺乏大数据的药物敏感资料。研究表明，刺盘孢属对两性霉素 B、伊曲康唑、米卡芬净和伏立康唑敏感，对氟胞嘧啶、氟康唑和那他霉素相对耐药。但相关人类角膜感染病例对那他霉素反应良好，可能基于血清标准的体外药物敏感性不准确，通过局部用药达到的高浓度那他霉素对刺盘孢属有效，在某些报道中，联合治疗（那他霉素加两性霉素 B/伏立康唑）可能比单药治疗更有效。

五、临床意义

刺盘孢属是一种常见的植物病原菌，主要分布在热带和亚热带地区，该属的真菌有一种特征性结构，称为附着胞，能穿透植物角质层，促进真菌菌丝随后侵入更深的组织，引起植物炭疽病，也可导致人类免疫力正常、有眼部外伤史患者的角膜炎或免疫力低下患者皮下病变。

（鹿秀海　陈杏春　胡柳杨）

参考文献

1. Izadi A, Soleimani M, Daie Ghazvini R, et al. Clinical and mycological characteristics of keratitis caused by *Colletotrichum gloeosporioides*: a case report and review of literature [J]. J Infect Dev Ctries, 2021,15(2):301 - 305.
2. Hung N, Hsiao CH, Yang CS, et al. Colletotrichum keratitis: a rare yet important fungal infection of human eyes [J]. Mycoses, 2020,63(4):407 - 415.
3. da Silva LL, Moreno HLA, Correia HLN. et al. *Colletotrichum*: species complexes, lifestyle, and peculiarities of some sources of genetic variability [J]. Appl Microbiol Biotechnol, 2020,104(5):1891 - 1904. https://doi.org/10.1007/s00253-020-10363-y

第十二节　赛多孢属与节荚孢霉属

一、简介

赛多孢属（*Scedosporium*）和节荚孢霉属（*Lomentospsppora*）均隶属子囊菌门（Ascomycota）、粪壳菌纲（Sordariomycetes）、小囊菌目（Microascales）、小囊菌科（Microascaceae）。

根据基因序列资料，赛多孢属的分类已发生变化：多育赛多孢（*Scedosporium prolificans*）在系统发育和形态上与其他的赛多孢菌种不同，归为节荚孢霉属。并将属内其他真菌及其有性阶段假阿利什霉（*Pseudallescheria*）统称为赛多孢/假阿利什霉复合群（*Scedosporium*/*Pseudallescheria* complex 或 *S. apiospermum*/*P. boydii* complex）。原先认为波氏假阿利什霉（*P. boydii*）是尖端赛多孢（*S. apiospermum*）的有性阶段，现证明二者是不同的种，分别为波氏赛多孢霉和尖端赛多孢霉，前者为同宗配合，其有性型在临床标本中很常见，后者为异宗配合，临床标本的培养物中见不到相应的有性型。

S. dehoogi 和 *S. minutisproa* 主要从环境中分离，很少在临床病例中报道。

二、培养及镜检

初次培养可用 SDA、PDA，有性阶段需用 PDA 或 CMA，且需延长培养时间。菌落及镜检特征见表 10-12-0-1、表 10-12-0-2。

表 10-12-0-1 赛多孢主要菌种及多育节荚孢霉菌落形态特征

菌名	0.1%放线菌酮	PDA 25℃培养菌落形态				生长温度	
		颜色	质地	反面	产扩散性黄色色素	40℃	45℃
S. boydii/*P. boydii*	V	灰白至深灰或烟褐色	绒毛状或棉花状	深灰棕色至黑色	V	+	−
S. minutispora	+	灰橙色,边缘灰褐或白色	致密棉花或羊毛状	无色	−	+	−
S. apiospermum	V	灰白色至深灰色或烟褐色	绒毛状或棉花状	深灰棕色至黑色	V	+	−
S. aurantiacum	+	灰黄、灰褐色,边缘白色	致密棉花或羊毛状	棕橙色至无色	+	+	+
S. dehoogii	+	白色至浅灰色	棉花状	无色	−	−	−
L. prolificans	−	橄榄灰至黑色,白色	纯毛至棉花状	深灰棕色,近黑色	−	+	V

注:+,生长或出现;−,不生长或不出现;V,可变。

表 10-12-0-2 赛多孢/假阿利什霉复合群主要菌种及多育节荚孢霉镜下特征

菌名	闭囊壳直径(μm)	子囊孢子		产孢细胞		孢子	
		颜色形状	大小(μm)	形状	分布	形状	大小(μm)
S. boydii/*P. boydii*	球形至近球形,100~300	宽大梭状,浅黄至铜棕色	(6~9)×(5~6)	柱形	单生或分枝	球形或近球形,壁厚	(4~9)×(6~10)
S. minutispora	球形至近球形	椭圆,半透明至浅棕色	(5~7)×(3~4)	柱形	单生或分枝	椭圆或卵圆形,壁厚	(7~10)×(3.5~5)
S. apiospermum	*P. apiospermum* 前 *P. boydii*			柱形	单生或分枝	球形或近球形,壁厚	(5~7)×(4~6)
S. aurantiacum	未知			柱形或细长瓶形	单生或分枝	多卵圆形,壁厚	(6~10)×(3~5)
S. dehoogii	未知			柱形或细长瓶形	常单生	多卵圆形,薄壁	(5~8)×(5~6)
L. prolificans	未知			瓶形,基部膨大	单生或分枝	球形或近球形,壁厚	(2~5)×(3~13)

三、鉴定与鉴别

(一)鉴定要点

赛多孢属 SDA 上菌落为灰色,绒毛状,气生菌丝较长,镜检可见分生孢子梗末端着生卵圆形孢子,可形成黏束孢,褐色闭囊壳。

多育节荚孢属在 SDA 上开始为白色,后期可转变为棕色,分生孢子梗呈烧瓶形,分生孢子与分生孢子梗连接的基部变窄,分生孢子多聚集成堆。

（二）属间鉴别

需特别注意与下列真菌属相鉴别。

1. 与金孢子菌相鉴别：金孢子菌 37 ℃不生长或生长缓慢，对放线菌酮具有耐受性。

2. 与申克孢子丝菌鉴别：申克孢子丝菌为双相真菌，菌落皮革状或绒毛状，有皱褶或折叠。分生孢子水滴形或卵圆形，透明至棕色，可花朵样的排列在孢子梗顶端。

3. 与小囊菌鉴别：小囊菌为环痕产孢，瓶梗安瓿形或烧瓶状，有一个长而窄的圆柱形环痕带，顶端逐渐变细。

除了传统的形态学鉴定方法，基于聚合酶链反应（PCR）的方法在快速检测这些真菌的临床标本和鉴定培养的分离菌方面越来越受欢迎。这些方法包括多重 PCR、实时 PCR（RTPCR）、限制性片段长度多态性（RFLP）检测、等温法、探针法和 DNA 测序。另外有一个基质辅助激光解吸电离飞行时间质谱法（MALDI－TOP MS）也可准确鉴定赛多孢霉属和节荚孢霉属。有文献也提到 *Scedosproium*/*Lomentopsora* 特异性单克隆抗体（Mabs）、extracellular 120－kDa、catalase A1 等多种方法，但是目前还没有成品的试剂盒。

（三）属内鉴别

PDA 上菌落特征，镜下分生孢子梗、无柄孢子（sessile conidia，菌丝侧生的孢子）形态，糖同化试验及 40 ℃、45 ℃生长试验可作为菌种鉴别参考，见表 10-12-0-1 至表 10-12-0-3。鉴别困难株可借助分子生物学方法。

表 10-12-0-3 赛多孢/假阿利什霉复合群主要菌种及多育节荚孢霉生化特征

菌名	同化试验				
	核糖醇	l-阿拉伯糖醇	蔗糖	麦芽糖	d-核糖
S. boydii[*]	+	+	+	+	+
S. minutispora	+	+	+	−	−
S. apiospermum	+	+	+	+	−
S. aurantiacum	+	+	−	+	+
S. dehoogii	+	+	+	+	−
L. prolificans	−	−	−	+	−

注：−，阴性；+，阳性。*包括 *P. angusta*、*P. ellipsoidea*、*P. fusoidea*，这些真菌需用形态学及分子生物学进行鉴定。

四、抗真菌药物敏感

从体外药物敏感性来看，赛多孢霉在体外对伏立康唑最敏感，泊沙康唑次之，伊曲康唑变化较大，两性霉素 B 的敏感度最差。赛多孢霉对制霉菌素和酮康唑的药物敏感性也较低，有体外药敏试验表明米卡芬净和泊沙康唑对赛多孢霉属种的主要菌种有中等抗菌活性，而卡泊芬净可增强伊曲康唑的体外抗真菌活性。

多育节荚孢霉体外基本呈全耐药性，成功治愈多育节荚孢霉播散性感染的报道较为罕见，外科手术及去除宿主的免疫抑制状态为减缓感染进展的主要手段，伏立康唑联合特比萘芬为目前文献报道中较为有效的抗真菌药物。

五、临床意义

赛多孢属广泛分布于土壤、污水中，为人类条件致病性真菌，在免疫正常人群主要引起的感染是足菌肿，其余感染部位有眼、耳、中枢神经系统、内脏器官等，肺部最常见。在免疫抑制患者，如器官移植，可引起系统或播散型感染。

节荚孢霉属为人类条件致病菌,可导致骨髓炎、肺炎、脑膜脑炎、关节炎和皮下软组织感染等。

赛多孢菌属和节荚孢霉属是囊性纤维化患者肺部定植的第二常见真菌。

(李 姝 冯长海)

参考文献

1. Li FG, et al. Spontaneous remission of subcutaneous scedosporiosis caused by Scedosporium dehoogii in a psoriatic patient [J]. Mycopathologia Actions Search in PubMed Search in NLM Catalog Add to Search, 2017,182(56):561567. doi:10.1007/s1104601601037. Epub, 2017(1). DOI:10.1007/s11046-016-0103.
2. Chen M, et al. The ‘species complex’ issue in clinically relevant fungi: a case study in Scedosporium apiospermum [J]. Fungal Biol Actions Search in PubMed Search in NLM Catalog Add to Search, 2016,120(2):13746. doi:10.1016/j.funbio.2015.09.003. Epub 2015 Sep 16.
3. Luplertlop N. Pseudallescheria/Scedosporium complex species: from saprobic to pathogenic fungus [J]. Mycol Med, 2018,28(2):249 - 256.
4. De Jong, et al. Clinical relevance of Scedosporium spp. and exophiala dermatitidis in patients with cystic fibrosis: a nationwide study [J]. Med Mycol, 2020,58(7):859 - 866. doi:10.1093/mmy/myaa003.
5. Chen SC, et al. Scedosporium and lomentospora infections: contemporary microbiological tools for the diagnosis of invasive disease [J]. J Fungi (Basel), 2021,4;7(1):23. doi:10.3390/jof7010023.

尖端赛多孢

一、简介

此菌呈世界性分布,普遍存在于自然界。

二、培养及镜检

(一) 培养

在 SDA 和 PDA 培养基上生长快速,本菌在 37 ℃生长速度快于 28 ℃, 5%二氧化碳培养环境更利用本菌的生长,疑似赛多孢感染的标本,初代培养建议放置于 5%二氧化碳中,37 ℃培养。菌落表面绒毛状或棉花样,气生菌丝可充满整个培养基,开始为白色至灰白色,日久变为褐色或灰色,反面呈灰色或灰黑色,7 d 内菌落成熟。见图 10-12-1-1 至图 10-12-1-4。

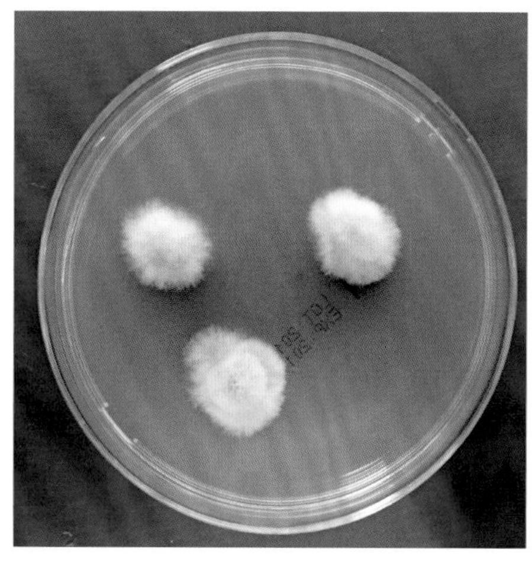

图 10-12-1-1 尖端赛多孢霉菌落: SDA, 28℃, 3 d

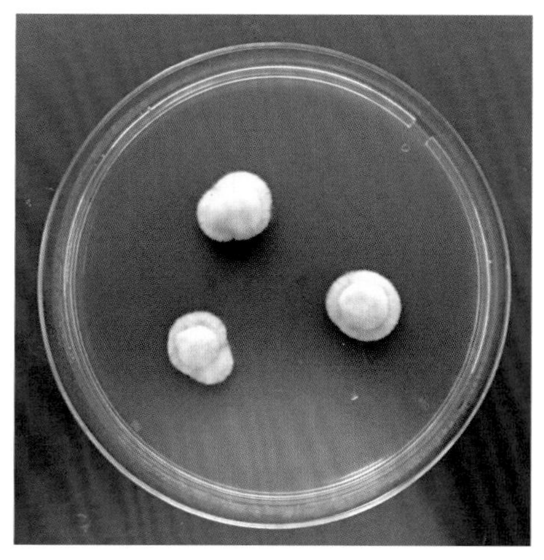

图 10-12-1-2 尖端赛多孢霉菌落: PDA, 28℃, 3 d

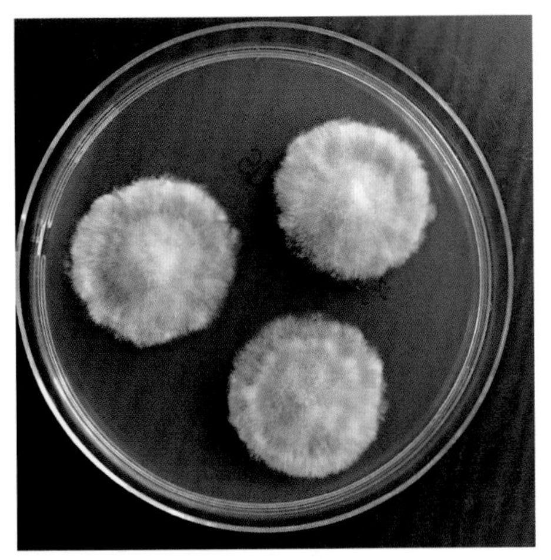

图 10-12-1-3　尖端赛多孢霉菌落：SDA，28℃，7 d

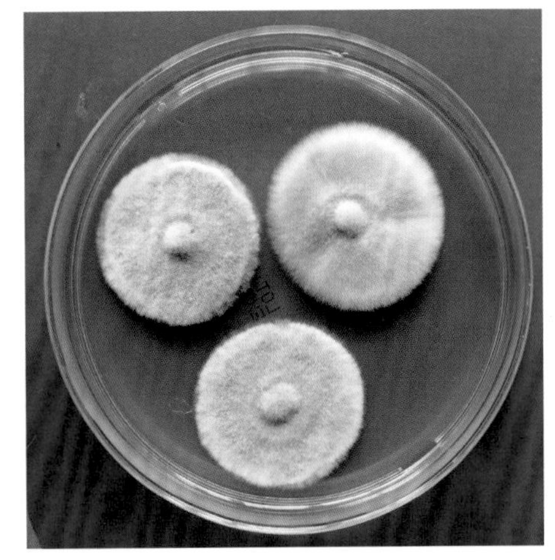

图 10-12-1-4　尖端赛多孢霉菌落：PDA，28℃，7 d

（二）镜下形态

菌丝：分隔，直径 2～4 μm。分生孢子梗：长短不等，末端着生分生孢子，有时可见分生孢子梗成束状（cynnema，称作孢梗束或黏束）。分生孢子：卵圆形、单细胞，黄色至淡棕色。闭囊壳：有性阶段生成，大、黄褐色，直径 50～250 μm，破裂时释放卵圆形子囊孢子。玉米粉培养基或马铃薯葡萄糖培养基可诱导有性阶段形成，闭囊壳一般位于菌落中央。见图 10-12-1-5 至图 10-12-1-8。

三、鉴定与鉴别

（一）鉴定要点

SDA 上菌落为灰色，绒毛状，气生菌丝较长，40 ℃生长。镜检可见产孢细胞为圆柱形，分生孢子梗末端着生卵圆形孢子，可形成黏束孢，褐色闭囊壳。

（二）属内鉴定

见表 10-12-0-1 至表 10-12-0-3。

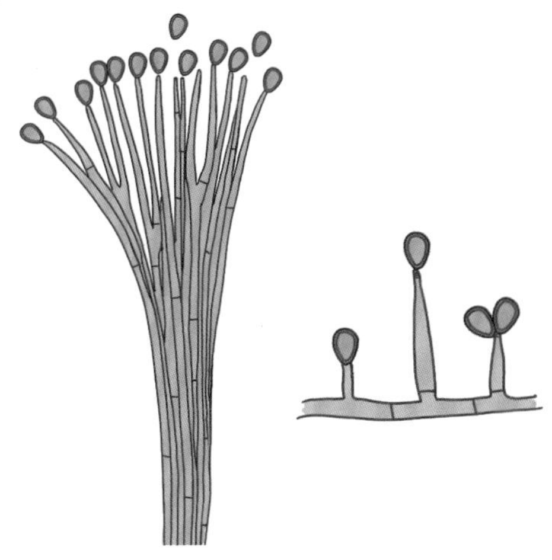

图 10-12-1-5　尖端赛多孢镜下示意图

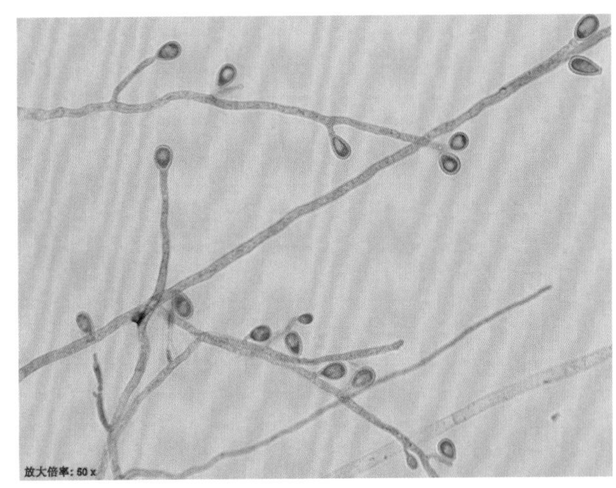

图 10-12-1-6　尖端赛多孢霉镜检：PDA，3 d，乳酸酚棉蓝染色，×1000

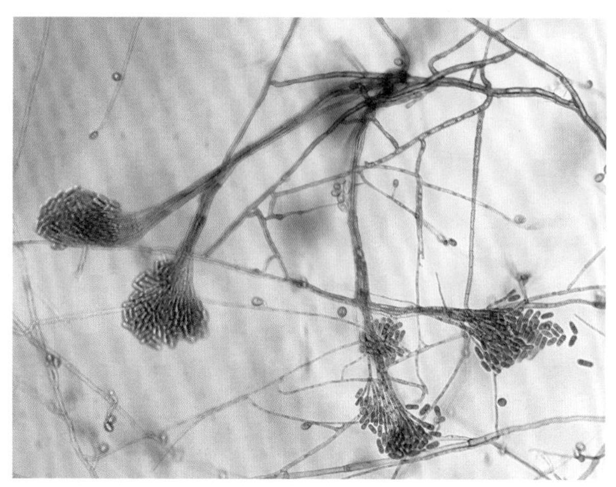

图 10-12-1-7 尖端赛多孢霉镜下黏束产孢：PDA，7 d，乳酸酚棉蓝染色，×400

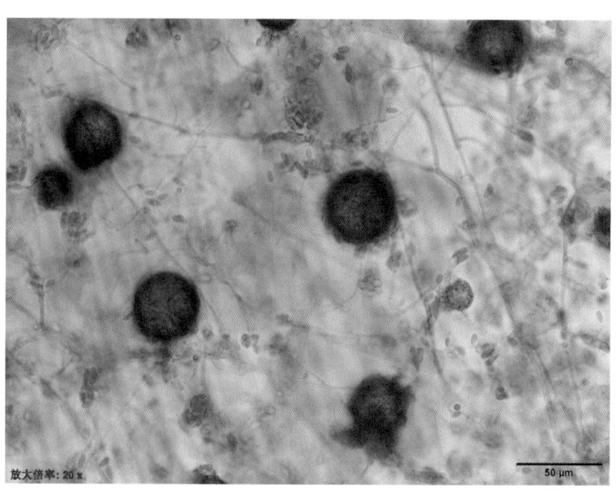

图 10-12-1-8 尖端赛多孢霉镜下闭囊壳：PDA，10 d，乳酸酚棉蓝染色，×400

因橘黄赛多孢的镜下形态和尖端赛多孢相似，所以建议用 ITS 的方法来准确鉴定。

四、抗真菌药物敏感性

两性霉素 B 和棘白菌素对赛多孢体外药敏活性差，伏立康唑和泊沙康唑可能对尖端赛多孢有活性。

五、临床意义

可引起人类足菌肿、皮下组织、脑部、眼、鼻窦等部位的感染，肺部感染较常见。也可导致免疫功能不全的患者全身播散性感染，溺水易导致该真菌感染。

（李　姝　冯长海）

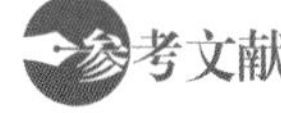考文献

Gilgado F, et al. Molecular and phenotypic data supporting distinct species statuses for Scedosporium apiospermum and Pseudallescheria boydii and the proposed new species Scedosporium dehoogii [J]. J Clin Microbiol Actions Search in PubMed Search in NLM Catalog Add to Search, 2008,46(2):76671. doi:10.1128/JCM.0112207.

波氏赛多孢

一、简介

波氏赛多孢在自然界广泛存在。

二、培养及镜检

（一）培养

菌落生长快速，棉花状，初为白色，渐变为浅棕色烟雾状。反面无色、浅黄色至棕色。见图 10-12-2-1 至图 10-12-2-4。

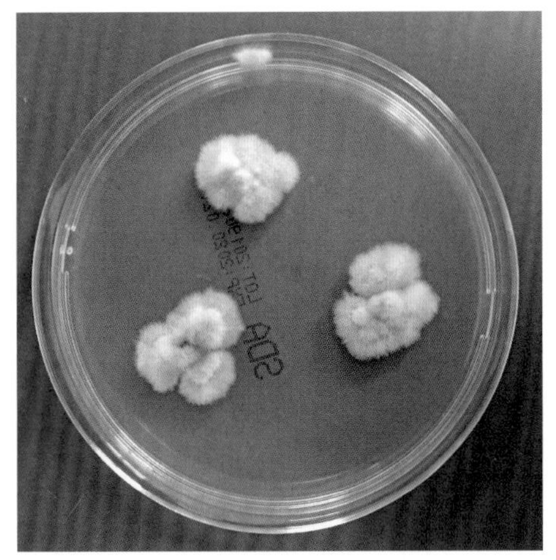

图 10-12-2-1　波氏赛多孢霉菌落：SDA，27℃，4 d

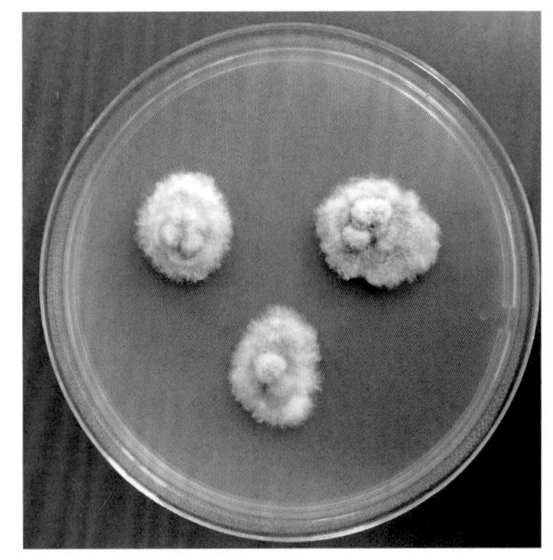

图 10-12-2-2　波氏赛多孢霉菌落：PDA，27℃，4 d

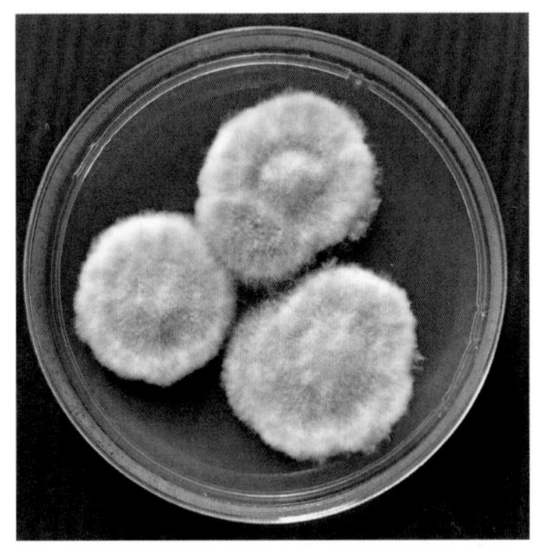

图 10-12-2-3　波氏赛多孢霉菌落：PDA，35℃，5% CO_2，7 d

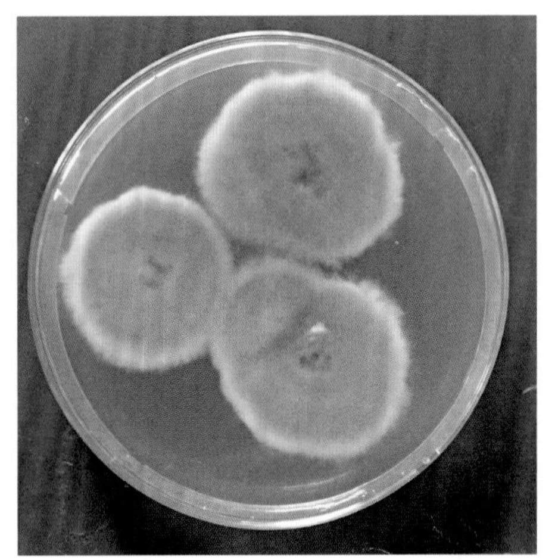

图 10-12-2-4　波氏赛多孢霉菌落(背面)：PDA，35℃，5% CO_2，7 d

（二）镜下形态

菌丝有隔；分生孢子梗直立；分生孢子棒状、顶部宽大，透明至浅棕色，也可无柄。闭囊壳球形，浅棕色至黑色；子囊球形或近球形，内含 8 个细胞；子囊孢子柠檬形，光滑、浅黄至金棕色。见图 10-12-2-5 至图 10-12-2-10。

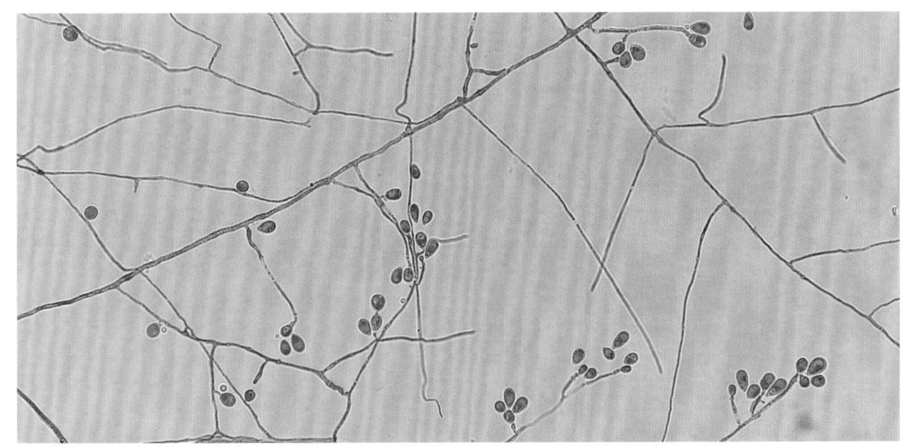

图 10-12-2-5　波氏赛多孢霉镜检：27℃，PDA，4 d，乳酸酚棉蓝染色，×400

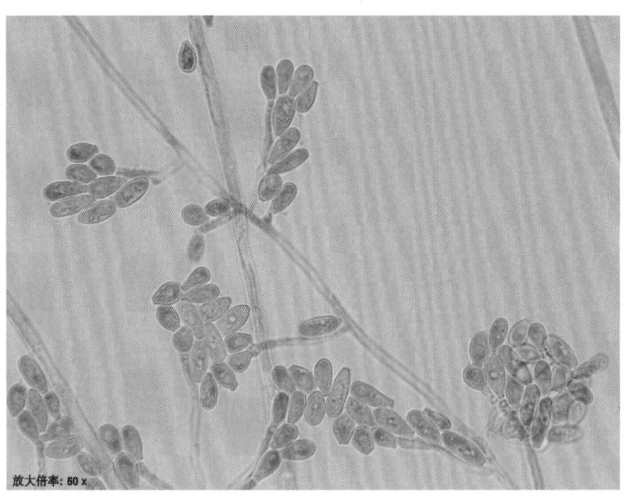

图 10-12-2-6 波氏赛多孢霉镜检:35℃, 5% CO_2, PDA, 6 d,乳酸酚棉蓝染色,×1 000

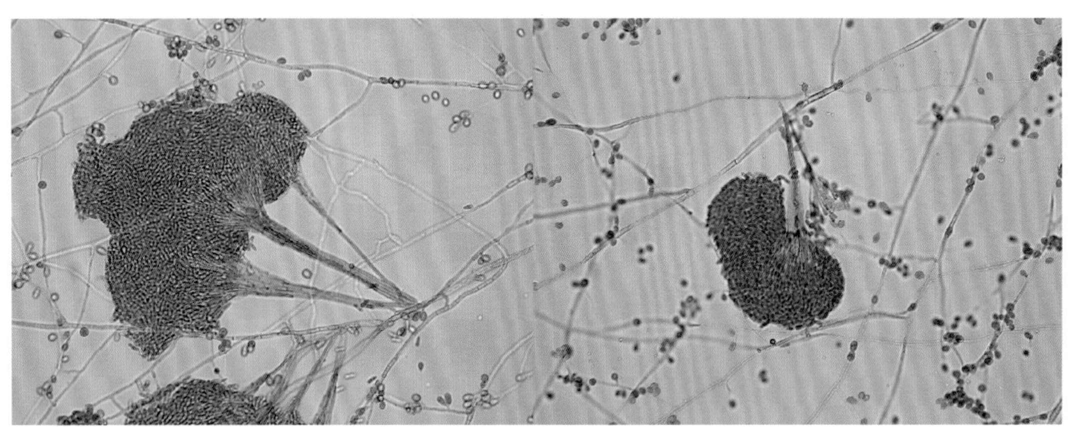

图 10-12-2-7 波氏赛多孢霉镜检:黏束产孢,PDA, 7 d,乳酸酚棉蓝染色,×100

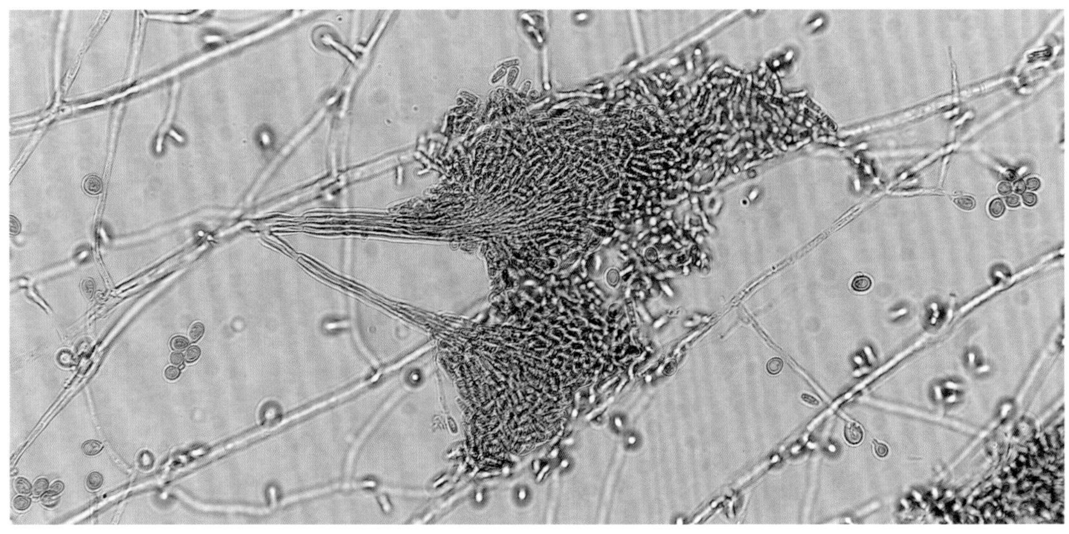

图 10-12-2-8 波氏赛多孢霉镜检:黏束产孢,PDA, 7 d,乳酸酚棉蓝染色,×400

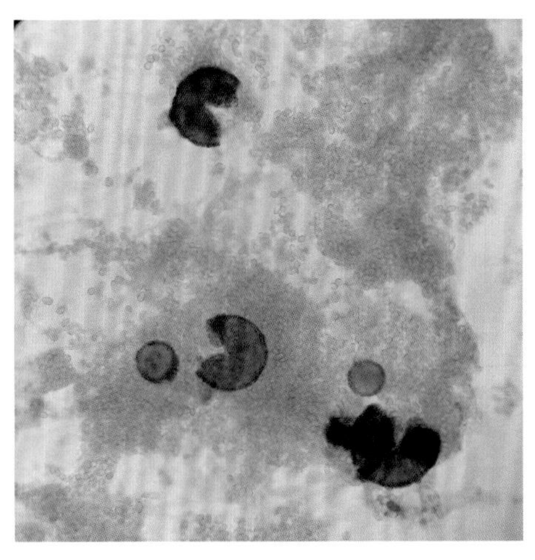

图 10-12-2-9　波氏赛多孢霉镜检：闭囊壳，PDA，7 d，乳酸酚棉蓝染色，×100

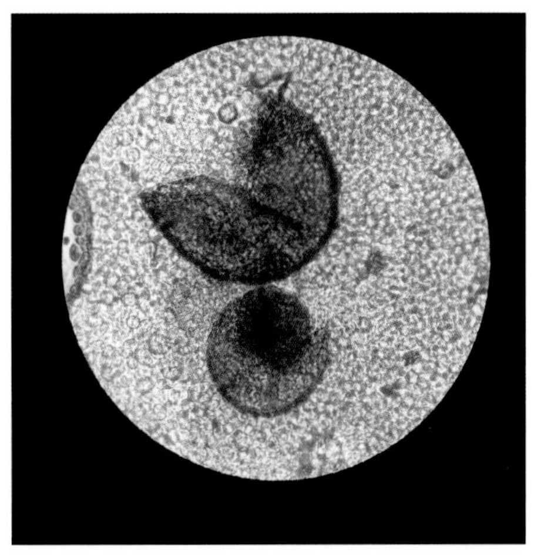

图 10-12-2-10　波氏赛多孢霉镜检：闭囊壳，PDA，7 d，乳酸酚棉蓝染色，×400

三、鉴定与鉴别

（一）鉴定要点

菌落生长快速，棉花状。镜检可见分生孢子梗末端环痕产生的卵圆形分生孢子，可形成孢梗束，波氏赛多孢闭囊壳为褐色。

（二）属内鉴定

见表 10-12-0-1 至表 10-12-0-3。ITS 位点测序方法可准确鉴定。

四、抗真菌药物敏感性

伏立康唑、泊沙康唑、伊曲康唑和两性霉素 B 对波氏赛多孢中不同种的敏感性差别不大，伏立康唑体外抗菌活性最好，泊沙康唑其次，伊曲康唑变化较大，两性霉素 B 的效果最差。

五、临床意义

波氏赛多孢在自然界广泛存在，可致关节炎、鼻窦炎、耳炎、角膜炎、眼内炎、皮下感染等。

（李　姝　冯长海）

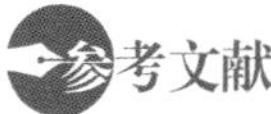

参考文献

Delhaes L, Harun A, Chen SCA, et al. Molecular typing of australian scedosporium isolates showing genetic variability and numerous *S. aurantiacum* [J]. Emerging infectious diseases, 2008,14(2):282 - 290.

● 橘黄赛多孢 ●

一、简介

橘黄赛多孢(*S. aurantiacum*)是最近从波氏假阿利什霉复合群(*P. boydii* complex)独立出来的一

个种,在澳大利亚临床病例中大量存在,在其他地方可能被忽视。

二、培养及镜检

(一) 培养

在 SDA 平板上菌落生长快速,37 ℃培养 5 d,菌落的颜色从灰白色到棕色、白色不等,背面产生浅黄色可溶性色素。最佳生长温度为 37～40 ℃,最高可耐受 45 ℃。见图 10-12-3-1 至图 10-12-3-8。

(二) 镜下形态

产孢细胞和分生孢子在形状和大小上与尖端赛多孢相似,通过遗传分析可以很好地区分二者。产孢细胞呈圆柱形至瓶形;分生孢子假头状排列,单细胞,壁光滑,半透明,倒卵形或圆柱形,(5～14)μm×(2～5)μm。直立的黏束可存在于某些分离株中。见图 10-12-3-9、图 10-12-3-10。

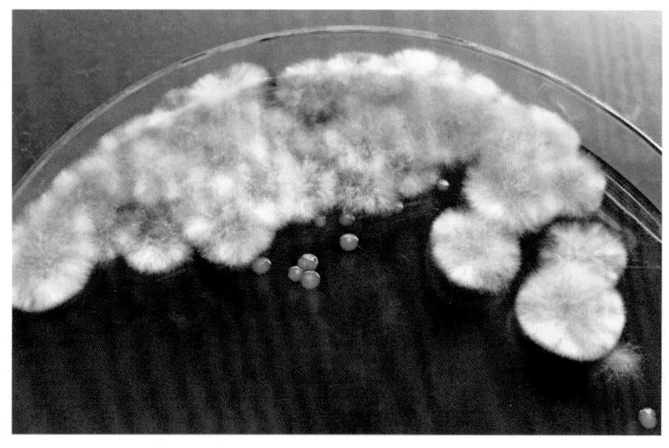

图 10-12-3-1 橘黄赛多孢霉菌落:初代培养,中国蓝平板,35 ℃,5% CO_2,2 d

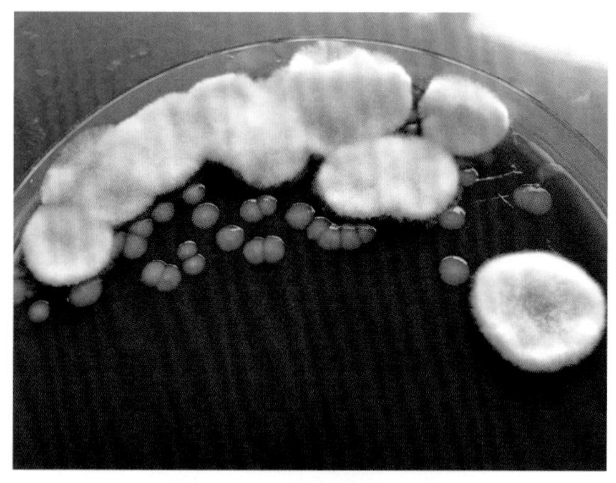

图 10-12-3-2 橘黄赛多孢霉菌落:初代培养,血平板,35 ℃,5% CO_2,2 d

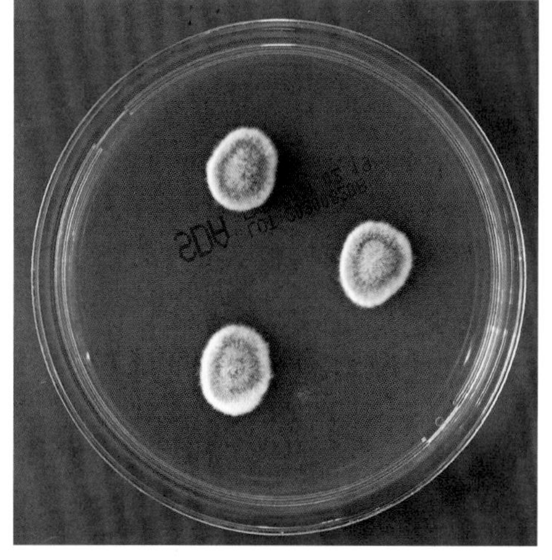

图 10-12-3-3 橘黄赛多孢霉菌落:SDA,27 ℃,4 d

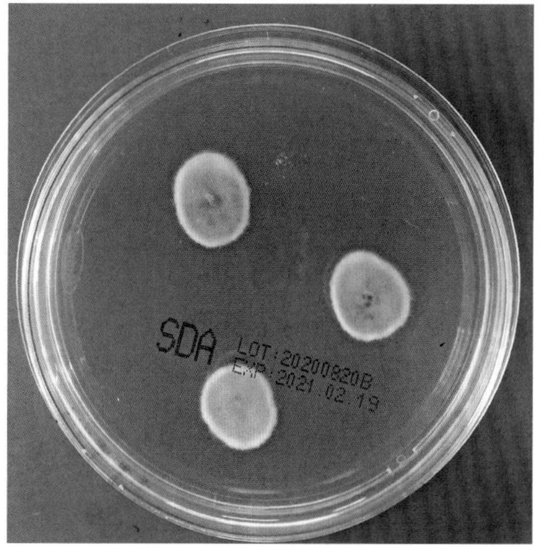

图 10-12-3-4 橘黄赛多孢霉菌落(背面):SDA,27 ℃,4 d

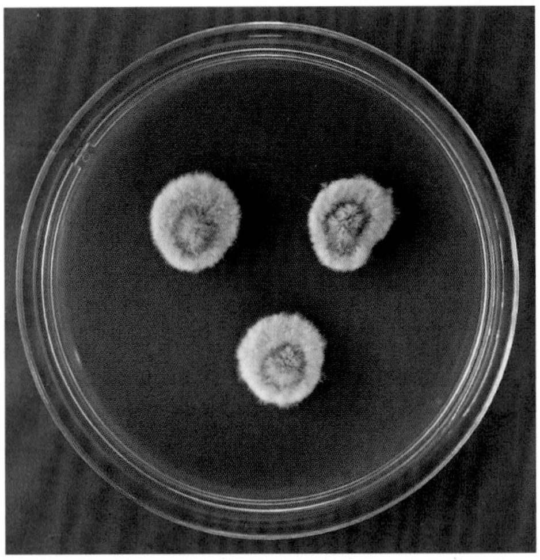

图 10-12-3-5　橘黄赛多孢霉菌落：PDA，27℃，4 d

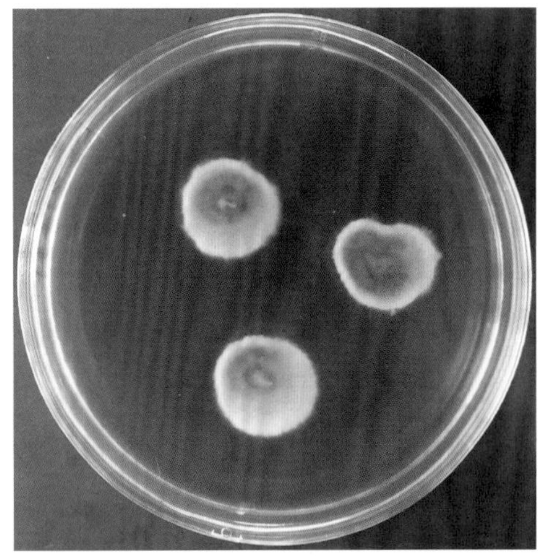

图 10-12-3-6　橘黄赛多孢霉菌落（背面）：PDA，27℃，4 d

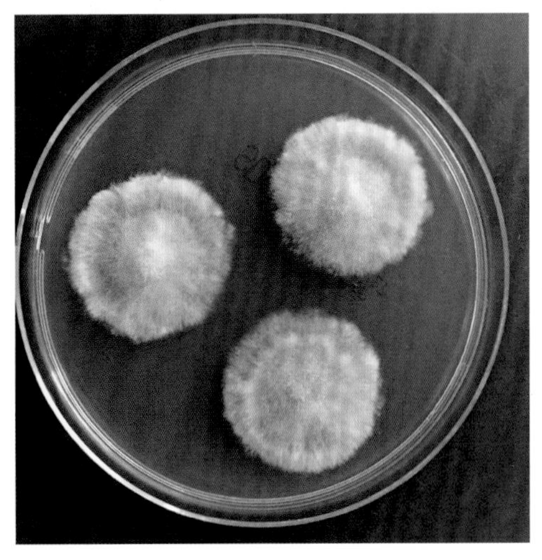

图 10-12-3-7　橘黄赛多孢霉菌落：SDA，35℃，5% CO_2，7 d

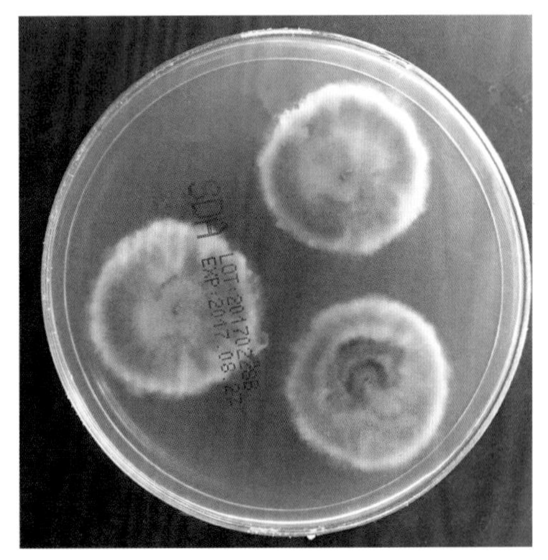

图 10-12-3-8　橘黄赛多孢霉菌落（背面）：SDA，35℃，5% CO_2，7 d

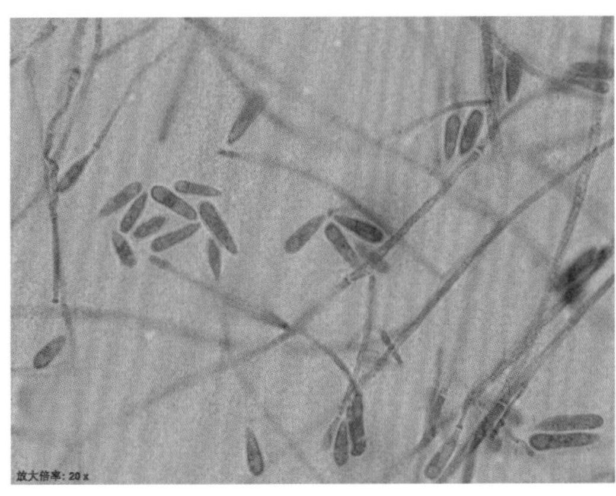

图 10-12-3-9　橘黄赛多孢霉镜检：初代培养粘菌，血平板，35℃，5% CO_2 环境，2 d，乳酸酚棉蓝染色，×1 000

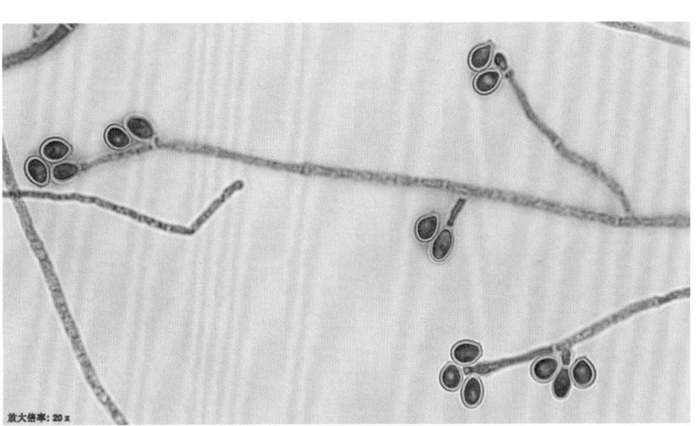

图 10-12-3-10　橘黄赛多孢霉镜检：PDA，27℃，5 d，乳酸酚棉蓝染色，×1 000

三、鉴定及鉴别

（一）鉴定要点

菌落为淡黄色，有黄色的色素扩散至培养基中，40 ℃及 45 ℃均能生长，不能形成闭囊壳。

（二）属内鉴别

橘黄赛多孢霉区别于其他种类的赛多孢属是产生可扩散黄色色素，因其镜下特征与尖端赛多孢相似，故建议采用多位点测序鉴别。

四、抗真菌药物敏感性

伏立康唑对橘黄赛多孢的 MIC 值较低。伏立康唑单独治疗有成功的病例，但是治疗周期很长，可联合其他抗真菌药物。对泊沙康唑有部分菌株的 MIC 值较低。对两性霉素 B、阿尼芬净、卡泊芬净、米卡芬净、艾沙康唑、伊曲康唑、氟康唑的体外实验的 MIC 值很高。

五、临床意义

橘黄赛多孢霉常见于土壤、腐烂植被、粪便、多种水源、死水和医院盆栽植物中，可以感染人体的任何部位，特别是肺、软组织、中枢神经系统和骨骼，引起的角膜溃疡感染，如果治疗不及时，可能需要摘除眼球来控制感染。

该菌在免疫功能低下的患者中引起真菌感染，偶尔也在免疫功能正常的患者中致病，也是免疫缺陷个体和潜在慢性肺疾病如囊性纤维化患者中出现的真菌病原体之一，可引起严重的侵入性感染。

橘黄赛多孢霉是从澳大利亚囊性纤维化患者呼吸道标本中分离出的赛多孢属的优势种之一，澳大利亚是橘黄赛多孢霉感染和定植的主要产地，但目前其他国家的感染报道也越来越多。

（李　姝　徐和平）

参考文献

1. Chh A, Mas B, Tcs C, et al. Population-based surveillance for scedosporiosis in Australia: epidemiology, disease manifestations and emergence of Scedosporium aurantiacum infection [J]. Clin Microbiol Infect, 2009,15(7):689 - 693. https://doi.org/10.1111/j.1469-0691.2009.02802.
2. Harun A, et al. Abundance of *Pseudallescheria/Scedosporium* species in the Australian urban environment suggests a possible source for scedosporiosis including the colonization of air ways in cystic fi brosis [J]. Med Mycol, 2010,48 (Online Suppl 1):S70 - S76.
3. Mizusawa M, et al. A case of Scedosporium aurantiacum infection in the United States [J]. mycopathologia actions search in pubmed search in NLM catalog add to search, 2021,186(1):127130. doi:10.1007/s1104602000498x.
4. Kim H, Ahn JY, Chung IY, et al. A case report of infectious scleritis with corneal ulcer caused by *Scedosporium aurantiacum* [J]. Medicine, 2019,98(27):e16063. doi.org/10.1097/MD.0000000000016063.
5. Kondo M, Goto H, Yamanaka K. Case of Scedosporium aurantiacum infection detected in a subcutaneous Abscess [J]. Medical Mycology Case Reports, 2018,20(6):26 - 27. https://doi.org/10.1016/j.mmcr.2018.01.003

多育节荚孢霉

一、简介

多育节荚孢霉(*Lomentospora prolificans*,原名多育赛多孢,*S. prolificans*)主要分布于伊比利亚半岛北部、澳大利亚、加利福尼亚及美国南部,土壤、污水、空气中均有发现。节荚孢霉只有两个种,多育节荚孢霉(*S. prolificans*)和 *Lomentospora valparaisensis*,后者一般认为只存在于土壤中,目前没有人类感染的报道。

二、培养及镜检

(一)培养

1. 沙氏琼脂培养基:25 ℃培养呈中等至快速生长,45 ℃也可生长,5 d 可发育成熟。菌落平坦、潮湿,开始为白色绒毛样或羊毛状,后来变为棕色、橄榄绿至黑色、棕色,中心可见白色棉絮状突起的菌丝,成束放射状排列;菌落反面深绿色,有放射状裂纹。

2. 在马铃薯葡萄糖培养基:菌落生长速度较沙氏琼脂培养基快。开始为白色绒毛状,后来变为橄榄绿色,上覆一层白色的浓密绒状菌丝,呈放射状排列,中心可见明显的突脐;菌落反面为较深绿色,有束状条纹。见图 10-12-4-1 至图 10-12-4-5。

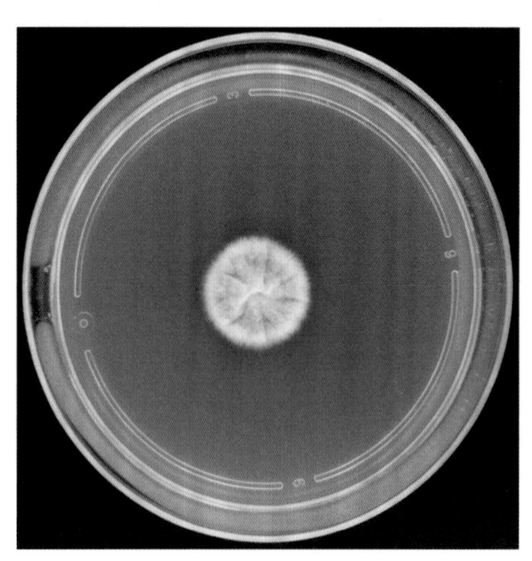

图 10-12-4-1　多育节荚孢霉菌落:SDA,27 ℃,7 d

(二)镜下形态

分生孢子梗:侧生或顶生,有隔,基部膨胀,呈烧瓶形,顶部可见产孢后遗留的环痕,部分菌株可产生圆形厚壁孢子。分生孢子:(2～5)μm×(3～13)μm 大小,卵形或梨形,与分生孢子梗连接的基部渐窄,可单个或成束排列,透明至浅棕色。见图 10-12-4-6 至图 10-12-4-9。

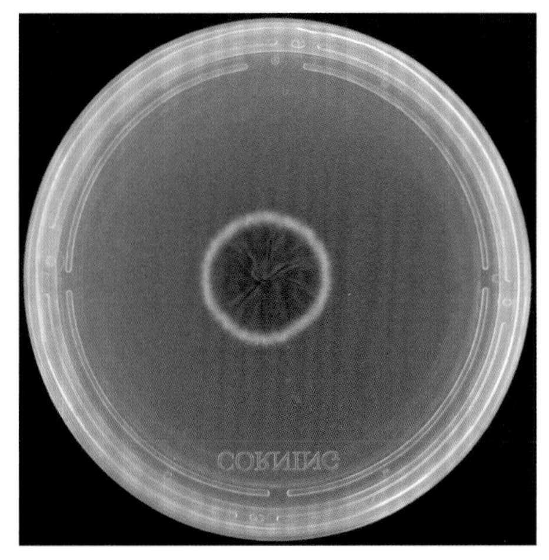

图 10-12-4-2　多育节荚孢霉菌落(背面):SDA,27 ℃,7 d

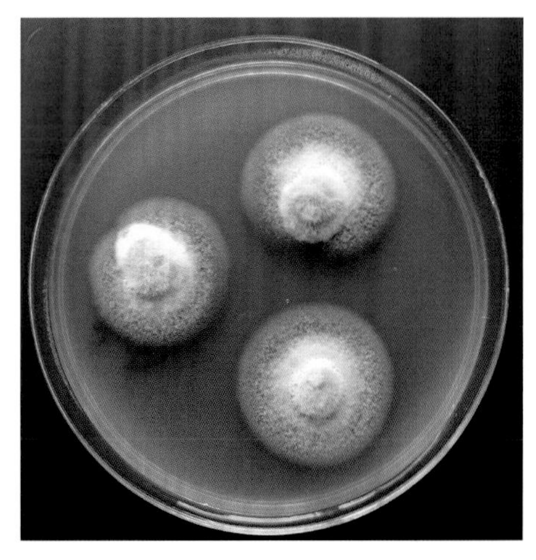

图 10-12-4-3　多育节荚孢霉菌落:SDA,27 ℃,7 d

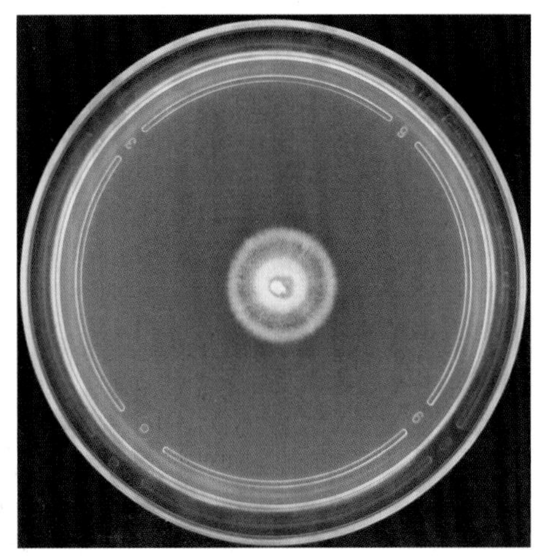

图 10-12-4-4 多育节荚孢霉菌落：PDA，27℃，7 d

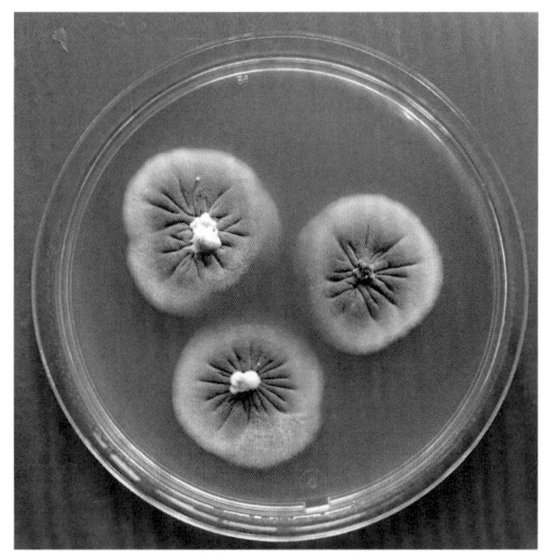

图 10-12-4-5 多育节荚孢霉菌落：PDA，27℃，7 d

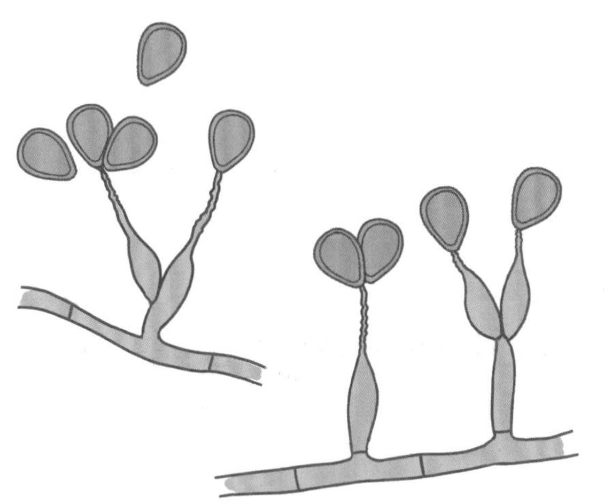

图 10-12-4-6 多育节荚孢霉镜下示意图

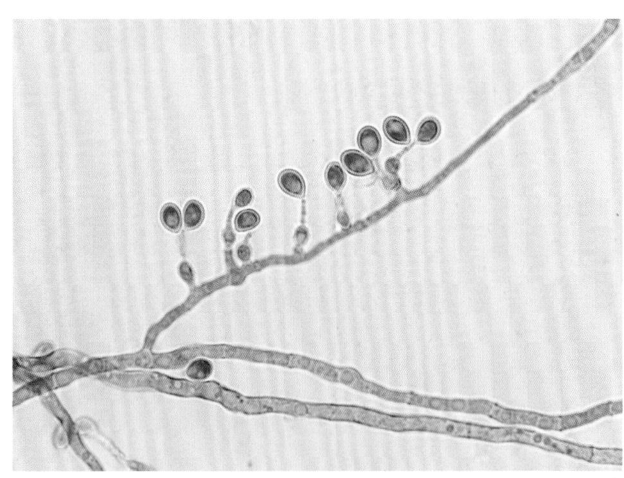

图 10-12-4-7 多育节荚孢霉镜检：PDA，27℃，3 d，乳酸酚棉蓝染色，×1000

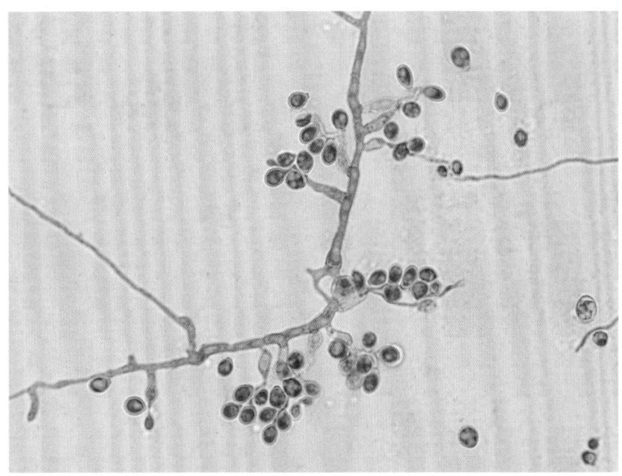

图 10-12-4-8 多育节荚孢霉镜检：PDA，27℃，3 d，乳酸酚棉蓝染色，×1000

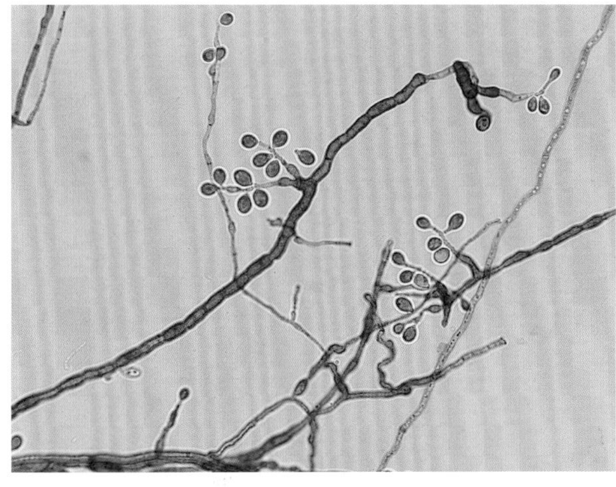

图 10-12-4-9 多育节荚孢霉镜检：PDA，27℃，3 d，乳酸酚棉蓝染色，×1000

三、鉴定与鉴别

（一）鉴定要点

产孢细胞为基部膨胀，颈瘦长，菌落为暗色菌落，绒毛状。

（二）属内鉴定

因与赛多孢属形态相似，鉴定可参照表 10-12-0-1 至表 10-12-0-3。

（三）属间鉴别

主要根据菌落形态及镜检所见，分生孢子梗透明，多育节荚孢霉孢子梗基部膨大，顶端分生孢子多聚集成堆，且无有性期形态；对伏立康唑高度耐受；可导致严重的全身性播散性感染（尤其对免疫抑制患者）。借此可与尖端赛多孢鉴别。

分子生物学方法可作鉴别。

四、抗真菌药物敏感性

多育节荚孢霉对伏立康唑高度耐药，体外药敏试验显示特比萘芬与伏立康唑具有协同作用。

五、临床意义

多育节荚孢霉为人类条件致病性真菌，可导致骨髓炎、肺炎、脑膜脑炎、心内膜炎、关节炎和皮下软组织感染等。

（李 姝 冯长海）

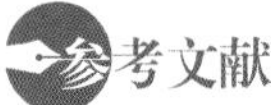参考文献

1. Cortez KJ, et al. Infections caused by Scedosporium spp [J]. Clin Microbiol Rev, 2008, 21(1): 157 - 197. DOI: 10.1128/CMR.00039-07.
2. Wakabayashi YI, et al. Scedosporium prolificans endocarditis: case report and literature review [J]. Intern Med, 2016, 55(1): 79 - 82. DOI: 10.2169/internalmedicine.55.5592.
3. Lackner M, et al. Proposed nomenclature for Pseudallescheria, Scedosporium and related genera [J]. Fungal Divers, 2014, 67(2014): 1 - 10. DOI: 10.1007/s13225-014-0295-4.
4. Hoog GS, et al. Name changes in medically important fungi and their implications for clinical practice [J]. J Clin Microbiol, 2015, 53(4): 1056 - 1062. DOI: 10.1128/JCM.02016-14.
5. Kelly M, Stevens R, Konecny P. Lomentospora prolificans endocarditis-case report and literature review [J]. BMC Infect Dis, 2015, 16(1): 1 - 5. Published online 2016 Jan 29. doi: 10.1186/s12879-016-1372-y.

第十三节 白僵菌属与绿僵菌属

一、简介

白僵菌属（*Beauveria*），隶属于真菌界（Fungi），有性期为子囊菌门（Ascomycota）、粪壳菌纲（Sordariomycetes）、肉座菌目（Hypocreales）、虫草菌科（Cordycipitaceae）。临床上最常见的是球孢白僵菌

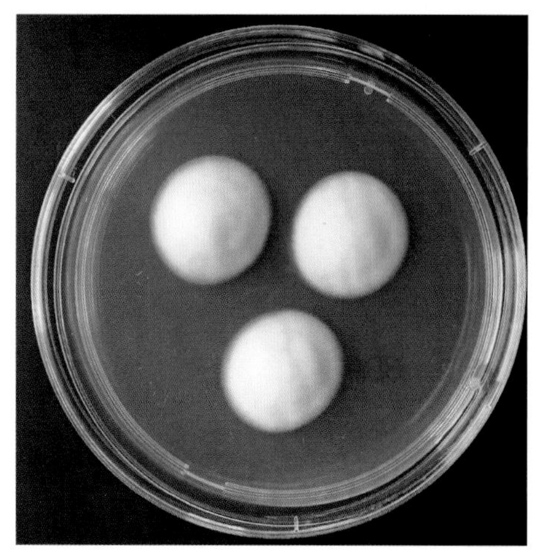

图 10-13-1 球孢白僵菌菌落：28 ℃，7 d，SDA

(*Beauveria bassiana*)和纤细白僵菌(*Beauveria tennella*)。

绿僵菌属(*Metarhizium*)全球广泛分布，主要存在于土壤和各种昆虫体表，包括直翅目、鞘翅目、鳞翅目、半翅目和膜翅目以及蛛形纲等，主要引起昆虫感染，也可致人类感染，引起人类感染的主要菌种是金龟子绿僵菌(*Metarhizium anisopliae*)。

二、培养与镜检

(一) 培养

白僵菌的菌落生长速度中等，表面绒毛状或棉絮状，白色或奶油色，偶尔可见桃红色，背面为白色。随着培养时间的延长，菌落变成粉末状。见图 10-13-1 至图 10-13-5。

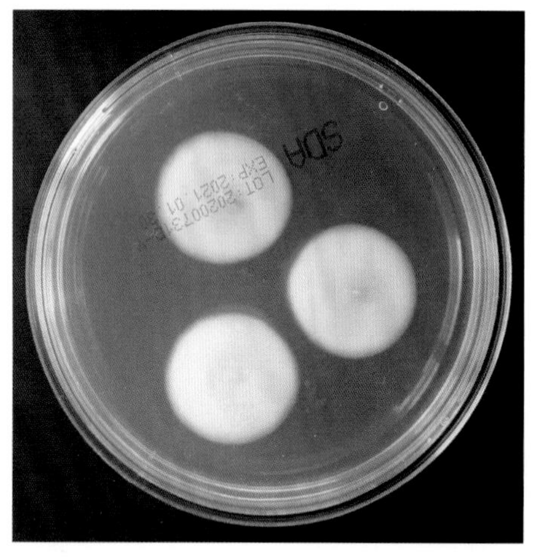

图 10-13-2 球孢白僵菌菌落(背面)：28 ℃，7 d，SDA

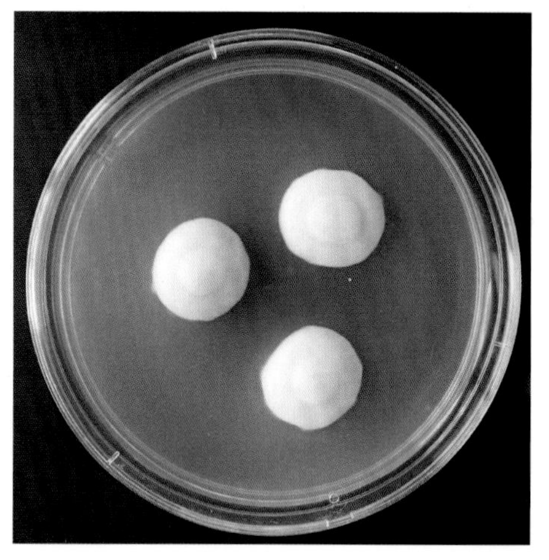

图 10-13-3 球孢白僵菌菌落：28 ℃，7 d，PDA

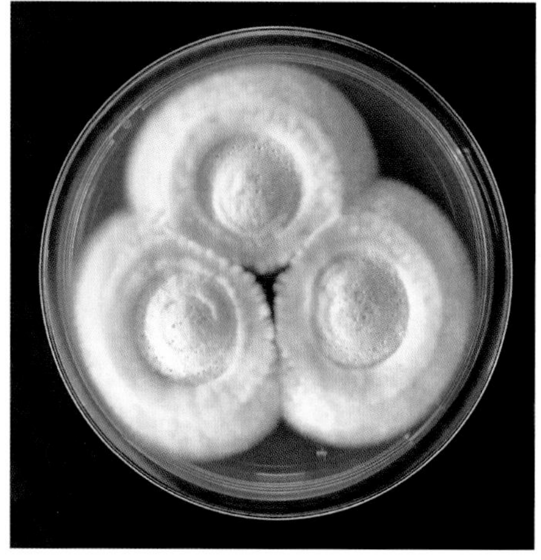

图 10-13-4 球孢白僵菌菌落：28 ℃，14 d，SDA

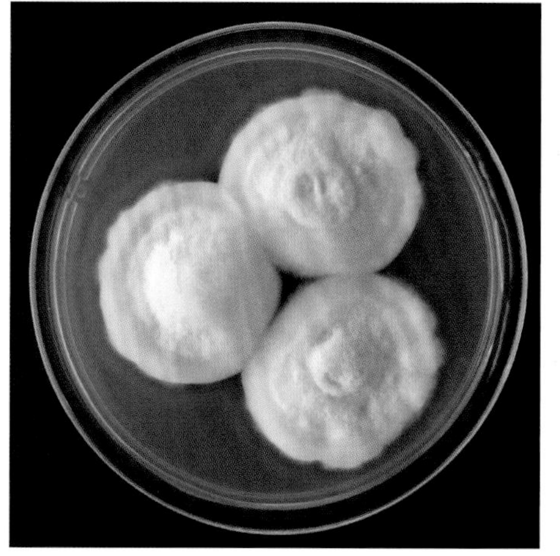

图 10-13-5 球孢白僵菌菌落：28 ℃，14 d，PDA

绿僵菌在 PDA 和 SDA 上生长速度较缓慢，25 ℃培养呈白色丝绒样菌落，菌丝紧贴琼脂表面，菌落扁平，随着培养时间延长从菌落中央开始萌发孢子而着色，在菌落表面呈小斑块状着色，从黄绿色到橄榄绿或橄榄绿或深草绿色不等，有时呈粉红色或酒色、浅绿色；菌落背面淡黄至黄褐色，见图 10-13-6 至图 10-13-9。

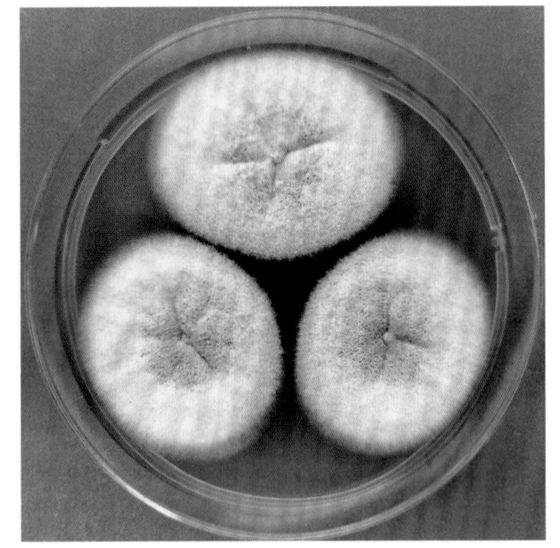

图 10-13-6　金龟子绿僵菌菌落：SDA，25 ℃，8 d

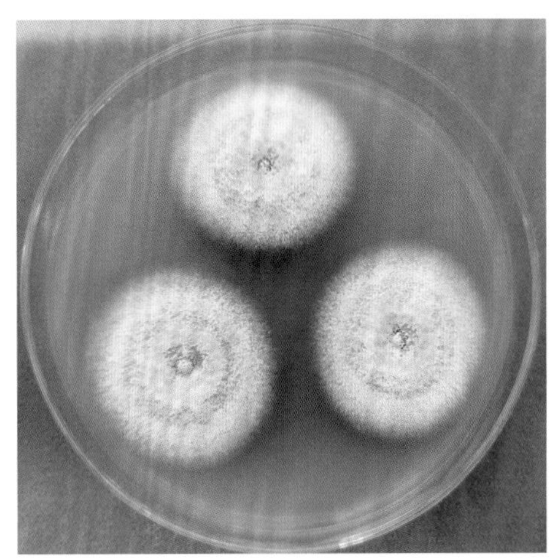

图 10-13-7　金龟子绿僵菌菌落：PDA，25 ℃，13 d

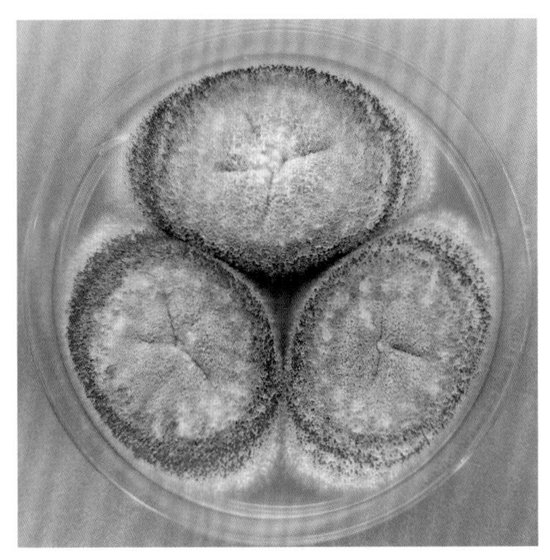

图 10-13-8　金龟子绿僵菌菌落：SDA，25 ℃，13 d

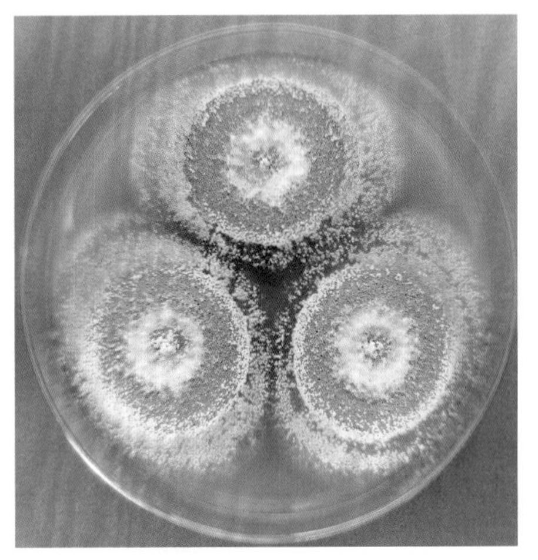

图 10-13-9　金龟子绿僵菌菌落：PDA，25 ℃，13 d

（二）镜检

白僵菌的菌丝分隔，透明。分生孢子梗长筒形或瓶形，基部膨大，末端尖细，产孢细胞瓶形，末端尖细成“之”字形弯曲小枝。于顶端小齿状结构上产生单细胞、透明、圆形或卵圆形的分生孢子，合轴产孢。显微镜下最佳观察时间是在菌落年轻时，若陈旧培养，产孢细胞聚集成簇，很难看到“之”字形结构。见图 10-13-10 至图 10-13-12。

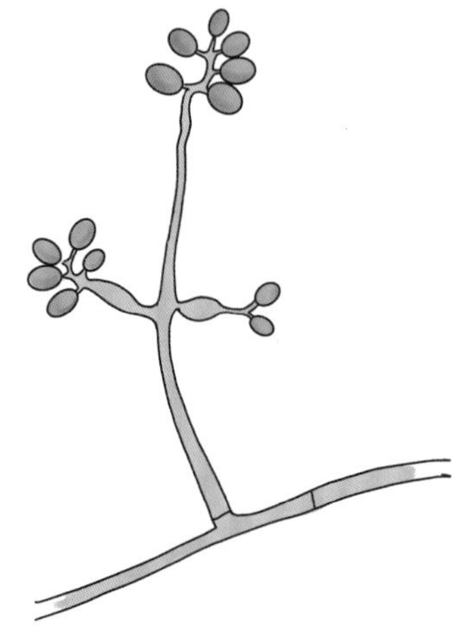

图 10-13-10　白僵菌镜下示意图

绿僵菌的菌丝分枝分隔，纵横交错形成盘树根状，分生孢子梗帚状枝样，每个帚状枝通常 2～3 分枝，帚状枝汇集成排或成团；分生孢子丰富、单细胞、壁光滑、椭圆形、纺锤形、柠檬形及近球形。见图 10-13-13 和图 10-13-14。

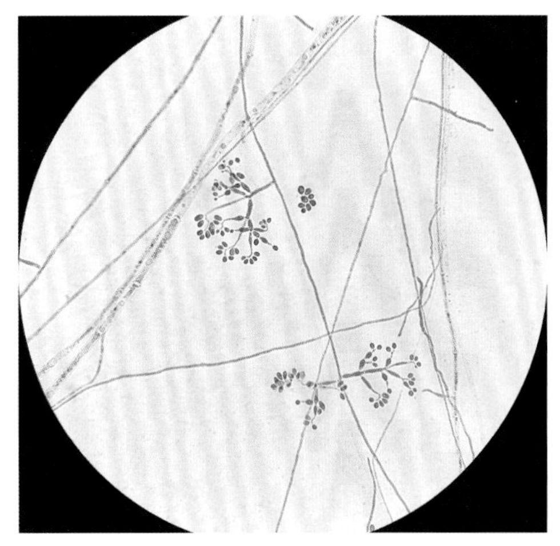
图 10-13-11 球孢白僵菌镜检:28 ℃, 7 d,乳酸酚棉蓝染色,×1 000

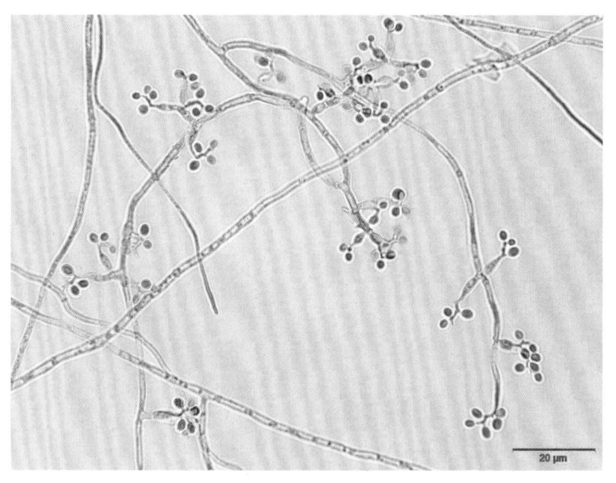

图 10-13-12 球孢白僵菌镜检:28 ℃, 7 d,乳酸酚棉蓝染色,×1 000

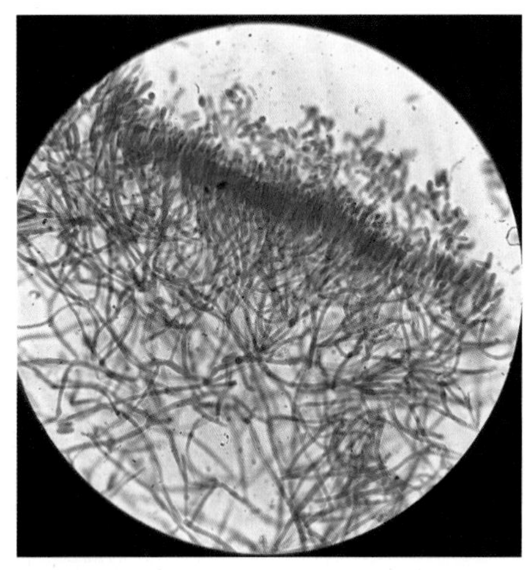
图 10-13-13 金龟子绿僵菌镜检:PDA,25 ℃, 8 d,乳酸酚棉蓝染色,×1 000

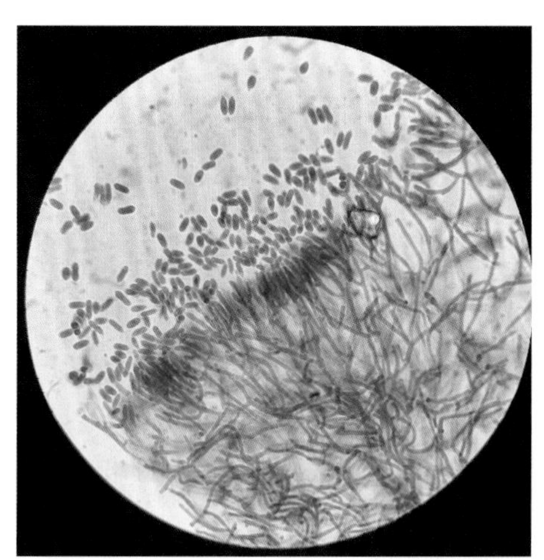
图 10-13-14 金龟子绿僵菌镜检:PDA,25 ℃, 8 d,乳酸酚棉蓝染色,×1 000

三、鉴定与鉴别

白僵菌鉴定要点:①菌落为白色绒毛状;②分生孢子单细胞,圆形;③产孢细胞瓶形,末端尖细成"之"字形;④延长培养菌落呈粉状。

白僵菌属间鉴别:白僵菌属需与孢子丝菌属、白侧齿霉(*Parengyodontium album*)相鉴别。

孢子丝菌是双相型真菌,而白僵菌不是双相真菌;孢子丝菌分生孢子梗末端没有"之"字形结构,产孢细胞也非瓶形,且孢子丝菌的分生孢子除了假头样排列在孢子梗顶端外还可套袖样附着于菌丝两侧。

白侧齿霉菌落亦为白色、绒毛状。但随着培养时间延长,菌落背面明显褶皱且颜色较浅,而白僵菌背面平整且黄色加深。镜下白侧齿霉的孢子梗细长、直立且较为规则,产孢细胞为细长的圆柱形,末端也呈"之"字形锯齿状,2~4 层轮生孢子,无聚集成簇。而白僵菌镜下分生孢子梗短,产孢细胞膨大呈安瓿状,随着培养时间延长可见成簇产孢现象。见图 10-13-15 至图 10-13-20。

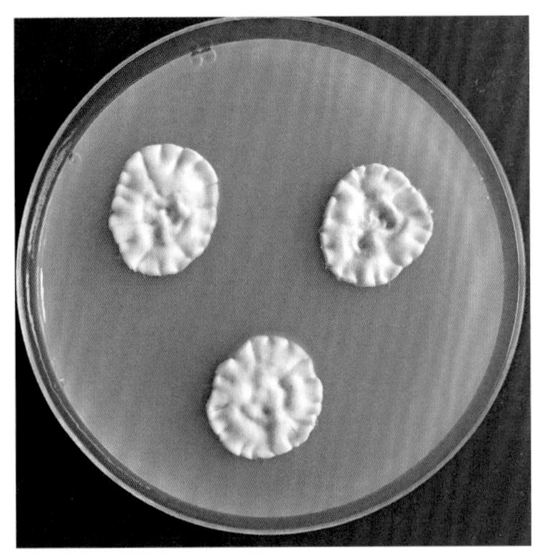
图 10-13-15　白侧齿霉菌落：28℃，PDA，7 d

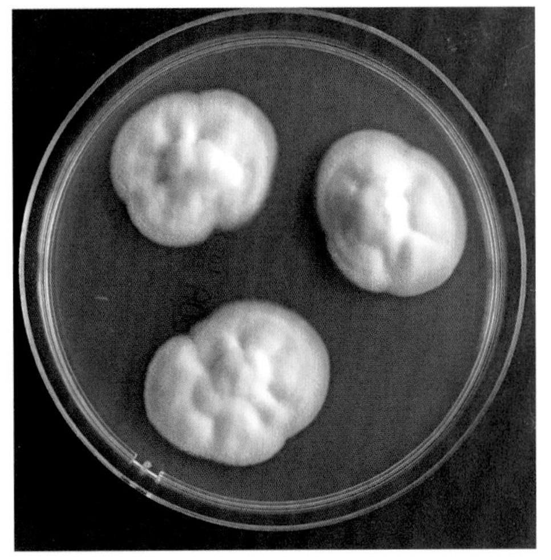
图 10-13-16　白侧齿霉菌落：28℃，SDA，7 d

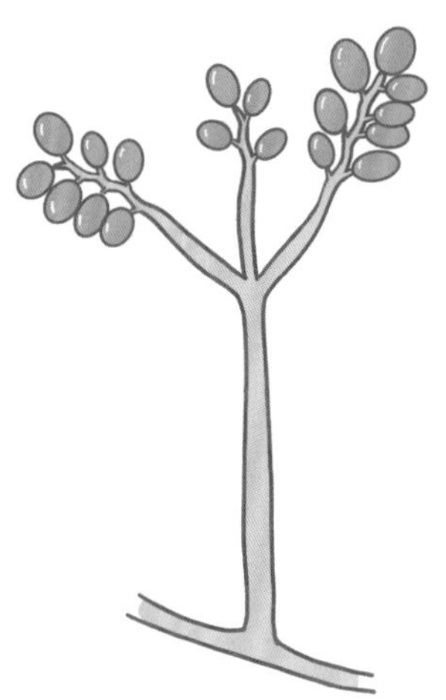
图 10-13-17　白侧齿霉镜下形态示意图

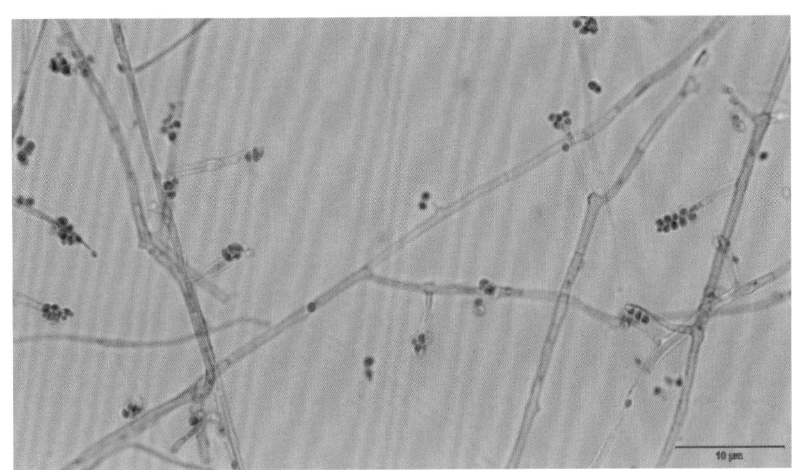

图 10-13-18　白侧齿霉菌镜检：PDA，5 d，乳酸酚棉蓝染色，×1 000

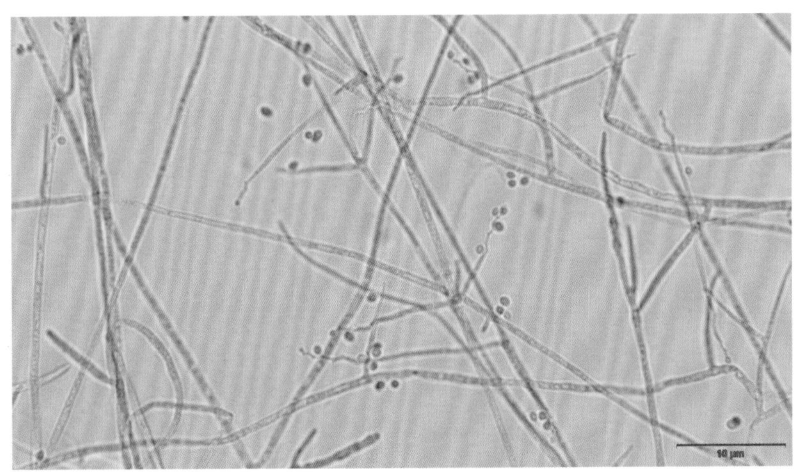

图 10-13-19　白侧齿霉菌镜检：PDA，5 d，乳酸酚棉蓝染色，×1 000

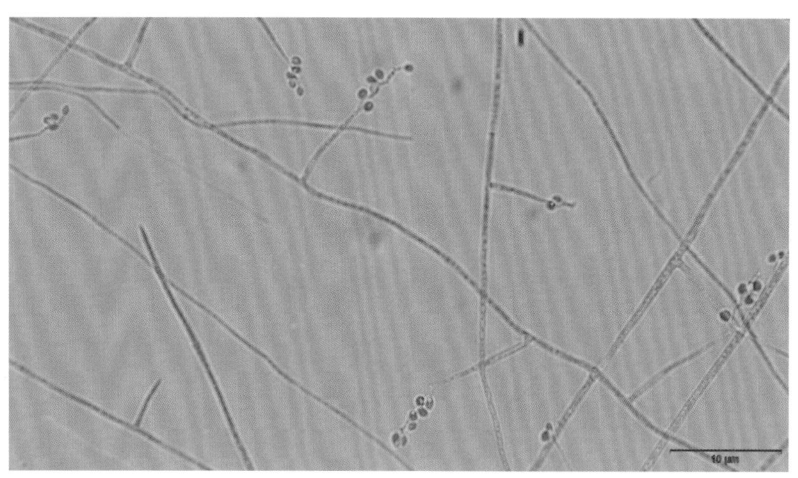

图 10-13-20 白侧齿霉菌的镜检:PDA, 5 d,乳酸酚棉蓝染色,×1 000

绿僵菌的鉴定要点:①生长缓慢;②菌落白色表面平坦,随着培养时间延长菌落表面斑块状着色,颜色从黄绿色至橄榄绿色;③菌丝盘树根样;④分生孢子梗帚状枝样;⑤分生孢子丰富、单细胞、壁光滑、椭圆形、纺锤形、柠檬形及近球形。绿僵菌和疣孢漆斑菌(*Albifimbria verrucaria*)的镜下形态特点非常相似,两者菌落形态特征是重要鉴别依据。

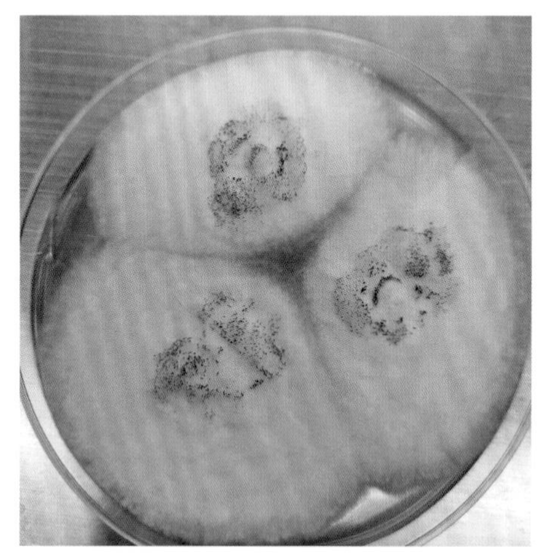

图 10-13-21 疣孢漆斑菌菌落:SDA, 25 ℃, 13 d

疣孢漆斑菌广泛分布于土壤和腐败植物中,在工业和商业上用作生物降解剂和生物控制剂,是常见的植物病原体,也可致人类感染。疣孢漆斑菌在 SDA 和 PDA 上生长速度中等,25 ℃培养呈白色绒毛样、棉絮样菌落,随着培养时间延长,菌落中央表面出现黑色或深橄榄绿色颗粒,35 ℃培养菌落表面皱褶,中央黑色或深橄榄色颗粒少或无。镜下菌丝分枝分隔,分生孢子梗不规则,轮生或对生,纵横交错,帚状枝样,盘树根状,分生孢子单细胞,椭圆形、纺锤形、柠檬形及近球形,大量孢子聚集黏附在分生孢子梗顶端。见图 10-13-21 至图 10-13-25。

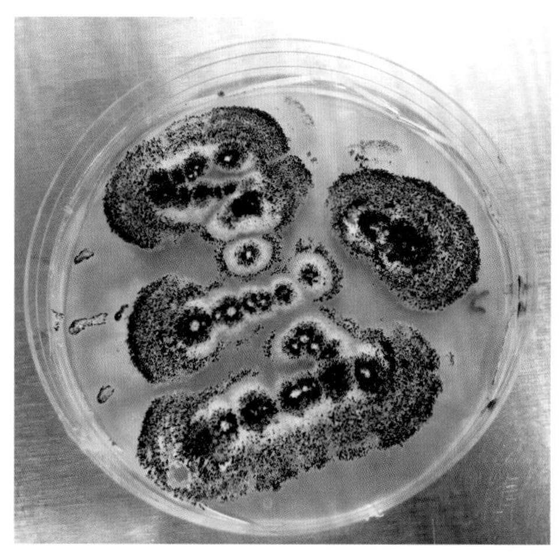

图 10-13-22 疣孢漆斑菌菌落:SDA, 25 ℃, 16 d

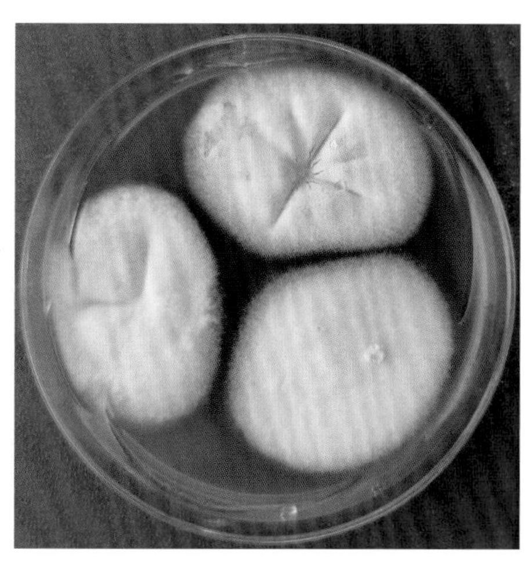

图 10-13-23 疣孢漆斑菌菌落:PDA, 35 ℃, 10 d

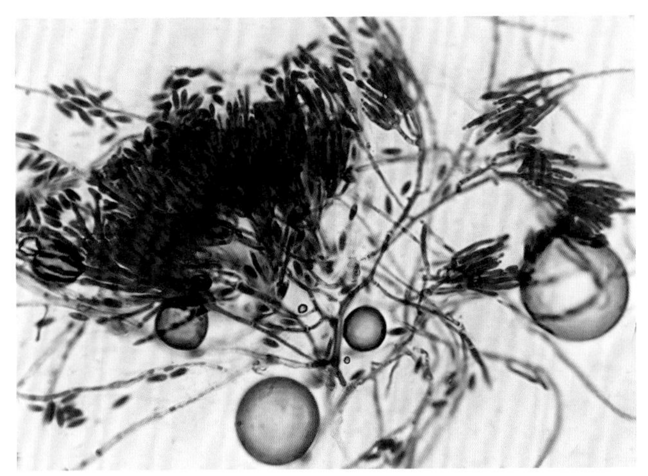

图 10-13-24　疣孢漆斑菌镜检：SDA，25℃，8 d，乳酸酚棉蓝染色，×1 000

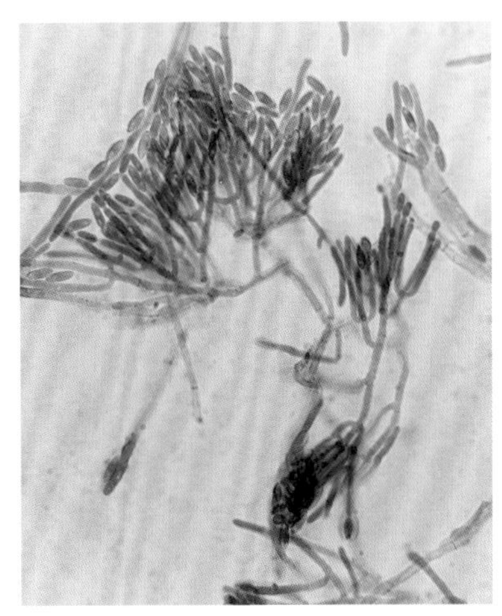

图 10-13-25　疣孢漆斑菌镜检：SDA，25℃，8 d，乳酸酚棉蓝染色，×1 000

四、抗真菌药物敏感性

白僵菌缺乏体外系统的药敏数据，相关报道显示白僵菌对氟康唑、氟胞嘧啶 MIC 值很高，对两性霉素 B 中度敏感，对米卡芬净、伊曲康唑、伏立康唑、泊沙康唑、酮康唑和咪康唑 MIC 值较低，已发表病例报道显示临床用伏立康唑治疗或联合那他霉素治疗球孢白僵菌角膜炎可治愈，用两性霉素 B 联合伊曲康唑治疗球孢白僵菌引起的白血病患者播散性感染疗效好。

到目前为止，由绿僵菌引起感染的病例较少，且均为眼角膜感染，但有报道表明，感染早期局部外用那他霉素效果较好，另有报道，体外两性霉素 B、氟胞嘧啶、氟康唑和伊曲康唑对金龟子绿僵菌具有较强的抗菌活性。

两性霉素 B 对疣孢漆斑菌有很强的体外抗菌活性，泊沙康唑和伏立康唑有较强的体外抗菌活性，伊曲康唑对该菌抗菌活性低，氟康唑和棘白菌素对该菌无抗菌活性。

五、临床意义

白僵菌属通常作为污染菌考虑。但最新的资料表明，白僵菌属可以引起角膜炎、过敏性疾病，有时还可以引起白血病患者的全身性播散性感染。白僵菌属还是昆虫的病原菌，可以引起蚕类的僵化病，球孢白僵菌还可用于昆虫生物防害。

绿僵菌是罕见人类致病，目前仅有引起患者眼角膜感染的报道。

（刘敏雪　徐和平　胡龙华）

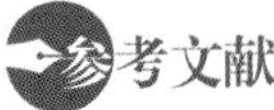

参考文献

1. Ogawa A, Matsumoto Y, Yaguchi T, et al. Successful treatment of *Beauveria bassiana* fungal keratitis with topical voriconazole [J]. J Infect Chemother, 2016, 22(4): 257 - 260.

2. Lara OA, Medialdea HM, Rojo MM, et al. Fungal keratitis due to *Beauveria bassiana* in a contact lenses wearer and review of published reports [J]. Mycopathologia, 2016, 181(9 - 10): 745 - 752.

3. Mitani A, Shiraishi A, Miyamoto H, et al. Fungal keratitis caused by *Beauveria bassiana*: drug and temperature sensitivity profiles: a case report [J]. BMC Res Notes, 2014, 7(1): 1 - 5.

4. Tucker DL, Beresford CH, Sigler L, et al. Disseminated *Beauveria bassiana* infection in a patient with acute

lymphoblastic leukemia [J]. J Clin Microbiol, 2004,42(11):5412-5414.

5. Hiroshi Eguchi, Toshi Toibana, Fumika Hotta, et al. Severe fungal sclerokeratitis caused by *Metarhizium anisopliae*: a case report and literature review [J]. Blackwell Verlag GmbH Mycoses, 2015,58(2):88-92.
6. Masetti R, Prodi A, Liberatore A, et al. Occurrence of Albifimbria verrucaria in the blood of a female child with neuroblastoma [J]. Front Med (Lausanne), 2020,14(7):13.
7. Moreno-Flores A, Álvarez-Reguera A, Álvarez-Fernández M, et al. Albifimbria verrucaria keratitis: a case report [J]. Enferm Infecc Microbiol Clin (Engl Ed), 2020;38(8):398-399.

第十四节 木 霉 属

一、简介

木霉属(*Trichoderma*)隶属于子囊菌门、盘菌亚门、粪壳菌纲、肉座菌目(Hypocreales)、肉座菌科(Hypocreaceae)。该菌属世界性范围分布,广泛存在于土壤、植物残体等基质中,在海洋中也有发现,为嗜温真菌,最高生长温度可至 48 ℃。与临床相关的有长梗木霉(*T. longibrachiatum*)、绿色木霉(*T. vivide*)、康氏木霉(*T. koningii*)、拟康氏木霉(*T. pseudokoningii*)、哈茨木霉(*T. harzianum*)、橘绿木霉(*T. citrinoviride*)、深绿木霉(*T. atroviride*)等。

二、培养及镜检

(一) 培养

在马铃薯葡萄糖琼脂和沙氏琼脂培养基上,室温培养生长快速,5 d 可成熟。菌落绒毛状或棉絮状,初为白色絮状,很快菌落中央产生绿色孢子而呈绿色,可爆破式向四周扩展,菌落周围有白色菌丝的生长带,随着培养时间延长,最后整个菌落成绿色。菌落反面无色、浅黄褐色至黄色,见图 10-14-1 至图 10-14-12。

(二) 镜下形态

菌丝透明、有隔;分生孢子梗对生、轮生或交错分枝,分枝上可再分枝,分枝成直角或几近直角,最终形

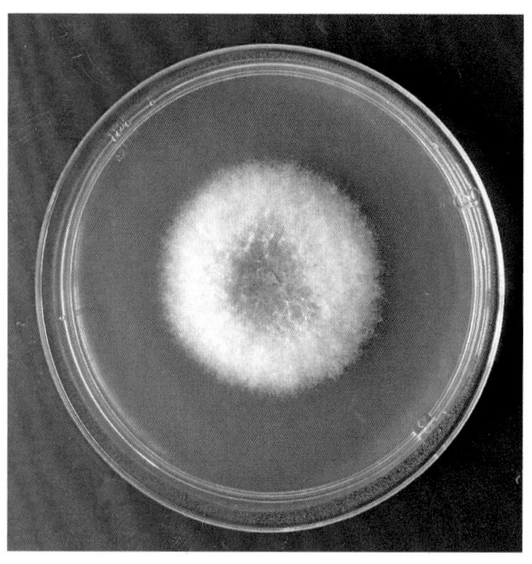

图 10-14-1 哈茨木霉菌落:SDA,28 ℃,2 d

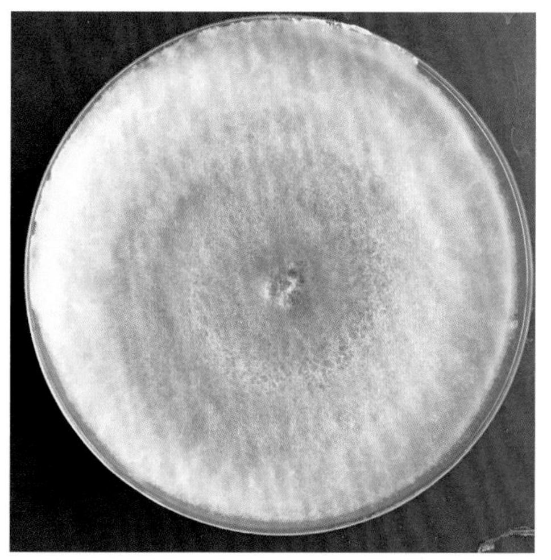

图 10-14-2 哈茨木霉菌落:SDA,28 ℃,4 d

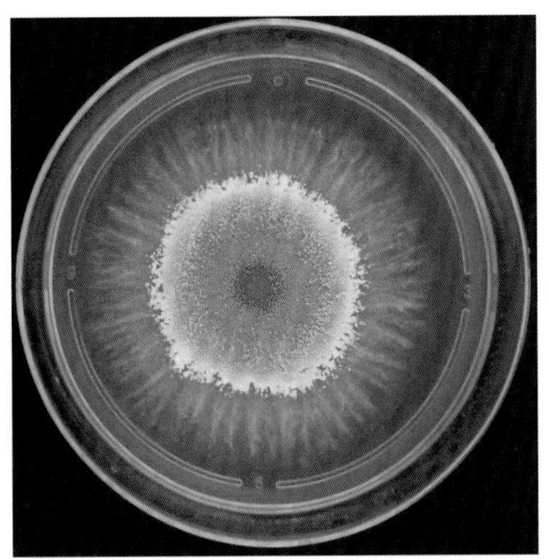

图 10-14-3　深绿木霉菌落:SDA，28℃，3 d

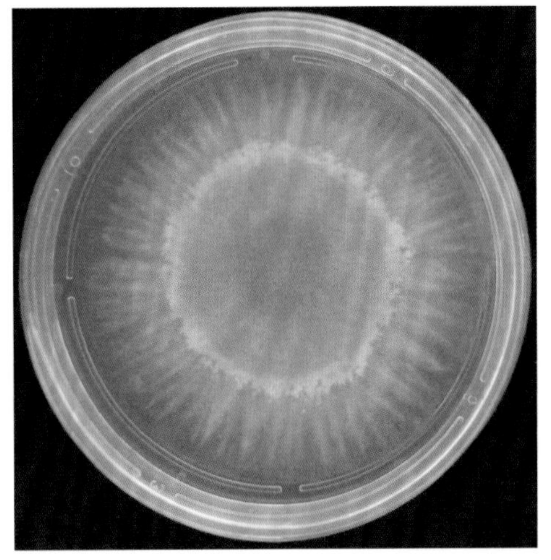

图 10-14-4　深绿木霉菌落(背面):SDA，28℃，3 d

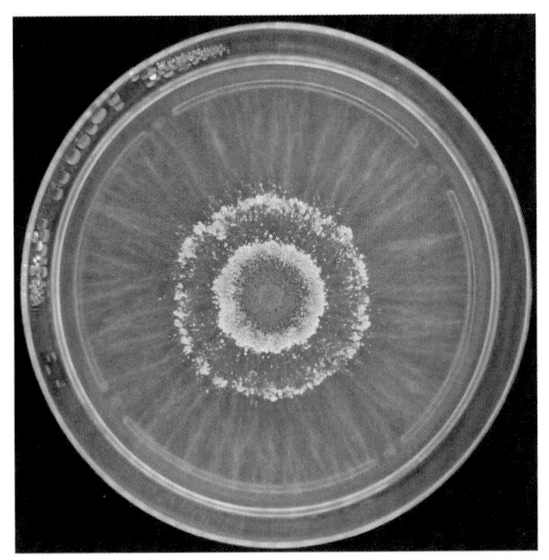

图 10-14-5　深绿木霉菌落:PDA，28℃，3 d

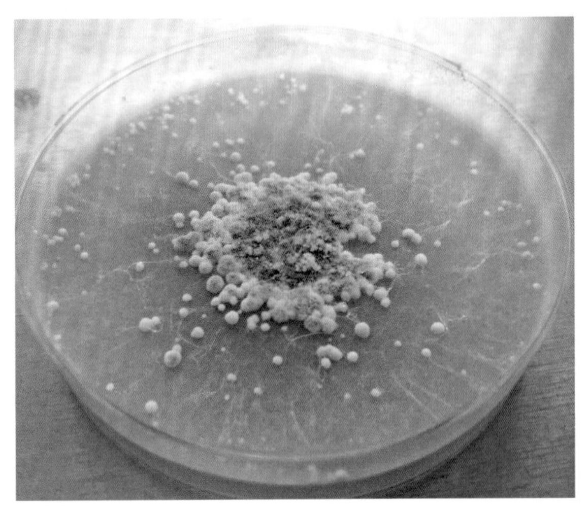

图 10-14-6　长梗木霉菌落:SDA，28℃，3 d

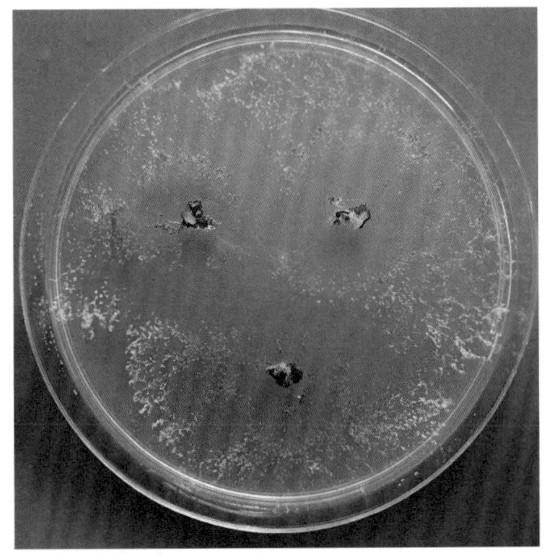

图 10-14-7　长梗木霉菌落:CZA，28℃，3 d

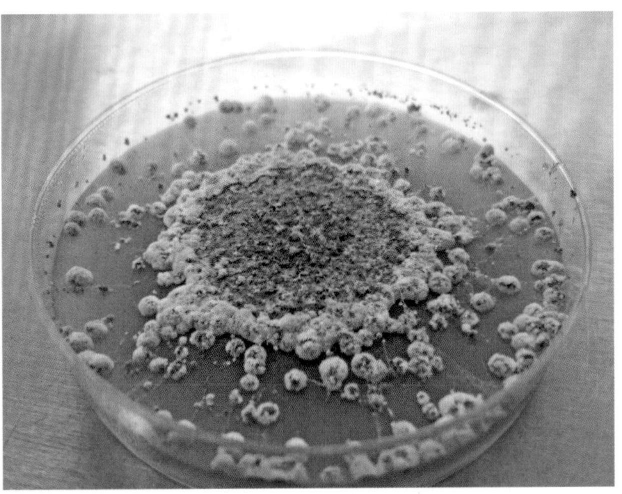

图 10-14-8　长梗木霉菌落:SDA，28℃，4 d

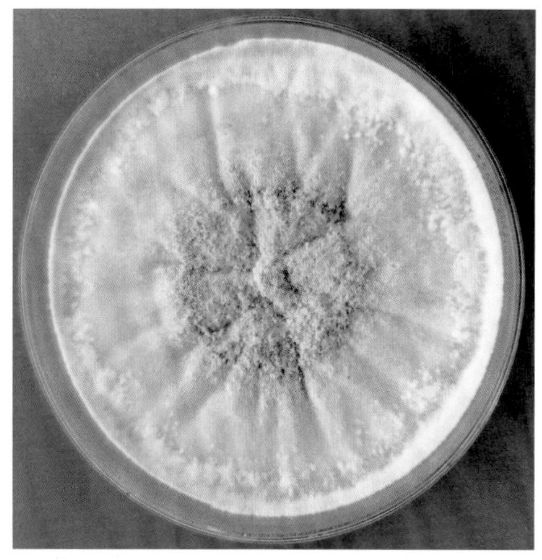
图 10-14-9 橘绿木霉菌落:SDA,28℃,4 d

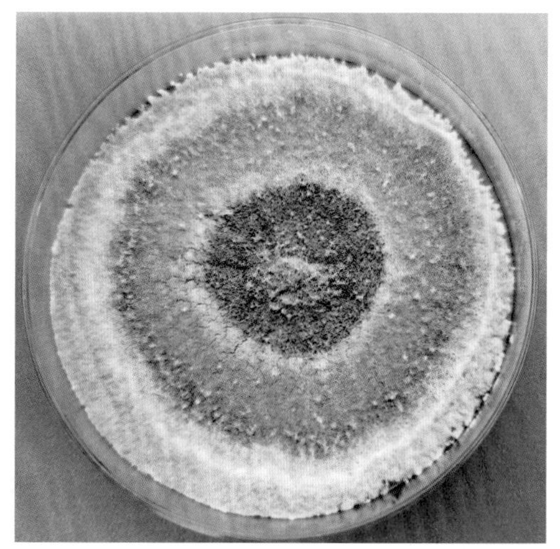
图 10-14-10 橘绿木霉菌落:SDA,35℃,4 d

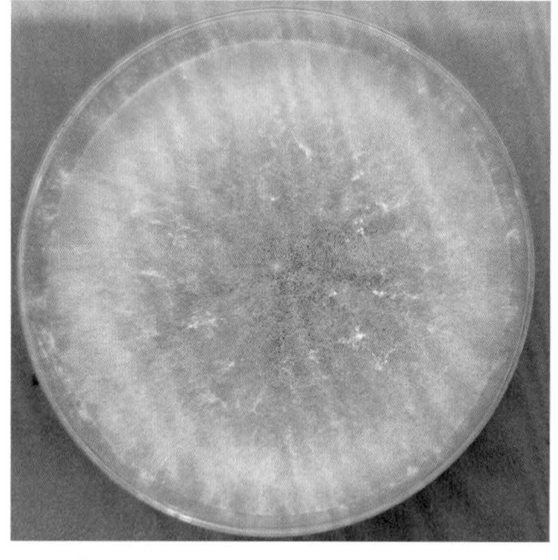
图 10-14-11 橘绿木霉菌落:PDA,28℃,4 d

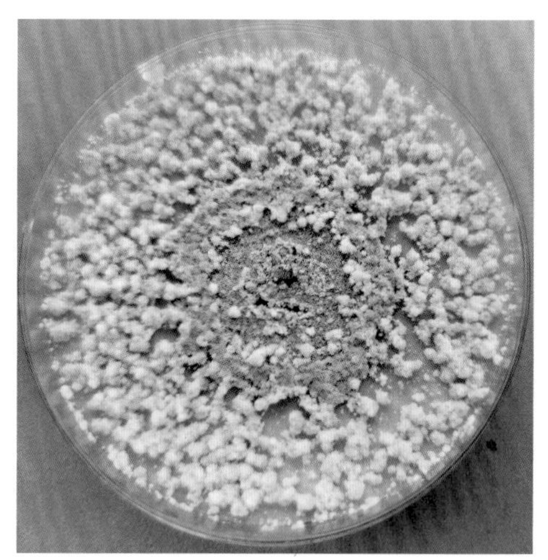
图 10-14-12 橘绿木霉菌落:PDA,35℃,4 d

似松柏样特征性结构;分枝顶端小梗瓶状,单生,对生或轮生,中央粗,顶端渐尖;其上产生的分生孢子聚成球形或近球形,分生孢子椭圆形或近似球形,单细胞,壁光滑或粗糙,无色或亮黄绿色;厚垣孢子可见。见图 10-14-13 至图 10-14-22。

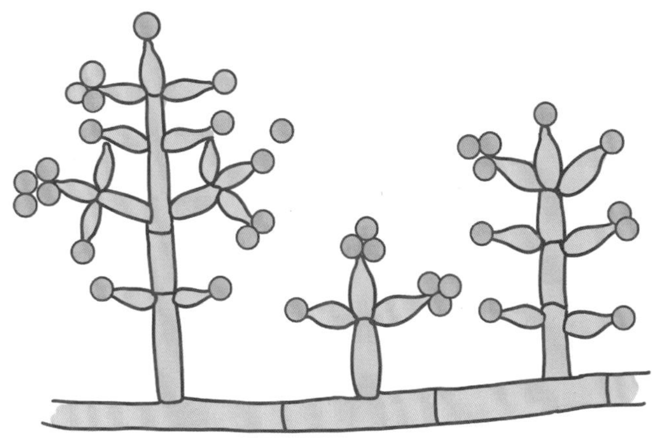
图 10-14-13 木霉镜下形态示意图

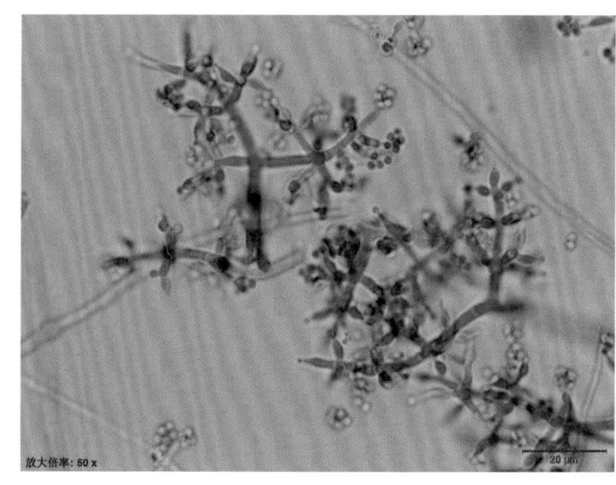

图 10-14-14 哈茨木霉镜检:SDA,28℃,2 d,乳酸酚棉蓝染色,×400

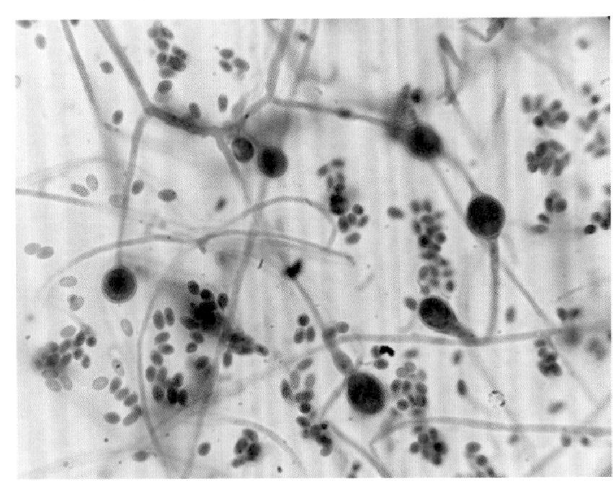

图 10-14-15　哈茨木霉镜检:厚壁孢子,SDA,28℃,5 d,乳酸酚棉蓝染色,×1 000

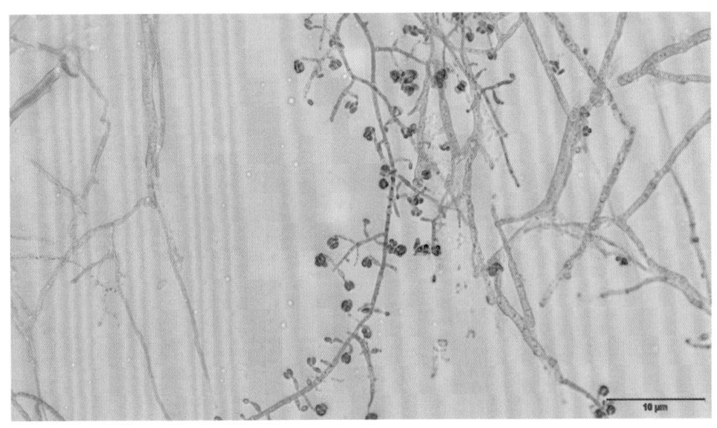

图 10-14-16　长梗木霉镜检:SDA,28℃,3 d,乳酸酚棉蓝染色,×400

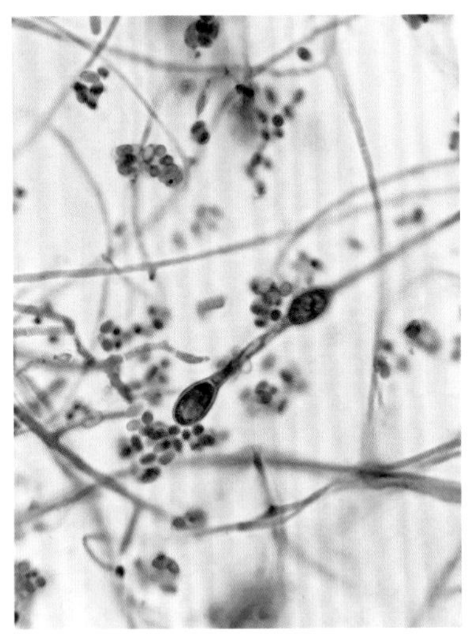

图 10-14-17　长梗木霉镜检:SDA,28℃,3 d,乳酸酚棉蓝染色,×1 000

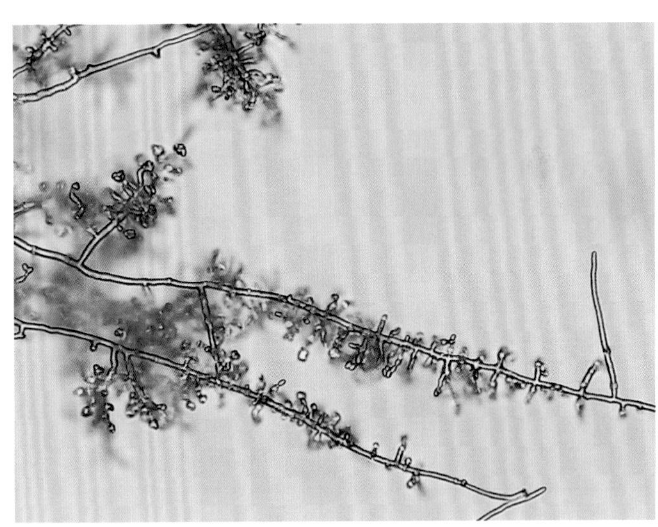

图 10-14-18　深绿木霉镜检:SDA,28℃,3 d,未染色,×400

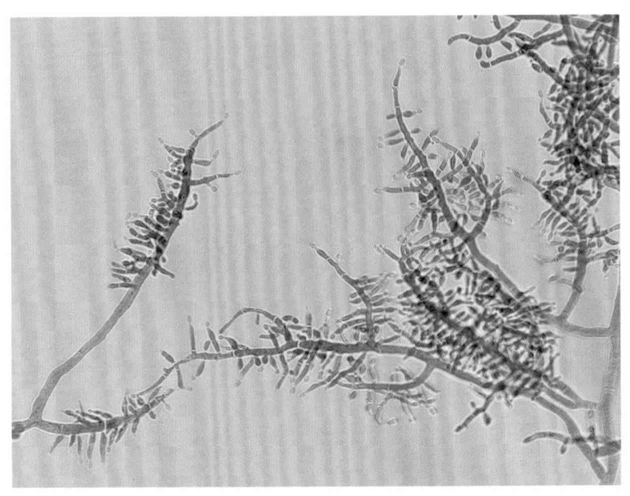

图 10-14-19　深绿木霉镜检:SDA,28℃,3 d,乳酸酚棉蓝染色,×400

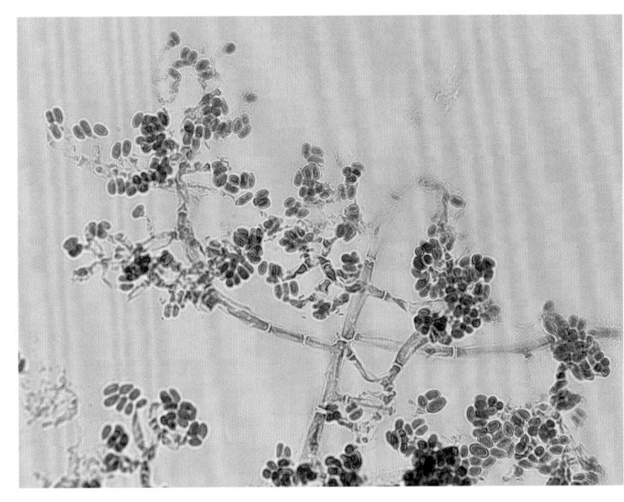

图 10-14-20　深绿木霉镜检:SDA,28℃,3 d,乳酸酚棉蓝染色,×400

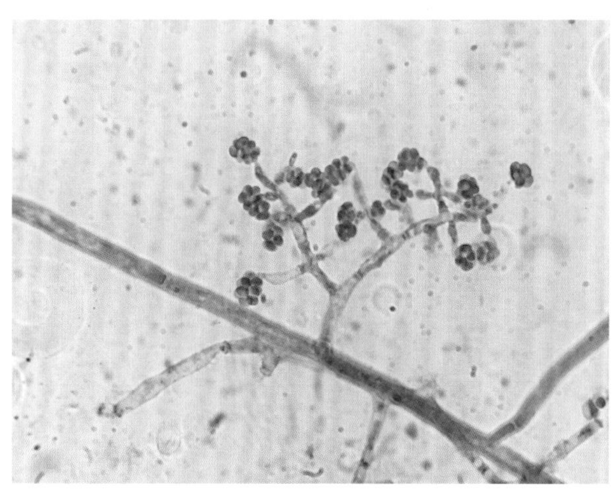

图 10-14-21 橘绿木霉镜检:SDA, 28 ℃, 3 d,乳酸酚棉蓝染色,×1 000

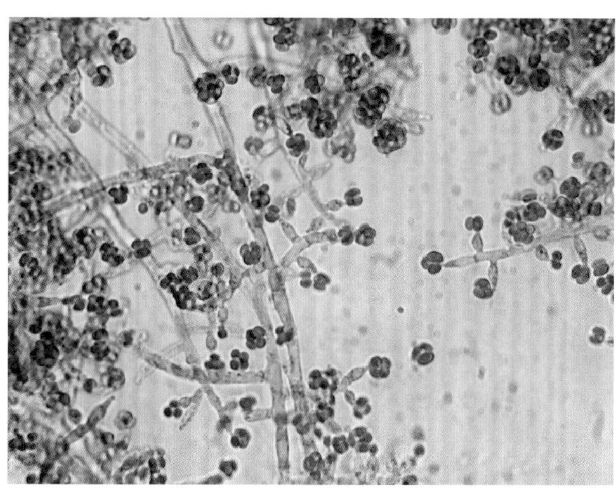

图 10-14-22 橘绿木霉镜检:SDA, 28 ℃, 3 d,乳酸酚棉蓝染色,×1 000

三、鉴定与鉴别

(一) 鉴定要点

生长速度非常快,爆破式生长,绿色或黄绿色菌落,分生孢子梗及分生孢子形成的显微镜下“十”字架或“松柏样”特征性结构是形态学鉴定木霉的主要依据。

(二) 属间鉴别

与黏帚霉(*Gliocladium*)相鉴别:粘帚霉有帚状枝,木霉无。

与轮枝霉(*Verticillium*)相鉴别:轮枝霉与木霉菌落区别明显,轮枝霉菌落生长快速,为白色粉末状,木霉生长速度非常快,为绿色或黄绿色;轮枝霉分生孢子梗纤细些,且仅有一次分枝,孢子为梭形或椭圆形,木霉分生孢子梗可多次分枝,分生孢梗粗短,分生孢子球形或近球形。

(三) 属内鉴别

属内种间形态相似度高,形态学鉴定较难,需借助于分子生物学方法进行鉴定。

四、抗菌药物敏感性

大多数木霉菌株对氟康唑、5-氟胞嘧啶、伊曲康唑耐药。对两性霉素 B、伏立康唑、泊沙康唑、酮康唑和咪康唑等抗真菌药物的 MIC 值明显增高,对棘白菌素类 MIC 值药敏结果差异很多,从敏感到耐药。

五、临床意义

木霉为条件致病菌,可导致腹膜炎、播散性感染、肺部感染、鼻窦炎、外耳炎、坏死性口腔炎、肝被膜下脓肿、感染性休克、心内膜炎、脑脓肿等。

(冯长海　徐和平　胡龙华)

参考文献

1. 张公杰,李东明. 木霉病的研究现状[J]. 菌物学报,2019,38(8):1287 - 1297.
2. Dou K, Lu Z, Wu Q, et al. MIST: a multilocus identification system for *Trichoderma* [J]. Appl Environ Microbiol, 2020,86(18):e01532 - 20. Published 2020 Sep 1. doi:10.1128/AEM.01532-20.

第十五节　裂褶菌属

一、简介

裂褶菌属(*Schizophyllum*)隶属于真菌界(Fungi)、担子菌门(Basidiomycota)、层菌纲(Hymenomycetes)、伞菌目(Agaricales)、裂褶菌科(Schizophyllaceae)。临床致病的有普通裂褶菌(*Schizophyllum commune*),但最新分类特征表明临床上最为常见的其实是放射裂褶菌(*Schizophyllum radiatum*)。

二、培养与镜检

(一)培养

菌落生长快速,白色至浅灰褐色,绒毛状,有浓郁的刺激气味。二倍体菌株很快可形成肉眼可见的子实体,但有些分离株形成子实体需要长达12周的时间,子实体无柄,肾形或扇形,下部可形成裂褶。单倍体菌株不形成子实体或只形成子实体原基。裂褶菌为异宗配合,将两株不同的单倍体裂褶菌菌丝接种在一个培养皿上,经适当光照,室温孵育3周,可能会形成子实体。见图10-15-1至图10-15-8。

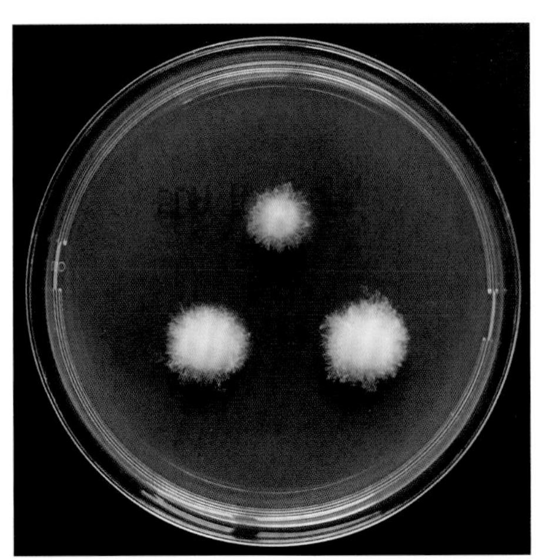

图10-15-1　普通裂褶菌菌落:SDA,28℃,3 d

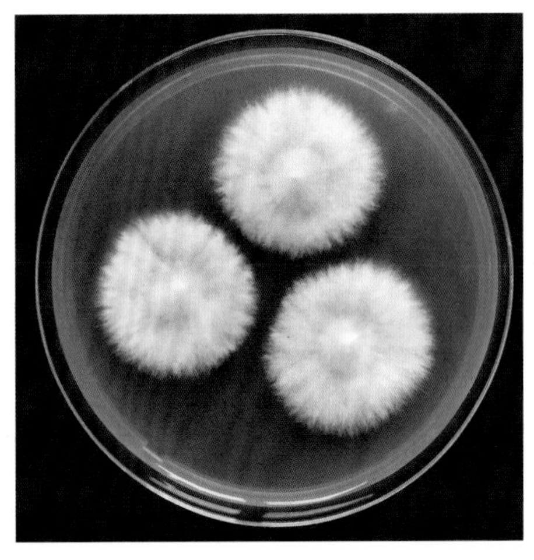

图10-15-2　普通裂褶菌菌落:PDA,28℃,3 d

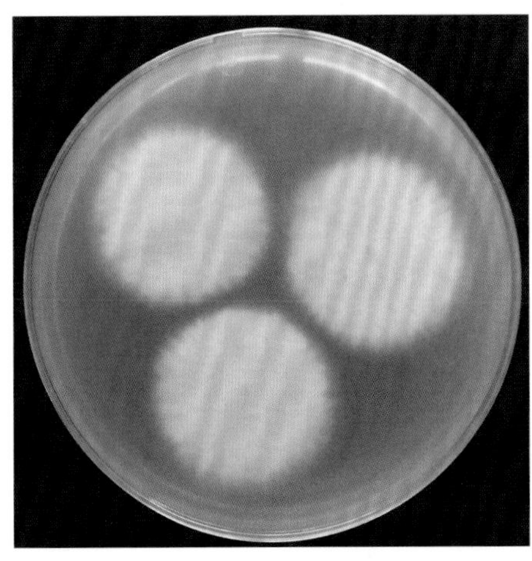

图10-15-3　普通裂褶菌菌落(背面):PDA,28℃,3 d

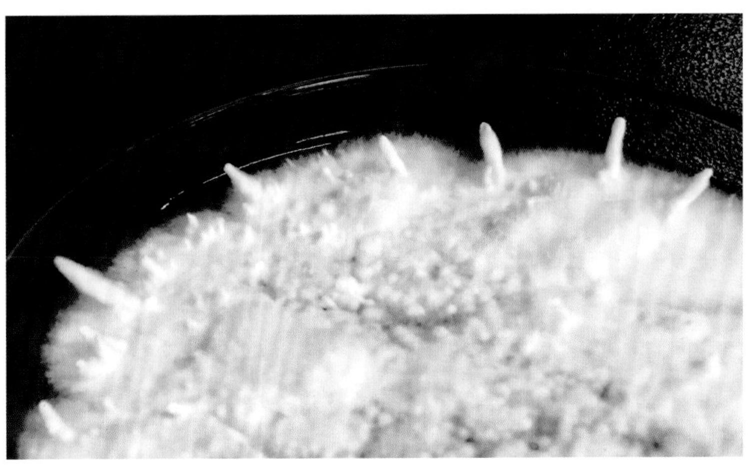

图10-15-4　普通裂褶菌子实体:SDA,28℃,8 d

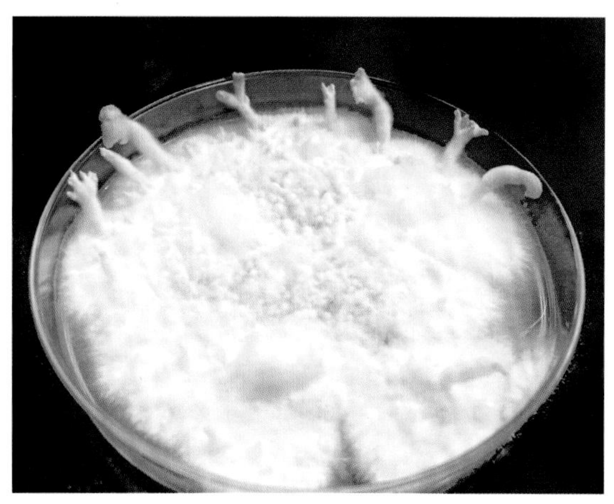
图 10-15-5 普通裂褶菌子实体:SDA，28℃，12 d

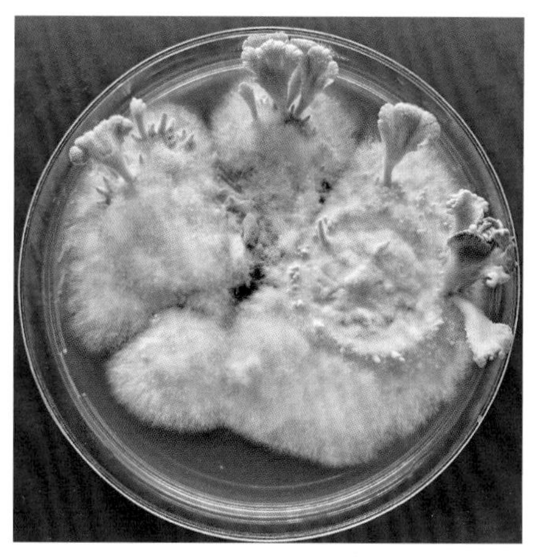
图 10-15-6 普通裂褶菌子实体：SDA，28℃，15 d

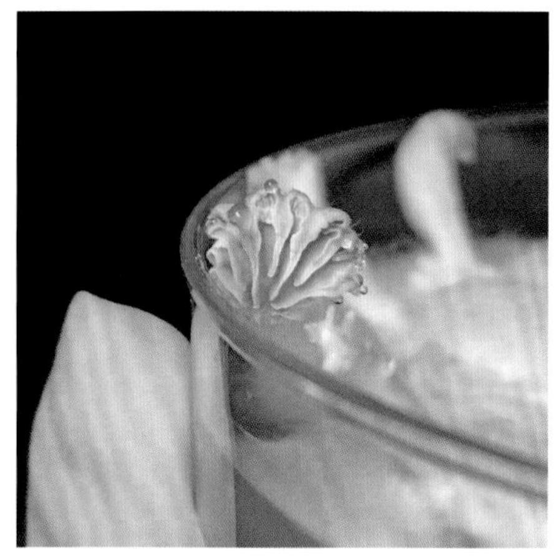
图 10-15-7 普通裂褶菌子实体：SDA，28℃，15 d

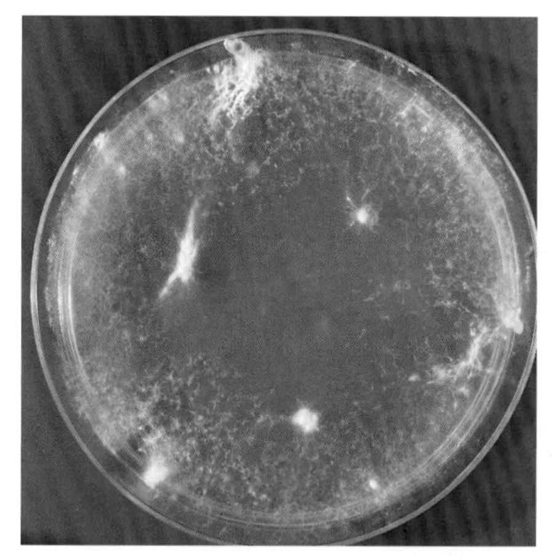
图 10-15-8 普通裂褶菌子实体：CZA，28℃，21 d

（二）镜下形态

菌丝宽大透明，分隔，二倍体菌株的菌丝上可有锁状联合和针状体。直立的担子梗上产生四个担孢子，担孢子透明、壁光滑，下端延长具侧痕。两株不同的单倍体配合后，在菌丝汇合处可能会形成锁状联合。见图 10-15-9 至图 10-15-12。

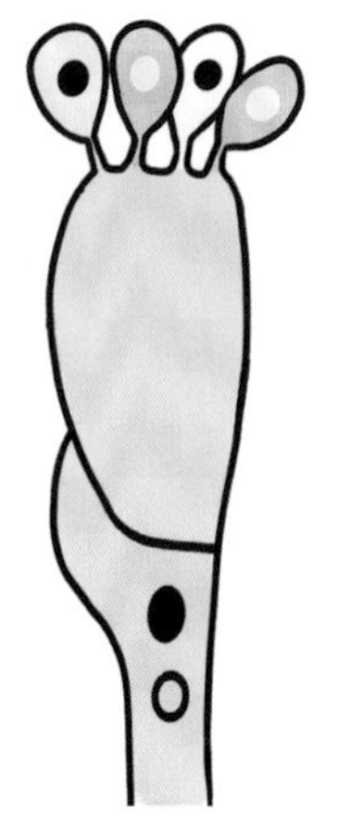
图 10-15-9 普通裂褶菌担孢子示意图

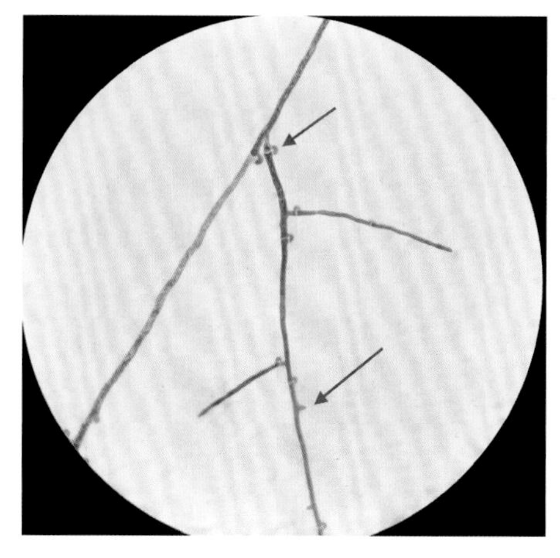
图 10-15-10 普通裂褶菌镜检：锁状联合和针状体，SDA，28℃，5 d，乳酸酚棉蓝染色，×1 000

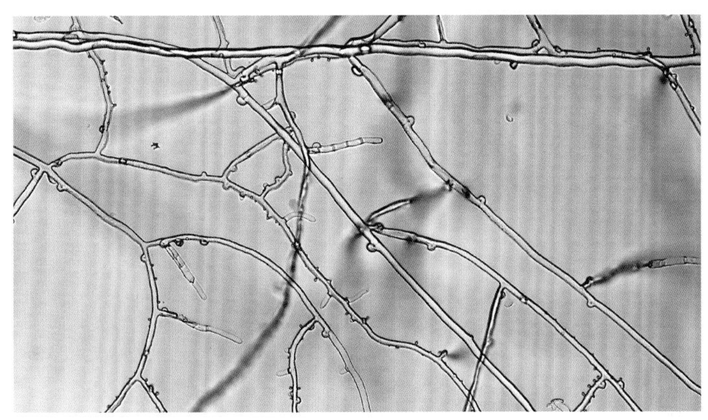

图 10-15-11　普通裂褶菌镜检：PDA，28℃，3 d，未染色，×400

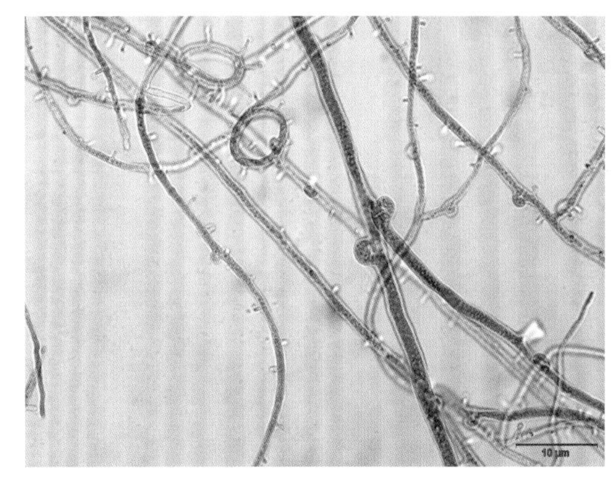

图 10-15-12　普通裂褶菌镜检：PDA，28℃，5 d，乳酸酚棉蓝染色，×1 000

三、鉴定与鉴别

鉴定要点：二倍体裂褶菌特征结构是子实体、锁状联合和针状体。但临床分离的普通裂褶菌大部分为单倍体，不显示锁状联合，在组织中或培养时菌丝就与曲霉或其他霉菌菌丝相似。因此，任何白色、生长快速，37℃生长良好，对苯菌灵耐受，对放线菌酮敏感，产强烈刺激气味的应该被怀疑为普通裂褶菌。裂褶菌尿素酶试验阳性。ITS、D1/D2 区域测序和 MALDI－TOF MS 质谱可以鉴定普通裂褶菌。

四、抗真菌药物敏感性

普通裂褶菌对氟康唑和氟胞嘧啶耐药，对两性霉素 B 和伊曲康唑体外药敏结果不等，对伏立康唑体外 MIC 值低，临床上用伏立康唑和/或两性霉素 B 治疗普通裂褶菌感染有很好疗效，必要时需要联合外科干预治疗。

五、临床意义

裂褶菌可见于腐烂的木材上，有食用和药用价值，也是一种人类机会性致病菌，主要与过敏性鼻窦炎、过敏性支气管肺真菌病有关，同时也可见于受污染的呼吸道标本。

（刘敏雪　徐和平）

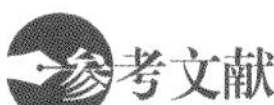
参考文献

1. Karen C. Carroll, Michael A. Pfaller, et al. Manual of Clinical Microbiology [M], 12th. Washington DC: ASM, 2019.
2. Narazaki T, Nakashima Y, Tsukamoto Y, et al. *Schizophyllum commune* sinusitis after allogeneic bone marrow transplantation for myelodysplastic syndrome: a case report and literature review [J]. Transpl Infect Dis, 2020,22(1): e13205.
3. Michel J, Maubon D, Varoquaux D A, et al. *Schizophyllum commune*: an emergent or misdiagnosed fungal pathogen in rhinology? [J]. Med Mycol, 2016,54(3):301－309.

第十六节 端梗孢属

一、简介

端梗孢属(*Acrophialophora*)隶属于子囊菌门(Ascomycota)、子囊菌亚门(Pezizomycotina)、粪壳菌纲(Sordariomycetes)、粪壳菌亚纲(Sordariomycetidae)、粪壳菌目(Sordariales)、毛壳菌科(Chaetomiaceae)。包括约 20 种,其中梭孢端梗孢(*A. fusispora*)和光滑端梗孢(*A. levis*)被报道是感染人类的致病菌。

二、培养与镜检

(一) 培养

菌落生长快速,开始为白色,后中央逐渐变为灰褐色至黑色,绒毛状,背面颜色逐渐变黑。最适生长温度为 40 ℃,最高耐受 50 ℃。见图 10-16-1 至图 10-16-4。

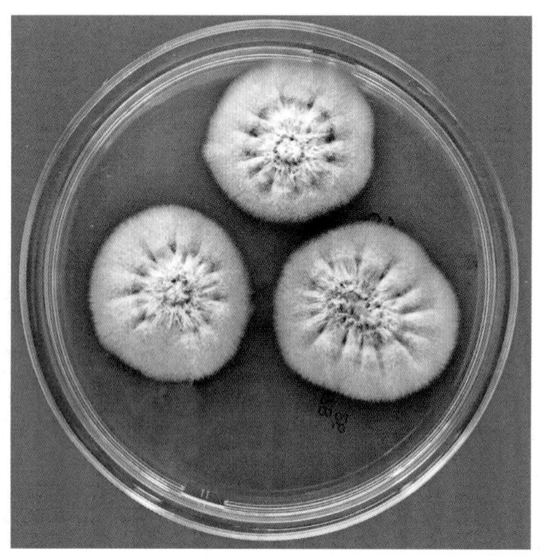

图 10-16-1 光滑端梗孢菌落:SDA, 28 ℃, 7 d

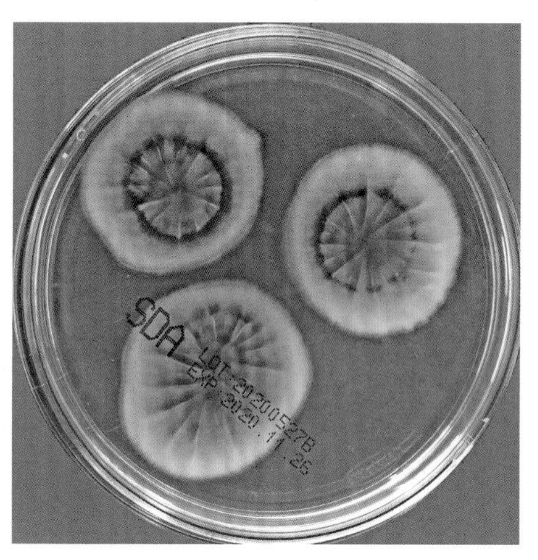

图 10-16-2 光滑端梗孢菌落(背面):SDA, 28 ℃, 7 d

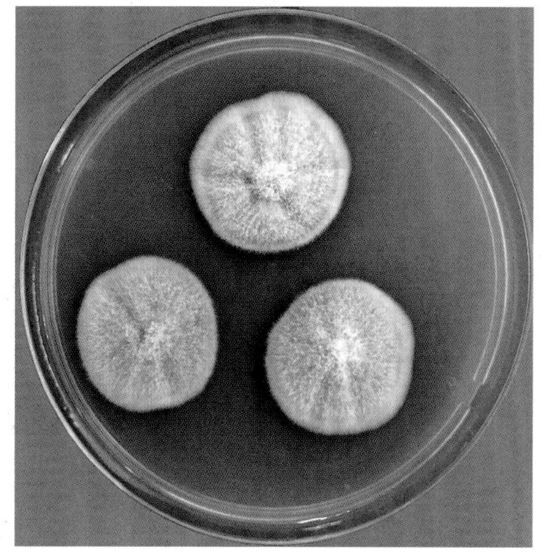

图 10-16-3 光滑端梗孢菌落:PDA, 28 ℃, 7 d

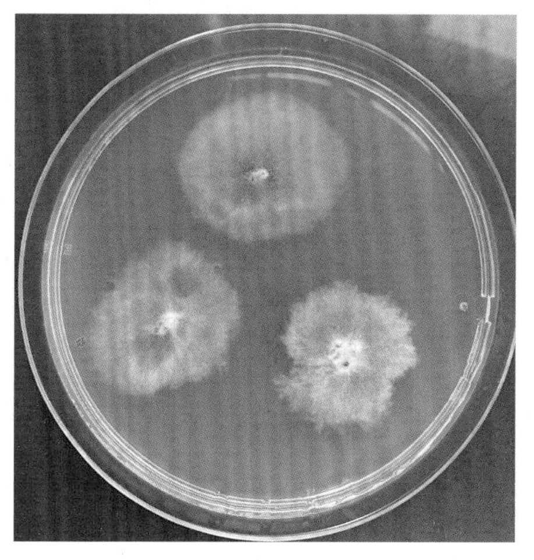

图 10-16-4 光滑端梗孢菌落:CZA, 28 ℃, 7 d

（二）镜下形态

分生孢子梗浅棕色，单生，较直立，尖端变细，壁粗糙。瓶梗呈安瓿状（即底部膨大，颈部细长透明），上部有螺旋纹，瓶梗一般光滑或有小刺。分生孢子单细胞，柠檬状，呈链状排列，大部分种的分生孢子表面有模糊的螺旋带，但光滑端梗孢（*A. levis*）分生孢子表面无螺旋带，瓶梗外壁粗糙呈疣状。见图 10-16-5、图 10-16-6。

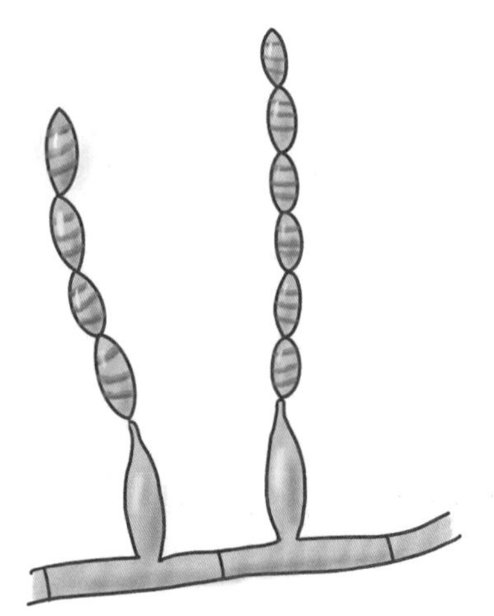

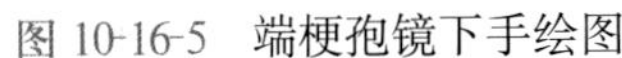
图 10-16-5 端梗孢镜下手绘图

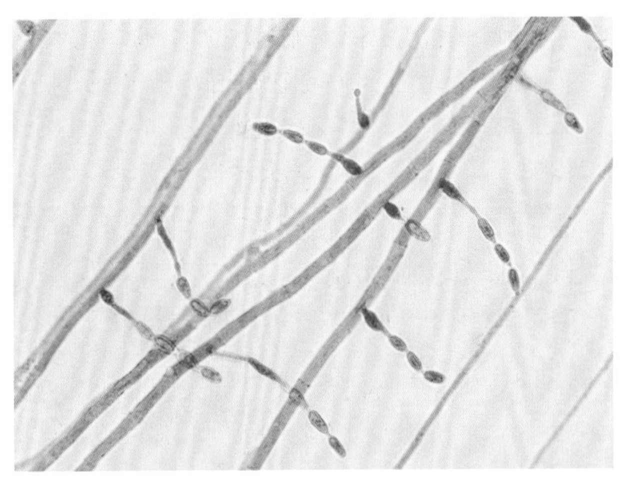
图 10-16-6 光滑端梗孢镜检：PDA，28℃，4 d，乳酸酚棉蓝染色，×1 000

三、鉴定与鉴别

鉴定要点：本菌特征是瓶梗呈安瓿状，分生孢子为柠檬状，呈链状排列，大部分种分生孢子表面有模糊的螺旋带。

鉴别要点：端梗孢需要与多育节荚孢以及产生长链状孢子的拟青霉、帚霉、小囊菌和枝孢瓶霉鉴别。

与多育节荚孢的鉴别：虽然多育节荚孢瓶梗也呈安瓿状，但其为环痕产孢，产孢后瓶梗顶部留下环痕，且孢子多为单生或假头状排列，不会形成长链。

拟青霉菌落为土黄色、浅黄色或橙色，瓶梗为典型的安瓿状，上部尖细形成管状体，瓶梗可排列成帚状枝。因此，管状体和帚状枝是其鉴别特点。

帚霉菌落为白色、浅黄色、棕灰色至黑色，镜下瓶梗大多呈圆柱形，产孢口宽而平，环痕产孢。分生孢子单细胞，球形或椭圆形，基底部截平，壁光滑或粗糙疣状，为向基性产孢，链状排列。帚霉与端梗孢鉴别要点为瓶梗顶部有环痕，分生孢子基部截平。

小囊菌菌落棕灰色至黑色，镜下与帚霉极为相似，但瓶梗呈安瓿形或烧瓶状，环痕区为窄筒状，顶端逐渐变细。主要鉴别点是，小囊菌延长培养时间可见子囊壳，具孔口，伴有乳突状的颈部，其内产生深色子囊孢子。

枝孢瓶霉菌落为橄榄绿色至黑色，分生孢子为单细胞，柠檬形，形成长链，向顶性生长，壁光滑或有小刺，但没有螺旋带，脱落的孢子可见脐部，部分枝孢瓶霉产生厚壁孢子。

四、抗真菌药物敏感性

端梗孢不同菌种体外药敏试验结果相差不大，临床致病的光滑端梗孢和棱孢端梗孢对伏立康唑、泊沙康唑、伊曲康唑以及特比萘芬的体外 MIC 值较低，临床有病例报道用伏立康唑治疗端梗孢角膜炎疗效较好；对两性霉素 B、棘白菌素类体外 MIC 值较高,预示着这两类抗真菌药对端梗孢的感染治疗可能效果差或无效。

五、临床意义

端梗孢霉具有嗜热性,40～50 ℃可生长,广泛分布在温带和热带地区土壤里。由于它能产生大量的纤维素酶和木聚糖酶,通常作为堆肥和其他自热底物的分解真菌。临床可导致角膜感染和肺部感染,常见于白血病、HIV 阳性等免疫缺陷患者,端梗孢也是潜在的嗜神经组织菌。

(刘敏雪　鹿秀海)

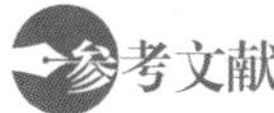

考文献

1. Karen C. Carroll, Michael A. Pfaller, et al. Manual of Clinical Microbiology [M], 12th ed. Washington DC: ASM, 2019.
2. Yusuke W, Takehito K, Itaru N, et al. A case of conjunctival ulcer and uveitis caused by *Acrophialophora sp.* in an immunocompromised patient: a case report and literature review [J]. Japanese Journal of Infectious Diseases, 2018, 71(6):467 - 469.

第十七节　单 端 孢 属

一、简介

单端孢属(*Trichothecium*)隶属于子囊菌门(Ascomycota)、盘菌亚门(Pezizomycotina)、粪壳菌纲(Sordariomycetes)、肉座菌亚纲(Hypocreomycetidae)、肉座菌目(Hypocreales)。属内重要的种有粉红单端孢霉(*Trichothecium roseum*)。

二、培养与镜检

(一) 培养

菌落中等快速生长,扁平,麂皮状至粉状,最初为白色,随着培养时间延长呈玫瑰色、粉色或橘色。背面浅黄色至浅棕色。见图 10-17-1 至图 10-17-3。

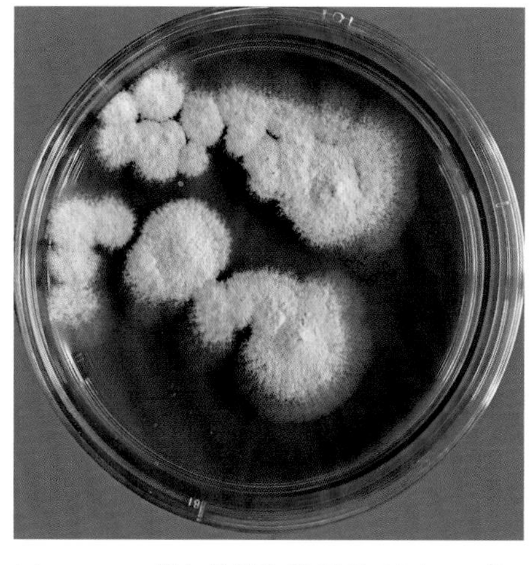

图 10-17-1　粉红单端孢霉菌落:SDA, 28 ℃, 4 d

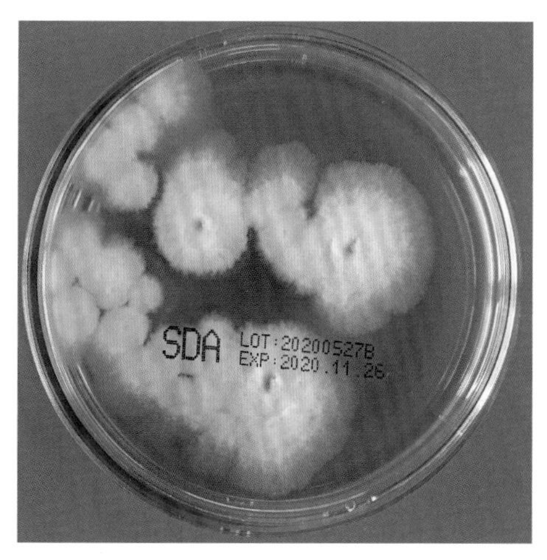

图 10-17-2　粉红单端孢霉菌落(背面):SDA, 28 ℃, 4 d

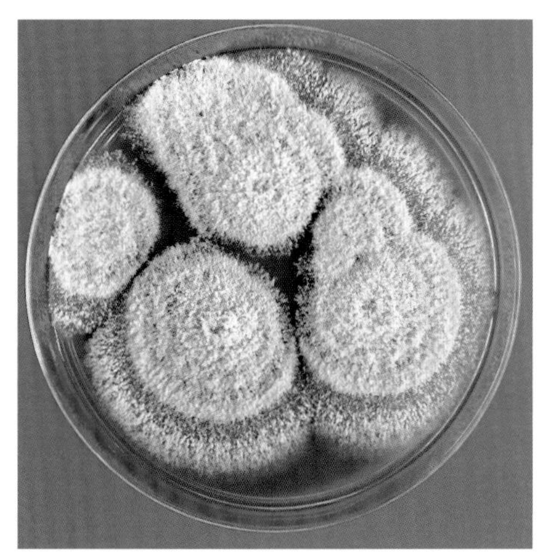
图 10-17-3　粉红单端孢霉菌落：PDA，28℃，7 d

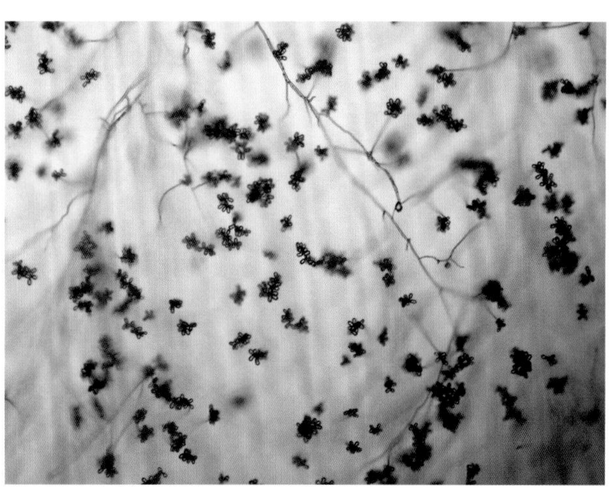
图 10-17-4　粉红单端孢霉镜检：PDA，28 ℃，4 d，未染色，×100

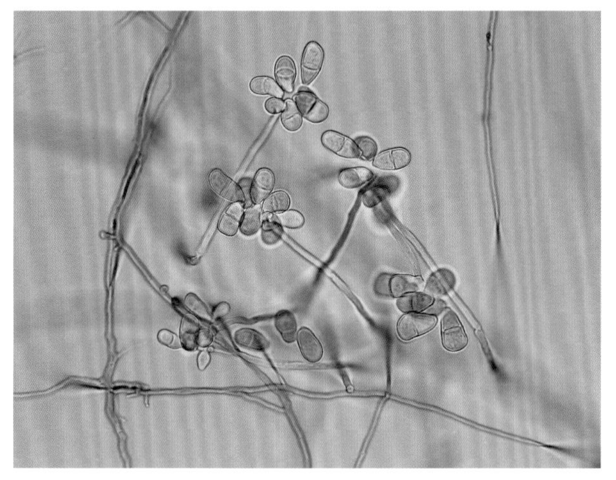
图 10-17-5　粉红单端孢霉镜检：PDA，28℃，2 d，乳酸酚棉蓝染色，×400

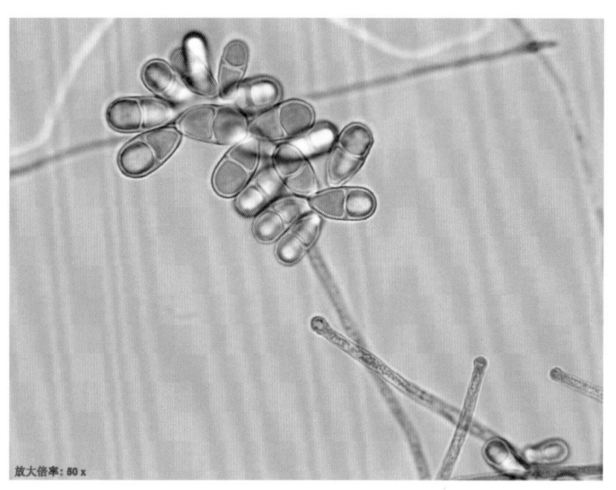

图 10-17-6　粉红单端孢霉镜检：PDA，28℃，4 d，乳酸酚棉蓝染色，×1 000

（二）镜下形态

分生孢子梗在产孢后才能区别于营养菌丝。分生孢子梗笔直、不分枝，常在基部分隔，梗壁或多或少粗糙，顶端孕育着从顶端向基部“之”字形交互的分生孢子链。分生孢子梗随着每个分生孢子的形成逐渐变短，即倒退产孢。分生孢子为双细胞，椭圆形至梨形，基部有倾斜截平的瘢痕，透明，光滑至微粗糙，壁厚。见图 10-17-4 至图 10-17-6。

三、鉴定与鉴别

粉红单端孢霉的鉴别要点是：向基性“之”字形链状排列双细胞分生孢子，倒退产孢，分生孢子梗逐渐变短。

粉红单端孢霉与猪奈尼兹皮菌容易混淆。猪奈尼兹皮菌菌落带桃花粉色，且也产生卵圆形至梨形、大多是双细胞的大分生孢子，孢壁薄，有疣状隆起。然而，猪奈尼兹皮菌菌落背面产生棕红色色素，双细胞的大分生孢子无柄、单生，它不像粉红单端孢霉那样产生向基性的分生孢子链。

四、抗真菌药物敏感性

单端孢属药物敏感性数据暂缺。

五、致病性

粉红单端孢霉呈世界性分布,常常从腐烂植物、土壤、玉米种子、食品(特别是面制品)中分离得到。它偶尔作为腐生菌在临床实验室中分离到。临床上偶尔引起耳和角膜感染。

(徐和平 刘敏雪)

第十八节 嗜热丝孢菌属

一、简介

嗜热丝孢菌(*Thermomyces*)隶属于子囊菌门(Ascomycota)、盘菌亚门(Pezizomycotina)、散囊菌纲(Eurotiomycetes)、散囊目(Eurotiales)、发菌科(Trichocomaceae)。疏棉状嗜热丝孢菌(*T. lanuginosus*)可在 60 ℃(所有真核生物中有记录的最高生长温度)和富含木质素的环境中生长,该真菌广泛应用于发酵、酿造、医药生产和废物处理等各个领域。

二、培养与镜检

(一) 培养

在 SDA 上,pH 7.0、50~55 ℃暗光环境中培养,菌落生长速度非常快速,4~5 d 可成熟。SDA 和 PDA 上 35 ℃随培养时间延长,菌落颜色逐渐加深,开始为白色粉末样,后转为灰绿色至黑色,培养至第 4 d 左右可见产粉红色到葡萄酒色色素扩散到培养基琼脂中。PDA 平板上比 SDA 平板上菌落产生的粉红色色素更明显。见图 10-18-1 至图 10-18-4。

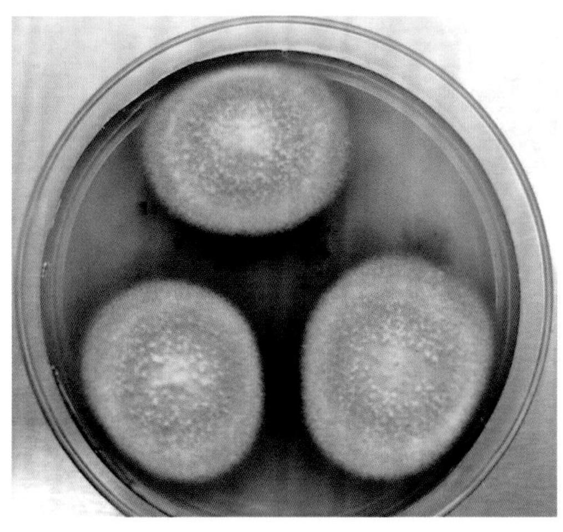

图 10-18-1 疏棉状嗜热丝孢菌菌落:PDA,35 ℃,6 d

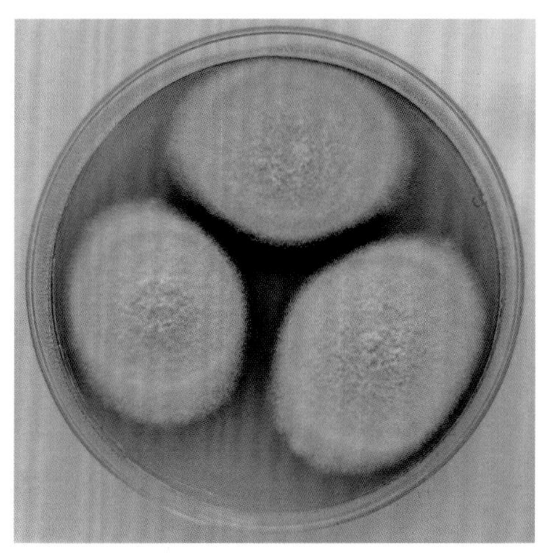

图 10-18-2 疏棉状嗜热丝孢菌菌落:PDA,35 ℃,12 d

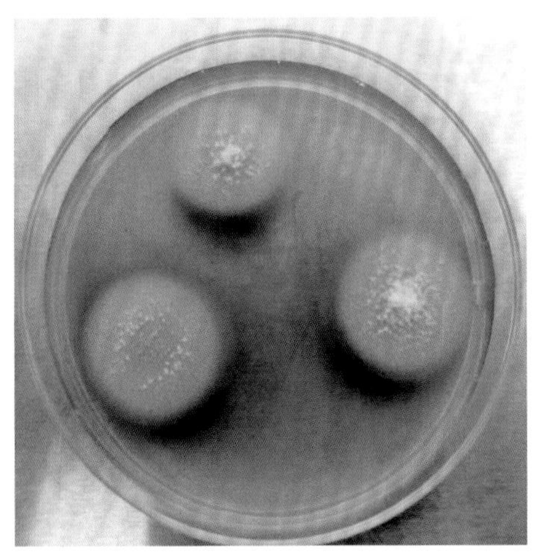
图 10-18-3 疏棉状嗜热丝孢菌菌落：SDA，35℃，6 d

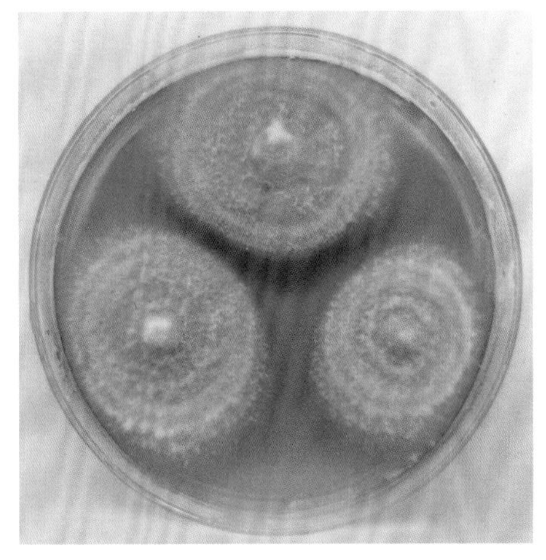
图 10-18-4 疏棉状嗜热丝孢菌菌落：SDA、35℃，10 d

（二）镜下形态

菌丝分枝分隔；分生孢子梗短，中间膨大，不分枝或不规则分枝，通常与菌丝垂直，壁光滑，棕色；分生孢子单生，球形到近球形，直径 7～12 μm，深棕黑色，壁厚，表面粗疣状或光滑。见图 10-18-5 至图 10-18-7。

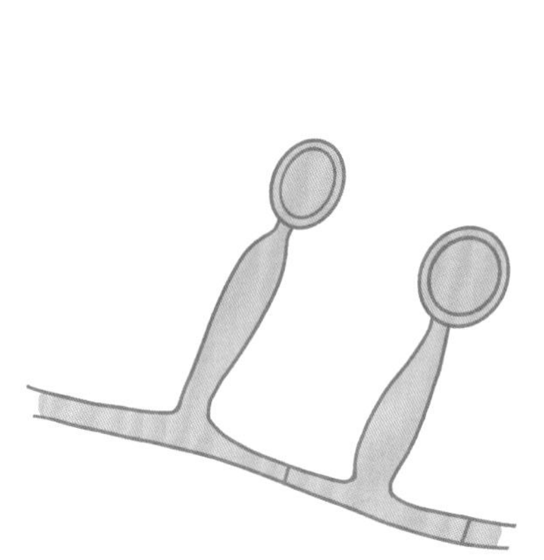
图 10-18-5 疏棉状嗜热丝孢菌镜下示意图

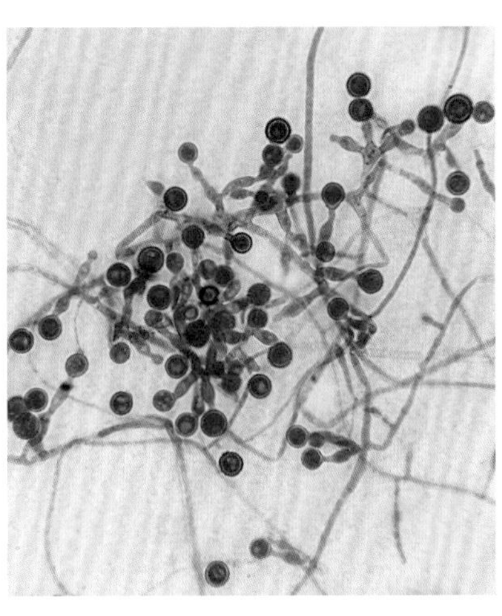
图 10-18-6 疏棉状嗜热丝孢菌镜检：SDA，28℃，5 d，乳酸酚棉蓝染色，×1 000

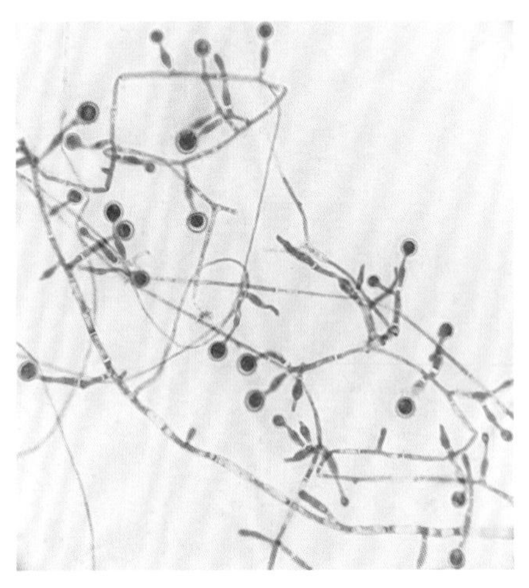
图 10-18-7 疏棉状嗜热丝孢菌镜检：SDA，28℃，5 d，乳酸酚棉蓝染色，×1 000

三、鉴定与鉴别

（一）鉴定要点

粉末状菌落，产葡萄酒样红色色素，球形单细胞分生孢子及中间膨大的分生孢子梗是鉴定该菌的重要依据。

（二）属间鉴别

1. 与多育节荚孢霉相鉴别：虽然两者梗基均为中间膨大，但多育节荚孢分生孢子梗产孢有单生，更多为多生，而疏棉状嗜热丝孢菌分生孢子梗产孢只有单生；疏棉状嗜热丝孢菌的菌落能产生葡萄酒样红色色素扩散到培养基中，多育节荚孢霉的菌落为灰黑色至黑色，培养至第 10 d 左右菌落会发生 2 次变化，菌落表面生长白色奶油样菌落。

2. 与木霉相鉴别:虽然两者梗基均为中间膨大,但木霉的菌落为绿色,木霉显微镜下的"十字架"样和"松柏树"样结构是其重要特点,而疏棉状嗜热丝孢菌的菌落为白色至灰绿色、黑色,且疏棉状嗜热菌可产生葡萄酒样红色色素到培养基中。

(三)属内鉴别

属内种间形态相似度高,形态学鉴定到种水平较难,需借助于分子生物学方法进行种的鉴定。

四、抗菌药物敏感性

有限文献报道伊曲康唑、伏立康唑体外对疏棉状嗜热丝孢菌抗菌活性良好(MIC 分别为 0.032 μg/mL 和 0.006 μg/mL),两性霉素 B 体外对疏棉状嗜热丝孢菌抗菌活性差(MIC>32 μg/mL)。

五、临床意义

该菌罕见致病,可致人工瓣膜置换后心内膜炎、感染性心内膜炎。

(胡龙华)

参考文献

1. Sivagnanam S, Chen SC, Halliday C, et al. *Thermomyces lanuginosus* infective endocarditis: case report and a review of endocarditis due to uncommon mould [J]. Med Mycol Case Rep, 2013, 2: 152 - 155. Published 2013 Sep 18. doi: 10.1016/j.mmcr.2013.09.001.
2. Xie XL, Wei Y, Song YY, et al. Genetic analysis of four sexual differentiation process proteins (isp4/SDPs) in *Chaetomium thermophilum* and *Thermomyces lanuginosus* reveals their distinct roles in development [J]. Front Microbiol, 2020, 10(1): 2994. Published 2020 Jan 6. doi: 10.3389/fmicb.2019.02994.
3. Xie XL, Yang H, Chen LN, et al. ANXC7 is a mitochondrion-localized annexin involved in controlling conidium development and oxidative resistance in the thermophilic fungus thermomyces lanuginosus [J]. Front Microbiol, 2018, 9(1): 1770.

第十九节 小鬼伞属

一、简介

小鬼伞属(*Coprinellus*)隶属于担子菌门(Basidiomycota)、伞菌纲(Agaricomycetes)、伞菌目(Agaricales)、鬼伞科(Psathyrellaceae),该属有 119 个种,其中辐毛小鬼伞(*C. radians*)是本属中文献报道可以导致人类感染的病原菌。

二、生物学特性

(一)培养特性

本菌在 SDA 和 PDA 上生长迅速,2~3 d 可见菌落生长,12 d 基本成熟。菌落类似镰刀菌,蓬松棉花样,边缘发散性生长,中央突起,颜色深黄色,周边淡黄色至白色。背面为黄色、黄棕色。多次传代颜色逐渐消失,生长变慢,低温保存菌株不易复活。见图 10-19-1 至图 10-19-4。

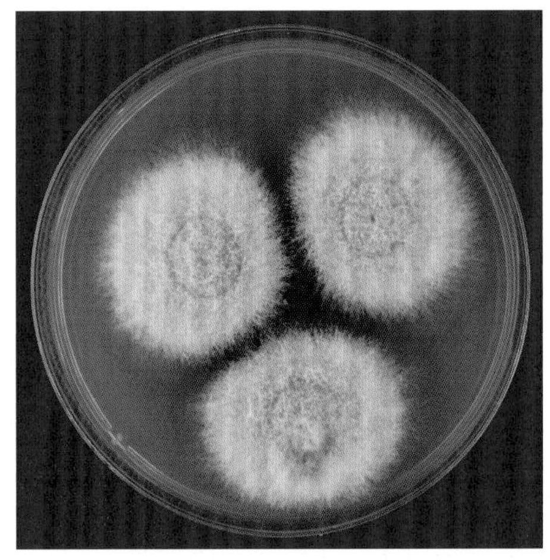

图 10-19-1　辐毛小鬼伞菌落:SDA，28℃，10 d

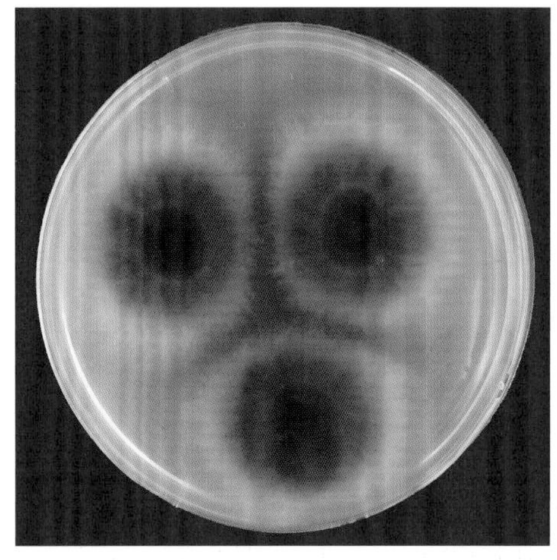

图 10-19-2　辐毛小鬼伞菌落(背面):SDA，28℃，10 d

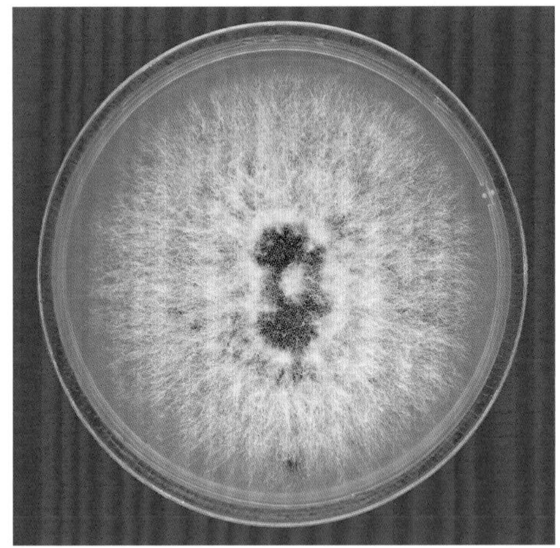

图 10-19-3　辐毛小鬼伞菌落:PDA，28℃，7 d

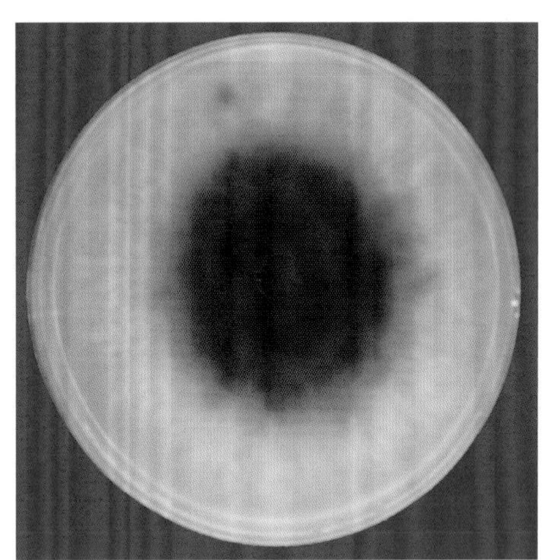

图 10-19-4　辐毛小鬼伞菌落(背面):PDA，28℃，7 d

（二）形态与染色

临床标本中形态:辐毛小鬼伞在组织中菌丝宽大,粗细不均,局部膨大及厚壁孢子多见。见图 10-19-5 和图 10-19-6。

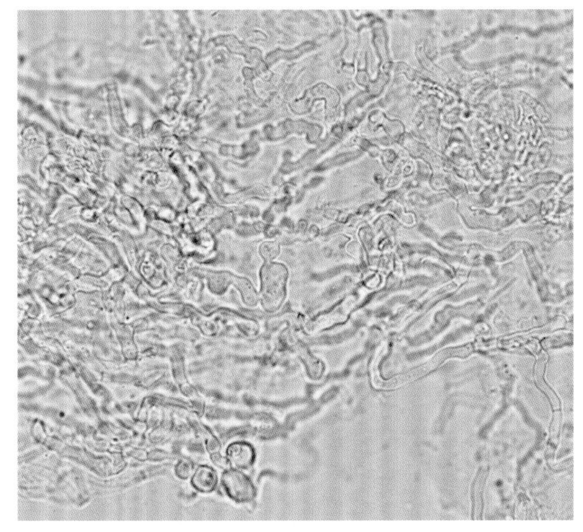

图 10-19-5　角膜组织中的辐毛小鬼伞:10% KOH，×400

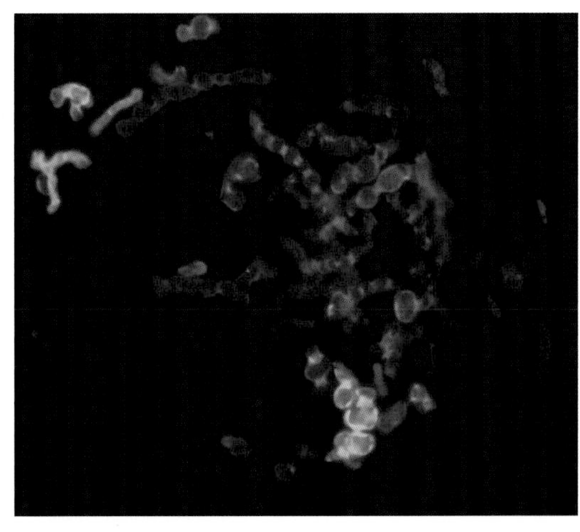

图 10-19-6　角膜组织中的辐毛小鬼伞:荧光白染色,×400

培养后镜下特点:菌丝粗大壁厚,分隔,分枝。分生孢子梗在菌丝的两侧和顶端,短粗。分生孢子单细胞,两端钝圆,直、S形、C形、腊肠形,簇生在分生孢子梗周围,形似假头状。见图10-19-7和图10-19-8。

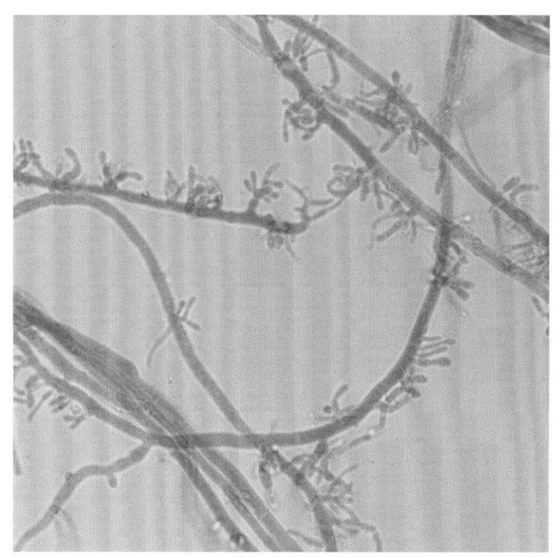

图10-19-7 辐毛小鬼伞镜检:PDA, 28℃, 4d,乳酸酚棉蓝染色,×400

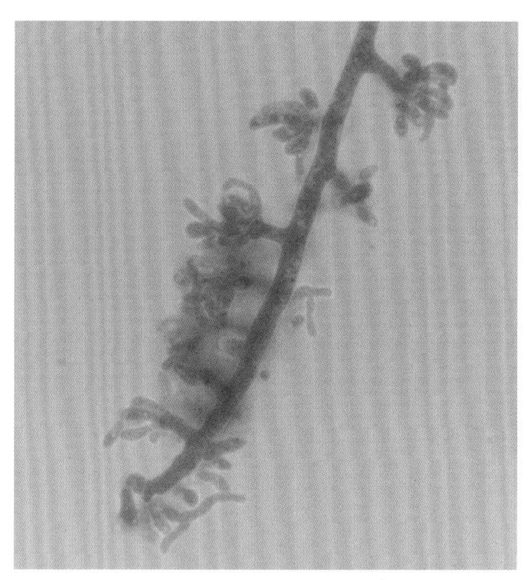

图10-19-8 辐毛小鬼伞镜检:PDA, 28℃, 4d,乳酸酚棉蓝染色,×1000

三、鉴定与鉴别

本菌鉴定要点:菌落初始白色,后逐渐变为淡黄色、棕黄色,棉花样;分生孢子两端钝圆、微弯曲、单细胞。

属间鉴别:注意与镰刀菌鉴别,辐毛小鬼伞菌落初期白色,生长迅速,蓬松絮状,周边发散状生长,后逐渐变为淡黄色、棕黄色;其分生孢子为单细胞、两端钝圆、形状多样,而镰刀菌大分生孢子有隔,多数直或略弯。

四、抗真菌药物敏感性

缺乏体外系统的药敏数据,少量的数据表明该属对棘白菌素和5-氟胞嘧啶耐药,对氟康唑表现出较高的MIC值,对两性霉素B、伏立康唑、泊沙康唑、艾沙康唑和伊曲康唑均表现较低的MIC值。

五、临床意义

有关该菌的致病性报道非常罕见,仅有分离自真菌性角膜炎的菌株为明确的致病菌。也有同仁从糖尿病足、腹腔引流液和皮肤溃疡伤口中分离到该菌,有可能导致这些部位的感染,但亦不能排除污染的可能。

(鹿秀海)

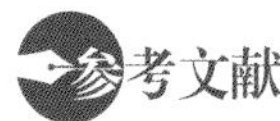

参考文献

Lu X, Wang X, Zhang L, Li X, Qi X. Rare fungal keratitis caused by coprinellus radians [J]. Mycopathologia, 2020, 185(2):389-394. doi:10.1007/s11046-019-00414-y. Epub 2020 Jan 8. PMID:31915988.

第二十节　毛　癣　菌　属

● 红色毛癣菌 ●

一、简介

红色毛癣菌(*Trichophyton rubrum*)隶属于子囊菌门(Ascomycota)、子囊菌亚门(Pezizomycotina)、散囊菌纲(Eurotiomycetes)、爪甲团囊菌目(Onygenales)、节皮菌科(Arthrodermataceae)、毛癣菌属(*Trichophyton*)。包括红色毛癣菌全球变种(*cosmopolitan variant*)、亚-非性变种(*Afro-Asiatic variant*,以前称为鲁比切克毛癣菌 *T. raubitschekii* 和 *T. fluviomuniense* 及无小分生孢子的康内毛癣菌 *T. kanei*)等。

临床可见两种类型:柔软型和颗粒型。柔软型菌种呈世界性分布,颗粒型菌种引起的体癣在东南亚和澳大利亚北部地区的居民中常见。

二、培养与镜检

(一) 培养

红色毛癣菌生长速度缓慢至中等快速,在 SDA 上菌落平坦略有突起,奶油色至白色,仿皮革样至短绒毛状,背面从淡黄色变为黄褐色至酒红色。SDA 初代分离培养时背面可能不产色素,接种在 PDA 或 0.2%葡萄糖玉米-吐温培养基上可促进产孢和酒红色色素形成。颗粒型红色毛癣菌在 SDA 上菌落平坦,中央略微突起,奶油至白色,背面呈粉红色。见图 10-20-1-1 至图 10-20-1-9。

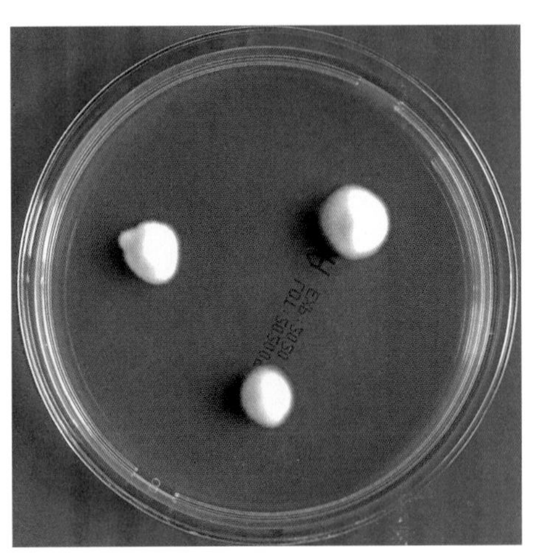

图 10-20-1-1　红色毛癣菌菌落:SDA,28℃,7 d

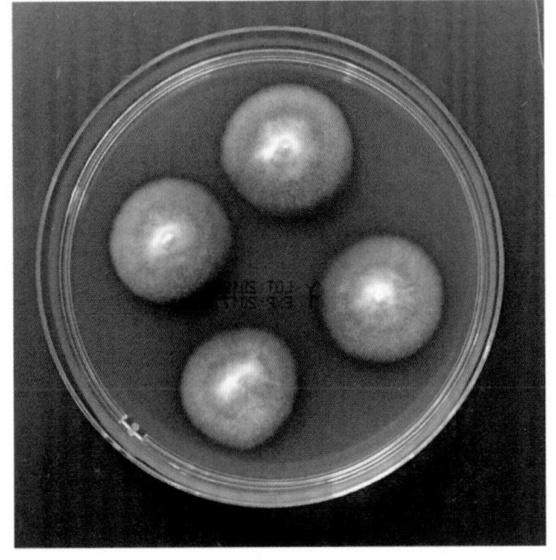

图 10-20-1-2　红色毛癣菌菌落:SDA,28℃,14 d

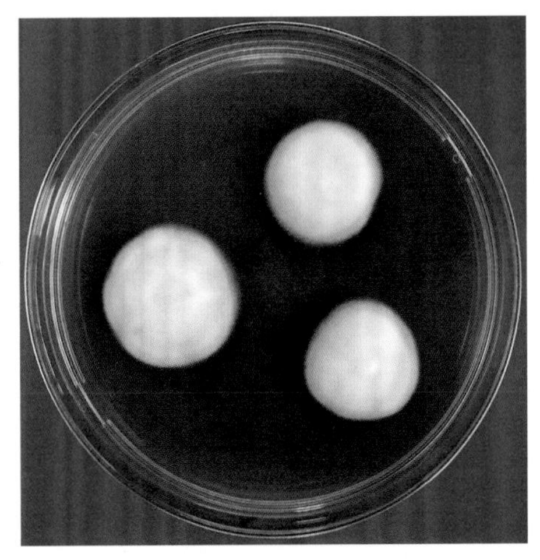

图 10-20-1-3　红色毛癣菌菌落:SDA,28℃,14 d

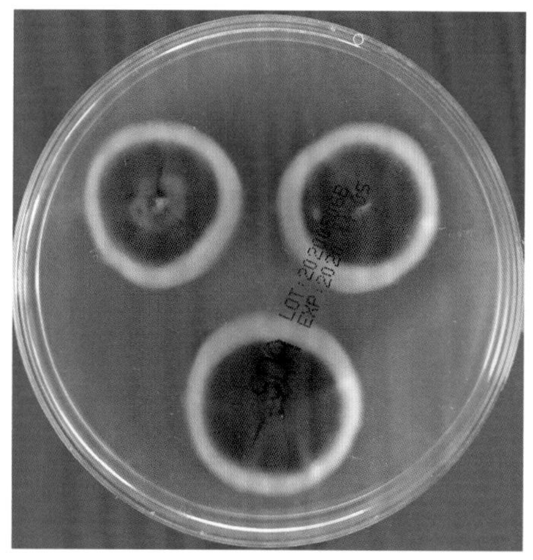

图 10-20-1-4 红色毛癣菌菌落(背面):SDA,28℃,14 d

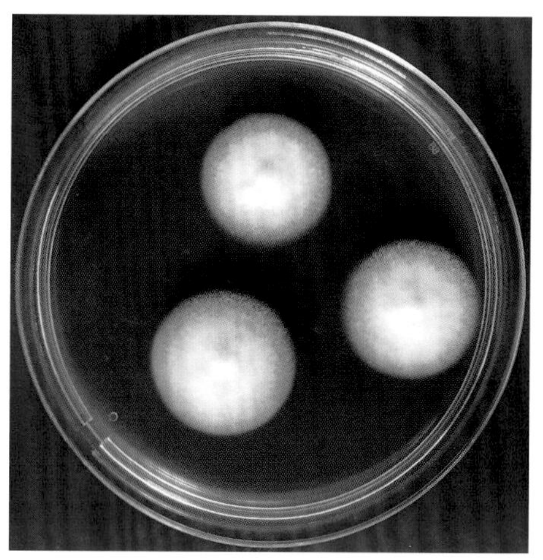

图 10-20-1-5 红色毛癣菌菌落:PDA,28℃,10 d

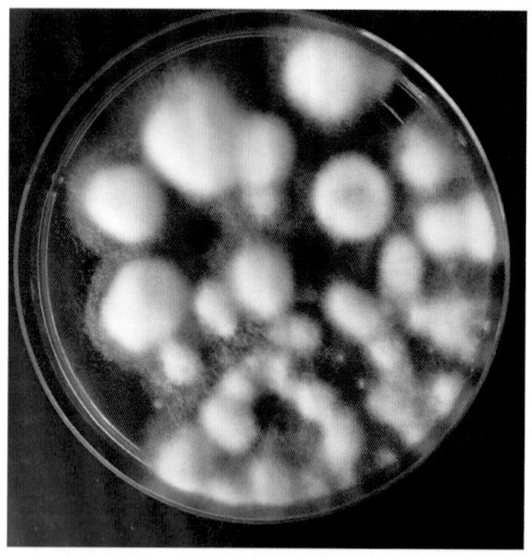

图 10-20-1-6 红色毛癣菌菌落:PDA,28℃,14 d

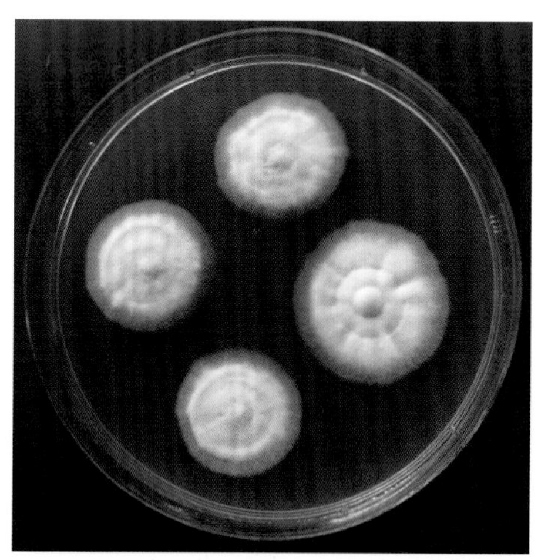

图 10-20-1-7 红色毛癣菌菌落:PDA,28℃,14 d

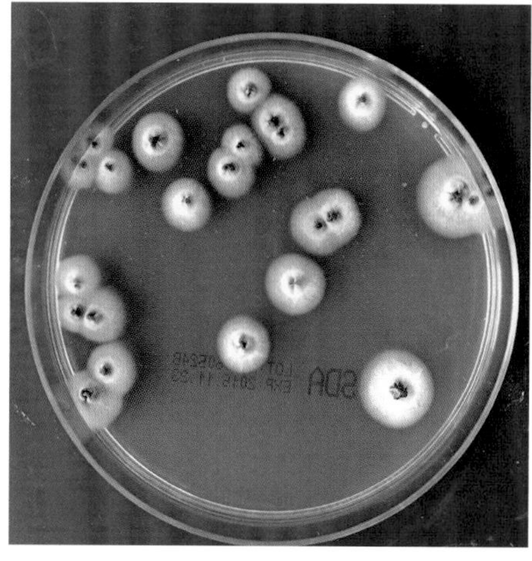

图 10-20-1-8 鲁比切克毛癣菌菌落:SDA,28℃,10 d

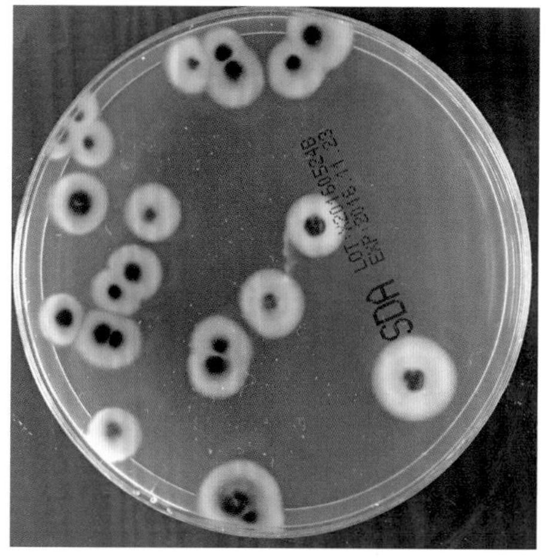

图 10-20-1-9 鲁比切克毛癣菌菌落(背面):SDA,28℃,10 d

（二）镜检

取病变处与正常组织交界处的皮屑、甲屑标本在镜下的形态：10% KOH 压片法或荧光染色镜检可见有隔菌丝，菌丝可断裂成"关节孢子"。见图 10-20-1-10、图 10-20-1-11。

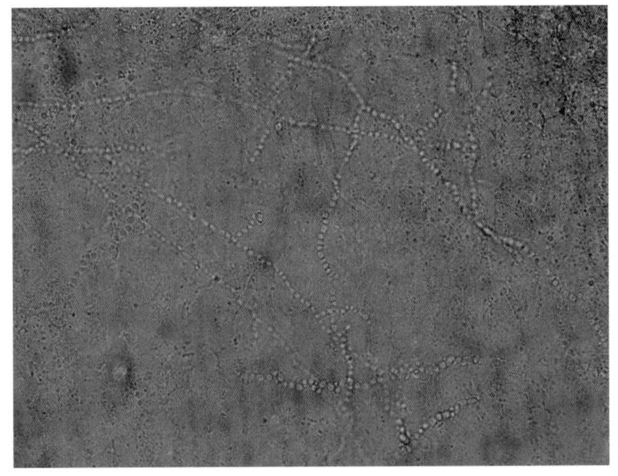

图 10-20-1-10 红色毛癣菌皮屑标本：KOH 压片镜检，×400

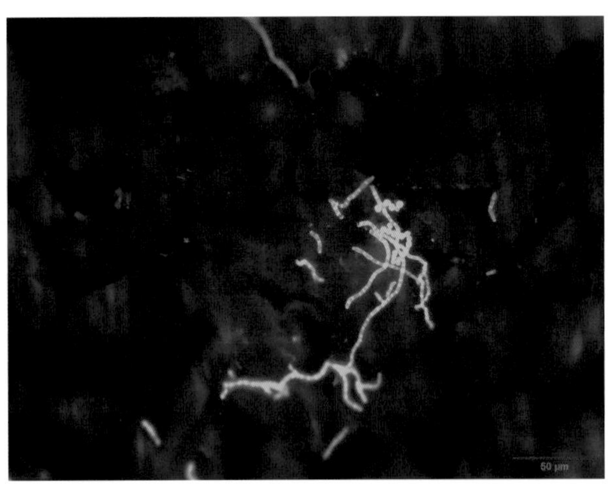

图 10-20-1-11 红色毛癣菌甲屑标本：荧光染色镜检，×400

培养后镜下特点：红色毛癣菌镜下可见少到中等数量呈泪滴状的小分生孢子，无柄，沿着若隐若现的纤细菌丝孤立或集簇生长。大分生孢子常缺乏。

颗粒型红色毛癣菌镜下可见大量泪滴状、梨形小分生孢子和中等数量细长、圆柱形、薄壁、光滑、多隔的大分生孢子。延长时间培养，在陈旧培养基上可出现大量厚壁孢子。见图 10-20-1-12 至图 10-20-1-20。

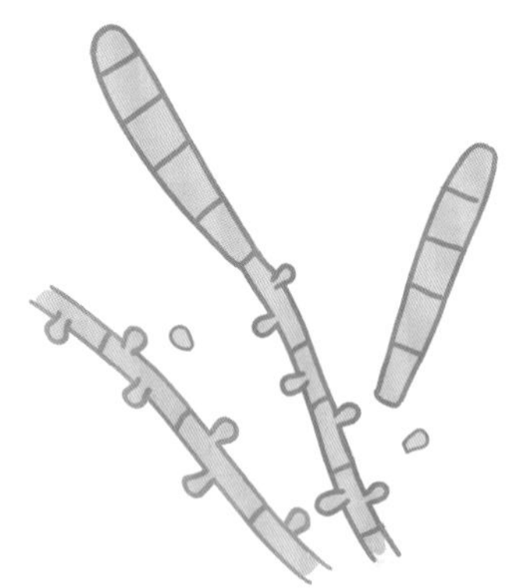

图 10-20-1-12 红色毛癣菌镜下形态示意图

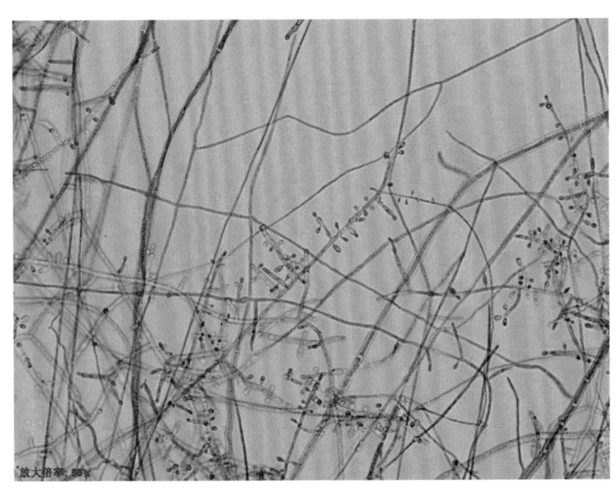

图 10-20-1-13 红色毛癣菌镜检：PDA，28 ℃，10 d，乳酸酚棉蓝染色，×400

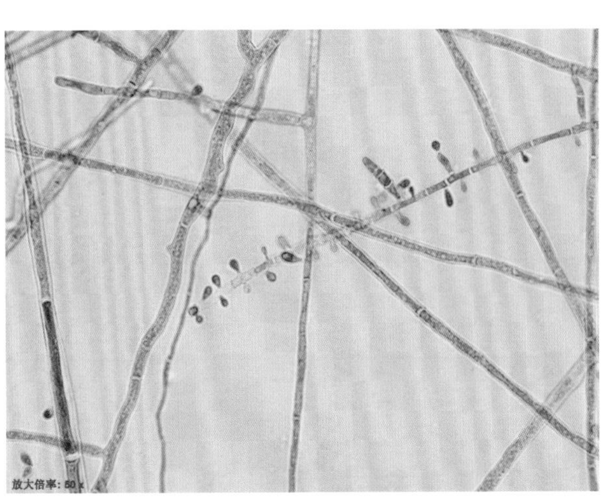

图 10-20-1-14 红色毛癣菌镜检：PDA，28 ℃，10 d，乳酸酚棉蓝染色，×1 000

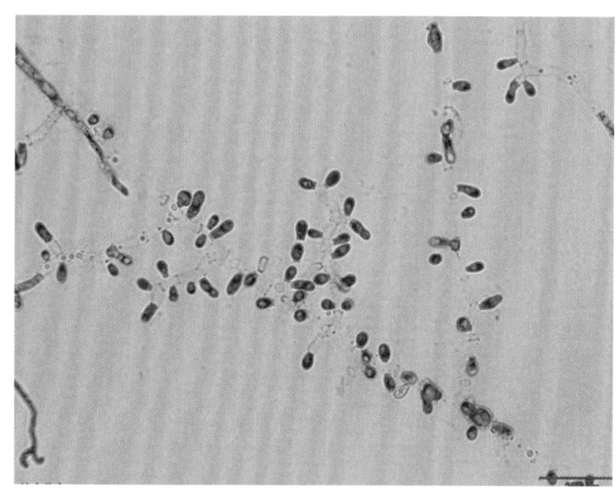

图 10-20-1-15 红色毛癣菌镜检：PDA，28℃，10 d，乳酸酚棉蓝染色，×1 000

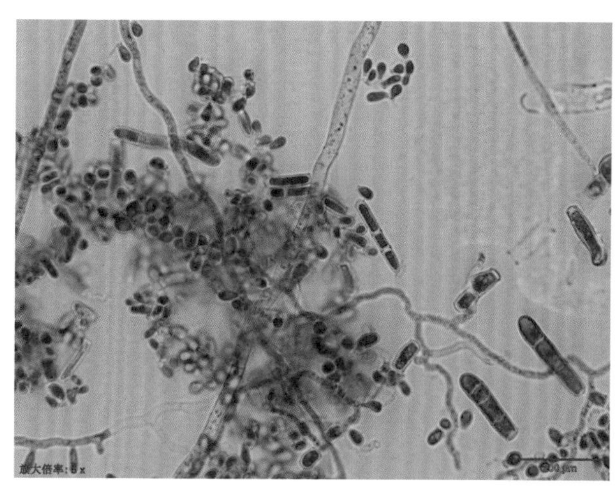

图 10-20-1-16 红色毛癣菌镜检：大分生孢子和小分生孢子，PDA，28℃，10 d，乳酸酚棉蓝染色，×1 000

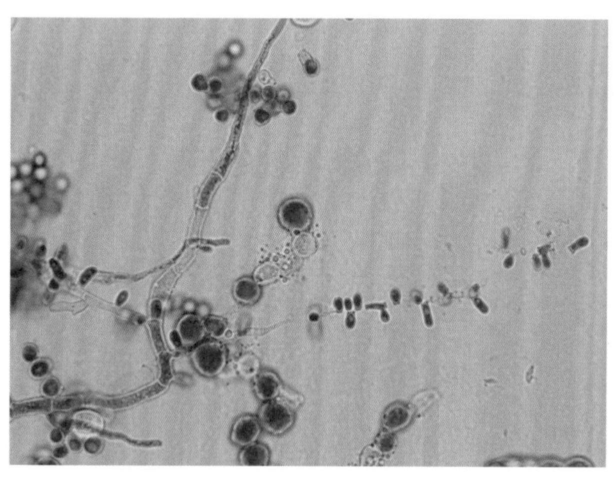

图 10-20-1-17 红色毛癣菌镜检：厚壁孢子和小分生孢子，PDA，28℃，14 d，乳酸酚棉蓝染色，×1 000

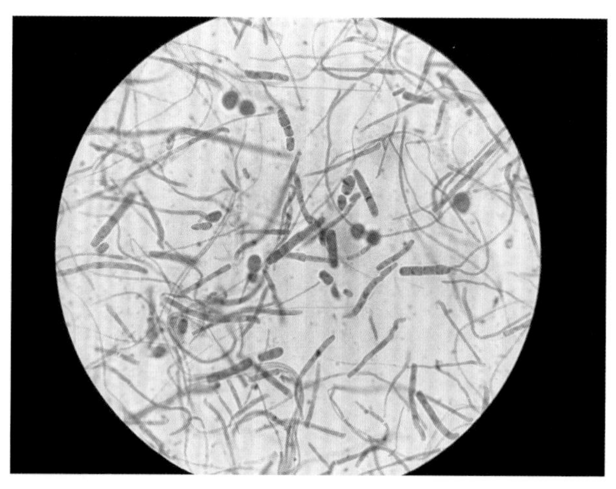

图 10-20-1-18 鲁比切克毛癣菌镜检：PDA，28℃，14 d，乳酸酚棉蓝染色，×400

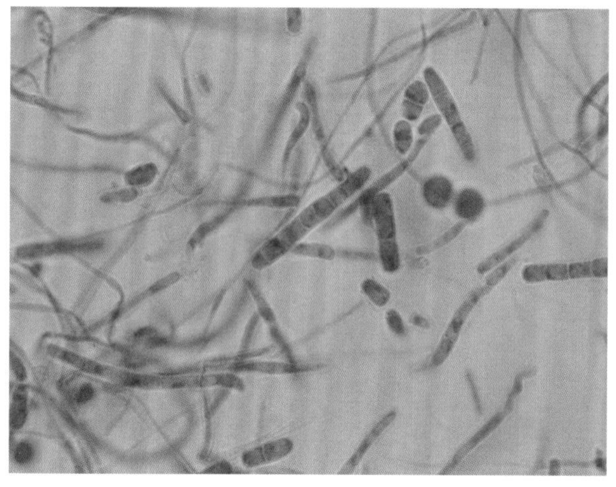

图 10-20-1-19 鲁比切克毛癣菌镜检：PDA，28℃，14 d，乳酸酚棉蓝染色，×1 000

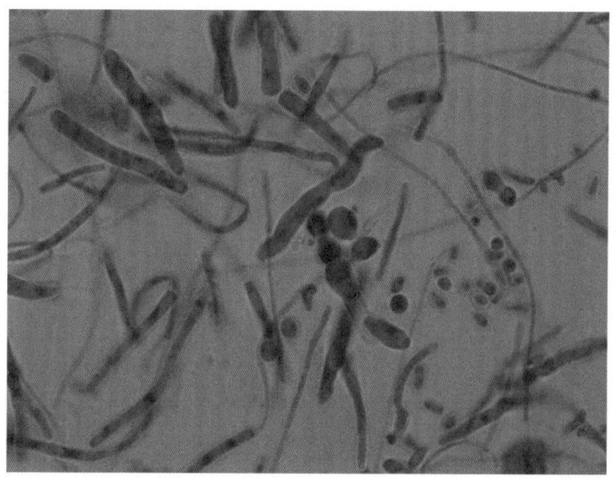

图 10-20-1-20 鲁比切克毛癣菌镜检：PDA，28℃，14 d，乳酸酚棉蓝染色，×1 000

三、鉴定与鉴别

鉴定要点：①白色短绒毛状菌落，背面产酒红色色素；②小分生孢子呈泪滴状；③耐受放线菌酮；④37 ℃生长慢；⑤大分生孢子量少，呈铅笔状或雪茄状；⑥尿酶试验阴性；⑦毛发穿孔试验阴性；⑧在缺乏维生素 B_1 的培养基上，本菌仍然生长良好，以此与断发毛癣菌和紫色毛癣菌区别。

红色毛癣菌和须癣毛癣菌（*T. mentagrophytes*）的鉴别：红色毛癣菌的大分生孢子棒状但少见，小分生孢子中等量或少量、泪滴状，尿酶试验阴性，毛发穿孔试验阴性，在 BCPMSG（溴甲酚紫-奶粉-葡萄糖培养基，亦称为皮肤癣菌牛奶琼脂）上 7 d 内没有 pH 的改变；而须癣毛癣菌的大分生孢子横隔处常缩缢，部分菌株多见，小分生孢子量大、圆形且呈葡萄串状排列，可见螺旋菌丝，尿酶试验阳性，毛发穿孔试验阳性，在 BCPMSG 上 7 d 内变碱性。红色毛癣菌和麦格尼毛癣菌（*T. megninii*）的区别：麦格尼毛癣菌的生长需要组氨酸。

四、抗真菌药物敏感性

皮肤癣菌的抗真菌药物敏感试验检测方法可参考美国临床和实验室标准协会 M38 - A2 标准程序。研究报道结果显示，红色毛癣菌对伊曲康唑、特比萘芬、伏立康唑、酮康唑 MIC 值很低，临床上用这些药物治疗红色毛癣菌引起的浅部真菌病疗效较好；但对氟康唑耐药；对两性霉素 B 中度敏感，MIC90 大约为 1 μg/mL；对灰黄霉素和环吡酮胺的 MIC 值不等，少部分菌株可表现出耐药。

五、临床意义

红色毛癣菌是一种广泛分布、亲人型的皮肤癣菌，常导致体癣、股癣、手足癣和甲癣，头癣少见。可导致深部感染，出现肉芽肿性病变。病发在伍德灯（Wood's lamp）下不出现荧光，显微镜下显示发外感染。

（徐和平　刘敏雪）

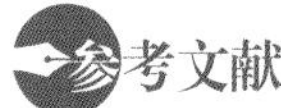
参考文献

1. Karen C. Carroll, Michael A. Pfaller, et al. Manual of Clinical Microbiology [M], 12th ed. Washington DC: ASM, 2021
2. Intra J, Sarto C, Mazzola S, et al. In vitro activity of antifungal drugs against *Trichophyton rubrum* and *Trichophyton mentagrophytes* spp. by E-test method and non-supplemented mueller-hinton agar plates [J]. Mycopathologia, 2019, 184(4):517 - 523.
3. Adimi P, Hashemi S J, Mahmoudi M, et al. In vitro activity of 10 antifungal agents against 320 dermatophyte strains using microdilution method in Tehran [J]. Iran J Pharm Res, 2013,12(3):537 - 545.

须癣毛癣菌复合群

一、简介

须癣毛癣菌复合群（*Trichophyton mentagrophytes* complex）隶属于子囊菌门（Ascomycota）、子囊菌亚门（Pezizomycotina）、散囊菌纲（Eurotiomycetes）、爪甲团囊菌目（Onygenales）、节皮菌科（Arthrodermataceae）、毛癣菌属（*Trichophyton*）。须癣毛癣菌复合群分为亲动物型和亲人型，亲动物型的包括 *T. mentagrophytes sensu stricto*（之前的须癣毛癣菌昆克变种 *T. mentagrophytes var.*

quinckeanum),动物源性的趾间毛癣菌(*T. interdigitale*)、本海姆毛癣菌(*T. benhamiae*)[即无性期的本海姆节皮菌(*Arthroderma benhamiae*)];还包括稀有物种 *T. eriotrephon* 和 *T. bullosum*;亲人型的包括人源性的趾间毛癣菌和本海姆毛癣菌,还有须癣毛癣菌(*T. mentagrophytes*)[结节变种以前被称为克拉顿毛癣菌(*T. krajdenii*),现在是已知的趾间毛癣菌变种]。

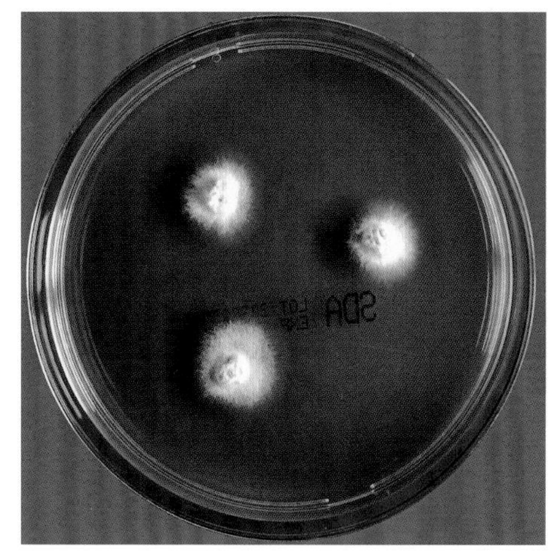

图 10-20-2-1 须癣毛癣菌菌落:SDA,28℃,7 d

二、培养与镜检

(一) 培养

生长速度中等,质地绒毛状至粉状(亲人型分离株)或颗粒状(亲动物型分离株),呈白色至奶油色,表面有粉状颗粒,菌落周围常呈星状放射。部分培养呈现中心皱褶或中央突起的多形性绒面;背面呈黄色(亲人型分离株)、褐色或红褐色(亲动物型分离株)。螺旋菌丝是须癣毛癣菌的主要形态特征之一,似老者长须自然卷曲,此菌也因此得名,菌落像陈年墙体(白石膏粉样),曾称石膏样毛癣菌。

见图 10-20-2-1 至图 10-20-2-5。

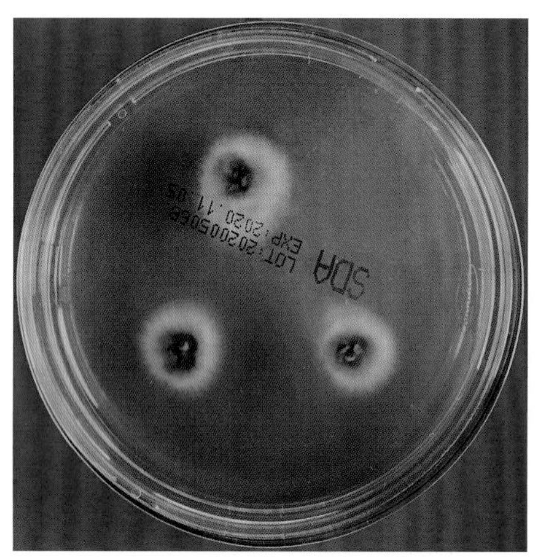

图 10-20-2-2 须癣毛癣菌菌落(背面):SDA,28℃,7 d

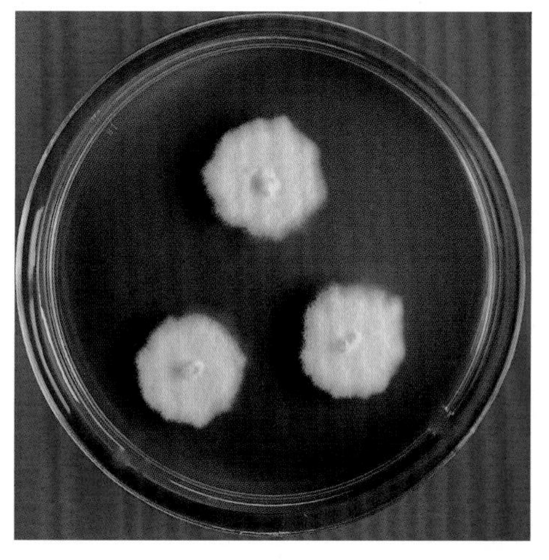

图 10-20-2-3 须癣毛癣菌菌落:PDA,28℃,7 d

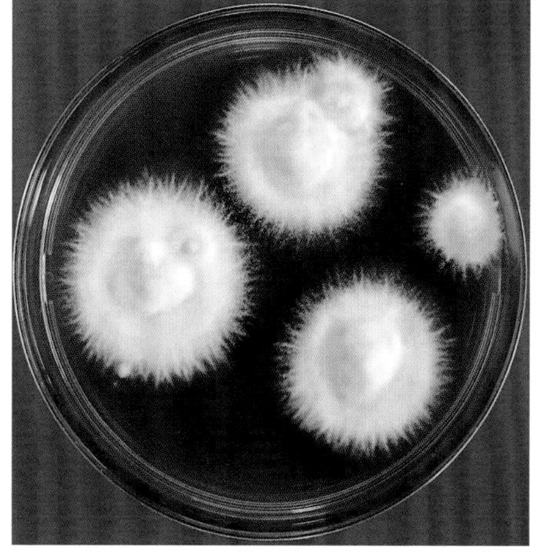

图 10-20-2-4 须癣毛癣菌菌落:SDA,28℃,14 d

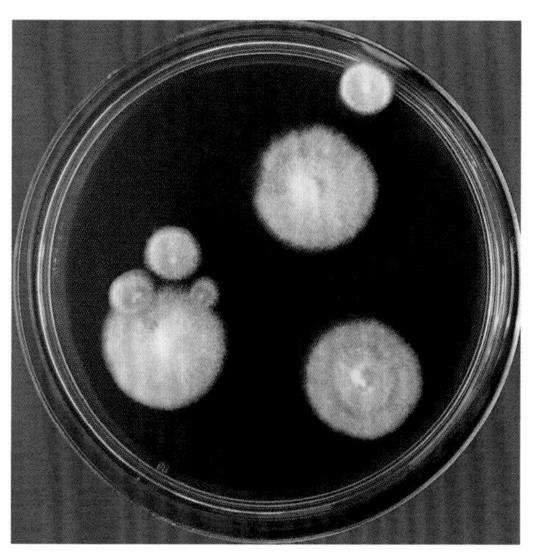

图 10-20-2-5 趾间毛癣菌菌落:PDA,28℃,8 d

（二）镜检

皮屑、甲屑、毛发标本中的须癣毛癣菌在镜下的形态：10% KOH 压片法或荧光染色镜检可见有隔菌丝或链状孢子。见图 10-20-2-6 和图 10-20-2-7。

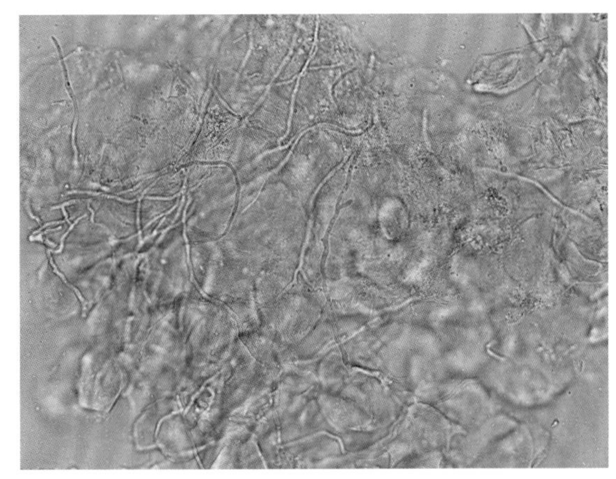
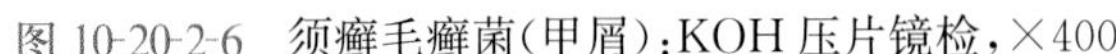

图 10-20-2-6　须癣毛癣菌(甲屑)：KOH 压片镜检，×400

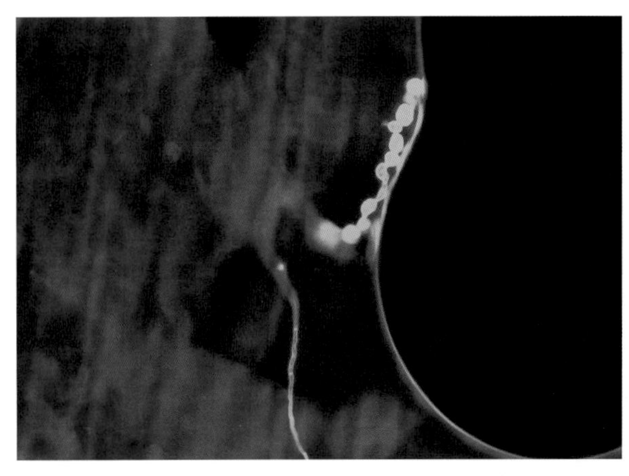

图 10-20-2-7　须癣毛癣菌(甲屑)：荧光染色镜检，×400

可见大量单细胞小分生孢子，无柄，沿菌丝分布或成葡萄串状、成堆排列，小分生孢子壁光滑，球形或近球形，往往球形多见，偶尔也有棒状或梨形的形态。还可见螺旋菌丝、球状厚壁孢子和多细胞、薄壁、光滑、棒状的大分生孢子。见图 10-20-2-8 至图 10-20-2-13。

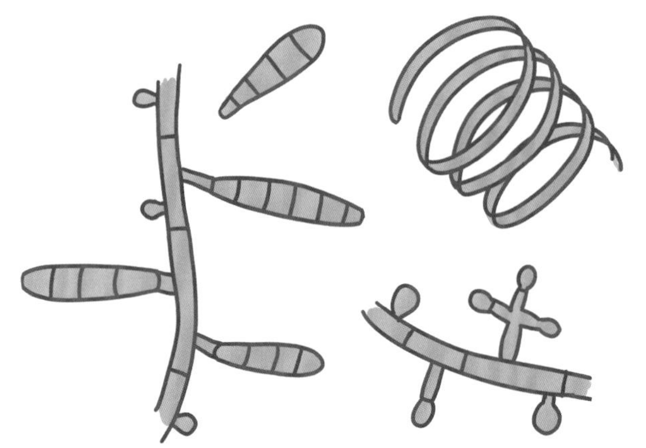

图 10-20-2-8　须癣毛癣菌镜下形态示意图

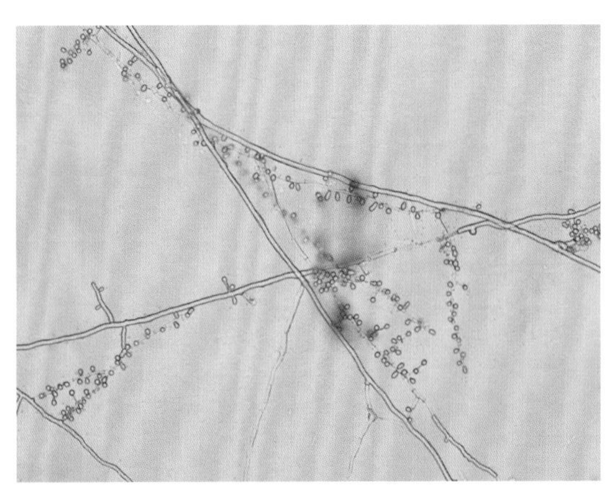

图 10-20-2-9　须癣毛癣菌镜检：PDA，28℃，7 d，未染色，×400

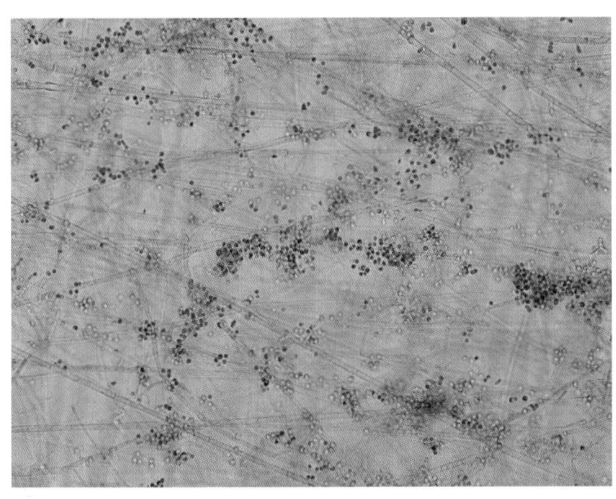

图 10-20-2-10　须癣毛癣菌镜检：PDA，28℃，7 d，乳酸酚棉蓝染色，×400

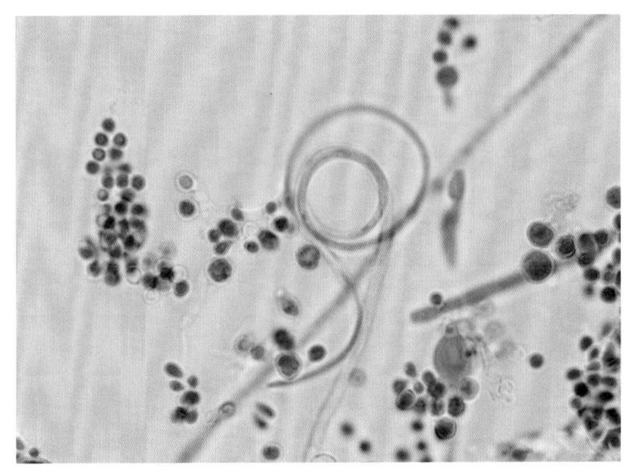

图 10-20-2-11　须癣毛癣菌镜检：PDA，螺旋菌丝，28℃，10 d，乳酸酚棉蓝染色，×1 000

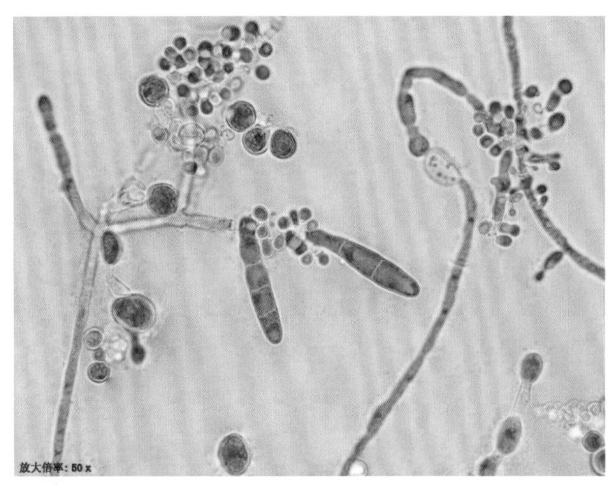

图 10-20-2-12 须癣毛癣菌镜检：PDA，大分生孢子，28 ℃，14 d，乳酸酚棉蓝染色，×1 000

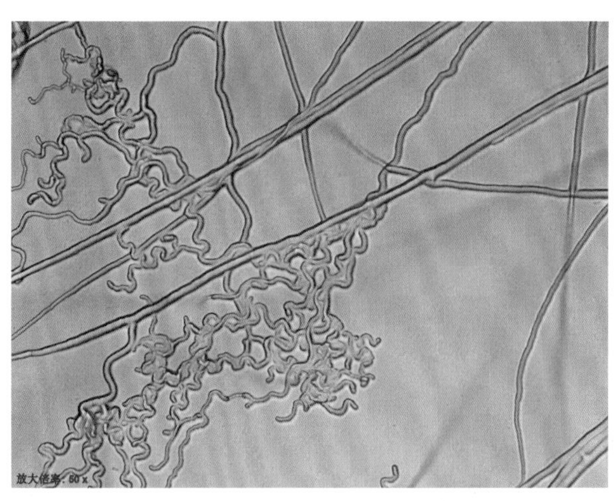

图 10-20-2-13 须癣毛癣菌镜检：PDA，弹簧菌丝，28 ℃，14 d，未染色，×1 000

三、鉴定与鉴别

鉴定要点：①白色、粉末状菌落形态；②大量圆形小分生孢子成堆、成葡萄串状排列；③大分生孢子光滑棒状；④螺旋菌丝；⑤尿素酶试验阳性；⑥毛发穿孔试验阳性；⑦37 ℃生长慢；⑧在 PDA、CMA 上不产生红色色素；⑨生长不需要添加维生素，在含盐的 SDA(含 3%～5% NaCl)上生长良好，刺激产生大分生孢子，背面呈暗红棕色；⑩使用质谱和 ITS 可以鉴定本菌。见图 10-20-2-14、图 10-20-2-15。

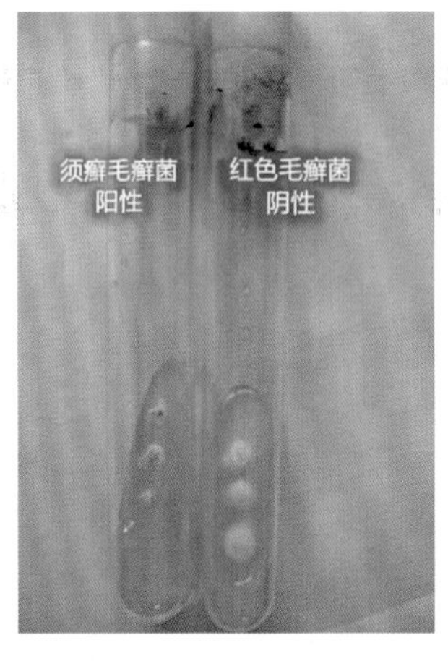

图 10-20-2-14 须癣毛癣菌和红色毛癣菌：尿素酶试验

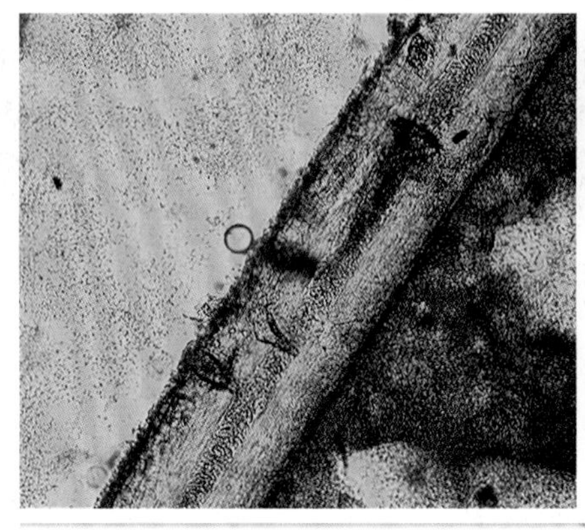

须癣毛癣菌 阳性

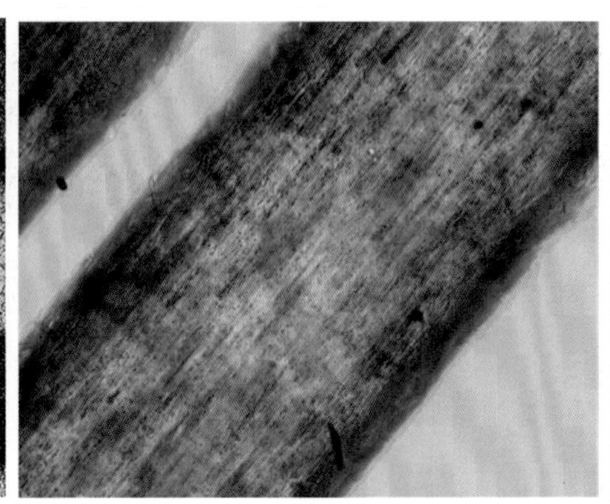

红色毛癣菌 阴性

图 10-20-2-15 须癣毛癣菌和红色毛癣菌：毛发穿孔试验

四、抗真菌药物敏感性

研究报道显示，绝大部分须癣毛癣菌体外对伊曲康唑、特比萘芬 MIC 极低；大部分菌株对伏立康唑、酮康唑 MIC 较低；而对两性霉素 B 的 MIC 值范围为 0.5～1.5 μg/mL，为中度敏感；而对氟康唑表现出耐药。对灰黄霉素和环吡酮胺的 MIC 值不等，少部分菌株对其耐药。临床上用 MIC 低的抗真菌药物治疗须癣毛癣菌引起的感染往往能取得较好疗效，治疗失败常常是由于耐药性以外的因素导致。

五、临床意义

亲人型须癣毛癣菌是足癣的常见病原体之一，尤其是水疱型足癣。引起的体癣皮疹表现为中间消退边缘进展的环形红斑，即中央正常，周围有丘疹和水疱，愈后不留色素沉着。还可导致脓癣、皮肤肉芽肿和浅表性甲癣。

亲动物型须癣毛癣菌呈世界性分布，广泛的动物宿主包括啮齿动物和兔等。造成体癣和头癣，以及胡须的脓癣等。侵犯的毛发表现为发外感染，在伍德灯（Wood's lamp）下不出现荧光。

（徐和平　刘敏雪　占　萍）

参考文献

1. Karen C. Carroll, Michael A. Pfaller, et al. Manual of Clinical Microbiology [M]. 12th ed. Washington DC: ASM, 2021.
2. Intra J, Sarto C, Mazzola S, et al. In vitro activity of antifungal drugs against *Trichophyton rubrum* and *Trichophyton mentagrophytes* spp. by E-test method and non-supplemented mueller-hinton agar plates [J]. Mycopathologia, 2019, 184(4):517-523.
3. Adimi P, Hashemi SJ, Mahmoudi M, et al. In vitro activity of 10 antifungal agents against 320 dermatophyte strains using microdilution method in Tehran [J]. Iran J Pharm Res, 2013,12(3):537-545.

断发毛癣菌

一、简介

断发毛癣菌（*Trichophyton tonsurans*）隶属于子囊菌门（Ascomycota）、散囊菌纲（Eurotiomycetes）、爪甲团囊菌目（Onygenales）、节皮菌科（Arthrodermataceae）、毛癣菌属（*Trichophyton*）。为亲人型皮肤癣菌，呈世界性分布，主要引起人类皮肤、指（趾）甲感染，若感染头皮则引起黑点癣，该菌很少从动物身上分离出。目前尚未发现有性期。

二、培养及镜检

（一）培养

初代培养菌落生长缓慢，SDA 上菌落呈粉红色，可为皮革样、粉状，扁平有中心凸起或皱褶，呈火山口状，常有放射状沟槽，周边呈纤毛样浸润生长。多次转种后菌落中央凹陷。颜色白色至灰色，浅黄色到黄色，有时中央粉色至淡酒红色等不同颜色，有类似于絮状表皮癣菌的深褐色。背面的颜色呈桃花芯红，从黄棕色至红棕色到深褐色不等。传代培养菌落生长较快，变异后的菌落可呈纯白色绒毛状，或浅褐色绒毛样菌落。见图 10-20-3-1 至图 10-20-3-9。

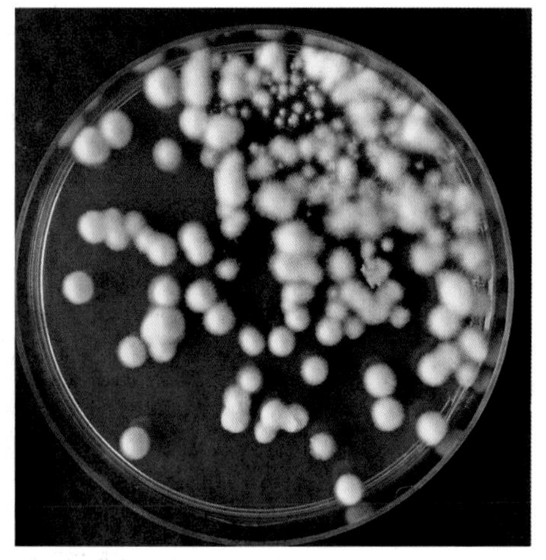

图 10-20-3-1　断发毛癣菌菌落：SDA，28℃，7 d

（二）镜下形态

断发毛癣菌所致头癣于患处可找到断发桩，毛发镜检可见发内孢子和（或）菌丝，如图 10-20-3-10 至图 10-20-3-12。

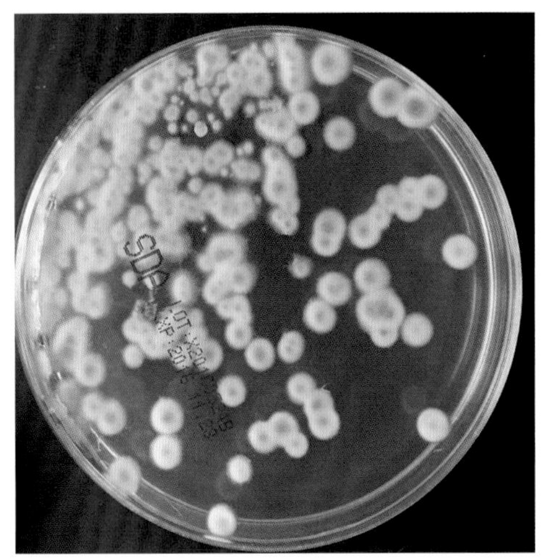

图 10-20-3-2 断发毛癣菌菌落(背面)：SDA，28℃，7 d

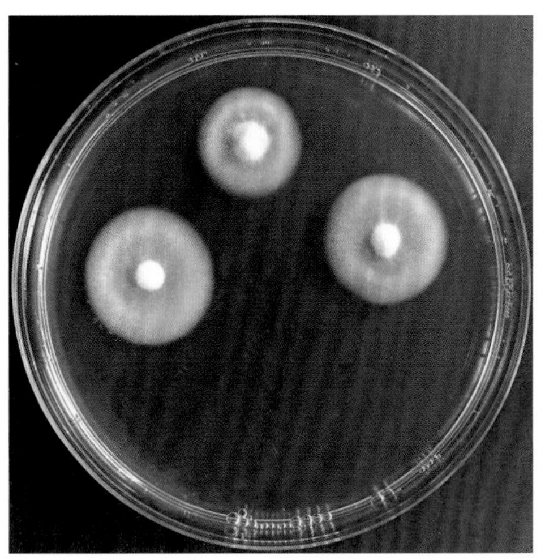

图 10-20-3-3 断发毛癣菌菌落：SDA，28 ℃，12 d

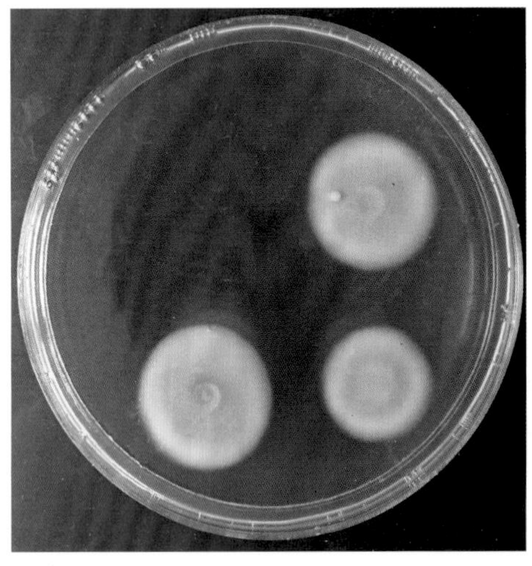

图 10-20-3-4 断发毛癣菌菌落(背面)：SDA，28℃，12 d

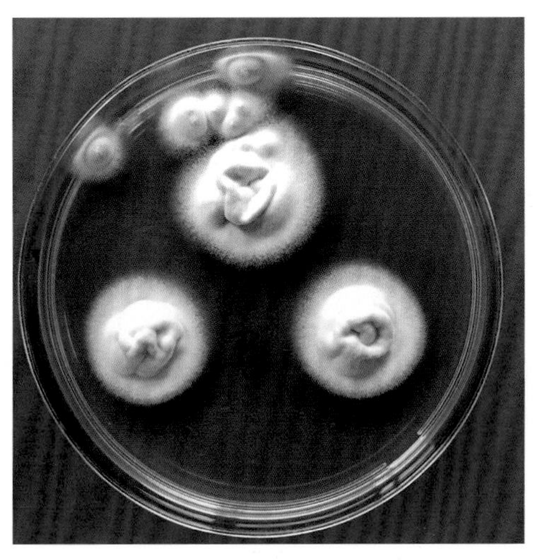

图 10-20-3-5 断发毛癣菌菌落(传代后)：SDA，28℃，12 d

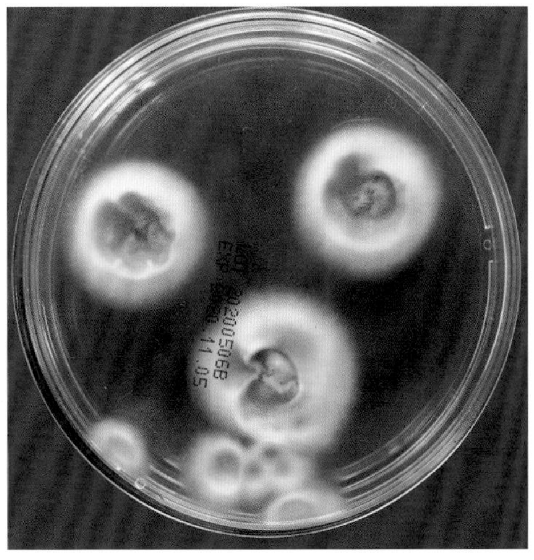

图 10-20-3-6 断发毛癣菌菌落传代后(背面)：SDA，28℃，12 d

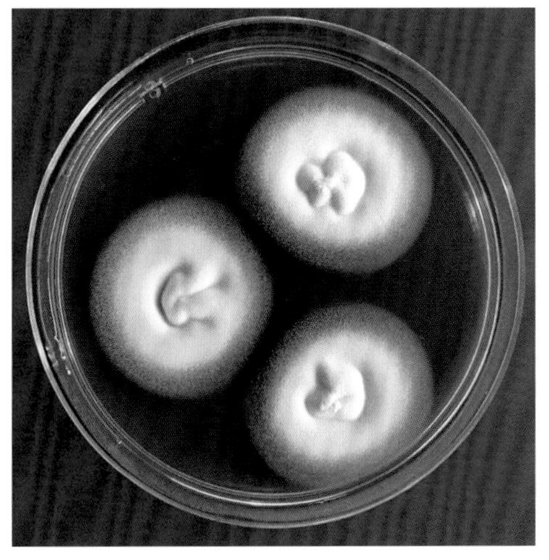

图 10-20-3-7 断发毛癣菌菌落(传代后)：PDA，28℃，12 d

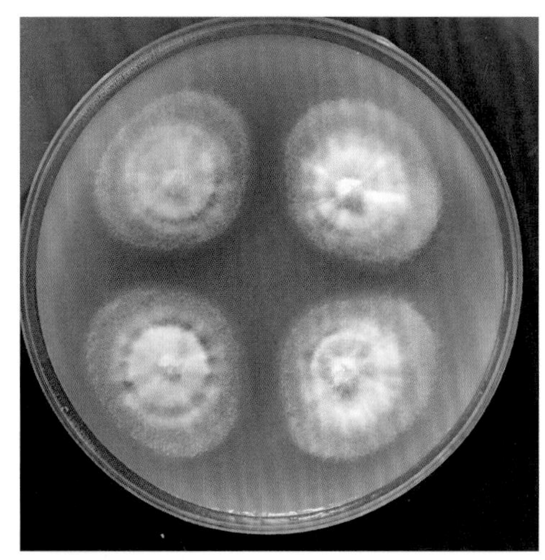

图 10-20-3-8　断发毛癣菌菌落：添加维生素 B_1 的 PDA，28 ℃，14 d

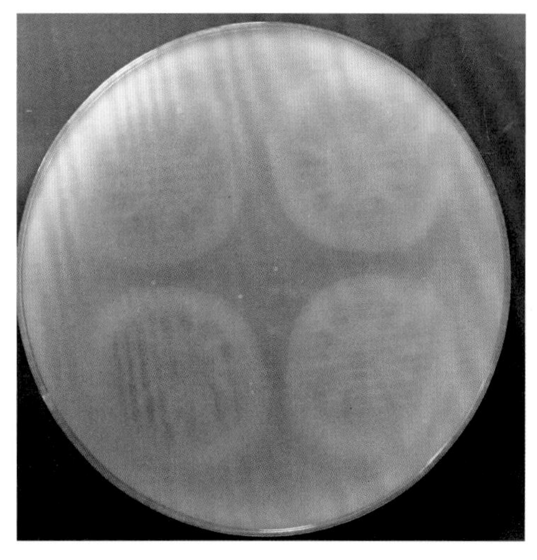

图 10-20-3-9　断发毛癣菌菌落（背面）：添加维生素 B_1 的 PDA，28 ℃，14 d

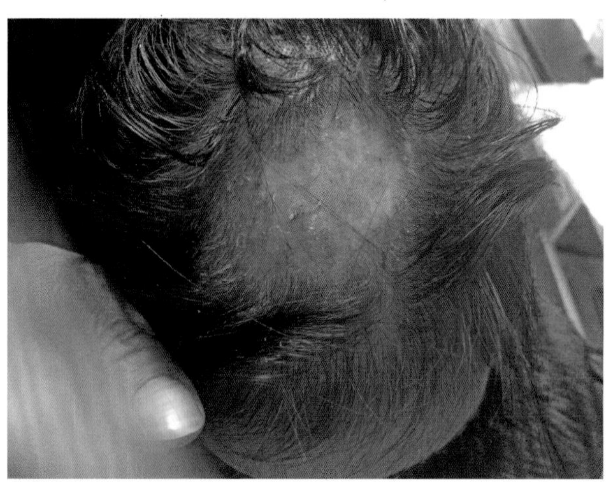

图 10-20-3-10　断发毛癣菌所致头癣

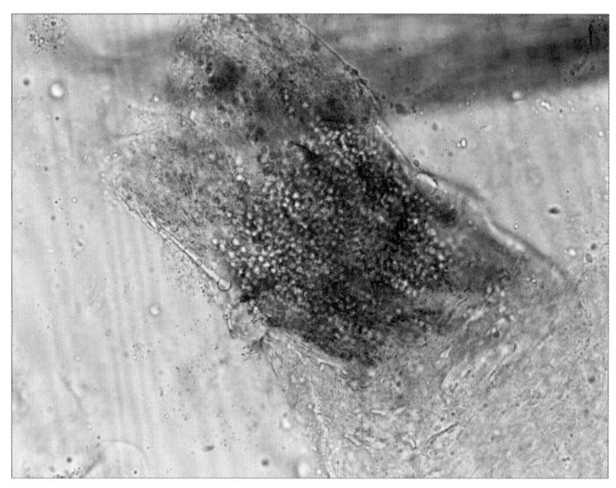

图 10-20-3-11　断发毛癣菌感染：10% KOH 溶液直接镜检见发内孢子，×400

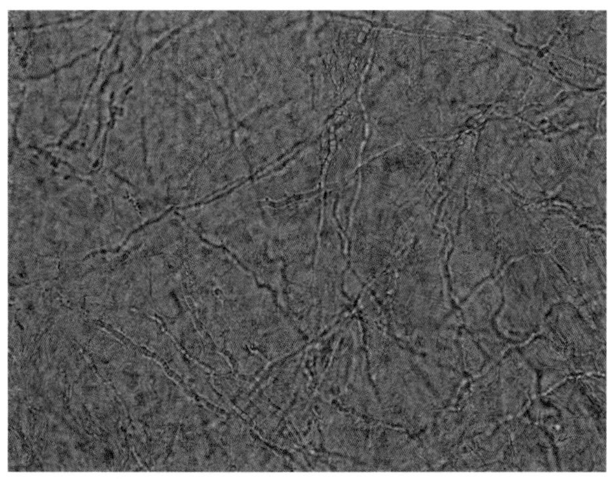

图 10-20-3-12　断发毛癣菌感染：10% KOH 溶液直接镜检皮屑组织中的菌丝，×400

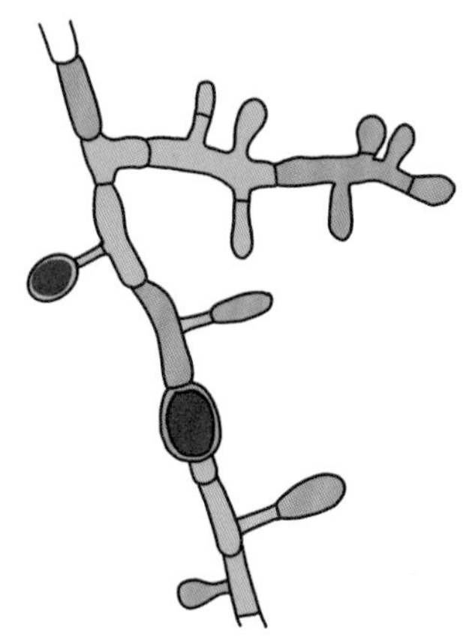

图 10-20-3-13　断发毛癣菌镜下形态示意图

早期主要是单个侧生杵状小分生孢子，小分生孢子有柄，个别的小分生孢子可肿胀成气球样，后期菌丝膨大、厚壁孢子增多，气球样大孢子和小孢子均可见是本菌的特征。小培养时小分生孢子在菌丝两侧呈蜈蚣样排列，可大小不等，呈梨形、棒状或球形。菌丝较宽，不规则，多分枝、众多分隔，有间生孢子和直角菌丝。偶见光滑、薄壁、不规则大分生孢子。乳酸酚棉蓝染色可见孢子呈深蓝色，菌丝或分生孢子柄不着色或着色甚淡。见图 10-20-3-13 至图 10-20-3-19。

三、鉴定与鉴别

(一) 鉴定要点

主要有以下几点。①菌落形态：生长缓慢，初代培养为粉红色平滑的粉状菌落；②气球状的小分生孢子；③大分生孢子稀少，薄壁；④菌丝膨大及厚壁孢子增多；⑤37 ℃生长；⑥放线菌酮耐受；⑦毛发穿孔试验阴性，有时阳性；⑧尿素水解试验阳性；⑨生长需要维生素 B_1 刺激生长，可见棒状大分生孢子和更多的小分生孢子。

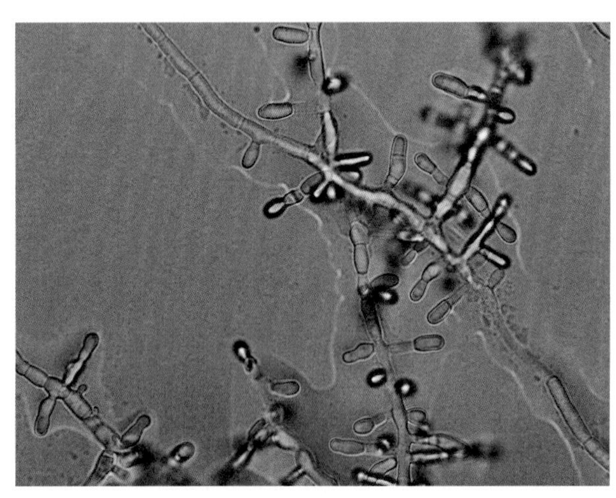

图 10-20-3-14　断发毛癣菌镜检：PDA，28 ℃，8 d，未染色，×1 000

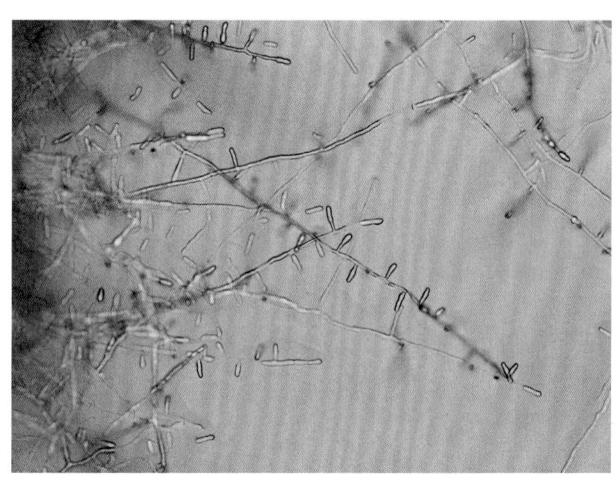

图 10-20-3-15　断发毛癣菌镜检：添加维生素 B_1 的 PDA，28 ℃，5 d，未染色，×400

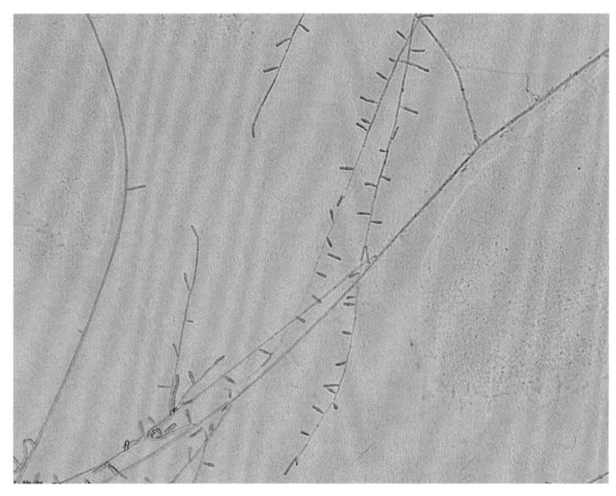

图 10-20-3-16　断发毛癣菌镜检：添加维生素 B_1 的 PDA，28 ℃，5 d，乳酸酚棉蓝染色，×400

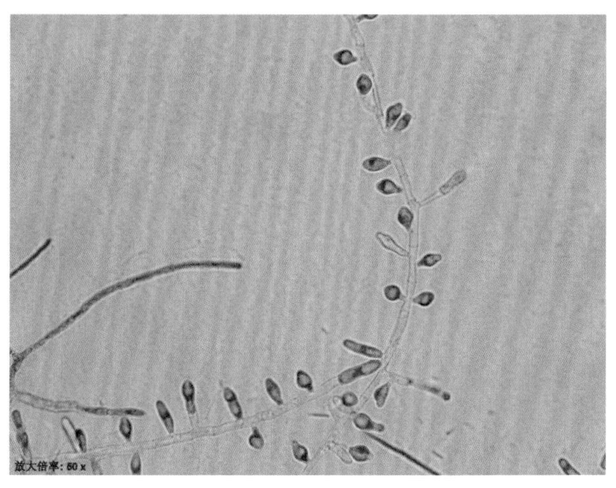

图 10-20-3-17　断发毛癣菌镜检：添加维生素 B_1 的 PDA，28 ℃，5 d，乳酸酚棉蓝染色，×1 000

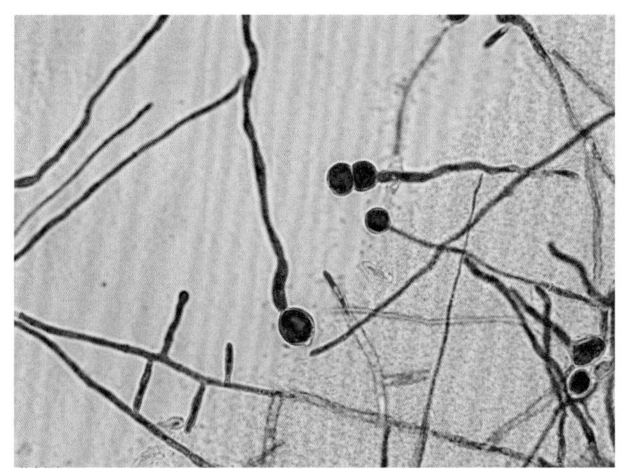

图 10-20-3-18　断发毛癣菌镜检：添加维生素 B_1 的 PDA，28℃，5 d，乳酸酚棉蓝染色，×1 000

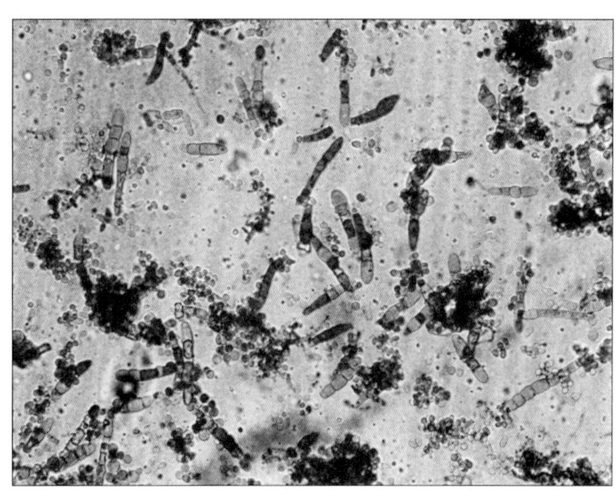

图 10-20-3-19　断发毛癣菌镜检：PDA，28℃，8 d，乳酸酚棉蓝染色，×400

（二）属间鉴别

根据患者皮损部位和皮损表现、菌株培养特性、菌落形态、镜下形态加以鉴别。

（三）属内鉴定

由于培养时能产生色素，因此必须与红色毛癣菌（*T. rubrum*）和须癣毛癣菌（*T. mentagrophytes*）鉴别。断发毛癣菌毛发穿孔试验阴性且尿素酶试验阳性，在含有盐酸硫胺（10 mg/L）的培养基中，断发毛癣菌生长较快，而红色毛癣菌和须癣毛癣菌则相反。断发毛癣菌菌落周边浸润（穿插入培养基）生长，用挑针极难从菌落周边的培养基表面上挑到菌丝，而须癣毛癣菌菌丝极易挑取，红色毛癣菌菌丝虽有粘平板现象，但菌落表面菌丝丰富，挑取菌丝不难。

四、抗真菌药物敏感性

已报道的研究数据表明断发毛癣菌对氟康唑体外 MIC 较高，对特比萘芬、阿莫罗芬以及除氟康唑外的大部分唑类抗真菌药物（包括伊曲康唑、伏立康唑、酮康唑、克霉唑、塞他康唑、卢立康唑）体外 MIC 值很低；对灰黄霉素体外 MIC 值不等，部分菌株低，而部分菌株偏高；对环吡酮胺和萘替芬体外 MIC 值偏高。临床常选用特比萘芬、灰黄霉素、伊曲康唑进行治疗。

五、临床意义

断发毛癣菌可导致炎症或慢性非炎性的小范围内皮肤、指甲和头皮感染，可引起片状红斑脱屑或脱发，致体癣、黑点癣（发内型）和脓癣。头癣治愈后不引起永久性脱发，该菌是澳大利亚土著人和美国黑人头癣的常见病原菌。病发在伍德灯下显示无荧光，镜下表现发内感染。

（帅丽华　刘敏雪　徐和平）

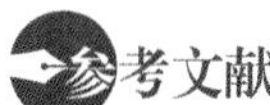参考文献

1. 周成龙，张晓利. 断发毛癣菌致成人脓癣 1 例[J]. 中国真菌学杂志，2021，16(4)：266－268，283.
2. 李晓莹，路麒，宋亚丽，等. 面部断发毛癣菌肉芽肿一例[J]. 中国麻风皮肤病杂志，2016，32(7)：419－420.
3. Allahdadi, Hajihossein, Kord, et al. Molecular characterization and antifungal susceptibility profile of dermatophytes isolated from scalp dermatophyte carriage in primary school children in Arak city, Center of Iran [J]. Journal de

mycologie medicale, 2019,29(1):19 - 23.
4. Adimi P, Hashemi SJ, Mahmoudi M, et al. In-vitro activity of 10 antifungal agents against 320 dermatophyte strains using microdilution method in Tehran [J]. Iran J Pharm Res, 2013,12(3):537 - 545.
5. Zareshahrabadi Z, Totonchi A, Rezaei-Matehkolaei A, et al. Molecular identification and antifungal susceptibility among clinical isolates of dermatophytes in Shiraz, Iran (2017 - 2019)[J]. Mycoses, 2021,64(4):385 - 393.
6. Karen C. Carroll, Michael A. Pfaller, et al. Manual of Clinical Microbiology [M]. 12th ed. Washington DC: ASM, 2019.

紫色毛癣菌

一、简介

紫色毛癣菌(*Trichophyton verrucosum*)隶属于子囊菌门(Ascomycota)、子囊菌亚门(Pezizomycotina)、散囊菌纲(Eurotiomycetes)、爪甲团囊菌目(Onygenales)、节皮菌科(Arthrodermataceae)、毛癣菌属(*Trichopyton*),为亲人型皮肤癣菌,呈世界性分布,主要分布于北非、中东地区和中亚,也有欧洲南部、南美洲和墨西哥分离的报道,是引起人类头皮、皮肤、指(趾)甲感染的一种病原体,很少从动物身上分离出。

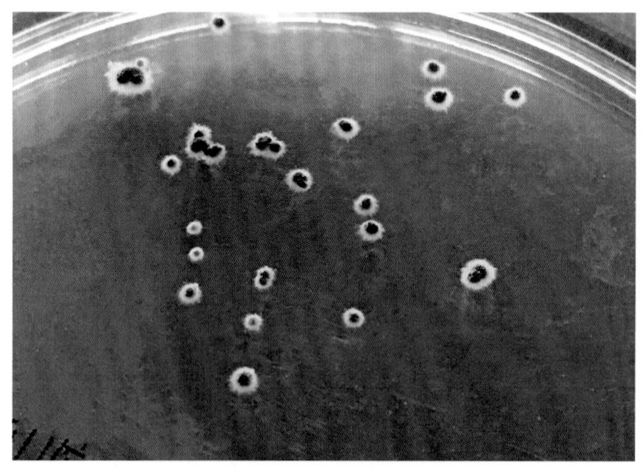

图 10-20-4-1 紫色毛癣菌菌落:初代培养,SDA, 28 ℃, 7 d

二、培养与镜检

(一) 培养

原始标本接种后 8～10 d 生长出菌落,但菌落常生长局限,多呈紫红色、紫色,无绒毛或外围一圈白色绒毛,蜡质样,中央皱褶,也有不产生紫色色素的白色菌落,但相对少见。维生素 B_1 可促进其生长,表面光滑,表面和背面深红色到紫色,并可刺激其产孢,传代培养颜色迅速消失,形成白色扇形区。表面有不规则的皱褶,溴甲酚紫固体葡萄糖琼脂培养基 25 ℃培养 2 周,菌落周围出现水解晕。见图 10-20-4-1 至图 10-20-4-7。

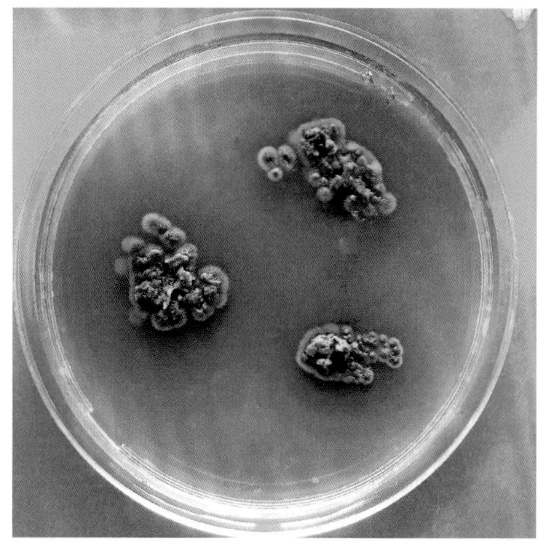

图 10-20-4-2 紫色毛癣菌菌落:PDA, 28 ℃, 14 d

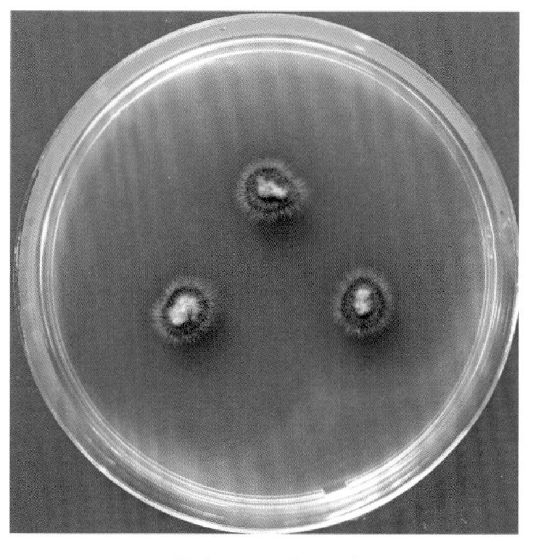

图 10-20-4-3 紫色毛癣菌菌落:添加维生素 B_1 的 PDA, 28 ℃, 9 d

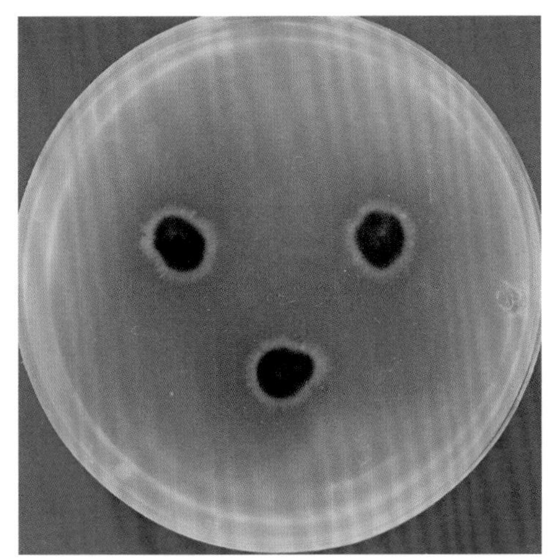

图 10-20-4-4　紫色毛癣菌菌落（背面）：添加维生素 B_1 的 PDA，28℃，9 d

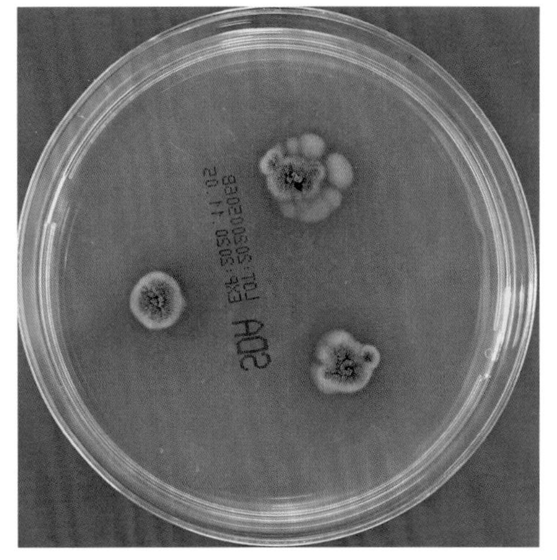

图 10-20-4-5　紫色毛癣菌菌落：添加维生素 B_1 的 SDA，28℃，13 d

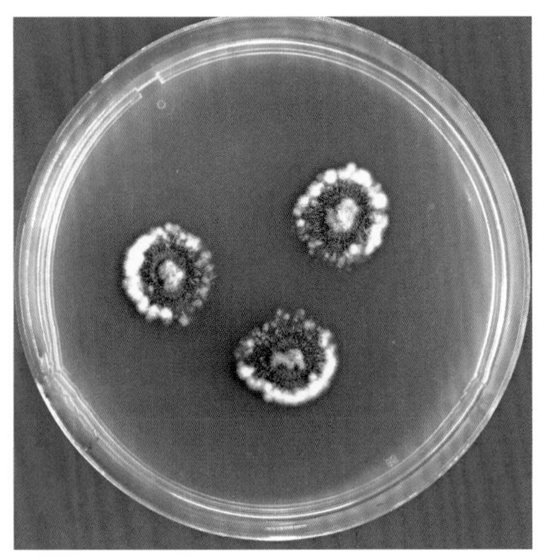

图 10-20-4-6　紫色毛癣菌菌落：添加维生素 B_1 的 PDA，28℃，13 d

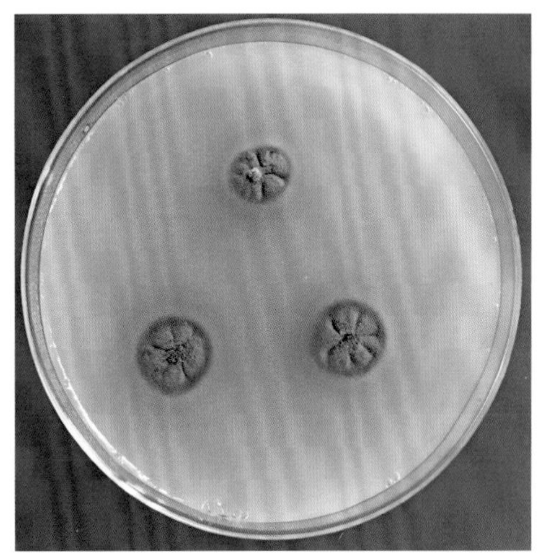

图 10-20-4-7　紫色毛癣菌菌落：添加维生素 B_1 的 PDA，28℃，14 d

（二）镜下特征

紫色毛癣菌引起的临床表现：当紫色毛癣菌引起体癣时皮损常呈暗紫色，皮损真菌镜检时菌体常呈菌丝状；引起头癣时早期头皮上见较多的白色鳞屑（真菌直接镜检时其孢子显得较单薄，可排列成串珠状），之后发展为黑点癣，取病发镜检时常见发内孢子排列成串珠状，未及时治疗可发展为脓癣。图示见图 10-20-4-8 至图 10-20-4-16。

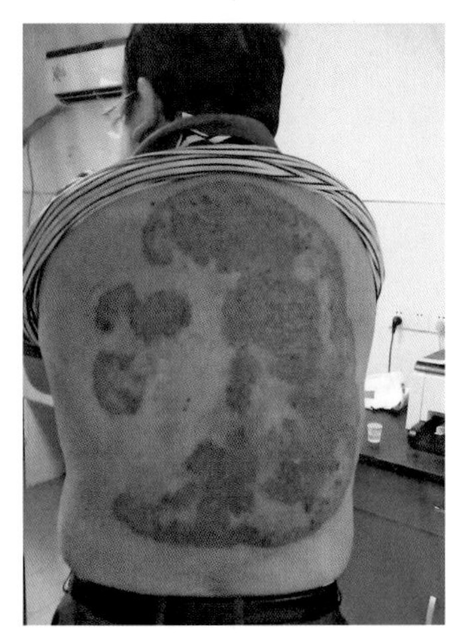

图 10-20-4-8　紫色毛癣菌所致背部体癣

菌丝粗短、分隔、不规则畸形，菌丝常常较宽，曲折，多分枝，链状，弯曲。在 SDA、PDA 平板上常仅见分枝菌丝，无大分生孢子和小分生孢子。在富含维生素 B_1 的培养基上生长旺盛，颜色明显，可见小分生孢子及少量棒状薄壁的大分生孢子。随着培养时间延长常形成厚壁孢子。见图 10-20-4-17 至图 10-20-4-22。

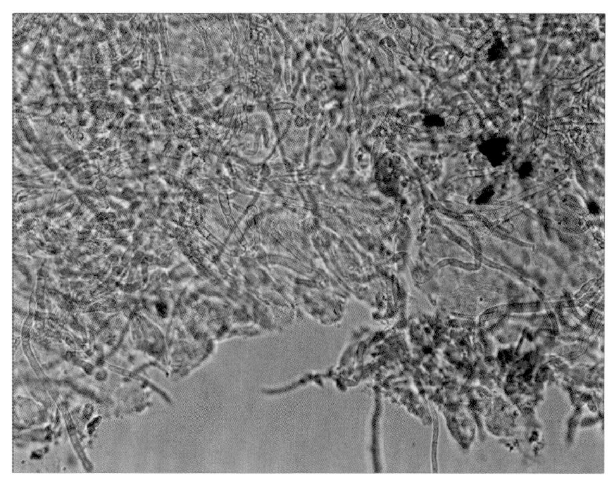

图 10-20-4-9 紫色毛癣菌导致的体癣:10% KOH 溶液直接镜检,真菌菌丝,×400

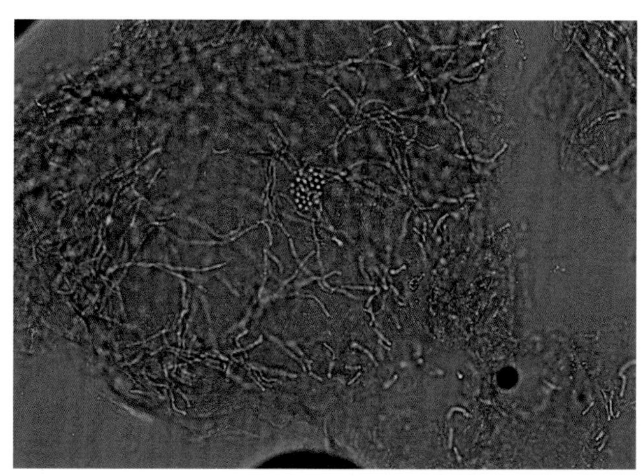

图 10-20-4-10 紫色毛癣菌导致的体癣:10% KOH 溶液直接镜检,真菌菌丝,×400

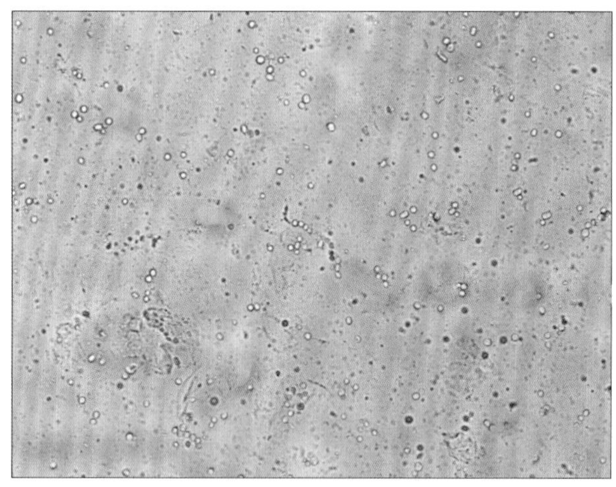

图 10-20-4-11 紫色毛癣菌导致的头癣头皮白屑:10%KOH 溶液直接镜检,孢子呈串珠状,×400

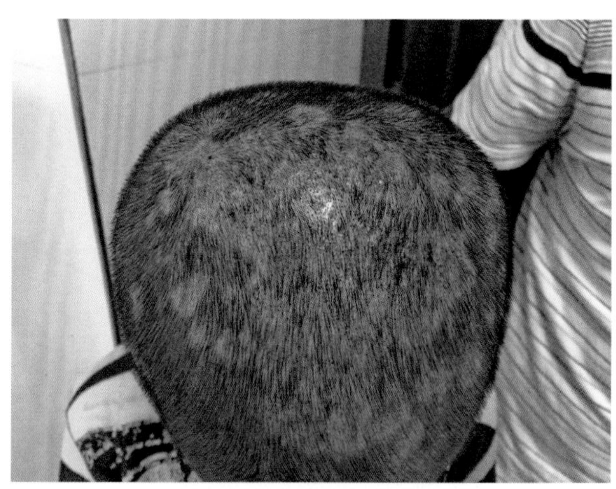

图 10-20-4-12 紫色毛癣菌所致黑点癣

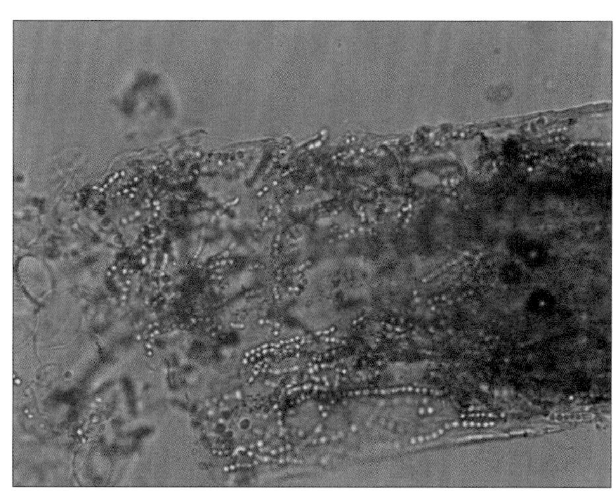

图 10-20-4-13 紫色毛癣菌导致的病发:10% KOH 溶液直接镜检,成串珠状发内孢子,×400

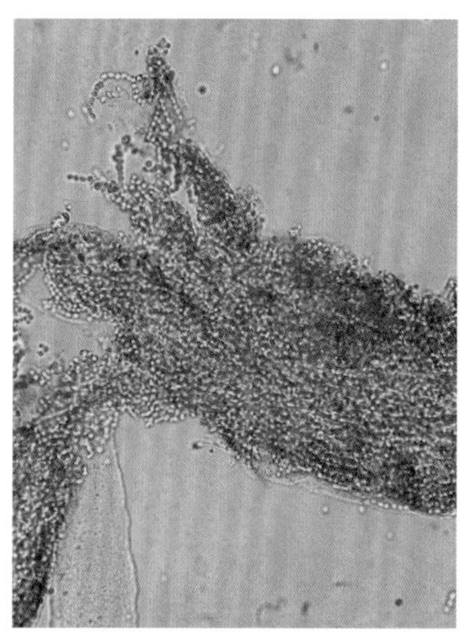

图 10-20-4-14 紫色毛癣菌导致的病发:10% KOH 溶液直接镜检,成串珠状发内孢子,×400

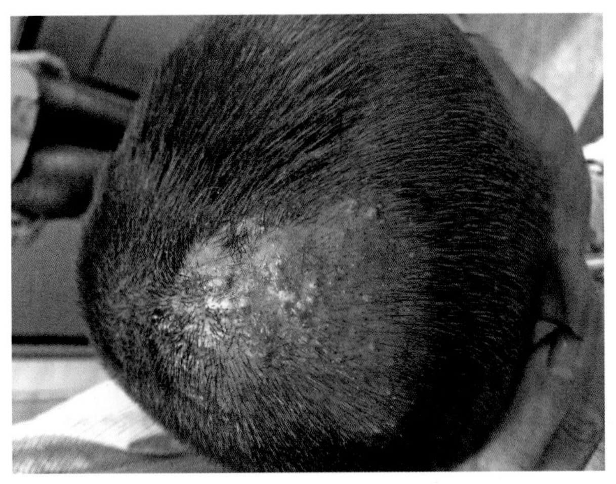

图 10-20-4-15　紫色毛癣菌所致脓癣

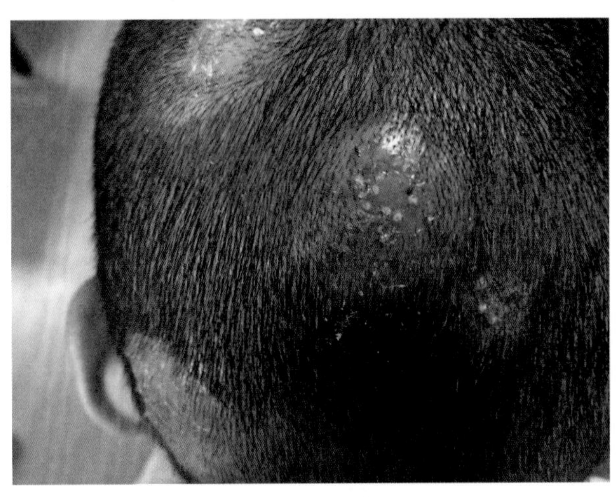

图 10-20-4-16　紫色毛癣菌所致脓癣

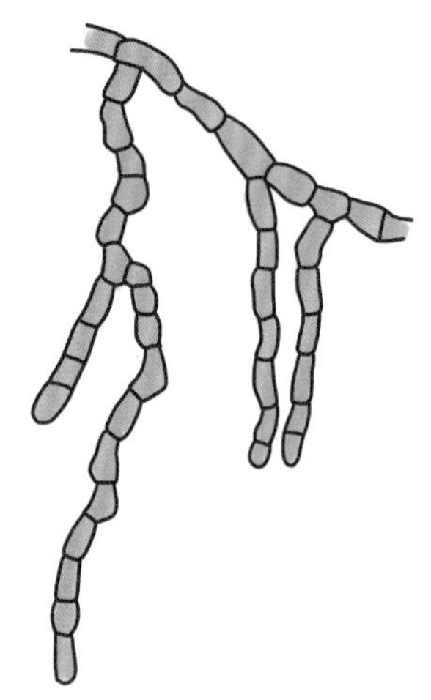

图 10-20-4-17　紫色毛癣菌镜下形态示意图

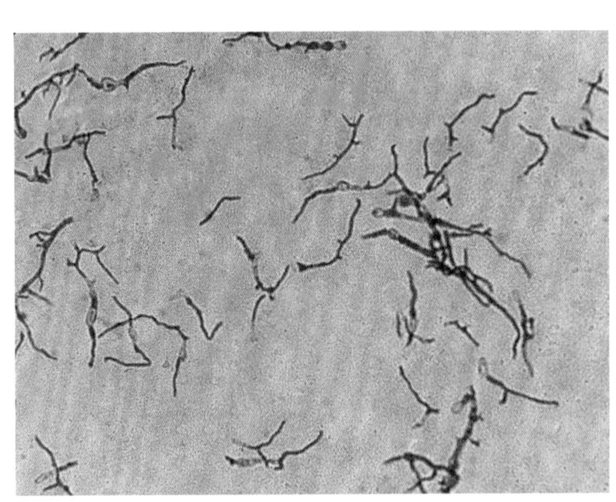

图 10-20-4-18　紫色毛癣菌镜检：初代，PDA，28 ℃，10 d，乳酸酚棉蓝染色，×400

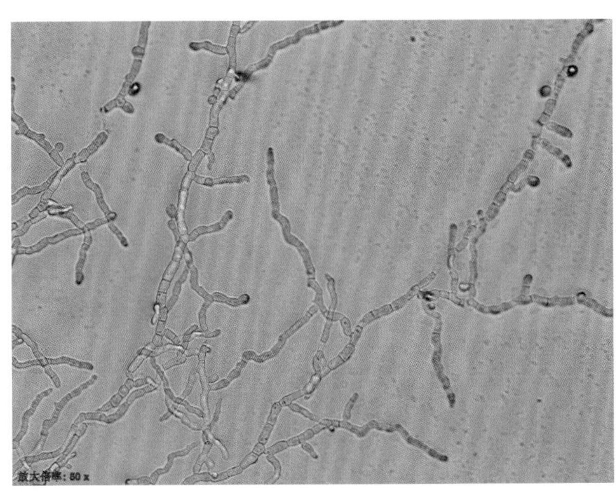

图 10-20-4-19　紫色毛癣菌镜检：PDA，28 ℃，7 d，未染色，×400

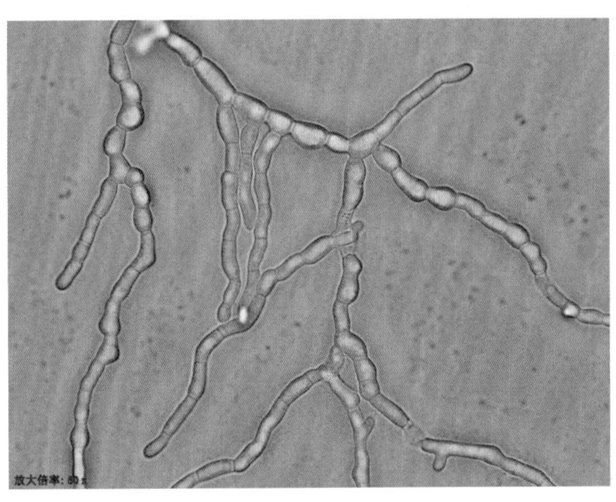

图 10-20-4-20　紫色毛癣菌镜检：PDA，28 ℃，7 d，未染色，×1 000

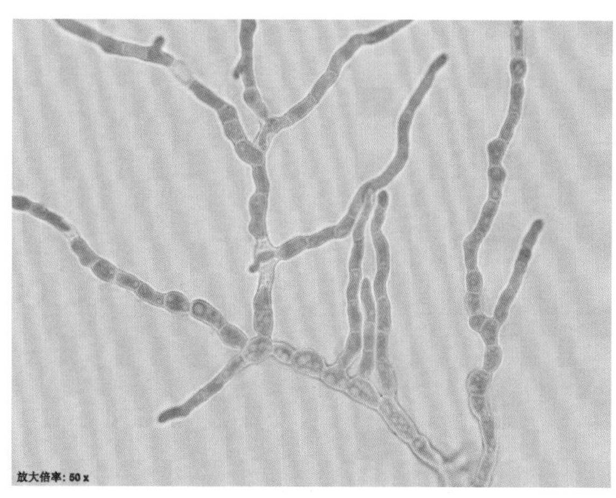

图 10-20-4-21 紫色毛癣菌镜下形态:PDA,28℃,7 d,乳酸酚棉蓝染色,×1000

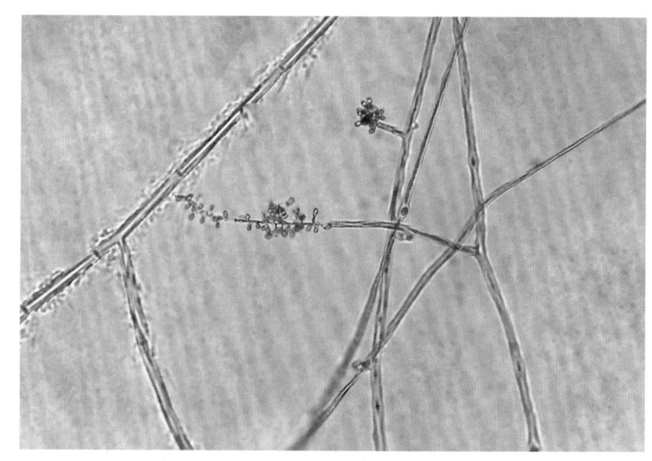

图 10-20-4-22 紫色毛癣菌镜下形态:添加维生素 B_1 的 PDA,28℃,14 d,未染色,×1000

三、鉴定与鉴别

(一) 鉴定要点

①37℃生长;②放线菌酮耐受;③尿素水解试验阳性;④毛发穿孔试验阴性;⑤生长需要维生素 B_1 刺激生长;⑥菌落紫色;⑦发内链状孢子。

(二) 属间鉴别

紫色毛癣菌须与铁锈色小孢子菌相区别:紫色毛癣菌局限生长,镜下常见柔和弯曲的菌丝,在添加维生素 B_1 后可刺激其产生大、小分生孢子,尿素水解试验阳性;而铁锈色小孢子菌的生长不需要添加维生素 B_1,尿素水解试验阴性,米饭培养基可刺激其产生大分生孢子。

(三) 属内鉴定

紫色毛癣菌须与同心性毛癣菌(*T. concentricum*)相区别:同心性毛癣菌也可呈蜡样菌落,"气球状"厚壁孢子,但其菌丝成网状交织,其临床皮损有特征性的涡纹状的鳞屑。

四、抗真菌药物敏感性

少量研究数据表明紫色毛癣菌对特比萘芬、伊曲康唑、卢立康唑、酮康唑、伏立康唑、克霉唑体外 MIC 值较低;对灰黄霉素、萘替芬、阿莫罗芬体外 MIC 值不等;对氟康唑及环吡酮胺体外 MIC 值较高。

五、临床意义

该菌是黑点癣的主要致病菌,为发内型感染,也可引起脓癣及癣菌疹。该菌在伍德灯下不产生荧光。

(帅丽华 刘敏雪 徐和平)

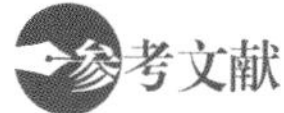
参考文献

1. Karen C. Carroll, Michael A. Pfaller, et al. Manual of Clinical Microbiology [M], 12th ed. Washington DC: ASM, 2019.

2. Zareshahrabadi, Z, Totonchi A, Rezaei-Matehkolaei A, et al. Molecular identification and antifungal susceptibility among clinical isolates of dermatophytes in Shiraz, Iran (2017－2019)[J]. Mycoses, 2021,64(4):385－393.
3. Adimi P, Hashemi SJ, Mahmoudi M, et al. In-vitro activity of 10 antifungal agents against 320 dermatophyte strains using microdilution method in Tehran [J]. Iran J Pharm Res, 2013,12(3):537－545.

● 同心毛癣菌 ●

一、简介

同心毛癣菌是(*Trichophyton concentricum*)隶属于子囊菌门(Ascomycota)、散囊菌纲(Eurotiomycetes)、爪甲团囊菌目(Onygenales)、节皮菌科(Arthrodermataceae)、毛癣菌属(*Trichophyton*)亲人型癣菌,是引起皮肤感染的一种病原体,以形成同心性和多环的圈鳞屑以及有瘙痒的重叠斑块为特征,常覆盖全身。同心毛癣菌在西南太平洋、东南亚、中南美洲特定三个地理区域流行,在我国也有少量病例,欧洲感染病例罕见,未发现有性期。

二、培养及镜检

(一) 培养

SDA上生长缓慢,菌落光滑、表面有隆起的深沟状皱褶,形似蜡状、脑状、脐状或火山口状,大多数是白色到奶油色,但有时为橙褐色,常常深度折叠导致琼脂开裂,菌落背面为浅黄、黄棕色、棕色。见图10-20-5-1至图10-20-5-6。

(二) 镜下形态

有宽大、多分枝、不规则、分隔的菌丝,有时呈不典型的鹿角样,可见破梳状菌丝,分枝的菌丝常常缠绕结团。陈旧培养出现"气球"状厚壁孢子,一般不产生大、小型分生孢子,偶尔某些菌株会产生棒状或梨状小分生孢子,没有节孢子。见图10-20-5-7和图10-20-5-8。

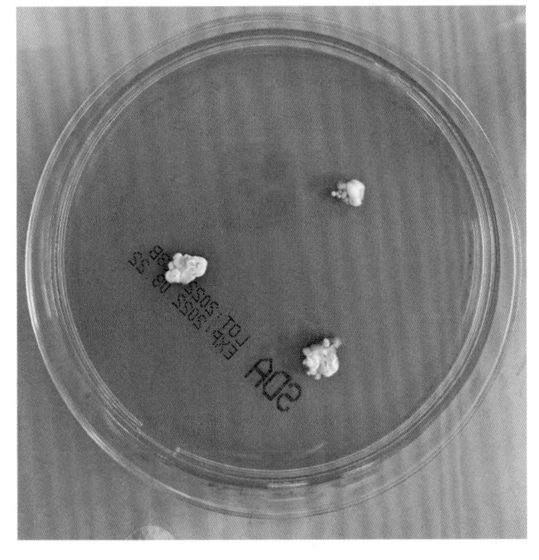

图10-20-5-1　同心毛癣菌菌落:SDA,27℃,6d

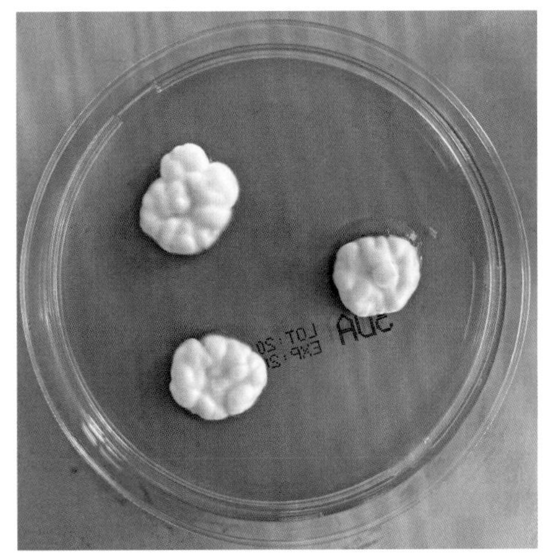

图10-20-5-2　同心毛癣菌菌落:SDA,27℃,16d

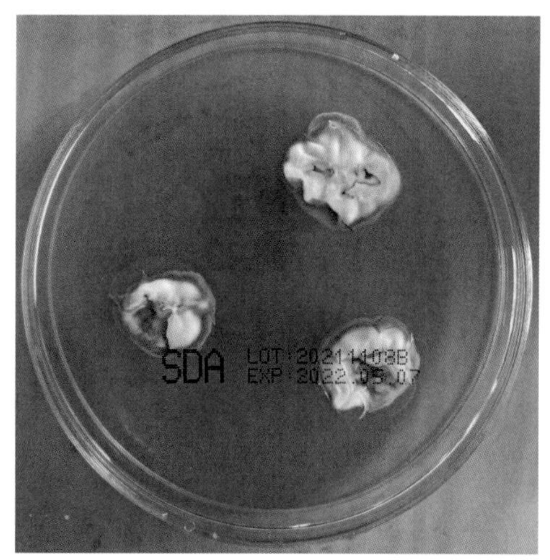

图 10-20-5-3　同心毛癣菌菌落(背面):SDA,27℃,16 d

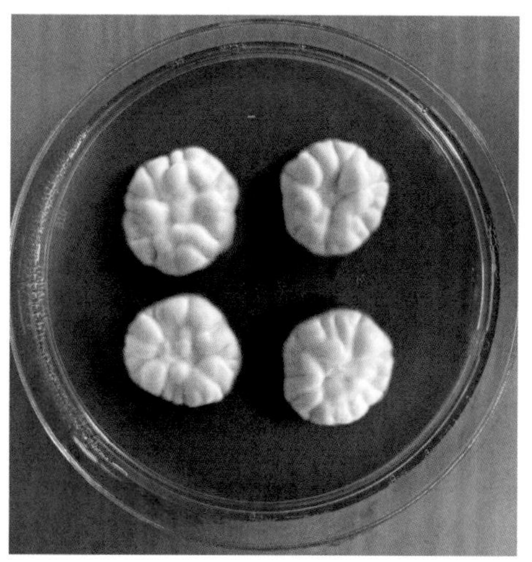

图 10-20-5-4　同心毛癣菌菌落:PDA,27℃,16 d

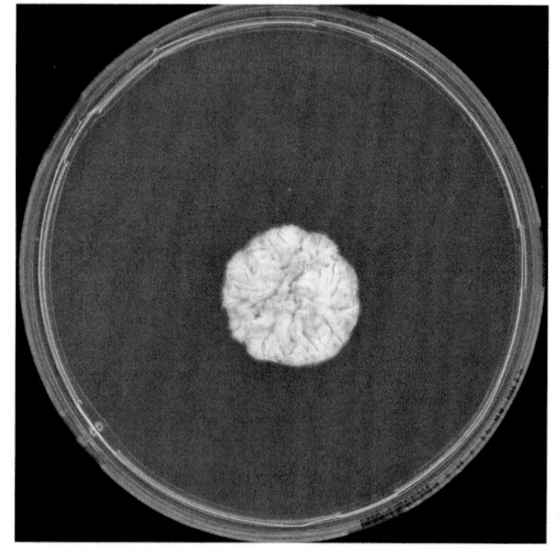

图 10-20-5-5　同心毛癣菌菌落:SDA,27℃,21 d

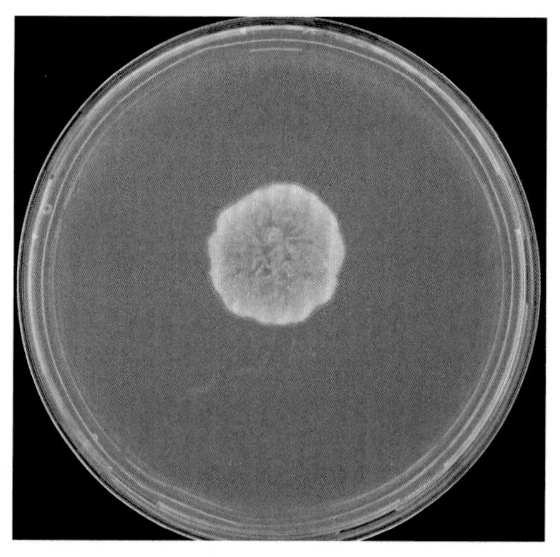

图 10-20-5-6　同心毛癣菌菌落(背面):SDA,27℃,21 d

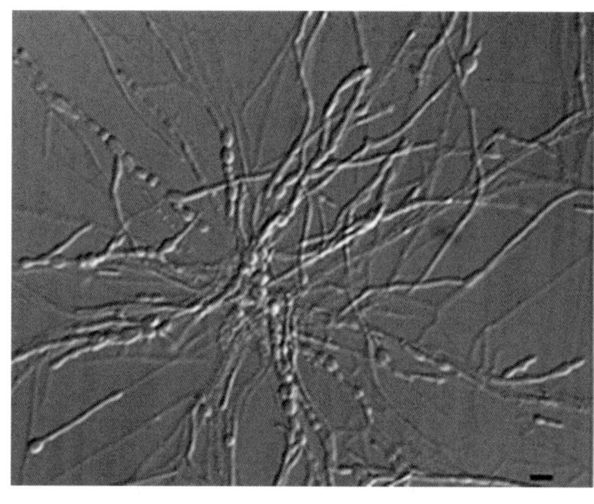

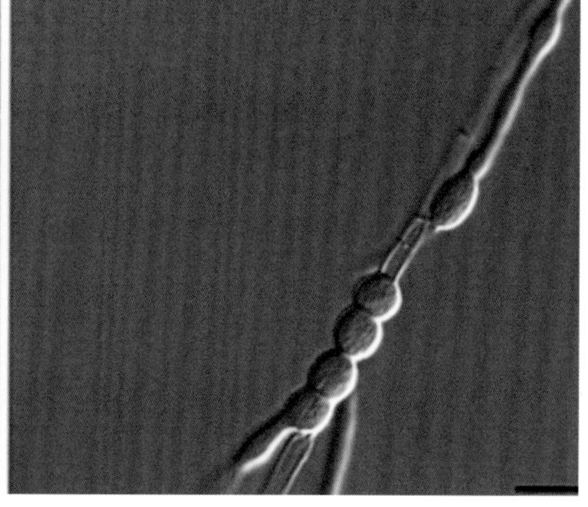

图 10-20-5-7　同心毛癣菌镜检:多分枝菌丝和气球状厚壁孢子

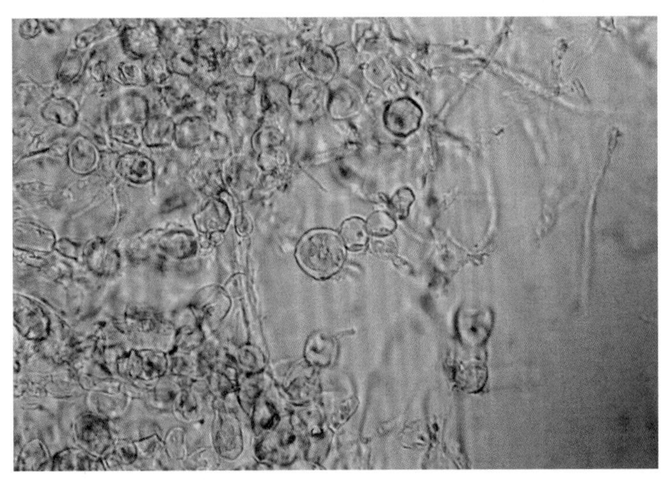

图 10-20-5-8　同心性毛癣菌：陈旧培养，有典型的“气球”状厚壁孢子，镜下菌丝宽、多分枝、不规则，其中可能有“鹿角”样

三、鉴定与鉴别

（一）鉴定要点

①尿素水解：7 d 后阴性；②无维生素琼脂能生长，但通常加入维生素 B_1（硫胺素）和肌醇生长更好；③临床皮损特点：涡纹状鳞屑；④直接镜检有大量的缠绕结网菌丝；⑤菌落形态：生长缓慢，蜡样菌落，放射沟纹；⑥37 ℃生长；⑦耐受放线菌酮；⑧毛发穿孔试验阴性。

（二）属间鉴别

根据患者皮损部位和明显同心环状的叠瓦癣样皮损表现、菌株培养特性、菌落形态、镜下形态加以鉴别。

（三）属内鉴定

要与“鹿角”样菌丝的许兰毛癣菌（*T. schoenleinii*）相区别：在维生素 B_1 存在时，同心毛癣菌生长增加，可用于和许兰毛癣菌的区别，但应注意并不是所有同心毛癣菌菌株都会出现。

四、抗真菌药物敏感性

报道的有限数据表明，本菌对特比萘芬、伊曲康唑、咪康唑、酮康唑、伏立康唑、克霉唑体外 MIC 值较低；对氟康唑体外 MIC 值较高。

五、临床意义

同心毛癣菌引起的慢性广泛性非炎症性体癣，产生同心环状的叠瓦癣是其特殊的皮损表现，这种浅部真菌病通常影响无毛皮肤，有文献称头发永远不会受到影响，人可能通过与感染者的密切接触而感染，在家庭成员之间传播是最常见的途径。

（徐和平　帅丽华）

参考文献

1. Veraldi S, Giorgi R, Pontini P, et al. Tinea imbricata in an Italian child and review of the literature [J]. Mycopathologia, 2015, 180(5－6):353－7. doi:10.1007/s11046-015-9930-1. Epub 2015 Aug 29. PMID:26314408.
2. Bonifaz A, Vázquez-González D. Tinea imbricata in the Americas [J]. Curr Opin Infect Dis, 2011,24(2):106－11. doi:10.1097/QCO.0b013e328342cbc1. PMID:21169831.
3. Leung AKC, Leong KF, Lam JM. Tinea imbricata: an overview [J]. Curr Pediatr Rev, 2019,15(3):170－174. doi:10.2174/1573396315666190207151941. PMID:30734680.

许兰毛癣菌

一、简介

许兰毛癣菌(*Trichophyton schoenleinii*)隶属于子囊菌门(Ascomycota)、子囊菌亚门(Pezizomycotina)、散囊菌纲(Eurotiomycetes)、爪甲团囊菌目(Onygenales)、节皮菌科(Arthrodermataceae)、毛癣菌属(*Trichophyton*)。

二、培养与镜检

(一) 培养

许兰毛癣菌在SDA和PDA上生长缓慢,蜡质样或皮革样,表面有明显的皱褶,呈脑回路状,蜂巢样,下沉生长可使培养基裂开。培养初期,菌落为典型的卷曲形式,但随着培养时间的延长很快变成扁平、柔软的丝绒状。菌落表面呈乳白色或橙棕色,背面呈无色或淡黄色。由于产生鹿角样菌丝,菌落边缘有时呈羽毛状。见图10-20-6-1至图10-20-6-6。

(二) 镜下形态

本菌主要侵犯头发,引起黄癣,感染的头发可见发内菌丝,粗细一致,与长轴平行,链状排列,可有气泡、气沟。也可侵犯皮肤、指甲和内脏,甲屑中有菌丝、链状孢子。伍德灯(Wood's lamp)下呈暗绿色荧光。见图10-20-6-7至图10-20-6-10。

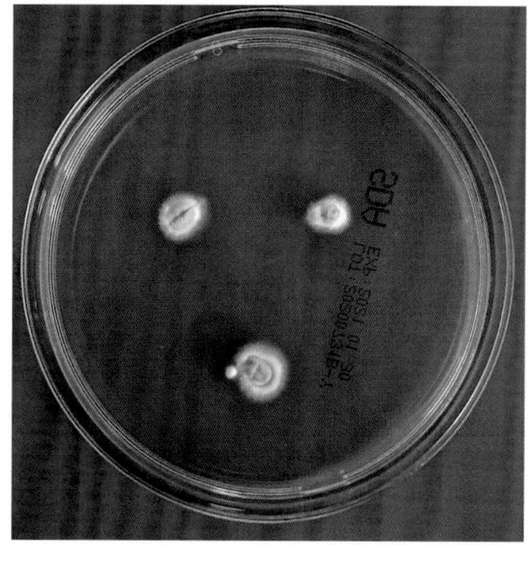

图10-20-6-1 许兰毛癣菌菌落:SDA, 28℃, 7d

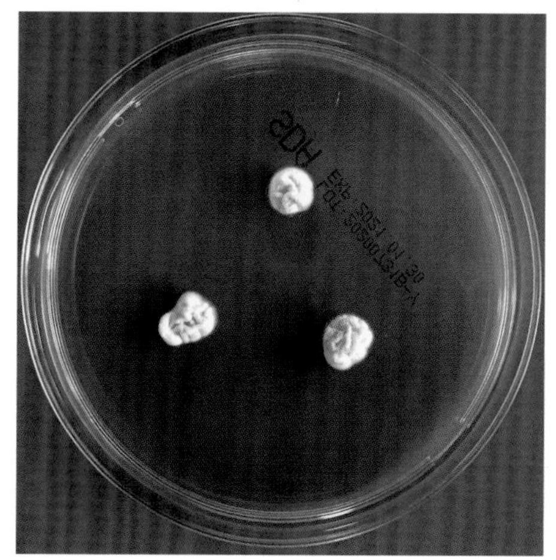

图10-20-6-2 许兰毛癣菌菌落:SDA, 28℃, 10d

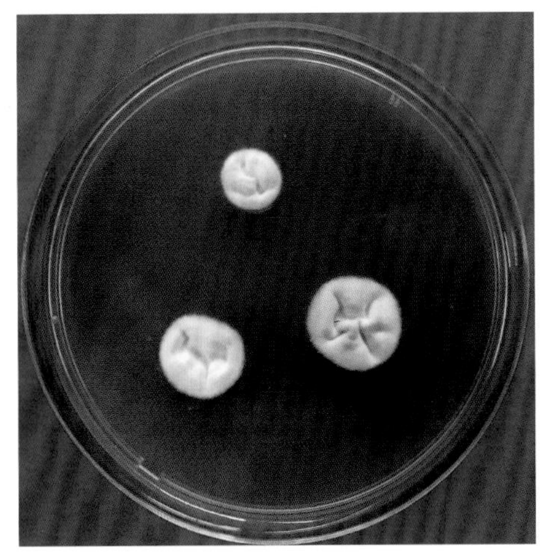

图 10-20-6-3　许兰毛癣菌菌落：PDA，28℃，10 d

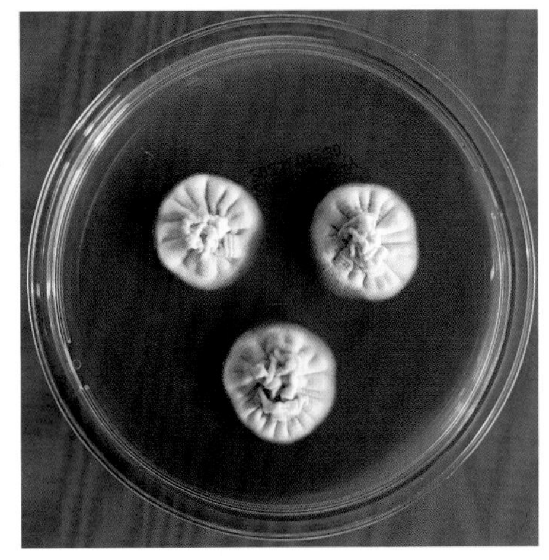

图 10-20-6-4　许兰毛癣菌菌落：SDA，28℃，21 d

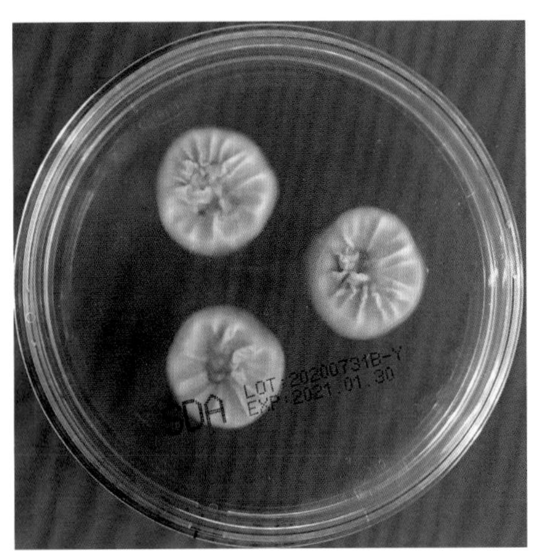

图 10-20-6-5　许兰毛癣菌菌落(背面)：SDA，28℃，21 d

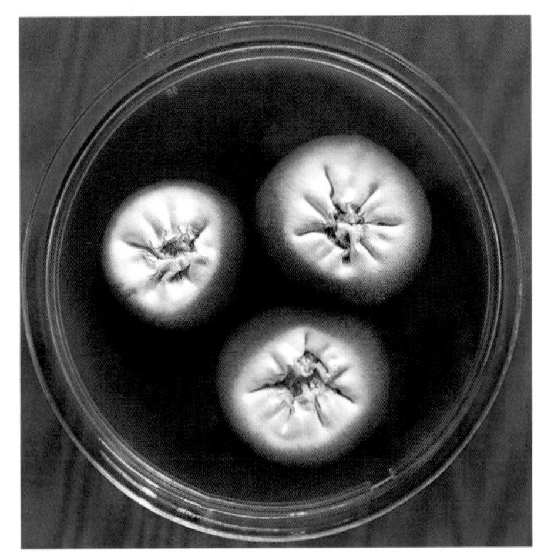

图 10-20-6-6　许兰毛癣菌菌落：PDA，28℃，21 d

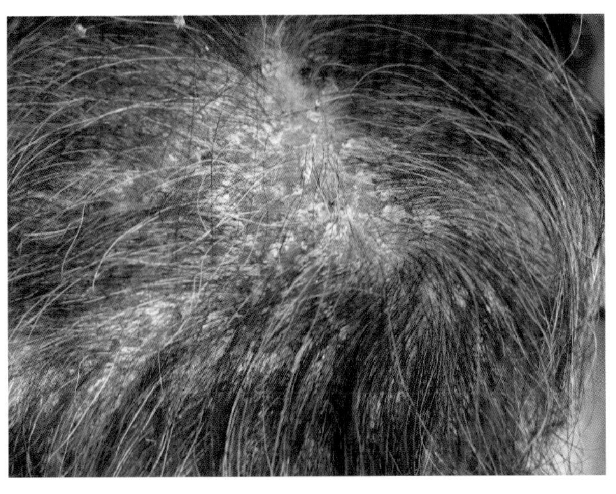

图 10-20-6-7　成人黄癣

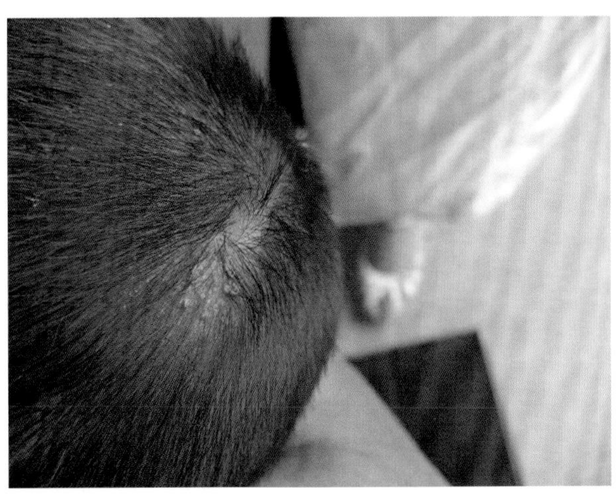

图 10-20-6-8　儿童黄癣

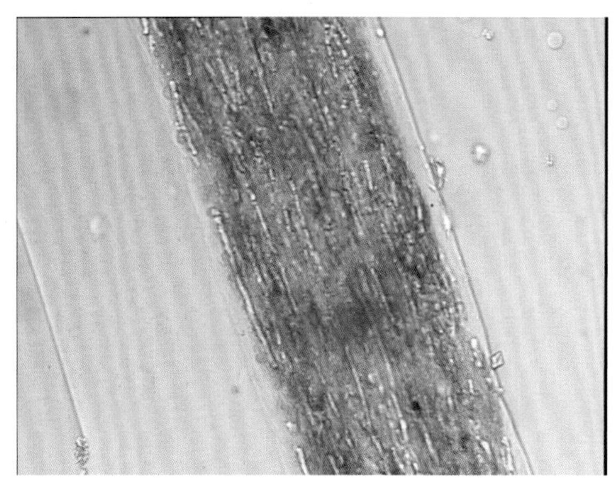

图 10-20-6-9 许兰毛癣菌感染的病发:10% KOH 溶液直接镜检,发内菌丝,×400

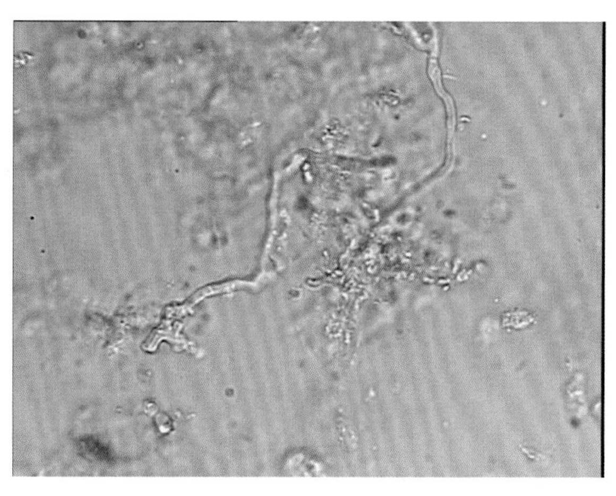

图 10-20-6-10 许兰毛癣菌感染的甲屑:10% KOH 溶液直接镜检,×400

常规培养镜检无大、小分生孢子,延长培养在陈旧培养基上可见大量厚壁孢子。菌丝末端膨大,二分叉,形成带“钉头”特征的鹿角样菌丝,也称“黄癣菌丝”。新鲜培养时,边缘可见琼脂内菌丝,有时可见结节菌丝。见图 10-20-6-11 至图 10-20-6-14。

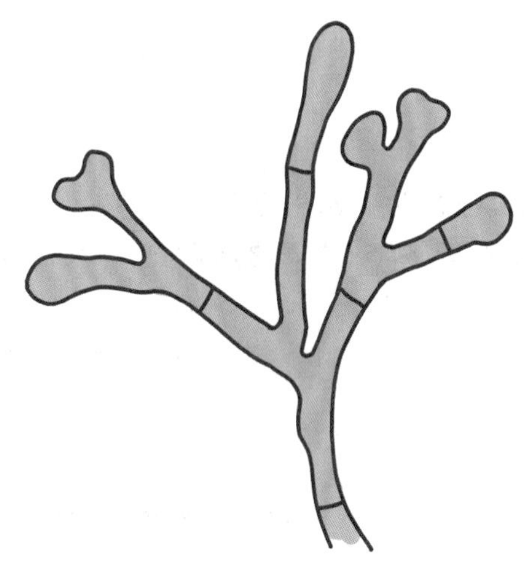

图 10-20-6-11 许兰毛癣菌镜下形态示意图

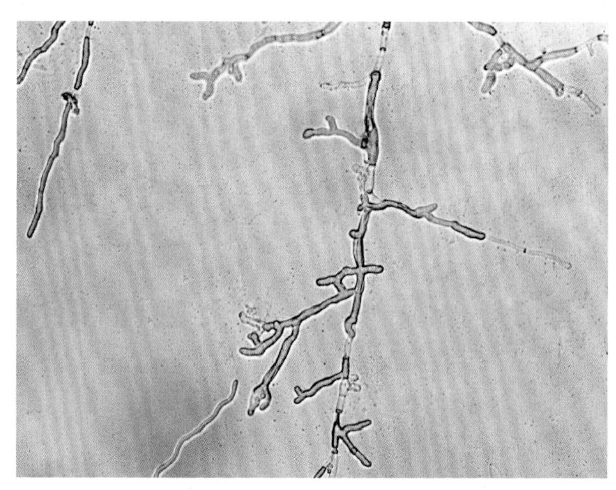

图 10-20-6-12 许兰毛癣菌镜检:PDA,28 ℃,7 d,未染色,×400

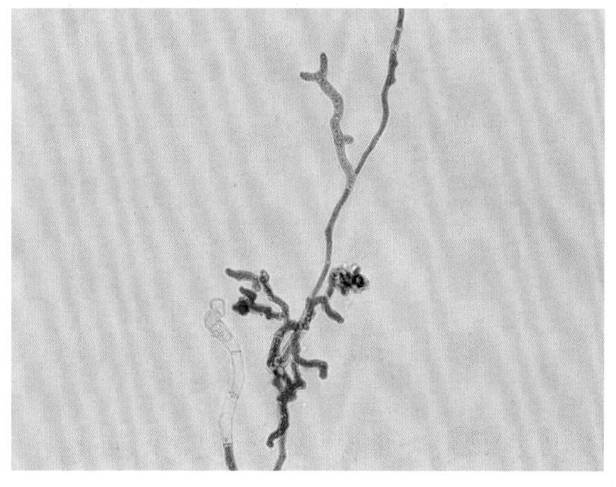

图 10-20-6-13 许兰毛癣菌镜检:PDA,28 ℃,10 d,乳酸酚棉蓝染色,×400

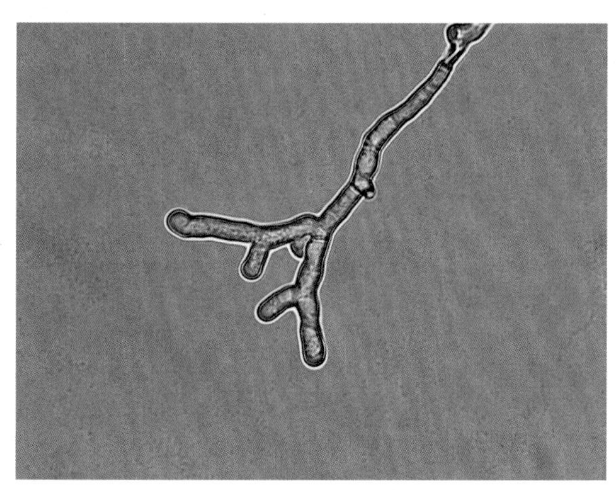

图 10-20-6-14 许兰毛癣菌镜检:PDA,28 ℃,10 d,未染色,×1 000

三、鉴定与鉴别

鉴定要点如下。①菌落特征：早期菌落呈蜂巢样的表面，后期或传代后表现为短绒毛样；②“钉头”样或“鹿角”样菌丝；③37 ℃生长；④耐受放线菌酮；⑤尿酶试验阳性，偶尔阴性；⑥毛发穿孔试验阴性；⑦没有特殊的营养要求（无须添加维生素）。

本菌需要与疣状毛癣菌（*Trichophyton verrucosum*）相鉴别：许兰毛癣菌不需要添加维生素来刺激生长，其在 37 ℃和 25 ℃生长一样好，而疣状毛癣菌需要添加维生素 B_1 或肌醇来刺激生长。

四、抗真菌药物敏感性

由于许兰毛癣菌常规培养不产分生孢子，用菌丝做的体外药敏试验结果仅供参考。少量研究数据表明，许兰毛癣菌对特比萘芬、两性霉素 B 和除了氟康唑以外的唑类抗真菌药物体外 MIC 值较低，包括伊曲康唑、酮康唑、咪康唑、泊沙康唑、伏立康唑、克霉唑，不同菌株对灰黄霉素药物敏感度不等，对氟康唑、5-氟胞嘧啶和制霉菌素 MIC 值较高。相关病例报道显示口服特比萘芬联合患处局部外用卢立康唑软膏可成功治愈由许兰毛癣菌感染引起的黄癣。

五、临床意义

许兰毛癣菌呈世界性分布，亲人型，主要在亚洲和非洲分离出，主要引起人类的黄癣，俗称“癞痢头”，经久不愈，使整个头皮结痂，毛发脱落，永不再生，是最严重的皮肤癣菌病；也可侵犯皮肤、指甲和内脏，但很少导致动物感染。

（徐和平　刘敏雪）

参考文献

1. Adimi P, Hashemi SJ, Mahmoudi M, et al. In vitro activity of 10 antifungal agents against 320 dermatophyte strains using microdilution method in tehran [J]. Iran J Pharm Res, 2013,12(3):537-545.
2. Gao Y, Zhan P, Hagen F, et al. Molecular epidemiology and in vitro antifungal susceptibility of *Trichophyton schoenleinii*, agent of tinea capitis favosa [J]. Mycoses, 2019,62(5):466-474.
3. Deng S, Ansari S, Ilkit M, et al. In vitro antifungal susceptibility profiles of 12 antifungal drugs against 55 *Trichophyton schoenleinii* isolates from tinea capitis favosa patients in Iran, Turkey, and China [J]. Antimicrob Agents Chemother, 2017,61(2):e01753-16. https://doi.org/10.1128/AAC.01753-16.
4. Iwasa K, Ogawa K, Azukizawa H, et al. Revival of favus in Japan caused by *Trichophyton schoenleinii* [J]. J Dermatol, 2019,46(4):347-350.

● 阿耶罗毛癣菌 ●

一、简介

阿耶罗毛癣菌（*Trichophyton ajelloi*）隶属于子囊菌门（Ascomycota）、散囊菌纲（Eurotiomycetes）、爪甲团囊菌目（Onygenales）、节皮菌科（Arthrodermataceae）、毛癣菌属（*Trichophyton*），是呈世界性分布的亲土型皮肤癣菌，现在改名为钩状节皮菌（*Arthroderma uncinatum*）。

二、生物学特性

（一）培养特性

在 SDA 和 PDA 上快速生长，菌落扁平，绒毛状或粉状。表面呈米黄色到橘色，菌落边缘为有淡黑色条纹，背面呈紫红色或蓝黑色。有时有蓝黑色素弥散于培养基中。见图 10-20-7-1 至图 10-20-7-4。

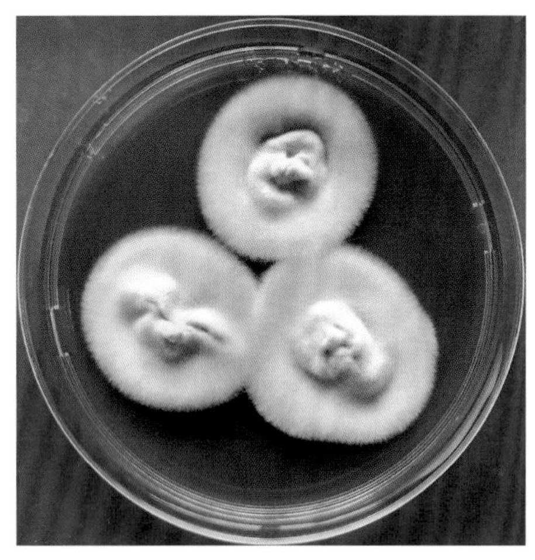

图 10-20-7-1 钩状节皮菌毛癣菌菌落：SDA，28℃，7 d

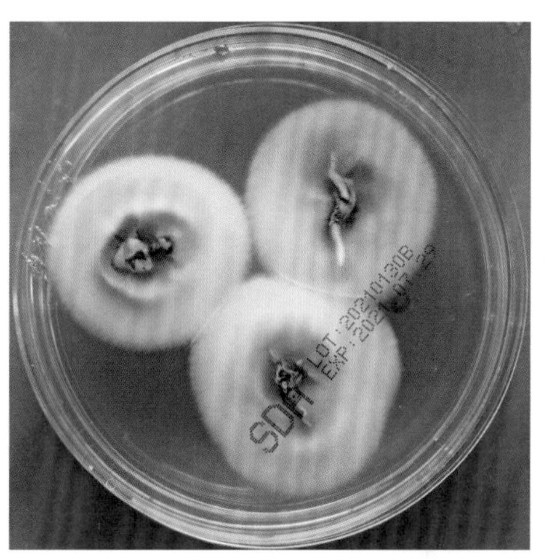

图 10-20-7-2 钩状节皮菌毛癣菌菌落（反面）：SDA，28℃，7 d

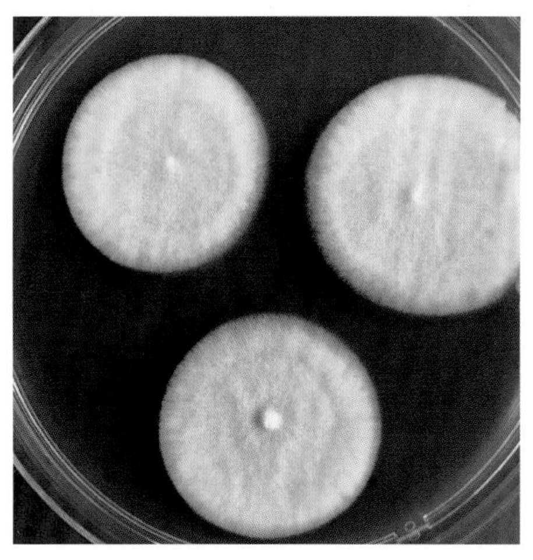

图 10-20-7-3 钩状节皮菌毛癣菌菌落：PDA，28℃，7 d

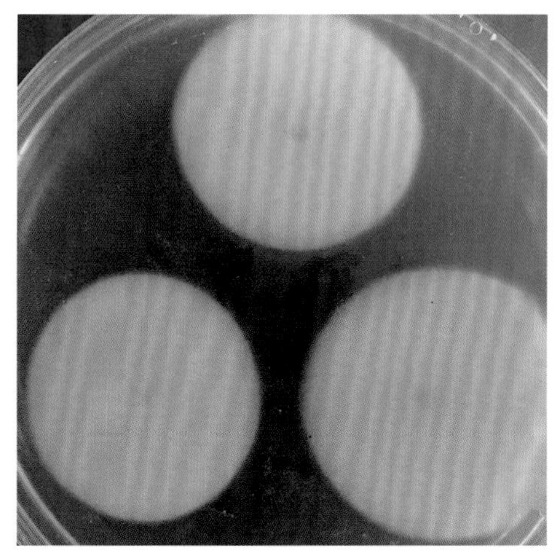

图 10-20-7-4 钩状节皮菌毛癣菌（反面）：PDA，28℃，7 d

（二）形态与染色

小分生孢子罕见或缺乏，梨形、光滑。大分生孢子量多，多分隔，5～12 隔或更多，细长、两头尖的圆柱形到梭形，雪茄形，壁厚，表面光滑。见图 10-20-7-5 至图 10-20-7-8。

三、鉴定与鉴别

鉴定要点：①菌落特征：生长快，正面粉状黄色，背面紫黑色；②细长、雪茄形、厚壁、多分隔的大分生孢子；③37℃生长；④耐受放线菌酮；⑤尿素酶试验阳性；⑥毛发穿孔试验阳性；⑦没有特殊的营养要求（无须

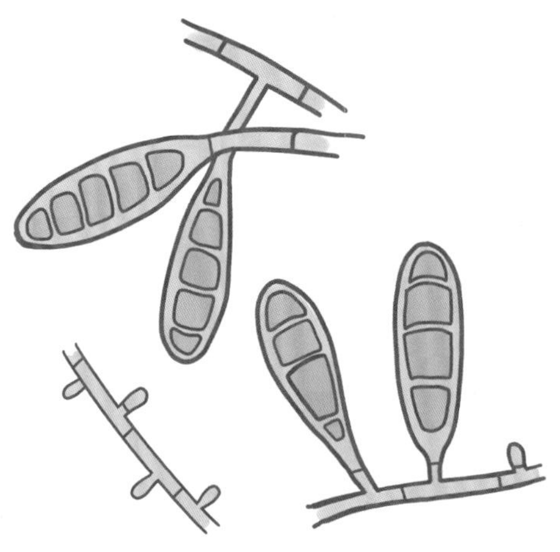

图 10-20-7-5 钩状节皮菌毛癣菌镜下形态示意图

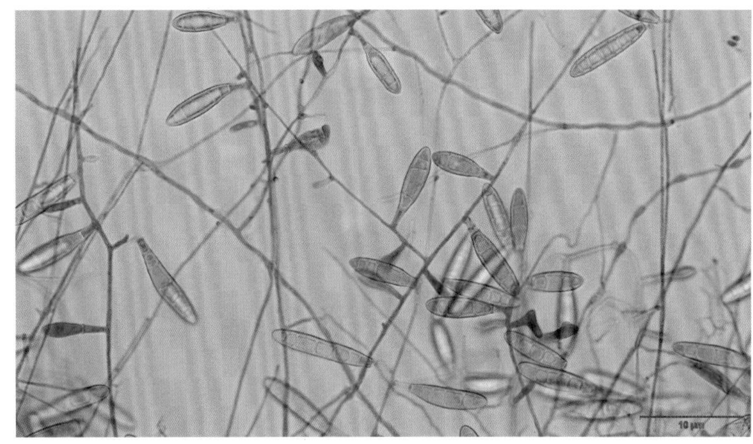

图 10-20-7-6 钩状节皮菌毛癣菌镜检：PDA，28 ℃，5 d，乳酸酚棉蓝染色，×400

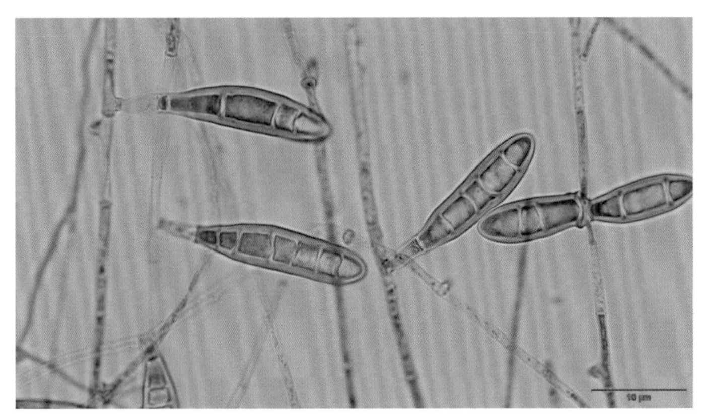

图 10-20-7-7 钩状节皮菌毛癣菌镜检：PDA，28 ℃，5 d，乳酸酚棉蓝染色，×1 000

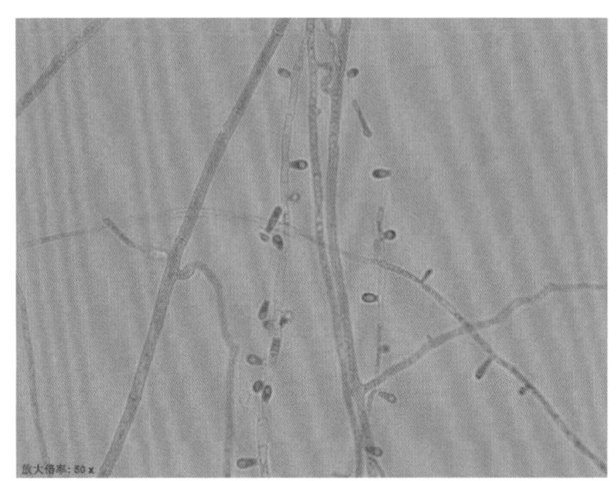

图 10-20-7-8 钩状节皮菌毛癣菌镜检：PDA，28 ℃，5 d，乳酸酚棉蓝染色，×1 000

添加维生素）。

本菌需要与万勃小孢子菌（*Microsporium vanbreuseghem*）相鉴别。万勃小孢子菌生长快，绒毛或粉末状表面，正面为白色、黄色、粉红色，背面无色或黄色，大分生孢子量多，细长椭圆形，7～10 个隔，壁粗有刺，位于分生孢子梗的顶端或侧面。

四、抗真菌药物敏感性

从报道的少量体外药敏数据表明，本菌对特比萘芬、伊曲康唑、伏立康唑、咪康唑、酮康唑、两性霉素 B 的体外 MIC 值较低；对氟康唑体外 MIC 值较高。

五、临床意义

常认为阿耶罗毛癣菌为非致病菌，主要作为污染的腐生真菌考虑，对人和动物的致病性不明，对体内毛发侵犯感染不明，但体外毛发穿孔阳性。作为感染人类的可能病原菌的报道很少见。

（徐和平　李晓琴）

疣状毛癣菌

一、简介

疣状毛癣菌(*Trichophyton verrucosum*)是一种嗜食皮肤的病原真菌，呈世界性分布，亲动物型皮肤癣菌，主要引起动物感染，是引起牛皮肤癣病的常见病原菌，人因接触感染动物可被感染。

二、培养及镜检

(一) 标本直接镜检

毛发为发外形孢子，孢子排列成串。皮屑内见关节孢子。见图 10-20-8-1 和图 10-20-8-2。

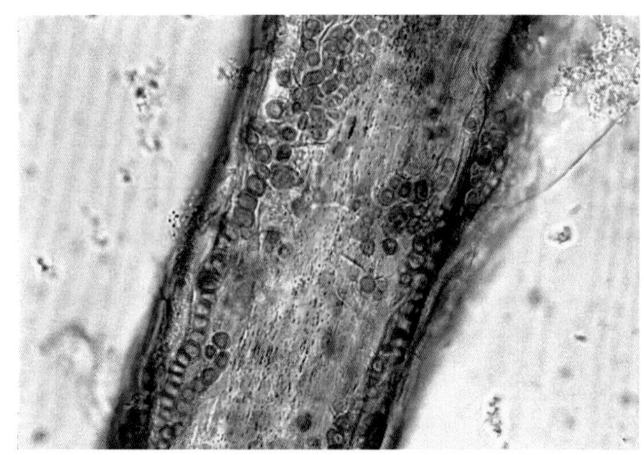

图 10-20-8-1 毛发外形孢子：乳酸酚棉蓝染色，×1 000

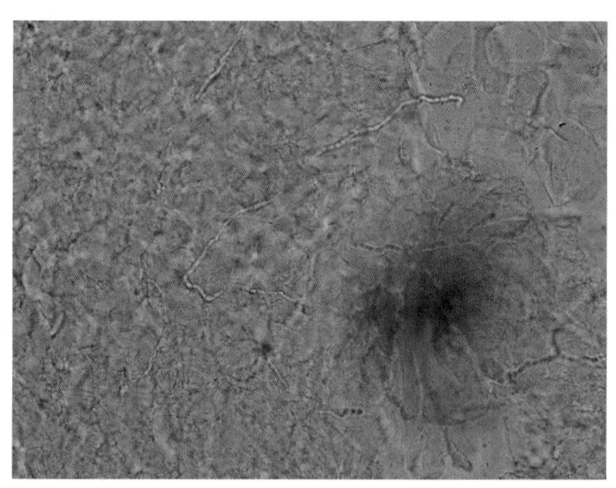

图 10-20-8-2 皮屑直接镜检：菌丝，10% KOH，×400

(二) 培养

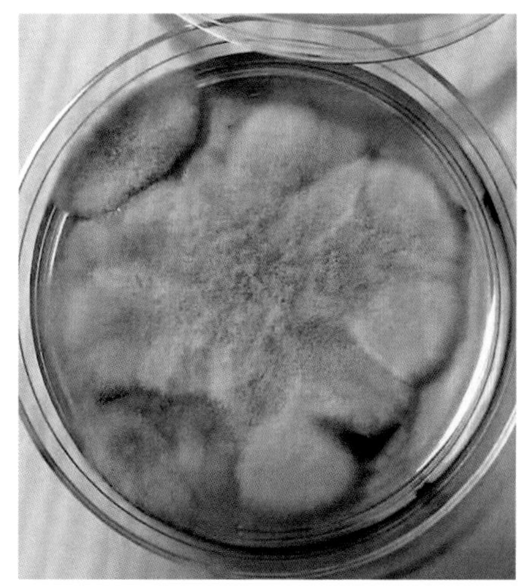

图 10-20-8-3 疣状毛癣菌菌落：SDA，28 ℃，11 d

常用培养基上生长缓慢，菌落小，形似纽扣样，白色到奶油色，中心凸起，边缘下沉式生长，可形成羽毛状边缘，表面光滑，有时呈霜状颜色，培养时间延长表面易产生白色绒毛状菌丝。在添加维生素 B_1 或肌醇培养基上，明显促进生长，在 37 ℃时生长比 28 ℃更快，最高生长温度为 40 ℃。背面无色或淡黄色。将生长的菌落转种在溴甲芬紫酪蛋白牛奶肌醇(BCP)培养基上，28 ℃或 35 ℃培养，该菌使培养基变为碱性，由黄色变为暗紫红色，菌落周围出现透明环。

在麦芽汁琼脂(MEA)和脑心浸液琼脂(BHI)上进行继代培养，分别在 25 ℃、30 ℃和 37 ℃下培养 4 周。在 MEA 上 30 ℃培养 10 d 内可见大小分生孢子，在 BHI 琼脂上可见层状分生孢子链。在 25 ℃和 37 ℃下均未见大分生孢子。大分生孢子的镜检显示 2～7 个薄的横向隔膜。大分生孢子棒状，顶端圆形，表面光滑。微孢子呈卵形，附着在分枝菌丝上。见图 10-20-8-3 至图 10-20-8-7。

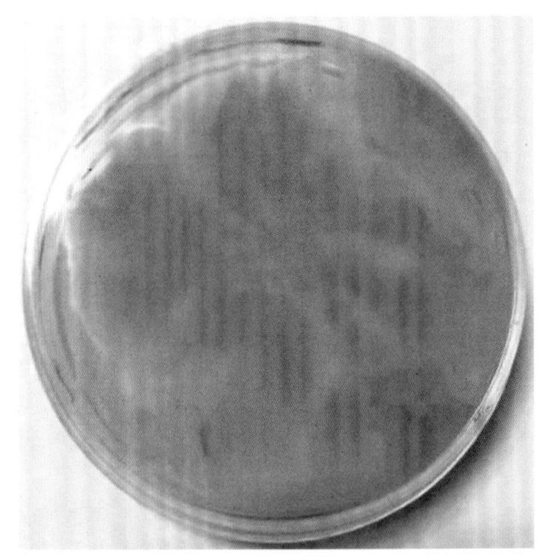

图 10-20-8-4　疣状毛癣菌菌落（背面）：SDA，28 ℃培养 11 d

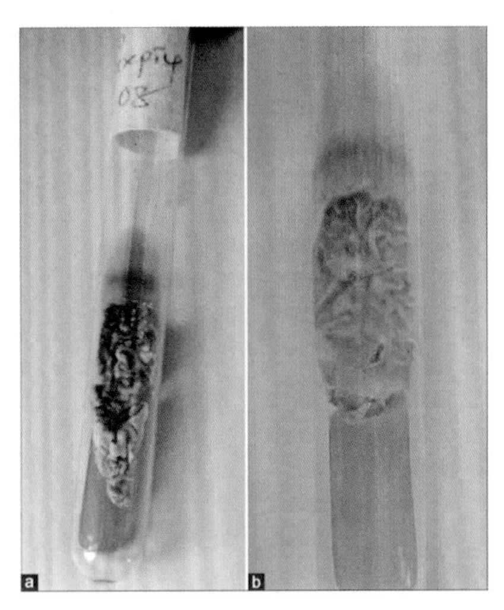

图 10-20-8-5　疣状毛癣菌菌落：SDA，a 为正面，b 为背面，28 ℃，14 d

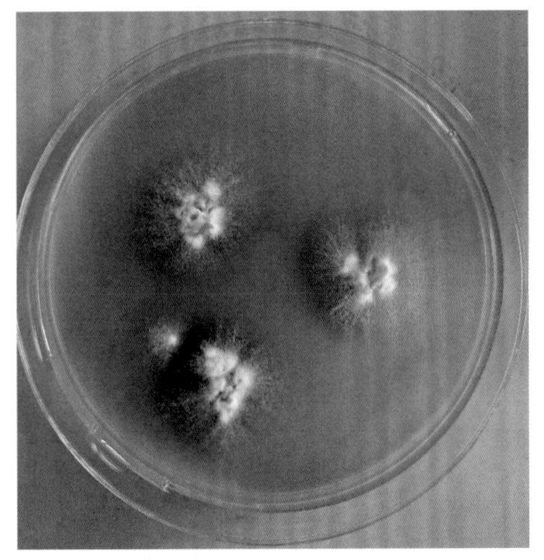

图 10-20-8-6　疣状毛癣菌菌落：PDA，27 ℃，18 d

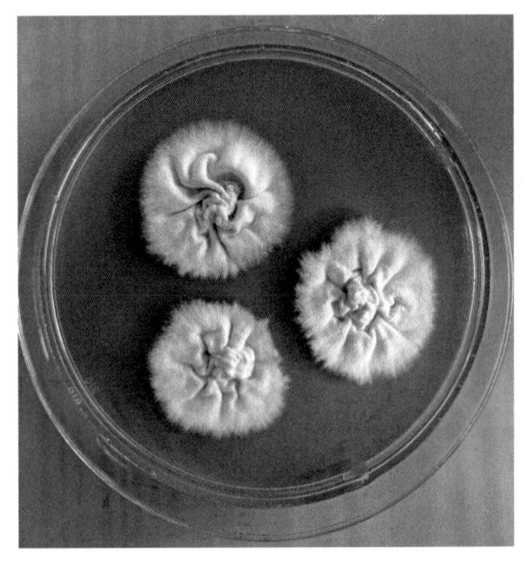

图 10-20-8-7　疣状毛癣菌菌落：添加肌醇的 PDA，27 ℃，18 d

（三）镜下结构

可见宽大、不规则、扭曲的菌丝，菌丝中间或末端可见厚壁孢子，厚壁孢子常呈链状排列，如“珍珠项链”样。菌丝顶端常变宽或出现瘤状，有时分叉，类似“鹿角”样。在皮屑或毛发初代培养时，在菌丝顶端产生数量众多的特征性的终端囊泡（不是厚壁孢子）。小分生孢子棒状，在加入维生素 B_1 或肌醇的琼脂上可见泪滴状小分生孢子，有时可见到鼠尾或豆串样的大分生孢子。见图 10-20-8-8 至图 10-20-8-12。

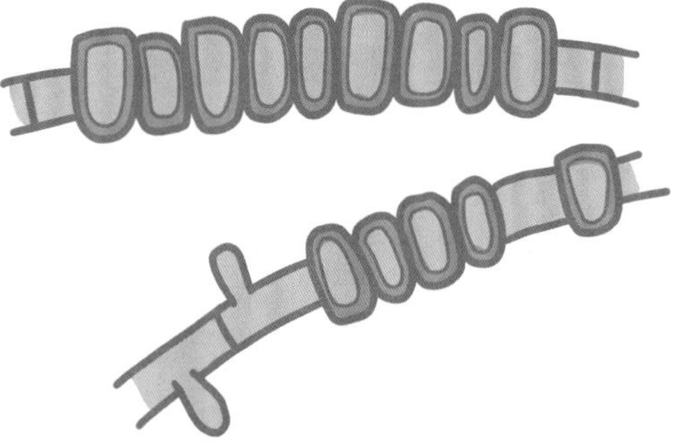

图 10-20-8-8　疣状毛癣菌镜下形态示意图

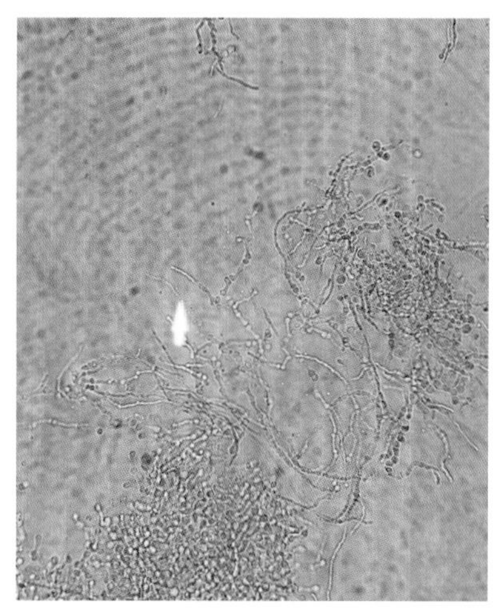

图 10-20-8-9 疣状毛癣菌镜检:SDA, 27 ℃, 8 d,未染色,×100

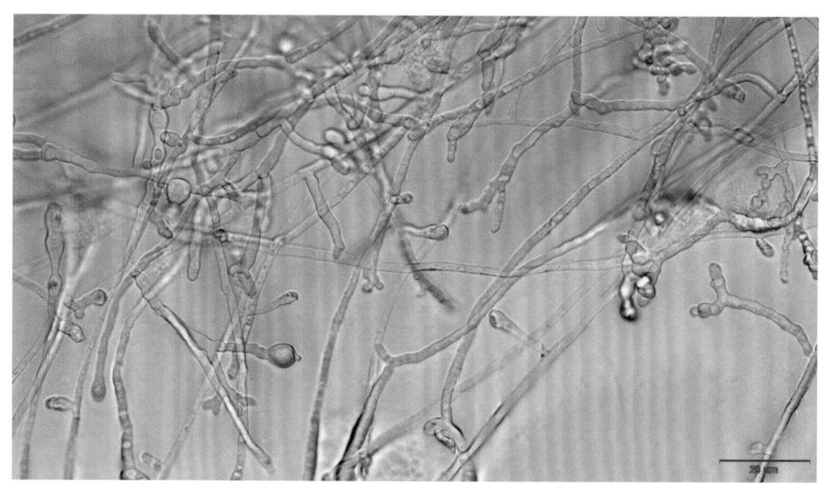

图 10-20-8-10 疣状毛癣菌镜检:PDA, 27 ℃, 8 d,未染色,×400

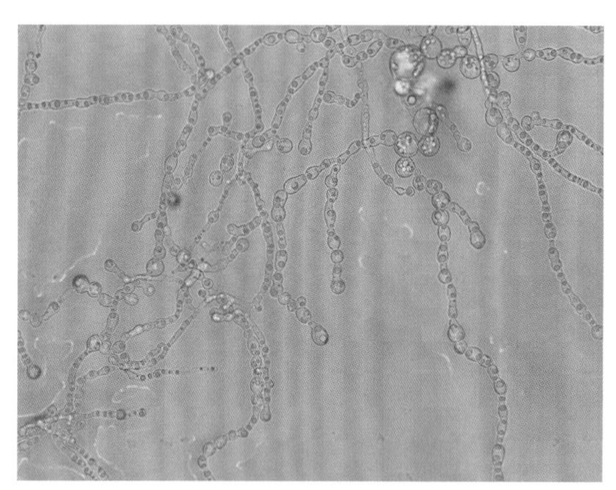

图 10-20-8-11 疣状毛癣菌镜检:PDA, 27 ℃, 8 d,乳酸酚棉蓝染色,×1 000

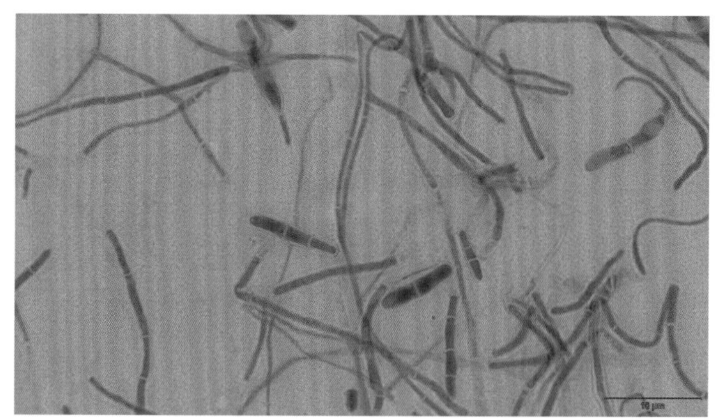

图 10-20-8-12 疣状毛癣菌镜检:添加肌醇的 PDA, 27 ℃, 8 d,乳酸酚棉蓝染色,×400

三、鉴定与鉴别

1. 鉴定要点:①菌丝鹿角样,小分生孢子少见,棒状,大分生孢子形似鼠尾;②链状的厚壁孢子;③唯一一个在 37 ℃时生长比 28 ℃快的菌种,37 ℃生长时可见典型的厚壁孢子;④耐受放线菌酮;⑤毛发穿孔试验阴性;⑥生长需要维生素 B_1;⑦菌落表面绒毛状菌丝;⑧尿素酶试验阴性。

2. 根据患者皮损部位和皮损明显炎性表现、菌株培养特性、菌落形态、镜下形态加以鉴别。

3. 鉴别要点:需要与许兰毛癣菌(*T. schoenleinii*)和同心性毛癣菌(*T. concentrium*)相鉴别,未产生大小分生孢子时,疣状毛癣菌也可见鹿角样菌丝,需要与许兰毛癣菌区别:可通过添加维生素 B_1 或肌醇,以及 37 ℃生长试验相区别。与同心性毛癣菌区别:根据同心性毛癣菌的皮损特征,镜检的大量网状菌丝、菌落特征及标本来源加以区别。

四、抗真菌药物敏感性

疣状毛癣菌对 5 -氟胞嘧啶、氟康唑耐药,对两性霉素 B、灰黄霉素的 MIC 偏高,而对特比萘芬、伊曲康唑、酮康唑、咪康唑和伏立康唑均为敏感。

五、致病性

主要侵犯牛、马等哺乳动物，人接触感染动物后可有引起头癣、股癣和须癣，感染症状较重，有强烈的炎症性感染症状。侵犯的毛发在伍德灯下显示无荧光，镜下为发外感染。见图 10-20-8-13 至图 10-20-8-15。

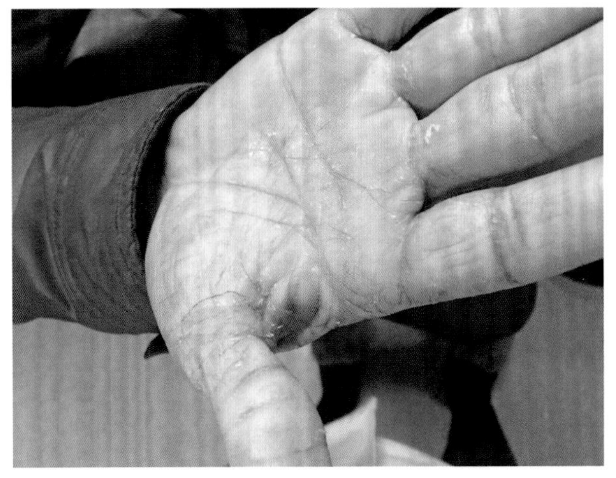

图 10-20-8-13　疣状毛癣菌：手部感染

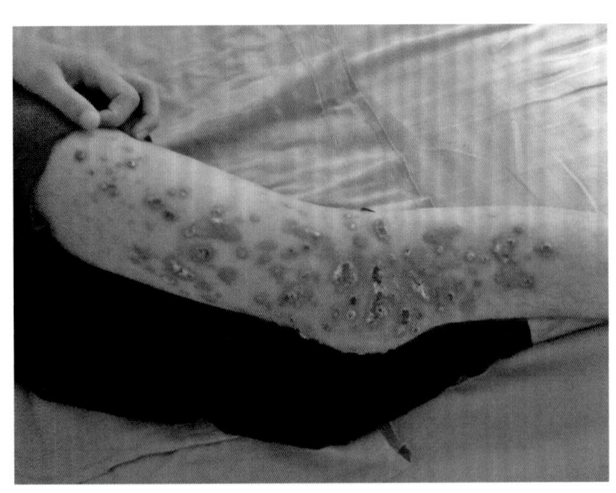

图 10-20-8-14　疣状毛癣菌：手臂感染

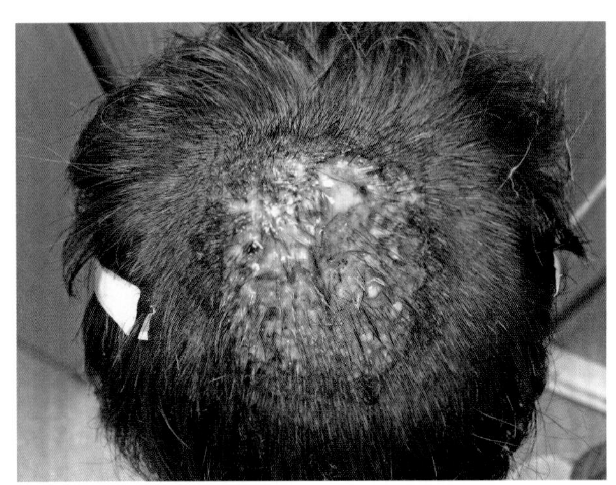

图 10-20-8-15　疣状毛癣菌：头部感染

（徐和平　帅丽华）

参考文献

1. Noronha TM, Tophakhane RS, Nadiger Shobha, et al. Clinico-mycrobiological study of dermatophytosis in a tertiary-care hospital in North Karnataka [J]. Indian Dermatol Online J, 2016,7(4):264－271.
2. Maslen MM. Human cases of cattle ringworm due to *Trichophyton verrucosum* in Victoria, Australia [J]. Australas J Dermatol, 2000,41(2):90－94
3. 王建昌,姜彦芬,王珅,王金凤. 奶牛疣状毛癣菌的分离鉴定及其耐药性分析[J]. 中国动物检疫,2016,33(1):26－29.
4. 许淑珍,王毓新,姜桂艳,商继科,马颖. 疣状毛癣菌引起多部位皮肤感染一例[J]. 中华临床医师杂志(电子版),2010,4(7):1152－1153.

马毛癣菌

一、简介

马毛癣菌（*Trichophyton equinum*）是亲动物型皮肤癣菌，主要与马感染有关，目前有两个变种：*T. equinum var. equinum* 呈世界性分布，*T. equinum var. autotrophicum* 仅发现在澳大利亚和新西兰。现代分类认为马毛癣菌属于断发毛癣菌复合群中一个种。

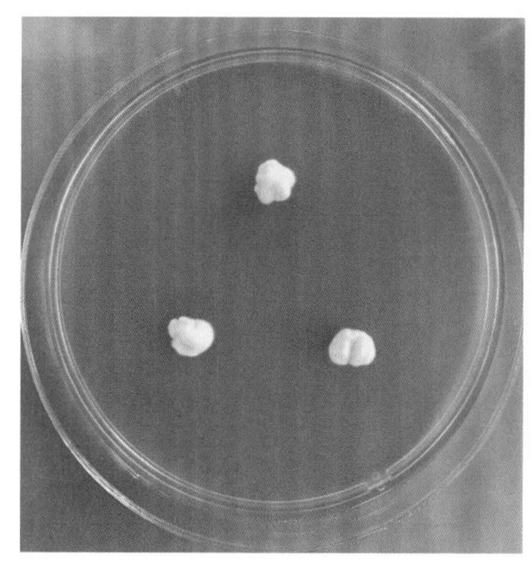

图 10-20-9-1 马毛癣菌菌落：PDA，27℃，4 d

二、培养及镜检

（一）培养

在 PDA 和 SDA 上中等速度生长，菌落平坦、绒毛状或粉末表面，类似于须癣毛癣菌，可有平缓褶皱或放射状沟槽。表面呈乳油色到淡黄色，背面深黄色变红褐色。边缘和背面为深黄色浸润色素，随着培养时间延长中心变为深红色。见图 10-20-9-1 至图 10-20-9-7。

（二）镜下结构

镜下大量棒状或梨形小型分生孢子，无柄或球形柄沿菌丝分布，再分枝束罕见。大分生孢子非常罕见，偶见棍棒状、光滑、薄壁和大小可变的大分生孢子，类似于须癣毛癣菌。在陈旧培养基上偶尔出现结节性组织，梭形到棒形。见图 10-20-9-8 至图 10-20-9-11。

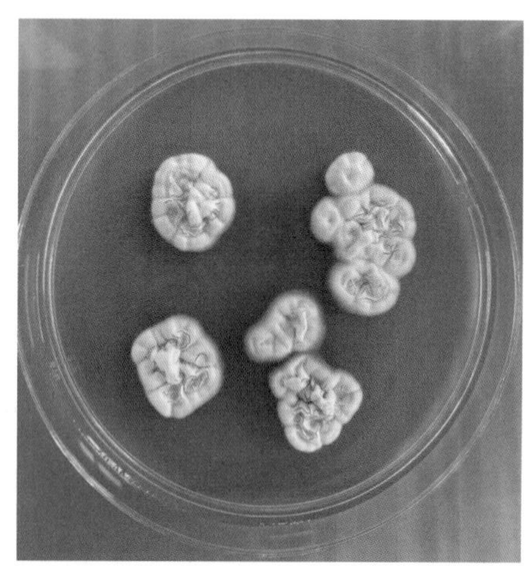

图 10-20-9-2 马毛癣菌菌落：PDA，27℃，9 d

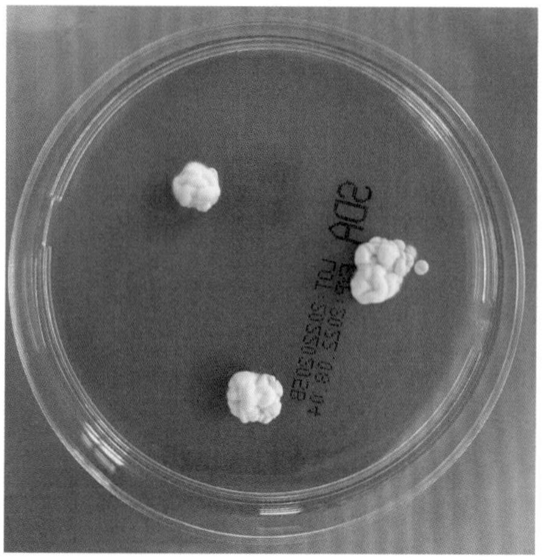

图 10-20-9-3 马毛癣菌菌落：SDA，27℃，9 d

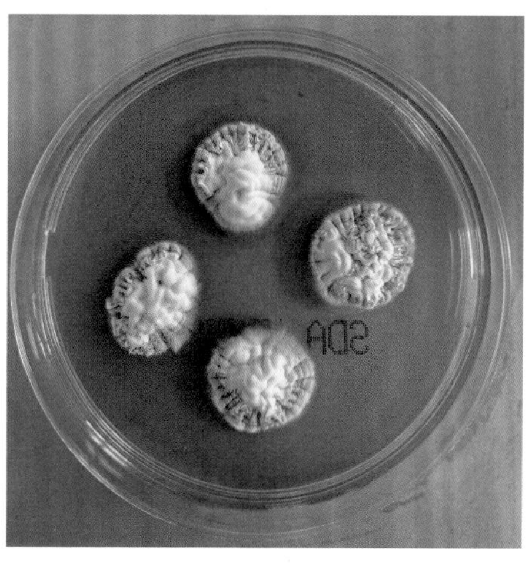

图 10-20-9-4 马毛癣菌菌落：SDA，27℃，18 d

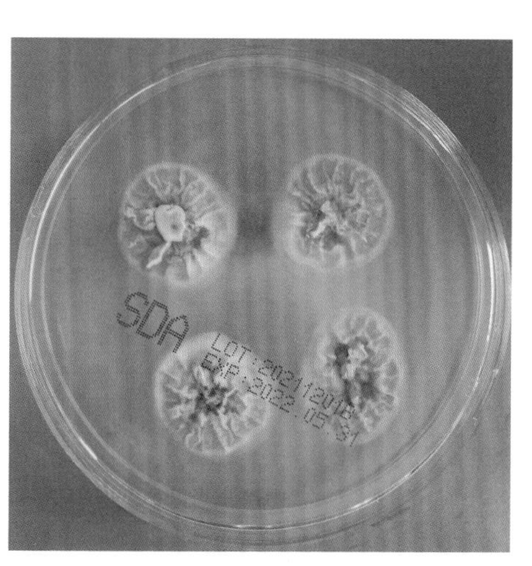

图 10-20-9-5 马毛癣菌菌落(背面)：SDA，27℃，18 d

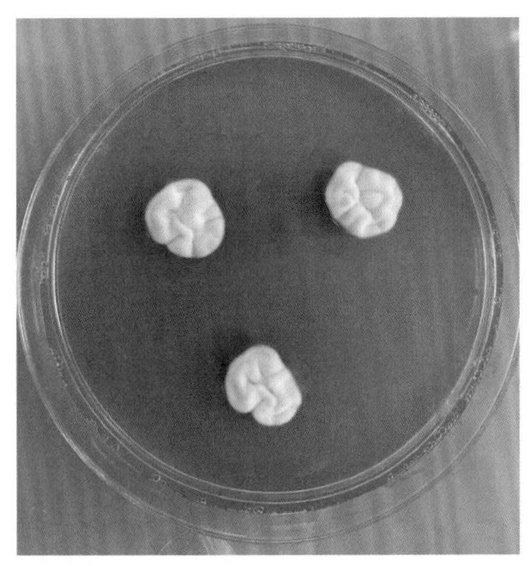

图 10-20-9-6　马毛癣菌菌落：添加烟酸和肌醇的 PDA，27 ℃，7 d

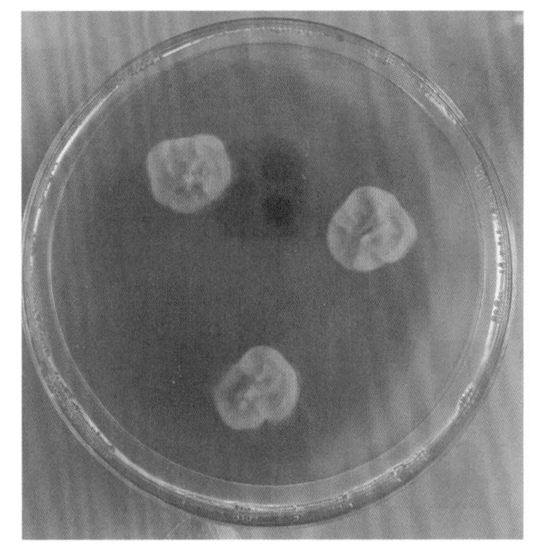

图 10-20-9-7　马毛癣菌菌落(背面)：添加烟酸和肌醇的 PDA，27 ℃，7 d

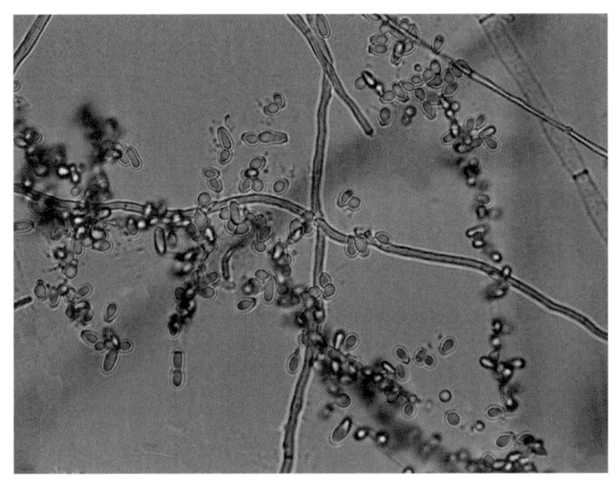

图 10-20-9-8　马毛癣菌镜检：PDA，27 ℃，14 d，无柄沿菌丝分布的小分生孢子，未染色，×1 000

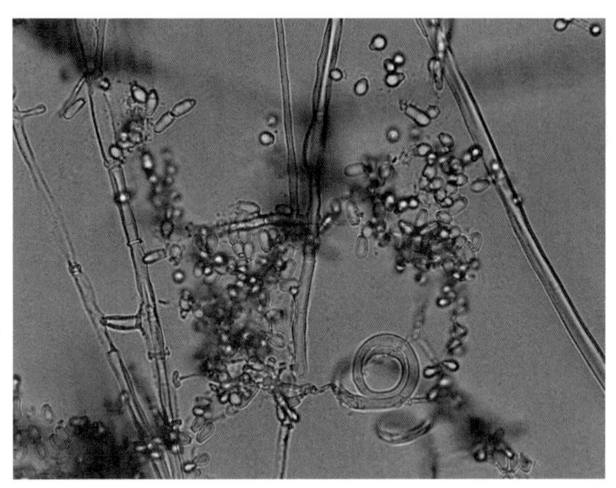

图 10-20-9-9　马毛癣菌镜检：PDA，27 ℃，14 d，无柄小分生孢子和螺旋菌丝，未染色，×1 000

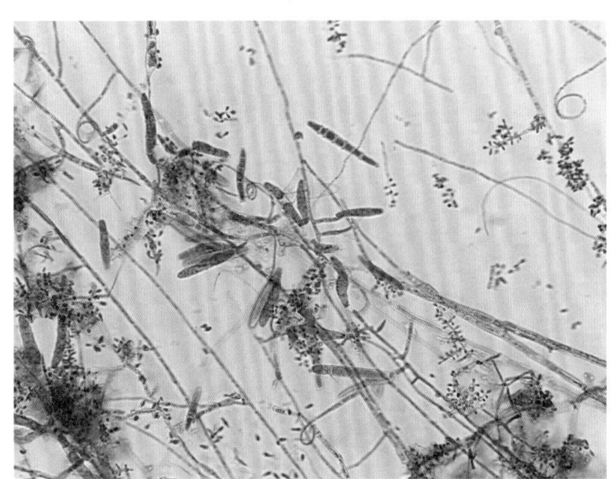

图 10-20-9-10　马毛癣菌镜检：添加烟酸的 MH 培养基，27 ℃，7 d，乳酸酚棉蓝染色，×400

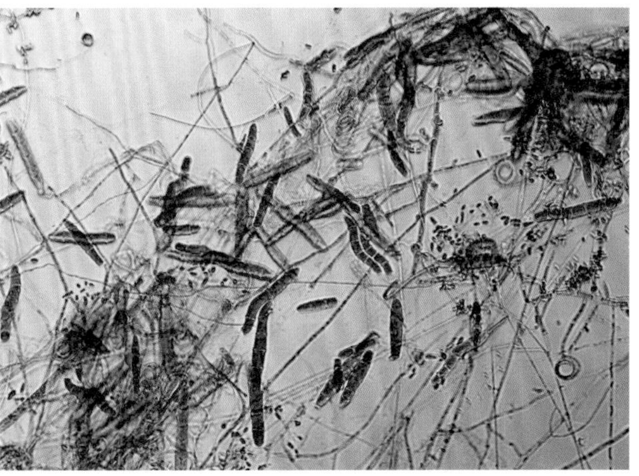

图 10-20-9-11　马毛癣菌镜检：添加烟酸的 MH 培养基，27 ℃，7 d，乳酸酚棉蓝染色，×400

三、鉴定与鉴别

1. 鉴定要点:①菌落特征:绒毛或粉末状菌落表面,类似须癣毛癣菌,产生深黄色或深红色色素;②梨形、无柄沿菌丝分布的小分生孢子;③37 ℃生长;④耐受放线菌酮;⑤尿素酶试验阳性;⑥毛发穿孔试验阳性;⑦需要生长因素:*T. equinum var. equinum* 变种需要烟酸;*T. equinum var. autotrophicum* 变种不需要烟酸。

2. 本菌需要与须癣毛癣菌(*T. mentagrophytes*)相鉴别:*T. equinum var. equinum* 的生长需要提供烟酸,生长速度比较慢,须癣毛癣菌不产生深红色色素。

3. 本菌需要与断发毛癣菌(*T. tonsurans*)相鉴别:断发毛癣菌有特征性气球状的小分生孢子,毛发穿孔试验阴性。

四、抗真菌药物敏感性

数据有限,对 5-氟胞嘧啶、氟康唑耐药,对两性霉素 B、灰黄霉素的效果欠佳,而对于特比萘芬、伊曲康唑、酮康唑、咪康唑和伏立康唑均为敏感。

五、致病性

马毛癣菌是一种可引起动物感染的亲动物型真菌,人类感染罕见,可引起结痂性损害、脓癣性改变,病毛在伍德灯下无荧光,镜下为毛外感染。

(陈婉南 徐和平)

● 苏丹毛癣菌 ●

一、简介

苏丹毛癣菌(*Trichophyton soudanense*)隶属于子囊菌门(Ascomycota)、子囊菌亚门(Pezizomycotina)、散囊菌纲(Eurotiomycetes)、爪甲团囊菌目(Onygenales)、节皮菌科(Arthrodermataceae)、毛癣菌属(*Trichopyton*)。由于苏丹毛癣菌与紫色毛癣菌系统分类学相似,Atlas网站将苏丹毛癣菌并入紫色毛癣菌。而苏丹毛癣菌与红色毛癣菌形态学相似,有学者将其鉴定为红色毛癣菌的一个亚型。也有文献认为苏丹毛癣菌、红色毛癣菌、紫色毛癣菌是红色毛癣菌复合群的三个组。目前苏丹毛癣菌分类仍存在争议。

二、培养及镜检

(一) 培养

在 PDA 和 SDA 上生长速度缓慢或中等,菌落表面光滑至绒毛状,菌落周边有丝状的条纹(宽大浸润式生长的边缘),淡黄色到锈色,有时紫红色,背面呈淡黄色。见图 10-20-10-1 至图 10-20-10-6。

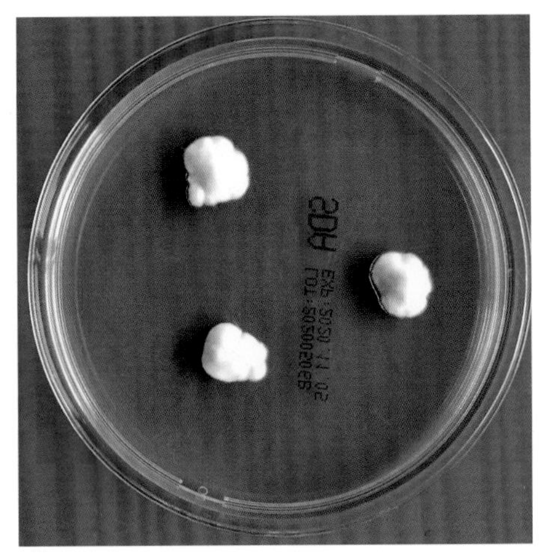
图 10-20-10-1　苏丹毛癣菌菌落:SDA，28℃，7 d

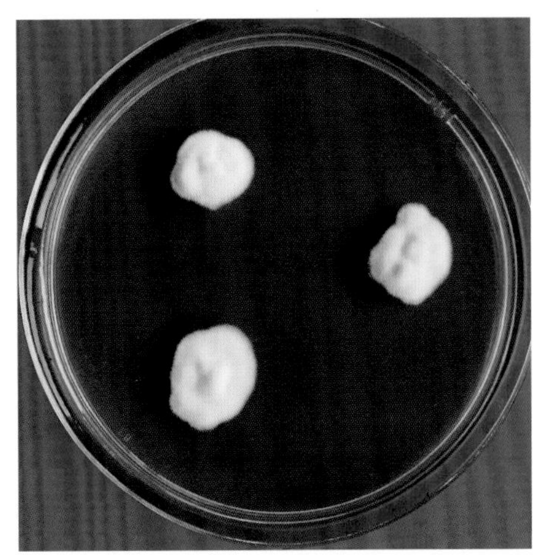
图 10-20-10-2　苏丹毛癣菌菌落:PDA，28℃，7 d

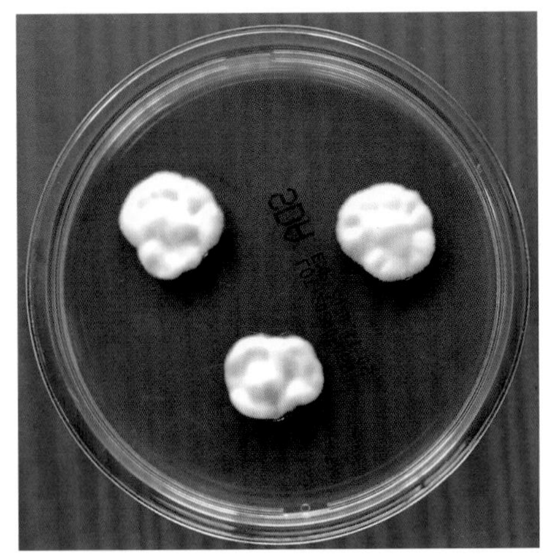
图 10-20-10-3　苏丹毛癣菌菌落:SDA，28℃，14 d

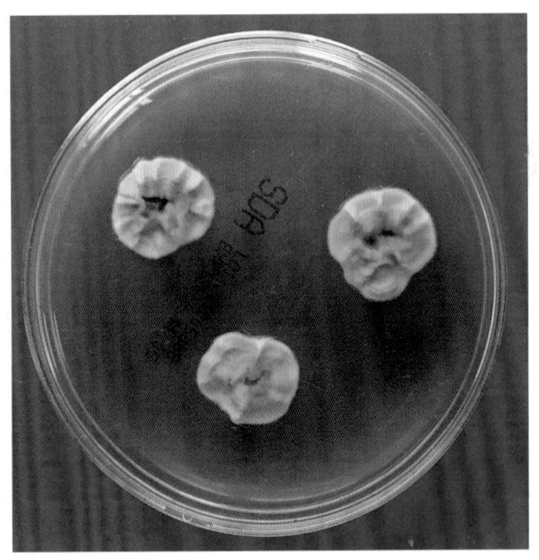
图 10-20-10-4　苏丹毛癣菌菌落(背面):SDA，28℃，14 d

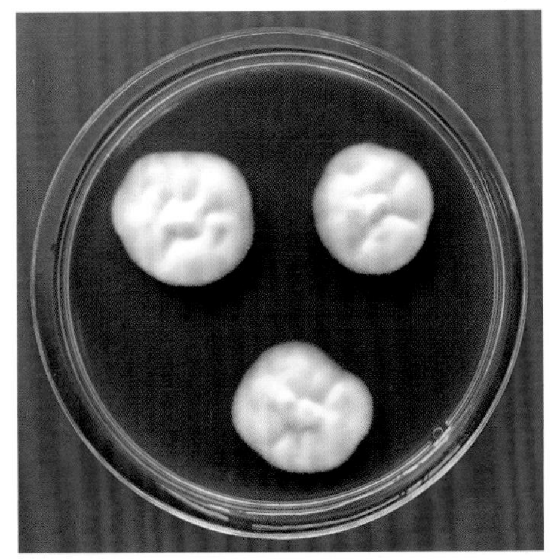
图 10-20-10-5　苏丹毛癣菌菌落:PDA，28℃，14 d

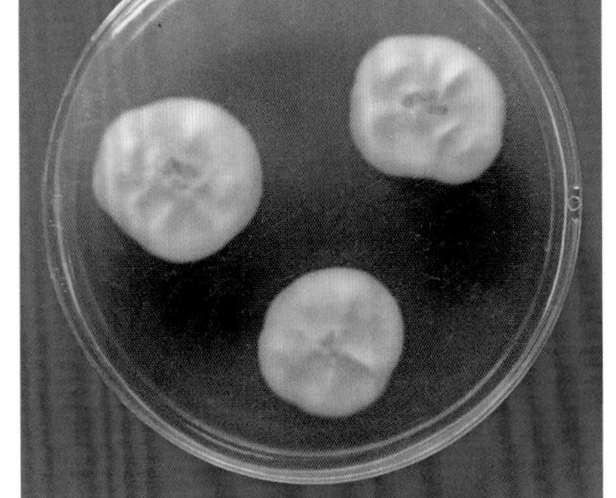
图 10-20-10-6　苏丹毛癣菌菌落(背面):PDA，28℃，14 d

（二）镜下结构

菌丝有直角分枝或反向分枝生长，小分生孢子量多或少，梨形到卵圆形，孤立或成群。无大分生孢子，陈旧培养可见顶生或间生的厚壁孢子，有时可见球拍菌丝。见图 10-20-10-7 至图 10-20-10-12。

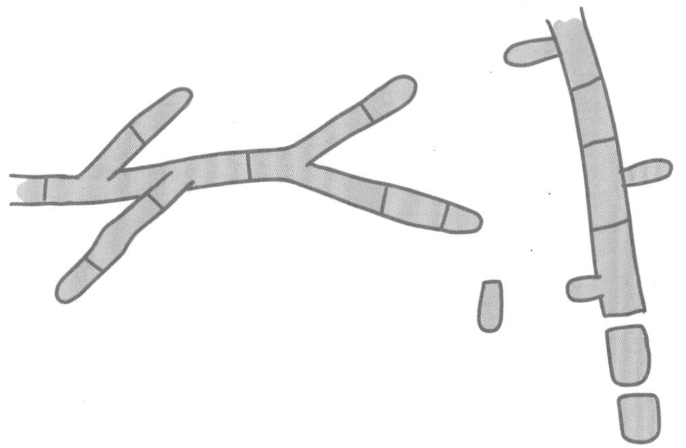

图 10-20-10-7　苏丹毛癣菌镜下形态示意图

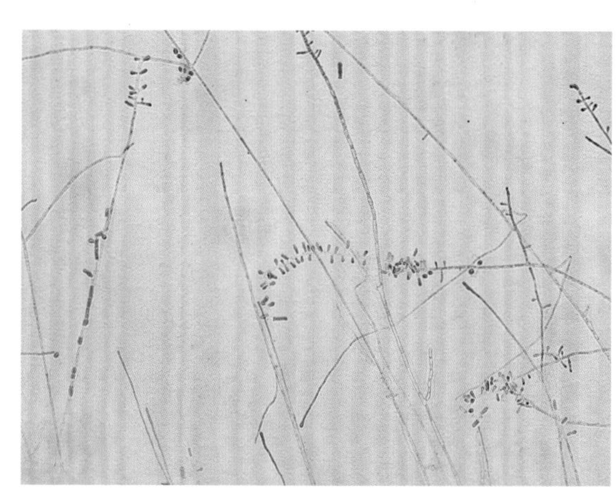

图 10-20-10-8　苏丹毛癣菌镜检:PDA，28℃，18 d,乳酸酚棉蓝染色,×400

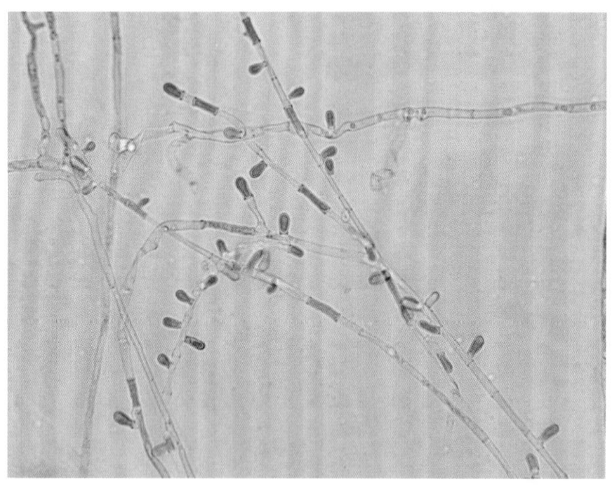

图 10-20-10-9　苏丹毛癣菌镜检:PDA，28℃，10 d,乳酸酚棉蓝染色,×1 000

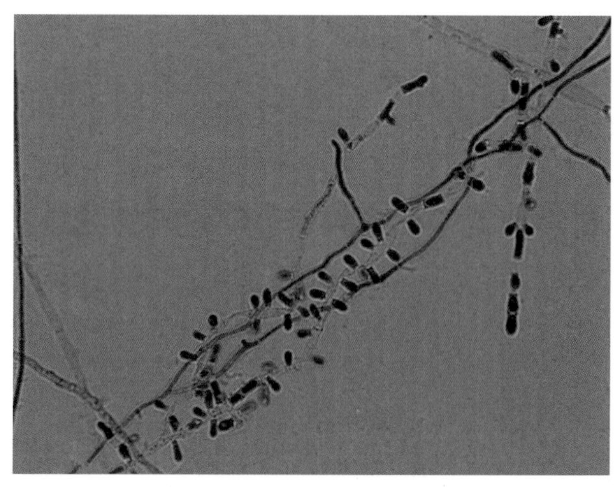

图 10-20-10-10　苏丹毛癣菌镜检:PDA，28℃，14 d,乳酸酚棉蓝染色,×1 000

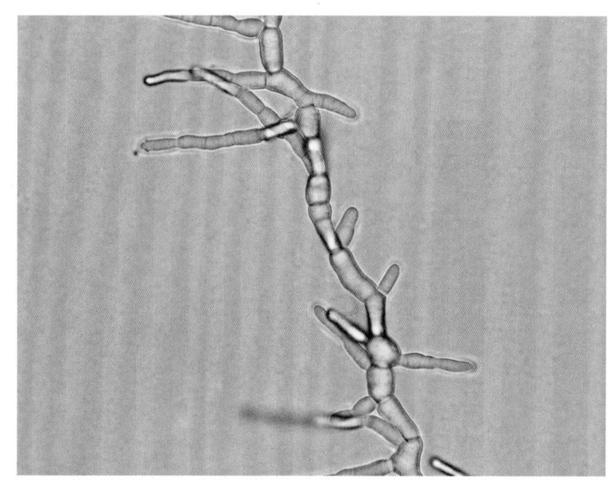

图 10-20-10-11　苏丹毛癣菌镜检:PDA，28℃，14 d,未染色,×1 000

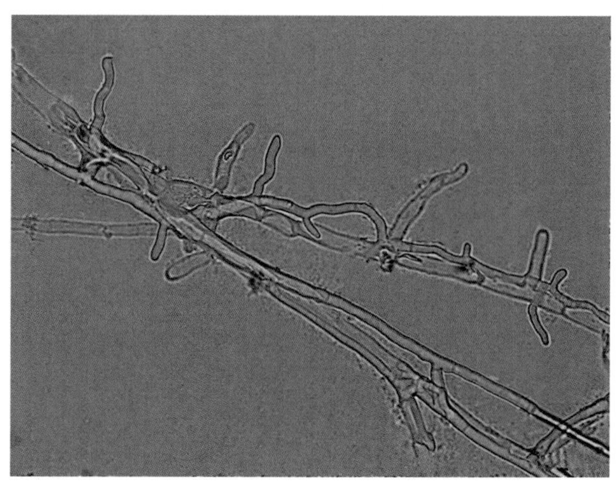

图 10-20-10-12　苏丹毛癣菌镜检:PDA，28℃，14 d,未染色,×1 000

三、鉴定与鉴别

1. 鉴定要点：①菌落形态特征：生长缓慢，丝状边缘；②反向分枝生长的菌丝；③37 ℃时生长；④耐受放线菌酮；⑤毛发穿孔试验阴性；⑥生长不需要特殊添加维生素 B_1；⑦传代培养在皮肤癣菌琼脂上多数菌株不能生长；⑧尿素酶试验阴性。

2. 鉴别要点：苏丹毛癣菌需要与断发毛癣菌(*T. tonsurans*)和铁锈色小孢子菌(*M. ferrugiunum*)相鉴别：苏丹毛癣菌是生长不需要添加维生素 B_1，后两者在添加了维生素 B_1 的培养基上生长良好；断发毛癣菌可见特征性的气球样的小分生孢子和球拍样的菌丝；铁锈色小孢子菌不产生大、小分生孢子，但可见有竹节状的不规则分枝菌丝。

四、抗真菌药物敏感性

针对苏丹毛癣菌的体外药敏研究相对较少。少量研究数据表明苏丹毛癣菌对环吡酮胺、特比萘芬、伊曲康唑和酮康唑体外 MIC 值较低。文献报道用灰黄霉素或特比萘芬可治愈由苏丹毛癣菌引起的头癣，在一些未批准特比萘芬用于儿童的地区，相关头癣也可选择氟康唑或伊曲康唑来治疗。另外，有研究表明山麻杆的果汁提取物制剂在体外和动物体内对苏丹毛癣菌有良好的抗真菌活性。

五、临床意义

苏丹毛癣菌为亲人型，主要见于撒哈拉以南的非洲，在非洲是头癣的常见病原菌，偶尔分离自欧洲，动物感染非常罕见。病发在伍德灯(Wood's lamp)下无荧光，镜下为发内感染。

(徐和平　刘敏雪)

参考文献

1. de Hoog GS, Dukik K, Monod M, et al. Toward a novel multilocus phylogenetic taxonomy for the dermatophytes [J]. Mycopathologia, 2017,182(1-2):5-31.
2. Su H, Packeu A, Ahmed SA, et al. Species distinction in the *Trichophyton rubrum* complex [J]. J Clin Microbiol, 2019,57(9):e00352-19. doi:10.1128/JCM.00352-19. Print 2019 Sep.
3. Gupta A K, Kohli Y. In vitro susceptibility testing of ciclopirox, terbinafine, ketoconazole and itraconazole against dermatophytes and nondermatophytes, and in vitro evaluation of combination antifungal activity [J]. Br J Dermatol, 2003,149(2):296-305.
4. Grigoryan KV, Tollefson MM, Olson MA, et al. Pediatric tinea capitis caused by *Trichophyton violaceum* and *Trichophyton soudanense* in Rochester, Minnesota, United States [J]. Int J Dermatol, 2019,58(8):912-915.
5. Neji S, Makni F, Cheikhrouhou F, et al. First case of *Trichophyton soudanense* isolated in Tunisia [J]. Mycopathologia, 2010,170(5):353-355.
6. Angely KA, Awa T, Armelle AS, et al. Development of dermopharmaceutical forms based on the fruit of Alchornea cordifolia (Euphorbiaceae) for the treatment of dermatophytes [J]. J Adv Pharm Technol Res, 2019,10(4):143-148.

土毛癣菌

一、简介

土毛癣菌(*Trichophyton terrestre*)现在改名为土节皮菌(*Arthroderma terrestre*)，为世界性、亲土型

毛癣菌,常从小的哺乳动物皮毛或从碱性、干燥土壤中分离到。*A. lenticulare*、*A. quadrifidum*、*A. insingulare* 与土节皮菌是同种异名。

二、培养及镜检

(一) 培养

在 SDA 上 25 ℃中等速度生长,在 37 ℃不生长。粉状到绒毛状、平、柔软,颗粒状纹理,类似须癣毛癣菌。表面呈乳油色到淡黄色,背面呈黄色,有时红色。见图 10-20-11-1、图 10-20-11-2。

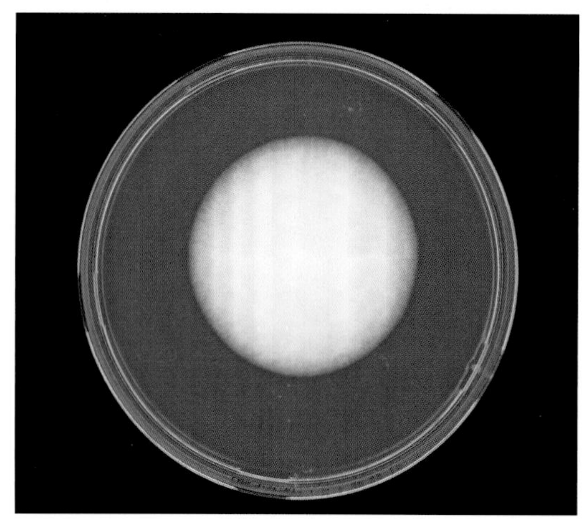

图 10-20-11-1 土节皮菌菌落:SDA,27 ℃,3 周

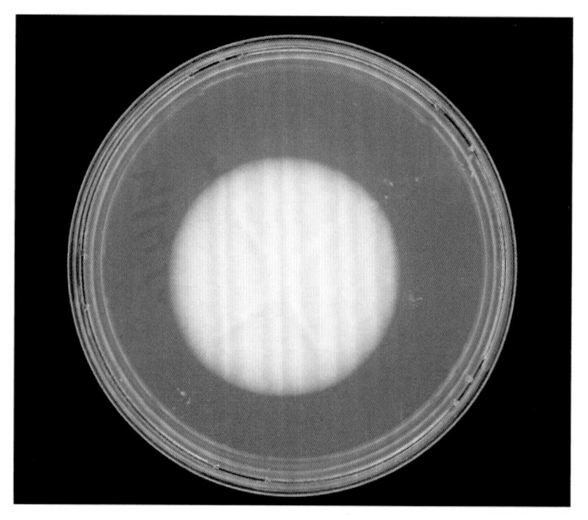

图 10-20-11-2 土节皮菌菌落(背面):SDA,27 ℃,3 周

(二) 镜下结构

小分生孢子梨形或棒状,常细长,可产生蒂。大分生孢子圆柱形,薄壁光滑,2~6 个细胞,较长。厚壁孢子、螺旋菌丝、球拍状菌丝、鹿角菌丝也可见。图 10-20-11-3。

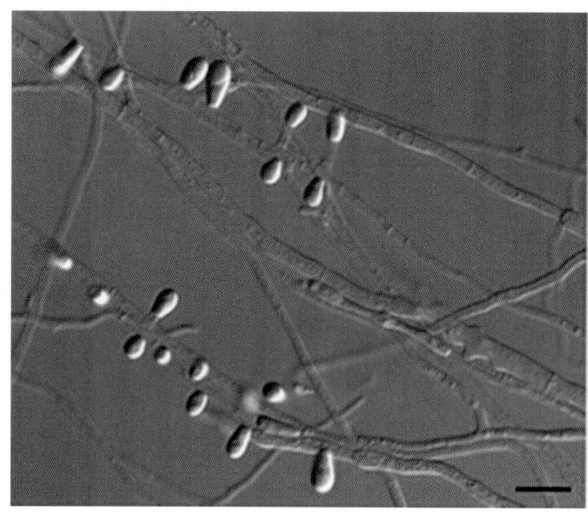

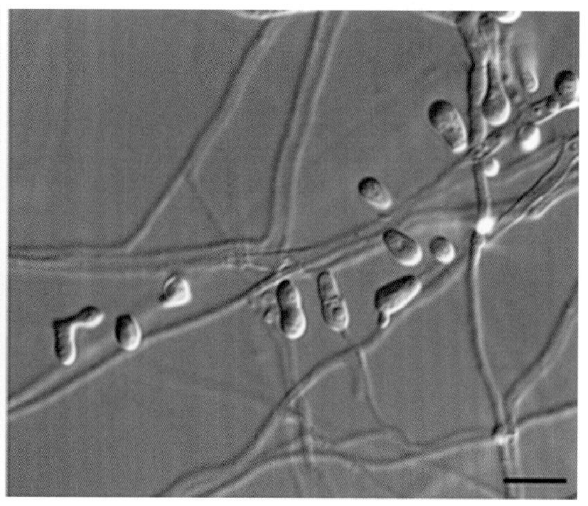

图 10-20-11-3 土节皮菌镜检:PDA,28 ℃,14 d,未染色,×400

三、鉴定与鉴别

1. 鉴定要点:①菌落形态特征为绒毛或颗粒状菌落,类似须癣毛癣菌,但背面产生黄色或红色色素;

②细长的小分生孢子侧生于菌丝的梗蒂上；③37 ℃时不生长；④耐受放线菌酮；⑤毛发穿孔试验阳性；⑥生长不需要特殊添加维生素 B_1；⑦尿素酶试验阳性。

2. 鉴别要点：①土节皮菌需要与须癣毛癣菌（*T. mentagrophytes*）相鉴别，土节皮菌在 37 ℃时不生长。②土节皮菌需要与苏云金毛癣菌（*T. thuringiense*）相鉴别，土节皮菌菌丝大量分叉成直角，苏云金毛癣菌年幼的分生孢子宽基、短柱状。

四、抗真菌药物敏感性

有关本菌的药敏数据很少，病例报道有限，本菌对特比萘芬敏感，体外药敏显示伏立康唑的 MIC 值很低，伊曲康唑的 MIC 值相对较高。

五、致病性

土节皮菌常作为人类和动物的腐生性污染真菌。在人或动物尚无感染病例，对体内、毛发感染未明，但体外头发穿孔试验阳性。

（徐和平）

第二十一节　表皮癣菌属

一、简介

表皮癣菌属无性期属于子囊菌门（Ascomycota）、散囊菌纲（Eurotiomycetes）、爪甲团囊菌目（Onygenales）、裸囊菌科（Arthrodermataceae）。属内包括絮状表皮癣菌（*Epidermophyton floccosum*）和斯托克表皮癣菌（*Epidermophyton stockdaleae*）两个种。表皮癣菌属中唯一具有致病性的是絮状表皮癣菌（*Epidermophyton floccosum*），为常见的亲人型皮肤癣菌，侵犯人的皮肤和指甲，尤其是引起腹股沟癣和足癣，不侵犯毛发。该菌呈世界性分布，在热带和温带较为多见。

二、生物学特性

（一）培养特性

生长缓慢，质地由膜状变为毡状到粉状，表面呈黄色到土黄色，背面呈羚羊皮色到褐色，中心有不规则突起的皱襞或脑回状沟，边缘扁平，陈旧性培养可见白色多形性的菌丝丛。传代后容易发现绒毛状变异，冰箱保存不易存活。见图 10-21-1 至图 10-21-4。

（二）形态与染色

大分生孢子丰富，杵状（手指样），顶端钝圆，壁薄，光滑、孤立或成群，形成在菌丝侧壁或顶端，2～3 个一组，无小分生孢子，在成熟菌落中形成大量厚壁孢子。偶见球拍菌丝、结节体和螺旋菌丝。见图 10-21-5 至图 10-21-11。

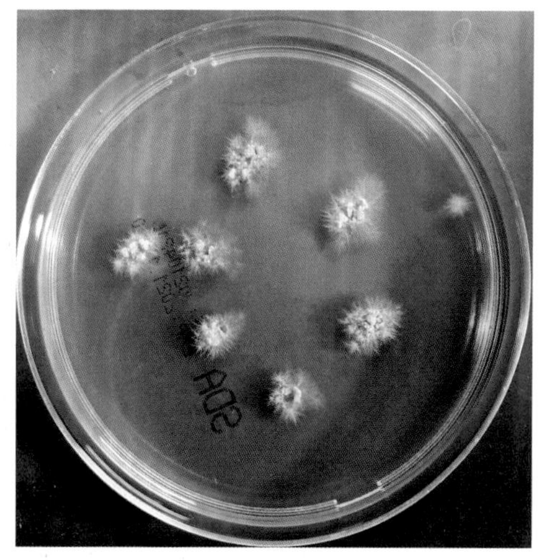

图 10-21-1 絮状表皮癣菌菌落:SDA，28 ℃，8 d

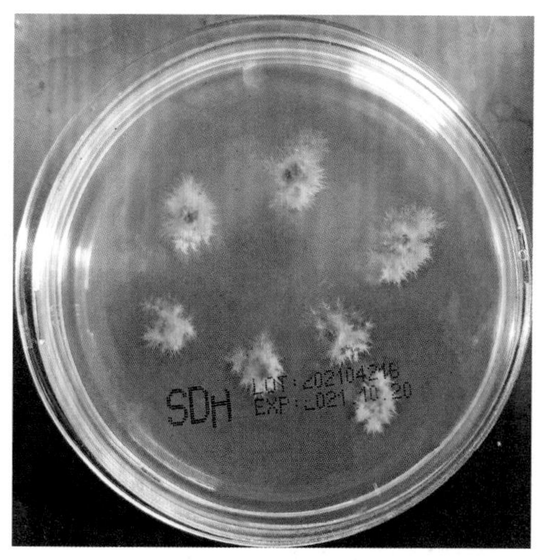

图 10-21-2 絮状表皮癣菌菌落(背面):SDA，28℃，8 d

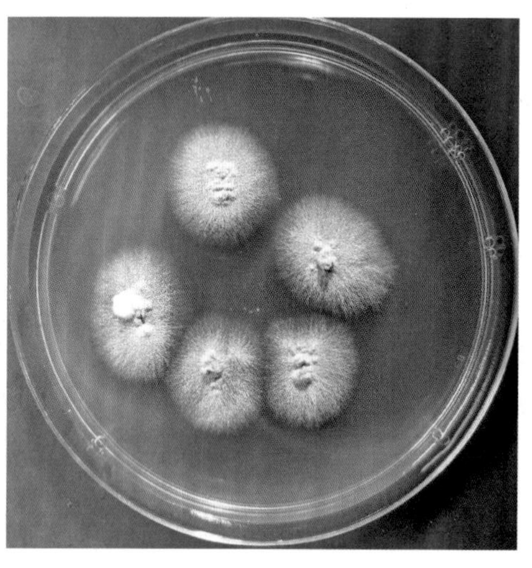

图 10-21-3 絮状表皮癣菌菌落:PDA，28 ℃，8 d

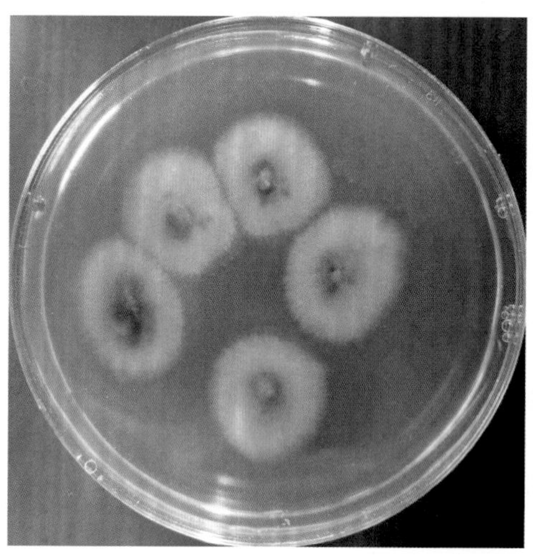

图 10-21-4 絮状表皮癣菌菌落(背面):PDA，28℃，8 d

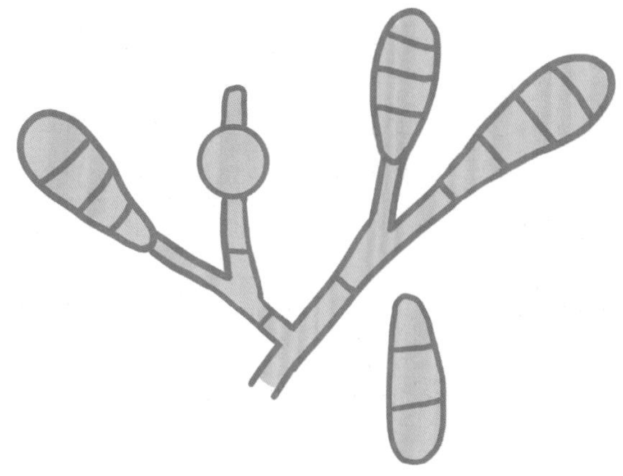

图 10-21-5 絮状表皮癣菌镜下形态示意图

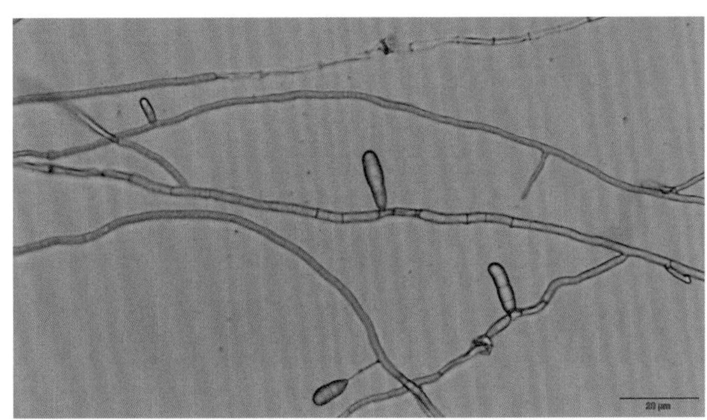

图 10-21-6　絮状表皮癣菌镜检：PDA，6 d，未染色，×400

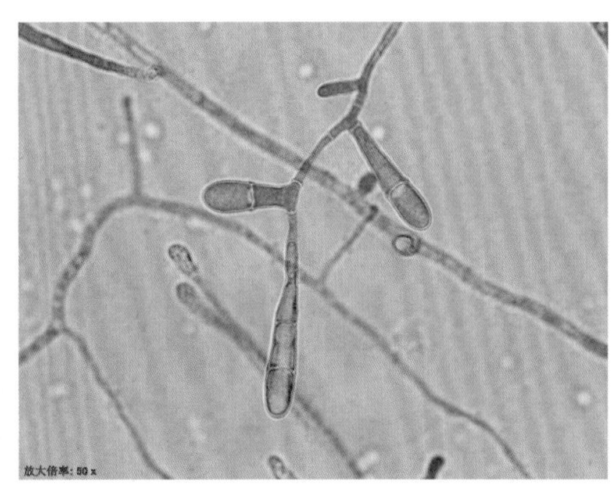

图 10-21-7　絮状表皮癣菌镜检：PDA，6 d，乳酸酚棉蓝染色，×1 000

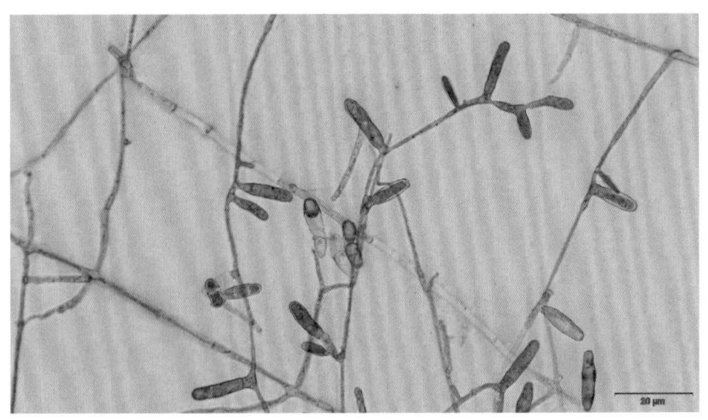

图 10-21-8　絮状表皮癣菌镜检：PDA，10 d，乳酸酚棉蓝染色，×400

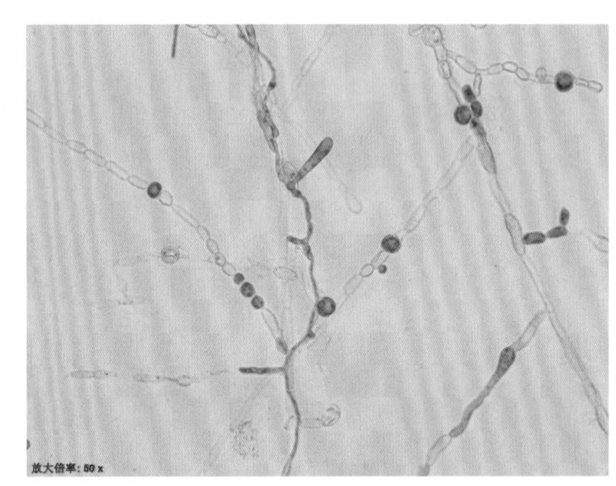

图 10-21-9　絮状表皮癣菌镜检：PDA，10 d，乳酸酚棉蓝染色，×400

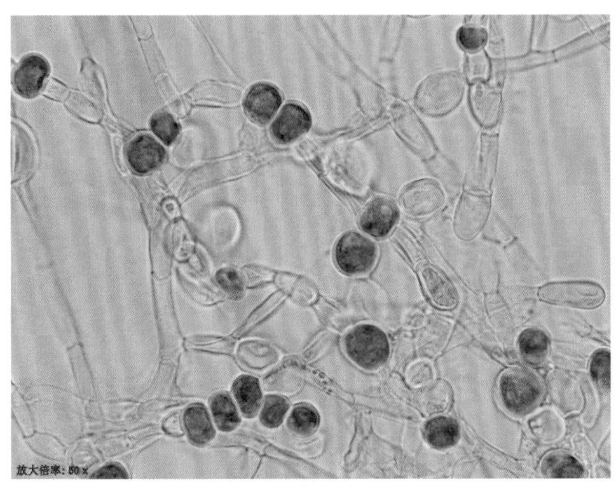

图 10-21-10　絮状表皮癣菌镜检：PDA，10 d，乳酸酚棉蓝染色，×1 000

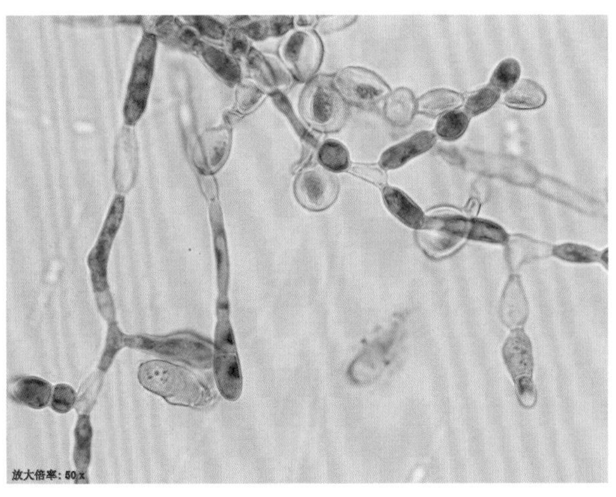

图 10-21-11　絮状表皮癣菌镜检：PDA，10 d，乳酸酚棉蓝染色，×1 000

三、鉴定与鉴别

1. 表皮癣菌属 37 ℃也可生长，耐受放线菌酮，尿素酶试验(+)，毛发穿孔试验(−)。

2. 鉴定要点：菌落形态，薄壁、一端钝圆的大分生孢子，无小分生孢子。絮状表皮癣菌和小孢子菌、毛癣菌的区别见表 10-0-1。

四、抗真菌药物敏感性

文献表明，按照 CLSI-M-38A2 方案采用肉汤微量稀释法测定灰黄霉素、伊曲康唑、伏立康唑、泊沙康唑、卡泊芬净、酮康唑和特比萘芬对絮状表皮癣菌的体外活性，结果表明：特比萘芬、泊沙康唑、伊曲康唑和伏立康唑对测试菌株的 MIC 值较低，而卡泊芬净、酮康唑和灰黄霉素的 MIC 值较高。因此，特比萘芬、泊沙康唑、伊曲康唑和伏立康唑被证明是对絮状表皮癣菌最有效的抗真菌药物。

五、临床意义

絮状表皮癣菌是一种亲人型皮肤癣菌，是世界各地皮肤癣菌病的常见病原体之一。与大多数皮肤癣菌相比，这种亲人型皮肤癣菌具有更高的致病性，在世界不同地区可引起多种临床表现，如股癣、体癣、足癣和甲癣。趾甲癣常见，不侵犯毛发。现已发现絮状表皮癣菌可在免疫功能低下的个体中引起深部感染。

(徐和平　郑燕青　李晓琴)

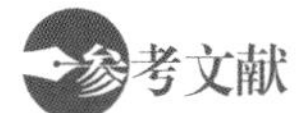

Ansari S, Ahmadi B, Norouzi M, et al. Epidermophyton floccosum: nucleotide sequence analysis and antifungal susceptibility testing of 40 clinical isolates [J]. Journal of Medical Microbiology, 2019, 68(11): 1655-1663.

第二十二节　小孢子菌属

● 犬小孢子菌 ●

一、简介

犬小孢子菌(*Microsporum canis*)隶属于子囊菌门(Ascomycota)、散囊菌纲(Eurotiomycetes)、爪甲团囊菌目(Onygenales)、节皮菌科(Arthrodermataceae)、小孢子菌属(*Microsporum*)。常见有两个变种：犬小孢子菌歪斜变种(*Microsporum canis var. distortum*)和马小孢子菌变种(*Microsporum canis var. equinum*)。

二、培养与镜检

(一) 培养

在 SDA 和 PDA 上生长快速，接种后 2～3 d 开始生长，开始为稀疏白色羊毛样菌落，一周后菌落成熟呈棉絮状外观，质地如丝绸般顺滑。表面颜色由白至黄色，背面黄色至橘色，也有不产色素的菌株。转种后易发生绒毛状变异。米饭培养基上生长良好，菌丝呈白色，产黄色色素，有利于促进大小分生孢子的产生。

犬小孢子菌歪斜变种生长不良，但有特征性扭曲的大分生孢子，在米饭培养基上生长旺盛，产孢丰富。

马小孢子菌变种菌落扁平，质地似山羊皮状，呈淡黄色至橙红色，通常有放射状沟纹，背面从浅黄色、粉红色至黄棕色。米饭培养基生长有限，通常只为棕色变色。这是其与犬小孢子菌相鉴别的重要特征之一。PDA 背面颜色为浅橙色到浅桃红棕色（犬小孢子菌歪斜变种是亮黄色）。见图 10-22-1-1 至图 10-22-1-4。

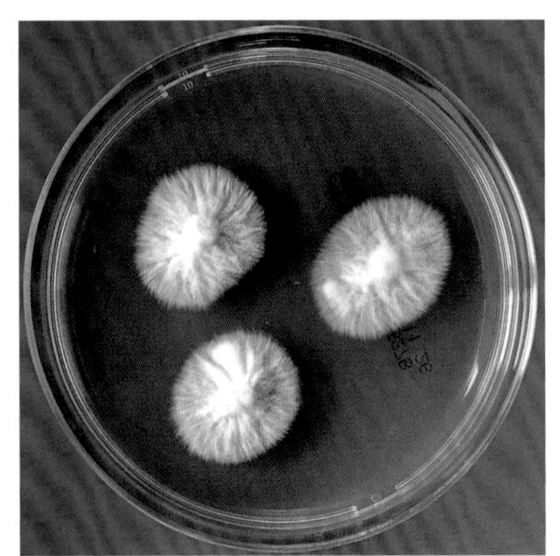

图 10-22-1-1　犬小孢子菌菌落：SDA，28℃，7 d

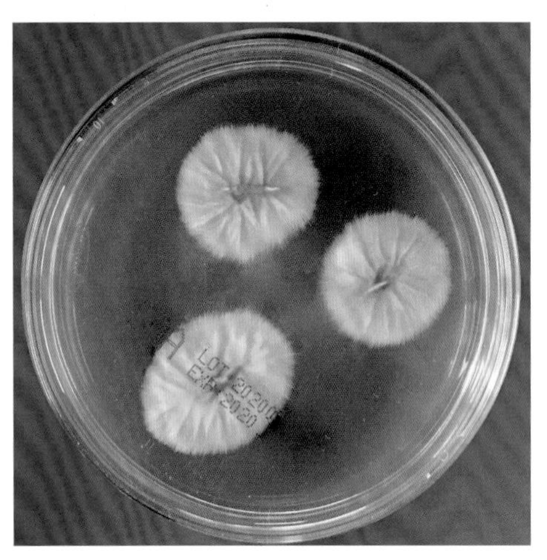

图 10-22-1-2　犬小孢子菌菌落（背面）：SDA，28℃，7 d

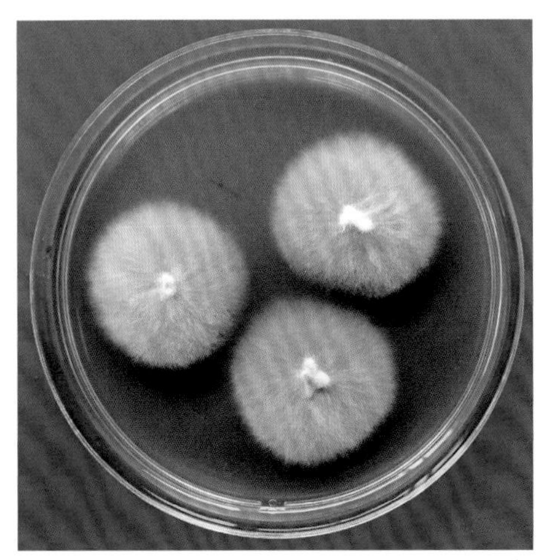

图 10-22-1-3　犬小孢子菌菌落：PDA，28℃，7 d

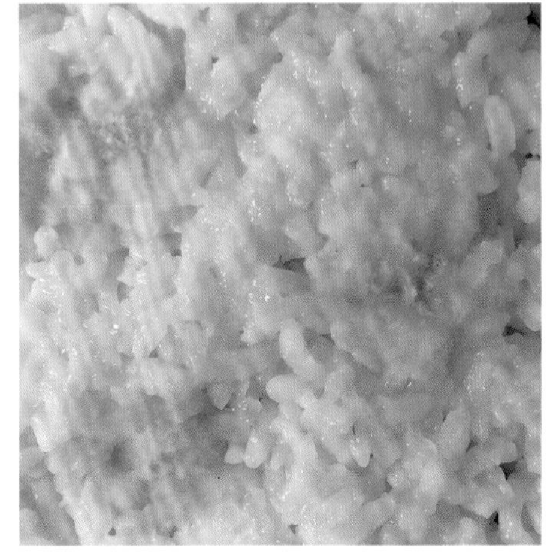

图 10-22-1-4　犬小孢子菌：米饭培养基，28℃，5 d

（二）镜下形态

皮屑镜检，可见有隔菌丝。见图 10-22-1-5、图 10-22-1-6。

在 SDA 上初代培养时往往不产生大小分生孢子，传代到 PDA 或米饭培养基上可促进大小分生孢子的产生。大分生孢子数量多、梭形或纺锤形，厚壁，壁粗糙有棘状突起，分 4～12 隔，其顶端稍微弯曲膨大，即“帽样肥大”。小分生孢子呈棒状，但不常见。歪斜变种可见歪斜状大分生孢子。有时可见球拍菌丝、破梳状菌丝和厚壁孢子。见图 10-22-1-7 至图 10-22-1-10。

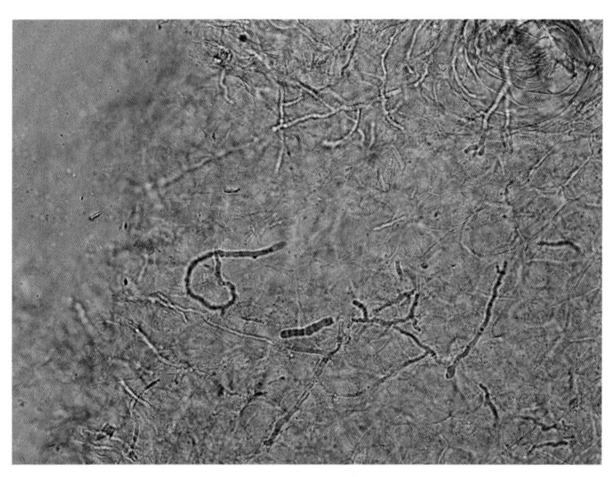

图 10-22-1-5 犬小孢子菌:皮屑,10% KOH,×400

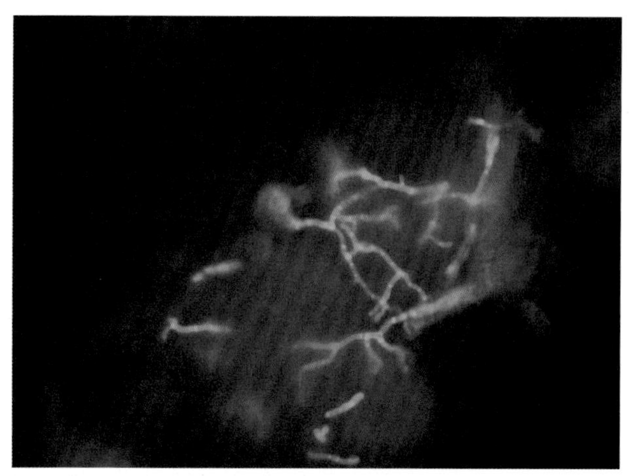

图 10-22-1-6 犬小孢子菌:皮屑,荧光染色,×400

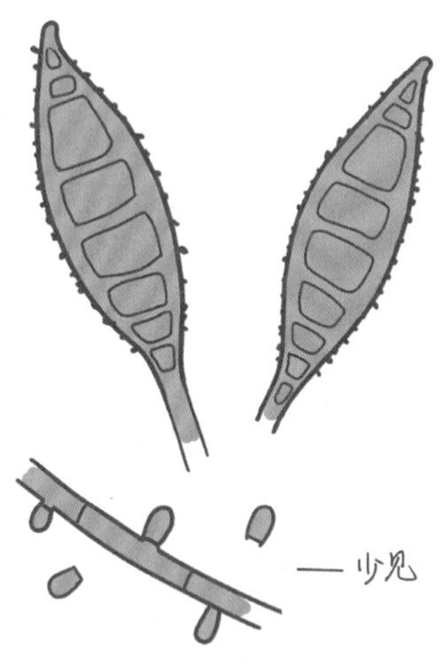

图 10-22-1-7 犬小孢子菌镜下示意图

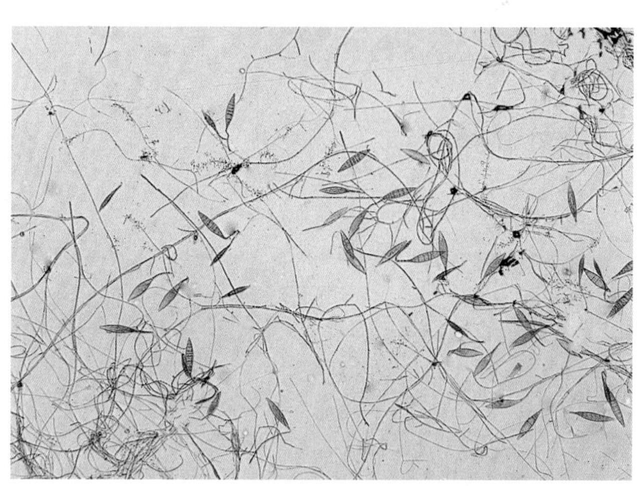

图 10-22-1-8 犬小孢子菌镜检:米饭培养基,28 ℃,2 d,乳酸酚棉蓝染色,×100

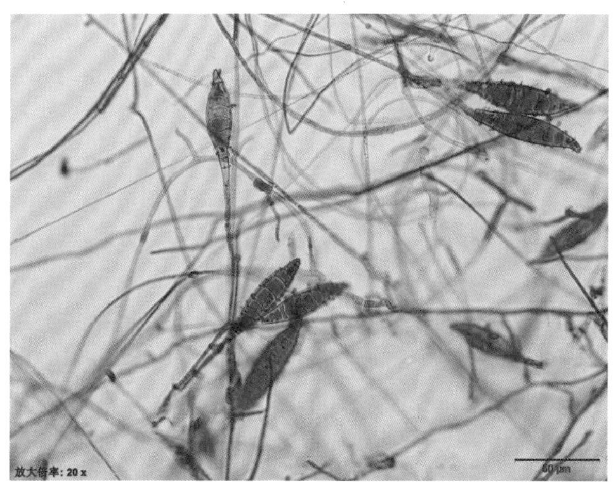

图 10-22-1-9 犬小孢子菌镜检:PDA,28 ℃,5 d,乳酸酚棉蓝染色,×400

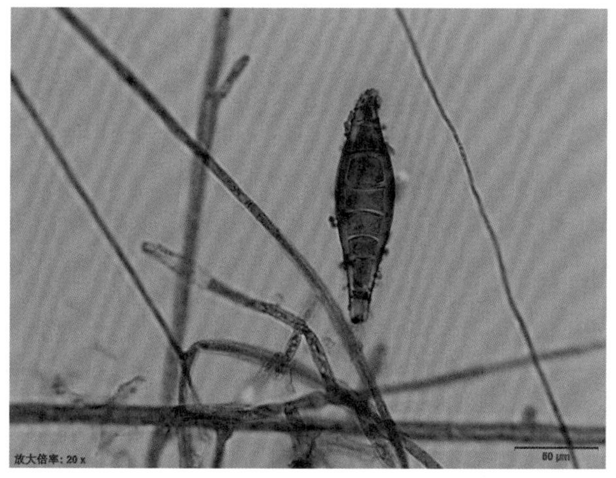

图 10-22-1-10 犬小孢子菌镜检:PDA,28 ℃,5 d,乳酸酚棉蓝染色,×1 000

三、鉴定与鉴别

1. 鉴定要点:①菌落特点及颜色:扁平绒毛状,质地顺滑,浅黄色色素;②大分生孢子厚壁、有棘状突起、顶端呈“帽样肥大”;③37 ℃生长;④耐受放线菌酮;⑤毛发穿孔试验阳性;⑥生长不需要补充维生素 B_1;⑦米饭培养基上生长良好,刺激产孢,菌落产特征性色素。

2. 鉴别要点:犬小孢子菌与奥杜盎小孢子菌(*M. audoiuni*)鉴别点如下,奥杜盎小孢子菌在米饭培养基上生长不良,仅见色素改变。体外毛发穿孔试验阴性,大分生孢子少见。

四、抗真菌药物敏感性

犬小孢子菌与其他皮肤癣菌的抗真菌药物敏感特性类似。体外药敏研究数据显示,犬小孢子菌对特比萘芬、伊曲康唑、酮康唑、伏立康唑、克霉唑、舍他康唑、卢立康唑、阿莫罗芬、萘替芳的 MIC 值较低,对环吡酮胺、灰黄霉素中度敏感,对氟康唑耐药。

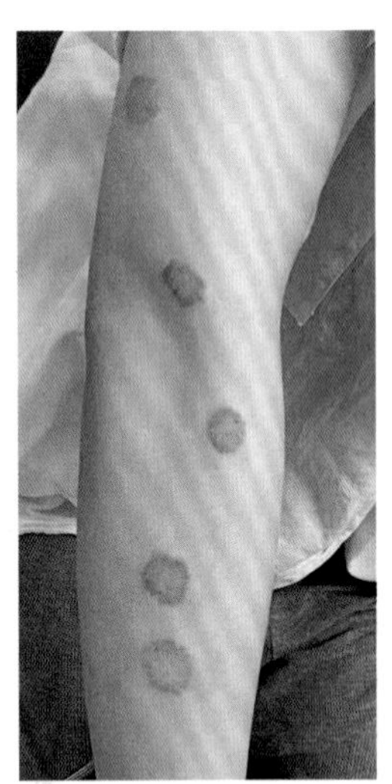

图 10-22-1-11 犬小孢子菌:体癣

五、临床意义

马小孢子菌变种是引起马癣的罕见病原体,有来自澳大利亚、欧洲和北美感染的病例报道,但很少感染人类或其他动物。

犬小孢子菌歪斜变种主要见于新西兰、澳大利亚和北美等地区,是引起人类皮肤癣菌病的常见病原体,尤其是儿童患者。常引起头发和皮肤的感染,导致脓癣、白癣及体癣和股癣,脓癣表现出化脓性毛囊炎和化脓性皮肤软组织感染。白癣表现为头皮圆形的白色鳞屑斑;体癣和股癣表现为环形红斑、皮损边缘活跃,瘙痒感强烈。引起甲癣的病例罕见。狗和猫是主要传染源,病发在伍德灯(Wood's lamp)下显示明亮的黄绿色荧光,镜下为发外感染。见图 10-22-1-11。

(刘敏雪 徐和平)

参考文献

1. Adimi P, Hashemi SJ, Mahmoudi M, et al. In vitro activity of 10 antifungal agents against 320 dermatophyte strains using microdilution method in Tehran [J]. Iran J Pharm Res, 2013,12(3):537 - 545.
2. Zareshahrabadi Z, Totonchi A, Rezaei-Matehkolaei A, et al. Molecular identification and antifungal susceptibility among clinical isolates of dermatophytes in Shiraz, Iran (2017 - 2019)[J]. Mycoses, 2021,64(4):385 - 393.

● 石膏样小孢子菌复合群 ●

一、分类与命名

根据最新的分类变化,石膏样小孢子菌复合群(*Microsporum gypseum* complex)里的所有物种都已转移到奈尼兹皮菌属(*Nannizzia*)。包括石膏样奈尼兹皮菌(*N. gypsea*)[旧名为石膏样小孢子菌(*M. gypseum*)]、内弯奈尼兹皮菌(*Arthroderma incurvatum*)、粉奈尼兹皮菌(*Arthroderma fulvum*)和杜波西奈尼兹皮菌(*N. dubosisii*)。隶属于子囊菌门(Ascomycota)、子囊菌亚门(Pezizomycotina)、散囊菌纲

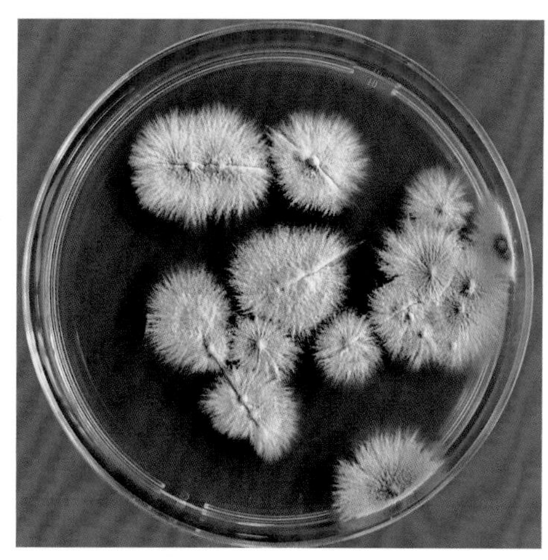
图 10-22-2-1 石膏样奈尼兹皮菌菌落：SDA，初代培养，28℃，10 d

(Eurotiomycetes)、爪甲团囊菌目(Onygenales)、节皮菌科(Arthrodermataceae)。本书为了方便熟悉旧名称的读者查阅，同时使用了新旧名称。

二、生物学特性

(一) 培养特性

石膏样奈尼兹皮菌在 SDA 和 PDA 上生长快速，菌落平坦，边缘不整齐，质地粉状或细颗粒状，可有放射状沟纹，奶油色、米黄色或深黄褐色。延长培养菌落中心可发展为白色绒毛状菌丝凸起，白色边缘狭窄。产黄棕色色素，背面亦是米黄色或黄棕色，部分菌株菌落背面产红褐色色素。见图 10-22-2-1 至图 10-22-2-5。

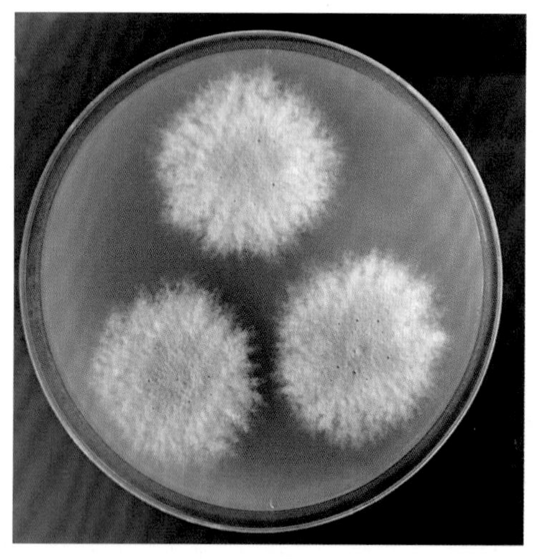
图 10-22-2-2 石膏样奈尼兹皮菌菌落：PDA，28℃，7 d

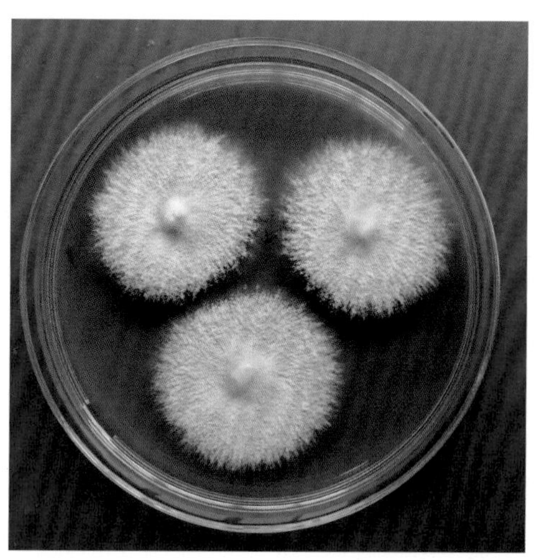
图 10-22-2-3 石膏样奈尼兹皮菌菌落：SDA，28℃，7 d

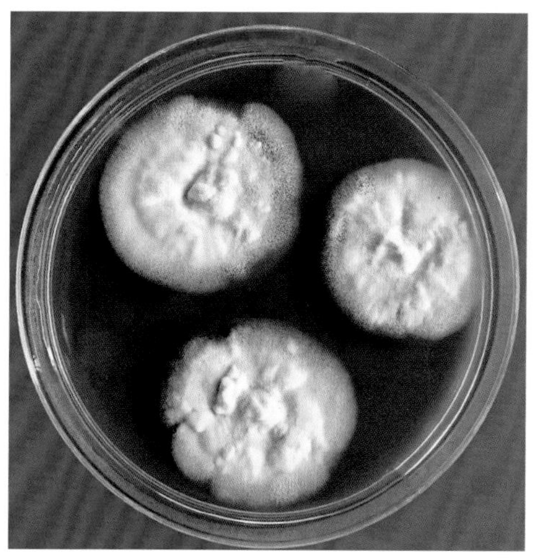
图 10-22-2-4 石膏样奈尼兹皮菌菌落：PDA，28℃，14 d

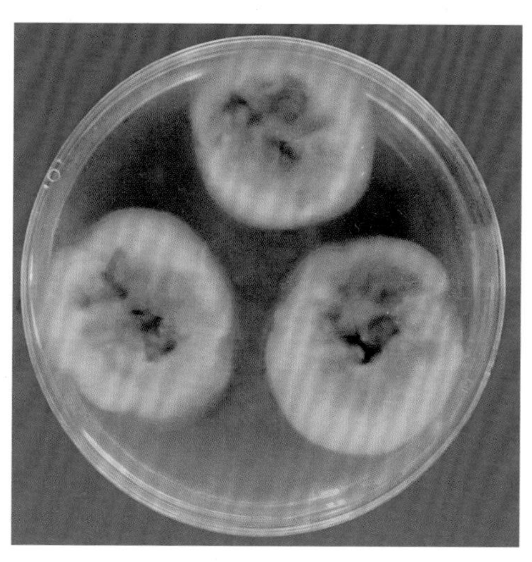
图 10-22-2-5 石膏样奈尼兹皮菌菌落(背面)：PDA，28℃，14 d

粉奈尼兹皮菌中央呈粉末状，边缘为白色绒毛状，表面颜色乳白色或淡黄色，背面深红色，色素不扩散。

（二）形态与染色

石膏样奈尼兹皮菌引起的体癣，表面可见大量鳞屑，痒感强烈，皮屑内可见菌丝或成串孢子，病发为发外孢子，排列成串或密集成群。见图 10-22-2-6 至图 10-22-2-8。

该菌大分生孢子丰富，椭圆形到梭形，对称，壁薄，表面有细小颗粒，分 3～6 个隔，大分生孢子顶端略圆，近端（菌丝连接点）平截。小分生孢子量中等，棒状，无柄、着生于菌丝两侧。此外，也可见到球拍菌丝和厚壁孢子。见图 10-22-2-9 至图 10-22-2-14。

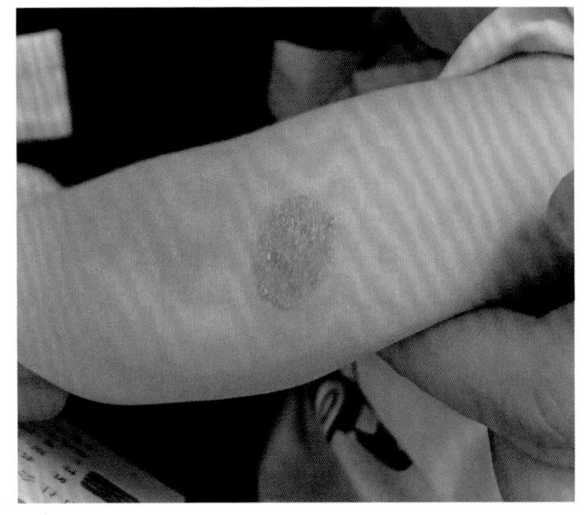

图 10-22-2-6 石膏样奈尼兹皮菌引起的体癣

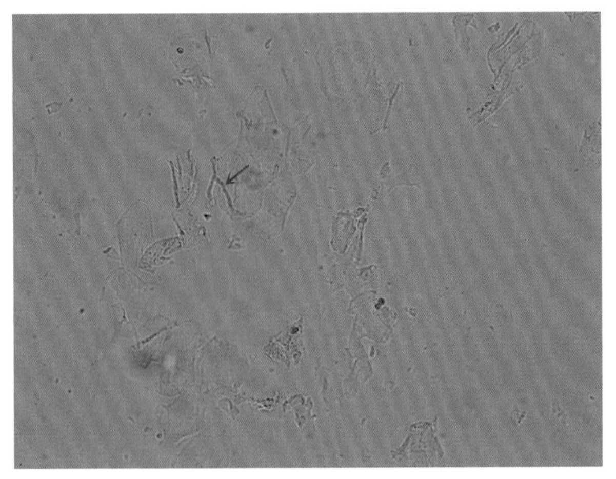

图 10-22-2-7 石膏样奈尼兹皮菌引起的体癣皮屑直接镜检：菌丝，10% KOH 溶液直接镜检，×400

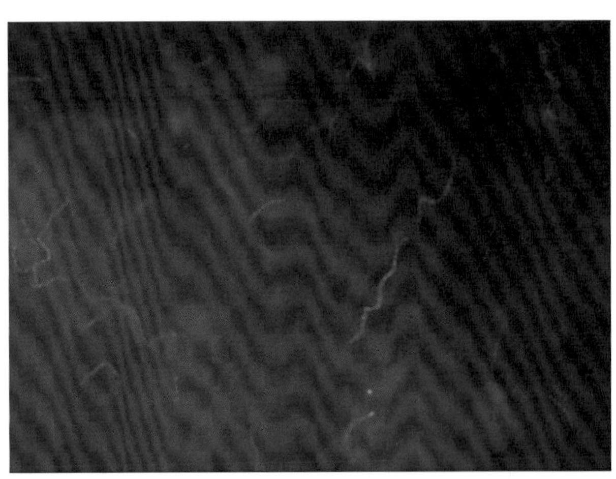

图 10-22-2-8 石膏样奈尼兹皮菌引起的体癣皮屑直接镜检：菌丝，10% KOH 溶液直接镜检，钙荧光白染色，×400

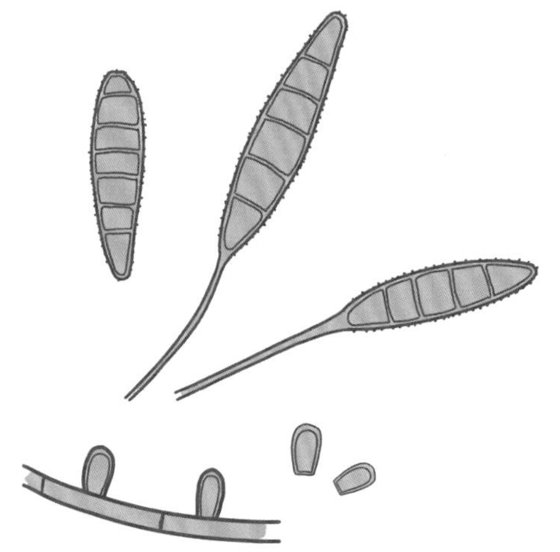

图 10-22-2-9 石膏样奈尼兹皮菌镜下形态示意图

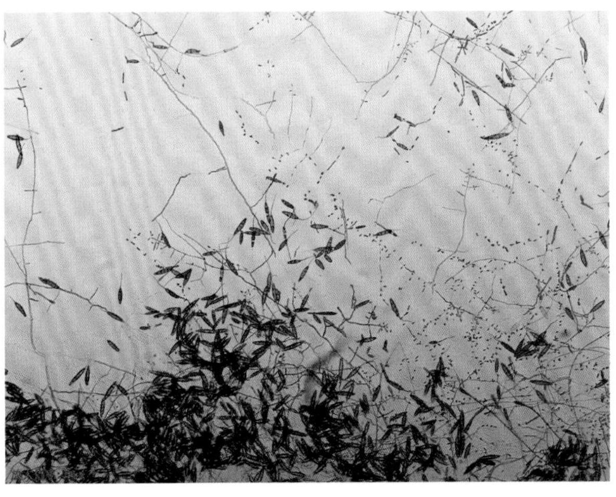

图 10-22-2-10 石膏样奈尼兹皮菌镜检：PDA，28℃，3 d，乳酸酚棉蓝染色，×100

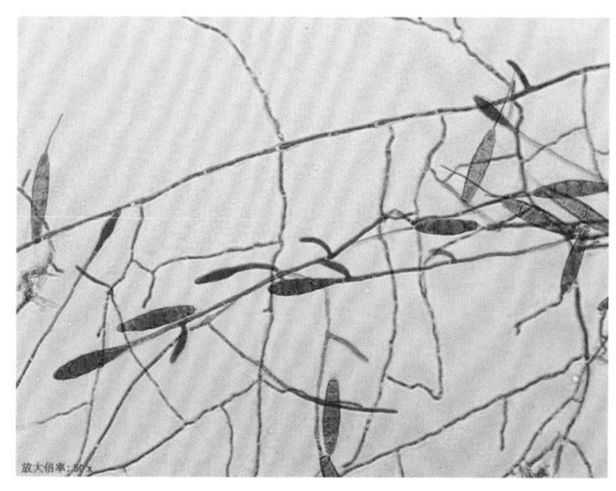

图 10-22-2-11 石膏样奈尼兹皮菌菌镜检：PDA，28 ℃，3 d，乳酸酚棉蓝染色，×400

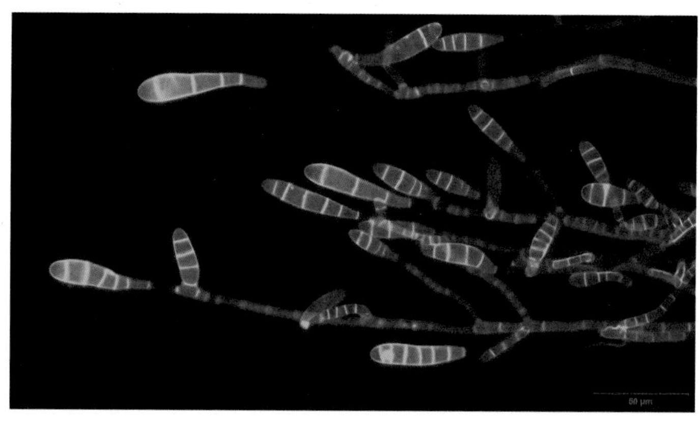
图 10-22-2-12 石膏样奈尼兹皮菌菌镜检：PDA，28 ℃，3 d，钙荧光白染色，×400

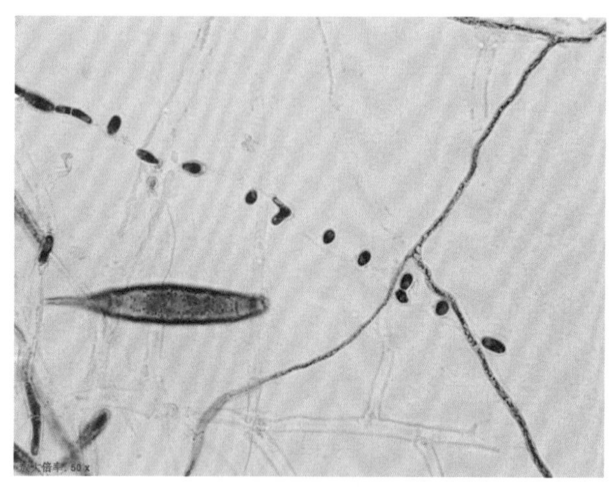
图 10-22-2-13 石膏样奈尼兹皮菌菌镜检：PDA，28℃，3d，乳酸酚棉蓝染色，×1 000

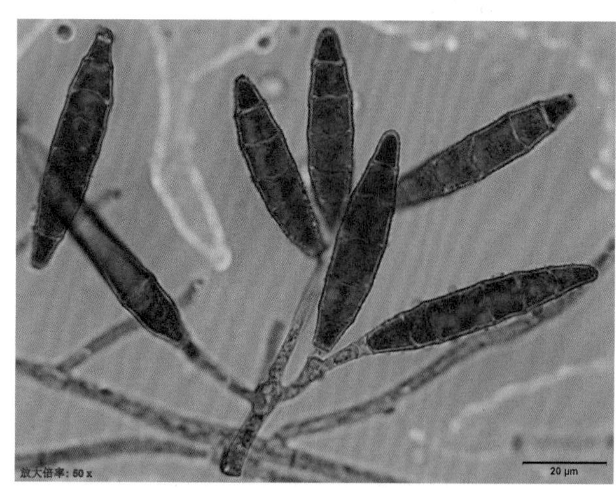

图 10-22-2-14 石膏样奈尼兹皮菌菌镜检：PDA，28℃，3d，乳酸酚棉蓝染色，×1 000

粉节皮菌的大分生孢子比石膏样奈尼兹皮菌的更长、类似棒状或子弹状、分 3～6 个隔，一般侧生，簇生不明显，有众多分枝状螺旋菌丝。

三、鉴定与鉴别

1. 鉴定要点：①菌落特点及颜色：扁平、粉末状，米黄色；②大分生孢子薄壁、对称，梭形；③37 ℃生长；④耐受放线菌酮；⑤毛发穿孔试验阳性；⑥生长不需要补充维生素 B_1；⑦尿酶试验阳性。

2. 鉴别要点：石膏样奈尼兹皮菌需要和须癣毛癣菌(*Trichophyton. mentagrophytes*)相鉴别，须癣毛癣菌菌落也是快速生长的粉状菌落，但其镜下可见大量球形小分生孢子，大分生孢子棒状，可见弹簧菌丝和螺旋菌丝。石膏样奈尼兹皮菌需要和早熟奈尼兹皮菌(*N. praecox*)相鉴别，早熟小孢子菌菌落背面为黄色，大分生孢子更长，分 6～9 个隔，体外毛发穿孔试验阴性。

四、抗真菌药物敏感性

已报道相关研究结果显示，石膏样奈尼兹皮菌对特比萘芬、伊曲康唑、伏立康唑、克霉唑、酮康唑、阿莫罗酚、萘替芳的体外MIC值较低；对环吡酮胺的MIC值稍高；对灰黄霉素MIC值不等，部分菌株耐药；而绝大部分菌株对氟康唑的体外MIC值很高。临床选用MIC低的药物治疗通常会取得良好疗效。

五、临床意义

石膏样奈尼兹皮菌是一种亲土型真菌，呈世界性分布，可导致动物和人类感染。对人类主要引起头癣、体癣和胡须感染。易感人群为儿童和在温暖潮湿气候中工作的农民，易引起黄癣损害。对人类皮肤病变为孤立性，不播散，通常产生单一炎症性皮肤或头皮病变，炎症反应强烈，极易引起脓癣，常常继发细菌感染。病发在伍德灯(Wood's lamp)下不出现荧光，镜下显示发外感染。

（徐和平　刘敏雪）

参考文献

1. Adimi P, Hashemi SJ, Mahmoudi M, et al. In vitro activity of 10 antifungal agents against 320 dermatophyte strains using microdilution method in Tehran [J]. Iran J Pharm Res, 2013,12(3):537-545.
2. Sharifzadeh A, Shokri H, Khosravi A R. In vitro evaluation of antifungal susceptibility and keratinase, elastase, lipase and DNase activities of different dermatophyte species isolated from clinical specimens in Iran [J]. Mycoses, 2016, 59(11):710-719.
3. Liang G, Zheng X, Song G, et al. Adult tinea capitis in China: a retrospective analysis from 2000 to 2019[J]. Mycoses, 2020,63(8):876-888.

猪奈尼兹皮菌属

一、简介

根据最新的分类变化，猪小孢子菌(*Microsporum nanum*)里的所有物种都已转移到奈尼兹皮菌属(*Nannizzia*)，改名为猪奈尼兹皮菌属(*Nannizzia nana*)。隶属于子囊菌门(Ascomycota)、散囊菌纲(Eurotiomycetes)、爪甲团囊菌目(Onygenales)、节皮菌科(Arthrodermataceae)。本书为了方便熟悉旧名称的读者查阅，同时使用了新旧名称。猪奈尼兹皮菌是一种亲动物型真菌，呈世界性分布，可导致动物和人类感染。

二、生物学特性

（一）培养

在SDA和PDA上生长速度中等，菌落平坦，外观类似石膏样小孢子菌，质地粉末或沙粒状，表面颜色呈初为白色。随着培养时间延长颜色逐渐加深，从黄色、橙褐色到红棕色，有放射状沟纹，背面呈红褐色。见图10-22-3-1至图10-22-3-4。

（二）镜下形态

产生众多小的卵圆形至倒梨形大分生孢子，1～3个细胞，但多为2个细胞，薄壁，细棘刺，宽大基底部。许多大分生孢子是由不易着色的分生孢子梗产生。从未分化的菌丝侧产生无柄、棒状的小分生孢子。见图10-22-3-5至图10-22-3-9。

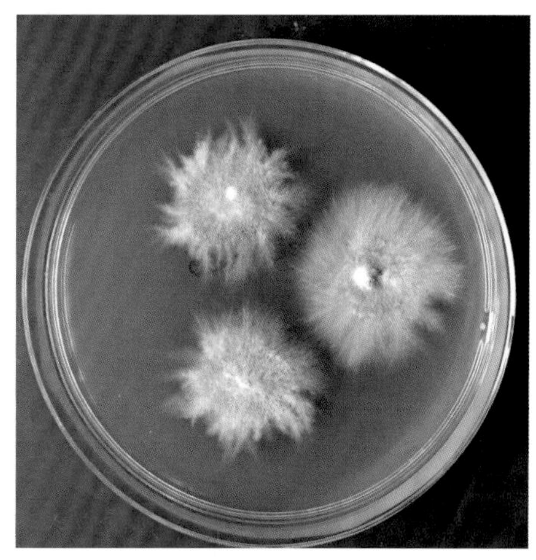

图 10-22-3-1 猪奈尼兹皮菌菌落：SDA，28℃，7 d

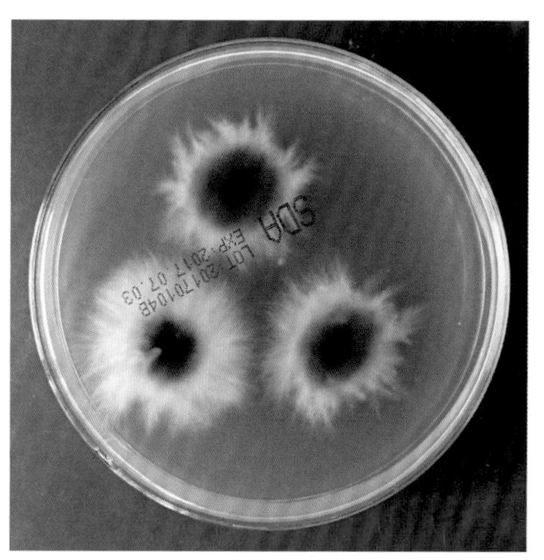

图 10-22-3-2 猪奈尼兹皮菌菌落(背面)：SDA，28℃，7 d

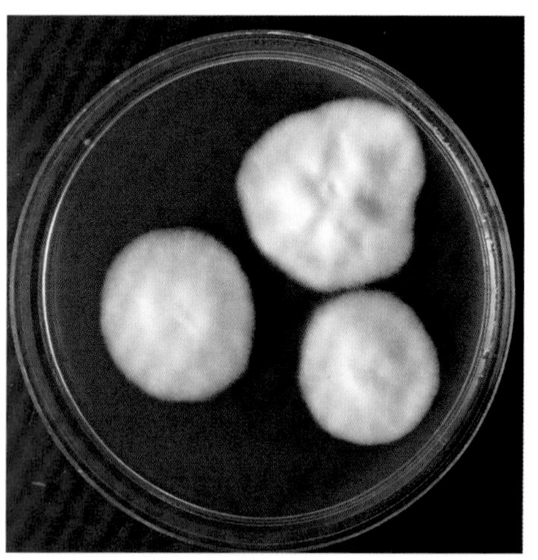

图 10-22-3-3 猪奈尼兹皮菌菌落：PDA，28℃，7 d

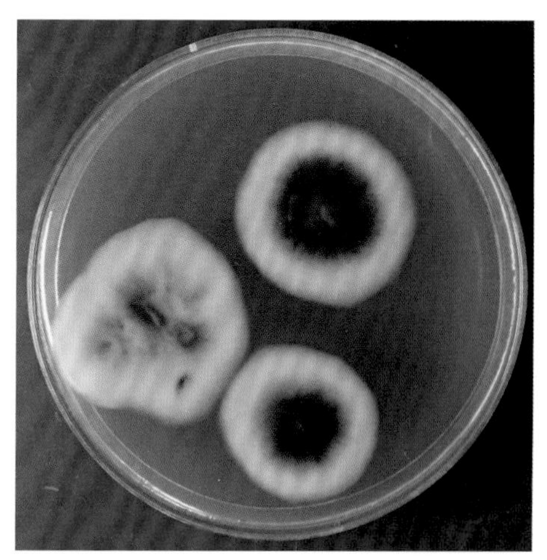

图 10-22-3-4 猪奈尼兹皮菌菌落(背面)：PDA，28℃，7 d

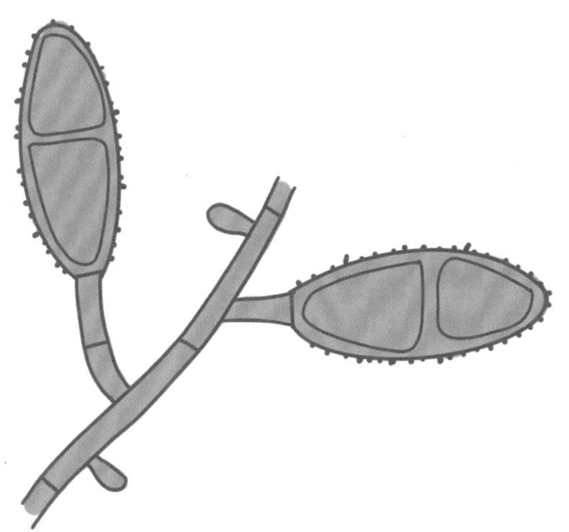

图 10-22-3-5 猪奈尼兹皮菌镜下形态示意图

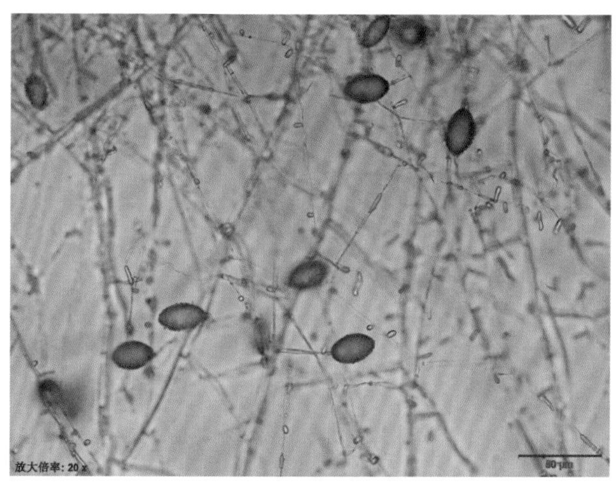

图 10-22-3-6 猪奈尼兹皮菌镜检：PDA，28 ℃，7 d，未染色，×400

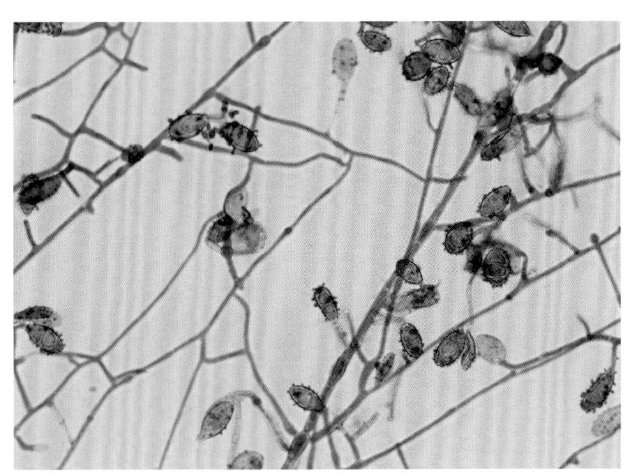

图 10-22-3-7　猪奈尼兹皮菌镜检：PDA，28℃，7 d，乳酸酚棉蓝染色，×400

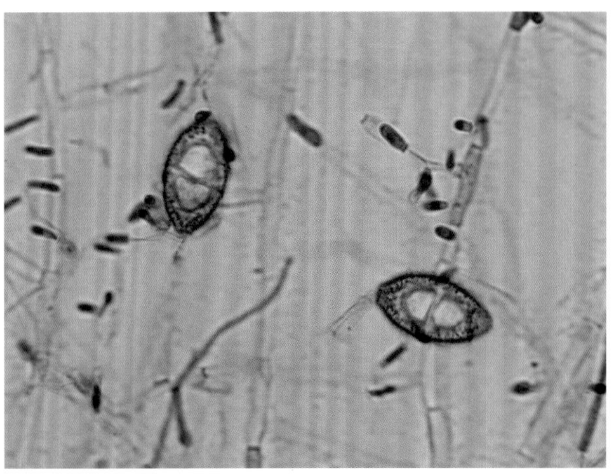

图 10-22-3-8　猪奈尼兹皮菌镜检：PDA，28℃，7 d，乳酸酚棉蓝染色，×1 000

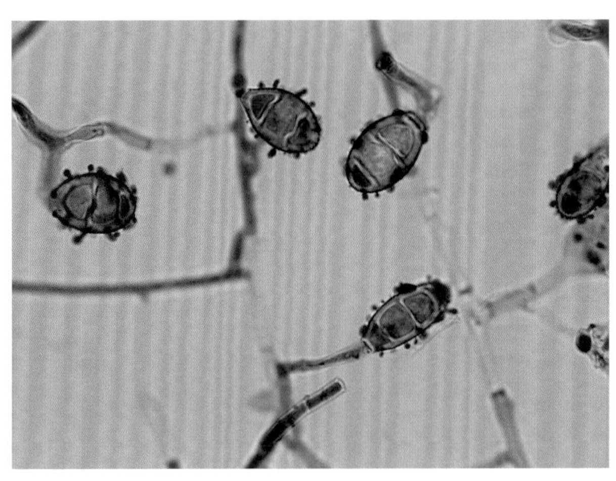

图 10-22-3-9　猪奈尼兹皮菌镜检：PDA，28℃，7 d，乳酸酚棉蓝染色，×1 000

三、鉴定与鉴别

1. 鉴定要点：①菌落特点及颜色为扁平、粉末状，黄色；②大分生孢子薄壁、对称，双细胞为主；③37℃生长；④耐受放线菌酮；⑤毛发穿孔试验阳性；⑥生长不需要补充维生素 B_1；⑦尿素酶试验阳性。

2. 鉴别要点：①猪奈尼兹皮菌需与石膏样奈尼兹皮菌（*N. gypsea*）相较，两种的菌落相似，粉末或颗粒状的菌落，但镜下孢子形态不一样，石膏样小孢子菌的大分生孢子对称、薄壁、梭形，由 3～6 个细胞组成，分生孢子梗长。②猪奈尼兹皮菌需与单端孢（*Trichothecium*）相区别：猪奈尼兹皮菌的分生孢子着生于短粗的分生孢子梗顶端，单生，且在海藻糖琼脂上不被放线菌酮所抑制。③镜下猪奈尼兹皮菌需与絮状表皮癣菌相区别：絮状表皮癣菌的大分生孢子杵状，顶端钝圆。

四、抗真菌药物敏感性

猪奈尼兹皮菌对特比萘芬、伊曲康唑、伏立康唑、咪康唑、酮康唑体外 MIC 值较低；对氟康唑的体外 MIC 值在 1 μg/mL 左右。临床选用特比萘芬、伊曲康唑、咪康唑、酮康唑治疗有良好疗效。

五、临床意义

引起猪耳朵上慢性、棕色、环形的皮损,在人类引起皮肤癣菌病少见,通常是直接接触猪或污染物而被感染,引起头白癣、体癣和脓癣,炎症现象显著。猪奈尼兹皮菌侵犯的毛发在 Wood's 荧光灯下无荧光,镜下显示稀疏发外感染,伴有大细胞。

(徐和平　洪国粦)

● 铁锈色小孢子菌 ●

一、简介

铁锈色小孢子菌(*Microsporum ferrugineum*)是一种亲人型皮肤癣菌,可导致动物和人类感染。是东亚、非洲和东欧一些地方流行区少年儿童头癣的常见原因,也可引起体癣,未发现有性期。

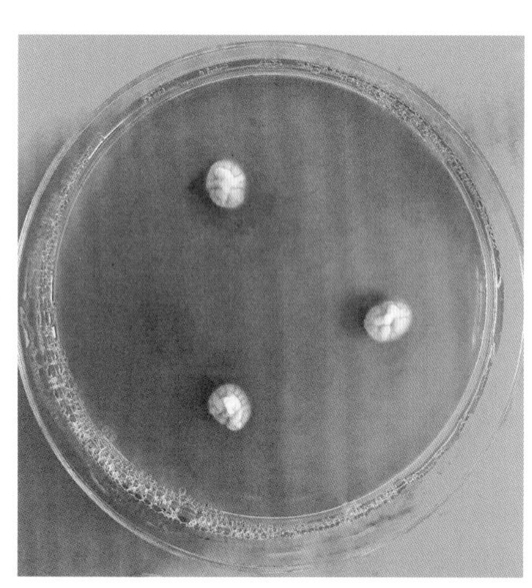

图 10-22-4-1　铁锈色小孢子菌菌落:MH 平板,28℃,7 d

二、培养及镜检

(一) 培养

生长非常缓慢,质地光滑、蜡样、脑回状,有时为光滑菌落,奶油样、浅黄色、锈色或白色,背面呈锈色、奶油色或几乎无色。在实验室中保存多次传代的菌株难以维持其色素,很快变异为绒毛状白色菌落,室温保存,冰箱中不能存活。见图 10-22-4-1 至图 10-22-4-7。

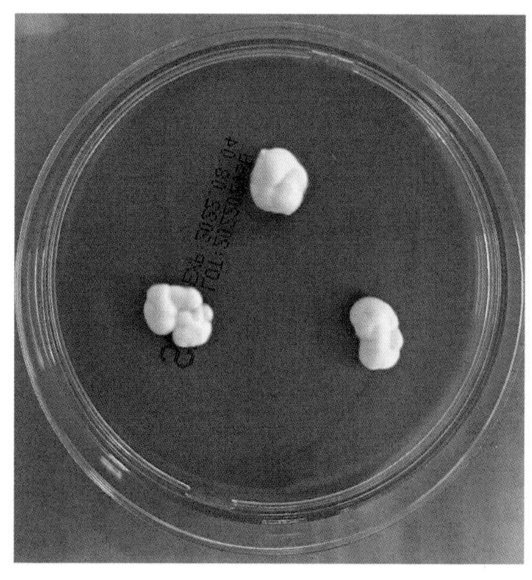

图 10-22-4-2　铁锈色小孢子菌菌落:SDA,28℃,9 d

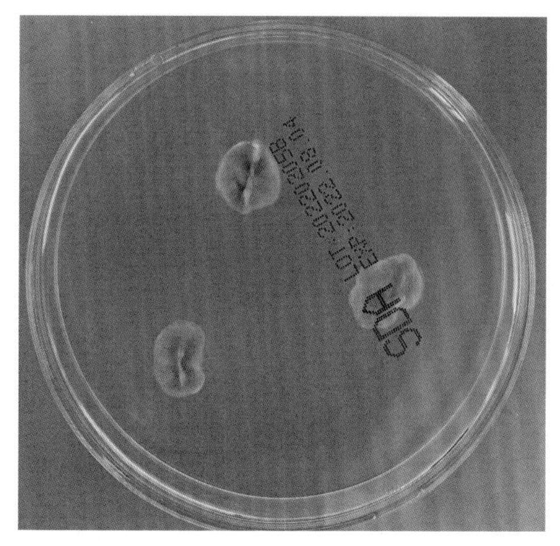

图 10-22-4-3　铁锈色小孢子菌菌落(背面):SDA,28℃,9 d

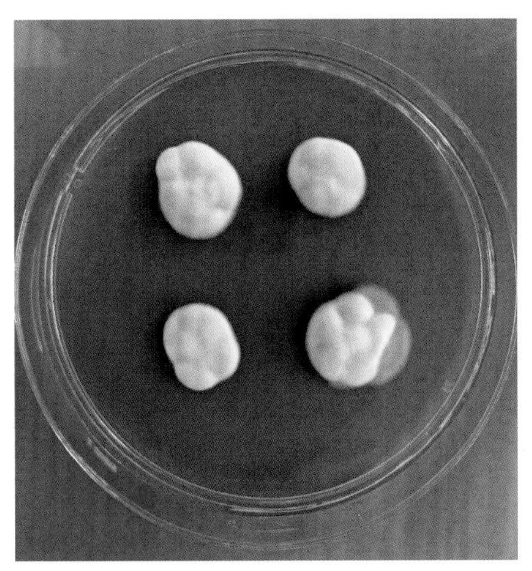

图 10-22-4-4　铁锈色小孢子菌菌落：PDA，28℃，9 d

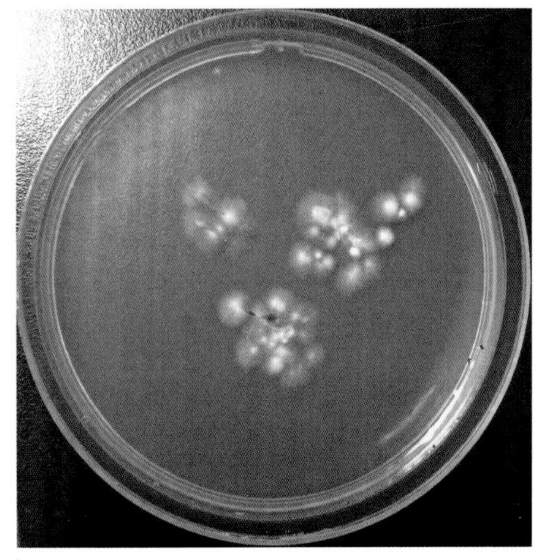

图 10-22-4-5　铁锈色小孢子菌菌落：PDA，28℃，12 d

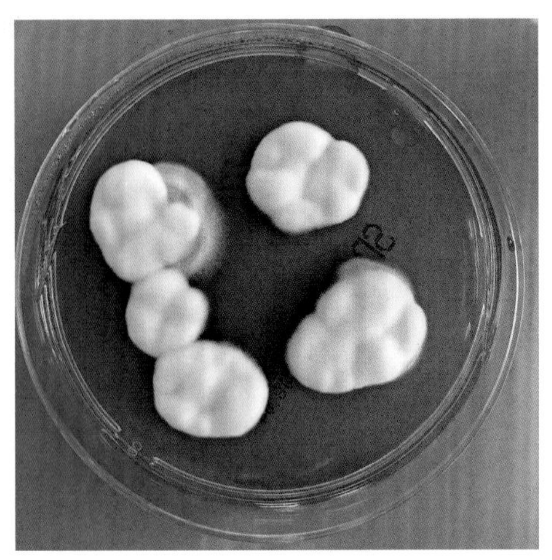

图 10-22-4-6　铁锈色小孢子菌菌落：PDA，28℃，17 d

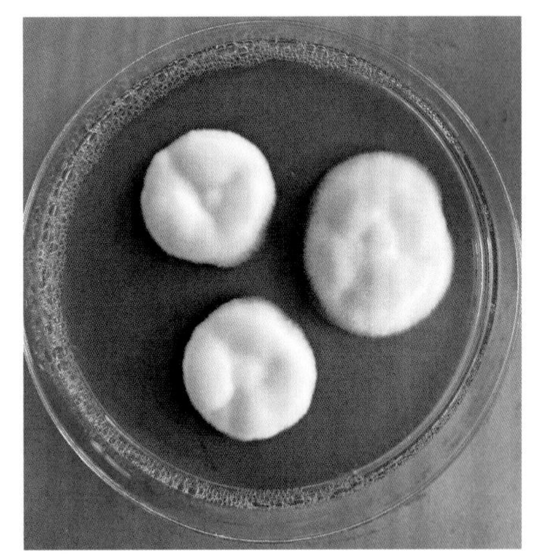

图 10-22-4-7　铁锈色小孢子菌菌落：PDA，28℃，17 d

（二）镜下形态

在 SDA 和 PDA 上培养不产生大、小分生孢子，镜下常仅见菌丝，转种米饭培养基可见有突出横隔（竹节状丝）的不规则分枝菌丝和厚壁孢子见图 10-22-4-5，菌丝体较粗，多呈 45°分枝，一点上可生 3～4 个枝，状如杉树样。有球拍菌丝、梳状菌丝；大量的厚壁孢子，顶生、间生、侧生，单个或成串，形状不规则。“竹节状”菌丝是此菌的重要特点。在米饭培养基中菌落生长增快，镜下可见棒槌样大分生孢子，其表面有小刺。见图 10-22-4-8 至图 10-22-4-10。

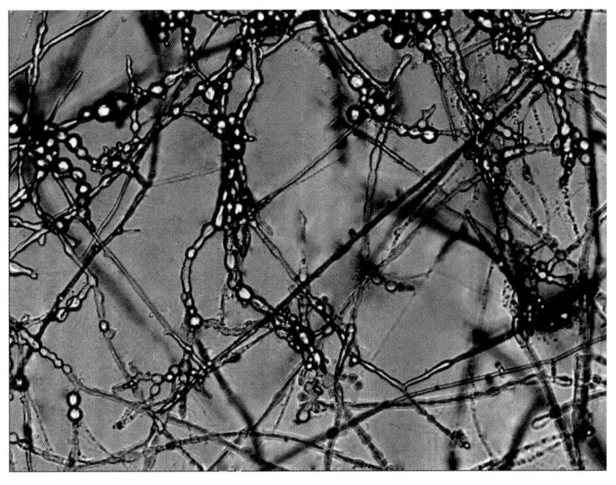

图 10-22-4-8　铁锈色小孢子菌镜检：米饭培养基，不规则分枝菌丝和厚壁孢子，×400

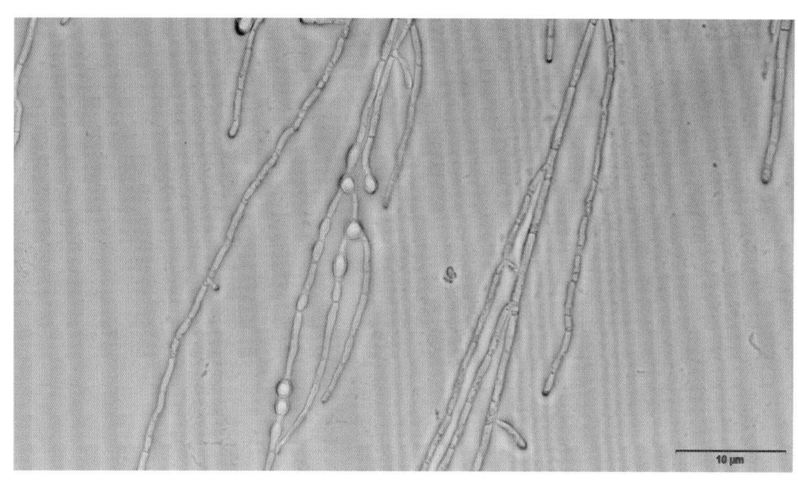

图 10-22-4-9 铁锈色小孢子菌镜检:PDA, 28 ℃, 10 d,未染色,×400

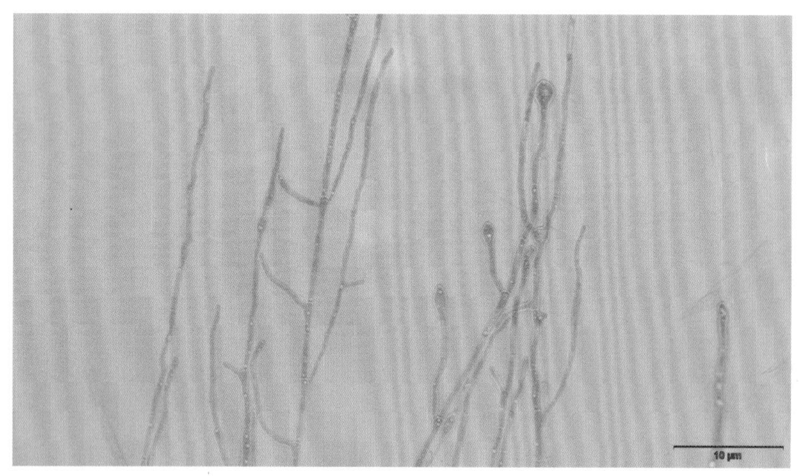

图 10-22-4-10 铁锈色小孢子菌镜检:PDA, 28 ℃, 10 d,乳酸酚棉蓝染色,×400

三、鉴定与鉴别

1. 鉴定要点:①菌落特点及颜色:生长缓慢,产铁锈色色素;②SDA 和 PDA 培养没有大、小分生孢子;③37 ℃生长;④耐受放线菌酮;⑤毛发穿孔试验阴性;⑥生长不需要补充维生素 B_1;⑦尿素酶试验阴性;⑧在 Lowenstein-Jensen 培养基上呈淡黄色菌落。⑨溴甲酚紫牛奶葡萄糖琼脂(BCP - MSG)上无 pH 的改变。

2. 属间鉴别:铁锈色小孢子菌需与苏丹毛癣菌(*Trichophton soudanense*)相较,苏丹毛癣菌虽然也是淡黄色有皱褶的菌落,但在 BCP - MSG 有 pH 改变,在 Lowenstein-Jensen 培养基呈黑褐色菌落,镜下呈反向分枝生长的菌丝,菌丝分枝呈直角,可见棒状的小分生孢子。

3. 属内鉴定:根据菌株生长速度、菌落培养特性、菌落形态、镜下形态加以鉴别。

四、抗真菌药物敏感性

对特比萘芬、灰黄霉素、伊曲康唑、酮康唑、伏立康唑、米卡芬净等敏感。

五、临床意义

铁锈色小孢子菌主要引起白癣、甲屑和体癣，入侵头发，引起发外感染，镜检可见发外孢子，在伍德灯下可见明亮的黄绿色荧光。有时可以引起深部感染，如肉芽肿。

（徐和平　帅丽华）

奥杜盎小孢子菌

一、简介

奥杜盎小孢子菌(*Microsporum audouinii*)是一种亲人型的真菌，曾经世界性分布，现在除了非洲、罗马尼亚和海地外，基本已经消失了，主要见于移民和旅行者中散发的病例报告。

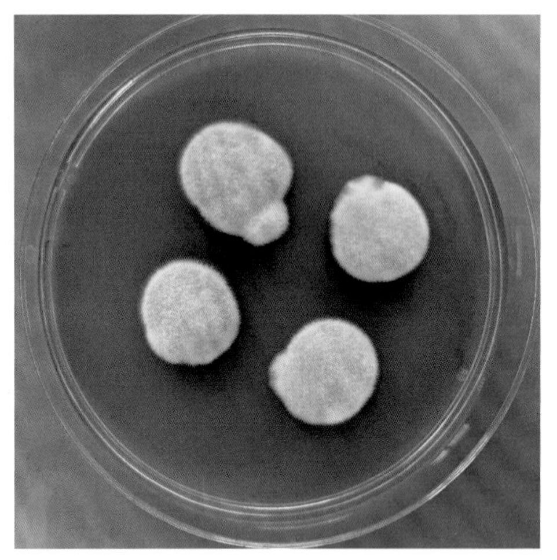

图 10-22-5-1　奥杜盎小孢子菌菌落：PDA，27℃，9 d

二、培养及镜检

（一）培养

生长速度缓慢，质地毡毛状到绒毛状，平坦，有放射状边缘，致密如麂皮，类似老鼠毛的表面。表面颜色呈白色、灰色、浅棕色、米黄色，背面呈橙红色（或鲜肉色），有的菌株背面可能没有颜色。在米饭培养基上生长很差或不生长，通常是仅仅可见棕色变色，这是奥杜盎小孢子菌和犬小孢子菌区别的一个重要特点。部分奥杜盎小孢子菌菌株在维生素 B_1 存在时（毛癣菌琼脂 4 号）才能促进其生长。见图 10-22-5-1 至图 10-22-5-3。

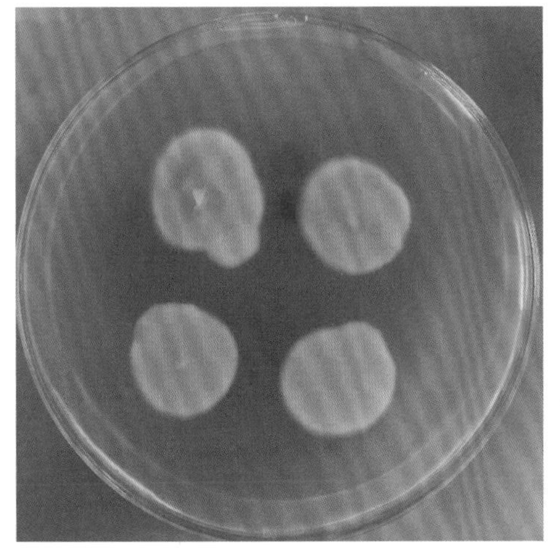

图 10-22-5-2　奥杜盎小孢子菌菌落（背面）：PDA，27℃，9 d

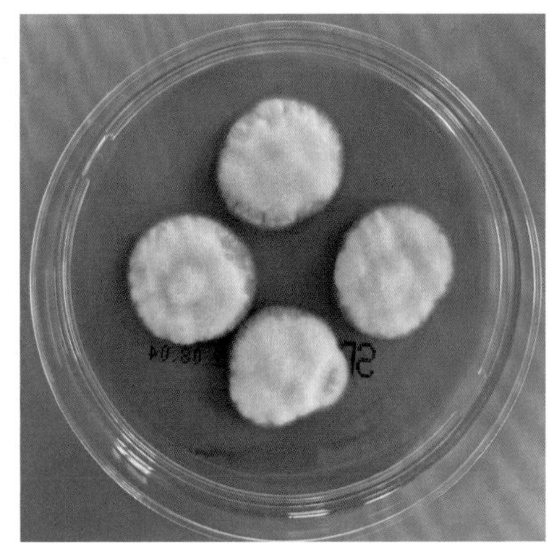

图 10-22-5-3　奥杜盎小孢子菌菌落：SDA，27℃，9 d

（二）镜下结构

很少产生大、小分生孢子，或只偶尔在菌丝终端或中间产生厚壁的厚壁孢子。小分生孢子罕见，梨形或棒状，侧生或顶生于菌丝。大分生孢子非常罕见，主要梭形，5～10 个隔，但常见变形，可见中部缩窄，所含细胞数不定，多数有轻微弯曲，壁厚部分有小突起。菌丝分隔，有时有破梳状菌丝或球拍菌丝。见图 10-22-5-4、图 10-22-5-5。

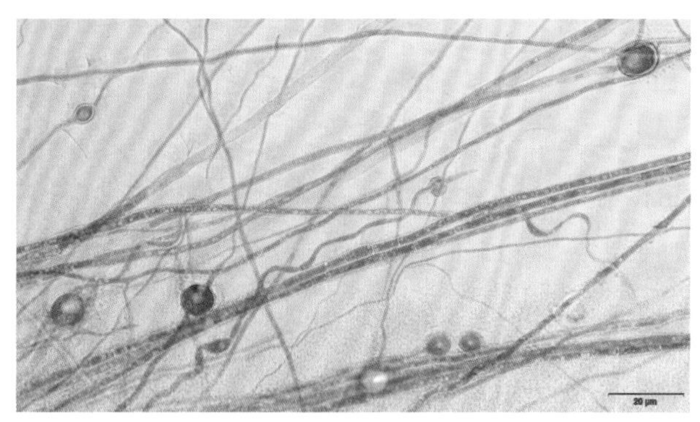

图 10-22-5-4 奥杜盎小孢子菌镜下形态，PDA，27 ℃，9 d，乳酸酚棉蓝染色，×400

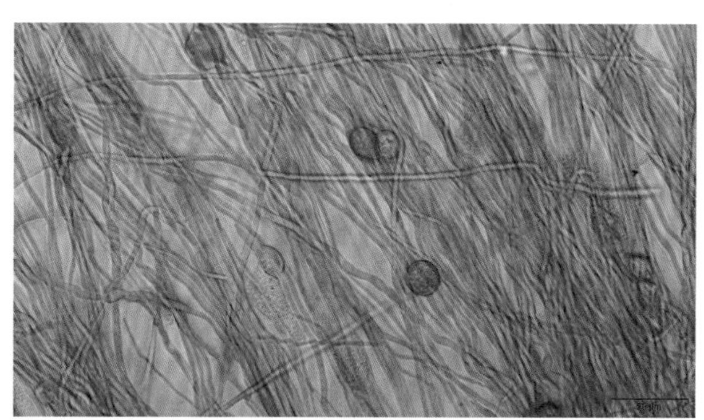

图 10-22-5-5 奥杜盎小孢子菌镜下形态，SDA，27 ℃，21 d，乳酸酚棉蓝染色，×400

三、鉴定与鉴别

鉴定要点：①菌落特点及颜色：生长缓慢、黄褐色；②在酵母浸膏培养基上，25～27 ℃可促进大小分生孢子的形成；③37 ℃生长；④耐受放线菌酮；⑤毛发穿孔试验阴性；⑥生长不需要补充维生素 B_1；⑦尿素酶试验阴性；⑧米饭培养基上生长差，仅仅可见棕色色素，不产生大、小分生孢子。

鉴别要点：奥杜盎小孢子菌需与犬小孢子菌(*Microsporum cannis*)相较，犬小孢子菌在米饭培养基上生长旺盛，产生大量的大分生孢子和黄色色素，PDA 背面颜色为亮黄色(而奥杜盎小孢子菌的背面则为浅橙色到粉棕色)。

四、抗真菌药物敏感性

由于本菌在临床上十分罕见，有关本菌的治疗经验有限，体外药敏显示本菌对特比萘芬、伊曲康唑、咪康唑、酮康唑、伏立康唑的 MIC 值较低，对氟康唑的 MIC 值高(≥16 μg/mL)。

五、致病性

奥杜盎小孢子菌可引起人类的非炎症性真菌感染，特别是青春前期的儿童头皮和皮肤感染，曾经是引起北美和欧洲头癣流行的原因，现在越来越少见了，在澳大利亚有少量病例报道，但大多数报道实际上是犬小孢子菌引起的；入侵头发，引起发外感染，伍德灯下显示可见明亮的黄绿色。

（徐和平　郑燕青）

鸡禽小孢子菌

一、简介

鸡禽小孢子菌(*Microsporum gallinae*)是一种亲动物型的真菌,呈世界性分布,主要侵犯鸡禽,很少感染人类。现在改为鸡禽冠癣菌(*Lophophyton gallinae*)。

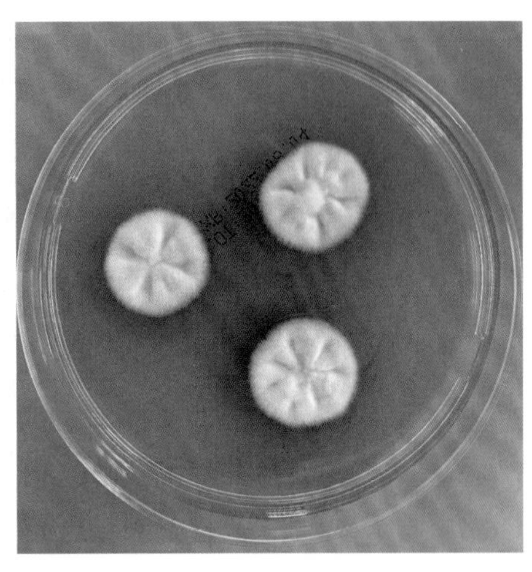

图 10-22-6-1　鸡禽冠癣菌菌落:SDA,27℃,9 d

二、培养及镜检

(一)培养

SDA 上生长速度较快,绒毛状,有微细粉末状,部分菌落有放射状沟纹,中心微凹,边缘不整,表面颜色呈白色到淡粉色,25℃呈白色,30℃时转淡红色,背面呈深红色或酒红色,色素扩散到培养基中。多次传代的菌株易发生变异,色素消失。见图 10-22-6-1 至图 10-22-6-5。

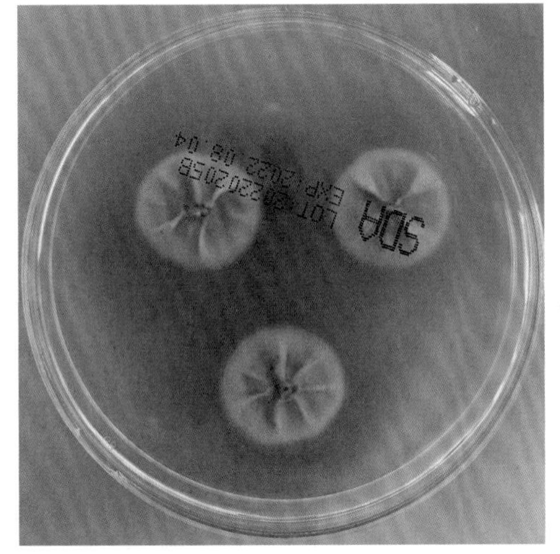

图 10-22-6-2　鸡禽冠癣菌菌落(背面):SDA,27℃,9 d

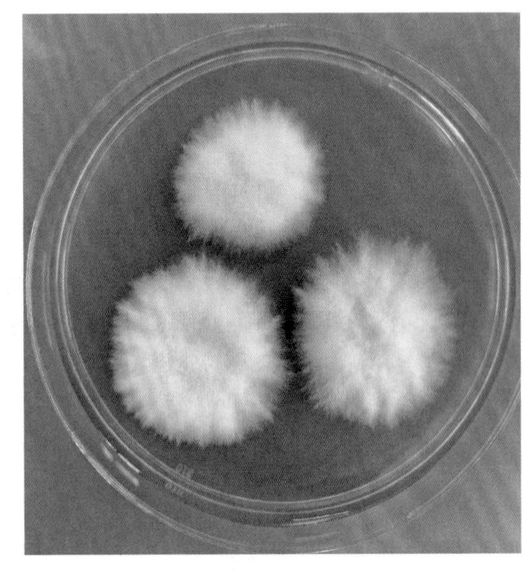

图 10-22-6-3　鸡禽冠癣菌菌落:PDA,27℃,9 d

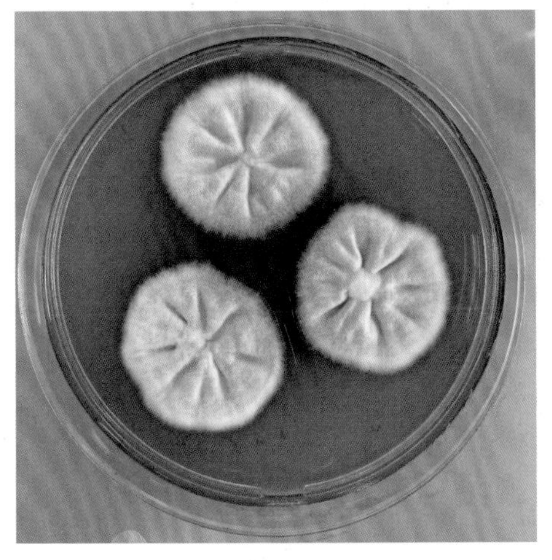

图 10-22-6-4　鸡禽冠癣菌菌落:SDA,27℃,16 d

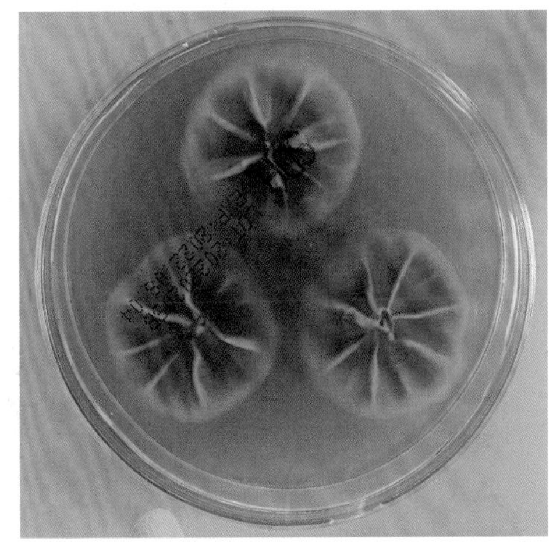

图 10-22-6-5　鸡禽冠癣菌菌落(背面):SDA,27℃,16 d

（二）镜下结构

大分生孢子少见，通常是5～6个细胞，有时可达10隔，棒形，常弯曲或在顶部变狭窄为钝尖，壁光滑或棘状突起。小分生孢子卵形或梨形，侧生，罕见或多量。可见厚壁孢子。见图10-22-6-6、图10-22-6-7。

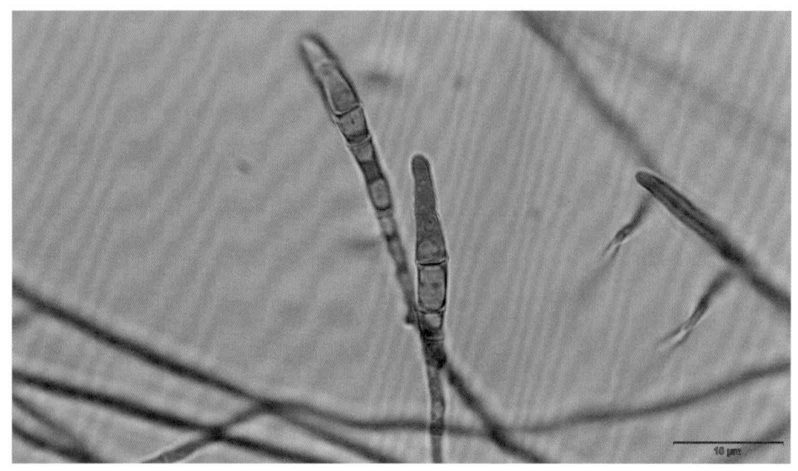

图10-22-6-6　鸡禽冠癣菌镜检：SDA，27℃，9 d，乳酸酚棉蓝染色，×400

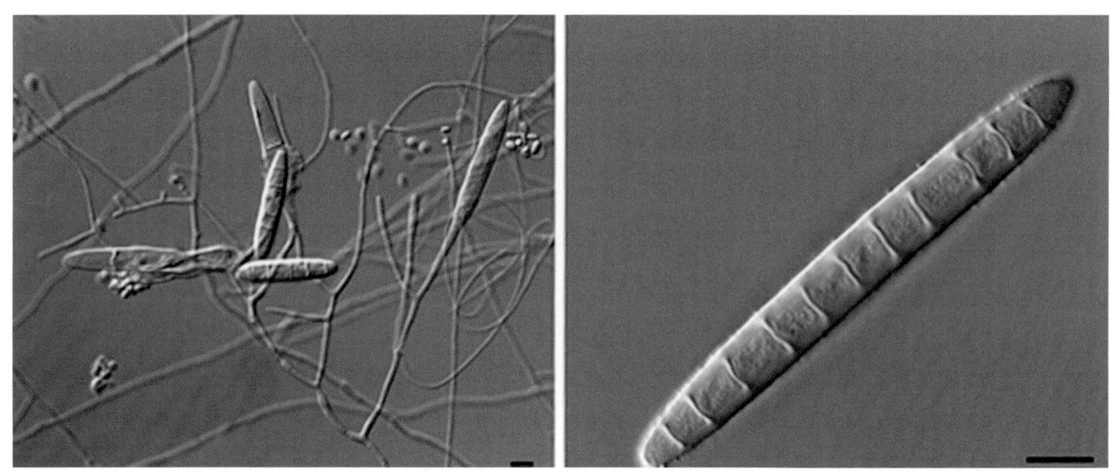

图10-22-6-7　鸡禽冠癣菌镜检：SDA，27℃，9 d，未染色。左：×400；右：×1000

三、鉴定与鉴别

鉴定要点：①菌落特点及颜色：生长较快，绒毛状菌落，酒红色色素；②在含酵母浸膏培养基上，25～27℃上可产生大量的大、小分生孢子和厚壁孢子；③37℃生长；④耐受放线菌酮；⑤毛发穿孔试验阴性；⑥生长不需要补充维生素B_1；⑦尿素酶试验阴性；⑧鸡禽的接触史。

四、抗真菌药物敏感性

本菌引起的人类感染少见，有关本菌的治疗经验有限，体外药敏显示本菌对特比萘芬、伊曲康唑、咪康唑、酮康唑、灰黄霉素、伏立康唑的MIC值较低，对氟康唑的MIC值高（≥16 μg/mL）。

五、致病性

可引起鸡和其他家禽感染的动物性真菌，可引起鸡冠和颌下垂肉产生“白鸡冠”样病变，导致人类皮肤癣菌病罕见。人接触病鸡后受感染引起体癣，炎症反应强烈，侵犯头发可引起头白癣。有免疫力低下患者接触鸡禽冠癣菌引起全身播散性感染的病例报道。侵犯的毛发在伍德灯下无荧光，镜下显示稀疏的发外感染。

（徐和平　陈婉南）

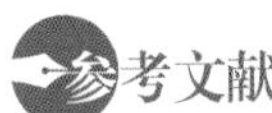

参考文献

Murata M, Takahashi H, Takahashi S, et al. 2013. Isolation of *Microsporum gallinae* from a fighting cock (Gallus gallus domesticus) in Japan [J]. Med Mycol, 2013,51(2):144 - 149.

杂色小孢子菌

一、简介

杂色小孢子菌(*Microsporum persicolor*)又名桃色小孢子菌，杂色毛癣菌，是一种亲动物型真菌，呈世界性分布，有性期为杂色节皮菌(桃色节皮菌)，现在改为杂色奈尼兹皮菌(*Nannizzia persicolor*)。

二、培养及镜检

（一）培养

在SDA上快速生长，菌落平坦有年轮状，质地绒毛状到粉状，颗粒状结构和外围边缘，表面颜色呈浅白色、淡黄色或玫瑰红色，背面呈无色，粉色到红褐色。在无糖的蛋白胨培养基上呈现特征性的桃红色。见图10-22-7-1至图10-22-7-5。

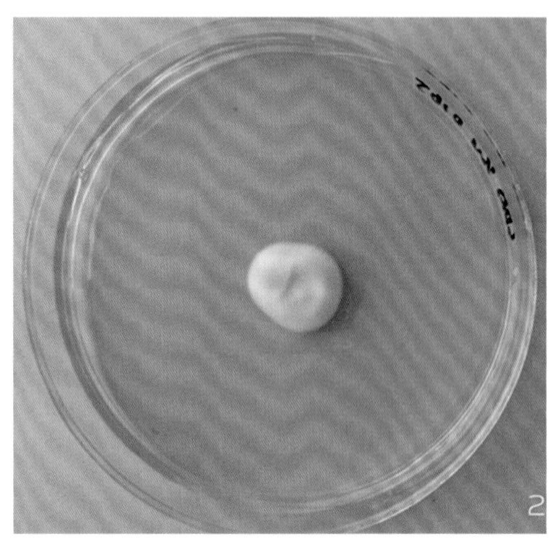

图10-22-7-1　杂色奈尼兹皮菌菌落：SDA，27℃，7 d

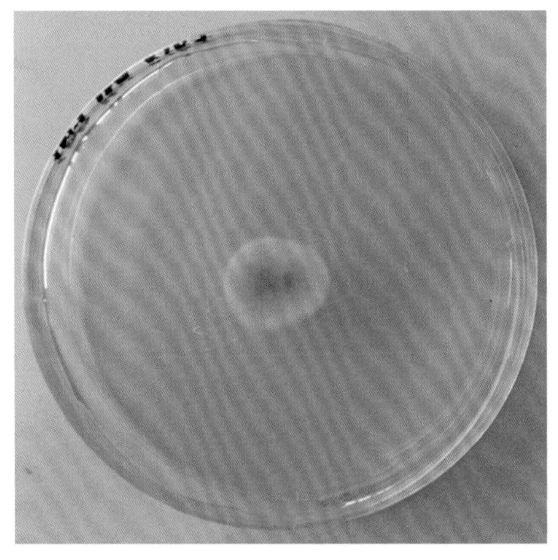

图10-22-7-2　杂色奈尼兹皮菌菌落(背面)：SDA，27℃，7 d

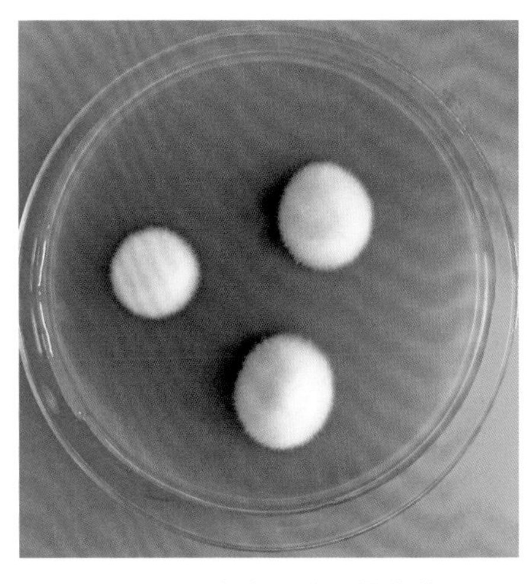

图10-22-7-3　杂色奈尼兹皮菌菌落：PDA，27℃，7 d

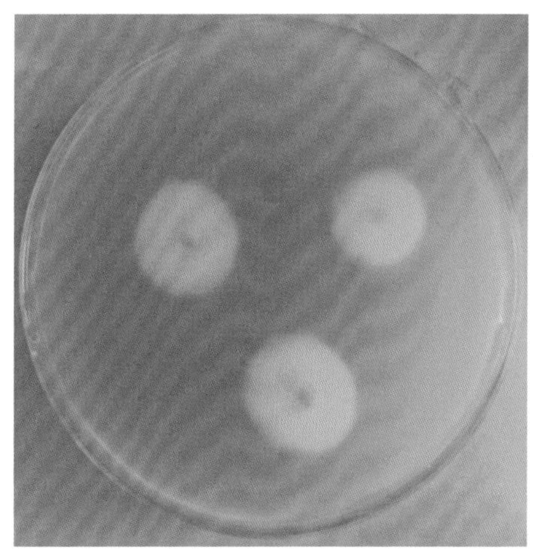

图 10-22-7-4 杂色奈尼兹皮菌菌落(背面):PDA,27℃,7 d

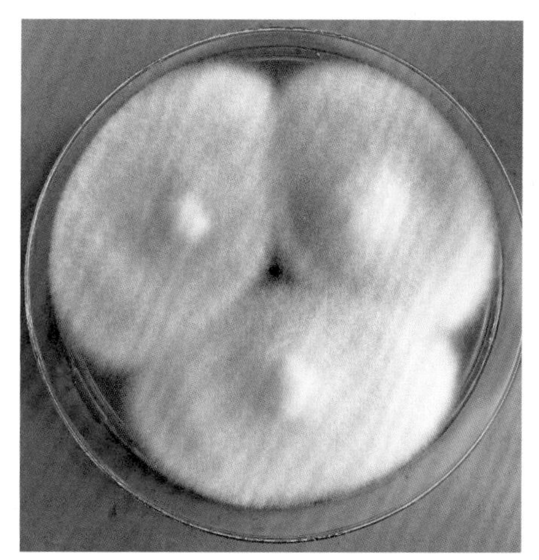

图 10-22-7-5 杂色奈尼兹皮菌菌落:PDA,27℃,14 d

(二)镜下结构

螺旋菌丝及厚壁孢子易见。小分生孢子量多,棒形到圆形,常有小梗,小分生孢子着生于小梗顶端。在初代分离菌株中常存在大分生孢子,梭形或子弹型,壁光滑,在顶部稍粗糙,常为 6 个细胞组成。在含 3%~5%的氯化钠的 SDA 培养基上,可刺激产生大量粗糙壁、梭形或子弹形的大分生孢子。见图 10-22-7-6 至图 10-22-7-8。

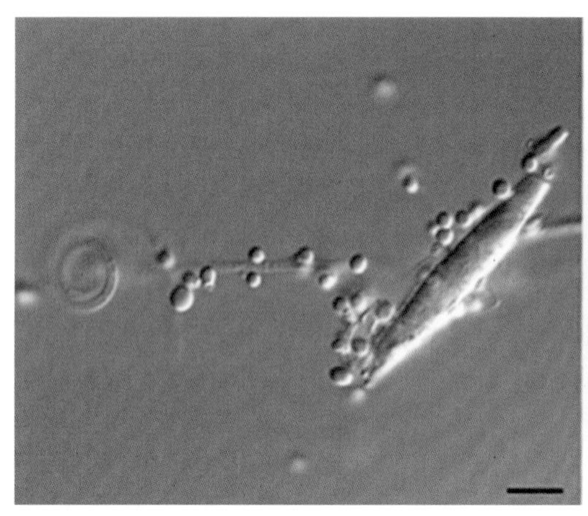

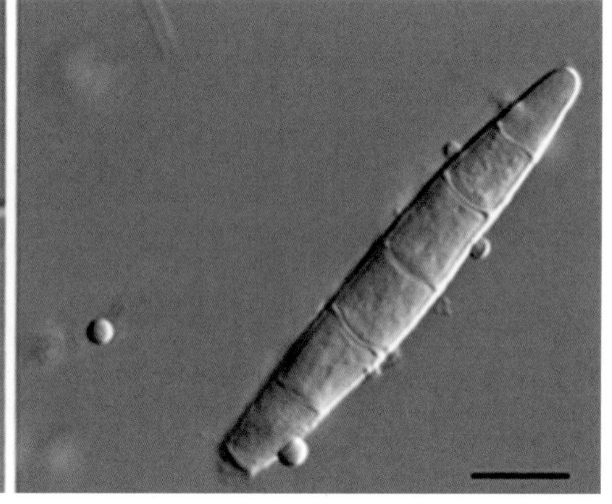

图 10-22-7-6 杂色奈尼兹皮菌镜检:螺旋菌丝,小分生孢子和大分生孢子

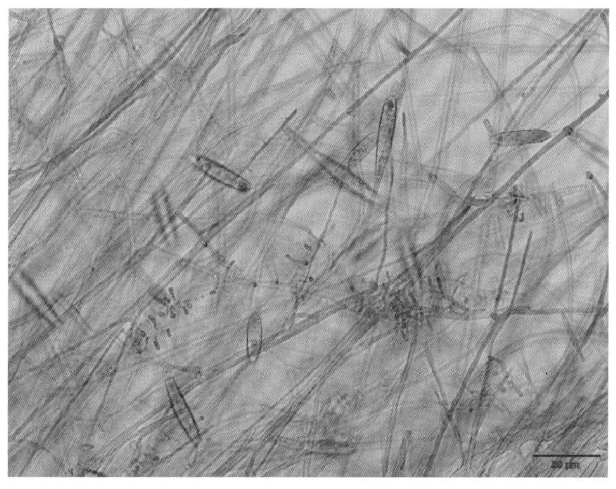

图 10-22-7-7 杂色奈尼兹皮菌镜检:含 4% NaCl 的 PDA,27℃,5 d,乳酸酚棉蓝染色,×400

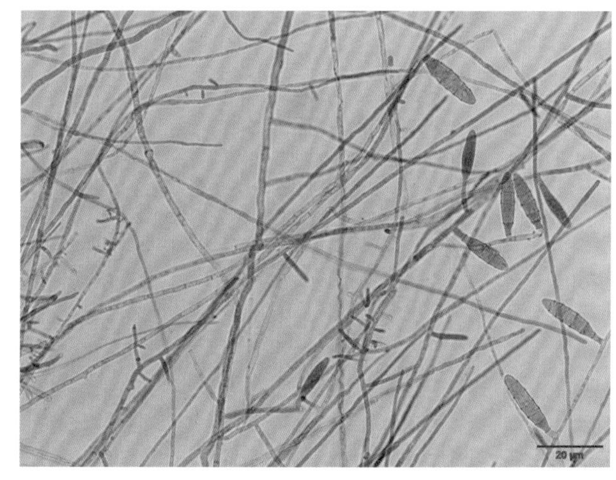

图 10-22-7-8 杂色奈尼兹皮菌镜检:含 4% NaCl 的 PDA,27℃,5 d,乳酸酚棉蓝染色,×400

三、鉴定与鉴别

1. 鉴定要点：①菌落特点及颜色：生长较快，绒毛状菌落，淡黄色、无色、桃红色；②小分生孢子丰富，着生于小梗上；③37 ℃生长微弱有限；④耐受放线菌酮；⑤毛发穿孔试验阳性；⑥生长不需要补充维生素 B_1；⑦尿素酶试验阳性；⑧大分生孢子梭形或子弹形。

2. 鉴别要点：杂色小孢子菌需与须癣毛癣菌（*Trichophyton mentagrophytes*）相较，两者均可见大量的小分生孢子，但须癣毛癣菌的小粉丝孢子圆形，侧生于菌丝。杂色小孢子菌的大分生孢子顶端有刺，37 ℃生长不佳，年轻的小分生孢子梨形有柄，在溴甲酚紫牛奶葡萄糖琼脂（BCG - MSG）上没有 pH 的改变。

四、抗真菌药物敏感性

体外药敏实验的数量有限，对伊曲康唑、氟康唑、酮康唑、灰黄霉素敏感。

五、致病性

主要引起田鼠和蝙蝠等动物的感染，有狗感染的病例报道。偶尔引起人类趾甲、皮肤、足部的感染。是否可以引起体内及头发感染不详，但体外毛发穿孔试验阳性。

（徐和平）

● 库克小孢子菌复合群 ●

一、简介

库克小孢子菌复合群（*Microsporum cookei* complex）隶属于子囊菌门（Ascomycota）、子囊菌亚门（Pezizomycotina）、散囊菌纲（Eurotiomycetes）、爪甲团囊菌目（Onygenales）、节皮菌科（Arthrodermataceae），原来属于小孢子菌属（*Microsporum*），现归为帕氏杆菌属（*Paraphyton*）。包括库克帕氏杆菌（*P. cookei*）、库克勒姆小孢子菌（*P. cookiellum*）和奇异小孢子菌（*P. mirabile*）。

二、培养与镜检

（一）培养

在 SDA 上生长速度中等，质地短绒毛状至粉末状，菌落扁平，中心稍凸起，略微皱褶，有径向放射状沟纹。表面颜色白色至黄色，有时变红褐色或暗褐色，背面呈暗红色。在 PDA 上生长速度比 SDA 稍快，28 ℃培养 14 d，菌落为白色，背面浅黄色。见图 10-22-8-1 至图 10-22-8-5。

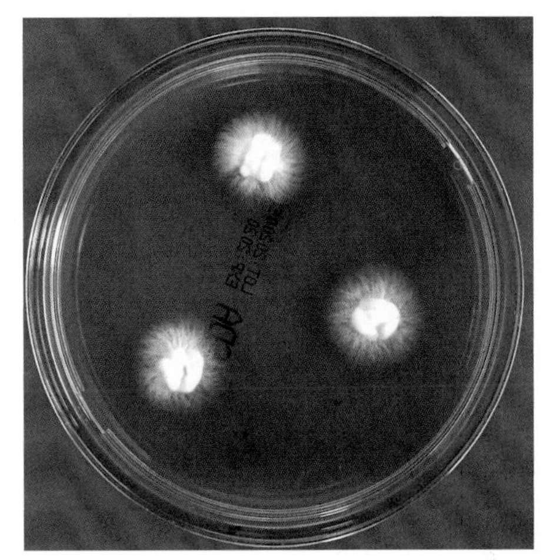

图 10-22-8-1　库克帕氏杆菌菌落：SDA，28 ℃，7 d

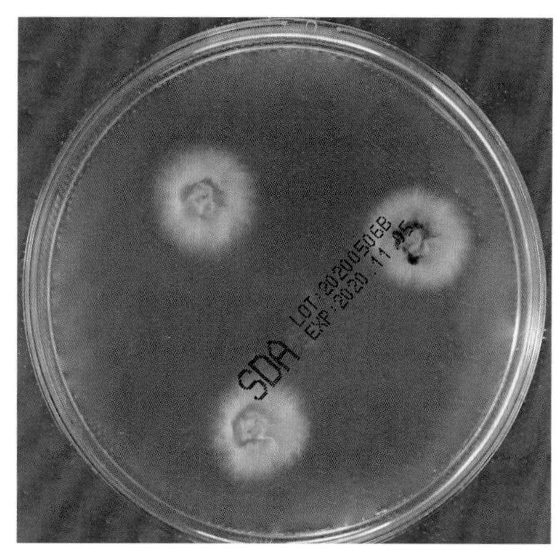

图 10-22-8-2 库克帕氏杆菌菌落(背面):SDA,28℃,7 d

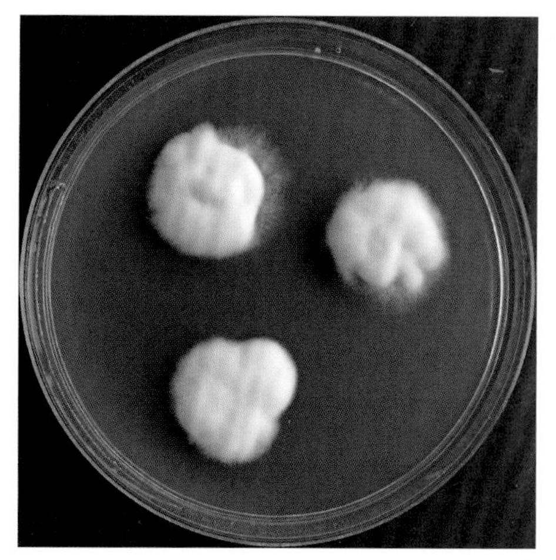
图 10-22-8-3 库克帕氏杆菌菌落:PDA,28℃,7 d

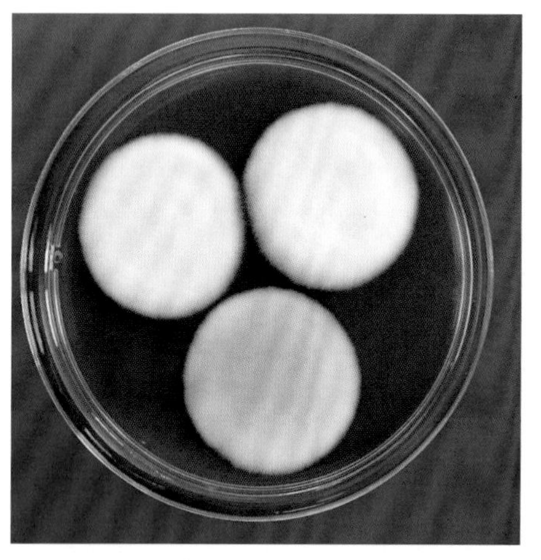
图 10-22-8-4 库克帕氏杆菌菌落:PDA,28℃,14 d

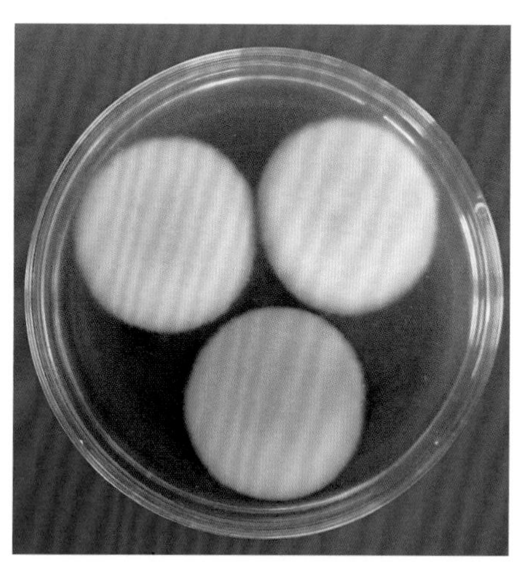
图 10-22-8-5 库克帕氏杆菌菌落(背面):SDA,28℃,4 d

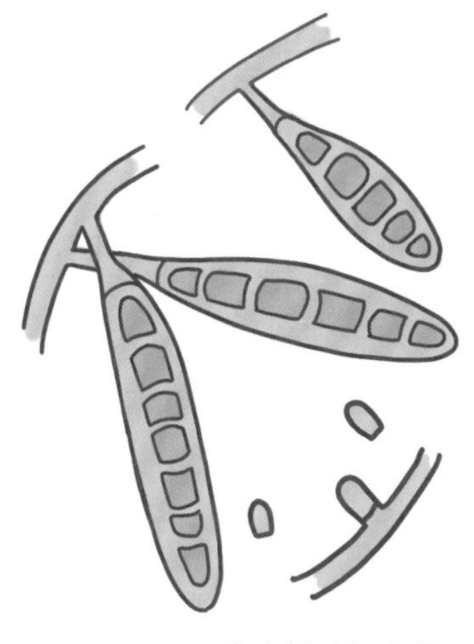
图 10-22-8-6 库克帕氏杆菌镜下形态示意图

(二)镜下形态

小分生孢子量多,呈卵圆形或细长棒状。大分生孢子量多、呈梭形、壁厚、有小刺,分 5~6 隔,偶见 2~8 隔。偶尔会看到螺旋菌丝。见图 10-22-8-6 至图 10-22-8-10。

三、鉴定与鉴别

1. 鉴定要点:①菌落特点及颜色:生长较快,菌落粉状,偶见红褐色菌落,背面暗红色;②厚壁、梭形大分生孢子;③37 ℃生长;④耐受放线菌酮;⑤毛发穿孔试验阳性;⑥生长不需要补充维生素 B_1;⑦尿酶试验阳性。

2. 鉴别要点:库克帕氏杆菌需与石膏样奈尼兹皮菌(*Nannizzia gypsea*,旧名称为石膏样小孢子菌)和犬小孢子菌(*Microsporum canis*)相较,库克帕氏杆菌的大分生孢子厚壁,菌落背面为暗红色;石膏样奈尼兹皮菌的大分生孢子薄壁,背面是米黄色或黄棕色,部分菌株菌落背面产红褐色色素;犬小孢子菌的大分生

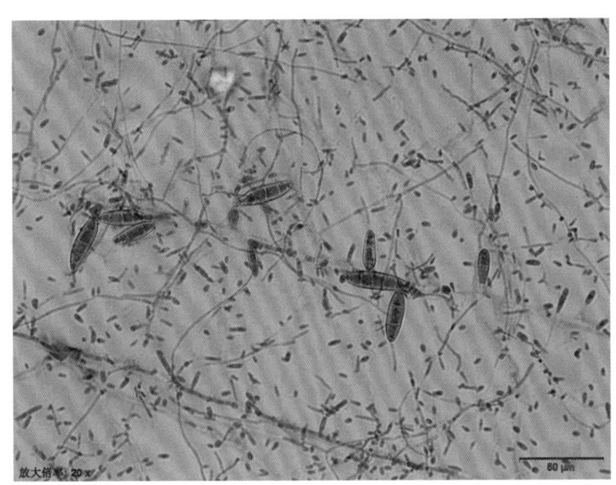

图 10-22-8-7　库克帕氏杆菌镜检：PDA，28℃，5 d，乳酸酚棉蓝染色，×400

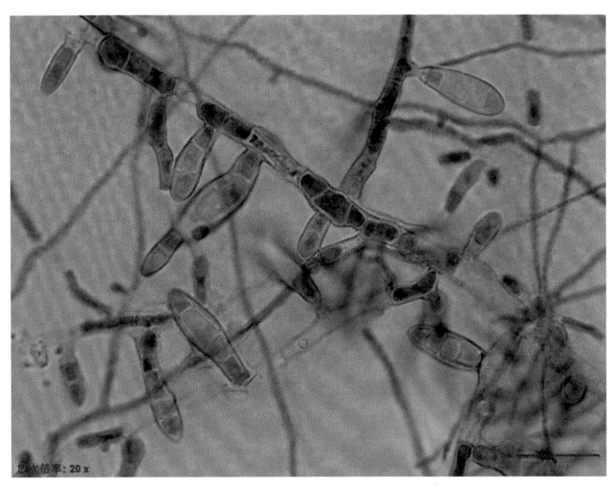

图 10-22-8-8　库克帕氏杆菌镜检：PDA，28℃，15 d，乳酸酚棉蓝染色，×1 000

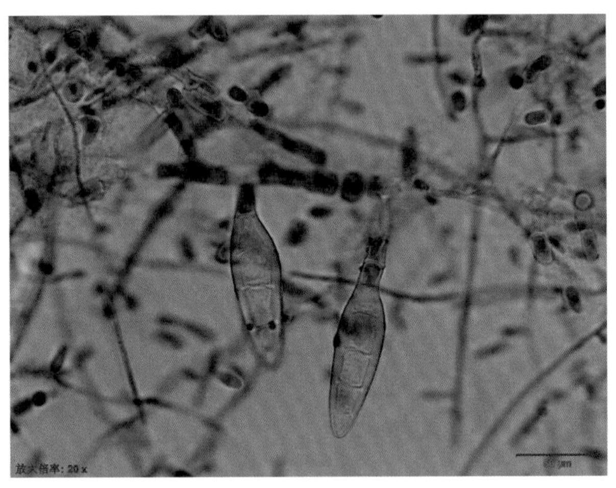

图 10-22-8-9　库克帕氏杆菌镜检：PDA，28℃，15 d，乳酸酚棉蓝染色，×1 000

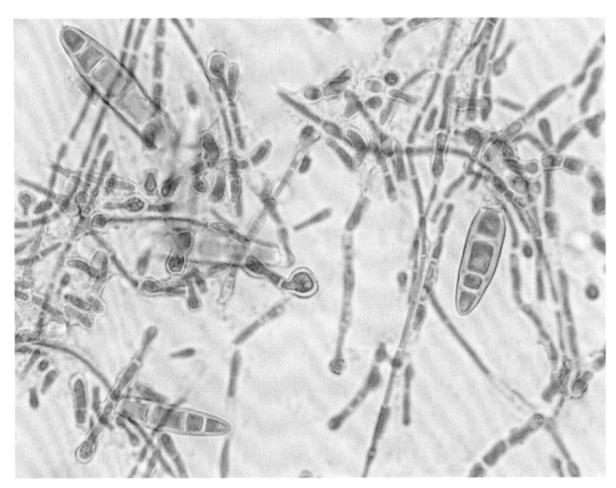

图 10-22-8-10　库克帕氏杆菌镜检：PDA，28℃，15 d，乳酸酚棉蓝染色，×1 000

孢子厚壁，其顶端有"帽样肥大"，菌落背面为橘黄色。

四、抗真菌药物敏感性

库克帕氏杆菌很少感染人类，目前缺乏临床诊疗数据，从人类分离的库克帕氏杆菌体外药敏试验研究结果暂缺。少量研究数据表明，动物来源的库克帕氏杆菌对烯丙胺类(包括萘替芳和特比萘芬)、多烯类(两性霉素 B)、三唑类(除了氟康唑)、咪唑类(包括酮康唑、咪康唑、恩康唑和卢立康唑)的体外 MIC 值很低，对灰黄霉素、环匹罗司、阿莫罗芬 MIC 值也较低。

五、临床意义

库克帕氏杆菌是一种亲土型的真菌，呈世界性分布。已经从小型哺乳动物尚未表现出临床病变的头发中分离出来。狗有被感染的相关报道，但人类很少感染。在人体内是否侵犯毛发尚未明确，但体外毛发穿孔试验阳性。

（徐和平　刘敏雪）

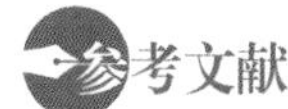

1. de Hoog GS, Dukik K, Monod M, et al. Oward a novel multilocus phylogenetic taxonomy for the dermatophytes [J]. Mycopathologia, 2017,182(1-2):5-31.
2. Graser Y, Monod M, Bouchara JP, et al. New insights in dermatophyte research [J]. Med Mycol, 2018,56(suppl_1):2-9.
3. Gnat S, Lagowski D, Dylag M, et al. European Hedgehogs (Erinaceus europaeus L.) as a Reservoir of Dermatophytes in Poland [J]. Microb Ecol, 2021. DOI:10.1007/S00248-021-01866-W.

第二十三节 毛色二孢菌属

一、简介

毛色二孢菌属(*Lasiodiplodia*)隶属于子囊菌门(Ascomycota)、座囊菌纲(Dothideomycetes)、葡萄座腔菌目(Botryosphaeriales)、葡萄座腔菌科(Botryosphaericeae)。目前(2022 年)该属在 Mycobank 中共记录约 70 个种,模式菌种为可可毛色二孢菌(*L. theobromae*)。因分生孢子在分生孢子器内产生,故毛色二孢菌属曾归为人工分类的腔孢纲。

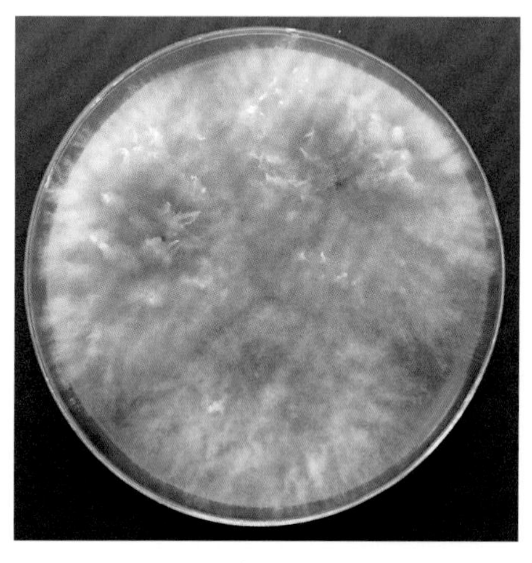

图 10-23-1 可可毛色二孢菌菌落:SDA, 28℃, 2 d

二、生物学特性

(一) 培养特性

菌株在 PDA、SDA、血平板上均能快速生长,生长温度 25～40℃,28℃被认为是最适生长温度,5 d 内菌落直径>50 mm,菌丝初为白色或灰色,生成大量绒毛状的气生菌丝,并可达到平皿盖上,约 10 d 后菌丝逐渐收缩变墨绿色、深褐色、黑色,紧贴在琼脂表面,并开始形成突起墨绿色至黑色分生孢子器。反面灰褐色到黑色。培养 3 d 后,采用阻断菌丝生长的方式可促进产孢。偶尔有些菌株在成熟期可形成有性繁殖结构的闭囊壳。部分菌株在 35 ℃能产生粉红色色素,但不能形成分生孢子器。见图 10-23-1 至图 10-23-5。

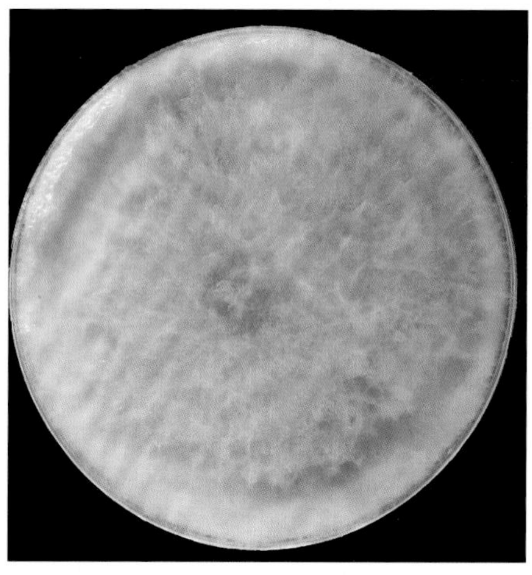

图 10-23-2 可可毛色二孢菌菌落:SDA, 28℃, 3 d

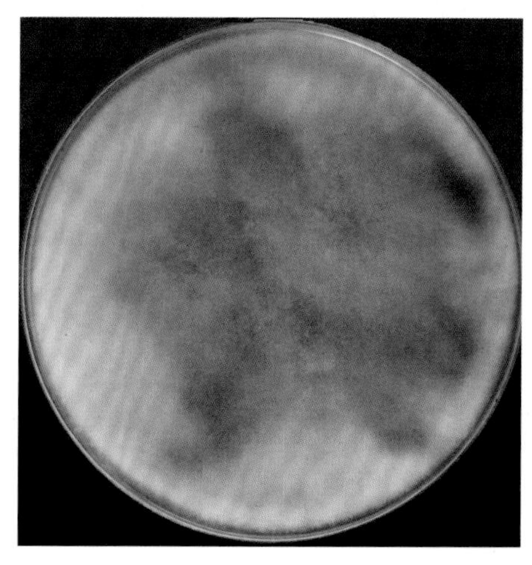

图 10-23-3 可可毛色二孢菌菌落:SDA, 28℃, 7 d

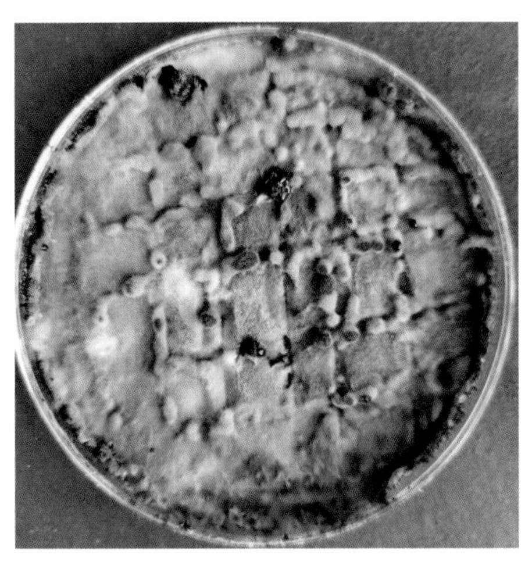
图 10-23-4 可可毛色二孢菌菌落：SDA，28℃，3 d 后阻断菌丝，继续培养至 20 d

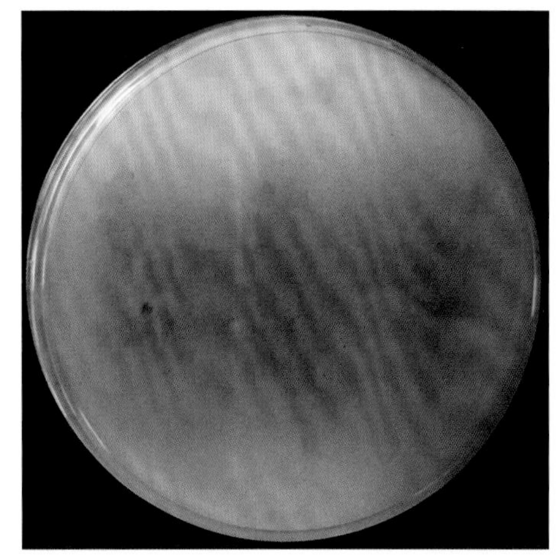
图 10-23-5 可可毛色二孢菌菌落：SDA，35℃，5 d，产粉红色色素

（二）形态与染色

1. 菌丝：分隔，初为透明，逐渐变浅绿色、深绿色或深棕色，菌丝壁光滑或粗糙，有些具疣状突起，有些呈关节状。部分 35℃孵育的菌株菌丝内可见粉红色色素。

2. 分生孢子器：为球形或瓶形，具内腔及开口，通常有毛刺，约 5 mm 宽。观察分生孢子需要用镊子钳取分生孢子器，置于生理盐水或棉蓝染液中，用盖玻片轻压。

3. 分生孢子梗和产孢细胞：分生孢子梗透明，圆柱形，偶有分隔，极少分枝，从分子孢子器底层细胞向内腔中央伸出；产孢细胞常与分生孢子梗合为一体，透明，简单瓶梗，圆柱形或倒梨形，全壁芽生，环痕产孢。

4. 分生孢子最初为单细胞、透明，内含颗粒状物质，亚卵圆形、倒梨形或椭圆形，顶端钝圆，基部截平，厚壁，这个阶段会维持比较长的时间；成熟孢子有一个横向分隔，肉桂色至棕黑色，通常有纵向条纹，不同种的分生孢子大小差异较大，可可毛色二孢菌为(26.2±2.6)μm×(14.2±1.2)μm，长/宽=1.9，在荧光染色下，成熟的分生孢子不显示荧光。

5. 侧丝：透明圆柱形，有隔或无隔，偶有分枝，顶端钝圆，可可毛色二孢菌最长约 55 μm，3～4 μm 宽。见图 10-23-6 至图 10-23-12。

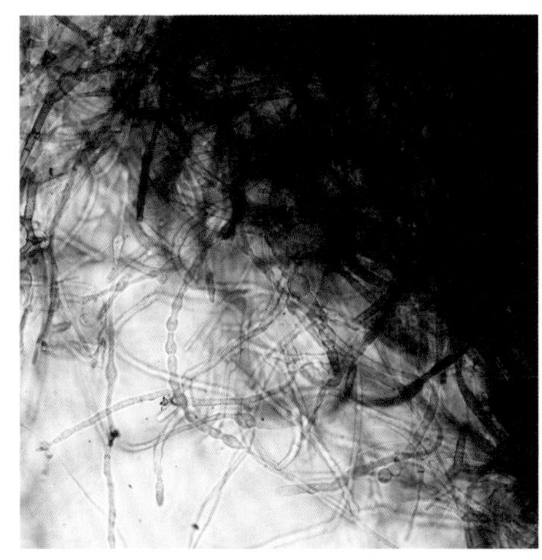
图 10-23-6 可可毛色二孢菌镜检：菌丝，SDA，17 d，乳酸酚棉蓝染色，×400

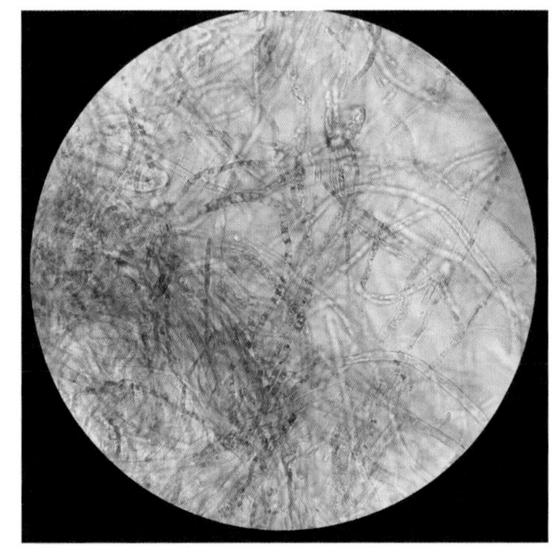
图 10-23-7 可可毛色二孢菌镜检：菌丝，SDA，5 d，未染色，可见粉红色色素，×400

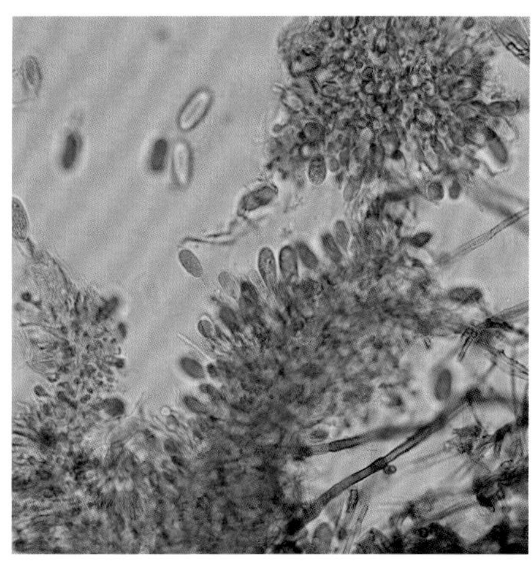

图 10-23-8 可可毛色二孢菌镜检:环痕产孢与侧丝,SDA, 17 d,乳酸酚棉蓝染色,×400

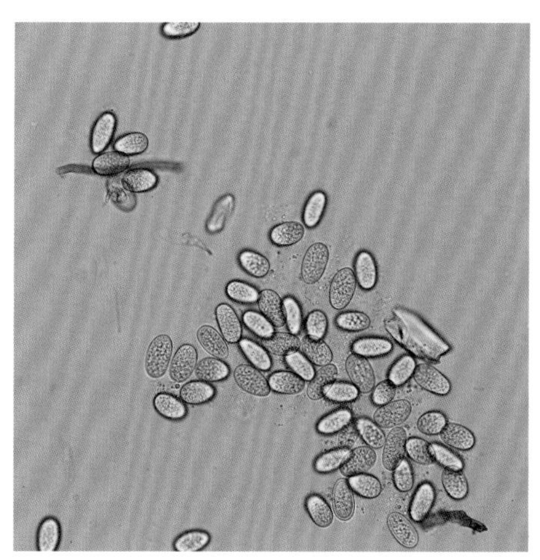

图 10-23-9 可可毛色二孢菌镜检:早期分生孢子,SDA, 17 d,乳酸酚棉蓝染色,×400

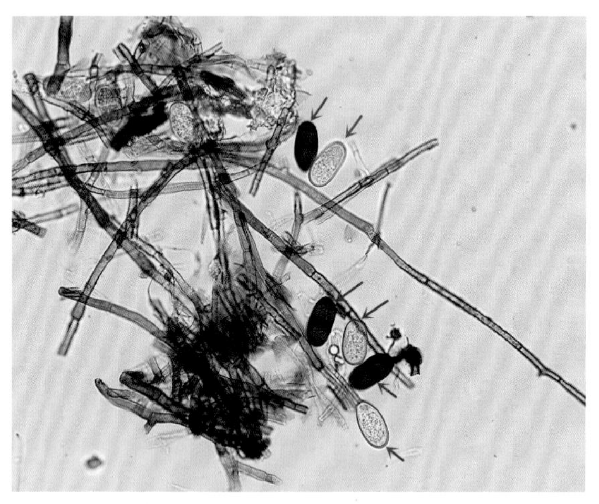

图 10-23-10 可可毛色二孢菌镜检:早期分生孢子(紫色箭头)、晚期分生孢子(红色箭头),SDA, 17 d,乳酸酚棉蓝染色,×400

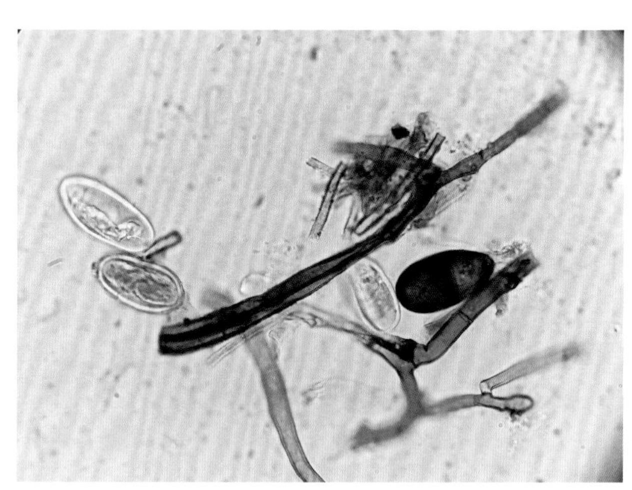

图 10-23-11 可可毛色二孢菌镜检:早期、晚期分生孢子,SDA, 20 d,未染色,×1 000

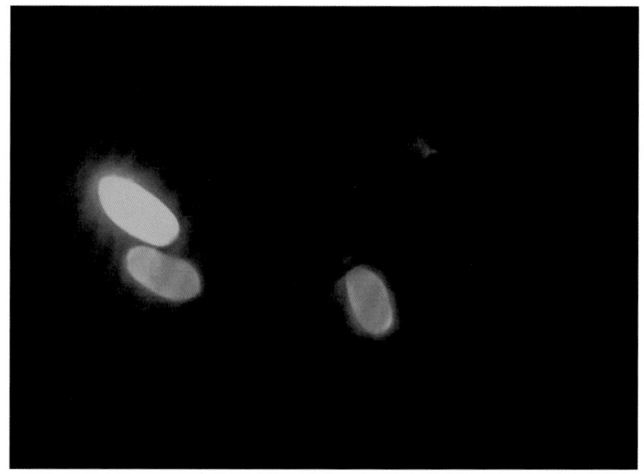

图 10-23-12 可可毛色二孢菌镜检:早期、晚期分生孢子,SDA, 20 d,荧光染色,与图 10-23-11 同一视野,×1 000

三、鉴定与鉴别

毛色二孢菌属曾被认为是葡萄座腔科色二孢菌属(*Diplodia*)的异名，两者在菌落颜色变化、生长速度方面相差不大，但两者在系统发生上有明显的差别，另外，色二孢菌属分生孢子明显较毛色二孢菌属小，为(12.5～27)μm×(8.5～11.5)μm，目前尚无引起人类感染的报道。

分子生物学鉴定方面，ITS序列分析通常不能将毛色二孢菌属鉴定到种水平，需要多位点序列分析，如EF-1α、β微管蛋白(β-tubulin)、钙调蛋白(calmodulin)、RPB2序列等。

四、抗真菌药物敏感性

目前缺乏较大数据毛色二孢菌属对抗真菌药物敏感资料，有文献报道可可毛色二孢菌对两性霉素B、伏立康唑敏感，对氟康唑和伊曲康唑耐药，临床治疗显示伏立康唑和两性霉素B有较好疗效。

五、临床意义

毛色二孢菌属全球性分布，主要集中分布于热带、亚热带等赤道两边南北纬40°地区，在美国、澳大利亚、意大利等地也有分布，属内多个种是500多种经济林木、果树的重要植物病原菌。毛色二孢菌属分生孢子位于分生孢子器内，因此极少引起吸入性感染，主要引起有植物接触外伤史患者角膜溃疡、甲真菌病，也可导致免疫力低下患者鼻窦炎、皮下脓肿。目前报道引起人类感染的菌种主要为可可毛色二孢菌。

（陈杏春　鹿秀海）

参考文献

1. Saha A, Mandal P, Dasgupta S, Saha D. Influence of culture media and environmental factors on mycelial growth and sporulation of Lasiodiplodia theobromae (Pat.) Griffon and Maubl [J]. J Environ Biol, 2008,29(3):407-410.
2. Phillips AJ, Alves A, Abdollahzadeh J, et al. The Botryosphaeriaceae: genera and species known from culture [J]. Stud Mycol, 2013,76(1):51-167.
3. Saha S, Sengupta J, Banerjee D, Khetan A. Lasiodiplodia theobromae keratitis: a case report and review of literature [J]. Mycopathologia, 2012,174(4):335-339.
4. Li ST, Yiu EP, Wong AH, et al. Successful treatment of lasiodiplodia theobromae keratitis-assessing the role of voriconazole [J]. Case Rep Ophthalmol, 2016,7(3):179-185.
5. Maslen MM, Collis T, Stuart R. Lasiodiplodia theobromae isolated from a subcutaneous abscess in a Cambodian immigrant to Australia [J]. J Med Vet Mycol, 1996,34(4):279-283.
6. Borgohain P, Barua P, Mahanta J, et al. Lasiodiplodia theobromae onychomycosis among agricultural workers: a case series [J]. J Mycol Med, 2021,31(3):101167.

第二十四节　帚霉属与小囊菌属

一、简介

帚霉属(*Scopulariopsis*)和小囊菌属(*Microascus*)都隶属于子囊菌门、盘菌亚门、粪壳菌纲、小囊菌目(Microascales)、小囊菌科(Microascaceae)。帚霉属和小囊菌属形态学极其相似，之前认为小囊菌属是帚霉属的有性期，但多位点种系分析和系统分类进化的研究显示，两者是两个明显不同的分支，因此现在把它们归为两个不同的属。帚霉属内有短帚霉(*S. brevicaulis*)、枝顶帚霉(*S. acremonium*)、*S. asperlia*、*S. candida*、黄帚霉(*S. flava*)、*S. fusca* 和康宁帚霉(*S. koningii*)可致人发病,其中短帚霉为模式种,是帚霉属中最常见的致病菌。小囊菌属内有灰白小囊菌(*M. cinereus*)、卷毛小囊菌(*M. cirrosus*)、*M. ennothomasiorum*、*M. paisi*、三角孢小囊菌(*M. trigonosporus*)、纤细小囊菌(*M. gracili*)、交错小囊菌(*M. intricatus*)、钟形小囊菌(*M. campaniformis*)、泡状小囊菌(*M. alveolaris*)、疣状小囊菌(*M. verrucosus*)等。小囊菌中最常见的是灰白小囊菌和卷毛小囊菌。布朗帚霉(*S. brumptii*)现在改名为 *M. paisi*。

二、培养与镜检

(一) 培养

帚霉属菌落生长快速,颜色由白色至浅褐黄色至深褐色、灰褐色或近于黑色;绒毛状或绳状。短帚霉在马铃薯葡萄糖琼脂、沙氏琼脂及察氏琼脂培养基上菌落生长快速,27 ℃较 37 ℃生长快;初为灰白色,后变为白色毡样,5 d 内成熟,成熟后为粉状淡黄褐色,中央可见绳状气生菌丝;反面为黄褐色。小囊菌生长速度缓慢,局限。菌落颜色从灰色、褐色到橄榄色。

见图 10-24-1 至图 10-24-8。

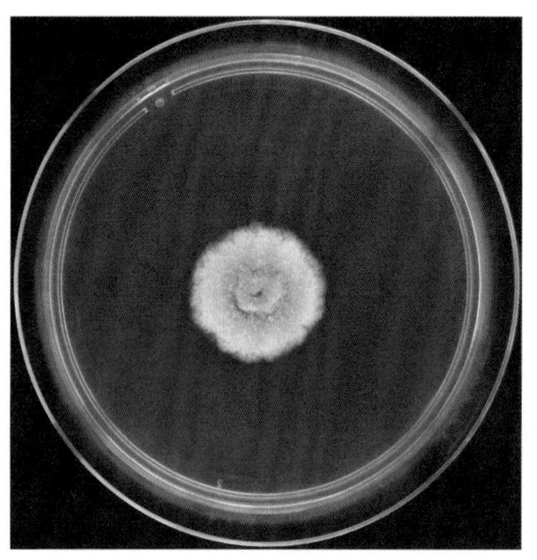

图 10-24-1 短帚霉菌落:SDA, 25 ℃, 7 d

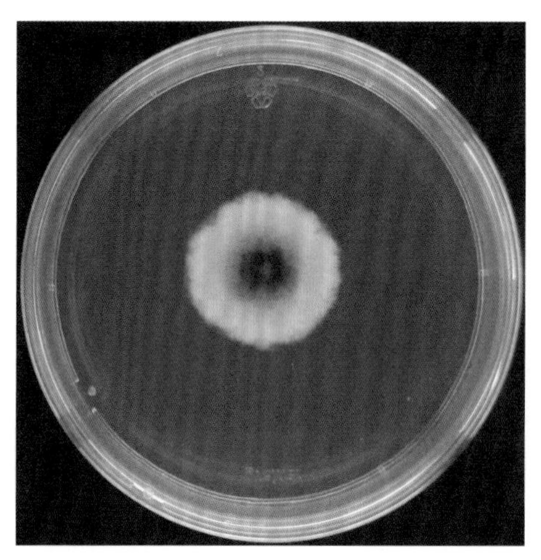

图 10-24-2 短帚霉菌落(背面):SDA, 25 ℃, 7 d

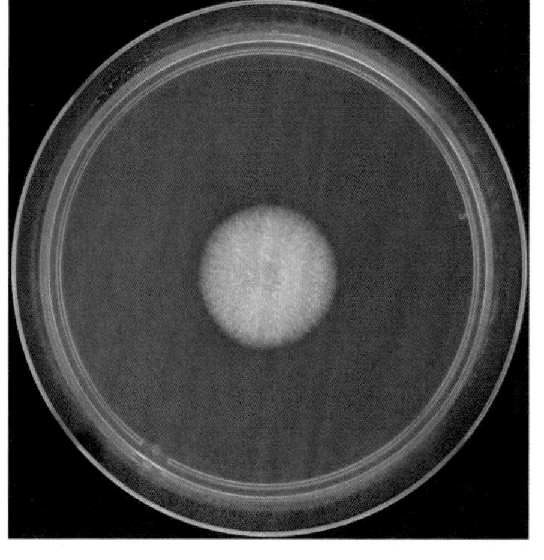

图 10-24-3 短帚霉菌落:PDA, 25 ℃, 7 d

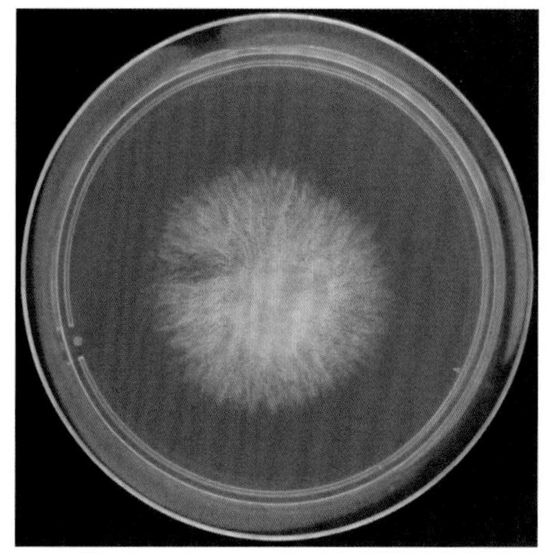

图 10-24-4 短帚霉菌落:CZA, 25 ℃, 7 d

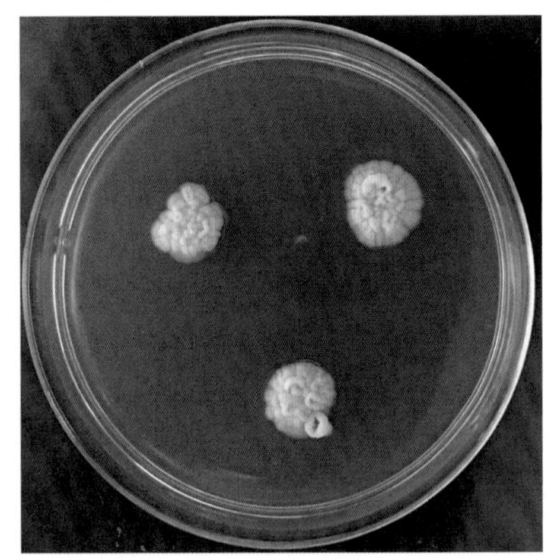

图 10-24-5　康宁帚霉菌落：PDA，25 ℃，14 d

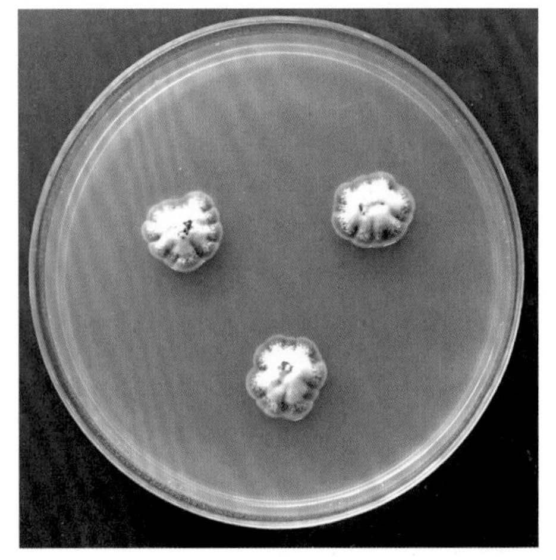

图 10-24-6　卷毛小囊菌菌落：SDA，28 ℃，10 d

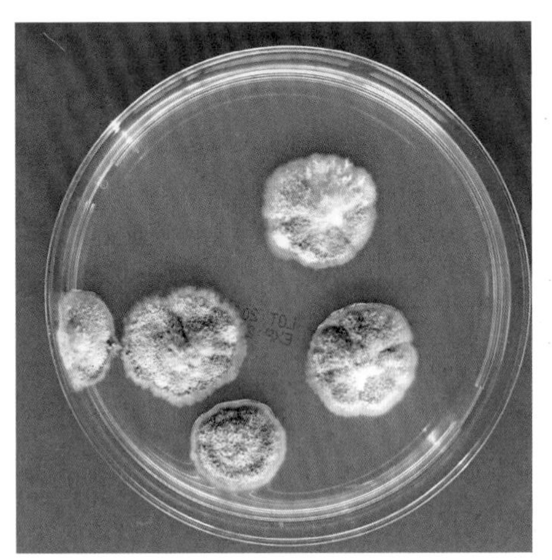

图 10-24-7　卷毛小囊菌菌落：PDA，28 ℃，10 d

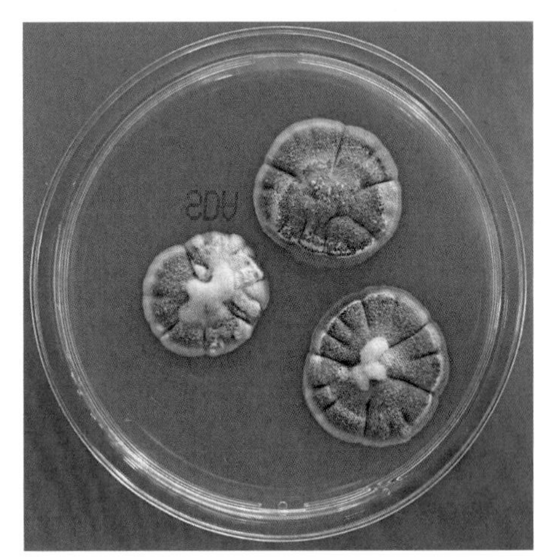

图 10-24-8　三角孢小囊菌菌落：SDA，28℃，10 d

（二）镜下形态

短帚霉的菌丝透明至浅棕色；分生孢子梗直立、短，常分枝可呈帚状枝样，形似青霉；产孢细胞圆柱状，环痕产孢；分生孢子球形至柠檬形，宽棍棒状或子弹形，底部平截，表面光滑或粗糙，链状排列，向基性生长。偶可见厚垣孢子。子囊果（如存在）球形至近球形，颈短，有孔口，黑色；子囊近球形，内含 8 个子囊孢子；子囊孢子肾形至凸月状，透明或浅黄色。

小囊菌的产孢细胞基部膨大，淡褐色延长区产生分生孢子。分生孢子（近）球形，卵球形或宽棒状，浅白到橄榄褐色，基部截平，壁光滑，有小点或疣状，链状排列，向基性生长。子囊果球形或壶形，圆柱状，颈部或短或长，深棕色。由厚壁、稍扁平的细胞组成。子囊倒卵球形，桶形或球形，内含 8 个孢子。子囊孢子不对称，短，舟形，肾形或侧视心形，年幼时为糊精状，成熟时为稻草色，无隔，光滑壁，通常有不明显的胚芽孔。小囊菌属与帚霉属的主要区别是本菌的产孢细胞基部膨胀，产生棕色至橄榄色的分生孢子。见图 10-24-9 至图 10-24-18。

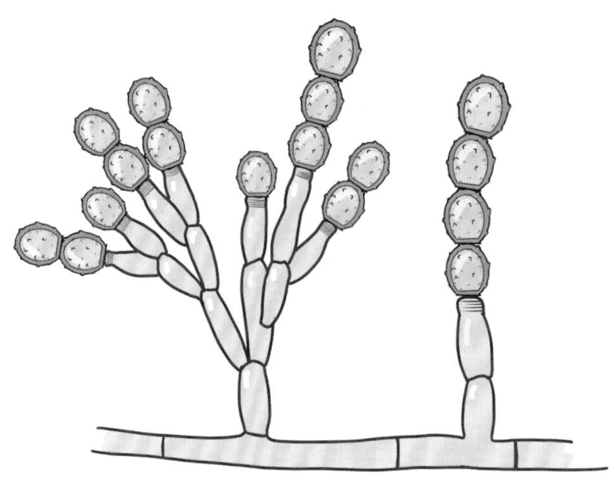

图 10-24-9 短帚霉镜下形态示意图

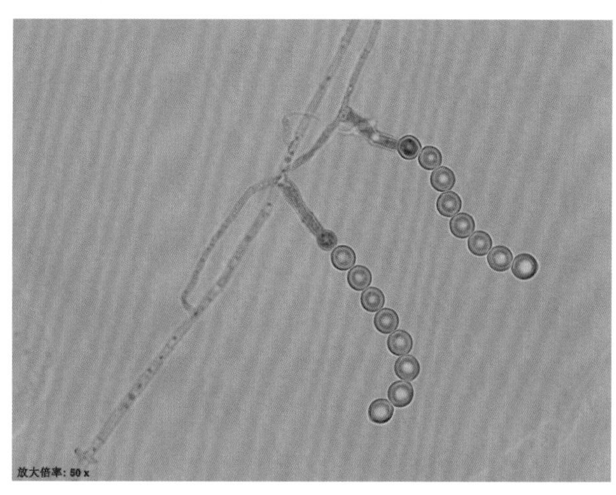

图 10-24-10 短帚霉镜检:PDA，25 ℃，6 d,乳酸酚棉蓝染色,×400

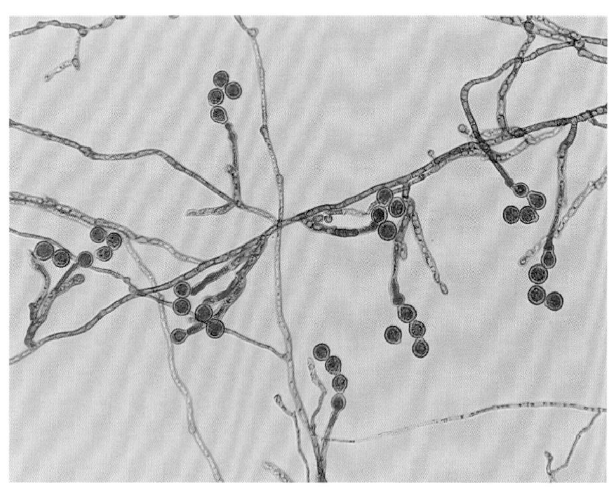

图 10-24-11 短帚霉镜检:PDA，25 ℃，6 d,乳酸酚棉蓝染色,×1 000

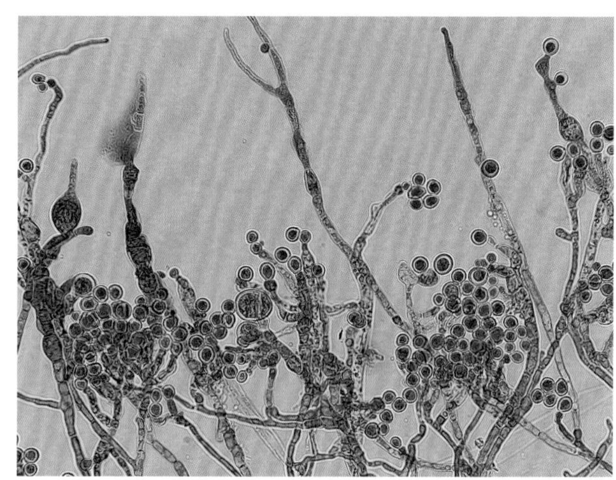

图 10-24-12 短帚霉镜检:厚垣孢子,PDA，25 ℃，6 d,乳酸酚棉蓝染色,×400

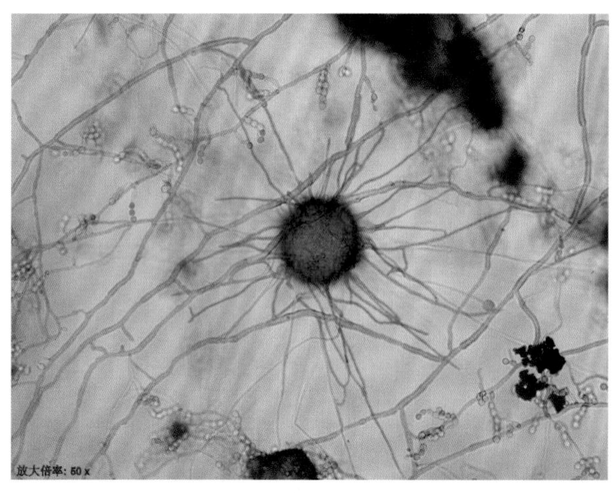

图 10-24-13 短帚霉镜检:PDA，25 ℃，14 d,乳酸酚棉蓝染色,×400

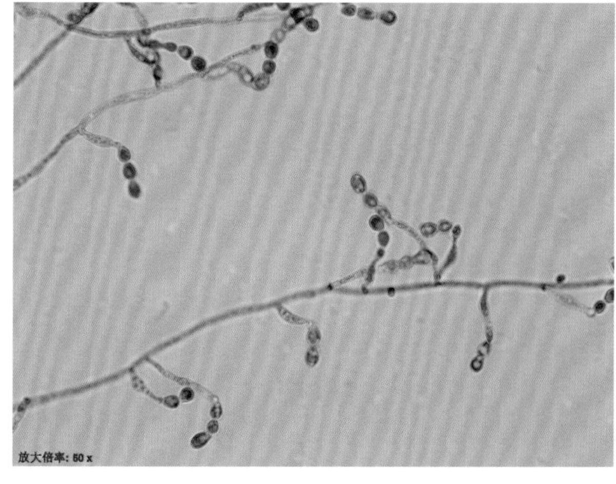

图 10-24-14 卷毛小囊菌镜检:PDA，28 ℃，10 d,乳酸酚棉蓝染色,×400

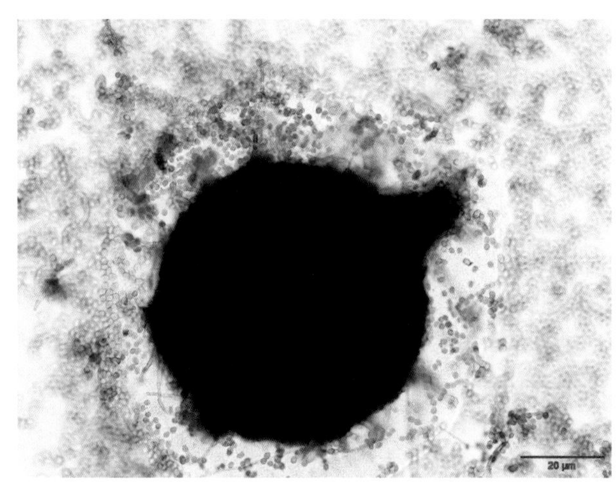

图 10-24-15　卷毛小囊菌镜检：PDA，28 ℃，21 d，乳酸酚棉蓝染色，×400

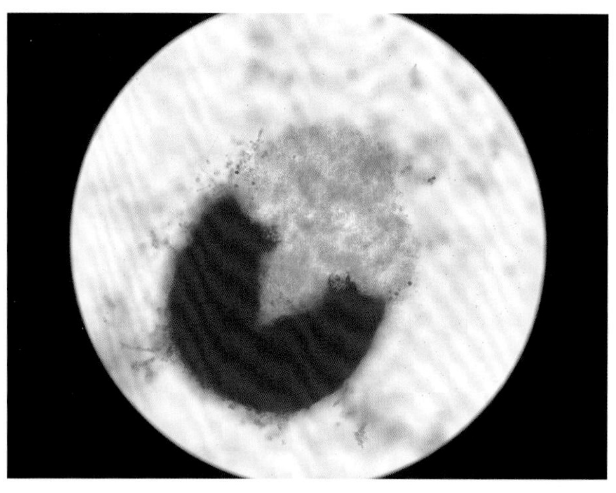

图 10-24-16　卷毛小囊菌镜检：PDA，28 ℃，24 d，乳酸酚棉蓝染色，×400

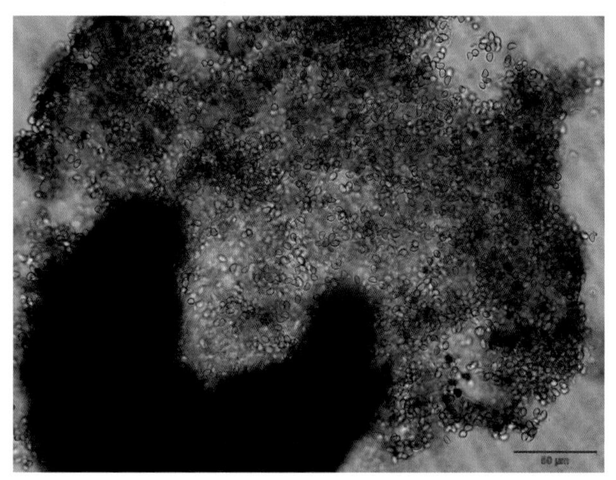

图 10-24-17　卷毛小囊菌镜检：PDA，28 ℃，24 d，乳酸酚棉蓝染色，×1 000

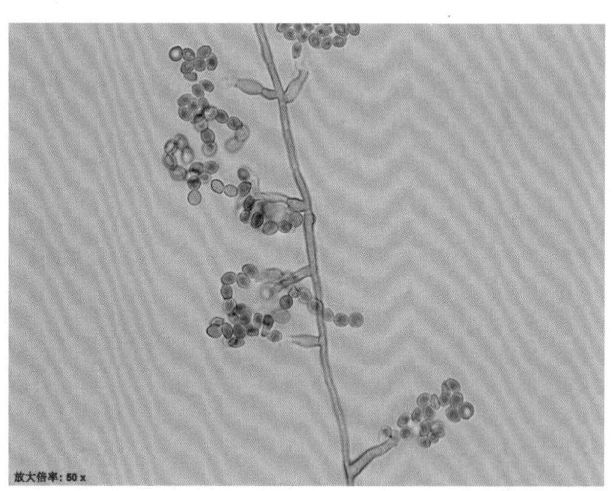

图 10-24-18　三角孢小囊菌镜检：PDA，28 ℃，21 d，乳酸酚棉蓝染色，×1 000

三、鉴定与鉴别

（一）鉴定要点

帚霉菌落为白色、棕色至黑色；产孢细胞圆柱形，环痕产孢；分生孢子基部截平，可呈长链状。

（二）属间鉴别

1. 帚霉与小囊菌形态学特征相似，帚霉的特点是圆柱形的产孢细胞产生浅白色的分生孢子，且是干性排列成链状；赛多孢也有相似的形态，但其孢子是在一个黏液性头部排列。

2. 属间鉴别见帚霉、小囊菌及其相似菌属检索表。

帚霉：菌落白色、棕色或棕黑色；产孢细胞圆柱形，透明或浅棕色；分生孢子壁厚，基部截平明显。

小囊菌：菌落为灰白色、橄榄绿色或黑色；产孢细胞安瓿形或烧瓶状，半透明状或棕绿色，分生孢子梗常分枝，长 80 μm；子囊孢子有芽孔。

Pithoascus：子囊果壁为角状组织；环痕梗短小、透明、单生。

假帚霉:无性型缺失或有无性型但其分生孢子梗单生且短;子囊孢子无芽孔。子囊果壁为表层组织;无性型丰富,环痕梗短但颈部长,随菌龄增加颜色变暗。

(三)属内鉴别

属内不同种间形态学特征多有重叠,分子鉴定推荐使用TUB1引物。

1. *S. asperlia*:菌落生长迅速,菌落表面天鹅绒状或绳状,棕红色或淡褐色。产孢细胞从气生菌丝上产生,本菌与短帚霉和黄帚霉相似,但本菌菌落为暗棕色,分生孢子为球形或卵圆形,暗棕色,粗糙疣状或光滑壁。而短帚霉的菌落颜色为淡黄褐色(avellaneous),球形、疣状、浅棕色的分生孢子。黄帚霉是白色菌落,近球形、疣状、透明的分生孢子。

2. 短帚霉(*S. brevicaulis*):菌落初为白色的,粉状的感觉,很快成淡黄褐色;背面为奶油色或棕色。产孢细胞单个或在未分化的菌丝末端刷状团簇,圆柱状,底部轻微膨大。分生孢子的壁粗糙。子囊果短颈,有孔,黑色。子囊孢子宽肾形壁光滑,大多呈橙色。

3. *S. candida*:生长缓慢局限,菌落白色。产孢细胞在气生菌丝或短的分生孢子梗上。子囊果球形,黑色,顶端乳头状有孔(非喙状),壁光滑。

4. 黄帚霉(*S. flava*):菌落生长迅速,絮状,白色。产孢细胞单个或2～3个一组,在短茎或有较大间隔的分生孢子梗上产生,圆柱状,底部轻微膨大。分生孢子球形或卵形,具基部平截和明显的褶边。

S. fusca 生长迅速,表面有绒毛,淡黄褐色(avellaneous)、棕红色或淡褐色。产孢细胞产生于气生菌丝上,单个或成群在短茎上产生。

5. 灰白小囊菌(*M. cinereus*):菌落生长局限,灰色的,褐色的或橄榄色的。产孢细胞圆柱状,基部膨大,顶部稍变细,环痕产孢。分生孢子淡黄或带褐色,链状,倒卵球形或棒状,基部平截。子囊果球形或壶形,黑色,有短圆柱状、有小孔的喙。子囊卵球形,桶形或近球形,内含8个孢子。子囊孢子侧面观舟形,成熟时淡红棕色,顶端有胚芽孔。

6. 卷毛小囊菌(*M. cirrosus*):产孢细胞圆柱状,环痕产孢。分生孢子长,链状排列,宽棒状基部平截,成熟时淡黄色。子囊果近球形,具相对长,圆柱形或锥形喙,有一轮生的顶端毛。子囊孢子宽肾形,成熟时稻草色,胚芽孔不明显。

7. *M. ennothomasiorum*:菌落橄榄灰色,中心稍隆起,颗粒状,稀疏的气生菌丝,菌落背面灰色,边缘不整,分裂。菌丝半透明,壁光滑。分生孢子梗分枝。产孢细菌半透明,壁光滑或疣状,顶部细化为淡褐、圆柱形。分生孢子近球形到宽倒卵球形,基部平截,棕色,光滑和厚壁,链状。子囊果(近)球形,具短圆柱形颈,有孔,深棕色,包被交错组织丝。子囊亚球形到卵形。子囊孢子椭圆形到肾形,浅棕色,有不明显的胚芽孔。

8. *M. paisi*:曾用名为布朗帚霉,适度扩散生长,初为白色菌落,很快变成灰色,最后棕灰色到深黑色。产孢细胞在未分化的菌丝上形成,单个或小的刷状群,呈圆柱形。分生孢子深褐色,倒卵形,基部平截,多为粗壁。

9. 纤细小囊菌(*M. gracili*):生长适度,天鹅绒般柔软,橄榄色灰色。分生孢子梗大部分不规则分枝,偶尔单个环痕梗在营养菌丝的旁面形成,随着培育时间增长,产孢细胞变得半透明和变暗,壁光滑,圆柱状,基部稍膨大。分生孢子近球形到椭圆形,基部平截,大部分透明到黄褐色、棕色,壁薄而光滑,呈长链排列。子囊球形,黑色,具乳突或具一短圆柱形颈,在顶端乳突有孔。子囊孢子月形,淡黄色,金黄色,单胚芽孔。未观察到单生分生孢子或厚壁孢子。

10. *M. trigonosporus*:菌落生长局限,灰色。产孢细胞圆柱形。分生孢子大小和形状不一,可为球形、近球形、卵形或柠檬形,基部狭窄平截,顶端圆形或乳突状。子囊果球形,黑色,圆柱形有圆锥形喙。子囊椭圆形或倒卵球形,内含8个孢子。子囊孢子侧面呈三角形,末端圆形,稻草色或淡红棕色,胚芽孔不明显。

四、抗菌药物敏感性

帚霉属和小囊菌均对现有抗真菌药物存在高度耐药性，两性霉素 B、伏立康唑、泊沙康唑、棘白菌素类抗真菌药物已证实对帚霉属真菌感染治疗无效，因此在免疫损害患者中系统性帚霉菌感染，有很高的致死率。

五、临床意义

帚霉属常从食物、废纸或其他材料中分离，也是实验室的污染菌之一。一些种也可致播散性感染、深部皮肤感染、脑脓肿、心内膜炎、肺部感染、鼻窦感染、甲真菌病、耳真菌病、角膜炎、眼内炎、实体器官移植相关感染、口真菌炎和腹膜炎。

小囊菌可引起皮肤损害和甲真菌病，或引起着色芽生菌病或暗色丝孢菌病，或导致实验室内感染，有引起皮肤化脓性肉芽肿、继发性心内膜炎、脑脓肿等疾病的报道。

（卢洪洲　徐和平　陈婉南）

参考文献

1. 张鞠玲，袁媛，王欢，等. 急性肝衰竭肺部感染短帚霉的病原特征研究[J]. 传染病信息，2017，30(5)：272－276.
2. Pérez-Cantero A, Guarro J. Current knowledge on the etiology and epidemiology of *Scopulariopsis* infections [J]. Med Mycol, 2020,58(2):145－155. doi:10.1093/mmy/myz036. PMID:31329937.
3. Sandoval-Denis M, Gené J, Sutton D A, et al. Redefining *Microascus*, *Scopulariopsis* and allied genera [J]. Persoonia, 2016,36(6):1－36.
4. Kimura U, Hiruma M, Kano R, et al. Onychomycosis caused by *Scopulariopsis brevicaulis*: The third documented case in Japan [J]. J Dermatol, 2019,46(5):e167－e168. doi:10.1111/1346-8138.14677. Epub 2018 Oct 10. PMID:30303252.
5. Huang L, Chen W, Guo L, et al. *Scopulariopsis*/*Microascus* isolation in lung transplant recipients: A report of three cases and a review of the literature [J]. Mycoses, 2019,62(10):883－892. doi:10.1111/myc.12952. Epub 2019 Aug 7. PMID:31166635.

第二十五节　毛壳菌属

一、简介

毛壳菌属（*Chaetomium*）隶属于子囊菌门、盘菌亚门、粪壳菌纲、粪壳菌目、毛壳菌科（Chaetomiaceae）。该菌属世界范围分布，主要存在于各种含纤维素的基质上，包括杂食动物及鸟类和鼠类的粪便、土壤、植株残体等。属内球毛壳菌（*C. globosum*）、透亮毛壳菌（*C. perlucidum*）、瘤状毛壳菌（*C. strumarium*）、暗褐毛壳菌（*C. Atrobrunneum*，现名 *Amesia atrobrunnea*，是 *Amesia* 属中唯一可致病真菌）*C. anamorphosum*、*C. atrobrunneum*、*C. brasilliense*、*C. funicola*、*C. murorum* 等可致人类疾病。模式种为球毛壳菌。

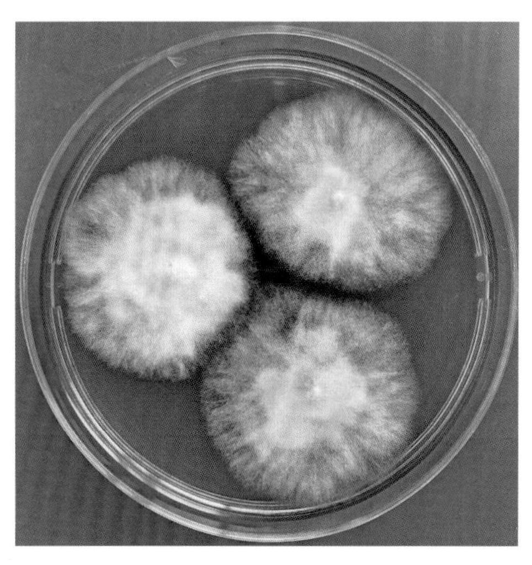

图 10-25-1 球毛壳菌菌落:SDA，28℃，6 d

二、培养及镜检

(一) 培养

1. 在沙氏琼脂培养基上，室温培养生长快速。菌落为羊毛状或棉花状，开始白色状菌落，后来变为橄榄绿色或棕灰色，菌落反面灰色至黑色。球毛壳菌培养 2 周时隐约可见白色菌落中心散布灰色或黑色子囊果(Ascoma)小点，菌落反面呈棕色至棕红色。

2. 在马铃薯葡萄糖培养基上，菌落生长良好。与沙氏培养基上生长的球毛壳菌相比，菌落上约 4 d 即可出现灰色至黑色的子囊果小点，2 周时黑色小点几乎可缀满菌落表面，镜下可见典型的子囊果及子囊孢子形态。图见图 10-25-1 至图 10-25-5。

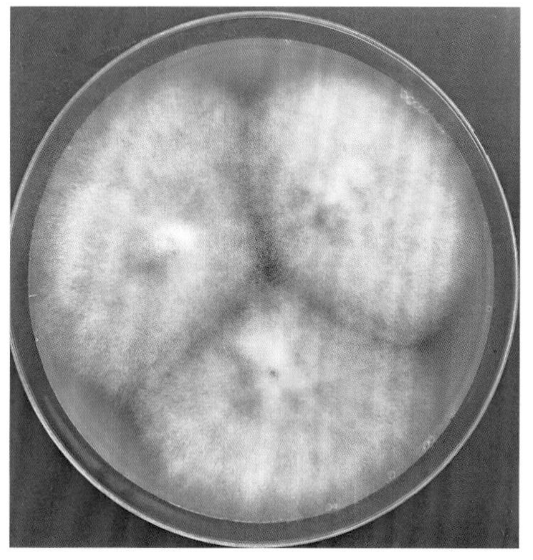

图 10-25-2 球毛壳菌菌落:PDA，28℃，6 d

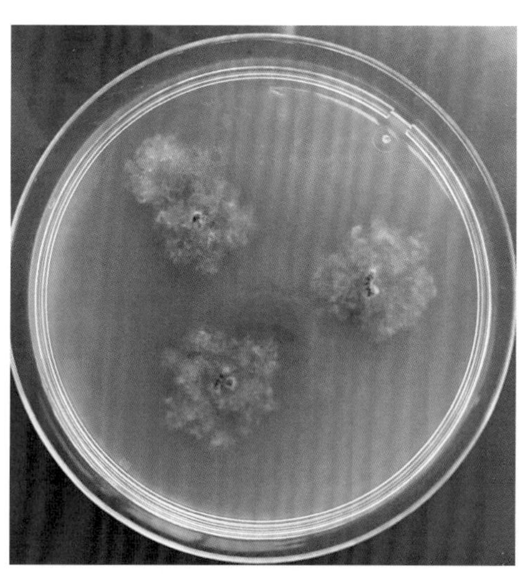

图 10-25-3 球毛壳菌菌落:CZA，28℃，6 d

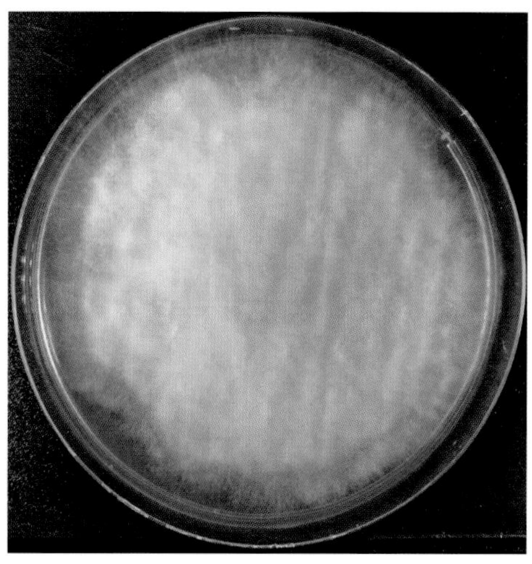

图 10-25-4 球毛壳菌菌落:SDA，28℃，14 d

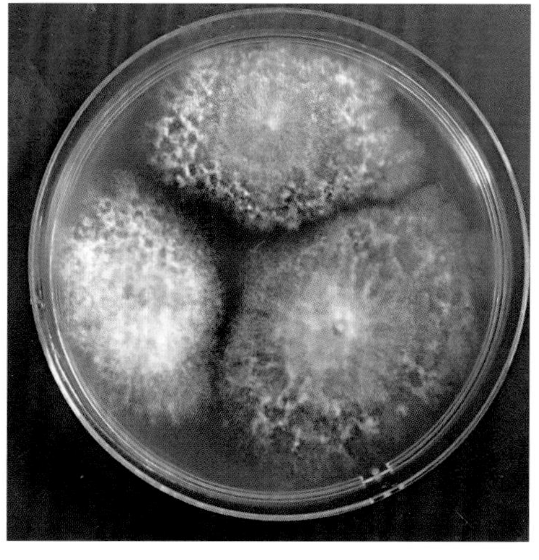

图 10-25-5 球毛壳菌菌落:PDA，28℃，14 d

（二）镜下形态

不产生分生孢子，早期（培养 10 d 内）仅可见有隔的菌丝，随着培养时间延长，逐渐可见菌丝缠绕在一起的结节体，结节体周围可见淡棕色的刚毛。培养时间 2 周后，可见周身大量暗棕色刚毛的子囊果，犹如“海胆”状。子囊果球形至卵圆形，深棕色至黑色，有孔口（个别可无），子囊果表面可见各种形态子囊果刚毛；子囊果刚毛棕色、笔直或弯曲，单枝或双歧分枝；壁粗糙，少数菌种的子囊果毛壁可光滑；子囊棒形或圆柱形，内含 8 个子囊孢子，壁易消融。子囊孢子单细胞，柠檬形至球形，少数菌种的子囊孢子可呈不规则形，有芽孔；某些种可产生厚垣孢子。见图 10-25-6 至图 10-25-10。

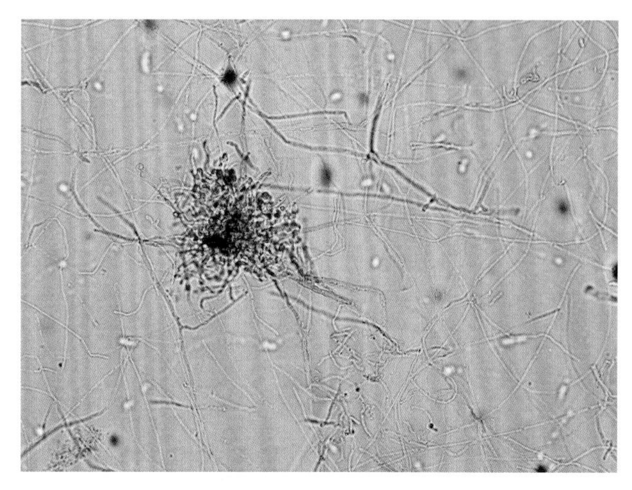

图 10-25-6 球毛壳菌镜检：菌丝结节体，PDA，28℃，7 d，乳酸酚棉蓝染色，×400

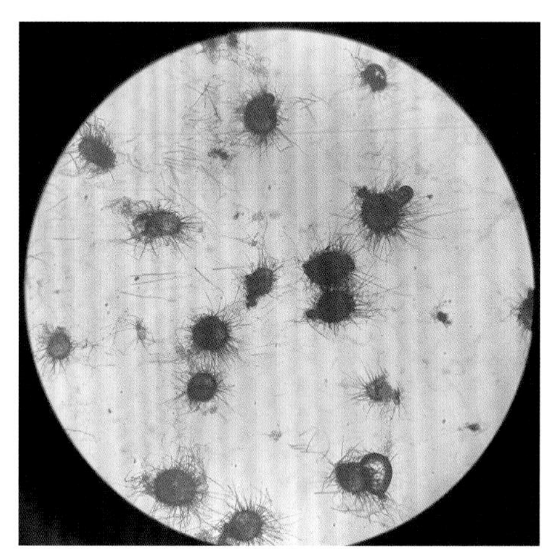

图 10-25-7 球毛壳菌镜检：子囊果，PDA，28℃，14 d，乳酸酚棉蓝染色，×100

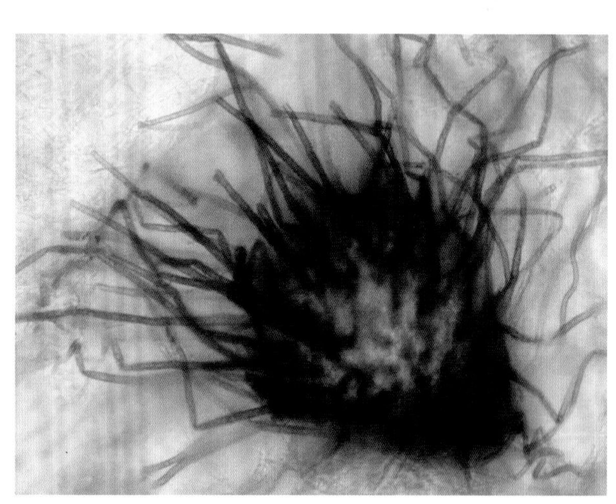

图 10-25-8 球毛壳菌镜检：子囊果，PDA，28℃，14 d，未染色，×400

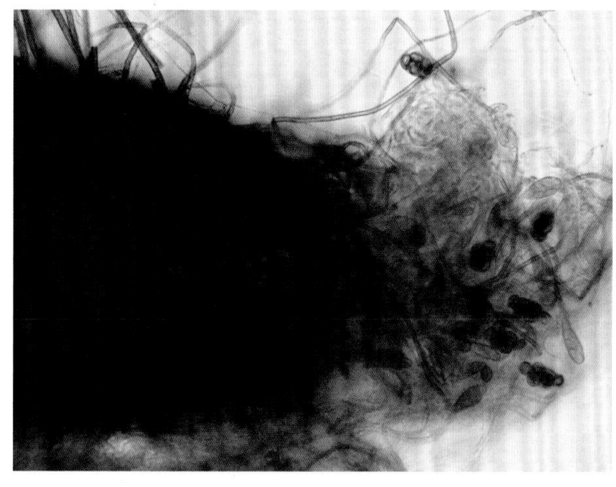

图 10-25-9 球毛壳菌镜检：子囊果和子囊孢子，PDA，28℃，14 d，乳酸酚棉蓝染色，×400

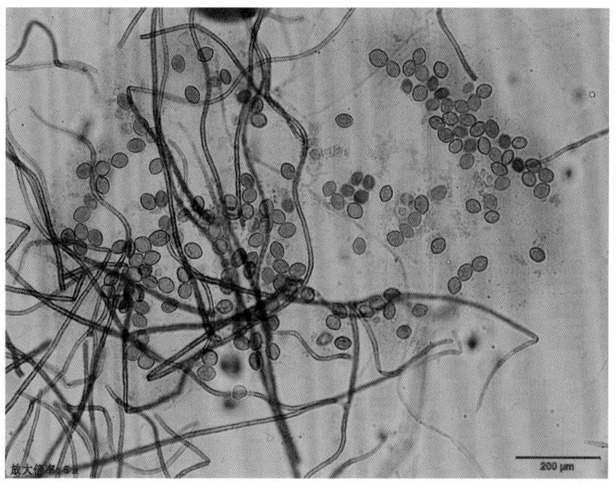

图 10-25-10 球毛壳菌镜检：子囊孢子和刚毛，PDA，28℃，14 d，乳酸酚棉蓝染色，×1 000

三、鉴定与鉴别

(一) 鉴定要点

子囊果、子囊果刚毛、子囊的形态及子囊孢子的颜色及形态等特征。

(二) 属间/属内鉴别

临床重要毛壳菌的属间/属内鉴别见表 10-25-1。

表 10-25-1 临床重要毛壳菌及其相似菌种 A. *atrobrunneum* 的鉴别

菌名	42℃生长	子囊果	子囊果刚毛	子囊
球毛壳菌	不生长	宽 175～280 μm,灰绿色或棕色,7～9 d 成熟	波浪形或卷曲,有隔,常不分枝,宽 3～4.5 μm,长可达 500 μm	(9～12) μm×(8～10) μm×(6～8) μm,柠檬形,两端尖,棕色,孔口位于顶端
透亮毛壳菌	生长	宽 90～200 μm,孔口宽 30～50 μm, 13～16 d 成熟	波浪形,棕色,不分枝,隔膜模糊不清,宽 2～3.5 μm,长可达 700 μm	(12.5～14) μm×(6～7.5) μm 大小,梭形,卵圆形,光滑,棕色,孔口位于次极端
瘤状毛壳菌	生长	宽 100～250 μm,亚球形,浅棕色,14～21 d 成熟	直或卷曲,有隔,浅棕色,宽 3～4 μm,长可达 300 μm	(13～21) μm×(8.5～11) μm 大小,梭形,深棕色,孔口位于顶端
暗色毛壳菌	生长	宽 70～150 μm, 10 d 内成熟	极少,直,深棕色,偶分枝,宽 3～4 μm,长可达 350 μm	(9～11) μm×(4.5～6) μm 大小,梭形,光滑,灰棕色,孔口位于次极端

四、抗菌药物敏感性

伊曲康唑、伏立康唑、泊沙康唑、咪康唑、酮康唑体外对毛壳菌有较好的抗菌活性,两性霉素 B 体外对毛壳菌的抗菌活性不定,5-氟胞嘧啶、氟康唑体外对毛壳菌的抗菌活性差。

五、临床意义

毛壳菌属真菌是条件致病性真菌,可致脑脓肿、角膜炎、鼻窦炎、外耳炎、肺炎、腹膜炎、淋巴结、皮肤损害、甲真菌病,也可致易感/遗传倾向个体出现哮喘等。

(冯长海 徐和平)

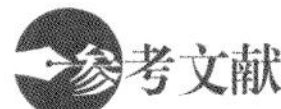参考文献

1. 黄芩,孙可欣,李东明. 毛壳属真菌所致感染的系统性回顾[J]. 中国真菌学杂志,2018,13(1):34-39.
2. 岳海梅,庄华,潘朝晖,等. 藏东南地区毛壳属真菌多样性及系统发育分析[J]. 浙江大学学报(农业与生命科学版),2017,43(4):431-440.
3. Capoor MR, Agarwal P, Goel M, et al. Invasive pulmonary mycosis due to *Chaetomium globosum* with false-positive galactomannan test: a case report and literature review [J]. Mycoses, 2016,59(3):186-93. doi:10.1111/myc.12446. Epub 2015 Dec 22. PMID:26691935.
4. Wang XW, Houbraken J, Groenewald JZ, et al. Diversity and taxonomy of *Chaetomium* and *chaetomium-like* fungi from indoor environments [J]. Studies in Mycology, 2016,84(6):145-224.

第二十六节 短 梗 霉 属

一、简介

短梗霉属(*Aureobasidium*)在自然界广泛分布,主要分布在温带地区,多定植于植物树叶上,是植物常见的腐生菌,有时也可引起植物病害,是实验室常见污染菌。隶属于真菌界子囊菌门(Ascomycota)、子囊菌亚门(Pezizomycotina)、座囊菌纲(Dothideomycetes)、座囊菌亚纲(Dothideomycetidae)、座囊菌目(Dothideales)、小穴壳菌科(Dothioraceae),目前有 35 个种 10 个变种,最常见的是出芽短梗霉(*A. pullulans*)。本节以出芽短梗霉介绍其特性,该菌在工业上用途广泛,也可因外伤等致人体感染,但较少见。

二、培养及镜检

(一) 培养

本菌在 SDA 和 PDA 上 25 ℃和 35 ℃均生长迅速,3～5 d 就可见类酵母样菌落生长,但典型结构出现一般需要延长培养(≥7 d)才会出现。菌落在室温环境下早期为白色、淡粉色、奶油色、湿润,易误认为酵母菌。但随着培养时间的延长,菌落向周边扩展,培养 7～10 d 后菌落周边可生出稀疏的棕色或黑色丝状体,且逐渐变为棕色、黑色、黏液状、脏污的菌落,边缘为浅灰色,背面黑色。随着温度升高,菌落颜色加深,尤其菌落接种 SDA 平板置 36 ℃环境下则生长为黑酵母样菌落。在科玛嘉显色平板上为蓝色菌落。见图 10-26-1 至图 10-26-6。

(二) 镜下特征

1. 皮损表现及标本直接镜检:出芽短梗霉所致皮损表现见图 10-26-7,标本直接镜检可见暗色分枝分隔的菌丝见图 10-26-8。

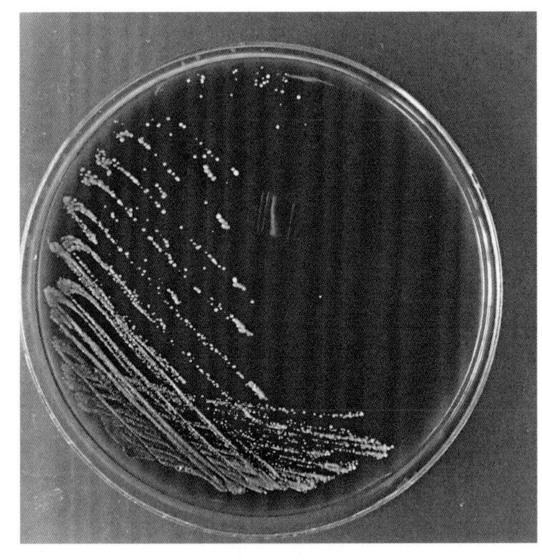

图 10-26-1 出芽短梗霉菌落:血平板,35 ℃,3 d

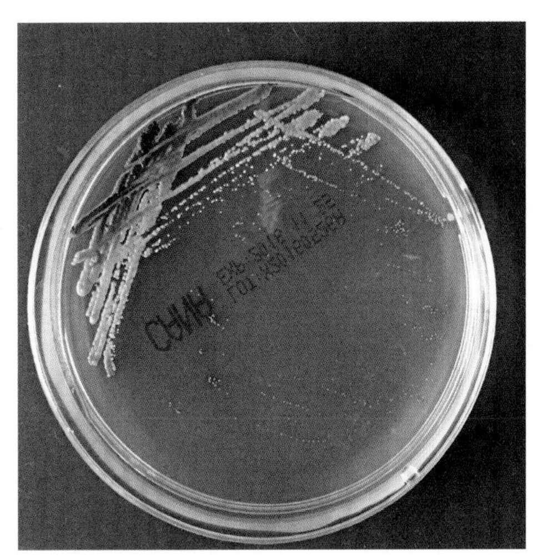

图 10-26-2 出芽短梗霉菌落:科玛嘉显色平板,35 ℃,3 d

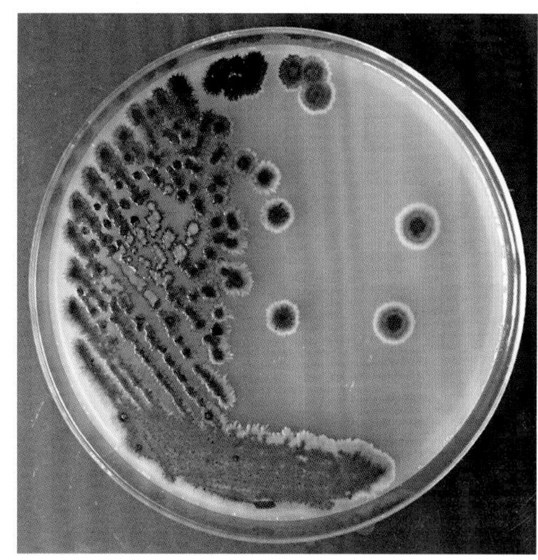
图 10-26-3 出芽短梗霉菌落:PDA，28℃，4 d

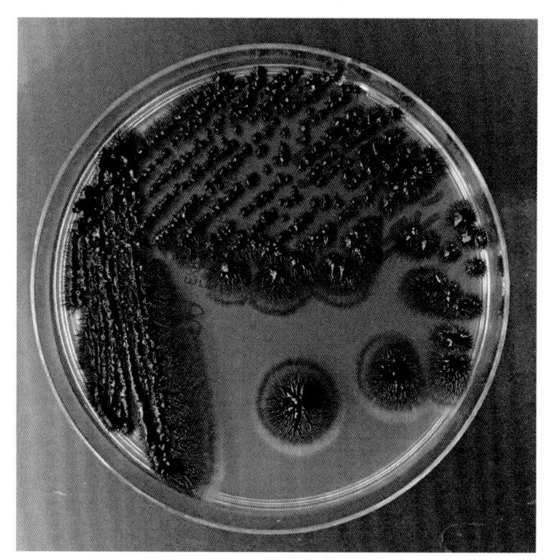
图 10-26-4 出芽短梗霉菌落:PDA，28℃，7 d

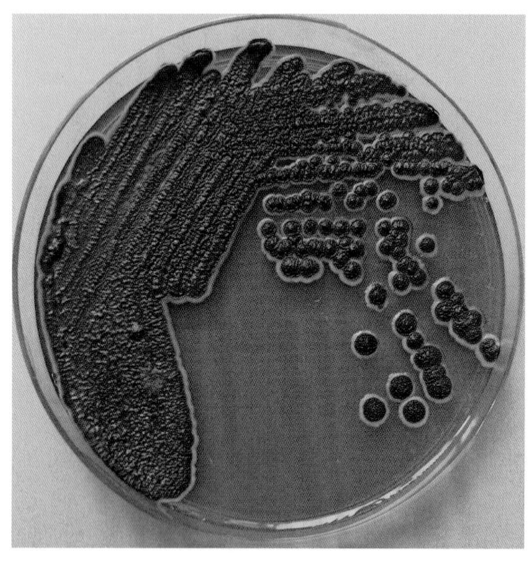
图 10-26-5 出芽短梗霉菌落:SDA，28℃，9 d

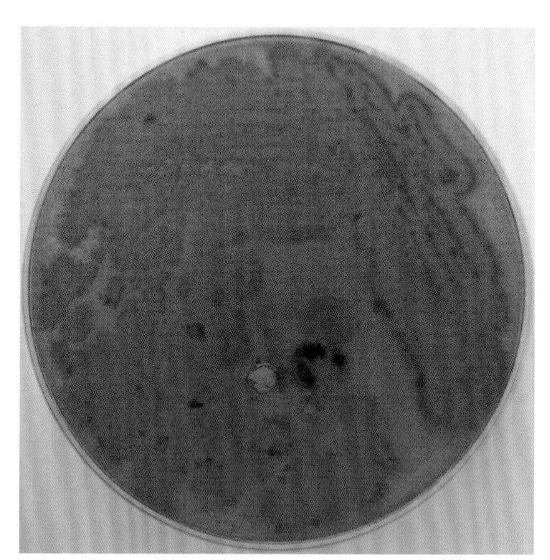
图 10-26-6 出芽短梗霉菌落(背面):SDA，28℃，9 d

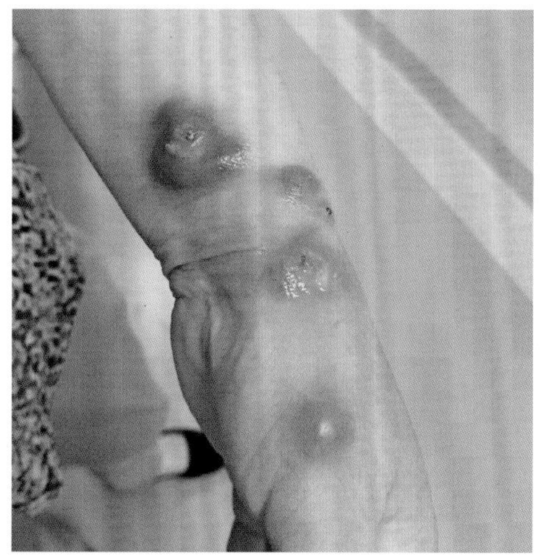
图 10-26-7 出芽短梗霉所致皮肤组织损伤

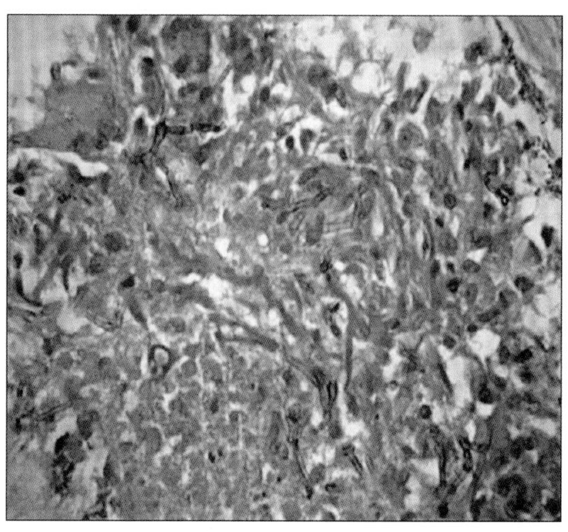
图 10-26-8 皮下组织可见暗色分隔菌丝:HE 染色，×400

2. 培养镜下形态：早期的菌落镜检可见单细胞、出芽、酵母样细胞。随着培养时间延长，出现两种形态的菌丝，一种为透明、纤细、薄壁菌丝，在菌丝的中间或顶端插入产孢细胞，芽生的方式产生透明、卵圆形、单细胞的分生孢子；另一种为暗色、粗大、厚壁的菌丝，紧密分隔，形成厚壁孢子。见图 10-26-9 至图 10-26-14。

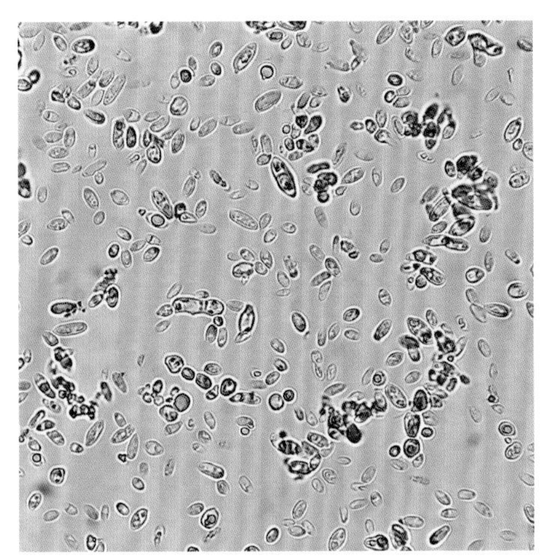

图 10-26-9　出芽短梗霉镜检：SDA，27 ℃，4 d，未染色，×400

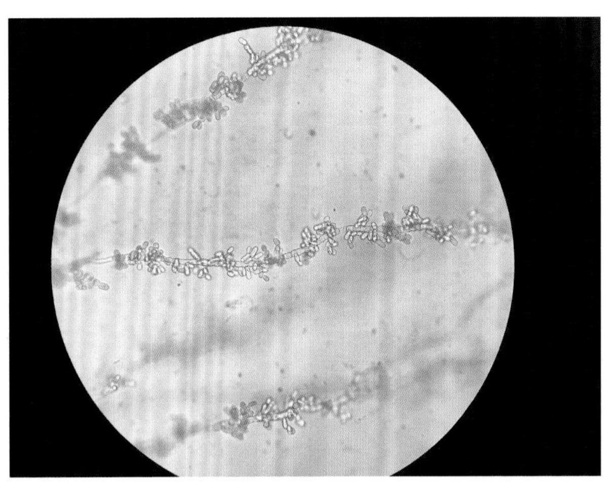

图 10-26-10　出芽短梗霉镜检：PDA，27 ℃，4 d，未染色，×400

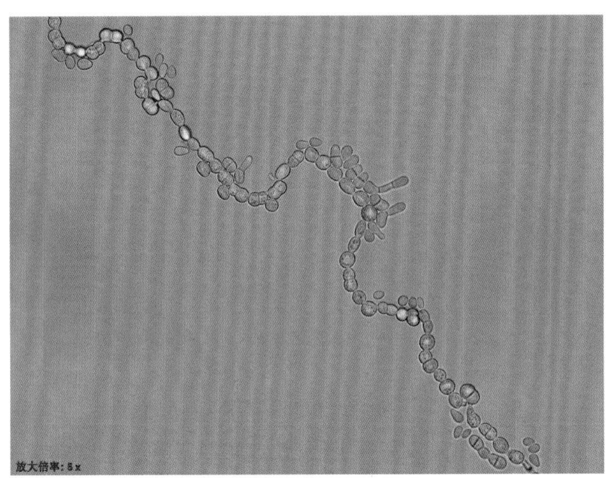

图 10-26-11　出芽短梗霉镜检：PDA，27 ℃，4 d，未染色，×400

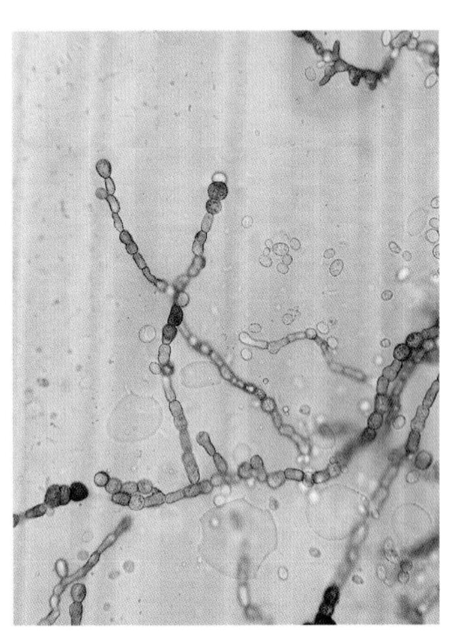

图 10-26-12　出芽短梗霉镜检：PDA，27 ℃，6 d，未染色，×400

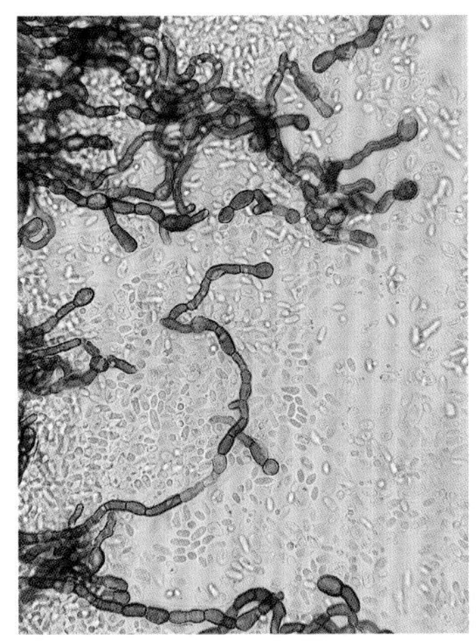

图 10-26-13　出芽短梗霉镜检：PDA，27 ℃，6 d，未染色，×400

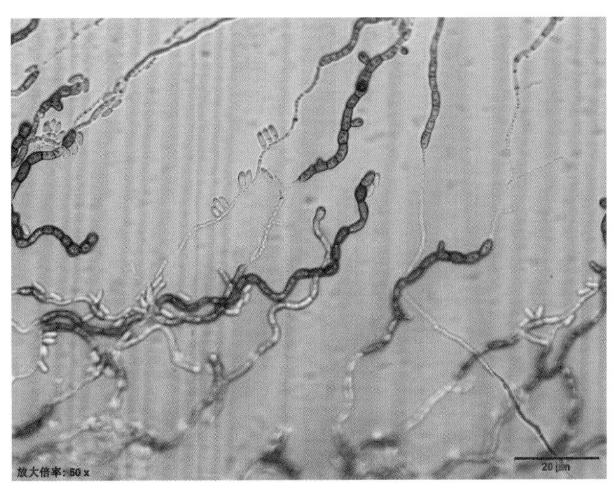

图 10-26-14　出芽短梗霉镜检：透明菌丝和暗色菌丝，PDA，27 ℃，6 d，乳酸酚棉蓝染色，×400

三、鉴定与鉴别

(一)鉴定要点

培养早期的出芽短梗霉为白色、淡粉色菌落,产生透明出芽的孢子,易误认为酵母菌,培养 7~10 d 后菌落周边可生出稀疏的棕色或黑色丝状体,且逐渐变为棕色、黑色、黏液状菌落,又易误认为外瓶霉,但其生长速度快,成熟后会出现透明菌丝、暗色菌丝和厚壁孢子等,所以培养孵育时间要够。

(二)属间鉴别

成熟的菌落形态与皮炎外瓶霉(*Exophiala dermatitidis*)和威尼克何德霉(*Hortaea wernickii*)菌落相似,但生长速度和镜下很容易区别开来,出芽短梗霉生长速度较快,早期为白色、淡粉色菌落,SDA 36 ℃培养 4 d 后逐渐出现黑酵母样菌落,菌落成熟后镜下可见暗色和透明两种菌丝存在。

(三)属内鉴定

出芽短梗霉和暗色索状霉(*Hormonema dematioides*)菌落形态和镜下极其相似,可通过甲基-α-D-葡萄糖苷(MDG)和芽生孢子的形成方式相区别。见表 10-26-1。

表 10-26-1 出芽短梗霉和暗色索状霉鉴别

菌名	MDG 同化[a]	菌丝上芽生孢子形成方式[b]	示意图
出芽短梗霉	阳性	分生孢子几乎都从透明菌丝上产生,以同步的方式产生(分生孢子几乎同时从不同繁殖点产生,这些繁殖点很近,产生成簇分生孢子)	
暗色索状霉	阴性	分生孢子可从透明菌丝和暗色菌丝上产生,以异步的方式产生(分生孢子连续从同一个繁殖点生成,呈短链状或松散簇状排列)	

注:a. 甲基-α-D-葡萄糖苷(MDG)同化实验可以使用 API 20C AUX 板条(bioMérieux 公司)鉴定,但要注意的是一定延长孵育时间。b. 孢子形态要求在燕麦-吐温 80 琼脂(Dalmau method)上观察,25 ℃孵育,时间一定要够。

四、抗真菌药物敏感性

伏立康唑、伊曲康唑、酮康唑敏感,两性霉素 B 中介,特比萘芬耐药。

五、临床意义

出芽短梗霉可引起植物病害，对人类的致病少见。从人体皮肤表面（或指甲、头发等）分离到该菌常作为污染菌考虑，在潮湿的室内环境中也可分离到。该菌可引起暗色丝孢霉病、皮肤溃疡，亦可引起角膜炎、腹膜炎、肺部和系统性感染。

（徐和平　帅丽华）

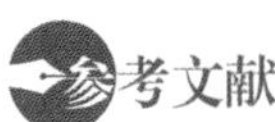
参考文献

Ponnuswamy K, Muthureddy Y, Sigamani K. Two cases of multiple subcutaneous cystic phaeohyphomycosis in immunocompromised patients with a rare causative organism [J]. Indian J Dermatol, 2014, 59(4): 421.

第二十七节　着色霉属

一、简介

着色霉属（*Fonsecaea*）隶属于真菌界（Fungi）、子囊菌门（Ascomycota）、散囊菌纲（Eurotiomycetes）、刺盾炱目（Chaetothyriales）、Herpotrichiellaceae 科，属内常见有裴氏着色霉（*F. pedrosoi*）、单瓶着色霉（*F. monophora*）、*F. multimorphosa*、*F. nubica* 等。紧密着色霉（*F. compacta*）现在被认为是裴氏着色霉的突变株，而单瓶着色霉从裴氏着色霉种中独立出来，成为一个新的种。

二、培养及镜检

（一）标本直接镜检

标本 HE 染色镜检可见直径 5～12 μm、圆形或多面体、棕色、厚壁硬壳小体，有形容为“铜币样”，有横向和纵向分隔，该细胞在 25 ℃培养可生长成丝状真菌。可见棕色、分枝、弯曲、分隔菌丝。见图 10-27-1 至图 10-27-4。

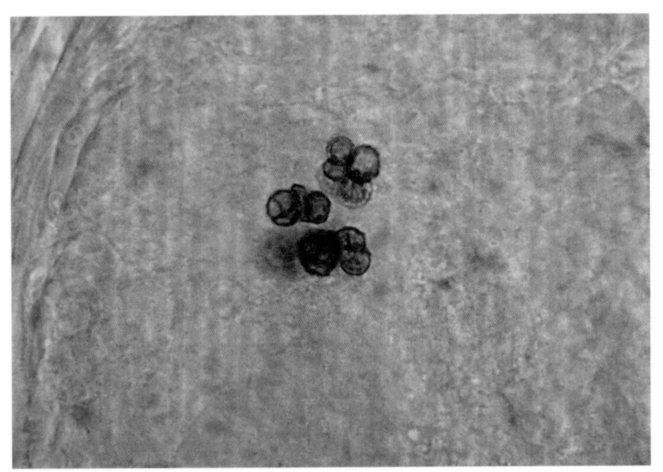

图 10-27-1　着色霉：标本直接镜检，硬壳小体，HE 染色，×400

图 10-27-2 着色霉:标本直接镜检,硬壳小体,GMS 染色,×400

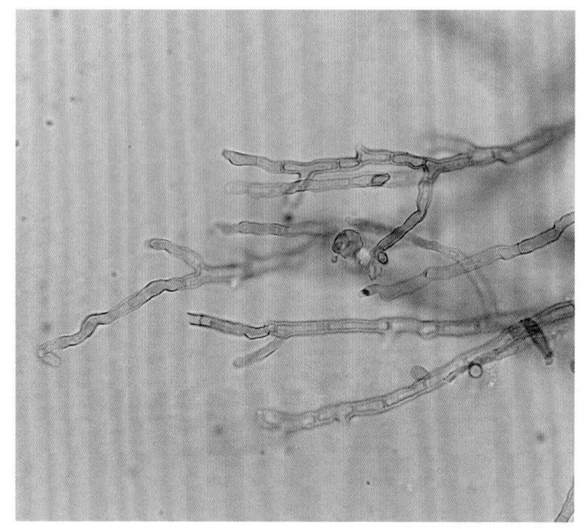

图 10-27-3 着色霉:标本直接镜检,棕色菌丝,10% KOH 压片,×400

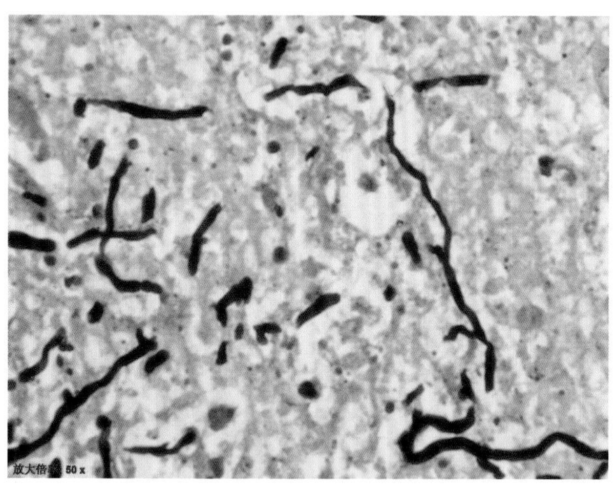

图 10-27-4 着色霉:标本直接镜检,棕色菌丝,GMS 染色,×1 000

(二) 培养

着色霉生长缓慢,2~4 周才成熟,在早期(1 周内)常被误认为枝孢霉。菌落灰色、墨绿色或黑色,表面可有银灰色短绒毛状气生菌丝,早期菌落扁平,后中央逐渐隆起堆积,边缘不整,犬牙交错。背面黑色。见图 10-27-5 至图 10-27-8。

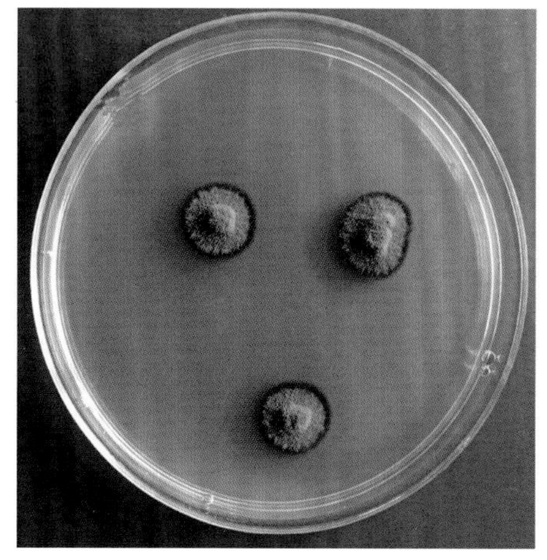

图 10-27-5 裴氏着色霉菌落:PDA, 28℃, 10 d

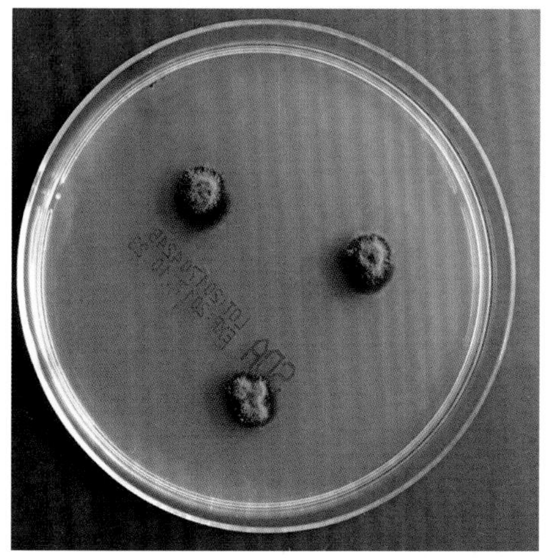

图 10-27-6 裴氏着色霉菌落:SDA, 28℃, 10 d

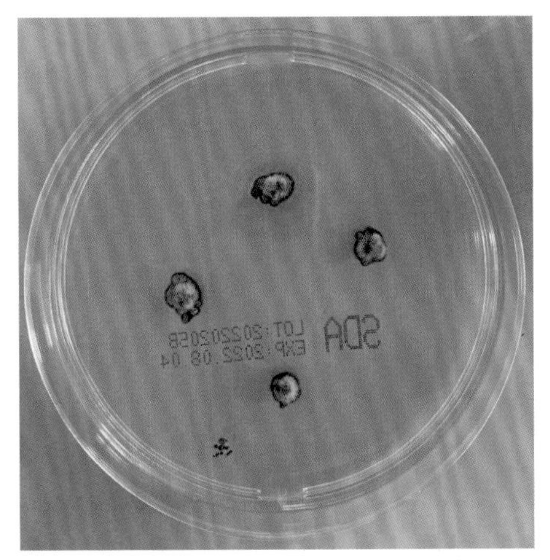

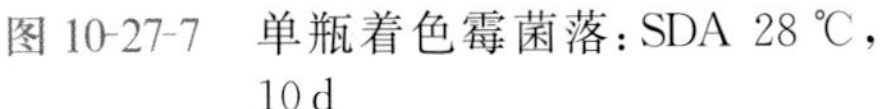

图 10-27-7　单瓶着色霉菌落：SDA 28 ℃，10 d

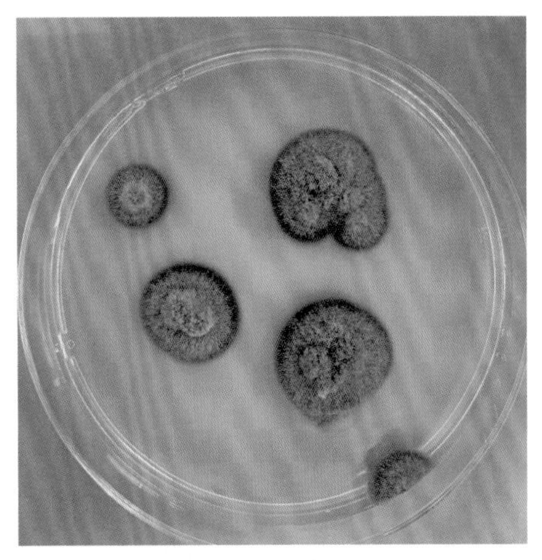

图 10-27-8　单瓶着色霉菌落：PDA 28 ℃，18 d

（三）镜下结构

菌丝分隔，分枝，棕色。分生孢子单细胞，椭圆形或圆形，暗黑色。分生孢子梗棕色，圆柱形，顶端轻度膨大，合轴产孢。产孢方式有以下四种，见图 10-27-9 至图 10-27-12。

1. 着色霉型(Fonsecaea type)：分生孢子梗有隔，直立，合轴产孢，顶端轻度膨大，小锯齿状。第一个分生孢子单细胞、卵圆形，着生于小齿上。在第一个分生孢子的小齿上产生第二个单细胞的分生孢子，然后依次产生第三个分生孢子，但不会形成长链状，在分生孢子梗顶端轮生排列。

2. 喙枝孢型(Rhinocladiella type)：又称剑顶型。分生孢子梗有隔，直立，合轴产孢。顶部轻度膨大，在顶端和侧面着生成排的卵圆形或棍棒形分生孢子，单细胞，很少有双细胞。

3. 枝孢型(Cladosporium type)：分生孢子梗直立，末端轻度膨大，产生第一个盾形(shield shaped)分生孢子，然后连续向顶性产生短链、分枝、卵圆形分生孢子，形成树枝状分生孢子链。分生孢子两端有黑色的脐部(hila)。

4. 瓶型(Philophora type)：分生孢子梗顶端发育成花瓶形的瓶梗，有领状结构，圆形或卵圆形的分生孢子集聚在菌丝末端成花朵状。瓶梗基分生孢子为棕色，领状结构为棕黑色。该型产孢方式常常缺乏或罕见。见图 10-27-9 至图 10-27-12。

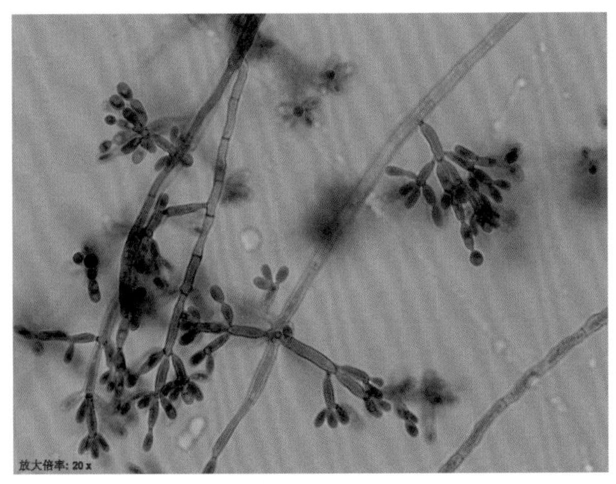

图 10-27-9　单瓶着色霉镜检：PDA，着色型产孢，28 ℃，10 d，乳酸酚棉蓝染色，×1 000

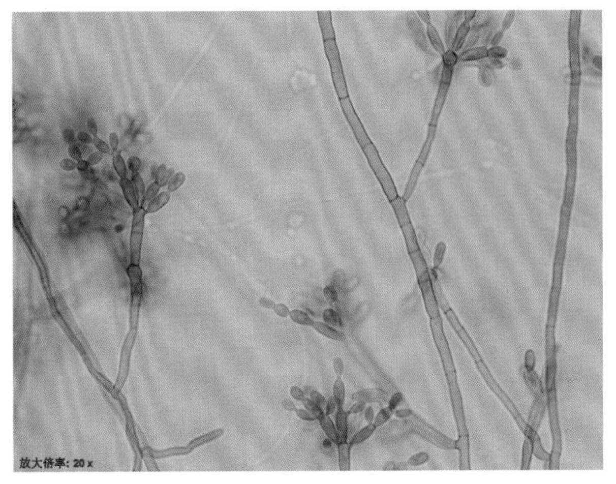

图 10-27-10　单瓶着色霉镜检：PDA，着色型产孢，28 ℃，10 d，乳酸酚棉蓝染色，×1 000

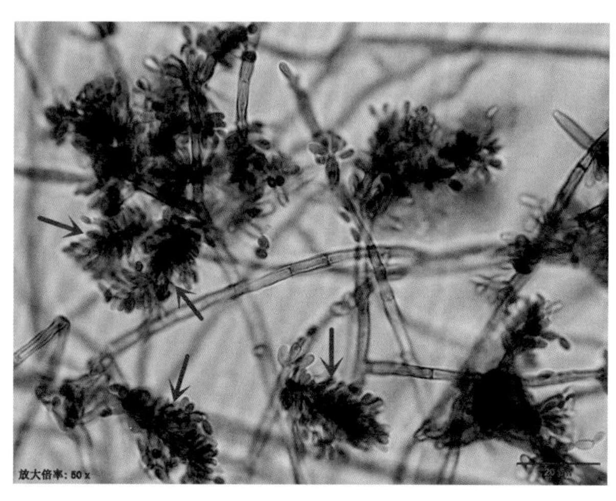

图 10-27-11 单瓶着色霉镜下形态:PDA,喙枝孢型产孢(箭头所示),28℃,10 d,乳酸酚棉蓝染色,×1 000

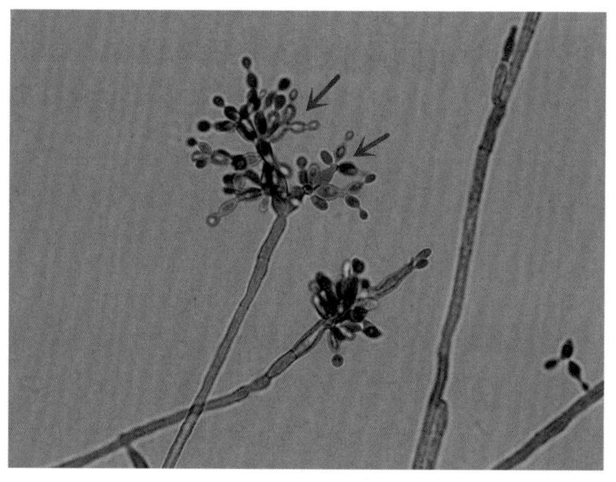

图 10-27-12 单瓶着色霉镜下形态:PDA,枝孢型产孢(箭头所示),28℃,10 d,乳酸酚棉蓝染色,×1 000

三、鉴定与鉴别

1. 鉴定要点:①菌落特征:生长较慢,菌落中央隆起,有银灰色气生菌丝,菌落边缘交错,灰到棕黑色;②菌丝棕色分隔,分生孢子梗于菌丝侧生或顶生,有四种产孢方式;③分生孢子卵圆形或柠檬形,有/无脐部结构。

2. 鉴别要点:早期的着色霉需要和枝孢霉相区别,枝孢霉生长较快,并且随着培养时间延长,不会出现着色霉型、喙枝孢型和瓶型这三种产孢方式。

四、抗真菌药物敏感性

两性霉素 B 对着色霉的体外药敏试验显示 MIC 值很高,有限的临床病例显示两性霉素 B 对着色霉的治疗无效。棘白菌素类、氟康唑、氟胞嘧啶对着色霉是天然耐药的,伏立康唑和伊曲康唑的体外药敏显示 MIC 值很低,临床治疗效果显示伏立康唑和伊曲康唑对着色霉的治疗有效。有限的数据提示泊沙康唑和特比萘芬对着色霉的治疗有效。

五、致病性

是引起着色真菌病最常见的病原体,是可导致中枢神经系统感染的暗色真菌,血播后引起脑脓肿。引起皮肤的假性上皮瘤、角化增厚或角化不全、畸形生长、炎症损害和肉芽肿,常伴随着化脓性感染,偶见角膜感染的病例报告。

(徐和平　郑燕青)

第二十八节　明 脐 霉 属

一、简介

明脐霉属(*Exserohilum*)隶属于子囊菌门、盘菌亚门、座囊菌纲(Dothideomycetes)、格孢腔目

(Pleosporales)、格孢腔科(Pleosporaceae)。该菌属广泛分布于热带、亚热带地区，土壤、腐败有机物内均有发现，喙明脐霉(*E. rostratum*)是属中唯一可致人类感染的菌种[原长喙明脐霉(*E. longirostratum*)、麦氏明脐霉(*E. mcginnisii*)是喙明脐霉的同物异名]，大斑明脐霉(*E. turcicum*)为模式种。

二、培养及镜检

（一）培养

1. SDA 上 25～28 ℃培养菌落生长快速，5 d 可发育成熟。菌落绒毛样或棉花样，开始为浅灰色，后转为灰绿色或黄绿色至黑色；菌落反面无色或中心黄褐色至黑色。

2. PDA 上生长良好，与 SDA 相比，菌落生长速度相似，菌落中心深色区域较大、颜色较深。

见图 10-28-1 至图 10-28-6。

（二）镜下形态

菌丝有隔，棕色；分生孢子梗有隔，柱状，橄榄棕色至棕色，壁光滑至疣状，常膝状弯曲；产孢细胞单孢生或多孔生，间生或顶生，可合轴生，也可形成光滑或粗糙的结节；分生孢子梭状、柱状或倒棒状，平直或弯

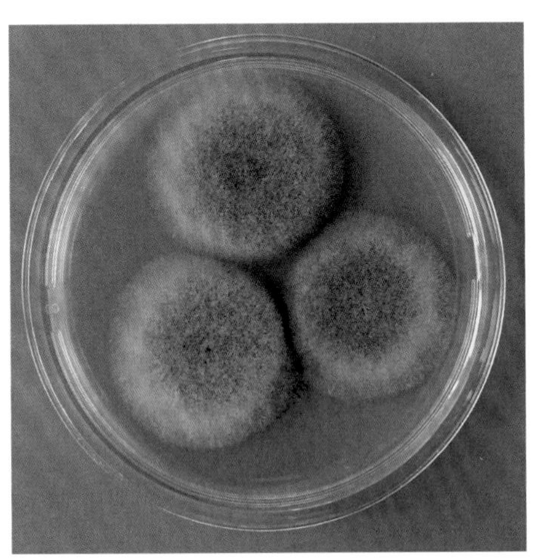

图 10-28-1　喙明脐霉菌落：SDA，27 ℃，3 d

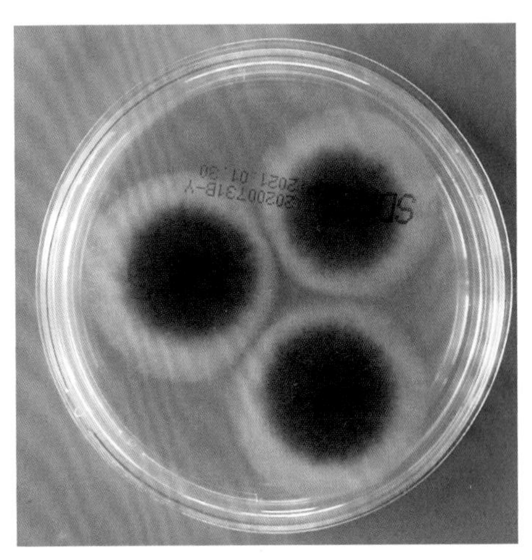

图 10-28-2　喙明脐霉菌落(背面)：SDA，27 ℃，3 d

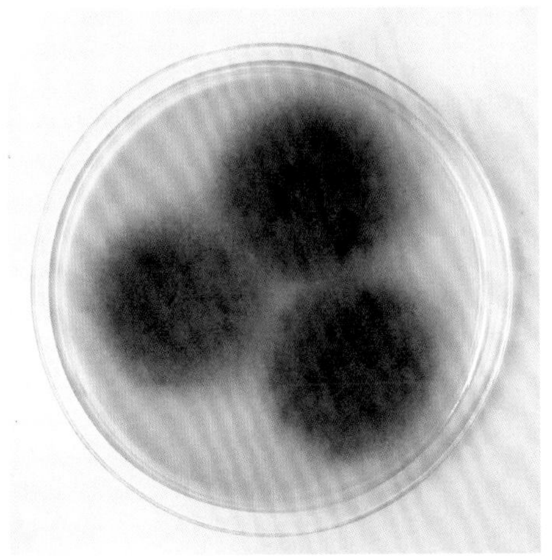

图 10-28-3　喙明脐霉菌落：PDA，27 ℃，3 d

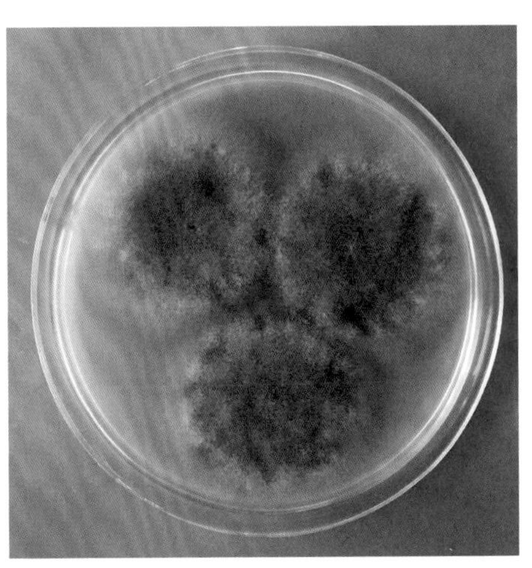

图 10-28-4　喙明脐霉菌落：CZA，27 ℃，3 d

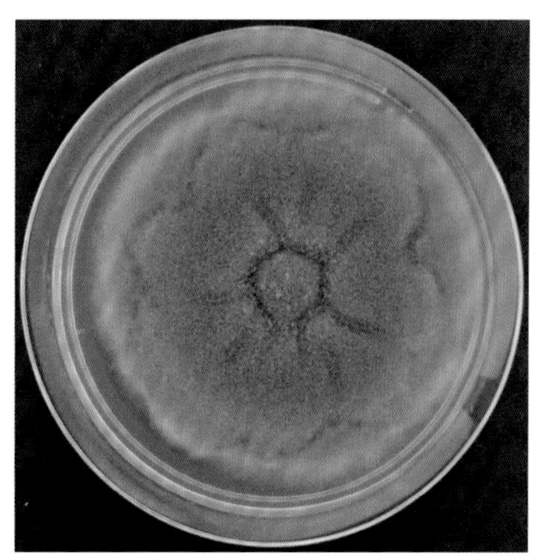
图 10-28-5 喙明脐霉菌落:SDA, 27℃, 7 d

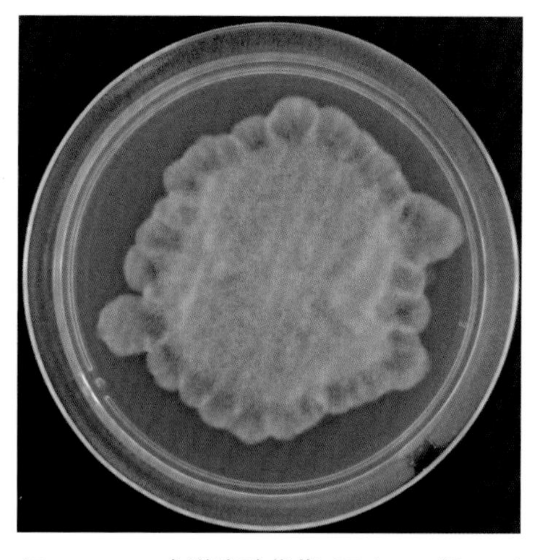
图 10-28-6 喙明脐霉菌落:PDA, 27℃, 7 d

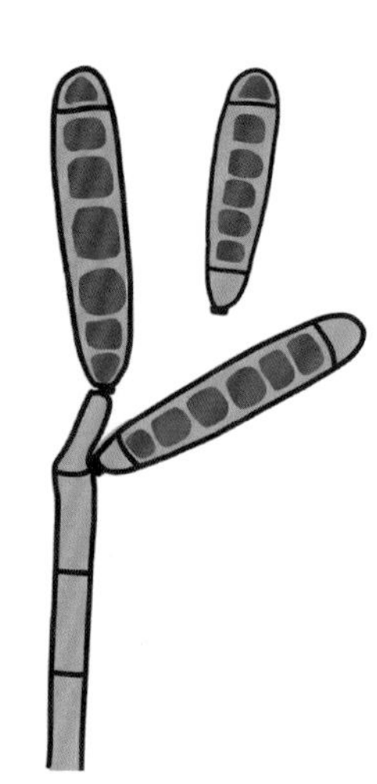
图 10-28-7 明脐霉镜下形态示意图

曲,离壁隔膜较多,脐明显,脐上分隔增厚变暗,末端细胞较苍白;胞壁略粗糙。陈旧孢子的脐上和细胞顶部两个隔更暗,壁更厚。见图 10-28-7 至图 10-28-11。

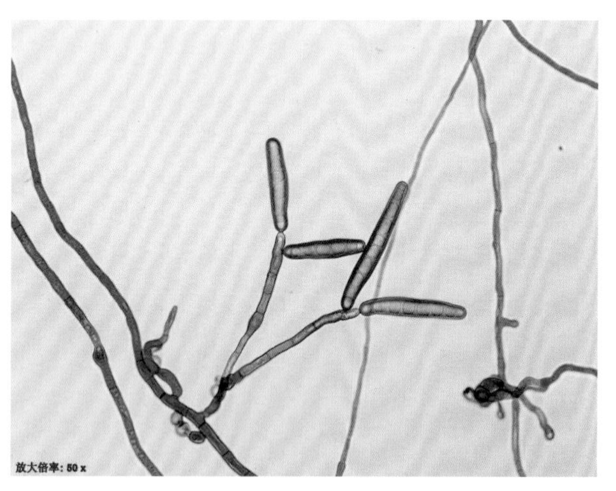

图 10-28-8 喙明脐霉镜检:PDA, 27℃, 6 d,乳酸酚棉蓝染色,×400

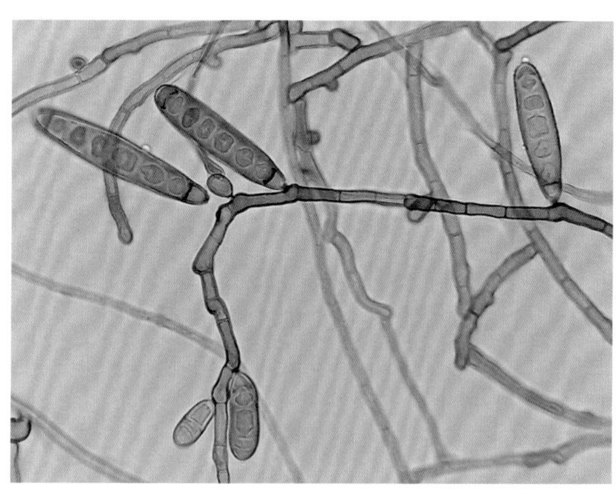
图 10-28-9 喙明脐霉镜检:PDA, 27℃, 6 d,乳酸酚棉蓝染色,×400

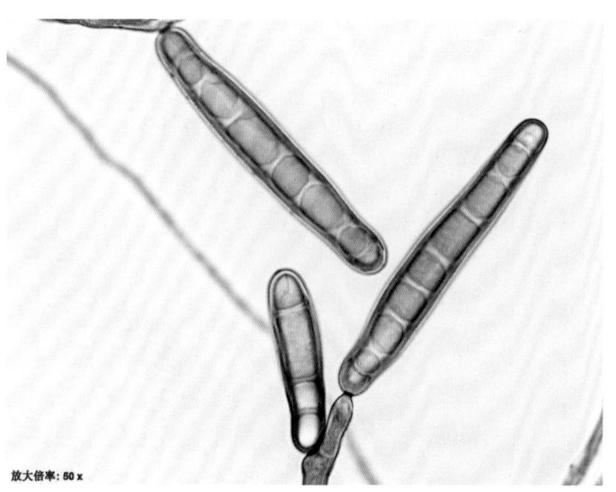

图 10-28-10 喙明脐霉镜检:PDA, 27℃, 6 d,乳酸酚棉蓝染色,×1 000

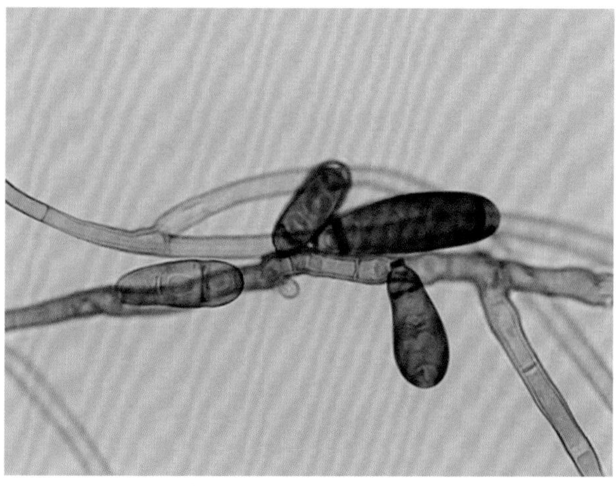
图 10-28-11 喙明脐霉镜检:PDA, 27℃, 7 d,未染色,×1 000

三、鉴定与鉴别

（一）鉴定要点

菌落形态，分生孢子形状和大小、离壁隔膜数量、厚度及颜色等。

（二）属间鉴定

与离蠕孢霉（*Bipolaris*）、德氏霉（*Drechslera*）相鉴别：明脐霉分生孢子有明显凸起的脐；离蠕孢霉分生孢子有轻微凸起的脐；德氏霉分生孢子无凸起的脐。

（三）属内鉴定

属内菌种形态上非常多变，一般来说，喙明脐霉分生孢子基部和末端有暗色的隔；长喙明脐霉分生孢子较长，中间弯曲；麦氏明脐霉分生外壁有疣状凸起。但是，形态学鉴定结果有时和分子鉴定结果可能不一致，选择 LSU、ITS、GAPDH、RPB2 位点测序对菌种的准确鉴定意义重大。

四、抗菌药物敏感性

两性霉素 B、泊沙康唑、伊曲康唑、伏立康唑、特比萘芬对明脐霉属菌有较好的体外抗菌活性，卡泊芬净、米卡芬净、5-氟胞嘧啶、氟康唑对明脐霉属菌体外抗菌活性差（MIC>8 μg/mL）。

五、临床意义

明脐霉是条件致病性真菌，可致无创过敏及鼻窦炎、角膜炎、脑膜炎、腹膜炎、皮下组织暗色真菌病及播散性感染等。

（冯长海）

参考文献

1. Marin-Felix Y, Hernández-Restrepo M, Iturrieta-González I, et al. Genera of phytopathogenic fungi: GOPHY 3[J]. Stud Mycol, 2019,94(9):1－124. doi:10.1016/j.simyco.2019.05.001. PMID:31636728; PMCID: PMC6797016.
2. Dobinson HC, Down G, Clark JE. *Exserohilum* infections in Australian Queensland children [J]. Mycoses, 2019, 62(2):181－185. doi:10.1111/myc.12864. Epub 2018 Nov 6. PMID:30350895.
3. Liu Y, Gong W, Yu Y, Jiang L. *Exserohilum* Peritonitis in Peritoneal Dialysis in Northern China: A Case Report [J]. Perit Dial Int, 2019,39(2):175－176. doi:10.3747/pdi.2018.00184. PMID:30858284.
4. Hernández-Restrepo M, Madrid H, Tan YP, et al. Multi-locus phylogeny and taxonomy of *Exserohilum* [J]. Persoonia, 2018, 41: 71 － 108. doi: 10.3767/persoonia.2018.41.05. Epub 2018 Mar 13. PMID: 30728600; PMCID: PMC6344813.

第二十九节　链格孢霉属

一、简介

链格孢霉属（*Alteration*）隶属于子囊菌门、座囊菌纲、格孢腔目、孢腔菌科。属内有约 280 个种，多数从属于 27 个组(*Sections*),原龈枝孢属(*Ulocladium*,有译作细基格孢属或单格孢属)现分属于链格孢霉属的不同组如假龈枝孢组(*Section. Pseudoulocladium*)、拟龈枝孢组(*Section. Ulocladioides*)、龈枝孢组(*Section. Ulocladium*)等。模式菌互隔链格孢(*A. alternate*)属于链格孢组(*Section. Alternaria*)。

该菌属世界范围分布,是土壤、植物、食品、工业材料中常见的腐生性暗色真菌,也是实验室常见污染菌。

二、培养与镜检

(一) 培养

在 SDA 和 PDA 培养基上 25℃培养,生长快速,菌落平坦、粉末状至绒毛状,颜色初为灰白色,随培养时间延长菌落渐呈灰绿色至橄榄棕色至黑色,菌落反面可见棕色至黑色色素。见图 10-29-1 至图 10-29-4。

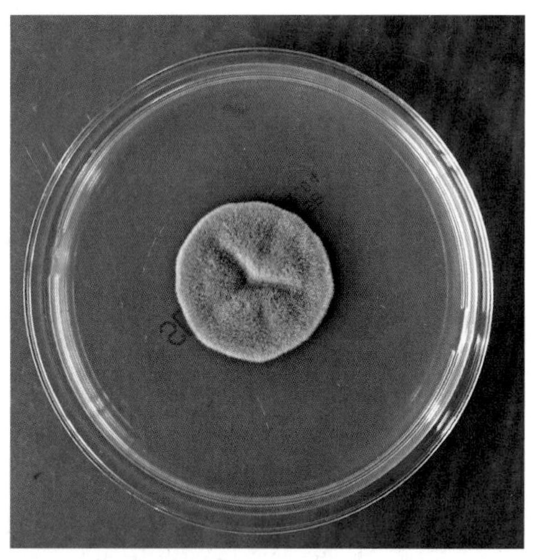

图 10-29-1 链格孢霉菌落:SDA,27℃,4 d

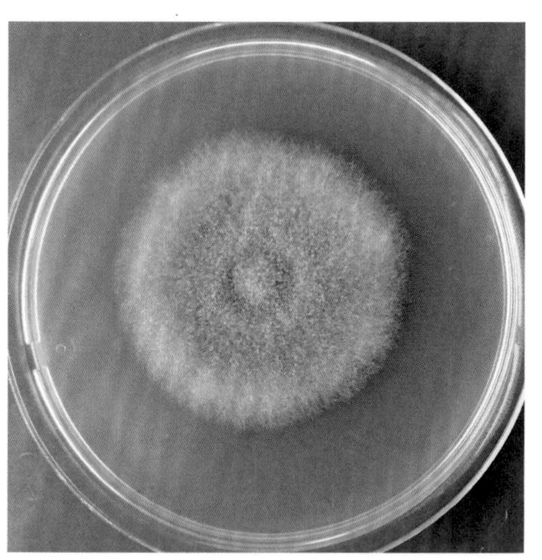

图 10-29-2 链格孢霉菌落:PDA,27℃,4 d

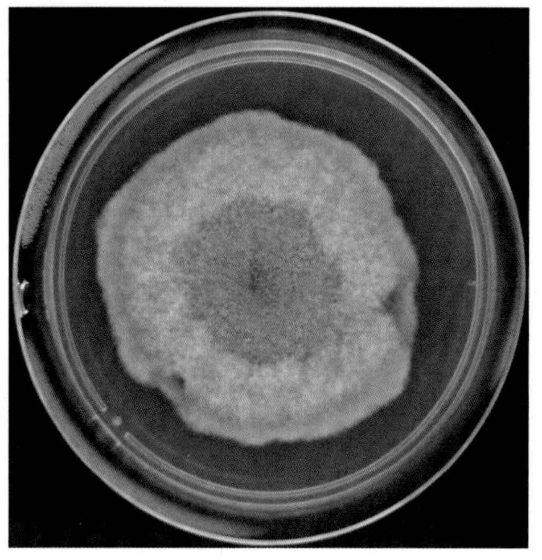

图 10-29-3 链格孢霉菌落:SDA,27℃,7 d

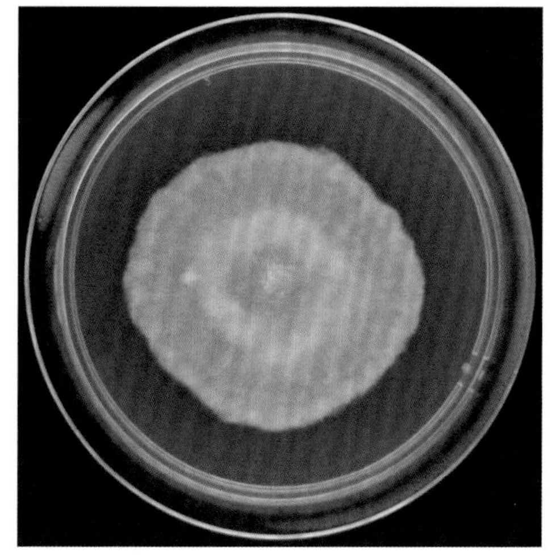

图 10-29-4 链格孢霉菌落:PDA,27℃,7 d

(二) 镜下形态

菌丝有隔,无色,橄榄棕色至棕色。分生孢子梗单生或分枝,浅棕色至棕色;产孢细胞单孢生或多孔生,间生或顶生,可合轴产孢;分生孢子顶生或侧生,单生或简单链状或分枝链状排列,卵圆形、倒置棒状或砖格状，有或无喙状突起，浅橄榄棕色或橄榄棕色至棕色，壁光滑至疣状，芽管在各细胞内均可萌发，见图10-29-5至图10-29-12。

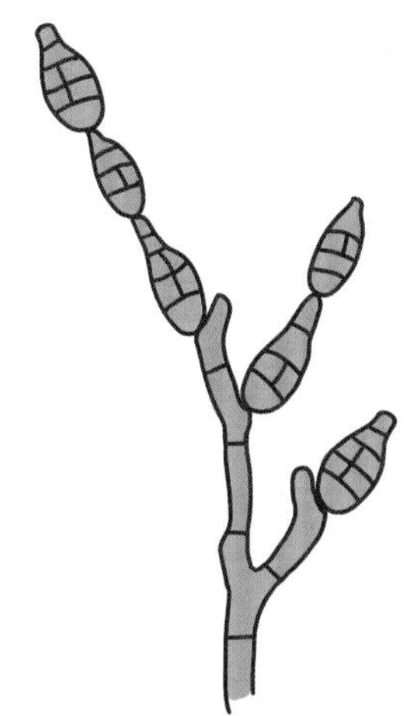

图 10-29-5　链格孢霉镜下形态示意图

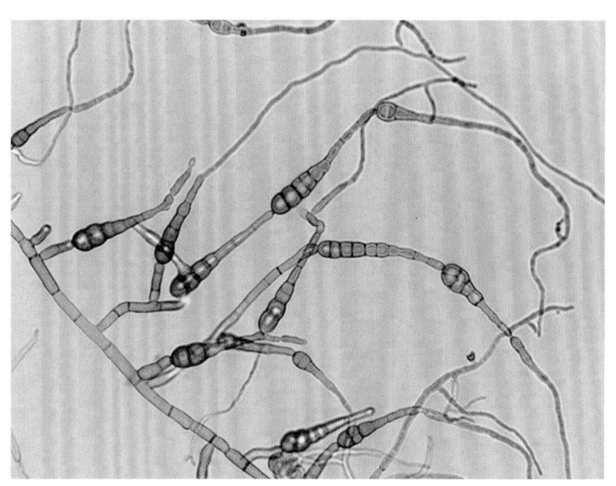

图 10-29-6　链格孢霉镜检：PDA，27℃，5 d，乳酸酚棉蓝染色，×400

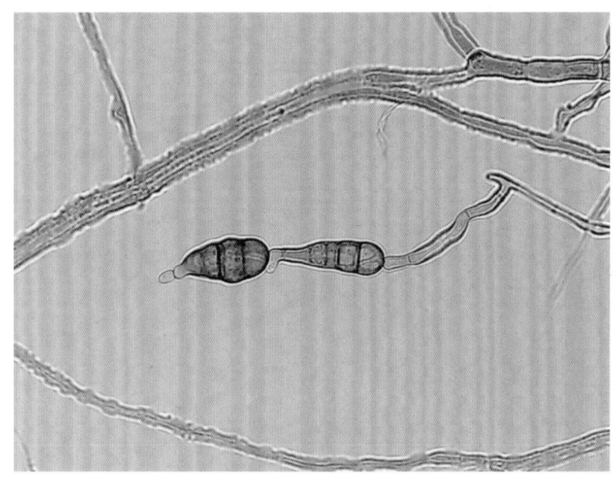

图 10-29-7　链格孢霉镜检：PDA，27℃，5 d，乳酸酚棉蓝染色，×400

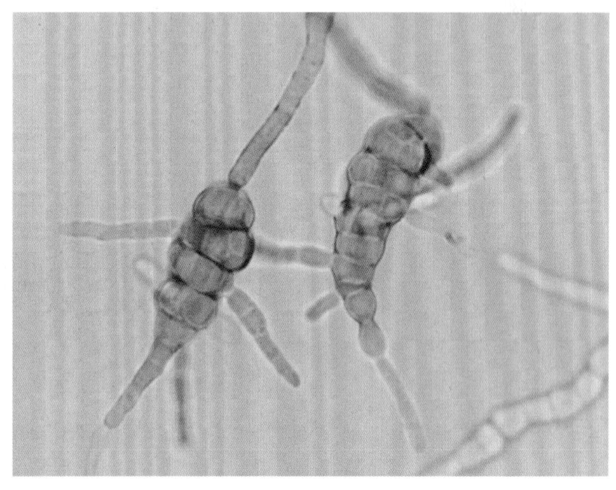

图 10-29-8　链格孢霉镜检：PDA，27℃，5 d，未染色，×1000

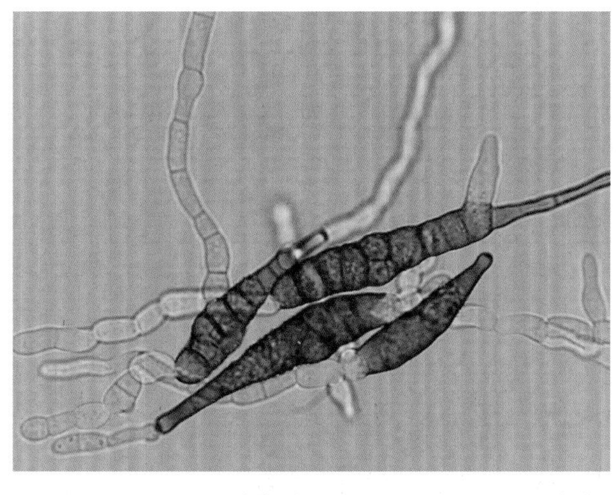

图 10-29-9　链格孢霉镜检：PDA，27℃，5 d，未染色，×1000

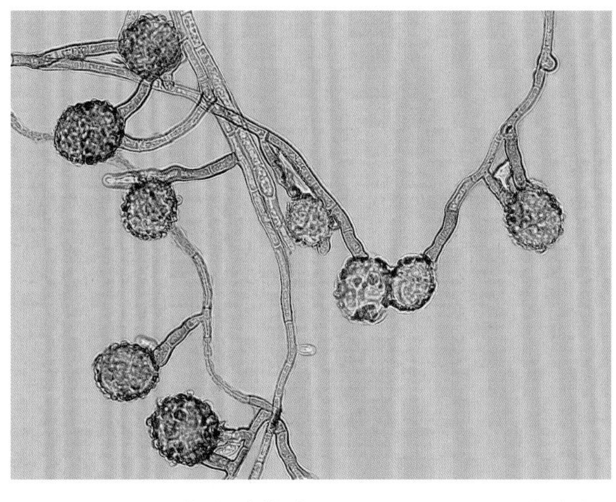

图 10-29-10　齟枝孢霉镜检：PDA，27℃，5 d，未染色，×400

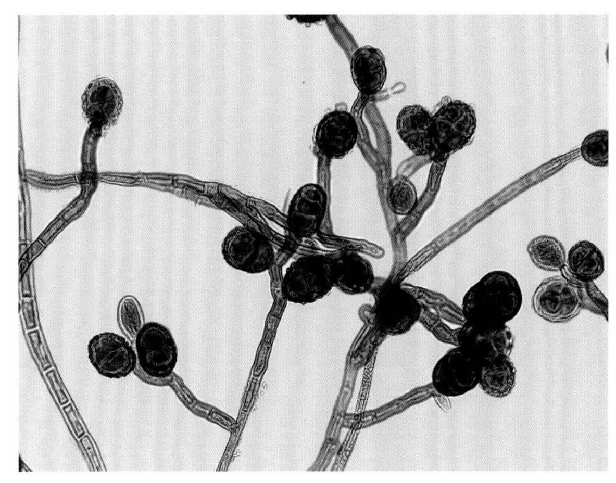

图 10-29-11 鼬枝孢霉镜检:PDA, 27℃, 5 d,乳酸酚棉蓝染色,×400

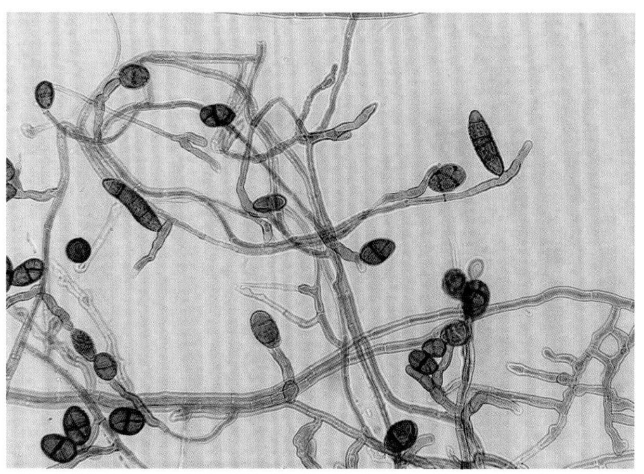

图 10-29-12 鼬枝孢霉镜检:PDA, 27℃, 5 d,乳酸酚棉蓝染色,×400

三、鉴定与鉴别

(一) 鉴定要点

菌落生长迅速,色暗;分生孢子多细胞,砖格状,暗色,单生或链状排列。

(二) 属间鉴别

1. 与葡柄霉(*Stemphylium*)鉴别:葡柄霉产孢细胞顶端膨大,链格孢细胞则无。
2. 与皮司霉(*Pithomyces*)相鉴别:皮司霉分生孢子不形成长链,链格孢分生孢子可形成长链。

(三) 属内鉴别

属内组或种间形态学特征相似度高,且培养条件对真菌的形态影响很大,形态学鉴定结果有时和分子鉴定结果可能不一致,选择 LSU、ITS、ATPase、GAPDH、RPB2、TEF-1 位点测序对菌种的准确鉴定意义重大。

四、抗菌药物敏感性

伊曲康唑、伏立康唑、泊沙康唑、两性霉素 B 体外对链格孢霉有良好的抗菌活性,特比萘芬也可取得较好的治疗效果,氟康唑体外对链格孢无抗菌活性。

五、临床意义

链格孢霉可引起人类机会感染,可致过敏性鼻窦炎、过敏性肺炎、支气管哮喘等过敏性疾病和脑部感染、眼部感染、鼻炎、副鼻窦炎、软腭穿孔、肉芽肿性肺部疾病、皮肤和皮下感染、甲真菌病、骨髓炎和播散性疾病等。

(冯长海 钱雪琴 卢洪洲)

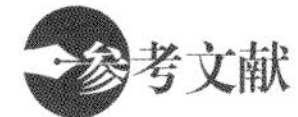

参考文献

1. Marin-Felix Y, Hernández-Restrepo M, Iturrieta-González I, et al. Genera of phytopathogenic fungi: GOPHY 3[J].

Stud Mycol. 2019 Jun 13; 94 (9): 1 - 124. doi: 10.1016/j. simyco. 2019.05.001. PMID: 31636728; PMCID: PMC6797016.

2. Monno R, Alessio G, Guerriero S, et al. *Alternaria* is an infrequent cause of keratitis: a case report and review of the literature [J]. Eye Contact Lens, 2015,41(4):e14 - e17. doi:10.1097/ICL.0000000000000012. PMID:25794328.
3. Hu W, Ran Y, Zhuang K, et al. *Alternaria arborescens* infection in a healthy individual and literature review of cutaneous *Alternariosis* [J]. Mycopathologia, 2015,179(1 - 2):147 - 152.
4. Cardona S, Yusef S, Silva E, et al. Cerebral phaeohyphomycosis caused by *Alternaria spp.*: a case report [J]. Med Mycol Case Rep, 2019,27(3):11 - 13. Published 2019 Dec 3. doi:10.1016/j.mmcr.2019.12.001.
5. Campoli C, Ferraro S, Salfi N, et al. Diffuse primary cutaneous infection by Alternaria alternata in a liver transplant recipient with pulmonary nocardiosis: importance of prompt identification for clinical resolution [J]. Med Mycol Case Rep, 2020,28(5):42 - 45. Published 2020 May 4. doi:10.1016/j.mmcr.2020.04.007.
6. Guedri Y, Dammek N, Yaacoub A, et al. *Alternaria alternata* peritonitis in a patient undergoing continuous ambulatory peritoneal dialysis [J]. Saudi J Kidney Dis Transpl, 2017, 28 (6): 1440 - 1442. doi: 10.4103/1319-2442.220862. PMID:29265063.
7. Chhabra V, Rastogi S, Barua M, et al. *Alternaria alternata* infection associated osteomyelitis of maxilla: a rare disease entity [J]. Indian J Dent Res, 2013,24(5):639 - 41. doi:10.4103/0970-9290.123420. PMID:24355970.

第三十节 瓶 霉 属

一、简介

瓶霉属(*Phialophora*)隶属于子囊菌门、盘菌亚门、散囊菌纲、刺盾炱目(Chaetothyriales)、小蔓毛壳科(Herpotrichiellaceae)。该菌属世界范围分布,土壤、腐败植物标本中均有发现。疣状瓶霉(*P. verrucosa*)为模式菌。原烂木瓶霉(*P. richardsiae*)现名 *Pleurostomophora richardsiae*,原寄生瓶霉(*P. parasitica*)现名寄生暗色枝顶孢(*Phaeoacremonium parasitica*)。

二、培养及镜检

(一) 培养

在 SDA 和 PDA 上,室温培养生长缓慢至中速,菌落表面气生菌丝短而密,菌落橄榄灰色至黑色,茸毛状或絮状、紧密、坚硬如革,开始突起,后来逐渐变平,有部分菌种可有皱褶或放射状沟纹。菌落反面黑色。见图 10-30-1 至图 10-30-4。

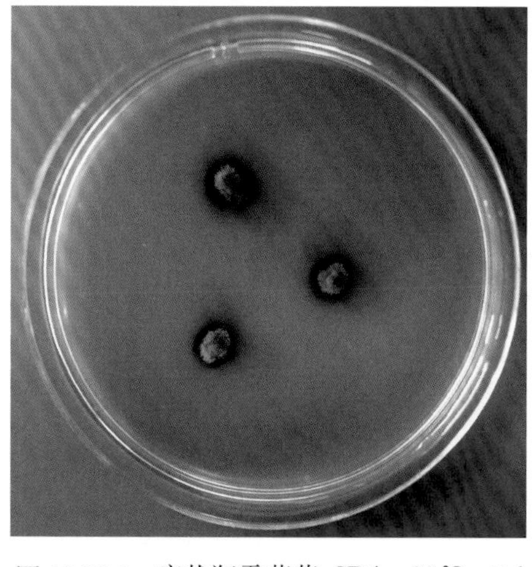

图 10-30-1 疣状瓶霉菌落:SDA, 28 ℃, 7 d

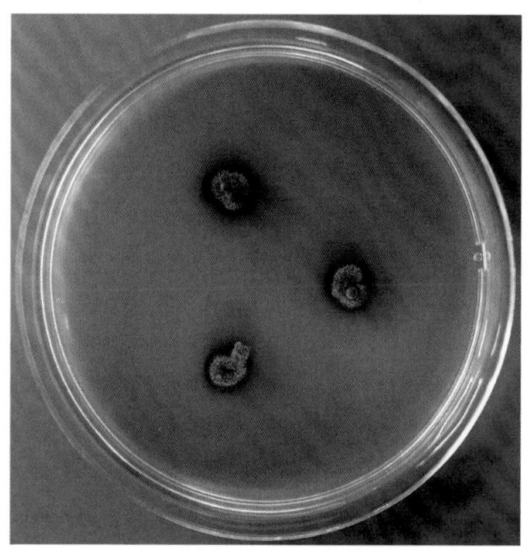

图 10-30-2 疣状瓶霉菌落:PDA, 28 ℃, 7 d

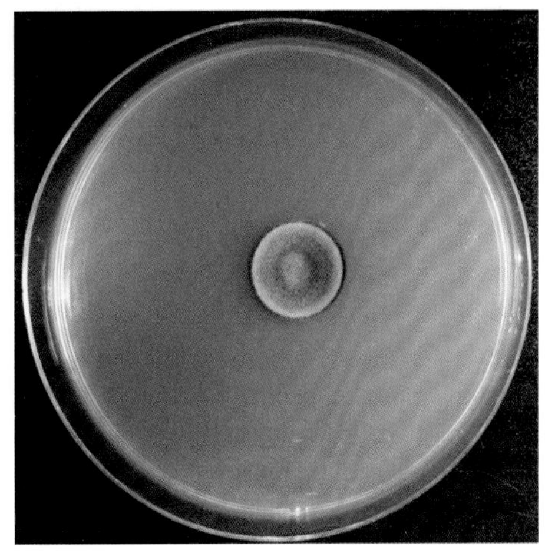
图 10-30-3 疣状瓶霉菌落:SDA, 28℃, 16 d

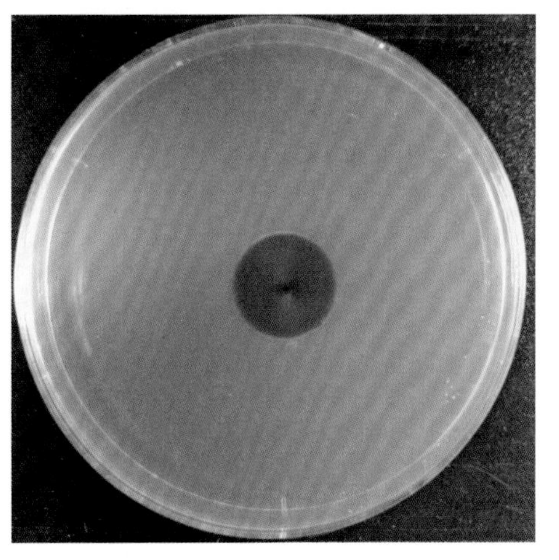
图 10-30-4 疣状瓶霉菌落(背面):SDA, 28℃, 16 d

（二）镜下形态

菌丝分枝分隔,灰色、棕色至黑色。分生孢子梗呈烧瓶状、瓶形、安瓿形,浅棕色到棕色,侧生或顶生,单个或簇状排列,分生孢子梗领口或托盘状结构明显。分生孢子瓶生,单细胞,透明至淡褐色,形态多样,基部常有瘢痕,在瓶口聚集成团如花朵状。见图 10-30-5 至图 10-30-10。

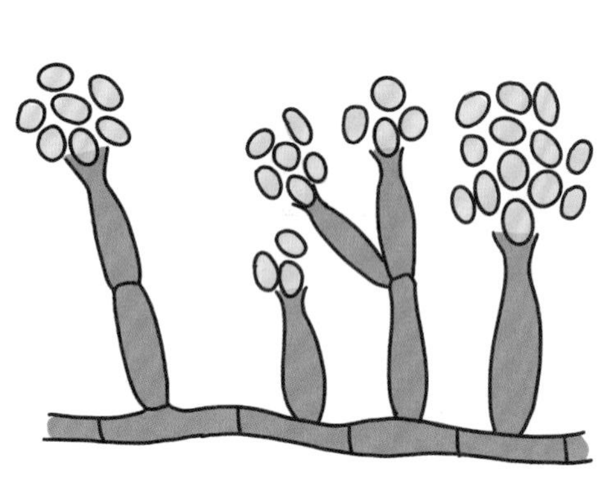
图 10-30-5 疣状瓶霉镜下形态示意图

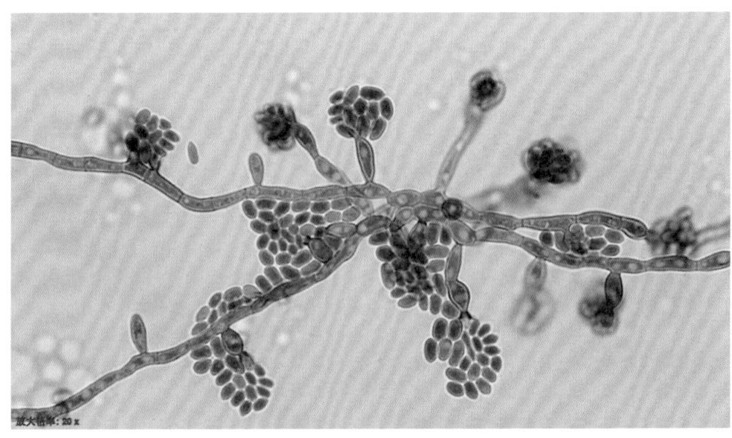
图 10-30-6 疣状瓶霉镜检:PDA, 25℃, 6 d,未染色,×400

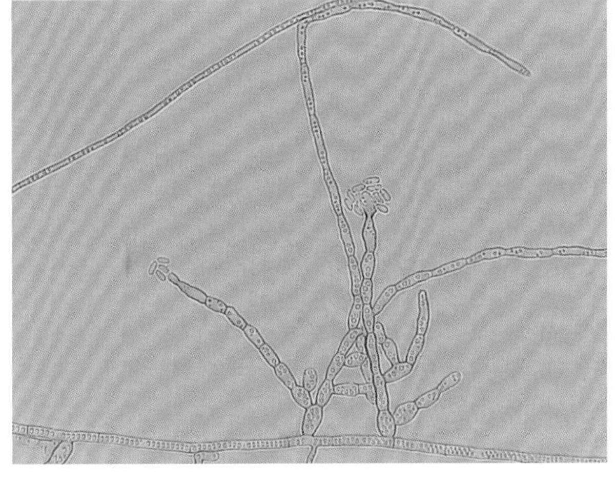
图 10-30-7 疣状瓶霉镜检:SDA, 25℃, 12 d,未染色,×400

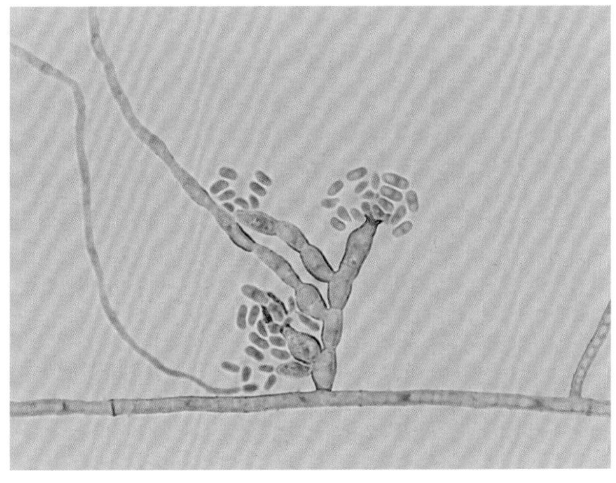
图 10-30-8 疣状瓶霉镜检:SDA, 25℃, 12 d,乳酸酚棉蓝染色,×1 000

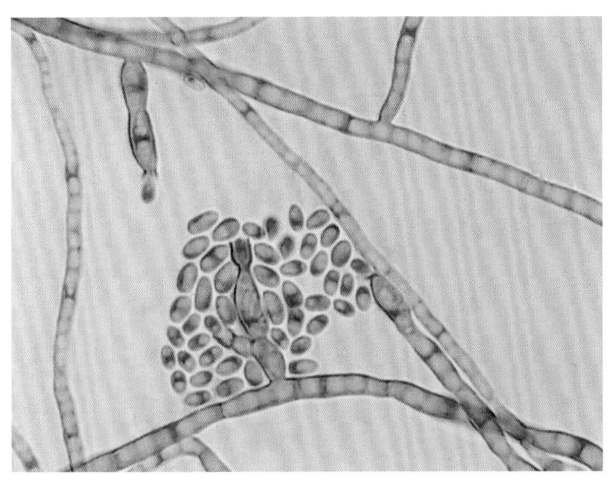
图 10-30-9　疣状瓶霉镜检：SDA，25 ℃，12 d，乳酸酚棉蓝染色，×1 000

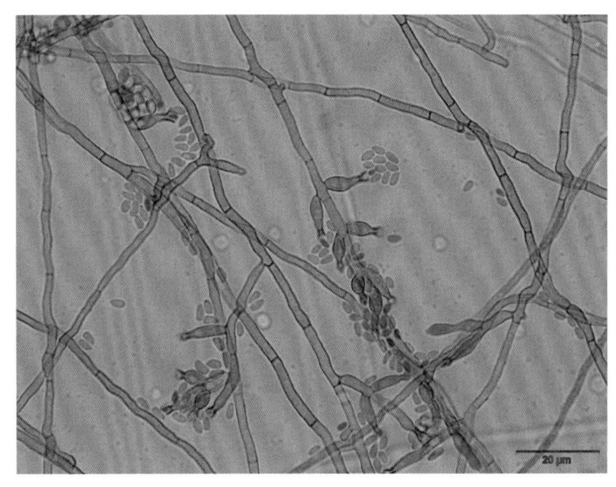

图 10-30-10　疣状瓶霉镜检：PDA，27 ℃，14 d，乳酸酚棉蓝染色，×1 000

三、鉴定与鉴别

（一）鉴定要点

生长速度慢，菌落紧密色深、分生孢子梗瓶状、领口状、杯状或托盘状结构是鉴定瓶霉的重要依据。

（二）属内鉴定

属内疣状瓶霉和匍根瓶霉的鉴别，见表 10-30-1。

表 10-30-1　致病瓶霉鉴别

菌名	菌落发育	菌落颜色	瓶梗	领口	分生孢子
疣状瓶霉	中等速度	黑褐色至灰色、褐色	烧瓶状	杯状，着色较暗	卵形至椭圆形，无色
匍根瓶霉	快速	灰褐色	圆筒形、稍短	不明显（基部不细），无色	椭圆形至圆筒形至香肠形，无色

（三）属间鉴定

瓶霉可与枝顶孢霉（*Acremonium*）、单胞瓶霉（*Phialemonium*）、锥毛壳菌（*Coniochaeta*，原油瓶霉 *Lecythophora*）、*Pleurostomophora*、寄生暗色枝顶孢相鉴别，见表 10-30-2。

表 10-30-2　瓶霉、枝顶孢霉、单胞瓶霉、锥毛壳菌、*Pleurostomophora*、暗色枝顶孢的形态学鉴别

菌名	菌落	瓶梗	孢子
瓶霉	深棕绿色至黑色	基部常有隔；烧瓶状或花瓶状；领口明显（匍根瓶霉除外）	卵圆或圆形，成堆排列
枝顶孢霉	白色、灰色或玫瑰色	基部常有隔；直立，圆柱状，锥形，无分枝；领口不明显	椭圆形，成堆排列
单胞瓶霉	白色至黄色、灰色、棕色或绿色	基部常无隔；钉状或圆柱状；领口不明显	椭圆形，成堆排列
锥毛壳菌	粉色或柠檬色	基部常无隔；短，火山口状；领口平行	椭圆形，不成堆排列

(续 表)

菌名	菌落	瓶梗	孢子
Pleurostomophora	深棕绿色至黑色	基部常有隔;亚圆筒形至棍棒形;领口托盘状,漏斗状,着色暗或无色	有两种:球形深褐色;椭圆形至圆筒形至香肠形,无色
暗色枝顶孢	深橄榄绿色至棕色	基部常有隔;圆筒形、混纹线状,稍长;领口浅杯状(基部稍稍变细),无色	圆筒形至香肠形

四、抗菌药物敏感性

伊曲康唑、伏立康唑、泊沙康唑、特比萘芬对瓶霉体外有较好的抗菌活性,两性霉素 B、氟康唑、5-氟胞嘧啶、卡泊芬净和米卡芬净对瓶霉体外抗菌活性差,伊曲康唑和卡泊芬净对瓶霉体外具有最好的协同效果。

五、临床意义

瓶霉为条件致病性真菌,可致着色芽生菌病、暗色丝孢霉病、真菌性足菌肿、角膜炎、眼内炎、心内膜炎、关节炎和骨髓炎等。

(卢洪洲 钱雪琴 冯长海)

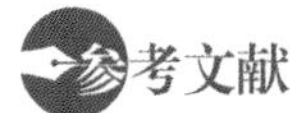
参考文献

1. 张瑞珺,王晓雯,万喆,等.播散性暗色丝孢霉病患者 CARD9 突变及相关免疫学研究[J].微生物与感染,2017,12(1):14-23.
2. 杜海燕,常顺利,宋成程,等.天山雪岭云杉森林菌根真菌多样性及其影响因子[J].干旱区研究,2019,36(5):1194-1201.
3. Li Y, Wan Z, Li R. In vitro activities of nine antifungal drugs and their combinations against *Phialophora verrucosa* [J]. Antimicrob Agents Chemother, 2014,58(9):5609-12. doi:10.1128/AAC.02875-14. Epub 2014 Jun 30. PMID: 24982078; PMCID: PMC4135824.

第三十一节 外瓶霉属

临床上俗称 *Black Yeast*(黑酵母)。外瓶霉属(*Exophiala*)的菌落形态变化复杂。培养的早期菌丝发育不足时以酵母样细胞为主。随着菌丝逐渐成熟,菌落从光滑的酵母样变成霉菌样菌落,但不同于依赖温度转相的双相真菌,与温度变化无关,与菌龄有关。主要是环痕产孢。外瓶霉属现在公认的有皮炎外瓶霉(*E. dermatitidis*)、甄氏外瓶霉(*E. jeanselmei*)、少孢外瓶霉(*E. oligosperma*)、尼尚穆雷外瓶霉(*E. nishimurae*)、毒物外瓶霉(*E. xenobiotica*)、棘状外瓶霉(*E. spinifera*)、渐细外瓶霉(*E. attenuate*)、外瓶霉样外瓶霉(*E. exophialae*)、异性外瓶霉(*E. heteromorpha*)、亚洲外瓶霉(*E. asiatica*)、贝吉外瓶霉(*E. bergeri*)、生癌外瓶霉(*E. cancerae*)。

皮炎外瓶霉

一、简介

皮炎外瓶霉(*Exophiala dermatitidis*)为子囊菌门(Ascomycota)、盘菌亚门(Pezizomycotina)、散囊

菌纲(Eurotiomycetes)、刺盾炱亚纲(Chaetothyriomycetidae)、刺盾炱目(Chaetothyriales)、蔓毛壳科(Herpotrichiellaceae)。皮炎外瓶霉(*E. dermatitidis*)是临床最常见的外瓶霉,原来称皮炎万氏霉(*Wangiella dermatitidis*),可以导致临床严重的暗色丝孢霉病,黑色素是其主要毒力因子之一。

二、生物学特性

(一)培养特性

该菌生长局限,菌落中心由于酵母样细胞生长而呈黏状,边缘光滑,即为黑色、潮湿、有光泽的酵母样菌落,继续培养常变为天鹅绒状或羊毛状,可产生气生菌丝,形成短绒状菌落。培养时间较久,可有棕色色素渗入培养基中。最高耐受温度为42℃。见图10-31-1-1至图10-31-1-4。

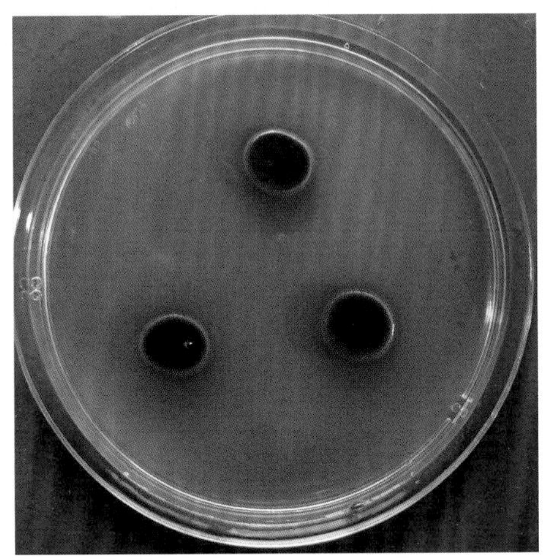

图10-31-1-1 皮炎外瓶霉菌落:PDA,25℃,5 d

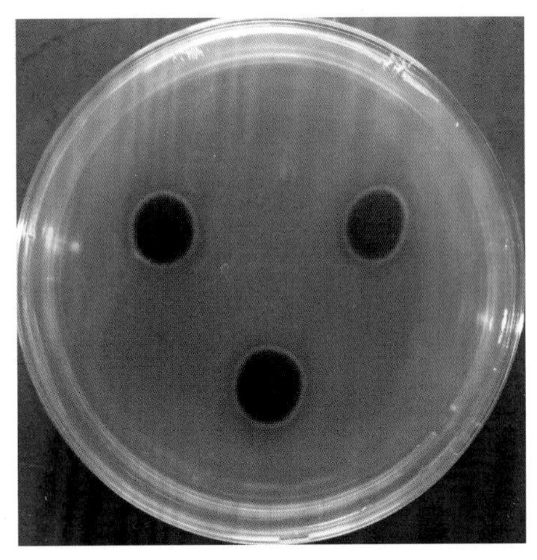

图10-31-1-2 皮炎外瓶霉菌落(背面):PDA,25℃,5 d

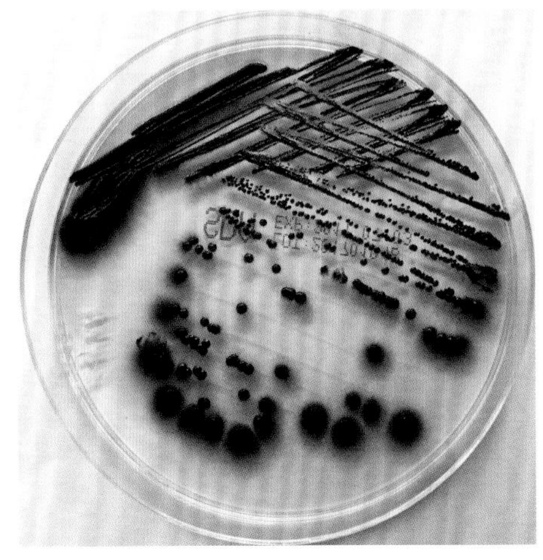

图10-31-1-3 皮炎外瓶霉菌落:SDA,25℃,7 d

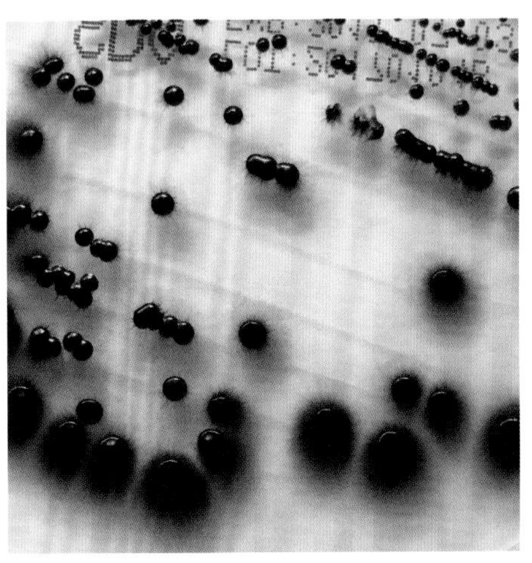

图10-31-1-4 皮炎外瓶霉菌落:局部放大,SDA,25℃,7 d

(二)形态与染色

糊状菌落时以产生酵母样的芽生孢子为主;丝状菌落可见圆筒形或瓶形的分生孢子环痕梗,在菌丝端或侧支产生环痕梗多由椭圆形伸长细胞组成的,或从菌丝上直接分枝出来,不利用硝酸盐和亚硝酸盐,在含乳糖、肌酸、肌酐的培养基上不生长或生长不良,大多能利用淀粉。见图10-31-1-5至图10-31-1-8。

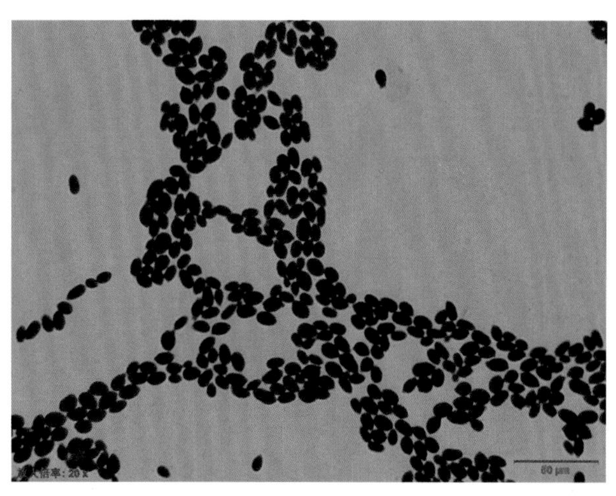

图 10-31-1-5 皮炎外瓶霉镜检:SDA，35℃，4 d,革兰染色，×1 000

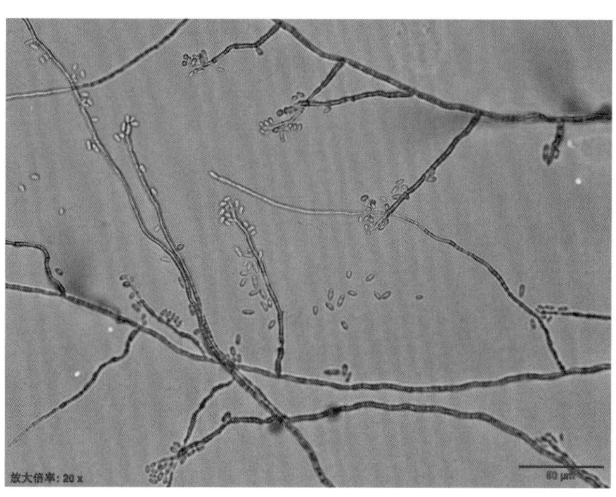

图 10-31-1-6 皮炎外瓶霉镜检:PDA，28℃，7 d,未染色，×400

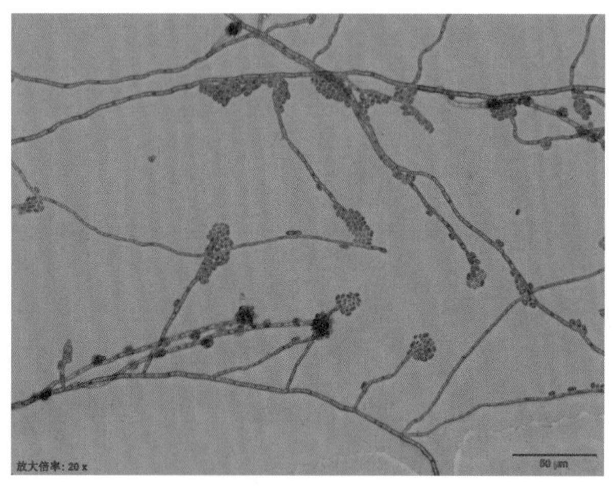

图 10-31-1-7 皮炎外瓶霉镜检:PDA，28℃，7 d,乳酸酚棉蓝染色,×400

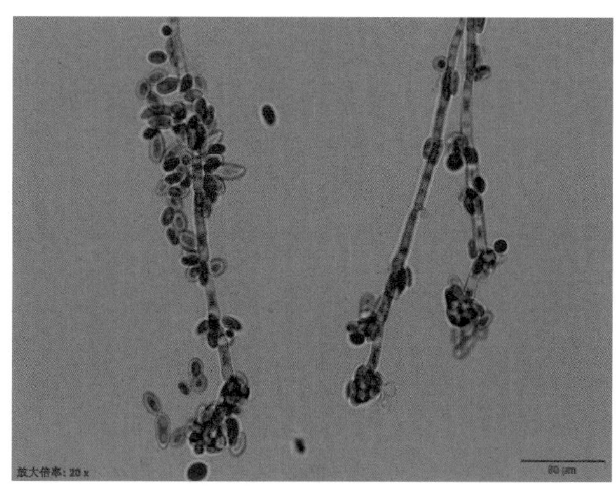

图 10-31-1-8 皮炎外瓶霉镜检:PDA，28℃，7 d,乳酸酚棉蓝染色,×1 000

三、鉴定与鉴别

外瓶霉属内种的鉴别要依据最高生长耐受温度、硝酸钾同化试验以及形态学鉴别。此菌 42℃生长。

四、抗真菌药物敏感性

相关文献报道的数据表明该属对特比萘芬、伏立康唑、伊曲康唑、氟康唑、两性霉素 B 和卡泊芬净敏感,对米卡芬净表现较高的 MIC 值。

五、临床意义

常见于公共浴室、腐烂的水果上,可引起人体机会感染,可导致暗色丝孢霉病,包括肺部、皮肤及皮下、中枢神经系统以及眼部感染。

(徐和平 郑燕青)

甄氏外瓶霉复合群

一、简介

甄氏外瓶霉复合群由 *E. jeanselmei*、*E. oligosperma*、*E. nishimurae* 和 *E. xenobiotica* 等四种形态学上相似，种源相近的菌种组成，该复合体世界范围分布。其中，甄氏外瓶霉曾用名甄氏瓶霉（*Phialophora jeanselmei*）、甄氏圆酵母（*Torula jeanselmei*）主要存在于温暖地区，是一种腐生性暗色真菌。

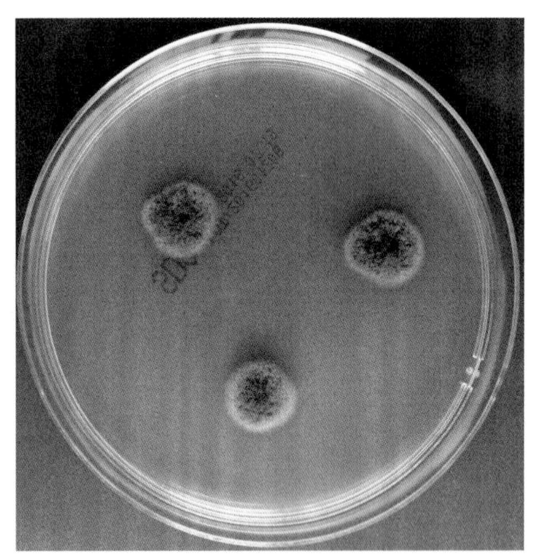

图 10-31-2-1　甄氏外瓶霉菌落：SDA，25℃，7 d

二、培养与镜检

（一）培养

菌落生长速度缓慢；25～30℃培养 14 d 成熟，37℃培养不生长或生长速度更慢。菌落初呈棕黑色至黑色光滑酵母样，随着培养时间延长菌落中央可见绒状、橄榄绿色气生菌丝；菌落背面呈橄榄黑至黑色。见图 10-31-2-1 至图 10-31-2-5。

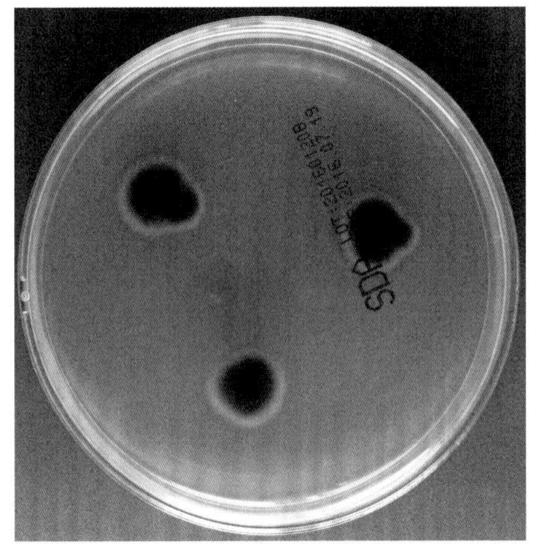

图 10-31-2-2　甄氏外瓶霉菌落（背面）：SDA，25℃，7 d

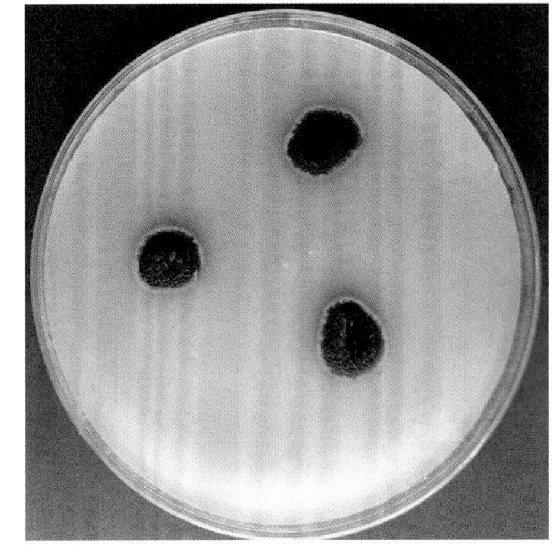

图 10-31-2-3　甄氏外瓶霉菌落：PDA，25℃，7 d

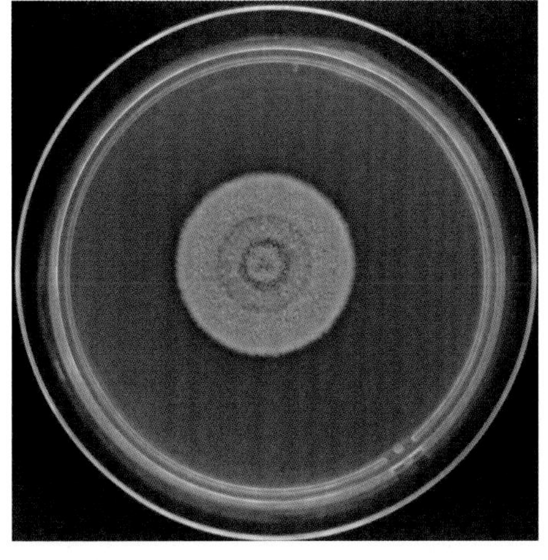

图 10-31-2-4　甄氏外瓶霉菌落：SDA，25℃，21 d

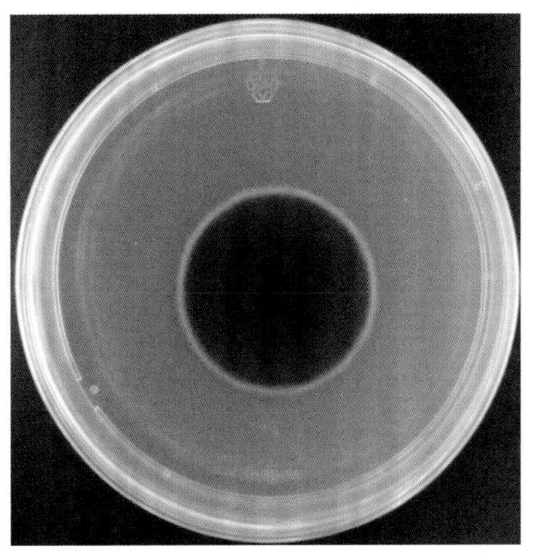

图 10-31-2-5　甄氏外瓶霉菌落（背面）：SDA，25℃，21 d

（二）镜下形态

菌丝有隔、光滑、浅棕色，幼龄时呈酵母状，可产生椭圆形芽生孢子；分生孢子梗分枝或不分枝，顶生或间生；产孢细胞棕色、柱状或火箭形，侧生于菌丝。可分枝，环痕产孢，分生孢子梗栓(Conidiogenous pegs)尖端纤细，也可产孢，但环痕梗不易发现；分生孢子单细胞，卵圆形，光滑，基部缢痕不明显，可从产孢细胞、分生孢子梗栓或菌丝侧面似假头状生出。厚垣孢子可见。见图 10-31-2-6 至图 10-31-2-9。

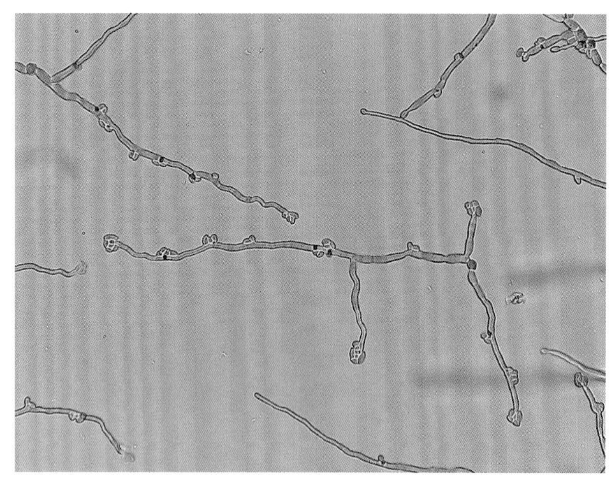

图 10-31-2-6 甄氏外瓶霉镜检：PDA，25 ℃，5 d，未染色，×400

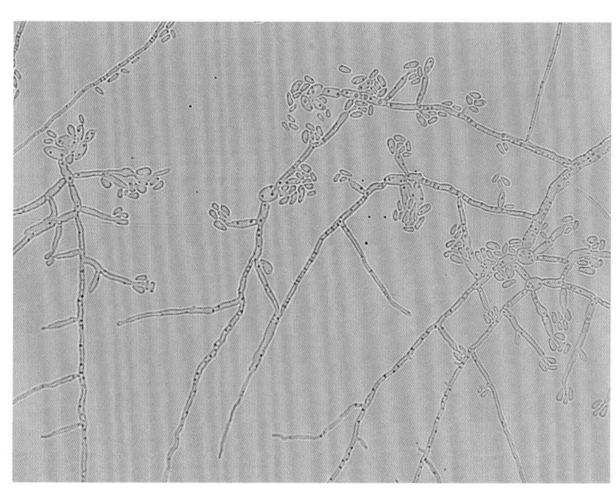

图 10-31-2-7 甄氏外瓶霉镜检：PDA，25 ℃，5 d，未染色，×400

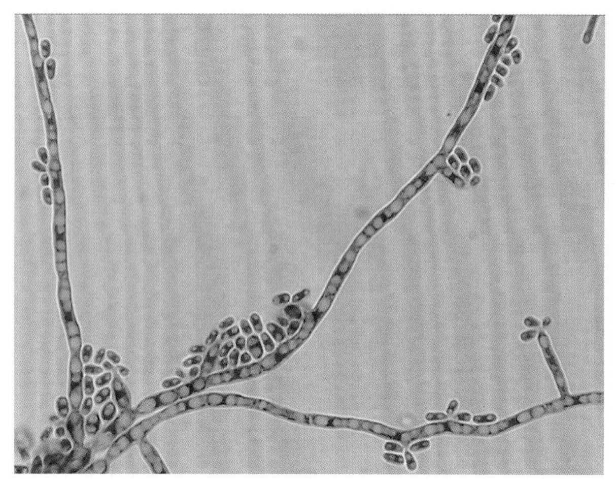

图 10-31-2-8 甄氏外瓶霉镜检：PDA，25 ℃，5 d，乳酸酚棉蓝染色，×400

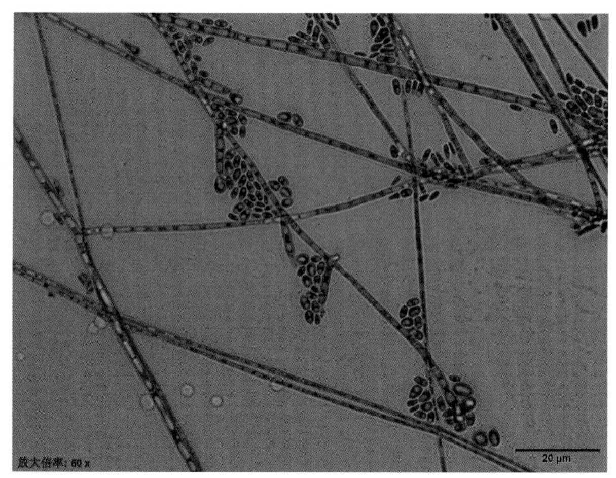

图 10-31-2-9 甄氏外瓶霉镜检：PDA，25 ℃，5 d，乳酸酚棉蓝染色，×400

三、鉴定与鉴别

（一）鉴定要点

甄氏外瓶霉通过菌落和镜下特征可以进行初步鉴定。

（二）属内鉴别

外瓶霉属内不同菌种间通过形态学鉴别需较高的技术和设备要求，且鉴定准确率不高，见表 10-31-2-1；分子测序方法可以将其准确的鉴定到种。有时形态学和分子测序方法鉴定的结果会出现不一致，需综合多方面因素(如生理生化)即多相鉴定技术进行鉴别。

表 10-31-2-1 外瓶霉属内部分菌种的形态学特征

菌名	宏观(SDA 25℃)			微观(小培养,乳酸酚棉蓝染色)			
	生长速度(7 d)	正面	反面	酵母相	环痕孢子梗	产孢细胞	环痕孢子
皮炎外瓶霉	5～7 mm	初为棕色潮湿酵母状,10～12 d 可见灰色气生菌丝	棕黑色	酵母细胞卵形至圆形,(3～5.2)μm×(2.2～4.5)μm	烧瓶形至棒形,不分枝,(7～8)μm×(1～3)μm	多芽生	卵形,(1～3)μm×(2～3)μm,多单细胞(可双细胞);次级分生孢子侧生,可聚集成束
甄氏外瓶霉	3～5 mm	初为潮湿酵母状,5～7 d 可出灰白色气生菌丝,继续培养可呈橄榄灰色	橄榄黑色	酵母细胞卵形,量少,(5～10)μm×(2.4～5.5)μm;假菌丝(3～5个细胞组成);菌丝透明,量多	柱状至棒状,(5～12)μm×(2～3)μm	单芽生(为主)和多芽生	卵形,透明,单细胞,(2～4)μm×(1～2)μm
棘状外瓶霉	4～6 mm	初为潮湿有光泽黑色酵母状,继续培养可呈枕状至绒状,橄榄灰色	橄榄黑色	酵母细胞卵形,量少,(2～4)μm×(3～5)μm;菌丝透明至棕色,量多	柱状、烧瓶状或棒状,分枝少见,(16.4～26.2)μm×(1～3)μm,环痕孢子梗末端可见明显暗色的棘	多芽生,环痕孢子梗顶端呈鼻状	半透明,单细胞,卵形至棒状,(2～4)μm×(1～2)μm;次级分生孢子侧生,但较甄氏外瓶霉出现频率少
E. xenobibtica	3～6 mm	初为潮湿棕色酵母状,继续培养,菌落周围可见灰色绒状气生菌丝	黑色至灰色	酵母细胞卵形至圆形,(3～5)μm×(2～4)μm;菌丝半透明	短小棒状,可分枝,(3～5)μm×(1～3)μm,但少见	多芽生	卵形,(1～3)μm×(2～3)μm,无柄产孢更多见
E. oligosporma	5～7 mm	橄榄色、棕色,绒状	黑色	酵母细胞(7.6～13.06)μm×(14.7～19)μm	浅棕色,可分枝,(6～10.3)μm×(12.1～19.1)μm		分生孢子稀少,间生或侧生,(1～3)μm×(2～3)μm
E. mosophila	6～8 mm	初为黑色酵母状,继续培养可呈灰黑色绒状	黑色	酵母细胞(4～5)μm×(5～7)μm,缢痕少见	棒状至柱状,(1.4～6.5)μm×(1～3)μm	管状,长 9～12 μm	顶生或间生
E. arunalokeisp. nov.	2～4 mm	初为酵母状,继续培养 2～3 d 呈灰绿色绒状	黑色	酵母细胞卵形,透明,(4～6)μm×(2～3.6)μm	柱状,(6～11.2)μm×(1～3.2)μm	多芽生	单细胞,透明,卵形,(2～4)μm×(1～2)μm;次级分生孢子顶生或间生

四、抗菌药物敏感性

伊曲康唑、伏立康唑、泊沙康唑、拉夫康唑、艾沙康唑、5-氟胞嘧啶体外药敏显示对甄氏外瓶霉低 MIC 值;而氟康唑、两性霉素 B、卡泊芬净体外药敏显示对甄氏外瓶霉高 MIC 值;阿尼芬净、米卡芬净体外对甄氏外瓶霉 MIC 值不定。

五、临床意义

甄氏外瓶霉为条件致病菌,可导致真菌性足菌肿、皮肤及皮下组织暗色丝孢霉病、着色芽生菌病、角膜炎、肺炎等。

(帅丽华　徐和平)

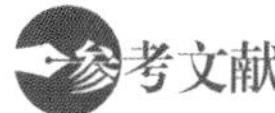
参考文献

1. Zheng H, Song N, Mei H, et al. In vitro activities of ravuconazole and isavuconazole against dematiaceous fungi [J]. Antimicrob Agents Chemother, 2020,64(9):e00643-20. Published 2020 Aug 20. doi:10.1128/AAC.00643-20.
2. 程艳慧,王保健,李丽娟,等.急性髓系白血病 M2 型合并甄氏外瓶霉肺部感染一例[J].中华结核和呼吸杂志,2018,41(8):660-661.
3. Ramprasad A, Rastogi N, Xess I, et al. Disseminated phaeohyphomycosis by *Exophiala jeanselmei* [J]. QJM, 2020,113(4):275-277. doi:10.1093/qjmed/hcz298. PMID:31711223.
4. Singh S, Rudramurthy SM, Padhye AA, et al. Clinical spectrum, molecular characterization, antifungal susceptibility testing of exophiala spp. from India and description of a novel exophiala species, E. arunalokei sp. nov [J]. Front Cell Infect Microbiol, 2021,11(2):686120. doi:10.3389/fcimb.2021.686120. PMID:34277470; PMCID: PMC8284318.

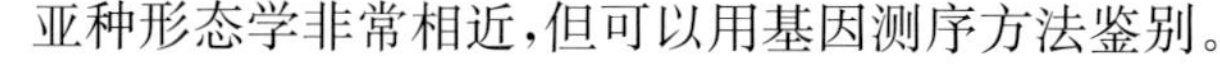

棘状外瓶霉

一、简介

棘状外瓶霉(*Exophiala spinifera*),曾用名:*Phialophora spinifera*;*Rhinocladiella spinifera*。

近来对棘状外瓶霉的分子分类研究认为该菌存在两个亚种:*E. nishimurae* 和 *E. attenuata*。这两个亚种形态学非常相近,但可以用基因测序方法鉴别。

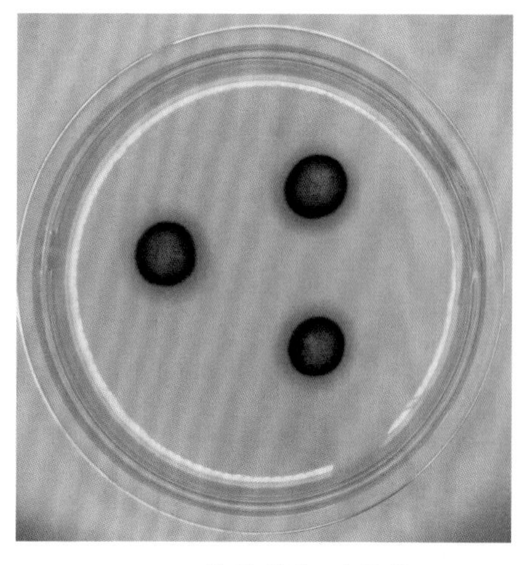

图 10-31-3-1　棘状外瓶霉菌落:SDA,28℃,6 d

二、培养与镜检

(一) 培养

菌落最初黏稠成酵母样,黑色,随着菌龄的增长逐渐隆起,表面覆盖有气生菌丝,从而形成绒毛状外观,菌落质地最后从小山羊羊皮样变成绒状。菌落反面呈橄榄黑色。菌落潮湿发亮,黑色酵母样,此时主要由球形或亚球形,带有荚膜的芽生细胞组成。逐渐产生短的绒毛状菌丝,变为橄榄灰色。见图 10-31-3-1 至图 10-31-3-5。

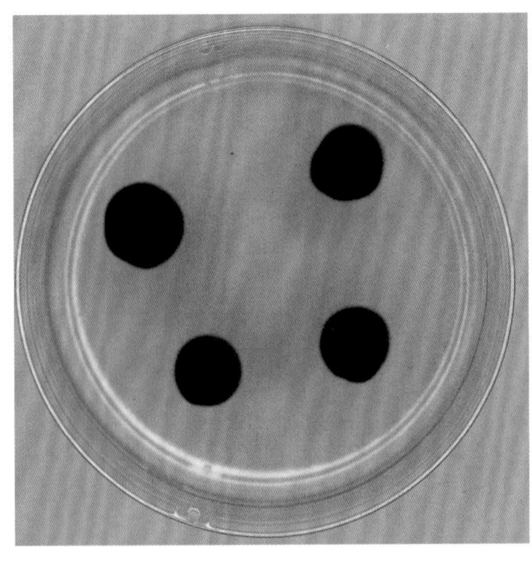

图 10-31-3-2　棘状外瓶霉菌落(背面):SDA，28℃，6 d

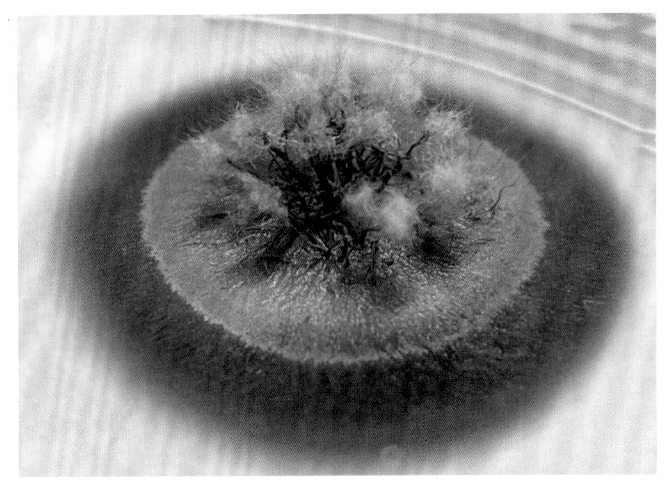

图 10-31-3-3　棘状外瓶霉菌落:PDA，28℃，6 d

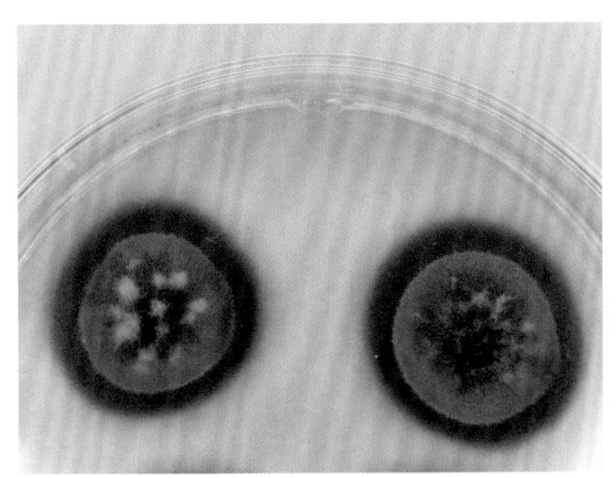

图 10-31-3-4　棘状外瓶霉菌落:PDA，28℃，6 d

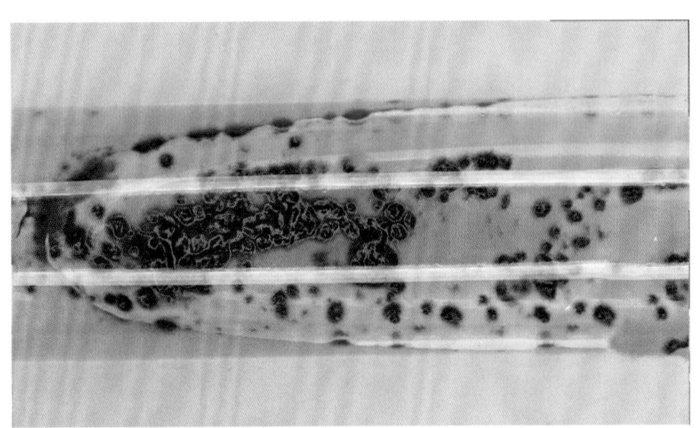

图 10-31-3-5　棘状外瓶霉菌落:SDA，28℃，10 d

(二) 镜下形态

棘状外瓶霉在组织内为有隔、淡棕色菌丝，似藕节状。见图 10-31-3-6 至图 10-31-3-9。

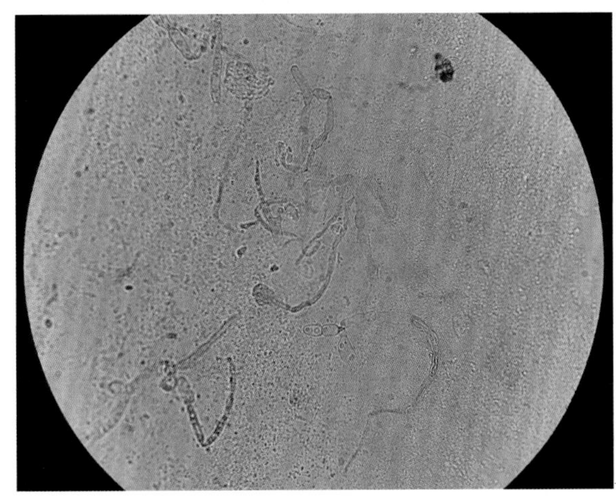

图 10-31-3-6　棘状外瓶霉组织内形态:鼻部组织，10% KOH，×400

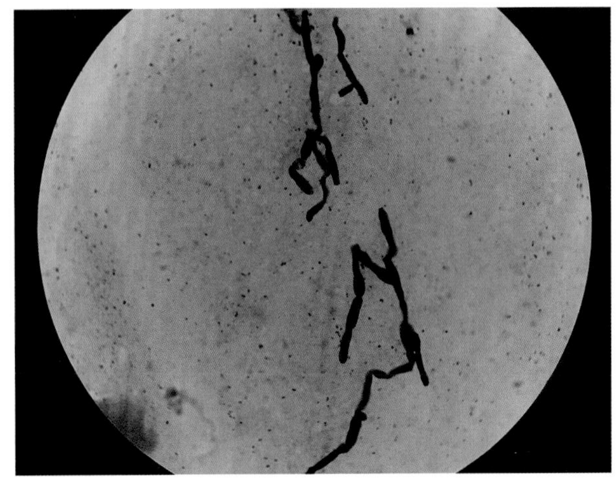

图 10-31-3-7　棘状外瓶霉组织内形态:鼻部组织，六胺银染色，×400

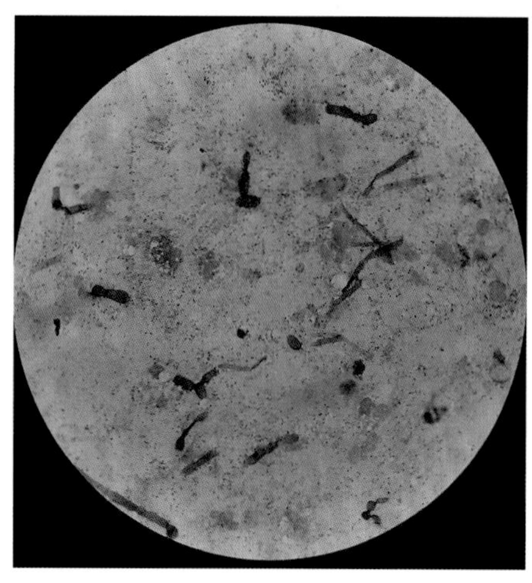

图 10-31-3-8 棘状外瓶霉组织内形态：鼻部组织，PAS 染色，×400

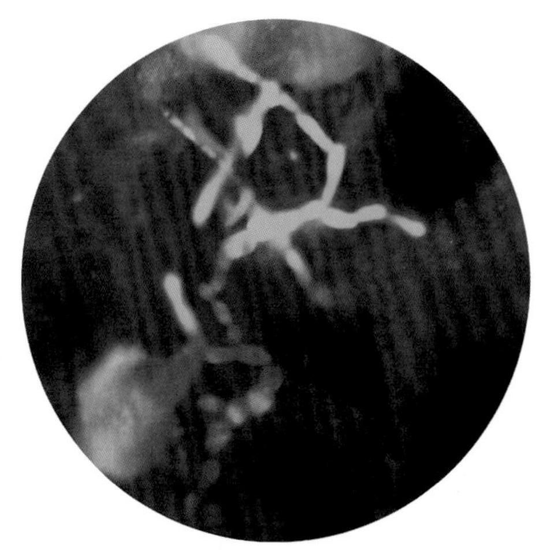

图 10-31-3-9 棘状外瓶霉组织内形态：鼻部组织，钙荧光白染色，×400

分生孢子梗单一或分枝，一般与菌丝呈直角分枝。锥形，细胞壁更厚，颜色更深。分生孢子从侧生的钉栓由基部一个接一个生出，有的从锥形的分生孢子梗上生出，有的从不典型的菌丝侧面生出。分生孢子梗栓(Conidiogenous pegs)长 1～3 μm，尖端较细，环痕梗不易发现。分生孢子单细胞，半透明，光滑，厚壁，亚球形到椭圆形，1.0～2.9×1.8～2.5 μm，聚集在每一个环痕梗的顶端，似假头状着生。可以见到典型的假菌丝和附着次级分生孢子的酵母样细胞，40 ℃不生长。见图 10-31-3-10 和图 10-31-3-11。

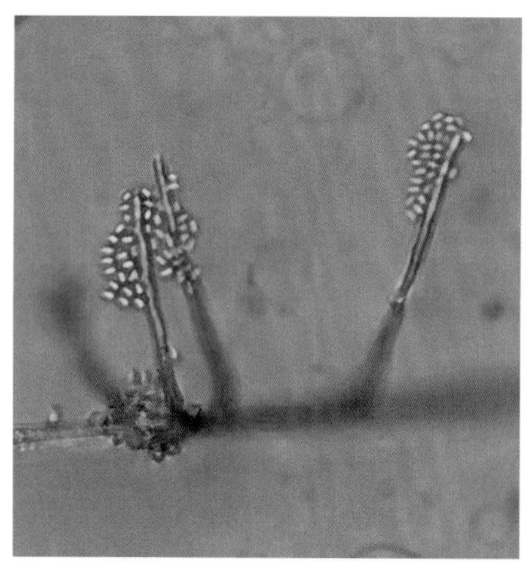

图 10-31-3-10 棘状外瓶霉镜检：SDA，28 ℃，6 d，未染色，×400

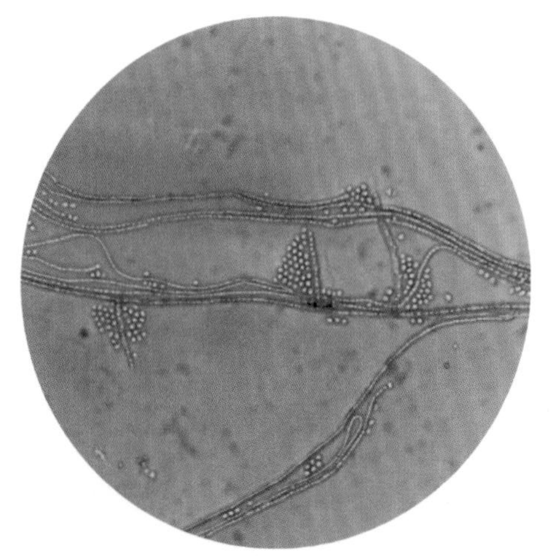

图 10-31-3-11 棘状外瓶霉镜检：SDA，28 ℃，6 d，未染色，×400

三、鉴定与鉴别

外瓶霉属的不同菌种通过显微镜下形态不易鉴别。ITS 序列分析可以将其准确的鉴定到种。形态学上鉴别要点：分生孢子梗细胞主要是环痕的、直立的、多细胞的；分生孢子梗比支持菌丝的颜色更深，40 ℃不生长。菌的最高生长温度范围为 38～39 ℃，它可以利用硝酸盐。

四、抗真菌药物敏感性

由于不同的属/种对抗菌药物的敏感性可能不同，因此确定暗色丝孢霉病的病原体在临床上很重要。

体外研究表明 *E. spinifera* 对伊曲康唑最敏感，但对两性霉素 B 的反应很差。

五、临床意义

生物安全等级 2 级，可导致罕见的皮肤感染，也可导致暗色丝孢霉病和真菌性足菌肿以及中枢神经感染等，主要在热带和亚热带地区（亚洲、南美洲和北美洲）有报道。

（徐和平　李晓琴）

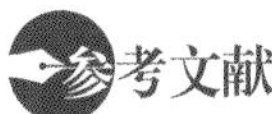

Harris JE, Sutton DA, Adam R, et al. Exophiala spinifera as a cause of cutaneous phaeohyphomycosis: case study and review of the literature. [J]. Medical Mycology, 2009,47(1):87 - 93.

嗜温外瓶霉

一、简介

嗜温外瓶霉分为嗜冷组和嗜热组，嗜冷外瓶霉最高生长温度为 25 ℃，嗜热组外瓶霉最高生长温度为 25～35 ℃或更高。嗜温外瓶霉包括 *E. pisciphila*、*E. alcalophila*、*E. angulospora*、*E. dopicola*、*E. salmonis* 和 *E. mesophila*。*E. pisciphila* 是曾唯一被描述为人类病原体的嗜温物种。在德国的一项调查中，在牙科用水和地下水来源的公共饮用水中发现 *E. mesophila* 的黑酵母相，本节以 *E. mesophila* 为例介绍其特性。

二、培养及镜检

（一）培养

E. mesophila 的菌落中速生长，28 ℃培养 5 d 左右可见小的、黑色的酵母样菌落，随着培养时间的延长菌落周围生出棕灰色短绒状菌丝，但菌落生长相对小而局限。最佳生长温度 28～30 ℃，在 36 ℃生长受限。在 pH 为 9.5 环境下生长，但不能在 10%氯化钠条件下生长。见图 10-31-4-1 至图 10-31-4-4。

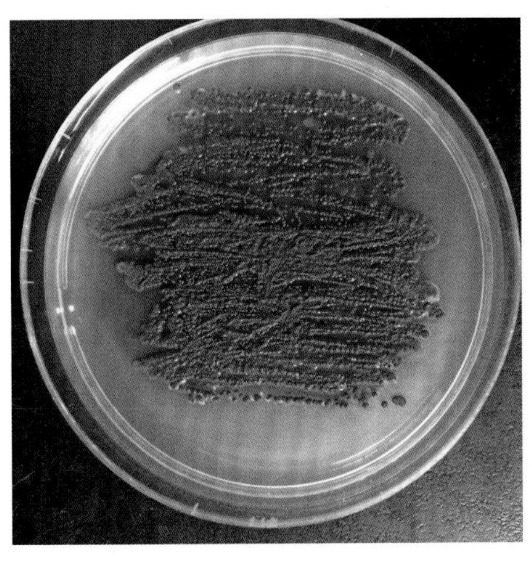

图 10-31-4-1　*E. mesophila* 的菌落：PDA，28 ℃，10 d

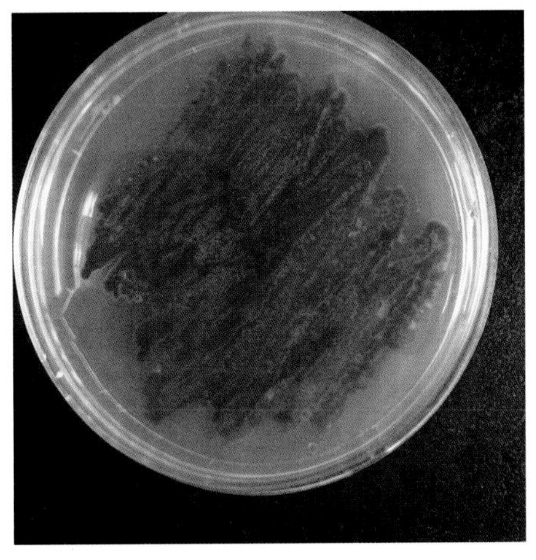

图 10-31-4-2　*E. mesophila* 的菌落（背面）：PDA，28 ℃，10 d

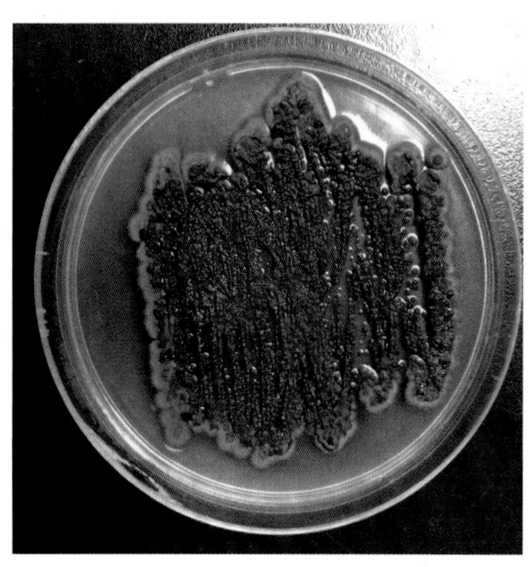

图 10-31-4-3 *E. mesophila* 的菌落：PDA 28℃，5 d

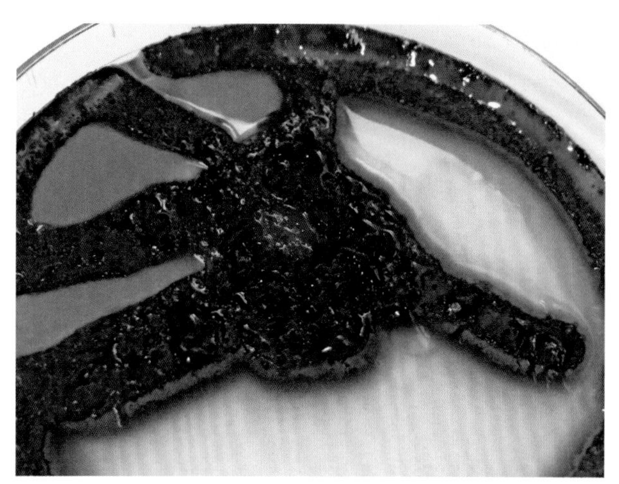

图 10-31-4-4 *E. mesophila* 的菌落：PDA，28℃，25 d

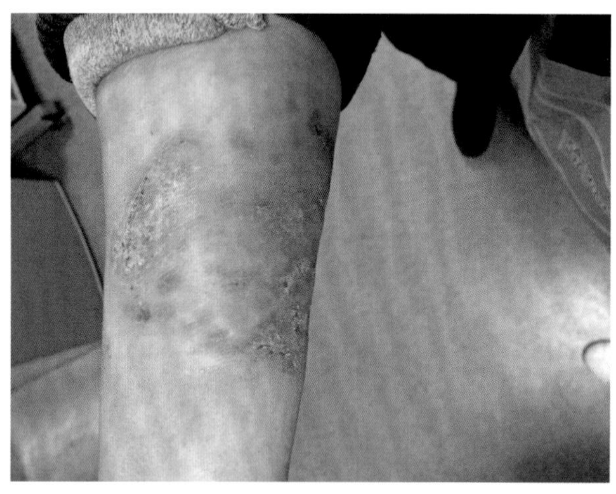

图 10-31-4-5 *E. mesophila* 所致前臂黑色焦痂样皮损表现

（二）镜下特征

在一例患者感染石膏小孢子菌的皮损边缘黑色焦痂样组织中发现 *E. mesophila*，该例为国内外 *E. mesophila* 对人类致病的首例。患者临床表现见图 10-31-4-5。

E. mesophila 早期菌落显微镜下酵母样芽生孢子丰富，延长培养时间，镜下产孢细胞瓶形或圆柱形，末端变尖，环孢子单细胞，光滑，在环痕梗顶端聚集成群，呈球形或变为卵圆形。电镜下，环痕孢子梗为中等长度（9～12 μm），管状；分生孢子（2.5～4.8 μm）形成于环痕孢子梗的顶端及在营养菌丝的侧缘，酵母细胞显示突出的环状突起。见图 10-31-4-6 至图 10-31-4-10。

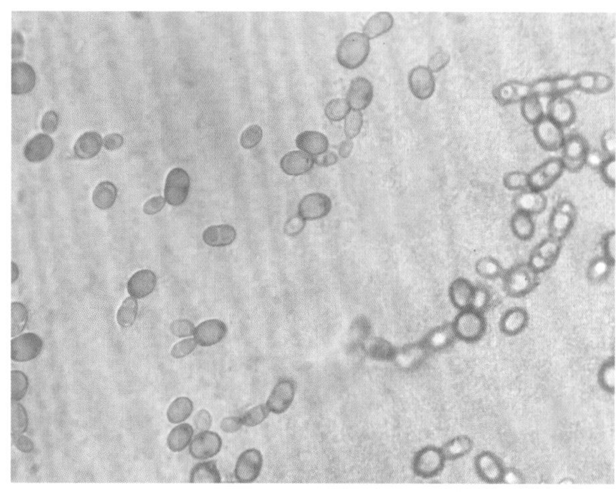

图 10-31-4-6 *E. mesophila* 镜检：PDA，28℃，10 d，乳酸酚棉蓝染色，×1 000

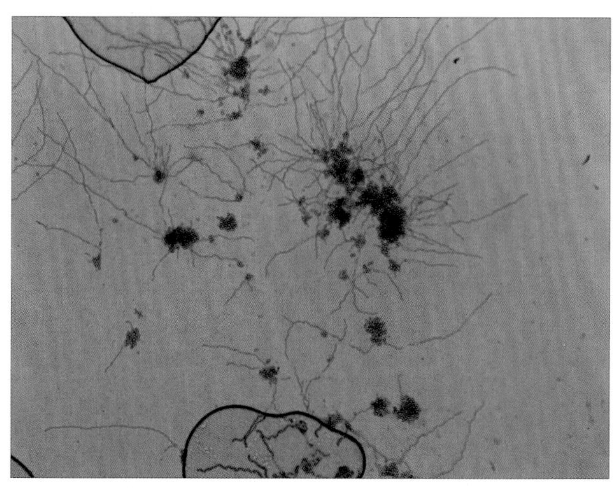

图 10-31-4-7 *E. mesophila* 镜检：PDA，28℃，14 d，未染色，×100

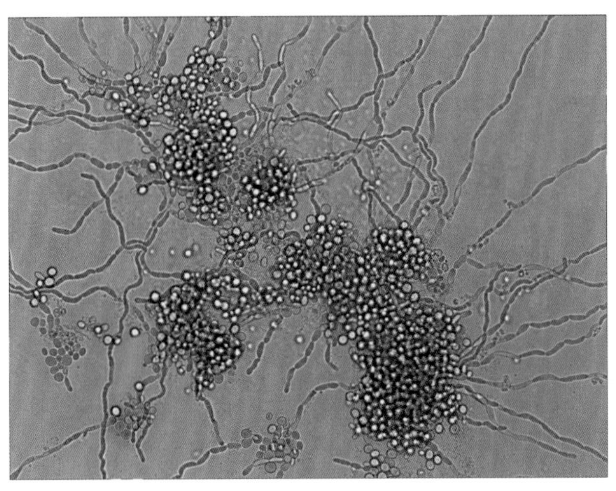

图 10-31-4-8　*E. mesophila* 镜检：PDA，12 d，未染色，×400

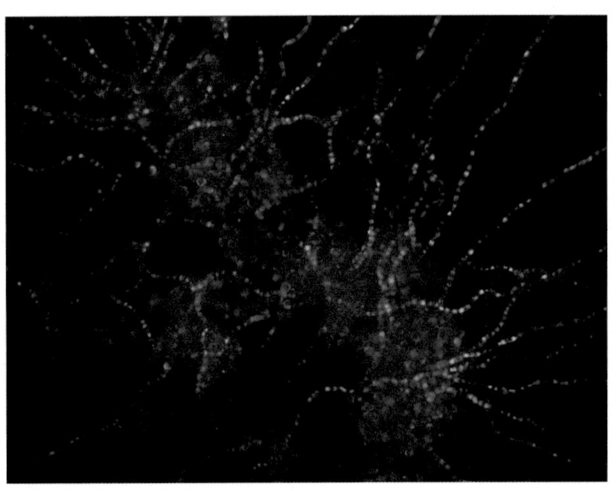

图 10-31-4-9　*E. mesophila* 镜检：PDA，12 d。荧光染色，×400

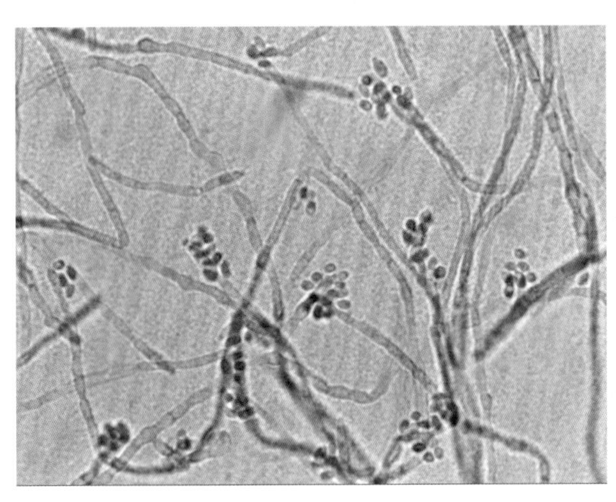

图 10-31-4-10　*E. mesophila* 镜检：PDA，8 d，乳酸酚棉蓝染色，×400

三、鉴定与鉴别

（一）鉴定要点

Exophiala mesophila 菌落中速生长，培养早期为黑色酵母样菌落，最佳生长温度为 28～30 ℃，培养 10 d 后菌落周围生出棕灰色短绒状菌丝。早期的菌落显微镜下酵母样芽生孢子丰富，产孢细胞瓶形或圆柱形，末端变尖，环孢子在环痕梗顶端聚集成群。

（二）属间鉴别

Exophiala mesophila 是暗色真菌中的一种，生长对温度有要求，早期为黑色酵母样菌落，镜下酵母样芽生孢子丰富，环痕产孢，在 pH 为 9.5 环境下生长，10%氯化钠中不生长。

（三）属内鉴定

外瓶霉属中菌种菌落和镜下形态相似，可通过生长温度耐受状况及环痕梗等相区别。见表 10-31-4-1。

表 10-31-4-1 外瓶霉属内鉴别

菌种	BHIA+1%葡萄糖	温度耐受			硝酸盐利用试验	环痕梗	环孢子	所致疾病
	37℃	37℃	40℃	42℃				
皮炎外瓶霉	酵母形	+	+	+	−	圆筒形或瓶形	单细胞,球形、椭圆形	角膜炎,中枢NS病变、皮下组织暗色丝孢霉病
甄氏外瓶霉	酵母形	+	−	−	+	瓶形或葫芦形	单细胞,圆形或椭圆形	黑颗粒型足菌肿和皮下脓肿
棘状外瓶霉	菌丝形	+	−	−	+	长瓶形末端变尖有鼻状隆起	单细胞,亚球形椭圆形	皮下组织病变
寡孢外瓶霉	酵母形	+	−	−	+	火箭样或圆柱状	卵圆形	皮下组织病变
嗜温外瓶霉	酵母形	±	−	−	+	瓶形或柱状末端变尖	球形→卵圆形	皮肤组织病变,其余待定

四、抗真菌药物敏感性

该菌对伊曲康唑、伏立康唑敏感,对氟康唑、酮康唑耐药。需要更多菌株数据支持。

五、临床意义

嗜温外瓶霉常在浴室墙壁或在地下水中被发现,对人类的致病罕见。从人体皮肤表面或指甲等分离到该菌可能为污染菌。

(帅丽华)

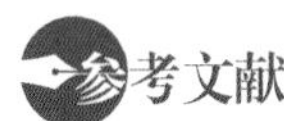

1. Porteous NB, Grooters AM, Redding SW, et. Identification of Exophiala mesophila isolated from treated dental unit waterlines [J]. J Clin Microbiol, 2003,41(8):3885 - 3889.
2. Nuala B Porteous, Spencer W Redding, Elizabeth H Thompson, et al. Isolation of an unusual fungus in treated dental unit waterlines [J]. J Am Dent Assoc, 2003,134(7):853 - 858.

第三十二节 弯孢霉属

一、简介

弯孢霉属(*Curvularia*)隶属于子囊菌门、盘菌亚门、座囊菌纲、格孢腔菌目、格孢腔菌科。该菌属广泛分布于自然界,尤其是热带和亚热带地区,土壤、腐败等有机物中均有发现。属内有约130个种,其中较常见与人类感染相关的菌种有新月弯孢霉(*C. lunata*)、膝曲弯孢霉(*C. geniculata*),短孢弯孢霉(*C. brachyspora*)、棒状弯孢霉(*C. clavata*)、不等弯孢霉(*C. inaequalis*)、疣状弯孢霉(*C. verruculosa*)等,少数菌种也有致病性的报道。

原离蠕孢霉属(*Bipolaris*)部分菌种目前也归入弯孢属，如澳大利亚离蠕孢霉(*B. australiensis*)、夏威夷离蠕孢霉(*B. hawaiiensis*)、穗状离蠕孢霉(*B. spicifera*)等，均改名为弯孢霉了。

二、培养及镜检

(一) 培养

菌落生长快速，绒毛状至粉状，棕色至棕黑色，反面黑色。

(二) 镜下形态

菌丝分隔，近无色或棕色。分生孢子梗有隔、单枝或分枝，直立或弯曲，常膝状弯曲合轴产孢，可形成结节状，棕色。分生孢子单生，椭圆形，常弯曲或新月形；顶端较圆，有时基部渐窄，浅棕色，中部红棕色至深棕色；隔膜 3～10 个(通常 3～5 个)；胞壁光滑或有疣状突起；有些菌株脐较明显。

(三) 弯孢霉的特征性结构

1. 离壁隔膜(distoseptum)：分生孢子内部细胞周围的囊状壁，使细胞远离分生孢子外壁，如夏威夷弯孢霉，见图 10-32-0-1 和图 10-32-0-2。

2. 真隔膜(euseptum)：分生孢子内部细胞周围的多层壁，结构和分生孢子的外侧壁相似，如成熟的新月弯孢霉，见图 10-32-0-3 和图 10-32-0-4。

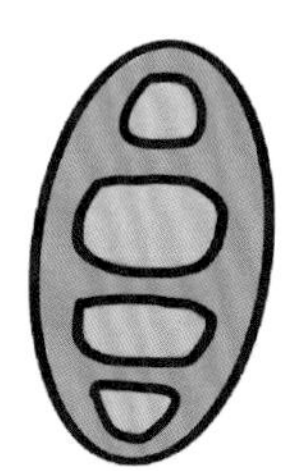

图 10-32-0-1　离壁隔膜

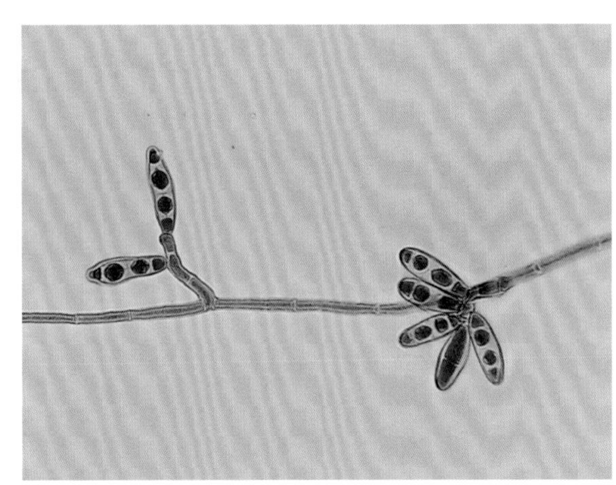

图 10-32-0-2　夏威夷弯孢霉：SDA，27 ℃，5 d，乳酸酚棉蓝染色，×400

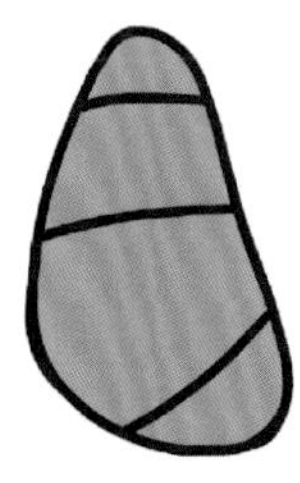

图 10-32-0-3　真隔膜

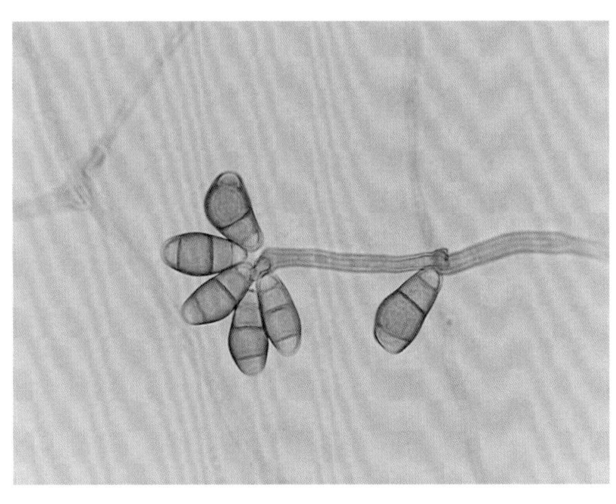

图 10-32-0-4　新月弯孢霉：SDA，27 ℃，5 d，乳酸酚棉蓝染色，×400

三、鉴定与鉴别

(一) 鉴定要点

主要依靠分生孢子的形状、大小、隔膜数,隔膜的相对位置,隔膜颜色、增厚与否、表面纹饰和脐部特征等。形态学鉴定结果有时和分子鉴定结果可能不一致,选择 LSU、ITS、GAPDH 和 TEF-1 位点测序对菌种的准确鉴定意义重大。

(二) 属间鉴别

与离蠕孢属鉴别:一般来说,离蠕孢分生孢子的曲度随着孢子长度延伸,弯孢分生孢子的曲度是因中间孢子大造成的,曲度不随着孢子长度延伸;且离蠕孢分生孢子的长度较弯孢的长。但是,由于此两个属真菌形态学特征相似处较多,仅依靠形态学鉴别此两个菌属价值有限。

(三) 属内鉴别

由于该属的形态复杂性,仅根据形态学进行菌种鉴别相当困难。

四、抗真菌药物敏感性

氟康唑和氟胞嘧啶对弯孢属真菌无抗菌活性,两性霉素、米卡芬净和泊沙康唑对弯孢属真菌体外抗菌活性最好,阿尼芬净对弯孢属真菌体外抗菌活性也良好(即使新月弯孢具有较高的 MIC 值)。

目前还没有 MIC 值的临床折点。

五、临床意义

弯孢霉是条件致病性真菌,可导致角膜炎、结膜炎、泪囊炎、眼内炎、鼻窦炎、甲真菌病、皮肤感染、真菌性足菌肿、暗色真菌病、脑炎、脑脓肿、心内膜炎、透析相关性腹膜炎、关节炎、播散性感染及过敏性支气管肺病等。

● 新月弯孢霉 ●

一、简介

新月弯孢霉是弯孢属的代表菌种,世界范围分布,多寄生于土壤或植被中,是常见的植物病原菌。有性型曾用名新月旋孢腔菌(*Cochliobolus lunatus*),异宗配合,人工培养不易见到。

二、培养及镜检

(一) 培养

1. SDA 上 25～28 ℃培养菌落快速扩展。菌落绒毛样或羊毛状,开始为白色至粉色,继续培养,颜色逐渐变为深橄榄绿色或黑色,反面深褐色至黑色。有时可见菌落外周正面有淡黄绿色环、菌落反面有棕色至深棕色环形色带。

2. PDA 上生长良好。与沙氏培养基相比,菌落生长速度相似,菌落中心深色区域较大、颜色较深。

见图 10-32-1-1 至图 10-32-1-3。

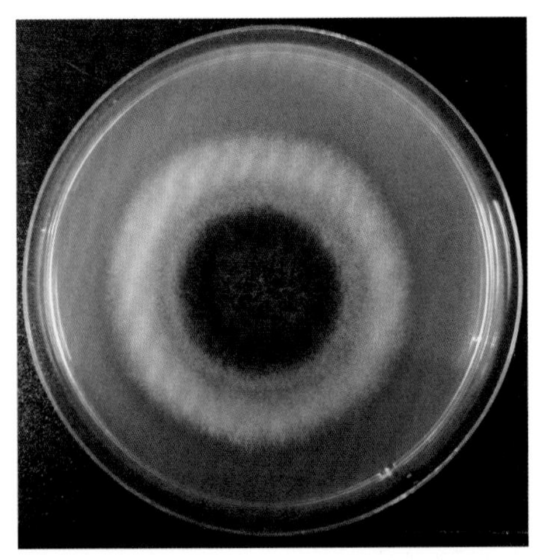

图 10-32-1-1　新月弯孢霉菌落：SDA，25℃，5 d

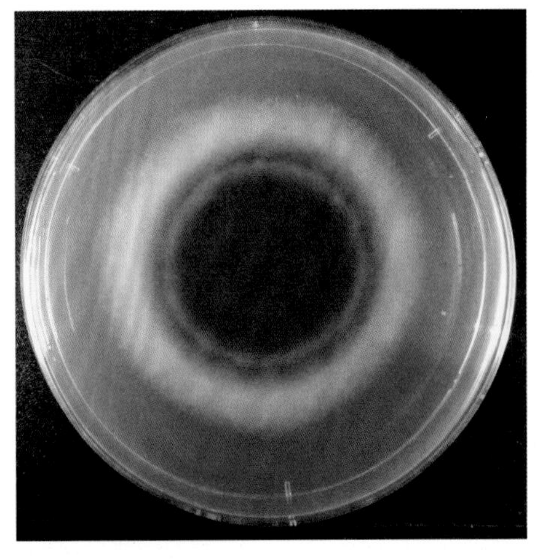

图 10-32-1-2　新月弯孢霉菌落(反面)：SDA，25℃，5 d

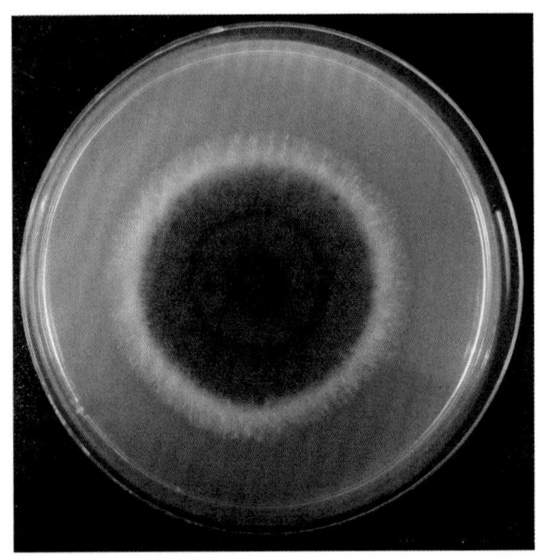

图 10-32-1-3　新月弯孢霉菌落：PDA，25℃，5 d

（二）镜下形态

菌丝有隔。分生孢子梗直立或膝状弯曲、有隔、不分枝，棕色，光滑或可见疣状突起。分生孢子(20～30)μm×(9～15)μm，孔生，合轴式排列，顶生或侧生；橄榄绿色或棕色；拟纺锤形、椭圆形、卵形或蛇形，有隆起的脐，细胞为水平分隔，一般为 3 隔 4 细胞，第 3 个细胞较大至细胞弯曲、色深，两端细胞颜色较浅，偶可见 4 隔 5 细胞，顶端细胞偶可分叉，成熟细胞具真隔膜；细胞壁较光滑，有时可见疣状突起。芽管从分生孢子一端或两端萌发。见图 10-32-1-4 至图 10-32-1-8。

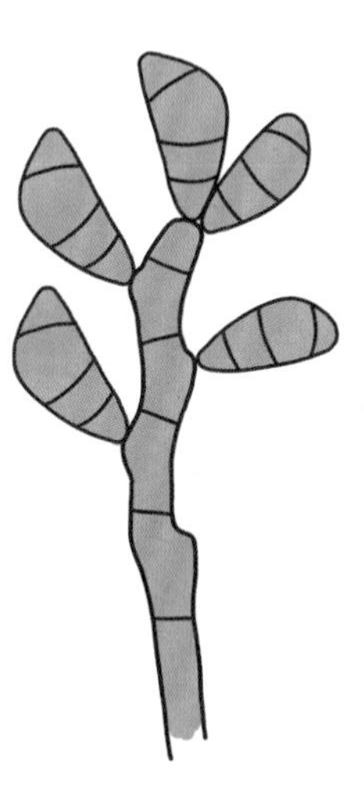

图 10-32-1-4　新月弯孢霉镜下形态示意图

三、鉴定与鉴别

（一）鉴定要点

主要依靠分生孢子的形态特征等。因受环境影响较大，即使在相同的培养条件下，菌体也会存在差异，故属内鉴定具有一定的主观性。一般来说，弯孢属真菌孢子的中间细胞较终末端细胞大且色深，细胞壁薄，隔膜较窄。

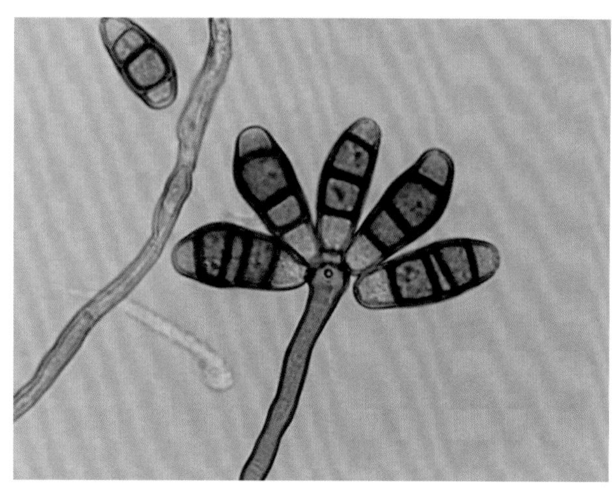

图 10-32-1-5 新月弯孢霉镜检：SDA，25 ℃，4 d，乳酸酚棉蓝染色，×400

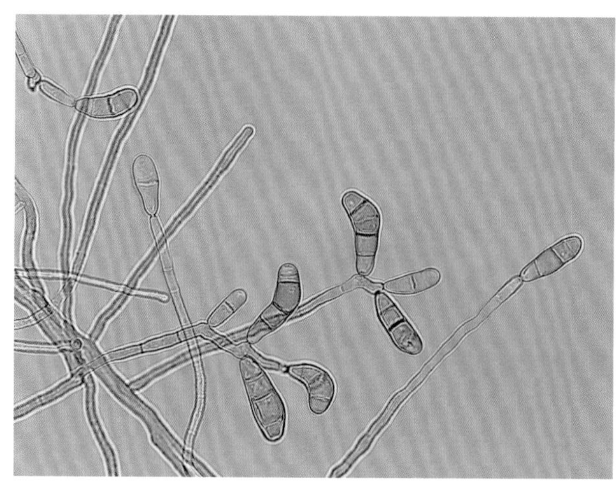

图 10-32-1-6 新月弯孢霉镜检：PDA，25 ℃，4 d，乳酸酚棉蓝染色，×400

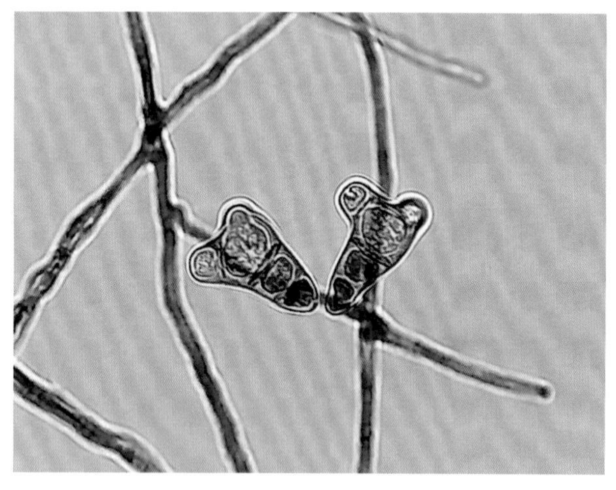

图 10-32-1-7 新月弯孢霉镜检：PDA，25 ℃，4 d，乳酸酚棉蓝染色，×400

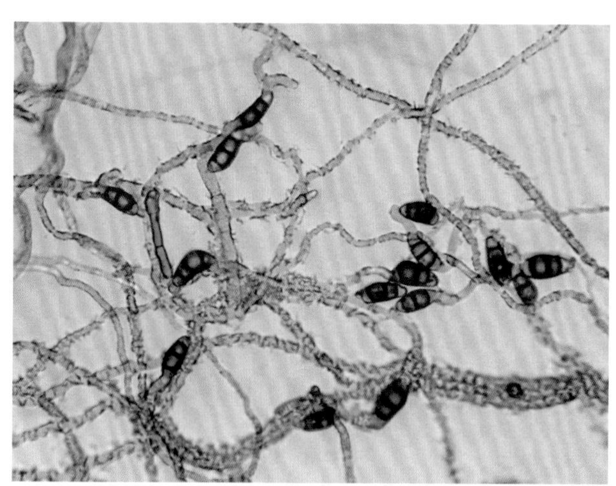

图 10-32-1-8 新月弯孢霉镜检：孢子出芽生长，PDA，25 ℃，1 d，乳酸酚棉蓝染色，×100

(二) 属间鉴定

与离蠕孢霉的鉴别：一般来说，弯孢霉分生孢子通常为全壁分隔、壁薄、隔膜窄，中间细胞较大、色深，陈旧细胞可见明显弯曲；离蠕孢霉分生孢子通常为离壁分隔、壁厚，假隔膜，中间细胞几乎同等大小、色素均匀。

(三) 属内鉴定

新月弯孢霉分生孢子梗可分枝，分生孢子一般 3 隔 4 细胞，通常第 3 个细胞较大，致分生孢子整体形状如月状弯曲或田螺形状；膝曲弯孢霉分生孢子梗不分枝，分生孢子一般 4 隔 5 细胞，通常中间的细胞较大，致分生孢子整体形状如膝状弯曲；不等弯孢霉分生孢子 5 隔。

四、抗真菌药物敏感性

氟康唑和氟胞嘧啶对新月弯孢霉无活性，泊沙康唑对新月弯孢霉体外抗菌活性最好，两性霉素 B、伊曲康唑、伏立康唑对新月弯孢霉体外也有良好的抗菌活性。

五、临床意义

新月弯孢霉是一种条件致病性真菌，可导致角膜炎、眼内炎、眼眶蜂窝织炎、鼻窦炎、皮肤感染、甲真菌病、真菌性足菌肿、心内膜炎、透析相关性腹膜炎、脑脓肿、播散性感染及过敏性支气管肺病等。

（卢洪洲　钱雪琴　冯长海）

● 膝曲弯孢霉 ●

一、简介

膝曲弯孢霉在自然界中广泛存在，可引起禾本植物的根系腐烂，还可寄生于甘蓝、亚麻、豌豆等的种子中，是常见的植物病原菌，动物感染也较常见。有性型曾用名膝曲旋孢腔菌（*Cochliobolus geniculatus*），异宗配合。

二、培养及镜检

（一）培养

沙氏琼脂培养基上，室温培养菌落生长快速，絮状，深棕色至黑色，菌落背面黑色。图 10-32-2-1 和图 10-32-2-2。

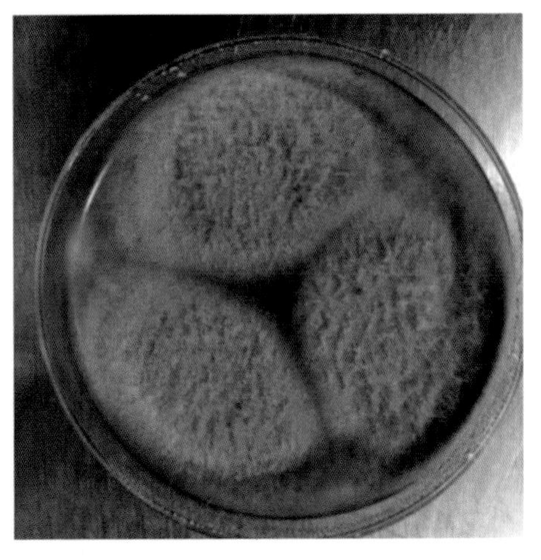

图 10-32-2-1　膝曲弯孢霉菌落：SDA，25℃，6 d　图 10-32-2-2　膝曲弯孢霉菌落（背面）：SDA，25℃，6 d

（二）镜下形态

分生孢子梗直立，可长达 600 μm，有隔，不分枝，顶部弯曲，孔痕平坦、暗棕色。分生孢子（18～37）μm×（8～14）μm，顶生或侧生，梭形，穗状排列，最常见的为 4 分隔、5 细胞、中间细胞最大，呈膝状弯曲；也可见 2、3、4、5、6、7 甚至 8 细胞，有的像三角形，形态多样，壁光滑，暗棕色。见图 10-32-2-3 至图 10-32-2-5。

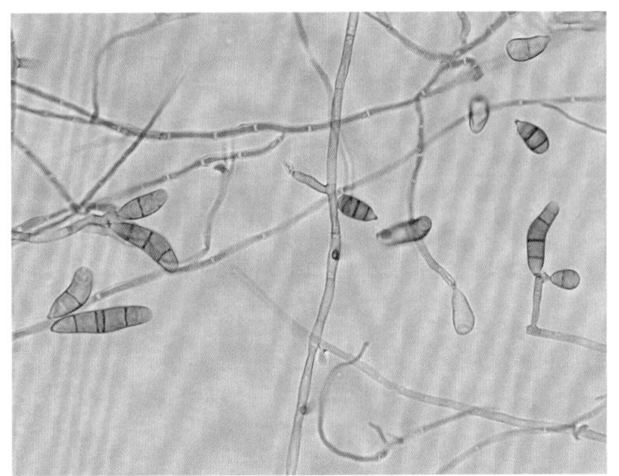

图 10-32-2-3　膝曲弯孢霉镜检：SDA，25℃，4 d，乳酸酚棉蓝染色，×400

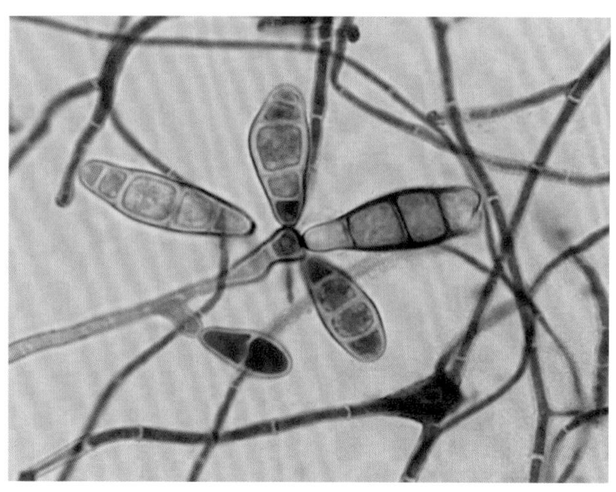

图 10-32-2-4　膝曲弯孢霉镜检：SDA，25 ℃，4 d，乳酸酚棉蓝染色，×1 000

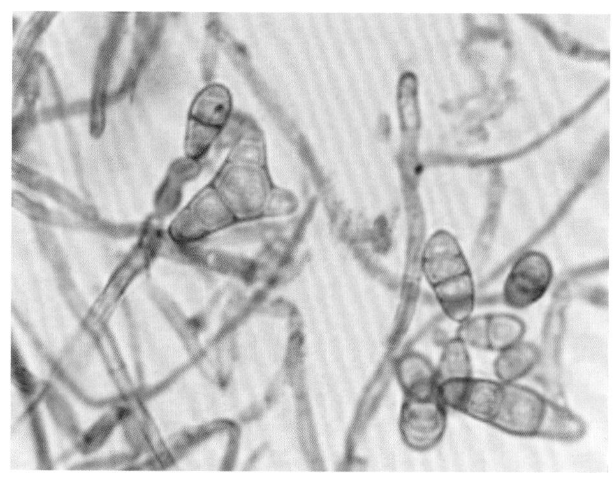

图 10-32-2-5　膝曲弯孢霉镜检：SDA，25 ℃，4 d，乳酸酚棉蓝染色，×1 000

三、鉴定与鉴别

主要根据培养物形态及镜检所见，属内、属间鉴别同新月弯孢。

四、抗真菌药物敏感性

两性霉素 B、伊曲康唑、伏立康唑、酮康唑对膝曲弯孢霉体外有良好的抗菌活性，氟康唑对膝曲弯孢霉体外无抗菌活性。

五、临床意义

膝曲弯孢霉是一种条件致病性真菌，可引起角膜炎、心内膜炎、腹膜炎、播散性感染及过敏性鼻窦炎等。

(卢洪洲　钱雪琴　冯长海)

参考文献

1. Narula H, Meena S, Jha S, et al. *Curvularia lunata* causing orbital cellulitis in a diabetic patient: an old fungus in a new territory [J]. Curr Med Mycol, 2020, 6 (1): 51 - 54. doi: 10.18502/cmm. 6.1.2510. PMID: 32420509; PMCID: PMC7217254.
2. Marinucci V, Chahine EB, Bush LM. Invasive fungal rhinosinusitis caused by *Curvularia* in a patient with type 1 diabetes mellitus: a case report [J]. J Pharm Pract, 2020,15(10):897190020966196. doi:10.1177/0897190020966196. Epub ahead of print. PMID:33054542.
3. Djenontin E, Lebeaux D, Acikgoz H, et al. Post-traumatic *Curvularia* arthritis in an immunocompetent adult [J]. J Mycol Med, 2020,30(2):100967. doi:10.1016/j. mycmed. 2020. 100967. Epub 2020 Apr 4. PMID:32321676.
4. Iturrieta-González I, Gené J, Wiederhold N, et al. Three new *Curvularia* species from clinical and environmental sources [J]. MycoKeys, 2020, 68 (6): 1 - 21. doi: 10.3897/mycokeys. 68.51667. PMID: 32607056; PMCID: PMC7314867.
5. Marin-Felix Y, Groenewald JZ, Cai L, et al. Genera of phytopathogenic fungi: GOPHY 1[J]. Stud Mycol, 2017, 86(3):99 - 216. doi:10.1016/j. simyco. 2017. 04. 002. Epub 2017 May 5. PMID:28663602; PMCID: PMC5486355.
6. Nasu S, Satoh S, Shimizu K, et al. Spontaneous regression of allergic bronchopulmonary mycosis due to *Curvularia lunata* [J]. Intern Med, 2018,57(2):243 - 246. doi:10.2169/internalmedicine. 8771-16. Epub 2017 Oct 16. PMID:

29033414; PMCID: PMC5820044.

7. Terada M, Ohki E, Yamagishi Y, et al. Fungal peritonitis associated with *Curvularia geniculata* and *Pithomyces* species in a patient with vulvar cancer who was successfully treated with oral voriconazole [J]. J Antibiot (Tokyo), 2014,67(2):191-3. doi:10.1038/ja.2013.108. Epub 2013 Oct 30. PMID:24169794.

8. Vishnoi S, Naidu J, Singh SM, et al. Pathogenicity of *Curvularia geniculata* (*C. senegalensis*) for albino rats: study of clinical isolate from blood of a cancer patient [J]. Journal de Mycologie Médicale, 2005,15(2):97-102. doi.org/10.1016/j.mycmed.2005.04.005.

糙壁弯孢霉

一、简介

糙壁弯孢霉(*Curvularia verruculosa*)是弯孢霉属的一个种，广泛存在于自然界中，主要引起植物致病，如草、棉花叶、葡萄叶等斑疹病，也可致动物感染，如马皮肤肉芽肿病变，罕见人类感染。

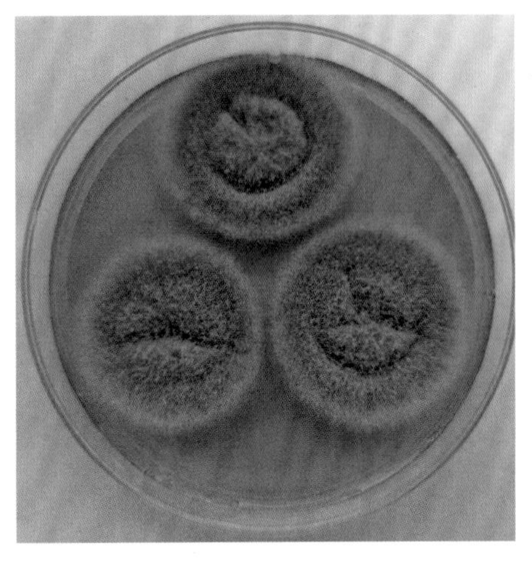

图 10-32-3-1　糙壁弯孢霉菌落：SDA，25℃，4 d

二、培养及镜检

(一) 培养

1. 沙氏琼脂培养基：室温下在 SDA 平板上生长快速，菌落绒毛毯状，颜色从浅灰色、灰色至灰黑色，气生菌丝较短、丰富，菌落反面呈棕灰色至黑色。

2. 马铃薯葡萄糖琼脂培养基：相同培养时间 PDA 平板上的菌落较 SDA 平板上菌落颜色更浅，呈灰棕色，反面为棕褐色。

见图 10-32-3-1 至图 10-32-3-3。

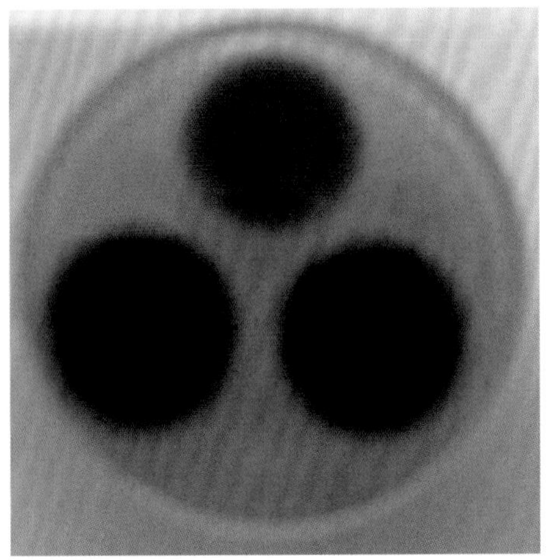

图 10-32-3-2　糙壁弯孢霉菌落(背面)：SDA，25℃，4 d

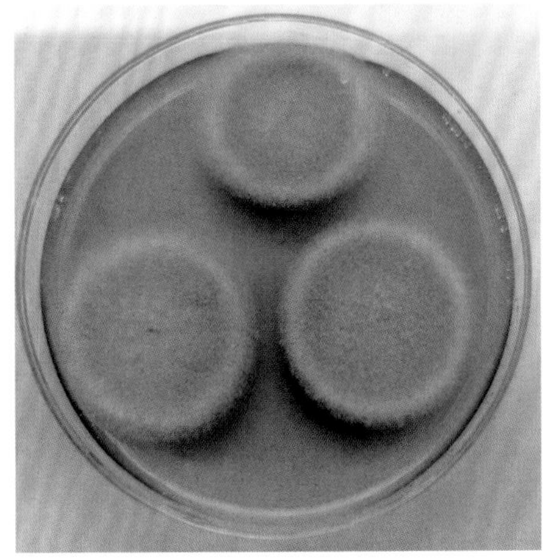

图 10-32-3-3　糙壁弯孢霉菌落：PDA，25℃，4 d

(二) 镜下形态

分生孢子梗简单，很少分枝，部分在顶端可见棕色至深棕色的膝状弯曲，长短不定，宽 5～6 μm；分生孢子棕色，(20～40)μm×(12～17)μm，绝大多数为 3 分隔 4 细胞，第 3 个细胞膨大且色深，直或稍弯曲，表面粗糙疣状,末端细胞更小,颜色更淡,疣状更少。可见丰富的链状排列的厚壁孢子,壁粗糙,部分菌丝壁有疣状凸起。芽管试验为孢子两端出芽。见图 10-32-3-4 至图 10-32-3-8。

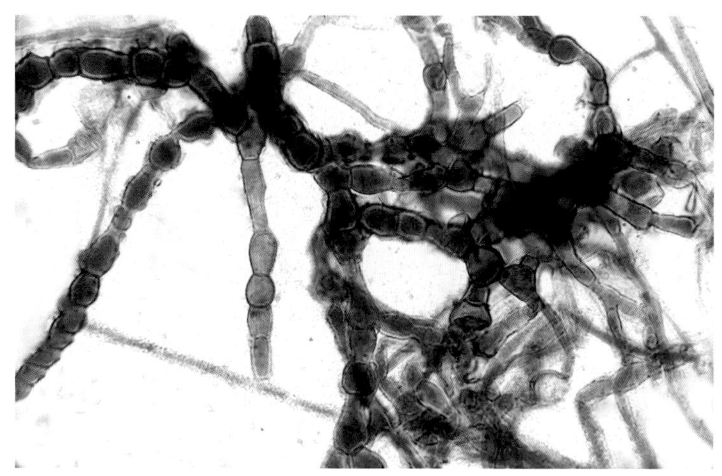

图 10-32-3-4 糙壁弯孢霉镜检:SDA,25 ℃,4 d,乳酸酚棉蓝染色,×1 000

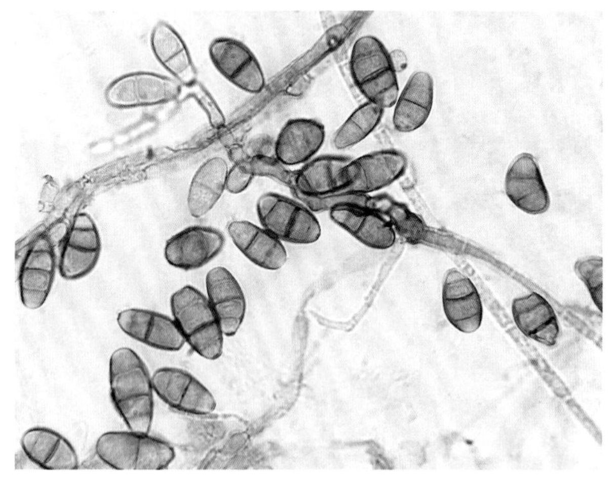

图 10-32-3-5 糙壁弯孢霉镜检:SDA,25 ℃,4 d,乳酸酚棉蓝染色,×1 000

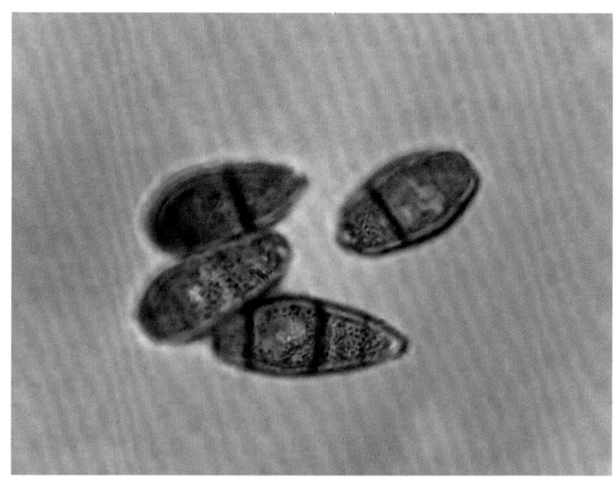

图 10-32-3-6 糙壁弯孢霉镜检:SDA,25 ℃,7 d,乳酸酚棉蓝染色,×1 000

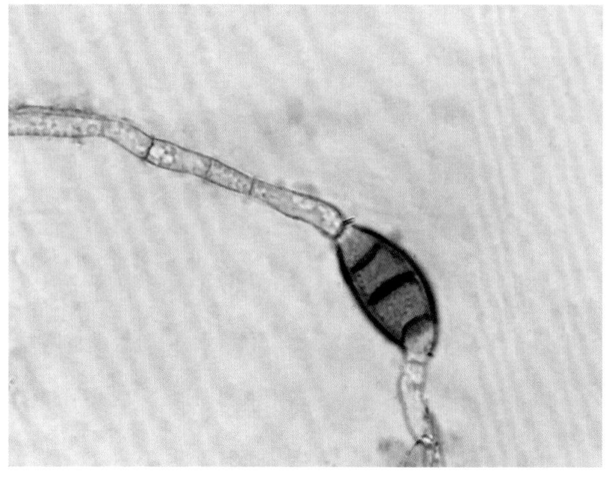

图 10-32-3-7 糙壁弯孢霉镜检:芽管试验,25 ℃,1 d,未染色,×1 000

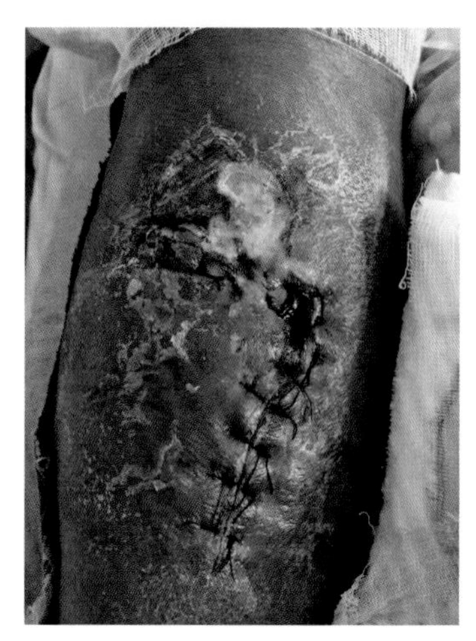

图 10-32-3-8 糙壁弯孢霉引起的右下肢外伤后感染

三、鉴定与鉴别

较多链状排列的厚壁孢子及具疣状表面的分生孢子是鉴定糙壁弯孢霉的主要依据。

四、抗真菌药物敏感性

两性霉素 B、米卡芬净和泊沙康唑对糙壁弯孢霉体外抗菌活性好，氟康唑和氟胞嘧啶对糙壁弯孢霉无抗菌活性。

五、临床意义

糙壁弯孢霉可引起角膜溃疡和创伤后皮肤软组织感染。

（胡龙华）

第三十三节 离蠕孢属

一、简介

离蠕孢（*Bipolaris*）又名双极孢，隶属于真菌界（Fungi）、子囊菌门（Ascomycota）、子囊菌亚门（Pezizomycotina）、座囊菌纲（Dothideomycetes）、格孢腔目（Pleosporales）、孢腔菌科（Pleosporaceae）。临床上常见的离蠕孢有澳大利亚离蠕孢（*B. australinesis*）、夏威夷离蠕孢（*B. hawaiiensis*）、玉米离蠕孢（*B. maydis*）、稻离蠕孢（*B. oryzae*）、长喙离蠕孢（*B. rostrata*）、穗状离蠕孢（*B. spicifera*）、裴芬多离蠕孢（*B. papendorfii*）等。

二、培养与镜检

（一）培养

离蠕孢在 SDA 上快速生长、初为灰白色，后逐渐变为橄榄色到黑色，背面呈黑色，培养时间延长，可出现培养基开裂。菌落扁平，可有絮状或绒毛状的气生菌丝。见图 10-33-1 至图 10-33-5。

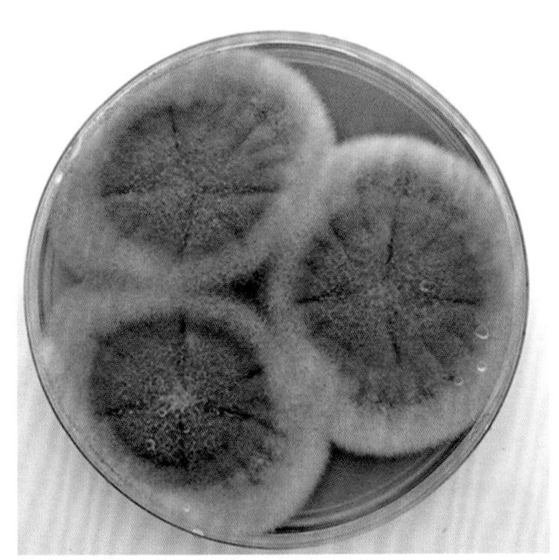

图 10-33-1 澳大利亚离蠕孢菌落：SDA，28℃，14 d

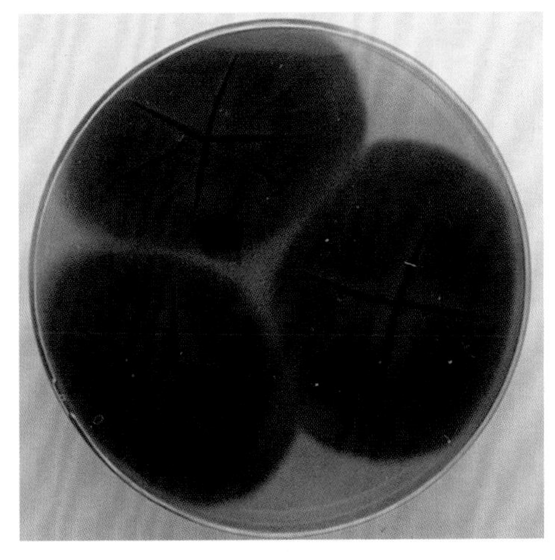

图 10-33-2 澳大利亚离蠕孢菌落（背面）：SDA，28℃，14 d

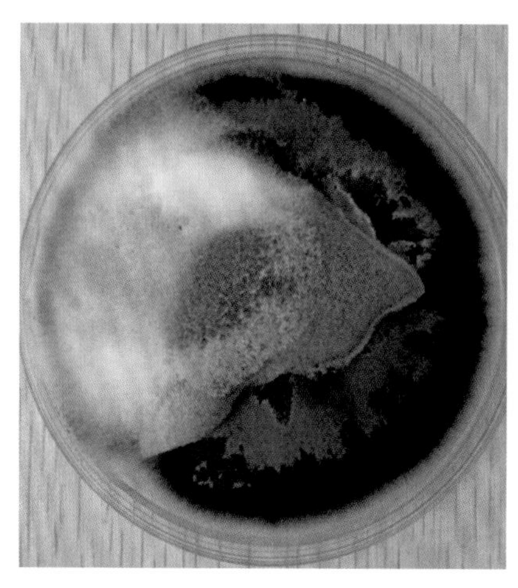

图 10-33-3 穗状离蠕孢菌落：SDA，28℃，14 d

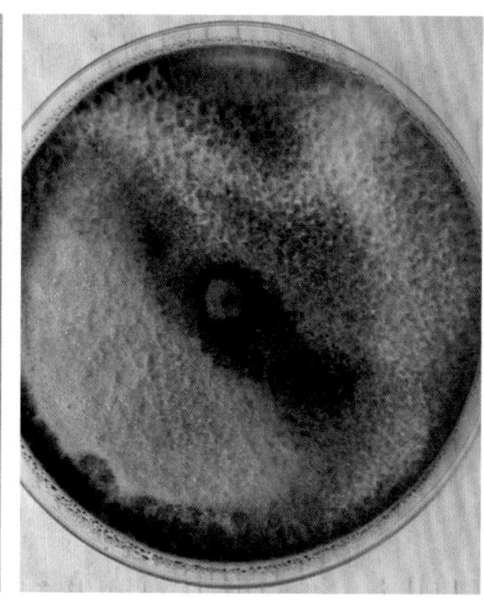

图 10-33-4 夏威夷离蠕孢菌落：SDA，28℃，14 d

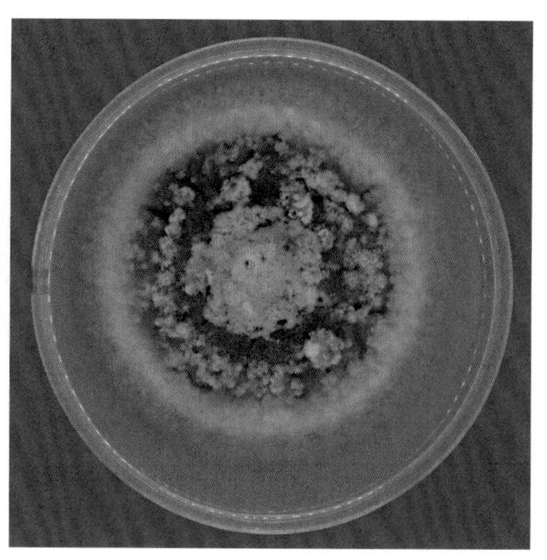

图 10-33-5 玉米离蠕孢菌落：SDA，28℃，6 d

（二）镜下形态

棕色分枝分隔菌丝，分生孢子棕色直立、纺锤形至椭圆形，离壁隔膜(distoseptate)分隔，大多为 3 隔，底部与分生孢子梗相连接部位有一瘢痕，膝状弯曲，呈之字形排列在分生孢子梗顶部，分生孢子梗直立，与菌丝垂直，分隔，发芽只从两端产生，合轴产孢，不成链状排列，孢子脱落后留下瘢痕。

夏威夷离蠕孢菌落粉末状或毛发状，黑色，分生孢子梗直立，分生孢子圆柱形、棕色，壁厚，合轴产孢，通常 3～7 个分隔。

澳大利亚离蠕孢分生孢子梗棕褐色弯曲或膝曲，壁光滑，分生孢子直而不弯，顶端圆形，淡褐色至中部红棕色，多数 3 分隔，很少 4～5 分隔。

稻离蠕孢(以前名为 *Helminthosporium oryzae*)菌丝橄榄色的棕色，分生孢子梗直立，单一或成簇，顶端膝曲，深棕色，顶端逐渐变浅，分生孢子淡褐色至棕色，壁光滑，通常弯曲或舟形、近圆柱形，可达 14 个分隔。基底瘢痕明显。

裴芬多离蠕孢的孢子是弯曲的。分生孢子梗长，单生，直或弯曲，膝曲，浅到中棕色，壁光滑，有隔，产孢处可见深色的产孢痕。产孢细胞结节状，肿大，可达 5um。分生孢子弯曲，肾状或副梨状，通常在第二细胞从基部最宽，中棕色到深橄榄色棕色，在端部较浅，壁光滑，3 分隔。

穗状离蠕孢菌落粉末状或毛发状，黑色，分生孢子梗直立不分枝，在顶端呈“之”字形，分生孢子棕色，假分隔，3 隔 4 细胞，圆柱状，末端钝圆。

见图 10-33-6 至图 10-33-11。

三、鉴定与鉴别

1. 鉴定要点：①菌落特征：生长迅速，平坦菌落，灰黄至橄榄色；②菌丝棕色，分枝分隔，分生孢子梗直立，与菌丝垂直，顶部产孢，呈膝状弯曲，孢子脱落后有脐状瘢痕；③分生孢子短柱状，离壁隔膜分隔。推荐使用 GAPDH 基因引物鉴定离蠕孢。

2. 明脐霉(*Exserohilum*，又名凸脐孢)、离蠕孢(双极霉)和德氏霉(*Drechslera*)是用孢子的形态来区别的，喙状明脐霉的孢子有十分突出的平截脐部，该脐部常被描述为“分生孢子梗附着点的瘢痕”，在德氏霉种脐不凸出，在双极霉只有轻微凸起。见本章明脐霉属节。

3. 喙状明脐霉(*Exserohilum rostratum*)：分生孢子直立、弯曲或稍弯曲、椭圆形至梭形，通过伸出的

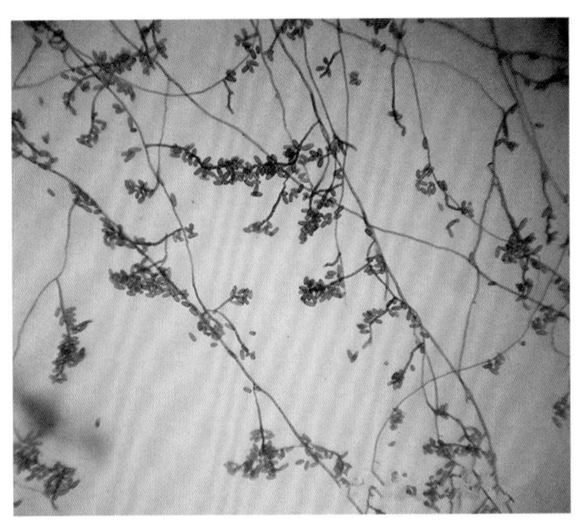

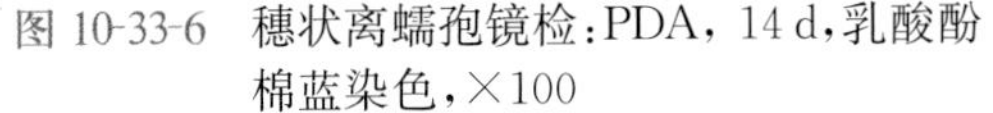

图 10-33-6　穗状离蠕孢镜检：PDA，14 d，乳酸酚棉蓝染色，×100

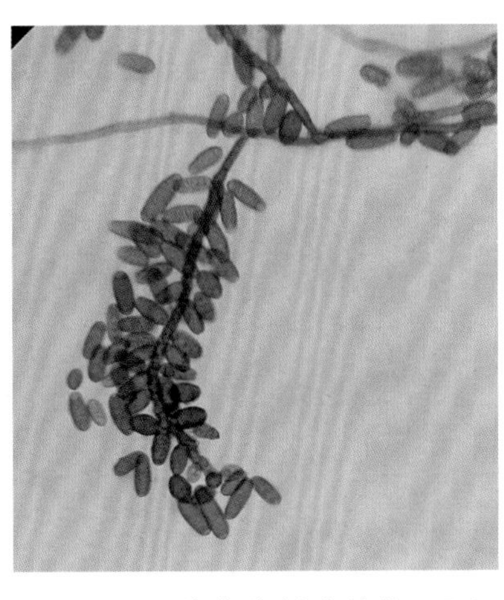

图 10-33-7　穗状离蠕孢镜检：PDA，14 d，乳酸酚棉蓝染色，×400

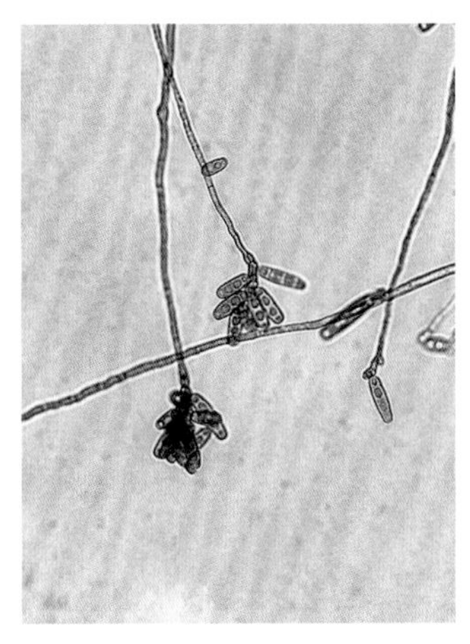

图 10-33-8　穗状离蠕孢镜检：PDA，14 d，乳酸酚棉蓝染色，×400

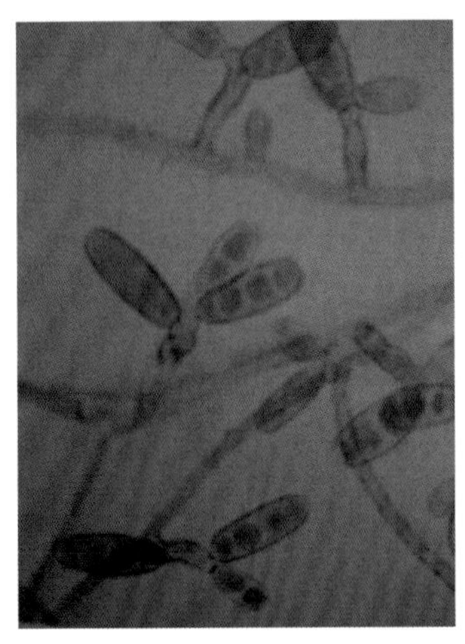

图 10-33-9　澳大利亚离蠕孢镜检：PDA，14 d，乳酸酚棉蓝染色，×400

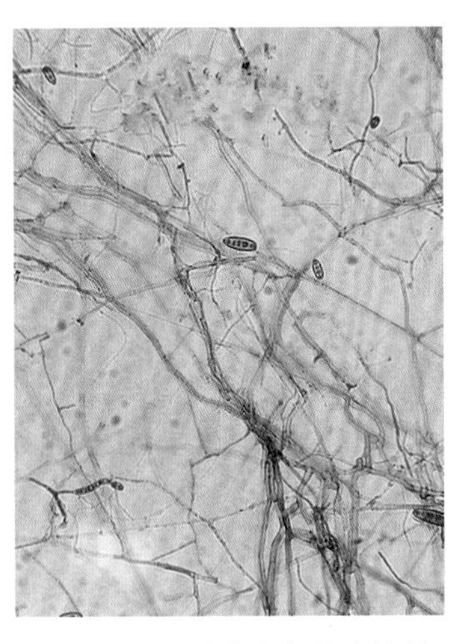

图 10-33-10　夏威夷离蠕孢镜检：PDA，14 d，乳酸酚棉蓝染色，×100

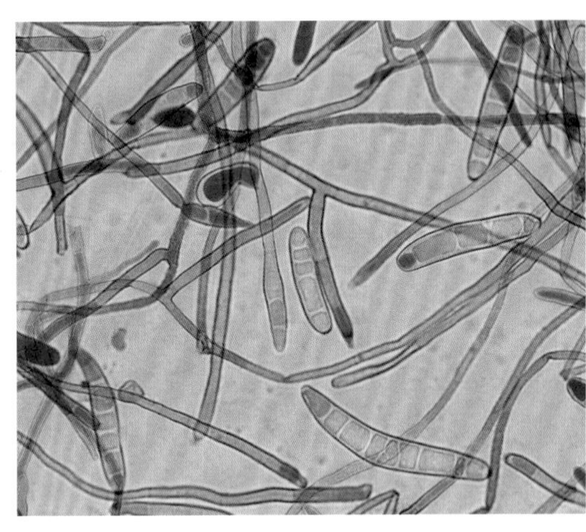

图 10-33-11　玉米离蠕孢镜检：PDA，6 d，乳酸酚棉蓝染色，×400

膝状弯曲的分生孢子梗孔出产孢。分生孢子明显突起，平截脐部，有隔，脐部常是增厚和变黑。末端细胞往往比其他细胞白、壁常细微粗糙。分生孢子是双极萌发。

4. 弯孢霉(*Curvularia*)：分生孢子淡褐色，具有三个或更多的横隔孔出产孢，分生孢子圆柱形或稍弯曲，第三个细胞膨大向一侧弯曲。双极发芽。见本章弯孢霉属节。

5. 链格孢(*Alternaria*)：分生孢子棕色，卵圆形、纺锤形或倒棍棒状，有纵向和横向分隔，砖格样，顶部有喙状结构，长链状排列。分生孢子梗单立或分枝，没有膝状弯曲。原龅枝孢属(*Ulocladium*，有译为细基格孢属或单格孢属)：分生孢子数量众多，通常单生，多细胞的分生孢子是由假轴式伸长的、膝体弯曲的分生孢子梗孔出产孢形成。分生孢子通常类卵形(底部变窄)、深褐色、壁粗糙，同样有横向和纵向的分隔。链格孢属的分生孢子具有圆形的基底部和或多或少拉长的顶端，一直被认为链格孢和龅枝孢属是两个不同的属，但现在系统分类学认为，这两者是一致，龅枝孢属被并入链格孢属了。见本章链格孢霉属节。

6. 皮司霉(*Pithomyces*，又名单轴霉)：生长快速，菌落绒毛或羊毛状，淡灰色到棕色。菌丝分枝、透明或棕色；分生孢子梗单立，短粗；分生孢子砖格状厚壁孢子，单一，椭圆形或棒状，壁粗糙或光滑。

7. 长蠕孢霉(*Helminthosporium*):通常作为污染菌考虑,可引起植物的感染。生长快速,5 d 即可成熟。菌落表面绒毛状或羊毛状,棕色、橄榄色或黑色,背面黑色。菌丝分隔,棕色。分生孢子梗棕色,纤细微弯,不分枝常呈簇,壁平行,当第一个分生孢子形成后就不再延伸。分生孢子沿着分生孢子梗两侧轮生,暗棕色,厚壁,倒棍棒状(靠近分生孢子梗侧较宽大),横向内分隔,包含 6 个或以上的细胞。见图 10-33-12。

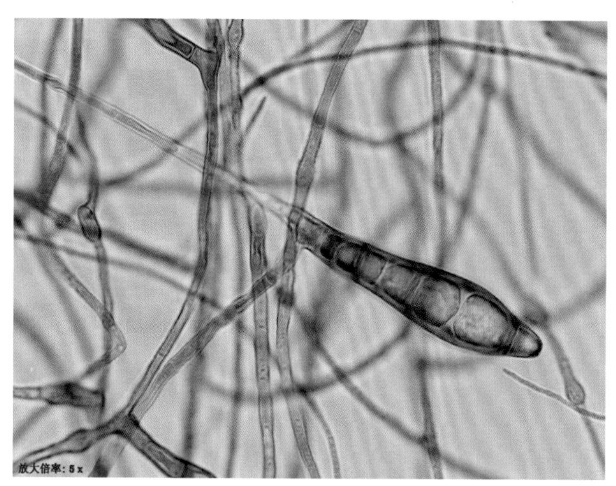

图 10-33-12 长蠕孢霉镜检:PDA, 6 d,乳酸酚棉蓝染色,×400

四、抗真菌药物敏感性

本菌对两性霉素 B、伊曲康唑、伏立康唑、泊沙康唑、特比萘芬、棘白菌素类的 MIC 值较低,对氟康唑、氟胞嘧啶的 MIC 值较高(32 μg/mL)。

五、致病性

离蠕孢呈世界性分布,某些菌株主要分布于热带和亚热带地区。最常见是引起过敏性鼻窦炎、免疫缺陷患者的感染,可以侵入骨骼和大脑引起损伤。可引起嗜铬细胞瘤患者多部位感染,如眼睛、皮肤、腹膜、主动脉和中枢神经系统,也是引起实验室污染的常见菌。

(陈婉南 徐和平)

第三十四节 枝孢霉和枝孢瓶霉

枝孢霉属(*Cladosporium*)隶属于子囊菌门、座囊菌纲、煤炱目(Capnodiales)、枝孢霉科(Cladosporiaceae);枝孢属内有三个优势复合群,即球孢枝孢霉复合群(*C. sphaerospermum* species complex)、草本枝孢霉复合群(*C. herbarum* species complex)和枝孢样枝孢霉复合群(*C. cladosporioides* species complex);其中枝孢样枝孢霉(*C. cladosporioides*)、尖孢枝孢霉(*C. oxysporum*)、草本枝孢霉(*C. herbarum*)最常见,草本样枝孢霉为模式种。

枝孢瓶霉属(*Cladophialophora*)隶属于真菌界、子囊菌门、散囊菌纲、刺盾炱目、蔓毛壳科。该属真菌菌落呈黑色酵母样,分生孢子椭圆形至梭形,产孢细胞分枝,缢痕无色素。属内常见有斑替枝孢瓶霉(*C. bantiana*)、卡氏枝孢瓶霉(*C. carrionii*)、波氏枝孢瓶霉(*C. boppii*)、伊蒙希枝孢瓶霉(*C. emmonsii*)等。

枝　孢　霉

一、简介

枝孢霉世界范围分布，土壤、食物、油漆、纺织品和其他有机物中均可分离出，是空气中最常见的真菌，一般作为实验室污染菌。

二、培养与镜检

（一）培养

菌落生长中速，25 ℃培养 7 d 内成熟；菌落正面绿棕色或灰黑色，绒状，可出现褶纹；反面黑色；大部分枝孢霉不能在 37 ℃以上生长。见图 10-34-1-1 至图 10-34-1-4。

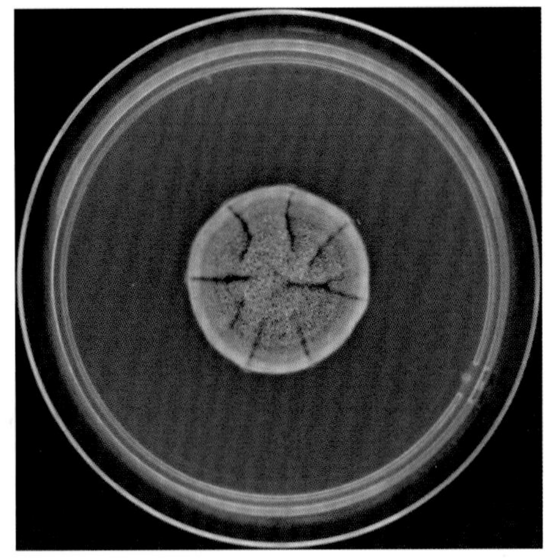

图 10-34-1-1　枝孢样枝孢霉菌落：SDA，25 ℃，7 d

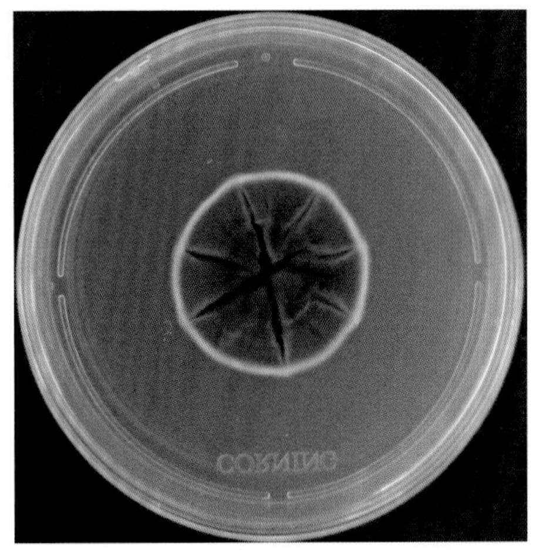

图 10-34-1-2　枝孢样枝孢霉菌落（反面）：SDA，25 ℃，7 d

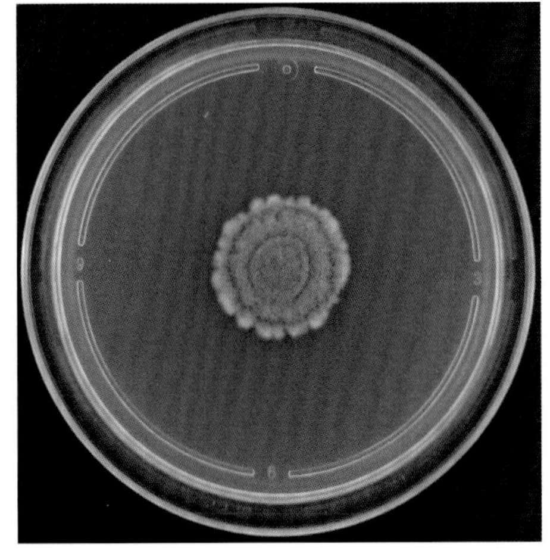

图 10-34-1-3　枝孢样枝孢霉菌落：PDA，25 ℃，7 d

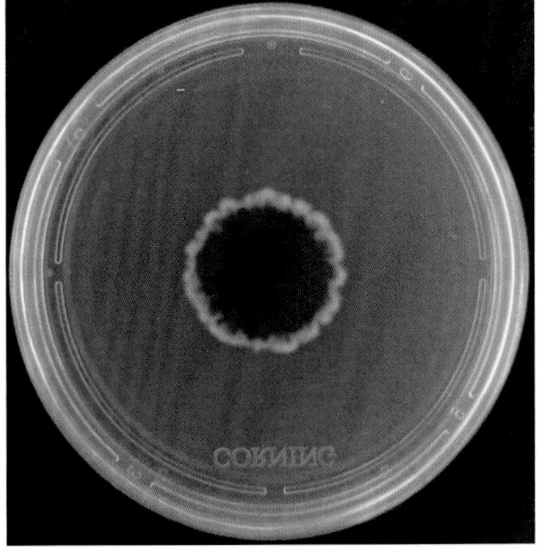

图 10-34-1-4　枝孢样枝孢霉菌落（反面）：PDA，25 ℃，7 d

（二）镜下形态

菌丝有隔，暗色，光滑。分生孢子梗暗色，单生，顶生或侧生，分枝，末端产生 2 个或多个分生孢子链，似树样分枝;产孢位点呈王冠状(扫描电镜下)。分生孢子椭圆形或圆柱状,光滑,棕色至深褐色,脐部(hila)明显,3～4 个脐的盾细胞(shield cell)丰富;分生孢子长链易断裂。见图 10-34-1-5 至图 10-34-1-9。

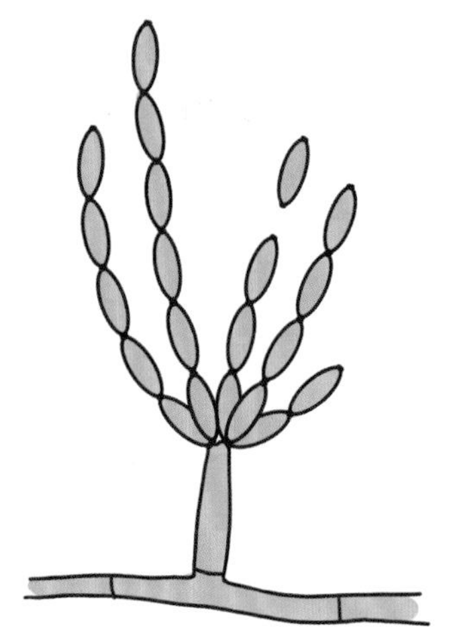
图 10-34-1-5 枝孢样枝孢霉镜下形态示意图

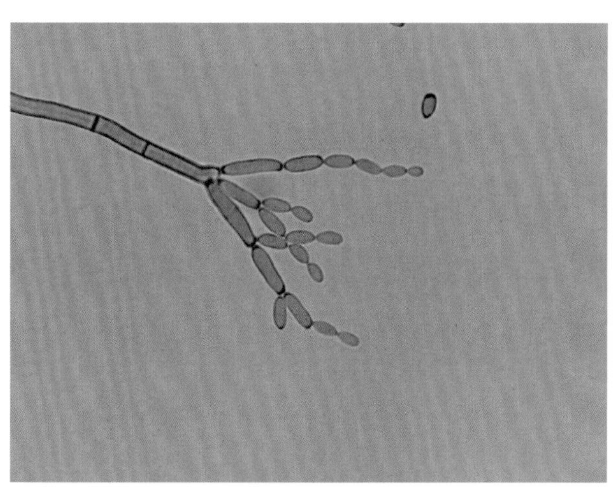
图 10-34-1-6 枝孢样枝孢霉镜检:PDA, 25 ℃, 4 d,未染色,×400

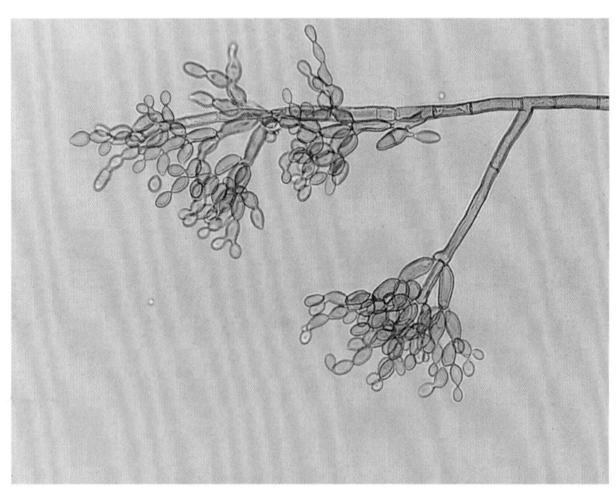
图 10-34-1-7 枝孢样枝孢霉镜检:PDA, 25 ℃, 4 d,未染色,×400

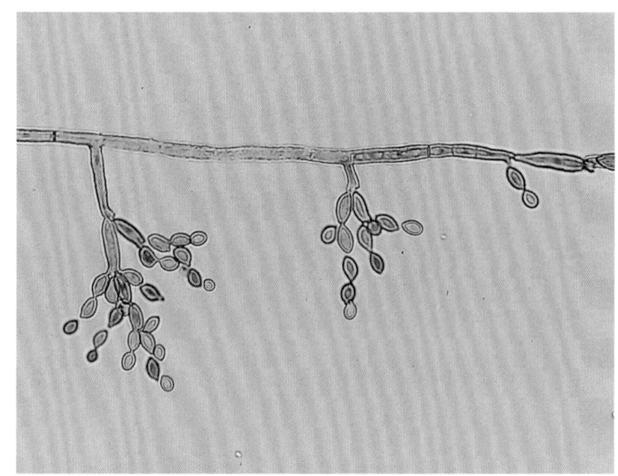
图 10-34-1-8 枝孢样枝孢霉镜检:PDA, 25 ℃, 4 d,乳酸酚棉蓝染色,×400

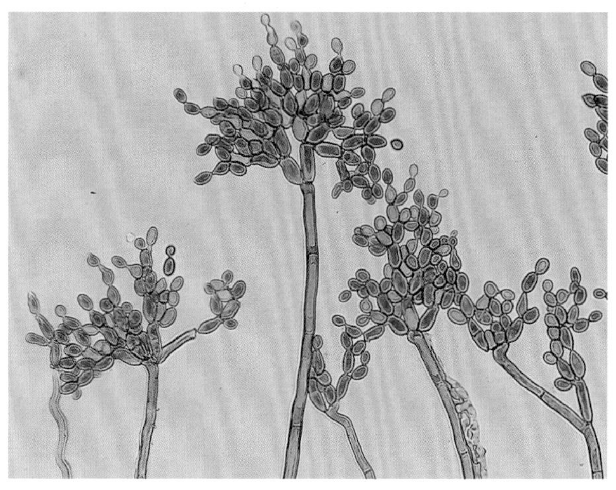
图 10-34-1-9 枝孢样枝孢霉镜检:PDA, 25 ℃, 4 d,乳酸酚棉蓝染色,×400

三、鉴定与鉴别

（一）鉴定要点

菌落特征，分生孢子梗形状（膝状弯曲、结节状；产孢位点的位置，二形性）、宽度、复杂性和分生孢子的排列方式（单生或串生，分枝或不分枝）、纹饰。

（二）属间鉴别

表 10-34-1-1 枝孢霉和枝孢瓶霉的鉴别

病原菌	枝孢霉	卡氏枝孢瓶霉	斑替枝孢瓶霉	波氏枝孢瓶霉	伊蒙希枝孢瓶霉
分生孢子梗明显	+	±	－	－	－
盾细胞	+	±	－	－	－
分生孢子形状	卵圆形	卵圆形	卵圆形	圆形	微弯
分生孢子的脐明显	+	±	－	－	－
孢子链长度	短	中等	长	长	中等
最高生长温度(℃)	<37(V)	35～37	42～43	<37	37
明胶水解	+/(V)	－	－	－	－
尿素酶	－	－	+	－	－
甲基-α-D葡萄糖苷同化		+	+	－	+
15% NaCl生长试验	+	－	－		
致病性	多为非致病菌	可致着色芽生菌病	可致脑暗色丝孢菌病	可致皮肤感染、着色芽生菌病、肺部感染	很少致皮下暗色丝孢菌病

注：+：阳性；－：阴性；±：难于区分；V：不定。

（三）属内鉴别

一般地说，枝孢样枝孢霉复合群分生孢子梗窄柱状或椭圆柱状，膝状弯曲少见，壁光滑，分生孢子光滑（光镜），但电镜下有不规则疣状纹饰至粗糙。草本枝孢霉复合群分生孢子梗壁上有小棘，分生孢子壁疣状或棘状；球孢枝孢霉复合群分生孢子球形或近球形，表面既可有多种纹饰，也可无纹饰（壁光滑）。

枝孢属内种间形态学特征存在重叠，形态学界定菌种只局限在部分菌种，故准确鉴定还需 *LSU*、*tef1*、*act*、*tub2* 位点序列分析。

四、抗菌药物敏感性

伏立康唑、伊曲康唑、泊沙康唑、阿尼芬净、卡泊芬净、酮康唑体外抗菌活性较好，两性霉素 B、氟康唑体外抗菌活性不定。

五、临床意义

球孢枝孢霉可致脑脓肿、脑膜炎、皮下暗色丝孢菌病、血流感染、肺部感染。草本枝孢霉可致角膜炎。

枝孢样枝孢霉可致皮肤或皮下暗色丝孢菌病、甲真菌病、头皮感染、中枢神经系统感染、角膜炎、肺部感染。大孢枝孢霉(*C. macrocarpum*)可致脑脓肿,尖孢枝孢霉可致皮肤或皮下暗色丝孢菌病、角膜炎。

(卢洪洲　冯长海)

斑替枝孢瓶霉

一、简介

斑替枝孢瓶霉世界范围分布,是一种土生型腐生真菌,可栖息在植物的活体或死体上。该真菌是二类生物危害的病原菌,必须在具备三级生物安全防护的实验室才可以进行操作。

二、培养与镜检

(一) 培养

菌落生长速度缓慢,15 d 内成熟;橄榄灰色至棕色或黑色,羊绒状、毛绒卷丛,反面黑色。在 PDA 上 25 ℃生长速度比 40 ℃明显要快,可以在 42～43 ℃温度下生长。见图 10-34-2-1 和图 10-34-2-2。

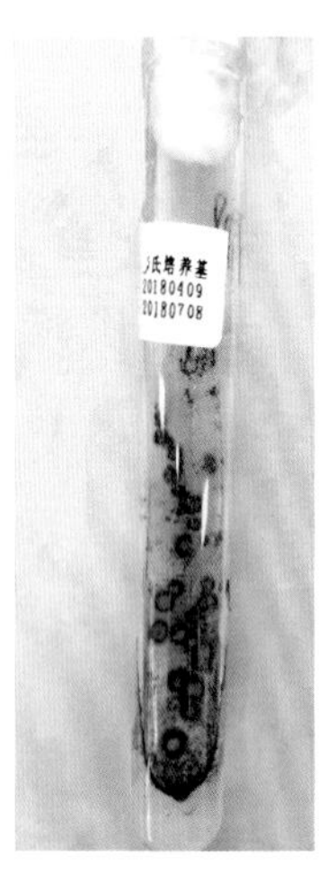

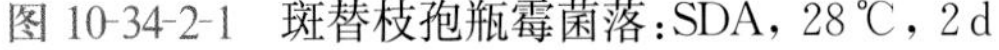

图 10-34-2-1　斑替枝孢瓶霉菌落:SDA,28 ℃,2 d

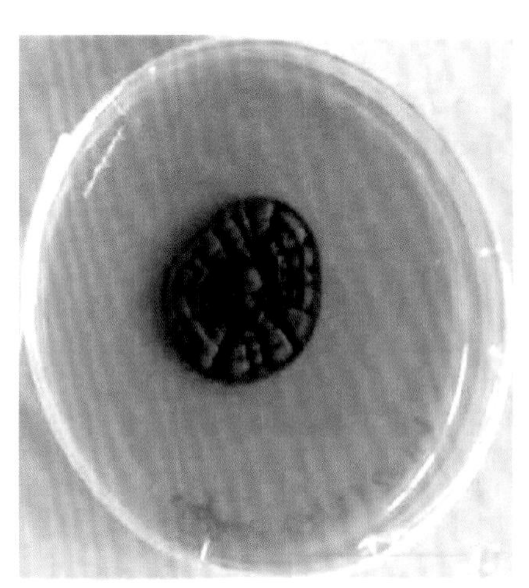

图 10-34-2-2　斑替枝孢瓶霉菌落:SDA,28 ℃,10 d

(二) 镜下形态

菌丝棕色,有隔,纤细;分生孢子梗似营养菌丝;分生孢子单细胞、椭圆形至梭形或近似柱状,没有明显的附着结构(脐部),连接成光滑的长链,孢子链几乎没有分枝,基底细胞膨大;厚垣孢子偶见。见图 10-34-2-3 至图 10-34-2-7。

三、鉴定与鉴别

(一) 鉴定要点

菌落形态及镜下特征。

(二) 属内/属间鉴别

见表 10-34-1-1。

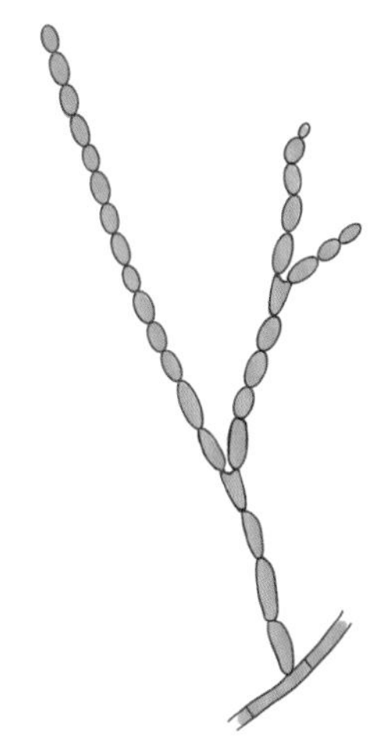

图 10-34-2-3 斑替枝孢瓶霉镜下形态示意图

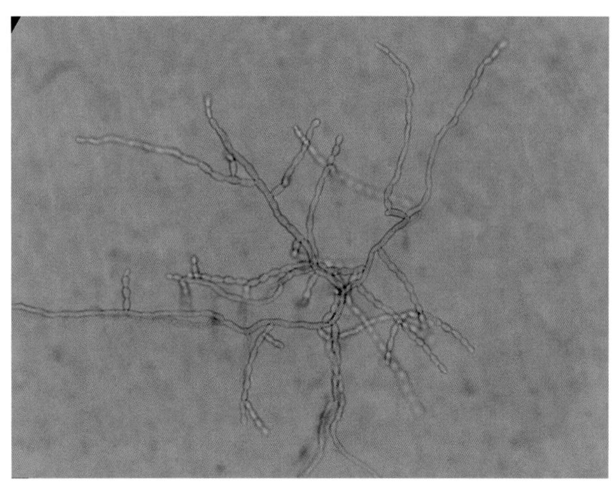

图 10-34-2-4 斑替枝孢瓶霉镜检：SDA，28 ℃，2 d，未染色，×400

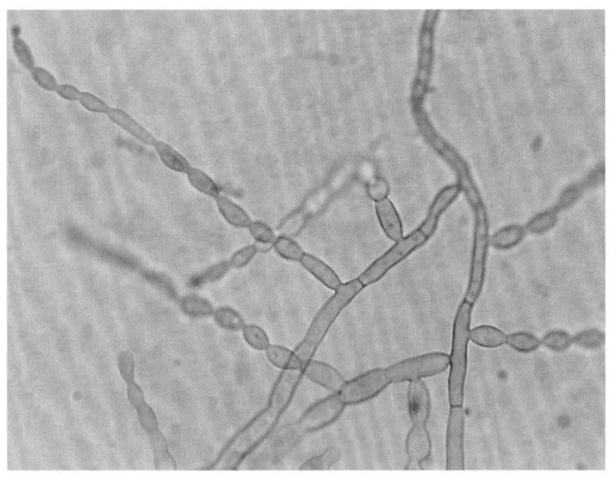

图 10-34-2-5 斑替枝孢瓶霉镜检：SDA，28 ℃，2 d，未染色，×1 000

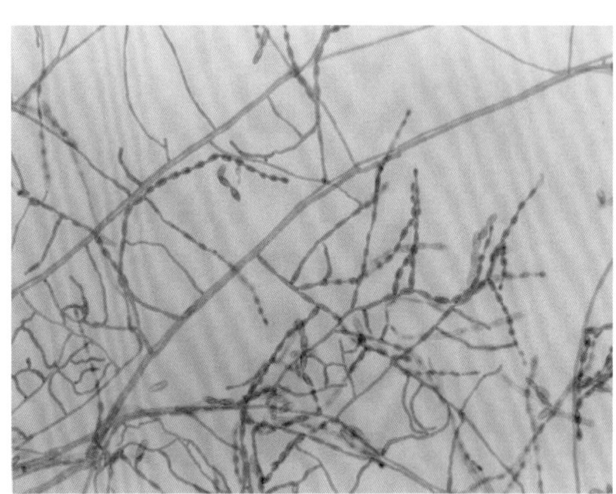

图 10-34-2-6 斑替枝孢瓶霉镜检：SDA，28 ℃，2 d，乳酸酚棉蓝染色，×400

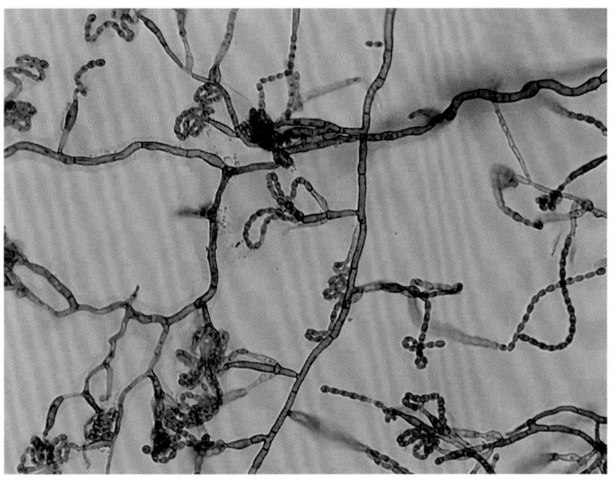

图 10-34-2-7 斑替枝孢瓶霉镜检：SDA，28 ℃，7 d，乳酸酚棉蓝染色，×400

四、抗菌药物敏感性

伏立康唑、伊曲康唑、泊沙康唑、5-氟胞嘧啶体外对斑替枝孢瓶霉抗真菌活性好(低 MIC 值),两性霉素 B 体外对斑替枝孢瓶霉抗菌活性不定(MIC 值:0.06~8 μg/ml),氟康唑、卡泊芬净、阿尼芬净、米卡芬净体外对斑替枝孢瓶霉抗菌活性差(高 MIC 值);当手术适应证不满足时,棘白菌素类药物可与唑类、氟胞嘧啶联合使用。

五、临床意义

斑替枝孢瓶霉具有嗜神经性,可引起脑脓肿(致死率 65.2%),也可引起副鼻窦炎、肺部感染、皮肤病变等。对于免疫缺陷患者,斑替枝孢瓶霉往往是致死性的病原体。

(卢洪洲 钱雪琴 冯长海)

卡氏枝孢瓶霉

一、简介

卡氏枝孢瓶霉世界范围分布,主要存在于半干旱地区,是澳大利亚、非洲最常见的着色芽生菌病的病原菌,也是中国北方着色芽生菌病的主要病原菌。

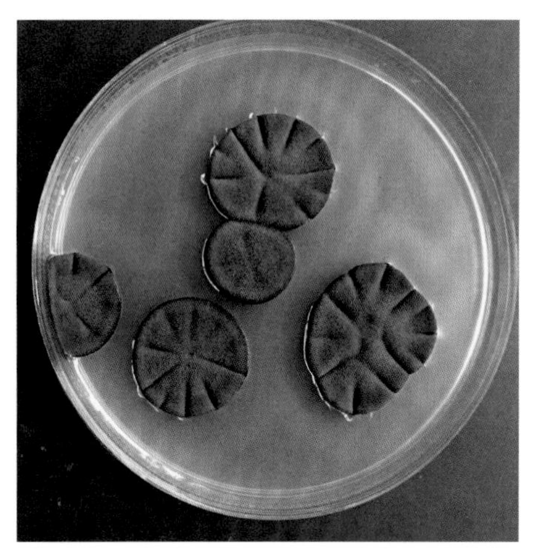

图 10-34-3-1 卡氏枝孢瓶霉菌落:SDA,28℃,7 d

二、培养与镜检

(一) 培养

菌落生长速度缓慢,18 d 内成熟;菌落中心扁平或轻微隆起,有灰绿色或淡紫色的短绒毛状的气生菌丝,最高生长温度为 37℃。见图 10-34-3-1。

(二) 镜下形态

菌丝暗色,有隔;分生孢子梗不明显,侧生或顶生;分生孢子单细胞、柠檬形至梭形,光滑或有时具小刺,可呈 6~10 个分生孢子长链排列;盾细胞脐不明显,且多只形成 2 次分枝,3 次分枝罕见。见图 10-34-3-2 和图 10-34-3-3。

三、鉴定与鉴别

(一) 鉴定要点

菌落形态及镜下特征。

(二) 属内/属间鉴别

见表 10-34-1-1。

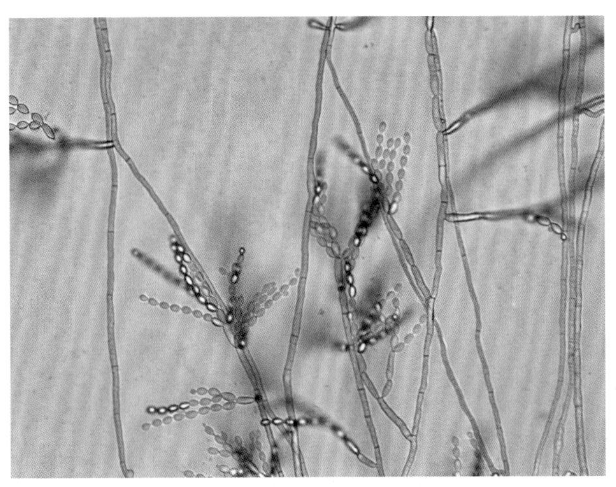

图 10-34-3-2　卡氏枝孢瓶霉镜检：SDA，28 ℃，8 d，未染色，×1 000

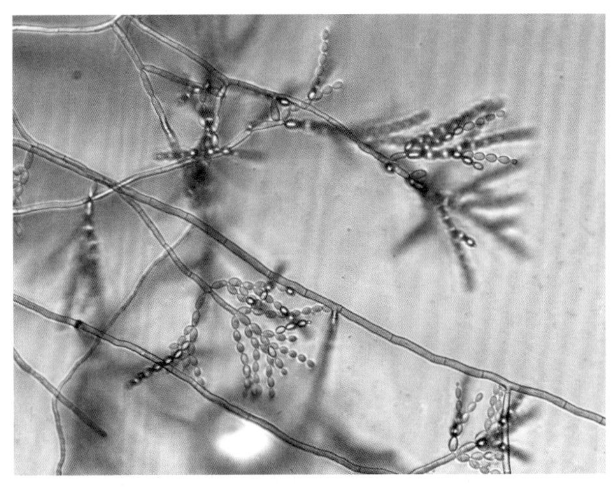

图 10-34-3-3　卡氏枝孢瓶霉镜检：SDA，28 ℃，8 d，未染色，×1 000

四、抗菌药物敏感性

艾沙康唑、拉夫康唑、伏立康唑、伊曲康唑、泊沙康唑、5-氟胞嘧啶、两性霉素 B 体外对卡氏枝孢瓶霉抗菌活性好，阿尼芬净、米卡芬净、卡泊芬净体外对卡氏枝孢瓶霉抗菌活性不定，氟康唑体外对卡氏枝孢瓶霉抗菌活性差(高 MIC 值)。

五、临床意义

卡氏枝孢瓶霉可以引起着色真菌病、着色芽生菌病、足菌肿等。

（冯长海　帅丽华）

波氏枝孢瓶霉

一、简介

波氏枝孢瓶霉曾用名 *Taeniolella boppii*，世界范围分布。

二、培养与镜检

(一) 培养

菌落生长速度缓慢，14 d 内成熟；橄榄灰色至黑色，致密绒状；反面黑色。

(二) 镜下形态

菌丝棕色、有隔、壁粗糙，可形成束丝；分生孢子柠檬形至圆形，壁光滑，橄榄灰色，直接从菌丝侧产生，形成长链不分枝，没有明显的附着结构(脐部)。

三、鉴定与鉴别

(一) 鉴定要点

菌落形态及镜下特征。

(二) 属间鉴别

见表 10-34-1-1。

四、抗菌药物敏感性

有限数据提示特比萘芬体外对波氏枝孢瓶霉抗菌活性良好，氟康唑、伊曲康唑无体外对波氏枝孢瓶霉抗菌活性。

五、临床意义

波氏枝孢瓶霉可以引起着色芽生菌病、暗色丝孢菌病、肺部感染、甲真菌病等。

(冯长海 帅丽华)

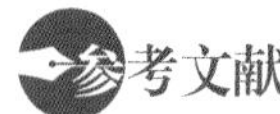考文献

1. Batra N, Kaur H, Mohindra S, et al. *Cladosporium sphaerospermum* causing brain abscess, a saprophyte turning pathogen: Case and review of published reports [J]. J Mycol Med, 2019,29(2):180 - 184. doi:10.1016/j.mycmed.2019.04.005. Epub 2019 May 2. PMID:31056403.
2. Bensch K, Braun U, Groenewald JZ, et al. The genus *Cladosporium* [J]. Stud Mycol, 2012,72(1):1 - 401. doi:10.3114/sim0003. Epub 2012 Jun 6. PMID:22815589; PMCID: PMC3390897.
3. Bensch K, Groenewald J Z, Meijer M, et al. Cladosporium species in indoor environments [J]. Studies in mycology, 2018,89(3):177 - 301.
4. Yew SM, Chan CL, Lee KW, et al. A five-year survey of dematiaceous fungi in a tropical hospital reveals potential opportunistic species [J]. PLoS One, 2014,9(8):e104352. doi:10.1371/journal.pone.0104352. PMID:25098697; PMCID: PMC4123927.
5. Zheng H, Song N, Mei H, et al. In vitro activities of ravuconazole and isavuconazole against dematiaceous fungi [J]. Antimicrob Agents Chemother, 2020,64(9):e00643 - 20. Published 2020 Aug 20. doi:10.1128/AAC.00643-20.
6. Chakrabarti A, Kaur H, Rudramurthy SM, et al. Brain abscess due to *Cladophialophora bantiana*: a review of 124 cases [J]. Med Mycol, 2016,54(2):111 - 119. doi:10.1093/mmy/myv091. Epub 2015 Oct 18. PMID:26483430.
7. Gniadek TJ, Cappel MA, Wengenack NL, et al. Eumycetoma caused by *Cladophialophora bantiana* in the United States [J]. Access Microbiol, 2019,1(7):e000030. Published 2019 Jun 6. doi:10.1099/acmi.0.000030.
8. Ray A, Mukherjee K, Thukral S, et al. An unusual case of a dematiaceous fungus with an exclusive cerebral involvement after ABO-incompatible renal transplantation [J]. Am J Case Rep, 2020,21:e925473. Published 2020 Aug 29. doi:10.12659/AJCR.925473.
9. Jang MS, Park JB, Yang MH, et al. Superficial mycosis of the foot caused by *Cladophialophora boppii* [J]. J Dermatol, 2018,45(6):e144 - e145. doi:10.1111/1346-8138.14195. Epub 2018 Jan 10. PMID:29318642.
10. Brasch J, Dressel S, Müller-Wening K, et al. Toenail infection by *Cladophialophora boppii* [J]. Med Mycol, 2011, 49(2):190 - 3. doi:10.3109/13693786.2010.516458. Epub 2010 Oct 18. PMID:20950220.

第三十五节 葡柄霉属

一、分类与命名

葡柄霉属(*Stemphylium*)隶属于真菌界(Fungi)、子囊菌门(Ascomycota)、座囊菌纲(Dothideomycetes)、格孢腔目(Pleosporales)、孢腔菌科(Pleosporaceae)。本菌属曾用过细基格孢属

(*Ulocladium*)的名字,现在归类到链格孢属(*Alternaria*)去了,为了本书的使用方便,仍然保留匍柄霉属这一旧名。该属真菌种类繁多,多为植物病原菌,在临床标本分离株中多认为是污染菌,其中茄匍柄霉(*Stemphylium solani*)和番茄匍柄霉(*Stemphylium lycopersici*)是本属中可以导致人类感染的病原菌。

二、生物学特性

(一) 培养特性

菌落生长迅速,5 d 即可成熟,菌落褐色到橄榄黑色或灰色,棉絮状或绒毛状,背面黑色。不同的种,在不同的培养基上菌落生长速度可有明显差别。见图 10-35-1 至图 10-35-4。

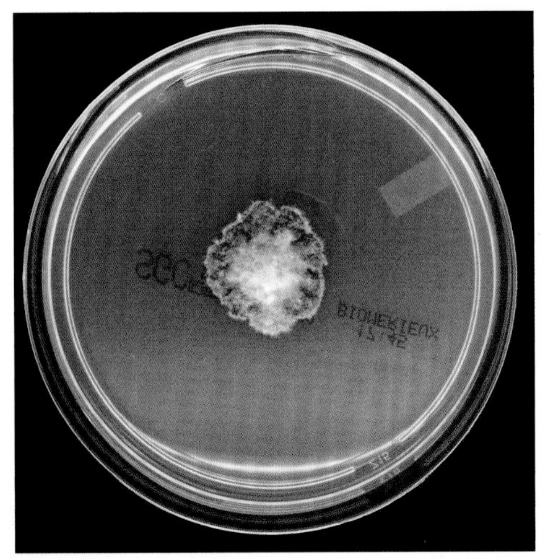

图 10-35-1　茄匍柄霉菌落:SDA, 28 ℃, 5 d

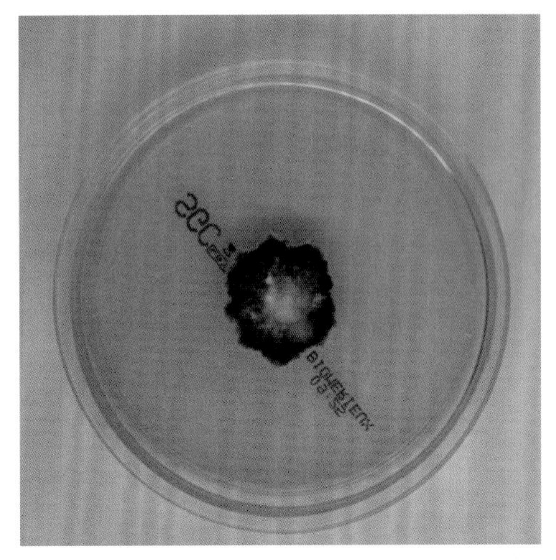

图 10-35-2　茄匍柄霉菌落(背面):SDA, 28 ℃, 5 d

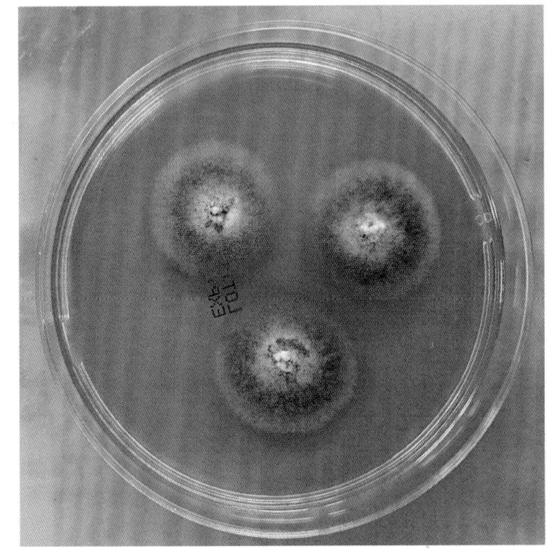

图 10-35-3　番茄匍柄霉菌落:SDA, 28 ℃, 3 d

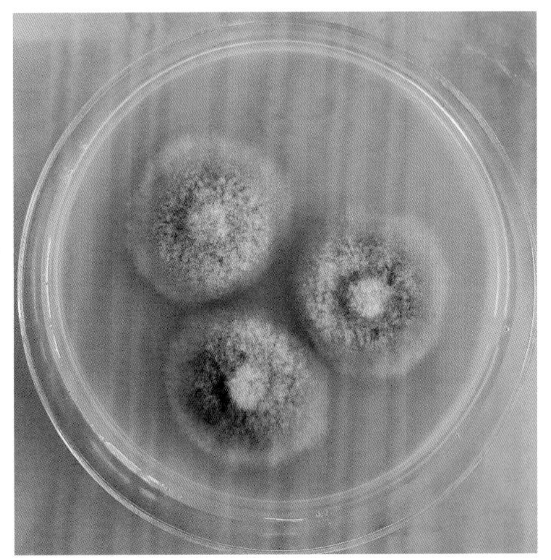

图 10-35-4　番茄匍柄霉菌落:PDA, 28 ℃, 3 d

(二) 形态与染色

临床标本中形态:菌丝分枝分隔,粗细不均,局部膨大,内有大小不均的原生质颗粒。见图 10-35-5、图 10-35-6。

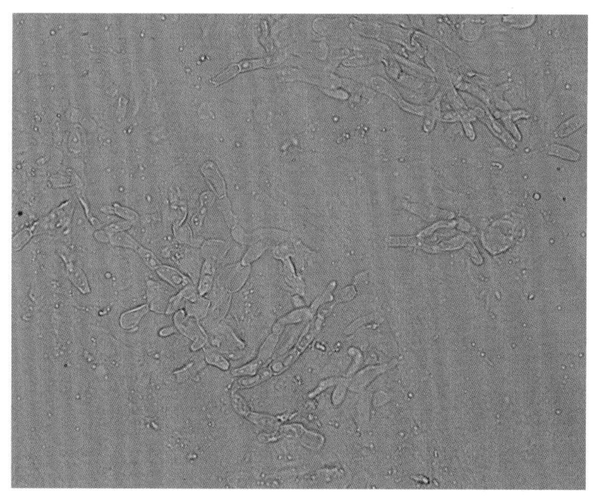

图 10-35-5 茄匍柄霉在组织标本中的形态:10% KOH 角膜刮片,×400

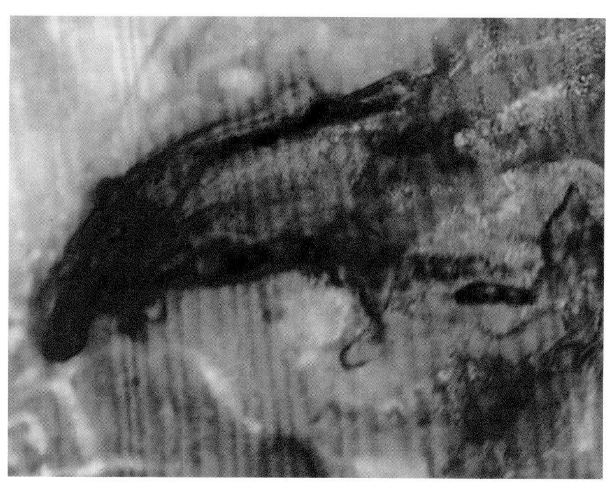

图 10-35-6 茄匍柄霉在组织标本中的形态:革兰染色,×1 000

培养后镜下特点:菌丝分枝分隔,浅褐色至深棕色。分生孢子梗单生,偶见分枝,淡褐色,暗色的产孢细胞顶端稍微膨大,产生单个分生孢子。分生孢子大小为(12～20)μm×(15～30)μm,圆形、椭圆形或亚球形,外壁光滑或粗糙,有横向和纵向分隔,孢子中间隔膜处常有明显缢缩。见图 10-35-7 至图 10-35-10。

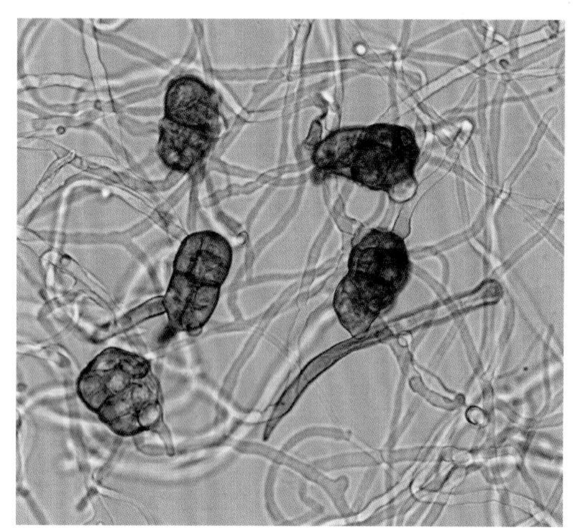

图 10-35-7 茄匍柄霉培养后镜检:SDA, 28 ℃, 26 d, ×400

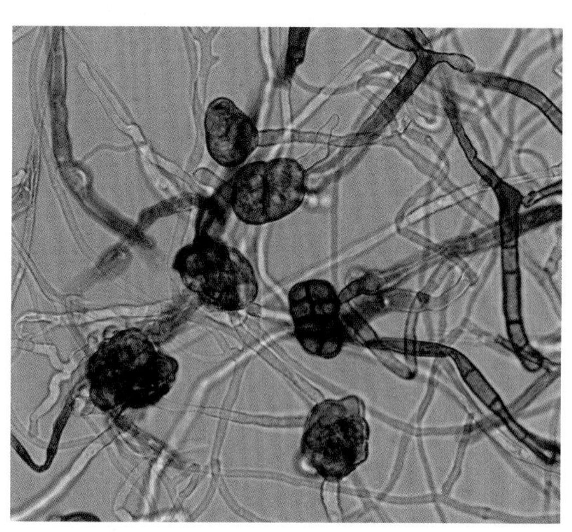

图 10-35-8 茄匍柄霉培养后镜检:SDA, 28 ℃, 26 d, ×400

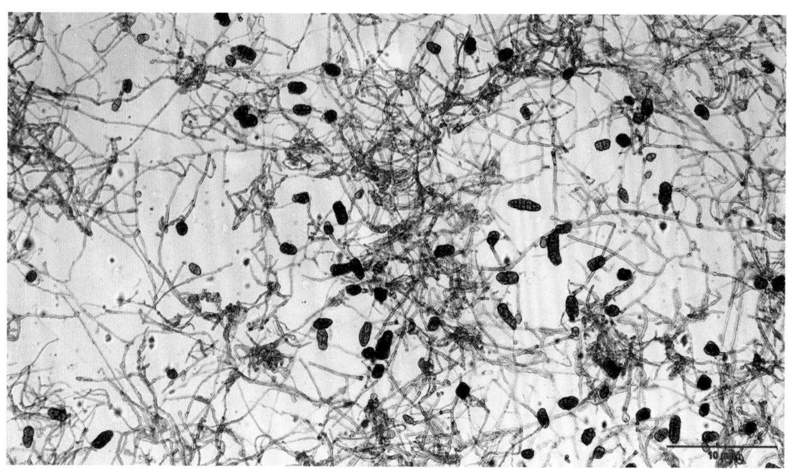

图 10-35-9 番茄匍柄霉培养后镜检:PDA, 28 ℃, 17 d, ×100

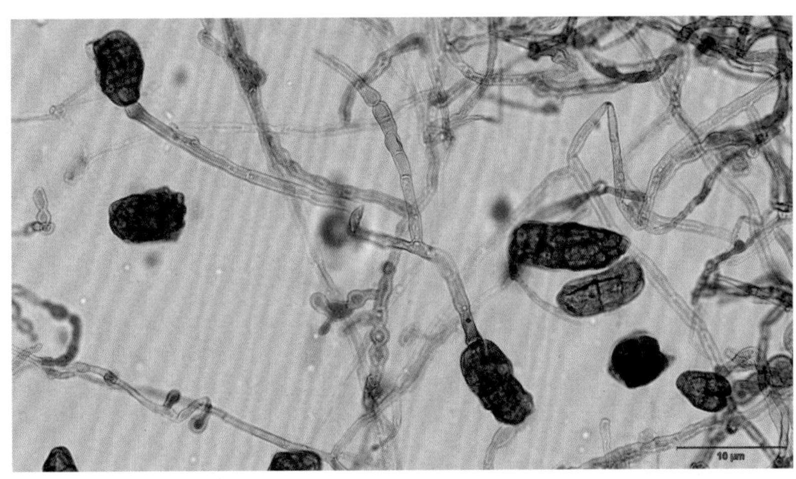

图 10-35-10　番茄匍柄霉培养后镜检：PDA，28℃，17 d，×400

三、鉴定与鉴别

本菌鉴定要点：单生孢子，有横向和纵向分隔，中央隔膜处常有明显缢缩，分生孢子梗层出式、环痕式延伸。

（一）属间鉴别

葡柄霉属可以通过分生孢子和产孢结构的不同进行鉴别，葡柄霉属可以产生明显的单生孢子，分生孢子梗层出式、环痕式延伸。培养中发现，临床标本分离的茄葡柄霉生长缓慢，菌落局限，产孢少、产孢较晚，培养至 26 d 才产生孢子，多次传代不产孢，很容易被误归为无孢子群。

（二）属内鉴定

对于这类真菌，形态学上不能快速鉴定，难以满足临床的需求，辅助于分子生物学方法可以对这类真菌快速鉴定。

四、抗真菌药物敏感

该属真菌致病报道较少，目前缺少临床的大数据药敏资料。

五、临床意义

葡柄霉是常见的植物病原菌，在环境中广泛存在，临床标本分离株中多被认为是污染菌，它可因外伤植入而引起角膜感染。

（鹿秀海　李　姝　徐和平）

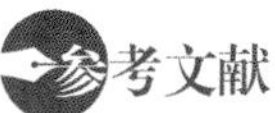
参考文献

1. Rippon JW. The Pathogenic Fungi and the Pathogenic Actinomycetes [M]. Third Edition. Philadelphia: WB Saunders Company/Harcourt Brace Jovanovich Inc, 1988. DOI:10.1016/S0934-8840(89)80016-7.

2. Hotta Fumika, Eguchi Hiroshi, Nishimura Keiko, et al. A super-infection in the cornea caused by Stemphylium, Acremonium, and α-Streptococcus. [J]. Ann Clin Microbiol Antimicrob, 2017,16(1):11.
3. Gams W. More dematiaceous Hyphomycetes [J]. Netherlands Journal of Plant Pathology, 1977,83(2):90.
4. 薛峰.暗色丝孢真菌细基格孢属(*Ulocladium*)、葡柄霉属(*Stemphylium*)及链格孢属(*Alternaria*)的分类和分子系统学研究[D].山东农业大学,2005.DOI:10.7666/d.y728959.
5. 王勇.中国细基格孢属(*Ulocladium*)和匍柄霉属(*Stemphylium*)的分类研究[D].山东农业大学,2007.DOI:10.7666/d.y1786906.

第三十六节 茎点霉属

一、分类与命名

茎点霉属(*Phoma*)隶属于子囊菌门(Ascomycota)、座囊菌纲(Dothideomycetes)、格孢腔目(Pleosporales)、小双腔菌科(Didymellaceae)。该属目前已经鉴定的菌种有140余种,包含许多植物病原菌,据估计认为,该属真菌种类可能达到3000种之多,由于系统发育学分类有更新,茎点霉属众多种中一部分仍保留在*Phoma*,大多数种被分到了*Diaporthe*、*Boeremia*、*Epicoccum*、*Juxtiphoma*、*Neocucurbitaria*、*Stagonosporopsis*等诸多种属中去了。茎点霉属中常见的葡萄茎点霉(*Phoma glomerata*)现在改名为葡萄间座壳属(*Diaporthe glomerata*),本节将以葡萄间座壳属和桑茎点霉(*Phoma moricola*)描述本属特点。

二、生物学特性

(一)培养特性

28℃条件下,在SDA培养基上,菌落生长快,5 d内成熟,分生孢子器的形成需要时间久些。粉末状或天鹅绒样,灰褐色或淡绿色、红色或黄色,某些种的菌落局部可呈粉红色或淡红色,反面为棕色至黑色。见图10-36-1至图10-36-6。

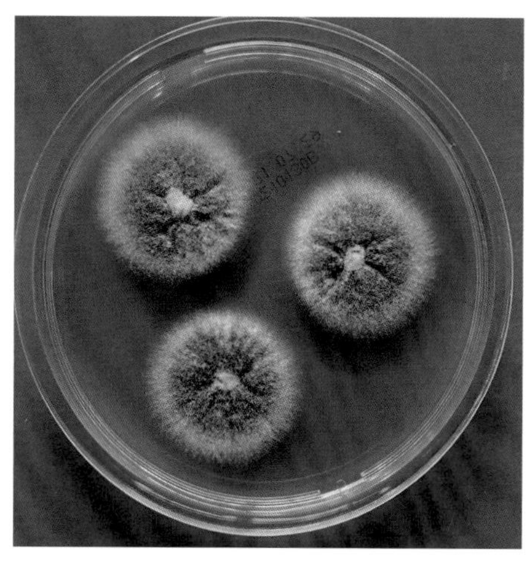

图10-36-1 葡萄间座壳属菌落:SDA,28℃,4 d

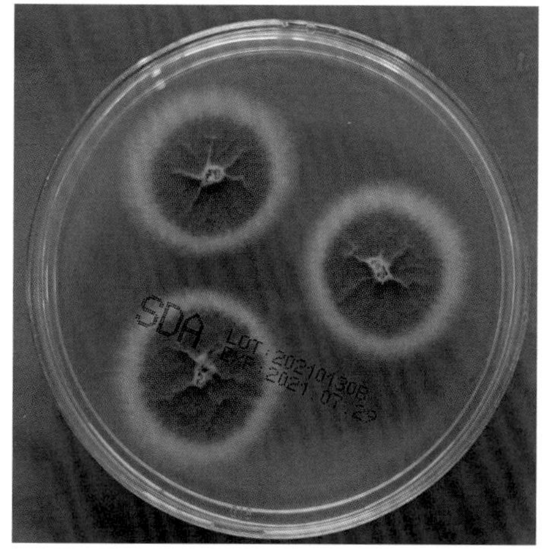

图10-36-2 葡萄间座壳属菌落(背面):SDA,28℃,4 d

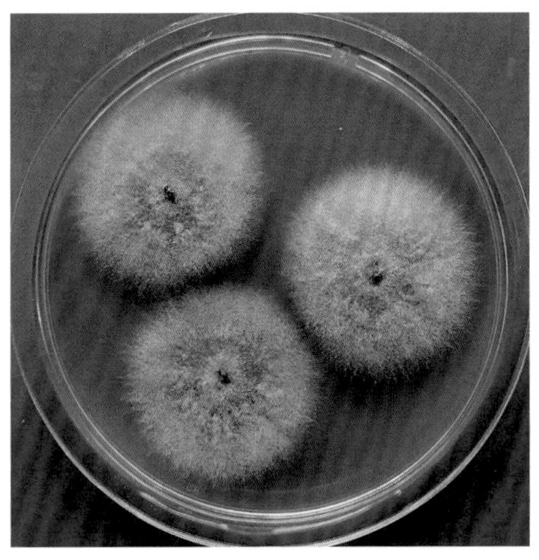

图 10-36-3　葡萄间座壳属菌落：PDA，28℃，4 d

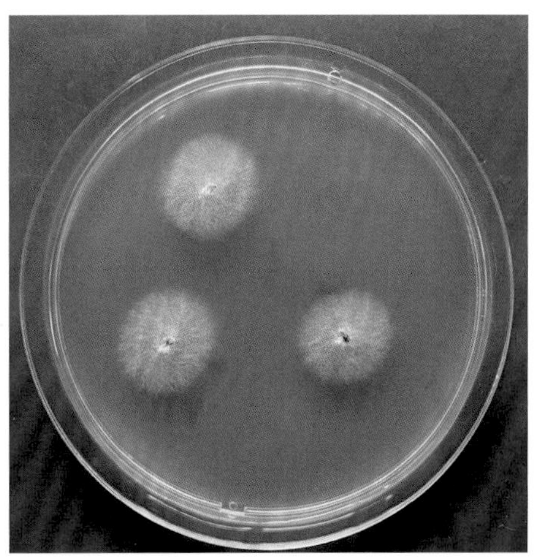

图 10-36-4　葡萄间座壳属菌落：CZA，28℃，4 d

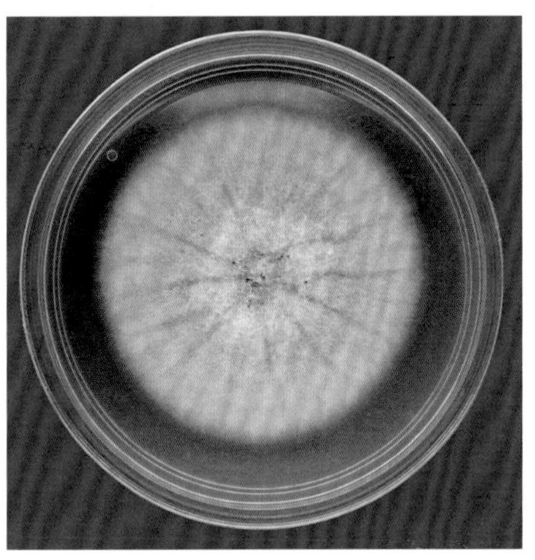

图 10-36-5　桑茎点霉菌落：SDA，28℃，7 d

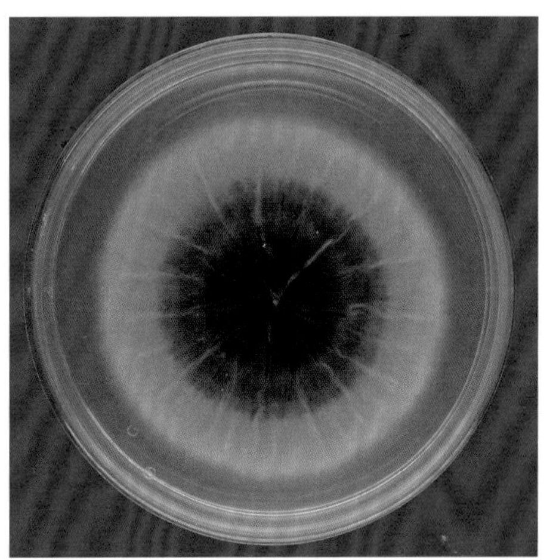

图 10-36-6　桑茎点霉菌落（背面）：28℃，SDA，7 d

（二）形态与染色

临床标本中的形态：菌丝分枝分隔，常见菌丝局部膨大和厚壁孢子。见图 10-36-7、图 10-36-8。

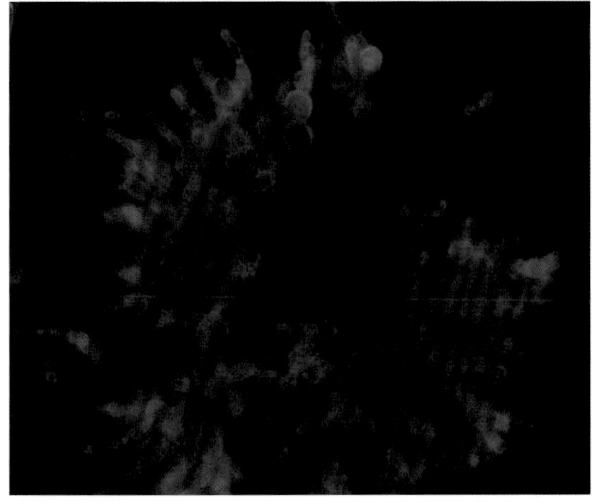

图 10-36-7　组织中茎点霉菌丝：荧光白染色，×400

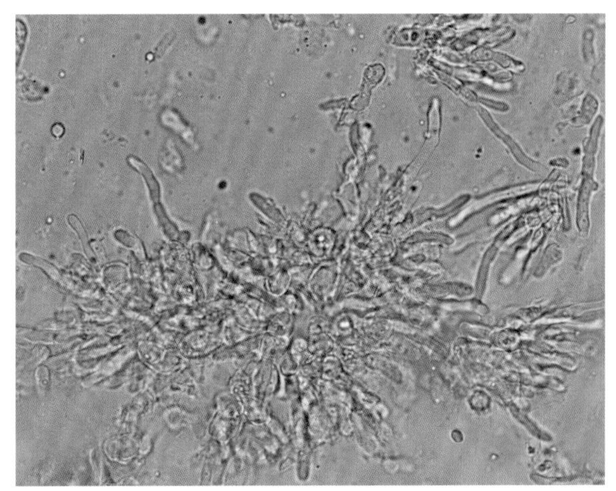

图 10-36-8　组织中茎点霉菌丝：10% KOH 涂片，×400

培养后镜下特点：

1. 分生孢子器(pycnidia)：由无性繁殖产生，60～400 μm，浅棕至深棕色，球形或烧瓶形，具1至多个开口(孔口)，分生孢子从开口处释放，周身可有刚毛。

2. 瓶梗：位于分生孢子器内，烧瓶状，产生分生孢子。

3. 分生孢子：单细胞，无色，卵圆形或柱形，直径<15 μm；某些种产生厚垣孢子。

4. 菌丝：分隔，有淡色薄壁和暗色厚壁两种。见图10-36-9、图10-36-10。

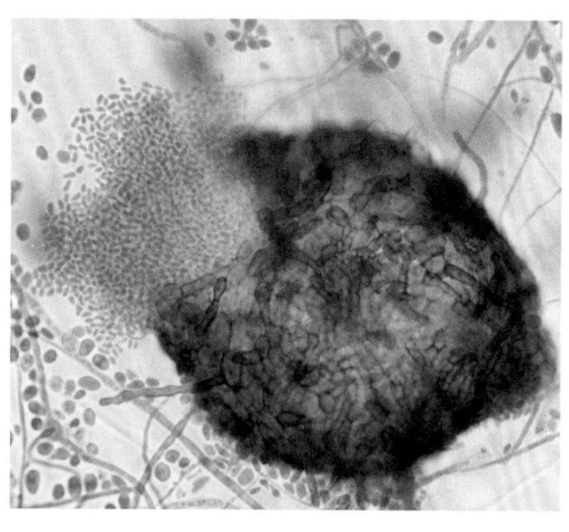

图10-36-9 茎点霉镜检：SDA，28℃，8 d，分生孢子器1个孔口，乳酸酚棉蓝染色，×400

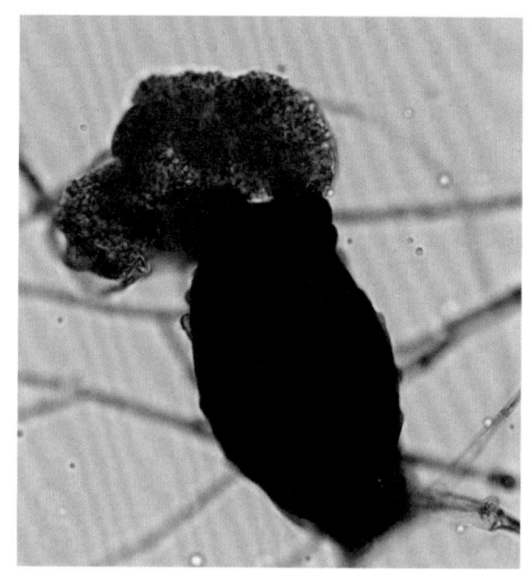

图10-36-10 茎点霉镜检：SDA，28℃，8 d，分生孢子器2个孔口，乳酸酚棉蓝染色，×400

三、鉴定与鉴别

1. 鉴定要点：具开口的球形或烧瓶形分生孢子器，与其他真菌相区分。

2. 鉴别要点：注意与毛壳菌相鉴别，毛壳菌的子囊壳上有大量菌丝附着。

四、抗菌药物敏感性

缺乏大数据的药敏结果，但是文献报道，特比萘芬、棘白菌素和两性霉素B对茎点霉属的抗菌活性高，唑类的抗菌活性不定，5-氟胞嘧啶的抗菌活性较差。

五、临床意义

茎点霉属是一类广泛分布于环境中的植物致病菌，在水生系统和土壤中最常见，对人类致病，主要引起免疫抑制、免疫力低下或有外伤的人群感染，可引起皮肤、皮下组织、肺、角膜及鼻窦的感染。

(鹿秀海 徐和平)

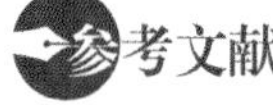

参考文献

1. Ashely B, Michelle P, Julia GD. Phoma infections: classification, potential food sources, and its clinical impact [J]. Microorganisms, 2018,6(3):58.

2. Valenzuela-Lopez N, Sutton DA, Cano-Lira JF, et al. Coelomycetous fungi in the clinical setting: morphological convergence and cryptic diversity [J]. Journal of Clinical Microbiology, 2017,55(2):552 - 567.

第三十七节 新柱顶孢霉属

一、简介

新柱顶孢属（*Neoscytalidium*），隶属子囊菌门、盘菌亚门、座囊菌纲、葡萄座腔菌目（Botryosphaeriales）、葡萄座腔菌科（Botryosphaeriaceae）。目前属内有 2 个种，双间新柱顶孢（*N. dimidiatum*）、眼新柱顶孢（*N. oculi*），均可导致人类感染。过去一直把能产生分生孢子器的无性型双间新柱顶孢看作是"芒果纳特拉斯酵母菌（*Nattrassia mangiferae*）"，以前称为圆酵母样亨德逊霉（*Hendersonula toruloidea*）。但是 2012 年分子研究显示双间新柱顶孢与芒果纳特拉斯酵母菌是不同的种。透明新柱顶孢（*N. hyalinum*）曾被认为是一个新种，经分子研究证实为双间新柱顶孢的黑色素缺陷变种。新柱顶孢是一种亲土型暗色真菌，世界范围分布，主要存在于热带、亚热带地区。

二、培养与镜检

（一）培养

菌落生长非常快速，2～3 d 可充满平板或斜面培养基，3 d 内成熟；放线菌酮能抑制该真菌生长。菌落羊毛状，灰色至棕黑色，反面暗色；或白色变灰色。双间新柱顶孢的黑色素缺陷变种则为白色至奶油色或灰色，反面淡黄色至黄色。见图 10-37-1 至图 10-37-4。

（二）镜下形态

菌丝有隔，较宽，分枝。关节孢子棕色，单细胞或双细胞，末端扁平、矩形、方形、卵形粗糙桶状，单个或链状排列，壁厚且光滑，大小为(3.5～5)μm×(6.5～12)μm，由未分化菌丝全壁丝裂而形成；黑色素缺陷变种菌丝和关节孢子均无色。在湿润的植物叶片或缺乏营养培养基上生长 6 周以上可产生分生孢子器（pycnida），里面孢子初为透明、随菌龄增加中央可出现棕色或黑色，1～5 个隔。见图 10-37-5 至图 10-37-8。

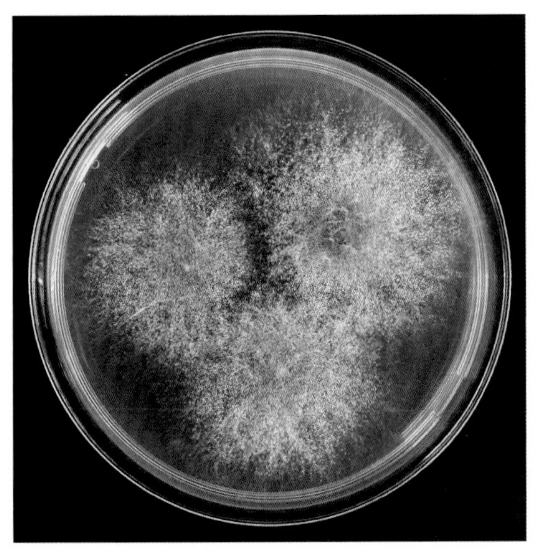

图 10-37-1 双间新柱顶孢菌落：SDA，27 ℃，2 d

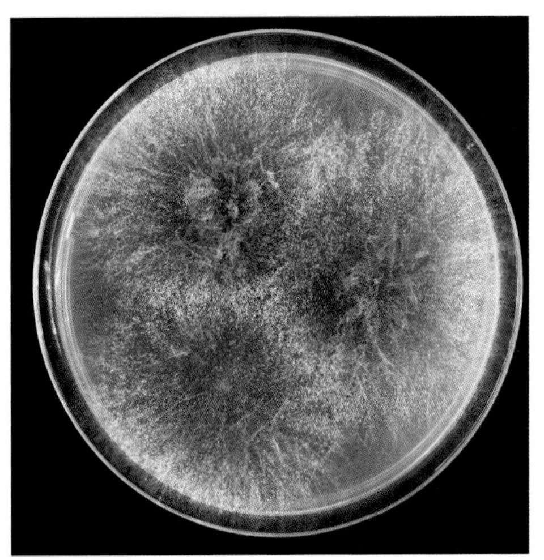

图 10-37-2 双间新柱顶孢菌落：PDA，27 ℃，2 d

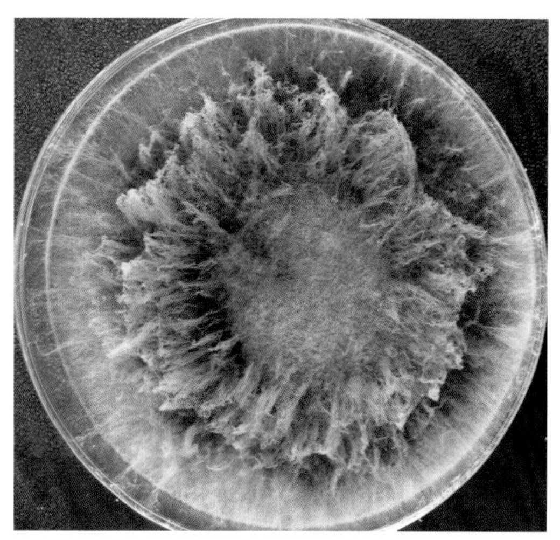
图 10-37-3 双间新柱顶孢菌落：SDA，30 ℃，7 d

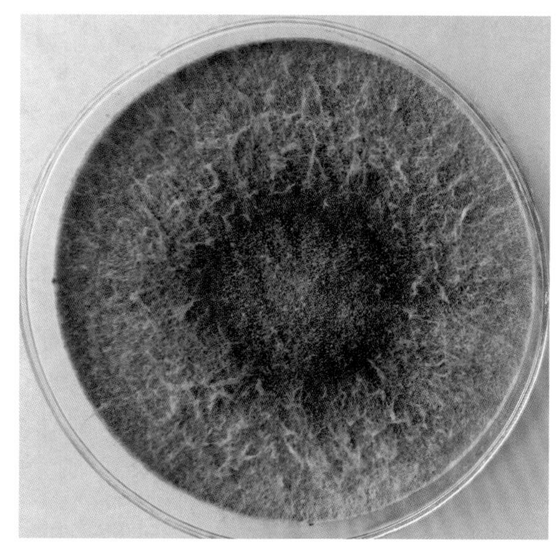
图 10-37-4 双间新柱顶孢菌落：PDA，30 ℃，7 d

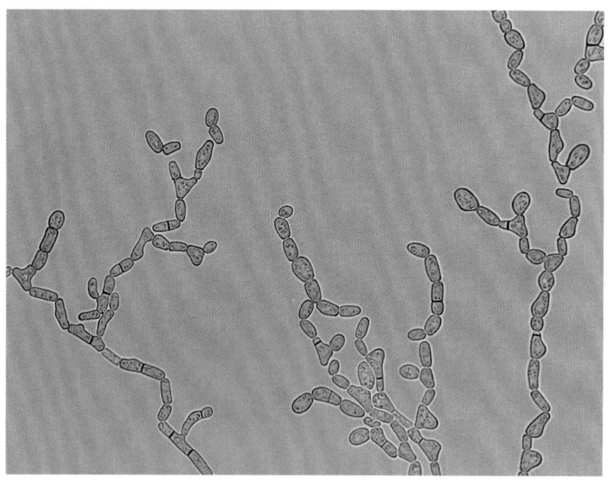
图 10-37-5 双间新柱顶孢镜检：PDA，25 ℃，4 d，未染色，×400

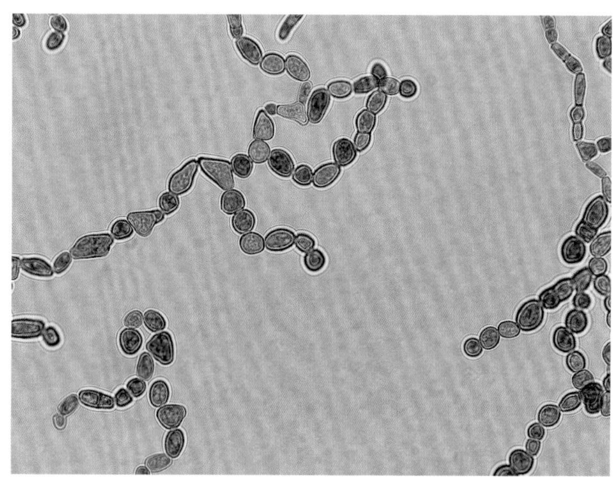
图 10-37-6 双间新柱顶孢镜检：PDA，25 ℃，4 d，乳酸酚棉蓝染色，×400

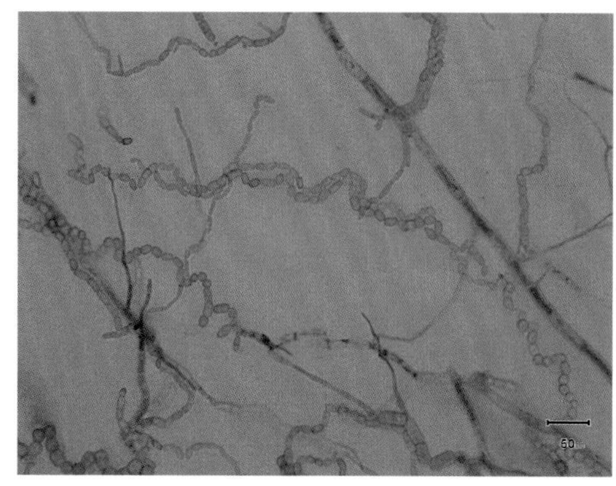
图 10-37-7 双间新柱顶孢镜检：SDA，27 ℃，5 d，乳酸酚棉蓝染色，×400

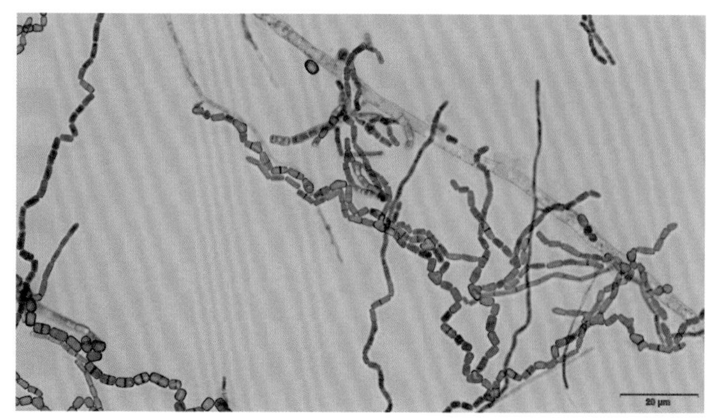
图 10-37-8 双间新柱顶孢镜检：SDA，27 ℃，5 d，乳酸酚棉蓝染色，×400

三、鉴定与鉴别

（一）鉴定要点

菌落生长快速，气生菌丝长，稀疏。镜下可见关节孢子棕色、矩形、链状排列。

（二）属内鉴别

眼新柱顶孢不形成分生孢子器，双间新柱顶孢则有。

（三）属间鉴别

与具有关节孢子作为显著特征的地霉属（*Geotrichum*）、毛孢子菌属（*Trichosporon*）、球孢子菌属（*Coccidioides*）、畸枝霉属（*Malbranchea*）的鉴别，见表 10-37-1。

表 10-37-1 关节孢子作为特征的几种真菌的鉴别

菌属	菌落颜色	假菌丝	交替出现的关节孢子*	桶状关节孢子	芽生孢子
地霉属	无色	−	−	−	−
毛孢子菌属	无色	+	−	+/−	+
球孢子菌属	无色	−	+	+	−
畸枝霉属	无色	−	+	+/−	−
新柱顶孢属	暗色**	−	−	+	−

注：*：关节孢子间存在空细胞；**：颜色不定，可无色。

四、抗菌药物敏感性

体外药敏试验显示两性霉素 B、特比萘芬、伏立康唑、克霉唑、咪康唑 MIC 值较低，而氟胞嘧啶、伊曲康唑、酮康唑 MIC 值较高。由双间新柱顶孢引起的皮肤损伤在临床上无法与其他皮肤癣菌病区别，因此最初选择的经验性治疗药物通常是特比萘芬。但是，虽然该菌在体外对各种抗真菌药物（包括特比萘芬）敏感，但在体内的反应很低，尤其在指甲感染中。在不影响指甲的病变中，局部用唑类（咪康唑、克霉唑）和两性霉素 B 溶液治疗，往往反应更灵敏。

五、临床意义

双间新柱顶孢为条件致病真菌，可引起包括表皮、皮下组织和角膜等组织的感染，主要侵犯角质层较厚的部位，引起足、手、甲真菌病还可引起腹股沟和头部皮肤感染；深部感染及系统性感染较少，主要有皮下脓肿、足菌肿、暗色丝孢霉病、着色芽生菌病、儿童耳真菌病、眼内炎、伤口感染、淋巴结炎、蜂窝组织炎、糖尿病患者的皮下霉菌性溃疡或伴有上颌窦组织坏死的霉菌性鼻窦炎、脑部感染及真菌血症等。

（卢洪洲　钱雪琴　冯长海）

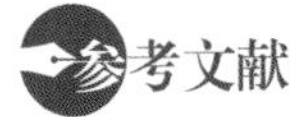

参考文献

1. Machouart M, Menir P, Helenon R, et al. *Scytalidium* and scytalidiosis: what's new in 2012? [J]. Journal de Mycologie Médicale, 2013,23(1):40－46.

2. Gil-González M, Gómez-Velásquez JC, Loaiza-Díaz N, et al. Onychomycosis caused by the environmental mold *Neoscytalidium dimidiatum* in Colombia, and in vitro antifungal susceptibility evaluation [J]. Med Mycol, 2020,28: myaa105. doi:10.1093/mmy/myaa105. Epub ahead of print. PMID:33369622.
3. James JE, Santhanam J, Lee MC, et al. In vitro antifungal susceptibility of neoscytalidium dimidiatum clinical isolates from Malaysia [J]. Mycopathologia, 2017,182(3-4):305-313. doi:10.1007/s11046-016-0085-5. Epub 2016 Nov 4. PMID:27815659.
4. Calvillo-Medina RP, Martínez-Neria M, Mena-Portales J, et al. Identification and biofilm development by a new fungal keratitis aetiologic agent [J]. Mycoses, 2019,62(1):62-72. doi:10.1111/myc.12849. Epub 2018 Oct 16. PMID: 30187586.

第三十八节 奔马疣霉

一、简介

奔马疣霉(*Verruconis gallopava*)原来归为赭霉属,曾用名奔马赭霉或奔马指霉(*Ochroconis gallopava*),广义赭霉属真菌的分子分类差距较大,奔马疣霉现隶属于真菌界(Fungi)、子囊菌门(Ascomycota)、座囊菌纲(Dothideomycetes)、黑星菌目(Venturiales)、Sympoventuriaceae 科、疣霉属(*Verruconis*)。

二、培养与镜检

(一) 培养

菌落生长速度中等,质地光滑至短绒毛状,干燥,扁平,褐色至棕黑色,产生深棕色扩散性色素。35 ℃生长最佳,可耐受 47 ℃高温。见图 10-38-1 至图 10-38-4。

(二) 镜下形态

棕色菌丝有分隔,壁较厚。分生孢子梗多为圆柱状或针尖状,不分枝,偶尔生长不良(短或缺如),顶端产生数个分生孢子。分生孢子为双细胞,圆柱状或胶囊形,表面光滑,隔膜处收缩,顶细胞宽于基细胞,分生孢子基部有脐(为残余的小齿)。见图 10-38-5 至图 10-38-8。

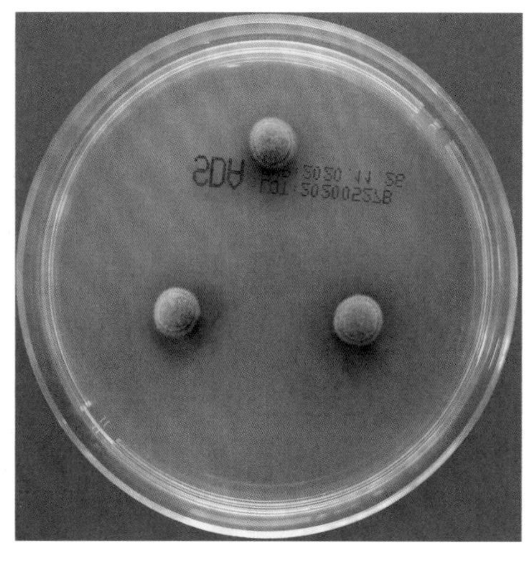

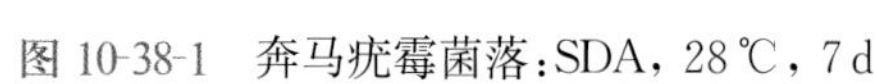

图 10-38-1 奔马疣霉菌落:SDA, 28 ℃, 7 d

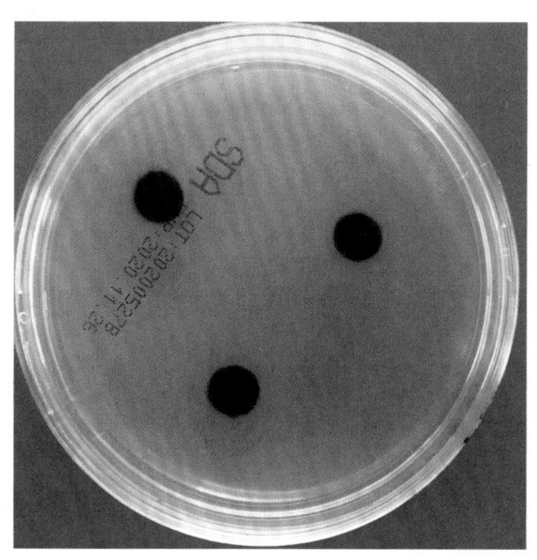

图 10-38-2 奔马疣霉菌落(反面):SDA, 28 ℃, 7 d

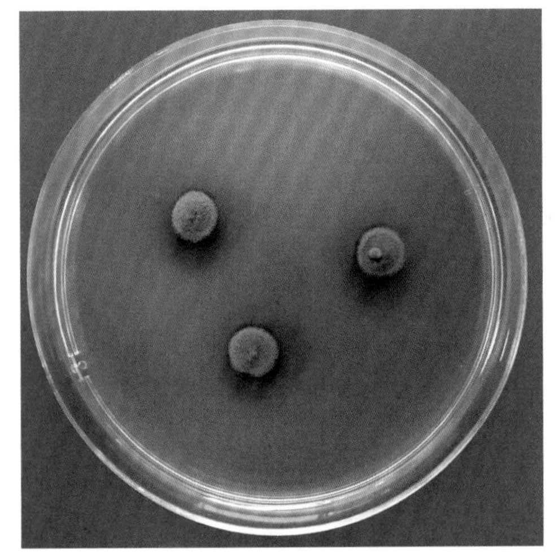
图 10-38-3　奔马疣霉菌落:PDA, 28℃, 7 d

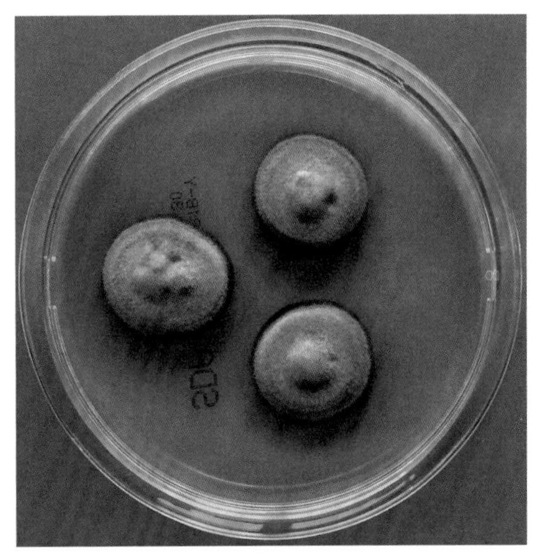
图 10-38-4　奔马疣霉菌落:SDA, 28℃, 14 d

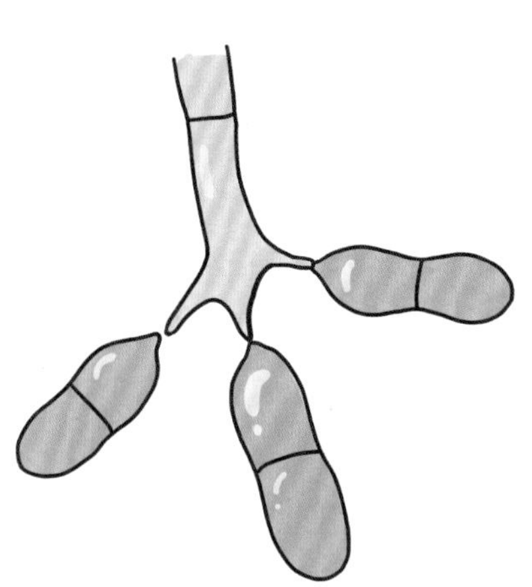
图 10-38-5　奔马疣霉镜下形态示意图

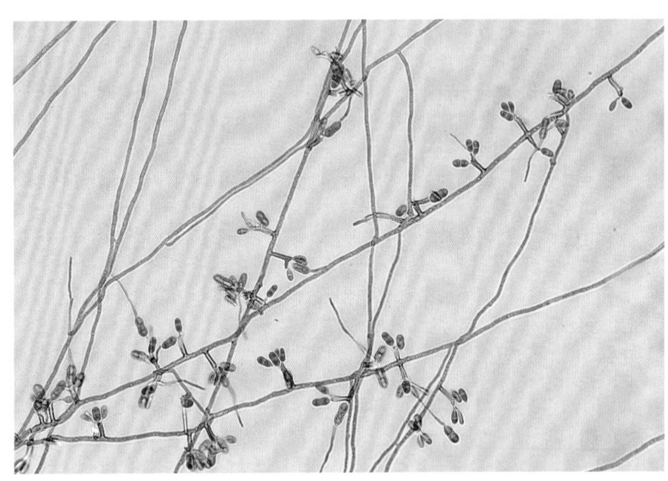
图 10-38-6　奔马疣霉镜检:PDA, 28℃, 7 d,乳酸酚棉蓝染色, ×400

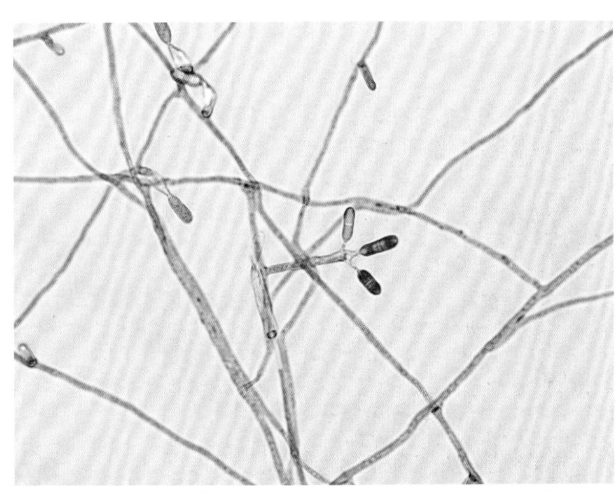
图 10-38-7　奔马疣霉镜检:PDA, 28℃, 7 d,乳酸酚棉蓝染色,×1000

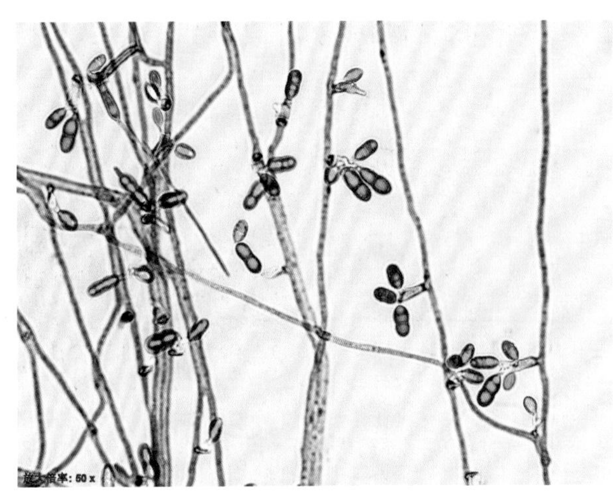
图 10-38-8　奔马疣霉镜检:PDA, 28℃, 12 d,乳酸酚棉蓝染色,×1000

三、鉴定与鉴别

1. 奔马疣霉特点为:①棕黑色菌落,产棕色扩散性色素。②分生孢子梗顶端常有多个产孢口,小齿状。③分生孢子双细胞,胶囊形,基部有脐。④嗜热性,可耐受 47 ℃高温。

2. 主要根据镜下特征鉴别于其他暗色真菌,ITS 可以鉴别到种水平。

四、抗真菌药物敏感性

体外药敏试验结果显示奔马疣霉对泊沙康唑 MIC 值低,其次 MIC 较低的是伊曲康唑、伏立康唑和两性霉素 B。文献报道临床上用两性霉素 B 脂质体、伊曲康唑、伏立康唑联合两性霉素 B、泊沙康唑联合伏立康唑治疗由奔马疣霉引起的暗色丝孢霉病取得显著疗效。

五、临床意义

奔马疣霉为嗜热性真菌,存在于热土壤、温泉、自发热废物或鸡舍垃圾里。具有嗜神经性,是感染人类大脑的病原体,也是引起家禽、猫和狗脑炎的病原菌,1964 年首次从脑炎死亡的火鸡幼雏体内分离出。人感染中脑脓肿是最常见的表现,其次为肺脓肿、皮下感染和播散性感染。

(徐和平 刘敏雪 洪国粦)

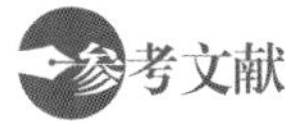

1. Kim EL, Patel SR, George MS, et al. *Ochroconis gallopava* endophthalmitis successfully treated with intravitreal voriconazole and amphotericin B [J]. Retin Cases Brief Rep, 2018,12(4):310 - 313.
2. Bernasconi M, Voinea C, Hauser PM, et al. *Ochroconis gallopava* bronchitis mimicking haemoptysis in a patient with bronchiectasis [J]. Respir Med Case Rep, 2017,22:215 - 217.
3. Karen C. Carroll, Michael A. Pfaller, et al. Manual of Clinical Microbiology [M]. 12th ed. Washington DC: ASM, 2019.

第三十九节 暗色枝顶孢霉属

一、简介

暗色枝顶孢霉属(*Phaeoacremonium*)分类学上属于真菌界(Fungi)、双核亚界(Dikarya)、子囊菌门(Ascomycota)、盘菌亚门(Pezizomycotina)、粪壳菌纲(Sordariomycetes)、Togniniales 目、Togniniaceae 科、暗色枝顶孢霉属(*Phaeoacremonium*)。该属有 46 个种,其中寄生暗色枝顶孢(*P. parasiticum*)、*P. krajdenii*、*P. cinereum*、*P. alvesii*、*P. amstelodamense*、灰白暗色枝顶孢(*P. griseorubrum*)、微小暗色枝顶孢(*P. minimum*)、*P. rubrigenum*、*P. sphinctrophorum*、缓生暗色枝顶孢(*P. tardicrescens*)、膨胀暗色枝顶孢(*P. inflatipes*)、委内瑞拉暗色枝顶孢(*P. venezuelense*)是本属中可以导致人类感染的病原菌。

二、生物学特性

（一）培养特性

菌落生长缓慢，细绒毛状至絮状，可有放射状皱褶，菌落开始灰白色，随着培养时间延长，变为红棕色或橄榄灰色。见图 10-39-1 和图 10-39-2。

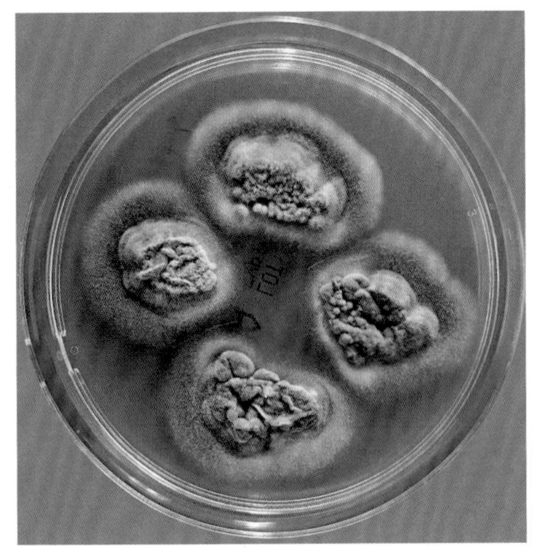

图 10-39-1　寄生暗色枝顶孢菌落：SDA，27℃，7 d

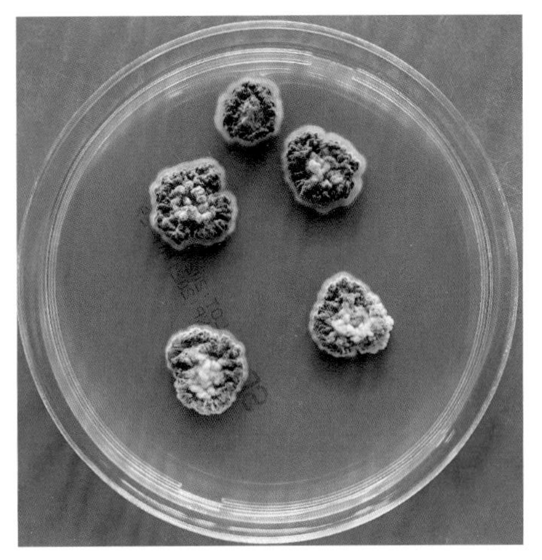

图 10-39-2　寄生暗色枝顶孢菌落：SDA，27℃，21 d

（二）形态与染色

临床标本中的形态：可见分枝分隔菌丝，偶可见大量的单细胞，椭圆形分生孢子。见图 10-39-3、图 10-39-4。

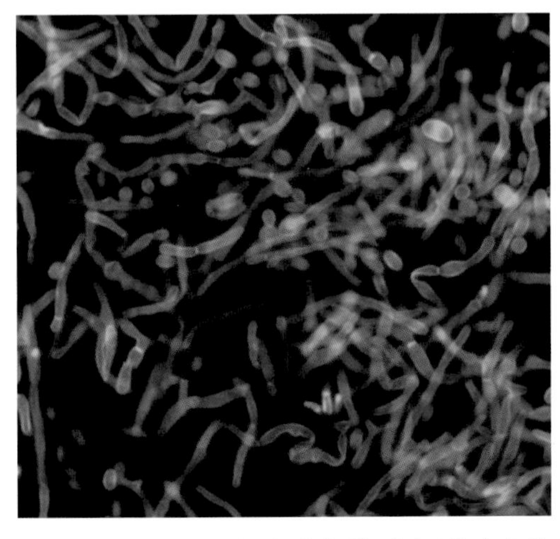

图 10-39-3　角膜组织中暗色枝顶孢：荧光白染色，×400

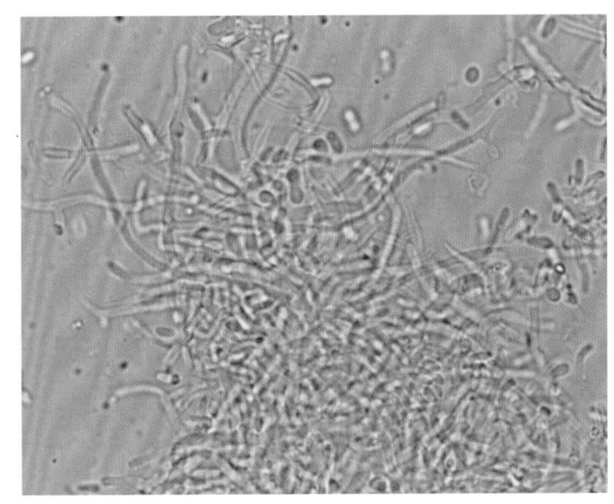

图 10-39-4　角膜组织中暗色枝顶孢：10%KOH 湿片，×400

培养后镜下特点：

1. 菌丝：菌丝开始透明，之后呈棕色，有隔，壁粗糙，典型形态的菌丝体为疣状。

2. 瓶梗：瓶梗为棕色、厚壁、纤细、圆柱形，向尖端逐渐变细，长 15～50 μm，产孢多，有小的漏斗状囊领。

3. 分生孢子:孢子为单细胞,透明,圆柱形至香肠状,(3~6) μm×(1~2) μm,时间长略膨大。常在渐尖的瓶梗顶端黏结成团,聚集成假头状。

见图 10-39-5 至图 10-39-7。

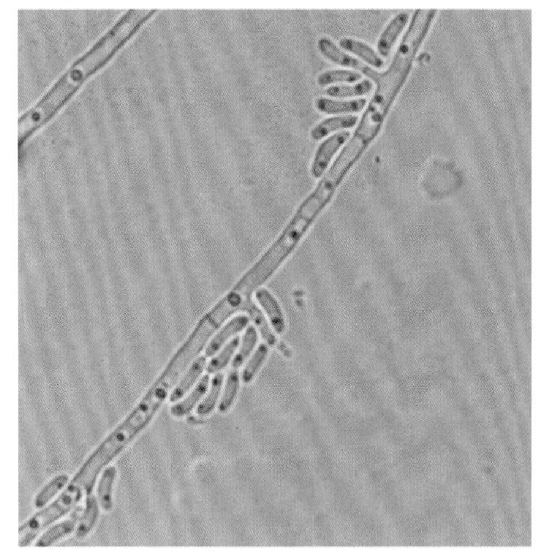

图 10-39-5 寄生暗色枝顶孢镜检:SDA,7 d,未染色,×1 000

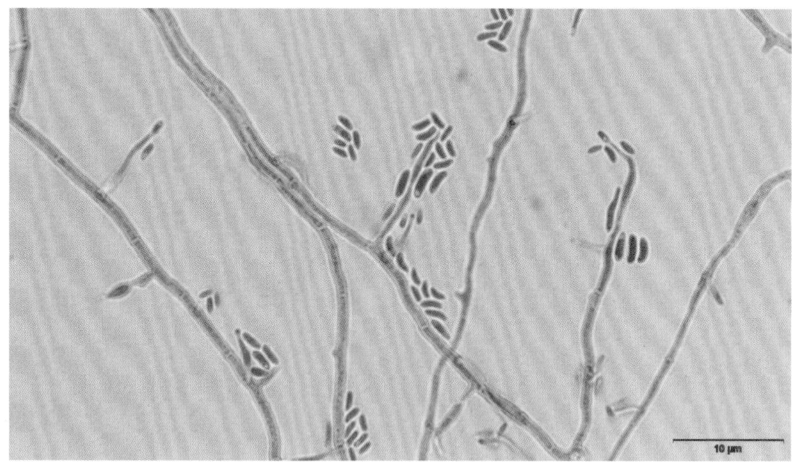

图 10-39-6 寄生暗色枝顶孢镜检:SDA,7 d,乳酸酚棉蓝染色,×1 000

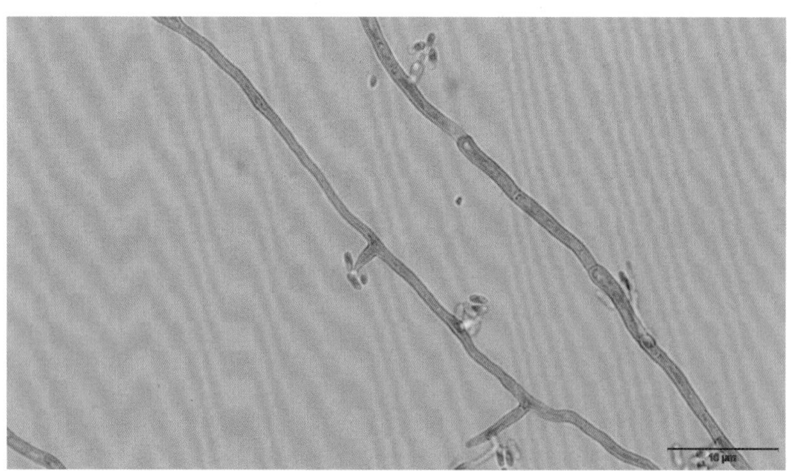

图 10-39-7 寄生暗色枝顶孢镜检:SDA,7 d,乳酸酚棉蓝染色,×1 000

三、鉴定与鉴别

注意与枝顶孢属(*Acremonium*)和瓶霉属(*Phialophora*)区别,暗色枝顶孢霉属与枝顶孢属的不同之处在于有暗色菌丝和分生孢子;与瓶霉属的不同之处在于有囊领和疣状产孢细胞。

ITS 和 β-微管蛋白测序可对不同的暗色枝顶孢属菌种进行鉴定。

四、抗真菌药物敏感性

暗色枝顶孢属对两性霉素 B、伏立康唑、泊沙康唑、特比萘芬的 MIC 较低。对氟康唑、伊曲康唑和棘白菌素类药物的 MIC 均较高。

五、临床意义

暗色枝顶孢属在环境中普遍存在，是常见的植物病原体，也是一种条件致病菌，在免疫功能正常的宿主中，暗色枝顶孢属可引起皮肤和皮下感染，包括甲真菌病、足菌肿、皮下脓肿、关节炎、眼内炎和角膜炎，多与外伤有关。在免疫功能低下的患者中，可引起侵袭性感染，如心内膜炎、脑脓肿和真菌血症等。

（胡杨柳　鹿秀海　徐和平）

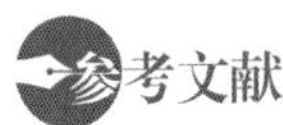
参考文献

Chowdhary A, Meis JF, Guarro J, et al. ESCMID and ECMM joint clinical guidelines for the diagnosis and management of systemic phaeohyphomycosis: diseases caused by black fungi [J]. Clin Microbiol Infect, 2014,20(Suppl 3):47 - 75.

第四十节　何德霉属

一、简介

何德霉属（*Hortaea*）隶属于子囊菌门、盘菌亚门、座囊菌纲、煤炱目、畸球腔菌科（Teratosphaeriaceae），属内有威尼克何德霉（*H. werneckii*）、*H. acidophila*（现名 *Neohortaea acidophila*）、*H. thailandica* 三个种。

威尼克何德霉为属内模式种，曾用名威尼克枝孢霉（*Cladosporium werneckii*）、威尼克外瓶霉（*Exophiala werneckii*）、威尼克暗色环痕霉（*Phaeoannellomyces werneckii*）。该菌世界性范围分布，主要存在于热带、亚热带沿海地区，我国以长江以南为主要发病地域；具嗜盐性，偶尔室内灰尘中也可发现。

二、培养及镜检

（一）培养

SDA 和 PDA 上，25～28 ℃培养，菌落生长缓慢，21 d 可成熟。表面初时色浅、潮湿、有光泽酵母样，稍后呈橄榄色至黑色，周边可见灰绿色伪足样营养菌丝；反面黑色。见图 10-40-1 至图 10-40-3。

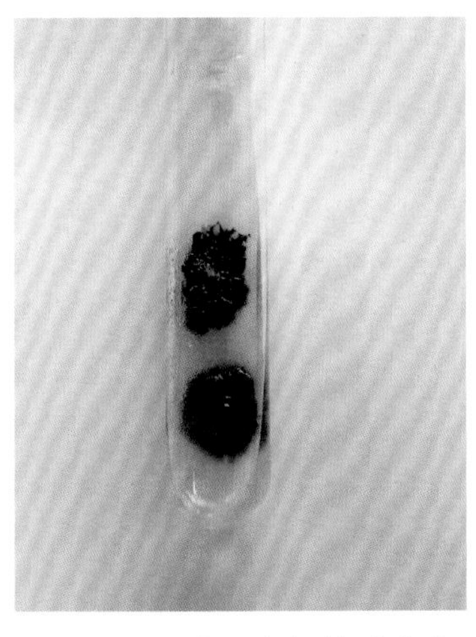

图 10-40-1　威尼克何德霉菌落：PDA，28 ℃，8 d

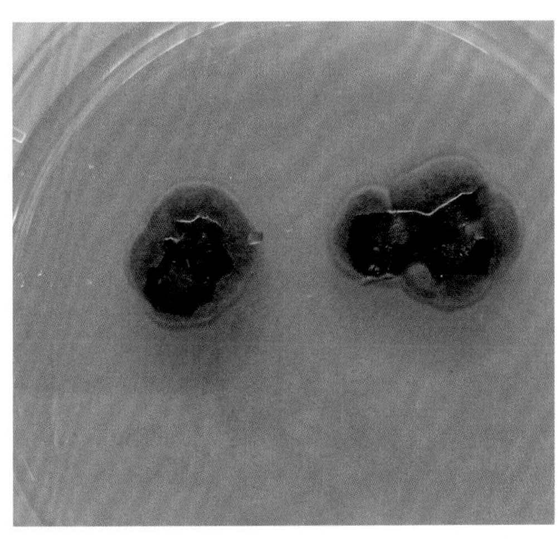

图 10-40-2　威尼克何德霉菌落：PDA，28 ℃，8 d

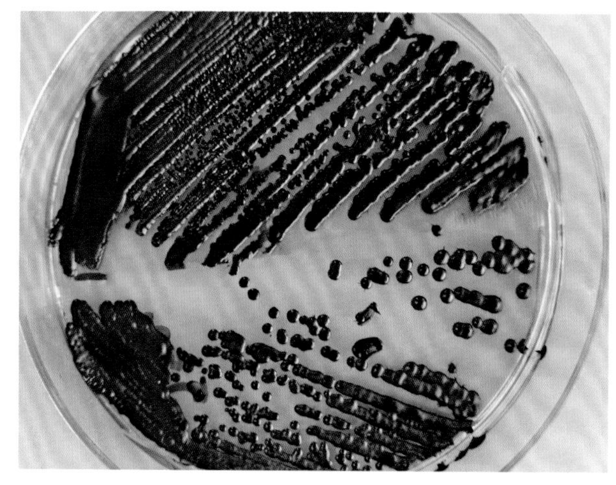

图 10-40-3 威尼克何德霉菌落:PDA，28℃，14 d

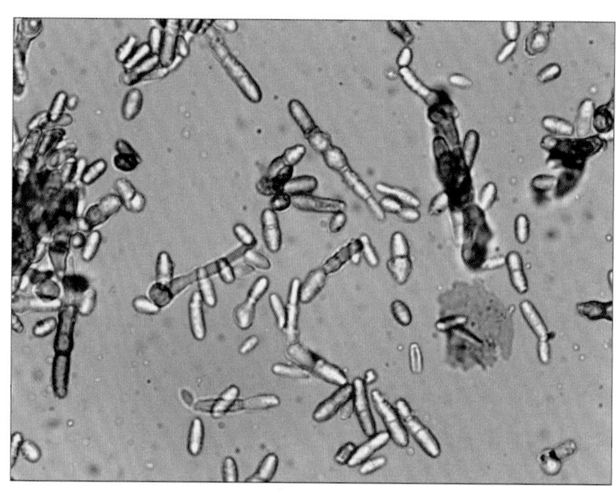

图 10-40-4 威尼克何德霉皮屑标本直接镜检:10% KOH，×1 000

（二）镜下形态

疑似掌黑癣患者，刮取表面的皮屑直接镜检，可见腊肠样分隔的孢子和暗棕色真菌菌丝。见图 10-40-3。

菌丝有隔，宽且密，局部壁厚、棕色，环痕区显著；分生孢子梗直立或呈钉状突起，侧生或顶生产孢；分生孢子透明至浅橄榄色至棕色，椭圆形，1～2 个细胞，常转化为成束的厚壁细胞。见图 10-40-5 至图 10-40-7。

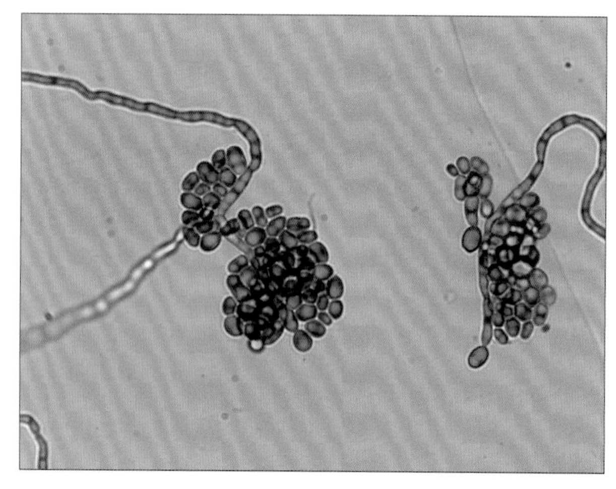

图 10-40-5 威尼克何德霉镜检:PDA，28℃，10 d，乳酸酚棉蓝染色，×400

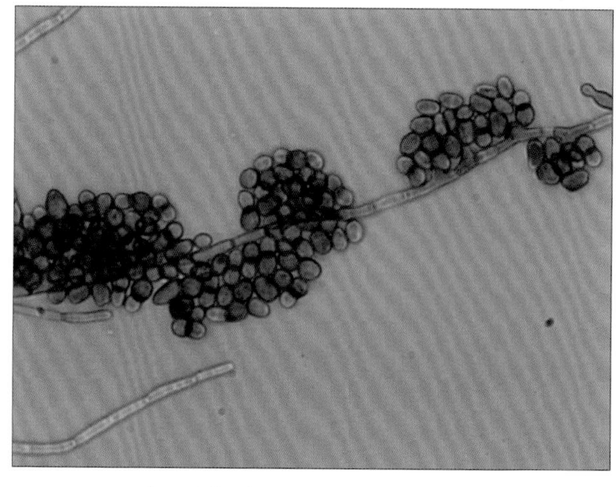

图 10-40-6 威尼克何德霉镜检:PDA，28℃，15 d，乳酸酚棉蓝染色，×400

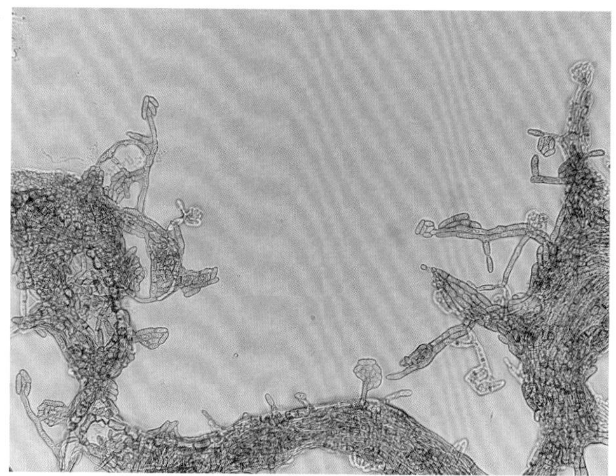

图 10-40-7 威尼克何德霉镜检:PDA，28℃，15 d，乳酸酚棉蓝染色，×400

三、鉴定与鉴别

（一）鉴定要点

主要根据菌落及镜下形态。

（二）属间鉴别

1. 与短梗霉（*Aureobasidium*）的鉴别：威尼克何德霉分生孢子多为双细胞，菌落生长缓慢；短梗霉分生孢子多为单细胞，菌落生长快速。

2. 与外瓶霉（*Exophiala*）的鉴别：威尼克何德霉菌丝呈丝状，且具嗜盐性，可在15% NaCl环境生长；外瓶霉菌丝呈酵母样，不可在15% NaCl环境生长。

（三）属内鉴别

属内种的鉴别见表10-40-1。

表10-40-1　威尼克何德霉、*H. acidophila*、*H. thailandica* 的鉴别

菌名	菌落(PDA)	菌丝	分生孢子	耐酸	耐盐
威尼克何德霉	黑色	有隔丝状	多为酵母样双细胞	−	+
H. acidophila	墨黑色	念珠状	多为不明显的酵母样双细胞	+	−
H. thailandica	浅棕色	酵母样	为椭圆形，有疣状纹饰	−	−

四、抗菌药物敏感性

氟康唑、卡泊芬净、阿尼芬净体外对威尼克何德霉耐药，两性霉素B体外对威尼克何德霉抗菌活性不定，伊曲康唑、伏立康唑、泊沙康唑、艾沙康唑、特比萘芬体外对威尼克何德霉敏感，酮康唑、益康唑、奥昔康唑、联苯苄唑也可取得良好的治疗效果。

五、临床意义

威尼克何德霉为条件致病菌，可致掌黑癣、眼部感染、腹膜炎、脾脓肿等。

（冯长海　陈婉南　徐和平）

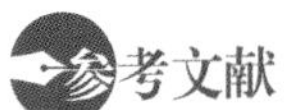

参考文献

1. Badali H, Al-Hatmi AMS, Fakhim H, et al. In vitro activity of nine antifungal agents against a global collection of *Hortaea werneckii* isolates, the agent of tinea nigra[J]. Int J Antimicrob Agents, 2019,54(1):95－98. doi:10.1016/j.ijantimicag.2019.05.006. Epub 2019 May 7. PMID:31071468.
2. Chamroensakchai T, Kleebchaiyaphum C, Tatiyanupanwong S, et al. Tinea nigra palmaris-associated peritonitis, caused by *Hortaea werneckii*: the first case report in a peritoneal dialysis patient[J]. Perit Dial Int, 2021,41(3):333－336. doi:10.1177/0896860820944778. Epub 2020 Aug 12. PMID:32783526.
3. 鲁莎，蔡文莹，毛越苹. 掌黑癣1例并中国大陆文献总结[J]. 中国真菌学杂志，2016,11(5):279－281.
4. Chen J, Xing XK, Zhang LC, et al. Identification of *Hortaea werneckii* isolated from mangrove plant aegiceras comiculatum based on morphology and rDNA sequences[J]. Mycopathologia, 2012,174(5－6):457－466. doi:10.1007/s11046－012－9568－1. Epub 2012 Aug 3. PMID:22864562.

第四十一节　实验室常见污染菌

本章众多丝状真菌,包括枝孢霉、枝孢瓶霉、弯孢霉、离蠕孢、链格孢、毛霉、根霉、烟曲霉、黄曲霉、黑曲霉、棒曲霉、青霉、枝顶孢、镰刀菌、单端孢、木霉、小鬼伞、毛壳菌等,均可导致实验室污染,也可定植于呼吸道、皮肤表面。因此,实验室分离到这类条件致病菌,一定要结合患者的临床症状、标本直接涂片结果和平板生长状况作出综合评判,慎重给出病原体阳性报告,以免误导临床的诊治。

下列丝状真菌也经常从实验室分离出,从目前数据来看,这些真菌一般不会引起患者感染,所以通常都当作实验室污染菌处理。但一些特殊患者,比如自严重免疫缺陷患者深部无菌部位分离,实验室要和临床充分沟通,共同判断。

脉孢霉属

一、简介

脉孢霉属(*Neurospora*),又名串珠霉、链孢霉、红色面包霉。因子囊孢子成熟时外壁上有突起和神经状纵肋,故名脉孢霉。粗糙脉孢霉(*N. crassa*)为模式菌株。脉孢霉广泛分布于自然界土壤中和禾本科植物上,分生孢子在空气中飘浮,靠气流传播,是高温季节生产场地发生的最重要的杂菌,7～9 月份是盛发高峰,也是实验室最常见的污染菌,一旦平皿上发现脉孢霉,2 d 后即可布满整个平皿。

二、培养与镜检

脉孢霉属生活力极强,各种培养基上均能生长。分生孢子耐高温,菌丝好氧,在 4～44 ℃时均能生长,25～36 ℃时生长最快,呈白色、红色或橙红色粉末状,有有性阶段和无性阶段之分。

1. 有性阶段:脉孢霉为异宗配合,约 10 d 可完成一个生命周期。有性阶段的子囊壳(Perithecium)簇生或散生于基质表面或内层,成熟的子囊壳暗褐色,梨形或卵形,孔口乳头状,内侧有短侧丝。子囊壳内有多个子囊,但无侧丝,圆柱形,有短柄,1 个子囊内一般含有 8 个子囊孢子。子囊孢子初期为无色透明,成熟时由橄榄色变为淡绿色,外壁上有突起和神经状纵肋。

2. 无性阶段:产孢菌丝呈双叉状分枝,分生孢子梗较短,直接从菌丝上长出;分生孢子串生成链,单细胞,易脱落,卵形,桶形或不规则形,分生孢子含类胡萝卜素而显红色或橙红色。

见图 10-41-1-1 至图 10-41-1-5。

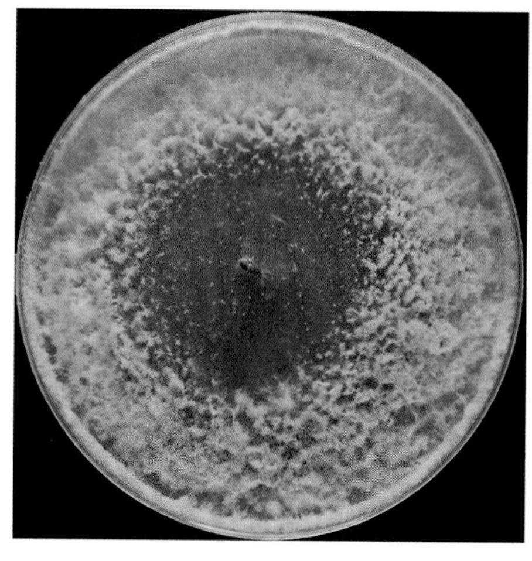

图 10-41-1-1　粗超脉孢霉菌落:SDA,35 ℃,2 d

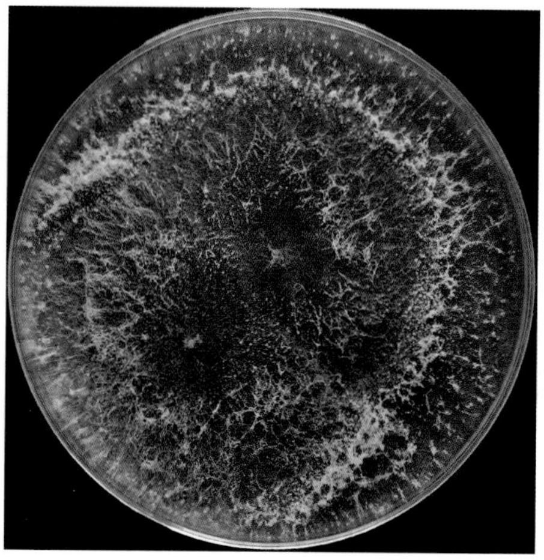

图 10-41-1-2　粗超脉孢霉菌落:血平板,35 ℃,2 d

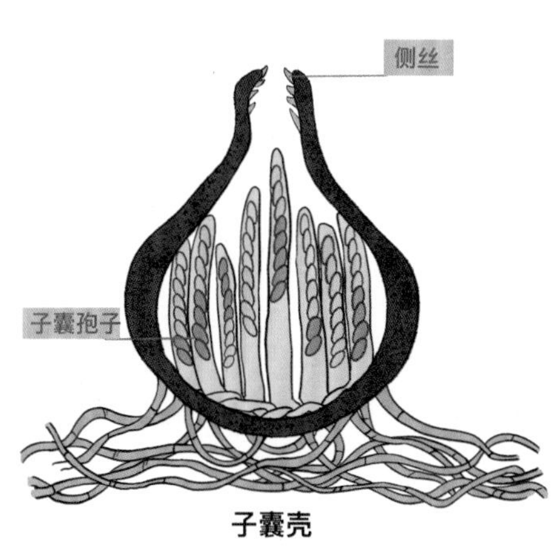

图 10-41-1-3　脉孢霉镜检子囊壳示意图

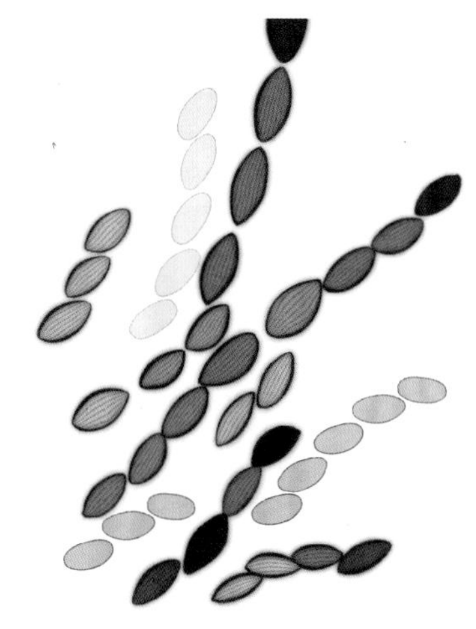

图 10-41-1-4　脉孢霉镜检子囊孢子示意图

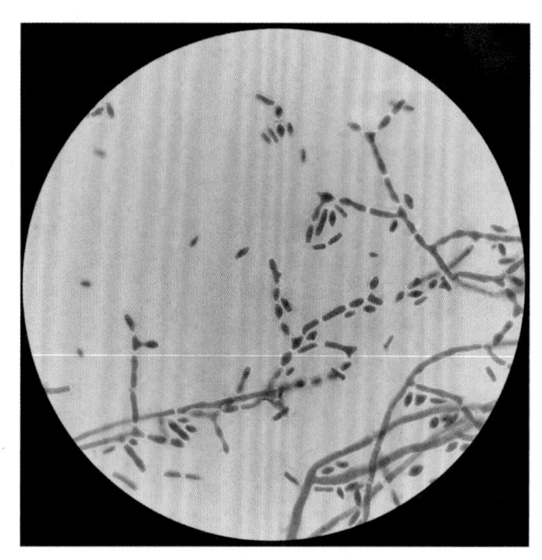

图 10-41-1-5　粗超脉孢霉镜检：SDA，35℃，2 d，乳酸酚棉蓝染色，×1 000

（陈杏春　胡柳杨　龙恺宁）

索迪毛平革菌

一、简介

索迪毛平革菌（*Phanerochaete sordida*）隶属于担子菌门（Basidiomycota）、伞菌纲（Agaricomycetes）、多孔菌目（Polyporales）、原毛平革菌科（Phanerochaetaceae）。原毛平革菌有分解纤维素的能力，广泛存在于自然界。美国 CDC 报告称，索迪毛平革菌的生物安全等级为一级，表明这种微生物不会引起人类或动物致病，是临床微生物实验室较常见的污染菌，但 2017 年有日本学者 Naoki Watanabe 等报道了一例索迪毛平革菌致免疫功能受损者出现肺结节的病例。

二、培养与镜检

在 SDA 和 PDA 上，35℃培养时菌落生长非常迅速，在平板中央点种培养，第 1 d 菌丝紧贴琼脂表面生长,2 d 可长满 7 cm 平板,随后菌层逐渐增厚,平板上的菌像一层“白霜”;菌落颜色由白色转至浅黄色,粉末样。

培养未成熟前,镜下只见分枝分隔的菌丝,随着培养时间延长,镜下可见较多巨大的厚壁孢子,厚壁孢子有间生也有顶生,厚壁孢子圆形、椭圆形,壁光滑。平革菌虽然隶属于担子门,但没有担子门菌特征性的锁状结构。

三、鉴定与鉴别

(一) 鉴定要点

1. 菌落生长速度非常快,颜色由白色至米黄色,粉末样;
2. 较多巨大的厚壁孢子。

(二) 与侧孢霉的鉴别

索迪毛平革菌与侧孢霉两者菌落非常类似,无法鉴别,但侧孢霉除有较多巨大厚壁孢子外,还有大量的分生孢子,而索迪毛平革菌只有巨大厚壁孢子,无分生孢子。

见图 10-41-2-1 至图 10-41-2-6。

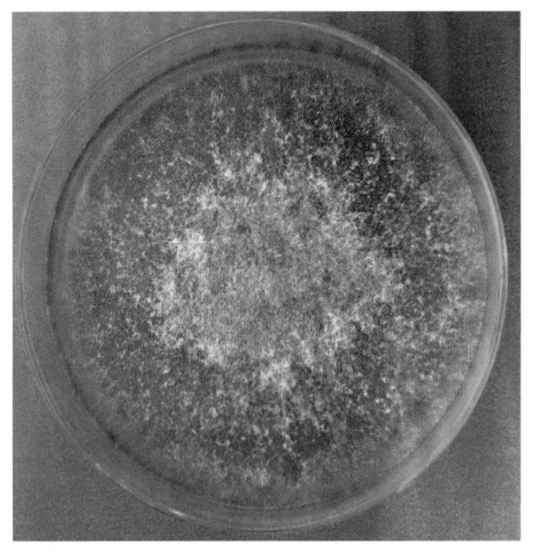

图 10-41-2-1 索迪毛平革菌菌落:SDA,35℃,3 d

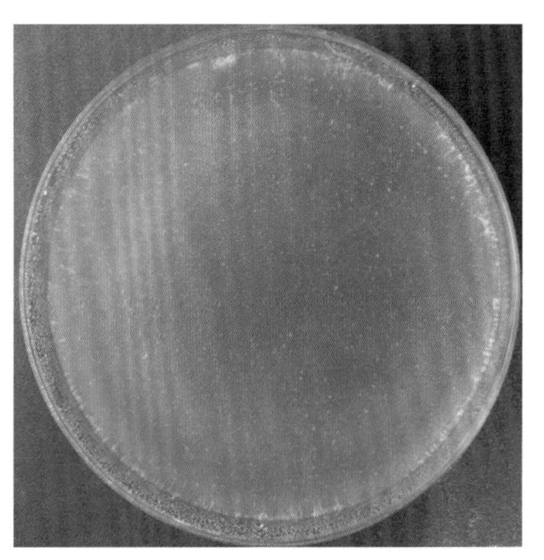

图 10-41-2-2 索迪毛平革菌菌落:PDA,35℃,3 d

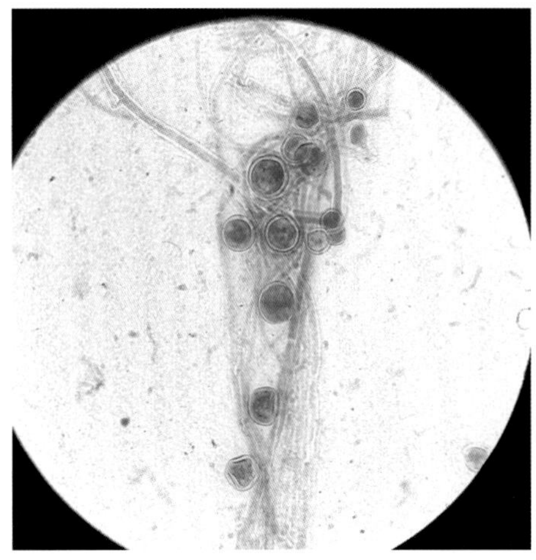

图 10-41-2-3 索迪毛平革菌镜检:SDA,35℃,4 d,乳酸酚棉蓝染色,×1000

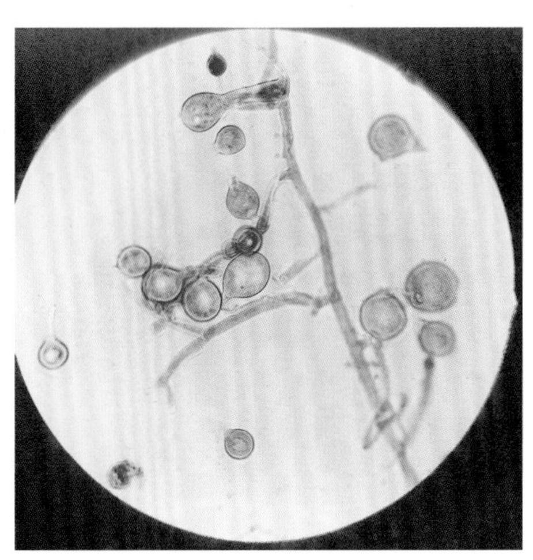

图 10-41-2-4 索迪毛平革菌镜检:SDA,35℃,4 d,乳酸酚棉蓝染色,×1000

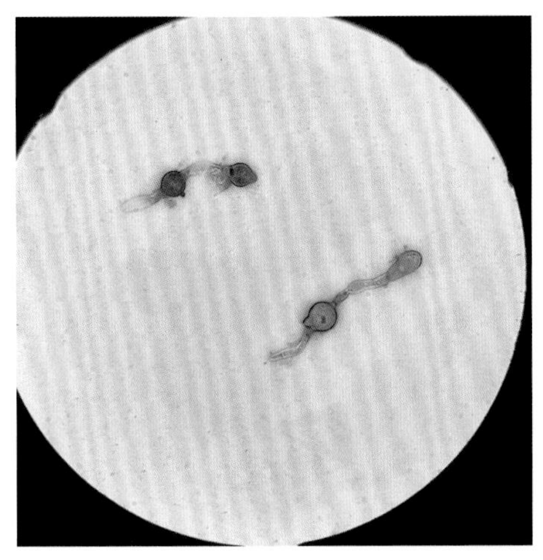

图 10-41-2-5　索迪毛平革菌镜检：SDA，35℃，4 d，乳酸酚棉蓝染色，×1 000

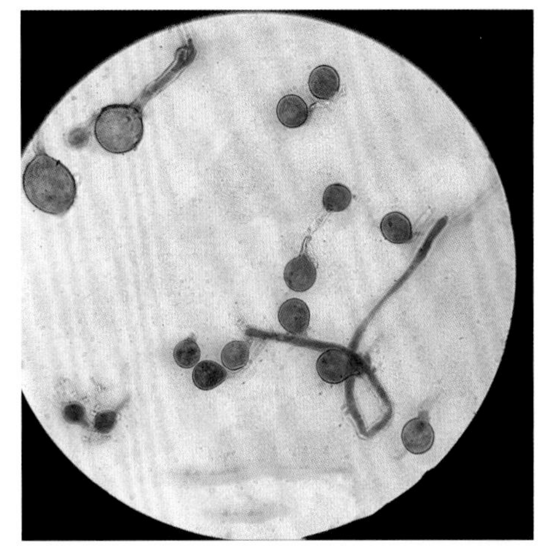

图 10-41-2-6　索迪毛平革菌镜检：SDA，35℃，4 d，乳酸酚棉蓝染色，×1 000

（胡龙华）

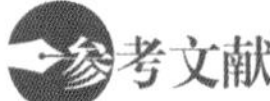

1. Naoki Watanabe, Kiyofumi Ohkusu, Masaya Okuda, et al. *Phanerochaete sordida* as a cause of pulmonary nodule in an immunocompromised patient: a case report [J]. BMC Infect Dis, 2017, 17(1): 135. doi: 10.1186/s12879-017-2244-9.
2. U.S. Department of Health and Human Services. Biosafety in Microbiological and Biomedical Laboratories [M]. 5th ed. Washington: Government Printing Office, 2009.

吉尔伯特霉属

一、简介

吉尔伯特霉属(*Gilbertella*)，隶属于毛霉门、毛霉纲、毛霉目，笄霉科(Choanephoraceae)。常见的是波斯吉尔伯特霉(*Gilbertella persicaria*，也称桃吉尔伯特霉)。为植物病原菌，常引起桃、梨、西红柿、土豆以及热带水果感染。曾报道过从一位马来西亚体检患者粪便中检出波斯吉尔伯特霉，但无人类致病的相关报道。

二、培养与镜检

在 PDA、SDA 上 25℃培养时生长迅速，2 d 就可以铺满整个平皿。菌落最初为白色，后慢慢变为灰黄色，成熟菌落表面点缀着黑色孢囊。菌落背面初为白色后逐渐变为淡黄色。镜下孢囊梗宽，长度可变，透明，轻微棕色到浅灰色，有时可见分枝，在靠近孢子囊下端有时可见分隔。孢子囊数量众多，初为米白色，成熟后变为棕色或黑色。孢子囊被纵向分为两半，球形或近球形。囊轴形态可变，卵圆形到梨形，近球形。孢囊孢子形态不规则，主要形态是卵圆形，孢子一端有丝状附属物。在培养基上可见厚壁孢子，为异宗配合，很难看到接合孢子。在低温培养时(5℃)，于 SDA、PDA、MEA 培养基上生长缓慢。PDA 25℃培养最有利于菌丝和孢子形成。

三、鉴定与鉴别

1. 鉴定要点：吉尔伯特霉孢囊的囊壁会沿着纵向轴裂开，孢子囊孢子一端有丝状附属物，但普通光学显微镜下难以看到该丝状附属物。

2. 与根霉鉴别:根霉的孢囊梗与假根对生,可见囊托,囊壁无纵向线,孢子无丝状附属物,对人类致病。见图 10-41-3-1 至图 10-41-3-8。

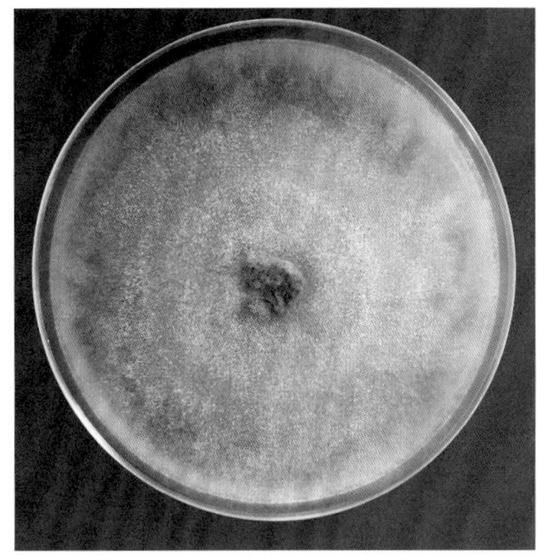

图 10-41-3-1 波斯吉尔伯特霉菌落:SDA,28℃,3 d

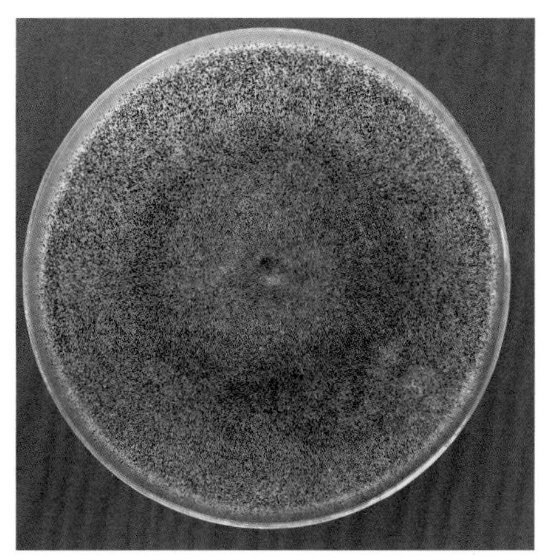

图 10-41-3-2 波斯吉尔伯特霉菌落:PDA,28℃,3 d

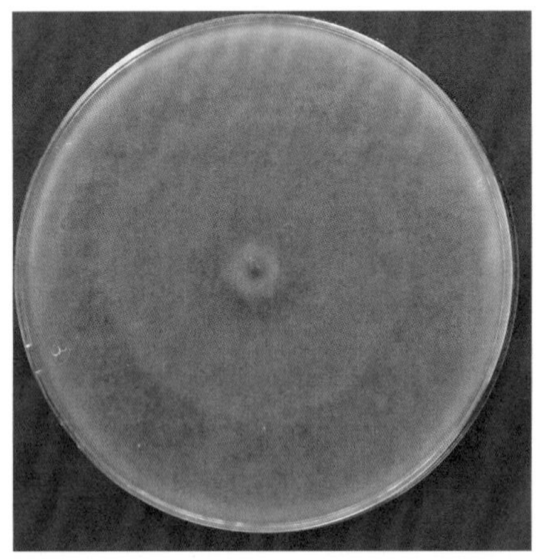

图 10-41-3-3 波斯吉尔伯特霉菌落背面:PDA,28℃,3 d

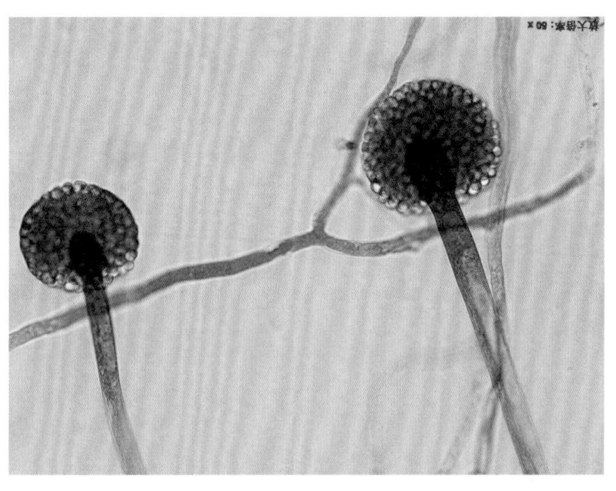

图 10-41-3-4 波斯吉尔伯特霉镜检:PDA,28℃,3 d,乳酸酚棉蓝染色,×400

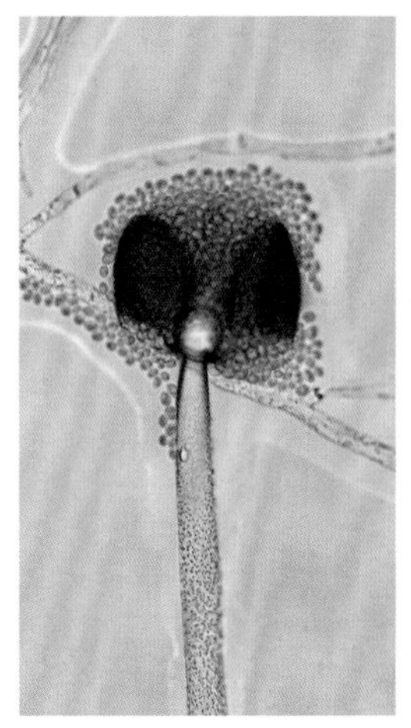

图 10-41-3-5 波斯吉尔伯特霉镜检:PDA,28℃,3 d,未染色,×400

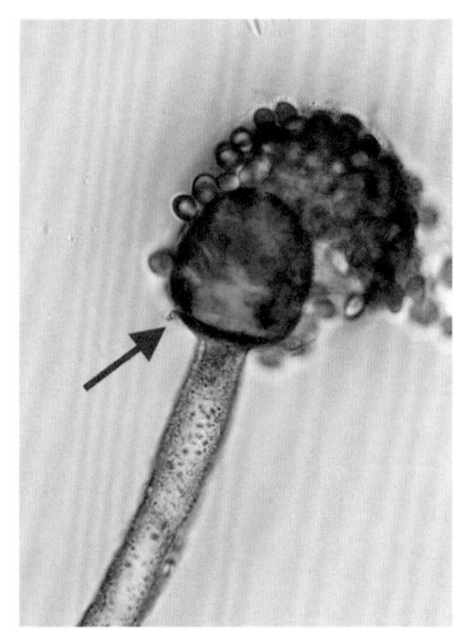

图 10-41-3-6 波斯吉尔伯特霉镜检:囊领,PDA,28℃,3 d,乳酸酚棉蓝染色,×1000

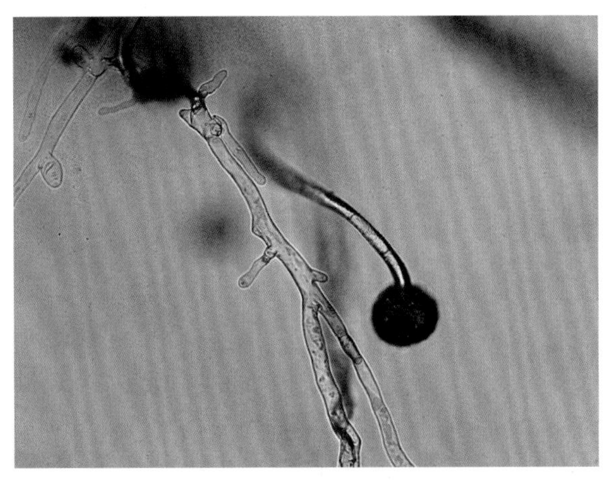

图 10-41-3-7　波斯吉尔伯特霉镜检：分生孢子梗分隔，PDA，28 ℃，3 d，未染色，×400

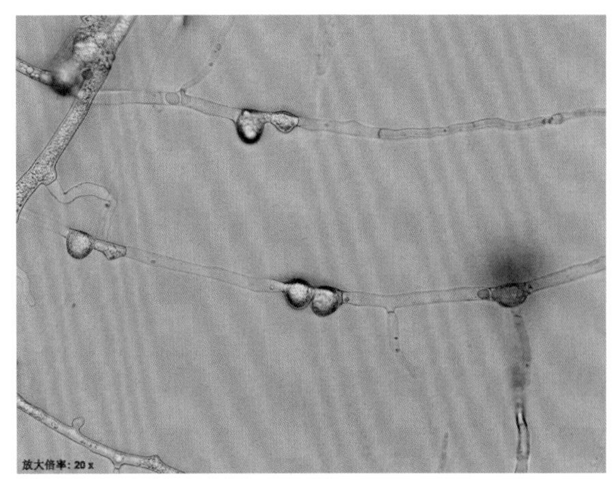

图 10-41-3-8　波斯吉尔伯特霉镜检：厚壁孢子，PDA，28 ℃，3 d，未染色，×400

（刘敏雪）

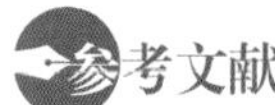

参考文献

1. Lee SH, Nguyen TTT, Lee HB. Isolation and characterization of two rare Mucoralean species with specific habitats. Mycobiology [J]. 2018,46(3):205－214.
2. Huet, M., et al., First reported case of *Gilbertella persicaria* in human stool: outcome of a community study from Segamat, Johor, Malaysia [J]. Braz J Microbiol, 2020,51(4):2067－2075.

Quambalaria

一、简介

Quambalaria 是一种透明担子菌，自然界中广泛存在，包括空气、土壤和昆虫幼虫，并与不同的植物来源有关。是实验室常见污染菌，后来发现在免疫功能低下或虚弱的个体中，*Quambalaria* 也可成为机会性致病的病原体。有报道可从人类皮肤和皮下感染、血液、肺炎、腹膜炎和侵袭性肺部感染患者中分离出来。

二、培养及镜检

在 SDA 和 PDA 上，26 ℃培养开始为酵母样，随着培养时间延长，菌落逐渐有浅红色润湿变成红色干燥（表面有短而密气生菌丝），背面颜色更红，37 ℃生长较慢，菌落红色色素浅，部分菌株 37 ℃无色。26 ℃培养的镜检菌丝多，还能看到菌丝产孢，有像盾细胞一样的细胞，芽生孢子相对少；而 37 ℃培养镜下芽生孢子多。

三、鉴定与鉴别

（一）鉴定要点

1. 菌落：26 ℃培养开始为酵母样随着培养时间延长，菌落逐渐有浅红色润湿变成红色干燥（表面有短而密气生菌丝），背面颜色更红，37 ℃较 26 ℃生长慢，菌落红色色素浅，部分菌株 37 ℃无色。显色平板：37 ℃培养菌落蓝色明显，而 26 ℃培养菌落蓝色不明显。产色素：26 ℃培养色素明显，而 37 ℃培养产色素不明显或不产色素。

2. 镜检特点：26 ℃镜下菌丝多，还能看到菌丝产孢，有像盾细胞一样的细胞，芽生孢子相对少；而

37 ℃培养镜下芽生孢子多。

(二) 属间鉴定

因有芽生孢子产生,传统方法可能会被错误识别,故 ITS 测序是准确鉴定的唯一可行方法。见图 10-41-4-1 至图 10-41-4-9。

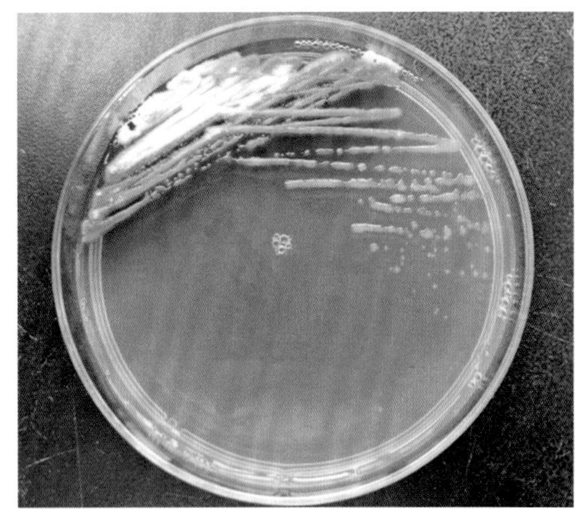

图 10-41-4-1 *Quambalaria* 菌落:SDA,26 ℃,48 h

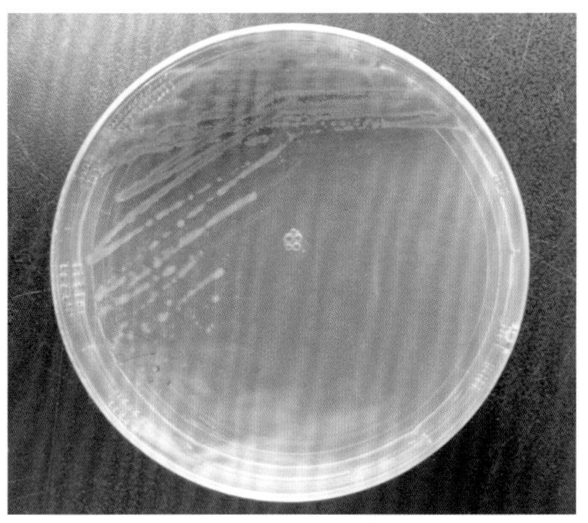

图 10-41-4-2 *Quambalaria* 菌落(背面):SDA,26 ℃,48 h

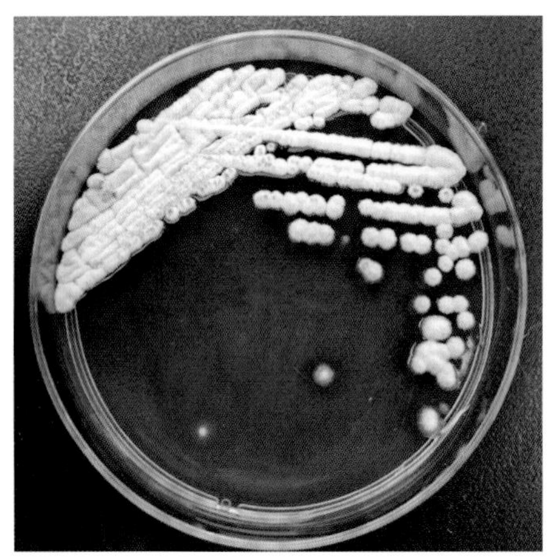

图 10-41-4-3 *Quambalaria* 菌落:SDA,26 ℃,3 d

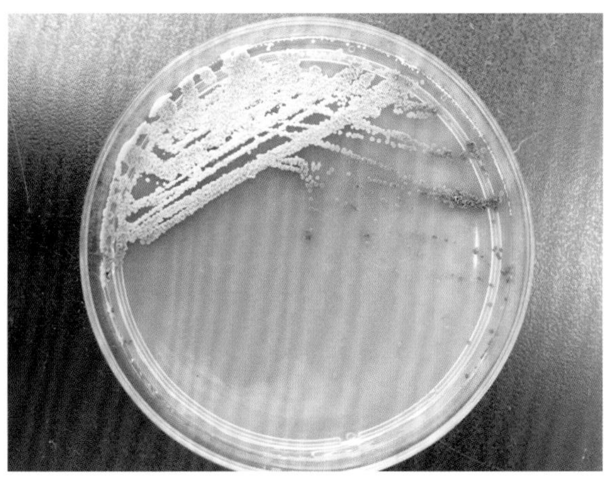

图 10-41-4-4 *Quambalaria* 菌落:科玛嘉显色平板,37 ℃,3 d

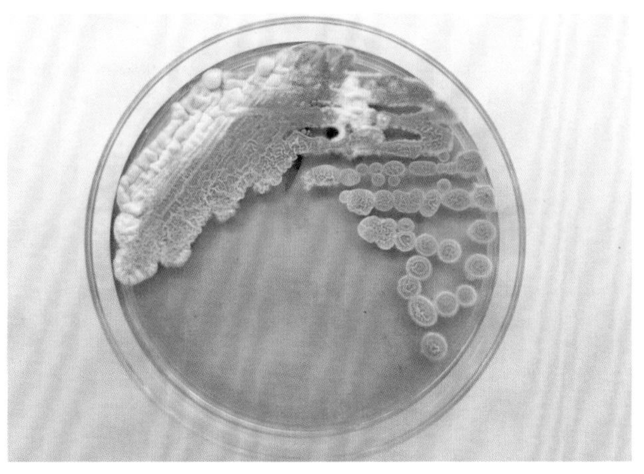

图 10-41-4-5 *Quambalaria* 菌落:SDA,26 ℃,5 d

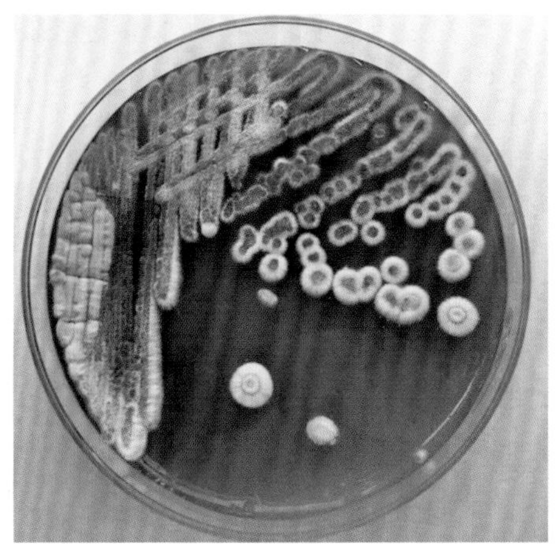

图 10-41-4-6 *Quambalaria* 菌落:PDA,26 ℃,5 d

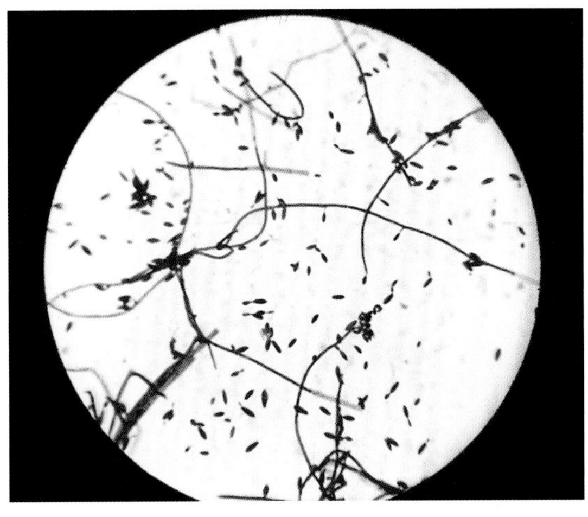

图 10-41-4-7 *Quambalaria* 镜检：SDA，26 ℃，48 h，革兰染色，×1 000

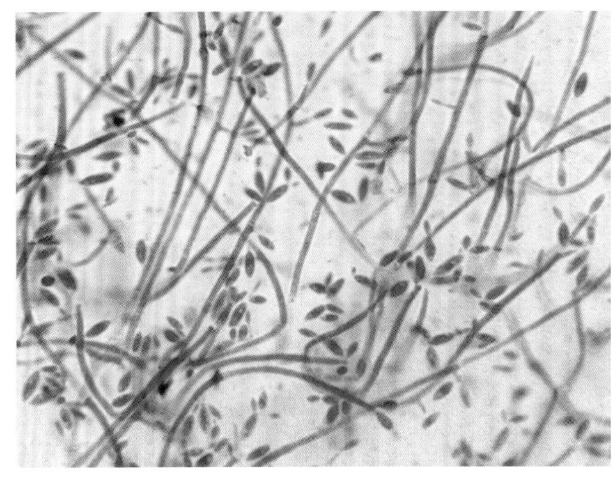

图 10-41-4-8 *Quambalaria* 镜检：SDA，26℃，5 d，乳酸酚棉蓝染色，×1 000

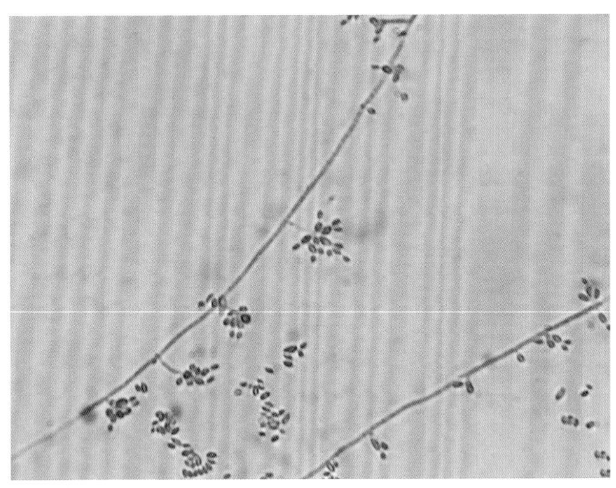

图 10-41-4-9 *Quambalaria* 镜检：SDA，26 ℃，5 d，乳酸酚棉蓝染色，×1 000

（李 姝 胡龙华）

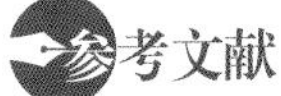

参考文献

1. Kuan CS, et al. Identification and characterization of a rare fungus, *quambalaria cyanescens*, isolated from the peritoneal fluid of a patient after nocturnal intermittent peritoneal dialysis [J]. PLoS One, 2015, 10(12): e0145932. Published online 2015 Dec 30. doi: 10.1371/journal.pone.0145932.
2. Fan X, et al. A rare fungal species, *quambalaria cyanescens*, isolated from a patient after augmentation mammoplasty-environmental contaminant or pathogen? [J]. PLoS One, 2014, 9(10): e106949. Published online 2014 Oct 20. doi: 10.1371/journal.pone.0106949.
3. Jackson L, Klotz SA, Normand RE. A pseudoepidemic of sporothrix cyanescens pneumonia occurring during renovation of a bronchoscopy suite [J]. J Med Vet Mycol, 1990, 28(1): 455 - 459.

毛栓菌属

一、简介

毛栓菌属(*Trametes*)属于担子菌门真菌，是一种常见的木材腐朽菌，广泛存在于自然界，约有 50 种，主要危害杨柳科的树木，形成白色腐朽。其孢子可散落在实验室平板，是实验室常见污染真菌之一。

毛栓菌属在外界环境中多生于木桩上，子实体小至中等大，无柄，侧生，木栓质。菌盖半圆形，扁平近薄片状，密被黄白色、黄褐色或深栗褐色粗毛束，有同心环带，老时褪为灰白色或浅灰褐色，边缘较薄而锐。担子呈短棒状，具 4 小梗。

二、培养及镜检

在 SDA 或 PDA 上，35 ℃培养菌落生长中等速度，刚开始菌丝紧贴琼脂表面生长，约 5 d 可长满 7 cm 平板，随后菌层逐渐增厚，并形成絮状气生菌丝，有些菌丝可集结成束状；菌落颜色由白色至浅黄色，背面无色。培养未成熟前，镜下仅见分枝分隔的菌丝，菌丝无隔膜或少隔膜，无锁状联合。丝裂型产孢，分生孢子竹节型或球形，常聚集成堆，壁光滑。

三、鉴定与鉴别

1. 鉴定要点：①菌落生长速度中等，颜色由白色至米黄色，有絮状气生菌丝；②竹节状分生孢子。见图 10-41-5-1 至图 10-41-5-4。

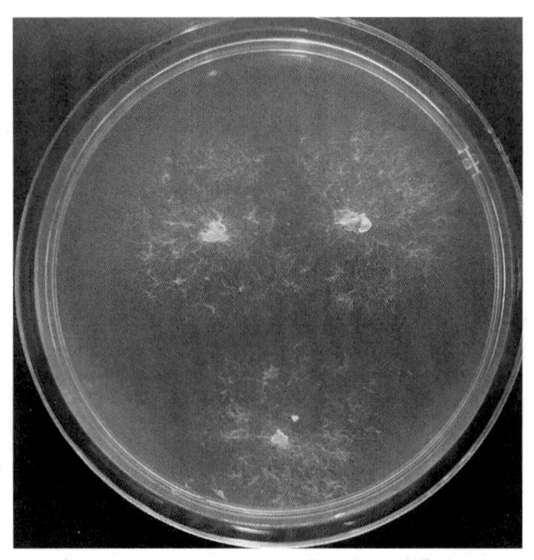

图 10-41-5-1 毛栓菌菌落：CZA，35 ℃，2 d

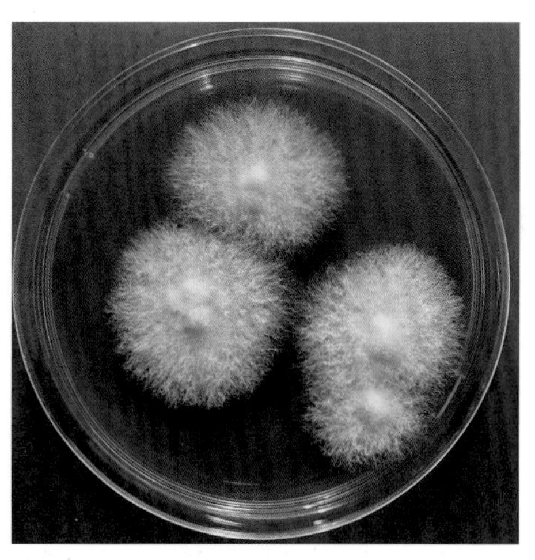

图 10-41-5-2 毛栓菌菌落：SDA，35 ℃，6 d

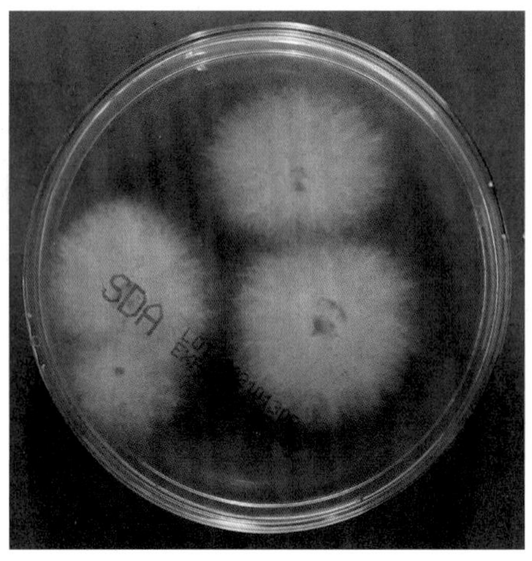

图 10-41-5-3 毛栓菌菌落（背面）：SDA，35 ℃，6 d

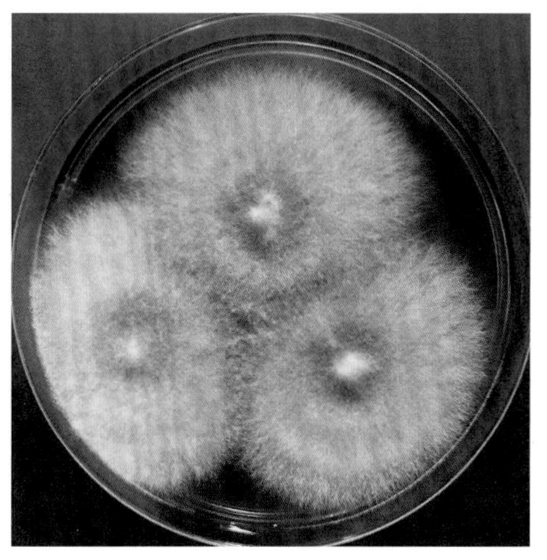

图 10-41-5-4 毛栓菌菌落：PDA，35 ℃，6 d

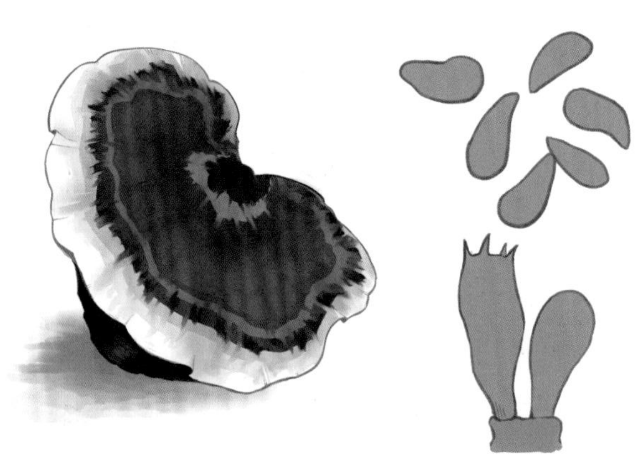

图 10-41-5-5　毛栓菌环境生长示意图

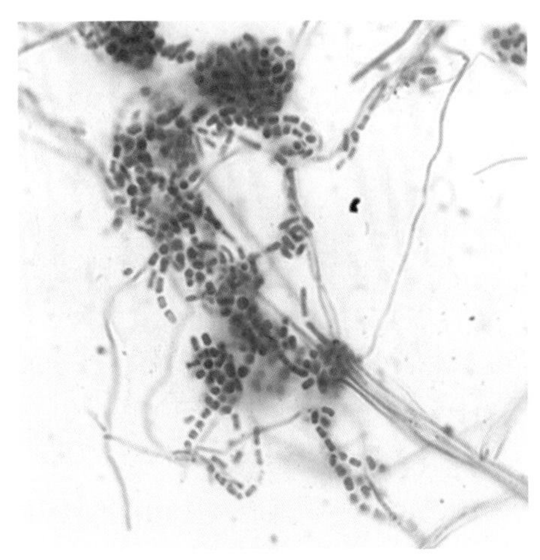

图 10-41-5-6　毛栓菌镜检：SDA，35 ℃，4 d，乳酸酚棉蓝染色，×1 000

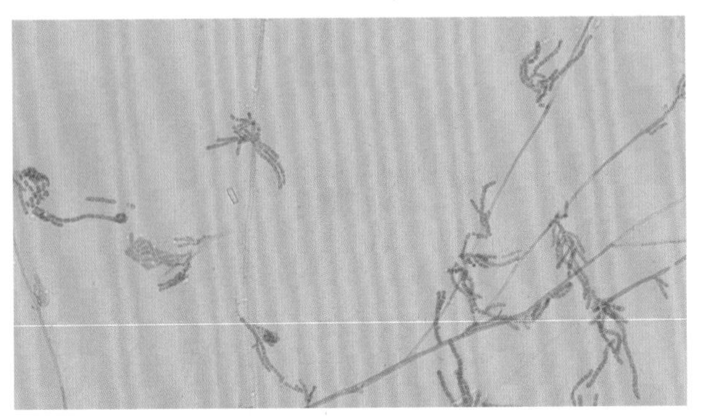

图 10-41-5-7　毛栓菌镜检：PDA，35 ℃，6 d，乳酸酚棉蓝染色，×400

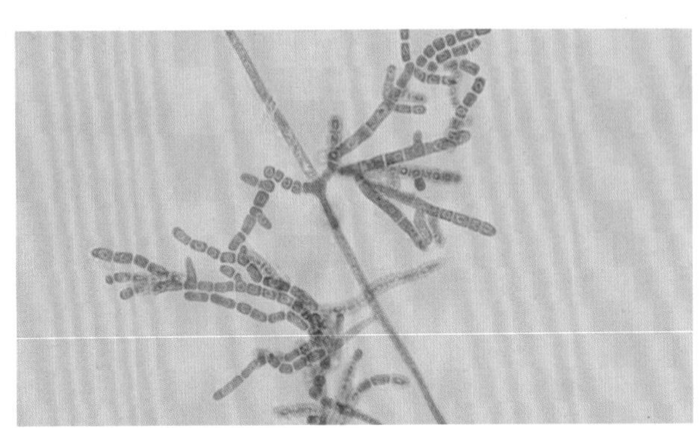

图 10-41-5-8　毛栓菌镜检：PDA，35 ℃，6 d，乳酸酚棉蓝染色，×1 000

2. 本菌属与侧孢霉属、毛平革菌属、脉孢霉属的鉴别见下表 10-41-5-1。

表 10-41-5-1　毛栓菌属、侧孢霉属、毛平革菌属、脉孢霉属的鉴别表

菌属	分生孢子	厚壁孢子	菌落生长速度	菌落形态
毛栓菌属	竹节状、球状	无	快	白色、浅黄色
侧孢霉属	分生孢子呈树状或枝形烛台，也可形成交替关节孢子	有，巨型	快	白色、浅黄色，粉末状
毛平革菌属	无	多	快	白色、浅黄色、粉末状
脉孢霉属	关节孢子球形卵形，桶形或不规则形	无	快	橙色、浅黄色、粉末状，有时可见橘色或粉色的菌丝束

（陈杏春　徐和平　龙恺宁）

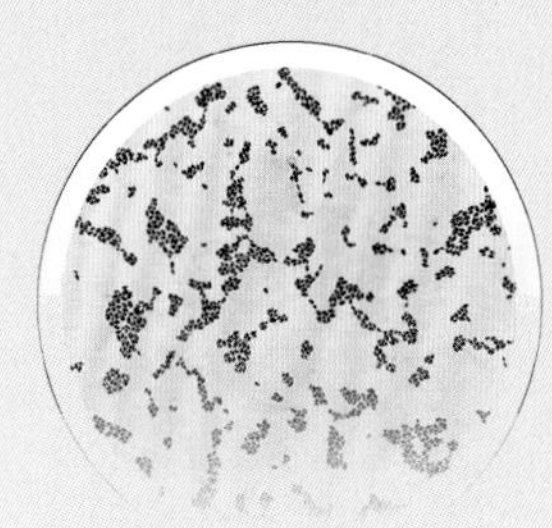

第十一章
真菌分子检测

第一节　真菌分子检测概述

一、临床真菌分子诊断学简介

真菌普遍存在于环境中，一般来说不容易引起人类的感染。但是，随着现代医学的不断进步，真菌在某些特定人群中常引起疾病及死亡，这些易感人群包括器官移植、癌症、免疫功能不全、艾滋病、囊性纤维化、造血干细胞移植、长期使用激素及抗生素等患者。

按照感染部位的不同，真菌引起的感染可分为：全身性感染（systemic infection）、皮下感染（subcutaneous infection）、表皮感染（cutaneous infection），其中全身性感染最为严重。

对于临床实验室分离的致病性真菌的鉴定，目前仍主要依赖于传统的方法，其准确性、时效性值得关注。但是，基于微生物分子诊断学平台进行的快速分子检测，为临床实验室提供了更快、更好的方法。目前常见的真菌分子检测技术主要包括：聚合酶链反应（PCR）及以 PCR 为核心的分子技术，如单苷酸多态性（single nucleotide polymorphisms，SNP）、单链构象多态性（single-strand conformation polymorphism，SSCP）、聚合酶链反应-限制性片段长度多形性（PCR-restriction fragment length polymorphism，PCR-RFLP）、多重聚合酶链反应（multiplex PCR，MPCR）、实时聚合酶链反应（real-time PCR，RTPCR）、聚合酶链反应-酶联免疫吸附测定（PCR-enzyme-linked immunosorbent assay，PCR-ELISA）、DNA 测序法（sequencing）、基因芯片技术，以及基于蛋白质的基质辅助激光解析电离飞行时间质谱技术（MALDI-TOF MS）。近些年来，宏基因组下一代测序技术（metagenomics Next Generation Sequencing，mNGS）也得到了广泛应用。

二、临床标本采集、接收处理及核酸提取方法

（一）临床标本的采集、接收处理规范

临床样本的采集与运输容器，如棉签、拭子、采样杯等均应为一次性使用，运输容器的密闭性应该做相应的验收与评价。采样所用的防腐剂、抗凝剂和相关试剂材料都不应对核酸扩增及检测过程造成干扰。目前，已有商业化的用于分子诊断检测所使用的标本采集拭子或容器供应。临床工作中不能及时检测的标本，应该以合适的方式进行样本分离与保存。检测靶标为 DNA 的临床标本，可在 2～8 ℃下保存 3 d，而检测靶标为 RNA 的临床标本，一旦临床标本送至实验室，应立即处理并在－20 ℃以下冻存。血液、支气管肺泡灌洗液（BALF）、胸腹水等标本如需长期保存，应保存在－70 ℃以下。扩增后的 DNA 样本可在缓冲液中 2～8 ℃下保存，用于 RNA 扩增分析的样本应在缓冲液内置－80 ℃或液氮中保存。

（二）真菌检测标本的核酸提取方法

临床实验室常见的标本种类包括：血液、痰液、肺泡灌洗液、脑脊液、胸水、腹水、脓液、皮屑、甲屑、毛发、新鲜组织、石蜡切片等。对于不同种类的临床标本，在标本采样量合格的情况下，首先应该进行离心浓缩富集处理，以提高真菌检测的阳性率，同时尽量去除可能导致核酸扩增反应的干扰物。

真菌基因组核酸提取方法有很多，目前常用的方法包括：液氮研磨法、化学处理法、酶处理法、玻璃珠法、加热煮沸-碱裂解法等，并且在不同临床实验室和研究所也有新的方法和改良方法在使用。每种方法的根本目的均在于有效的破坏真菌细胞壁，高效释放基因组核酸，提高核酸抽提纯化的得率。一般地说，酵母菌的细胞壁比丝状真菌更容易破裂，丝状真菌由于细胞壁更坚固，核酸的提取更为困难。目前已有商品化的试剂盒用于提取酵母菌的基因组，但是对于需要大量基因组进行研究的试验，可以考虑使用传统的异丙醇沉淀法进行提取。

从成分复杂的临床标本中将核酸提取纯化出来的根本目的是：①去除 PCR 扩增抑制物；②增加靶标核酸浓度，使其能达到特定 PCR 的检测范围；③增加样本的均一性，以保证测定的精密度和重复性。一份理想的用于真菌分子检测的标本制备，应能满足上述 3 个方面的要求。DNA 提取的经典方法，即所谓的“酚-氯仿提取法”，提取到的 DNA 得率和纯度较高，能满足多种分子检测需求，但是操作较为繁琐。

酚-氯仿提取法操作步骤：①临床标本前处理（需要时离心浓缩富集）或挑取少量纯培养菌落于 1.5 ml 离心管（需要时可使用酶法进行预处理）；②加入少量玻璃珠和 300 μl DNA 提取液[100 mM Tris - HCl（pH 9.0）0.5M EDTA]涡旋振荡混匀 10～20 min 破壁；③加入等体积饱和酚，充分振荡混匀 5 min，12 000 rpm 离心 10 min；④取上清液，加入等体积酚-氯仿混匀，12 000 rpm 离心 10 min；⑤取上清液，加入 1/10 体积的 3M 醋酸钠（pH 5.8）和等体积的异丙醇，混匀后室温放置 30 min，12 000 rpm 离心 10 min；⑥去除上清液，沉淀加入 400 μl 70%酒精，漂洗 1 min，12 000 rpm 离心 10 min；⑦去除上清液，生物安全柜内干燥至酒精完全挥发；⑧加入适量 TE 缓冲液[10 mM Tris - HCl（pH 8.0）10 mM EDTA（pH 8.0）]溶解沉淀获得真菌基因组核酸。如实验需要去除提取物中的 RNA 成分，可在⑦中增加 RNA 酶进行处理沉淀。

（三）不同临床标本的核酸提取应用

1. 血液标本：在进行血液标本检测时，必须注意抗凝剂的合理选择，一般使用 EDTA - K_3 或枸橼酸钠，不可使用肝素。因肝素对 PCR 扩增具有抑制作用，并且在核酸提取过程中很难完全去除。血液标本如用于 DNA 提取检测，可在 4℃短期保存，如用于 RNA 检测，则应在采集血液标本后尽快提取 RNA。提取血液标本中的真菌基因组，尤其是念珠菌引起的血流感染时，建议使用商品化酵母菌核酸提取试剂盒进行基因组抽提，以保证较高的提取率，这将有利于提高核酸扩增阶段的阳性率。

目前临床上较为常用的方法是对血培养报警阳性后的培养物进行直接检测，这样可以有效缩短转种真菌培养直至发现真菌菌落再进行鉴定所导致的正式报告延后。基于蛋白质或者 PCR 扩增产物的基质辅助激光解吸电离飞行时间质谱技术（MALDI - TOF MS），目前已经在较多的大型医院开展真菌血流感染快速检测，该技术有效地缩短了实验室对临床发布报告的周期，提高了指导临床医生用药的准确性，有效降低了系统性真菌感染导致的高死亡率。

对于较为罕见的丝状真菌导致的血流感染，如马尔尼菲篮状菌（旧称马尔尼菲青霉菌）、镰刀菌属、毛霉属、*Debaryomyces hansenii*（汉逊酵母菌）等，常规商品化酵母菌提取试剂盒较难有效获得大量的基因组用于快速鉴定。因此，提取丝状真菌基因组需要结合其他方法才能获得较多的基因组，常用的联合破壁方法有物理法、化学法、酶处理法等。

2. 痰液、肺泡灌洗液：痰液常用于结核分枝杆菌的核酸检测，但是特殊研究需求的情况下，也可进行曲霉菌的快速筛查。肺泡灌洗液因为取材时难免混有大量黏蛋白和杂质，所以在提取核酸前也可参考痰标本使用溶痰剂进行预处理。液化后不能及时提取核酸的样本，需要在－70℃以下保存。取预处理的样本上清进行离心富集，所得到的沉淀物即可用作真菌核酸提取的样本。对于浓缩后的临床样本建议使用酶处理法进行消化处理,以裂解真菌细胞壁释放基因组核酸。

值得注意的是,痰或肺泡灌洗液在没有加入内标以控制假阴性的情况下,不可采用异硫氰酸胍盐(GITC)方法提取。研究表明,该方法可能在提取过程中出现一种可修饰DNA的酶,在扩增过程中可能导致扩增反应的抑制。但是在PCR反应液内加入α-酪蛋白、白蛋白可能有效阻止此类抑制现象的产生。

3. 脑脊液、胸水、腹水、脓液:无菌体液和无菌拭子的采集需要严格执行无菌采样操作规范进行,否则可能导致样本的污染。脑脊液、胸水、腹水等无菌体液,建议常规进行细胞离心甩片制备涂片后染色镜检,判定标本质量的同时查看白细胞、酵母样孢子等。离心富集后的脑脊液、胸水、腹水,可以按照酶法处理进行抽提真菌基因组核酸,也可考虑联合加热煮沸-碱裂解法等进行多种方法处理。拭子采集的脓液样本,需要将拭子置于适量的生理盐水中,充分振荡洗涤后,取洗涤液进行离心富集,对沉淀物进行真菌基因组核酸提取。不能立即进行核酸提取的洗涤液,应保存于−70℃以下。

4. 新鲜组织、石蜡切片:对于新鲜的组织标本,通常选取2g左右用于核酸提取,因组织的DNA和RNA含量差异较大,如淋巴结、骨髓和脾脏等蜂窝样组织是DNA的合适来源,标本量需要较少。含细胞数量相对较少的标本如肌肉、纤维和脂肪组织等不是提取DNA的最佳选择,可能需要较多量的组织。从活检或大块的标本中提取核酸,组织应置于浸有无菌生理盐水的无菌纱布覆盖之下保持水分,并立即送至实验室进行检测。不能立即处理的组织可以冻存在−70℃以下或液氮中。组织研磨器是处理组织标本必需的工具,应定期灭菌消毒备用。对于怀疑毛霉等具有宽大菌丝的真菌感染组织,需要准备手术剪刀用于将组织块剪切成小块。

石蜡包埋的组织常用于病理学研究,但是随着微生物分子诊断学的发展,从石蜡包埋组织中提取核酸的技术也不断成熟并简化,大量的临床石蜡切片或包埋组织的真菌分子检测也得以发展成熟。新鲜的组织标本,常需要使用蛋白酶K消化1h;而福尔马林固定石蜡包埋的组织样本,往往需要消化3h甚至过夜,提取出的核酸也不大适用于需要诸如RT-PCR等需要小片段启动物的分子检测。由于分子检测十分灵敏,在采取包埋组织和取样过程中要十分小心,防止污染的发生。切取的组织薄片应立即放入无菌容器内送检,避免暴露于空气中产生氧化和受潮。

(郭 建 乔 丹)

第二节 真菌测序靶基因选择

一、皮肤癣菌分子检测靶基因的选择

皮肤癣菌可以侵袭人体的表皮角质层、甲、毛发引起真菌感染。皮肤癣菌包括毛癣菌属(*Trichophyton*)、小孢子菌属(*Microsporum*)、表皮癣菌属(*Epidermophyton*)、奈尼兹癣菌属(*Nannizzia*)、帕氏杆菌属(*Paraphyton*)、冠癣菌属(*Lophophyton*)和节皮癣菌属(*Arthroderma*)。根据Sybren Dehoog团队的最新分类学研究,皮肤癣菌的鉴定常需要用到ITS、LSU、β-tublin(TUB)、延伸因子α(EF3),60S核糖体蛋白*L10*等基因。常见皮肤癣菌分子靶基因鉴定方法见表11-2-1。

表11-2-1 Dermatophytes皮肤癣菌

属名称	临床常见致病真菌	适用分子靶标	参考文献及解释说明
Arthroderma 节皮菌属	*A. insingulare* 伊星古拉节皮真菌	ITS and D1/D2	The Mycology Laboratory at Royal North Shore Hospital; Sybren dehoog, et al. 2017;Ping Zhan, et al. 2018
	A. uncinatum 钩骨节皮真菌	ITS	Gräser, et al. 2008; Sybren dehoog, et al. 2017;Ping Zhan, et al, 2018

（续 表）

属名称	临床常见致病真菌	适用分子靶标	参考文献及解释说明
Microsporum 小孢子菌属	*M. canis* 犬小孢子菌	ITS	Gräser, et al. 1998, 2000; Brillowska-Dabrowska, et al. 2013; Sybren dehoog, et al. 2017; Ping Zhan, et al. 2018
	M. ferrugineum 铁锈色小孢子菌		
	M. audouinii 奥杜盎小孢子菌		
奈尼兹癣菌属（*Nannizzia*）	*N. gypseum*	ITS	Sybren dehoog, et al. 2017; Ping Zhan, et al. 2018
Trichophyton 毛癣菌属	*T. concentricum* 同心性毛癣菌	ITS and EF－1α	Gräser, et al. 1998, 1999b, 2000a, 2008; Irinyi, et al. 2015; Mirhendi, et al. 2015; Sybren dehoog, et al. 2017; Ping Zhan, et al. 2018
	T. equinum 马毛癣菌		
	T. interdigitale 趾间毛癣菌		
	T. mentagrophytes 须癣毛癣菌		
	T. quinckeanum 昆克毛癣菌		
	T. rubrum 红色毛癣菌		
	T. schoenleinii 许兰毛癣菌		
	T. soudanense 苏丹毛癣菌		
	T. tonsurans 断发毛癣菌		
	T. verrucosum 疣状毛癣菌		
	T. violaceum 紫色毛癣菌		

二、酵母菌分子检测靶基因的选择

酵母菌通常为单细胞，圆形或卵圆形，通过母细胞产生芽生孢子而繁殖。在某些情况下，母细胞在出芽前不断伸长产生一串细长的细胞，称为假菌丝。酵母菌是一个既非天然也非正规的分类群，而是许多真菌中都会出现的一种生长形式，包括子囊菌门和担子菌门。酵母菌分子检测靶基因的选择见表 11-2-2。

表 11-2-2 Yeasts 酵母菌

属名称	临床常见致病真菌	适用分子靶标	参考文献及解释说明
Candida 念珠菌属	*C. albicans* 白念珠菌 *C. catenulata* 链状念珠菌 *C. dubliniensis* 都柏林念珠菌 *C. glabrata* complex 光滑念珠菌复合群(*C. bracarensis*, *C. glabrata*, *C. nivariensis*) *C. haemulonii* 希木龙念珠菌 *C. inconspicua* 平常念珠菌 *C. parapsilosis* complex 近平滑念珠菌复合群(*C. metapsilosis*, *C. orthopsilosis*, *C. parapsilosis*, *Lodderomyces elongisporus*) *C. rugosa* 皱褶念珠菌 *C. tropicalis* 热带念珠菌	ITS and/or D1/D2 sequencing is useful for the identification of most clinical yeasts	Barnett, et al. (1983); Kurtzman and Fell (1998, 2011); de Hoog, et al. (2000, 2015) Species transferred to other genera: *Clavispora lusitaniae* (formerly *Candida lusitaniae*) *Cyberlindnera fabianii* (formerly *Candida fabianii*) *Debaryomyces hansenii* (formerly *Candida famata*) *Kluyveromyces marxianus* (formerly *Candida kefyr*) *Meyerozyma guilliermondii* (formerly *Candida guilliermondii*) *Pichia kudriavzevii* (formerly *Candida krusei*) *Pichia norvegensis* (formerly *Candida norvegensis*) *Torulaspora delbrueckii* (formerly *Candida colliculosa*) *Wickerhamomyces anomalus* (formerly *Candida pelliculosa*) *Yarrowia lipolytica* (formerly *Candida lipolytica*)
Cryptococcus 隐球菌属	*C. albidus* 白隐球菌 *C. laurentii* 罗伦隐球菌 *C. neoformans* 新型隐球菌(*C. neoformans* var. *grubii* and *C. neoformans* var. *neoformans*) *C. gattii* 格特隐球菌	ITS and/or D1/D2 sequencing, particularly for identification of unusual species	新型隐球菌菌复合体的基因型鉴定需要用到 MLST 方法,国际公认的基因为:*IGS1*, *CAP59*, *GPD1*, *LAC1*, *PLB1*, *SOD1* 和 *URA5*
Debaryomyces 德巴利霉属	*D. hansenii* 汉森得巴利霉(Synonymy: *C. famata* 法氏念珠菌)	ITS sequencing	*D. hansenii* is a common environmental isolate. It may be isolated from human skin, and is only rarely recovered from blood stream infections. MALDI-TOF MS: Able to accurately identify this species
Kluyveromyces 克鲁维酵母属	*K. marxianus* 马克思克鲁维酵母(同名:*C. kefyr* 乳酒念珠菌, *C. pseudotropicalis* 伪热带念珠菌)	ITS sequencing	*K. marxianus* is a rare cause of candidiasis and is usually associated with superficial cutaneous manifestations rather than systemic disease. Environmental isolations have been made from cheese and dairy products

（续　表）

属名称	临床常见致病真菌	适用分子靶标	参考文献及解释说明
Malassezia 马拉色菌属	*M. furfur* 糠秕马拉色菌	ITS and D1/D2 sequencing may be used for accurate species identification	de Hoog, et al. 2015; Cabanes, et al. 2011; Arendrup, et al. 2014
	M. globosa 球形马拉色菌		
	M. restricta 限制性马拉色菌		
	M. slooffiae		
	M. sympodialis 合轴马拉色菌		
Meyerozyma	*M. guilliermondii*（同名：*C. guilliermondii*）季也蒙念珠菌	ITS sequencing	
Pichia 毕赤酵母属	*P. kudriavzevii* 库德里阿兹威毕赤酵母（同名：*C. krusei*, *Issatchenkia orientalis* 克柔念珠菌）	ITS sequencing	
	P. norvegensis 挪威毕赤酵母（同名：*C. norvegensis*）挪威念珠菌	ITS sequencing	
Rhodotorula 红酵母属	*R. glutinis* 胶红类酵母菌	ITS and/or D1/D2	
	R. mucilaginosa 胶红酵母（同名：*R. rubra*）		
Saccharomyces 酵母属	*S. cerevisiae* 酿酒酵母（同名：*C. robusta*）	ITS and/or D1/D2 sequencing	McCullough, et al. 1988
Torulaspora 孢圆酵母属	*T. delbrueckii* 戴尔凯氏有孢圆酵母（同名：*C. colliculosa*）	ITS sequencing	
Trichosporon 毛孢子菌属	*T. asahii* 阿萨希毛孢子菌	ITS and D1/D2 sequencing is required for accurate species identification	Arendrup, et al. 2014; de Hoog, et al. 2000; Kurtzman and Fell (1988); Gueho, et al. 1992; de Hoog, et al. 2000, 2015; Rodriguez-Tudela, et al. 2005; Chagas-Neto, et al. 2008; Guo, et al. 2011; Xiao, et al. 2013
	T. asteroides 星状毛孢子菌		
	T. cutaneum 皮肤毛孢子菌		
	T. inkin 皮瘤毛孢子菌		
	Cutaneotrichosporon mucoides 黏性皮肤毛孢子菌		
	T. ovoides 卵形毛孢子菌		

(续 表)

属名称	临床常见致病真菌	适用分子靶标	参考文献及解释说明
Wickerhamomyces 毕赤酵母属	*W. anomalu* 异常毕赤酵母 s(同名:*Candida pelliculosa*)角膜念珠菌	ITS sequencing	
Yarrowia	*Y. lipolytica* 解脂耶氏酵母		*Y. lipolytica* is a rare cause of candidaemia

三、双相真菌分子检测靶基因的选择

一些真菌可因寄生环境及培养条件(营养、温度、氧气等)的不同而在酵母相和菌丝相之间转换,即在室温中呈菌丝相,在 37 ℃或体内呈单细胞的酵母相,这类真菌有双相性,所以称之为双相真菌或二相型真菌。见表 11-2-3。

表 11-2-3 Dimorphic Fungal Pathogens 双相真菌

临床常见致病真菌	适用分子靶标	参考文献及解释说明
Blastomyces dermatitidis 皮炎芽生菌	ITS, BAD1gene, WI-1gene	WARNING: RG-3 organism. A DNA probe assay (AccuProbe, Gen-Probe, Inc., San Diego, CA) for identification of B. dermatitidis in clinical isolates is available (Scalarone, et al. 1992; Padhye, et al. 1994b). Brown, et al. 2013; Sidamonidze, et al. 2012; McGinnis (1980), Chandler, et al. (1980); Kaufman and Standard (1987); Rippon (1988); Brown, et al. (2013)
Coccidioides immitis/posadasii complex (*C. immitis* and *C. posadasii*)粗球孢子菌/波萨达斯孢子菌复合群	ITS sequencing	WARNING: RG-3 organism. In endemic areas a DNA probe for recognition of the species is commercially available (Padhye, et al. 1994b). Tintelnot, et al. 2007; Binnicker, et al. 2011; Fisher, et al. 2002; Ajello (1957); Steele, et al. (1977); McGinnis (1980); Chandler, et al. (1980); Catanzaro (1986); Rippon (1988); de Hoog, et al. (2015); Fisher, et al. (2002)
Histoplasma capsulatum 荚膜组织胞浆菌	ITS sequencing	WARNING: RG-3 organism. A probe for species recognition is commercially available [Padhye, et al. 1992; Chemaly, et al. 2001) and Elias, et al. (2012)] developed a multiplex-PCR for identification from cultures. Scheel et al. (2014) developed a loop-mediated isothermal amplification (LAMP) assay for detection directly in clinical samples which is affordable and useful in resource poor facilities. [Estrada-Bárcenas, et al. 2014; Irinyi, et al. 2015; McGinnis (1980); Chandler, et al. (1980); George and Penn (1986); Rippon (1988); de Hoog, et al. (2000,2015)]
Paracoccidioides brasiliensis/lutzil complex (*P. brasiliensis* and *P. lutzii*) 巴西副球孢子菌	ITS sequencing	WARNING: RG-3 organism. Imai, et al. 2000; Teixeira, et al. 2014; Theodoro, et al. 2012; McGinnis (1980); Chandler, et al. 1980; Rippon (1988), de Hoog, et al. 2000, 2015

四、透明丝孢霉分子检测靶基因的选择

透明丝孢霉病是一组由除皮肤癣菌以外的非暗色真菌引起的组织学上以透明菌丝为特征的感染性疾

病，一般 HE 染色较难辨认，在 PAS 或银染色可见到红色或黑色菌丝。1982 年由 Ajello 和 McGinnis 提出与暗色丝孢霉病相对应的本病名称。见表 11-2-4。

表 11-2-4 透明丝孢霉

属名称	临床常见致病真菌	适用分子靶标	参考文献及解释说明
Acremonium 枝顶孢属	*A. recifei* 瑞塞菲枝顶孢菌 *A. alabamense* 亚拉巴马枝顶孢	18S and D1/D2 sequence	Glenn, et al. 1996; Summerbell, et al. 2011; Perdomo, et al. 2011a
Arthrographis 爪甲白癣菌	*A. kalrae* *A. lignicola* *A. pinicola* *A. alba*	ITS and D1/D2 sequencing	Sandoval-Denis, et al. 2014a; Sugiura and Hironaga, 2010; Halliday, et al. 2015; These fungi are commonly found in environmental samples (soil, wood, air and water), but are isolated rarely from clinical specimens
Aspergillus 曲霉属 *Aspergillus* complexes (containing about 250 species)	*A. flavus* complex 黄曲霉复合群(*A. oryzae*, *A. avenaceus*, *A. tamari*, *A. alliaceus and A. nomius*, may cause rare mostly superficial infections) *A. fumigatus* complex 烟曲霉复合群(*A. lentulus*, *A. fumigatiaffinis*, *A. fumisynnematus*, *A. felis*, *Neosartorya fischeri*, *N. pseudofischeri*, *N. udagawae*, *N. hiratsukae* and *N. spinosa*) *A. nidulans* complex 构巢曲霉复合群(*Aspergillus nidulans*, *A. sydowii*, *A. unguis*, *A. rugulovalvus* and *A. tetrazonus.*) *A. niger* complex 黑曲霉复合群(*A. acidus*, *A. aculeatus*, *A. brasiliensis* and *A. tubingensis.*) *A. terreus* complex 土曲霉复合群(*A. terreus*, *A. alabamensis* and *A. niveus.*)	ITS, β - tubulin, calmodulin 和 actin 基因	Samson, et al. 2007; Balajee, et al. 2005; Coriglione, et al. 1990; Summerbell, et al. 1992; Padhye, et al. 1994a; Lonial, et al. 1997; Jarv, et al. 2004; Balajee, et al. 2005, 2006; Barrs, et al. 2013; Raper and Fennell, 1965; Gams, et al. 1985; Geiser, et al. 2007; Hedayati, et al. 2007; de Hoog, et al. 2015
Beauveria 白僵菌属	*B. bassiana* 球孢白僵菌	Specific primers	Specific primers were developed by Hegedus and Khachatourians (1996). de Hoog (1972); Domsch, et al. (2007); McGinnis (1980); de Hoog, et al. (2000, 2015)
Chrysosporium 金孢子菌属	*C. tropicum* 热带金孢子菌	ITS sequences	Vidal, et al. 2000; Stchigel, et al. 2014; Carmichael (1962); Rebell and Taplin (1970); Sigler and Carmichael (1976); van Oorschot (1980); Domsch, et al. (2007); de Hoog, et al. (2000, 2015)

(续 表)

属名称	临床常见致病真菌	适用分子靶标	参考文献及解释说明
Fusarium 镰刀菌属	*F. solani* complex 茄病镰刀菌复合群 *F. oxysporum* complex 尖孢镰刀菌复合群 *F. incarnatum-equiseti* complex 肉色-木贼镰刀菌复合群 *F. chlamydosporum* complex 厚孢镰刀菌复合群 *F. fujikuroi* complex 藤仓镰刀菌复合群 *F. sporotrichioides* 拟分枝孢镰刀菌 *F. dimerum* 双孢镰刀菌	ITS and D1/D2 sequences, EF - 1α, β - tubulin, calmodulin, and RPB1 and/or RPB2	de Hoog, et al. 2015; Balajee, et al. 2009; Tortorano, et al. 2014; Salah, et al. 2015; O'Donnell, et al. 2015; van Diepeningen, et al. 2015; Internet-accessible validated databases dedicated to the identification of fusaria via nucleotide BLAST queries are available at FUSARIUM-ID at Pennsylvania State University (http://www. fusariumdb. org) and Fusarium MLST at the CBS-KNAW Fungal Biodiversity Centre (http://www. cbs. knaw. nl/Fusarium/)
Geotrichum 地霉属	*G. candidum* 白地霉(同名: *Galactomyces candidus*) *G. capitatum* 头状地霉(*Magnusiomyces capitatus*)	ITS sequencing	Gueho (1979), Domsch, et al. (1980); McGinnis (1980); Barnett, et al. (1983); Buchta and Otcenasek (1988); Samson, et al. (1995); de Hoog, et al. (1986,2015); de Hoog and Smith (2004,2011a,2011b,2011c)
Graphium 黏束孢属	*G. basitruncatum*	ITS sequencing	Okada, et al. 2000; Lackner and de Hoog, 2011
Madurella 马杜拉分枝菌属	*M.* complex (*M. mycetomatis*, *Trematosphaeria grisea*, *M. fahalii*, *M. pseudomycetomatis* and *M. tropicana*)	ITS, D1/D2, RPB2 and EF - 1α genes	Desnos-Ollivier, et al. 2006; de Hoog, et al. 2004a,2012
Magnusiomyces	*M. capitatus*(同名: *Saprochaete capitata*, *Geotrichum capitatum*, *Trichosporon capitatum*, *Blastoschizomyces capitis*)	ITS sequencing	de Hoog and Smith, 2004
Malbranchea 畸枝霉属	*M. pulchella*	ITS sequencing	
Paecilomyces 拟青霉属	*P. marquandii* 马昆德拟青霉 *P. variotii* 宛氏拟青霉	18S rDNA sequences	Luangsa-ard, et al. 2004; Samson (1974); Domsch, et al. (1980); McGinnis (1980); Onions et al. (1981); Rippon (1988); de Hoog, et al. 2000,2015
Penicillium 青霉属	*P. verrucosum* 疣孢青霉 *P. cheresanum*	ITS and/or β-tubulin	Visagie, et al. 2014; Yilmaz, et al. 2014; Raper and Thom (1949); Pitt (1979); Domsch, et al. (1980); McGinnis (1980); Onions et al. (1981); Ramirez (1982); Samson et al. 1995, 2011b; de Hoog, et al. 2000, 2015, Visagie, et al. 2014; Note: Penicillium marneffei and other subgenus Biverticillium species have been transferred to the genus Talaromyces (Samson, et al. 2011b)

（续　表）

属名称	临床常见致病真菌	适用分子靶标	参考文献及解释说明
Purpureocillium 紫色紫霉属	*P. lilacinum*（同名：*Paecilomyces lilacinus*）	ITS sequencing	Atkins, et al. 2005; Luangsaard, et al. 2011
Quambalaria	*Q. cyanescens*（同名：*Sporothrix cyanescens*, *Cerinosterus cyanescens*）	ITS and D1/D2 sequencing	de Hoog and de Vries (1973); de Beer, et al. (2006); Simpson (2000); de Hoog, et al. (2015)
	Q. pitereka		
	Q. eucalypti		
	Q. coyrecup		
	Q. simpsonii		
Saprochaete	*S. clavata*（同名：*Geotrichum clavatum*）	ITS sequencing	de Hoog and Smith (2004, 2011b); de Hoog, et al. 2015; Desnos-Ollivier, et al. 2014; Vaux, et al. 2013; Arendrup, et al. 2014
Sarocladium	*S. strictum*	D1/D2 sequences	Glenn, et al. 1996; Summerbell, et al. 2011; Giraldo, et al. 2015
	S. kiliense (formerly *Acremonium. kiliense*)		
Scedosporium 赛多孢属	*S. apiospermum* 尖端赛多孢菌	ITS and β-tubulin	Gilgado, et al. 2005; Rainer and de Hoog 2006; Cortez, et al. 2008; Kaltseis, et al. 2009; Lackner, et al. 2014a; Lackner, et al. 2012a
	S. boydii (formerly *Pseudallescheria boydii*)		
	S. dehoogii		
	S. minutispora		
	S. aurantiacum		
Sporothrix 孢子丝菌属	*S. schenckii* complex 申克孢子丝菌复合群（*S. schenckii sensu strictu*, *S. brasiliensis*, *S. globosa*, *S. mexicana* and *S. luriei*）	ITS, D1/D2, β-tubulin, calmodulin and chalcone synthase genes	Marimon, et al. 2007; Romeo, et al. 2011; Barros, et al. 2011; Oliveira, et al. 2014; Zhang, et al. 2015b
Stemphylium 匍柄霉属	Most species of *Stemphylium* (rarely seen in the clinical laboratory)	ITS sequencing	Woudenberg, et al. 2013; Rippon, 1988; de Hoog, et al. 2000
Ulocladium 单格孢属	Species of *Ulocladium*	ITS sequencing	Badenoch, et al. 2006; Domsch, et al. 1980; Rippon (1988); Samson, et al. 1995; de Hoog, et al. 2000
Veronaea 佛隆那霉属	*V. botryosa*	D1/D2 and ITS sequence	Revankar and Sutton, 2010; Arzanlou, et al. 2007; de Hoog, et al. 2015; Revankar and Sutton, 2010
Verruconis	*V. gallopava*（同名：*Ochroconis gallopava*）	ITS sequencing, β-tubulin, actin, and the D1/D2 region	Samerpitak, et al. 2014; Seyedmousavi, et al. 2014; Giraldo, et al. 2014; de Hoog, et al. 2015

五、暗色真菌分子检测靶基因的选择

暗色真菌病是一组暗色真菌引起的皮肤、皮下组织或系统性感染，多见于热带和亚热带地区。临床表现为浅溃疡、瘀斑、褐黑色斑或疣状增生,自觉微痒或轻度胀痛,有的可无自觉症状。目前主要靠真菌学检查和组织病理检查确诊。见表 11-2-5。ITS 常可鉴定到菌属,但区分菌种常需要联合应用其他基因,具体因菌属而异。

表 11-2-5 暗色真菌

属名称	临床常见致病真菌	适用分子靶标	参考文献及解释说明
Acrophialophora 端梗孢属	*A. fusispora* 梭孢端梗孢 *A. levis* 光滑端梗孢	D1/D2, ITS, 18S and β-tubulin sequences	Sandoval-Denis, et al. 2015; Zhang, et al. 2015a; Domsch, et al. 2007; de Hoog, et al. 2000,2015; Al-Mohsen, et al. 2000; Guarro, et al. 2007
Alternaria 链格孢属	*A. infectoria* 感染链格孢 *A. alternata* 互格链格孢	ITS sequencing	Pastor and Guarro, 2008; Woudenbert, et al. 2013
Aureobasidium 短梗霉属	*A. pullulans* 出芽短梗霉	ITS, EF-1α and D1/D2	de Hoog, et al. 2015
Bipolaris 离蠕孢霉属	*B. australiensis* 澳洲离蠕孢 *B. hawaiiensis* 夏威夷离蠕孢 *B. spicifera* 穗状离蠕孢 *B. cynodontis* 狗牙根离蠕孢 *B. micropus* 小足离蠕孢 *B. setariae* 狗尾草平离蠕孢	ITS sequencing, GPDH	da Cunha, et al. 2012a; Manamgoda, et al. 2012, 2014; Ellis (1971, 1976); Luttrell (1978); Domsch, et al. 2007; Alcorn (1983); McGinnis, et al. (1986b); Sivanesan (1987); Rippon (1988); de Hoog, et al. 2000, 2015; Manamgoda, et al. 2012, 2014; da Cunha, et al. 2012a
Cladosporium 枝孢瓶霉属	*C. bantiana* 斑替枝孢瓶霉 *C. carrionii* 卡氏枝孢瓶霉 *C. devriesii* 迪夫枝孢瓶霉	ITS and D1/D2 regions, partial EF-1α and actin genes	de Hoog, et al. 1995; Bensch, et al. 2012; Crous, et al. 2007; Schubert, et al. 2007; Zalar, et al. 2007
Coniochaeta 锥毛壳属	*C. hoffmannii* 霍夫曼锥毛壳(同名:*Lecythophora hoffmannii*, *Phialophora hoffmannii*)	ITS region, D1/D2, actin and β-tubulin genes	Perdomo, et al. 2011b; Khan, et al. 2013; de Hoog, 1983; de Hoog, et al. 2015
Curvularia 弯孢霉属	*C. lunata* 新月弯孢菌 *C. brachyspora* *C. clavata* *C. geniculata* 膝弯孢霉 *C. pallescens* 苍白弯孢霉	GPDH and/or ITS	Manamgoda, et al. 2012; Yanagihara et al. 2010; da Cunha, et al. 2013; Revankar and Sutton, 2010; Revankar and Sutton, 2010; da Cunha, et al. 2013

（续 表）

属名称	临床常见致病真菌	适用分子靶标	参考文献及解释说明
	C. senegalensis 塞内加尔弯孢霉		
	C. verruculosa 疣状弯孢霉		
Exserohilum 明脐菌属	*E. rostratum* 喙状明脐菌 *E. rostratum* 玉米大斑喙 *E. mcginnisii* 马克金明脐菌 *E. longirostratum* 长喙明脐菌	ITS and D1/D2 sequencing	Domsch, et al. 1980; Alcorn (1983); Adam, et al. (1986); McGinnis, et al. 1986b; Rippon (1988); Burges, et al. 1987; Dixon and Polak-Wyss (1991); de Hoog, et al. 2000, 2015; de Cunha, et al. 2012b; Katragkou, et al. 2014
Fonsecaea 着色霉属	*F. monophora* *F. nubica* *F. pedrosoi*	ITS sequencing	Najafzadeh, et al. 2009, 2010b; Xi, et al. 2009; de Hoog, et al. 2015
Hortaea 何德菌属	*H. werneckii* 威尼克何德菌	ITS sequencing	Mok (1982); McGinnis (1980); McGinnis, et al. (1985); Rippon (1988); de Hoog, et al. 2000; Abliz, et al. 2003; Ng, et al. 2005
Lomentospora 节荚孢霉属	*L. prolificans* 多育节荚孢霉（同名：*Scedosporium prolificans*, *Scedosporium inflatum*）	ITS and β-tubulin	Malloch and Salkin (1984); Salkin, et al. 1988; Rippon (1988); Wilson, et al. 1990; Gueho and de Hoog (1991); Lennon, et al. 1994; Gilgado, et al. 2005; Rainer and de Hoog (2006); Revankar and Sutton (2010); Lackner, et al. 2014a; de Hoog, et al. 2015
Myrmecridium	*M. schulzeri*（同名：*Ramichloridium schulzeri*）	ITS and D1/D2 sequencing	de Hoog (1977); Rippon, et al. 1985; de Hoog, et al. 2000, 2015; Arzanlou, et al. 2007; Halliday, et al. 2015
Ochroconis 赭霉属	*O. gallopava* (was transferred to the new genus Verruconis. Samerpitak et al. 2014.) *O. tshawytschae* *O. cordanae* *O. mirabilis* *O. ramosa* *O. olivacea*	18S, ITS, D1/2, actin, and β-tubulin genes	Samerpitak, et al. 2014; Seyedmousavi, et al. 2014; Giraldo, et al. 2014
Phaeoacremonium 暗色枝顶孢属	*P. parasiticum* 寄生暗色枝顶孢（同名：*Phialophora parasiticum*）	ITS and β-tubulin	Revankar and Sutton, 2010; Gramaje, et al. 2015; Mostert, et al. 2006; Badali, et al. 2015

(续 表)

属名称	临床常见致病真菌	适用分子靶标	参考文献及解释说明
Phialophora 瓶霉属	*P. verrucosa* 疣状瓶霉	ITS sequencing	Ellis (1971); McGinnis (1978a, 1980); Domsch, et al. (1980); de Hoog, et al. 1999, 2000, 2015; Revankar and Sutton (2010)
Pithomyces 皮思霉属	*P. chartarum* 纸皮思霉	ITS and D1/D2 sequencing	Ellis (1971, 1976); Domsch, et al. (1980); Rippon (1988); de Hoog, et al. (2000, 2015); de Cunha, et al. 2014
Pleurostomophora	*P. richardsiae*(同名: *Phialophora richardsiae*)	ITS sequencing	de Hoog, et al. 2000, 2015; Vijaykrishna, et al. 2004; Revankar and Sutton (2010)
Rhinocladiella 喙枝孢属	*R. atrovirens*	ITS sequencing	de Hoog (1977, 1983); Schell, et al. (1983); de Hoog, et al. 2000, 2015; Taj-Aldeen, et al. 2010
	R. mackenziei	ITS and D1/D2 sequencing	de Hoog (1977, 1983); Schell, et al. (1983); de Hoog, et al. 2000, 2015; Taj-Aldeen, et al. 2010; Revankar and Sutton (2010)

六、粪球菌纲分子检测靶基因的选择

粪球菌纲真菌广布,为植物寄生菌或腐生菌。传统上本纲真菌是按照孢子和产孢器官的形态、大小以及与寄主的关系进行分类。近年来,有的学者按照孢子发育方式直接分类归群。见表 11-2-6。

表 11-2-6 *Sordariomycetes* 粪球菌纲

属名称	临床常见致病真菌	适用分子靶标	参考文献及解释说明
Colletotrichum 刺盘孢属	*C. coccodes* 球形刺盘孢菌	ITS and/or D1/D2 sequencing	Cano, et al. 2004; Domsch, et al. (1980); McGinnis (1980); de Hoog, et al. 2000, 2015
Lasiodiplodia 毛色二孢属	*L. theobromae* 可可毛色二孢(同名: *Botryosphaeria rhodina*, *Botryodiplodia theobromae*)	EF-1α, ITS sequencing	de Hoog, et al. 2000, 2015; Liu, et al. 2012; Phillips, et al. 2013
Microsphaeropsis 小球壳孢属	*M. arundinis*	ITS and D1/D2 sequencing	Kluger, et al. 2004; Pendle, et al. 2004; Krockenberger, et al. 2010; Hall, et al. 2013; Reppas, et al. 2015; de Hoog, et al. 2015
Neoscytalidium 新柱顶孢属	*N. dimidiatum* 双间新柱顶孢(同名: *Hendersonula toruloidea*, *Scytalidium dimidiatum*, *Scytalidium hyalinum*)	ITS and D1/D2 sequencing	McGinnis (1980); Moore (1986); Rippon (1988); Frankel and Rippon (1989); Sutton and Dyko (1989); Madrid, et al. 2009; de Hoog, et al. 2000, 2015; Crous, et al. 2006; Machouart, et al. 2012; Alshawa, et al. 2012

（续　表）

属名称	临床常见致病真菌	适用分子靶标	参考文献及解释说明
Phoma 茎点霉属	*P. species* (over 200 species)	ITS，D1/D2，*β*-tubulin and 18S sequencing	Punithalingam (1979)；McGinnis (1980)；Sutton (1980)；Rippon (1988)；Montel，et al. 1991；Samson，et al. 1995；de Hoog，et al. 2000，2015 Note：Public sequence databases，particularly GenBank，contain many sequences from incorrectly identified species，making identifications of coelomycetous fungi very difficult，without confirmatory morphological studies

七、毛霉门、虫霉门和蛙粪霉门分子检测靶基因的选择

过去的接合菌纲(Zygomycetes)按照最新的分类改为毛霉门、虫霉门和蛙粪霉门，这几个门真菌的菌丝一般无隔多核，菌丝体发达、有分枝；细胞壁主要成分为几丁质；无性繁殖通常形成孢子囊并产生孢囊孢子，有些种类产厚垣孢子，少数产节孢子等。见表 11-2-7。

表 11-2-7　毛霉门、虫霉门和蛙粪霉门

属名称	临床常见致病真菌	适用分子靶标	参考文献及解释说明
Apophysomyces 节壶霉属	*A.* complex (*A. ossiformis*，*A. trapeziformis* and *A. variabilis*)	ITS and D1/D2	Halliday，et al. 2015；Chakrabarti，et al. 2003
Basidiobolus 蛙粪霉菌属	*B. ranarum* 林蛙粪霉(同名：*Basidiobolus meristosporus*；*Basidiobolus haptosporus*；*Basidiobolus heterosporus*.)	/	Strinivasan and Thirumalachar (1965)；Greer and Friedman (1966)；Dworzack，et al. 1978；McGinnis (1980)；King (1983)；Rippon (1988)；Davis，et al. 1994；Jong and Dugan (2003)；de Hoog，et al. 2000，2015；Ellis (2005a)
Conidiobolus 耳霉属	*C. coronatus* 冠状耳霉(同名：*Entomophthora coronata*)	/	Emmons and Bridges (1961)；King (1983)；McGinnis (1980)；Rippon (1988)；Kwon-Chung and Bennett (1992)；de Hoog，et al. 2000，2015；Ellis (2005a)
Cunninghamella 小克银汉霉属	*C. bertholletiae* 灰色小克银汉霉(同名：*Cunninghamella elegans*，*Cunninghamella echinulata* var. *elegans*)	ITS sequencing	Yu，et al. 2015；de Hoog，et al. 2000，2015；Ellis (2005b)；Zheng and Chen (2001)
Lichtheimia 横梗霉属	*L. corymbifera* 伞状毛霉菌(同名：*Mycocladus corymbifera*，*Absidia corymbifera*，*Mucor corymbifera*)	ITS and/or D1/D2 sequencing	Garcia-Hermoso，et al. 2009；Alastruey-Izquierdo，et al. 2010；de Hoog，et al. 2015

(续 表)

属名称	临床常见致病真菌	适用分子靶标	参考文献及解释说明
Mortierella 被孢霉属	*M. wolfii* 沃尔夫被孢霉	/	Domsch, et al. 1980; McGinnis (1980); Rippon (1988); de Hoog, et al. 2000,2015
Mucor 毛霉属	*M. circinelloides* 卷枝毛霉 *M. indicus* 指示毛霉 *M. ramosissimus* 拉曼毛霉 *M. irregularis* 不规则毛霉 *M. amphibiorum* 两栖毛霉 *M. hiemalis* 冻土毛霉 *M. racemosus* 总状毛霉	ITS sequencing	Walther, et al. 2012; Schipper (1978); Domsch, et al. 1980; McGinnis (1980); Onions, et al. 1981; Scholer, et al. 1983; Rippon (1988); Goodman and Rinaldi (1991); Samson, et al. (1995); de Hoog, et al. 2000, 2015; Schipper and Stalpers (2003); Ellis (2005b)
Rhizomucor 根毛霉	*R. pusillus* 微小根毛霉(同名: *Mucor pusillus*) *R. miehei* 黑根毛霉(同名: *Mucor miehei*)	/	Cooney and Emerson (1964); Schipper (1978); Domsch, et al. 1980; McGinnis (1980); Ellis and Keane (1981); Scholer, et al. (1983); de Hoog, et al. 2000, 2015; Schipper and Stalpers (2003); Ellis (2005b)
Rhizopus 根霉属	*R. arrhizus* 米根霉 *R. microsporus* 小孢根霉	ITS sequencing	Domsch, et al. (1980); McGinnis (1980); Onions, et al. 1981; Scholer, et al. 1983; Schipper (1984); Schipper and Stalpers (1984, 2003); Yuan and Jong (1984); Ellis (1985,1986); Rippon (1988); Kwon-Chung and Bennett (1992); Samson, et al. 1995; Schipper, et al. 1996; de Hoog, et al. 2000,2015; Ellis (2005b); Alvarez, et al. 2009; Abe, et al. 2010; Dolatabadi, et al. 2014
Saksenaea 壶霉属	*S.* complex 壶霉属复合群(*S. vasiformis*, *S erythrospora* and *S. oblongispora*)	ITS sequencing	Alvarez, et al. 2010b; Walther, et al. 2012; Halliday, et al. 2015
Syncephalestrum 共头霉属	*S. racemosum* 总状共头霉	D1/D2	Baskar Raju, et al, 2020

八、子囊菌分子检测靶基因的选择

子囊菌纲(Ascomycetes)最重要的特征是产生子囊(ascus)、内生子囊孢子(ascospore)。子囊是两性核结合的场所,结合的核经减数分裂,形成子囊孢子,一般为 8 个。子实体也称子囊果,周围为菌丝交织而成的包被,即壁。子囊果内排列的子囊层,称为子实层,子囊间的丝称为隔丝。见表 11-2-8。

表 11-2-8　Ascomycetes 子囊菌纲

属名称	临床常见致病真菌	适用分子靶标	参考文献及解释说明
Aphanoascus 隐囊菌属	*A. fulvescens* 黄褐隐囊菌	ITS sequencing	Cano, et al. 2002; Halliday, et al. 2015
Chaetomium 毛壳菌属	The genus *Chaetomium* contains between 160 and 180 species	ITS sequencing	Ames (1963); Seth (1970); Millner (1975); Domsch, et al. 2007; Ellis and Keane (1981); Ellis (1981); von Arx (1986); de Hoog, et al. 2000,2015

九、担子菌纲菌分子检测靶基因的选择

担子菌纲(Basidiomycete)是比较高等的真菌,已知有 1 100 多属、16 000 多种。见表 11-2-9。

表 11-2-9　Basidiomycetes 担子菌纲

属名称	临床常见致病真菌	适用分子靶标	参考文献及解释说明
Schizophyllum 裂褶菌属	*S. commune* 普通裂褶菌	ITS and D1/D2	Michel, et al. 2012; Chowdhary, et al. 2013a, 2014a, 2014b; Sigler, et al. 1995; de Hoog, et al. 2015

(郭　建　乔　丹)

第三节　宏基因组测序

侵袭性真菌病(invasive fungal disease, IFD)是指真菌侵入人体,在人体组织、器官和/或血液中进行生长繁殖并导致炎症反应及组织器官损坏的感染性疾病。近年来,侵袭性真菌病的患病率和病死率呈持续上升的趋势,严重威胁患者健康。有研究显示,全球有大约数十亿人感染了真菌疾病,其中可造成每年约 150 万人死于侵袭性真菌病。常见的真菌病原主要包括念珠菌、曲霉、隐球菌、毛霉、镰刀菌等。侵袭性真菌病往往起病隐匿,症状并不典型,早期感染诊断困难,国内外的真菌诊断指南及专家共识均指出,对于侵袭性真菌病的诊断应依靠恰当的微生物方法,同时,分子生物学方法也具有较高价值。2022 年,中国医药教育协会真菌病专业委员会发布《侵袭性真菌病实验室诊断方法临床应用专家共识》指出,尽管病原宏基因组二代测序不作为常规检测推荐,但对于疑难病例可开展对无菌组织、无菌体液或支气管肺泡灌洗液的二代测序进行检测。

宏基因组二代测序(metagenomics Next Generation Sequencing, mNGS)也称高通量测序,是通过对临床样本核酸(DNA 和/或 RNA)进行鸟枪法高通量测序,从而检测多种病原微生物的技术,可包括病毒、细菌、真菌和寄生虫。二代和三代测序平台均可用于该项技术,目前用得最多的测序平台为 Illumina 和华大基因,本文主要对二代测序平台进行阐述。mNGS 在真菌感染检测领域,已应用于造血干细胞移植受者、支气管肺泡扩张、囊性纤维化、糖皮质激素使用等多类患者肺部真菌感染的研究分析中,同时对于中枢神经系统真菌感染也得到了多项研究及病例报告的印证。mNGS 除对临床易于培养的念珠菌、曲霉、镰刀菌、隐球菌等真菌的检出外,对于不易培养或培养阳性率较低的毛霉、肺孢子菌、粗球孢子菌等也具有较好的检出性能,同时由于其基于核酸检出的基本原理,对于混合感染和已经开始抗真菌治疗的患者仍具有较高的灵敏度,可作为传统微生物学检测方法的有力补充。

一、宏基因组二代测序的基本流程

（一）标本采集及原则

对于疑似真菌感染患者，应首选感染部位标本进行 mNGS 检测。常见样本类型包括组织、支气管肺泡灌洗液(BALF)、痰液、静脉血、脑脊液、胸腔积液、腹水等多种类型，样本采集量及注意事项见表 11-3-1。

表 11-3-1　mNGS 常用临床标本采集量及相关注意事项

标本类型	采集量	容器	运输条件	注意事项
血液	≥3 mL	核酸保存管	6～35 ℃	采集后充分混匀，避免剧烈震荡
脑脊液	≥2 mL	无菌干燥采样管	干冰/冰排	采集第 2 管
胸水	≥3 mL			推荐穿刺留取
腹水	≥3 mL			推荐穿刺留取
关节液	≥2 mL			推荐穿刺留取
脓液	≥2 mL			推荐穿刺留取或清创后取深部分泌物
组织	≥3 mm×3 mm×3 mm 或穿刺组织			皮肤软组织感染推荐取新生肉芽交界处组织
BALF	≥3 mL			采集第 2 管
痰	≥2 mL			充分漱口后留取深部痰
拭子	≥2 个拭子			充分对感染部位进行涂抹后送检，在局部用药前采集
尿液	≥3 mL			充分清洁外阴后留取中段尿
房水	≥2 mL			
病理切片	8～10 张	不适用	室温	

样本采集原则应注意以下几个方面。

1. 严格无菌操作：对于无菌标本如静脉血、胸腔积液、腹水、脑脊液等应严格按照无菌操作进行，采集标本前对局部皮肤进行消毒处理，消毒试剂应与皮肤作用一段时间待皮肤干燥后采样。注意采样工具及盛放标本容器必须选择无菌、无外源核酸、干燥的容器。

2. 标本优化选择：无菌部位标本及靠近感染灶的标本具有更高的临床价值，应首选该类标本进行 mNGS 检测。如该类标本无法获得，在选择有菌部位标本时应尽量减少操作过程，减少其他微生物干扰。同时在送检信息中注明送检部位，应尽可能标注采集方式。例如送检胸腔积液标本应注明其是穿刺样本或导管引流样本，皮肤软组织标本应注明其取材来自于深部组织手术取样或开放性伤口局部组织标本，详细的注释有助于报告解读及病原的分析。

3. 及时送检：mNGS 检测应在短时间内送检样本，并进行冷链运输，避免冻融并全程无菌保存。如不能尽快送检，应按照表 11-3-1 进行恰当的保存，减少污染及核酸降解。

4. 关注标本质量：mNGS 应注意标本质量，对于血液样本，溶血可导致红细胞裂解影响核酸提取，对于严重溶血样本应重新采血，减少漏检风险。同时对于呼吸道样本，如痰液标本应进行标本质量把控，如标本涂片提示为上呼吸道样本应进行退检再送。

（二）湿试验环节

对于真菌检测，DNA 核酸可满足检测需求而无需进行 RNA 检测。湿试验主要包括核酸提取、文库构建与上机测序三大方面。

1. DNA 提取：核酸提取是导致 mNGS 检测结果差异的重要因素，主要包括去人源流程选择、离心、纯化、破壁等。对于非血液样本，目前主要的检测方式为细胞内核酸检测，不同试剂盒对核酸检测差异较大，尤其对于真菌。真菌的细胞壁较厚，破壁较为困难，这是导致真菌检出灵敏度低于其他类微生物的原因之一。同时，高人源背景也是灵敏度降低的原因之一，不同样本的人源核酸比例差异较大，对于高人源背景样本可以选择去人源的方式进行优化试验，以促进真菌检出。此外，部分微生物检出可来自提取试剂盒，为排除试剂污染，试验中需平行进行阴性对照检测，以矫正背景菌报出。

2. 建库与测序：文库制备包括片段化、末端修复、接头连接、纯化，构建的文库需要经过 qPCR 定量，以确定文库中有效浓度并进行后续的 pooling 和测序。多数 mNGS 建库存在扩增环节，对于有扩增的试验流程，应注意不同物种扩增效率存在差异，并可能导致背景菌的增高，加大判断困难，但与此同时扩增也可以促进痕量核酸扩增促进检出。不同的试验流程序列读长不同，以 50 和 75bp 最为常见。测试数据应进行严格的数据质控，并过滤掉低质量、低复杂度的序列来保证测序数据质量。

3. 测序：二代测序是基因 PCR 和基因芯片发展而来的测序技术，其一般原理是 DNA 复制过程中捕捉添加的碱基所携带的标志特征来确定 DNA 序列。不同的测序平台对于单链文库分子进行扩增的方式不同，国内常见的高通量测序平台主要包括 Illumina 和华大。测序过程应包含内参、阴性对照与阳性对照，内参与对照可以协助分析识别标本检出是否存在异常、是否存在样本间交叉污染和试剂污染等情况，当检出存在异常时，应进行标本的重复检测。在对 2021 年的全国室间质评结果分析汇总研究中显示，对于临床样本建议采用不低于 20M 数据量进行测序，以保证其检测的灵敏度。

（三）生信分析

病原微生物生信分析是指上机测序后的数据进行拆分，对各个样本进行质控，并去除人源宿主序列，再将非人源序列与微生物参考数据库进行比对，进行种属的划分，最终得到微生物物种注释的过程。不同是实验室其采用的数据库并不相同，一定程度导致其结果具有差异，同时为提高 mNGS 检测的准确性，应不断进行数据库的优化和比对参数的调整，并充分完善生信分析的性能确认和验证。在真菌检测方面，目前数据库存在部分真菌序列质量不高或缺乏完整基因组序列的情况，应充分注意真菌比对后可报出的物种其分类的层级，例如一些真菌可准确归类到属，但对于种的信息存在错误可能。

二、宏基因组测序报告解读

（一）宏基因组检测中常用的术语概念

1. 宏基因组二代测序（metagenomics Next Generation Sequencing，mNGS）：即对标本中全部生物（人与微生物）核酸进行测序，即同时对数十万到数百万条核酸分子序列进行读取的测序技术。病原 mNGS 侧重于对微生物核酸的分析，可以无偏倚地检测多种病原微生物（包括病毒、细菌、真菌和寄生虫）。

2. 读长：指测序仪单个测序反应所得到的碱基序列数。序列的读长是影响分析准确度的重要因素。检测报告中常列出某微生物种属名下的读长数，即针对该微生物种属特异性片段的数量。

3. 测序深度和覆盖度：测序深度指比对到已知参考序列的碱基平均测序次数，深度越高检出碱基的可信度越高。例如，50 倍测序深度意味着基因组中的每个碱基平均被测序了 50 次。覆盖度指比对成功的碱基数累加后，除以基因组被覆盖区域总长后所得的百分比。

4. 序列比对（blast）：指将测到的序列与参考基因（组）进行匹配的过程，以确定最优相似性，也可以将两条或者两条以上的 DNA 序列进行匹配。

5. 相对丰度:相对丰度是指去除宿主序列后,注释到该物种的序列数占样本中微生物大类序列数的百分比,通常将微生物分为细菌、真菌、病毒和寄生虫四类。相对丰度越高,表示该物种所占比例越高。它只能指示同一样本中某个物种的相对的量,不能用于不同样本之间的比较。

6. 质量分值(quality, Q值):用于衡量测序准确度的指标。$Q=-10\log_{10}(P)$,其中P代表该碱基被测序错误的概率。如Q20表示该碱基检测错误的概率为1%。Q30则表示碱基识别错误的概率为0.1%,碱基Q值越大其识别错误的可能性越小,可信度就越高。

(二) 检出报告解读与注意事项

mNGS报告解读应充分结合患者的临床背景、送检标本信息以及试验流程进行综合判断。

1. 充分结合病原致病性进行解读:对于环境及试剂中不常见的微生物如是明确致病病原,在排除交叉污染和确认序列比对可靠的情况下应充分考虑是致病微生物的可能性。例如脑脊液检出隐球菌,包括新型隐球菌、格特隐球菌;无菌标本中查出球孢子菌等。

2. 血浆游离核酸检出真菌:血浆游离核酸mNGS检出真菌其来源可为真菌入血发生真菌血症带来的核酸片段检出,也可为局部感染灶真菌核酸入血。例如肺部曲霉或毛霉感染时,在局部免疫攻击下,真菌发生死亡,真菌核酸可发生入血通过mNGS检出。这种情况并非真菌在血液中繁殖,而是提示患者可能存在真菌感染灶,应结合患者临床症状、影像学特点及其他传统微生物学检测结果综合判读。

3. 非血液样本中细胞内核酸检测:对于非血液样本,mNGS主要检测的为细胞内核酸,其试验流程中存在破壁环节,多数真菌细胞壁较厚,破壁困难。对这类微生物的检出可能存在序列数低的情况,在排除污染和确认序列比对正确也应考虑是病原的可能性,并结合其他传统微生物学检测(如镜检、培养、生物标志物、一代测序等)进行验证。

4. 报告解读应结合试验流程:对于非血液样本,部分实验室会通过去人源流程进行操作以减少人源细胞比例过高带来的灵敏度不足的影响。对于去人源流程,一方面其灵敏度增高,对于真菌检出有利,但另一方面,去人源由于增加了试验流程,部分实验室会加入PCR过程(或增加PCR扩增轮数)容易引入污染微生物,导致假阳性。同时,对于耶氏肺孢子菌,因其在体内主要为滋养体形式存在,无细胞壁或细胞壁薄可导致在去人源流程下造成损失引起漏检。对于疑似肺孢子菌病的患者标本,应慎用去人源流程或补充肺孢子菌靶向扩增减少漏检可能。

5. 真菌物种判读:对于真菌数据库,目前公用数据库普遍存在全基因组序列质量差的问题,对于mNGS鉴定容易导致物种的错分;同时,一些真菌物种分子序列近缘,到种的信息难以区分,例如米黑根毛霉和微小根毛霉,在目前的报告中难以进行准确的种的鉴定。如需要进行明确物种鉴定应引入靶向扩增的其他方式进行进一步分析。

6. 宏基因组测序优势:可以发现新发和少见病原菌,但是受数据库的影响。因此,解读报告单前应了解比对数据库的内容,明确其是否涵盖少见病原或新发病原。检出不常见病原体可以报告给公共卫生机构,公共卫生机构可以协助进行后续的确认测试。

7. 多学科结合综合解读:mNGS结果建议具有临床微生物学知识,并充分结合生物信息学知识,结合临床背景、影像结果和其他实验室检测进行综合判断,或对存疑结果进行多学科沟通解读后开展治疗,以免导致抗微生物药物滥用。

总之,mNGS测序给疑难、危重和常规难以检测的真菌感染性疾病提供了更为快捷、广覆盖的检测手段,但利用mNGS技术进行微生物鉴定仍在不断探索和改进中。目前为止,尚无官方机构正式批准的适应证或推荐领域,所以mNGS结果原则上都需要其他方法验证或从临床角度进行充分评估加以参考。从临床角度,mNGS结果不能单独作为病原学确诊或排除的证据,而应结合患者的临床背景、传统微生物检查(镜检、培养、血清学方法、靶向PCR)、影像学资料以及其他实验室检查手段,综合判断。

(徐春晖　占　萍)

参考文献

1. 《中华传染病杂志》编辑委员会. 中国宏基因组学第二代测序技术检测感染病原体的临床应用专家共识[J]. 中华传染病杂志，2020，38(11)：681－689.
2. 中华医学会检验医学分会临床微生物学组，中华医学会微生物学与免疫学分会临床微生物学组，中国医疗保健国际交流促进会临床微生物与感染分会. 宏基因组高通量测序技术应用于感染性疾病病原检测中国专家共识[J]. 中华检验医学杂志，2021，44(2)：14.
3. 中华医学会神经病学分会感染性疾病与脑脊液细胞学学组. 中枢神经系统感染性疾病的脑脊液宏基因组学第二代测序应用专家共识[J]. 中华神经科杂志，2021，54(12)：7.
4. 戴媛媛，马筱玲. 宏基因组二代测序技术在临床病原学诊断中的应用[J]. 临床检验杂志，2021，39(1)：1－5.
5. Gu W, Miller S, Chiu CY. Clinical metagenomic Next-Generation Sequencing for pathogen detection [J]. Annu Rev Pathol, 2019，24(14)：319－338.
6. Wilson MR, Sample HA, Zorn KC, et al. Clinical metagenomic sequencing for diagnosis of meningitis and encephalitis [J]. N Engl J Med, 2019，380(24)：2327－2340.
7. Gu W, Deng X, Lee M, et al. Rapid pathogen detection by metagenomic next-generation sequencing of infected body fluids [J]. Nat Med, 2021，27(1)：115－124.
8. Liu D, Zhou H, Xu T, et al. Multicenter assessment of shotgun metagenomics for pathogen detection [J]. EBioMedicine. 2021，74：103649.

第四节 分子诊断技术的质量控制

分子诊断技术应用于真菌分子检测实际工作中的限制，在于其繁琐的操作以及因真菌破壁困难导致较高的假阴性和难以避免的假阳性。从理论上来说，分子诊断技术可以变得非常简洁和自动化，其检测结果也应该是100％的特异和敏感。因此，较好地控制繁琐操作和假阴性结果这两个关键问题，减少扩增过程中的可能影响因素方能使得真菌分子诊断技术得以推广。聚合酶链反应(PCR)的影响因素较多，其中颇为重要的是：引物设计、酶的选择、各成分的浓度、反应循环温度等。

首先，要进行特异性PCR扩增，必须设计高特异性的引物。在引物设计时，需要注意以下几个方面：①所设计引物与目的片段的上下游高度匹配；②引物的长度，要求大于17个碱基，最佳长度为20～24个碱基；③引物的(G+C)％含量以40％～60％为最佳；④应尽量减少引物内部次级结构的形成，如发夹结构；⑤避免两条引物间互补序列的存在，减少二聚体的形成。在扩增过程中，提高退火温度，可以有效地减少不匹配的杂交，提高反应的特异性。缩短退火时间及延伸时间，可以减少错误引发及错误衍生的产生。降低引物及酶的浓度也可以减少引物二聚体的产生。同时，改变 $MgCl_2$ 的浓度也可以改进扩增反应的特异性。

其次，如何提高核酸提取效率也是影响核酸扩增结果的重要因素。在核酸抽提过程中，丝状真菌同分枝杆菌类似，存在细胞壁难破坏的障碍，进而影响抽提效率。实验室可以尝试使用一些物理或化学方法破坏细胞壁，如超声波破壁、磁珠研磨、加热煮沸、酸或碱裂解等。但无论使用何种方法，在应用于临床样本前，应经过严格、科学的验证后方可使用。

另外，如何有效防控实验室污染是对检测质量影响最大的问题。一方面要防止扩增产物的分子污染，另一方面还要严防真菌孢子的生物污染。对于扩增后的样本处置不当有可能造成一系列假阳性的产生。因此，有必要采取预防措施灭活残留的扩增产物或样本，从而将污染降低到最低水平。实验室较为常用的是紫外线照射灭活法，但是需要对紫外灯定期进行紫外强度监测。此外，经常有效的通风、有效氯擦拭物表，甲醛或高锰酸钾熏蒸等也有助于实验室的日常去污染。

除了上述需要注意的关键环节外，影响分子检测质量还有众多的因素，如实验室物理分区的设置是否合理，人员操作及理论培训是否到位，使用的试剂和耗材质量是否符合要求，标本的采集是否严格按照要求进行,检测仪器的性能是否处于最佳状态等。这些因素,都需要实验室予以关注。

随着医学的进步、人口老龄化和免疫力功能不全人群的增加,真菌感染的增多趋势也越来越明显。目前,霉菌的鉴定仍然主要依赖于传统的形态学观察,对人员有较高的技能要求,形态相近的菌种无法通过形态学进行鉴别,鉴定困难和鉴定错误的情形时有发生。有些霉菌的培养,需要特殊的培养基和较长的生长时间。目前可供实验室选择的商业化培养基种类偏少,临床报告通常在5～7 d即报告结果,临床上较低的检出率是真菌检测最为紧迫的问题。通过真菌分子检测技术,不仅能有效弥补传统形态学上的不足,也能较好地提高阳性检测率。

(郭　建　范齐文)

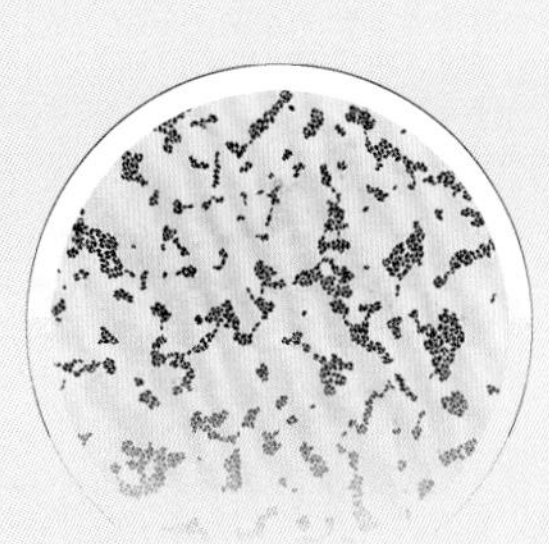

第十二章 真菌血清学检验技术

真菌血清学检验是根据生物化学酶促反应或免疫学抗原抗体反应原理对真菌细胞壁特异性物质(又称为生物标志物)及其相应抗体进行检验的技术。这种技术首先建立在对于真菌细胞壁结构深入了解的基础上。真菌细胞壁厚度为100～250 nm,主要成分有多糖,其次是蛋白质、类脂。多糖主要包括几丁质(甲壳质)、葡聚糖、甘露糖和纤维素,构成了真菌细胞壁的基本骨架。多糖成分在不同种类的真菌有所差异。大分子多糖免疫原性虽然不如蛋白质表现的强烈,但仍可以刺激机体免疫系统产生针对不同类别多糖的特异性抗体。这正是真菌血清学检验技术的基础。

第一节　侵袭性真菌病流行病学概述

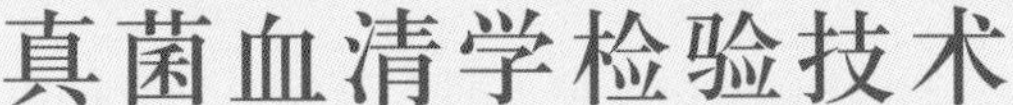

截至目前,全球已发现的150万种真菌中有400多种可以导致人类感染和患病。真菌病分为浅表性真菌病和深部真菌病两大类。前者主要指真菌感染皮肤及其附件和口腔、阴道黏膜组织;后者主要是指真菌侵入机体血流及器官,引起血流或内脏感染,甚至导致全身播散性感染,故又称为侵袭性真菌病(invasive fungal disease, IFD)。

侵袭性真菌病主要发生于免疫功能低下和/或皮肤黏膜屏障遭受破坏的患者,是医院内感染的重要组成病种。其次,在免疫功能正常的健康人群也可以发生侵袭性真菌病。

近几十年,侵袭性真菌病的发病率及死亡率在全球范围内呈持续上升趋势。2017年*Journal of Fungi*发表了一篇全球侵袭性真菌病流行病学估计数据,真菌性疾病已对全球10亿人产生了影响,并导致每年至少150万人丧生。全球已发现慢性肺曲霉病300万例,HIV感染/AIDS患者中隐球菌脑膜炎22.31万例,侵袭性念珠菌病70万例,耶氏肺孢子菌病25万例,播散性组织胞浆菌病10万例,真菌性哮喘1 000万例,真菌性角膜炎100万例。2020年中国成人念珠菌病诊断与治疗专家共识发布的流行病学资料表明,念珠菌病患病率为(2.1～21)/100 000人年。中国医院侵袭性真菌病监测网一项65所医院5年8 829株念珠菌临床分离株的数据显示,4种常见念珠菌依次为白念珠菌(44.9%)、近平滑念珠菌复合群(20.0%)、热带念珠菌(17.2%)、光滑念珠菌复合群(10.8%)。

朱利平团队进行了系统文献回顾,获得的中国基于危险人群真菌性疾病发病率数据显示,真菌病总感染率为7 002.32/10万人年。排在第一位的是女性复发性念珠菌性阴道炎(4 057/10万人年),第二位是皮肤甲癣(2 600/10万人年),第三位是曲霉病(317/10万人年),其中真菌致敏的严重哮喘(SAFS)113.96/10万人年,过敏性支气管肺曲霉病(ABPA)86.33/10万人年,侵袭性曲霉病(IA)82.21/10万人年,慢性肺曲霉病(CPA)34.09/10万人年。此外,隐球菌脑膜炎(CM)4.57/10万人年,念珠菌血症(Candidemia)5.72/10万人年,肺孢子菌病(PJP)1.93/10万人年,毛霉菌病(Mucormycosis)0.2/10万人年。

侵袭性真菌病的高危因素见表12-1-1。

表 12-1-1　侵袭性真菌病的高危因素

	念珠菌感染[a]	曲霉菌感染[b]
高危因素	长期入住重症监护病房 留置中心静脉导管 接受癌症化疗或服用免疫抑制剂 接受器官移植 粒细胞减少或缺乏 近期接受外科手术,特别是腹部手术 接受广谱抗生素治疗 接受全胃肠外营养 肾功能衰竭,或正在接受血液透析 机械通气 糖尿病 胰腺炎 早产儿 注射吸毒者	接受移植术后,尤其是造血干细胞或骨髓移植 服用免疫抑制剂 艾滋病晚期 恶性血液病和化疗后粒细胞缺乏 肺结核、慢阻肺、支气管扩张、结节病 囊性纤维化或哮喘 正在服用高剂量糖皮质激素 慢性肉芽肿 重症流感 重症新冠病毒肺炎

注:a. 侵袭性念珠菌病多为内源性,即定植于身体表面的念珠菌通过受损的皮肤黏膜进入体内。b. 侵袭性曲霉菌病多与免疫功能减低或缺陷有关。

需要补充说明的是,因为隐球菌存在于鸟粪、腐烂的木材和土壤中,环境暴露的风险增加。存在高危环境暴露可以作为支持肺隐球菌病诊断的条件,但不宜将缺乏高危环境暴露作为排除隐球菌病的依据。

高危因素和国内外各种有关侵袭性真菌病诊断和治疗指南或专家共识中提到的宿主因素并不等同。前者比较宽泛,后者更为严格。

宿主因素是诊断侵袭性真菌病的重要基础和依据之一。2019 年欧洲癌症治疗研究组织/美国国家过敏症与传染病研究所霉菌病研究组(EORTC/MSG)关于不同类型侵袭性真菌病诊断标准对宿主因素进行了明确规定,见表 12-1-2 至表 12-1-4。

表 12-1-2　极似侵袭性肺曲霉菌病和侵袭性念珠菌病的宿主因素

宿　主　因　素
1. 近期粒细胞计数<0.5×10^9/L 超过 10 d,并与侵袭性真菌病发病时间相关 2. 恶性血液病 3. 异基因干细胞移植 4. 接受实体器官移植 5. 最近 60 d 内接受过每日糖皮质激素≥0.3 mg/kg,治疗≥3 周 6. 最近 90 d 内接受过 T 细胞免疫抑制剂治疗,例如神经钙调节蛋白抑制剂、肿瘤坏死因子阻断剂、特定的淋巴细胞单克隆抗体、免疫抑制性核苷类似物 7. 接受过 B 细胞免疫抑制剂治疗,例如布鲁顿酪氨酸激酶抑制剂如伊布替尼 8. 严重肠道、肺或者肝移植后出现Ⅲ或Ⅳ级移植物抗宿主反应并对一线类固醇治疗无效

表 12-1-3　隐球菌病宿主因素

宿　主　因　素
1. 感染人类免疫缺陷病毒 2. 实体器官移植受者或造血干细胞移植受者 3. 恶性血液病 4. 抗体缺陷病,例如常见可变免疫球蛋白缺陷病 5. 包括单克隆抗体在内的免疫抑制剂治疗 6. 终末期肝病或肾脏病 7. 特发性 CD4 细胞缺乏症

表 12-1-4 肺孢子菌病宿主因素

宿主因素
1. 任何原因导致的外周血 CD4 细胞计数＜200 个/mm^3
2. 接受与导致 T 细胞功能缺陷的药物治疗：抗肿瘤治疗、抗炎治疗或者免疫抑制剂治疗
3. 在过去 60 d 内接受过≥2 周剂量在每日≥0.3 mg/kg 泼尼松治疗
4. 接受实体器官移植

上述指南的询证医学资料多来源于血液病、造血干细胞移植和实体肿瘤移植等免疫功能低下的患者。不同背景人群发生侵袭性念珠菌病（IC）和侵袭性曲霉菌病（IA）的宿主因素有共同之处，也有不同。入住 ICU 的人群的异质性，包括大部分患者并不存在易患 IFD 的经典宿主因素（例如，中性粒细胞减少、血液系统恶性肿瘤或器官移植）意味着风险分析可变且经常不明确，进而影响从临床和研究角度以标准化方式定义 IFD 所必需的几个关键方面（例如，难以测量疾病的真实患病率和诊断测试的性能）。2021 年欧洲感染和微生物学会（ESCMID）、欧洲重症学会（ESICM）、欧洲医学真菌联盟（ECMM）和真菌教育和研究基金会（MSGERC）共同发起制订 ICU 成人患者侵袭性真菌病的定义。在《ICU 患者真菌感染疾病定义项目（FUNDICU）方案》中确定了 ICU 患者发生 IC 和 IA 的宿主因素。见表 12-1-5 和表 12-1-6。

表 12-1-5 ICU 患者发生 IC 的宿主因素

宿主因素
1. 每日使用相当于 20 mg 或更多的泼尼松等糖皮质激素治疗
2. 定性或定量中性粒细胞异常（遗传性中性粒细胞缺乏症，中性粒细胞绝对计数≤500 个/mm^3）
3. 肠壁完整性受损（例如，近期腹部手术、近期化疗、胆道系统异常、反复肠穿孔、腹水、黏膜炎、严重胰腺炎、肠外营养）
4. 造成血流感染的皮肤屏障受损（例如，存在中央血管通路装置、血液透析）
5. 念珠菌定植，定义为从以下两项或多项标本培养中获得念珠菌属：呼吸道分泌物、粪便、皮肤、伤口部位、尿液和已存在 24 h 或更长时间的引流管
6. 造血干细胞移植（HSCT）
7. 实体器官移植（SOT）

表 12-1-6 ICU 患者发生 IA 宿主因素

宿主因素
1. 糖皮质激素治疗，相当于泼尼松 20 mg/d 或更多
2. 中性粒细胞定性或定量异常（遗传性中性粒细胞缺乏，中性粒细胞绝对计数≤500 个/mm^3）
3. 慢性呼吸道疾病（慢性阻塞性肺病、支气管扩张）
4. 失代偿期肝硬化
5. 过去 90 d 内使用公认的免疫抑制剂[例如，钙调神经磷酸酶或哺乳动物雷帕霉素靶点（mTOR）抑制剂、肿瘤坏死因子（TNF）阻滞剂和类似抗真菌免疫途径、阿仑单抗、依鲁替尼、核苷类似物]治疗
6. 血液系统恶性肿瘤或造血干细胞移植
7. 实体器官移植
8. 感染人类免疫缺陷病毒
9. 严重流感[或其他严重病毒性肺炎，例如 2019 年的冠状病毒病（COVID-19）]

侵袭性真菌病的临床诊断仍面临很多困难，许多患者没有能够在生前得到诊断和治疗，死后尸体解剖才得以证实。因此，侵袭性真菌病的早期诊断就成为重要的临床课题。另一方面，过度的抗真菌治疗，带来真菌耐药的问题。选择性药物压力、真菌属性以及宿主和药物相关因素抵消了有限的全身性抗真菌药物的疗效，并改变了 IFD 的流行病学格局。在临床环境中越来越多地发现来自环境的耐药真菌。此外，我们对新兴念珠菌物种特异性耐药机制的了解有限，特别是耳念珠菌已经成为多重耐药的超级真菌。这些问题又给我们带来新的挑战。

（左大鹏）

参考文献

1. Felix B, Sara G, Rita O, et al. Global and multi-national prevalence of fungal diseases — estimate precision [J]. Journal of Fungi, 2017,3(4):57.
2. 中国成人念珠菌病诊断与治疗专家共识组. 中国成人念珠菌病诊断与治疗专家共识[J]. 中华内科杂志. 2020;59(1):5-17.
3. Zhou LH, Jiang YK, Li RY, et al. Risk-based estimate of human fungal disease burden, China [J]. Emerging infectious diseases, 2020,26(9):2137-2147. doi:10.3201/eid2609.200016.
4. O'Leary, R-A, Einav, et al. Management of invasive candidiasis and candidaemia in critically ill adults: expert opinion of the European Society of Anaesthesia Intensive Care Scientific Subcommittee [J]. The Journal of hospital infection, 2018,98(4):382-390.
5. Zhang AY, Shrum S, Williams S, et al. The changing epidemiology of candidemia in the United States: injection drug use as an increasingly common risk factor-active surveillance in selected sites. United State. 2014-17 external icon [J]. Clin Infect Dis, 2019,71(7):1732-1737. doi:10.1093/cid/ciz1061.
6. 陈良安,佘丹阳,梁志欣,等. 中国 HIV 阴性宿主肺隐球菌病前瞻性多中心临床研究[J]. 中华结核和呼吸杂志. 2021, 44(1):14-27. doi:10.3760/cma.j.cn112147-20200122-00034.
7. Donnelly J Peter, Chen Sharon C, Kauffman Carol A, et al. Revision and update of the consensus definitions of invasive fungal disease from the European Organization for Research and Treatment of Cancer and the Mycoses Study Group Education and Research Consortium [J]. Clin Infect Dis, 2020,71(6):1367-1376. doi:10.1093/cid/ciz1008.
8. Matteo Bassetti, Elie Azoulay, Bart-Jan Kullberg, et al. EORTC/MSGERC definitions of invasive fungal diseases: summary of activities of the intensive care unit working group [J]. Clin Infect Dis, 2021,72(Suppl 2):S121-S127. doi: 10.1093/cid/ciaa1751.
9. Francois Danion, Claire Rouzaud, Amélie Duréault, et al. Why are so many cases of invasive aspergillosis missed? [J]. Medical Mycology, 2019,57(Suppl 2):S94-S103. doi:10.1093/mmy/myy081.

第二节 定植与感染

真菌广泛存在于自然界。空气、水、土壤、动植物中都存在大量真菌,包括致病性真菌和条件致病性真菌。人体皮肤和开放性管道也同样寄生着一定数量的真菌,如念珠菌、曲霉菌等。但是,在机体免疫功能正常和皮肤、黏膜处于完整状态时,这些真菌并不引起感染和疾病,我们称之为真菌定植。只有当机体免疫功能和黏膜屏障出现缺陷时,例如外周血中性粒细胞减少和缺乏,感染 HIV 及 AIDS 患者,大量并较长期使用糖皮质激素,各种侵入性诊疗操作,腹腔手术以及较长期使用广谱抗菌药物等,定植的真菌才有机会侵入血流、内脏,引发感染。感染状态仍处于真菌与机体的博弈之中。只有机体的免疫系统不能抵御真菌的侵入,才会真正发病。从真菌定植到感染,再到发病,与真菌的数量和毒力(侵袭力)有关,也与机体的免疫功能状态有关。此外,念珠菌的致病性可因其黏附假体表面和形成生物膜而得到增强。

早在 20 世纪 80 年代就有学者关注真菌定植与侵袭性真菌感染的关系,并提出真菌定植指数、校正定植指数及念珠菌评分等真菌感染的临床评价指标,试图用这些指标作为侵袭性真菌病早期诊断和干预治疗的指标之一。但是,由于上述检验方法操作繁琐,指导性不强,而且主要针对念珠菌,所以没有成为后来专家们制订侵袭性真菌病诊断和治疗指南或专家共识的依据。不过至今仍有学者在探讨上述方法,即侵袭性念珠病(IC)临床预测法的可行性和临床应用价值。

一、念珠菌定植指数(CI)和校正定植指数(CCI)

1. 采集患者 5 个部位的标本。这 5 个部位是气道分泌物(痰)、咽拭子、胃液、尿和直肠拭子,并进行培养和菌落计数。

2. 念珠菌培养半定量计数标准

(1) 咽拭子、直肠拭子念珠菌计数≥1×10^2 CFU/mL 为阳性标准。

(2) 胃液、气道分泌物和尿液念珠菌计数≥1×10^5 CFU/mL 为重度阳性标准。

(3) 重度定植：≥3 个部位定植，或 1 个部位连续 2 次以上阳性。

3. 定植指数(CI)和校正定植指数(CCI)计算公式

$$CI=\frac{\text{同一菌种阳性检测部位数}}{\text{检测部位总数(不包括血培养)}}$$

$$CCI=\frac{\text{重度定植的阳性检测部位数}}{\text{检测部位总数(不包括血培养)}}$$

4. 念珠菌定植指数诊断阈值

(1) CI 诊断阈值≥0.5。

(2) CCI 诊断阈值≥0.4。

5. 念珠菌评分(CS)

念珠菌评分是建立在定值指数基础上结合临床对侵袭性念珠菌病进行早期诊断的另外一种方法。CS 将一些影响侵袭性真菌病的关键临床因素作为评价指标，预测定植对感染的重要影响。

二、念珠菌定植指数的临床应用

2018 年欧洲麻醉监护小组关于念珠菌病和念珠菌血症管理意见建议，每周 2 次对包括胃液、气道分析物、尿、口咽拭子、直肠拭子 5 个部位的标本进行定量培养，根据念珠菌培养半定量计数标准，计算出 CI 和 CCI；也可以根据 EPCAN 研究评分标准计算出 CS。当定植指数(CI)≥0.5(或 CCI≥0.4)或念珠菌指数(CS)≤2.5(或 3.0)应进行预防性抗真菌治疗，同时进行念珠菌甘露聚糖抗原(Mn)和相应抗体(抗 Mn)检测，决定是否继续治疗或终止治疗。

2020 年中国成人念珠菌病诊断与治疗专家共识指出，念珠菌定植是发生侵袭性念珠菌病的重要前提。念珠菌定植指数(CI)和校正念珠菌指数(CCI)是区分定植和感染的参考指标。CI≥0.5 被判定感染。为进一步提高其特异性，应同时参考 CCI，当 CCI≥0.4 也被判定感染。另一种方法是根据全胃肠外营养(1 分)、腹部外科手术(1 分)、多部位定植(1 分)、严重脓毒血症(2 分)建立念珠菌评分(CS)预测模型，CS 总分≥3 时患者发生侵袭性念珠菌病的风险为 6.83(95%可信区间 3.81～12.45)。该方法的诊断灵敏度为 78%，特异度为 66%。

三、关于曲霉定植问题

曲霉菌属通常是呼吸道的定植菌。定植的风险根据患者的临床背景而有所区别。这点在慢阻肺患者显得更加重要，患者是否使用过糖皮质激素(包括口服和吸入)、是否入住 ICU 及入住时间长短，特别是否进行过机械通气都与曲霉感染风险有关。不能一概而论地讨论呼吸道曲霉菌属定植问题，应当结合临床背景仔细评估以排除曲霉菌肺炎的可能。患有结构性肺病(如囊性纤维化)的患者在肺移植前通常会有真菌定植，最常见的是曲霉菌属，并且他们患侵袭性曲霉病的风险高 4 倍。

(左大鹏)

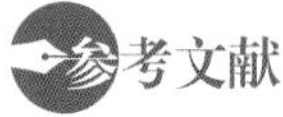

参考文献

1. Aida Pitarch, César Nombela, Concha Gil. Diagnosis of invasive candidiasis: from gold standard methods to promising leading-edge technologies [J]. Curr Top Med Chem, 2018,18(16):1375 - 1392. doi:10.2174/1568026618666181025093146.

2. O'Leary RA, Einav S, Leone M, et al. Management of invasive candidiasis and candidaemia in critically ill adults:

expert opinion of the European Society of Anaesthesia Intensive Care Scientific Subcommittee [J]. J Hosp Infect, 2018, 98(4):382-390. doi:10.1016/j.jhin.2017.11.020.

3. 中国成人念珠菌病诊断与治疗专家共识组.中国成人念珠菌病诊断与治疗专家共识[J].中华传染病杂志,2020,38(1):29-43.

4. Cassie C. Kennedy, Raymund R. Razonable. Fungal infections after lung transplantation [J]. Clin Chest Med, 2017, 38(3):511-520. doi:10.1016/j.ccm.2017.04.011.

第三节 侵袭性真菌病的诊断

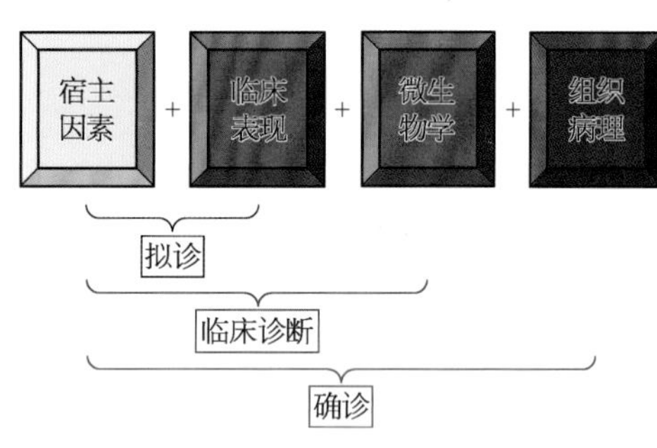

图 12-3-1 侵袭性真菌病分层诊断

目前临床上对侵袭性真菌病采取分层诊断的原则,即根据宿主因素、临床表现、微生物学检验结果和组织病理学四项基本条件将侵袭性真菌病分为拟诊、极似诊断和确诊三个诊断。见图 12-3-1。

只要病变组织(如肺)的病理学,无论是显微镜检查、培养发现真菌,就可以单独确诊侵袭性真菌病。极似诊断则需要具备至少 1 个宿主因素,1 个临床特征(包括临床症状和影像学证据)和 1 个真菌微生物实验室检查阳性(包括显微镜检查、培养、血清学试验和分子生物学试验)。如果只有 1 个宿主因素和 1 个临床特征,而没有微生物实验室证据,就只能诊断为拟诊。

我们在第一节已经详细讨论过宿主因素。至于侵袭性真菌病的临床表现,国内外各种指南和专家共识中都有论述,这里不再讨论。不过,应当指出的是真菌性肺炎、真菌性脑膜炎、真菌性血液感染等与细菌性或病毒性感染在临床症状上没有明显区别,这也是侵袭性真菌病常误诊或漏诊的原因。真菌性肺炎影像学(例如肺 CT),仅有个别独自的特点,例如晕征、空洞,但大多情况下影像学则表现为细菌性肺炎、肺结核、支气管扩张通常都有的非特异性改变。因此,鉴别诊断和动态观察就显得格外重要,也是最棘手的临床问题。

下面我们重点讨论侵袭性真菌病实验室检查部分。先看表 12-3-1。

表 12-3-1 侵袭性真菌病诊断方法及简要评价

诊断方法	优 势	不 足
微生物学方法		
传统方法		
直接显微镜检查	简单方便	对染色和判断能力要求较高
培养	金标准,高度特异性	需要一定时间,阳性率有限
非传统方法		
血清学	简单快速	存在假阳性和假阴性
分子生物学	诊断能力较强	易污染,尚未标准化
非微生物学方法		
组织病理学	金标准、高度特异性	有创性,取材要求严格
影像学	提供真菌性肺炎的早期信息	非特异性,需要鉴别诊断和动态观察

表 12-3-2 是 2019 年 EORTC/MSG 在关于侵袭性真菌病定义共识的修正和更新中对确诊病例实验室诊断依据的要求。

表 12-3-2 侵袭性真菌病确诊标准(proven diagnosis)

	显微镜分析:无菌组织标本	培养:无菌部位标本	血液	血清学	组织核酸诊断
霉菌[a]	组织病理学、细胞病理学或直接显微镜检查[b]。标本通过针吸或活检获得,可见菌丝或黑色酵母形态,同时伴有相关组织损伤的证据	从通常无菌的或影像学与感染疾病过程一致的异常部位,通过无菌技术获得的标本,培养得到透明或着色的霉菌,但不包括肺泡灌洗液、副鼻窦或乳突窦标本、尿液标本	在相应的感染过程中,血培养获得霉菌[c](如镰刀菌属)	不适用	福尔马林固定、石蜡包埋的组织中发现霉菌时,PCR 扩增真菌 DNA,并结合 DNA 测序
酵母菌[a]	组织病理学、细胞病理学或直接显微镜检查。标本是从无菌部位(黏膜除外)获得,显示有酵母细胞,例如隐球菌会有出芽,念珠菌会有假菌丝或真菌丝[d]	从通常无菌的、临床或影像学与感染疾病一致的部位(新放置<24 h 的引流管)通过培养获得酵母细胞	血培养获得酵母(如隐球菌属或念珠菌属)或酵母样真菌(如毛孢子菌属)	脑脊液或血液中隐球菌抗原证实隐球菌病	福尔马林固定、石蜡包埋的组织中发现酵母菌时,PCR 扩增真菌 DNA,并结合 DNA 测序
肺孢子菌	用传统的或免疫荧光染色方法,显微镜下在组织、肺泡灌洗液、痰液标本中观察到菌体	不适用	不适用	不适用	不适用
地方真菌病	用组织病理学或直接镜检方法,在疾病受累部位显示该菌的独特形态	受累部位标本培养获得该菌	血培养获得该菌	不适用	不适用

注:a. 如果能进行培养,培养结果附加属或种水平的鉴定。b. 组织和细胞提交组织病理学或细胞病理学检查时,使用六胺银(Grocott-Gomori methenamina silver)染色或过碘酸雪夫(periodic acid schiff)染色来检查真菌结构,如果可能,使用荧光染料[如钙荧光白(calcofluor)或 blankophor]对来自侵袭性真菌病病灶的湿标本进行染色。c. 血培养有曲霉生长,很少提示血管内疾病,几乎总是代表污染。d. 毛孢子菌属(*Trichosporum*)、酵母样地霉属(*Geotrichum*)及头状芽生裂殖菌(*Blastoschizomyces capitatus*)也可形成假菌丝或真菌丝。
说明:侵袭性真菌病确诊标准适用于任何患者,无论是否有免疫缺陷。

表 12-3-3 和 12-3-4 是对侵袭性肺曲霉病极似病例和其他真菌病极似病例的诊断要求。

表 12-3-3 侵袭性肺曲霉病的极似诊断(probable diagnosis)

宿主因素	(从略)
临床表现	(从略)
真菌学证据	1. 从痰液、肺泡灌洗洗(BALF)、支气管毛刷或抽吸物中培养出任何霉菌,例如曲霉菌、镰刀菌、赛多孢霉菌属或毛霉菌 2. 显微镜检查肺泡灌洗液(BALF)、支气管刷片或抽吸物,有真菌成分提示存在霉菌 3. 仅针对曲霉菌病:在血浆、血清、BALF 或脑脊液(CSF)标本中进行曲霉半乳甘露聚糖抗原(GM)检查,符合以下任何一项: (1) 单次检测血清或血浆:≥1.0 (2) BALF:≥1.0 (3) 单次检测血清或血浆:≥0.7 以及 BALF:≥0.8 (4) CSF:≥1.0 4. 聚合酶链式反应(PCR)检测曲霉病,符合以下任何一项: (1) 血浆、血清或全血标本,2 次或多次以上连续 PCR 检测阳性 (2) BALF,2 次或多次重复 PCR 检测阳性 (3) 血浆、血清或全血,至少 1 次 PCR 检测阳性,同时 BALF 至少 1 次 PCR 检测阳性

说明:a. 侵袭性真菌病极似诊断至少需要具备 1 个宿主因素,1 个临床特征和 1 个真菌学证据,且仅适用于免疫缺陷患者。b. (1,3)-β-D 葡聚糖(G 试验)不能提供任何侵袭性霉菌病的真菌学证据。c. 符合 1 个宿主因素,1 个临床特征,但没有发现真菌学证据的病例应为疑似诊断(prossible diagnosis)。

表 12-3-4　其他侵袭性真菌病的极似诊断(proobable diagnosis)

真菌病名	宿主因素/临床特征	真菌学证据
念珠菌病	从略	除外其他因素后,至少在 2 次连续血清标本中都检测到(1,3)-β-D 葡聚糖(G 试验,Fungitell 试剂盒)≥80 ng/L(pg/mL) T2 Candida 检测阳性[a]
隐球菌病	从略[b]	从任何无菌部位采集的标本中发现隐球菌
耶氏肺孢子菌病[c]	从略	除外其他因素后,至少在 2 次连续血清标本中都检测到(1,3)-β-D 葡聚糖(G 试验,Fungitell 试剂盒)≥80 ng/L(pg/mL) 实时定量聚合酶链式反应(PCR)检测呼吸道标本的耶氏肺孢子菌 DNA
地方性真菌病	从略	尿液、血液或体液中组织胞浆菌或芽生菌抗原阳性 脑脊液中抗球孢子菌抗体阳性或连续 2 份血清标本中抗体滴度升高 2 倍

注:a. T2Candida 是美国食品药品监督管理局批准的试剂盒,用于检测血液标本中的白念珠菌、近平滑念珠菌、热带念珠菌、克柔念珠菌和光滑念珠菌。b. 隐球菌病也发生在健康的宿主人群。c. 人类免疫缺陷病毒感染(HIV 感染)相关的肺孢子菌不包括在内。

2019 年美国胸科学会(ATS)对常见地方性真菌病(即组织胞浆菌病、芽生菌病和球孢子菌病)的血清学诊断进行了详尽的讨论,并提出了一些值得重视的问题,见表 12-3-5。

表 12-3-5　2019 年美国胸科学会(ATS)对组织胞浆菌病、芽生菌病和球孢子菌病诊断建议

	组织胞浆菌病	芽生菌病	球孢子菌病
建议	尿液或血清抗原 (强烈推荐,高质量证据)	尿抗原和血清抗体应与显微镜检查和培养结合(有条件推荐,中等质量证据)	尿液、血清抗原和血清抗体检测应与显微镜检查和培养结合(有条件推荐,中等质量证据)
问题	与芽生菌病、球孢子菌病、副球孢子菌病、篮状菌病有交叉反应	与组织胞浆菌病、副球孢子菌病、篮状菌菌病有交叉反应	与其他地方性真菌病有交叉反应。包括 G 试验检验分析造成混淆
未来研究	IgM 和 IgG 抗体开发并与抗原联合检测	需要对各种检测方法进行比较分析	皮肤试验、分子诊断和新血清学试验

关于非确定型诊断问题,我国《血液病及恶性肿瘤患者侵袭性真菌病诊断和治疗指南》2020 年第六次修订稿中扩展了非确定型侵袭性真菌病的诊断条件,并提出诊断驱动治疗的新理念,目的就是要提高对粒细胞缺乏患者发生侵袭性真菌病的警觉,及早采取抗真菌治疗,以防止病情恶化,提高救治成功率。见表 12-3-6。

表 12-3-6　侵袭性真菌病诊断级别和相应抗真菌治疗策略

诊断要素	粒细胞缺乏发热	未确定 IFD	未确定 IFD	未确定 IFD	拟诊 IFD	临床诊断 IFD	确诊 IFD
宿主因素	+	+	+	+	+	+	/
临床及影像学表现	无	无	非特征性表现	非特征性表现	特征性表现	特征性表现	/
微生物学实验室检查(G/GM)	阴性	阳性	阴性	阳性	阴性	阳性	/
确诊 IFD 微生物学标准	不符合	不符合	不符合	不符合	不符合	不符合	符合

（续　表）

诊断要素	粒细胞缺乏发热	未确定 IFD	未确定 IFD	未确定 IFD	拟诊 IFD	临床诊断 IFD	确诊 IFD
IFD 临床标准	不符合	不符合	不符合	不符合	符合	符合	/
抗真菌治疗	经验治疗	诊断驱动治疗	诊断驱动治疗	诊断驱动治疗	诊断驱动治疗	目标治疗	目标治疗

注：IFD 为侵袭性真菌病；G 为(1,3)-β-D-葡聚糖检测；GM 为半乳甘露聚糖检测；"/"表示不需要；确证 IFD 不依赖患者宿主因素、临床和对影像学表现评估。

说明：未确定型 IFD 的前提必须符合宿主因素（恶性血液病、异基因造血干细胞移植，目前不包括再生障碍性贫血）。多数情况下，患者存在粒细胞缺乏。该类型的诊断存在以下 3 种情况：①无任何临床表现（包括影像学），但 G 或 GM 试验阳性。②有非特异性临床表现，如发热、呼吸道症状、肺部 X 线或 CT 非特异性改变，但 G 或 GM 试验阴性。③有非特异性临床表现，如发热、呼吸道症状、肺部 X 线或 CT 非特异性改变，同时 G 或 GM 试验阳性。

张英芳等将流感相关性肺曲霉病（influenza-associated pulmonary aspergillosos，IAPA）定义为重症或危重流感病毒性肺炎确诊后 3 周内诊断侵袭性肺曲霉病（invasive pulmonary aspergillosis，IPA）。其病死率高达 51%，明显高于单纯重症流感患者的病死率约 28%。2020 年 Verweij 等在文献复习的基础上提出了 IAPA 诊断标准的专家共识。见表 12-3-7。

表 12-3-7　IAPA 确诊和极似诊断标准

	曲霉菌气管支气管炎	没有记录曲霉菌气管支气管炎的 IAPA 患者
准入标准	流感样疾病＋流感 PCR 或抗原阳性＋相关患病时间	
确诊	气道斑块、假膜或溃疡的活检或气管刷标本显示菌丝成分和曲霉菌生长，或组织中曲霉菌 PCR 阳性	肺活检显示侵入性真菌成分和培养有曲霉生长或组织中曲霉 PCR 阳性
极似诊断	气道斑块、假膜或溃疡，并在测试中出现以下情况之一者： 血清 GM>0.5 BALF-GM≥1.0 BALF 培养阳性 气道吸出物培养阳性 痰培养阳性 与曲霉菌一致的菌丝	A. 肺浸润病变并伴有以下至少一项者： 血清 GM>0.5 BALF-GM≥1.0 BALF 培养阳性 B. 不能用其他原因解释的空洞并伴有以下至少一项： 痰培养阳性 气道吸出物培养阳性

新型冠状病毒病（COVID-19）患者中也有一定比例合并肺曲霉病，专家命名为 COVID-19 相关肺曲霉病（CAPA）。CAPA 的死亡率较普通 COVID-19 感染死亡率高出 16%～25%。欧洲医学真菌学联盟/国际人类和动物真菌学学会（ECMM/ISHAM）快速撰写了关于新冠病毒感染相关侵袭性肺曲霉病管理的全球共识（以下简称《共识》），对其定义、诊断标准、鉴别诊断、实验室检查和治疗等方面进行全方位的归纳、总结，并对该病的早期诊断和治疗策略制订指导性建议。该《共识》从宿主因素、影像学、病原学角度，总结了 CAPA 的临床特征。《共识》指出，CAPA 患者缺乏典型的宿主因素，目前尚不清楚 SARS-CoV-2 本身是否为 CAPA 的独立危险因素，还是存在其他危险因素（如激素的使用）进一步增加了疾病进展的风险。CAPA 影像学表现与侵袭性曲霉病（IPA）相似，例如可出现多发性肺结节、"晕轮征"等。但是，如果没有曲霉真菌学证据仅凭影像学不足以诊断 CAPA。因此，《共识》设计出一个基于因急性呼吸困难而进入 ICU 的患者为宿主因素的诊断流程。该流程需要根据临床表现、影像学特征、肺组织病理学以及包括曲霉培养和曲霉半乳甘露聚糖抗原（GM）检查在内的实验室检查对 CAPA 作出分层诊断，即确诊、极似和疑似。见表 12-3-8。

表 12-3-8 COVID-19 相关肺曲霉病(CAPA)诊断条件

确诊(Proven CAPA)	肺组织病理学显微镜检查发现曲霉菌,或者组织培养曲霉菌生长,或者两者结合
极似诊断(Probable CAPA)	需满足以下条件: (1) 临床症状包括难治性发热,或者胸膜摩擦,或者胸痛或者咯血,或者上述组合 (2) 影像学特征包括肺浸润,或者空洞,或者两者并存 (3) 微生物实验室检查包括支气管肺泡灌洗液显微镜检查曲霉阳性,或者培养阳性,或者血清曲霉半乳聚糖抗原(GM)检测>0.5(酶联免疫吸附试验和测流技术),或者支气管肺泡灌洗液曲霉半乳聚糖抗原(GM)检测≥1.0,或者血清标本多聚核苷酸链式反应 2 次检查阳性,或者支气管肺泡灌洗液多聚核苷酸链式反应阳性(<36 个循环阈值),或者血清多聚核苷酸链式反应阳性,同加上支气管肺泡灌洗液多聚核苷酸链式反应阳性,或者上述组合
疑似诊断(Prossible CAPA)	需满足以下条件: (1) 临床症状与极似诊断相同 (2) 影像学与极似诊断相同 (3) 微生物实验室检查包括非支气管镜灌洗液显微镜检查及培养曲霉菌阳性,或者非支气管镜灌洗液曲霉抗原 GM 抗原检测>4.5,或者 2 次≥1.0,或者非支气管镜灌洗液 GM 抗原检>1.2,同时加上非支气管镜灌洗液样本多聚核苷酸链式反应阳性或测流检查阳性,或者上述组合

注:极似诊断和疑似诊断在标本选择上明显不同,前者要求是支气管肺泡灌洗液标本,后者要求非支气管镜灌洗标本。

近年来,血清学诊断方法已被逐步应用于侵袭性真菌病的早期诊断,成为传统诊断方法的重要补充。侵袭性真菌病血清学诊断技术可大致分为抗原检测和抗体检测两类。抗原检测主要包括 G 试验、GM 试验、GXM 试验和 Mn 试验等,抗体检测主要指各菌属特异性 IgM、IgG 抗体以及曲霉的 IgE 抗体的检测。其中真菌的多糖抗原标志物及其代谢产物的检测敏感性高、特异性强,能够早期、准确地反映患者病情的变化,更多用于免疫功能受损或低下的患者。对于免疫功能正常的患者,抗体检测结果则更能反映整体的病程发展阶段,更具检测价值。血清学检测便于开展、易于操作,较好地弥补了传统诊断技术的不足。目前已经上市的生化及血清学检验项目以及适用标本,见表 12-3-9。

表 12-3-9 侵袭性真菌病生化及血清学检测方法

检测真菌属	生物标志物	试验名称	适用标本
真菌(除外隐球菌、毛霉门和虫霉门)	1,3-β-D-葡聚糖	G 试验	血清*、血浆、BALF、CSF
曲霉菌	半乳甘露聚糖 半乳甘露聚糖抗体	GM 试验 抗 GM 抗体(IgG, IgM, IgE)	血清、BAL、CSF、尿液 血清
念珠菌	甘露聚糖 抗甘露聚糖抗体	Mn 试验 抗 Mn 抗体(IgG, IgM)	血清、CSF 血清
隐球菌	荚膜葡糖醛酸木甘露聚糖	GXM 试验	血清、CSF、BALF

注:* 2019 年 EORTC-MSGERC 更新 IFD 疾病定义证据解读中建议 G 试验仅适用于血清样本。

应当指出的是真菌微生物学检验手段有多种,包括最基本,也是最重要的样本直接显微镜检查,真菌培养技术(包括质谱技术),这两种实验室方法奠定了真菌病诊断的基础。随后发展出的血清学检查技术以及聚合酶链式反应(PCR)和二代基因测序(mNGS)技术,都是对真菌病诊断的重要补充。上述方法是互相补充,相互佐证。我们应当根据疾病需求、实验室条件及检查费用等综合考虑采取哪种或几种方法进行诊断。

2022 年我国新制定的侵袭性真菌病实验室诊断方法临床应用专家共识也明确指出,迄今传统真菌学检测方法仍不可替代，不断涌现的新技术对真菌病诊断具有广阔的应用前景。整合多种真菌实验室检测技术，综合判断，可以实现真菌病的早期正确诊断，及时合理规范治疗，整体提高真菌病诊治水平。

总之，侵袭性真菌病的非培养技术确实提高了诊断能力，但是也给临床带来新的挑战。Cornelius J. Clancy 和 M. Hong Nguyen 指出，只有合理使用这些检测，并针对特定患者，才能实现这些技术的全部价值。在引进之前，应确定使用者检测和结果解释的最佳用途。如果没有这些考虑，非培养技术可能无益甚至有害。

随着科学技术的发展，诊断真菌感染的方法也在不断改进和增加，例如 G 试验将不再使用鲎血，而采用基因工程的方法制备反应物；ELISA 方法已经应用于(1,3)-β-D-葡聚糖的检测。T2 Candida 检测平台已经在国外广泛用于念珠菌菌血症的诊断；酵母交通灯测定肽核酸-荧光原位杂交技术(Yeast Traffic light PNA-FISH)可用于检测血液中 5 种念珠菌，并可直接观测到念珠菌菌落在标本中分布。

（左大鹏）

参考文献

1. Donnelly J Peter, Chen Sharon C, Kauffman Carol A, et al. Revision and update of consensus definitions of invasive fungal disease from the European Organization for Research and Treatment of Cancer and the Mycoses Study Group Education and Research Consortium [J]. Clin Infect Dis, 2020,71(6):1367-1376. doi:10.1093/cid/ciz1008.
2. Chadi A Hage, Eva M Carmona, Oleg Epelbaum, et al. Microbiological laboratory testing in diagnosis of fungal infections in pulmonary and critical care practice. an official American Thoracic Society clinical practice guideline [J]. Am J Respir Crit Care Med, 2019,200(5):535-550. doi:10.1164/rccm.201906-1185ST.
3. 中国医师协会血液科医师分会，中国侵袭性真菌感染工作组. 血液病/恶性肿瘤患者侵袭性真菌病的诊断标准与治疗原则(第六次修订版)[J]. 中华内科杂志，2020,59(10):754-763.
4. 张英芳，黄琳娜，詹庆元. 重症监护病房中重症流感相关性侵袭性肺曲霉病的研究现状[J]. 中华结核和呼吸杂志，2021,44(7):651-655. doi:10.3760/cma.j.cn112147-20200814-00900.
5. Paul E Verweij, Bart JA, Rijnders, et al. Review of influenza-associated pulmonary aspergillosis in ICU patients and proposal for a case definition: an expert opinion [J]. Intensive Care Medicine, 2020,46:1524-1535.
6. Philipp Koehler, Matteo Bassetti, Arunaloke Chakrabarti, et al. Defining and managing COVID-19-associated pulmonary aspergillosis: the 2020 ECMM/ISHAM consensus criteria for research and clinical guidance [J]. Lancet Infectious Dis, 2021,21(6):e149-e162. doi:10.1016/S1473-3099(20)30847-1.
7. 中国医药教育协会真菌病专业委员会，国家皮肤与免疫疾病临床医学研究中心(北京大学第一医院)，国家血液疾病临床医学研究中心(北京大学人民医院). 侵袭性真菌病实验室诊断方法临床应用专家共识[J]. 中华内科杂志，2022,61(2):134-141. doi:10.3760/cma.j.cn112138-20210530-00383.
8. Cornelius J. Clancy, Nguyen M Hong. Non-culture diagnostic for invasive candidiasis: promise and unintended consequences [J]. J Fungi(Basel), 2018,4(1):27. doi:10.3390/jof4010027.

第四节　真菌(1,3)-β-D-葡聚糖检验(G 试验)

一、检测原理

（一）试验技术回顾

谈到 G 试验不得不提起鲎试验和内毒素试验。鲎是一种古老的海洋生物，血液为蓝色，其中含有多种因子和凝固酶原类物质。1964 年，Levin 和 Bang 发现大西洋鲎(*L. polyphemus*)的裂解物与细菌内毒素接触后会凝固，这一划时代的研究成果推动了鲎试验的显著发展。

因此，建立了凝固法的内毒素检验技术，此技术又发展成动态浊度法和动态比色法。后来人们发现不仅内毒素可以激活鲎血中某些物质，而且真菌细胞壁成分(1,3)-β-D-葡聚糖也可以激活鲎血中某些物质，使反应体系产生浊度。

日本科学家在 20 世纪 90 年代初建立了检测真菌(1,3)-β-D-葡聚糖的动态浊度法。2005 年美国

ACC公司加以改进，建立了动态比色法，并改进了标本处理方法，使试验的灵敏度大大提高。2005年以后我国一些公司也先后研发和生产了自己的产品。与国外产品同步，我国G试验也经历了一个不断改进更新的过程。从第一代动态浊度法，发展到第二代动态比色法，再发展到碱处理和双波长检测，已经在性能上与美国ACC产品保持一致。

（二）检测原理

G试验可分为动态比浊法、动态比色法和速率法三种。动态比浊法检测原理是待测样本中的(1,3)-β-D-葡聚糖激活试剂中来自鲎血的G因子，使试剂中凝固酶原转变成凝固酶。后者又使试剂中凝固蛋白酶原转变成凝固蛋白，使得反应体系溶液产生浊度变化，影响溶液的透光度。在450 nm光谱下进行比浊，透光度与待测样本中(1,3)-β-D-葡聚糖含量成正比。由于反应体系浊度变化是一个动态过程，所以称为动态比浊法。动态比色法与比浊法区别在于比色法在试验过程中添加了由四个小肽与对硝基苯胺组成的发色底物。被测物质(1,3)-β-D-葡聚糖激活G因子后，G因子的β亚基具有丝氨酸蛋白酶活性，作用在发色底物上，将四个小肽切割下来，游离出对硝基苯胺。对硝基苯胺是一种黄色物质，可以用405 nm光谱比色。其颜色程度与样本中待测的(1,3)-β-D-葡聚糖含量成正相关。比色法检测灵敏度高于比浊法。速率法与动态法区别在于动态法仅仅反映反应过程的浊度或颜色变化，而速率法不仅反应了反映过程的动态变化，更主要反映吸光度差(ΔmA/min)值的变化。速率法只能用于比色法，而不能用于比浊法。速率法提高了检测的灵敏度。

（三）双波长检测

单波长测定吸光度时，由于液体表面张力作用(液体表面不是一个平面，而是一个凹面)，光通过时除被液体吸收大部分外，尚有部分光被折射和反射，从而影响吸光度检测。光纤维传播的点光源，不可能保证每孔或每次都通过同一个液体部位，造成孔与孔之间测定误差。此外，使用的板或管每孔或每管之间的平整度和透光性存在差异。再有，操作过程中的指印、划痕以及标本溶血、脂血等，均影响检测结果的准确性和重复性。双波长检测使用参考波长(492 nm)，上述孔间或管间差异以及干扰因素被参考波长所纠正，从而保证检测的准确度。

二、样本处理和保存

G试验检测前需要对血清或血浆样本进行处理。处理的目的有两个，一个是屏蔽鲎血中B因子和C因子，因为这两种因子可以检测内毒素，如果标本中含有内毒素，就会与B因子、C因子起反应，造成假阳性结果。另一个是清除标本中蛋白质对试验的干扰。处理方法有稀释加热法和碱处理法两种。碱处理的优势在于能将待测物质中的(1,3)-β-D-葡聚糖三股螺旋结构降解成单链结构，而单链结构在G因子反应中起着决定性作用，从而提高了G试验的检测效率。此外，对血浆标本的预处理可以使血清标本中丝氨酸蛋白酶和丝氨酸蛋白酶抑制物失活，从而减少由此而引起的假阳性或假阴性结果。

标本最好在6 h内检测，如不能及时检测，应保存于2～8℃，不超过24 h；如长期保存应保存于－20℃，但避免反复冻融。在保存期间可能会使(1,3)-β-D-葡聚糖降解或由于标本基质效应变化影响检测结果。如果转送标本，不能使用原始的全血标本，必须分离血清后，转送血清标本，并使用冷链转送，转送过程不超过24 h。

三、标准曲线制作及其意义

任何定量检测都需要在试验前设立标准曲线。所谓标准曲线就是通过测定一系列已知组分标准物质的某种理化性质，而得到这种性质的数值曲线，也就是标准物质与仪器相应值的函数关系。通常情况下标准曲线是一条直线。标准曲线的横坐标(X)表示标准溶液的浓度值，而纵坐标(Y)表示仪器的响应值，通常用吸光度(OD)值表示。G试验的标准曲线一般由5个按照倍比稀释的标准品溶液制作。这5个标准品浓度值又成为线性范围。线性范围至少应包括临床检测的需要，即涵盖医学水平的最低值和最高值。不同厂家产品在设计标准曲线时，线性范围有所不同。检测临床标本时，就可以通过临床标本的吸光度变化值(ΔmA/min)计算出待测样本中(1,3)-β-D-葡聚糖的浓度值。所以，标准曲线是建立样本检测数据的计算标准，是验证检测系统有效性的唯一方法，也是试剂和仪器检测系统的校准方法。

有的生产厂家为了方便用户操作，将厂家检测系统制作的标准曲线预先固定在操作软件中(称为内置标曲)，这的确省去操作者的麻烦，节省了试剂成本。内置标曲的前提是用户使用的试剂和仪器必须与厂家属于同一个检测系统。这也带来一个问题，即用户实际标曲可能与内置标曲存在差异，造成检测结果的不准确。此外，不能绝对保证用户在使用仪器时，仪器工作状态与厂家制作标曲时的仪器状态完全一致。这是使用内置标曲应当注意的问题。

四、试验质量保证

每个产品的说明书应对试验质量保证做出相应规定，并符合相关行业标准。除了标本的合格性之外，标准曲线的r或r^2值必须达到说明书规定，一般$r^2>0.98$。厂家使用的标准品量值应当能溯源到国家标准品。质控品测定值必须在说明书规定的范围内。通常试剂盒会配有2个高、低浓度的质控品，说明书有质控品的参考范围和靶值。质控品应与标本一样进行处理和同时检测，测定值应在该质控品的参考范围内。只要线性r或质控品测定值没有达到说明书要求，试验均不能继续进行，需要寻找原因。试验失败的原因可能是操作问题、仪器问题和试剂本身质量问题，需要逐一加以排除。

这里所讲的试验质量保证仅是指产品质量保证，并不包括实验室内部质控。实验室室内质控是在产品质量保证的基础上，实验室自身质量控制的重要措施。定量检测项目的室内质控应遵循室内质控的基本原则。不能以厂家提供的质控品靶值作为室内质控的均值，也不能以厂家提供的质控品参考范围为室内质控的标准差。

五、参考区间

不同产品的参考区间不同。主要是因为方法学不同，检测仪器不同所致。即使相同的检测原理和相同的配套仪器，如果使用的标准品不同，其参考区间也不同。表12-4-1列出的是目前国际和国内主要产品的参考区间。

表12-4-1　国际和国内主要G试验产品的参考范围(pg/mL)

生产商	阴性阈值	灰区值	阳性阈值
美国ACC(Fungitell)	<60	60～80	>80
丹娜(天津)生物科技有限公司	<70	70～95	>95
湛江安度斯生物科技有限公司	<100.5	100.5～151.5	>151.5
北京金山川科技发展有限公司	<60	60～100	>100

注：数据来源于各产品试剂盒说明。

灰区值来源于厂家在进行参考范围统计时，有2.5%的健康人和2.5%的患者检测数据落在95%可信区间之外。对于灰区值检测结果的解释必须结合临床分析。

六、G 试验的临床应用

G 试验在临床上主要用于侵袭性真菌病的筛查,而不是确诊。检测的真菌包括念珠菌属(对近平滑念珠菌敏感性较差)、曲霉菌属、镰刀菌属、耶氏肺孢子菌、毛孢子菌、组织胞浆菌属。但 G 试验不能区分真菌种类。不能用于检测毛霉目和皮炎芽生菌(酵母相),因细胞壁中缺乏或很低的(1,3)-β-D-葡聚糖。也不能检测隐球菌,因为隐球菌细胞壁有较厚的荚膜,(1,3)-β-D-葡聚糖难于释放到体液中。

由于真菌(1,3)-β-D-葡聚糖的释放需要机体中性粒细胞等吞噬细胞的作用,故 G 试验阳性可以区分定植和感染。但在耶氏肺孢子菌肺炎病例中,G 试验阳性不能区分感染和定植。临床应用观察到在筛查侵袭性真菌病方面 G 试验具有早期诊断的优势。

欧洲癌症研究和治疗组织/侵袭性真菌感染协作组和美国国立变态反应和感染病研究院真菌病研究组(EORTC/MSG)于 2008 年对真菌感染的诊断标准进行了修订,首次将 G 试验纳入侵袭性真菌病(IFD)微生物学诊断标准。

2019 年 EORTC/MSG 关于侵袭性真菌病定义共识的修正和更新将 G 试验作为极似诊断念珠菌病的真菌学证据。建议除外其他因素后,至少在连续 2 次血清标本(1,3)-β-D 葡聚糖(G 试验,Fungitell 试剂盒)≥80 ng/L(pg/mL)为阳性诊断阈值。

2020 年中国成人念珠菌病诊断与治疗专家共识指出,血清 G 试验在念珠菌病早期即可阳性,且阴性预测值较高(中等推荐)。阴性预测值高即诊断敏感度高,漏诊率低。

S. Otašević 等指出,由于敏感度(81.4%)和特异度(78.1%)的较高值,可获得极低的诊断优势比值(15.5%)。侵袭性真菌病中(1,3)-β-D 葡聚糖浓度因真菌种类不同而有所不同。

2019 年美国胸科学会(ATS)在肺部感染和重症监护真菌感染临床实践指南中对 G 试验在念珠菌病的诊断价值上采取谨慎的看法。建议在临床上对具有侵袭性念珠菌病(IC)高危因素的危重患者,不要仅仅依赖 G 试验检测结果做出诊断决策(有条件推荐,低质量证据),G 试验与临床和其他微生物检测结果相结合对识别有 IC 风险患者方面具有效用。

由于(1,3)-β-D 葡聚糖在体内下降非常缓慢,故不推荐用于监测治疗反应。在全身抗真菌治疗的情况下,(1,3)-β-葡聚糖水平不会降低,即使在接受治疗时间超过 7 d 的患者中也是如此。

七、干扰因素

G 试验属于生化反应,干扰 G 试验的因素很多。严重黄疸、严重溶血和脂血标本都会引起试验失败。根据不同文献报告,许多因素可造成 G 试验出现假阳性或假阴性。

1. 假阳性原因

(1) 内毒素污染(包括采血管、采血过程、使用试管、操作过程中被环境污染)。

(2) 应用纤维素膜进行血液透析患者(因有的纤维素膜含有葡聚糖成分)。

(3) 血液制品(白蛋白、凝血因子、免疫球蛋白等)。但也有文献报告只有检测 G 试验前的 2 d 内使用了>30 g 的白蛋白,才会显著性影响检测结果($P<0.05$)。

(4) 使用半合成青霉素等抗生素,例如阿莫西林/克拉维酸。

(5) 细菌感染,例如粪产碱杆菌、肺炎链球菌、铜绿假单胞菌和诺卡菌属可与(1,3)-β-D-葡聚糖发生交叉反应。

(6) 某些中药制剂(如香菇多糖、裂褶菌多糖、黄芪多糖、双黄连、生脉注射液等)含有(1,3)-β-D-葡聚糖或在生产过程中被(1,3)-β-D-葡聚糖污染,从而造成假阳性。

(7) 使用糖皮质激素、脂肪乳治疗。

(8) 食用蘑菇类食物、牛奶和海藻。

(9) 在儿童严重结肠炎、黏膜炎、消化道肠球菌定植以及成人化疗所致的肠黏膜炎均能出现假阳性。

(10) 手术中使用某些纱布或含有葡聚糖成分的其他医疗物品。

2. 假阴性原因

(1) 体液中存在葡聚糖酶分解(1,3)-β-D葡聚糖。

(2) 棘白菌素类(如卡伯芬净、米卡芬净)抑制(1,3)-β-D葡聚糖合成,建议上述药物使用前或6d检测G试验为妥。

(3) (1,3)-β-D葡聚糖在室温下易降解,建议样本采集后2h内送检,6h内检测。

总之,G试验在早期筛查侵袭性真菌病方面比其他方法有明显的优势。但是,考虑到受检背景人群的不同,不同产品的异质性以及假阳性的干扰因素,应设定不同产品各自的诊断阈值,并最好以连续2次的检测结果为临床参考结果。重要的是,G试验不能单独用于诊断或排除侵袭性真菌病,而应与患者感染风险因素及其他实验室检查和影像学改变一并综合评估。此外,检测人体内(1,3)-β-D葡聚糖的方法学也在不断改进中。科学家已经能利用基因工程制造鲎血中的C因子等物质,测定内毒素,也必将会测定(1,3)-β-D葡聚糖。ELISA方法已经用于检测血清中(1,3)-β-D葡聚糖浓度,并有产品上市。问题是这些新的检测方法在参考区间和诊断阈值上与鲎试验有何区别,如何验证它们之间的相关性。

(左大鹏)

参考文献

1. Hiroshi Tamura, Johannes Reich, Isao Nagaoka. Outstanding contributions of LAL technology to pharmaceutical and medical science: review of methods, progress, challenges, and future perspectives in early detection and management of bacterial infections and invasive fungal diseases [J]. Biomedicines, 2021, 9(5): 536. doi: 10.3390/biomedicines9050536.
2. Otašević S, Momčilović S, Stojanović NM, et al. Non-culture based assays for the detection of fungal pathogens [J]. J Mycol Med, 2018, 18(2): 236-248. doi: 10.1016/mycmed.2018.03.001.
3. Ben De Pauw, Thomas J Walsh, J Peter Donnelly, et al. Revised definitions of invasive fungal disease from the European Organization for Research and Treatment of Cancer/Invasive Fungal Infections Cooperative Group and the National Institute of Allergy and Infectious Diseases Mycoses Study Group(EORTC/MSG) Consensus Group [J]. Clin Infect Dis, 2008, 46(12): 1813-1821. doi: 10.1086/588660.
4. Donnelly J Peter, Sharon C Chen, Carol A Kauffman, et al. Revisin and update of the consensus definitions of invasive fungal disease from the European Organization for Research and Treatment of Cancer and the Mycoses Study Group Education and Research Consortium [J]. Clin Infect Dis, 2020, 71(6): 1367-1376. doi: 10.1093/cid/ciz1008.
5. 中国成人念珠菌病诊断与治疗专家共识组. 中国成人念珠菌病诊断与治疗专家共识[J]. 中华传染病杂志, 2020, 38(1): 29-43.
6. Chadi A Hage, Eva M Carmona, Oleg Epelbaum, et al. Microbiological laboratory testing in diagnosis of fungal infections in pulmonary and critical care practice. an official American Thoracic Society Clinical Practice Guideline [J]. Am J Respir Crit Care Med, 2019, 200(5): 535-550. doi: 10.1164/rccm.201906-1185ST.
7. Fang Zheng, Hui Zha, Dandan Yang, et al. Diagnostic values and limitations of (1,3)-β-D-Glucans and galactomannan assays for invasive fungal infection in patients admitted to pediatric intensive care unit [J]. Mycopathologia, 2017, 182(3-4): 331-338. doi: 10.1007/s11046-016-0063-y.
8. G Lo Cascio, R Koncan, G Stringari, et al. Interference of confounding factors on the use of (1,3)-β-D-glucan in the diagnosis of invasive candidiasis in the intensive care unit [J]. Eur J Clin Microbiol Infect Dis, 2015, 34(2): 357-365. doi: 10.1007/s10096-014-2239-z.
9. Hashimoto N, Mori T, Hashida R, et al. False positive serum (1,3)-β-D-glucan elevation Due to intake of seaweed in a hematopoietic stem cell transplant recipient [J]. Transpl Infect Dis, 2017, 19(2): e12653. doi: 10.1111/tid.12653.
10. 郭鹏豪, 廖康, 任众文, 等. 侵袭性肺肺部真菌感染实验室检测方法[J]. 中国临床新医学, 2021, 14(3): 225-230. doi: 10.3969/j.issn.1674-3806.2021.03.02.
11. Hikaru Mizumura, Norihiko Ogura, Jun Aketagawa, et al. Genetic engineering approach to develop next-generation reagents for endotoxin quantification [J]. Innate Immun, 2017, 23(2): 136-146. doi: 10.1177/1753425916681074.

第五节 曲霉半乳甘露聚糖检验(GM 试验)

一、检测原理

曲霉半乳甘露聚糖(GM)具有较强免疫原性,因此可以通过制备抗体进行检测。目前大多使用针对 GM 中 β(1-5)呋喃半乳糖残基的大鼠 EBA-2 单克隆抗体。检测方法有酶联免疫吸附试验(ELISA)、免疫层析测流法(IFA)和化学发光法(CLIA)。具体检测原理根据产品类型有两类,即双抗体夹心法和竞争法。下面主要介绍酶联免疫吸附试验的原理。

(一)双抗体夹心法

酶标板上包被的是抗 GM 单克隆抗体(固相抗体),待测样本加入反应体系,如果含有 GM,则与固相抗体形成免疫复合物。然后,再加入携带酶物质(一般常用过氧化物酶)的 GM 抗体(酶标抗体,或称之为二抗)。由于两个抗体分别针对 GM 分子上的两个不同抗原决定簇,因此酶标抗体也可以同 GM 形成抗原抗体复合物,形成类似三明治样结构。然后再加入酶的底物(过氧化物酶的底物是四甲基联苯胺),产生颜色反应,用强酸终止反应。最后,通过酶标仪 450 nm 光谱进行比色。颜色深浅度,或者说吸光度(OD)值与待测样本中 GM 浓度成正比。最低检测值可低于 1 ng/mL。国内外产品均以 GMI 值报告结果。

(二)竞争法

竞争法的本意主要用于小分子抗原或半抗原(例如小分子激素和药物)的检测,其原理是标本中的抗原和试剂中一定量的酶标抗原共同与固相抗体竞争性结合。样本中抗原含量越多,结合在固相上的酶标抗原越少,最后的显色也越浅。吸光度 OD 值与样本抗原含量呈反比关系。国内检测 GM 的竞争法对经典竞争法进行了改造。具体检测原理如下:酶标板上包被的是 GM 抗原。试剂中有两种抗体,一种是抗 GM 抗体,没有与酶结合,其作用主要是让样本中 GM 抗原和固相上的 GM 抗原共同与之竞争性结合。这一步与经典的竞争法原理相同。另一种是酶标记的抗 GM 抗体的抗体(称为酶标抗抗体),它与固相上 GM 抗原和第一种抗 GM 抗体所形成的复合物中的抗 GM 抗体结合,这两种抗体的叠加起到增强反应信号的作用。然后,再加底物,强酸终止反应。最后,通过酶标仪 450 nm 光谱进行比色,生成的吸光度 OD 值与样本中 GM 抗原含量呈反比关系。这种方法从操作上有一步法和二步法之分。一步法是将样本与试剂中没有酶标记的抗体一同加入反应体系中,让样本中 GM 抗原与固相包被的 GM 抗原同抗 GM 抗体竞争性结合(又称不饱和法)。而二步法先让样本中 GM 抗原与试剂中没有酶标记的抗 GM 抗体充分结合,然后再将反应体系与固相包被的 GM 抗原进行竞争(又称饱和法)。实践证明二步法优于一步法,二步法检测效率高。竞争法是一种定量测定,需要制作标准曲线,报告方式为 μg/L。

(三)免疫层析技术(Immunochromatography)

包括胶体金免疫层析法和荧光免疫层析法两种。该技术特点是快速,通常仅需 15 min 即可报告结果,操作简单,灵敏度和特异度均能满足临床要求,广泛应用于即时诊断(POCT)。

1. 胶体金免疫层析法(Colloidal gold immunochromatography):直径 100 nm 以下的金颗粒可以结合在抗原或抗体上作为标记,且不影响抗原或抗体的活性,并且当胶体金颗粒聚集沉淀时会显红色。GM 胶体金免疫层析条或卡以条状纤维层析材料为固定相,测试液为流动相。检测装置上有检测线 T(包被抗 GM 单抗)和质控线 C(包被抗 GM 抗体的抗体,又称抗抗体)。见图 12-5-1。检测线 T 前端装置中含有胶体金颗粒标记的抗 GM 单抗 1。当含有 GM 的被测样本从样品池(或孔)借助毛细作用向前移动,经过装置上胶体金颗粒标记的抗 GM 单抗 1 时与金标记单抗 1 结合形成金标记的抗原抗体复合物(即流动相)。反应物继续前行,到检测线部位,与固定相上的抗 GM 单抗 2 结合,形成双抗体夹心的金标抗体 1+GM+抗体 2 复合物,由于金颗粒的聚集,自动呈现红色,表示检测结果阳性。如果被测物中不含 GM,则不能形成双抗体夹心复合物,金颗粒不聚集,检测线不显色,检测结果为阴性。无论检测线阳性或阴性,金标记的抗 GM 单抗 1 都会借助毛细作用继续向前,来到质控线 C 部位,与装置上包被的抗 GM 单抗 1 抗体(抗抗体)结合形成复合物,金颗粒聚集,自动呈现红色,表示试验成功,如果质控线不显色,则说明装置有问题,试验失败。见图 12-5-2。

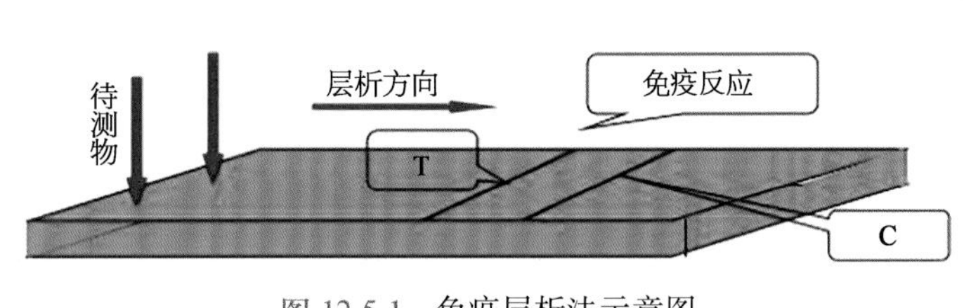

图 12-5-1　免疫层析法示意图

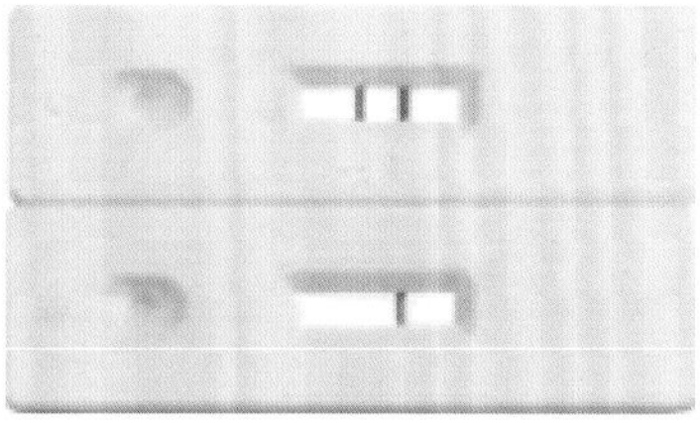

图 12-5-2　胶体金免疫层析实图

两种方法均采用数字阅读器进行半定量分析,报告 GMI 值。

2. 免疫荧光层析法(Immunofluorescence chromatography):只是将胶体金颗粒更换成荧光物质。检测原理与胶体金免疫层析法相同。

(四) 化学发光法

将灵敏的化学发光分析和特异的抗原抗体免疫测定结合起来的一种定量分析技术,具有敏感性高,分离简便、快速和自动化操作的特点。

二、样本前处理

血清样本在检测前需要使用酸性乙二胺四乙酸(Ethylene Diamine Tetraacetic Acid, EDTA)和加热处理,以沉淀蛋白质并分解免疫复合物。但这可能会降低 GM 的酸不稳定呋喃糖基侧链的活性,并且糖蛋白的任何呋喃半乳糖基部分也可能在此步骤中丢失。国内丹娜生物研发出一种标本释放剂(由一种 pH 为 13.0～14.0 的碱溶液和一种 pH 为 0.0～1.0 的酸溶液组成),代替加热过程,简化了操作流程。但是这种方法的检验效率还需要验证和观察。

三、标准曲线

伯乐试剂盒由于是半定量检测,不需要制作标准曲线。如果是竞争法是定量检测,要先制作标准曲线,否则无法计算待测样本中 GM 的浓度值。标准曲线的设立、制作方法和意义和 G 试验相同,只是使用的是半乳甘露聚糖的标准品。

四、参考区间

不同试剂盒结果判读方法和参考区间不同。

1. 定性产品(伯乐试剂盒为代表):测试标本中半乳甘露聚糖的含量以计算指数(又称为 GM 指数,

GMI)表示：

$$\text{GMI}=\frac{\text{样本吸光度(OD)}}{\text{参考品吸光度平均值(OD)}}$$

国际和国内专家推荐：<0.5 报告阴性；1 次≤0.5 报告可疑；2 次≥0.5 或 1 次 0.8 报告阳性。

2. 定量产品(国内丹娜生物试剂盒为代表)测试标本中半乳甘露聚糖含量的结果表示：

阴性值<0.65 μg/L；

灰色区间≥0.65～<0.85 μg/L；

阳性值≥0.85 μg/L。

五、临床应用

(一) 总体评价

曲霉侵入机体后，菌丝在组织中生长，其薄弱的菌丝顶端可释放出半乳甘露糖(GM)到血液和体液中。循环 GM 可以在血清或血浆中检测到，并且存在于肺泡灌洗液(BALF)、脑脊液(CSF)或其他体液中。因此，通过检测血液和体液中的 GM，便可诊断为侵袭性曲霉菌感染。

GM 抗原已成为管理 IA 风险患者的重要诊断工具。临床使用观察到 GM 试验对疾病的早期诊断比其他方法具有一定优势。同时 GM 释放量与菌量成正比，GM 水平的高低可以反映感染程度。由于 GM 在血清中存在时间较短，所以可以作为疗效评价指标。但是，Vena A 等研究发现对于接受米卡芬净预防治疗的无症状患者进行 GM 监测是没有必要的，因为结果要么阴性要么假阳性。

由于中性粒细胞会阻碍曲霉侵入血管，并可吞噬进入血液的 GM 抗原，造成血清 GM 试验的敏感度大大降低(<50%)，限制了它的应用。而肺泡灌洗液(BALF)GM 检测已被证明在非中性粒细胞减少患者中更有优势。GM 也可以在脑脊液、胸水、痰和尿液中被检测到，但由于临床研究不足，因此没有肯定的具体建议。

2017 年欧洲曲霉病诊断和治疗指南指出中性粒细胞减少症及造血干细胞移植患者早期连续监测血清 GM 对 IA 诊断的敏感度高且有较高的阴性预测值。

2019 年美国胸科学会关于肺部和重症监护实践中真菌感染微生物实验室检测临床指南也指出患有严重免疫功能低下的患者，例如中性粒细胞减少症或血液系统恶性肿瘤患者或造血干细胞移植受体，或实体器官移植患者，出现原因不明的肺浸润疑似侵袭性肺曲霉病(IPA)时，建议进行血清 GM 检测(强烈推荐，高证据级别)。疑似侵袭性真菌病的患者，血清 GM 检测阴性时，但是有侵袭性曲霉病的高危因素；或者血清 GM 检测阳性，但存在导致 GM 假阳性结果的混在因素(例如，正在接受化疗、患有黏膜炎，与其他真菌或细菌的交叉反应以及 GM 穿透肠黏膜引起的阳性结果)，建议进行 BALF 样本 GM 检测(强烈推荐，高证据级别)。

(二) 关于 GM 试验诊断阈值问题

由于侵袭性曲霉病缺乏除病理检查以外更好的实验室诊断手段，自二十世纪 90 年代初美国伯乐公司(Bio-Rad)推出 Platelia Aspergillus Ag Assay 试剂盒后，GM 试验结果被临床医生看作是诊断侵袭性曲霉病的最有用的指标。但是，大家对 GM 试验的诊断阈值非常关注。

最初伯乐设定为 GMI≥1.5 为阳性，且 2 次连续检查为阳性才提示曲霉感染。2003 年美国 FDA 将阈值下调到 0.5，测定试剂盒的诊断敏感度和特异度分别为 80.7%和 89.2%。基于以上数据，目前将伯乐试剂的 cut off 值定为 GMI≥0.5 为阳性推荐值。

2019 年欧洲肿瘤研究和治疗组和真菌研究组在关于修正和更新侵袭性真菌病定义的专家共识中对

GM 诊断侵袭性曲霉病的阈值进行了规范，在血浆、血清、BALF 或脑脊液(CSF)标本中进行曲霉半乳甘露聚糖抗原(GM)检查，符合以下任何一项：

(1) 单次检测血清或血浆 GMI≥1.0；

(2) BALF 样本 GMI≥1.0；

(3) 单次检测血清或血浆 GMI≥0.7 以及 BALF 样本 GMI≥0.8；

(4) CSF 样本 GMI≥1.0。

上述 GM 阈值适用于成人和儿童。

曲霉 GM 免疫层析测流法(GM－LFA)快速检测逐渐成为主流，而且在血液病、实体肿瘤移植、ICU 及肺部疾病等患者的应用中得到肯定，通过数字阅读器可提供一个与检测到的 GM 滴度相对应的定量数据。定量数据仍采用 GMI 的报告方式，诊断侵袭性曲霉病的阈值与 GM－ELISA 方法相同。

(三) 肺泡灌洗液 GM 试验检测

1. Avcu G 等人总结了近年来文献，得出肺泡灌洗液 GM 试验对曲霉菌肺炎的诊断特异度明显高于血清 GM 试验的结论。见表 12-5-1。

表 12-5-1　血清(serum)与肺泡灌洗液(BALF)GM 检测结果比较

研究作者(年代)	患者类型	标本种类	诊断敏感度	诊断特异度
Pfeiffer CD, et al. (2006)	成人，粒缺	血清	30%～100%	>75%
Lehrnbecher T, et al. (2012)	儿科，粒缺	血清	0%～100%	50%～100%
Gefen A, et al. (2015)	儿科，粒缺	血清	80%	66%
Zhou W, et al. (2017)	成人，非粒缺	血清	37.8%	87.1%
Zhou W, et al. (2017)	成人，非粒缺	肺泡灌洗液	75.6%	80.7%
Bergeron A, et al. (2010)	成人，粒缺	肺泡灌洗液	57.6%	95.6%
Desai R, et al. (2009)	儿科，粒缺和非粒缺	肺泡灌洗液	78%	92%

曲霉菌肺炎分类血管侵袭型和气道侵袭型。前者由于肺部病变部位的半乳甘露聚糖能够释放到血液中，故血清和肺泡灌洗液样本中的 GM 试验均可阳性；而后者由于曲霉菌局限在肺内，病变部位的半乳甘露聚糖难于释放到血液中，故血清样本 GM 试验常为阴性，而肺泡灌洗液样本 GM 试验呈阳性。

但是，Dimitrios Farmakiotis 等在 2019 年的研究中观察到 134 例血清 GMI≥0.5 的患者中如果仅以 BALF－GMI≥1 为阳性诊断值，有 42 例是假阳性结果。因此，作者认为仅以 BAL－GM 阳性作为曲霉病诊断标准，IA 病例数可能增加 23%。建议对不同患者群体中的 BAL－GM 临界值进行批判性重新评估。

2. 肺泡灌洗液标本采集、处理、保存和运输：2020 年支气管肺泡灌洗液细胞形态学检验中国专家共识规定 BALF 由临床医生采集。在常规纤维支气管镜检查气道后，在活检和刷检前获得。合格的 BALF 标本应符合以下条件：①回收率>40%。若选择下叶或其他肺叶肺段灌洗，回收率>30%。②不可混入血液，红细胞应<10%，上皮细胞<5%。③多部位灌洗时，注明灌洗部位；注明灌洗液或冲洗液；黏液较多时弃去第 1 管。④儿童支气管肺泡灌洗液标本采集应严格按相应标准实施。

关于 BALF 标本的处理、保存和运输，可参考中华医学会呼吸病学分会 2001 年制订的关于支气管肺泡灌洗液细胞学检测技术规范(草案)。①可溶性成分检测时将回收灌洗液装入塑料离心管内，在 4℃以下以 1 200 r/min 离心 10 min，取上清用做可溶性成分检测。②保存于 0～8℃冰盒运送。③在 2～8℃下保存，24 h 内保持稳定，在－20℃保存至多 2 周，－70℃可长期保存。

六、方法学评价

竞争法适用于小分子抗原检测,数据重复性好,但是整体的敏感性和专一性较差。双抗体夹心法要求抗原必须具有两个以上抗体结合位点,具有较高的敏感性和专一性。故 GM 试验最好采用夹心法。

免疫层析技术(Immunochromatography)具有快速,简单的优势,作为 POCT 的检测方法广受用户欢迎,正成为主流产品。这种技术目前有两种方法,一种是侧流分析(lateral flow assay, LFA)以试剂条形式,插入待测不同稀释度血清样本中,以血清稀释度报告结果(例如 1∶4,1∶8,1∶16 等)。另一种是侧流装置(lateral flow device, IFD)以塑料卡形式,并通过数字阅读器以 GMI 值做半定量报告(与夹心法报告方式相同)。两种方法对诊断 IA 的敏感度和特异度均能满足临床要求。Jenks JD 等采用层析测流方法(lateral flow assay, LFA)检测血液系统恶性肿瘤患者 BALF 中的 GMI,诊断 IPA 的特异度和敏感度分别是 88%和 89%,该作者采用 LFA 和 LFD 两种方法检测非中性粒细胞减少的 IPA 患者 BALF 中的 GM, LFD 和 LFA 的总体性能显示灵敏度介于 58%和 69%之间,特异性介于 68%和 75%之间。特别是 LFD 测试结果与 BALF 的 GM 水平相关性很好。Toine Mercier 等对 11 名确诊 IPA 的患者、64 名可能患有 IPA 的患者、43 名可能患有真菌病的患者以及 117 名没有 IPA 迹象的对照患者共计 235 份 BALF 样本采用 LFA 和 LFD 两种方法检测,结果两种检测具有相同的特异性,但 LFA 的灵敏度更高(0.83 *vs* 0.69, P=0.008)和更好的阴性预测值(0.89 *vs* 0.82, P=0.009)。数字阅读器进一步改善了结果,尤其是对于弱阳性结果。

Mojtaba Taghizadeh-Armaki 等在 2009 年至 2015 年间的一项前瞻性研究中发现 BALF 样本 GM 检测对黄曲霉的敏感性低于烟曲霉(83% *vs* 100%),平均 GM 也明显低于烟曲霉患者(1.6 *vs* 3.1, P=0.031)。

七、干扰因素

GM 试验属于免疫学 ELISA 反应。所有影响 ELISA 试验的干扰因素均影响 GM 试验的检测结果,例如黄疸、溶血和脂血标本、类风湿因子、高球蛋白血症等。其次,还有许多原因可造成 GM 试验出现假阳性或假阴性。

1. 假阳性影响因素

(1) 使用 β-内酰胺类抗生素,如哌拉西林/他唑巴坦(TZP)、阿莫西林/克拉维酸(AM-CA)、等。β-内酰胺导致 GM 测试假阳性的机制尚未完全确定,β-内酰胺药物的某些结构域显示出与不同浓度的曲霉 GM 分子的交叉反应性。有学者研究发现哌拉西林/他唑巴坦与原品牌相比,仿制药是导致血清 GM 假阳性的主要原因。

(2) 许多病原体可与剂盒使用的单克隆抗体 EB-A2 发生交叉反应引起假阳性,包括可能被空气污染血清样本。其中包括镰刀菌、青霉菌、枝孢菌、组织胞浆菌、芽生菌、副球孢子菌、隐球菌、黑孢菌、拟青霉、毛滴虫、长毛孢菌、地霉、马尔尼菲篮状菌、无绿藻等。

(3) 肠道中定植的曲霉释放半乳甘露聚糖进入血液。

(4) 谷物食物中(如大豆)存在半乳甘露聚糖类似物,以及非大豆类肠内营养补充剂通过受损肠黏膜进入血液。

(5) 接受白蛋白、免疫球蛋白、凝血因子等血液制品。

(6) 多发性骨髓瘤患者高球蛋白血症对试验的干扰。

(7) 手术过程中使用的棉签拭子存在与曲霉半乳甘露聚糖产生交叉反应的物质。

(8) 自身免疫性肝炎等免疫性疾病(自身抗体干扰试验,特别是类风湿因子)。

(9) 新生儿和儿童肠道中存在高浓度的双歧杆菌，而且新生儿和儿童肠黏膜屏障发育不完全，双歧杆菌入血，与曲霉半乳甘露聚糖产生交叉反应引起假阳性。

(10) 配方牛奶可导致 GM 试验假阳性，但人乳不会。

(11) 除非受到大量曲霉孢子的污染，否则不会因环境污染导致 GM 试验出现假阳性。

(12) 健康老年人血清 GM 可以出现假阳性。

2. 假阴性影响因素

(1) 免疫功能正常的非粒细胞缺乏患者，由于中性粒细胞会阻碍曲霉侵入血管，并吞噬进入血液的 GM 抗原，造成血清 GM 试验敏感度大大降低(<50%)，出现假阴性。

(2) 抗真菌治疗会使 GM 敏感性和特异性降低，但短期不会影响 BALF 中 GM 的检测结果。

总之，GM 试验已经广泛地应用于临床，对侵袭性曲霉病的早期诊断发挥着重要作用。但是，在使用中应充分考虑到该试验的低阳性预测值(即较低的诊断特异性)。同时由于半乳甘露聚糖从血液中清除较快，如果检测时机有误可出现阴性结果，以及为了排除假阳性都需要连续动态检测，以判断结果的可靠性。

(左大鹏)

参考文献

1. Vena A, Bouza E, Álvarez-Uría A, et al. The misleading effect of serum galactomannan testing in high-risk haematology patients receiving prophylaxis with micafungin [J]. Clin Microbiol Infect. 2017;23(12):1000. e1 – 1000. e4. doi:10.1016/j.cmi.2017.05.006.
2. 施毅，赵江南. 侵袭性真菌病病原学非培养实验室诊断方法[J]. 中华结核和呼吸杂志，2019，42(7)：500 – 505. doi：10.3760/cnmj.issn.1001-0939.2019.07.008.
3. Ullmann AJ, Aguado JM, Arikan-Akdagli S, et al. Diagnosis and management of Aspergillus diseases: executive summary of the 2017 ESCMID-ECMM-ERS guideline. Clin Microbiol Infect [J]. 2018, 24(Suppl 1): e1 – e38. doi: 10.1016/j.cmi.2018.01.002.
4. Chadi A Hage, Eva M Carmona, Oleg Epelbaum, et al. Microbiological laboratory testing in the diagnosis of fungal infections in pulmonary and critical care practice. an official American Thoracic Society Clinical Practice Guideline [J]. Am J Respir Crit Care Med, 2019, 200(5): 535 – 550. doi: 10.1164/rccm.201906-1185ST.
5. Donnelly J Peter, Sharon C Chen, Carol A Kauffman, et al. Revisin and update of the consensus definitions of invasive fungal disease from the European Organization for Research and Treatment of Cancer and the Mycoses Study Group Education and Research Consortium [J]. Clin Infect Dis, 2020, 71(6): 1367 – 1376. doi: 10.1093/cid/ciz1008.
6. Jeffrey D. Jenks, Marisa H. Miceli, Juergen Prattes, et al. The *Aspergillus* lateral flow assay for the diagnosis of invasive aspergillosis: an update [J]. Curr Fungal Infect Rep, 2020, 14(1); 1 – 6. doi: 10.1007/s12281-020-00409-z.
7. Avcu G, Karapinar DY. A review of a diagnostic tool: galactomannan [J]. J Immunol Sci, 2018, 2(5): 38 – 42. doi: 10.29245/2578-3009/2018/5.1137.
8. Dimitrios Farmakiotis, Audrey Le, Zoe Weiss, et al. False positive bronchoalveolar lavage galactomannan: effect of host and cut-off value [J]. Mycoses, 2019, 62(3): 204 – 213. doi: 10.1111/myc.12867.
9. 周道银. 吴茅，许绍强，等. 支气管肺泡灌洗液细胞形态学检验中国专家共识[J]. 现代检验医学杂志，2020，35(6)：4 – 8. doi：10.3969/j.issn.1671-7414.2020.06.002.
10. 中华医学会呼吸病学分会. 支气管肺泡灌洗液细胞学检测技术规范(草案)[J]. 中华结核和呼吸杂志，2002，25(7)：390 – 391.
11. Jenks JD, Mehta SR, Taplitz R, et al. Bronchoalveolar lavage Aspergillus Galactomannan lateral flow assay versus Aspergillus-specific lateral flow device test for diagnosis of invasive pulmonary Aspergillosis in patients with hematological malignancies [J]. J Infect, 2019, 78(3): 249 – 259. doi: 10.1016/j.jinf.2018.10.014.
12. Jenks JD, Mehta SR, Taplitz R, et al. Point-of-care diagnosis of invasive aspergillosis in non-neutropenic patients: Aspergillus Galactomannan Lateral Flow Assay versus Aspergillus-specific Lateral Flow Device test in bronchoalveolar lavage [J]. Mycoses, 2019, 62(3): 230 – 236. doi: 10.1111/myc.12881.
13. Toine Mercier, Albert Dunbar, Elizabeth de Kort, et al. Lateral flow assays for diagnosing invasive pulmonary aspergillosis in adult hematology patients: A comparative multicenter study [J]. Med Mycol, 2020, 58(4): 444 – 452. doi: 10.1093/mmy/myz079.
14. Mojtaba Taghizadeh-Armaki, Mohammad T Hedayati, Vahid Moqarabzadeh, et al. Effect of involved Aspergillus

species on galactomannan in bronchoalveolar lavage of patients with invasive aspergillosis [J]. J Med Microbiol, 2017, 66(7):898 - 904. doi:10.1099/Jmm.0.000512.

15. Demiraslan H, Atalay MA, Eren E, et al. Assessing the risk of false positive serum galactomannan among patients receiving piperacillin/tazobactam for febrile neutropenia [J]. Med Mycol, 2017, 55(5): 535 - 540. doi: 10.1093/mmy.myw129.

16. 郭鹏豪,廖康,任众文,等. 侵袭性肺肺部真菌感染实验室检测方法[J]. 中国临床新医学,2021,14(3):225 - 230. doi: 10.3969/j.issn.1674-3806.2021.03.02.

17. Takazono T, Saijo T, Ashizawa N, et al. Clinical features and cause analysis of false positive results of Aspergillus galactomannan assay in pulmonary cryptococcosis patients [J]. Eur Clin Microbiol Infect, 2019,38(4):735 - 741. doi: 10.1007/s10096-019-03469-3.

18. False-positive Aspergillus galactomannan immunoassays associated with intravenous human immunoglobulin administration [J]. Clin Microbiol Infect, 2020,26(11):1555.e9-1555.e14. doi:10.1016/j.cmi.2020.02.002.

19. Yoshiaki Abe, Kentaro Narita, Hiroki Kobayashi, et al. Higher frequency of false-positive serum Galactomannan tests among older subjects and the association with elevated serum immunoglo-Bulin G levels [J]. Mycoses, 2019,62(9):773 - 779. doi:10.1111/myc.12951.

20. Ângela Leitzke Cabana, Josiara Furtado Mendes, Gabriel Baracy Klafke, et al. Can Asperguillis fumigatus conidia cause false-positive results in the galactomannan enzyme immunoassay test? [J] Rev Soc Bras Med Trop, 2018,51(3):387 - 389. doi:10.1590/0037-8682-0317-2017.

第六节　隐球菌荚膜葡糖醛酸木甘露聚糖检验(GXM 试验)

一、检验原理

隐球菌荚膜多糖抗原的主要成分是葡糖醛酸木甘露聚糖(Glucuronoxylomannan, GXM)和葡糖醛酸木甘露半乳聚糖(GXMGal)。90%的包膜质量由 GXM 组成,通常称为隐球菌抗原或 CrAg。因此,GXM 是隐球菌荚膜抗原的主要抗原决定簇,一直是单克隆抗体(mAb)或多克隆抗体的主要抗原靶点。检测方法包括乳胶凝集法(LA)、侧向层流检测法(LFA)和酶联免疫吸附法(ELISA)。

(一) 乳胶凝集法(Latex agglutination test, LA)

以高效价的抗 GXM 抗体吸附于标准大小的乳胶颗粒上,与待测样本中 GXM 结合。该法操作简便,可用肉眼观察。结果判断根据黑暗背景下的反应,并按照从阴性到 4+阳性的等级对它们进行评分。阴性(−):粒子的均匀悬浮液没有可见的结块。(1+):乳白色背景下的细颗粒。(2+):小而明确的团块对着轻微的多云的背景。(3+):大块和小块对着清晰背景。(4+):背景非常清晰的大团块。阴性提示没有感染,1+可视为弱阳性;2+为阳性。阳性反应若需定量检测,可将待测血清用生理盐水倍比稀释后,按定性方法进行。一般以 1∶4 血清稀释度为阳性诊断阈值。

(二) 侧流分析(lateral flow assay, LFA)

分胶体金免疫层析法(Colloidal gold immunochromatography)和荧光免疫层析法(Immunofluorescence chromatography)两种方法。2009 年,IMMY(Immuno-Mycologics)开发了一种用于检测 GXM 的 LFA 技术,作为诊断隐球菌感染的即时检验(Point-of-care testing, POCT),又称床旁诊断技术。LFA 在室温下是稳定的,周转时间很快,需要很少的技术技能,可以在基层实验室开展。LFA 阴性和阳性的判断方法与 GM 试验 LFA 判断方法相同,检测线显示颜色或荧光为阳性,否则为阴性。无论阳性或阴性质控线均必须显色或荧光。

2021 年 Pakornswit Sathongdejwisit 等人报道,他们正在开发一种新型横向流动免疫色谱测试条

(lateral flow immunochromatoghaphic strip test，ICT)，使用单一特异性单克隆抗体 mAb 18B7 检测隐球菌多糖荚膜抗原。mAb 18B7 是一种充分表征的抗体，可特异性结合隐球菌葡糖醛酸木甘露聚糖(GXM)上展示的重复表位。mAb 18B7 ICT 被构建为夹心 ICT 条，在流动相中的抗体(胶体金耦联的 mAb 18B7)与 GXM 表位之一结合，而固定相抗体(测试线上固定的 mAb18B7)与其他剩余的未占用表位结合，产生明显的视觉读数。每种测试的隐球菌血清型的荚膜抗原检测下限为 0.63 ng/mL，但可与毛孢子菌属发生交叉反应。

(三) 酶联免疫吸附法(enzyme-linked immunosorbent assay，ELISA)

已经开发出基于小鼠单克隆抗体(monoclonal antibody，McAb)的 ELISA 试剂盒来检测来自四种血清型 A、B、C 和 D 的新型隐球菌荚膜多糖。ELISA 避免了多糖与聚苯乙烯板结合不可靠的问题。用纯化的新型隐球菌抗原标准品建立标准曲线，用于阳性样品中的抗原定量。

二、临床应用

隐球菌属包括 17 个种和 18 个变种，其中新型隐球菌和格特隐球菌具有致病性。新型隐球菌有 5 个血清型，分别是 A 型、B 型、C 型、D 型和 AD 型。我国以 A 型为主。

隐球菌可以感染任何组织和器官，最常见感染部位是中枢神经系统，其次是肺和皮肤。

根据 2018 年中华医学会感染病学分会汇集的数据显示有 6%～10%的艾滋病(AIDS)患者会合并隐球菌病。健康人也可以患病，我国及新加坡华裔患者的数据显示，有 50%～77%的隐球菌脑膜炎患者免疫功能正常。所谓“免疫功能正常”患者可能存在潜在的免疫遗传功能缺陷。

隐球菌感染常有一个无症状临床阶段，GXM 试验对于无症状的隐球菌感染者有很好的筛查价值。隐球菌首先通过呼吸道进入体内，然后进入血液，出现抗原血症，但是常常没有临床表现。随着时间推移，从肺内感染发展到中枢神经系统引发脑膜炎。在这一过程中，临床症状逐渐暴露和明显。如果能在无症状阶段早期诊断将显著降低病死率。Radha Rajasingham 等指出，隐球菌病导致约 15%的获得性免疫缺陷综合征(AIDS)相关死亡，并且隐球菌抗原血症出现明显早于临床症状。建议在 CD4 计数低于 100 cells/μL 或 200 cells/μL 的患者中进行隐球菌抗原(CrAg)筛查。

Kiiza Kandole 等报告，使用 IMMY 新开发的隐球菌抗原(CrAg)半定量(SQ)侧向流测定(LFA)试剂对筛查出来的 60 名 HIV 相关隐球菌脑膜炎患者脑脊液(CSF)样本进行检测，结果显示低 CrAgSQ 等级(1+至 3+)的患者在 14 d 时的死亡率为 5%(1/22)，而高 CrAgSQ 等级(4+至 5+)的死亡率为 21%(8/38)(P=0.084)。CrAgSQ 展示了出色的诊断性能，保持了 CrAg LFA 的敏感性和特异性，并抵消了假阴性后带效应。

Zhengtu Li 等报告使用国产 GXM-LFA 试剂检测 37 名确诊和 10 名临床诊断的 HIV 阴性的肺隐球菌病患者，显示血清隐球菌 GXM 抗原值与肺病灶大小呈正相关(r：0.581，P<0.001)，而 BALF 值与肺病灶大小无相关性(r：0.253，P：0.13)。肺病灶直径较小(直径小于 20 mm)时，BALF 的阳性率高于血清。此外，在患者随访中，随着抗真菌治疗后肺病灶大小的减小，血清隐球菌 GXM 抗原水平总体呈下降趋势。

陈良安等报告一项 2014 年 4 月 1 日至 2016 年 9 月 30 日，参研单位 22 家医院的前瞻性、多中心、开放性队列研究。共入选 HIV 阴性的肺隐球菌病患者 457 例。使用 IMMY 公司乳胶凝集法试剂盒进行检测。结果显示血清隐球菌荚膜多糖抗原检测的总体敏感率达到了 71.99%(203/282)，其中，播散性感染患者、肺部病变呈粟粒样结节患者和肺部病变呈沿支气管血管束分布的浸润影或实变患者阳性率 100%(52/52)。在单纯肺隐球菌病患者中的敏感率也达到了 70.74%(191/270)。但在肺内孤立性病灶患者、无症状感染者等患者中，血清隐球菌抗原的阳性率仅有 50%～60%，低于本研究全部病例的总体水平。说明血清隐球菌荚膜多糖抗原检测的敏感度主要受感染部位和感染类型的影响。因此，在对此类患者进行血清隐球菌荚膜多糖抗原筛检时应特别警惕假阴性问题。

就以最近为例,国内及国际多个关于隐球菌病诊断标准中都将脑脊液和血液隐球菌荚膜多糖抗原检测阳性作为隐球菌确诊的依据。

三、方法学评价

季淑娟等采用胶体金免疫层析、乳胶凝集试验、酶联免疫分析三种方法对57例隐球菌脑膜炎转折脑脊液样本进行检测,结果显示3种检测方法的敏感度和特异度均在95%以上。

四、干扰因素

以表12-6-1为例。

表12-6-1 GXM试验乳胶凝集法(LA)干扰因素

假阳性干扰因素	假阴性干扰因素
类风湿因子和系统性红斑狼疮	荚膜抗原低于检测限
与朝日毛孢子菌及黑粉菌交叉反应	抗原含量高出现后带现象
来自琼脂脱水收缩液污染	隐球菌小菌落变异
来自BBL Port-Cut厌氧转运瓶	芽殖酵母菌感染
消毒剂及试剂盒总链霉蛋白酶失活	未知非特异性蛋白干扰

此外,白吉利地霉(Geotrichum beigelii)可引起LFA法出现假假阳性,高浓度抗原可引起假阴性。

总之,血清、血浆及脑脊液隐球菌荚膜葡糖醛酸木甘露聚糖(GXM)检验已经被公认为是隐球菌病的确诊依据。LA、EIA和LFA方法均可使用,而且一致率很高。但LFA和ICT即时检验具有强大的筛查能力,对于早期诊断和抢先治疗提供了可靠的依据。但是,值得注意的是,由于死亡的隐球菌菌体仍持续释放荚膜多糖抗原,而机体清除此类抗原相对较慢,即使在有效治疗数月后,患者体液多次真菌涂片及培养转阴后,体液的抗原检测仍可阳性,所以抗原检测是否转阴不能作为隐球菌病是否治愈的指标。

(左大鹏)

参考文献

1. Pakornswit Sathongdejwisit, Kritsada Pruksaphon, Akarin Intaramat, et al. A novel, inexpensive in-house immunochromatographic strip test for cryptococcosis based on the cryptococcal glucuronoxylomanna specific monoclonal antibody 18B7[J]. Diagnostics, 2021,11(5),758. doi:10.3390/diagnostics11050758.
2. 刘正印,王贵强,朱利平,等. 隐球菌性脑膜炎诊治专家共识[J]. 中华内科杂志,2018,57(5):317-323. doi:10.3760/cma.j.issn.0578-1426.2018.05.003.
3. Radha Rajasingham, David R Boulware. Cryptococcal antigen screening and preemptive treatment — how can we improve survival? [J] Clin Infect Dis. 2020,70(8):1691-1694. doi:10.1093/cid/ciz488.
4. Kiiza Kandole Tadeo, Audrey Nimwesiga, Richard Kwizera, et al. Evaluation of the diagnostic performance of a semiquantitative cryptococcal antigen point-of-care assay among HIV-infected persons with cryptococcal meningitis [J]. J Clin Microbiol, 2021,59(8):e0086021. doi:10.1128/JCM.0060-21.
5. Zhengtu Li, Mingdie Wang, Peiying Zeng, et al. Examination of a Chinese-made cryptococcal glucuronoxylomannan antigen test in serum and bronchoalveolar lavage fluid for diagnosing pulmonary cryptococcosis in HIV-negative patients [J]. J Microbiol Immunol Infect, 2021,15:S1684-1182(21)00098-0. doi:10.1016/j.jmii.2021.05.002.
6. 陈良安,佘丹阳,梁志欣,等. 中国HIV阴性宿主肺隐球菌病前瞻性多中心临床研究[J]. 中华结核和呼吸杂志,2021,

44(1):14－27. doi:10.3760/cma.j.cn112147-20200122-00034.
7. 浙江省医学呼吸病学分会.肺隐球菌病诊治浙江省专家共识[J].中华临床感染病杂志,2017,10(5):321－326. doi:10.3760/cma.j.issn.1674-2397.2017.05.001.
8. J Pater Donnelly, Sharon C. Chen, Carel A Kauffman, et al. Revision and update of consensus definitions of invasive fungal disease from the European Organization for Research and Treatment of Cancer and the Mycoses Study Group Education and Research Consortium [J]. Clin Infect Dis, 2020,71(6):1367－1376. doi:10.1093/cid/ciz1008.
9. 季淑娟,倪玲红,张俊丽,等.不同荚膜抗原检测方法对隐球菌脑膜脑炎诊断和疗效评的价值[J].中华医学杂志,2015,95(46):3733－3736. DOI:10.3760/cma.j.issn.0376-2491.2015.46.003.
10. Morris K. Rutakingirwa, Tadeo K. Kiza, et al. "False negative" CSF cryptococcal antigen with clinical meningitis: Case reports qne review of literature [J]. Med Mycol Case Rep, 2020,29:29－31. doi:10.1016/j.mmcr.2020.06.003.
11. Matthew P. Cheng, Tien T. Nquyen, Leighanne O. Parkes, et al. Cross-reacting ustilago maydis causing false-positive cryptococcal antigen test results [J]. J Clin Microbiol, 2017,55(10):3135－3137. doi:10.1128/JCM.00920-17.
12. Engler HD, Shea YR. Effect of potential interference factors on performance of enzyme immunoassay and latex agglutination assay for cryptococcal antigen [J]. J Clin Microbiol, 1994,32(9):2307－8. doi:10.1128/jcm.32.9.2307.1994.
13. Morris K Rutakingirwa, Tadeo K Kiza, et al. "False negative" CSF cryptococcal antigen with clinical meningitis: Case reports qne review of literature [J]. Med Mycol Case Rep, 2020,29:29－31. doi:10.1016/j.mmcr.2020.06.003.
14. Kelvin KWT, Vincent CCC, Bone SFT, et al. False-negative cerebrospinal fluid cryptococcal antigen tests due to small ocolony variants of Cryptococcus neoformans meningitis in a patient with cystopleural shunt [J]. Scand J Infect Dis, 2006,38(11－12):1110－4. doi:10.1080/00365540600664118.
15. Stamm AM, Polt SS. False-negative cryptococcal antigen test [J]. JAMA, 1980,244(12):1359. doi:10.1001/jama.1980.03310120047024.
16. 郭鹏豪,廖康,任众文,等.侵袭性肺部真菌感染实验室检测方法[J].中国临床新医学,2021,14(3):225－230. doi:10.3969/j.issn.1674-3806.2021.03.02.

第七节　念珠菌甘露聚糖检测(Mn 试验)

一、检测原理

与 GM 试验和 GXM 试验原理相同,也分双抗体夹心法和竞争法两种。国内产品为竞争法。竞争法原理与 GM 试验竞争法相同。也有一步法和二步法。实践证明二步法优于一步法。此外,近年层析侧流装置(lateral-flow device, LFD)也用于 Mn 抗原的检测。

二、临床意义

甘露聚糖(Mn)和(1,3)-β-D-葡聚糖一样都是念珠菌细胞壁最外层的组成成分。在念珠菌侵犯机体深部组织、器官时,被巨噬细胞吞噬,激活体内免疫系统而被清除,因此,检测 Mn 抗原有助于区分念珠菌是定植还是侵袭性感染。Mikulska M 等报告 Mn 抗原诊断念珠菌血症的敏感度为 58%,特异度为 59%,与 Mn 抗体联合检测的敏感度和特异度分别升至 83%和 86%。在 45 名念珠菌血症患者中,73%的患者 Mn 试验和抗 Mn 抗体试验至少有一项在培养结果前呈阳性。Mn 平均早 6 d,抗 Mn 抗体平均早 7 d。在 21 名肝脾念珠菌病(IC)患者中,18 名在肝脏或脾脏病变的放射学检测前平均 16 d 的 Mn 或抗-Mn 抗体检测结果呈阳性。

三、方法学评价

Mn 抗原检测的敏感度与念珠菌种类有关,其中对白念珠菌感染诊断敏感度最高,对光滑念珠菌感染和热带念珠菌感染诊断敏感度次之,而对近平滑念珠菌和克柔念珠菌感染诊断敏感度最差。抗病毒药阿昔洛韦、伐昔洛韦可引起假阳性或临界结果相关。

用于诊断侵袭性念珠菌病的念珠菌抗原还有烯醇化酶抗原等,但在临床上应用不广泛。

需要注意的是,天然念珠菌甘露聚糖是一种复杂的异质多糖,包含一个 α -(1→6)-甘露糖苷主链和可变长度和结构的 α/β -(1→2)-甘露糖苷侧链。由于抗甘露聚糖抗体 EBCA - 1 识别异质多糖抗原位点有限,从而导致假阴性结果增加。

总结:Mn 抗原检测对诊断 IC 的敏感性较低,主要原因是由于 Mn 的高免疫原性,迅速从循环中清除,也可能与循环中的抗 Mn 抗体形成免疫复合物,从而使对它的评价复杂化。无论侵袭性念珠菌病的非培养检测方法有多灵敏或特异,临床医生在解释结果时都必须接受一定程度的不确定性。事实上,念珠菌抗原检测主要用于确定感染概率,而不是确定诊断。

(左大鹏)

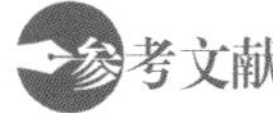
参考文献

1. Mikulska M, Calandra T, Sanguinetti M, et al. The use of mannan antigen and anti-mannan antibodies in the diagnosis of invasive candidiasis: recommendations from the Third European Conference on Infections in Leukemia [J]. Critical Care, 2010,14(6): R222. doi:10.1186/cc9365.
2. Nihtinen A, Anttila V-J, Richardson M, et al. Factors influencing the performance level of Candida mannan antigen testing in allogeneic stem cell transplant recipients not receving fluconazole prophylaxis [J]. Transpl Infect Dis, 2011, 13(3):266 - 72. doi:10.1111/j.1399-3062.2010.00593.x.
3. Aida Pitarch, César Nombela, Concha Gil. Diagnosis of invasive candidiasis: from gold standard methods to promising leading-edge technologies [J]. Curr Top Med Chen, 2018,18(16):1375 - 1392. doi:10.2174/15680266186661810250 93146.

第八节 念珠菌 T2 Candida 检测和 PNA FISH YTL 检测

一、念珠菌 T2 Candida 检测

T2 Candida 是美国食品和药物管理局(FDA)于 2014 年批准用于诊断念珠菌血症的非培养平台。全血样本收集在 K2 - EDTA 管中并插入全自动 T2 Dx 仪器(T2 Biosystems, Inc., Wilmington, MA, USA)。见图 12-8-1。T2 Dx 通过机械珠裂解念珠菌,然后使用耐热 DNA 聚合酶和念珠菌核糖体 DNA 操纵子的引物扩增它们的 DNA。扩增的念珠菌 DNA 产物使用扩增子诱导的超磁粒子团聚和 T2 磁共振(T2 MR)测量进行检测。对每个样本进行内部控制以监控结果的完整性。所得产品报告为阳性或阴性,用于鉴定 5 种常见念珠菌(白念珠菌、热带念珠菌、近平滑念珠菌、克柔念珠菌和光滑念珠菌)。T2 Candida Panel 的检测限低至 1 个菌落形成单位(CFU)/mL 全血,平均周转时间<5 h。

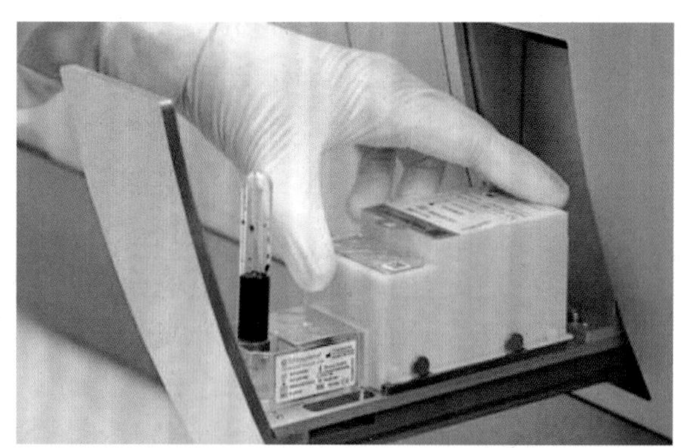
图 12-8-1 T2 Candida 念珠菌血症的非培养平台

T2 Candida 检测的灵敏度为 100%,特异性为 96%~100%。见表 12-8-1。

表 12-8-1 T2 Candida 平台检测 5 种念珠菌的敏感度和特异度

Candida Species	No. Samples Tested	Sensitivity %	Specificity %
C. albicans/C. tropicalis	39	100	98.2
C. parapsilosis	18	100	95.8
C. glabrata/C. krusei	33	100	100
Combined	90	100	97.8

T2 Candida 检测平台与血培养相比大大缩短了检测时间，使念珠菌血症的诊断做到早期诊断。见表 12-8-2。

表 12-8-2 通过 T2 MR 和接种全血中的血培养检测念珠菌的时间

Candida Species	Test Platform*	No. Samples Tested (% Positive)	Median Time to Detection in Hours (±SD)	*P* - Value
C. albicans	Blood culture	20(100)	106±5.26	<0.001
	T2 MR	20(100)	3.85±0.29	
C. tropicalis	Blood culture	20(100)	30.58±2.13	<0.001
	T2 MR	13(100)	3.57±0.32	
C. parapsilosis	Blood culture	20(100)	78.25±4.46	<0.001
	T2 MR	18(100)	3.6±0.3	
C. glabrata	Blood culture	20(0)	NA(no growth by 7 d)	NA
	T2 MR	20(100)	3.6±0.27	
C. krusei	Blood culture	20(100)	40.5±2.23	<0.001
	T2 MR	19(100)	3.83±0.27	

* N=16 每个浓度。

而且 T2 Candida 检测平台与血培养检测结果一致性非常好。见表 12-8-3。

表 12-8-3 T2 MR 和血培养在人全血中检测念珠菌的一致性

		Blood Culture		Total	T2 MR Agreement with Blood Culture
		Positive(*N*=90)	Negative(*N*=43)	*N*=133	
T2 MR Candida	Positive	88	0		Positive 97.8%
	Negative	2	43		Negative 100%

T2 Candida 检测平台还可用于诊断深部念珠菌感染。作为疾病谱的侵袭性念珠菌病不仅包括念珠菌血症(有或无深部感染)，还包括无念珠菌血症的孤立性深部念珠菌病。深部念珠菌感染是一组异质性疾病群，包括感染性心内膜炎、血源性真菌性眼内炎、腹腔内念珠菌病(IAC)等。IAC 通常是指近期接受过腹部手术、吻合口瘘或胃肠道穿孔的患者的腹膜炎和腹部脓肿。尽管 IAC 患者血培养阴性，但利用 T2 Candida 检测患者的腹腔液、胆汁或移植肝组织的培养物仍呈阳性结果。

T2 Candida、血培养以及念珠菌甘露聚糖抗原(Mn)联合检测，诊断侵袭性念珠菌病的阴性预测值高于 90%。T2 Candida 可作为深部念珠菌病和 IAC 的替代标志物，尤其是在血培养阴性或无法进行侵入性操作以从深部感染部位获取标本进行检测的情况下。

T2 Candida 是一种快速、准确的非基于培养的检测平台,直接使用全血诊断念珠菌血症。在念珠菌血症高度流行的情况下,可以将 T2 Candida 与血培养一起纳入最佳实践治疗指南,以指导疑似侵袭性念珠菌病患者的管理。其高阴性预测价值使其成为临床医生自信地停止或降级抗真菌治疗的宝贵抗真菌管理资产。局限性包括无法检测到五种主要物种之外的念珠菌,以及侵袭性念珠菌病流行率低的人群的敏感性低。需要对侵袭性念珠菌病患者进行进一步研究,以验证和量化基于 T2 Candida 的管理策略对结果的影响,包括死亡率、住院时间和抗真菌治疗的持续时间。

二、念珠菌 PNA FISH YTL 检测

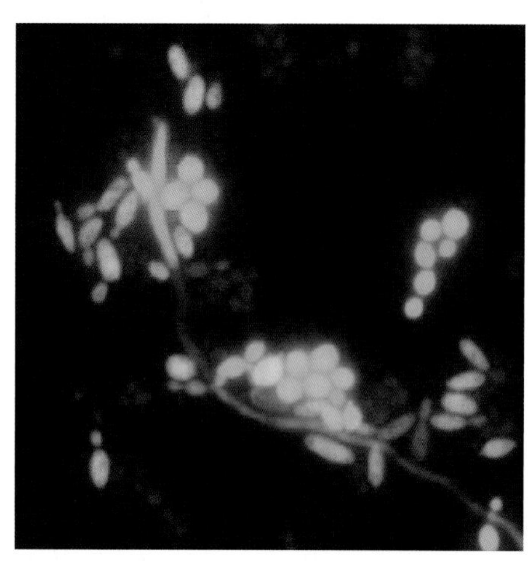

图 12-8-2 运用 PNA FISH YTL 方法不同种类念珠菌显示的颜色

(肽核酸荧光原位杂交)酵母交通灯(PNA FISH YTL)检测是一种快速鉴定念珠菌属的方法。样本直接来自阳性培养物(包括血液培养物、尿液培养物、导管尖端培养物和腹膜液培养物),能在 90 min 内鉴定出最常见的念珠菌。该方法涉及荧光标记的探针,以不同念珠菌特异性的 rRNA 序列。在荧光显微镜下,白念珠菌和近平滑念珠菌显示绿色荧光,热带念珠菌发出黄色荧光,而光滑念珠菌和克柔念珠菌在荧光显微镜下观察时发出红色荧光。因此,该测定无法区分白念珠菌和近平滑念珠菌,也不能区分光滑念珠菌和克柔念珠菌。其他种类的念珠菌不显示出特征性的荧光。见图 12-8-2。

总结:(肽核酸荧光原位杂交)酵母交通灯(PNA FISH YTL)检测是一种快速鉴定念珠菌属的方法,能够比使用传统方法早 2～5 d 报告鉴定结果。但是不能完全区分常见的 5 种念珠菌;检测成本高,限制了它的应用。

(左大鹏)

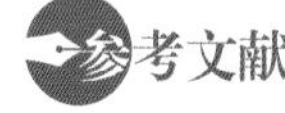

1. Lea M Monday, Tommy Parrage Acosta, George Alangaden. T2 Candida for the diagnosis and management of invasive candida infections [J]. J Fungi (Basel), 2021,7(3):178. doi:10.3390/Jof7030178.
2. Beyda ND, Alam MJ, Garey KW. Comparison of the T2 Dx instrument with T2 Candida assay and automated blood culture in the detection of Candida species using seeded blood samples [J]. Diagn Microbiol Infect Dis, 2013,77:324 - 326. doi:10.1016/j.diagmicrobio.2013.07.007.
3. Neely LA, Audeh M., Phung NA, et al. T2 Magnetic resonance enables nanoparticle-mediated rapid detection of candidemia in whole blood [J]. Sci Transl Med. 2013;5:182ra54. doi:10.1126/scitransl Med. 3005377.
4. Fortun J, Gioia F, Munoz P, et al. T2 magnetic resonance for the diagnosis of deep-seated invasive candidiasis in a liver recipient without candidemia [J]. Rev Iberoam Microl, 2018,35:159 - 161. doi:10.1016/j.riam.2018.03.002.
5. Arendrup MC, Andersen JS, Holten MK, et al. Diagnostic performance of T2 Candida among ICU patients with risk factors for invasive candidiasis [J]. Open Forum Infect Dis, 2019,6:ofz136. doi:10.1093/ofid/ofz136.
6. Mellinghoff SC, Hoenigl M, Koehler P, et al. EQUAL Candida Score: An ECMM score derived from current guidelnes to measure quality of clinical candidaemia management [J]. Mycoses, 2018,61:326 - 330. doi:10.111/myc.12746.
7. Marina Radic, ivana Goic-Barisic, Anita Novak, et al. Evaluation of PNA FISH® Yeast Traffic Light in identification of Candida species from blood and non-blood culture specimens [J]. Medical Mycology, 2016,54(6):654 - 658. doi:10.1093/mmy/myw012.

第九节　真菌抗体检测

人们很早就知道在侵袭性真菌病患者体内存在针对念珠菌和曲霉菌的抗体。2020 年 Qihong Yu 等报告肺曲霉病患者血清曲霉 IgG 抗体水平明显高于细菌性肺炎及健康人。见表 12-9-1。

表 12-9-1　肺曲霉病组，细菌性肺炎组和健康人组曲霉 IgG 和 IgM 阳性率比较

三种病例		曲霉 IgG 抗体阳性(%)	曲霉 IgM 抗体阳性(%)
肺曲霉病组(58 例)	侵袭性肺曲霉病组(37 例)	18(48.650)	6(16.220)
	慢性肺曲霉病组(21 例)	15(71.429)	8(38.095)
细菌性肺炎组(15 例)		3(20.000)	4(26.667)
健康人组(50 例)		8(16.000)	9(18.000)
P		<0.001	0.217

到目前为止，我们还不清楚真菌 IgG 抗体和 IgM 抗体产生的时间和持续时间。从传统感染免疫学角度看问题，真菌抗体的产生应当是机体特异性免疫保护机制。Itai Doron 等在最近的研究中揭示肠道真菌定植可以诱导肠外淋巴组织生发中心依赖的 B 细胞增殖，并产生全身性抗体，从而防止播散性白念珠菌或耳念珠菌感染。Andrey L Matveev 等研发了两种抗(1,3)-β-D-葡聚糖单克隆抗体，在体外抑制真菌生长，促进宿主免疫细胞原位吞噬真菌，并且与单药治疗相比，通过降低所需的氟康唑药物浓度，在联合治疗中显示出疗效。此外，在系统性念珠菌病致死小鼠模型的体内实验中，观察到两种单抗均具有明显的保护功效。然而上述工作均没有进行临床研究。IgM 型抗体多见于感染的早期或急性期，而 IgG 型抗体多见于慢性感染。Hongsing Li 等的最近研究发现曲霉菌特异性 IgG 抗体诊断 CPA 的敏感性和特异性分别为 84.1%和 89.6%。而曲霉菌特异性 IgM 抗体的敏感性和特异性分别仅为 43.9%和 87.2%。同时，CPA 患者的 IgG 阳性率在 3～6 个月时为 80.0%，在 6～9 个月时为 81.8%和≥9 个月时为 80.0%。而 IgM 阳性率在 3～6 个月为 46.7%，6～9 个月时为 0%和≥9 个月时也为 0%。这两种抗体似乎仅仅是感染的标志，并没有发挥免疫保护作用，而且也可出现在定植者体内。

一、抗体检测的原理

目前国际和国内均有针对念珠菌 M 抗原的 IgG 和 IgM 试剂盒以及针对曲霉 GM 抗原的 IgG、IgM，IgE 抗体试剂盒。通常采取 ELISA 的间接法进行检测。

间接法主要用于抗体的检测。其基本原理是将抗原包被在固相载体表面(通常使用聚氯乙烯 96 孔板)，检测时先加入待测样本，让待测血清样本中的抗体与固相抗原结合，形成抗原抗体复合物。然后再加入酶标记抗体及底物，反应终止后，反应体系显色，通过酶标仪 450 nm 光谱波长比色，其吸光度(OD)值与待测样本中抗体含量成正比。

二、临床应用

(一) 念珠菌抗体的临床应用

进入临床应用研究的念珠菌抗体包括抗念珠菌甘露聚糖(anti-Mn)抗体、抗白念珠菌胚管菌丝壁蛋

白1(Hwp1)抗体、抗白念珠菌芽管抗体(CAGTA)、抗白念珠菌烯醇化酶(enolase)抗体、抗果糖二磷酸醛缩酶1(Fba1)抗体。抗念珠菌甘露聚糖(anti-Mn)在许多欧洲中心使用。但在北美并未广泛使用,也未获得美国食品和药物管理局(FDA)的批准。

Ajanta Sharma 报告38例符合侵袭性念珠菌病必要标准的恶性疾病患者血清 Mn 抗体测定的灵敏度、特异度、阳性预测值(PPV)和阴性预测值(NPV)分别为60.52%、92.0%、85.18%和75.41%。其高特异性和高 PPV 在筛查侵袭性念珠菌病方面可能特别有用。Mn 和 anti-Mn 对不同念珠菌的敏感性不同,白念珠菌最高,光滑念珠菌次之,热带念珠菌次之。Małgorzata Mikulska 报告 Mn 抗体对白念珠菌、光滑念珠菌、热带念珠菌的敏感度为60%~83%,但对于克柔念珠菌和近平滑念珠菌的敏感度只有10%~38%。

(二) 曲霉抗体的临床应用

2016年美国感染病学会(IDSA)发布了曲霉病指南,指出曲霉 IgG 抗体用于侵袭性曲霉病(IA)的诊断仅是略微推荐(C)证据质量Ⅱ。该指南引用的文献解释是抗体要在发病后11 d才能产生。在29%~100%急性侵袭性曲霉病患者可以检测到抗体。但是,对于慢性肺曲霉病(CPA)患者,指南则强烈推荐曲霉 IgG 抗体用于诊断,证据质量Ⅱ,并定义为是诊断慢性空洞性肺曲霉病(CCPA)最敏感的微生物检测。推荐使用特异性烟曲霉菌免疫球蛋白 E(IgE)和总 IgE 来诊断变应性支气管肺曲霉病(ABPA)(强烈推荐;高质量证据)。

同期 Denning DW 等发表了慢性肺曲霉病诊断和疾病管理理论说明以及临床指南,建议所有怀疑患有慢性或亚急性侵袭性曲霉病的患者都应检测烟曲霉 IgG 抗体或沉淀素[推荐强度 A (SoRA)和询证等级Ⅱ (QoE Ⅱ)]。确实有假阴性的情况发生,如果临床高度怀疑,应进行烟曲霉 IgE 检测(SoR B 和 QoE Ⅱ),尤其是哮喘和囊性纤维化患者,并应考虑使用其他实现诊断的方法(痰培养和 PCR、曲霉菌抗原、经皮活检/抽吸等替代 IgG(SoR A 和 QoE Ⅱ)检测。关于检测烟曲霉 IgA 或 IgM 抗体的价值的数据很少,因此不推荐(SoR D 和 QoE Ⅲ)。尽管曲霉 IgG 很重要,但仍然无法对 CPA 的诊断性能得出明确的结论;需要在特征明确的患者队列中探索敏感性、特异性和变异系数的显著差异。

三、干扰因素

(一) 念珠菌抗体检测干扰因素

1. 假阳性影响因素:①念珠菌定植可造成抗 Mn 抗体出现假阳性。②丝孢子菌、隐球菌感染可因交叉反应导致假阳性。③血液制品、免疫球蛋白治疗可造成假阳性。

2. 假阴性影响因素:①试剂的低灵敏度也会导致假阴性。②严重免疫抑制患者的低敏感性是由于免疫反应延迟、降低或缺乏所致,会导致假阴性。

(二) 曲霉菌抗体检测干扰因素

1. 假阳性影响因素:①支气管曲霉定植可出现假阳性结果。②组织胞浆菌、球孢子菌感染可因交叉反应导致假阳性。③血液制品、免疫球蛋白治疗可造成假阳性。

2. 假阴性影响因素:①免疫功能低下的患者群体中,抗体反应通常很差。②抗真菌药物治疗可使曲霉抗体水平降低。③有文献报告用于检测烟曲霉抗体的试剂盒对部分黄曲霉和黑曲霉感染呈阴性反应。

关于抗体参考区间的问题研究很少。最近国内钟霓等报告男性和女性曲霉 GM-IgG 抗体参考区间存在明显差异。以国内试剂为例,男性曲霉 IgG 抗体水平<111.405 AU/mL,女性 GM-IgG 抗体水平<181.888 AU/mL。造成这种差异的原因,作者猜测可能与男性睾酮高于女性睾酮有关,女性体内的睾酮仅有男性的1/10,而睾酮可减少B细胞的数量。不难理解,不同地理区域对曲霉的环境暴露不同,其抗体水平可能不同。不同人群如年龄、人种不一致,或纳入的疾病组与健康对照不一致,以及抗体针对的抗原不同都是

造成抗体参考区间差异的原因。IgG 滴度的最佳临界值各不相同，可能高于制造商推荐的值。

关于抗体水平与病情的关系，到目前为止并没有观察到两者的密切关系，也不能用抗体水平的降低去评价抗真菌治疗的疗效。但是动态监测抗体水平的变化可能对疾病复发或加重的评估有一定帮助。

总之，抗甘露聚糖抗体对患者管理的价值需要更多的临床评估。不同厂家生产的曲霉 IgG 抗体测试性能存在差异，使用中要认真验证和评价。一般来说，抗体诊断试剂容易受到宿主、微生物和实验室环境的影响。

（左大鹏）

参考文献

1. Qihong Yu, Jingdong He, Bin Xing, et al. Potential value if serum Aspergillus IgG antibody detection in the diagnosis of invasive and chronic pulmonary aspergillosis in non-agranulocytic patients [J]. BMC Pulm Med, 2020, 20: 89. doi: 10.1186/s12890-020-1125-y.
2. Itai Doron, Irina Leonardi, Xin V. Li, et al. Human gut mycobiota tune immunity via CARD(-dependent induction of anti-fungal IgG antibodies [J]. Cell, 2021, 184(4): 1017 - 1031. e14. doi: 10.1016/j.cell.2021.01.016.
3. Andrey L Matveev, Vadim B Krylov, Yana A Khlusevich. et al. Nonel mouse monoclonal antibodies specifically recognizing β-(1→3)-D-glucan antigen. Published online [J]. 2019, 14(4): e0215535. doi: 10.1371/journal.pone.0215535.
4. Hongxing Li, Yuwen Rui, Wei Zhou, et al. Role of the aspergillus-specific IgG and IgM test in the diagnosis and Follow-Up of chronic pulmonary Aspergillosis [J]. Front Microbiol, 2019, 10: 1438. doi: 10.3389/fmicb.2019.01438.
5. Cornelius J. Clancy, M. Hong Nguyen. Non-culture diagnostics for invasive candidiasis: promise and unintended consequences [J]. J Fungi(Basel), 2018, 4(1): 27. doi: 10.3390/jof4010027.
6. Ajanta Sharma, Dipak Kumar Das, Ajanta Sharma, et al. Role of Candida mannan antibody assay in the diagnosis of invasive candidiasis (IC) in patients with malignant conditions [J]. International Journal of Contemporary Medical Research, 2015, 2(5): 1219 - 1223.
7. Thomas F. Patterson, George R. Thompson III, David W. Denning, et al. Practice guidelines for the diagnosis and management of aspergillosis: 2016 update by the Infectious Diseases Society of America [J]. Clinical Infectious Diseases, 2016, 63(4): e1 - e60. doi: 10.1093/cid/ciw.326.
8. Denning DW, Cadranel J, Beigelman-Aubry C, et al. Chronic pulmonary aspergillosis: rationale and clinical guidelines for diagnosis and management [J]. Eur Respir J, 2016, 47: 45 - 68. pmid: 26699723.
9. 施毅. 再谈真菌感染实验室诊断究竟该信哪个"G"? 从真菌感染临床诊疗思路看检验"G, GM, IgG, mNGS"[EB/OL]. 呼吸界. 2021.10.13.
10. Yiqun Fuo, Yu Bai, Chunxia Yang, et al. Evaluation of Aspergillus IgG, IgM antibody for diagnosing in chronic pulmonary aspergillosis: a prospective study from a single center in China [J]. Medicine(Baltimore), 2019, 98(16): 15021. doi: 10.1097/md.0000000000015021.
11. 钟霓，郭建，慎慧，等. 曲霉 IgG 抗体的生物参考区间建立[J]. 中华临床实验室管理电子杂志，2020，8(3)：140 - 144.
12. Cornelia Lass-Flörl, Eldina Samardzic, Miriam Knoll. Serology anno 2021 fungal infections: from invasive to chronic [J]. Clin Microbiol Infect, 2021, 16: S1198 - 743X(21)00080 - X. doi: 10.1016/j.cmi.2021.02.005.

第十节　真菌抗原和抗体联合检测

真菌抗原和抗体出现在侵袭性真菌病发病的不同阶段，并与患者免疫功能状态有关。另外，由于个体差异，抗原和抗体在疾病早期表达的时间可能不同。

一、念珠菌抗原和抗体的联合应用

2012 年欧洲临床微生物学及感染性疾病学会(ESCMID)推荐使用甘露聚糖(Mn)和抗甘露聚糖抗体

(anti-Mn-antibodies)联检测诊断念珠菌血症(Candidemia)和慢性播散性念珠菌病(Chronic disseminated candidiasis)(质量证据Ⅱ),并推荐(1,3)-β-D-葡聚糖检测与上述甘露聚糖抗原和抗体联检(质量证据Ⅱ)。但是对于侵袭性念珠菌病(IC),由于缺乏数据资料没有推荐使用Mn和抗Mn联检测,但仍然推荐使用(1,3)-β-D-葡聚糖检测用于筛查。该指南认为,联合检测Mn和抗Mn是一种特异性检测念珠菌的方法。报告来自适当设计的回顾性多中心横断面或队列研究和病例对照研究,证明了它们在诊断念珠菌病方面的有效性,敏感性和特异性率约为80%和85%,分别转化为50%~70%的准确度。可能需要连续测定。这些检测有助于及早发现感染,因为它们在血培养阳性之前平均6 d可能呈阳性。它还显示出非常高的阴性预测值(>85%),可用于排除感染。

2016年美国感染病学会关于念珠菌病管理临床实践指南中指出IgG型抗Mn抗体反应通常比IgM型抗Mn抗体反应更好,表明许多患者出现遗忘反应或持续存在亚临床组织浸润。该指南同时也指出研究最多的是甘露聚糖和抗甘露聚糖抗体联合检测,目前已获准在欧洲使用,但未在美国使用。

Malgorzata Mikulska等经过对包括453名IC患者和767名对照者的14项研究进行荟萃分析,得出结论Mn/抗-Mn组合测试的性能优于Mn或抗-Mn单独检测。见表12-10-1。Mn和抗-Mn对不同念珠菌的敏感性不同,白色念珠菌最高,光滑念珠菌和热带念珠菌次之。在45名念珠菌血症患者中,73%的血清学检测至少有一项在培养结果前呈阳性,Mn的平均时间优势为6 d,抗-Mn的平均时间优势为7 d。在21名肝脾IC患者中18名(86%)在肝脏或脾脏病变的放射学检测前平均16 d Mn或抗-Mn检测结果呈阳性。

表12-10-1 Mn和抗Mn单独检测与两者联合检测对IC诊断性能比较

	Mn单独检测	抗Mn-IgG抗体单独检测	Mn+抗Mn-IgG抗体联合检测
敏感度	58%	59%	83%
特异度	93%	83%	86%

2017年欧洲麻醉学会重症监护科学小组委员会危重成人侵袭性念珠菌病和念珠菌血症的管理专家意见建议侵袭性念珠菌病(IC)的诊断需要结合诊断测试和患者风险因素。此外,(1,3)-β-D-葡聚糖和白念珠菌芽管抗体(CAGTA)也可被用作生物标志物作为诊断的辅助手段。

2018年Cornelius J. Clancy等也指出非培养测试,如甘露聚糖、抗甘露聚糖抗体、白念珠菌芽管抗体(CAGTA)、(1,3)-β-D-葡聚糖、T2Candida检测技术和聚合酶链反应(PCR)可用于临床,但它们在患者护理中的作用尚不确定。不一致的非培养试验阳性和培养阴性结果可能会促使对不太可能患有念珠菌病的患者进行不适当的抗真菌治疗,并导致虚假报告医院获得性感染(HAI)。

李奉天等研究了49例念珠菌血症、22例深部念珠菌病和185例健康人血清样本,同时收集41例细菌血症样本作非疾病组对照,分别进行G试验、Mn试验、抗Mn-IgG和Mn+抗Mn-IgG抗体试验。Mn抗原与抗Mn抗体联检可显著提高对IC诊断敏感度。见表12-10-2。

表12-10-2 单独检测和联合检测时念珠菌血症和深部念珠菌病患者诊断的敏感度比较

	G试验	Mn试验	抗Mn-IgG抗体试验	Mn抗原+抗Mn-IgG抗体联检
念珠菌血症组	64.8%	64.8%	74.6%	81.7%
深部念珠菌病组	36.4%	68.2%	68.2%	86.4%

王开飞等从分析了56例念珠菌血流感染患者和212例健康对照者单独Mn检测、抗Mn-IgG抗体检测和两者联合检测的受试者工作特征曲线(ROC)以及诊断敏感度和特异度,结果显示Mn与抗Mn-

IgG 抗体联合检测可提高诊断特异性。见表 12-10-3。

表 12-10-3　单独检测和联合检测时对念珠菌血症受试者工作特征曲线及敏感度、特异度比较

	单独 Mn 检测	单独抗 Mn－IgG 抗体检测	Mn+抗 Mn－IgG 联合检测
AUC(ROC 曲线下面积)	0.812(95% CI，0.750～0.873)	0.866(95% CI，0.808～0.925)	0.871(95% CI，0.813～0.929)
诊断敏感度	60.71%	80.36%	57.14%
诊断特异度	86.79%	84.43%	93.14%

二、曲霉菌 GM 抗原与 GM 抗体联合检验

曲霉病根据患者免疫功能的不同以及病程可分为急性、亚急性、慢性曲霉性肺炎和过敏性肺曲霉病。G 试验和 GM 试验适用于急性和亚急性肺曲霉病的诊断，曲霉菌 IgG 抗体和 G 试验适用于慢性肺曲霉病诊断，而对于过敏性支气管肺曲霉病的诊断主要依靠曲霉 IgG 和 IgE 抗体检测。但是，无论那种类型的肺曲霉病，肺泡灌洗液 GM 检测都是适用的。见图 12-10-1。

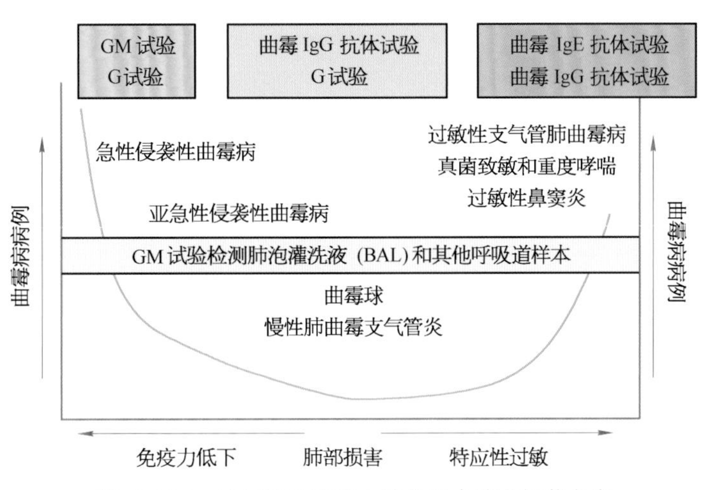

图 12-10-1　不同肺曲霉病血清学联合检验推荐方案

2015 年欧洲呼吸学会(ERS)和欧洲临床微生物与感染性疾病学会(ESCMID)联合发布的慢性肺曲霉病诊断和治疗指南将肺泡灌洗液(BAL)GM 抗原检测列为中度推荐使用(B)，并具有Ⅱ级证据质量。而血清 GM 抗原检测仅列为轻度推荐使用，并具有Ⅱ级证据质量。痰液 GM 检测没有临床研究资料。在同样的指南中，曲霉 IgG 抗体检测被列为慢性肺曲霉病诊断的强烈推荐项目(A)，并具有Ⅱ级证据质量。IgM 和 IgA 型抗体由于证据质量为Ⅲ级，故不建议推荐(D)而对于过敏性支气管肺曲霉病，曲霉 IgE 抗体检测则被指南列入中度推荐使用项目(B)，并具有Ⅱ级证据质量

2017 年欧洲微生物与感染性疾病学会(ESCMID)、欧洲真菌学会(ECMM)和欧洲呼吸学会(ERS)联合制定的有关曲霉病诊断和管理指南建议根据患者是否存在粒细胞缺乏来选择不同的检测方案。粒缺患者选择血清或 BALF 标本进行 GM 检测，而非粒缺患者血液检测 GM 临床意义较低，强烈推荐选择 BALF 标本进行 GM 检测。

Iain D 等人基于 6.3 万 IA，24 万 CPA 和 88.7 万 ABPA 患者曲霉抗原和抗体检测结果，显示曲霉抗原在 IA 患者中检出率 62%，在 CPA 检出率 23%，而在 ABPA 几乎为 0；曲霉 IgG 抗体在 IA 患者检出率为 65%，在 CPA 检出率 100%，而在 ABPA 为 65%；曲霉 IgE 抗体在 IA 患者检出率为 0，在 CPA 检出率 66%，而在 ABPA 几乎为 100%。因此，设计出图 12-10-2 以表示针对不同类型的肺曲霉病应当选择不同

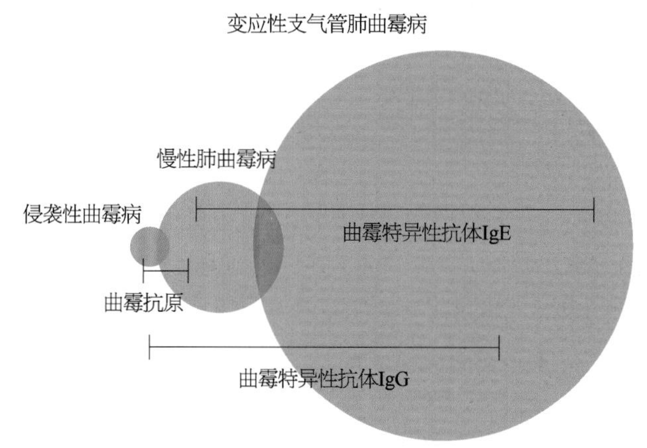

图 12-10-2 曲霉菌抗原抗体联合检测在不同类型肺曲霉病中价值

的联合检测项目。

R Dobias 等对 87 例疑似 IPA(其中被证实 10 例,疑似 31 例和非 IPA 定植 46 例)非粒缺患者的血清进行了回顾性分析,结果显示曲霉 IgA 抗体具有最高的诊断特异度和阳性预测值,如果再与其他指标联合检测可以得到更高的敏感度和阴性预测值。见表 12-10-4。但是,这种联合检测仅以其中一项阳性提高敏感性和阴性预测值的作法,会导致诊断的准确度下降,出现临床假阳性病例,误导医生过度使用抗真菌药。

表 12-10-4 曲霉 IgA 抗体及与其他指标联合检测对 IPA 诊断性能比较

	GM 试验	G 试验	单独曲霉 IgA 抗体检测	GM+G 联合检测(其中一项阳性)	曲霉 IgA 抗体+GM+G 试验(其中一项阳性)
敏感度	48.8%	82.9%	75.6%	85.0%	97.6%
特异度	91.3%	73.9%	95.7%	69.6%	
阳性预测值	83.3%	73.9%	93.9%	71.4%	
阴性预测值	66.7%	82.9%	81.5%	84.2%	96.8%

李红星等在一项 2016 年到 2017 年前瞻性研究中对 82 名 CPA 患者(其中确诊 34 例,极似诊断 48 例),50 名健康人以及 125 例非曲霉肺疾病患者的血清曲霉 IgG 和 IgM 抗体进行测定,并与 BALF - GM 检测值进行比较。见表 12-10-5。单独检测 GM - IgM 抗体和 GM - IgG 抗体都存在较高的假阳性率和假阴性率。两者联检后假阴性率大幅度下降。同时发现 GM - IgG 抗体的阳性率随着时间增加,而 GM - IgM 抗体的阳性率则迅速下降。

表 12-10-5 曲霉 IgG、曲霉 IgM 和肺泡灌洗液 GM 检测诊断性能

	曲霉 IgG	曲霉 IgM	肺泡灌洗液 GM(ODI≤0.7)	曲霉 IgG 和曲霉 IgM 结合
敏感性	84.1%	43.9%	79.1%	95.1%
特异性	89.6%	87.2%	84.2%	76.8%
阳性预测值	84.1%	69.2%	87.5%	72.9%
阴性预测值	89.6%	70.3%	86.3%	96.0%
假阳性率	15.9%	30.7%	15.8%	23.2%
假阴性率	10.4%	29.7%	20.9%	4.0%

郭义群等报告了一项从2016年5月到2018年4月的前瞻性研究。根据诊断标准将病例分为4组：第1a组16例为确诊CPA，第1b组54例为极似CPA，第2组28例为曲霉定植组，第3组46例为其他肺部疾病组。结果显示肺曲霉病患者血清曲霉特异性IgG水平显著高于其他肺部疾病组（$P<0.01$），其诊断敏感性和特异性分别为70.0%和82.8%，ROC曲线下AUC为0.762。肺曲霉组特异性曲霉IgG和IgM水平高于定植组（$P<0.01$）与单独使用曲霉抗体相比，曲霉IgG和IgM两个抗体联合检测对诊断CPA来说并没有表现出优势。作者分析认为这可能与曲霉IgM的诊断敏感性和特异性低有关（敏感性、特异性和ROC下AUC面积分别为58.82%，68.00%和0.662）。

三、变应性支气管肺曲霉病（ABPA）检验诊断

该真菌病过去一直被忽视，认为不是常见病。ABPA从发病到明确诊断需要数年之久，且误诊率极高。如不经治疗将发展为支气管扩张及肺间质纤维化，最终进展成不可逆转的肺损伤，呼吸衰竭。

2013年国际人类和动物真菌协会（International Society for Humanand Animal Mycology，ISHAM）提出了新的诊断标准：

（1）以哮喘或囊性纤维化为诱因。

（2）2条必备标准：①烟曲霉皮试速发阳性或血清烟曲霉特异性IgE水平升高；②血清总IgE>1 000 ng/mL。

（3）至少以下2条：①血清中出现烟曲霉沉淀素或IgG抗体；②影像中肺部浸润影；③血清EOS>500个/μL。

该标准可以帮助早期诊断ABPA，且确定了血清总IgE的临界值。缺点是未重视支气管扩张在诊断ABPA中的重要地位，因为临床上很多ABPA患者可能有支气管扩张的影像学表现。根据患者是否出现中央型支气管扩张可将ABPA分为2个亚型，即ABPA-支气管扩张型（ABPA-B）和无支气管扩张，则诊断血清型（ABPA-S）。

2017年中华医学会呼吸病学分会哮喘学组在2013年ISHAM专家组制定的新的ABPA诊断标准基础上，结合我国的疾病分布特点和临床实际情况，提出以下诊断标准。诊断ABPA须具备第1项、第2项和第3项中的至少2条。见表12-10-6。

表12-10-6　变应性支气管肺曲霉病（ABPA）诊断标准

诊断标准
1. 相关疾病
（1）哮喘
（2）其他：支气管扩张、慢阻肺、肺囊性纤维化等
2. 必需条件
（1）烟曲霉特异性IgE水平升高[a]，或烟曲霉皮试速发反应阳性
（2）血清总IgE水平升高（>1 000 U/ml）[a]
3. 其他条件
（1）血嗜酸粒细胞计数>0.5×10^9个/L[a]
（2）影像学与ABPA一致的肺部阴影[a]
（3）血清烟曲霉特异性IgG抗体或沉淀素阳性

注：a. 具体说明见正文。正文中必需条件：①血清曲霉特异性IgE抗体水平>0.35 KUA/L，或烟曲霉皮试速发反应阳性。②血清总IgE水平>1 000 U/L，若满足其他条件，<1 000 U/L也可诊断。③与ABPA相一致的肺部影像学特征可能是暂时的（如实变、结节、双轨征、牙膏样/指套样阴影，游走性阴影）或永久性（即平行线阴影和环影、支气管扩张和胸膜肺纤维化）。

四、抗原抗体联检的结果解释

抗原与抗体联合检测的优点可以互相补充，并结合临床，作出客观的分析。见表12-10-7。

表 12-10-7　抗原与抗体联合检测结果分析

抗原检测	抗体检测	可能的结果解释
阳性	阳性	可诊断侵袭性真菌病
阳性	阴性	见于感染早期,尚未产生抗体;或机体免疫功能缺陷未能产生到达检测下限水平的抗体
阴性	阳性	抗原未能释放,或被降解,或被抗体中和
阴性	阴性	可基本排除真菌感染

总之,在侵袭性真菌感染的诊断中,抗原与抗体的联检可能会提高临床效用和检测性能。但是所有这些检测结果都应与其他真菌检测结果(例如无菌体液的显微镜检查或培养,真菌核酸 PCR、DNA 测序,以及组织病理学)相互补充和佐证。检测结果务必结合患者临床情况进行分析。

(左大鹏)

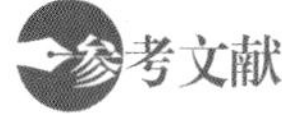

参考文献

1. Cuenca-Estrella M, Verweij PE, Arendrup MC, et al. ESCMID guideline for the diagnosis and management of Candida disease 2012: diagnostic procedures [J]. Clin Microbiol Infect, 2012, 18(suppl 7): 9 - 18. doi: 10.1111/1469-0691.12038.
2. Peter G Pappas, Carol A Kauffman, David R Andes, et al. Clinical practice guideline for the management of candidiasis:2016 update by the Infectious Diseases Society of America [J]. Clin Infect Dis, 2016,62(4):e1 - e50. doi: 10.1093/cid/civ933.
3. Mikulska M, Calandra T, Sanguinetti M, et al. The use of mannan antigen and anti-mannan antibodies in the diagnosis of invasive candidiasis: recommendation from the Third European ConFerence on Infections in Leukemia [J]. Crit Care, 2010,14:R222. doi:10.1186/cc9365.
4. O'Leary RA, Einav S, Leone M, et al. Management of invasive candidiasis and candidaemia in critically ill adults: expert opinion of the European Society of Anaesthesia Intensive Care Scientific Subcommittee [J]. J Hosp Infect, 2018, 98(4):382 - 390. doi:10.1016/j.jhin.2017.11.020.
5. Cornelius J Clancy, Hong Nguyen M. Non-culture diagnostics for invasive candidiasis: promise and unintended consequences [J]. J Fungi(Basel), 2018,4(1);27. doi:10.3390/jof4010027.
6. Fengtian Li, Xiaotian Yu, Liyan Ye, et al. Clinical value of (1,3)-β-D-glucan, mannan, antimannan IgG and IgM antibodies in diagnosis of invasive candidiasis [J]. Medical Mycology, 2019,57(8):976 - 986. doi:10.1093/mmy/myy158.
7. Kaifei Wang, Yanping Luo, Wei Zhang, et al. Diagnostic value of candida mannan antigen and anti-mannaa IgG and IgM antibodies for candida infection [J]. Mycoses, 2020,63(2):181 - 188. doi:10.1111/myc.13035.
8. David W Denning, Jacques Cadranel, Catherine Beigelman, et al. Chronic pulmonary aspergillosis: rationale and clinical guidelines for diagnosis and management [J]. Eur Respir J, 2016,47(1):45 - 68. doi:10.1183/13993003.00583-2015.
9. Ullmann AJ, Aguado JM, Arikan-Akdagli S, et al. Diagnosis and management of Asperllus diseases: executive summary of the 2017 ESCMID-ECMMOERS guideline [J]. Clin Microbiol Infect, 2018,24 Suppl 1:e1 - e38. doi: 10.1016/j.cmi.2018.01.002.
10. Iain D Page, Malcolm Richardson, David W Denning. Antibody testing in aspergillosis-quovadis? [J] Med Mycol, 2015,53(5):417 - 439. doi:10.1093/mmy/myv020.
11. Dobias R, Jaworska P, Tomaskova H, et al. Diagnostic value of serum galactomannan, (1,3)-β-D-glucan, and Aspergillus fumigatus-specific IgA and IgG assays for invasive pulmonary aspergillosis in non-neutropenic patients [J]. Mycoses, 2018,61(8):576 - 586. doi:10.1111/myc.12765.
12. Hongxing Li, Yuwen Rui, Wei Zhou, et al. Role of the aspergillus-specific IgG and IgM test in the diagnosis and follow-up of chronic pulmonary aspergillosis [J]. Front Microbiol, 2019,10:1438. doi:10.3389/fmicb.2019.01438.
13. Yiqun Guo, Yu Bai, Chunxia Yang, et al. Evaluation of Aspergillus IgG, IgM antibody for diagnosing in chronic pulmonary aspergillosis, a prospective study from a single center in China [J]. Medicine(Baltimore), 2019,98(16): 15021. doi:10.1097/md.0000000000015021.

14. Agarwal R, Chakrabarti A, Shah A, et al. Allergic bronchopulmonary aspergillosis: review of literature and proposal of new diagnostic and classification criteria [J]. Clin Exp Allergy, 2013,43(8):850-873. doi:10.1111/cea.12141.
15. 中华医学会呼吸病分会哮喘学组.变应性支气管肺曲霉病诊治专家共识[J].中华医学杂志,2017,97(34):2650-2656.

第十一节 真菌血清学检测项目性能验证与质量控制

《医学实验室质量和能力认可准则》(ISO 15189:2012)规定,当医学实验室引进任何体外诊断试剂时必须首先对产品进行确认和性能验证,引进后在开展临床检验时应当做好室内质控,参加当地组织的室间质评,以保证检验质量。

一、产品确认和性能验证的定义

两者均属于对体外诊断试剂的方法学评估(Method Evaluation)。按照 ISO 15189 定义,确认(Validation)是指通过提供客观证据对特定的预期用途或应用要求已得到满足的认定。通常用批量患者样本,采用标准的实验方法,用实验室现行的检测系统来确定检测项目的参数和质量要求;而验证(Verification)是指通过客观证据对规定已得到满足的认定,通常用小批量的患者样本,来验证现行的检测系统参数与厂家提供的参数是否相吻合。两者的区别是前者是要以本实验室的质量要求为评价目标;而后者是以厂家提供的参数为评价目标,厂家提供的产品质量参数均以产品说明书为准。一般情况下,实验室只要完成产品性能验证即可。

二、产品性能验证

(一) 性能参数和验证文件

性能参数是体外诊断试剂的质量标志。其中包括正确度、精密度、线性范围、检出限、可报告范围、抗干扰能力以及试剂稳定性等。其中最重要的是正确度和精密度。

性能验证依据文件在国际上通用的是美国临床和实验室标准协会(CLSI)制定的一系列 EP 文件。我国性能验证的主要文件有:①中华人民共和国卫生行业标准 WS/T 492—2016《临床检验定量测定项目精密度与正确度性能验证》,由中华人民共和国国家卫生和计划生育委员会于 2016 年 7 月 7 日发布,自 2016 年 12 月 15 日起实施。②中华人民共和国国家卫生和计划生育委员会于 2017 年 9 月 6 日发布,自 2018 年 3 月 1 日起实施的 WS/T 494—2017《临床定性免疫检验重要常规项目分析质量要求》。③中国合格评定国家认可委员会(China National Accreditation Service for Conformity Assessment, CNAS)2018 年颁布的《临床微生物检测程序验证指南》。④2019 年 2 月 15 日中国合格评定国家认可委员会(CNAS)发布了《临床化学定量检验程序性能验证指南》(CNAS-GL037)并于当日开始实施。前两个文件针对定量产品,后一个文件针对定性产品。⑤国家药品监督管理局于 2020 年 6 月 30 日发布,2021 年 6 月 1 日开始实施的《中华人民共和国医药行业标准:真菌(1,3)-β-D-葡聚糖测定试剂盒》YY/T 1729—2020。

(二) 定性产品性能验证方案

按照中国合格评定国家认可委员会(CNAS)2018 年颁布的《临床微生物检测程序验证指南》的规定,感染免疫学定性检测(包括真菌免疫学检测 G 试验和 GM 试验)验证要求至少检测 20 份临床患者样本,通常阳性样本和阴性样本各占一半,其中应包括弱阳新和强阳性样本,若弱阳性样本不好获得,可用适当的基质(例如胎牛血清等)稀释强阳性样本获得类似的效果。验证方案规定,对于未经修改的商业化试剂盒只需验证与临床诊断的符合率即可,但若检测高度依赖人工操作的试验,应通过不同操作人员进行重复性验证。符合率是指与参考方法(往往是诊断的"金标准",如无菌体液培养,病理检查)或与比对方法(国际上公认的产品,例如 Fungitell 的 G 试验试剂盒,伯乐的 GM 试剂盒)进行比较(比对方法应做平行试验),验证阴阳性符合率。重复性验证应经不同批次进行验证,应在一个样本批内对至少两个阳性样品、两个阴性样品进行重复测定。然后在不同批次重复这一过程,必要时还要更换操作人员。可接受标准如下。

(1) 符合率:与参考方法(金标准)或比对方法/其他实验室相比其符合率应≥80%。

(2) 重复性:对于多人多批次检测,结果应完全一致。这是一个最基本的性能验证方案,也是一个相对简单的验证方案。既验证了准确性(即这里所指的符合率),也验证了重复性(又称重现性)。但是这个方案只适用于定性产品。G 试验是定量产品,竞争法 GM 试验也是定量产品,而夹心法 GM 试验是半定量产品。运用该方案时,G 试验和 GM 试验只能计算阴阳性符合率,不能进行定量和半定量相关性判断。G 试验和竞争法 GM 试验还有灰区值,在运用该方案时,所有灰区结果的样本必须剔除。

(三) 定量产品性能验证方案

血清学试验在多数情况下属于定量测定(除外一些以外筛为目的的 POCT 产品,例如免疫胶体金或荧光层析法试剂),在进行准确度和精密度验证时,不应遵循定性产品的验证方法。

1. 准确度验证

(1) 采用有证参考物质(CRM)或其他公认的参考物质测定 3 次,分别与有证参考物质或公认参考物质的标示值计算相对偏差,3 次相对偏差均不超过±20%为验证通过。

(2) 回收试验:在阴性样本基质中加入一定体积已知浓度的(1,3)-β-D-葡聚糖标准溶液(所加标准溶液与阴性样本基质之间的体积比例应不大于 1∶20,加入标准溶液后样本浓度在临界值附近),各重复检测 3 次。根据回收率公式计算回收率,在 80%~120%范围内则验证通过。

(3) 用患者样本进行方法比较和偏差分析(属于 EP 文件中 EP9-A3)。该方案操作非常复杂,但是最标准的方案。简要归纳其操作流程如下。

1) 选择参比方法:参比方法在可能的情况下,不受已知干扰物质的干扰,最好能溯源至标准物质或参考方法;具有比待评方法更低的不确定度和相同的浓度单位;线性范围应至少与待评方法范围一致。至少是当前公认和已经普遍是使用的方法。

2) 校准所用仪器。

3) 参比方法和待评方法的室内质控结果均在控。

4) 随机测定至少 40 份合格临床样本(溶血、脂血和黄疸样本应排除)。如需使用处理过的标本(如添加纯的高浓度物质),应小于比对标本总数的 20%。每份样本用参比方法和待测方法平行单次测定,记录测定结果。

5) 离群值检查。用目测散点图和 ESD 方法对 40 例样本的测定结果进行离群值检查。

6) 方法比对与偏移评估。绘制偏差图、散点图、柱状图,同时利用 OLR、WLS、Deming、Passing-Baklok 等模型拟合回归方程,并计算各参数的 95%可信区间和医学决定性水平处的偏移,以 1/2CLIA'88 允许总误差的最大值为可接受标准。或者可将回归分析各参数预期偏移的可信区间或医学决定水平点 Xc 处允许误差的限值与厂家声明性能或实验室内部性能比较,判断是否可比。

7)统计学方法:采用微软公司 Excel 2010 和 SPSS 19.0 软件处理测定数据。计量资料用均值±标准差表示。通过分析测定数据的 4 种偏差图和散点图的具体特征,选择最合适的回归模型进行计算。显著性检验采用 t 检验,$P<0.05$ 为差异有统计学意义。

2. 精密度验证

(1) 对检测仪器进行校准;

(2) 室内质控数据在控;

(3) 连续测定 5 d,每天一个分析批,每批两个浓度水平,每一个浓度水平同一个样品重复测定 3 次。如果因为质量控制程序或操作问题判断一批失控,应剔除数据,并增加执行一个分析批;

(4) 按照相应公式计算批内标准差(Sr)、批间方差(Sb2)实验室内标准差(Sl)及自由度(T);

(5) 精密度声明的验证:通过验证值(V)来判断精密度验证是否通过。在计算验证值时,厂家必须提供自己声明的实验室标准差(S_{claim}),如果实验室观测的标准差低于这个验证值,则通过厂家的声明。

3. G 试验准确度和精密度验证专项讨论

(1) 准确度验证:鉴于目前 G 试验的有证参考物质和公认参考物质尚不能获得,所以准确度验证应采用回收率方法。或者通过比对方法的符合率验证准确度。但是这里所提及的比对方法符合率验证并不适应 G 试验,因为 G 试验是定量产品,而不是定性产品。该行业标准的制订者之所以这样建议,是因为按照 EP9 - 3A 文件进行用患者样本进行方法比较和偏差分析确实太复杂,太困难了,一般临床实验室难于操作。故以定性产品的方案替代。但是其验证结果的质量难于保证。

(2) 精密度验证

1) 重复性:用试剂盒测试至少 2 个浓度的样本,各重复 10 次,计算各测量值的平均值($\overline{X}$)和标准差(SD),计算变异系数(CV)≤15%,则验证通过。

2) 批内瓶间差:适用于多人份试剂。抽取 10 个样本,每个样本在重复条件下测定 3 次。考虑测量系统随时间等因素引起的随机变异,3 次测量采取顺向和逆向两种顺序进行检测。按照 F 检验值公式计算 F 值,无显著性差异。

3) 批间差:用 3 个不同批号的试剂盒测试临界值附近的样本,每个批号测试 3 次,分别计算每批 3 次检测的均值($\overline{X}$)及 3 次检测结果的总均值。按照相对偏差(R)的计算公式计算 R 值≤20%,则验证通过。

4. 线性验证:用接近线性区间下限的低浓度样本稀释接近线性区间上限的高浓度样本,混合成至少 5 个稀释浓度(x_i)。用试剂盒分别测定以上样本,每个稀释度样本测试 3 次,分别求出每个稀释浓度检测结果的均值(y_i)。以稀释度(x_i)为自变量,以检测结果均值(y_i)为因变量求出线性回归方程。按线性回归方程的相关系数(r)计算公式计算出相关系数(r),≥0.980 验证通过。

需要特别注意的是试剂性能验证不是孤立的,而是和配套检测仪器形成检测系统进行验证的。因此,配套仪器的性能在很大程度上影响试剂的性能验证。试剂生产商在开发试剂时,就应当考虑到配套仪器的因素,在出厂前就应当做好检测系统性能的质量确认。用户在验证试剂前应对配套仪器进行校准,使仪器处于最佳的工作状态。

另外,还必须指出按照 ISO15189 和我国临床实验室管理办法规定的含义所有验证试验必须由临床实验室自己的具有资质的技术人员实施,而不能由厂家人员替代实施。

三、质量控制

临床实验室质量控制包括检验前质量控制、检验中质量控制和检验后质量控制。检验前质量控制主要涉及样本的采集、运送和保存,检验后的质量控制主要涉及检验结果的审核和危急值报告。这里主要讨论检验中的质量控制,即室内质控、室间质控和室间比对。

1. 室内质控:应当严格按照中华人民共和国国家卫生和计划生育委员会:中华人民共和国卫生行业标准:WS/T 641—2018 临床检验定量测定室内质量控制的规定进行。其中最重要的有以下几点。

(1) 质控品的选择:目前我国真菌血清学质控品主要有两类:一类是厂家在试剂盒中免费提供的,另一类是取得药监部门审核批准的商业化质控品。质控品必须具有以下特征:与患者待测样本具有相似或相同的基质(目前多以小牛血清为主);应均一和稳定,可储存一年或以上的用量;瓶间变异性应小于分析系统的变异;浓度应位于有临床意义的浓度范围内,应有高、低两个水平;说明书应有质控品的浓度范围和标定值。但是,实验室不能直接采用厂家质控品的标定值,必须重复测定来确定本实验室的暂定和常用均值以及标准差。

(2) 质控品必须与临床患者样本在相同条件下和同一个检测系统中进行测定,并最好放在标本排序中间。

(3) 在正式开展室内质控之前,必须先进行 20 d 的质控品测定以确定本实验室某个项目的质控品设定中心线(即均值 $\overline{X}$)及标准差(SD),并绘制出质控图(仪器软件可自动生成)。

(4) 每日测定质控品,并将测定数据在质控图上标示(仪器软件可自动生成),并按照质控规则,判断当日质控品数据是否在控。如果在控,则当日该项目临床检测数据被认定可靠,可以发出报告;如果失控,则当日该项目临床检测数据被认定不可靠,不能发出报告,并立即按照失控处理流程寻找原因,纠正后,重新进行质控品检测,如在控,须将所有临床标本重新测定,按新的检测结果发出报告。如仍不能找到失控原因,则需要厂家协助解决。

2. 室间质评:指由专门机构,一般是国家或地方临床检验中心组织的全国性或地区性质量评比工作。目前 G 试验和 GM 试验已经开展地区性室间质评,取得初步成效。但是,需要注意的是不同厂家提供的质控品可能存在差异,是否适合于所有厂家的产品,应进行比对验证。

此外,美国病理学家协会(College of American Pathologists, CAP)组织的国际室间质评已经将 GM 试验纳入,有条件的实验室可以参加。

3. 室间比对:指不同实验室之间采用同一份临床样本对某个项目检测结果的比较。除了考查某个产品在不同实验室间检测结果一致性之外,主要目的是推行实验室间检测结果的互认。

(左大鹏)

参考文献

1. 中国合格评定国家认可委员会. 临床微生物检验程序验证指南(CNAS-GL028:2018)[S/OL]. (2018-03-01)[2022-08-09]. https://www.cnas.org.cn/images/rkgf/sysrk/rkzn/2018/03/01/9DC4182B3B64CB8412C8A4FF9F792BA6.pdf
2. 中国合格评定国家认可委员会. 临床化学定量检验程序性能验证指南(CNAS-GL037:2019)[S/OL]. (2019-02-15)[2022-08-09]. https://www.cnas.org.cn/images/rkgf/sysrk/rkzn/2019/04/04/B389775AC4A19CF5EDF3038B4A04CF62.pdf
3. 国家药品监督管理局.《中华人民共和国医药行业标准:真菌(1,3)-β-D-葡聚糖测定试剂盒》(YY/T 1729—2020)[S]. (2020-06-01)[2022-08-09].
4. 中华人民共和国卫生部. 卫生部关于印发《医疗机构临床实验室管理办法》的通知(卫医发[2006]73 号)[EB/OL]. (2006-02-27)[2022-08-09]. https://www.nccl.org.cn/showSearchDetail?code=07&id=4.
5. 中华人民共和国国家卫生和计划生育委员会. 临床检验定量测定室内质量控制(WS/T 641—2018)[S]. 2018.

第十三章

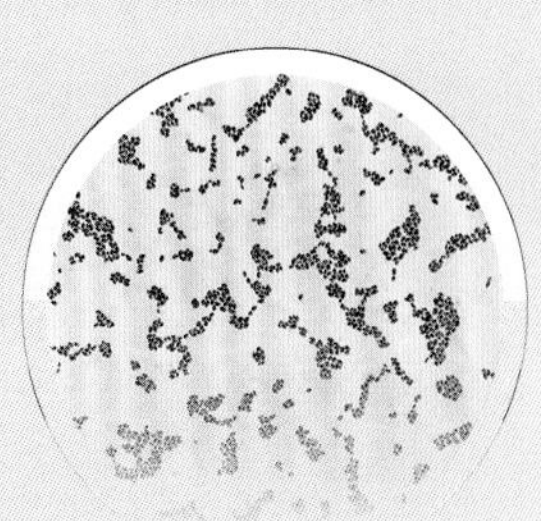

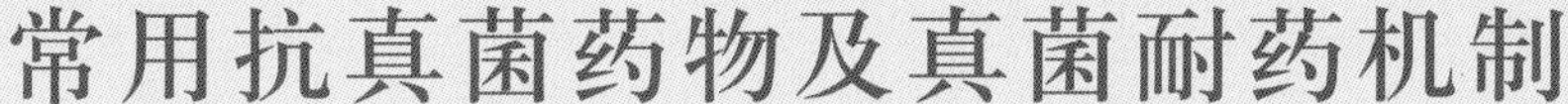

常用抗真菌药物及真菌耐药机制

一、介绍

在 20 世纪 50 年代之前，浅表及侵袭性的真菌感染几乎无治疗药物可用。1955 年，随着制霉菌素和两性霉素 B 的发现，真菌感染进入了系统的抗真菌化疗时代。虽然使用两性霉素 B 治疗严重的真菌感染已有 60 多年之久，但输注相关的不良反应和剂量依赖性的肾损害促使人们一直在寻找与之有同等效力但毒性更小的替代药物。抗真菌治疗在经历了长时间的低速发展后，棘白菌素的出现拓宽了已有的抗真菌药物的类别，两性霉素 B 出现了基于脂质体的剂型，这些发展改变了许多侵袭性真菌感染的标准治疗方式，特别是曲霉菌病和念珠菌病。

随着医疗技术的不断进步，接受器官移植和造血干细胞移植的患者、使用糖皮质激素和免疫抑制剂的人群逐年上升，同时流感病毒、腺病毒、新型冠状病毒等感染、肝硬化、医源性侵入性操作，以及诸如先天性免疫缺陷等潜在易感因素的发现，使得人们对于真菌感染的重视程度逐渐提升。真菌感染已逐渐成为重要的公共健康问题，建立标准化的抗真菌药敏试验就显得尤为迫切重要。

目前已有几大类抗真菌药物得到批准用于治疗系统性真菌感染：多烯类，包括两性霉素 B 及其脂质剂型；合成嘧啶类，如氟胞嘧啶（5-氟胞嘧啶）；唑类，如酮康唑、氟康唑、伏立康唑、泊沙康唑、伊曲康唑、艾沙康唑等；棘白菌素类，如卡泊芬净、米卡芬净、阿尼芬净。此外，还有一批新型抗真菌药物在临床前和临床试验中，有可能在不久的将来用于临床治疗。表 13-1 列举了目前临床常用的抗深部真菌药物的抗菌谱。

表 13-1　常用抗真菌药物对不同真菌的抗菌活性总结

真菌	抗真菌药物						
	氟康唑	伊曲康唑	伏立康唑	泊沙康唑	艾沙康唑	棘白菌素	两性霉素
白念珠菌	+++	+++	+++	+++	+	+++	+++
都柏林念珠菌	+++	+++	+++	+++	+	+++	+++
光滑念珠菌	±	±	+	+	±	+++	++
热带念珠菌	+++	+++	+++	+++	+	+++	+++
近平滑念珠菌	+++	+++	+++	+++	+	++（MIC 更高）	+++
库德里阿兹威毕赤酵母	—	+	++	++	+	+++	++
季也蒙念珠菌	+++	+++	+++	+++	+	++ （MIC 更高）	++
葡萄牙念珠菌	+	+	++	++	+	++	++

(续　表)

真菌	抗真菌药物						
	氟康唑	伊曲康唑	伏立康唑	泊沙康唑	艾沙康唑	棘白菌素	两性霉素
新型隐球菌	+++	+	+++	+++	+	−	+++
烟曲霉	−	++	+++	+++	++	++	++
黄曲霉	−	++	+++	+++	++	++	++ (MIC 更高)
土曲霉	−	++	+++	+++	++	++	−
镰刀菌属	−	±	++	++	±	−	++ (脂质剂型)
波氏赛多孢	−	−	+++	+++	NA	±	±
多育节荚孢	−	−	±	±	−	−	±
毛孢子菌属	±	+	++	++	+	−	+
毛霉目	−	±	−	+++	+	−	+++ (脂质剂型)
暗色真菌	±	++	+++	+++	+	+	+
皮炎芽生菌	+	+++	++	++	NA	−	+++
粗球孢子菌	+++	++	++	++	NA	−	+++
荚膜组织胞浆菌	+	+++	++	++	NA	−	+++
申克孢子丝菌	−	++	−	+	NA	−	+++

注:−,表示无活性;±,表示可能有活性;+,表示有活性,三线治疗药物(临床上活性最低);++,表示有活性,二线治疗药物(临床上的活性不够高);+++,表示有活性,一线治疗药物(临床上通常有较高活性);NA,表示目前证据不充分。

二、抗真菌治疗的靶点

尽管与哺乳动物的细胞相比,真菌细胞膜的固醇组成有所差别,同时存在细胞壁,但其大多数的细胞组织与哺乳动物细胞高度相同。因此,研发只作用于治病性真菌而不对机体细胞产生损伤的药物,对药理学来说是一项重大挑战。那么,将抗真菌治疗时观察到的毒性和药物间相互作用归结为药物与宿主细胞中的同源性酶或细胞膜系统发生非选择性的相互作用也就不足为奇了。

除氟胞嘧啶外,目前使用的系统抗真菌药物主要都是作用于真菌的细胞壁或质膜、膜固醇、麦角固醇及其生物合成途径。真菌细胞表位存在一些特性使得成为抗真菌治疗的理想靶点:

1. 与富含胆固醇的哺乳动物细胞膜相比,致病性真菌的细胞膜中的固醇主要是麦角固醇。间接或直接作用于麦角固醇可以实现选择性的杀死真菌细胞。

2. 哺乳动物细胞缺少细胞壁,药物作用于真菌的细胞壁合成导致同时损伤哺乳动物细胞的可能性小。

3. 细胞壁和膜对离子交换和滤过非常重要,同时也是与复杂的营养物质代谢和分解相关的酶类定位的重要区域。药物干扰细胞膜和细胞壁的生长可以产生多种效应从而抑制真菌的生长。

三、常用抗真菌药物概要

(一) 丙烯胺类

丙烯胺类药物是一组合成抗真菌化合物,能有效地局部和口服治疗皮肤癣菌感染。临床上常使用的是特比萘芬。特比萘芬有多种外用剂型，以及口服剂型。普遍用于浅表真菌感染，以及部分难治丝状真菌的联合治疗。特比萘芬具有一定的肝脏毒性。临床使用中需监测肝功能。

（二）唑类

唑类药物是一大类能有效用于局部治疗皮肤真菌感染和浅表念珠菌病的合成化合物，该组药物中都有一个咪唑或三唑环。大部分常用咪唑类主要用于浅表真菌感染的治疗，如咪康唑、酮康唑等。临床常用于治疗深部真菌感染的唑类药物，如氟康唑、伊曲康唑、泊沙康唑、伏立康唑等属于三唑类。新型四唑类抗真菌药物，在临床前研究中表现出较高的潜在价值，仍有待于进一步验证。唑类抗真菌药物多数经细胞色素 P450 酶系代谢。具有广泛的相互作用，对于合并使用环孢素等免疫抑制剂、长春花碱类抗肿瘤药物、质子泵抑制剂、抗 HIV 药物等时需停药或调整剂量，避免不必要的治疗风险。近年来，唑类药物个体化治疗相关研究较多，伊曲康唑、伏立康唑、泊沙康唑建议进行血药浓度监测。同时，伏立康唑存在一定的遗传多态性。部分人群存在延迟代谢、超快速代谢等导致用药风险增加或治疗失败的可能，需结合血药浓度和遗传多态性监测进行剂量调整或者选择替代药物。

酮康唑是一类亲脂型的咪唑类药物，有口服和局部使用两种剂型，是目前唯一还在使用的咪唑类药物，但主要用于局部用药。酮康唑可以有效作用于皮肤癣菌和双相真菌，同时可以有效抗击念珠菌属和新型隐球菌，但效力不如三唑类药物。

氟康唑是一种水溶性的三唑类药物，有口服和注射两种剂型，氟康唑可以有效作用于大多数的念珠菌属和新型隐球菌。在目前常用唑类药物中抗真菌谱较窄，同时也是同类药物中毒性最小、治疗最易耐受的药物之一。克柔念珠菌对其天然耐药，光滑念珠菌对其敏感性降低。该药对一些双相真菌，如皮炎芽生菌、球孢子菌及荚膜组织胞浆菌等有抗菌活性，但对曲霉菌属、镰刀菌属及毛霉门真菌无抗菌活性。该药可以透过血脑屏障，在尿路中浓度也较高。仍是隐球菌脑炎和尿路念珠菌病主要治疗药物之一。

伊曲康唑是一种亲脂型的三唑类药物，同样有口服和注射两种剂型，被广泛使用，特别是用于治疗浅表真菌感染，还可治疗皮下和系统性真菌感染。伊曲康唑的口服剂型包括胶囊剂和口服液。胶囊剂型使用最广泛，但该剂型生物利用率较低，多用于浅表真菌感染的治疗。伊曲康唑的抗真菌谱较广，包括曲霉菌属、念珠菌属、一些暗色真菌、皮肤癣菌及双相真菌（皮炎芽生菌、球孢子菌属、荚膜组织胞浆菌、巴西副球孢子菌、马尔尼菲篮状菌、申克孢子丝菌）。该药对新型隐球菌有一定的抗菌活性，但对波氏赛多孢霉和大多数毛霉目菌无效。该药可以通过减少抗原刺激从而减少支气管炎症等机制调节免疫，在变态反应性支气管肺曲菌病（ABPA）的治疗中有相对独特的临床应用。

泊沙康唑为第二代广谱三唑类药物，目前已有口服混悬液、缓释片剂和静脉剂型已在临床应用。但混悬液剂性，由于肠道吸收不稳定，治疗效果会受肠道功能的影响而波动，批准适应证限于造血干细胞移植后患者预防性使用。缓释片剂、静脉剂性由于费用昂贵和可及性等原因，应用不广泛。泊沙康唑有高度的亲脂性，化学结构与伊曲康唑类似，可以高度有效抗击绝大多数的曲霉菌属、念珠菌属、新型隐球菌和毛孢子菌属真菌。对双相真菌有潜在的抗菌活力，对镰刀菌属和波氏赛多孢霉的抗菌能力弱，但似乎可以有效抵抗暗色真菌。与其他唑类药物不同的是，泊沙康唑对某些毛霉门的真菌有显著的抗菌活性。也是目前临床上用于毛霉病治疗的最重要的药物之一。

伏立康唑是第二代三唑类的广谱抗真菌药，其化学结构类似于氟康唑，有口服和静脉两种剂型。伏立康唑可以高度有效地治疗曲霉菌属、镰刀菌属、波氏赛多孢霉、念珠菌属、新型隐球菌及毛孢子菌属导致的感染，对一些双相真菌和皮肤癣菌有潜在的抗菌活性，但对毛霉门真菌无抗菌活性。伏立康唑可以透过血脑屏障，也可用于中枢神经系统真菌感染的治疗。视觉异常是该药特征性的不良反应，多为一过性。

艾沙康唑是一种新型具有广谱抗真菌活性的唑类药物。临床使用的剂性为其前体药物，在体内可代谢为艾沙康唑发挥抗真菌作用。该药是继泊沙康唑后又一可用于治疗毛霉病的药物。已推荐其作为泊沙康唑突破性毛霉感染的挽救治疗选择。该药同时具有口服和静脉剂型，也有用于治疗局部感染的报道。

动物实验显示其具有治疗中枢神经系统感染的价值,但相关临床证据仍不充分。

(三)棘白菌素类

棘白菌素类是一类新的半合成脂肽抗真菌药物,目前已有三种药物获得批准用于治疗严重真菌感染的治疗:阿尼芬净、卡泊芬净和米卡芬净。由于它们的高分子量和低生物利用度的特点,只有静脉制剂可使用。目前此类药物已广泛使用,特别是用于治疗念珠菌病。另外,临床上可使用的还有米卡芬净,主要用于治疗食管念珠菌病、念珠菌血症及其他侵袭性念珠菌病。该类药物血浆蛋白结合率高,在尿中代谢比例低,透过血脑屏障能力差。一般不用于尿路感染和中枢感染的治疗。卡泊芬净和米卡芬净在国内已经上市多年。总体安全性较好,不良反应发生率较低,有临床意义的相互作用不显著。目前对于棘白菌素类进行血药浓度监测的必要性研究不充分。

阿尼芬净为构巢曲霉菌的发酵产物,是第一种面世的棘白菌素药物,与卡泊芬净和米卡芬净不同的是,阿尼芬净不溶于水。在美国,阿尼芬净近来被批准用于食管念珠菌病、念珠菌菌血症、念珠菌性腹部脓肿及腹膜炎的治疗。欧盟批准阿尼芬净治疗非中性粒细胞缺乏的侵袭性念珠菌病患者。

卡泊芬净为水溶性脂肽,使用剂型为静脉注射制剂。临床用途上与阿尼芬净相似,另外还批准用于抢救对其他抗真菌药物无效或不耐受的侵袭性曲霉菌病的患者。欧盟批准该药物用来治疗成人和儿童的侵袭性念珠菌病、曲霉菌病的挽救治疗,成人及儿童患者发热性中性粒细胞减少症的经验性治疗。

米卡芬净也是一种水溶性的静脉注射制剂,美国批准其用于治疗成人食管念珠菌病、念珠菌血症和一些侵袭性念珠菌病,包括腹部脓肿和腹膜炎,还用于预防 HSCT 患者的念珠菌感染。在日本,米卡芬净还批准用于治疗由曲霉菌属导致的呼吸道和胃肠道的真菌病。

(四)多烯类

在众多多烯类抗生素中,仅有少数被用于临床。两性霉素 B 和其脂质相关剂型用来治疗系统性真菌感染。制霉菌素等属局部多烯类药物,用于治疗口腔、阴道和眼部的真菌感染。

两性霉素 B 是结节链霉菌的发酵产物,该药传统的剂型两性霉素脱氧胆酸盐常导致严重的不良反应,特别是肾损伤和低钾血症。在 20 世纪 90 年代,出现了三种两性霉素 B 脂质相关剂型以减轻药物的毒性:两性霉素 B 脂质体,即两性霉素 B 由富含磷脂的脂质体所包裹;两性霉素 B 脂质复合体(ABLC),即将两性霉素 B 与磷脂合成产生的带样结构;两性霉素 B 胶体分散系(ABCD),即将两性霉素 B 装载在含胆固醇硫酸盐的小脂质盘中。三种两性霉素脂质相关的剂型具有同样的广谱抗真菌活性,但对肾脏的毒性更小。不同脂质剂性实际应用差异不大,目前已作为广泛替代两性霉素 B 脱氧胆酸盐用于临床。

两性霉素 B 抗菌谱广泛,对绝大多数的曲霉菌属、念珠菌属、新型隐球菌和毛霉目真菌有较好的抗菌活性。然而,土曲霉对两性霉素 B 固有耐药。临床指南亦不建议用于治疗黄曲霉感染。已有文献证明克柔念珠菌对两性霉素 B 的敏感性亦降低。该药亦可以有效抗击双相真菌(皮炎芽生菌、球孢子菌属、荚膜组织胞浆菌和巴西副球孢子菌)和一些暗色真菌。包括波氏赛多孢霉、多育节荚孢霉、镰刀菌属等一些真菌对两性霉素 B 固有耐药。

(五)其他

近年来,已有多种新作用机制抗真菌药物进入临床前和临床研究。此外还有上述已提及的四唑类抗真菌药物(VT-1161、VT1598 等)、两性霉素的口服剂型、可用于雾化给药的三唑类抗真菌药物。

Fosmanogepix/Manogepix(APX001)是一种新作用机制的抗真菌药物。Fosmanogepix 是 Manogepix 的前体药物,是 GPI 锚定蛋白抑制剂。对念珠菌属、曲霉属、镰刀菌属等具有广谱体外抑菌活性。

Ibrexafungerp(SCY-078)是一种可口服的棘白菌素类似物,β-1,3-葡聚糖合成酶抑制剂。具有体外抗念珠菌活性。对FKS介导的多数棘白菌素耐药菌株仍有较强活性。也有研究证实其对于近年来受广泛关注的耳念珠菌有潜在治疗价值。

Rezafungin(CD101)是一种结构改造后的棘白菌素类抗真菌药物,极大地解决了传统棘白菌素半衰期短的问题,是一种长效棘白菌素。抗真菌作用与其他棘白菌素类似。

Nikkomycin Z是一种天然的核苷肽类药物,能够通过抑制几丁质合成发挥抗真菌作用。体外研究对于球孢子菌、皮炎芽生菌、念珠菌具有活性,对隐球菌、曲霉、镰刀菌无效。

四、抗真菌药物作用机制

(一) 多烯类作用机制

多烯类抗真菌药物(两性霉素B)可以结合麦角固醇,因麦角固醇是真菌细胞膜中的主要固醇,进而扰乱真菌细胞膜的结构导致细胞内容物外泄。结构上,真菌的固醇、麦角固醇较哺乳动物细胞的固醇、胆固醇展现了更多的圆柱形的三维结构,这一特点很大程度上解释了两性霉素B对麦角固醇有更好的吸附性。但是,两性霉素B也可与哺乳动物细胞中的胆固醇结合,这一机制可能导致其对肾末梢小管产生直接毒性。

(二) 唑类作用机制

与多烯类抗真菌药物直接作用于麦角固醇相比,唑类抗真菌药通过抑制麦角固醇的生物合成而间接影响真菌的细胞膜。唑类药物能够抑制细胞色素P450固醇14α脱甲基酶,该酶在麦角固醇生物合成通路中,可以催化去除羊毛甾醇的14α甲基基团。唑类药物抑制14α脱甲基酶导致14α甲基化的固醇在细胞质膜的不断积累,进而扰乱磷脂组织,损伤膜结合酶类系统及电子转运系统相关酶类,最终实现阻止真菌细胞生长。

(三) 棘白菌素类作用机制

棘白菌素类药物通过结合1,3-β-D-葡聚糖合成酶亚基FKSp而抑制1,3-β-D-葡聚糖合成酶,最后扰乱真菌细胞壁的合成。1,3-β-D-葡聚糖是真菌细胞壁重要的交联结构成分,缺失后导致细胞壁受损,渗透性不稳定,生长的细胞快速裂解。真菌细胞壁的1,3-β-D-葡聚糖的聚合程度及1,3-β-D-葡聚糖合成酶的表达程度决定了棘白菌素对致病性真菌的致命性。在念珠菌属中,真菌的细胞壁富含1,3-β-D-葡聚糖,并且在细胞快速成长时相关的酶复合体高度表达,因此棘白菌素类药物对绝大多数快速生长的念珠菌而言是杀菌剂。然而,由于1,3-β-D-葡聚糖含量在新型隐球菌细胞壁中较低而棘白菌素无法对其有效抗击。在透明丝状真菌中,曲霉属的细胞壁富含1,3-β和1,6-β-D-葡聚糖聚合物。然而,1,3-β-D-葡聚糖合成酶复合体主要表达在菌丝的顶端,因此棘白菌素仅能杀灭生长的真菌菌丝末梢,导致异常、过急性分枝和畸变生长,对接近菌丝顶端的真菌元件的发育能力影响较低。其他丝状真菌中,如镰刀菌属和毛霉门真菌,细胞壁基质和壳聚糖聚合物中利用α-1,3-葡聚糖作为细胞骨架。由此,棘白菌素对这些条件致病真菌缺少明显的抗菌活性。

(四) 嘧啶类作用机制

氟胞嘧啶(5-氟胞嘧啶,5-FC)通过在真菌细胞壁中转化成5-氟尿嘧啶发挥抗真菌作用。一旦进入细胞,氟尿嘧啶会抑制胸苷酸合成酶,此酶是DNA合成过程中的一个关键酶,通过融入RNA导致过早的链合成终止。氟胞嘧啶发挥作用,必须通过胞核嘧啶透性酶和胞核嘧啶脱氨酶的内化作用而转换成活性的氟尿嘧啶。哺乳动物细胞和许多丝状真菌细胞内缺少这两种酶转变并富集氟胞嘧啶,因此氟胞嘧啶的活性在致病性酵母菌中最可预测。然而,在人体内定植的菌群可能将氟胞嘧啶转变成氟尿嘧啶,导致恶心、呕吐、腹泻和骨髓抑制等。由于其独特的作用机制,在治疗中很容易发生获得性耐药,故该药临床通常不建议单药治疗。

五、抗真菌药物耐药机制

(一)临床和微生物学耐药定义

真菌耐药的发生是一个复杂的过程,涉及多方面宿主和微生物的因素。在讨论真菌耐药时,必须对“临床耐药”和“微生物耐药”加以区分。临床耐药指患者在接受标准剂量的抗真菌药物治疗时无有效的反应而出现的治疗失败。治疗失败是由宿主、药物和微生物等一系列因素所导致的后果,但最主要的因素是宿主的免疫状态。抗真菌药物的作用和宿主的免疫系统共同协同才能控制和消除真菌感染。当患者有严重的免疫功能受损时,缺少了积极有效的免疫应答,抗真菌的治疗会相对困难。当患者有内置导管、人工心脏瓣膜及其他外科装置时,也会阻碍治疗,因为这些外来装置有助于真菌的附着,形成生物膜而导致抗真菌药物难于穿透。另外,药物的渗透能力对治疗也起着至关重要的作用,然而目前对于抗真菌药物在机体不同部位的渗透能力尚未完全清楚,一些病原菌可能暴露于较低的药物浓度而导致治疗无效。由于抗真菌药物的不良反应相对较大,患者对药物的使用依从性也一定程度上决定着治疗的最终结果。

微生物耐药是指在体外情况下,在进行标准化的药物敏感性试验时,与敏感标准菌株相比,病原真菌对抗真菌药物的敏感性降低。药物敏感性试验可以得到某一药物对真菌的最低抑菌浓度(MIC)。然而,在解释体外进行的实验所得到的结果时可能存在着问题,因为不是所有测得 MIC 值低于折点时都会有治疗反应。这些在体外和体内敏感性存在的不一致可以用“90－60 法则”来解释:由敏感菌株导致的感染大约 90%对治疗有效,而由耐药菌株导致的感染大约 60%有效。微生物学上的耐药有固有耐药和获得性耐药之分,固有耐药是某些真菌没有发生药物暴露之前就发生的耐药,可能与获得性耐药有相同的或是尚未发现的机制。本章节所讨论的耐药主要围绕微生物学方面展开。

(二)三类常用抗真菌药物耐药机制

1. 唑类药物:唑类药物的出现极大地改善了真菌的治疗,使得其在抗真菌感染中广泛使用。随之而来的便是广泛使用后耐药的报道,特别是真菌对氟康唑的耐药。唑类药物在念珠菌中耐药的报道和研究最为突出,以氟康唑对白念珠菌耐药为主。主要的耐药机制可归纳为以下几点:与药物靶点的相互作用减弱;药物作用的靶点拷贝数增加;通过外排泵机制降低药物在胞内的浓度和减少药物的摄入;其他麦角固醇生物合成通路元件的修饰;生物膜的形成和持留细胞的存在等。14α 脱甲基酶是唑类药物作用的主要靶点,在念珠菌和隐球菌中由 *ERG11* 基因编码,在曲霉菌中由 *CYP51A* 编码。当 *ERG11* 发生点突变会导致后续编码合成的酶性质上发生改变。在某些念珠菌属中,这些突变会产生对唑类药物的敏感性发生不同的改变。敏感性的改变也有可能是由于唑类药物对麦角固醇的生物合成通路的二级靶点所拥有的吸附能力不同导致,唑类药物不同的化学结构可以影响这一能力。与氟康唑和伏立康唑不同,伊曲康唑和泊沙康唑有大的疏水侧链,当发生点突变时,由于伊曲康唑和泊沙康唑的侧链可能提供与作用靶点酶额外的接触,所以该两种唑类的敏感性所受的影响相对氟康唑和伏立康唑的要小。*ERG11* 基因发生突变也可以导致靶点酶发生定量改变。过表达该基因可导致靶点酶的合成增加,使得胞内需要更高的唑类浓度才能抑制所有的靶点酶。由 *MDR* 或 *CDR* 基因编码的外排转运蛋白可以将唑类药物排至细胞外而导致耐药,通常情况下,上调 *MDR* 基因主要影响氟康唑,而上调 *CDR* 基因可以导致多种唑类耐药。

2. 棘白菌素耐药:棘白菌素通过抑制 β－1,3 葡聚糖的合成发挥作用,编码药物作用靶点—葡聚糖合成酶的 *FKS* 基因发生突变可导致真菌对该类药物的敏感性降低和发生耐药。*FKS* 基因发生点突变是目前已知真菌对棘白菌素耐药的唯一机制,研究发现在 *FKS1* 基因片段上发生的突变存在 2 个“热点”,对酶的活性产生重要的影响。亦有文献报道 Fks1 蛋白(Fks1p)发生突变后可降低 β－葡聚糖合成酶的活性而不影响其对药物的吸附力。Fks1p 突变的热点区域在白念珠菌和非白念珠菌中产生的影响已被阐明。光滑念珠菌中与 *FKS1* 基因间接同源的 *FKS2* 与棘白菌素耐药亦有相关性。

3. 多烯类药物:两性霉素 B 在酵母菌和霉菌中的耐药主要与细胞膜上的麦角固醇成分的减少有关。获得性两性霉素 B 的耐药较为少见,即便是患者长期使用最终治疗失败的情况也罕见发生耐药。体外使用两性霉素 B 进行筛选可以获得烟曲霉的耐药突变株,偶尔也可从患者分离出高 MIC 菌株。针对两性霉素 B 的获得性耐药的研究主要集中在酵母菌,发生 *ERG1*、*ERG2*、*ERG3*、*ERG4*、*ERG6*、*ERG11* 等固醇通路基因缺陷的突变酵母菌株很大程度上都发生了麦角固醇的减少,导致菌株对多烯类药物发生不同程度的耐药。另外,生物膜的形成限制了药物的进入,也是耐药形成的因素之一。

(周　密　范齐文　卢洪洲)

参考文献

1. Prasad R, Shah AH, Rawal MK. Antifungals: Mechanism of action and drug resistance [J]. Adv Exp Med Biol. 2016; 892:327 - 349. doi:10.1007/978-3-319-25304-6_14. PMID:26721281.
2. James H Jorgensen, Michael A Pfaller, Karen C Carroll, et al. Manual of Clinical Microbiology [M]. 11th ed. Washington: DC: ASM. 2015.
3. David N Gilbert, Robert C Moellering, George M Eliopoulos, et al. The Sanford Guide to Antimicrobial Therapy 2021 [M]. 51th ed. San Francisco: Antimicrobial Therapy, 2021.
4. Elias J Anaissie, Michael R McGinnis, Michael A Pfaller, et al. Clinical Mycology [M]. Elsevier. 2009.
5. Hoenigl M, Sprute R, Egger M, et al. The antifungal pipeline: Fosmanogepix, Ibrexafungerp, Olorofim, Opelconazole, and Rezafungin [J]. Drugs, 2021,81(15):1703 - 1729. doi:10.1007/s40265-021-01611-0. Epub 2021 Oct 9. PMID:34626339; PMCID: PMC8501344.
6. Lindsay Grayson M, Sara E Cosgrove, James S Mccarthy, et al. Kucers' The Use Of Antibiotics [M]. 11th Edition. Paris: CRC Press Taylor & Francis Group. 2018.

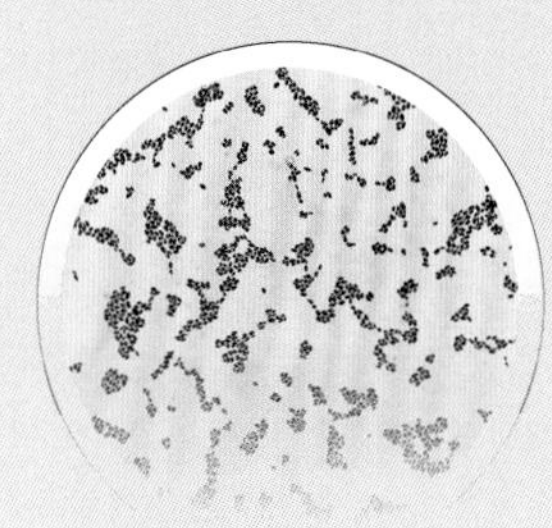

第十四章

抗真菌药物敏感性试验

抗真菌药物敏感性试验对于临床治疗真菌感染的意义重大，但目前国内微生物实验室开展此类试验的较少。实验室分离的真菌多来自深部感染，此类感染的特点是疾病进程发展迅速，患者预后凶险，往往危及生命。此时抢救的时机显得尤为重要，临床抗真菌感染多为经验性用药，以挽救患者生命。

当遇到存在固有耐药或获得性耐药，或根据分离菌属无法可靠预测药物敏感性时的侵袭性真菌感染、治疗失败或复发等情况，需要开展抗真菌药物敏感性试验。同时，在真菌耐药情况的调查、流行病学的研究以及新的抗真菌药物在体外与已有药物敏感性的比较评价等方面，抗真菌药物敏感性试验也发挥重要的作用。

开展抗真菌药物敏感试验有利于掌握流行病学数据，加强真菌耐药管理。抗真菌药物敏感试验的临床指征包括以下几方面：

(1) IFD 患者怀疑出现获得性耐药，或经验性抗真菌治疗失败时需要。

(2) 选择用药，制定个体化抗真菌治疗方案时需要。

(3) 开发新的抗真菌治疗药物需要。

(4) 真菌耐药监测和流行病学调查需要。

目前国际上主要存在两个机构发布的抗真菌药物敏感性试验标准可供参考：美国临床实验室标准委员会（the Clinical Laboratory Standards Institute，CLSI）和欧洲抗菌药物敏感性试验委员会（the European Committee on Antibiotic Susceptibility Testing，EUCAST）。真菌根据形态学进行划分，可以分为酵母菌和霉菌，由此便形成两种不同的药物敏感性参考标准。目前针对抗酵母菌的药物敏感性试验最新的参考标准有 CLSI 的 M27 - Ed4、M44 - Ed3 和 M60 - Ed2，EUCAST 的 E. Def 7. 3；针对抗丝状真菌的药物敏感性试验最新参考标准有 CLSI 的 M38 - Ed3、M51 - A 和 M61 - Ed2，EUCAST 的 E. Def 9. 3。

本章内容主要根据 CLSI 颁布的相关文件标准，简要介绍抗真菌药物敏感性试验的操作方法及细则，部分 EUCAST 内容仅供参考。

第一节 抗酵母菌药物敏感性试验

酵母菌是一类单细胞的、依靠出芽方式繁殖的真菌，临床最常分离的酵母菌为念珠菌，其他常见的酵母菌或酵母样真菌包括隐球菌、马拉色菌、毛孢子菌等。目前的参考标准有肉汤稀释法和药敏纸片法，参考标准更新历程如表 14-1-1。

表 14-1-1　CLSI 抗酵母菌药敏试验指南文件

时间	简称	中 文 全 名
1997	M27-A	酵母菌稀释法药物敏感试验的参考方法——第一版
2002	M27-A2	酵母菌稀释法药物敏感试验的参考方法——第二版
2008	M27-A3	酵母菌稀释法药物敏感试验的参考方法——第三版
2008	M27-S3	酵母菌稀释法药物敏感试验的参考方法——第三版补充信息
2008	M44-A2	酵母菌纸片扩散法药物敏感试验方法——第二版
2008	M44-S2	酵母菌纸片扩散法药物敏感试验判读标准和质量控制——第二版补充信息
2009	M44-S3	酵母菌纸片扩散法药物敏感试验判读标准和质量控制——第三版补充信息
2012	M27-S4	酵母菌稀释法药物敏感试验的参考方法——第四版补充信息
2017	M27-Ed4	酵母菌稀释法药物敏感试验的参考方法——第四版
2017	M60-Ed1	酵母菌药物敏感试验标准——第一版，综合了 M27-S4 和 M44-S3 的内容，并有其他改变，主要以表格形式表达
2018	M44-Ed3	酵母菌纸片扩散法药物敏感试验方法——第三版
2020	M60-Ed2	酵母菌药物敏感试验标准——第二版

CLSI M27-A3 中介绍的肉汤稀释法只适用于念珠菌属和新型隐球菌，对于双相真菌如皮炎芽生菌和荚膜组织胞浆菌尚未经过验证；CLSI M44-A2 关于纸片法检测酵母菌只适用于念珠菌属对氟康唑、伏立康唑、卡泊芬净和米卡芬净敏感性的检测。因此，在方法选择及判断上应严格按照标准进行，以确保结果的准确可靠。

一、宏量肉汤稀释法

1. 试验材料

（1）培养基：MOPS（3-吗啉基丙磺酸，终浓度为 0.165 mol/L，pH7.0）缓冲液调节的 pH 为 6.9～7.1 的 RPMI 1640 培养基（谷氨酰胺，无重碳酸盐，酚红作为 pH 指示剂）。

（2）抗真菌药物溶液：根据试验需求设置药物浓度梯度并计算所需配制的药液量。溶于水的抗菌药物直接用无菌蒸馏水配置成 10 倍工作液浓度的药物溶液；不溶于水的抗菌药物先用 DMSO 溶解使其浓度为工作液浓度的 100 倍，再用无菌蒸馏水稀释成 10 倍工作液浓度的药物溶液（控制工作液 DMSO 浓度≤1%）。

2. 接种物准备

（1）所有需要检测的菌株应在沙氏葡萄糖琼脂或马铃薯葡萄糖琼脂上进行传代培养，并进行纯度和活力检测，培养温度必须为 35℃。

（2）念珠菌属的接种物准备需挑选 5 个直径为 1 mm 左右的生长 24 h 的单个菌落，新型隐球菌应生长 48 h。菌落重悬于 5 mL 的无菌 0.85%盐水或无菌水。

（3）使用分光光度计在 530 nm 波长下调节菌悬液浓度为 0.5 个麦氏单位浊度，所含菌量为 1×10^6～5×10^6 CFU/mL。最后使用 RPMI 1640 肉汤培养基对菌悬液进行稀释至终浓度为 0.5×10^3～2.5×10^3 CFU/mL 的工作悬液。

3. 接种 RPMI 1640 培养基：调节接种物之前，在 12×75 mm 的管子中加入 0.1 mL 不同浓度的药物溶液，生长对照管加入 0.1 mL 的不含药物的稀释液，加入 0.9 mL 配置好的菌悬液工作液，混合均匀。最终抗真菌药物的浓度进行了1∶10的稀释,菌悬液稀释了10%。需进行质控菌株平行试验,通常以近平滑念珠菌ATCC® 22019或假丝酵母菌ATCC® 6258为质控菌株,对其处理与待检测菌株处理一致。

4. 培养:将孵育试管置于35℃大气环境培养24~48 h,新型隐球菌培养70~74 h,培养期间不可搅动管子。

5. 判读结果:肉眼观察,将每个生长管中的真菌生长量与生长对照管进行对比,根据数值范围评价:0,目测清澈;1,略微模糊;2,浊度明显降低(约50%);3,浊度略降低;4,浊度无变化。

(1) 对于两性霉素B的终点很好判断,MIC可以读取为:抑制任何肉眼可识别的生长的最低浓度(0分),两性霉素终点拖尾现象通常不会遇到。

(2) 棘白菌素类的MIC终点可读取为:在培养24 h后,产生明显浊度降低的最低药物浓度(2分),即与生长对照孔相比浊度降低大约50%。见表14-1-2。

(3) 5-氟胞嘧啶和唑类药物的终点通常没有两性霉素B好判断,会表现出明显的可变性。应用不够严格的终点(2分),即与生长对照孔相比浊度降低大约50%,当有浊度存在时,通常浓度高于MIC的管子有相同的浊度。见表14-1-3。

表14-1-2 念珠菌属体外对棘白菌素敏感性折点

抗真菌药物	菌种	MIC范围(μg/mL)		
		S	I	R
阿尼芬净	白念珠菌	≤0.25	0.5	≥1
	光滑念珠菌	≤0.12	0.25	≥0.5
	热带念珠菌	≤0.25	0.5	≥1
	克柔念珠菌	≤0.25	0.5	≥1
	近平滑念珠菌	≤2	4	≥8
	季也蒙念珠菌	≤2	4	≥8
卡泊芬净	白念珠菌	≤0.25	0.5	≥1
	光滑念珠菌	≤0.12	0.25	≥0.5
	热带念珠菌	≤0.25	0.5	≥1
	克柔念珠菌	≤0.25	0.5	≥1
	近平滑念珠菌	≤2	4	≥8
	季也蒙念珠菌	≤2	4	≥8
米卡芬净	白念珠菌	≤0.25	0.5	≥1
	光滑念珠菌	≤0.06	0.12	≥0.25
	热带念珠菌	≤0.25	0.5	≥1
	克柔念珠菌	≤0.25	0.5	≥1
	近平滑念珠菌	≤2	4	≥8
	季也蒙念珠菌	≤2	4	≥8

注:MIC,最低抑菌浓度;S,敏感;I,中介;R,耐药。

表 14-1-3　念珠菌属体外培养 24 h 对唑类药物敏感性折点

抗真菌药物	菌种	MIC 范围(μg/mL)		
		S	SDD	R
氟康唑	白念珠菌	≤2	4	≥8
	光滑念珠菌	—	≤32	≥64
	克柔念珠菌	—	—	—
	近平滑念珠菌	≤2	4	≥8
	热带念珠菌	≤2	4	≥8
伏立康唑	白念珠菌	≤0.12	0.25～0.5	≥1
	光滑念珠菌	—	—	—
	克柔念珠菌	≤0.5	1	≥2
	近平滑念珠菌	≤0.12	0.25～0.5	≥1
	热带念珠菌	≤0.12	0.25～0.5	≥1

注：MIC，最低抑菌浓度；S，敏感；SDD，剂量依赖性敏感；R，耐药。

二、微量肉汤稀释法

与宏量肉汤稀释法相比，微量稀释法操作更简便，大多数实验室更倾向于微量肉汤稀释法。

微量稀释法的抗菌药液在宏量稀释法浓度的基础上使用 RPMI 1640 培养基再进行 1∶5 的稀释，成为 2 倍工作液浓度的药液。菌落重悬并校正为 0.5 个麦氏单位浊度（1×10^6～5×10^6 CFU/mL），用 0.85%的灭菌盐水或灭菌水稀释 50 倍后（2×10^4～1×10^5 CFU/mL），再用培养基稀释 20 倍获得 2 倍工作液浓度的菌液（1×10^3～5×10^3 CFU/mL）。先向 96 孔 U 型微孔板各孔中加入 100 μL 不同浓度的药液，当加入 100 μL 的菌悬液后，最终菌浓度达到 0.5×10^3～2.5×10^3 CFU/mL，与宏量稀释法的最终菌浓度基本一致。生长对照组和质控菌株组一样要设置。结果判读规则与宏量稀释法一致，由于微量稀释法使用的是微孔板，不易肉眼判读，可以借助判读镜进行读取。

微量稀释法最初的判读时间为 48 h，但 24 h 判读结果可以为救治患者节省宝贵的时间。目前棘白菌素在 24 h 判读，两性霉素 B 和氟康唑在 24 h 或 48 h 判读，氟胞嘧啶、伊曲康唑、伏立康唑、泊沙康唑和雷夫康唑在 48 h 判读，新型隐球菌对所有试验的抗真菌药物在 72 h 判读。

M27 以前版本介绍的方法对念珠菌属宏量和微量稀释法的药敏结果判读推荐在 48 h 进行。对绝大多数的分离菌株，24 h 和 48 h 判读结果的区别微乎其微，对判读结果不会产生影响。因此，微量稀释法在 24 h 和 48 h 判读结果对大多数药物的一致性较好。然而，对于某些菌株而言，在 24 h 判读获得的结果可能更客观。例如：氟康唑药敏试验的菌株中约 5%会发生拖尾生长现象，在 24 h 判读为敏感而在 48 h 判读为耐药，但实际应判为敏感。这一现象经过证实可通过降低培养基 pH 至 5 或更低而消除。

三、纸片扩散法

抗酵母菌药物敏感性试验标准方法的问世，让真菌药敏试验有了参考依据可寻。为了使试验操作更加便捷地应用在临床微生物实验室，仍需要一种可替代的、简单、快速、经济的方法供实验室选择。纸片扩散法在细菌药敏试验中的成功使用，给真菌药敏试验提供了很好的借鉴。CLSI 遂推出了纸片扩散法用于真菌药敏试验，包括针对酵母菌的 M44 - Ed3 和针对丝状真菌的 M51 - A。

酵母菌纸片扩散法从最初只适用于念珠菌属对氟康唑的敏感性，到目前范围扩至适用于氟康唑、伏立康唑、卡泊芬净和米卡芬净的敏感性,但对于双相真菌皮炎芽生菌和荚膜组织胞浆菌依然不适用。具体操作如下。

1. 仪器/材料:35℃(±2℃)普通培养箱、麦氏比浊仪、分光光度计、无菌棉签拭子、无菌 0.85%盐水、添加 2%葡萄糖和 0.5 μg/mL 亚甲蓝染料的 MH 琼脂、药敏纸片等。

2. 接种物制备:直接菌落悬浮法。

(1) 所有需要测试的菌株均应在血琼脂平板或沙氏琼脂平板上经过传代并确认纯度和活性方可使用,培养温度为 35℃(±2℃)。

(2) 使用棉拭子挑取 5 个直径在 1 mm 左右的 24 h 菌龄的念珠菌菌落,重悬于 5 mL 的 0.85%无菌盐水。

(3) 使用涡旋振荡器震荡 15 s,在 530 nm 波长下调节至 0.5 个麦氏浊度单位,此时菌液浓度为 $1\times10^6\sim5\times10^6$ CFU/mL。

3. 接种平板:调整浊度后 15 min 内应进行接种,使用无菌棉拭子蘸入至菌液,取出时将拭子在管壁稍作挤压,挤出多余液体,在平板上分三次涂布,每涂一次按同一方向旋转 60°,最后沿平板内壁涂布一周。

4. 贴药敏纸片:纸片之间的中心距离不低于 24 mm,直径 150 mm 的平板所贴纸片不超过 12 个,直径 100 mm 的平板不超过 5 个。纸片贴好在 15 min 内将平板放入 35℃(±2℃)培养箱培养。

5. 读取结果:培养 20~24 h 后自培养箱取出平板,在黑色、无反光的背景下量取抑菌圈直径。当生长不够充分时继续培养至 48 h 测量结果,抑菌圈内的菌落可忽略。见表 14-1-4 至表 14-1-8。

表 14-1-4　念珠菌纸片扩散法药物敏感性试验判定折点

抗真菌药物	菌种	抑菌圈直径折点(mm)			
		S	I	SDD	R
氟康唑	白念珠菌	≥17	—	14~16	≤13
	光滑念珠菌	—	—	≥15	≤14
	克柔念珠菌	—	—	—	—
	近平滑念珠菌	≥17	—	14~16	≤13
	热带念珠菌	≥17	—	14~16	≤13
伏立康唑	白念珠菌	≥17	15~16	—	≤14
	光滑念珠菌	—	—	—	—
	克柔念珠菌	≥15	13~14	—	≤12
	近平滑念珠菌	≥17	15~16	—	≤14
	热带念珠菌	≥17	15~16	—	≤14
卡泊芬净	白念珠菌	≥17	15~16	—	≤14
	光滑念珠菌	—	—	—	—
	季也蒙念珠菌	≥13	11~12	—	≤10
	克柔念珠菌	≥17	15~16	—	≤14
	近平滑念珠菌	≥13	11~12	—	≤10
	热带念珠菌	≥17	15~16	—	≤14

（续　表）

抗真菌药物	菌种	抑菌圈直径折点(mm)			
		S	I	SDD	R
米卡芬净	白念珠菌	≥22	20～21	—	≤19
	光滑念珠菌	≥30	28～29	—	≤27
	季也蒙念珠菌	≥16	14～15	—	≤13
	克柔念珠菌	≥22	20～21	—	≤19
	近平滑念珠菌	≥16	14～15	—	≤13
	热带念珠菌	≥22	20～21	—	≤19

表 14-1-5　念珠菌纸片扩散法 24 h 孵育后抑菌圈直径质控允许范围

抗真菌药物	抑菌圈直径(mm)			
	白念珠菌 ATCC® 90028	近平滑念珠菌 ATCC® 22019	热带念珠菌 ATCC® 750	克柔念珠菌 ATCC® 6528
氟康唑(25 μg)	28～39	22～33	26～37	—
伏立康唑(1 μg)	31～42	28～37	—	16～25
泊沙康唑(5 μg)	24～34	25～36	23～33	23～31
卡泊芬净(5 μg)	18～27	14～23	20～27	19～26
米卡芬净(10 μg)	24～31	14～23	24～30	23～39

表 14-1-6　无折点念珠菌种对抗真菌药物的 ECV

菌种	ECV(μg/ml)								
	两性霉素 B	阿尼芬净	卡泊芬净	氟康唑	艾沙康唑	伊曲康唑	米卡芬净	泊沙康唑	伏立康唑
白念珠菌	2	—	—	—	—	—	—	0.06	—
都柏林念珠菌	0.5	0.12	—	0.5	—	0.25	0.12	0.125	—
光滑念珠菌	2	—	—	—	—	4	—	1	0.25
季也蒙念珠菌	2	—	—	8	—	2	—	0.5	—
乳酒念珠菌	2	0.25	—	1	—	0.5	0.125	0.5	—
克柔念珠菌	2	—	—	—	—	1	—	0.5	—
葡萄牙念珠菌	2	1	1	1	—	1	0.5	0.06	—
似平滑念珠菌	1	0.5	0.25	4	—	1	1	0.25	0.06
拟平滑念珠菌	2	2	1	2	—	0.5	1	0.25	0.125
近平滑念珠菌	1	—	—	—	—	0.5	—	0.25	—
热带念珠菌	2	—	—	—	—	0.5	—	0.12	—
C. duobushaemulonii	—	1	0.25	32	0.25	1	0.5	1	0.5

表 14-1-7 EUCAST 酵母菌临床折点

菌种	抗真菌药	对应 MIC 折点和解释标准(μg/ml)		
		S	I	R
白念珠菌	两性霉素 B	≤1		>1
	阿尼芬净	≤0.03		>0.03
	米卡芬净	≤0.016		>0.016
	氟康唑	≤2	4	>4
	伊曲康唑	≤0.06		>0.06
	泊沙康唑	≤0.06		>0.06
	伏立康唑	≤0.06	0.125～0.25	>0.25
都柏林念珠菌	两性霉素 B	≤1		>1
	氟康唑	≤2	4	>4
	伊曲康唑	≤0.06		>0.06
	泊沙康唑	≤0.06		>0.06
	伏立康唑	≤0.06	0.125～0.25	>0.25
光滑念珠菌	两性霉素 B	≤1		>1
	阿尼芬净	≤0.06		>0.06
	米卡芬净	≤0.03		>0.03
	氟康唑	≤0.001	≤16	>16
克柔念珠菌	两性霉素 B	≤1		>1
	阿尼芬净	≤0.06		>0.06
近平滑念珠菌	两性霉素 B	≤1		>1
	阿尼芬净	≤4		>4
	米卡芬净	≤2		>2
	氟康唑	≤2	4	>4
	伊曲康唑	≤0.125		>0.125
	泊沙康唑	≤0.06		>0.06
	伏立康唑	≤0.125	0.25	>0.25
热带念珠菌	两性霉素 B	≤1		>1
	阿尼芬净	≤0.06		>0.06
	氟康唑	≤2	4	>4
	伊曲康唑	≤0.125		>0.125
	泊沙康唑	≤0.06		>0.06
	伏立康唑	≤0.125	0.25	>0.25
新型隐球菌	两性霉素 B	≤1		>1

表 14-1-8　EUCAST 无折点念珠菌对抗真菌药物 ECV

菌种	ECV(μg/mL)						
	两性霉素 B	阿尼芬净	米卡芬净	氟康唑	伊曲康唑	泊沙康唑	伏立康唑
白念珠菌	1	0.03	0.016	0.5	0.06	0.06	0.03
都柏林念珠菌	0.25			[0.5]	0.06	0.06	0.03
光滑念珠菌	1	0.06	0.03	16	2	1	1
季也蒙念珠菌	[0.5]			[16]	2	0.25	
乳酒念珠菌	[1]			[1]			
克柔念珠菌	1	0.06	0.25	128	1	0.5	1
葡萄牙念珠菌	[0.5]				0.125		
近平滑念珠菌	1	4	2	2	0.125	0.06	0.06
热带念珠菌	1	0.06	0.06	1	0.125	0.06	0.125
酿酒酵母	[0.5]						

注:[]中的数字是 ECOFFs 暂定的。

四、商品化试剂盒

酵母菌的商品化真菌药敏试剂盒主要有 E－test、ATB Fungus 和 YeastOne 等，按照操作说明书进行操作，方法简便、结果易于观察，适合于常规工作。

(一) 浓度梯度法—酵母菌 E－test 真菌药敏条

E－test 又叫做浓度梯度稀释法，结合稀释法(抗真菌药物倍比稀释，制作成药敏纸片)和扩散法(琼脂糖制作的平板)的特点，可以快速读出待测菌株对某抗真菌药物的 MICs 值，图 14-1-1 为氟康唑的 E－test 纸片配制。

1. 培养基：RIPM1640 ＋ 2％ 葡萄糖 ＋ 3.45％ MOPS＋1.5％ Bacto 琼脂，pH 7.0±0.1；

2. 接种量：念珠菌菌液调节浓度为 0.5 个麦氏浊度单位，新型隐球菌菌液调节浓度为 1 个麦氏浊度单位；

3. 孵育条件：念珠菌：35 ℃，孵育 24～48 h(光滑念珠菌和热带念珠菌需在 48 h 再次确认)，新型隐球菌：35 ℃，孵育 48～72 h；

4. 判读方法：两性霉素 B 为 100％抑制，氟胞嘧啶为 90％抑制，唑类为 80％抑制，卡泊芬净为 80％抑制。

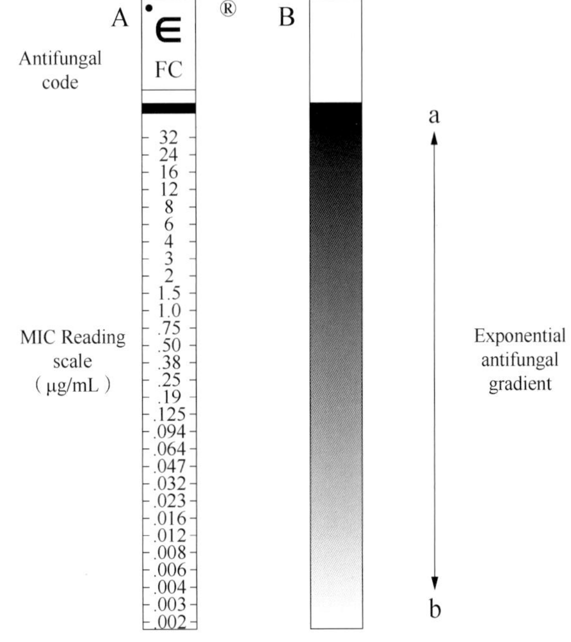

图 14-1-1　氟康唑的 E－test 纸片

(二) 商品化微量肉汤稀释法

1. ATB Fungus 真菌药敏试条

(1) 检测方法：选取培养时间不超过 4 d 的纯培养菌落，制备浓度为 2 个麦氏浊度单位的菌液。于

ATB F2 培养瓶中的安瓿中加入 20 μl 菌悬液，用无菌吸管轻轻吹吸混匀，避免气泡产生，在每个杯状凹槽中加入 135 μl 混匀的 ATB F2 培养基。35±2 ℃环境中，念珠菌属培养 24±2 h，新型隐球菌培养 48±6 h。

(2) 判读规则：与生长对照相比，生长不减少为 4 分，生长稍减少为 3 分，生长明显减少为 2 分，很微弱生长或壁管周围生长为 1 分，不生长为 0 分。唑类药敏易出现拖尾，机读易产生假耐药结果，应进行人工校正。

(3) 结果判读：

两性霉素 B：MIC 值为得分为 0 的最小浓度(见图 14-1-2)；

唑类药物：MIC 值为得分分布为 2、2、1 时，得分 1 所对应的浓度。

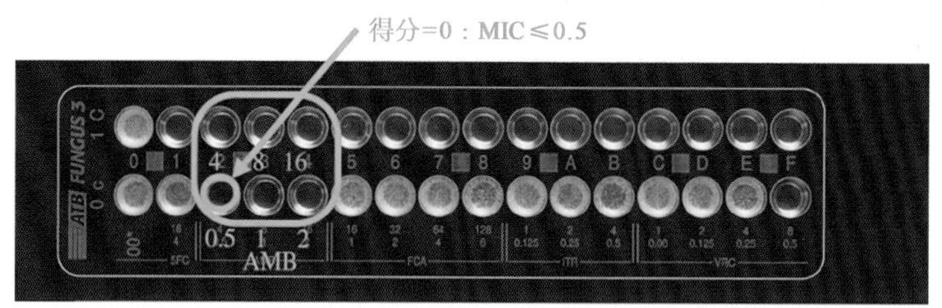

图 14-1-2 ATB Fungus 3 真菌药敏试条(两性霉素 B 药敏试验结果)

2. YeastOne 比色法真菌药敏板

(1) 原理：利用 Alamar Blue 指示剂，侦测培养基中真菌生长引起的氧化还原电势的改变，表现为指示剂的颜色从红色到蓝色的改变，从粉红色变为蓝紫色的孔中的药物浓度即判读为 MIC 值。

(2) 检测方法：从经 24 h 分离纯化培养的酵母菌平板上挑取直径>1 mm 的单菌落乳化并接种至无菌生理盐水中，涡旋震荡 15 s，将菌液调节至 0.5 个麦氏浊度单位。吸取 20 μl 菌悬液接种至 11 mL YeastOne 培养肉汤，每孔加样 100 μl，用黏性封膜密封所有孔。35 ℃空气孵育 24～25 h，隐球菌属孵育 72 h。

(3) 结果检测：加入 Alamar 蓝，显蓝色为真菌未生长，即被抑制；显红色为真菌正常生长，即未被抑制；显紫色为过渡状态，即部分真菌生长被抑制(见图 14-1-3)。

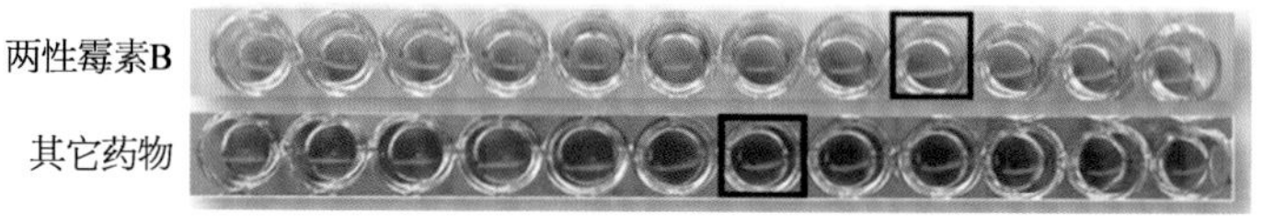

图 14-1-3 YeastOne 真菌药敏板(两性霉素 B 药敏试验结果)

第二节 抗丝状真菌药物敏感性试验

丝状真菌的种类繁多，临床上常见的丝状真菌多为条件致病菌。由于系统性真菌感染的发病率逐渐增高，抗真菌药物敏感性试验逐渐获得更多的认可，因此出现了抗丝状真菌药物敏感性试验的肉汤稀释法。抗丝状真菌药物敏感性试验与念珠菌相比要复杂、耗时，由于试验使用的是丝状真菌的分生孢子或孢囊孢子，因此对菌株的生长状态要求较高，需要生成足量的分生孢子或孢囊孢子来满足试验。

对于曲霉属、根霉属等生长快速的丝状真菌而言，可以在 2～3 d 内获得足量的孢子，而有些皮肤癣菌如红色毛癣菌则很难产孢，需要使用特殊的培养基进行长时间的培养诱导方可产孢。另一方面，丝状真菌由于产生大量的分生孢子或孢囊孢子，极易污染实验室环境，甚至感染实验人员。因此，对于抗丝状真菌药物敏感性试验的生物安全防护要求相对较高，需要在二级生物安全柜内进行操作。

CLSI M38－A2 为丝状真菌肉汤稀释法参考方法，其中涉及的丝状真菌主要有可引起侵袭性感染的曲霉属、镰刀菌属、根霉属、波氏赛多孢(尖端赛多孢)、多育节荚孢霉、申克孢子丝菌的菌丝相及其他可致病的暗色霉菌，还包括皮肤感染的常见真菌，如毛癣菌属、小孢子菌属和表皮癣菌属等。该指南目前尚不能用于皮炎芽生菌、粗球孢子菌、荚膜组织胞浆菌、马尔尼菲篮状菌或申克孢子丝菌酵母菌相等双相真菌的药敏检测，也不适用于皮肤癣菌对棘白菌素和非皮肤癣菌霉菌对环吡司、灰黄霉素及特比萘芬敏感性的检测。

丝状真菌也发展了纸片扩散法药物敏感性的检测，CLSI M51－A 中推荐的方法即为通过纸片扩散法检测临床常见的丝状真菌，包括：链格孢霉属、曲霉属、离蠕孢霉属、镰刀霉属、拟青霉属、米根霉及其他毛霉目、波氏赛多孢复合群及多育节荚孢霉，不包括双相真菌的霉菌相和皮肤癣菌。详见表 14-2-1。

表 14-2-1　CLSI 抗丝状真菌药敏试验指南文件

时间	简称	中 文 全 称
2008	M38－A2	丝状真菌稀释法药物敏感试验的参考方法——第二版
2010	M51－A	非皮肤来源的丝状真菌纸片扩散法药物敏感试验方法
2010	M51－S1	丝状真菌纸片扩散法药物敏感试验判读标准和质量控制——补充信息
2017	M38－Ed3	丝状真菌稀释法药物敏感试验的参考方法——第三版
2020	M61	丝状真菌药物敏感试验标准——第一版，主要以表格形式表达
2020	M61－Ed2	丝状真菌药物敏感试验标准——第二版

一、微量肉汤稀释法

丝状真菌包括非皮肤癣菌属和皮肤癣菌属，两者的微量肉汤法在抗真菌药物的浓度检测范围以及调节接种菌悬液步骤存在差异，具体操作如下。

（一）非皮肤癣菌属

抗真菌药物浓度范围应包括折点或 ECVs 以及质控菌株的预期结果，基于对非皮肤癣菌属的前期研究，总结了以下抗真菌药物的浓度检测范围：

(1) 两性霉素 B、伊曲康唑、酮康唑、泊沙康唑、伏立康唑和艾沙康唑：0.031 6～16 μg/mL；

(2) 氟胞嘧啶和氟康唑：0.125～64 μg/mL；

(3) 棘白菌素类(阿尼芬净、卡泊芬净和米卡芬净)：0.008～4 μg/mL 或更低，尤其是阿尼芬净和米卡芬净。

试验所需的接种物为非出芽的分生孢子或孢囊孢子的悬液，经过大量试验证实分生孢子或孢囊孢子的浓度为 0.4×10^4～5×10^4 CFU/mL 时所获得的试验结果重复性最好。大多数的丝状真菌 35 ℃时在马铃薯葡萄糖琼脂上培养 7 d 可较好地产孢；个别可以在 48 h 产孢，如毛霉目和虫霉目和曲霉属；镰刀菌属需要 2～3 d。采集孢子时，向平板加入 1 mL 无菌 0.85%盐水，用移液器枪头反复刮取菌落表面形成菌悬液，用移液器将混合有分生孢子或孢囊孢子和菌丝片段的悬液转移至无菌管，直立静置 3～5 min，使较大团块沉淀，将上清悬液转移至另一无菌管，旋紧盖子，涡旋震荡仪震荡 15 s，按照不同菌属的要求在 530 nm 波长下调节菌悬液至指定的浊度，见表 14-2-2 和 14-2-3。使用 RPMI 1640 培养基以 1∶50 稀释菌悬液至 2 倍浓度的接种物或 0.4×10^4～5×10^4 CFU/mL 的浓度，接种时每孔加入 100 μL。详见表 14-2-2、表 14-2-3。

表 14-2-2 非皮肤癣菌属菌悬液的浊度要求范围

浊度	0.09～0.13 麦氏浊度	0.15～0.17 麦氏浊度	0.25—0.3 麦氏浊度
菌种	曲霉属、淡紫拟青霉、多变拟青霉、皮炎外瓶霉、申克孢子丝菌	镰刀菌属、尖端赛多孢、奔马赭霉、斑替枝孢瓶霉、米根霉及其他接合菌	离蠕孢属、链格孢属

表 14-2-3 EUCAST 丝状真菌 ECV 和固有耐药汇总表

菌种	ECV(μg/ml)							
	两性霉素 B	阿尼芬净	米卡芬净	氟康唑	伊曲康唑	泊沙康唑	伏立康唑	艾沙康唑
黄曲霉	4	—	—	固有耐药	1	0.5	2	2
烟曲霉	1	—	—	固有耐药	1	0.25	1	2
黑曲霉	[0.5]	—	—	固有耐药	4	0.5	2	4
土曲霉	8	—	—	固有耐药	0.5	0.25	2	1
构巢曲霉	[4]	—	—	—	1	0.5	1	0.25
茄病镰刀菌	[8]	—	—	—	—	—	—	—

注:[]中的数字是 ECOFFs 暂定的。

（二）皮肤癣菌属

适用于皮肤癣菌属检测的药物浓度范围为:

(1) 环匹罗司:0.06～32 μg/mL;

(2) 氟康唑和灰黄霉素:0.125～64 μg/mL;

(3) 伊曲康唑、伏立康唑和特比萘芬:0.001～0.5 μg/mL;

(4) 泊沙康唑:0.004～8 μg/mL。

大多数皮肤癣菌在马铃薯葡萄糖琼脂上 30℃生长 4～5 d 可产生足够的分生孢子,然而红色毛癣菌产孢较差,需要在燕麦琼脂上诱导产孢。制作孢子悬液的方法与非皮肤癣菌属基本一致,不同的是沉降较大团块的时间延长至 5～10 min,必要时需要对分生孢子进行计数。调节悬液浓度至 2 倍接种物浓度(1×10^3～3×10^3 CFU/mL)。

丝状真菌药物敏感性试验的接种物需要经过定量验证以保证结果的准确。取 10 μL 接种物悬液进行 1∶10 稀释后接种至沙氏葡萄糖琼脂,皮肤癣菌无需稀释。平板在 28～30℃培养不超过 24 h,尖端赛多孢需要 5 d。接种后及时观察,出现肉眼可见菌落即开始计数,以免菌落成熟后连接成片影响计数,特别是米根霉。

接种时,向培养板每孔加入 100 μL 2 倍浓度的接种物悬液和 100 μL 不同浓度的药液。生长对照孔为不含药液的溶液,以同样的方法学进行质控菌株平行试验。将微孔板放置在 35℃的培养箱培养,链格孢属 30℃可能更为理想,培养期间避免搅动培养板。各种丝状真菌的培养时间有所不同,米根霉为 21～26 h,镰刀菌属、曲霉属、申克孢子丝菌等为 46～50 h,赛多孢菌属 70～74 h,皮肤癣菌属则需 4 d。

结果判读同传统微量稀释法相同,但对于棘白菌素而言,需要以最低有效浓度(MEC)进行评价,因 MEC 更能体现药敏数据的一致性和重复性。最低有效浓度是与生长对照孔的菌丝生长情况相比,可以使检测孔产生小的、圆形、紧实的菌丝的最低浓度。

丝状真菌临床折点目前除了烟曲霉对伏立康唑有折点外,其他的均尚未建立,但在通过误差界限法评价肉汤稀释法检测丝状真菌对伊曲康唑、泊沙康唑、伏立康唑、两性霉素 B 及卡泊芬净耐药性的性能时设定了工作折点。由于协作研究过程中发现许多丝状真菌对上述药物的 MIC 值都低于 1 μg/mL，故此设立了上述 5 种药物的工作折点：敏感(S)，MIC 或 MEC≤1 μg/mL；中介(I)，MIC 或 MEC 为 2 μg/mL；耐药(R)，MIC 或 MEC≥4 μg/mL。必须强调的是，工作折点目前只适用于分析，对于临床上的相关性尚不确定。

抗丝状真菌药物敏感性试验肉汤稀释法还有宏量稀释法，在此不作介绍。

二、纸片扩散法

为了满足实验室的进一步需求，CLSI 发布了抗丝状真菌的药物敏感性试验纸片扩散法，用于指导规范纸片扩散法检测丝状真菌对两性霉素 B、卡泊芬净、伊曲康唑、泊沙康唑和伏立康唑的敏感性。尽管目前尚未建立丝状真菌的临床折点，但通过对抑菌圈直径和最低抑菌浓度值(MICs)或最低有效浓度值(MECs)的比较，尝试性地建立了流行病学截断值(ECVs)。ECVs 是用来检测对抗真菌药物的敏感性发生降低的真菌，不作为临床折点，但可以检测那些可能有获得性耐药机制的菌株。

丝状真菌纸片扩散法使用的培养基与念珠菌的不同，使用的是不添加钙和镁的 MH 琼脂。菌悬液的制备同肉汤稀释法，同样需要进行对接种物的定量。平板接种的步骤同传统纸片扩散法，但纸片的贴放位置与常规不同：对于两性霉素 B、卡泊芬净和伊曲康唑，纸片之间的中心距离不低于 32 mm；对于泊沙康唑和伏立康唑，特别是检测链格孢属、曲霉属、离蠕孢属和拟青霉属时，纸片之间的中心距离不低于 55 mm。通常情况下 150 mm 直径的平板所贴纸片数量不超过 4～6 个，100 mm 直径平板不超过 1 个。

不同丝状真菌的培养时间有所差别，例如：米根霉及其他接合菌需要 16～24 h，黄曲霉、烟曲霉和黑曲霉需要 24 h，其他曲霉属则需要 48 h；链格孢属、离蠕孢属、镰刀霉属、拟青霉属、波氏赛多孢霉复合群及多育节荚孢霉需要 48～72 h。当生长不够充分时可以适当延长培养时间。在测量三唑类药物和卡泊芬净抑菌圈直径时，对于抑菌圈边缘轻微的拖尾现象和菌丝片段延伸至抑菌圈内部时可以忽略不计，但两性霉素 B 不可忽略。由于测量抑菌圈直径时带有高度的主观性，故要求读取人员应有丰富经验以获得更好的准确性。

当抑菌圈直径大于等于 ECV 时，所测菌株可认为野生型，反之为非野生型。两性霉素 B 的 ECV 为 15 mm，卡泊芬净、伊曲康唑、泊沙康唑、伏立康唑为 17 mm。尽管某些菌株的 MICs/MECs/抑菌圈直径落在 ECV 范围之外，显示敏感性降低，可能存在一个或多个获得性耐药的机制，但对临床的治疗仍可有反应，因为 MIC/MEC 可能低于真正的临床折点。

三、商品化试剂盒

丝状真菌的商品化真菌药敏试剂盒主要有 E－test，其具体使用步骤如下。

(1) 培养基：RIPM1640＋2%葡萄糖＋3.45% MOPS＋1.5% Bacto 琼脂，pH 为 7.2～7.4；

(2) 接种量：曲霉菌液调节浓度为 0.5 个麦氏浊度单位，镰刀霉和根霉菌液调节浓度为 1 个麦氏浊度单位；

(3) 孵育条件：曲霉为 35℃，孵育 16～24 h；镰刀菌为 35℃，孵育 24～48 h，然后再室温孵育 24～48 h；根霉为 16～24 h；其他为延长孵育，每天观察至出现抑菌圈；

(4) 判读方法：两性霉素 B 为 100%抑制，唑类为 80%抑制。

（占　萍　郭　建）

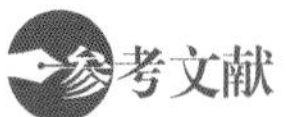
参考文献

1. Pappas PG, Kauffman CA, Andes DR, et al. Clinical practice guideline for the management of Candidiasis: 2016 update

by the Infectious Diseases Society of America [J]. Clin Infect Dis, 2016,62(4):e1 - e50.
2. Cuenca-Estrell AM, Verwei JPE, Arendrup MC, et al. ESCMID guideline for the diagnosis and management of Candida diseases 2012: diagnostic procedures [J]. Clinical microbiology and infection: the official publication of the European Society of Clinical Microbiology and Infectious Diseases, 2012,18(Suppl 7):9 - 18.
3. Berkow EL, Lockhart SR, Ostrosky-Zeichner L. Antifungal susceptibility testing: current approaches [J]. Clinical microbiology reviews, 2020,33(3):doi:10.1128/CMR.00069-19.
4. Pfaller MA, Bale M, Buschelman B, et al. Selection of candidate quality control isolates and tentative quality control ranges for in vitro susceptibility testing of yeast isolates by National Committee for Clinical Laboratory Standards proposed standard methods [J]. J Clin Microbiol, 1994,32(7):1650 - 1653.
5. Pfaller MA, Diekema DJ. Epidemiology of invasive candidiasis: a persistent public health problem [J]. Clinical microbiology reviews, 2007,20(1):133 - 163.
6. Lamoth F, Lockhart SR, Berkow EL, et al. Changes in the epidemiological landscape of invasive candidiasis [J]. The Journal of antimicrobial chemotherapy, 2018,73(suppl_1):i4 - i13.
7. Wiederhold NP. Echinocandin resistance in Candida species: a review of recent developments [J]. Current infectious disease reports, 2016,18(12):42.
8. Gonçalves SS, Souza ACR, Chowdhary A, et al. Epidemiology and molecular mechanisms of antifungal resistance in Candida and Aspergillus [J]. Mycoses, 2016,59(4):198 - 219.
9. Resenjiz Sharpe A, Lagrou K, Meis JF, et al. Triazole resistance surveillance in Aspergillus fumigatus [J]. Med Mycol, 2018,56(suppl 1):83 - 92.
10. Lestrade PP, Bentvelsen RG, Schauwvlieghe A, et al. Voriconazole resistance and mortality in invasive aspergillosis: a multicenter retrospective cohort study [J]. Clin Infect Dis, 2019,68(9):1463 - 1471.
11. Schauwvlieghe A, De Jonge N, Van Dlik K, et al. The diagnosis and treatment of invasive aspergillosis in Dutch haematology units facing a rapidly increasing prevalence of azole-resistance. a nationwide survey and rationale for the DB-MSG 002 study protocol [J]. Mycoses, 2018,61(9):656 - 64.
12. Wolk DM, Clark AE. Matrix-assisted laser desorption time of flight mass spectrometry [J]. Clinics in laboratory medicine, 2018,38(3):471 - 486.
13. Sanguinetti M, Posteraro B. Mass spectrometry applications in microbiology beyond microbe identification: progress and potential [J]. Expert review of proteomics, 2016,13(10):965 - 977.
14. Zhang L, Wang H, Xiao M, et al. The widely used ATB FUNGUS 3 automated readings in China and its misleading high MICs of Candida spp. to azoles: challenges for developing countries' clinical microbiology labs [J]. PloS one, 2014,9(12):e114004.

第十五章

侵袭性真菌病案例

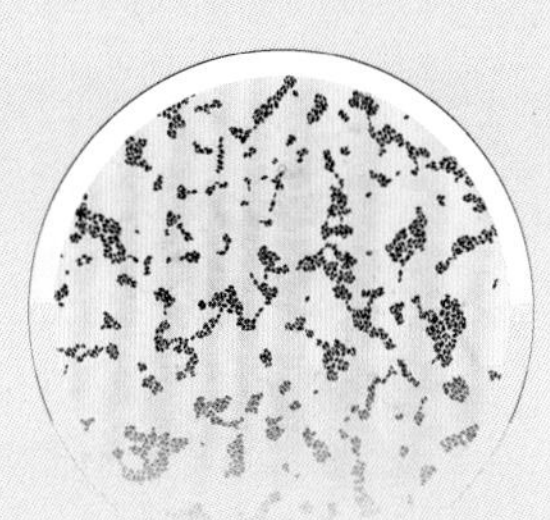

第一节　念 珠 菌 病

一、简介

念珠菌常是人体消化道和皮肤的定植菌，念珠菌病是由念珠菌属真菌引起的感染，可发生于健康人和免疫缺陷患者中，人体所有组织器官均可感染念珠菌。目前临床念珠菌病主要是由白念珠菌引起，但近年来非白念珠菌如光滑念珠菌和克柔念珠菌所致感染呈增多趋势，此外，新出现的对多种抗真菌药物耐药的耳念珠菌所致感染也引起人们的关注。念珠菌可引起皮肤黏膜病变、念珠菌血症以及多个部位的局灶性感染，临床上表现为急性、亚急性或慢性炎症。临床上通过组织病理学以及无菌部位标本培养阳性而确诊。治疗可选用两性霉素 B、氟康唑、棘白菌素、伏立康唑或泊沙康唑等。

二、诊断

（一）临床特点

念珠菌病的主要临床类型包括浅部念珠菌病、深部念珠菌病以及播散性念珠菌病。口腔和食管念珠菌病是艾滋病定义性疾病，在艾滋病患者中极为常见，常是发现和诊断 HIV 感染的线索。侵袭性念珠菌病多见于免疫缺陷患者，临床表现不具特异性，常见的临床表现包括：发热、真菌败血症、皮疹、视网膜病变、相应组织器官受累的表现。其临床类型可分为：导管相关性念珠菌真菌败血症、急性播散性念珠菌病、慢性播散性念珠菌病、深部器官念珠菌病。播散性念珠菌病是严重的进展型真菌感染。

念珠菌病的临床症状因受累的器官不同而异，多缺乏特异性。食管炎最常见的症状为吞咽困难及吞咽疼痛。呼吸道感染症状为非特异性的，患者可表现为咳黏稠痰，不易咳出。阴道念珠菌感染可引起瘙痒，灼烧感和阴道分泌物增多。念珠菌真菌败血症常引起发热，但没有特异性症状，可累及任何组织器官。有时可引起类似细菌性脓毒血症样综合征，病程呈暴发性经过，可出现休克、少尿、肾功能衰竭及播散性血管内凝血(DIC)。念珠菌眼内炎以视网膜白色病灶开始，早期通常无症状，但随着病情进行性发展，可引起玻璃体混浊，最终形成瘢痕引起失明。发生在中性粒细胞减少症患者的念珠菌眼内炎有时伴有视网膜出血。念珠菌病也可出现丘疹性结节性皮肤病灶。

（二）诊断依据

念珠菌病的诊断需要结合流行病学资料、临床表现、实验室检查结果来进行综合分析，诊断时应根据宿主易感因素、临床标准以及微生物学标准来进行分层诊断，将诊断分为确诊病例、临床诊断病例和拟诊病例。

从皮肤、伤口、痰液、尿液及粪便中分离出念珠菌并不能代表就是真菌感染,需要排除人体正常定植菌群以及标本被污染的可能;如能从无菌部位如脑脊液、血液以及组织活检标本中分离出念珠菌,则可诊断为念珠菌病。对于临床怀疑为念珠菌感染的病例,需尽早采集相应临床标本进行真菌学检查,包括真菌直接镜检、真菌培养、组织病理学检查、血清学和分子生物学方法等。由于不同的念珠菌对常用抗真菌药物的敏感性不同,培养出真菌后需要进行菌种鉴定并进行药敏检测。影像学检查对于发现某些深部器官的念珠菌病有一定价值。

念珠菌病的临床表现缺乏特异性,临床诊断存在一定困难。浅部皮肤黏膜感染按其特殊部位及特征多可明确诊断。口腔念珠菌病的诊断依据口腔病灶的特点、组织活检和真菌培养。食道念珠菌病应进行内镜检查以排除其他原因引起的食道炎。念珠菌真菌败血症的诊断应进行血培养,一旦证实真菌败血症的存在,应进一步检查眼、肝脏、肾脏和骨骼等有无受累。血清真菌(1-3)-β-D葡聚糖检测(G试验)对于侵袭性念珠菌病的诊断具有一定价值,但血清学检查的敏感性和特异性低,检测结果为阴性者诊断为系统性念珠菌感染的可能性低。近年来分子检测技术快速发展,已经有聚合酶链反应(PCR)扩增、分子探针、限制性酶切片段长度多态性分析(RFLP)、DNA指纹图谱、随机扩增DNA多态性(RAPD)、二代测序、质谱技术等方法。这类方法具有特异性强、敏感性高、省时省力的优点。目前在临床开展较多的二代测序技术,该技术不需要培养可以直接检测临床标本,尤其对一些病因不明的感染具有较大的价值,但其结果解释及诊断价值评估需要结合临床谨慎进行。

三、治疗

浅部念珠菌病以外用药物治疗为主,辅以口服治疗。外用抗真菌药物包括:酮康唑、特比萘芬、联苯苄唑、克霉唑及咪康唑等霜剂,制霉菌素洗剂或粉剂等。口服药物包括:氟康唑、酮康唑、伊曲康唑或特比萘芬等。

对于侵袭性念珠菌病需要全身性使用抗真菌药物,常用药物包括:两性霉素B及其含脂复合制剂、三唑类、棘白菌素以及氟胞嘧啶等。重症或危重型的侵袭性念珠菌病,以及由光滑念珠菌、耳念珠菌或库德里阿兹威毕赤酵母(原名为克柔念珠菌)所致侵袭性念珠菌病常首选棘白菌素;病情稳定的侵袭性念珠菌病或由白念珠菌或近平滑念珠菌所致侵袭性念珠菌病常选择氟康唑进行治疗。侵袭性念珠菌病的治疗疗程:最后一次血培养阴性后持续14 d。

四、典型病例

(一) 病史

患者男性,35岁,因“乏力、纳差半年,加重3个月”入院。

患者2012年起出现反复口腔白斑,2013年全身反复皮疹,常规治疗无效后用中药治疗,自诉皮疹逐渐结痂、变暗,目前为全身皮肤多发色素沉着。半年前患者出现乏力、纳差,症状逐渐加重,近3个月来已无法自行下床活动,进食极少,营养状况极差。后住院期间发现有贫血,胸部CT提示:右上肺炎症(伴脓肿形成可能),右肺下叶炎症可能,右侧胸腔少量积液,肺气肿。予以抗感染及输血、营养支持治疗。住院期间发现HIV初筛和确认试验阳性。患者自本次发病以来,精神较萎,胃纳极差,睡眠可,大便如常,小便如常,体力明显下降,体重下降5 kg。

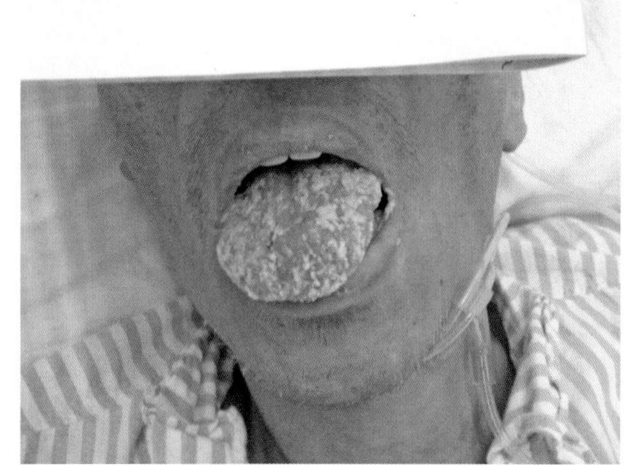

图 15-1-1 口腔念珠菌病(口腔及舌部白斑)

入院查体:体温:37.0 ℃,脉搏:80次/min,呼吸:20次/min,血压:110/70 mmHg,发育正常,体型消瘦,自主体位,神志清楚。口腔及舌部见白斑(图15-1-1),可拭去。颈软无抵抗,气管居中,甲状腺未扪及肿大。心肺未见阳性体征。腹平，右侧腹稍压痛，无反跳痛，肠鸣音正常。

实验室检查结果：口腔拭子真菌培养及鉴定：白念珠菌。

诊断：艾滋病；口腔念珠菌病；肺部感染。

治疗：口服氟康唑抗真菌治疗，抗结核治疗，适时启动抗 HIV 治疗。

（二）病例分析

艾滋病患者口腔真菌感染主要是口腔念珠菌病，大多由白念珠菌感染所致。口腔念珠菌感染的特点为口腔或口咽部的黏膜或者舌表面附有无痛性的、乳白色薄膜（图 15-1-2、图 15-1-3）。用压舌板等检查器械可以较容易地将薄膜刮除，刮除后留下鲜红色湿润基底。病变进一步扩展可形成真菌性食管炎。主要表现为吞咽困难，吞咽时患者可以感觉到明显的胸骨后疼痛。由于吞咽困难和吞咽时疼痛，患者的食欲下降，甚至不能进食。患者可出现严重的消耗表现。

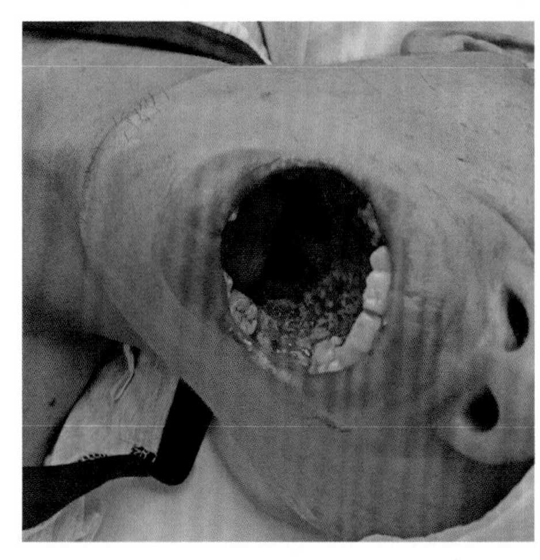
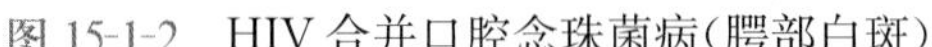

图 15-1-2　HIV 合并口腔念珠菌病（腭部白斑）

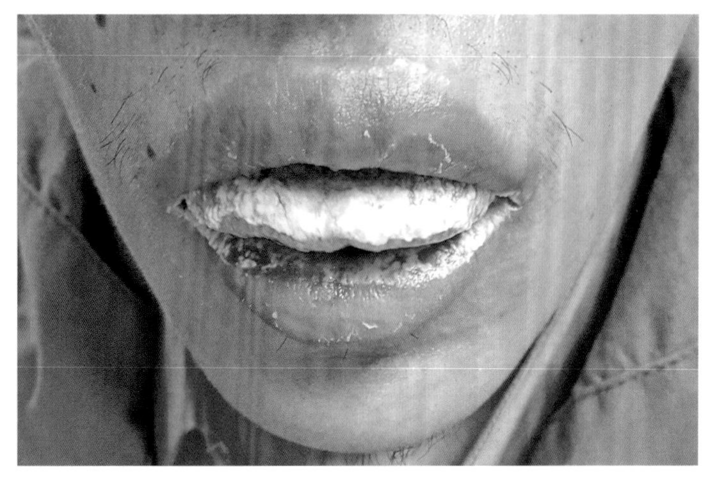

图 15-1-3　HIV 合并口腔念珠菌病（舌与唇白斑）

通常根据临床上的症状、体征以及口腔病灶的特点、组织活检和真菌培养诊断口腔念珠菌病。食管念珠菌病通常可以根据食管内镜检查见覆盖食管黏膜层厚厚的假膜并可见到不规则的溃疡；病理学检查以及真菌培养等最终明确诊断。口腔念珠菌感染需与 AIDS 患者中常见的毛状白斑鉴别，两者最主要的鉴别点是前者由念珠菌感染所致的乳白色薄膜较易被刮除，而后者则不能。

口腔念珠菌病的首选治疗是制霉菌素局部涂抹加碳酸氢钠漱口水漱口，并给予氟康唑治疗，对于耐药真菌感染则改用伊曲康唑或伏立康唑等进行治疗。

（沈银忠　卢洪洲　徐玉敏）

参考文献

1. 中华医学会热带病与寄生虫学分会艾滋病学组. 艾滋病合并侵袭性真菌病诊治专家共识[J]. 中华传染病杂志，2019，37(10)：581－593.
2. Pappas PG, Kauffman CA, Andes DR, et al. Clinical practice guideline for the management of candidiasis: 2016 update by the Infectious Diseases Society of America [J]. Clin Infect Dis, 2016，62(4)：e1－e50.
3. 中国成人念珠菌病诊断与治疗专家共识组. 中国成人念珠菌病诊断与治疗专家共识[J]. 中华内科杂志，2020，59(1)：5－17.

第二节 隐球菌病

一、简介

隐球菌病是由隐球菌引起的肺部或播散性感染性疾病，主要引起肺炎和脑膜炎，也引起皮肤、骨骼或内脏器官感染。隐球菌病呈世界性分布，隐球菌病被认为是一种艾滋病定义性机会性感染，多发生于 $CD4^{+}$ T 细胞计数低于 100 cells/μL 的艾滋病患者中。随着更广泛的 CT 检查和隐球菌荚膜抗原检测应用于临床，肺隐球菌检出明显增多。国外研究中肺隐球菌患者中无免疫抑制人群的比例较低(17%～35%)，而国内肺隐球菌病更常见于无免疫抑制患者(54%～70%)。发生于免疫功能正常人群的隐球菌病可表现为自限性、亚急性或慢性经过，进行性播散性隐球菌病多发生在免疫抑制者中。临床上结合临床表现以及显微镜检查结果进行诊断，再通过真菌培养或组织染色加以确认。临床上治疗药物主要包括两性霉素 B、三唑类抗真菌药物和氟胞嘧啶等。

二、诊断

(一) 临床特点

隐球菌病主要引起中枢神经系统和肺部感染。隐球菌脑膜炎呈亚急性过程，缓慢起病，病情进展慢。患者主要表现为发热、头痛和精神状态改变(易激动、定向力障碍、行为改变、嗜睡)，这些症状可以在起病几天后快速出现并进展，随着病情进一步进展可能出现脑神经麻痹的表现，临床上以视神经和听神经麻痹多见；可出现视乳头水肿，部分患者可出现脑积水、运动和感觉障碍以及小脑功能障碍，少数可有癫痫发作和失智等表现。

原发性肺隐球菌病通常没有症状，表现为自限性肺部病变。对于免疫功能正常的患者，临床上这些单一的肺部病灶有时甚至不需要进行抗真菌治疗就可自愈而不发生播散。肺炎通常引起咳嗽和其他非特异的呼吸道症状。但艾滋病相关性肺隐球菌病则可表现为严重的进行性肺炎，伴有急性呼吸困难，其肺部 X 线表现类似肺孢子菌肺炎。X 线胸片显示病变多在肺的中下野，常表现为以下 4 种类型的影像学改变：①孤立的中度致密的浓厚阴影；②弥漫性肺部浸润阴影；③支气管周围浸润，肺门部有广泛的阴影，与肺结核相似；④粟粒性结核样变化。

隐球菌也可引起播散性感染，可引起骨、关节、肝、脾、肾和前列腺等部位感染。皮肤播散性感染最为常见，表现为引起脓疱性、丘疹性、结节性或溃疡性病灶，有时像痤疮、传染性软疣或基底细胞癌。

(二) 诊断依据

隐球菌病的确诊有赖于从各种标本分离出隐球菌或病理检查发现隐球菌，其中脑脊液或其他标本墨汁染色镜检是诊断隐球菌病的常用方法。真菌培养阳性可以确诊。脑脊液、痰和尿液培养常为阳性，重度感染者血培养可能为阳性，尤其是发生于艾滋病患者的隐球菌病。伴有脑膜炎的播散性隐球菌病，常可从尿中培养出新型隐球菌，从体液、分泌物、渗出物或其他标本的涂片中检出有荚膜的出芽酵母菌，常是诊断本病的强有力证据。固定组织标本中也可识别出带有荚膜的酵母菌。检测血液或脑脊液中隐球菌荚膜抗原的乳胶凝聚试验是隐球菌病快速而有诊断价值的诊断方法。乳胶凝集试验还可进行半定量检测，可为疾病的转归提供一定的参考依据。随着分子生物学的发展，宏基因组测序(mNGS)也开始用于隐球菌病的诊断。诊断为肺以及其他部位隐球菌感染的患者，应注意排除同时存在中枢神经系统隐球菌感染的可能。

三、治疗

隐球菌脑膜炎应立即开始给予有效的抗真菌治疗，同时积极处理患者的颅高压相关问题，抗真菌治疗一般要求联合用药，力争使脑脊液培养在2周内转阴，通常采用标准的三个阶段(诱导期+巩固期+维持期)的治疗策略；隐球菌肺炎在部分患者中具有自限性，应根据患者具体情况决定是否给予治疗；其他播散性隐球菌感染一般要求全身给予抗真菌治疗。常用药物包括：两性霉素B及其含脂复合制剂、三唑类以及氟胞嘧啶等。

四、典型病例

（一）病例1

患者男性，40岁，因“咳嗽、咳痰5月余，咯血4 d”入院。

患者5个月前无明显诱因下开始出现咳嗽，为阵发性连声咳，有咳痰，为白色泡沫痰，痰无腥臭味，静置无分层，当时无痰中带血，于当地就诊，胸部CT提示“两肺感染性病变伴右肺下叶空洞形成”，考虑结核，给予“利福平+异烟肼+乙胺丁醇+吡嗪酰胺+左氧氟沙星”抗结核，磺苄西林抗感染等治疗，其间出现反复发热，停磺苄西林改为美罗培南抗感染，考虑真菌感染可能，T-SPOT阴性，停用利福平等抗结核，加用伏立康唑抗真菌治疗。治疗期间确诊HIV阳性，遂给予“拉米夫定+替诺福韦+奈韦拉平”开始抗病毒，当时$CD4^+$ T细胞计数为120 cells/μL，但症状无明显好转。近4 d出现咯血，为暗红色血块，夜间较多见，无明显畏寒、发热，无胸闷、气促，无心悸、黑蒙、晕厥等不适主诉。患者自本次发病以来，精神略差，胃纳可，睡眠可，大便如常，小便如常，体力轻度下降，体重未见明显下降。

入院查体：体温：36.8℃，脉搏：90次/min，呼吸：19次/min，血压：110/60 mmHg，发育正常，体型消瘦，自主体位，神志清楚。心肺腹部未见见阳性体征。

CT提示右下肺结节伴空洞形成(图15-2-1)。$CD4^+$ T细胞计数为161 cells/μL，血隐球菌乳胶凝集试验阳性(1∶128)，痰培养出新型隐球菌。血T-SPOT. TB抗原A(ESAT-6)(无反应性)，T-SPOT. TB抗原B(CFP-10)(无反应性)。脑脊液：无色，透明，白细胞手工计数1，红细胞手工计数0，潘氏试验弱阳性；生化：脑脊液氯化物121.20 mmol/L，脑脊液糖3.52 mmol/L，脑脊液蛋白428.00 mg/L，隐球菌墨汁染色阴性，脑脊液隐球菌乳胶凝集试验阴性。

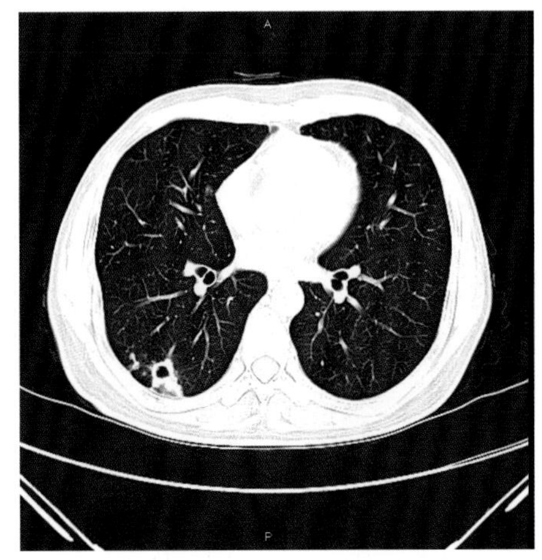

图15-2-1 肺部隐球菌病(肺部结节伴空洞)

诊断：艾滋病；肺部隐球菌病。

治疗：停止抗结核治疗，使用氟康唑抗真菌治疗，继续给予抗HIV治疗。

（二）病例2

患者男性，32岁，因“确诊隐脑8月余，左下肢活动障碍1周”入院。8月余前头痛起病伴有发热，之后住院期间腰椎穿刺检查发现脑脊液隐球菌涂片与培养均为阳性；抗HIV抗体阳性，$CD4^+$ T细胞计数为55 cells/μL，诊断为艾滋病合并隐球菌性脑膜炎，予以两性霉素B联合氟胞嘧啶治疗1个月，之后改为氟康唑口服维持治疗。其间同时开始拉米夫定+多替拉韦钠抗 HIV 治疗。之后患者病情稳定,但近 1 周来开始出现左下肢阵发性活动障碍,共发作 4 次,每次发作时间约 10 min,伴左下肢足趾抽动,故为明确情况再次入院。

入院后头颅 MRI 检查发现右顶叶异常信号,考虑炎性病变(图 15-2-2)。脑脊液白细胞手工计数为 95.00×10^{6}/L,脑脊液蛋白为 1 011.30 mg/L,脑脊液隐球菌涂片和培养均阴性;外周血 $CD4^{+}$ T 细胞计数 147 cells/μL。

患者颅内病变考虑隐球菌感染导致的免疫重建综合征,继续维持氟康唑抗真菌,同时予以甘露醇降颅压,地塞米松及沙利度胺抗炎治疗,半月后病变大部分吸收。之后激素逐渐减量直至停用。2 个月后复查头颅 MR 颅内病变完全消失(图 15-2-3)。

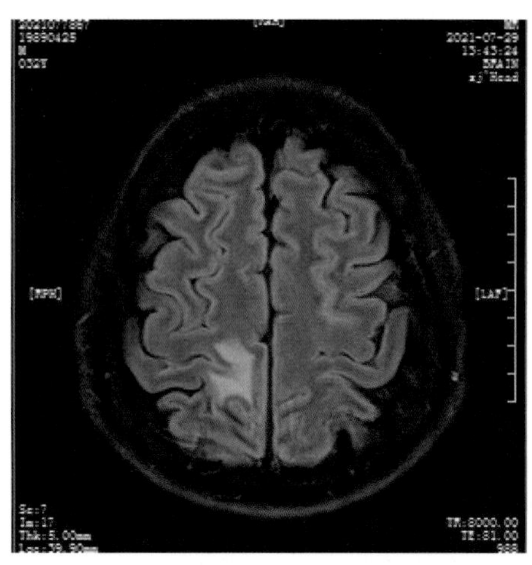

图 15-2-2 头颅 MRI 提示右顶叶异常信号,考虑炎性病变(隐球菌脑膜炎相关性免疫重建炎症综合征)

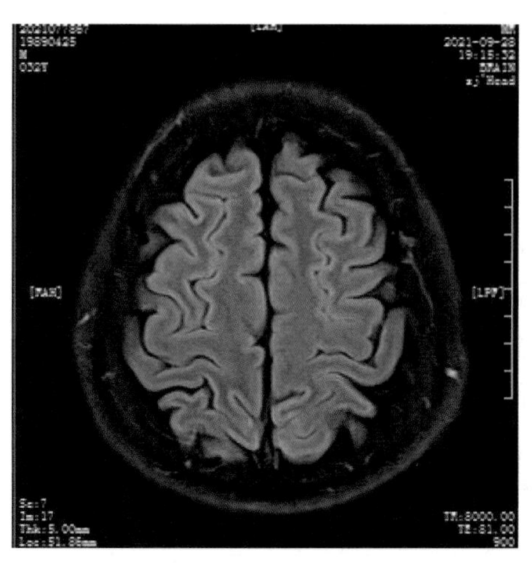

图 15-2-3 头颅 MRI 提示颅内病变完全吸收

(三)病例 3

患者男性,34 岁,因"口齿不清 1 月余,加重伴言语含糊、发热 1 周余"入院。1 个月前患者无明显诱因下出现口齿不清,表现为不能正确表达,言语含糊。入院前 1 周余,患者上述症状加重,伴有胡言乱语,走路不稳,并在工作中摔倒 1 次。自述有发热,晚间尤甚,最高体温不详,伴有咳嗽、咳痰,双下肢乏力。无恶心、呕吐等不适。患者外院就诊期间发现 HIV 初筛阳性而入院。

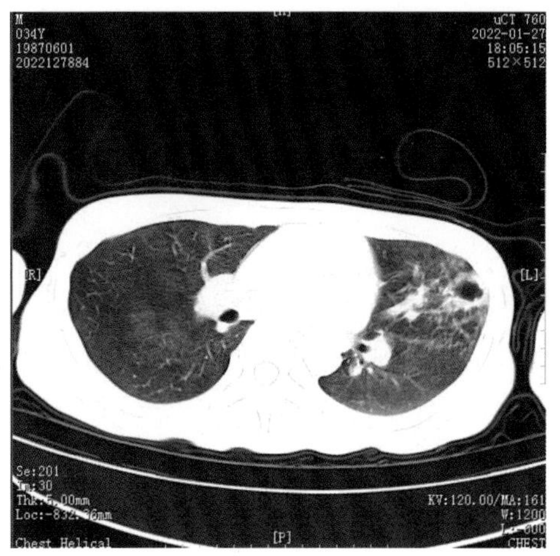

图 15-2-4 肺部隐球菌病 CT 提示左肺上叶下舌段见厚壁空洞,内壁光整,周围见卫星灶及索条影

入院后胸部 CT 发现:左肺上叶下舌段见厚壁空洞,内壁光整,周围见卫星灶及索条影(图 15-2-4);头颅 MRI 提示:左侧基底节区异常信号(图 15-2-5);$CD4^{+}$ T 细胞计数为 2 cells/μL,血隐球菌抗原阳性,腰穿脑脊液隐球菌涂片培养均阳性。

诊断:隐球菌性脑膜炎、肺隐球菌病、艾滋病。

治疗:两性霉素 B 联合氟胞嘧啶抗隐球菌治疗;抗 HIV 治疗。

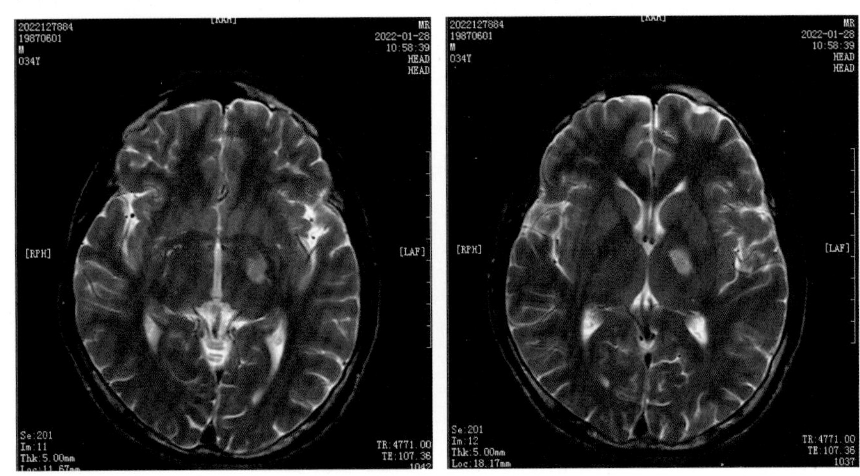

图 15-2-5　隐球菌脑膜炎患者头颅 MRI 提示左侧基底节区异常信号

（四）病例分析

对于免疫功能正常的患者原发性肺隐球菌病通常没有症状，表现为自限性肺部病变。隐球菌性肺炎通常引起咳嗽和其他非特异的呼吸道症状。但对于免疫功能明显低下如艾滋病的患者，肺隐球菌病则可表现为严重的进行性肺炎，伴有急性呼吸困难。可发生肺的任何部位。影像表现（图 15-2-6）可呈孤立的大球形病灶或结节性病灶，类似肿瘤，或弥漫性粟粒状阴影，可形成空洞，或为网状间质性浸润病灶。

肺隐球菌病的诊断应结合临床表现以及影像学等辅助检查结果。检测隐球菌荚膜抗原的乳胶凝聚试验是隐球菌病最快速和最有诊断价值的诊断方法。必要时可通过肺穿刺或通过支气管镜从肺获取组织标本进行培养和组织病理学检查以明确诊断。本病极易误诊为肺结核。诊断为肺隐球菌病患者，应注意进行腰穿以排除隐球菌脑膜炎的可能。

HIV 感染者合并孤立性的肺部隐球菌感染，推荐使用氟康唑进行治疗；不能耐受氟康唑的患者可以给予伊曲康唑、伏立康唑等进行治疗。

艾滋病患者合并隐球菌感染，常可引起播散性感染，皮肤（图 15-2-7）和中枢神经系统（图 15-2-8）均可受到累及，血培养也多阳性。

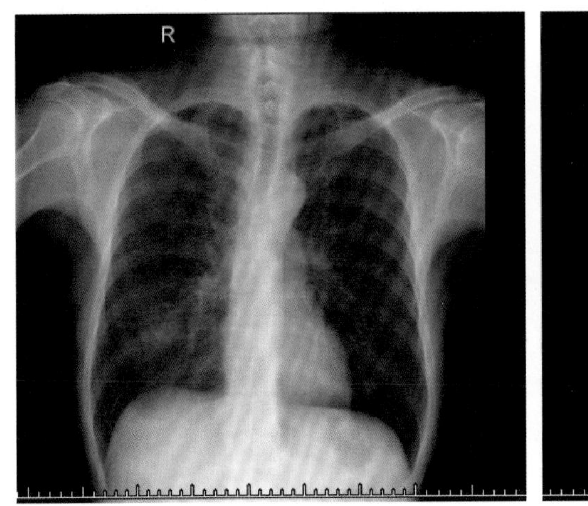

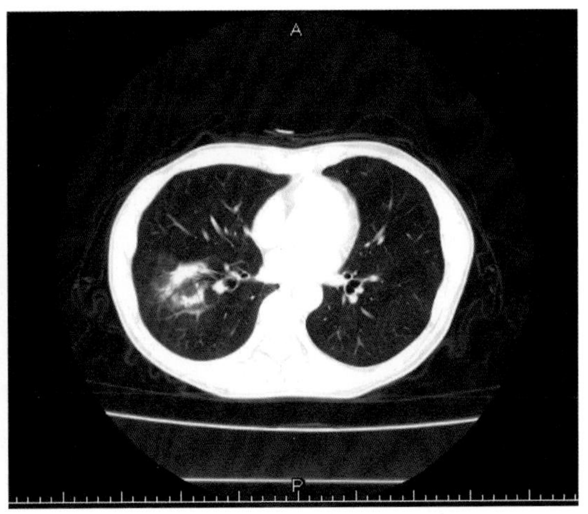

图 15-2-6　HIV 合并肺隐球菌病（左：胸部 X 线表现，同一患者的胸部 CT 表现）

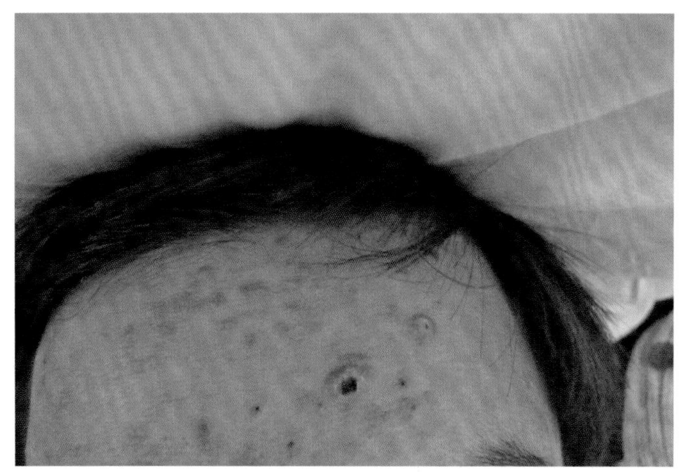

图 15-2-7 HIV 合并播散性隐球菌病(皮肤受累及)

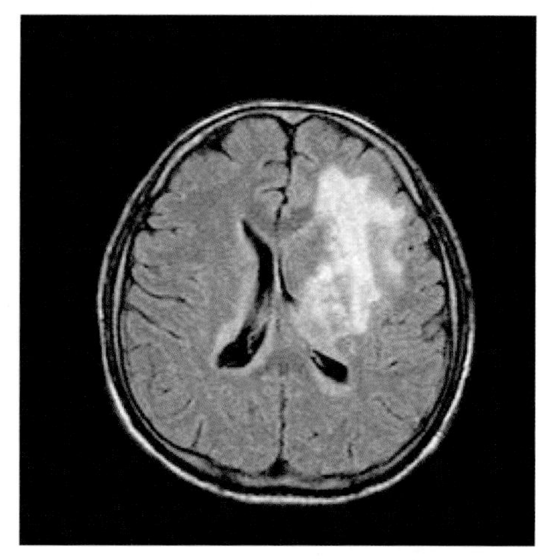

图 15-2-8 HIV 合并播散性隐球菌病(中枢神经系统受累及)

(沈银忠 卢洪洲 徐玉敏)

参考文献

1. 中华医学会热带病与寄生虫学分会艾滋病学组. 艾滋病合并侵袭性真菌病诊治专家共识[J]. 中华传染病杂志,2019,37(10):581-593.
2. Perfect JR, Dismukes WE, Dromer F, et al. Clinical practice guidelines for the management of cryptococcal disease: 2010 update by the Infectious Diseases Society of America [J]. Clin Infect Dis, 2010,50(3):291-322.
3. 王芳,马海畅,王晓娟,等. 脑脊液宏基因组测序技术在隐球菌性脑膜炎中的应用分析[J]. 河南医学研究,2019,28(15):2718-2720.

第三节 曲 霉 病

一、简介

曲霉病是由曲霉属真菌引起的真菌感染性疾病。曲霉菌是环境中最常见的霉菌之一,人的痰、粪以及很多部位如皮肤表面、口腔、鼻腔和阴道等均可分离出曲霉菌。烟曲霉是最常见的病原菌,可引起过敏性和感染性曲霉病;黄曲霉更易于在免疫缺陷人群中引起侵袭性肺外感染。曲霉菌倾向于感染开放的腔室,如肺部空洞型病变、鼻窦和外耳道等。曲霉菌孢子侵入血管,引起出血性坏死和梗死。临床上表现为哮喘、肺炎及鼻窦炎的相应症状或表现为快速进行性系统性疾病。诊断主要依靠临床表现,影像学、组织病理学、标本染色及真菌培养有助于诊断。治疗上常首选伏立康唑,也可根据病情选择两性霉素 B 或含脂质复合制剂、卡泊芬净或伊曲康唑等。曲霉菌球常需要手术治疗。

二、诊断

(一) 临床特点

肺是曲霉菌最常侵犯的部位,引起侵袭性肺曲霉病和阻塞性支气管曲霉病,表现为发热、呼吸困难、咳嗽、咯血和胸痛等。影像学表现为弥漫性间质性肺炎或肺梗死。患者肺上可出现厚壁空洞(多数位于肺上叶),也可表现为单侧或双侧弥漫性或结节性浸润。

肺外侵袭性曲霉病常从皮肤病变、鼻窦炎或肺炎开始，可累及肝脏、肾脏、脑部及其他组织，通常进展迅速，常可致命。鼻窦曲霉菌病可形成曲霉菌球、变应性真菌性鼻窦炎，表现为发热、鼻炎和头痛的慢性肉芽肿性炎。坏死性皮肤病变可出现在鼻或鼻窦的表面，可引起腭和齿龈溃疡，也可出现筛窦栓塞的体征和肺或播散性病变。

脑曲霉较少见，但病情较严重。脑曲霉肉芽肿可出现在脑室或脑室内。临床表现随病变的部位、范围而异。位于脑实质内者，其症状与肿瘤相似。一般病程发展缓慢，可先有间歇性畏寒、低热、头昏头痛、恶心、鼻塞、咳嗽、咯痰、纳差、乏力等类似上呼吸道感染症状，继而头痛、呕吐逐渐加剧，数月或一年后出现偏瘫、颈项强直。病侧浅反射减弱或消失，腱反射亢进，可出现病理反射，而健侧无病理反射。眼底视乳头水肿，可见火焰状出血及渗出。

（二）诊断依据

曲霉病需结合临床表现、影像学表现以及实验室检查结果来诊断。曲霉菌是环境中的常见真菌，痰培养阳性不一定是侵袭性感染的依据，可能是由于被环境中真菌污染所致或是慢性肺部疾病患者体内的非侵袭性定植真菌。免疫缺陷患者如艾滋病患者痰培养阳性具有重要的意义。曲霉菌引起的肺空洞常与气道隔离，肺部病情进展主要由血管侵入和组织梗死所致，曲霉菌球或侵袭性肺曲霉病患者的痰培养结果往往为阴性。曲霉菌半乳糖甘露聚糖抗原检测（GM 试验）是公认的一项侵袭性曲霉病的诊断方法，可选择血液或肺泡灌洗液来进行检测，但某些食物或药物影响可致假阳性。

胸部 X 线检查，肺部多数病灶呈局灶性和实质性病变，X 线和 CT 扫描显示空洞内有可动的真菌球是其特征性表现。影像学表现有时缺乏晕轮征，晕轮征表现为在结节病灶周围围绕着一层薄的气体阴影，提示坏死灶中有空洞形成。部分患者可表现为肺部弥漫性浸润病灶。脑曲霉 CT、MRI 等可见颅内占位病变征象。获取组织标本进行培养和组织病理学检查对于确诊是必要的，常通过支气管镜从肺获取标本进行检查。病理切片可见菌丝。也可采取分子诊断如 PCR 技术来辅助诊断。

三、治疗

侵袭性曲霉感染首选伏立康唑治疗，也可选择艾沙康唑，部分病例可选用伊曲康唑或两性霉素 B 进行治，有些患者可能需要联合使用伏立康唑和棘白菌素。不能耐受或治疗无效者可选用卡泊芬净，卡泊芬净可用作补救治疗药物。抗真菌治疗的同时应注意改善患者的免疫功能或尽可能去除患病的高危因素。重症病例可考虑联合使用抗真菌药物。曲霉菌球不需全身抗真菌治疗，且对治疗也无反应，对于曲霉菌球引起的局部病变如咯血，可能需手术切除。

四、典型病例

（一）病例 1

患者男性，23 岁，发现 HIV 抗体阳性 2 个月，当时查 CD4 计数为 298 cells/μL，予以拉米夫定＋齐多夫定＋洛匹那韦/利托那韦治疗。患者 1 个月前不慎摔倒，左膝部着地，当时出现左膝部皮肤擦伤，有渗血，在当地医院予以换药等处理，创面范围逐渐缩小。入院前 2 周患者外用云南白药后，左膝皮肤破损范围开始扩大，周围皮肤发红，有黑痂形成，与正常组织界限不清，并有渗液，给予换药、消炎等处理，建议待皮肤坏死界限清楚后行皮瓣修复术。病程中精神软，无恶心、呕吐，无咯血，饮食睡眠一般，体重无明显变化，患者有咳嗽咳痰，咳棕色黏液痰或黄绿色脓痰。入院查体：左膝关节皮肤有 7 cm×8 cm 大小创面，有黑痂形成，并渗液，稍有肿胀，左膝关节活动尚可。

入院后查 $CD4^+$ T 细胞计数为 145 cells/μL，左膝创面分泌物培养：产气肠杆菌；痰培养：曲霉菌；胸部

CT(图 15-3-1 和图 15-3-2):双肺多发大小不等结节影,部分病变内可见空洞形成,洞壁不规整,部分空洞内见软组织密度结节,部分病灶周围晕轮征,增强扫描病灶强化不明显,病灶邻近胸膜增厚。头颅 MRI(图 15-3-3):脑内多发大小不等异常信号结节。

诊断:艾滋病;侵袭性肺曲霉病;侵袭性脑曲霉病;左膝皮肤外伤并感染。

治疗:抗感染;使用伏立康唑治疗曲霉病;调整抗病毒治疗方案(因伏立康唑与洛匹那韦/利托那韦之间存在相互作用,故需要调整抗病毒药物选择)。

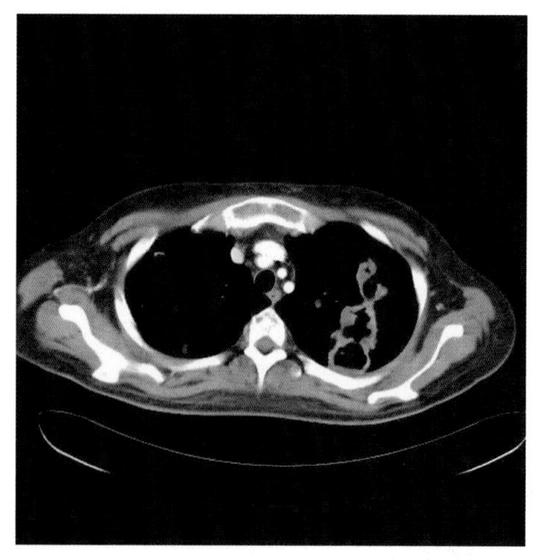

图 15-3-1 肺部曲霉病(肺部结节伴空洞,纵隔窗影像)

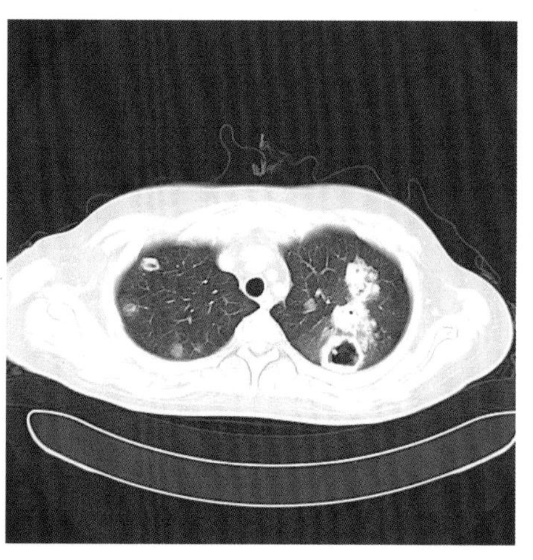

图 15-3-2 肺部曲霉病(肺部结节伴空洞,肺窗影像)

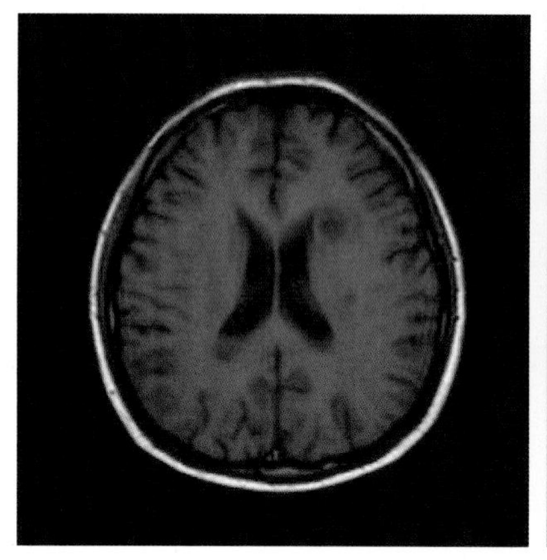

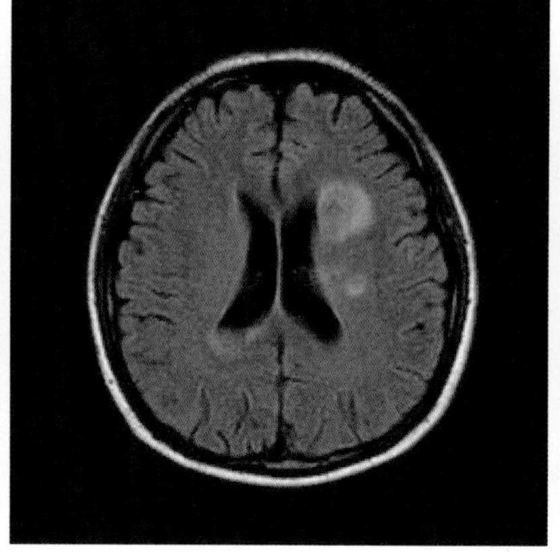

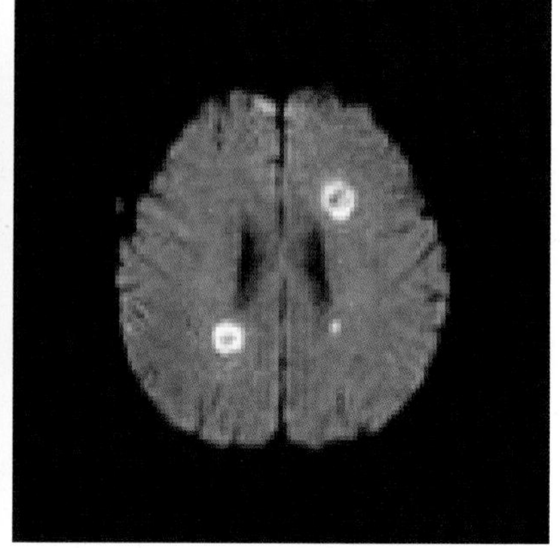

图 15-3-3 脑曲霉病(脑内多发大小不等异常信号结节)

（二）病例 2

患者女性,40 岁,因“确诊为急性淋巴细胞白血病 3 周,乏力、腹痛 1 周”入院。

患者 2015 年确诊 HIV 感染,同时开始替诺福韦＋拉米夫定＋洛匹那韦/利托那韦抗病毒治疗。1 月前因出现胸骨及四肢酸胀感至当地医院检查,发现白细胞异常升高(31.76×10^9/L),外周血原始细胞 83%,进一步行骨髓穿刺检查确诊为“急性淋巴细胞白血病”,之后住院给予伊达比星、环磷酰胺、长春地辛、泼尼松方案化疗一次。治疗后病情好转出院。近 1 周来因自觉乏力伴间断腹痛再次入院。

入院查体:体温:37.9 ℃,脉搏:98 次/min,呼吸:18 次/min,血压:100/70 mmHg,体型消瘦,自主体位,神志清楚。心肺腹部未见阳性体征。入院后胸部 CT 检查发现:双肺内多发病灶(图 15-3-4),右侧胸腔少许积液,心包积液。$CD4^+$ T 细胞计数为 240 cells/μL,血真菌-β-D-葡聚糖检测结果提示升高;支气管检查肺泡灌洗液真菌 GM 检测结果提示升高,肺泡灌洗液送二代测序(NGS)检测出曲霉属(44 序列)。

诊断：肺曲霉病；急性淋巴细胞白血病；艾滋病。

治疗：使用伏立康唑抗真菌治疗；调整抗病毒治疗方案（因伏立康唑与洛匹那韦/利托那韦之间存在相互作用，故需要调整抗病毒药物选择）。治疗后患者病情明显好转，肺部病灶逐渐吸收好转（图 15-3-5）。

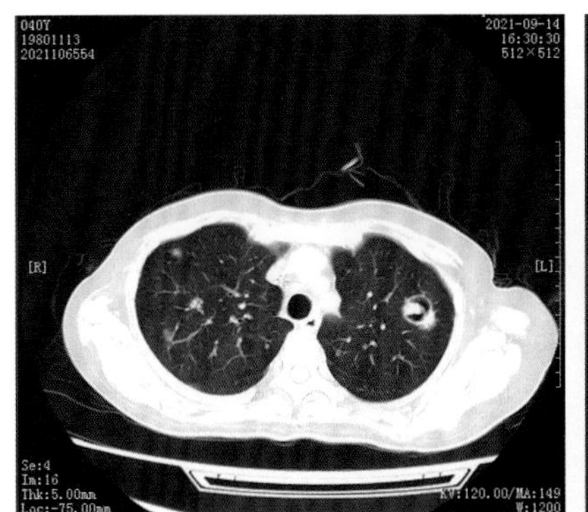
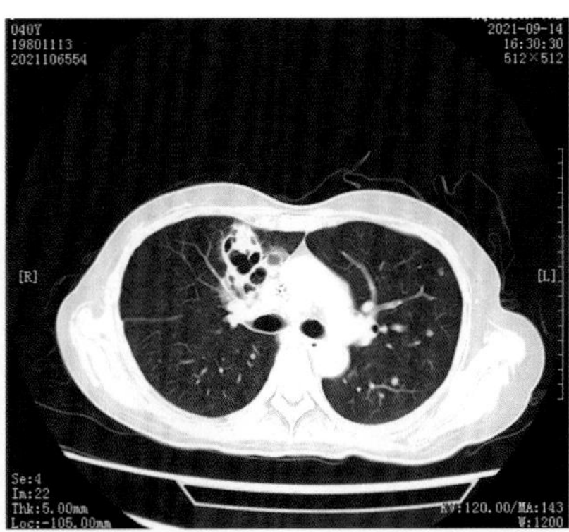
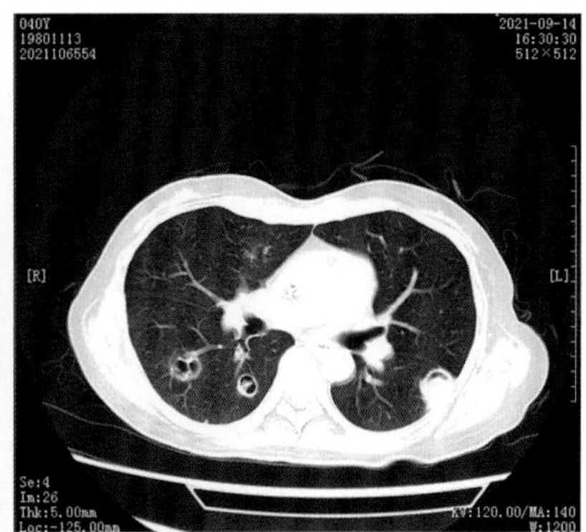
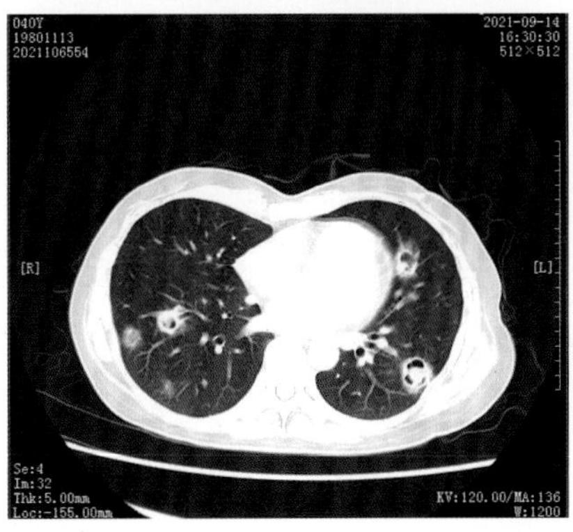
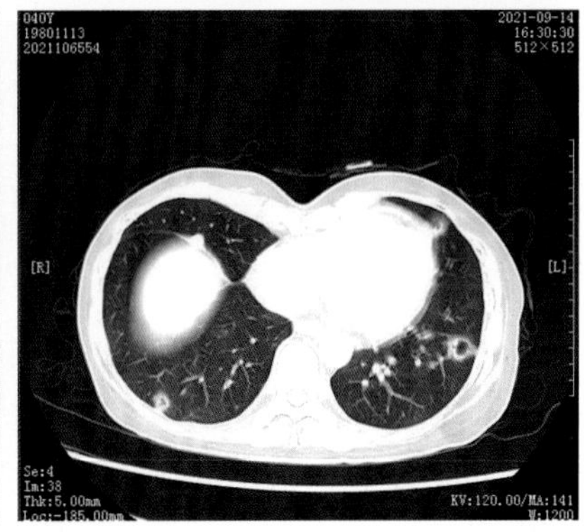

图 15-3-4　肺曲霉病（肺部多发病变，治疗前）

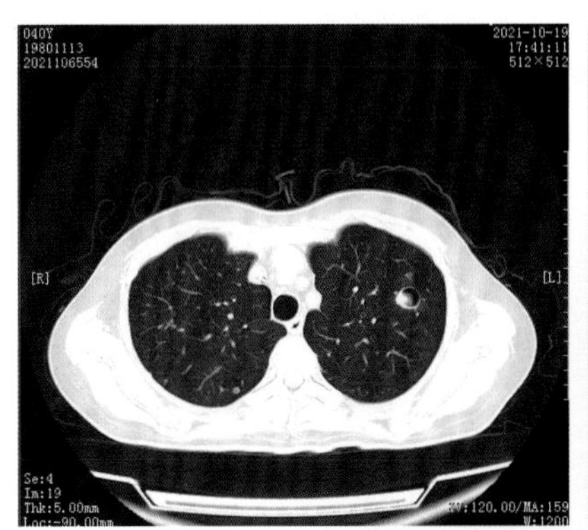
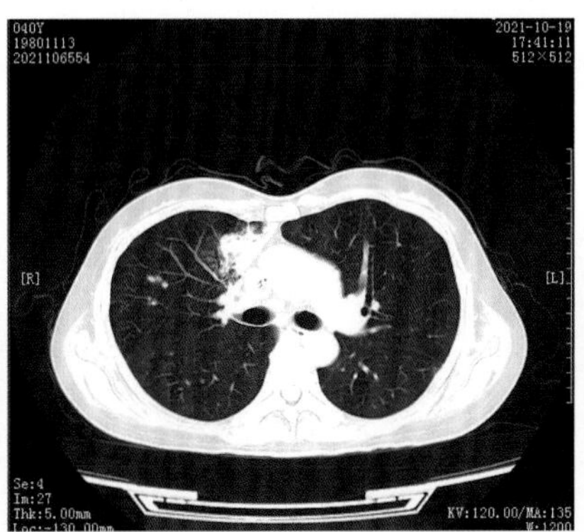
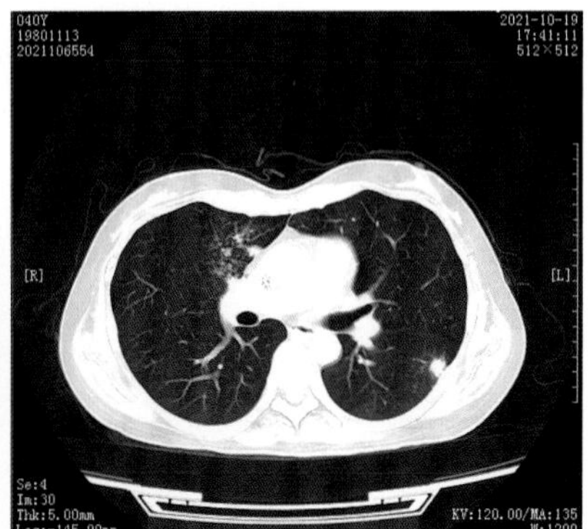
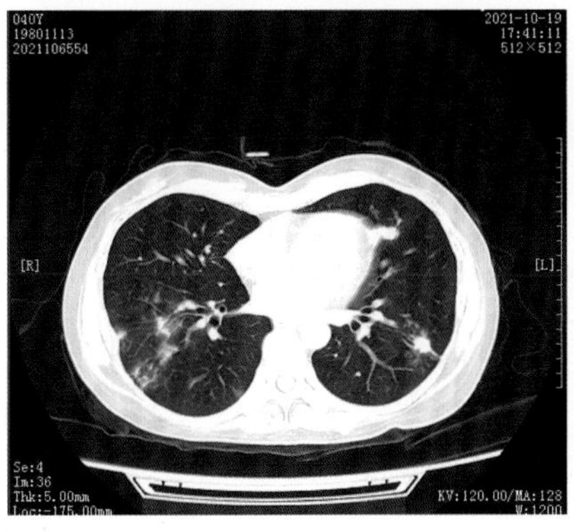
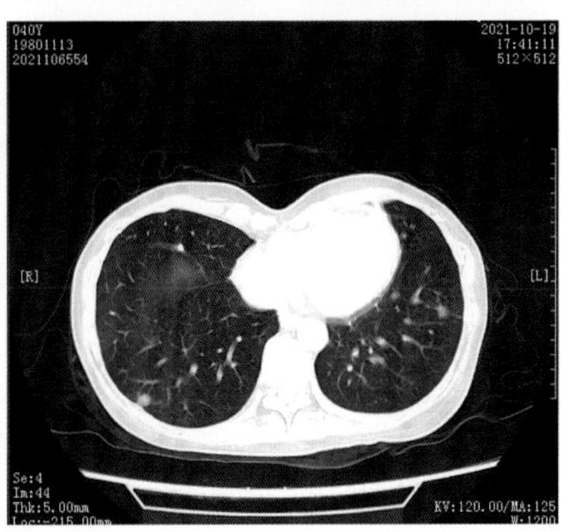

图 15-3-5　肺曲霉病（肺部多发病变，治疗后）

（三）病例分析

曲霉菌属于丝状真菌，为条件致病菌，引起人类疾病常见的有烟曲霉和黄曲霉。常引起继发性感染，多在免疫缺陷病、艾滋病、糖尿病、血液病、恶性肿瘤、大面积烧伤、严重营养不良或其他慢性消耗性疾病的基础上发病；或长期应用抗生素、糖皮质激素或免疫抑制剂而诱发。

曲霉菌病可分为侵袭性曲霉病、慢性曲霉病和变应性曲霉病。侵袭性曲霉菌病通常由下呼吸道、鼻窦和皮肤作为入侵门户。中枢神经系统、心血管系统和其他组织的感染可能是由于血源性播散或邻近感染灶的直接蔓延所致。慢性曲霉病包括耳曲霉病和肺曲霉菌球。变应性疾病包括变应性曲霉菌鼻窦炎和变应性支气管肺曲霉病。

艾滋病患者是曲霉病发生的高危人群，此病例感染同时发生在肺和脑。痰培养阳性不一定是侵袭性感染的依据，但对于艾滋病患者而言，培养阳性具有意义。临床实践中更多的情况是依赖于临床表现和影像学来进行诊断，但临床上典型的"晕轮征"和"新月影"并不多见，有时影像学仅仅表现为局灶性和实质性病灶(图 15-3-6)。曲霉病需结合宿主因素、临床表现和辅助检查以及治疗应答情况进行判断。近年来快速发展的 mNGS 有助于临床诊断。

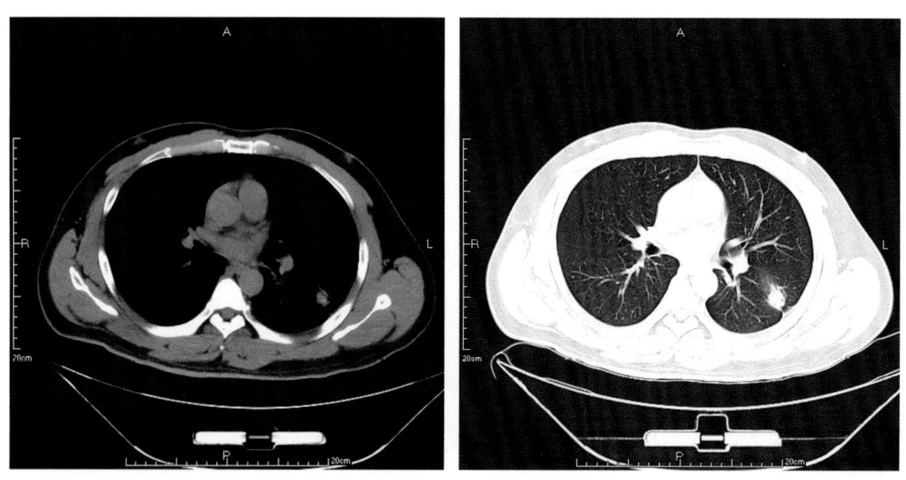

图 15-3-6 肺曲霉病表现为肺内实质性结节(患者，男性，34 岁，间断咯血半年；左：纵隔窗影像；右：肺窗影像)

(沈银忠 卢洪洲 徐玉敏)

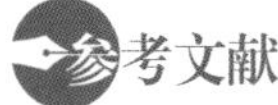
参考文献

1. 中华医学会热带病与寄生虫学分会艾滋病学组. 艾滋病合并侵袭性真菌病诊治专家共识[J]. 中华传染病杂志，2019，37(10)：581－593.
2. Patterson TF, Thompson GR 3rd, Denning DW, et al. Practice guidelines for the diagnosis and management of aspergillosis: 2016 update by the Infectious Diseases Society of America [J]. Clin Infect Dis, 2016,63(4):e1－e60.
3. Panel on Opportunistic Infections in Adults and Adolescents with HIV. Guidelines for the prevention and treatment of opportunistic infections in adults and adolescents with HIV: recommendations from the Centers for Disease Control and Prevention, the National Institutes of Health, and the HIV Medicine Association of the Infectious Diseases Society of America [EB/OL]. Available at https://clinicalinfo.hiv.gov/sites/default/files/guidelines/documents/Adult_OI.pdf.

第四节 马尔尼菲篮状菌病

一、简介

马尔尼菲篮状菌病(talaromycosis)是由温度敏感的双相真菌马尔尼菲篮状菌(*Talaromyces*

marneffei)所引起的侵袭性真菌病。马尔尼菲篮状菌是条件致病性真菌，之前称为马尔尼菲青霉菌(*Penicillium marneffei*)。此菌是1956年首次从越南中部的中华竹鼠肝脏中分离出来的，本菌可能为中华竹鼠的寄生菌。

本病主要流行于东南亚地区。本病常继发于艾滋病患者，绝大多数病例见于 $CD4^+$ T 细胞计数低的患者，患者 $CD4^+$ T 细胞计数通常<100 cells/μL。HIV 感染合并马尔尼菲篮状菌病是 Piehl MR 等于1988年在美国首次报道，此后马尔尼菲篮状菌病作为艾滋病患者机会性真菌感染的报道逐年增多，这些病例几乎全部是发生于在东南亚和中国南部地区居住或在这些地区旅游过的人群中。近年来随着 HIV 感染者的增多，本病的发病率呈上升趋势。在东南亚，马尔尼菲篮状菌病已经成为艾滋病患者第二位常见的机会性真菌感染(仅次于隐球菌病)，也是艾滋病患者第三位常见的机会感染(仅次于结核病和隐球菌病)。目前报道的病例主要来自泰国、柬埔寨、印度北部、缅甸、越南、印度尼西亚以及我国南方地区。我国已报道的病例主要来自广东、广西、香港、台湾等地。近年来在非流行区也有病例出现。确诊有赖于真菌培养和组织病理学检查。治疗上常选用两性霉素 B 或脂质体、伊曲康唑或伏立康唑等。本病的病死率可高达30%。

二、诊断

(一) 临床特点

本病主要表现为发热、皮疹、体重减轻、皮下组织和深部软组织脓肿，肝、脾及淋巴结肿大等。常累及多个脏器，多见于皮肤、骨髓、肺、肝等。皮疹常见于面部、耳、上肢末端和躯干。皮损呈多形性，多表现为丘疹，典型皮损呈传染性软疣样丘疹，中央呈脐状。肝脏受累时患者常表现为发热、腹痛、肝脏肿大以及血清碱性磷酸酶明显升高。三分之一的患者可以出现肺部感染，症状类似于肺炎、肺结核、肺脓肿等，可有发热、咳嗽、胸痛、伴咯血与呼吸困难。肺部 X 线可见双肺网状结节状影、局灶性炎症浸润、空洞性病变或胸腔积液等。马尔尼菲篮状菌也可引起肠系膜淋巴结炎，但中枢神经系统感染罕有报道，中枢受累及的患者病死率高达80%。在艾滋病患者中，马尔尼菲篮状菌常引起播散性感染，主要表现为发热、贫血、体重减轻以及皮肤损害等，也可引起肝脾和淋巴结肿大，常伴有呼吸和消化系统症状。

(二) 诊断依据

首先需要提高对本病的认识，对于居住在流行区或有流行区旅游史的患者，或从事相关实验室的工作者，若出现长期发热、呼吸道症状、伴肝脾肿大、淋巴结肿大、贫血、血小板减少、皮疹、脓肿者均应考虑马尔尼菲篮状菌感染的可能。从血或其他标本中分离培养出马尔尼菲篮状菌或者用组织病理学检查证实马尔尼菲篮状菌的存在是确诊的依据。骨髓和淋巴结培养的阳性率最高，其次是皮肤组织和血液。病理组织活检除可见化脓性与肉芽肿性病变外，还可见巨噬细胞内有大量的马尔尼菲篮状菌，即染色后可见大小均匀的小圆酵母细胞，形态不规则，典型者为腊肠状或桑椹状细胞。临床上一旦怀疑此病，应尽早进行真菌培养和病理组织活检。血清学检测时有针对马尔尼菲篮状菌的特异性抗体，血马尔尼菲篮状菌免疫扩散试验阳性有助于诊断。近年来，分子生物学方法也逐渐用于该病原体的诊断，包括以 PCR 及 mNGS 等。临床上应注意与结核病、隐球菌病及组织胞浆菌病等进行鉴别。

三、治疗

在治疗基础疾病的基础上，积极给予抗真菌治疗，治疗采用静脉滴注两性霉素 B 或含脂质制剂2周，再口服伊曲康唑口服液10周。本病也可选用伏立康唑进行治疗。对于艾滋病合并马尔尼菲篮状菌病患者，完成治疗后应根据免疫状况口服伊曲康唑(200 mg/d)以预防复发。

四、典型病例

（一）病史

患者女性，35 岁，因“反复发热、咳嗽 7 月余，发现 HIV 抗体阳性 4 个月”入院。患者于 2008 年 6 月无明显诱因出现刺激性干咳，无发热，在当地医院给予“左氧氟沙星”治疗一周后病情无明显好转，患者仍有干咳，且有发热，当地医院诊断为“真菌性肺炎”，给予“氟康唑”治疗 10 d，患者仍有发热及咳嗽，患者遂于 2008 年 9 月前往当地医院检查后考虑为“肺结核”(但痰涂片为阴性)，并于 9 月 28 日开始使用“异烟肼＋利福平＋乙胺丁醇＋吡嗪酰胺”抗结核治疗，住院期间查 HIV 抗体初筛阳性，后当地省疾控 HIV 抗体确认试验为阳性，患者于 10 月 14 日出院。出院后一直在当地疾控中心接受抗结核治疗，因患者病情仍无明显改善，患者于 2009 年 1 月 12 日前往当地医院求治，医院继续抗结核(异烟肼＋利福平＋乙胺丁醇＋吡嗪酰胺＋左氧氟沙星)和抗真菌(氟康唑 0.4，ivgtt，qd)治疗，但病情仍无明显好转，患者仍每日有发热，体温最高达 42℃，发热多在下午出现，发热前有畏寒、寒颤，持续 6～7 h 后体温可自行恢复正常，咳嗽加重，咳白色黏稠痰液，不易咳出，伴有恶心，时有呕吐及头痛，诉全身酸痛，但无腹痛、腹泻、胸痛、气急等不适，于 2009 年 2 月 6 日转上海就诊。发病后，患者一般状况较差，食欲睡眠差，大小便正常，体重下降 10 余千克。

入院查体：体温：38.2℃，脉搏：128 次/min，呼吸：32 次/min，血压：110/70 mmHg。神志清楚，全身皮肤可见陈旧性皮疹，左侧颈后可触及蚕豆和花生米大小的两个肿大淋巴结，质地中等，活动度尚可。左肺呼吸运动弱，左肺活动度下降，左侧语音震颤减弱，右胸部叩诊呈清音，左下肺叩诊为实音，右肺可闻及湿啰音。腹平软，肝脾肋下未及，肝肾区无叩击痛。

2008 年 12 月 10 日当地疾控中心查 $CD4^+$ T 细胞计数为 5 cells/μL。入院后查血常规：血红蛋白 71.10 g/L；中性粒细胞 90.8%；血小板总数 46.90×10^9/L；红细胞计数 2.75×10^{12}/L；白细胞计数 3.32×10^9/L。2 月 6 日急诊胸部 CT 提示：左侧胸腔积液、左肺下叶不张、心包积液(图 15-4-1)。

入院后进行骨髓穿刺，进行骨髓细胞学检查和骨髓培养；同时进行胸穿，进行胸水培养；常规进行痰和血培养。2009 年 2 月 10 日患者面部出现皮疹(图 15-4-2 和图 15-4-3)。2009 年 2 月 11 日血培养出丝状霉菌，2 月 13 日痰液和胸水均培养出丝状霉菌(后鉴定其为马尔尼菲篮状菌)，2 月 14 日骨髓培养均培养出丝状霉菌。于 2 月 11 日开始加用两性霉素 B 抗真菌治疗，并停用抗结核药物。2 月 19 日鉴定(镜检、培养及基因测序)这些不同来源的丝状霉菌均为马尔尼菲篮状菌。2 月 13 日超声心动图：主动脉瓣赘生物(6 mm×5 mm 大小)、轻度三尖瓣反流、少量心包积液。

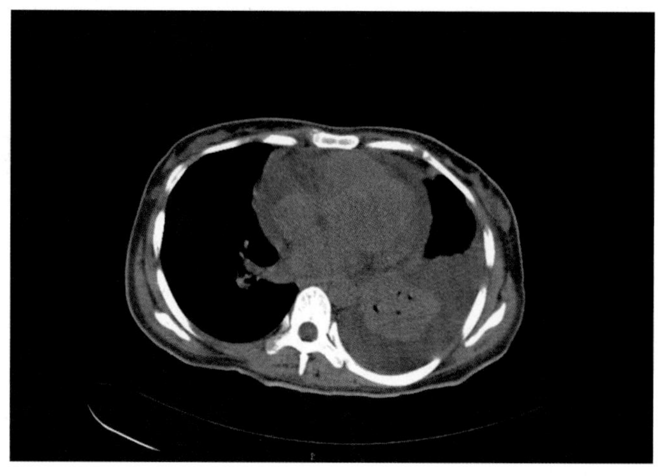

图 15-4-1 马尔尼菲篮状菌病(胸腔积液和心包积液)

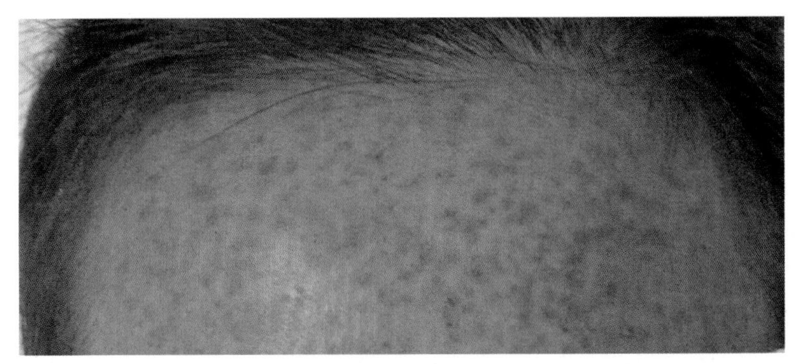

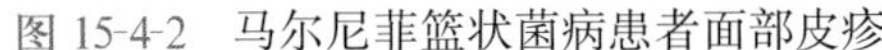

图 15-4-2　马尔尼菲篮状菌病患者面部皮疹

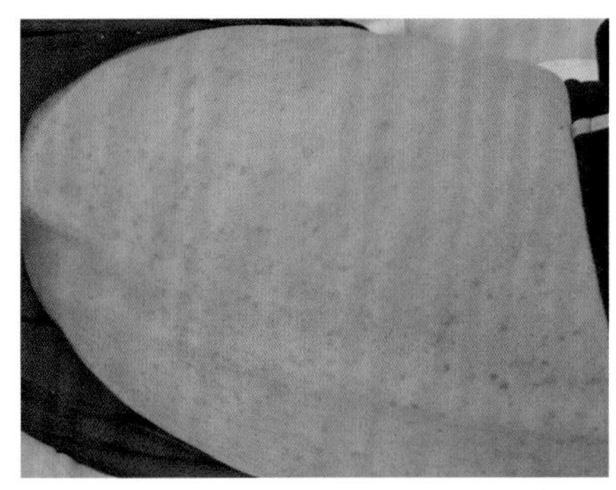

图 15-4-3　马尔尼菲篮状菌病患者背部皮疹

诊断：艾滋病；播散性马尔尼菲篮状菌病。

治疗：继续抗 HIV 治疗；静脉滴注两性霉素 B 或含脂质制剂 2 周，再口服伊曲康唑口服液 10 周。

（二）病例分析

马尔尼菲篮状菌病属于地方性真菌病，主要流行于东南亚地区，特别是泰国的北部和中国的南方地区，主要发生在免疫缺陷尤其是艾滋病患者中。在我国广西、广东等地，本病已成为艾滋病患者常见的机会性真菌感染。在艾滋病患者中，本病多见于 $CD4^+$ T 细胞计数＜100 cells/μL 的患者，常引起播散性感染，累及多个器官，包括中枢神经系统。临床表现是长期发热、皮疹、贫血、体重减轻，肝脾（图 15-4-4）及淋巴结肿大等。特征性皮疹常见于面部、耳、上肢末端和躯干，皮损呈传染性软疣样丘疹，中央呈脐状（图 15-4-5 和图 15-4-6）。

本病的诊断需注意其相对特异的临床表现，对于来自流行区的患者如出现长期发热、皮疹、进行性贫血以及肝脾出现病灶等表现时应高度怀疑本病可能。需要注意的是，近年来本病的流行状况发生变化，来自非流行区患者也应考虑本病可能；部分患者可没有皮疹表现而仅仅表现为发热或全身播散性感染，此类患者诊断相对较难，常被误诊，关键提高对本病的认识并尽早进行血、淋巴结或骨髓培养。此外，马尔尼菲篮状菌病患者肺部常可出现粟粒样病变（图 15-4-7），影像学上与粟粒性结核病类似，需要注意鉴别。确诊有赖病原学检查，从血、淋巴结、骨髓或其他标本中分离培养出马尔尼菲篮状菌。本临床病例由于及时接受了骨髓、胸水和血液培养而诊断得以明确，入院前而被误诊为结核病。

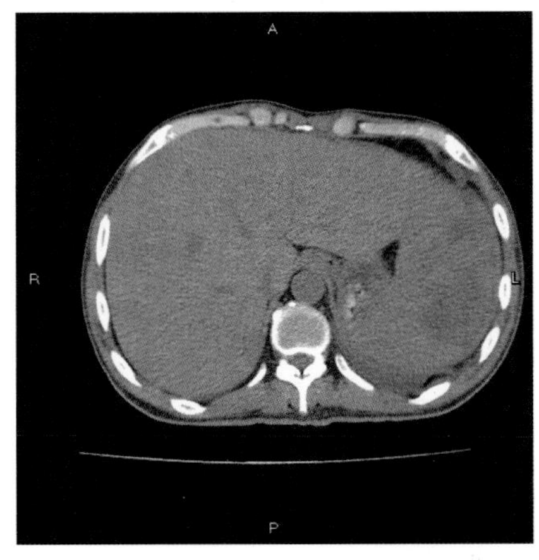

图 15-4-4　马尔尼菲篮状菌病患者肝脾肿大（患者，男性，45 岁，HIV 抗体阳性 6 个月，发热 1 个月入院）

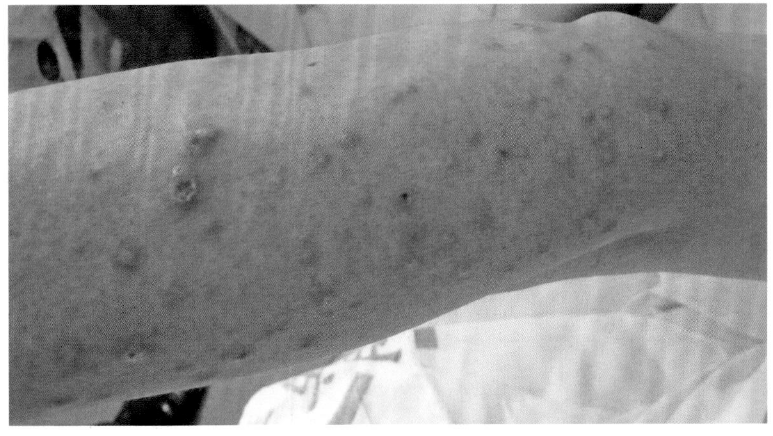

图 15-4-5　马尔尼菲篮状菌病患者下肢脐凹样皮疹（患者，男性，53 岁，HIV 抗体阳性 5 年余，发热、咳嗽咳痰一周入院）

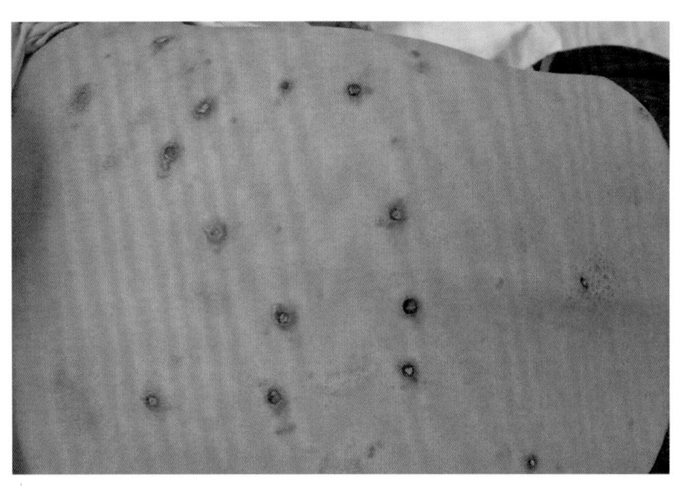

图 15-4-6 马尔尼菲篮状菌病患者下肢脐凹样皮疹(患者,女性,32岁,发现 HIV 抗体阳性一年伴皮损 1 个月入院)

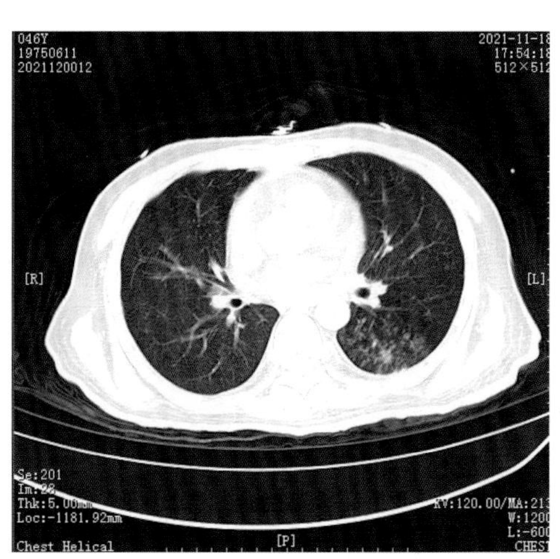

图 15-4-7 马尔尼菲篮状菌病患者肺部粟粒样病变(患者,男性,46 岁,因"全身皮疹 7 年余,发现 HIV 抗体阳性 10 余日"入院,$CD4^+$ T 细胞计数为 4/μL)

(沈银忠　卢洪洲　徐玉敏)

参考文献

1. 中华医学会热带病与寄生虫学分会艾滋病学组. 艾滋病合并侵袭性真菌病诊治专家共识[J]. 中华传染病杂志,2019,37(10):581-593.
2. 沈银忠,卢洪洲,齐唐凯,等. 艾滋病合并播散性马尔尼菲青霉菌感染一例[J]. 中华传染病杂志,2010,28(2):126.
3. Shen YZ, Wang ZY, Lu HZ. Penicillium marneffei chylous ascites in acquired immune deficiency syndrome: a case report [J]. World J Gastroenterol, 2012,18(37):5312-5314.
4. Panel on Opportunistic Infections in Adults and Adolescents with HIV. Guidelines for the prevention and treatment of opportunistic infections in adults and adolescents with HIV: recommendations from the Centers for Disease Control and Prevention, the National Institutes of Health, and the HIV Medicine Association of the Infectious Diseases Society of America [EB/OL]. Available at https://clinicalinfo.hiv.gov/sites/default/files/guidelines/documents/Adult_OI.pdf.

第五节　组织胞浆菌病

一、简介

组织胞浆菌为双相型真菌,在室温和土壤中为菌丝相,在 37 ℃培养条件下或感染动物和人体时为酵母相。荚膜组织胞浆菌可经呼吸道、皮肤、黏膜或胃肠侵入,引起原发或播散性感染,患者以男性多见。组织胞浆菌病是由荚膜组织胞浆菌引起的肺部或血流感染性疾病,常表现为慢性疾病过程,常经呼吸道传染,先侵犯肺,后累及网状内皮系统,也可侵犯肾、中枢神经系统及其他器官,临床上主要表现为肺炎或慢性非特异性疾病的症状。组织胞浆菌病为地方性真菌病,主要流行于美洲(北部、中部及南部)、非洲和亚洲。确诊有赖于真菌培养和组织病理学检查。治疗上常选用两性霉素 B(或含脂质制剂)、伊曲康唑。

二、诊断

（一）临床特点

病变部位通常位于肺部，但感染可通过血流播散。绝大多数组织胞浆菌病无症状或仅有轻微的症状。本病有3个主要的类型：①急性原发性组织胞浆菌病：临床上以肺部受累多见，表现为发热、咳嗽、肌肉疼痛以及身体不适。急性组织胞浆菌肺炎常通过体格检查和胸部X线检查来发现。②进行性播散性组织胞浆菌病：主要累及全身网状内皮系统，表现为肝脾肿大、淋巴结病、骨髓受累，有时可引起口腔或消化道溃疡性病变。病程多呈亚急性或慢性经过，伴有疲劳、乏力、不适等非特异性症状。③慢性空洞性组织胞浆菌病：常位于肺尖，临床上表现为进行性加重的咳嗽和呼吸困难，导致呼吸衰竭。

（二）诊断依据

主要根据从痰、周围血液、骨髓、淋巴结穿刺物、活检标本等中找到细胞内的酵母型菌，再结合临床症状和培养检查。血或尿中检测组织胞浆菌抗原是诊断播散性组织胞浆菌病一种快速而敏感的方法，但对肺部组织胞浆菌病的诊断不敏感。血涂片或组织染色有助于快速诊断，但敏感性较低。可从绝大多数组织胞浆菌病患者的血、骨髓、呼吸道分泌物或局部病变组织中分离到荚膜组织胞浆菌，但分离培养通常需耗时2～4周。真菌培养为诊断金标准，以骨髓和血培养阳性率最高，但敏感性偏低。组织胞浆菌病与马尔尼菲篮状菌病和内脏利什曼病临床症状及镜下病原体形态类似，极易造成误诊，需从形态学上加以鉴别。必要时也可通过对病原体进行基因测序来进行鉴别。

三、治疗

对于严重的组织胞浆菌病应静滴两性霉素B脂质体两周以上或直至病情缓解，再口服伊曲康唑12个月以上进行维持治疗。对于较轻的患者可给予伊曲康唑口服进行治疗。对于伴有脑膜炎的患者，应将两性霉素B脂质体的使用时间延长到4～6周，而后再进行伊曲康唑维持治疗(疗程一年以上且确保脑脊液得到改善)。伏立康唑和泊沙康唑对组织胞浆菌均有很好的抗真菌作用，也可用于本病的治疗。治疗完成后应终身进行维持治疗以预防复发。

四、典型病例

（一）病史

患者男性，32岁，因“间断发热半年，加重伴咳嗽、气促二周”入院。患者半年来间断发热、咳嗽，间断服头孢类药物，无腹泻、呕吐等。半年来体重下降15 kg。二周来，无明显诱因下出现低热，下午明显，约38.0℃，咳嗽、咳痰、少许白黏痰，胸痛，气急，胸片提示两下肺感染。门诊予阿奇霉素等治疗4 d，效果不明显，仍低热，咳嗽，气急。2 d前查HIV初筛和确认试验阳性。入院查体：体温：38.0℃，脉搏：100次/min，呼吸：20次/min，血压：115/75 mmHg。神志清，面部见散在暗红色斑丘疹，躯干少许小丘疹；心肺腹部未见明显阳性体征。

入院后血常规：白细胞计数8.23×10^9/L、红细胞计数2.66×10^{12}/L、血红蛋白测定70.00 g/L、血小板计数77×10^9/L，$CD4^+$ T细胞计数3 cells/μL。患者皮疹逐渐增多(图15-5-1和图15-5-2)。骨髓穿刺细胞学检查及培养，骨髓涂片和培养提示荚膜组织胞浆菌。

诊断：艾滋病；组织胞浆菌病。

治疗：抗真菌治疗：两性霉素B、伊曲康唑口服液；抗HIV治疗。

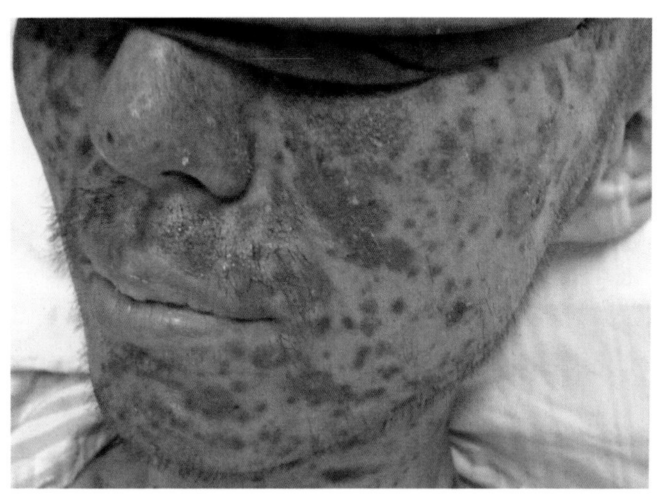

图 15-5-1 组织胞浆菌病(面部皮疹)

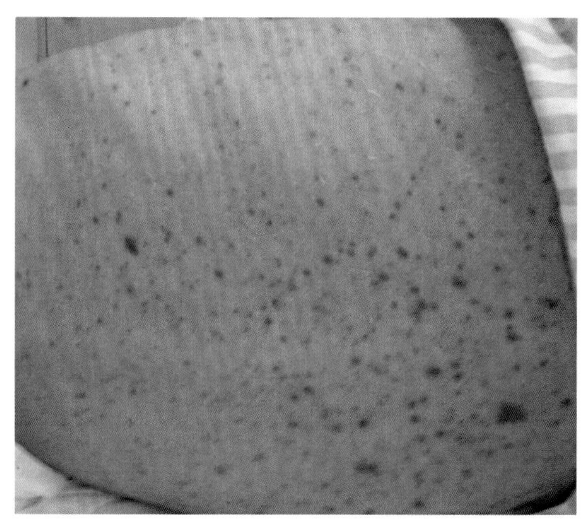

图 15-5-2 组织胞浆菌病(腹部皮疹)

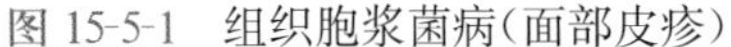

(二)病例分析

艾滋病患者是组织胞浆菌病发病的高危人群,本例患者就诊时 $CD4^{+}$ T 细胞计数为 3 cells/μl。本病与马尔尼菲篮状菌病临床表现类似,均累及多脏器,临床上均可表现为长期发热、皮疹、贫血、体重减轻,肝脾及淋巴结肿大等。临床上对于艾滋病患者,如出现以上多脏器受累的表现应考虑此类疾病。二者确诊均依赖典型的临床表现以及骨髓、血液等临床标本的真菌培养,鉴别依赖于菌种鉴定。

(沈银忠 卢洪洲 徐玉敏)

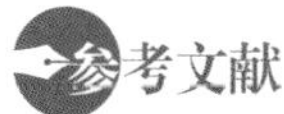

参考文献

1. Wheat LJ, Freifeld AG, Kleiman MB, et al. Clinical practice guidelines for the management of patients with histoplasmosis: 2007 update by the Infectious Diseases Society of America [J]. Clin Infect Dis, 2007,45(7):807 – 825.
2. Panel on Opportunistic Infections in Adults and Adolescents with HIV. Guidelines for the prevention and treatment of opportunistic infections in adults and adolescents with HIV: recommendations from the Centers for Disease Control and Prevention, the National Institutes of Health, and the HIV Medicine Association of the Infectious Diseases Society of America [EB/OL]. Available at https://clinicalinfo. hiv. gov/sites/default/files/guidelines/documents/Adult_OI. pdf.

第六节 肺孢子菌肺炎

一、简介

最初认为卡氏肺孢子虫(*Pneumocystis carinii*)是引起人类肺孢子菌肺炎(Pneumocystis carinii pneumonia, PCP)的病原体,目前认为耶氏肺孢子菌(*Pneumocystis jiroveci*)才是引起 PCP 的病原体。肺孢子菌以往被归属于原虫,因此,人们通常所谈到的侵袭性真菌感染并不包含 PCP。2002 年人们通过对 rRNA 基因操纵子区域中内部转录间隔区的分析,发现该病原体并非原虫而属真菌,但肺孢子菌同时具原虫的一些生物学特性。肺孢子菌在自然界广泛存在,也存在于人和一些哺乳动物如鼠、兔、犬、猫、猪和马等的肺组织内。PCP 是由肺孢菌引起的呼吸系统真菌感染性疾病,多见于免疫功能低下或免疫缺陷者,PCP 是艾滋病患者最常见的呼吸系统机会性感染,也是艾滋病患者死亡的主要原因。间质性肺炎是其病理和临床特点。治疗首选复方磺胺甲噁唑。

二、诊断

（一）临床特点

发生于艾滋病患者的PCP常呈亚急性起病，患者主要表现为进行性呼吸困难、发热、干咳及胸部不适，这些症状常在数周到数月内加重。发生于艾滋病患者的PCP很少表现为急性重型肺炎，而在非艾滋病患者中PCP常表现为急性重型肺炎。病情较轻的PCP患者，静息情况下患者肺部检查常表现为正常，活动后患者可出现呼吸急促、心动过速，肺部有弥漫性干性啰音。绝大多数PCP患者有明显发热，在部分患者中发热则为PCP最突出的症状；部分患者可有发绀、胸痛，偶有咳痰，但很少咯血。患者自觉症状较重而体征较少是PCP的重要特征，也是临床上发现该病的重要线索。PCP儿童可有鼻翼扇动，吸气时肋间隙凹陷；少数有肺外表现或者全身弥漫性感染，但这些临床表现的发生率很低。

PCP患者胸片可表现为双肺弥漫性实质和/或间质浸润，由肺门向外扩展，有明显的融合趋势，病变主要分布在肺门周围，而肺尖和肺底很少累及。典型的胸片表现为双肺弥漫性点状或毛玻璃样模糊影。X线改变可归纳为4种类型：①肺间质浸润；②轻度弥漫性肺渗出性病变；③中度融合性肺实变；④重度弥漫性肺实变。20%的患者胸片可以表现为正常，胸片表现正常者的临床表现较轻，预后也较好。CT影像的典型改变是肺部毛玻璃样阴影。PCP患者的实验室检查主要表现为低氧血症。血乳酸脱氢酶常>500 mg/dL；血浆中(1,3)-β-D葡聚糖(BDG)水平明显高于正常值。

（二）诊断依据

艾滋病患者如$CD4^+$ T细胞计数<200 cells/μL则应警惕并发PCP的可能，患者如出现不明原因的发热、干咳、进行性呼吸困难、肺部影像学检查符合间质性肺炎时，应考虑发生PCP。临床上应及时选用相应辅助检查以尽早明确诊断。由于PCP的临床表现无特异性，目前诊断仍以病原学为主要诊断依据。在痰液或支气管肺泡灌洗液或肺活检组织中检出肺孢子菌的包囊或滋养体是PCP诊断的金标准。雾化诱导排痰是首选的实验取材方法。对涂片检查阴性者可以行纤维支气管镜检查。PCP患者的临床表现和影像学表现均缺乏特异性，诊断应注意与其他肺部炎症相鉴别。PCR也是一种可供选择的诊断方法。

PCP的诊断标准：①明确的HIV感染；②有发热、咳嗽、咳痰，伴呼吸急促、进行性呼吸困难、发绀，血氧饱和度下降；③胸片示间质性肺炎改变，和/或胸部CT出现毛玻璃样改变；④复方磺胺甲噁唑治疗有效；⑤肺组织中或下呼吸道分泌物标本中检测出肺孢子菌包囊或滋养体。具备前4项即可作出临床诊断。

三、治疗

一旦怀疑PCP，应立即开始给予经验性抗PCP治疗，首选复方磺胺甲噁唑，不应等到病原学检测结果明确后再用药，疗程21 d；对于重症患者可使用激素治疗，同时应注意给予呼吸支持治疗。

四、典型病例

（一）病例1

患者男性，44岁，因“反复咳嗽1个月，加重伴发热1周余”入院。入院1月前无明显诱因下出现咳嗽，干咳为主，痰少。患者未予重视，后症状逐渐加重，伴胸闷气促。1周前出现发热，体温最高38.2℃，稍活动即感胸闷难耐。至外院就诊共住院3 d，予高流量吸氧、莫西沙星抗细菌治疗、奥司他韦+阿昔洛韦抗病毒、甲强龙抗炎、溴己新化痰等对症支持治疗，效果不佳，仍有发热。其间血二代测序(NGS)检出耶氏肺孢子菌序列，加用复方磺胺甲噁唑联合卡泊芬净抗真菌治疗。因发现抗HIV初筛阳性而入院。

入院查体:急性病面容,呼吸急促,精神略差,两下肺呼吸音粗未闻及明显干湿啰音。完善各项检查:血降钙素原 0.15 ng/mL,$CD4^+$ T 细胞计数 37 cells/μL,人免疫缺陷病毒核酸定量 3.41×10^5 copies/mL;胸部 CT:两肺可见弥漫性磨玻璃密度影及纵隔气肿(图 15-6-1)。

入院诊断:肺孢子菌肺炎、艾滋病。

治疗:高流量吸氧支持,复方磺胺甲噁唑抗 PCP、甲泼尼龙静滴抗炎。治疗 1 周患者病情明显改善,开始比克恩丙诺片口服抗 HIV 治疗。住院 10 d 一般情况基本恢复,肺部影像学显示病变逐渐吸收(图 15-6-2),后续带药出院继续口服完成疗程、门诊随访。

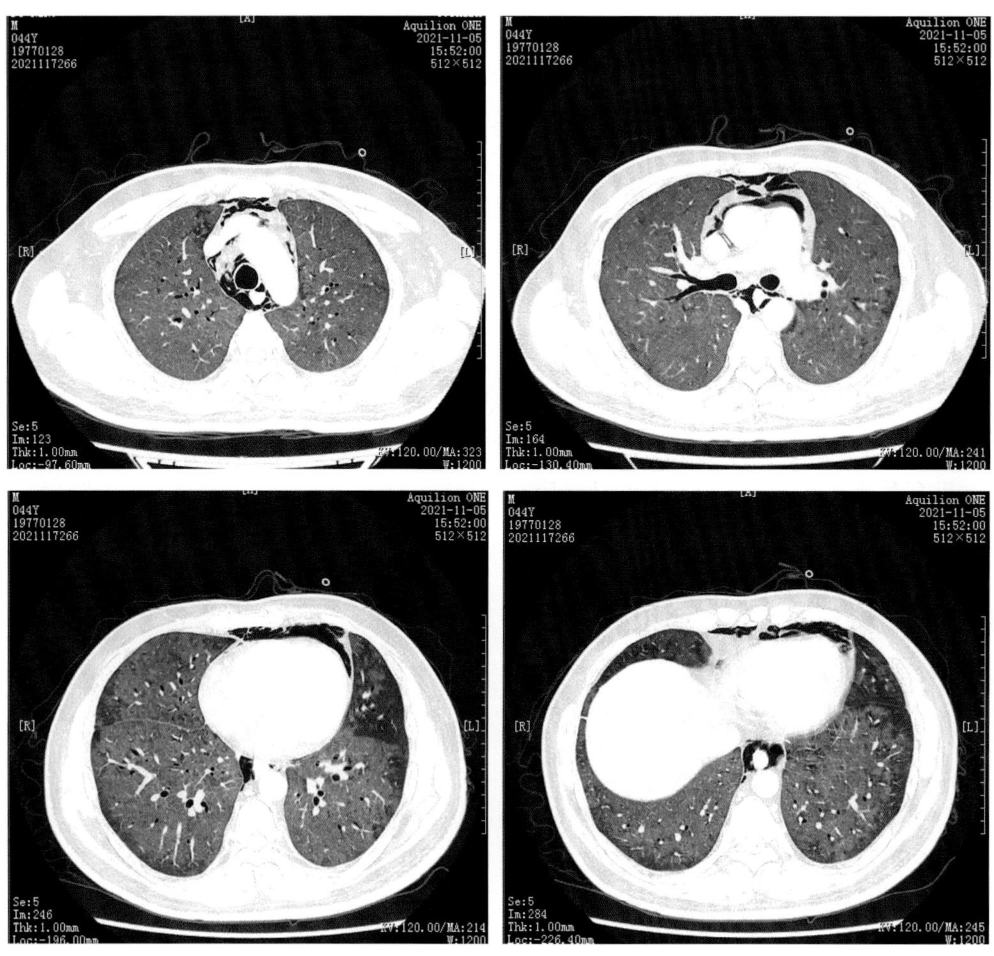

图 15-6-1 肺孢子菌肺炎胸部 CT:两肺可见弥漫性磨玻璃密度影及纵隔气肿

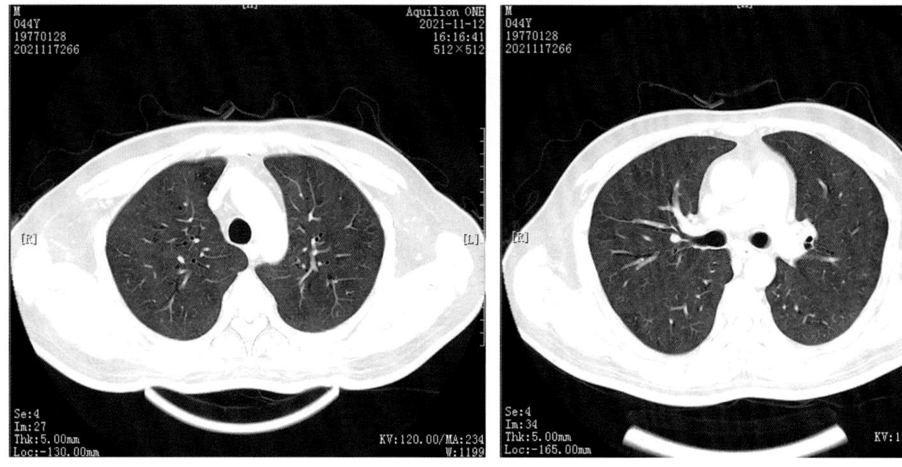

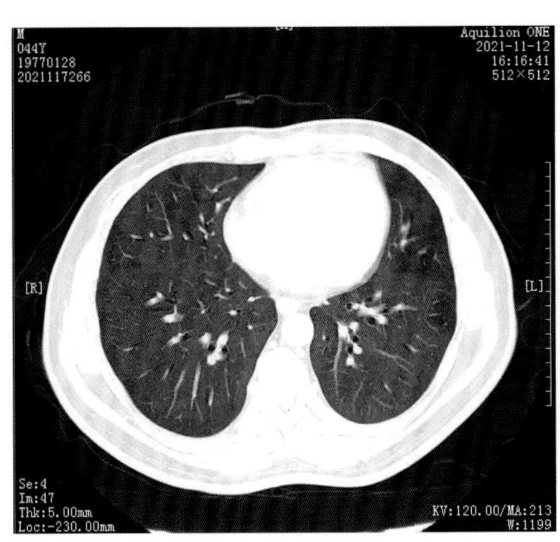
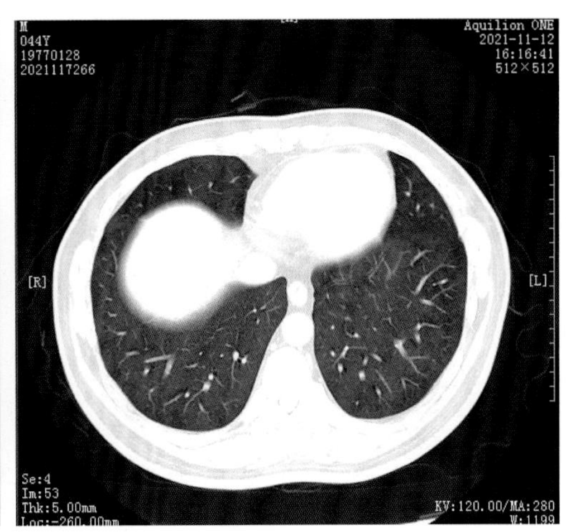

图 15-6-2 肺孢子菌肺炎治疗后肺部病变逐渐吸收

（二）病例 2

患者男性，36 岁，因“发现抗 HIV 阳性 6 年，胸闷气急 5 d”入院。6 年前经疾控中心确诊为抗 HIV 阳性，但此后未进一步就诊。5 d 前患者突发胸闷气急伴发热，体温最高 37.8 ℃，不伴有咳嗽咳痰。外院就诊完善胸部 CT 检查：两肺纹理增多，两肺野可见弥漫性多发淡斑片状高密度影。结合 HIV 病史诊断为肺孢子菌肺炎，予以复方磺胺甲噁唑口服治疗。因患者症状好转不明显而入院。

入院查体：呼吸 25 次/min，双肺呼吸音粗，未闻及明显干湿啰音。完善各项检查：血降钙素原 0.25 ng/mL，真菌葡聚糖检测 197.40 pg/mL，$CD4^+$ T 细胞计数 33 cells/μL，人免疫缺陷病毒核酸定量 1.42×10^5 copies/mL；胸部 CT（图 15-6-3）：两肺见弥漫性磨玻璃密度影，部分区域小叶间隔增厚；部分可见实变影。纵隔内见肿大淋巴结影。

诊断：肺孢子菌肺炎、艾滋病。

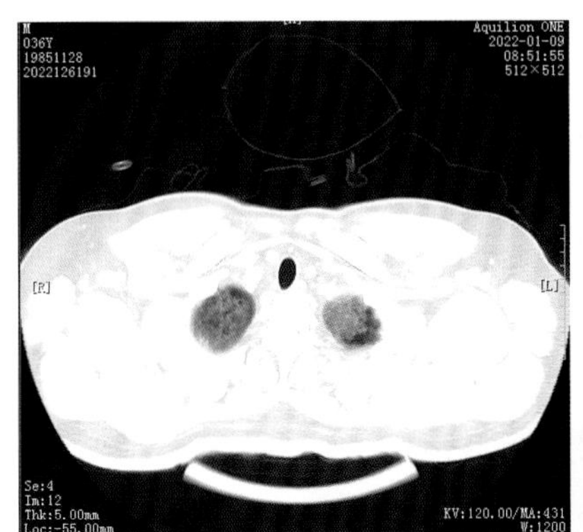
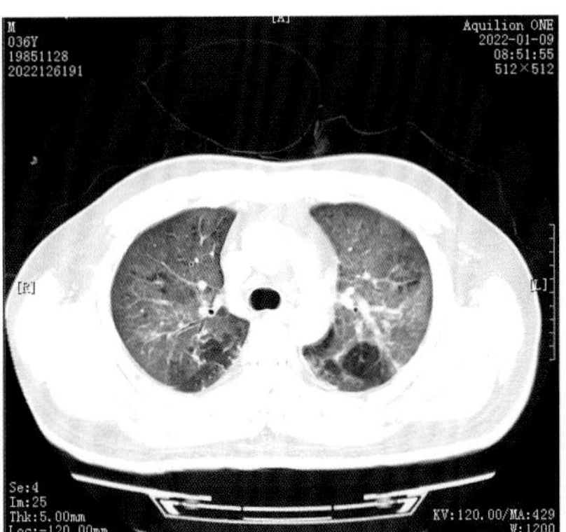
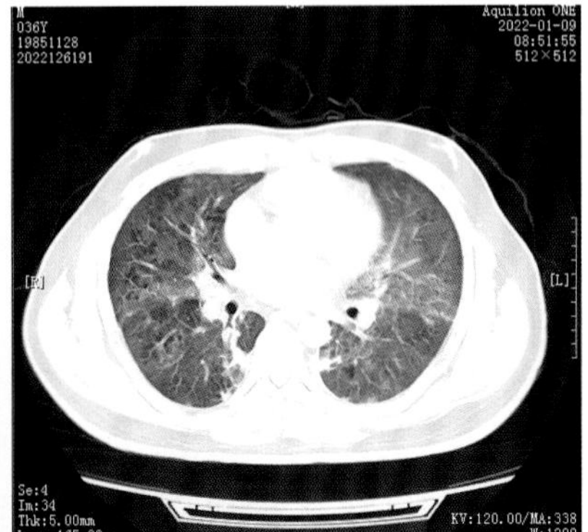
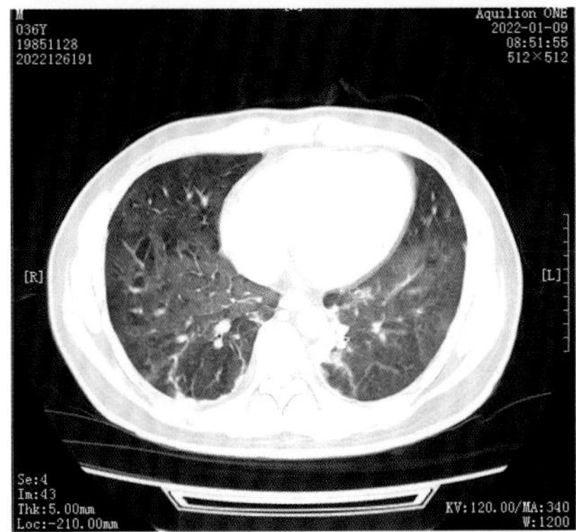
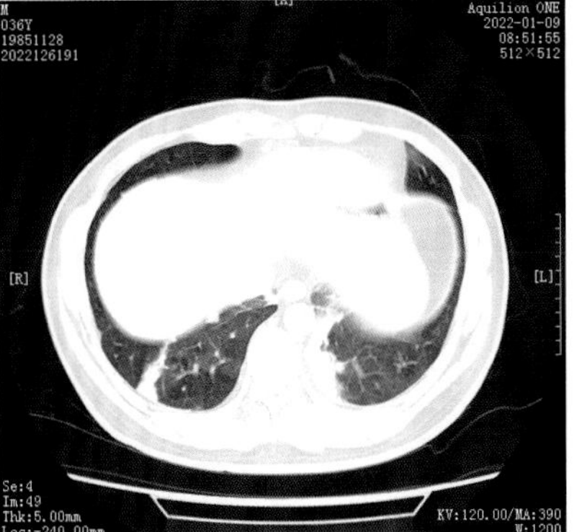

图 15-6-3 肺孢子菌肺炎胸部 CT：两肺见弥漫性磨玻璃密度影，部分区域小叶间隔增厚；部分可见实变影

治疗:入院后予以面罩吸氧支持、复方磺胺甲噁唑抗 PCP、甲泼尼龙静滴抗炎。患者气促症状明显好转,治疗 1 周时复查胸部 CT 肺部病灶明显吸收(图 15-6-4)。治疗 10 d 时开始比克恩丙诺片口服抗 HIV 治疗。后续继续门诊抗 HIV,长期随访。

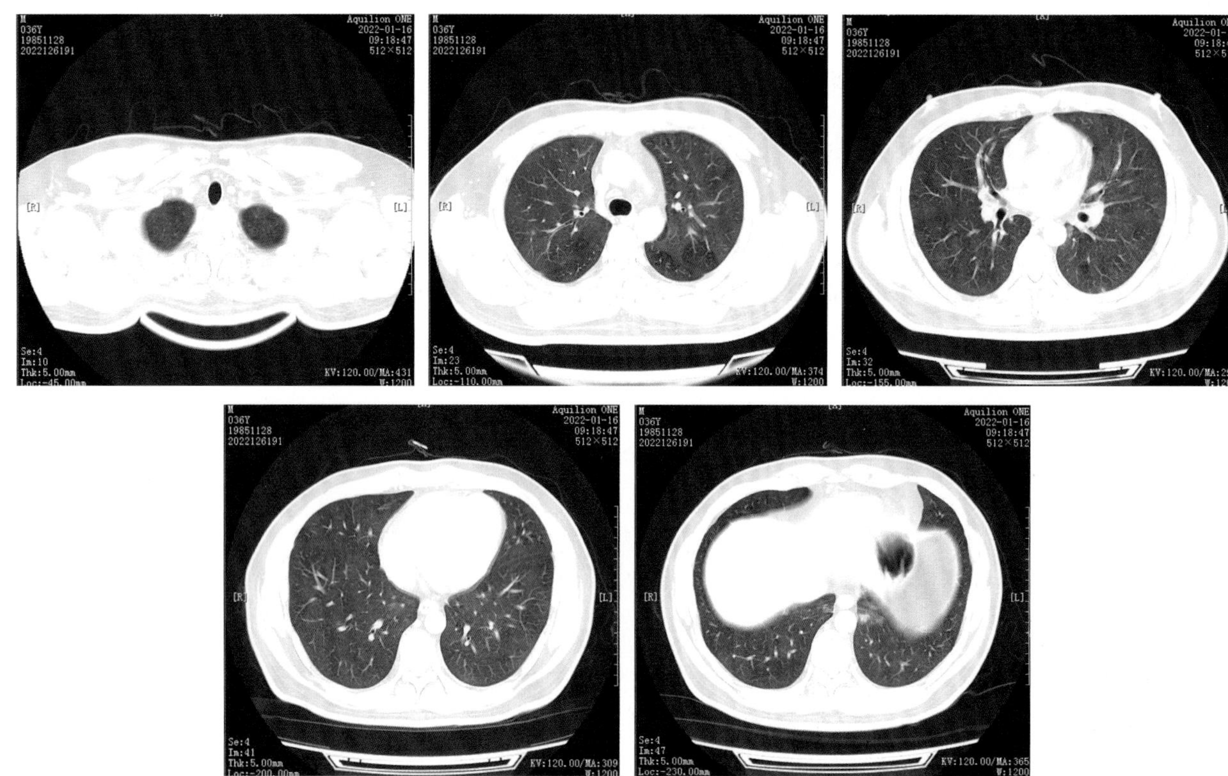

图 15-6-4 肺孢子菌肺炎治疗后肺部病变逐渐吸收

(三) 病例分析

PCP 在艾滋病患者中极为常见,也是患者死亡的重要原因。在首次确诊的艾滋病患者中,PCP 发生率为 70%～80%,病死率高达 20%～40%。90%的 PCP 发生在 $CD4^+$ T 细胞计数<200 cells/μL 的患者中。

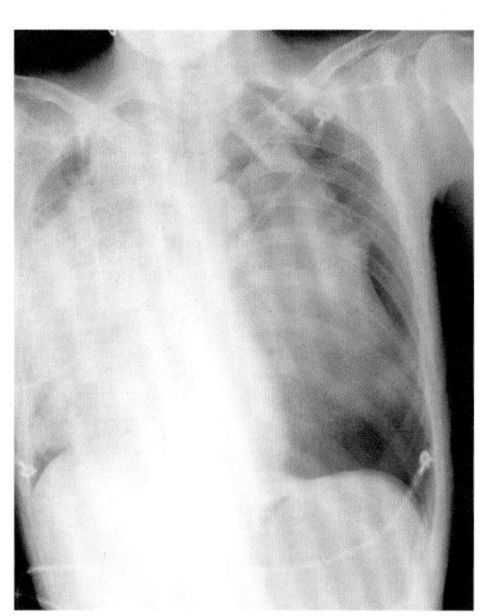

图 15-6-5 PCP 并发气胸(患者,38 岁,男性,因咳嗽咳痰伴发热 1 个月入院)

PCP 患者自觉症状往往较重而临床医生检查患者时肺部很少有阳性体征发现,影像检查表现为间质性肺炎,病变呈毛玻璃样弥漫性分布于两肺,可并发气胸而导致死亡(图 15-6-5)。PCP 的临床上常依赖病史和影像学检查来进行诊断。

治疗 PCP 首选复方磺胺甲噁唑,疗程为 3 周。PCP 病情常呈进行性加重而引起呼吸衰竭,临床上对于病史和影像学符合 PCP 表现的患者,需尽早经验性给予复方磺胺甲噁唑治疗而不应等待病原检测结果。近年来有使用卡泊芬净治疗本病成功的报道。目前认为不应单独使用卡泊芬净来治疗 PCP,后者很难完全清除肺孢子菌,停药后很容易导致 PCP 复发,临床上常用于 PCP 的辅助治疗,或作为联合用药的选择。尽早进行抗 HIV 治疗有利于疾病的恢复,应在抗 PCP 治疗 2 周内尽早抗 HIV 治疗。有 PCP 病史的艾滋病患者应进行维持治疗(二级预防用药)直到 $CD4^+$ T 细胞增加到>200 cells/μL 并持续≥6 个月;已接受抗反转录病毒治疗,$CD4^+$ T 细胞计数在 100～200 cells/μL,病毒载量持续低于检测下限 3～6 个月，也可考虑停止预防用药。对于 $CD4^+$ T 细胞计数＜200 cells/μL 的患者包括孕妇及接受抗反转录病毒治疗者均应预防使用复方磺胺甲噁唑。

（沈银忠 卢洪洲 徐玉敏）

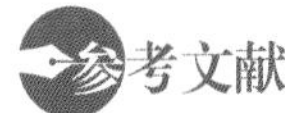参考文献

1. 中华医学会热带病与寄生虫学分会艾滋病学组. 艾滋病合并侵袭性真菌病诊治专家共识[J]. 中华传染病杂志，2019，37(10)：581-593.
2. 中华医学会感染病学分会艾滋病丙型肝炎学组，中国疾病预防控制中心. 中国艾滋病诊疗指南(2021 年版)[J]. 中华传染病杂志，2021，39(12)：715-735.
3. Panel on Opportunistic Infections in Adults and Adolescents with HIV. Guidelines for the prevention and treatment of opportunistic infections in adults and adolescents with HIV：recommendations from the Centers for Disease Control and Prevention，the National Institutes of Health，and the HIV Medicine Association of the Infectious Diseases Society of America [EB/OL]. Available at https：//clinicalinfo. hiv. gov/sites/default/files/guidelines/documents/Adult_OI. pdf.

第七节 毛 霉 病

一、简介

毛霉病(mucormycosis)指毛霉目(Mucorales)真菌引起的的系统性真菌感染性疾病，曾称为接合菌病(zygomycosis)，现已废除了这个名称。毛霉菌为一条件致病菌，在免疫功能正常的人群中很少会出现本病。感染发病的主要诱因有糖尿病酮症酸中毒、营养不良、严重烧伤、血液肿瘤、免疫缺陷、艾滋病，以及应用糖皮质激素等。

本病起病急，病情进展快，病死率高，可累及鼻、脑、肺、胃、肠道、皮肤，甚至导致播散性感染，不同的临床类型常和特殊的基础性疾病有关。鼻脑型毛霉病发生率最高，其次为皮肤型和肺型，鼻窦炎、肺部疾病和皮肤疾病为毛霉病最常见的临床症状。鼻脑型毛霉病常呈急性病程，临床表现为面部疼痛、头痛、失明、嗜睡，鼻内见褐色、血性微黏稠的分泌物，感染侧腭部有黑色焦痂，真菌易侵犯颅内大血管，引起脑梗死等，从而导致患者死亡；皮肤型毛霉病引起特异性结节性红斑，红斑周围见苍白圈，红斑进行性增大，局部可坏死，或形成焦痂，或形成溃疡。感染常向深部蔓延，引起局部肌肉与骨骼的病变，也可形成慢性皮肤型毛霉病；肺型毛霉病常表现为肺炎症状，可出现胸痛、咯血、呼吸困难等表现；胃肠型毛霉病常表现为腹痛、腹胀、发热、胃肠道出血、穿孔等；播散型毛霉病可广泛累及肺、脑、肾、心脏等脏器，其中肺部最常受累。

毛霉病的诊断要求对其保持高度警惕，常借助影像学、组织病理学、标本直接镜检、培养及菌种鉴定和分子检测等措施来确诊。治疗上，尽可能去除诱发因素，特别是纠正中性粒细胞缺乏及免疫功能受损，注意纠正酸中毒；有效控制糖尿病，尽可能纠正免疫抑制状态。三唑类药物治疗本病无效，必须使用两性霉素 B 进行治疗。坏死组织通常需要外科手术清除。有研究显示两性霉素 B 联合棘白菌素可提高肺毛霉病的疗效。

二、典型病例及文献分析

在新冠肺炎期间，人们关注到印度等国家在短时间内出现了快速增长的毛霉病病例，相关文献报道了与新冠肺炎关联的毛霉病病例。2021 年 J Mycol Med 杂志上报道首例儿童新冠肺炎关联的毛霉病病例。这两名患儿均有 1 型糖尿病病史，均为新冠病毒无症状感染者，未曾使用过激素，并在治疗糖尿病酮症酸

中毒期间出现鼻脑型毛霉病。影像学检查均显示眼眶、副鼻窦和大脑受累并伴有海绵窦血栓形成。患者接受了开颅手术并清除脓肿。真菌培养出少根根霉(*Rhizopus arrhizus*)。术后患者接受两性霉素 B 脂质体治疗以及眼球后注射两性霉素 B 脂质体。然而,治疗效果不佳,患者最终都接受了眼球摘除术。

一项研究分析了埃及新冠肺炎期间报道的 26 例毛霉病病例的临床特点。病例中 96.2%的患者有血糖控制不佳的糖尿病病史,76.9%的患者使用了激素治疗。从新冠肺炎到出现毛霉病之间的中位间隔时间为 20.5 d。患者最常见的临床表现为面部肿胀。61.6%的患者眼睛受累,出现视觉丧失。病死率高达 46.2%,在死亡病例中一般的患者接受了手术清创。

一项荟萃分析总结了新冠肺炎关联的鼻脑型毛霉病的特点:患者最常见的表现是上睑下垂(72.7%)、眼睑水肿(60.6%)、眼球突出(60.6%)、眼肌麻痹(57.3%)、视力丧失(53.7%)、面部水肿(34.7%)和鼻塞(11.8%);42.8%的病例有颅内扩散的迹象。根霉(Rhizopus)是最常见的毛霉病病原体(57.1%)。糖尿病是最常见的合并疾病,治疗新冠肺炎而使用糖皮质激素是最常见的发病危险因素(85.75%)。两性霉素 B 是最常用的抗真菌药物,其次是手术治疗。尽管进行积极治疗,病死率仍然很高。

(沈银忠　卢洪洲　徐玉敏)

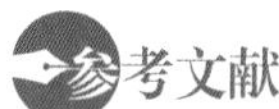
参考文献

1. 沈银忠,卢洪洲. 新发真菌感染的诊断及治疗进展[J]. 中国感染与化疗杂志,2008,8(1):43-45.
2. 卢洪洲,梁晓峰. 新发传染病[M]. 第 3 版. 北京:人民卫生出版社,2018.
3. Diwakar J, Samaddar A, Konar SK, et al. First report of COVID-19-associated rhino-orbito-cerebral mucormycosis in pediatric patients with type 1 diabetes mellitus [J]. J Mycol Med, 2021,31(4):101203.
4. Fouad YA, Bakre HM, Nassar MA, et al. Characteristics and outcomes of a series of COVID-associated mucormycosis patients in two different settings in Egypt through the third pandemic Wave [J]. Clin Ophthalmol, 2021,15:4795-4800.
5. Bhattacharyya A, Sarma P, Kaur H, et al. COVID-19-associated rhino-orbital-cerebral mucormycosis: A systematic review, meta-analysis, and meta-regression analysis [J]. Indian J Pharmacol, 2021,53(6):499-510.

第八节　播散性镰刀菌病

一、简介

镰刀霉属(*Fusarium*)是引起免疫缺陷患者侵袭性霉菌感染最多见的真菌之一。镰刀霉属是土壤中的常见腐生菌,可引起肺、皮肤、角膜以及播散性感染,尤其是在免疫缺陷患者,如骨髓抑制患者及血液系统恶性肿瘤患者。

镰刀霉属感染的临床结果取决于感染的途径以及宿主的免疫功能。播散性镰刀霉属感染与播散性曲霉病有许多类似之处。本病的诊断要求从患者血液或者皮肤病灶中分离出镰刀霉。诊断一旦确立,就应给予以下两方面的治疗:抗真菌治疗和增强宿主的免疫功能。由于两性霉素 B 在体外有良好的抗镰刀霉活性,因此抗镰刀霉治疗方案中通常应包含两性霉素 B,临床上尽可能使用机体能够耐受的最大剂量,为了减少肾脏毒性,可选用两性霉素 B 脂质复合制剂。体外试验以及动物模型研究显示伏立康唑及泊沙康唑治疗镰刀霉属感染有效。

二、典型病例及文献分析

2020 年 *Clin Microbiol Infect* 杂志上报道了典型的播散性镰刀菌病。患者为 46 岁男性,因急性白血病住院化疗期间出现了严重的中性粒细胞减少症和长时间的发热，经美罗培南等治疗后病情无好转，且出现双侧小腿疼痛和面部、躯干和下肢多发性紫色丘疹。血培养呈阳性，经测序证实该病原体为镰刀菌。MRI显示双下肢存在多发小脓肿。鼻腔和鼻窦CT表现为广泛鼻窦炎。给予鼻窦清创术，发现鼻窦组织广泛坏死。活组织检培养也确认为镰刀菌。患者接受两性霉素B脂质体治疗。中性粒细胞恢复后（第12 d）血液培养呈阴性，静脉注射两性霉素B 1个月后，患者最终出院，门诊随访抗真菌治疗。

一篇文献报道了6例肺移植合并镰刀菌病的病例。患者表现为呼吸困难、发热、咳嗽、咯血和头痛。血液检测显示白细胞计数升高，伴有粒细胞增多和炎症标志物升高。从支气管肺泡灌洗液、血液和痰标本中分离镰刀菌培养物。治疗包括两性霉素B、两性霉素B脂质体、伏立康唑和泊沙康唑，单独或联合使用。所有播散性疾病患者均发生肺部受累，且与不良预后相关。这组患者病死率高达67%。

（沈银忠　卢洪洲　徐玉敏）

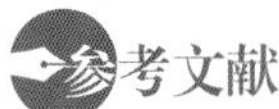
参考文献

1. 沈银忠，卢洪洲. 新发真菌感染的诊断及治疗进展[J]. 中国感染与化疗杂志，2008，8(1)：43－45.
2. 卢洪洲，梁晓峰. 新发传染病[M]. 第3版. 北京：人民卫生出版社，2018.
3. Ang A, Chew KL. Disseminated Fusarium solani complex infection [J]. Clin Microbiol Infect, 2020,26(12):1636－1637.
4. Carneiro HA, Coleman JJ, Restrepo A, et al. Fusarium infection in lung transplant patients: report of 6 cases and review of the literature [J]. Medicine (Baltimore), 2011,90(1):69－80.

第九节　赛多孢菌属感染

一、简介

赛多孢菌属（*Scedosporium*）中有两个重要的病原真菌：尖端赛多孢（*Scedosporium apiospermum*）和波氏赛多孢（*Scedosporium boydii*）。原先属于赛多孢属的多育赛多孢（*Scedosporium prolificans*）现在改为多育节荚孢霉（*Lomentospora prolificans*）。尖端赛多孢是无性生殖阶段，可引起多种真菌感染，包括足菌肿、深部真菌感染等。侵袭性感染在免疫缺陷患者中较为常见，肺部为最常累及的部位。多育节荚孢霉可引起局部感染，尤其可引起免疫功能正常者骨和软骨感染，而侵袭性感染在免疫缺陷患者中较为常见。由赛多孢菌属引起的呼吸道感染与曲霉病类似。赛多孢菌属可以引起播散性感染，也可引起中枢神经系统感染。本病的确诊要求从感染部位分离出赛多孢菌属真菌，真菌血症患者血培养可为阳性。分子诊断技术有助于早期诊断。

赛多孢菌属感染治疗困难，其对多种抗真菌药物天然耐药，尤以多育节荚孢霉为明显。免疫缺陷患者合并赛多孢菌属感染预后不良。尖端赛多孢对两性霉素B、伊曲康唑以及酮康唑耐药，体外研究显示一些新型抗真菌药物如伏立康唑及泊沙康唑对尖端赛多孢具有抗菌活性，但多育节荚孢霉对多种抗真菌药物耐药。有些病例可能需要进行手术切除病灶。

体外研究显示两性霉素B对赛多孢菌属的抗菌效果不肯定，选择新型广谱抗真菌药物治疗本病可能更为有效。伏立康唑已经被批准用于尖端赛多孢感染的治疗。然而，有研究显示伏立康唑治疗赛多孢菌属感染的成功率仅为30%。有使用泊沙康唑治疗赛多孢菌属感染成功的报道。体外研究显示棘白菌素类抗真菌药物对尖端赛多孢具有抗菌活性，为尖端赛多孢感染的治疗提供了新的选择，但是多育节荚孢霉仍对棘白菌素类抗真菌药物耐药。有病例报道显示联合使用伏立康唑和棘白菌素有助于提高治疗成功率。

二、典型病例及文献分析

患者男性,51岁,因"鼻窦新生物"而入院进一步诊治。入院后蝶窦新生物活检组织病理学检查提示"真菌病合并炎性肉芽组织",活检组织送二代测序提示:波氏赛多孢(*Scedosporium boydii*)检出序列数(reads)19116。因此,确诊为赛多孢菌感染。

赛多孢是一种少见的侵袭性较强的条件致病菌,广泛分布于各种环境中,如污水、湿地、腐生物等。赛多孢菌属感染好发于器官移植、艾滋病、长期使用免疫抑制剂等免疫功能缺陷患者,且感染部位广泛,治疗相对棘手。目前关于本病的文献多以病例报道的形式呈现。

一篇文献分析了25例肿瘤合并赛多孢感染的病例(21例为尖端赛多孢感染,4例为多育节荚孢霉感染),其中播散性感染占64%。尖端赛多孢感染和多育节荚孢霉感染病例在12周时的病死率分别为70%和100%。另一篇有关162例多育节荚孢霉感染病例的文献分析发现:患者的中位年龄为45岁,男性占63%。感染的最常见的危险因素为恶性肿瘤(45.7%)、囊性纤维化(11.7%)和实体器官移植(8.6%)。最常见的临床表现为播散性感染(44.4%)、肺部感染(29%)、骨和关节感染(10.4%)。所有播散性感染都与基础疾病有关,主要是血液系统恶性肿瘤(80%)。70%的播散性感染病例的血液培养呈阳性。中性粒细胞减少、发热和中枢神经系统症状与播散性感染的发生独立相关,而再生障碍性贫血的恢复则有助于降低播散性感染的发生。总的病死率为46.9%,但播散性感染病例的病死率高达87.5%。

(沈银忠　卢洪洲　徐玉敏)

参考文献

1. 沈银忠,卢洪洲. 新发真菌感染的诊断及治疗进展[J]. 中国感染与化疗杂志. 2008,8(1):43-45.
2. 沈银忠. 伏立康唑的临床合理应用[J]. 世界临床药物. 2009,30(12):715-720.
3. 卢洪洲,梁晓峰. 新发传染病[M]. 第3版. 北京:人民卫生出版社,2018.
4. Benamu E, Yu AT, Xie L, et al. *Scedosporium apiospermum* infection of the urinary system with a review of treatment options and cases in the literature [J]. Transpl Infect Dis, 2018,20(1):10.1111/tid.12804.
5. Paajanen J, Halme M, Palomäki M, et al. Disseminated *Scedosporium apiospermum* central nervous system infection after lung transplantation: A case report with successful recovery [J]. Med Mycol Case Rep, 2019,24:37-40.
6. Lamaris GA, Chamilos G, Lewis RE, et al. Scedosporium infection in a tertiary care cancer center: a review of 25 cases from 1989-2006[J]. Clin Infect Dis, 2006,43(12):1580-1584.
7. Rodriguez-Tudela JL, Berenguer J, Guarro J, et al. Epidemiology and outcome of *Scedosporium prolificans* infection, a review of 162 cases [J]. Med Mycol, 2009,47(4):359-370.

第十节　其他侵袭性真菌病

临床上相对少见的侵袭性真菌感染包括有球孢子菌病、副球孢子菌病等,这些疾病主要出现在有免疫抑制的患者中,患者常伴有多种真菌感染危险因素(如粒细胞缺乏等);一些真菌感染则主要流行于某些地区,称为地方性真菌病。另外,一些相对较为少见的真菌如申克孢子丝菌(*Sporotrichum schenchii*)等在免疫缺陷如艾滋病患者中也可引起侵袭性感染。此外,随着诊断技术的进步,近年来放线菌病及诺卡菌病等真菌性疾病的报道也不断增多。还需注意的是近年来耳念珠菌所致感染病例在增多。这类真菌感染的诊断相对较难,主要是临床医师对其认识不够,临床诊断能力欠缺。为了提高其诊断率,一方面应提高对此类疾病的认识和关注,提高诊断此类真菌感染的意识,另一方面,尽早送检相关标本进行真菌相关检测是确诊的关键。这类真菌的鉴定除了使用传统的基于形态学的技术外,近年来快速发展的分子生物学技术如二代测序技术的应用提高了这类真菌的检出率。

两性霉素B(AMB)常常是此类真菌感染的主要治疗选择，新型三唑类药物如伏立康唑由于其抗菌谱广在这类真菌感染治疗中将发挥重要作用。新型棘白菌素类抗真菌药物如卡泊芬净在侵袭性真菌感染治疗中将发挥重要作用。然而，这类药物在此类真菌感染治疗中的具体价值尚缺乏系统的临床研究和评价，有待临床进一步探索。这类真菌感染治疗的疗程常较长，有的甚至需要终身维持治疗。

（沈银忠　卢洪洲　徐玉敏）

参考文献

1. 沈银忠，卢洪洲. 新发真菌感染的诊断及治疗进展[J]. 中国感染与化疗杂志，2008，8(1)：43－45.
2. 卢洪洲，梁晓峰. 新发传染病[M]. 第3版. 北京：人民卫生出版社，2018.
3. Tortorano AM, Richardson M, Roilides E, et al. ESCMID and ECMM joint guidelines on diagnosis and management of hyalohyphomycosis: Fusarium spp., Scedosporium spp. and others [J]. Clin Microbiol Infect, 2014,20(Suppl 3):27－46.
4. Panel on Opportunistic Infections in Adults and Adolescents with HIV. Guidelines for the prevention and treatment of opportunistic infections in adults and adolescents with HIV: recommendations from the Centers for Disease Control and Prevention, the National Institutes of Health, and the HIV Medicine Association of the Infectious Diseases Society of America [EB/OL]. Available at https://clinicalinfo.hiv.gov/sites/default/files/guidelines/documents/Adult_OI.pdf.

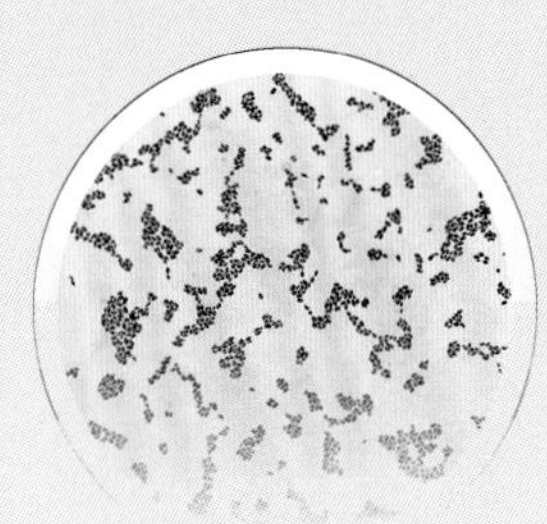

附录一

真菌常用试剂、染色方法及培养基

真菌实验室检测过程中需要使用各种培养基、染液及试剂，熟悉这些培养基及试剂的特性对真菌的检测至关重要。目前大多数的真菌检测依然以镜下特点结合菌落形态为主要鉴定依据，通过显微镜直接观察镜下特点，大致判断真菌的类型，进而指导后续最佳培养基的选择。这些环节都需要依靠熟悉培养基和试剂的特点才能做出最优的选择，本部分就真菌检测常用的培养基及试剂进行简要的介绍。

一、试剂

（一）氢氧化钾（10%，KOH）

在将含有较多黏液的标本（如痰液）制作成湿片时，或处理含有角质的标本（如皮屑、指甲、毛发等）时，常使用浓度为10%的KOH溶液对标本进行处理，将宿主细胞中含蛋白质的成分消化，留下真菌完整清晰的细胞壁，方便观察。处理时，将标本涂抹在玻片上，向其滴加一滴10% KOH溶液，室温放置5～30 min。消化过程中可以对玻片加热或添加浓度40%的二甲基亚砜以提高消化效力。

（二）含10% KOH的乳酸酚棉蓝（Lactophenol cotton blue，LPCB）

KOH和乳酸酚棉蓝制作湿片与KOH单独使用的目的一致，不同之处在于LPCB中的苯胺蓝可使真菌外围细胞壁染色，增强真菌的可视性，便于镜下观察；乳酸也起到一定的清洁作用。LPCB中的苯酚起杀真菌剂作用，从生物安全角度考虑使真菌的湿片观察更为安全。

（三）氢氧化钠（10%或25% NaOH，添加甘油）

NaOH溶液可作为KOH溶液的备选试剂制作皮肤癣菌感染的毛发、指甲、皮屑等标本的湿片，可以通过添加结合葡聚糖的荧光增白剂，如钙荧光白、刚果红等增强真菌元件的观察。

（四）0.5% N-乙酰-L-半胱氨酸（N-Acetyl-L-cysteine，NALC）

NALC作为一种黏液溶解剂可用来消化显微镜检测耶氏肺孢子菌包囊或滋养体的痰液，也可以用来处理许多真菌标本进行显微镜直接观察。添加0.1M的柠檬酸钠可以稳定乙酰-L-半胱氨酸的效果。

（五）0.00065M二硫苏糖醇（Dithiothreitol）

二硫苏糖醇亦是一种黏液溶解剂，可用来消化痰液进行耶氏肺孢子菌的显微镜检测。将等体积的痰液和二硫苏糖醇溶液混合后置于35℃孵育，其间定时混匀溶液，直至痰液接近液化为止（痰液完全液化后会使耶氏肺孢子菌分散而不易显微镜下观察）。同NALC一样，二硫苏糖醇可用来处理其他真菌的标本进行显微镜检测。

二、染色方法

（一）子囊孢子染色

子囊菌类真菌在合适的培养基上生长可产生子囊孢子，利用含孔雀绿和番红的染液经过染色后镜下观察：子囊孢子染成绿色，而真菌其他有生长点部分染成红色。抗酸染色中的冷染法，即Kinyoun抗酸染色也可以用于子囊孢子的染色。

基本步骤：

1. 制作一张薄涂片，加热固定。
2. 滴加孔雀绿溶液覆盖所涂部位，放置3 min，流水冲洗。
3. 95%无水酒精脱色30 s。
4. 5%番红水溶液复染30 s，流水冲洗，晾干，×(400～1 000)倍观察。

（二）钙荧光白染色

钙荧光白是一种非特异的、非免疫学的荧光染料，它可以与真菌细胞壁中特有的纤维素和几丁质结合。钙荧光白在国外真菌实验室已广泛使用，与KOH联合使用可以清除标本中的杂质，使染色后更容易观察到真菌的组分，包括耶氏肺孢子菌。经钙荧光白染色后的真菌元件在紫外光的激发下呈现亮苹果绿色。

基本步骤：

1. 将10% KOH溶液与钙荧光白溶液(0.1 g钙荧光白M2R和0.05 g伊文斯蓝溶解于100 ml水)等体积混合。
2. 制作涂片，滴加上述混合溶液覆盖涂片，加盖玻片。
3. 在紫外线波长300～412 nm(钙荧光白M2R最适波长为365 nm)下观察。因有些真菌在染色后不能立即观察到，建议涂片染色完成后放置10 min再进行观察。

（三）胶态碳湿片(印度墨汁，苯胺黑)

胶态碳湿片用来观察有夹膜的微生物，特别是新型隐球菌。微生物的多糖荚膜可以抵抗墨汁颗粒，使荚膜呈现围绕菌体的清晰晕环。一些颗粒物，如红细胞、白细胞、乳胶手套上的滑石粉、气泡等可在胶质悬液中移动，形似酵母，易产生假阳性。因此，在显微镜观察时应仔细辨认区分颗粒物与隐球菌等形态。另外，悬液中的胶体太过浓厚而阻碍透光也会影响结果的判读。

基本步骤：将等量的患者脑脊液与印度墨汁或苯胺黑在玻片上混合，以40°添加盖玻片，镜下观察。放置盖玻片时注意避免产生气泡，以免影响观察。当墨汁过浓影响阅片时，可轻压盖玻片，用滤纸在盖玻片边缘吸取适量溶液再进行观察，直至视野清晰。

（四）派克墨水染色

20% KOH与派克墨水1∶1混合均匀。用于真菌的直接镜检，是目前通用的用于马拉色菌的染色方法。

基本步骤：用刀取皮屑置于玻片上，加派克墨水染液1滴，盖上盖玻片于显微镜下检查。

（五）Fontana Masson染色

Fontana Masson染色最初用来显示哺乳动物组织中的黑色素颗粒，此法用于真菌学方面可以检测暗色(含黑色素)真菌，也可以用来检测组织切片中的新型隐球菌/格特隐球菌。染色结果中，真菌组分呈现褐色至黑褐色而背景呈红色。

基本步骤：

1. 制备银溶液：将浓缩的氢氧化铵加入至10%的硝酸银溶液中，直至出现沉淀。

2. 将脱蜡的组织切片浸水后放入加热的银溶液30～60 min。

3. 将组织切片放入蒸馏水中漂洗，再放入氯化金溶液(0.2 g氯化金加入100 ml蒸馏水)染色10 min，再放至5%硫代硫酸钠溶液中固定5 min。

4. 将组织切片放入高浓度的酒精中进行脱水，用二甲苯进行清洗，添加盖玻片。

(六) 吉姆萨染色

吉姆萨染色用来检测骨髓和血液标本中白细胞层的荚膜组织胞浆菌，此菌通常呈现为小的椭圆形酵母细胞，染成蓝色，细胞壁很难着色而表现为透明晕圈。该染色还可用于耶氏肺孢子菌滋养体的染色。

基本步骤：

1. 制作薄涂片，放置于100%甲醇中1 min。

2. 将玻片晾干，滴加新鲜制备的吉姆萨染液于玻片，放置5 min。

3. 用无菌蒸馏水漂洗玻片，晾干，显微镜检查。

(七) 乳酸酚棉蓝染色

乳酸酚棉蓝染液是真菌检测的基础染液，其中包含苯酚、乳酸、甘油、苯胺蓝(棉蓝)染料。溶液需要过滤去除染料沉渣，储存于室温。真菌小培养时常用此法进行染色观察。

基本步骤：

1. 浓缩苯酚[20%(vol/vol)]中加入甘油(40%)、乳酸(20%)、水(20%)，再加入苯胺蓝(0.05 g)。

2. 将溶液过滤以去除染料沉渣。

3. 使用时向玻片上滴加1滴染液，制作湿片，添加盖玻片镜下观察。

(八) 六胺银染色

六胺银染色是组织中观察真菌最有用的染色方法，真菌明显地被染成黑色而背景呈浅绿或黄色。此法在组织学实验室更为常见。Grocott改良的Gomori六胺银染色常用于脱蜡组织中真菌的组织病理学检测。

基本步骤：

1. 制备六亚甲基四胺硝酸银溶液：将3%的六亚甲基四胺(3 g加入100 ml蒸馏水)加入至5%硝酸银溶液(5 g加入100 ml蒸馏水)，直至产生白色沉淀，摇晃时变清澈。

2. 用蒸馏水将上述配置的溶液进行1∶2稀释，添加5 ml摄影级的5%硼砂溶液。

3. 将制好的玻片放入铬酸洗液(5 g重铬酸钾加入100 ml蒸馏水)进行氧化，再放入重亚硫酸钠溶液(1 g加入100 ml蒸馏水)进行中和。

4. 将玻片放入稀释的六亚甲基四胺硝酸银溶液，加热至58～60 ℃直到变成黄褐色。

5. 将玻片在蒸馏水中进行彻底的漂洗，放入氯化金溶液上色(0.1 g加入100 ml蒸馏水)。

6. 将玻片放入硫代硫酸钠溶液(2 g加入100 ml蒸馏水)去除未减少的银，再放入0.03%的品绿中进行复染。

7. 漂洗，晾干，显微镜观察。

(九) 过碘酸-希夫染色(Periodic acid Schiff，PAS)

PAS染色主要用来检测临床标本中的真菌，特别是组织中的酵母细胞和菌丝。如使用苦味酸复染，真菌会染成亮粉红色或紫色而背景呈橙色，如使用品绿复染，背景则染成亮绿色。过碘酸染色将细胞壁中的醛水解，使细胞壁可以与改良希夫试剂结合，从而使细胞壁中的碳水化合物染成亮粉红色。PAS染色是一种非常出色的普通染色方法，因为大多数临床标本中的真菌都可以被染色。但由于该法需要复杂的染色步骤，又需要耗费大量时间，目前在国外已逐渐被钙荧光白染色取代。呼吸道分泌物不可用PAS染色，因黏液也可染成亮粉红色。

基本步骤：

1. 将制备好的玻片放入甲醛-酒精中固定1 min，取出后风干。

2. 将玻片没入5%过碘酸溶液5 min，取出玻片放于碱性品红(0.1 g染料加入5 ml 95%酒精、95 ml水)2 min。

3. 取出玻片放于水中漂洗，再浸于次硫酸钠或次硫酸锌溶液(1 g次硫酸钠或次硫酸锌、0.5 g酒石酸加入至100 ml水中)10 min。

4. 用水漂洗玻片，取饱和苦味酸水溶液复染2 min或品绿溶液(1 g染料加入0.25 ml乙酸，再加入100 ml 80%的酒精)复染5 s。

5. 清水漂洗，晾干，显微镜观察。

（十）甲苯胺蓝O染色

甲苯胺蓝O染色主要用于检测肺活检标本和肺泡灌洗液(bronchoalveolar lavage，BALF)中的耶氏肺孢子菌。菌体可以染成红蓝色或深紫色而背景呈浅蓝色。耶氏肺孢子菌的包囊常成簇聚集，部分凹陷，呈现月牙形。染色不能辨认滋养体。虽然银染、单克隆抗体及钙荧光白染色都可使用，但甲苯胺蓝O染色简便快速，合适的标本(如BAL)可以得到可靠的结果。

基本步骤：

1. 制作好的玻片风干后置于硫酸盐化的试剂中(45 ml冰醋酸混合15 ml的浓硫酸)10 min。

2. 用冷水漂洗玻片5 min，甩去多余水分。

3. 将玻片置于甲苯胺蓝O溶液(0.3 g染料加入60 ml水)3 min。

4. 将玻片分别在95%酒精、无水酒精、二甲苯中漂洗，显微镜观察。

三、培养基

（一）科玛嘉(CHROMagar)念珠菌培养基

科玛嘉念珠菌培养基可以用来分离并鉴别临床实验室遇到的最常见的念珠菌，目前已经过验证可单独作为以分离酵母菌为主的培养基，这些临床标本包括咽拭子、尿液、生殖道及血培养酵母菌涂片阳性的标本。对于分离临床标本中混合酵母菌的效力尤其显著。对于以下念珠菌，科玛嘉培养基中的显色底物可以产生唯一和特异性的颜色。

1. 白念珠菌：浅至中等绿色，都柏林念珠菌在初代培养时常产生深绿色菌落，但经过传代培养后该特性消失。

2. 热带念珠菌：深蓝色至金属样的蓝紫色。

3. 克柔念珠菌：淡粉色菌落伴白色边缘，菌落粗糙。

研究显示科玛嘉培养基对于上述三种念珠菌的鉴定结果无需其他试验进一步的鉴定。光滑念珠菌可以形成粉红色菌落，但不能可靠地同其他酵母菌进行区分。褶皱念珠菌形成唯一的蓝绿色伴白色边缘的菌落，略粗糙。丝状真菌在科玛嘉培养基上生长可能形成与在常规培养基上不同的颜色，但镜下形态不发生改变。

注意：

1. 平板在37 ℃条件下培养可以最好的产色，不应将其放置于30 ℃环境中。

2. 培养时应放置在普通培养箱,而非 CO_2 培养箱,培养时间在 36～48 h。

3. 使用前和培养过程中尽可能地避免将平板暴露在光照下。

4. 所有酵母菌及丝状真菌可以在平板上生长,但细菌会被氯霉素抑制。霉菌可能不会产生典型的菌落颜色,但镜下形态不会发生改变。

科玛嘉(CHROMagar)念珠菌培养基配方如下。

葡萄糖	20.0 g	显色混合物	2.0 g
琼脂	15.0 g	氯霉素	0.5 g
蛋白胨	10.0 g	蒸馏水	1 000 mL

(二) 沙氏葡萄糖琼脂

沙氏葡萄糖琼脂最初是由 Sabouraud 发明用来培养皮肤癣菌的培养基。该培养基含胰腺消化的酪蛋白、消化的动物组织、4%浓度的葡萄糖,通过缓冲液将 pH 调节至 5.6。Emmons 将该配方进行了改良,将葡萄糖的浓度降低至 2%,将 pH 由原来的 5.6 调为 6.9～7.0。可以向其中添加不同组合的抗生素,包括放线菌酮、庆大霉素、环丙沙星、青霉素、氯霉素及链霉素等,这些抗生素可以抑制某些真菌、革兰阳性及革兰阴性细菌,达到选择性的目的。该培养基也可以肉汤的形式使用。该培养基目前成为国内实验室真菌培养最常使用的培养基,但对于某些真菌的分离效果并不理想。

配方:Emmons 改良配方如下。

葡萄糖	20.0 g	蛋白胨	10.0 g
琼脂	17.0 g	蒸馏水	1 000 mL

1. 称量上述试剂加入至蒸馏水中,热水加热使试剂溶解。通过缓冲液调节 pH 至 6.9。

2. 15 lb/in^2 高压 10 min。

3. 放至适宜温度冲倒平板。

(三) 马铃薯葡萄糖琼脂

马铃薯葡萄糖琼脂是一种用于刺激真菌产孢的培养基,同时可刺激一些皮肤癣菌产生色素,最常用于小培养观察真菌形态。马铃薯浸出物和葡萄糖可以为真菌提供丰富的营养因子而促进真菌生长,添加的酒石酸可以降低培养基的 pH,因此可以抑制细菌的生长。该培养基可以促进临床遇到的绝大多数真菌的生长。

配方:

马铃薯浸出粉	15.0 g	琼脂	20.0 g
葡萄糖	20.0 g	蒸馏水	1 000 mL

(四) 察氏琼脂

察氏琼脂是一种用来鉴别曲霉属的培养基,蔗糖是其唯一的碳源,硝酸钠是其唯一的营养来源。任何细菌或真菌可以利用硝酸钠作为营养支持而在此培养基上生长。

配方:

蔗糖	30.0 g	$MgSO_4 \cdot 7H_2O$	0.5 g
琼脂	15.0 g	KCl	0.5 g
$NaNO_3$	3.0 g	$FeSO_4 \cdot 7H_2O$	0.01 g
K_2HPO_4	1.0 g	蒸馏水	1 000 mL

（五）抑制霉菌琼脂

抑制霉菌琼脂是一种营养丰富的选择性培养基，主要用于非无菌性标本中对放线菌酮敏感真菌的分离培养，如隐球菌、毛霉真菌、荚膜组织胞浆菌等。酪蛋白和动物组织可提供真菌生长所需的营养要求，酵母提取物提供相应的维生素。抑制霉菌琼脂的分离效果优于沙氏葡萄糖琼脂。

配方：

胰腺消化酪蛋白	3.0 g	磷酸钠	2.0 g
消化的动物组织	2.0 g	硫酸镁	0.8 g
酵母提取物	5.0 g	硫酸亚铁	0.04 g
葡萄糖	5.0 g	氯化钠	0.04 g
淀粉	2.0 g	硫酸锰	0.16 g
糊精	1.0 g	琼脂	15.0 g
氯霉素	0.125 g	蒸馏水	1 000 mL

（六）水琼脂

该琼脂是一种营养缺陷的培养基，即 1% 的水琼脂，可促进暗色真菌、雅致鳞质霉及 *Saksenaea vasiformis* 的产孢。向培养基中添加无菌的康乃馨叶可用来鉴定镰刀霉属。

配方：

琼脂	20.0 g	蒸馏水	1 000.0 mL

（七）沙氏脑心浸液琼脂

该琼脂是一种普通的琼脂，可用来分离和培养所有的真菌。该琼脂联合了脑心浸液琼脂和沙氏葡萄糖琼脂，其中的绵羊血提供了丰富的营养因子，供大多数苛养真菌的生长，特别是能促进荚膜组织胞浆菌的生长。可以向培养基中添加放线菌酮、氯霉素、链霉素等抗生素实现选择性。

配方：

葡萄糖	21.0 g	氯化钠	2.5 g
新蛋白胨	5.0 g	磷酸二钠	1.25 g
脲蛋白胨	5.0 g	琼脂	15.0 g
牛脑浸液	100.0 g	蒸馏水	1 000 mL
牛心浸液	125.0 g		

（可选：氯霉素 50 mg、羊血 100.0 mL）

（八）玉米-吐温 80 琼脂

玉米琼脂添加吐温 80 可以用来培养和鉴别念珠菌属间的丝状特点。吐温 80 是一种表面活性剂，与葡萄糖结合可诱导念珠菌假菌丝、厚壁孢子及关节孢子的形成。将念珠菌接种在盖玻片下或营造微需氧的环境，可以最佳形式产生厚壁孢子。

配方：

玉米粉	40 g	吐温 80	10 mL
琼脂	20 g	蒸馏水	1 000 mL

1. 加入 500 ml 蒸馏水混合玉米粉，搅拌均匀，65 ℃加热 1 h；
2. 使用纱布初步滤去玉米粉颗粒，再用滤纸过滤，直至滤液清澈，恢复滤液体积至 500 ml；
3. 调节 pH 至 6.6～6.8，添加 500 ml 溶解的琼脂溶液；
4. 加入吐温 80，15 lb/in^2 高压 15 min；
5. 根据需要冲倒平板或斜面培养基。

如果用 10 g 葡萄糖替换吐温 80，培养基可根据色素的产生用来鉴别须癣毛癣菌和红色毛癣菌。

（九）鸟食琼脂

鸟食琼脂是一种选择性和鉴别性培养基，主要用于分离隐球菌属，特别是新型隐球菌和格特隐球菌，这两种隐球菌可产生酚氧化酶。当培养基中的底物被降解后可以产生黑色素，隐球菌将其吸收至细胞壁而导致菌落产生褐色色素，其他酵母菌的颜色呈米黄色或奶油色。肌氨酸酐可以加强某些新生隐球菌菌株的黑化作用。

配方：

印度油菊种子	50.0 g	蒸馏水	100 mL

1. 用搅拌机将种子粉碎；
2. 加入 900 ml 蒸馏水；
3. 煮沸 30 min；
4. 冷却后用 4 层纱布滤去渣滓，加入蒸馏水至 1 000 ml；
5. 加入：1.0 g KH_2PO_4、1.0 g 肌氨酸酐、15.0 g 琼脂。

另外，配方中加入 1 g 葡萄糖可鉴定都柏林念珠菌，但会抑制新型隐球菌和格特隐球菌的色素产生；加入 1 g 氯霉素有利于新型隐球菌和格特隐球菌的分离和产色。

6. 混合均匀，15 lb/in2 高压 15 min；
7. 根据需要制备斜面培养基或平板。

（范齐文）

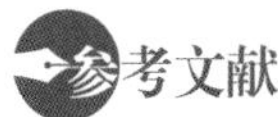
参考文献

1. Davise H. Larone. Medically Important Fungi, A Guide to Identification [M]. 5th. ed. Washington DC: ASM, 2011.
2. James Versalvoic, Karen C. Carroll, Guido Funke, et al. Manual of Clinical Microbiology [M]. 10th ed. NY: John Wiley and Sons Ltd. 2011;1767 - 1775
3. Ronald M. Atlas. Handbook of Microbiological Media [M]. 3th ed. Boca Raton: CRC Pr. 2004.
4. 王端礼. 医学真菌学——实验室检验指南[M]. 北京：人民卫生出版社，2005

附录二

真菌菌种保存

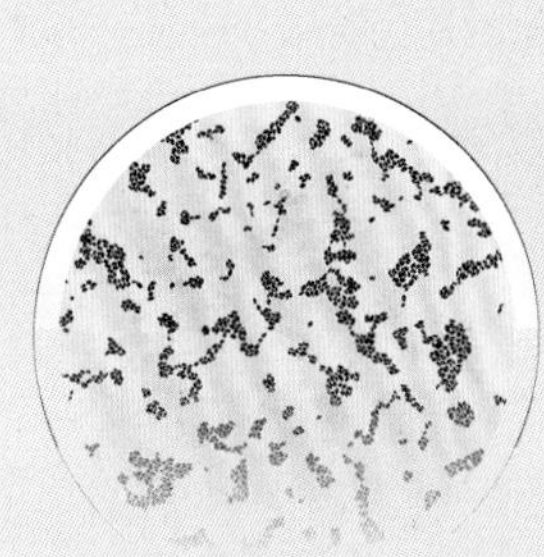

确保真菌菌种稳定的长期保存对于真菌研究至关重要，然而，实现这一目的并非易事。真菌是一类多样性丰富的微生物，随着保存时间的延长和不断的传代需要，真菌的毒力、致病性、生长速度等基本特性会发生改变。为了最大限度保持真菌的活性、形态学、生理学、遗传完整性等特性，往往需要几种培养和保存方法。理想情况下，保存的菌种在长期保存下仍具有活性，但处于静止状态，以防止突变的积累导致形态学和生化特性的改变。常用的菌种保存方法有持续传代，保存于无菌水、土壤或矿物油中，冷冻或真空干燥等三种。

持续传代法是将真菌持续地在琼脂上接种生长，是一种短期的保存方法。将培养物存放于 4～25 ℃或将其冷冻可以增加传代的间隔。将真菌保存于无菌水放置在室温是一种简易经济的方法，但真菌细胞的稳定性无法得到保障。利用冷冻法，如液氮或低温（－20 ℃和－70 ℃）可以较好地弥补水保存法的不足。国际上的一些真菌研究机构推荐使用冷冻法和冻干法进行菌种保存。尽管对活细胞进行冻干可以长期保证细胞的稳定性，但整个程序冗长耗时，且需要昂贵的设备。冷冻法的使用最为广泛，大多数真菌可使用此法进行保存。

真菌保存方法的选择取决于多方面的因素，包括菌属的考虑、可用的资源及保存的目的。一些低成本的保存方法操作便利，如室温保存在无菌蒸馏水或矿物油。当条件允许时，应使用一种推荐方法（冻干法或液氮保存法）保存真菌菌种。

一、水保存法

（一）操作步骤

1. 将真菌接种在带螺口盖的玻璃管 PDA 斜面培养基，置于 25 ℃培养 2 周，向培养管内加入 6～7 ml 的无菌蒸馏水。

2. 使用移液器枪头在斜面上轻轻刮取孢子或菌丝片段，收集上清悬液并转移至无菌的带螺口瓶内。

3. 将瓶盖旋紧，以防止水分的蒸发，如发生蒸发可定期添加无菌蒸馏水，在瓶上做好标记储存于 25 ℃环境中。

（二）活性检测

无菌条件下从瓶内吸取 0.3 ml 悬液接种至 SDA 或 PDA 斜面，于 25 ℃培养 3 周，定期观察生长情况。3 周后如无生长，或重复转种培养后仍无生长，表明保种物无活性。

二、冷冻保存法

(一) 操作步骤

1. 将真菌接种在带螺口盖的聚丙烯管 PDA 斜面培养基,置于 25 ℃培养 2 周。
2. 旋紧瓶盖,置于冷冻冰箱(−70 ℃以下)。

(二) 活性检测

从冰箱取出培养管,自冰冻的 PDA 斜面挖取一小部分菌落接种至另一 PDA 斜面培养基,于 25 ℃培养至少 3 周。如复苏生长的菌落特点与保种之前的特性一致,表明保种切实可行;如转种的菌落无生长或菌落的特性与初始特性不一致,按上述方法重复转种。如第二次转种仍无生长表明保种失败。

注意:培养管自冰箱取出后应尽快操作,避免融化,尽快放回冰箱,否则影响真菌的存活率。

三、矿物油浸没法

(一) 操作步骤

1. 准备高等级的矿物油,121 ℃高压 15 min。
2. 将真菌接种在带螺口盖的玻璃管 PDA 斜面培养基,置于 25 ℃培养 2 周。
3. 向培养管内加入矿物油,以矿物油高出斜面 1 cm 为宜,确保培养管的斜面和所有菌落完全被浸没。
4. 将培养管直立放置于室温,定期观察矿物油水平及含量,必要时适量添加。

(二) 活性检测

从保种培养斜面挑取小量菌落接种至适当的培养基(PDA 或 SDA),取菌时尽量沥去矿物油。由于菌落黏附矿物油,菌落的生长速度会较慢,可能需要传代多次。理想的操作方法可以将菌落接种在斜面培养基的中点,可以使多余的矿物油流至管底。

四、冷冻干燥法

冷冻干燥保存适合产孢的真菌,特别是一些能够产生子囊孢子和分生孢子的真菌,保存周期长,可达 20～40 年。

(一) 操作步骤:

1. 将真菌接种在带螺口盖的玻璃管 PDA 斜面培养基,置于 25 ℃培养至生长良好。
2. 刮取适量真菌与保护剂(如脱脂牛奶)混匀后,加入安瓿瓶中,在−40 ℃冰箱预冷 2 h。

3、置于冷冻干燥机上冷冻干燥 8～20 h,熔封。

4. 测定真空度,合格后室温或者 4 ℃保存。

(二) 活性检测

配制液体 SGA 或者 MEA 培养基,安瓿瓶打开后将粉末倒入以上培养基,适宜条件下生长 1～3 周,保存良好的菌落可以恢复生长。

五、各种真菌长期保存方法之间的比较

详见下表。

方法	保护剂	温度	年限	成本	特殊设备需求	优点	不足
持续培养法	无	4～25℃	1～2年	低	不需要	简便	耗费人力、时间，有污染和干燥的风险，稳定性降低
蒸馏水保存法	无	室温	1～10年	低	不需要	简便	需要有经验的人员
矿物油保存法	无	室温	1～40年	低	不需要	简便	保存期间继续生长
干燥法	泥土 硅胶	室温	1～11年	低	需要	简便	耗费人力，有污染风险，稳定性降低
液氮保存法	甘油 DMSO	−180～−130℃	>40年	高	需要	长期稳定，省时	需要有经验的人员，昂贵
冻干法	甘油，DMSO 脱脂牛奶	4℃	5～40年	高	需要	长期稳定	需要有经验的人员，耗时，昂贵
低温冷冻法	营养培养基 甘油	−80～−20℃	5～30年	高	需要	简便，长期稳定	需要冷冻冰箱，不太适合皮肤癣菌

六、不同菌种的保存方法比较

见下表。

菌种	水保存法	矿物油法	低温冷冻	冻干法
酵母菌	多数适用	较少使用	马拉色菌为首选；组织胞浆菌、副球孢子菌和芽生菌应在酵母相冷冻，而球孢子菌在菌丝相早期冷冻。	多数适用
丝状真菌	多数适用	多数适用	某些不耐低温的菌不用，比如蛙粪霉、毛癣菌的某些属（同心毛癣菌、许兰毛癣菌）。	不产孢的真菌不合适用
平均存活率(%)	酵母：98.9 丝状菌：90.8	酵母：88.2 丝状菌：76.3	酵母：99.5 丝状菌：95.5	酵母：87 丝状菌：变化

注：参考数据来自参考文献1和参考文献5。

（范齐文　占　萍）

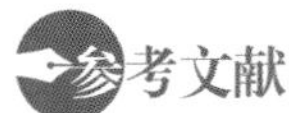参考文献

1. Nilgun Karabicak, Onur Karatuna, Isin Akyar. Evaluation of the viabilities and stabilities of pathogenic mold and yeast species using three different preservation methods over a 12-year period along with a review of published reports [J].

Mycopathologia, 2016,181:415-424.

2. Dana L Richter. Revival of saprotrophic and mycorrhizal basidiomycete cultures after 20 years in cold storage in sterile water [J]. Can J Microbiol, 2008,54:595-599.
3. Ismahen Lalaymia, Sylvie Cranenbrouck, Stephane Declerck. Maintenance and preservation of ectomycorrhizal and arbuscular mycorrhizal fungi [J]. Mycorrhiza, 2014,24:323-337.
4. Zhang Qiangqiang, Wang Jiajun, Li Li. Storage of fungi using sterile distilled water or lyophilization: comparison after 12 years [J]. Mycoses, 1998,41:255-257.
5. 杨启文,倪语星,林丽开,等.临床微生物实验室真菌检测能力建设基本要求专家共识[J].中华检验医学杂志,2019,42(7):15.

附录三

真菌常用术语解释及中英文对照

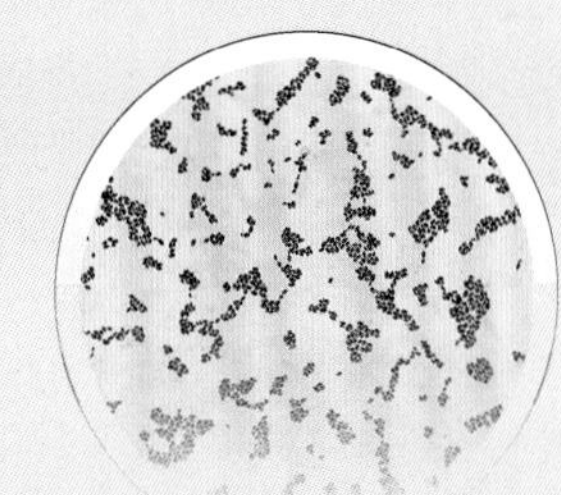

acropetal	离基的	与向基相反,连续成串生长的孢子,其最顶端的孢子是最新生长的,最近端是最老生长的。又名离基式或远心性
aerial hyphae	气生菌丝	生于培养基表面以上的菌丝
aleuriospore	粉状孢子	分生孢子的一种,单细胞,壁薄,其作用同一个孢子或一个性孢子
anamorph	无性型	产生无性孢子的真菌
annellophore	环孢子梗	在分生孢子梗上,由于相继产生分生孢子而形成的环状结构
annellospore	环痕孢子	在环孢子梗上产生的孢子
apophysis	囊托	指孢子囊等漏斗状基部,孢子囊壁和囊轴在该处连合
arthrospore	关节孢子	由菌丝断裂而形成的孢子,呈长方形、方形或两端钝圆,常连接成链,如白地霉孢子
ascoma	子囊果	子囊菌类产生的有性子实结构的通称,内含子囊和子囊孢子
ascospore	子囊孢子	产生于子囊里面的孢子,多半是由细胞游离方式形成,是一种有性生殖的孢子
ascus	子囊	生于子囊果内的囊状体,其中含有一定数目(典型为8个)的子囊孢子
basipetal	向基式	也叫作求基式,是分生孢子形成的一种方式,由分生孢子梗顶端开始,逐渐向下形成孢子,最顶端的孢子是最早形成的
biseriate	双层的	曲霉顶囊表面先产生一层梗基,再由梗基上形成瓶梗
blastospore	芽生孢子	以出芽方式形成的无性孢子,如酵母和芽生菌属的孢子
blastoconidium	芽分生孢子	沿菌丝、假菌丝或酵母菌种的单细胞以出芽方式形成的分生孢子
budding	芽殖	从母细胞生长出新的、小细胞的无性繁殖过程,是酵母菌或酵母样真菌的特征
chlamydospore	厚壁孢子	自菌丝上生成的一种厚壁的休眠孢子,圆形或不规则形,间生、顶生、侧生或游离,单个或数个成串
cleistothecium	闭囊壳	有完好包被而无孔口的子囊果
columella	囊轴	孢囊梗末端膨大部分,伸入囊内,常在孢子囊消解后方明显漏出,有球形、卵球形等各种形状
conidium (复数:conidia)	分生孢子	无性的繁殖体。由一个或多个细胞组成,通常向外形成,不被包绕在诸如孢子囊这类的囊状结构中,一种真菌如果产生两种类型的分生孢子,将小的、单细胞的叫作小分生孢子,而将大的、通常有两个或更多细胞的叫作大分生孢子
collarette	囊领	指残留在原地的破裂的一部分孢子囊壁
conidiophore	分生孢子梗	具或不具分枝的产生分生孢子的全部结构

(续 表)

conidial chain	分生孢子链	由分生孢子连成的不分枝的链
conidial head	分生孢子头	曲霉中包括顶囊、产孢细胞以及分生孢子链在内的全部结构
dimorphic fungus	双相真菌	同一种真菌在不同的环境下(室温或 37 ℃,体内外或特殊的培养基上)具有不同的生长形态,而且可以相互转变,如酵母相和菌丝相的转变
foot cell	足细胞	曲霉中分生孢子梗茎基部的倒 T 字形部分
gamete	配子	有性生殖时合体接的生殖细胞,通常在胚子囊内分化,不单独发生
germ tube	芽管	分生孢子或芽生孢子向外生长出来的管状结构,是真菌菌丝的起点。芽管在从母细胞发出的部位无缩窄
hilum	脐	连接处的痕迹,是分生孢子一端在之前连接分生孢子梗和另一分生孢子处的痕迹
hulle cell	壳细胞	曲霉中顶生或间生于菌丝的厚壁细胞,在某些种中,常包于闭囊壳的周围
hypha	菌丝	菌丝体中的具或不具横隔的单根的菌丝体,是大多数真菌结构的单元
intercalary cell	间生孢子	在两个细胞间的孢子
lateral	侧生的	在菌丝或分省孢子梗的两侧生长的
metula	梗基	产生瓶梗的特化细胞
mycelium	菌丝体	由一簇菌丝组成的多细胞的丝状结构
nodular bodies	结节状菌丝	也叫作结节状器官或瘤状体,是菌丝的分枝扭转缠绕形成的
penicillus	帚状枝	是青霉和青霉近似属中产生分生孢子的结构。有瓶梗、梗基、副枝和次生副枝等
phialide	瓶梗	产孢细胞的一种类型,产生向基序列的内壁芽苗分生孢子,本身长度不增加
pseudomycelium	假菌丝	由芽生孢子连接成链,外形似有隔菌丝,但其直径不一,且易分离
rhizoid	假根	由菌丝(菌体)或子实体上生出的分枝,呈根状构造,起附着、支持、吸收等作用
sclerotium	菌核	由菌丝集结成的一种休眠体,大多为球形的坚硬团块
sporangiospore	包囊孢子	在孢子囊内形成的孢子
sporangium	孢子囊	一种密闭的容器,常呈圆形或梨形,生于孢囊梗上,其内产生孢囊孢子,成熟后囊壁破裂,释放出孢子,暴露出囊轴和囊托,见于毛霉目真菌
spore	孢子	通过有性繁殖(子囊孢子、担孢子或接合孢子)或在孢子囊内(孢囊孢子)无性繁殖形成的繁殖体。临床实验室常见的孢子通常被包绕在囊状结构中(不同于游离、未被包绕的分生孢子)
sporodochium	分生孢子座	由分生孢子梗密集、簇生而形成的垫状子座,裸露、定型,某些镰刀菌可见。培养时较难形成
sterigma	小梗	产生担孢子的锥形或长形突起物,以前曾不适当地用于曲霉和青霉的产孢细胞,相当于瓶梗,现已不用
stolon	匍匐菌丝	沿培养基表面横向生长的菌丝,其上产生的假根伸入培养基内,在此菌丝上产生的孢囊梗或分生孢子梗向上直立
sympodial growth	合轴生长	产孢结构在每个新的分生孢子的下端形成新的生长点导致外观呈膝状(弯曲),并不断增加长度
teleomorph	有性型	产生有性孢子的真菌
truncate	截断	突然的中断,留下扁平的切迹

（续　表）

uniseriate	单层的	曲霉中顶囊表面直接产生瓶梗的
vegetative mycelium	营养菌丝	伸入基质(如培养基)内的菌丝,其作用为吸收营养
vesicle	顶囊	曲霉分生孢子梗顶端膨大形成的囊状体
zygospore	接合孢子	在毛霉门和虫霉门,由两个同形配子或配子囊融合而形成的有性孢子

（范齐文　卢洪洲）

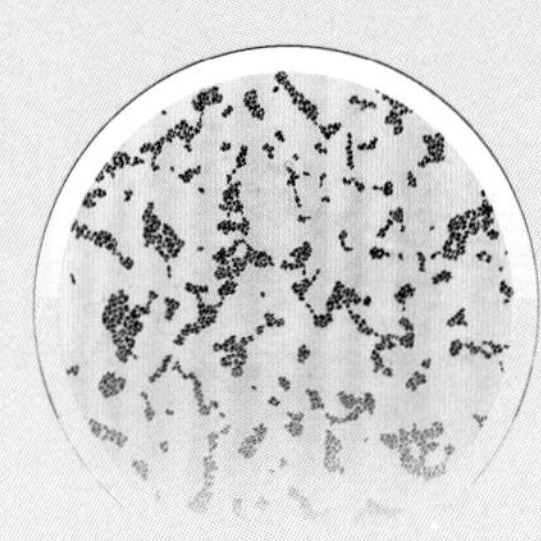

附录四

常用真菌网站、参考书目及内容介绍

一、常用真菌网站

1. 阿德莱德真菌学在线(Adelaide Mycology Online)　http://www.mycology.adelaide.edu.au/
2. 曲霉网(The Aspergillus Website)　http://www.aspergillus.org.uk/
3. 荷兰皇家科学艺术学院真菌生物多样性中心(Westerdijk Fungal Biodiversity Centre)　https://wi.knaw.nl/
4. 真菌数据库 Mycobank　http://www.mycobank.org
5. 美国疾病预防控制中心　http://www.cdc.gov
6. Doctorfungus　http://www.doctorfungus.org
7. 国际人和动物共患真菌病协会:http://www.isham.org
8. 中国真菌病监测网　https://www.chifungi.cn/
9. 亚洲真菌工作小组　https://www.afwgonline.com/the-afwg/
10. 曲霉生物信息库 AspGD　http://www.aspergillusgenome.org/
11. 酿酒酵母基因信息库 SGD　https://www.yeastgenome.org/
12. 念珠菌生物信息库 CGD　http://www.candidagenome.org/
13. 全球真菌感染行动基金　https://www.mycobank.org/
14. CLSI 官网(CLSI 药敏文件发布)　https://clsi.org/standards/
15. EUCAST 官网(EUCAST 药敏文件发布)　https://www.eucast.org

二、常用真菌参考书目及内容介绍

(一)《医学重要真菌鉴定指南(第六版)》(*Medically Important Fungi-A Guide to Identification*, 6th)

《医学重要真菌鉴定指南》是由美国微生物科学院院士 Davise H. Larone 独立编著的一本医学真菌参考书,最新版本为第六版。本书语言为英语。全书共分为 4 部分,分别从显微镜直接观察、真菌培养鉴定、真菌鉴定的基本分子机制及实验室常用技术等方面进行介绍,内容简明扼要,同时配有典型的镜下手绘图片及显微照片,方便读者理解记忆。该书最大的特点是将不同类别但具有相似特点的真菌进行了整理归纳,辅以手绘图片,方便读者对未知真菌的查阅,有较强的实用性。所以本书非常适合真菌初学者学习,对于实验室真菌鉴定工作有较大的指导意义。本书第五版已由国内的学者翻译成中文版。见图附录 4-1。

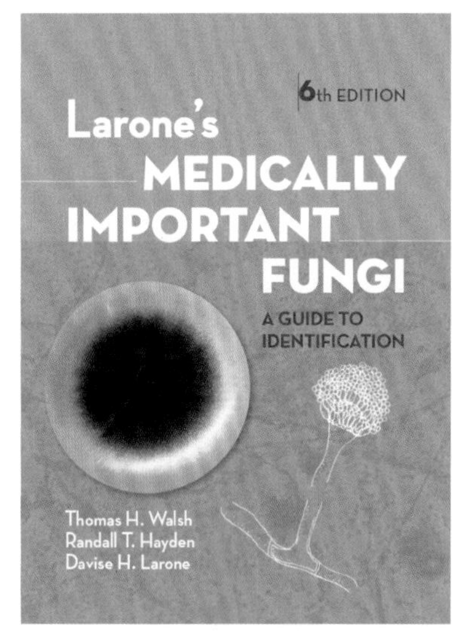

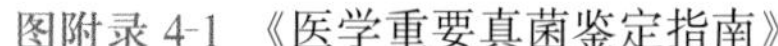
图附录 4-1 《医学重要真菌鉴定指南》

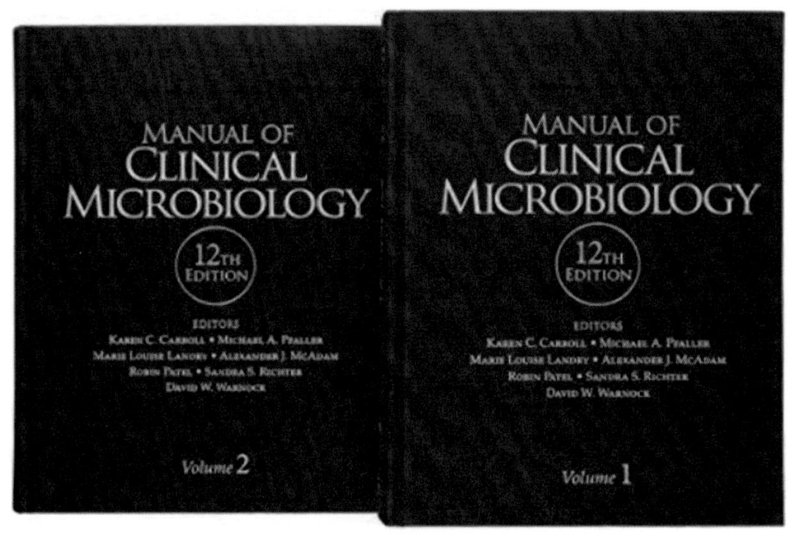

图附录 4-2 《临床微生物手册》

（二）《临床微生物手册(第十二版)》(Manual of Clinical Microbiology，12th)

《临床微生物手册》相当于微生物工作者的“圣经”，书中所有内容的编者均为全球相关领域的顶级专家学者，其内容的权威性在业内获得广泛的认可，至今已出版至第 12 版。该书语言为英语。全书内容涵盖了微生物学科所有亚专业：细菌学、真菌学、病毒学及寄生虫学。真菌学部分的内容，从真菌的分类学开始，详细介绍了真菌的命名分类；然后从实验室不同真菌学检测标本的采集，真菌检测的试剂、培养基、染色及检测方法，到不同类别的临床常见真菌的详细介绍，最后讲述抗真菌药物敏感性检测方法及耐药机制，系统详尽。该书同样作为真菌学的工具参考书，适合微生物实验室工作人员学习使用，已由国内学者翻译成中文版。见图附录 4-2。

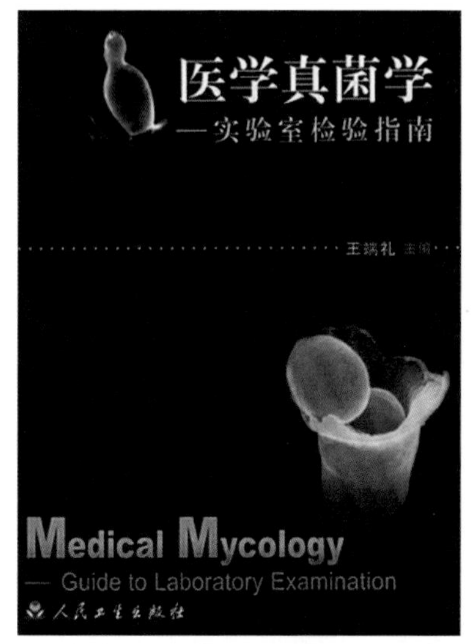

图附录 4-3 《医学真菌学——实验室检验指南》

（三）《医学真菌学——实验室检验指南》

该书是由国内著名的皮肤学及医学真菌学专家王端礼教授、李若瑜教授及北京大学真菌和真菌病研究中心的专家教授共同编写的一部医学真菌参考书，同时亦是一本精美的真菌学图谱。书中对临床常见的真菌病和相关真菌进行了分类系统描述，既有实验室的鉴定指导，又涵盖临床的药物治疗；既有病原学的镜下及菌落图片，又包含病理和疾病的照片。内容丰富系统，非常具有临床指导意义，适用于临床科室、实验室工作人员学习参考。见图附录 4-3。

（四）《现代医学真菌检验手册(第三版)》

该书是由国内著名皮肤病专家吴绍熙前辈主编，汇集了一批国内真菌学知名的专家学者编著而成。全书围绕真菌检验这一主题，从真菌学简介开始，层层递进，详细介绍真菌实验室的检测流程及相关方法；又从浅部真菌、酵母菌、深部真菌、条件致病污染真菌及放线菌等分类方式进行展开，较为系统地将临床可以遇到的真菌及放线菌进行了描述。在众多真菌学实验室检测方面的书籍中，该书所涵盖的内容颇为丰富全面，适合从事真菌检测的实验室工作人员学习使用，也适合真菌初学者的学习。见图附录 4-4。

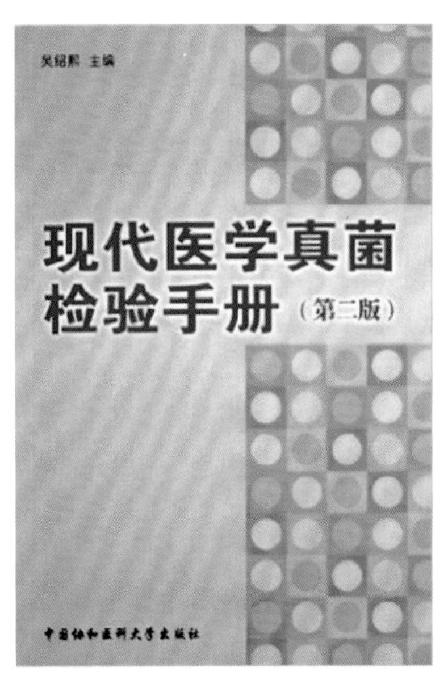

图附录 4-4 《现代医学真菌检验手册》(第三版)

DESCRIPTIONS OF MEDICAL FUNGI

THIRD EDITION
(revised November 2016)

SARAH KIDD[1,3], CATRIONA HALLIDAY[2],
HELEN ALEXIOU[1] and DAVID ELLIS[1,3]

[1]NATIONAL MYCOLOGY REFERENCE CENTRE
SA PATHOLOGY, ADELAIDE, SOUTH AUSTRALIA

[2]CLINICAL MYCOLOGY REFERENCE LABORATORY
CENTRE FOR INFECTIOUS DISEASES AND MICROBIOLOGY
LABORATORY SERVICES, PATHOLOGY WEST, ICPMR,
WESTMEAD HOSPITAL, WESTMEAD, NEW SOUTH WALES

[3]DEPARTMENT OF MOLECULAR & CELLULAR BIOLOGY
SCHOOL OF BIOLOGICAL SCIENCES
UNIVERSITY OF ADELAIDE, ADELAIDE

AUSTRALIA

2016

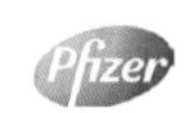

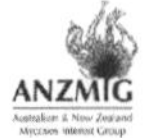

We thank Pfizer Australia for an unrestricted educational grant to the Australian and New Zealand Mycology Interest Group to cover the cost of the printing.

图附录 4-5 《医学真菌描述》

(五)《医学真菌描述(第三版)》(Descriptions of Medical Fungi，3th)

《医学真菌描述》是由澳大利亚阿德莱德大学妇女儿童医院出品的一部电子书，可以从 Adelaide Mycology Online 网站(http://www. mycology. adelaide. edu. au/)免费下载。本书语言为英语。书中介绍的菌属/种按名称首字母进行排序，方便读者查询。每种菌都从菌落生长速度、菌落特点、致病性等方面进行介绍，同时总结出该菌的关键特点，并配有镜下形态的图片。最为独特的是将每种菌的药物敏感性以表格的形式列在篇幅的最后，方便临床治疗用药的参考，既方便了对于无法开展药敏试验的实验室出具药敏报告，又能指导临床医生的用药治疗，是一部指导意义较强的工具书。见图附录 4-5。

(六)《临床真菌学(附光盘)》(Clinical Mycology with CD-ROM)

《临床真菌学(附光盘)》是由 Churchill Livingstone 出版社出版的一部真菌学著作，NEJM 在第二版的书评中这样评价："《临床真菌学》对于所有与侵袭性真菌疾病相关的临床医生、病理学家和微生物学家是一本必读书籍。"由此足见此书是一部难得的上乘之作。本书语言为英文，全书共分 4 部分，分别包括真菌学的基本理论、病原菌介绍、人体各器官系统感染等症状以及特殊需要考虑的内容。此书同时配套一张光盘，内含书中所有的电子图片，方便读者自我总结学习、制作幻灯等。见图附录 4-6。

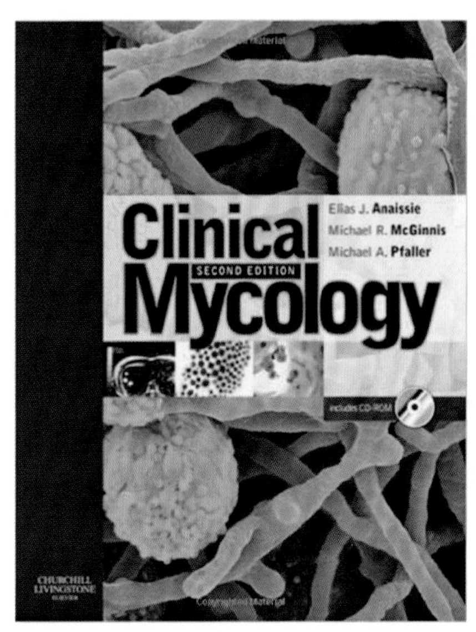

图附录 4-6 《临床真菌学(附光盘)》

(七)《革兰染色:从细菌革兰染色涂片中寻找真菌——一部医学微生物学的实验室指南》(Gram Stain: Looking Beyond Bacteria to Find Fungi in Gram Stained Smear — A laboratory guide for medical microbiology)

此书是一部实用性和指导性非常强的书籍，书中配有大量的革兰染色图片，通过对细菌革兰染色涂片的观察指导如何发现鉴别不同的真菌。全书共 20 章，前两章指导读者革兰染色涂片的观察思路及注意事项，如何科学地出具阴性和阳性的真菌涂片报告等。自第三章起，每章选取一个主题，以病例等形式展开，结合革兰染色涂片的结果及培养出的菌落图片，指导读者如何从细菌涂片中发现致病真菌。这种形式非常利于读者记忆学习，是一部具有较强指导意义的学习佳作，特别适合微生物实验室阅片工作人员的学习。见图附录 4-7。

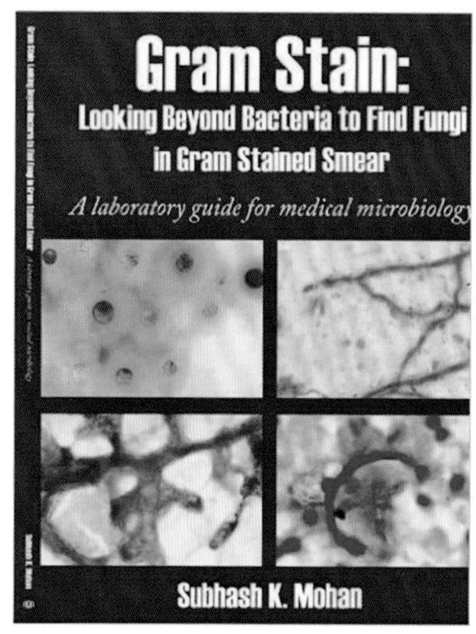

图附录 4-7 《革兰染色：从细菌革兰染色涂片中寻找真菌——一部医学微生物学的实验室指南》

（八）《临床真菌图谱（第四版）》（Atlas of Clinical Fungi，4th）

《临床真菌图谱》是由荷兰 CBS 真菌生物多样性研究中心出版发行的一套真菌图谱，全书分上下两册，内容丰富，内有大量典型的普通显微镜、电子显微镜、菌落生长以及病理等高清图片，还配有大量的模式图，方便读者理解记忆。另外，还可以查阅抗真菌药物敏感性的数据，方便临床抗感染的药物选择。该图谱同时还有年付费的网页版，由于纸版图谱近 1 600 页，随身携带不方便，网页版图谱在无法查阅纸板书时较为便利。从事真菌学实验室人员学习该图谱后专业水平可以获得较大的提升。见图附录 4-8。

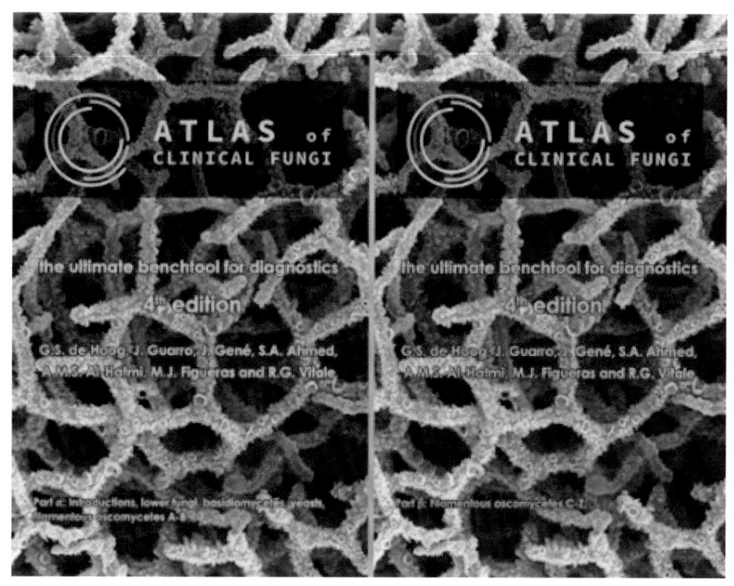

图附录 4-8 《临床真菌图谱》

（九）《临床真菌学要点（第二版）》（Essentials of Clinical Mycology，2nd）

《临床真菌学要点》是由斯普林格出版社于 2011 年出版的一部真菌学参考书，分别从实验室检测、流行病学、抗真菌药物介绍、各种真菌导致的疾病以及不同特殊人群真菌感染等方面进行系统阐述。每种真菌感染从实验室检测、真菌致病性、临床表现、治疗、预防等方面展开叙述，不仅限于实验室检测，是一部适合实验室及临床医生学习参考的真菌学著作。见图附录 4-9。

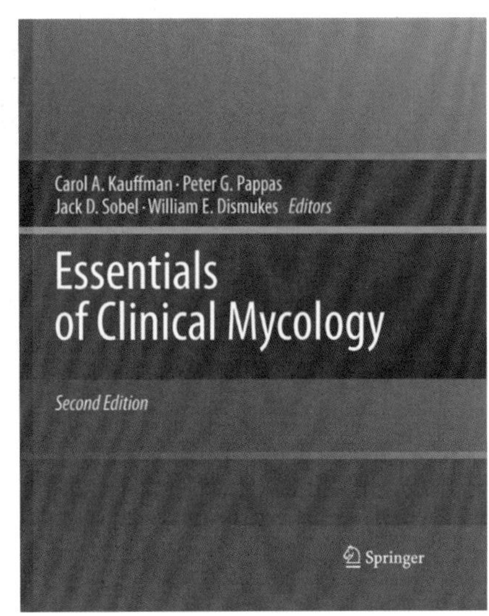

图附录 4-9 《临床真菌学要点》(第二版)

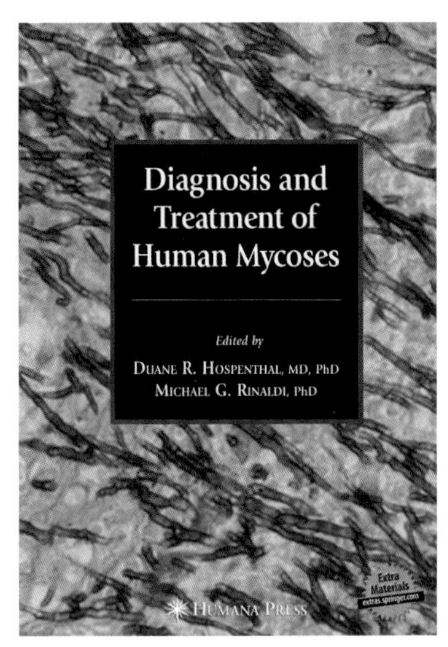

图附录 4-10 《人类真菌病诊断及治疗》

(十)《人类真菌病诊断及治疗》(Diagnosis and treatment of human Mycoses)

《人类真菌病诊断及治疗》一书是一部真菌病诊断学及治疗非常详尽的工具书,全书共分为三部分:第一部分是关于真菌病的概述,包括流行病学、当前的实验室检测方法学等;第二部分是关于真菌病的诊断学,包括实验室检测,影像学诊断及病理学等;第三部分是关于治疗方面深度的描述,包括抗真菌药物介绍、耐药及敏感性试验等。见图附录 4-10。

(范齐文 占 萍)

附录五

真菌名称及相关术语中英文对照

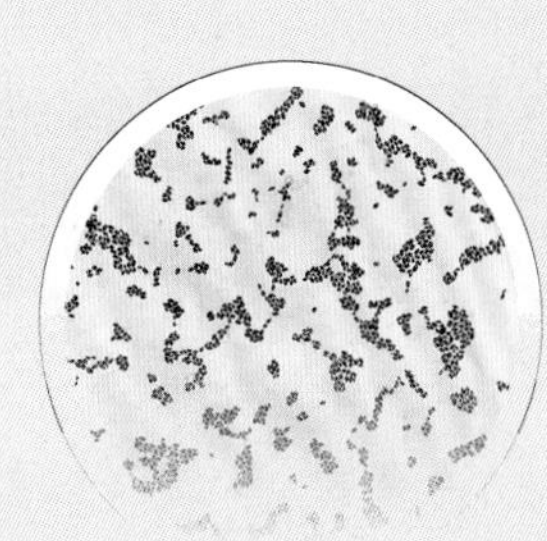

A

Abrupt 平截的
Abscission (孢子)脱落,切断
Absidia 梨头霉属
Absidia coerulea 蓝色梨头霉
Absidia corymbifera 伞枝梨头霉
Absidia hyalospora 透孢梨头霉
Absidia ramose 多枝梨头霉
-aceae 科的后缀
Acervuli 分生孢子盘
Acfinomycotic mycetoma 放线菌性足菌肿
Achlorophyllous 无叶绿素的
Acremonium 枝顶孢属
Acremonium alabamense 阿拉巴马枝顶孢
Acremonium bacillisporum 杆孢枝顶孢
Acremonium egyptiacum 埃及枝顶孢
Acremonium falciforme 镰状枝顶孢
Acremonium implicatum 纠缠枝顶孢,交织枝顶孢
Acremonium kiliense 基利枝顶孢
Acremonium recifei 瑞塞菲(氏)枝顶孢菌
Acremonium roseogriseum 粉灰枝顶孢
Acremonium sclerotigenum 产菌核枝顶孢
Acremonium strictum 紧密枝顶孢
Acremonium terricola 陆生枝顶孢
acrogenous 顶生的
Acrophialophora 端梗孢属
Acrophialophora fusispora 梭孢端梗孢
Acrophialophora levis 光滑端梗孢
Acropleurogenous 顶侧生的
Acuminate 渐尖的
Adiaspiromycosis 不育大孢子病
Adiaspore 不育大孢子
Aerial mycelium 气生菌丝体
Aflatoxin 黄曲霉毒素
Agaricales 伞菌目
Agaricomycetes 伞菌纲
Agaricomycotina 伞菌亚门
Aggregate 聚集的
Ajellomycetaceae 阿耶罗菌科
Albifimbria verrucaria 疣孢漆斑菌
-ales 目的后缀
Alternaria 链格孢属
Alternaria alternate 互隔链格孢
Alternaria infectoria 侵染链格孢
amber-colored 琥珀色的
Amesia atrobrunnea 深褐埃姆斯菌
Amphophilic 两染性的
Ampulliform 细颈瓶状的、安瓿形的
Anastomosis 菌丝配合,联接现象
Annellation 环痕
Annellide 环痕梗
Annelloconidia 环痕孢子
Anthropophilic 亲人的
Anylistaceae 新月霉科
Aphanoascus 隐囊菌属
Aphanoascus fulvescens 黄褐隐囊菌
Aphenoascus 丝囊菌属
apical 顶生的,顶部的
Apophysomyces 鳞质霉属
Apophysomyces elegans 雅致鳞质霉
Apophysomyces ossiformis 骨状鳞质霉
Apophysomyces trapeziformis 梯形鳞质霉
Apophysomyces variabilis 多变鳞质霉
Apothecium 子囊盘
Arthrinium 节菱孢属
Arthroderma 节皮癣菌属
Arthroderma benhamiae 本海姆节皮菌
Arthroderma borellii 包利节皮菌

Arthroderma cajetani 凯耶节皮菌
Arthroderma corniculatum 角突节皮菌
Arthroderma fulvum 粉节皮菌
Arthroderma gypseum 石膏样节皮菌
Arthroderma incurvatum 内弯节皮菌
Arthroderma insingulare 伊星古拉节皮真菌
Arthroderma obtusum 钝节皮菌
Arthroderma otae 太田节皮菌
Arthroderma persicolor 桃色节皮菌
Arthroderma racemosum 总状节皮菌
Arthroderma terrestre 土节皮菌
Arthroderma uncinatum 钩状节皮菌
Arthrodermataceae 节皮菌科
Arthrographis 爪甲白癣菌
Arthrographis alba 阿尔巴爪甲白癣菌
Arthrographis kalrae 卡尔爪甲白癣菌
Arthrographis lignicola
Arthrographis pinicola
Ascocarp 子囊果
Ascomatal hairs 子囊果毛
Ascomycota 子囊菌门
Ascomycotina 子囊菌亚门
Ascostroma 子囊座
Aseptate 无隔的
Aspergilloma 曲霉球
Aspergillus 曲霉属
Aspergillus alabamensis 阿拉巴马曲霉
Aspergillus albidus 浅白曲霉
Aspergillus alliaceus 洋葱曲霉
Aspergillus baeticus 贝氏曲霉
Aspergillus brunneus 棕褐曲霉
Aspergillus caesiellus 浅蓝灰曲霉
Aspergillus Canadensis 加拿大曲霉
Aspergillus candidus 亮白曲霉
Aspergillus carneus 肉色曲霉
Aspergillus chevalieri 谢瓦利曲霉
Aspergillus clavatonanicus 矮棒曲霉
Aspergillus clavatus 棒曲霉
Aspergillus conicus 圆锥曲霉
Aspergillus cremes 淡黄曲霉
Aspergillus cristatus 冠突曲霉
Aspergillus deflectus 弯头曲霉
Aspergillus echinulatus 刺孢曲霉
Aspergillus fifischeri 费舍尔曲霉
Aspergillus flavipes 黄柄曲霉
Aspergillus flavus 黄曲霉
Aspergillus foneoafricanus 非洲曲霉
Aspergillus foveolatu
Aspergillus fructus 簇实曲霉
Aspergillus fumigatiaffifinis 似烟曲霉
Aspergillus fumigatus 烟曲霉
Aspergillus glaucus 灰绿曲霉
Aspergillus granulosus 粒落曲霉
Aspergillus hortase
Aspergillus insingulare
Aspergillus israelensis 以色列曲霉
Aspergillus japonicas 日本曲霉
Aspergillus lentulus 迟缓曲霉
Aspergillus neoalliaceus 新洋葱曲霉
Aspergillus nidulans 构巢曲霉
Aspergillus niger 黑曲霉
Aspergillus niveus 雪白曲霉
Aspergillus novofumigatus 烟束曲霉
Aspergillus ochraceus 赭曲霉
Aspergillus oryzae 米曲霉
Aspergillus pachycaulis 厚茎曲霉
Aspergillus parasiticus 寄生曲霉
Aspergillus penicillioides 帚状曲霉,青霉状曲霉
Aspergillus porphyreostipitatus
Aspergillus posadasensis
Aspergillus proliferans 多育曲霉
Aspergillus pseudodeflectus 伪弯头曲霉
Aspergillus pseudonomiae 假瘤曲霉
Aspergillus pseudotamarii 假溜曲霉
Aspergillus pseudoustus 假焦曲霉
Aspergillus quadricinctus 四绕曲霉
Aspergillus quadrilineatus 四脊曲霉
Aspergillus restrictus 局限曲霉
Aspergillus ruber 赤曲霉
Aspergillus ruber 赤曲霉
Aspergillus rugulosus 褶皱曲霉
Aspergillus sclerotiorum 菌核曲霉
Aspergillus spinosus 刺孢曲霉
Aspergillus subaureoterreu
Aspergillus sublatus 亚冠曲霉
Aspergillus sydowii 聚多曲霉
Aspergillus taichungensis
Aspergillus tamarii 溜曲霉
Aspergillus tatenoi
Aspergillus terreus 土曲霉
Aspergillus thermomutatus
Aspergillus tritici 小麦曲霉

Aspergillus tubingensis　图宾根曲霉菌
Aspergillus udagawae　宇田川曲霉
Aspergillus unguis　爪甲曲霉
Aspergillus ustus　焦曲霉
Aspergillus versicolor　杂色曲霉
Aspergillus virdinutans　绿垂曲霉
Aspergillus wentii　温特曲霉
Aspergillus zutongqii
Aspergillus amstelodami　阿姆斯特丹曲霉
Aureobasidium　短梗霉属
Aureobasidium pullulans　出芽短梗霉

B

Ballistoconidia　掷孢子
Barrel-shaped　桶状的
Basidiobolaceae　蛙粪霉科
Basidiobolales　蛙粪霉目
Basidiobolomycetes　蛙粪霉纲
basidiobolomycosis　蛙粪霉病
Basidiobolus　蛙粪霉属
Basidiobolus haptosporus　固孢蛙粪霉
Basidiobolus meristosporus　裂孢蛙粪霉
Basidiobolus ranarum　林蛙粪霉
Basidiomycota　担子菌门
Basidiomycotina　担子菌亚门
basidiospore　担孢子
beak-like　喙状的
Beauveria　白僵菌属
Beauveria bassiana　球孢白僵菌
Beauveria tennella　纤细白僵菌
biconvex　两面凸的
Bipolaris　离蠕孢属
Bipolaris australiensis　澳大利亚离蠕孢霉
Bipolaris cynodontis　狗牙根离蠕孢
Bipolaris hawaiiensis　夏威夷离蠕孢
Bipolaris maydis　玉米离蠕孢
Bipolaris micropus　小足离蠕孢
Bipolaris oryzae　稻离蠕孢
Bipolaris papendorfii　裴芬多离蠕孢
Bipolaris rostrate　长喙离蠕孢
Bipolaris setariae　狗尾草平离蠕孢
Bipolaris spicifera　穗状离蠕孢
Birefringence　双折射
Biverticillate　二轮生的
Blastocladiomycota　芽枝菌门
Blastomyces dermatitidis　皮炎芽生菌
Blastomyces parvus　矮小芽生菌
Blastomycetes　芽孢纲
Blastoschizomyces capitatus　头状芽生裂殖菌
Blastoschizomyces capitis
Botryodiplodia theobromae
Botryosphaeria rhodina　罗地那葡萄座腔菌
Botryosphaeriaceae　葡萄座腔菌科
Botryosphaeriales　葡萄座腔菌目
Botrytis　葡萄孢霉属
Brittle　脆的
Brownish　浅褐色
Byssochlamys　丝衣霉属

C

Candida　念珠菌属
Candida Africana　非洲念珠菌
Candida albicans　白念珠菌
Candida auris　耳念珠菌
Candida bracarensis　布拉加念珠菌
Candida carpophila　赞斯托念珠菌
Candida catenulate　链状念珠菌
Candida ciferrii　西弗念珠菌
Candida colliculosa　小丘念珠菌
Candida dubliniensis　都柏林念珠菌
Candida eremophila
Candida etchellsii　埃切念珠菌
Candida fabianii　法比尼念珠菌
Candida famata　法氏念珠菌，也称无名念珠菌
Candida fermentati　发酵念珠菌
Candida glabrata　光滑念珠菌
Candida guilliermondii　季也蒙念珠菌
Candida guilliermondii var. membranaefaciens　季也蒙念珠菌璞膜变种
Candida haemulonii　希木龙念珠菌
Candida inconspicua　平常念珠菌
Candida infanticola　婴儿念珠菌
Candida intermedia　中间念珠菌
Candida kefir　乳酒念珠菌
Candida krusei　克柔念珠菌
Candida lambica　朗比可念珠菌
Candida langeronii　朗格罗尼念珠菌
Candida lipolytica　解脂念珠菌
Candida lusitaniae　葡萄牙念珠菌
Candida melibiosica　口津念珠菌
Candida metapsilosis　似平滑念珠菌
Candida neorugosa　新皱褶念珠菌

Candida nivariensis 尼瓦利亚念珠菌
Candida norvegensis 挪威念珠菌
Candida orthopsilosis 拟平滑念珠菌
Candida parapsilosis 近平滑念珠菌
Candida pararugosa 近皱褶念珠菌,类皱褶念珠菌
Candida pelliculosa 菌膜念珠菌,角膜念珠菌
Candida pintolopesii 平脱念珠菌
Candida pseudorugosa 伪皱褶念珠菌
Candida pseudotropicalis 伪热带念珠菌,也名乳酒念珠菌
Candida pulcherrima 铁红念珠菌
Candida robusta 罗布斯塔念珠菌
Candida rugosa 皱褶念珠菌
Candida saitoana 齐藤念珠菌
Candida sake 清酒念珠菌
Candida slooffii 斯卢费念珠菌
Candida sorbosivorans
Candida stellatoidea 星型念珠菌
Candida stellatoidea type Ⅰ 星型念珠菌Ⅰ型
Candida stellatoidea type Ⅱ 星型念珠菌Ⅱ型
Candida tenuis 纤细念珠菌
Candida tropicalis 热带念珠菌
Candida utilis 产朊念珠菌
Candida viswanathii 维斯念珠菌
Candida zeylanoides 涎沫念珠菌
Candidemia 念珠菌血症
Candidi 亮白亚属
Capnodiales 煤炱目
Caryogamy 核配
Catenulate 链状的
Cephalosporium 头孢霉属
Ceratocystis 长喙壳
Cerinosterus cyanescens
Chaetomiaceae 毛壳菌科
Chaetomium 毛壳菌属
Chaetomium anamorphosum 变形毛壳菌
Chaetomium brasilliense 巴西毛壳菌
Chaetomium funicola 丝状毛壳菌
Chaetomium perlucidum 透亮毛壳菌
Chaetomium strumarium 瘤状毛壳菌
Chaetomium atrobrunneum 暗褐毛壳菌
Chaetomium globosum 球毛壳菌
Chaetomium murorum 突孢毛壳菌
Chaetothyriales 刺盾炱目
Chaetothyriomycetidae 刺盾炱亚纲
chlorella 绿藻
choanephoraceae 笄霉科
chromista 藻物界
Chromoblastomycosis 着色芽生菌病
Chrysonilia sitophila 好食丛梗孢菌
Chrysosporium 金孢子菌属
Chrysosporium parvum 短金孢子菌
Chrysosporium tropicum 热带金孢子菌
Chytridiomycetes 壶菌纲
Chytridiomycota 壶菌门
Circinella 卷霉属
Circumdati 环绕亚属
Cladophialophora 枝孢瓶霉属
Cladophialophora bantiana 班替枝孢瓶霉
Cladophialophora boppii 波氏枝孢瓶霉
Cladophialophora carrionii 卡氏枝孢瓶霉
Cladophialophora devriesii 德夫利枝孢瓶霉
Cladophialophora emmonsii 伊蒙希枝孢瓶霉
Cladosporiaceae 枝孢霉科
Cladosporium 枝孢霉属
Cladosporium bantiana 斑替枝孢霉
Cladosporium carrionii 卡氏枝孢霉
Cladosporium cladosporioides 枝孢样枝孢霉
Cladosporium cladosporioides species complex 枝孢样枝孢霉复合体
Cladosporium devriesii 迪夫枝孢霉
Cladosporium herbarum 草本枝孢霉
Cladosporium macrocarpum 大孢枝孢霉
Cladosporium oxysporum 尖孢枝孢霉
Cladosporium sphaerospermum species complex 球孢枝孢霉复合体
Cladosporium werneckii 威尼克枝孢霉
clamp connection 锁状联合
Clavispora 棒孢酵母属
Clavispora lusitaniae 葡萄牙棒孢酵母
Clavispora opuntiae 仙人掌棒孢酵母
Coccidioides 球孢子菌属
Coccidioides immitis 粗球孢子菌
Coccidioides immitis/posadasii complex (*C. immitis and C. posadasii*) 粗球孢子菌/波萨达斯孢子菌复合群
Coccidioides posadasii 波萨达斯球孢子菌
Cochliobolus geniculatus 膝曲旋孢腔菌
Cochliobolus lunatus 新月旋孢腔菌
Cochobolus 旋腔孢菌属
Coelomycetes 腔孢纲
Coenocytic 无隔多核的
Cokeromyces 科克霉属

Cokeromyees recurvatus 弯曲科克霉
Colletotrichum 刺盘孢属
Colletotrichum coccodes 球形刺盘孢
Colletotrichum crassipes 壳皮刺盘孢
Colletotrichum dematium 束状刺盘孢
Colletotrichum gloeosporioides 胶孢刺盘孢
Colletotrichum graminicola 禾生刺盘孢
Colletotrichum truncatum 平头刺盘孢
Concentric 同心的
cone-shaped 圆锥形的
Conidiobolus 耳霉属
Conidiobolus coronatus 冠状耳霉
Conidiobolus incongruous 差异耳霉
Conidiobolus lamprauges 发光耳霉
Coniochaeta 锥毛壳属
Coniochaeta hoffmannii 霍夫曼锥毛壳
Constriction 缢缩
Coprinellus 小鬼伞属
Coprinellus radians 辐毛小鬼伞
Cordycipitaceae 虫草菌科
crescent-shaped 新月形的
Cryptococcaceae 隐球菌科
Cryptococcus 隐球菌属
Cryptococcus adeliensis 阿德利隐球菌
Cryptococcus albidus 白色隐球菌
Cryptococcus ater 黑隐球菌
Cryptococcus bacillisporus 杆孢隐球菌
Cryptococcus curvatus 弯曲隐球菌
Cryptococcus decagattii
Cryptococcus deneoformans 非新型隐球菌
Cryptococcus deuterogattii
Cryptococcus flavescens 浅黄隐球菌
Cryptococcus gattii 格特隐球菌
Cryptococcus lactativorus 嗜乳酸隐球菌
Cryptococcus laurentii 罗伦隐球菌
Cryptococcus luteolus 黄色隐球菌
Cryptococcus neoformans 新型隐球菌
Cryptococcus neoformans var. gattii 新型隐球菌格特变种
Cryptococcus neoformans var. grubii 新型隐球菌格鲁比变种
Cryptococcus neoformans var. neoformans 新型隐球菌新型变种
Cryptococcus terreus 地生隐球菌
Cryptococcus tetragatti
Cryptococcus uniguttulatus 指甲隐球菌
Cunninghamella 小克银汉霉属
Cunninghamella bertholletiae 灰色小克银汉霉
Cunninghamella blakesleeana 短刺小克银汉霉
Cunninghamella echinulate 刺孢小克银汉霉
Cunninghamella elegans 雅致小克银汉霉
Cunninghamellaceae 小克银汉霉科
Curvularia 弯孢霉属
Curvularia geniculate 膝曲弯孢霉
Curvularia lunata 新月弯孢霉
Curvularia australiensis 澳大利亚弯孢霉
Curvularia brachyspora 短孢弯孢霉
Curvularia clavata 棒状弯孢霉
Curvularia geniculate 膝曲弯孢霉
Curvularia hawaiiensis 夏威夷弯孢霉
Curvularia inaequalis 不等弯孢霉
Curvularia pallescens 苍白弯孢霉
Curvularia senegalensis 塞内加尔弯孢霉
Curvularia spicifera 长穗弯孢霉
Curvularia verruculosa 糙壁弯孢霉,疣状弯孢霉
Cutaneotrichosporon 皮肤毛孢子菌属
Cutaneotrichosporon arboriforme
Cutaneotrichosporon curvatum
Cutaneotrichosporon cyanovorans
Cutaneotrichosporon daszewskae
Cutaneotrichosporon dermatis 真皮皮肤毛孢子菌
Cutaneotrichosporon haglerorum
Cutaneotrichosporon jirovecii 耶氏皮肤毛孢子菌
Cutaneotrichosporon mucoides 黏性皮肤毛孢子菌
Cyberlindnera fabianii 法比尼柱孢霉属
Cyberlindnera jadinii
Cylindrocarpon lichenicola 苔藓柱孢霉

D

Dactylaria 指霉属
Dactylaria gallopava 奔马指霉
Dactyloid 指形的
Debaryomyces hansenii 汉森德巴利酵母
Dematiaceae 暗色孢科
Denticle 锯齿状的
-des, -mycetida 亚纲后缀
Deuteromycotina 半知菌亚门
Diaporthaceae 间座壳科
Diaporthales 间座壳目
Diaporthe glomerata 葡萄间座壳属
Dichotomous 二分枝的
Didymellaceae 小双腔菌科

Diplodia 色二孢菌属
Diplosporium 双孢霉
Dipodascaceae 双足囊菌科
Dipodascus capitatus 头状双足囊菌
Discomycetes 盘菌纲
Disjunctor 孢间连体
disjunctor cell 孢间连体细胞
Diutina rugose
Diutina catenulata
Dorsal 背生的
Dothideomycetes 座囊菌纲
Draia hortae 何德毛结节菌
Drechslera 德氏霉

E

Echinate 有刺的
Emergomyces 新伊蒙菌属
Emergomyces africanus 非洲新伊蒙菌
Emergomyces canadensis 加拿大新伊蒙菌
Emergomyces europaeus 欧洲新伊蒙菌
Emergomyces orientalis 东方新伊蒙菌
Emergomyces pasteurianus 巴斯德新伊蒙菌
Emergomycosis 新伊蒙菌病
Emericella nidulans 构巢裸胞壳
Emmonsia 伊蒙菌属
Emmonsia crescens 新月伊蒙菌
Emmonsia parva 矮小伊蒙菌
Emmonsiosis 伊蒙菌病
Endospores 内生孢子
Engyodontium album 白色侧齿霉
Entomophthoraceae 虫霉科
Entomophthorales 虫霉目
Entomophthoramycosis 虫霉病
Entomophthoromycetes 虫霉纲
Entomophthoromycota 虫霉门
Epicoccum 附球菌属
Epidermophyton 表皮癣菌
Epidermophyton floccosum 絮状表皮癣菌
Epidermophyton stockdaleae 斯托克表皮癣菌
Eurotiales 散囊菌目
Eurotiomycetes 散囊菌纲
Eurotiomycetidae 散囊菌亚纲
Eurotium herbariorum 蜡叶散囊菌
Eurotium repens 匍匐散囊菌
Eurotium rubrum 赤散囊菌
Eutypella 弯孢聚壳属
Exobasidiomycetes 外担子菌纲
Exobasidiomycetidae 外担子菌亚纲
Exophiala 外瓶霉属
Exophiala jeanselmei 甄氏外瓶霉
Exophiala alcalophila
Exophiala angulospora
Exophiala asiatica 亚洲外瓶霉
Exophiala attenuate 渐细外瓶霉
Exophiala bergeri 贝吉外瓶霉
Exophiala cancerae 生癌外瓶霉
Exophiala dermatitidis 皮炎外瓶霉
Exophiala dopicola
Exophiala exophialae 外瓶霉样外瓶霉
Exophiala heteromorpha 异性外瓶霉
Exophiala mesophila 嗜温外瓶霉
Exophiala nishimurae 尼尚穆雷外瓶霉
Exophiala oligosperma 少孢外瓶霉
Exophiala pisciphila
Exophiala salmonis
Exophiala spinifera 棘状外瓶霉
Exophiala werneckii 威尼克外瓶霉
Exophiala xenobiotica 毒物外瓶霉
Exserohilum 明脐菌属,凸脐孢属
Exserohilum longirostratum 长喙明脐霉
Exserohilum mcginnisii 马克金明脐菌
Exserohilum rostratum 玉米喙明脐霉
Exserohilum turcicum 大斑明脐霉

F

Favic 黄癣病的
Filobasidiaceae 线黑粉菌科
Filobasidiella 线黑粉菌属
Filobasidiella bacillispora 杆孢线黑粉菌
Filobasidiella neoformans 新型线黑粉菌
Flexuous 曲折的,之字形的
Fonsecaea 着色霉属
Fonsecaea compacta 紧密着色霉
Fonsecaea monophora 单瓶着色霉
Fonsecaea multimorphosa
Fonsecaea nubica
Fonsecaea pedrosoi 裴氏着色真菌
Fumigati 烟色亚属
Fusarium 镰刀菌属
Fusarium acutatum
Fusarium andiyazi
Fusarium anthophilum

Fusarium caeruleum 深蓝镰刀菌
Fusarium chlamydosporum 厚孢镰刀菌
Fusarium delphinoides 鹰嘴豆枯萎镰刀菌
Fusarium dimerum 双胞镰刀菌
Fusarium equiseti 木贼镰刀菌
Fusarium eumartii
Fusarium falciforme 镰状镰刀菌
Fusarium fujikuroi 藤仓镰刀菌
Fusarium incarnatum 肉色镰刀菌
Fusarium inflexum
Fusarium keratoplasticum 角膜镰刀菌
Fusarium lacertarum
Fusarium lichenicola 苔藓镰刀菌
Fusarium lunatum
Fusarium metavorans
Fusarium moniIforme 串珠镰孢菌
Fusarium mundagurra
Fusarium musae
Fusarium napiforme 芜菁状镰刀菌
Fusarium nygamai 金合欢镰刀菌
Fusarium oxysporum 尖孢镰孢菌
Fusarium pallidoroseum 苍白镰刀菌
Fusarium penzigii 彭齐吉镰刀菌
Fusarium petroliphilum 枯萎镰刀菌
Fusarium proliferatum 层生镰刀菌
Fusarium pseudensiforme
Fusarium sacchari
Fusarium semitectum 半裸镰刀菌
Fusarium solani 茄病镰刀菌
Fusarium sporotrichioides 拟分枝孢镰刀菌
Fusarium subglutinans
Fusarium udum
Fusarium verticillioides 轮枝镰刀菌
Fusarium volatile
Fusiform 纺锤形的，梭状的

G

Gasteromycetes 腹菌纲
Geomyces 地丝霉属
Geomyces pannorum 毡地丝霉
Geotrichum 地霉属
Geotrichum candidum 白地霉
Geotrichum capitatum 头状地霉
Geotrichum clavatum 棒地霉
Geotrichum klebahnii 克氏地霉
Gilbertella 吉尔伯特霉属
Gilbertella hainanensis 海南吉尔伯特菌
Gilbertella persicaria 波斯吉尔伯特菌，桃吉尔伯特菌
Gliocladium 黏帚霉
Gliomastic roseogriseum 粉灰粘帚霉
Glomerella 小丛壳属
Glomerellaceae 小丛壳科
Glomerellales 小丛壳目
Glomeromycota 球囊菌门
Graphium 黏束孢霉属
Graphium basitruncatum
Graphium eumorphum 正形黏束孢霉
Gymnothecium 裸囊壳

H

Hannaella luteolus
Hanseniaspora 有孢汉逊酵母
Hanseniaspora uvarum 葡萄汁有孢汉逊酵母
Hansenula 汉逊酵母属
Hansenula anomala 异常汉逊酵母属
Helminthosporium 长蠕孢霉
Hemiascomycetes 半子囊菌纲
Hemispora 半孢子菌属
Hendersonula toruloidea 圆酵母样亨德逊霉
Herpotrichiellaceae 小蔓毛壳科
Heterothallium 异宗配合
Histoplasma capsulatum 荚膜组织胞浆菌
Histoplasma capsulatum var. capsulatum 荚膜组织胞浆菌荚膜变种
Histoplasma capsulatum var. duboisii 荚膜组织胞浆菌杜波变种
Histoplasma capsulatum var. farciminosum 荚膜组织胞浆菌鼻疽变种
Histoplasma mississippiense 密西西比组织胞浆菌
Histoplasma ohiense 俄亥俄组织胞浆菌
Histoplasma suramericanum 南美组织胞浆菌
Histoplasma 组织胞浆菌属
Hormodendrum 单孢枝霉属
Hormonema dematioides 暗色索状霉
Hortaea 何德霉属
Hortaea acidophila
Hortaea thailandica
Hortaea werneckii 威尼克何德霉
Humicola 腐殖霉
Hyaline 无色的，透明的
Hymenomycetes 层菌纲
Hyphochytridiomycetes 丝壶菌纲

Hyphomycetes 丝孢纲
Hypoxylaceae 炭团菌科

I

-inaea 亚目后缀
Infertile 不育的
Interwoven 交织的
Issatchenkia orientalis 东方伊萨酵母

J

Jagged 有锯齿的

K

Kazachstania telluris
Keratophilic 嗜角质的
Kerion 脓癣
Kingdom 界
Kloeckera 克勒克酵母属
Kloeckera apis 埃皮斯克勒克酵母
Kluyveromyces lactis 乳酸克鲁维酵母
Kluyveromyces marxianus 马克思克鲁维酵母菌
Kodamaea 柯达菌属
Kodamaea anthrophila
Kodamaea kakaduensis
Kodamaea laetipori
Kodamaea nitidulidarum
Kodamaea ohmeri 奥默柯达菌

L

Laboulbeniomycetes 虫囊菌纲
Lachancea 拉钱斯菌属
Lachancea cidri 产香拉钱斯菌
Lachancea fermentati 发酵拉钱斯菌
Lachancea kluyveri 克鲁维拉钱斯菌
Lachancea thermotolerans 耐热拉钱斯菌
Lachancea waltii
Lasiodiplodia 毛色二孢菌属
Lasiodiplodia theobromae 可可毛色二孢菌
Lecythophora 油瓶霉
Lecythophora hoffmannii 霍夫曼油瓶霉
Lecythophora mutabilis 可变油瓶霉
Lichtheimia 横梗霉属
Lichtheimia corymbifera 伞枝横梗霉
Lichtheimia ornate 透孢横梗霉
Lichtheimia ramose 多枝横梗霉
Lichtheimiaceae 横梗霉科
Loboa loboi 罗博菌
Lobomycosis 链状芽生菌病
Lobulated 分成小叶的
Loculoascomycetes 腔菌纲
Lodderomyces elongisporus 长孢罗德酵母菌
Lomentospora 节荚孢霉属
Lomentospora prolificans 多育节荚孢霉
Lomentospora valparaisensis
Longitudinal 垂直的
Lophophyton 冠癣菌属
Lophophyton gallinae 鸡禽冠癣菌

M

Madurella 马杜拉菌属
Madurella grisea 灰色马杜拉菌
Madurella mycetomatis 足菌肿马杜拉菌
Magnusiomyces 大孢酵母菌属
Magnusiomyces capitatus 头状大孢酵母菌
Magnusiomyces clavatus 棒大孢酵母
Malassezia 马拉色菌属
Malassezia caprae 山羊马拉色菌
Malassezia cuniculi 串孔马拉色菌
Malassezia dermatis
Malassezia equine
Malassezia furfur 糠秕马拉色菌
Malassezia globose 球形马拉色菌
Malassezia japonica 山茶马拉色菌
Malassezia nana 娜娜马拉色菌
Malassezia obtuse 钝形马拉色菌
Malassezia pachydermatis 厚皮马拉色菌
Malassezia restricta 限制马拉色菌
Malassezia sloofiae 斯托非马拉色菌
Malassezia sympodialis 合轴马拉色菌
Malassezia yamatoensis
Malasseziaceae 马拉色菌科
Malasseziales 马拉色菌目
Malbranchea 畸枝霉属
Malbranchea pulchella
Mastigomycotina 鞭毛菌亚门
Matrix (真菌生长的)基物
Matula(复,-ae) 梗基
Meosporangia 柱孢囊
Metarhizium 绿僵菌属
Metarhizium anisopliae 金龟子绿僵菌

Metarhizium pulcherrima　铁红绿僵菌
Meyerozyma　麦尔酵母菌属
Meyerozyma caribbica　加勒比麦尔酵母菌
Meyerozyma guilliermondii　季也蒙麦尔酵母菌
Microascaceae　小囊菌科
Microascales　小囊菌目
Microascus　小囊菌属
Microascus alveolaris　泡状小囊菌
Microascus campaniformis　钟形小囊菌
Microascus cinereus　灰白小囊菌
Microascus cirrosus　卷毛小囊菌
Microascus ennothomasiorum
Microascus gracile　纤细小囊菌
Microascus intricatus　交错小囊菌
Microascus paisi
Microascus trigonosporus　三角孢小囊菌
Microascus verrucosus　疣状小囊菌
Microbotryomycetes　微球黑粉菌纲
Microsphaeropsis　小球壳孢属
Microsphaeropsis arundinis
Microsporidia　微孢子菌门
Microsporum　小孢子菌属
Microsporum audouinii　奥杜盎小孢子菌
Microsporum canis　犬小孢子菌
Microsporum canis var. distortum　犬小孢子菌歪斜变种
Microsporum canis var. equinum　犬小孢子菌马小变种
Microsporum cookie　库克小孢子菌
Microsporum dubosisii　杜波西小孢子菌
Microsporum equinum　马小孢子菌
Microsporum ferrugineum　铁锈色小孢子菌
Microsporum fulvum　粉小孢子菌
Microsporum gallinae　鸡禽类小孢子菌
Microsporum grisea　灰色马杜拉菌
Microsporum gypseum　石膏样小孢子菌
Microsporum mirabile/ Paraphyton mirabile　奇异小孢子菌/奇异帕氏杆菌
Microsporum nanum　猪小孢子菌
Microsporum persicolor　杂色小孢子菌
Microsporum praecox　早熟小孢子菌
Microsporum racemosum　总状小孢子菌
Microsporum vanbreuseghemii　万勃小孢子菌
Millerozyma farinose　粉状米勒氏酵母
Moesziomyces　莫氏黑粉菌属
Monascus ruber　红色红曲霉
Monera　原核生物界
Monilia　丛梗孢属
Monoverticillate　单轮生的
Mortierella　被孢霉
Mortierella wolfii　沃尔夫被孢霉
Mucor　毛霉属
Mucor amphibiorum　两栖毛霉
Mucor circinelloides　卷枝毛霉
Mucor ellipsoideus　椭圆毛霉
Mucor indicus　印度毛霉
Mucor irregularis　不规则毛霉
Mucor miehei　米根毛霉
Mucor pusillus　微小毛霉
Mucor racemosus　总状毛霉
Mucor ramosissimus　拉曼毛霉
Mucor rouxianus　鲁氏毛霉
Mucoraceae　毛霉科
Mucorales　毛霉目
Mucormycosis　毛霉菌病
Mucoromycetes　毛霉纲
Mucoromycota　毛霉门
Mucoromycotina　毛霉亚门
Mycelia sterliia　无孢群
mycelial strand　菌丝束
Mycetoma　足菌肿
-mycota，-phyta　门的字尾
Mycotypha　蒲头霉属
Mycotypha Africana　非洲蒲头霉
Mycotypha indica　印度蒲头霉
Mycotypha microspore　小孢蒲头霉
Mycotyphaceae　蒲头霉科
Myrmecridium

N

Naganishia albida　白西氏酵母
Naganishia diffluens
Nakaseomyces bracarensis
Nakaseomyces glabrata
Nakaseomyces nivariensis
Nannizzia　奈尼兹皮菌属
Nannizzia dubosisii　杜波西奈尼兹皮菌
Nannizzia gypsea　石膏样奈尼兹皮菌
Nannizzia nana　猪奈尼兹皮菌属
Nannizzia persicolor　杂色奈尼兹皮菌
Nattrassia　那特斯拉菌属
Nattrassia mangiferae　芒果那特斯拉菌属
Neocallimastigomycota　瘤胃真菌门
Neocosmospora falciformis　镰状新赤壳菌

Neocosmospora solani 茄病新赤壳菌
Neocosmospora vasinfecta 侵管新赤壳菌
Neofusicoccum mangiferae 芒果新壳梭孢菌
Neohortaea acidophila
Neoscytalidium 新柱顶孢属
Neoscytalidium dimidiatum 双间新柱顶孢
Neoscytalidium hyalinum 透明新柱顶孢
Neoscytalidium oculi 眼新柱顶孢
Neotestudina rosatii 罗萨梯新龟甲形菌
Neurospora 脉孢菌属
Neurospora tetrasperma 四孢脉孢霉
Nidulantes 巢状亚属
Nigrospora 黑孢子菌属
Nigrospora lacticolonia 乳白色菌落黑孢菌
Nigrospora oryzae 稻黑孢菌
Nigrospora sphaerica 球黑孢子菌

O

Ochroconis 赭霉
Ochroconis constricta 限制赭霉
Ochroconis cordanae
Ochroconis gallopava 奔马赭霉
Ochroconis humicola 湿可乐赭霉
Ochroconis mirabilis
Ochroconis olivacea
Ochroconis ramosa
Ochroconis tshawytschae 夏胡许赭霉
Oedocephalum 葱花霉
-oideae 亚科后缀
Onygenaceae 爪甲团囊菌科
Onygenales 爪甲团囊菌目
Oomycetes 卵菌纲
Oomycota 卵菌门
Oospora 卵形孢霉
Ophiostomataceae 长喙壳菌科
Ophiostomatales 长喙壳菌目
Opisthosporidia 后孢菌门
-opsida, -mycetes 纲的后缀
Ornati 华丽亚属
Ostiole 孔口

P

Paecilomyces 拟青霉属
Paecilomyces lilacinus 淡紫拟青霉
Paecilomyces marquandii 马昆德拟青霉
Paecilomyces variotii 宛氏拟青霉
Palisade 栅状排列的
Papiliotrema flavescens
Papiliotrema laurentii
Papularia 阜孢霉属
Papularia Fries 节菱孢属
Paracoccidioides 副球孢子菌属
Paracoccidioides Americana 美国副球孢子菌
Paracoccidioides brasiliensis 巴西副球孢子菌
Paracoccidioides lutzii 卢氏副球孢子菌
Paracoccidioides restrepoana 雷斯特雷波副球孢子菌
Paracoccidioides venezuelensis 委内瑞拉副球孢子菌
Paracoccidioidomycosis 副球孢子菌病
Paraphyton 帕氏杆菌属
Paraphyton cookie 库克帕氏杆菌
Paraphyton cookiellum 库克勒姆帕氏杆菌
Paraphyton mirabile 奇异帕氏杆菌
Parengyodontium album 白侧齿霉
Penicillium 青霉属
Penicillium aurantiogriseum 橘灰青霉
Penicillium brevicompactum 短密青霉
Penicillium canis 犬属青霉
Penicillium capsulatum 胶囊青霉
Penicillium chrysogenum 产黄青霉
Penicillium citrinoviride 橘绿木霉
Penicillium citrinum 橘青霉
Penicillium commune 普通青霉
Penicillium decumbens 斜卧青霉
Penicillium digitatum 指状青霉
Penicillium expansum 扩展青霉
Penicillium griseofulvum 灰黄青霉
Penicillium italicum 意大利青霉
Penicillium lilacinum 淡紫青霉
Penicillium marneffei 马尔尼菲青霉菌
Penicillium oxalicum 草酸青霉
Penicillium purpurescens 变紫青霉
Penicillium restrictum 局限青霉
Penicillium roqueforti 娄地青霉
Penicillium spinulosum 小刺青霉
Penicillium verrucosum 疣孢青霉
Periconia 黑团孢属
perithecium(复-ia) 子囊壳
Petriellidium boydii 波氏霉样菌
Petromyces alliaceus 洋葱石座菌
Pezizomycotina 盘菌亚门
Phaeoacremonium 暗色枝顶孢霉属
Phaeoacremonium alvesii

Phaeoacremonium amstelodamense
Phaeoacremonium cinereum
Phaeoacremonium griseorubrum　灰白暗色枝顶孢
Phaeoacremonium inflatipes　膨胀暗色枝顶孢
Phaeoacremonium minimum　微小暗色枝顶孢
Phaeoacremonium parasitica　寄生暗色枝顶孢
Phaeoacremonium rubrigenum
Phaeoacremonium sphinctrophorum
Phaeoacremonium tardicrescens　缓生暗色枝顶孢
Phaeoacremonium venezuelense　委内瑞拉暗色枝顶孢
Phaeoannellomyces werneckii　威尼克暗色环痕霉
Phaeococcomyces　暗色球孢霉属
Phaeohyphomycosis　暗色丝孢菌病
Phaeosphaeriaceae　暗球腔菌科
Phialemonium　单孢瓶霉属
Phialopbora verrucosa　疣状瓶霉
Phialophora　瓶霉属
Phialophora gougerotii　高氏瓶霉
Phialophora hoffmannii　霍夫曼尼瓶霉
Phialophora jeanselmei　甄氏瓶霉
Phialophora parasitica　寄生瓶霉
Phialophora richardsiae　烂木瓶霉
Phialophora verrucosa　疣状瓶霉
Phialospore　瓶孢子
Phoma　茎点霉属
Phoma glomerata　葡萄茎点霉
Phoma moricola　桑茎点霉
-phytina，mycotina　亚门后缀
Pichia　毕赤酵母属
Pichia cactophila
Pichia eremophila
Pichia fermentans　郎比可毕赤酵母
Pichia kudriavzevii　库德里阿兹威毕赤酵母
Pichia norvegensis　挪威毕赤酵母
Pichia ohmeri　奥默毕赤酵母
Piedraia hortae　何德毛结节菌
Pithomyces　皮司霉，又名单轴霉
Pithomyces chartarum　纸皮思霉
pityriasis versicolor　花斑癣
Pityrosporum　糠皮孢子菌属
Plantae　植物界
Plasmodiophoromycetes　根肿菌纲
Plectomycetes　不整囊菌纲
Pleosporaceae　孢腔菌科
Pleosporales　格孢腔目
Pleurostomophora
Pleurostomophora richardsiae　烂木瓶霉
Pneumocystidaceae　肺孢子菌科
Pneumocystidales　肺孢子菌目
Pneumocystis　肺孢子菌
Pneumocystis carinii pneumonia，PCP　肺孢子菌肺炎
Pneumocystis jiroveci　耶氏肺孢子菌
Pneumocystis murina　鼠肺孢子菌
Pneumocystis oryctolagi　兔源肺孢子菌
Pneumocystis wakefieldiae　瓦氏肺孢子菌
Polyporaceae　多孔菌科
Polyporales　多孔菌目
Protista　原生生物界
Prototheca　无绿藻
Prototheca ciferrii
Prototheca cutis
Prototheca stagnora　大型无绿藻
Prototheca wickerhamii　小型无绿藻
Prototheca zopfii　中型无绿藻
Psathyrellaceae　鬼伞科
Pseudallescheria　赛多孢霉
Pseudallescheria apilspermum　尖端赛多孢霉
Pseudallescheria boydii　波氏赛多孢霉
Pseudallescheria/Scedosporium　假阿利什霉属/赛多孢霉属
Pseudochaetosphaeronema　假性小毛球菌属
Pseudogymnoascus pannorum　毡假裸囊菌
Pseudoscopulariopsis　假帚霉
Pucciniomycotina　柄锈菌亚门
Purpureocillium　紫孢霉属
Purpureocillium lilacinum　淡紫紫孢霉
Pycnidium(复,-ia)　分生孢子器
pyrenochaeta romeroi　罗氏棘壳孢
Pyrenomycetes　核菌纲
Pythiaceae　腐霉科
Pythiales　腐霉目
Pythium　腐霉属
Pythium insidiosum　谲诈腐霉菌

R

Ramichloridium　枝氯霉属
Ramularia　柱隔孢属
Rasamsonia　罗萨姆森菌
Rasamsonia argillacea　赭褐罗萨姆森菌
Rhinocladiella　喙枝孢霉
Rhinocladiella aquarspersa　播水喙枝孢霉
Rhinocladiella atrovirens

Rhinocladiella mackenziei
Rhinosporidiosis 鼻孢子菌病
Rhinosporidium seeberi 希伯鼻孢子菌
Rhizomucor 根毛霉属
Rhizomucor miehei 曼赫根毛霉
Rhizomucor pusillus 微小根毛霉
Rhizomucor variabilis 多变根毛霉
Rhizopus 根霉属
Rhizopus aguaspersa 播水喙枝孢
Rhizopus arrhizus 少根根霉
Rhizopus microspores 小孢根霉
Rhizopus oryzae 米根霉
Rhizopus rhizopediformis 足样根霉
Rhizopus stolonifer 匍枝根霉
Rhodosporidium 红冬孢酵母
Rhodotorula 红酵母属
Rhodotorula glutinis 黏红酵母
Rhodotorula minuta 小红酵母
Rhodotorula mucilaginosa 胶红酵母
Rhodotorula rubra 红酵母

S

Saccharomyces 酵母属
Saccharomyces cerevisiae 酿酒酵母
Saccharomyces clavata
Saccharomyces elongisporu 长孢酵母
Saccharomycetaceae 酵母科
Saccharomycetales 酵母目
Saccharomycetes 酵母纲
Saksenaea 壶霉属
Saksenaea erythrospora 红孢壶霉
Saksenaea oblongispora 椭圆孢壶霉
Saksenaea vasiformis 管形壶霉
Saksenaeaceae 壶霉科
Saprochaete 螺旋地霉
Saprochaete capitate 头状螺旋地霉
Sarocladium 帚枝霉属
Sarocladium attenuatum 截孢帚枝霉
Sarocladium bacillisporum 杆孢帚枝霉
Sarocladium implicatum 纠缠帚枝霉
Sarocladium kiliense 基利帚枝霉
Sarocladium oryzae 稻帚枝霉
Sarocladium strictum 紧密帚枝霉
Sarocladium terricola 陆生帚枝霉
Sarocladium zeae 玉米帚枝霉
Scedosporium 赛多孢属
Scedosporium prolificans 多育赛多孢
Scedosporium apiospermum 尖端赛多孢
Scedosporium aurantiacum 橘黄赛多孢
Scedosporium boydii 波氏赛多孢
Scedosporium dehoogi
Scedosporium minutisproa
Schizophyllaceae 裂褶菌科
Schizophyllum 裂褶菌属
Schizophyllum commune 普通裂褶菌
Schizophyllum radiatum 放射裂褶菌
Scolecobasidium 齿梗孢属
Scopulariopsis 帚霉属
Scopulariopsis acremonium 枝顶帚霉
Scopulariopsis brevicaulis 短帚霉
Scopulariopsis brumptii 布氏帚霉
Scopulariopsis candida
Scopulariopsis flava 黄帚霉
Scopulariopsis asperlia
Scopulariopsis koningii 康宁帚霉
Scytalidium 革节孢属
Sepedonium 瘤孢菌属
Solicoccozyma terreus
Sordariales 粪壳目
Sordariomycetes 粪壳菌纲
Sordariomycetidae 粪壳菌亚纲
Spherules 小球体
Sporangiolum 小型孢子囊
Sporidiobolaceae 掷孢酵母科
Sporidiobolales 掷孢酵母目
Sporobolomyces 掷孢酵母属
Sporobolomyces salmonicolor 赭色掷孢酵母
Sporopachydermia 原孢酵母属
Sporophore 孢囊梗
Sporothrix 孢子丝菌属
Sporothrix albicans 白色孢子丝菌
Sporothrix brasiliensis 巴西孢子丝菌
Sporothrix chilensis 智利孢子丝菌
Sporothrix cyanescens
Sporothrix globose 球孢子丝菌
Sporothrix luriei 卢里孢子丝菌
Sporothrix Mexicana 墨西哥孢子丝菌
Sporothrix schenckii complex 申克孢子丝菌复合群
Sporothrix schenckii sensu stricto 申克孢子丝菌原型
Sporothrix schenckii sensu strictu 申克孢子丝菌具体种
Sporothrix uriei 新月孢子丝菌
Sporotrichum pruinosum 霜粉孢子丝菌

Stachybotrys 葡萄穗霉属
Stachybotrys chartarum 黑葡萄穗霉
Stachybotrys kampalensi 坎帕葡萄穗霉
Starmerella etchellsii
Starmerella sorbosivorans
Stemphylium 葡柄霉属
Stemphylium lycopersici 番茄匍柄霉
Stemphylium solani 茄匍柄霉
Stenella 疣丝孢属
Stephanoascus ciferrii 西弗射盾子囊霉
Syncephalastraceae 共头霉科
Syncephalastrum 共头霉属
Syncephalastrum racemosum 总状共头霉
Synnema 孢梗束

T

Talaromyces 篮状菌属
Talaromyces amestolkiae
Talaromyces aurantiaces 金黄篮状菌
Talaromyces funiculosus 绳状篮状菌
Talaromyces helicus
Talaromyces indigoticus
Talaromyces marneffei 马尔尼菲篮状菌
Talaromyces piceus
Talaromyces purpurogenus 产紫篮状菌
Talaromyces radicus 放射篮状菌
Talaromyces ruber 红色篮状菌
Talaromyces rugulosus 皱褶篮状菌
Talaromyces stollii
Talaromyces verruculosus 疣状篮状菌
Talaromycosis 篮状菌病
Taphrinomycotina 外囊菌亚门
Tausonia pullulans 普鲁兰久浩酵母
Teliomycetes 冬孢菌纲
Terrei 土生亚属
Thamnidiaceae 枝霉科
Thermomyces 嗜热丝孢菌属
Thermomyces dupontii 杜邦热丝孢菌
Thermomyces ibadanensis 伊巴丹丝嗜热丝孢菌
Thermomyces lanuginosus 疏棉状嗜热丝孢菌
Thermomyces thermophiles 嗜热嗜热丝孢菌
Tilletiopsis 铁艾酵母属
Tilletiopsis minor 微小铁艾酵母
Tinea nigra 掌黑癣
Tinea versicolor 花斑癣
Torula jeanselmei 甄氏圆酵母
Torulaspora 孢圆酵母属
Torulaspora delbrueckii 戴尔凯氏有孢圆酵母
Torulopsis holmii 霍尔姆球拟酵母
Tremellales 银耳目
Tremellomycetes 银耳纲
Trichocomaceae 发菌科
Trichoderma 木霉属
Trichoderma atroviride 深绿木霉
Trichoderma citrinoviride 橘绿木霉
Trichoderma harzianum 哈茨木霉
Trichoderma koningii 康宁木霉
Trichoderma longibrachiatum 长梗木霉
Trichoderma pseudokoningii 拟康氏木霉
Trichoderma vivide 绿色木霉
Trichomonascus ciferrii 西弗毛滴虫
Trichophyton 毛癣菌属
Trichophyton ajelloi 阿耶罗毛癣菌
Trichophyton benhamiae 本海姆毛癣菌
Trichophyton bullosum
Trichophyton concentricum 同心性毛癣菌
Trichophyton equinum 马毛癣菌
Trichophyton eriotrephon
Trichophyton interdigitale 趾间毛癣菌
Trichophyton kanei 康内毛癣菌
Trichophyton krajdenii 克拉顿毛癣菌
Trichophyton megninii 麦格尼毛癣菌
Trichophyton mentagrophytes 须癣毛癣菌
Trichophyton quinckeanum 昆克毛癣菌
Trichophyton raubitschekii 鲁比切克毛癣菌
Trichophyton rubrum 红色毛癣菌
Trichophyton schoenleinii 许兰毛癣菌
Trichophyton soudanense 苏丹毛癣菌
Trichophyton terrestre 土毛癣菌
Trichophyton thuringiense 苏云金毛癣菌
Trichophyton tonsurans 断发毛癣菌
Trichophyton verrucosum 疣状毛癣菌
Trichophyton violaceum 紫色毛癣菌
Trichophyton yaoundei 赤非毛癣菌
Trichosporon 毛孢子菌属
Trichosporon asahii 阿萨希毛孢子菌
Trichosporon asteroides 星状毛孢子菌
Trichosporon beigelii 白吉利毛孢子菌
Trichosporon captiatum 头状毛孢子菌
Trichosporon cutaneum 皮肤毛孢子菌
Trichosporon dermatis 真皮毛孢子菌
Trichosporon faecale 粪毛孢子菌

Trichosporon inkin 皮瘤毛孢子菌
Trichosporon japonicum 日本毛孢子菌
Trichosporon mucoides 黏性毛孢子菌
Trichosporon ovoides 卵形毛孢子菌
Trichosporonaceae 毛孢子菌科
Trichosporonales 毛孢子菌目
Trichothecium 单端孢属
Trichothecium roseum 粉红单端孢

U

Ulocladium 细基格孢属,又名葡枝孢属
Umbilicate 脐状的
Ustilaginaceae 黑粉菌科
Ustilaginales 黑粉菌目
Ustilaginomycetes 黑粉菌纲
Ustilaginomycotina 黑粉菌亚门
Ustilago 黑粉菌属

V

Vanrija humicola 土生隐球菌
Venturiales 黑星菌目
Veronaea 维朗那霉属
Veronaea botryose 葡萄孢维朗那霉
Verruconis 疣霉属
Verruconis gallopava 奔马疣霉
Verticillium 轮枝孢属
Verticillium dahliae 大丽轮枝菌
Verticillium lecanii 蜡蚧轮枝菌

W

Wangiella dermatitidis 皮炎万氏霉
Warcupi
Wickerhamiella infanticola
Wickerhamiella pararugosa
Wickerhamomyces 威克汉姆酵母属
Wickerhamomyces anomalus 异常威克汉姆酵母
Xenoacremonium recifei 瑞塞菲类枝顶孢
Xylohypha 木丝霉属
Yarrowia 耶氏酵母属
Yarrowia lipolytica 解脂耶氏酵母
Zoopagomycota 捕虫霉门
Zygomycetes 接合菌纲
Zygomycosis 接合菌病
Zygomycota 接合菌门
Zygomycotina 接合菌亚门

(徐和平)